Clinical Hypertension

临床高血压病学

主　　编　吴寿岭　　王冬梅　　高竞生　　王希柱　　曹雪滨
副 主 编　陈乃耀　　崔刘福　　郑晓明　　元小冬
主　　审　刘国仗　　刘坤申
编写秘书　吴云涛　　刘红敏　　宋巧凤

北京大学医学出版社

LINCHUANG GAOXUEYABINGXUE

图书在版编目（CIP）数据

临床高血压病学/吴寿岭等主编. —北京：北京
大学医学出版社，2015.1
ISBN 978-7-5659-1009-8

Ⅰ.①临… Ⅱ.①吴… Ⅲ.①高血压—诊疗
Ⅳ.①R544.1

中国版本图书馆 CIP 数据核字（2014）第 291369 号

临床高血压病学

主　　编：吴寿岭　王冬梅　高竞生　王希柱　曹雪滨
出版发行：北京大学医学出版社
地　　址：（100191）北京市海淀区学院路 38 号　北京大学医学部院内
电　　话：发行部 010-82802230；图书邮购 010-82802495
网　　址：http://www.pumpress.com.cn
E - mail：booksale@bjmu.edu.cn
印　　刷：北京强华印刷厂
经　　销：新华书店
责任编辑：高　瑾　黄　越　　责任校对：金彤文　　责任印制：李　啸
开　　本：889mm×1194mm　1/16　印张：56.25　字数：1823 千字
版　　次：2015 年 1 月第 1 版　2015 年 1 月第 1 次印刷
书　　号：ISBN 978-7-5659-1009-8
定　　价：438.00 元

编者名单

（按姓名汉语拼音排序）

安　杰（开滦总医院）

安莎莎（河北联合大学）

白秋江（开滦总医院）

蔡　军（北京朝阳医院）

曹雪滨（解放军252医院）

柴启勇（石家庄警备区第四干休所卫生所）

常延河（开滦总医院）

陈　冬（河北联合大学附属医院）

陈乃耀（河北联合大学附属医院）

陈荣花（河北联合大学附属唐山市人民医院）

陈瑞珊（开滦总医院）

陈素华（开滦总医院）

陈朔华（开滦总医院）

陈伟伟（国家心血管病中心，中国医学科学院，阜外心血管病医院）

陈　旭（河北联合大学附属医院）

陈永刚（滦南县医院）

程　燕（河北联合大学附属医院）

崔　凯（开滦总医院）

崔刘福（开滦总医院）

崔玉娟（解放军252医院）

丁　超（白求恩国际和平医院）

丁荣晶（北京大学人民医院）

董　岩（开滦总医院林西医院）

杜　鑫（开滦总医院）

杜艳英（开滦总医院）

范淑英（开滦总医院）

高竞生（开滦总医院）

高　明（开滦总医院）

高新颖（河北联合大学）

龚　勇（首都医科大学附属北京天坛医院）

郭平选（开滦总医院）

郭庆乐（开滦总医院）

郭艺芳（河北省人民医院）

韩红峰（邯郸市第一医院）

洪　江（上海复旦大学附属第一医院）

侯金红（开滦总医院）

胡　泊（河北医科大学）

黄春恺（上海复旦大学附属第一医院）

黄　雄（解放军252医院）

黄　喆（开滦总医院）

季春鹏（河北联合大学）

贾洪娟（河北联合大学附属唐山市人民医院）

江文艳（河北联合大学附属唐山市人民医院）

金　成（开滦总医院）

李冬青（开滦总医院）

李广强（开滦总医院）

李宏芬（开滦总医院）

李慧英（开滦总医院）

李金峰（开滦总医院）

李俊娟（开滦总医院）

李可兵（开滦总医院）

李伟哲（邢台医学高等专科学校第二附属医院）

李　云（河北联合大学）

李志芳（河北联合大学）

梁　洁（开滦总医院）

林金秀（福建医科大学附属第一医院）

刘　超（河北医科大学）

刘春荣（河北联合大学附属唐山市人民医院）

刘红敏（开滦总医院）

刘纪强（秦皇岛市北戴河医院）

刘佳佳（北京朝阳医院）

刘建军（河北联合大学附属医院）

刘小雪（河北联合大学附属唐山市人民医院）

刘欣欣（开滦总医院）

刘　星（开滦总医院）

刘秀荣（开滦总医院）

刘　妍（开滦总医院）

刘业强（开滦总医院）

刘业松（开滦总医院）

卢爱东（开滦总医院）

罗　洋（首都医科大学附属北京天坛医院）

马丽媛（国家心血管病中心，中国医学科学院，阜外心血管病医院）

马文友（开滦精神卫生中心）

马　英（开滦总医院）

么太成（开滦职业病防治院）

孟令民（开滦总医院）

孟小茹（开滦总医院）

孟晓华（河北联合大学附属医院）

倪立新（开滦总医院）

牛建清（开滦总医院）

彭　峰（福建医科大学附属第一医院）

彭育红（白求恩国际和平医院）

齐书英（白求恩国际和平医院）

齐艳红（开滦总医院）

秦天榜（开滦职业病防治院）

汝磊生（白求恩国际和平医院）

阮春雨（开滦总医院）

绍仲达（开滦职业病防治院）

施继红（开滦总医院）

石慧婧（开滦总医院）

史琳影（北京朝阳医院）

宋海澄（开滦总医院）

宋巧凤（河北联合大学附属唐山市人民医院）

宋绍敏（开滦总医院林西医院）

孙家安（白求恩国际和平医院）

孙　静（开滦总医院林西医院）

孙丽霞（河北联合大学附属医院）

孙　尧（河北联合大学附属医院）

孙玉艳（开滦总医院）

陶　杰（河北联合大学）

汪玉君（河北联合大学附属唐山市人民医院）

王冬梅（白求恩国际和平医院）

王洪江（北京朝阳医院）

王　健（开滦总医院）

王洁蕊（开滦总医院）

王俊晖（上海复旦大学附属第一医院）

王俊岭（解放军252医院）

王丽晔（开滦总医院）

王淑娟（开滦总医院）

王　文（国家心血管病中心，中国医学科学院，阜外心
　　　　血管病医院）

王希柱（河北联合大学附属唐山市人民医院）

王晓玲（河北联合大学附属唐山市人民医院）

王艳秀（开滦总医院）

王　洋（河北联合大学）

王阳阳（开滦总医院）

王钰长（《高血压通讯》编辑部）

王志军（河北联合大学附属医院）

吴乃君（河北联合大学附属医院）

吴寿岭（开滦总医院）

吴云涛（开滦总医院）

吴宗武（开滦总医院）

席文娟（开滦总医院）

肖四海（河北联合大学附属唐山市人民医院）

肖雪娜（唐山市第三人民医院）

邢爱君（开滦总医院）

邢佳侬（唐山市第三人民医院）

徐龙健（开滦总医院）

闫振宇（河北联合大学附属医院）

杨　光（河北联合大学）

杨文浩（开滦总医院）

杨玉梅（河北联合大学附属唐山市人民医院）

姚三巧（新乡医学院）

姚　涛（开滦总医院林西医院）

姚艳敏（河北联合大学附属唐山市人民医院）

于　森（开滦总医院）

于明忠（河北联合大学附属医院）

于　萍（开滦总医院）

于晓龙（河北联合大学附属医院）

元小冬（开滦总医院）

袁建新（开滦总医院）

袁　林（开滦总医院）

张　刚（解放军252医院）

张海霞（河北联合大学附属医院）

张　静（开滦总医院）

张　莉（白求恩国际和平医院）

张龙飞（解放军252医院）

张　倩（首都医科大学附属北京天坛医院）

张倩辉（河北省人民医院）

张瑞荣（河北联合大学附属唐山市人民医院）

张文艳（开滦总医院）

赵海燕（开滦总医院）

赵洪涛（开滦总医院）

赵晓红（开滦总医院）

赵性泉（首都医科大学附属北京天坛医院）

赵玉英（白求恩国际和平医院）

郑　军（河北联合大学附属唐山市人民医院）

郑明慧（河北联合大学附属医院）

郑晓明（开滦总医院）

郑　瑶（河北联合大学）

钟德君（《高血压通讯》编辑部）

周艳茹（开滦总医院）

朱辰蕊（开滦总医院）

朱　婕（衡水市第四人民医院）

朱艳辉（河北联合大学附属唐山市人民医院）

前　言

三百多年前，英国科学家威廉·哈维（William Harvey，1578—1657）发现了血液循环，证明了心脏收缩是血液循环的原动力。后续的研究发现除心肌收缩力外血管张力、有效循环血容量是维持血液循环的主要因素，三者共同作用形成了保证血液循环的动力——血压。1733 年英国生理学家 S. 黑尔斯将马的颈动脉接以铜管，再连以长玻璃管，首次直接测定了动物血压。1905 年俄罗斯科学家科罗特科夫首创听诊方法测定人的血压，直到现在此方法仍作为血压测量的金标准。随着电子技术的发展，20 世纪 70 年代动态血压检测仪器诞生，90 年代开始出现电子血压计。自第一台血压计诞生，人类对血压的研究已经跨越了百余年，对血压的认识也在逐渐深入。

任何事物均有两面性，随着对血压认识的不断深入，人们发现不仅血压过低有害，高血压也对人体有害。特别是 20 世纪 50—60 年代，在美国进行的退伍军人降压试验首次证实了降低过高的血压可以降低心脑血管疾病的发病率，拉开了人类对高血压危害认识的序幕。此后，流行病学研究、临床干预研究均证实高血压是心脑血管事件的危险因素，降低高血压可以使高血压人群发生心脑血管事件的风险下降。对高血压危害的认识促进了与高血压相关的分子生物学、病理生理、诊断方法、抗高血压治疗的研究，证实了高血压是可防、可治的疾病。

毋庸讳言，目前我国对高血压的诊断、治疗已日臻完善，各级政府和专业学会、组织也投入大量的人力、物力，并且取得了举世瞩目的成绩。成绩固然可喜，但高血压对国人造成的伤害和损失并未得到遏制。其原因是多方面的，但主要原因是研究与临床、政策与实际工作的脱节，即转化医学没有做好。一些得到验证且行之有效的理论、理念、方法、手段没有贯彻到临床实践中，特别是没有贯彻到防治高血压的主战场——基层医院和社区去。

近年来，包括 2014 年美国高血压指南 JNC8 在内的许多高血压指南相继问世，毫无疑问这些指南对高血压的规范治疗是有帮助的，但每名高血压患者均有其特殊性，因而指南所指不可能包括每一个个体。而本书从基础到临床对高血压进行了系统阐述，使读者能够全面、系统地了解高血压的相关知识，引导读者理清诊断高血压的思路，培养读者全面评估高血压患者的能力，最终达到能够有效、合理诊治各种高血压患者的目标。本着回归临床的原则，本书兼顾了基层医生的临床工作和知识水平，诊断治疗方面的内容尽量简明扼要、通俗易懂。

自 1950 年算起，中国的高血压防控工作已走过了六十余年，其间老一代医务工作者所做的贡献和严谨求实、甘于奉献的精神，更显弥足珍贵。如果没有前辈们的努力，目前中国高血压患病率可能更高，高血压所致的疾病负担可能更重。为了彰显前辈们的丰功伟业，书中第 1 章即概述了前辈们的业绩，但因篇幅有限我们只概述了有代表性的专家、学者和组织。另外，本书第 61 章也专门介绍了由中国学者组织、实施，在国际上产生重大影响的研究。以此向工作在高血压防控领域的每一名工作者表达敬意。

证据来自于实践，又反过来指导实践。殊不知，数据是证据的基石，中国是人口大国，成人高血压患病率接近 30%，但纵观与高血压相关的指南，其引用的几乎都是国外的数据，这些"外来数据"是否适合中国人群？来自真实世界的数据是否有参考价值？这些都是值得我们深思的问题，因而本书中尽量选用近年来在中华系列杂志上发表的相关文献。在此我也希望身处大数据时代的各位同仁在实际工作中利用现代化的信息手段，有目的、有系统地收集、分析数据，供专家们制订指南、共识时参考，使中国的指南、共识更贴近中国实际。

时光如梭，自从 1981 年毕业于张家口医学专科学校后，我从事心血管及相关疾病的临床科研工作已经三十余年。回顾三十余年走过的路程，我最大的感受是师恩浩荡。从医伊始，恩师王之桐、乔德仁、冯绍儒教授在临床方面给予了无私的帮助。20 世纪 90 年代有幸参加了刘力生教授组织的科研工作，自此走上了高血压科研探索之路。而后又师从刘国仗、刘坤申二位恩师，先后读取了硕士、博士学位。读研期间不仅从二位导师处学到了知识，更重要的是学到了如何为人。我于2006年组织实施了以开滦集团职工为队列的心脑血管及相关疾病的干预研究工作，傅向华教授提出应正式命名此项研究为"开滦研究"。高润霖院士、赫杰院士、王晨院士、胡大一教授、霍勇教授、孙宁玲教授相继到开滦医院听取开滦研究的汇报并给予鼓励和指导。在此对给予我个人和开滦医院帮助的各位前辈表达衷心的感谢。

参与本书编纂的每一名编者，无论是知名专家、教授，还是在读研究生，都为本书的编纂做出了贡献。编者们在工作之余，在浩瀚的文献资料中查阅，筛选出适合本书编纂的、有价值的文献，通过分析，汇总后系统地呈现给读者，在此也要对他们的辛勤工作表示感谢。在本书的编写过程中，我的家人、同事也给予了无私的帮助和鼓励，在此一并表示由衷的谢意。

吴寿岭

目　录

第一篇　高血压流行病学与病理生理学

第二篇　高血压的诊断

第三篇　高血压伴发其他疾病

第六篇 继发性高血压

目
录

高血压流行病学与病理生理学

第1章 高血压病学简史

第一节 中医对于高血压的认识

高血压是一个现代医学的疾病名称，人类对血压的认识也仅仅只有百余年的历史。1896年意大利医生里瓦罗基发明血压计后，人们才对高血压这一疾病有了深刻的认识。1905年，科罗特科夫开始改用听诊方法测定人的血压，这种检测方法无创且方便快捷，随即引起医学界的广泛重视和普遍应用。

我国中医的历史悠久，源远流长。虽然没有明确的高血压的概念，但早已对该病证的临床表现、病程演变和转归等方面进行了详尽的描述。目前中医学界较为一致地认为：中医典籍对于眩晕、头痛、肝阳、肝风、胸痹、中风等病证的论述有一部分相当于高血压的表现，部分则是由高血压所引起并发症的表现。《素问·至真要大论》中指出："诸风掉眩，皆属于肝"。《素问·五脏生成》中道："是以头痛巅疾，下虚上实"。《素问·六元正纪大论》中则认为："是以木郁发之，甚则耳鸣眩转，目不识人，善暴僵仆"。另一部中医典籍《灵枢·海论》中记载："脑为髓海"，而"髓海不足，则脑转耳鸣"。历来中医关于高血压的研究多沿此思路展开，并取得了较大进展。随着人们生活水平的提高，生活环境、行为方式和饮食习惯的改变在高血压发病及进展中所起的作用越来越重要。中医中药在辨证施治及综合治疗方面具有不可替代的优势和作用。

一、中医关于高血压的辩证分型

在临床诊断治疗方面，与现代医学辨病治疗的原则相比，中医学更强调在辨病的基础上，要进一步辨证论治。因此，中医在进行诊断和治疗时，首先要通过望、闻、问、切四诊，收集患者的病情资料，特别是了解主要的症状、脉象、舌象等，然后用中医系统理论进行全面分析判断，做出中医的证候类型诊断，以明确其病变部位、性质、轻重等内容，即中医的辨证分型。

中医把血压作为一个体征，认为血压是机体在外部反映的一个现象，与人体的生理功能和病理表现有着内在的联系。从病理角度看，血压升高是体内的阴阳平衡失调，致使人体调节血压自稳的机制出现障碍。因此，中医着重于辨证施治，力求恢复人体阴阳平衡，达到降压目的。中医一般将高血压分为肝火亢盛、阴虚阳亢、肝阳上亢、阴阳两虚、肝肾阴虚、痰湿内蕴、命门火衰、心脾两虚、气滞血瘀等证型。若并发心脑血管疾病，又可见风痰阻络、风火中络、风寒中络、血虚中风、中脏腑阳闭、中脏腑阴闭、中脏腑脱症等证型。

二、中医关于高血压的辨证存在的一些不足

高血压病属中医"眩晕""头痛"等范畴，中医在改善高血压症状方面具有确切的疗效。总体说来是按照"诸风掉眩，皆属于肝""无痰不作眩""无瘀不作眩"和"无虚不作眩"这样的认识进行辨证分型的。但是，中医关于高血压的辨证标准和学术界的临床辨证存在较大差异，尚无完全统一的辨证标准。这样无疑大大降低了中医对于高血压辨证论治的规范性和科学性。但是，从另一个方面看，这也更加体现了现代医学中推崇的个体化诊疗原则。

中医关于高血压辨证分型标准的体系比较多，而且不尽相同。例如《中药新药临床研究指导原则》提出高血压包括肝火亢盛、阴虚阳亢、痰湿壅

盛、阴阳两虚四种证型；而《中医病证诊断疗效标准》则建立了眩晕证型的辨证诊断标准，加设风阳上扰、痰浊上蒙、气血亏虚、肝肾阴虚四种证型。除痰湿壅盛与痰浊上蒙、阴虚阳亢与肝肾阴虚基本相同外，其他两证则各自独立存在，自成一型。在卫生部（现国家卫生和计划生育委员会）统一规划的《中医内科学》第5及第7版教材中将眩晕的辨证分型定为肝阳上亢、气血亏虚、肾精不足、痰浊（湿）中阻四证。而在第6版教材中则分为风阳上扰、肝火上炎、痰浊上蒙、气血亏虚、肝肾阴虚、瘀血阻窍六证。表述全同者为气血亏虚证；而肝阳上亢与风阳上扰，痰浊（湿）中阻与痰浊上蒙则大致相同；两者分型明显不同的有肾精不足、肝火上炎、肝肾阴虚和瘀血阻窍四证。《中医内科学》第6版教材除了比《中医病证诊断疗效标准》增加了肝火上炎、瘀血阻窍两证外，其余四种证型则基本相同。因此，中医临床辨证的差异较大，多个不同的分型标准体系并存必然导致临床辨证各执一词。

另外，还需要对高血压辨证所属症状和体征进行规范。高血压辨证所属症状主要包括：头晕、眩晕、头痛、头如裹、目眩、目赤或目涩、眼睛酸胀、视物模糊、面红、五心烦热、口干、口淡、口苦、耳鸣、颈僵硬感、失眠、健忘、心烦易怒、性情急躁、注意力不集中、记忆力减退、意识异常、神经衰弱、剧烈呕吐、食少、胸闷、心悸气短、心前区疼痛、肢体麻木、出血、夜尿频、腰膝酸软、畏寒肢冷、便秘、溲赤，另有舌脉象数十种。应该在彻底研究清楚高血压的中医症状的内在联系和实质后，再对其进行精减。

三、中医对高血压辨证分型的研究近况

随着中医研究的逐步深入，高血压的中医辨证分型客观化逐渐为人们所重视。通过对高血压的辨证分型与高血压分期、动态血压、血液流变学、血流动力学、肾素-血管紧张素-醛固酮系统、前列腺素 E_1、前列腺素 F_2a、环磷酸腺苷、环磷酸鸟苷、血栓素 B_2、血浆心钠素、一氧化氮、去甲肾上腺素和肾上腺素、胰岛素抵抗、人格特征，以及心脏、脑、肾、血管等器官组织损害的关系进行整理总结，为中医辨证分型客观化提供基础和依据。

1. 高血压的中医辨证分型与高血压分期

有研究[1]认为高血压Ⅰ、Ⅱ期体质较强，多以阳亢为主兼有阴虚；待病情发展至Ⅱ、Ⅲ期，由实证突出转为以虚证为主，肝肾阴虚、气虚血瘀与阴阳两虚则成为主要矛盾。但也有研究[2]发现痰湿壅盛型、阴阳两虚型多见于高血压Ⅰ期，而肝阳上亢型多见于高血压Ⅱ、Ⅲ期。

2. 高血压的中医辨证分型与动态血压

在研究高血压患者血压昼夜节律与阴阳证型关系时，学者们[3]发现高血压患者的波动规律呈双峰双谷状。偏阳亢型与偏阴虚型的第一峰值出现的时间则不同，偏阳亢型的第一峰值出现在7～8时；偏阴虚型高血压患者的第一峰值出现在17～18时。偏阴虚型高血压患者的血压无论昼夜均较偏阳亢型患者有升高的趋势，提示偏阴虚型高血压患者的病情较偏阳亢型者重。

3. 高血压的中医辨证分型与血液流变学关系

有研究[4]显示高血压各证型之间因虚实表现和阴阳盛衰的不同，其血液流变学指标亦有明显差异。全血黏度的低切浓度和高切浓度、红细胞聚集指数、红细胞沉降率、血浆黏度等指标测定值总体趋势为肝阳上亢＞正常对照＞阴阳两虚，可以作为高血压中医辨证客观化指标之一。但也有研究[5]认为血液流变学指标不能作为高血压辨证分型的标准及依据。

4. 高血压的中医辨证分型与血流动力学

有研究[6]发现，肝阳上亢型高血压患者的心输出量较高，阴虚阳亢证、肝肾阴虚证、阴阳两虚证依次减少，而总外周阻力则依次增高。

5. 高血压的中医辨证分型与凝血及纤溶系统功能的关系

有研究[7]发现，通过对血瘀证型的高血压患者血浆组织型纤溶酶原激活物（tPA）及其抑制物（PAI）、抗凝血酶Ⅲ（ATⅢ）及Ⅷ因子相关抗原（ⅧR：Ag）的测定，显示存在凝血及纤溶系统功能紊乱。

6. 高血压的中医辨证分型与血脂水平的关系

有研究[8]经过检测高血压患者及健康人，结果发现肝阳上亢、阴虚阳亢、阴阳两虚、痰浊中阻各型三酰甘油（TG）、总胆固醇（TC）、低密度脂蛋白（LDL）可高于正常。

7. 高血压与肾素-血管紧张素-醛固酮系统

有研究[9]探讨了高血压中医证候衍变规律与肾素-血管紧张素-醛固酮系统的关系，发现高血压患者组的血浆肾素、血管紧张素、醛固酮与正常组比较有显著性差异，大多显示出肝阳上亢型高血压患者的血浆肾素、血管紧张素Ⅱ水平升高更为显著。

8. 高血压的中医辨证分型与胰岛素抵抗

胰岛素抵抗是高血压与冠状动脉粥样硬化性心脏病（冠心病）的一个独立危险因素，高血压常伴有冠心病、血脂代谢紊乱、糖耐量受损、高胰岛素

血症、超重或肥胖，胰岛素抵抗为其共同的发病基础[10]。有研究[11]已经认为实证（痰湿壅盛和肝火亢盛证）患者的胰岛素抵抗明显高于虚证患者（阴虚阳亢和阴阳两虚证）。

9. 高血压的中医辨证分型与心脏、脑、肾及血管损害

一些研究[12-13]分别采用 M 型与二维超声心动图、计算机断层成像（CT）测定高血压患者的有关指标，发现高血压的中医辨证分型与心脏及大血管形态可能存在关系，可以为高血压患者中医辨证分型提供部分依据。

脑作为高血压的重要靶器官，容易并发供血改变及损伤。通过经颅多普勒超声（TCD）检测高血压患者，肝火亢盛型以脑血管血流速度加快为主，阴虚阳亢型、阴阳两虚型及痰湿壅盛型患者则以脑部血管血流速度减慢表现为主[14]。

肾是高血压的主要靶器官之一，长期高血压是慢性肾功能不全的常见病因之一，且能加速肾衰竭进程。有研究[15]表明，健康对照组、实证组、虚证组的血清 β_2- 微球蛋白浓度依次增高，提示 β_2-微球蛋白可以作为高血压分期的参考数据，同时也为高血压的辨证分型提供了量化指标。

10. 高血压患者的人格特征

有研究[16]发现，高血压患者人格特征与健康人群比较，其性格内向或外向呈两极分布，伴情绪不稳定的特点。临床证型不同，人格特征也有所不同。

四、问题及展望

辨证分型标准虽已于 1993 年制订[17]，但目前中医辨证分型仍比较繁杂混乱，这也影响了对临床疗效的准确评估。纵观本病的研究现状，高血压中医辨证分型研究因标准不同而缺乏可比性，今后需规范和统一；许多科研课题的设计思路、试验方法欠规范，且样本较小，致使可重复性差。今后应通过符合中医理论的研究方法，建立高血压规范化的辨证标准，使之更有效地指导高血压的临床防治工作。目前，中医辨证的研究遇到了方法学和评价指标的瓶颈，今后应以高血压的中医辨证分型为切入点，整合不同学派的观点，将高血压的辨证分型标准化。

第二节　我国现代高血压防治简史

早在 1924 年，成颂文在中华医学会第五届大会宣读《血压之研究》，认为"血压之检查关一生之安危；若血压过高过低均为病征"；提出我国人群正常血压与西方人相差无几。而当时高镜朗、高似兰等的研究则显示出"华人血压均比西人低十个分米"。由于当时方法和科技水平有限，未能用性别、年龄进行标准化，影响了结果的可比性。

新中国成立后，高血压的研究和防治工作迅速开展。早在 20 世纪 50 年代，老一辈的医学工作者就预见到随着国家的安定、人民生活水平的提高，高血压发病率在我国必然会大幅度增加。1959 年，在西安召开的全国心血管病学术会议讨论制订了我国第一个高血压分期标准，提出进行全国高血压普查。随后分别在 1964 年兰州心血管病学术会议、1974 年北京高血压普查工作会议、1979 年郑州常见心血管病流行病学研究及人群防治工作会议对高血压分期标准进行了第 2、第 3 和第 4 次修订。1999 年由中国高血压联盟参考《1999 年世界卫生组织/国际高血压联盟（WHO/ISH）高血压治疗指南》和《美国预防、监测、评估和治疗高血压全国联合委员会第六次报告》（1997）进行了第 5 次修改，制订了《中国高血压防治指南》。随后分别出台了 2005 年的第 2 次和 2010 年的第 3 次修订版。

我国先后于 1959、1979、1991 和 2002 年进行了四次大规模高血压人群抽样调查。1959 年开始的第一次普查，结果发现我国高血压患病率为 5.1%，其中上海患病率为 6.96%[18]；1979—1980 年，全国 400 万人抽查，高血压患病率为 7.7%；1991 年普查时，患病率为 11.25%；2002 年全国居民营养和健康状况调查时显示，我国成人高血压患病率达 18.8%。按现有人口估算，全国高血压现患人数多达 2 亿。随着我国人口基数的增加和人口老龄化的加速，高血压患者还在不断增多，并且出现年轻化趋势，极大危害劳动力人口的健康。

一、我国高血压防治社区管理——首钢高血压研究

目前，控制高血压的主要措施是药物治疗，虽然降压药已在临床使用多年，但高血压"三高三低"（发病率高、致残率高、病死率高及知晓率低、治疗率低、控制率低）现象仍然存在。在控制血压同时，各国高血压防治指南均强调高血压危险分层，

重视靶器官和心血管危险因素控制，这些均需要通过社区管理协助实现。高血压一旦发生就需终身管理，基层医疗卫生服务部门是高血压防治的第一线，担负着高血压检出、诊断、评估、治疗、预防、登记、评估，以及长期系统管理的责任。高血压社区干预是指对社区内高血压患者进行有计划、有目的的一系列健康管理活动，以创造有利于健康的环境，改变人们行为方式，降低危险因素，促进健康，提高高血压患者的生活质量。社区干预能提高患者的遵医行为，是高血压控制的重要管理手段。在社区高血压管理中将非药物干预方式与药物治疗有机结合，才能更有效地控制高血压。

我国早在 1969 年就开始了工作场所的高血压防治工作。当时由吴英恺[①]、刘力生[②]两位教授带领的心血管医生与医科院基础所、药物研究所的专家进驻首钢，建立了我国第一个人群高血压防治网络。1969—1971 年，刘力生教授与同事共普查了 1 万多名首钢职工，有了患者的第一手资料。1972 年，专家组成立心血管病防治组，建立三级防治网，对高血压工人进行分级管理。10 年随访结果表明，血压管理率达到 60.8%，血压控制率达 71%。

1982 年，刘力生教授在世界卫生组织（WHO）高血压会议上报告了首钢高血压管理 5 年和 10 年随访结果。WHO 组织专家进行实地考查后，认为首钢"从生到死"的健康管理模式为流行病研究和高血压管理提供了范例，高层医疗机构与基层医疗单位配合防控高血压效果显著。在循证医学概念刚刚萌芽但未形成理论体系的 20 世纪 80 年代，刘力生教授颇有远见地认识到这是未来临床实践的风向标。经过 20 年的健康教育和健康指导，包括限盐、戒烟、减体重和高血压系统管理，通过普查、体检及门诊检查发现并确诊高血压后，建立高血压病例档案，对所有高血压患者进行分级管理。根据高血压防治方案对不同程度的高血压患者确定复查时间，根据血压复查情况调整治疗方案，直至控制平稳；对控制不稳定或重症高血压患者转诊到专科门诊。对行动不便的患者，全科医生则深入家中治疗。

到 1990 年，人群平均血压水平没有随着生活水平提高而上升，反而略有下降。首钢职工高血压发病率降为 0.65%；卒中标化死亡率下降了 40% ～ 50%。在这些年间，刘力生教授领导完成了一系列高血压治疗循证医学研究，为中国防治高血压提供了坚实的理论依据，获得了中国的本土证据，明确提出总跟着欧美指南走是不行的。后来，首钢防治经验被推广到全国的冶金系统，并带动了社区的高血压防治和科研工作。1994 年，世界卫生组织向全球推广了首钢心血管病防治经验——"首钢模式"。

目前，我国多个省市陆续展开相应的社区高血压管理试点工作。上海新华区自 1996 年开始开展以社区为基础的高血压综合干预工作，十余年来一直坚持不懈，分别于 1995、1998、2000 和 2005 年进行了高血压调查，显示高血压患病率呈持续增长[19]。杭州市上城区小营街道社区卫生服务中心对社区高血压患者随机分为研究组和对照组，研究组给予社区规范管理。随访 1 年发现，研究组高血压患者规律治疗率、血压控制率明显提高，心脑血管并发症及死亡率明显下降。江苏省无锡市惠山区洛社镇石塘湾社区卫生服务中心 2007—2009 年间对高血压患者实施社区管理，结果实施社区管理后高血压患者的知晓率、治疗率、控制率明显提高，而并发心脑血管病的死亡率明显下降。此外，在全国高血压社区规范化管理项目管理的 50 万名社区 1、2 级高血压患者中，管理满 1 年的患者血压控制率高达 70%。

在 2011 年世界高血压联盟区域大会暨第 13 届国际高血压及相关疾病学术研讨会上，多位专家提出，提高在职人员对高血压危险因素筛查和控制重要性的认识，鼓励用人单位对在职人员心血管健康提供支持，这对减少心血管病危害十分重要。高血压防控应充分发挥单位的作用。用人单位在帮助职工监测血压、筛查危险因素、建立健康生活方式，以及督促患者定期复查、随访等方面可以发挥巨大作用。现阶段应探索高效可行的模式，利用职工体检资料对心血管病高危人群以及高危因素进行筛选，并进行健康评估以及干预效果评估。同时要完善单位内部医疗保健部门与社区卫生服务中心、三级医疗机构间的医疗网络建设，充分发挥单位在心血管病宣教、筛查、防控中的作用。

---

① 吴英恺（1910—2003），中国胸心血管外科奠基人，中国科学院院士。在中国率先研究心血管病的流行病学及人群防治。他组建的三个医院（中国人民解放军胸科医院、北京阜外医院和北京安贞医院）和五个外科都具有时代特色，并在医疗、预防、科研、教学和国际医学学术交流等方面做出了杰出贡献。

② 刘力生，女，世界卫生组织心血管病专家委员会成员，世界高血压联盟主席，美国心脏病学会高血压研究理事会国际研究员，国际高血压学会理事，中华医学会心血管病学分会主任委员，中国高血压联盟主席。

二、我国著名高血压防治研究机构——上海市高血压研究所

我国高血压的系统研究始于20世纪50年代，老一辈医学专家认识到很多心脑血管疾病患者有高血压病史，并明确了控制血压的重要性；而且，就高血压发生机制、病理生理变化及诊断治疗进行了充分的探讨。当时建立了很多高血压防治与研究机构。中华医学会主动承担指导全国高血压诊治的重任。我国政府和卫生部门的领导也高度重视高血压防治工作，国家投入很大的人力、物力开展高血压防治。迄今半个多世纪，几经坎坷，已形成了一个防治研究的网络体系，取得了骄人的成绩，许多方面达到了国际水平或国际先进水平，其中不乏具有创新性的科研团队和研究机构。

上海市高血压研究所创建于1958年，是国内最早成立的以防治高血压和预防卒中为主要任务的专业性研究机构，是一所集流行病学、临床、基础研究和社区防治为一体的研究所。著名的医学专家邝安堃[①]教授是研究所的创始人。1992年研究所与上海瑞金医院高血压科实现所科合一，设有病房和专科门诊。研究所下设细胞及分子生物学研究室、临床研究室、流行病研究室、心血管功能研究室，有数个为临床测试和基础研究服务的实验室和自发性高血压大鼠（SHR）实验动物房，并为国内研究单位提供自发性高血压大鼠。研究所还建有上海市血管生物学重点实验室（研究重点为心血管疾病的早期标志物识别、心血管重塑的病理生理及分子机制及干预心血管疾病的药物新靶点），瑞金医院高血压健康教育中心，上海市疾病控制中心科研基地。研究所是上海交通大学医学院心血管内科研究生博士点和硕士点，并与法国、美国、比利时、日本、加拿大、澳大利亚等国的科研机构或科学家建立了良好的合作关系。研究所在高血压基础、临床和流行病学方面取得一大批研究成果。邝安堃教授领导研制出复方降压片，开创小剂量复方制剂治疗高血压的先河。龚兰生[②]教授主持的上海老年硝苯地平临床试验在国际上享有盛誉。

三、关注少数民族高血压的研究机构——新疆高血压诊断治疗研究中心

新疆是高血压疾病的高发地区，目前至少有250万高血压患者。新疆是多民族聚居区，居民具有喜食肉类，而摄取盐分较高等饮食习惯。据统计，新疆每人每天摄入的盐在18g左右。患病率的逐年增长和患者的日趋年轻化，高血压患病率高于全国，新疆高血压防治形势十分严峻。

新疆维吾尔自治区人民医院高血压科成立于1997年，是全国综合性医院的第一个高血压专科；2002年成立了新疆维吾尔自治区高血压研究所；2007年经新疆维吾尔自治区人民政府批准，在原有机构的基础上成立新疆高血压诊断治疗研究中心。

高血压诊断治疗研究中心在高血压病因诊断技术方面处于全国领先水平，也是新疆继发性高血压鉴别诊断中心。中心由研究室和临床科室组成，在李南方[③]教授的带领下，主要致力于高血压病因的诊断，疑难高血压的鉴别诊断；致力于高血压合并糖尿病，胰岛素抵抗，高尿酸血症，高血压并发脑血管病、心脏病、肾疾病的诊断及个体化治疗；致力于群众性宣传教育工作；致力于博士、硕士研究生的培养和基层专业人员的培训工作。

目前，该研究中心已经成为一个具有完备医疗和科研设备，拥有高素质、深受人民群众和广大患者爱戴的集临床医疗科学研究和继续教育为一体的高血压专业机构，担负着新疆医科大学、石河子大学及新疆大学博士生、硕士生的培养工作。经过不断摸索，中心已建立了一套集高血压及其相关疾病的住院治疗、门诊就医、门诊随访、健康咨询、健康教育和临床及实验室研究为一体的完整体系；建立了一整套高血压的诊断和鉴别诊断的筛查方案。在促进新疆高血压防治及研究、推广适宜技术及科技成果转化到基层实践等方面做出了积极的贡献。在李南方教授的带领下，率先在新疆开展了多项继发性高血压的检测项目，填补了自治区的空白，解决了大量复杂、疑难高血压患者的诊断治疗问题。

---

① 邝安堃（1902—1992），内科学、内分泌学专家，医学教育家，中西医结合研究的先驱。中华医学会内分泌学会副主任委员，中国中西医结合研究会副理事长、上海分会理事长，上海市高血压研究所、上海市内分泌研究所所长、名誉所长，卫生部医学科学委员会委员。第一届中国中西医结合研究会理事会副理事长，第二、三届中国中西医结合学会理事会名誉理事。第四、五、六届全国政协委员，国务院学位委员会第一届中西医结合学科评议组长。

② 龚兰生，上海市高血压研究所名誉所长、中国高血压联盟副主席、中华医学会心血管病委员会常委。

③ 李南方，女，中国医师协会高血压专家委员会委员、中国卫生部心血管病防治专家委员会委员，中华医学会新疆分会理事，现任新疆维吾尔自治区人民医院高血压诊断治疗研究中心主任，新疆高血压研究所所长。

四、中国高血压联盟

1986年，刘力生教授、龚兰生教授在"七五"攻关课题协作组的基础上发起组织中国高血压联盟，并于当年申报国家科学技术委员会（国家科委）、外交部、卫生部（现国家卫生和计划生育委员会）获批准，首批盟员120名。世界高血压联盟于1989年5月12日正式审定我国为世界高血压联盟组织成员国，中国高血压联盟为唯一代表中国参加世界高血压联盟的成员。中国高血压联盟于1989年10月26日召开了成立大会，通过了《中国高血压联盟章程（草案）》，选举产生中国高血压联盟第一届理事会，主席刘力生、副主席龚兰生、名誉主席陶寿淇[①]、何观清[②]。1994年4月2日改选产生第二届理事会。

中国高血压联盟成立后的主要工作是：①开展全国性的高血压防治工作。在中国高血压联盟的组织推动下，在广大医务工作者和防治人员的共同努力下，在众多患者的配合下，中国高血压的防治工作与世界高血压防治工作同步。②开展群众性高血压防治知识教育，同时培训基层高血压防治人员。③出版群众性高血压防治手册和专业高血压书籍和杂志。④参加世界高血压联盟的活动，举办大型国际或国内学术会议。⑤组织全国有关医院参与多中心大型临床试验。先后完成国内、国际合作的大型临床试验，例如血管紧张素转化酶抑制药治疗急性心肌梗死的大型临床试验，与欧洲国家合作开展的老年收缩期高血压临床研究。在刘力生教授和中国高血压联盟的领导下，我国高血压防治研究取得巨大的成就，受到国际同行的高度评价。我国五星红旗飘扬在世界高血压联盟大会上空，中国高血压联盟在世界高血压联盟和世界卫生组织中产生了一定影响，在世界高血压联盟各成员国中具有一定威望。

鉴于中国高血压联盟主席刘力生教授的突出贡献，2007年，她当选为世界高血压联盟主席，并在2009年获得连任。2012年，刘力生教授被授予国际高血压学会的罗伯特·蒂格斯泰特终身成就奖，是该奖项设立38年来第一位获得此荣誉的亚洲人。

刘力生（刘丽笙）教授，1928年出生，1954年毕业于北京协和医科大学，获博士学位；1980年赴美国伯明翰阿拉巴马大学从事心血管病博士后研究。曾任世界卫生组织心血管病专家委员会成员、世界高血压联盟主席，美国心脏病学会高血压研究理事会国际研究员、国际高血压学会理事、中华医学会心血管病学分会主任委员、中国高血压联盟主席。

刘力生教授从1958年起便同老一辈心血管病医疗工作者开始了高血压的调查研究工作，至今已50多年，是我国高血压研究工作的元老级人物。1969年起首先在国内开展大规模多中心前瞻性临床研究，是中国高血压研究领域的一位学术带头人。从1986年起，刘力生教授首先开始在国内组织开展大规模、多中心的临床研究。其中，"老年收缩期高血压治疗研究（Syst-China）"于1995年获卫生部科技进步二等奖和国家科技进步三等奖，开创了我国临床试验的新纪元。刘力生教授还组织开展了"卒中后降压治疗随访研究（PATS）"，填补了卒中后降压治疗领域的知识空白。2005年，"非洛地平治疗高血压治疗研究（FEVER）"结果在欧洲高血压大会上发布后，立即被欧洲高血压指南所引用。2006年，刘力生教授指导开展了我国"十一五"科技支撑计划课题"高血压综合防治研究（CHIEF）"；2007年，又开展了"正常高值血压干预研究（CHINOM）"，以期解决全球尚未解决的"正常血压高值是否需要干预"这一难题。

为使我国临床试验与国际接轨并推广自己的研究成果，从20世纪90年代中期，刘力生教授作为主要研究者，积极参加国际协作研究，组织国内研究组开展了多项国际著名的临床试验课题，例如 ADVANCE.INTERHEART，PURE，HOPE3 和 INTERSTROKE 等，并得到了高质量的证据。正如刘力生教授所说，"想在指南上说一句话，需要做相当多、相当久的工作"。多年的临床试验中，刘力生教授建立和培养了一支经验丰富、技术过硬的科研队伍，组织设计并完成了多项拥有自主知识产权的大规模临床试验，推广了临床随机对照研究的理念。她牵头的多项临床试验结果被国内、外高血压和相关指南所引用，确立了我国在国际心血管病临床试验中的地位。

---

① 陶寿淇（1918—2000），心血管内科学家，中华医学会心血管病学会主任委员，卫生部医学科学委员会委员，世界卫生组织专家咨询团顾问组成员，世界卫生组织心血管病研究与培训合作中心主任，国际心脏病学会流行病与预防学部理事，中国医学基金会理事。

② 何观清（1911—1995），流行病学和公共卫生学专家，中国流行病学的先驱和奠基人之一，也是为中国医学和公共卫生教育做出了卓越贡献的教育家。曾担任中华流行病学会主任委员、名誉主任委员。

五、我国高血压防治工作的不足与展望

2011 年 9 月的联合国大会高级别会议通过和发布了关于控制非传染性疾病的政治宣言[20-21]。2012年，在世界卫生组织的领导协调下，提出非传染性疾病防控的明确目标是到 2025 年将非传染性疾病所致的提早死亡减少 25%。要实现这一目标，高血压的防控极为重要。防控高血压的同时能够降低其他非传染疾病的死亡率，实现一石多鸟的综合效果。

按理说"让高血压低头"的任务早应出色完成。但实际并非如此，我国高血压的患病率一直在攀升，目前我国高血压患者数达 2 亿以上，随着我国人口基数的增加和人口老龄化的加速，高血压患者还在不断增多，并且高血压知晓率、治疗率和控制率偏低[22]。高血压已经成为我国重大公共卫生问题，进一步加大高血压防治工作力度迫在眉睫，刻不容缓，是摆在我国广大医务工作者面前的严峻课题。

高血压防治工作的核心问题是预防保健服务的可支付性。涉及有限的医疗资源合理使用和合理布局。2009 年国家发布的医改方案，将高血压管理纳入社区卫生服务工作内容。2012 年我国国家卫生和计划生育委员会、国家发展改革委员会、教育部等 15 部门联合印发《中国慢性病防治工作规划（2012—2015 年）》，是我国将健康融入公共政策的关键性一步。应对高血压等非传染疾病的挑战不再是卫生管理部门的责任，而是全政府的行为。

胡大一①教授强调要解决问题，必须坚守医学的目的——上医治未病。要加强健康促进和健康教育，构建健康的社会环境，倡导健康文明的生活方式，在以 0 级预防为重点的同时，抓好高危人群危险因素的早发现、早干预和早控制，以及已患高血压人群的康复。全球心血管病特别工作组和世界卫生组织提出有循证医学证据的措施包括[23]：减少全民运动不足的情况；减少全民食盐摄入量，最终实现每人每天食盐摄入量小于 5g（40% 的高血压归因于食盐摄入量过多，减少食盐摄入量是预防高血压最有意义的措施）；减少吸烟率；控制肥胖。中国政府也于 2012 年提出了相应的"健康中国 2020"战略，目标是到 2020 年中国人群吸烟率（15 岁以上）男性控制到 40%，女性控制到 4%；每日食用钠盐摄入量降至 8g；城乡居民经常参加体育锻炼的比例不低于 40%；成人超重比例控制到 25%。另外，

胡大一教授还强调医生要认真转变理念，实践从我做起，实现工作重点转移，全面展开关于健康生活方式和行为的教育。医生不吸烟、多运动、预防肥胖的健康形象是对公众健康的良好示范，并且有着积极的推动作用。没有一个健康的医生团队，健康中国就是一句空话。

基层是防治高血压的主战场，基层医生是高血压防治的主力军。针对基层医生高血压的防治知识和技能的培训不足，人员缺乏[24]的情况，2009 年在卫生部疾病预防控制局领导下，卫生部心血管病防治研究中心和中国高血压联盟组织专家编撰了我国基层版《中国高血压防治指南》[25]。内容包括高血压的预防、检出、诊断、评估、治疗、管理等，还包括了高血压基本概念、血压测量规范、常用降压药等 11 个附件。指出我国高血压防治的主要任务是提高"三率"水平。首先要强调检出的重要性，利用各种机会测量血压，将高血压患者检测出来是防治工作的基础。基层指南将危险分层简化为低、中、高危 3 层，便于基层实施；强调高血压进行药物和非药物治疗的重要性，明确大多患者需要长期治疗达标，以保护心脏、脑、肾等靶器官。对诊断检查项目和危险评估项目实行"基本"要求和"常规"要求。我国经济发展不平衡，患者经济状况差别大，基层选用降压药物应考虑到患者长期的承受能力，选择安全有效和循证医学证据充分的降压药物。

面对高血压的挑战，要调动各个方面的力量，由政府主导、跨部门合作，疾病控制中心、医院、医生、企业及相关各方分解责任，明确任务，从不同的角度推动，形成合力，实现资源和信息共享，构建高血压的预防、治疗、康复的全面体系。"控制高血压，健康全中国"是我们义不容辞的任务。

参考文献

[1] 陈金水. 高血压病辨证分型与实验室检查——心电图、眼底和夜尿量关系及预后观察. 中国中西医结合急救杂志, 1999, 10（10）：448-450.

[2] 郑新, 刘卫红. 高血压病辨证分型的血压变化及胸主动脉 CT 改变的研究. 中国中西医结合杂志, 1997, 12：733-734.

① 胡大一，著名心血管病专家、医学教育家。同济大学医学院院长，首都医科大学心血管疾病研究所所长，北京大学人民医院心研所所长，北京同仁医院心血管疾病诊疗中心主任，中华医学会心血管病分会主任委员，中国医师协会循证医学专业委员会主任委员，中国生物医学工程学会心脏起搏与电生理分会主任委员。

［3］杨海燕，金艳蓉，杨红．原发性高血压病辨证分型与24h 动态血压关系．中国中医药信息杂志，2004，11（1）：23-45.

［4］白春锦．不同中医证型高血压患者的心血管危险因素分层、高血压分期、分级及血脂等指标变化特征．中国临床康复，2005，9（23）：145-147.

［5］朱国强．高血压病的中医证型与血液流变学关系的临床研究．南京中医药大学学报，1997，03：16-17.

［6］王彤，张崇．原发性高血压病脉图血流动力学与中医辨证关系研究．江西中医药，1997，03：18-21.

［7］王崇衍，徐定海．气功对高血压病血瘀证患者血浆凝血与纤溶指标的影响．中国中西医结合杂志，1993，07：415-416.

［8］梁东辉，张愍，李小敏，等．高血压病中医辨证分型与血脂水平关系的探讨．辽宁中医杂志，1996，04：148-149.

［9］王爱珍，蔡治宾，吴罗杰．原发性高血压病中医辨证分型与肾素、血管紧张素Ⅱ初探．中国现代医学杂志，1998，05：43-44.

［10］高国仗．胰岛素抵抗及其检测方法．中华心血管病杂志，1996，24（1）：3.

［11］沈毅，张继东．原发性高血压病中医辨证分型与胰岛素抵抗的相关性研究．山东大学学报（医学版），2005，43（2）：143.

［12］袁丽萍，方若平．66 例高血压中医辨证与超声心动图改变对比分析．云南中医中药杂志，1998，19（4）：11.

［13］郑新，刘卫红．高血压病中医辨证分型的血压变化及胸主动脉 CT 改变的研究．中国中西医结合杂志，1997，17（12）：733.

［14］章凤杰，吴悦．高血压病经颅多普勒检测结果与辨证分型关系探讨．江苏中医，1997，18（8）：41.

［15］顾红樾，周端，吕洁，等．高血压病中医辨证分型与血清 β2 微球蛋白含量关系的探讨．中国中西医结合杂志，1989，13（6）：25.

［16］李常度，李培丽，黄泳，等．高血压不同证型患者人格特征的研究．陕西中医学院学报，1992，10：5.

［17］中华人民共和国卫生部．中药新药临床研究指导原则．第Ⅰ辑．中华人民共和国卫生部制定发布，1993：28.

［18］上海市高血压研究所．我们有信心征服高血压病和在高血压病上创建新学派．中华医学杂志，1960，46（3）：187-196.

［19］刘华，潘尧生，袁丽华，等．上海新华社区十年高血压防治干预效果评价．中国卫生资源．2007（4）：205-207.

［20］Woldenberg SC. The 65th World Health Organization Assembly and the High-Level Meeting：Leaderships and Alliances against Noncommunicable Diseases and World Forum against Drugs. GACETA MEDICA DE MEXICO，2012，148（3）：327-328.

［21］Kondro，Wayne. Global monitoring framework proposed for noncommunicable diseases. Canadian Medical Association Journal，2012，184（18）：E954.

［22］胡永华，李立明，曹卫华，等．城乡社区原发性高血压患病情况的流行病学研究．中华流行病学杂志，2000，21（3）：177-180.

［23］World Health Organization. 65th World Health Assembly closes with new global health measures. Cent Eur J Public Health，2012，20（2）：163-164.

［24］武阳丰，王增武，高润霖．中国医疗卫生人员高血压防治观念和防治知识调查．中华心血管病杂志，2004，32（3）：264-269.

［25］胡大一．遵循《中国高血压防治指南》（2009 年基层版）的社会实践意义．中华高血压杂志，2010，18（1）：9-10.

（孟令民　于　淼）

第2章　高血压流行病学

我国高血压患者至少2亿，全世界约有10亿高血压患者。在不同的人群和种族之间，高血压的流行情况表现出高度异质性。此外，虽然高血压的患病率与年龄增长有显著相关性，但一些重要的心血管危险因素也与高血压的发生密切相关，例如肥胖、饮酒、盐摄入量、遗传因素等。高血压也是心血管疾病最主要的危险因素之一，血压越高，发生心肌梗死、冠状动脉粥样硬化性心脏病（冠心病）、卒中的风险越高。本章主要介绍高血压的流行情况、危险因素、对心血管疾病的影响及高血压的预防。

第一节　高血压的人群流行情况

一、高血压流行的一般规律

经过多年的流行病学研究，目前对高血压在人群中的流行特征和规律有了比较清楚的认识，高血压流行的一般规律如下：

1. 高血压患病率随年龄增加而升高。随着年龄的增长，高血压的发病率逐渐上升。我国35岁以上人群高血压粗患病率为28.75%，40岁以上人群高血压的粗患病率为41.74%，60岁以上老年人高血压的粗患病率为40.03%[1]。

2. 女性更年期前患病率低于男性，更年期后患病率与男性相似或高于男性。35岁以上人群中女性高血压患病率为26.76%，男性为30.47%；40岁以上人群中女性高血压患病率为35.14%，男性为40.73%[2]。55岁以上汉族人群中，女性高血压患病率为58.27%，男性高血压患病率为50.16%，差异有统计学意义[3]。

3. 寒冷地区高血压患病率高于温暖地区。我国北方城市人群高血压患病率为25.8%，南方城市人群高血压患病率为20.4%[2]。

4. 钠盐摄入越多，血压水平越高。在调整混杂因素后，食盐摄入量与居民的收缩压、舒张压均成正相关，且高血压患病率随食盐消费量的增加而上升，每天人均食盐平均消费量在6g、12g、18g的人群与每天人均食盐消费量＜6g的人群比较，高血压患病率分别增加1.09倍、1.11倍和1.28倍[4]。

5. 不同民族之间患病率不同。由于环境因素及生活习惯的不同，我国不同民族之间高血压患病率也存在明显差异。非汉族人群高血压患病率高于汉族人群（非汉族男性39.92%，汉族男性28.55%；非汉族女性19.49%，汉族女性10.29%）[5]。对35岁以上的9236名蒙古族和36 154名汉族人群被调查者的调查结果显示，高血压患病率分别为42%和36.7%。畲族高血压患病率较高，在调查的5523名20～80岁畲族人群中，高血压患病率为38.42%[7]。

6. 高血压有一定的遗传基础。目前国内外公认高血压是环境因素和遗传因素共同作用的复杂疾病，在不同种族、不同人群中，遗传因素均对高血压的发生有一定影响，遗传度为30%～60%[8]。

二、我国人群高血压患病率及其变化趋势

高血压患病率指在某一时点上，高血压患者人数在总观察人数中所占百分比，患病率的高低受诊断标准的影响。近半个世纪来，我国进行过多次大规模高血压患病率的人群抽样调查，虽然各次调查的规模、年龄和诊断标准不尽一致，无法精确对比我国人群高血压患病率，但可大致客观反映我国人群近年来高血压患病率的变化趋势。

（一）我国人群高血压患病率

1958—1959年在全国13个省、市15岁及以上人群中抽样494 331例进行调查，其中高血压患者37 773例，粗患病率为5.11%。1979—1980年在全国29个省、市、自治区15岁以上人群中抽样4 012 128例进行调查，其中高血压患者310 202例，粗患病率为7.73%。1991年全国第三次高血压抽样调查共950 356例，采用国际通用诊断标准，即收缩压≥140mmHg或舒张压≥90mmHg，或2周内服用

降压药者,其中高血压患者 129 039 例,粗患病率为 13.58%。2002 年在全国 30 个省、市、自治区 18 岁以上人群中抽样 272 023 例进行调查,其中高血压患者 51 140 例,粗患病率为 18.8%。2010 年一项包括 140 个研究(每个研究观察例数均在 1000 名以上)的系统分析结果显示[1],我国 15 岁以上人群中,高血压粗患病率为 23.33%(表 2-1)。按 2006 年我国人口的数量与结构估算,我国目前约有 2 亿高血压患者,相当于每 10 名成年人中就有 2 名是高血压患者,约占全球高血压总人数的 1/5。

表 2-1　我国人群高血压患病率及其变化趋势

年份	人群年龄(岁)	调查范围	高血压诊断标准	粗患病率(%)
1958—1959	≥15	13 个省、市	不统一	5.11
1979—1980	≥15	29 个省、市、自治区	≥140/90mmHg,未考虑服药情况	7.73
1991	≥15	30 个省、市、自治区	≥140/90mmHg,或 2 周内服用降压药者	13.58
2002	≥18	30 个省、市、自治区	≥140/90mmHg,或 2 周内服用降压药者	18.80
2010	≥15	140 项研究的系统分析	≥140/90mmHg,或经医疗机构确诊	23.33

2008 年,世界卫生组织(WHO)估计我国 25 岁以上人群高血压粗患病率为 27.3%。与全球各国 2008 年 WHO 估计的高血压粗患病率比较,我国人群的高血压粗患病率处于亚洲中上水平,高于韩国(16%)、加拿大(17.4%)、美国(18.0%)、澳大利亚(21.4%)、新西兰(21.6%)、日本(26.7%)等亚洲、美洲和大洋洲的高收入国家,也高于同属于中等偏下收入水平的印度(21.1%),但低于英国(27.7%)、法国(27.7%)、德国(31.5%)、意大利(31.1%)等欧洲高收入国家[9]。

(二)我国人群高血压患病率变化趋势

如将 1991 年的资料采用与 1979—1980 年相同的诊断标准,则 1991 年较 1979—1980 年高血压患病率升高约 25%。2002 年高血压患病率比 1991 年升高 5.22%,2010 年比 2002 年高血压患病率升高 4.53%。由此可见,尽管我们近年来已加强高血压的防治,但高血压粗患病率仍呈现逐渐上升趋势。

三、我国人群高血压的知晓率、治疗率和控制率

高血压及其并发症给个人、家庭及社会造成了沉重的经济负担,但由于高血压早期的临床症状不明显、个体敏感性和健康意识存在差异等原因,很多患者并不清楚自己患有高血压,因此也没有就医。全面了解我国人群高血压的知晓率、治疗率和控制率有助于更好地控制高血压。

根据我国几次大规模的调查,我国人群高血压的知晓率、治疗率和控制率情况见表 2-2。1991 年全国第三次高血压抽样调查结果显示,我国 15 岁以上人群高血压的知晓率、治疗率和控制率分别为 26.3%、12.1% 和 2.8%。2002 年在全国 30 个省、市、自治区 18 岁以上人群中进行的抽样调查结果显示,高血压患者的知晓率、治疗率和控制率分别为 30.2%、24.7% 和 6.1%。2008 年, 利用 2007—2008 年卫生部(现国家卫生和计划生育委员会)中央补助地方慢病综合干预与控制项目,对我国 13 个省(市)项目点数据中 40 504 名城市居民进行调查,结果显示城市高血压标化知晓率为 53.61%[10]。在政府及企事业单位职工中,高血压患者的治疗率可达 51.7%,控制率可达 25.7%[11]。在规范管理的社区和三甲医院门诊,高血压的控制率可达到 65% 左右。由此可知,近年来,经过全社会的共同努力,高血压患者的知晓率、治疗率和控制率有明显提高,尤其是接受规范管理的高血压患者,但大多数人群中仍低于美国 2004 年时高血压患者的知晓率、治疗率和控制率[12],我国人群高血压患者的知晓率、治疗率和控制率有待于进一步的提高。

表 2-2　我国人群高血压的知晓率、治疗率和控制率

年份	人群年龄(岁)	调查人数(名)	高血压人数(名)	知晓率(%)	治疗率(%)	控制率(%)
1991	≥15	950 356	129 039	26.3	12.1	2.8
2002	≥18	272 023	51 140	30.2	24.7	6.1
2008	≥18	40 504	11 430	53.6	51.7	25.7
2004(美国)	≥18	—	—	71.8	61.4	35.1

此外,我国人群高血压的知晓率农村(22.5%)低于城市(41.1%)[5, 13],男性(68.20%)低于女性(74.79%),经济欠发达地区低于较发达地区(东、中、西部地区居民高血压知晓率分别为 72.9%、

72.44% 和 70.63%）；随着年龄增加，高血压患者的知晓率增加（18 ～ 44、45 ～ 59 和 60 岁年龄组高血压知晓率分别为 44.85%、66.41% 和 79.83%）；文化水平较高者高血压知晓率也较高（文盲和半文盲、小学、初中、高中或中专、大专及以上文化程度高血压知晓率分别为 68.99%、77.18%、73.61%、75.48% 和 72.90%）；有高血压家族史的居民高血压知晓率为 82.88%，无高血压家族史者为 66.50%[10]。

第二节　高血压发病的危险因素

高血压作为环境因素和遗传因素共同作用的复杂疾病，许多因素都能够影响高血压的发生发展，包括生理、社会、行为、心理、文化，以及遗传等多方面的因素。这些因素大致可分为两类：不可改变的危险因素和可改变的危险因素。不可改变的危险因素包括性别、年龄、种族、家族史、出生时体重、遗传因素等；可改变的危险因素包括体重指数、饮酒、钠盐摄入量、体力活动、心理因素等。

一、体重指数

体重指数（BMI）是高血压重要的危险因素指标之一。中国成人正常 BMI 为 19 ～ 23.9kg/m²，BMI ≥ 24kg/m² 为超重，≥ 28kg/m² 为肥胖。美国卫生营养调查显示，正常 BMI 的男性中原发性高血压患病率为 27%，女性为 23%；肥胖男性中原发性高血压患病率为 49% ～ 64%，女性为 39% ～ 63%；肥胖儿童患高血压的风险是正常儿童的 3 倍。人群中 BMI 与血压水平成正相关，BMI 每增加 1kg/m²，收缩压升高 2 ～ 3mmHg，舒张压升高 1 ～ 3mmHg；BMI 每增加 3kg/m²，4 年内发生高血压的风险男性增加 50%，女性增加 57%。我国人群调查研究结果显示，BMI 正常者高血压的患病率为 30.0%，超重者为 43.2%，肥胖者为 59.2%；无论农村和城市，随着 BMI 的升高，高血压的患病率升高（在农村三者高血压的患病率分别为 32.1%、44.4% 和 60.5%，在城市分别为 23.1%、40.8% 和 57.4%）[14]。

近年来的研究发现，不仅超重者容易患原发性高血压，身体脂肪的分布特点也与原发性高血压密切相关。腹部脂肪聚集越多，血压水平就越高。男性腰围 ≥ 90cm 或女性 ≥ 85cm，发生高血压的风险是腰围正常者的 4 倍以上。向心性肥胖者患原发性高血压的危险性远远高于一般人群（分别为 49.4% 和 28.6%）。

随着我国生活水平的提高，人群中超重和肥胖者的比例均明显增加。在城市 18 岁以上人群中，超重者的比例已高达 25% ～ 35%，肥胖者的比例高达 10% ～ 19%。超重和肥胖将成为我国高血压患病率增长的一个重要危险因素。

二、饮酒

饮酒也是高血压发病的危险因素之一。在我国饮酒人数众多，部分男性还有长期饮酒嗜好和饮烈度酒的习惯。按每周至少饮酒 1 次为饮酒计算，我国男性居民的饮酒率为 58.3%，女性居民的饮酒率为 8.1%；男性饮酒者每日平均乙醇摄入量为（33.3±34.1）g，女性饮酒者平均乙醇摄入量为（15.0±16.2）g[15]。

人群高血压患病率随饮酒量的增加而升高，虽然少量饮酒后短时间内血压会有所下降，但长期少量饮酒可使血压轻度升高。无论男性和女性，高饮酒频率者高血压患病要高于低饮酒频率者。男性持续饮酒者比不饮酒者 4 年内高血压发生危险增加 40%。女性每日乙醇摄入量低于 15g 时，高血压患病率最低，而随后出现升高的趋势。每天平均饮酒 > 36g，收缩压与舒张压分别平均升高 3.5mmHg 与 2.1mmHg，且血压上升幅度随着饮酒量的增加而增大。

男性饮酒超过 20 ～ 30g/d，女性饮酒超过 10 ～ 15g/d 即为过量饮酒。长期过量饮酒能引起高血压，并加重高血压对心脑血管的靶器官损害。饮酒对血压的影响分为急性效应和慢性效应。急性效应指酒后数小时的影响，一般认为饮酒后血管扩张，血流加速，精神放松，可暂时引起血压降低，但心率加快，心射血分数增加，对心脏有一定的损害；慢性效应即饮酒数日后可引起血压上升，且饮酒量越多，血压越高。

三、盐

食盐的摄入水平对人类高血压发生、发展的影响已经在世界范围内得到研究证实。2002 年中国居民营养与健康状况调查选取了全国有代表性样本，结果显示，我国人均食盐摄入量为 12g（城市居民 11g、农村居民 12g），显著高于 WHO 推荐的食盐摄入量[16]。钠盐摄入量与血压水平和高血压患病率成正相关，膳食钠盐摄入量平均增加 2g/d，收缩压和舒张压分别增高 2.0mmHg 和 1.2mmHg。在调整混杂因素后，食盐摄入量与居民的收缩压、舒张压均成正相关，且高血压患病率随食盐消费量的增加而上升，每天人均食盐平均消费量在 6g、12g、18g 的人群与每天人均食盐消费量 < 6g 的人群比较，高血压患病率分别增加 1.09 倍、1.11 倍和 1.28 倍[4]。人均钠盐摄入量由 16g/d 降至 10.6g/d 时，人均收缩压和舒张压水平分别下降 5.3mmHg 和 2.9mmHg。

2004 年，一项全球规模最大、干预时间最长的随机对照试验——中国代用盐研究，在我国北方 6 个农村地区展开。该研究结果显示，研究对象对低钠盐具有良好的接受性[17]；经过代用盐（氯化钠 68%、氯化钾 22%、硫酸镁 10%）干预 12 个月后，干预组血压水平比对照组平均降低 5.4mmHg，同时脉搏波反射时间延长[18]。

此外，由于不同个体对盐的敏感程度不同，人群中血压水平与食盐消费的关系受到个体盐敏感程度的影响。人群中盐敏感者比例越大，则盐与血压的联系就越强，比例越小，联系也就越弱。

四、体力活动

体力活动与高血压的关系越来越引起人们的关注。许多横断面和前瞻性研究均显示，有规律的、有一定强度的体力活动与血压水平成负相关。随机临床试验研究结果表明，规律的运动可使收缩压下降 5 ～ 15mmHg，舒张压下降 5 ～ 10mmHg。正常血压人群中，久坐和体力活动不足者与活跃的同龄对照者相比，发生原发性高血压的危险增加 20% ～ 50%。运动有助于减少超重或肥胖及胰岛素抵抗的发生率，并且可降低原发性高血压患者的血压水平。美国的一项研究对年龄在 18 ～ 30 岁者跟踪 15 年进行调查，结果显示，运动较多者相对于运动较少者原发性高血压的发病危险降低。对 18 ～ 45 岁久坐的美国非洲籍妇女进行的调查研究显示，锻炼组与不锻炼组比较收缩压降低 6.4mmHg。

我国研究结果显示，中重度体力活动时间与男女性血压水平均成负相关，随着个体中重度体力活动时间的增加，男女性血压水平均会降低[19]。而静态生活时间（用于看电视、阅读、使用电脑和玩电子游戏的时间）越长，人群的 BMI 水平越高，相应人群中患高血压的风险亦显著增高。与每日静态生活时间不足 1h 者相比，静态生活时间超过 8h 者高血压患病率增加 82%[20]。

随着社会经济的发展和变化，我国居民体力活动水平呈现明显下降趋势。在我国 9 个省进行的中国健康和影响调查结果显示，18 ～ 55 岁居民体力活动主要来源于职业活动和家务劳动，除休闲时的体力活动略有增加外，其他形式的体力活性均呈现下降趋势。与 1991 年比较，2006 年中国人群每周总体力活动量减少了 32%，其中男性减少了 27.8%，女性减少了 36.9%[21]。可以认为，我国居民体力活动水平的下降是导致高血压患病率升高的一个重要原因。

五、心理因素

心理因素作用于人体时，经中枢神经系统接受、整合，可产生紧张、恐惧、忧郁、愤怒等情绪，并将这种信息传至下丘脑，引起一系列自主神经-内分泌反应。如果心理社会应激强烈而持久，会使神经体液系统血压调节机制遭受破坏，最终发展成高血压。一项早期的病例对照研究表明，惊恐障碍以及惊恐发作是顽固性高血压的重要危险因素之一。该研究把患者的年龄、性别、高血压的治疗时间等因素进行了配对，比较了惊恐发作、惊恐障碍在顽固性高血压患者、非顽固性高血压患者和健康人中的发生率。结果显示，惊恐发作和惊恐障碍的发生率在顽固性高血压和非顽固性高血压与健康人之间差异均有统计学意义。此外，研究已证实，长期精神紧张、愤怒、烦恼、环境的恶性刺激，以及劳累、睡眠不足、焦虑及恐惧等不良心理因素都可导致原发性高血压的发生。人在精神应激状态下，大脑皮质兴奋、抑制平衡失调，交感神经活动增强，儿茶酚胺类递质及肾素释放增加，引起血管的收缩并继发引起血管平滑肌增长肥大，导致并维持血压的升高。性格暴躁易怒、情绪急躁者，血压往往偏高；性情温和，处事不惊者，血压往往较稳定。

六、遗传因素

高血压的家族聚集性间接证明了遗传因素在高血压发病机制中的作用。由家系研究从而引发了高血压遗传学的研究，而遗传高血压动物模型的成功更进一步支持遗传在高血压发生发展中的关键作用。个体间血压差异约 30% 是遗传变异造成的，而 70% 由环境因素及环境与基因的相互作用造成。无论是遗传性高血压，还是原发性高血压、继发性高血压，遗传因素在其发病过程中均发挥一定的作用。目前明确为遗传性高血压的疾病至少有 6 种：糖皮质激素可治疗性醛固酮增多症，Liddle 综合征，类盐皮质激素增多症，盐皮质激素受体活性突变，Gordon

综合征，高血压伴短指畸形。与原发性高血压相关的基因包括肾素-血管紧张素相关基因、肾上腺素能受体基因、adducin 基因、SA 基因、NOS3 等一系列基因。此外，随着全基因组关联分析（genome-wide association study，GWAS）的出现，对原发性高血压遗传机制的研究进入了一个新的阶段。2009年高血压 GWAS 在欧洲后裔人群的研究中报道了13 个与收缩压、20 个与舒张压、10 个与高血压关联的位点。Global 研究报道了 8 个与血压关联的位点。2011 年东亚 8 个人群的血压 GWAS Meta 分析，不仅证实了欧洲后裔人群研究中的 7 个位点，还发现了 5 个东亚人群中特有的新位点。迄今为止，GWAS 已发现一批与高血压相关的易感位点，其中许多位点不在已知的血压/高血压候选基因或其附近，多数位点与血压调节的关系不明，对这些新位点的深入研究，有可能揭示高血压发病的新的遗传机制。遗传因素在继发高血压的发病机制中同样起着关键作用，例如原发性色素性结节性肾上腺皮质病（PPNAD）、常染色体显性多囊肾病（ADPKD）和嗜铬细胞瘤。

七、其他因素

（一）血脂水平

我国 18 岁以上人群血脂异常的患病率为 18.6%，估计患病人数达到 2 亿。血脂异常是原发性高血压发生的重要原因之一。体内脂肪过多，脂肪进入组织后释放过多的游离脂肪酸进入血液，脂肪细胞将游离脂肪酸释放入门静脉系统，作为肝细胞生成极低密度脂蛋白中 TG 的底物。血浆中极低密度脂蛋白被脂蛋白酶水解形成中度脂蛋白和大而悬浮的低密度脂蛋白，这样脂蛋白沉积在血管壁上造成血管壁损伤，弹性改变，斑块形成，血流受阻，血管内压增加产生血压升高。高血压患病率随三酰甘油增高而升高，随高密度脂蛋白胆固醇降低而升高[22]。

（二）C 反应蛋白

美国波士顿的 Howard DS 等对 20 525 名大于 45 岁的美国健康职业女性进行了一项随访 7.8 年的前瞻性定群研究，结果显示，C 反应蛋白（CRP）与发生高血压的危险性增加显著相关，当将 C 反应蛋白作为连续变量进行处理和对基础血压进行控制时观察到了相似的结果。国内吴寿岭等[23]对人群中 33 913 例进行随访后结果显示，基线高敏 C 反应蛋白（hsCRP）每增加 1 个单位，收缩压增加 0.39mmHg，舒张压增加 0.04mmHg；进一步将基线 hsCRP 按四分位数分组后，结果显示最高四分位数组进展至高血压的风险是最低四分位数组的 1.10 [95% 置信区间（CI）为 1.02～1.19] 倍。

（三）尿酸

流行病学资料显示，高尿酸与原发性高血压关系密切。血尿酸升高与高血压发生发展密切相关，并与血压幅值成正相关，即高血压患者尿酸明显高于血压正常对照者，而同为高血压患者，血压级别越高，则血尿酸也就越高。国内研究[24]结果显示，按基线血清尿酸四分位分组后，随尿酸水平升高，进展至高血压的比例增加（26.2%、30.9%、34.7% 和 39.3%）；血清尿酸每增加 1 个标准差，收缩压升高 0.444mmHg，舒张压升高 0.353mmHg；血清尿酸四分位第 2、3 及 4 组进展至高血压的风险 [相对危险度（RR）] 分别是第 1 组的 1.26、1.49 及 1.83 倍。

（四）糖尿病

高血压与糖尿病具有共同的发病基础，导致两种疾病常呈现群集现象。英国糖尿病前瞻性研究[9]显示，在 4054 名入选的新诊断的 2 型糖尿病患者中，患高血压者（≥ 160/90mmHg）有 1544 例，高血压患病率为 38%。糖尿病和血胆固醇过高者比其他人患原发性高血压的可能性大。血糖升高可引起血管舒缩功能及血液黏滞度的变化，从而诱发或加重原发性高血压，在糖尿病患者中发生原发性高血压的比例较非糖尿病患者高 2 倍。

（五）睡眠

近几年睡眠呼吸暂停综合征与原发性高血压的关系引起了关注。有研究表明，原发性高血压的发病风险与阻塞性睡眠呼吸暂停综合征成线性关系，每小时的睡眠过程中多 1 次呼吸暂停，可使原发性高血压的发病风险增加约 1%。此外，美国健康和营养调查中发现，睡眠时间减少对原发性高血压可能是一个危险因素；年龄在 32～59 岁、睡眠时间每晚＜5h 的人群中，原发性高血压的患病率为 24%，而睡眠时间在 7～8h 的人群中原发性高血压的患病率仅为 12%，说明睡眠时间较少可增加原发性高血压的发病危险。

（六）社会因素

在男性中，文化程度较高者和单身者发生高血压的风险较低，家庭收入与高血压发病风险无明显关系；在女性中，文化程度较高者、家庭收入较高者发生高血压的风险较低，婚姻状况与高血压发病风险无明显关系[25]。在印度尼西亚对青春期前的儿童进行的一项调查结果显示，在城市地位较低的儿童比地位较高儿童有较低的收缩压和舒张压；城市经济地位较高的儿童比农村儿童的收缩压高。

（七）巨细胞病毒感染

巨细胞病毒（HCMV）是一种普遍存在的只感染人类的病原体，且其与血管炎性疾病相关。

HCMV 可破坏血管的完整性，导致血管内皮细胞及平滑肌细胞功能异常。美国全国健康和营养调查研究了 HCMV 感染与高血压间的关联，分析了 2797名男性及 3324 名女性 HCMV 感染与高血压的有效数据，结果显示，巨细胞病毒感染和高血压的患病率存在种族差异。

第三节 血压升高与相关疾病

一、血压升高与心血管疾病

血压水平与心血管病发病和死亡的风险之间存在密切的关系。国外 Framingham 心脏研究 36 年的随访结果显示，在男性和女性中，高血压均可使冠心病、卒中、外周动脉疾病、心力衰竭和总的心血管事件发生危险增加 2～4 倍。对多危险因素干预试验（MRFIT）中的中年男性进行筛查，结果显示，收缩压和舒张压升高与冠心病的死亡率直接相关。一项综合 418 343 名非冠心病患者的研究结果显示，舒张压＞73mmHg 时，冠心病死亡率开始增高，舒张压从 73mmHg 上升至 105mmHg 时，冠心病死亡率升高达 5 倍以上。在全球 61 个人群（约100 万人，40～89 岁）的前瞻性观察 Meta 分析中，平均随访 12 年，诊室收缩压或舒张压与卒中、冠心病事件的风险成连续、独立、直接的正相关关系。血压从 115/75mmHg 到 185/115mmHg，收缩压每升高 20mmHg 或舒张压每升高 10mmHg，心脑血管并发症发生的风险增加 1 倍。

国内研究结果显示，在 2 型糖尿病患者中，与收缩压 130～139mmHg 的患者相比，收缩压水平＜120mmHg、120～129mmHg 和 ≥140mmHg 的糖尿病患者发生总心脑血管事件的风险分别为 5.37倍、2.41 倍和 2.43 倍；与收缩压 130～139mmHg 的患者相比，＜120mmHg 的患者和≥140mmHg 的患者发生脑梗死的风险分别为 6.16 倍和 2.65 倍[26]。在老年人群中，单纯收缩压升高的患者总心脑血管事件、急性心肌梗死、脑梗死、脑出血和心脑血管病死亡的累积发生率高于正常血压组，单纯收缩压升高的患者发生总心脑血管事件、急性心肌梗死和脑梗死的 RR 分别是正常血压组的 1.69 倍、2.30 倍和1.64 倍[27]。对高血压前期人群 30 027 例和理想血压人群 15 614 例随访 38.0～53.0（平均 47.6±3.2）个月后，高血压前期人群中总心脑血管事件、脑梗死、脑出血、心肌梗死和心脑血管病致死事件

的累积发生率高于理想血压人群，高血压前期人群发生总心脑血管事件和脑梗死的 RR 分别较理想血压人群增加 37% 和 56%[28]。脉压与心源性猝死相关，心源性猝死患者基线脉压水平高于对照组；脉压 ≥ 60mmHg 者发生心源性猝死的风险是脉压＜60mmHg 者的 2.139 倍[29]。

二、血压升高与糖尿病

血压水平升高可增加糖尿病发病风险。对 661名军队高血压疗养员进行调查，结果显示，高血压患者的糖尿病患病率为 14.37%。意大利 30 家医院门诊的 1397 名高血压患者中，244 例为糖尿病患者，糖尿病患病率 17.5%。国内李光伟等对非糖尿病患者随访观察 6 年后，发现 2 型糖尿病发病率与基线血压呈正相关；将收缩压进一步作为五分变量组，结果显示收缩压均值从 98mmHg 升至 162mmHg时，6 年糖尿病发病危险增加 3.1 倍，均值升至134mmHg，糖尿病发病危险也升高 2.6 倍。杨晨等对 777 名高血压患者平均随访 6 年后，糖尿病累积发病率为 4.76%，且糖尿病发病率随着收缩压和舒张压的增加而上升[30]。女性健康研究显示，基线血压水平能独立预测新发糖尿病风险，高血压患者 5年糖尿病发病风险是非高血压者的 3.41 倍；高血压患者的血压得到控制有利于减少新发糖尿病。

三、血压升高与终末期肾病

血压升高与终末期肾病（ESRD）关系密切。早在 20 世纪 90 年代，MRFIT 试验结果即显示，在调整多因素后，收缩压每升高 16mmHg，男性 ESRD的发病风险增加 1.7 倍。基线血压＞140mmHg 者发生 ESRD 的危险是收缩压＜117mmHg 者的 5～6倍。在血压高于理想值的人群汇总，发生 ESRD 的危险性是连续、逐渐增高的。即使是正常高值血压的个体，发生 ESRD 的危险仍可达理想血压者的 2

倍以上，高血压Ⅱ期患者发生 ESRD 的危险是理想血压者的 6 倍以上。2005 年，在美国加利福尼亚州开展的一项对年龄＞18 岁的 38 万人进行的随访研究结果显示，ESRD 与血压水平明显相关，与血压水平＜120/80mmHg 者相比较，血压水平为（120～129）/（80～84）mmHg 者 ESRD 的危险增加 1.6 倍，血压水平为（130～139）/（85～89）mmHg 者 ESRD 的危险增加 2 倍，血压水平为（140～159）/＜90mmHg 或＞160/（90～99）mmHg 者 ESRD 的危险增加 2.6 倍，收缩压＞210mmHg 或舒张压＞120mmHg 者 ESRD 的危险增加 4.2 倍。

四、血压参数与心血管疾病

血压参数是指收缩压、舒张压、平均血压和脉压。在预测心血管事件方面，收缩压和舒张压优于平均血压和脉压，用收缩压与舒张压联合或平均血压与脉压联合优于任一单项参数；收缩压与舒张压联合优于平均血压与脉压联合。对冠心病事件而言，在年轻人群，舒张压的预测价值高于收缩压；而在 50 岁以上人群，收缩压的预测价值开始超越舒张压；随着年龄的进一步增加，收缩压进一步升高，而舒张压则呈现下降趋势。因此，脉压升高成为较强的冠心病事件预测因子。

第四节 高血压的预防

我国目前有高血压患者 2 亿，血脂异常人群 2 亿，肥胖人口 6000 万，且高血压患病率持续增加。我国每年心血管疾病死亡 300 万人，其中一半与高血压有关。我国每年高血压的直接医疗费用高达 400 亿元，每年心脑血管疾病耗费 3000 亿元。高血压已经成为我国重大的公共卫生问题，在一定程度上已经影响到我国经济发展、社会稳定和小康社会目标的实现。我国高血压防治的策略是全人群、高危人群和患者防治三结合。对全人群要进行健康教育，避免危险因素的产生；对高危人群倡导健康生活方式，加强教育，指导其改变不良生活方式，戒烟、限酒、限盐、合理饮食、适当运动，以预防高血压的发生；对高血压患者要重点管理，同时进行非药物和药物疗法，坚持长期的规范化治疗，降压治疗要达标，减少心脑血管疾病的发生危险。

一、高血压的一级预防

一级预防也叫病因预防，高血压的一级预防主要是危险因素的预防，具体措施包括：

1.健康教育

我国高血压患者人数众多，但关于高血压的预防和健康教育现状不容乐观，许多高血压患者并不清楚高血压的危险因素有哪些，并且还有"无症状不吃药""血压升高猛吃药"等错误观点，其危害远远大于高血压本身。因此，健康教育对高血压的预防起着积极而重要的作用。目前，我国开展了多项大规模的健康教育计划，结果显示健康教育可提高对高血压疾病的认识，改善高血压患者的生活习惯，提高患者的治疗依从性，减少高血压并发症[31-33]。

预防高血压的健康教育内容主要包括高血压的危害、与高血压相关的危险因素、高血压的诊断标准和控制目标、长期规律服药及其重要性、限盐、控制体重、适当运动、戒烟戒酒等非药物治疗的重要性、检查血压的必要性等，以及为何要接受随访和管理。不同人群对高血压健康教育信息需求不同，侧重点需求也不同，因此，针对不同人群健康教育的需求进行教育，才能达到最好效果。

健康教育方式应个体化、多样化，包括发放浅显易懂的宣传资料、保健知识宣传册，保健医生每周定期门诊时进行简单有效的宣传指导，利用媒体进行健康教育等。

2.改善膳食结构

大量研究已经表明，膳食结构可影响血压，不合理的膳食是引起血压水平升高乃至发生高血压的重要危险因素，因此，改善膳食结构是防止血压升高、减少心血管疾病发生的有效措施。

（1）减少钠盐摄入量：中国人群食盐摄入量过高是导致高血压发生的重要原因之一。我国人群盐摄入的 80% 以上来自烹调或腌制食品，因此，减少钠盐摄入首先要减少烹调用盐，少吃各种咸菜及腌制品。世界卫生组织建议每人每日食盐量不超过 6g。如果中国人群能将每日钠盐摄入量减至 6g，预计 25～55 岁人群收缩压水平随年龄上升的幅度将减少 50%，这对北方地区人群高血压的预防将起到重要的作用。此外，推广低钠代用盐也是减少钠盐摄入量的有效措施。

（2）减少脂肪摄入量：膳食中脂肪的摄入增多，将会使慢性病的危险增加，同时过高的膳食脂肪摄入将会使超重和肥胖增加，而超重和肥胖将增加患高血压的危险性。膳食中脂肪供能占总能量≥35%

者与脂肪供能≥20%者比较，患高血压的危险性增高57%[20]。降低膳食中脂肪总含量，减少饱和脂肪酸，增加不饱和脂肪酸，可使人群血压平均下降约8mmHg，其中高血压患者血压下降更为明显。

（3）补充钾摄入量：人群研究显示，钾摄入量与血压水平、高血压的患病率以及卒中危险之间成负相关，而增加钾的摄入则可降低血压。纳入33项随机试验的一项Meta分析结果显示，每天补充60mmol以上的钾可使高血压患者的收缩压平均下降4.4mmHg，舒张压平均下降2.5mmHg；使血压正常者的收缩压平均下降1.8mmHg，舒张压平均下降1.0mmHg。此外，在每日310mmol的高盐饮食基础上大剂量补充60mmol钾，能够拮抗高盐所致的血压升高，其效应与重度限盐（50mmol/d）相近。我国膳食中钾含量较低，特别是在北方钠盐摄入量高的地区。因此，高血压的预防除强调限盐外应大力推动增加钾的摄入，尤其是盐敏感者。新鲜蔬菜中绿叶菜如菠菜、苋菜、雪里红、油菜等含钾较多，豆类含钾也丰富；此外，紫菜、海带，以及木耳、蘑菇等菌类也是钾的重要来源。

（4）多吃水果和蔬菜：2002年调查结果显示，我国居民平均每日蔬菜摄入量为276g（城市居民252g、农村居民286g），水果摄入量为45g（城市居民69g、农村居民36g）[34]；与1992年相比，城乡居民蔬菜摄入量均略有下降，城市居民膳食中水果的消费量也出现了下降趋势。研究表明，增加水果和蔬菜的摄入可使收缩压和舒张压分别下降3mmHg和1mmHg。增加水果和蔬菜的摄入量可在一定程度上预防高血压的发生。

（5）限制饮酒：尽管有研究显示饮酒与血压水平成J型曲线关系，少量或适量饮酒（每天摄入乙醇10～30g）者的血压水平比不饮酒或戒酒者低，但有研究证实，无论男性还是女性，饮酒剂量均与高血压患病率成正相关，即高血压患病率随饮酒量的增加而上升，成直线型剂量-血压反应关系。此外，饮酒可影响降压药物的治疗作用。因此，高血压患者应戒酒，健康男性每日饮酒量应少于30g（约40度白酒1两），女性应少于15g（约40度白酒半两）。

3.控制体重

根据2002年调查结果，我国居民中超重者约2亿人，肥胖者约6000万。而超重和肥胖是明确的高血压发病危险因素。在调整多种因素后，随着BMI和腰围的增加，高血压发病风险增加。因此，控制体重可有效降低中国成人血压水平。我国人群正常

BMI为19～23.9kg/m²，BMI≥24kg/m²即为超重或肥胖。但控制体重并不是越低越好。研究显示，BMI与死亡风险成U型曲线，BMI≤15.0kg/m²者死亡风险是BMI为22.6～27.5kg/m²者的2.8倍[35]。BMI与终末期肾病成J型曲线关系，BMI＜18.5kg/m²者发生终末期肾病的风险是BMI正常者的1.39（95%CI为1.02～1.91）倍。

4.增加体力活动

缺乏体力活动可导致超重肥胖、高血压、血脂异常、血糖升高，并增加发生心血管疾病的危险，增加体力活动可在一定程度上降低血压水平。进行体力活动前应先了解自己的身体状况，根据个人状况选择适合的运动种类、运动强度、运动频度和持续时间。可采用最大心率的65%～85%作为运动适宜心率来选择运动强度；运动频率一般要求每周3～5次，每次持续20～60min。具体运动种类和时间可根据运动者身体状况以及气候和运动条件进行相应增减。

5.减轻精神压力，保持健康心理状态

社会变迁快、生活方式日益更新，以及工作生活的压力，易导致个人精神压力大，心理失衡而使血压升高。保持心理平衡应注意生活有规律，劳逸结合，保持心情舒畅；确保足够的睡眠时间，避免过累、紧张、激动和忧虑。

二、高血压的二级预防

1.定期测量血压

正常成人每2年至少测量血压1次。35岁以上就诊患者实行首次门诊血压测量制度，即35岁以上人群不论因何原因就诊，均应测量血压。高危人群每半年进行一次血压测量，以便及早发现高血压，提高高血压的知晓率。

2.及早治疗高血压

美国高血压监测和随访（HDFP）研究对10 940名高血压患者进行了随机试验，患者随机接受积极治疗和常规治疗，结果表明，无论患者有无靶器官损害，积极治疗组的病死率均低于常规治疗组。当出现晚期靶器官损害，或者已经出现心血管疾病后，即使进行降压治疗并同时采取全方位的干预措施，心血管事件发生率仍然非常高。因此，对高血压患者应及早进行干预治疗，提高高血压的治疗率。

三、高血压的三级预防

1.规范管理高血压患者

对于明确诊断后的高血压患者应进行规范化管

理。按患者危险程度分为低危、中危、高危3层，分别进行一、二、三级管理，血压稳定后分别每3、2、1个月各随访1次。每次随访应询问病情和降压反应。确定治疗方案或维持治疗，明确降压目标。

2.规范治疗高血压患者

高血压治疗包括非药物疗法和药物疗法。非药物疗法包括限盐，戒烟限酒，合理饮食，适当运动，心理平衡。针对患者的主要问题，采取相应的改善措施。规范化药物治疗是血压达标的关键。大多数高血压患者需要终身服药，选择的降压药物有钙通道阻滞药、血管紧张素转化酶抑制药（ACEI）、血管紧张素Ⅱ受体拮抗药（ARB）、利尿药、B受体阻滞药及固定复方制剂等。根据病情和患者具体情况选择适合该患者的降压药物。降压治疗要达标，以提高高血压控制率，减少心脑血管病的发生危险。

3.倡导高血压患者进行自我管理

强调高血压患者自我管理的作用；实现医患双方共同设立优先问题，建立管理目标和治疗计划；促进患者高血压防治知识、技能和信念的提高；为患者提供自我管理技术支持和基本管理工具，改善治疗的主动性和依从性。

总结与要点

- 我国人群高血压患病率呈现明显上升趋势，但高血压患者总体的知晓率、治疗率和控制率仍较低。
- 体重指数、饮酒、钠盐摄入量、体力活动、遗传因素、心理因素是高血压主要的危险因素。
- 血压升高可显著增加心血管疾病、糖尿病、终末期肾病的发病风险。
- 预防高血压应重点控制高血压的危险因素。

参考文献

[1] 白洁，唐智柳，李岚，等．2000—2010年我国高血压患病率系统综述．上海预防医学，2012，24（11）：6-10.

[2] YQ Ma，WH Mei，P Yin，et al. Prevalence of hypertension in chinese cities：a meta-analysis of published studies. PLoS One，2013，8（3）：e58302.

[3] 张春雨，牛广明，赵世刚，等．内蒙古自治区牧区蒙古和汉族55岁以上人群高血压患病率、知晓率、治疗率和控制率的调查．中华心血管病杂志，2012，40（9）：786-790.

[4] 马冠生，周琴，胡小琪，等．我国居民食盐消费量与血压水平关系研究．中国慢性病预防与控制，2008，16（5）：4-8.

[5] Z Lu，Y Zhu，Z Yan，et al. Enhanced hypertension prevalence in non-Han Chinese minorities from Xinjiang Province，China. Hypertens Res，2009，32（12）：1097-1103.

[6] Z Sun，L Zheng，C Xu，et al. Prevalence of prehypertension，hypertension and，associated risk factors in Mongolian and Han Chinese populations in Northeast China. Int J Cardiol，2008，128（2）：250-254.

[7] Y Lin，X Lai，G Chen，et al. Prevalence and risk factors associated with prehypertension and hypertension in the Chinese She population. Kidney Blood Press Res，2012，35（5）：305-313.

[8] 朱鼎良．遗传因素在原发性高血压发病中的新进展．中国循环杂志，2012，27（2）：81-82.

[9] World Health Organization，Global Health Observatory Data Repository. Raised blood pressure，viewdata. http：//www.who.int/gho/ncd/risk_factors/blood_pressure_prevalence/en/index. html.

[10] 赵艳芳，白雅敏，王卉呈，等．我国18岁及以上城市居民高血压知晓率现状．中国慢性病预防与控制，2010，18（2）：117-119.

[11] T Xu，Y Wang，W Li，et al. Survey of prevalence，awareness，treatment，and control of hypertension among Chinese governmental and institutional employees in Beijing. Clin Cardiol，2010，33（6）：E66-72.

[12] JA Cutler，PD Sorlie，M Wolz，et al. Trends in hypertension prevalence，awareness，treatment，and control rates in United States adults between 1988—1994 and 1999—2004. Hypertension，2008，52（5）：818-827.

[13] J Yang，F Lu，C Zhang，et al. Prevalence of prehypertension and hypertension in a Chinese rural area from 1991 to 2007. Hypertens Res，2010，33（4）：331-337.

[14] 王丽娜，曹丽，周立强，等．河北省成年居民超重肥胖与高血压的患病率．中华疾病控制杂志，2009，13（5）：627-628.

[15] 马玉霞，张兵，王惠君，等．饮酒行为对我国9省成年居民高血压患病的影响研究．中国慢性病预防与控制，2011，19（1）：9-11.

[16] 颜力，李妍，武阳丰．减盐防控高血压：中国人群的证据及应对策略建议．中华流行病学杂志，2011，32（12）：1188-1190.

[17] N Li，J Prescott，Y Wu，et al. The effects of a reduced-sodium，high-potassium salt substitute on food taste and acceptability in rural northern China. Br J Nutr，2009，101（7）：1088-1093.

[18] J Hu，X Jiang，N Li，et al. Effects of salt substitute on

pulse wave analysis among individuals at high cardiovascular risk in rural China: a randomized controlled trial. Hypertens Res, 2009, 32 (4): 282-288.

[19] 陈勇, 吕筠, 李立明, 等. 中国九省居民膳食、体力活动与血压水平关系的纵向分析研究. 中华流行病学杂志, 2010, 31 (5): 500-506.

[20] 王晓波, 王跃进, 李建国, 等. 高血压与膳食和体力活动相关关系分析. 现代预防医学, 2007, 34 (16): 3020-3023.

[21] SW Ng, EC Norton, BM Popkin. Why have physical activity levels declined among Chinese adults? Findings from the 1991—2006 China Health and Nutrition Surveys. Soc Sci Med, 2009, 68 (7): 1305-1314.

[22] 李晓英, 贾晓清, 赵黎明, 等. 老年人血脂、血糖水平与高血压患病率的关系. 中华保健医学杂志, 2011, 13 (4): 321-323.

[23] 吴寿岭, 王娜, 赵海燕, 等. 高敏 C 反应蛋白对高血压前期人群进展至高血压的预测价值. 中华高血压杂志, 2010, 18 (4): 390-394.

[24] 吴云涛, 吴寿岭, 李云. 血清尿酸对高血压前期人群血压转归的影响. 中华高血压杂志, 2010, 18 (6): 545-548.

[25] 李云, 杨鹏, 吴寿岭, 等. 社会因素与不同性别血压水平的关系. 中华流行病学杂志, 2010, 31 (9): 1075-1077.

[26] 刘秀荣, 吴寿岭, 王亭君, 等. 基线收缩压水平对糖尿病人群新发心脑血管事件的影响. 中华高血压杂志, 2011, 19 (09): 878-882.

[27] 吴寿岭, 黄卫, 戚长春, 等. 单纯收缩期高血压对老年人群心脑血管事件的影响. 中华高血压杂志, 2012, 20 (01): 67-71.

[28] 吴寿岭, 钟吉文, 王丽晔, 等. 高血压前期人群中心脑血管事件发生情况及影响因素. 中华高血压杂志, 2012, 20 (03): 247-251.

[29] 王剑利, 吴寿岭, 李善廷, 等. 脉压与心脏性猝死风险的相关性. 实用医学杂志, 2010, 26 (17): 3159-3160.

[30] 杨晨, 郭志荣, 胡晓抒, 等. 血压控制与糖尿病发病关系的前瞻性研究. 中华流行病学杂志, 2010, 31 (3): 4-6.

[31] 杨静, 方翔, 赵荣芳. "知 - 信 - 行" 模式在高血压患者健康教育中的应用. 中华现代护理杂志, 2012, 18 (20): 3150-3152.

[32] 王增武, 郭瑞. 高血压患者的健康教育和管理. 中华全科医师杂志, 2012, 11 (12): 2-4.

[33] 苏华林, 方红, 黄俊, 等. 家庭健康教育对高血压患者血压控制效果的评价. 中华疾病控制杂志, 2010, 14 (9): 956-958.

[34] 翟凤英, 何宇纳, 马冠生, 等. 中国城乡居民食物消费现状及变化趋势. 中华流行病学杂志, 2005, 26 (7): 4-7.

[35] W Zheng, DF McLerran, B Rolland, et al. Association between body-mass index and risk of death in more than 1 million Asians. N Engl J Med, 2011, 364 (8): 719-729.

（李 云 陈永刚）

第3章　高血压病因学

血压主要受交感与副交感神经系统控制，时刻都可能发生大幅变化。如进行血压持续监测，则会发现血压在一天中会有大幅波动，总体特征呈现昼夜节律，清醒或活动状态下升高，在夜间或睡眠时降低。高血压患者中，有超过90%的人找不到明确的病因，称之为原发性高血压；不到10%的高血压患者，可找到原发性疾病，称之为继发性高血压[1]。

第一节　原发性高血压病因

原发性高血压发病原因复杂，有家族聚集趋势，是基因遗传与环境共同作用的结果，涉及神经体液、肾和血管等系统在内的多种机制。这些因素都程度不同地参与到高血压发病的过程之中。

一、交感神经系统活性增强

交感神经系统活性增强会增加心排血量、外周血管阻力和液体潴留，在高血压发生、发展及维持的过程中起着重要的作用。自主神经功能失调，即交感神经张力增加伴副交感张力降低，与许多代谢、血流动力学、营养和血液流变学异常关系密切，会导致心血管疾病病残率与病死率增加。流行病学研究显示，心率与舒张压升高存在正相关关系。人类持续性的心率增快与副交感神经系统张力下降有关。因此，自主神经功能失调是高血压的发病原因之一。另外，舒张压更多的是与外周血管阻力有关，与心脏功能的关系弱于与外周血管的关系。交感神经系统张力增加会导致血管平滑肌细胞增殖和血管重塑，结果是舒张压升高。这一推测与去甲肾上腺素溢出试验结论相符。

交感神经系统活性增加与高血压发生之间的机制复杂，涉及压力感受器反射调节和化学感受器反射调节的变异，可发生在感受器水平，也可发生在反射的中枢部分[2]。在高血压患者中，动脉压力感受器会重新调定，压力感受性反射的工作范围发生改变，即在较正常高的血压水平上进行工作。当动脉血压正常后，动脉压力感受器会重新调定至正常水平，压力感受性反射的工作范围重新回到正常工作范围。恢复正常的压力感受器反射调节可以帮助控制动脉血压，临床上意义重大。再者，在中枢部分，动脉压力感受器也会重新调定，出现动脉压力感受器传入神经兴奋后，中枢对交感神经抑制作用减弱。这种动脉压力感受器反射的重新调定部分是由血管紧张素Ⅱ介导的。同样，血管紧张素Ⅱ也会扩大外周血管对交感神经刺激的反应效果，即由去甲肾上腺素释放产生的突触前易化调节。另外，还有一些小分子递质可以抑制压力感受器的活性，扩大交感神经兴奋引起血压升高效果。这些小分子物质包括活性氧和内皮素。有证据显示，化学感受器反射性调节功能增强可以导致交感神经活性增加，增加交感神经系统对呼吸暂停与低氧血症等刺激的反应。

慢性交感神经兴奋，通过去甲肾上腺素对受体的直接和间接作用和释放各种营养因子，如胰岛素样生长因子1和成纤维生长因子等，可以诱发血管重塑和左心室肥大。许多临床研究显示，去甲肾上腺素释放水平与左心室质量或动脉顺应性下降成正相关。因此，交感神经机制不仅仅与靶器官损伤相关，也是高血压的病因之一。

与血压正常人群比较，高血压患者肾交感神经兴奋是增加的。与正常血压人群相比，向高血压患者肾动脉内注射α受体阻滞药酚妥拉明可大幅增加肾血流，提示这一人群中肾血管阻力增强是由肾交感神经兴奋增加所致。在动物模型中，直接刺激肾交感神经可诱发肾小管对钠、水的重吸收增加，利钠、利水功能下降，导致钠水潴留，血管内容量扩张，出现高血压。通过对肾交感神经兴奋性的直接评测，人们发现，无论在基因介导的还是实验诱发的动物高血压模型中，肾交感神经兴奋性都明显增加。在去神经支配后，高血压都可以得到逆转。新近临床证据显示，肾动脉交感神经射频消融可以大幅降低顽固性高血压患者的血压[3]。

另外，与年龄相匹配的正常血压人群相比，肾衰竭患者的外周血管交感神经兴奋性是显著增加的。但是这一现象并未见于肾衰竭双肾切除术后接受长期透析的患者，提示肾衰竭后外周血管交感神经兴奋性增加与衰竭的肾释放某些神经源信号有关。

二、肾因素

大量证据表明，肾不仅是高血压的罪魁，也是高血压的受害者。肾因素在高血压的发病中起着至关重要的作用[4]。

（一）高钠低钾饮食

史前时期，人类的祖先每天的食盐摄入量低于0.5g。即使在一百多年以前，食盐买卖还是在官府的严格管控之下，是政府税收的重要来源之一，食盐的价格非常昂贵，人们的食盐摄入量远没有现代人高。这也是现代高血压发病率持续增加的原因之一。高钠低钾饮食导致钠摄入过量，肾不能有效处理，会造成体内钠离子过载，血容量扩大，心排血量增加，体循环血管阻力增加。另外，钠离子也可以增加血管平滑肌对内源性缩血管物质的敏感性。大量的临床流行病学证据表明，食盐的摄入量与高血压是密切相关的。而控制食盐摄入量的干预研究表明，减少食盐的摄入可有效降低血压，减少高血压的发病率[5]。

虽然不是所有的流行病学研究都支持盐的摄入量与高血压之间存在直接联系，但是 Meta 分析清楚地显示，限盐可以降低血压。值得关注的是，原发性高血压患者中，对限盐反应并不一致。一部分患者对限盐反应敏感，限盐可以显著降低其血压，而另外一部分原发性高血压患者可能对限盐并不敏感。因此，高血压可以分为"盐敏感型"和"非盐敏感型"两类。

早在 20 世纪中叶，人们就注意到当血压急性升高时，会反射性地引起肾排钠量增加，即压力性利钠（pressure natruresis）。基于此现象，人们推测压力利尿机制受损可能是高血压发病的病因之一。根据这一理论，Guyton 和他的同事们利用数学与计算机模型提出了完整的假说[6]。与交感神经系统兴奋引起的短暂血压升高截然不同，在这一模型中，无论是盐敏感型或非盐敏感型高血压都是肾依赖的，是由于压力性利钠曲线重新调整造成的。他们推测，非盐敏感型高血压患者是由于压力性利钠曲线平行向右移动引起的。这时高血压患者的压力性利钠曲线与正常人的压力性利钠曲线相似，只是触发压力性利钠的血压基础值上调了。而在盐敏感型高血压患者中，在触发压力性利钠的血压基础值上调的基础上，单位血压的升高与降低与身体钠负荷的升高与降低关系更明显，即盐的摄入与丢失对应着更大幅度的血压升高与降低。这一假说得到了动物实验和人体研究证据的支持。将盐敏感型大鼠的肾移植到正常血压大鼠的体内，也会将盐敏感型血压升高这一现象一并转移。而将来自血压正常供体的肾移植到高血压诱发的终末期肾病患者后，其血压可以恢复正常。

压力性利钠缺陷并不能解释所有高血压发病原因。但是，大量研究清楚地表明，肾在高血压发病方面起着很重要的作用。证据显示，肾通过三个途径对高血压的起病发挥着重要作用。

（二）肾导致高血压的三病因

1.肾小球滤过率减低和肾单位数目减少

来自动物与人的证据显示，高血压与肾疾病密切相关。动物肾摘除或受到损伤后会快速地发生高血压。即使人的肾小球滤过率轻度下降，肾功能轻度受损，其发生高血压的概率也会显著上升。肾小球滤过率下降造成的高血压通常是由钠潴留与容量扩张引起的。正常状况下，除非肾小球滤过严重受损，由肾小球滤过率轻度下降引起的钠分泌减少会由肾小管对钠重吸收的减少而代偿。因此，在肾小球滤过率下降引起的高血压患者中，肾小球滤过率下降可能也同时伴有肾小管功能受损。在这些患者中，造成血压升高的可能机制包括，肾交感神经系统兴奋，缩血管物质分泌增加，以及肾血管舒张物质生成减少。肾小球滤过率依赖型高血压在急性和慢性肾病、糖尿病和老年人群中起着重要作用。

20 世纪 80 年代，英国流行病学家 Barker 发现低出生体重者更容易患冠心病、高血压、卒中和糖尿病。在 90 年代，Barker 提出了"成人疾病胎儿起源学说"，也称为"胎儿编程"[7]。动物实验也支持由于营养不良导致的低出生体重的实验动物发生高血压风险明显增高。Brenner 等提出了一个假设，高血压是由于肾单位数目减少所致。至今低肾单位数目导致高血压的机制尚未完全被阐释清楚。[7]肾移植供体随访研究并未发现肾供体人群在切除一侧肾后高血压发生率会明显增加的现象。因此，肾单位数目减少可能并不是导致高血压的直接原因，而是一个风险因素。它的存在使得肾微血管更易受损，肾间质更易发生炎症浸润。

2. 钠离子转运机制异常（肾集合管的钠重吸收增强）

在肾中，醛固酮的作用是直接作用于钠通道，增加肾集合管上皮细胞对钠的重吸收。除了醛固酮分泌型肿瘤所致高血压外，醛固酮也在某些低肾素水平高血压，特别是肥胖相关型高血压中起着重要作用。亚油酸的氧化衍生物可以刺激醛固酮的分泌，而这些氧化衍生物与醛固酮水平在肥胖相关型高血压中是明显增高的，二者之间存在高度相关性。

肾集合管上皮细胞钠通道相关性的遗传缺陷见于几种罕见的基因遗传性高血压[8]。这些基因遗传缺陷包括，可导致醛固酮水平增多的相关基因突变［如糖皮质激素可抑制性醛固酮增多症（glucocorticoid remediable aldosteronism，GRA）］、可导致集合管盐皮质激素受体结合力增强的相关基因突变［如表观盐皮质激素增多症（apparent mineralocorticoid excess，AME）］和可导致集合管上皮细胞受醛固酮调节的钠通道表达上调的相关基因突变。这些基因突变均会导致集合管水平上的钠潴留，造成高血压。

正常生理状况下，肾存在广泛的调节机制，用以调节钠的分泌。但是最终的调节环节是集合管。钠分泌的变化越靠近近端肾小管，越有可能被肾自身的调节机制所代偿。如果钠分泌异常发生于集合管部位，则肾自身调节可能最差。这就可以解释为什么与集合管部位钠重吸收相关的基因突变与高血压密切相关。有关这一基因机制的另一有力佐证就是发现调节肾集合管上皮细胞钠通道的 G 蛋白多态性与高血压密切相关。这个 G 蛋白多态性在近赤道人群中更为常见，随着纬度增加而呈现下降趋势。这可能与高纬度地区的人群出汗少，钠潴留多有关。

3. 肾缺血（血管收缩、氧化应激和炎症）

虽然肾小球滤过率下降可导致血压升高，但是大多数高血压患者的肾小球滤过率正常或轻度下降。基因机制在高血压发病方面起着重要的作用，大量研究发现，基因可以解释 40% 左右的高血压差异。无论是西方发达国家还是发展中国家（如中国），高血压均呈现日益流行的趋势。这很难用基因或人口老龄化来解释，因为在消除各种可能影响高血压的变量后，与历史人群相比，高血压的发生率在持续增加[9]。因此，高血压可能是后天获得性肾疾病，表现为钠分泌功能受损。在大多情况下，其启动机制为肾血管收缩，主要受影响部位为肾小动脉。其机制主要是由氧化应激、血栓、一氧化氮缺乏和血管紧张素 Ⅱ 介导的。造成肾血管收缩的病因有很多，包括交感神经系统过度激活、肾素-血

管紧张素–醛固酮系统（renin-angiotensin-aldosterone system，RAAS）激活、内皮功能障碍伴一氧化氮（nitric oxide，NO）释放能力下降、低血钾和肾毒性药物。在这种疾病的早期阶段，只表现出轻度的肾小管缺血和炎症，肾未见明显异常。高血压是由上述肾外与肾内机制共同导致的。这是一种生理代偿机制，表现为盐敏感型高血压，旨在通过升高血压代偿肾缺血与钠分泌减少，最终消除肾缺血，使肾分泌钠的能力恢复正常。如果上述代偿机制反复发生，同时伴有肾内源性血管收缩物质释放，血管舒张物质释放减少，就可以导致肾小动脉发生血管重塑，造成肾小血管疾病。

与肾血管损害交织在一起的还有炎症细胞（如 T 细胞和巨噬细胞）向肾间质的浸润。这些细胞能释放氧化剂和血管肾张素 Ⅱ[10]。

三、血管的反应性增强和血管重塑

（一）血管的反应性增强

与正常血压人群相比，高血压患者对去甲肾上腺素的血管收缩反应更为显著。在正常人群，循环系统中去甲肾上腺素水平升高会使去甲肾上腺素能受体水平下调。但是，这种反馈调节机制在高血压人群中并不存在，这导致血管对去甲肾上腺素敏感性增加，外周血管阻力增加，血压上升。与那些血压正常且无高血压家族史的人群相比，高血压人群的血压正常后裔对去甲肾上腺素的反应性也出现增强现象。这提示血管的反应性增强可能是基因遗传所致。另外，作用于交感神经中枢的药物、α 和 β 受体阻滞药对治疗原发性高血压都有很好的效果，这也间接支持交感神经系统兴奋性增加这一机制在原发性高血压的重要性。

应激会导致交感神经传出冲动增加，反复暴露于应激环境中可使血管肥厚，发生血管重塑，外周血管阻力持续增加，发生高血压。这可以解释为何工作和生活压力高的人群中高血压发生率较高[11]。有高血压家族史的人群，如果对应激试验反应（如冷加压试验和情绪应激）过激，则其高血压发生率会明显高于那些无过激反应的人群。

（二）血管重塑

在高血压患者中，外周血管阻力增加，表现血管结构改变，小动脉功能障碍。血管重塑不仅造成高血压，也与靶器官受损联系在一起。外周血管阻力主要由毛细血管的微动脉和小动脉的阻力决定[12]。

收缩压和脉压会随着年龄增长而增加，这主要是因为大的传输动脉血管壁变硬，动脉弹性下降。

胶原沉积、平滑肌细胞增生、管壁增厚、动脉中层弹性纤维的断裂与分割是造成这些大血管发生动脉硬化的主要原因。在老龄单纯性收缩性高血压人群中，由于年龄增长与高血压长期存在，内皮功能障碍也会与上述因素共同作用，从而增加动脉僵硬度。临床研究显示，内皮功能障碍造成的 NO 合成或释放减少会造成传输血管增厚。在不影响舒张压情况下，硝酸盐及其衍生物可以增加单纯性收缩性高血压患者动脉血管的顺应性和可扩张性，降低收缩压，佐证了 NO 功能缺陷在单纯性收缩性高血压中的重要性。其他影响内皮功能，降低动脉顺应性的因素还包括雌激素缺乏，高盐饮食、吸烟、糖尿病和高同型半胱氨酸血症。

一般而言，内皮功能障碍出现在大动脉发生结构性改变之前，形成过程时间较长，包括粥样斑块形成，管壁增厚和纤维化，NO 释放对大动脉功能的影响相对较小，NO 在到达中层前已被较厚的动脉壁灭活。大动脉弹性功能减退通常发生在长期内皮功能障碍引起粥样斑块、胶原增多、弹力纤维断裂等结构性改变以后，所以是血管病变的后期表现。与大动脉不同，NO 生物活性对小动脉的舒张和张力起重要控制作用，内皮功能障碍先于结构性改变出现，以后逐渐发生小动脉重塑，出现壁腔比值增大和血流储备减少。因此，动脉内皮功能障碍的早期表现是小动脉弹性减退。

动脉硬度增加会使脉搏波速度增快，造成脉压增大，这在老年高血压患者中较为常见。血液自左心室射出后形成脉搏波，脉搏波自心脏以有限的速度传到外周血管。脉搏波传导的速度取决于传输动脉的弹性。血管树的任何一点都会反射脉搏波的作用力，并将该作用力传导回主动脉和左心室。脉搏波反射时间取决于血管弹性和传输血管的长度。在年轻人中，脉搏波速率约 5m/s，相对较小。因此，反射回传的脉搏波在主动脉瓣关闭后才到达主动脉根部和左心室。因此，舒张压会较高，冠状动脉灌注会很好。在老年中，如果是单纯收缩性高血压患者，其脉搏波速率会达到 20m/s。以这一速度，反射回传的脉搏波会在主动脉瓣关闭之前到达，显著增加了收缩压和后负荷。这就解释了为什么老年人会出现收缩压升高，脉压加大和舒张压变小。

四、RAAS 激活

血管紧张素 II 通过多种机制升高血压。这些机制包括收缩阻力血管，促进醛固酮的合成和释放，直接或间接促进肾小管对钠的重吸收[13]。在中枢水

平，血管紧张素 II 可以引起渴觉，促进抗利尿激素的释放，增加脑部中枢交感神经传出冲动增加[14]。另外，通过间接作用增加几种生长因子和细胞因子的释放，以及直接激动血管紧张素 II 的 1 型受体（angiotensin II type 1 receptor，AT₁），血管紧张素 II 可以诱发心脏与血管的肥厚。AT₁ 激动可以激活各种酪氨酸激酶，这些酶会使几个蛋白质的酪氨酸残基磷酸化，导致血管收缩，细胞增生。血管紧张素 II 可在全身多种组织中生成，其中包括血管、心脏、肾上腺和大脑。血管紧张素 II 的产生由血管紧张素转化酶和丝氨酸蛋白酶糜蛋白酶控制。在高血压患者中，局部组织 RAAS 的活性和血管紧张素 II 生成通路的变化在阻力血管重塑和靶器官损害形成起着重要作用。

五、尿酸增高

很多观察性研究发现，尿酸增高与高血压之间存在着相关性，过去人们对它们之间的关联一直存在争议[15-16]。新近的临床试验发现，在新诊断的原发性高血压伴高尿酸血症的患者中，应用黄嘌呤氧化酶抑制药别嘌醇可有效降低血压[17]。但是此研究纳入人数较少，无后继相关临床试验重复其结果。所以，人们对此结论尚存疑问[18]。

六、遗传因素

高血压的家族聚集性表明，遗传因素在高血压的发病过程中起着重要作用。研究表明，高血压发病 60% 来自基因的作用，40% 来自于环境影响[19-20]。高血压是环境因素和遗传因素共同作用的复杂疾病。

1. 单基因遗传性高血压

单基因遗传性高血压较为少见，是由某个特定基因突变造成的，如 GRA、Liddle 综合征、AME、盐皮质激素受体活性突变（mineralocorticoid receptor mutations）、Gordon 综合征（假性低醛固酮血症 II 型）和高血压伴短指畸形（Bilginturan 综合征）[8]。

2. 与原发性高血压相关的基因

原发性高血压是复杂的多基因疾病。相当比例的原发性高血压患者中，高血压是基因与环境共同作用的结果。目前确定的与高血压相关的基因有：1 号染色体位于 1p36.1 的 ECE1 基因以及 1q42-q43 的 AGT 基因，2 号染色体 2p25-p24，3 号染色体位于 3q21-q25 的 AGTR1A 基因以及 3p14.1-q12.3，4 号染色体位于 4p16.3 的 ADD1 基因，7 号染色体位于 7q22.1 的 CYP3A5 基因和位于 7q36 的 NOS3 基因，12 号染色体位于 12p13 的 GNB3 基因，17 号染

色体位于 17cen-q11 的 NOS2A 基因，18 号染色体位于 18q21 的 MEX3C 基因，20 号染色体位于 20q13 的 PTGIS 基因。值得注意的是，目前高血压遗传分析所得结果复杂性、结论不一致，有些结果不能重复。因此，很难判定哪一个特异基因与高血压有确切关

联。这可能与实验设计、种族不同、研究人群的大小、遗传统计方法的应用及检测基因给予的信息量等多种因素相关。

3. 与继发性高血压相关的基因

例如常染色体显性多囊肾病。

第二节　继发性高血压病因

大多数血压升高的患者为原发性高血压，只有少部分血压升高者为继发性高血压患者。在下述情况下，我们应该怀疑患者罹患继发性高血压：①严重或顽固性高血压，高血压药物控制基本平稳的情况下血压突然升高；②有青春期高血压史；③年轻非肥胖者；④无高血压危险因素（如糖尿病、高血压家族史、慢性肾病）的高血压患者；⑤恶性高血压（如严重高血压伴有急性肾衰竭、视网膜出血、视盘水肿、神经系统异常）[21]。继发性高血压常见的病因有：肾疾病，内分泌性疾病，神经系统性疾病，药物或毒物，睡眠呼吸暂停低通气综合征，急性应激反应相关性高血压，妊娠高血压综合征，肥胖相关性高血压，以及主动脉弓缩窄。

一、肾疾病

包括肾实质性疾病、肾血管性疾病、肾素分泌型肿瘤、原发性钠潴留（Liddle 综合征）和血管容量扩张。

（一）肾实质性疾病

各种原因造成的急性和慢性肾小球肾炎、常染色体显性遗传的多囊肾疾病、糖尿病肾病、继发尿路梗阻的肾积水等各种肾疾病均会造成高血压。其中以糖尿病肾病和高血压肾病在人口中所占比例最大。但是，多囊肾和尿路梗阻也很常见。NHANES Ⅲ研究数据显示，慢性肾病人群中 70% 的人患有高血压。

（二）肾血管性高血压

肾血管性高血压是肾动脉狭窄后 RAAS 过度激活的结果。肾动脉狭窄引起肾缺血，肾小球旁细胞释放肾素，引起血压上升。在动脉粥样硬化患者中，肾血管狭窄是一种常见的、进展性疾病。但是，在轻症高血压患者中这一病因却相对少见，而在高危人群中，如有颈动脉、外周血管或冠状动脉疾病的人群中较为常见。约 90% 的肾血管狭窄源于动脉硬化，这常常是全身动脉硬化的一部分。而在

年轻女性患者中，肌纤维发育不良（Fibromuscular dysplasia，FMD）是最常见的肾动脉狭窄病因。FMD 不仅仅见于年轻女性，在任何年龄段，男性、女性均可见到。如有下述情况应怀疑患者可能存在肾动脉狭窄：年龄长于 55 岁，且血压（BP）> 160/100mmHg；应用血管紧张素转化酶抑制药或血管紧张素受体拮抗药后肌酐升高大于 25%；中度或严重高血压患者伴一侧肾小于 9cm，或两侧肾长度差值大于 1.5cm；反复发作的一过性肺水肿；腹部听诊可闻及收缩期–舒张期杂音。

血管炎也可能累及肾内血管并伴随一系列肾损害。最常累及肾的是小血管炎性病变，如显微镜下多血管炎、韦格纳肉芽肿、过敏性紫癜、冷凝球蛋白血症性血管炎。这些血管炎主要通过诱发肾小球炎症，最终导致肾功能不全或肾衰竭。大血管炎，如巨细胞动脉炎和多发性大动脉炎，也会累及肾动脉或腹主动脉，很少伤及肾。但是，它们会引起肾缺血，导致血压上升。

（三）肾素分泌型肿瘤

通常起源于肾的肾小球旁细胞肿瘤。患者表现为高血压，低钾血症，醛固酮血症，血浆肾素活性（plasma renin activity，PRA）以及血浆醛固酮浓度（plasma aldosterone concentration，PAC）上升。但是，与原发性醛固酮增多症相反，PAC/PRA 比值正常或降低。这种疾病并不常见，往往是在排除肾血管源性疾病后确诊的。也有报道此种疾病发生于肾外（肾上腺、结肠、肺、卵巢和胰腺等处），因此需要对腹部和骨盆进行影像学检查。组织学和位置的多样性使得此种疾病很难确诊。手术切除肿瘤可治愈。

（四）原发性钠潴留（Liddle 综合征）

Liddle 综合征是一种常染色体显性遗传病，常具有家族聚集性，由编码肾小管上皮细胞钠通道的基因 SCNN1B 或 SCNN1G 发生突变所导致。该突变引起顶膜上上皮细胞钠通道数量增加并处于持续激

活状态，使远端肾单位对 Na^+ 及水分的重吸收显著增加。临床特点为高血压、低钾血症，以及血浆肾素、血管紧张素和醛固酮水平降低。主要治疗方法为阿米洛利或氨苯蝶啶配合低钠饮食。醛固酮受体拮抗药螺内酯对该病无效。

（五）血管容量扩张

容量扩张引起的高血压常见于终末期肾病人群中，主要是因为饮食中摄入钠、摄水过多引起。

二、内分泌性疾病

包括肢端肥大症，甲状腺功能亢进症，甲状腺功能减退症，甲状旁腺功能亢进症，肾上腺皮质病变（Cushing 综合征、原发性醛固酮增多症、表观盐皮质激素增多症），肾上腺髓质病变（嗜铬细胞瘤、类癌综合征）。

（一）肢端肥大症

肢端肥大症通常是由垂体瘤分泌过多生长激素所致，常见于 30 ～ 50 岁。小细胞肺癌和胰腺癌可分泌生长激素，引起肢端肥大症。生长激素和胰岛素样生长因子 -1 分泌过量，可增加心排血量，使心肌质量增加，双心室肥大，血压升高，外周阻力降低，脉压会增宽。

（二）甲状腺功能亢进症

甲状腺功能亢进症的临床表现与高肾上腺素能状态相似。血压升高主要是因为心肌收缩力和心排血量增加。因为同时伴有全身血管阻力下，所以脉压会增宽。症状包括心悸、震颤、呼吸困难、乏力、心绞痛、多动、失眠多梦、怕热、消瘦甚、食欲增加、夜尿、腹泻、月经稀发和情绪不稳，体征为心动过速、高血压、高热、皮肤潮湿和第一心音亢进。患者可出现心绞痛、心肌梗死、高输出充血性心力衰竭、心房颤动、室上性心动过速。

（三）甲状腺功能减退症

在甲状腺功能减退症中舒张型高血压的发生率在 20% 左右。此类患者通常伴有血脂异常和冠心病。甲状腺素替代治疗后血压往往恢复正常。

（四）甲状旁腺功能亢进症

原发性甲状旁腺功能亢进症的临床表现并不特异，症状包括乏力、嗜睡、腹部不适和便秘等。偶尔，高血压是其首要临床表现。甲状旁腺激素在血管收缩和肾硬化方面起着重要作用。血浆钙离子浓度增高对血管床作用明显。甲状旁腺激素引起的血

浆钙离子增加，细胞钙内流增加，导致肌细胞坏死，冠状动脉钙沉积和早发动脉硬化。如患者血清钙水平高于 11mg/dl，且甲状旁腺激素水平正常或升高，应怀疑原发性甲状旁腺功能亢进症。

（五）肾上腺皮质病变

1. Cushing 综合征

Cushing 综合征在一般人群中的患病率相对较低。然而，在肥胖受试者和未控制的糖尿病人群中，患病率可达 3% ～ 4%。常见的 Cushing 综合征的临床表现取决皮质醇、促肾上腺皮质激素和肾上腺皮质激素异常分泌的水平，不同类型之间临床表现差异较大。典型临床表现有高血压伴向心性肥胖、满月脸、多毛、痤疮和多血质，女性可出现月经稀少，男女都有性欲减退。部分患者出现糖耐量异常或继发性糖尿病。Cushing 综合征患者中高血压发生机制包括激活 RAAS，抑制前列腺素活性，激动糖皮质激素受体，引起心脏、肾和血管组织发生病理性改变。糖皮质激素主要通过抑制血管内皮功能，使 NO 的生成减少，血管容量和水盐平衡的改变不是糖皮质激素引起高血压的机制[22]。

2. 原发性醛固酮增多症

人体内有两个主要的促醛固酮分泌物质即血管紧张素 II（angiotensin II，A II）和血中 K^+ 离子水平。A II 通过 G 蛋白偶联受体作用于肾上腺球状带细胞，激活 K^+ 离子通道使肾上腺球状带细胞静息电位重置。A II 信号传导和细胞外液 K^+ 离子水平升高都会引起细胞去极化，引起电门控 Ca^{2+} 离子通道激活。细胞内 Ca^{2+} 升高反过来刺激醛固酮合酶表达增加。醛固酮分泌过度会导致肾小管钠重吸收增加，肾丢失 K^+，细胞外容量扩张和高血压[23]。

最常见的原发性醛固酮增多症的亚型是双侧肾上腺增生（特发性醛固酮增多症）和单侧醛固酮腺瘤。原发性肾上腺增生主要表现为单侧肾上腺皮质小结节或大结节性增生，肾上腺皮质癌引起的原发性醛固酮增多症相对罕见。糖皮质激素可抑制性醛固酮增多症（家族性高醛固酮血症 I 型）是原发性醛固酮增多症的特殊类型，为常染色体显性遗传疾病。11β - 羟化酶基因和醛固酮合成酶基因发生不等位交换后产生的嵌合基因，此嵌合基因受到促肾上腺皮质激素的调节，所表达的产物具醛固酮合成酶活性。此类患者醛固酮的分泌受促肾上腺皮质激素调控，不受 A II 调控。结果是，醛固酮的分泌随促肾上腺皮质激素水平波动，不受钠平衡的影响，引起慢性醛固酮分泌过多和高血压。应用外源性的糖

皮质激素后，此基因表达水平下降，可使临床症状改善，肾素受抑状态解除，起到治疗作用。此病多见于儿童与青少年，同时并发脑动脉瘤的概率较多。与糖皮质激素可抑制性醛固酮增多症相比，源于双侧肾上腺增生和单侧醛固酮腺瘤的家族性高醛固酮血症（家族性高醛固酮血症Ⅱ型）更为常见，但基因学基础尚不清楚。

出现以下情况应高度怀疑原发性醛固酮增多症：①高血压伴低钾血症（自发性或由利尿药诱发）；②顽固性高血压；③收缩压≥160mmHg或舒张压≥100mmHg；④青少年高血压；⑤早发高血压家族史或早发家族出血性卒中史；⑥肾上腺偶发瘤。

3. 表观盐皮质激素增多症

表观盐皮质类固醇激素增多症（apparent mineralo-corticoid excess，AME）是由于11β-羟化类固醇脱氢酶2（Corticosteroid 11-β-dehydrogenase isozyme 2，11β-HSD2）缺陷所致的常染色体隐性遗传性疾病。11β-HSD2可将皮质醇转化为无活性的皮质酮，从而保护醛固酮对盐皮质激素受体的特异性结合。AME患者皮质醇大量蓄积，过度激活盐皮质激素受体，导致水钠潴留，引起严重低肾素性高血压。

（六）肾上腺髓质病变

1. 嗜铬细胞瘤

嗜铬细胞瘤大多发生于肾上腺髓质的嗜铬细胞。起源于神经脊的嗜铬细胞也可见于肾上腺外的颈动脉体、主动脉化学感受器、交感神经节及主动脉旁体或副神经节等，称为肾上腺外嗜铬细胞瘤或副神经节瘤。不论部位在何处，任何能制造、贮存并能释放儿茶酚胺的肿瘤，都是嗜铬细胞瘤。在高血压人群，嗜铬细胞瘤的患病率为0.1%～6%。遗传性嗜铬细胞瘤见于Von Hippel-Landau综合征，即1型多发性内分泌肿瘤和家族性嗜铬细胞瘤。有嗜铬细胞瘤家族史的人群中，发生嗜铬细胞瘤的可能性为10%～15%。通常嗜铬细胞瘤为恶性的概率小于10%。

嗜铬细胞瘤的症状主要包括头痛、恐慌、脸色苍白、心动过速、心悸等。其他症状包括震颤、恶心、腹部或胸部疼痛、直立性低血压、糖耐量异常、体重下降伴明显血压波动。嗜铬细胞瘤的心血管并发症包括休克、心律失常、心肌梗死、心力衰竭、高血压脑病、卒中或神经性肺水肿。许多临床状况，如药物和生理刺激，会影响血浆或尿中儿茶酚胺的水平。血浆或尿中儿茶酚胺阳性结果并不能确诊嗜铬细胞瘤。磁共振成像（MRI）或CT腹部的扫描可以检测肾上腺结节大于1cm的嗜铬细胞瘤。嗜铬

细胞瘤90%位于肾上腺，98%是在腹部。

2. 类癌综合征

继发于类癌综合征的高血压比较罕见。类癌是起源于胚胎原始肠道部分的肿瘤，细胞内含有亲银性分泌颗粒，故又称亲银细胞癌或嗜银细胞癌。类癌细胞可产生多种有生物活性的物质，其中最主要的是5-羟色胺、缓激肽、组胺及前列腺素等。5-羟色胺来源于食物中的色氨酸。在发生类癌后，食物中的色氨酸有60%在类癌细胞中转变为5-羟色胺，因此在类癌患者血液中的5-羟色胺有明显的增加。类癌主要发生于胃肠道，但又涉及全身多数器官（如支气管、睾丸组织、胆道、胰腺和卵巢等），是一种生长较缓慢、恶性程度低的肿瘤。临床表现包括减重、皮肤间歇性潮红、腹泻、高血压，支气管收缩和心内膜纤维性斑块。

三、神经系统性疾病

包括颅内压增高、四肢瘫痪、吉兰-巴雷综合征、特发性或原发性或家族性自主神经失调。

（一）颅内压增高

中枢神经系统在维持血压稳定方面起着重要的调节作用。颅内压增高引起血压显著升高，即Cushing反应。这是机体的一种保护机制，用以维持脑血流量。该机制与交感神经发动冲动增加有关。

闭合性颅脑损伤、蛛网膜下腔出血和急性卒中引起的高血压是暂时性的。颅内压增高诱发的血压升高如持续不降提示预后不良，应尽快采取降颅压措施。需控制血压时，应优先考虑β受体阻滞药。

持续存在的高血压在脑肿瘤并不常见，因为控制血管相关的神经核团，如孤束核和迷走神经背核，为多途径供血，很少会发生缺血。位于幕上空间、后颅窝、第四脑室下方或脑干血管运动中枢的脑肿瘤，通常表现为阵发性或不稳定型高血压。

（二）四肢瘫痪

颈椎或胸椎高位脊髓损伤患者会发生自主神经反射亢进综合征。脊髓损伤后出现交感神经发放冲动失去控制，导致高血压、出汗、面色潮红、头痛，以及毛发直立。这种高血压通常是短暂的，在去除刺激后即会消失。如高血压持续则应考虑可能有持续的神经刺激存在，如导尿管堵塞致使膀胱平滑肌受到持续牵拉。

（三）吉兰-巴雷综合征

吉兰-巴雷综合征是以周围神经和神经根的脱

髓鞘病变及小血管炎症细胞浸润为病理特点的自身免疫性周围神经病，经典型的吉兰-巴雷综合征称为急性炎症性脱髓鞘性多发性神经病，临床表现为急性对称性弛缓性肢体瘫痪。此病会导致胸膜腔内压反射障碍导致自主神经功能失调，出现阵发性高血压和心律失常（心动过速与心动过缓交替出现）。

（四）特发性或原发性或家族性自主神经失调

此病罕见，主要临床表现为直立性低血压、多汗、流涎、间歇性卧位高血压、高血压和泪腺分泌缺陷。此外，还有角膜痛觉缺失、腱反射减弱及反复发作的肺部疾患。此病有家族遗传性，为常染色体隐性遗传。此病特征是直立性低血压，但是 50% 的患者存在卧位高血压。此病的症状是自主神经功能不平衡的结果，或由儿茶酚前体导致去甲肾上腺素和肾上腺素代谢过程障碍所致。

四、药物或毒物

药品、营养品、中药制剂和环境毒素都可引起慢性持续性高血压。当去除这些因素后高血压常常会被治愈[24]。

（一）增加细胞钙离子内流的物质

维生素 D 和麦角生物碱，通过增加细胞内钙内流，促进动脉平滑肌收缩而升高血压。

（二）降低血管舒张的物质

L-精氨酸类似物和糖皮质激素，通过降低内皮源性或循环中的血管舒张因子（如 NO），而升高血压。

（三）增强交感神经兴奋性的物质

去氧肾上腺素（苯肾上腺素）和苯丙醇胺，通过刺激突触后交感神经系统升高血压。有些化学物质，如左旋多巴、育亨宾，通过刺激突触前交感神经系统升高血压；尼古丁、5-羟色胺再摄取抑制药和溴隐亭，通过作用于交感神经节而升高血压；可卡因和三环类抗抑郁药，通过多个环节升高血压。其他，如吩噻嗪类，具有抗胆碱能特性，可以降低副交感神经的血管扩张作用，也可升高血压。长期服用拟交感神经药，如芬氟拉明和苯环利定，可以显著影响全身和肺部动脉血压，引起血压升高。萘甲唑林、麻黄碱、伪麻黄碱、去氧肾上腺素等可收缩血管平滑肌，使心排血量增加，导致血压升高。

（四）激素类物质

外源激素，如生长激素和甲状腺素，可以通过对代谢的影响，增加心率和心脏收缩力，使血压升高，长期应用会造成血管重塑。盐皮质激素类物质（如甘草）可以通过激动盐皮质激素受体，引起盐和水潴留，血容量扩张，从而升高血压。

口服避孕药也可引起高血压。避孕药中一般含有雌激素、孕激素两种激素。雌激素增高肾素底物，引起血浆 A II 浓度升高，醛固酮分泌增加。另外，雌二醇具有盐皮质激素作用，可直接作用于肾小管细胞引起钠潴留。

（五）导致肾血管收缩类物质

钙调磷酸酶抑制药（如环孢素）和非甾体抗炎药［保泰松（布他酮）］可以引起肾血管收缩和钠潴留，造成高血压。

（六）盐负荷增加的药物

在盐敏感型人群中，生理盐水或碳酸（氢）钠导致的盐负荷在短时间内增加可造成血压升高。

（七）环境、饮食与重金属中毒引起的高血压

研究显示，重金属中毒，如铊、镉和砷，可以引起高血压。长时间暴露于涂料和农药的环境中也是引起高血压的原因。长期饮酒也是高血压的一个独立危险因素[25]。

烟草中的尼古丁可以刺激去甲基肾上腺素的释放，兴奋交感神经，迅速升高血压。当压力感受器反射受损的情况下，尼古丁的这一升压效果突出。在老年伴冠状动脉疾患的人群中，这一现象更为常见。由尼古丁诱发的血压升高，持续时间短，无耐受性。吸烟后即刻升高，停止吸烟后，很快消失。因此，在医院检查血压时，易被忽视。

饮料中咖啡因可以通过阻断腺苷受体的血管作用和刺激去甲基肾上腺素的释放两种途径，迅速升高血压。但是由于咖啡因引起血压短暂升高，是否有临床意义现有尚有争议。

五、睡眠呼吸暂停低通气综合征

此病以睡眠过程中反复、频繁出现呼吸暂停和低通气为特点，称为睡眠呼吸暂停低通气综合征（sleep apnea hypopnea syndrome，SAHS）。SAHS 在普通成人中的发病率为 2%～4%。在血压控制不良的患者中，睡眠呼吸暂停是导致难治性高血压的重要原因。

临床上 SAHS 患者中绝大多数属于阻塞性睡眠呼吸暂停低通气综合征（obstructive sleep apnea hypopnea syndrome，OSAHS）。50% 的 OSAHS 患者会同时伴有

高血压，50%～92%的OSAHS患者合并有高血压，而30%～50%的高血压患者同时伴有OSAHS[26]。

OSAHS是通过多种机制引起高血压。OSAHS患者中，反复发作的间歇性低氧、高碳酸血症、神经及体液调节障碍与交感神经系统过度兴奋相互作用，可引起心率增加，心肌收缩力增加，心排血量增加，全身血管阻力增加。交感神经活性增强，使血浆儿茶酚胺水平增加，阻力小动脉收缩增强，外周血管阻力升高而致高血压。其次，引起高血压的机制还有睡眠结构紊乱、胸内负压增高所致的机械效应、氧化应激和炎症等。SAHS临床表现主要为夜间睡眠过程中打鼾，且鼾声不规律，呼吸及睡眠节律紊乱，反复出现呼吸暂停及觉醒，或患者自觉憋气，夜尿增多，晨起头痛、口干，白天嗜睡明显，记忆力下降。

六、急性应激反应相关性高血压

在血压正常的人群中，急性应激，如手术、外伤、心肺复苏、低血糖和戒酒，可诱发儿茶酚胺释放突然增加，导致血压上升。手术后高血压主要表现为交感神经张力增加为主，即体循环血管阻力增加，伴或不伴有心动过速。外伤后高血压主要表现为高动力状态，即血压升高和心动过速。外伤中如有肾上腺、肾和肾动脉损伤，则外伤引起的高血压更为常见。低血糖诱发的高血压，可诱发交感神经肾上腺系统激活，主要表现为收缩压升高，舒张压不变、脉压增大和心动过速。酒精戒断后急性高血压常在断酒后2～3天发生，是自主神经过度兴奋的结果，主要表现为心动过速、出汗、震颤和失眠。复苏后血压升高主要是因为身体释放儿茶酚胺增加，抢救过程中应用正性肌力和血管升压药物和大量输入液体。

七、妊娠高血压综合征

妊娠高血压综合征（pregnancy-induced hypertension syndrome，PIH）是产科最常见的合并症，也是导致孕产妇与围生儿病残率及死亡率增加的最常见原因之一。妊娠高血压的原因至今未被阐明。妊娠高血压疾病分五类：①妊娠期高血压；②先兆子痫；③子痫；④慢性高血压合并妊娠；⑤慢性高血压并发先兆子痫。

八、肥胖相关性高血压

据估计，60%～70%的成年人发生高血压是与肥胖密切相关的。中心型肥胖者中发生胰岛素抵抗和血脂异常概率高[27]。与外周型肥胖相比，中心型肥胖者更易发生高血压。肥胖相关性高血压可能是一种具有特殊遗传因素的特异性高血压表型。肥胖相关性高血压的机制包括胰岛素抵抗、钠潴留、交感神经系统活性增加、肾素-血管紧张素-醛固酮系统活性激活，以及血管功能改变。对于超重者，减肥能降低血压，这种效应会随时间而减弱。目前为止，并没有令人信服的临床试验证据表明任何一类降压药会优于其他降压药。在总的药物治疗原则上，肥胖性高血压与非肥胖性高血压患者并没有差别。

九、主动脉弓缩窄

主动脉缩窄可发生于主动脉的任何部位，最常发生于动脉导管或动脉韧带与主动脉连接的相邻部位。根据缩窄节段与动脉导管或动脉韧带的位置关系，可分为导管前型和导管后型两类。典型的临床表现是成年人不明原因的头痛，尤其是剧烈运动之后。其他症状还包括脚冷和（或）跛行。在体格检查中，上肢血压极高，但下肢血压极低或脉搏难以触及。

多数情况下，继发性高血压的病因去除之后，高血压并不能根治。这是因为在高血压人群中，原发性高血压与继发性高血压可能并存。加之继发性高血通常与肾疾病、内分泌系统疾病、神经系统功能失调和呼吸系统疾病联系在一起，令其诊断与治疗变得更为复杂。

参考文献

[1] Kaplan, Norman M. Kaplan's clinical hypertension. Philadelphia：Lippincott Williams & Wilkins, 2010.

[2] DiBona GF. Sympathetic nervous system and hypertension. Hypertension, 2013, 61（3）：556-560.

[3] Davis MI, Filion KB, Zhang D, et al. Effectiveness of renal denervation therapy for resistant hypertension：a systematic review and meta-analysis. Journal of the American College of Cardiology, 2013, 62（3）：231-241.

[4] Hall JE, Granger JP, do Carmo JM, et al. Hypertension：physiology and pathophysiology. Comprehensive Physiology, 2012, 2（4）：2393-2442.

[5] Aaron KJ, Sanders PW. Role of dietary salt and potassium intake in cardiovascular health and disease：a review of the evidence. Mayo Clinic proceedings Mayo Clinic, 2013, 88（9）：987-995.

[6] Rossier BC, Staub O, Hummler E. Genetic dissection of

sodium and potassium transport along the aldosterone-sensitive distal nephron：importance in the control of blood pressure and hypertension. FEBS letters, 2013, 587（13）：1929-1941.

［7］Schreuder MF. Safety in glomerular numbers. Pediatric nephrology, 2012, 27（10）：1881-1887.

［8］Simonetti GD, Mohaupt MG, Bianchetti MG. Monogenic forms of hypertension. European journal of pediatrics, 2012, 171（10）：1433-1439.

［9］中国高血压防治指南修订委员会. 中国高血压防治指南（第3版）. 中华高血压杂志, 2011, 8：2-80.

［10］Schiffrin EL. Immune mechanisms in hypertension and vascular injury. Clinical science, 2014, 126（4）：267-274.

［11］Rosenthal T, Alter A. Occupational stress and hypertension. Journal of the American Society of Hypertension：JASH, 2012, 6（1）：2-22.

［12］Renna NF, de Las Heras N, Miatello RM. Pathophysiology of vascular remodeling in hypertension. International journal of hypertension, 2013, 2013：808353.

［13］Unger T, Paulis L, Sica DA. Therapeutic perspectives in hypertension：novel means for renin-angiotensin-aldosterone system modulation and emerging device-based approaches. European heart journal, 2011, 32（22）：2739-2747.

［14］Takahashi H, Yoshika M, Komiyama Y, et al. The central mechanism underlying hypertension：a review of the roles of sodiumions, epithelial sodium channels, the renin-angiotensin-aldosterone system, oxidative stress and endogenous digitalis in the brain. Hypertension research：official journal of the Japanese Society of Hypertension, 2011, 34（11）：1147-1160.

［15］Feig DI. The role of uric acid in the pathogenesis of hypertension in the young. Journal of clinical hypertension, 2012, 14（6）：346-352.

［16］吴云涛, 吴寿岭, 李云, 等. 血清尿酸对高血压前期人群血压转归的影响. 中华高血压杂志, 2010（6）：545-549.

［17］Agarwal V, Hans N, Messerli FH. Effect of allopurinol on blood pressure：a systematic review and meta-analysis. Journal of clinical hypertension, 2013, 15（6）：435-442.

［18］Kanbay M, Solak Y, Dogan E, et al. Uric acid in hypertension and renal disease：the chicken or the egg？. Blood purification, 2010, 30（4）：288-295.

［19］Padmanabhan S, Newton-Cheh C, Dominiczak AF. Genetic basis of blood pressure and hypertension. Trends in genetics：TIG, 2012, 28（8）：397-408.

［20］Ehret GB, Caulfield MJ. Genes for blood pressure：an opportunity to understand hypertension. European heart journal, 2013, 34（13）：951-961.

［21］Chiong JR, Aronow WS, Khan IA, et al. Secondary hypertension：current diagnosis and treatment. International journal of cardiology, 2008, 124（1）：6-21.

［22］Ong SL, Whitworth JA. How do glucocorticoids cause hypertension：role of nitric oxide deficiency, oxidative stress, and eicosanoids. Endocrinology and metabolism clinics of North America, 2011, 40（2）：393-407, Ⅸ.

［23］Xanthakis V, Vasan RS. Aldosterone and the risk of hypertension. Current hypertension reports, 2013, 15（2）：102-107.

［24］Grossman E, Messerli FH. Drug-induced hypertension：an unappreciated cause of secondary hypertension. The American journal of medicine, 2012, 125（1）：14-22.

［25］Peng M, Wu S, Jiang X, et al. Long-term alcohol consumption is an independent risk factor of hypertension development in northern China：evidence from Kailuan study. Journal of hypertension, 2013, 31（12）：2342-2347.

［26］Mannarino MR, Di Filippo F, Pirro M. Obstructive sleep apnea syndrome. European journal of internal medicine, 2012, 23（7）：586-593.

［27］Colosia AD, Palencia R, Khan S. Prevalence of hypertension and obesity in patients with type 2 diabetes mellitus in observational studies：a systematic literature review. Diabetes, metabolic syndrome and obesity：targets and therapy, 2013, 6：327-338.

（刘　超　李伟哲）

第4章　空气污染与高血压

空气污染[1]，又称为大气污染，通常系指空气中含有的气体、粉尘、烟雾和气味的数量达到一定程度，对人类、动物的健康和舒适以及植物的生长造成伤害。

从空气污染事件（如 1952 年的伦敦雾）可以看出人体的肺和心脏等器官功能易受周围高水平空气污染的影响。目前所收集的大量流行病学、临床和毒理学数据也表明，心血管和呼吸器官的生理功能和健康均可受到空气污染的不利影响。

大量研究已经对空气质量改变是否会引起儿童和成人的健康状况改变进行了探讨，从亚临床的功能改变到出现的症状、活动受损（如无法上学）、就医、住院治疗和死亡等。大型多城市的研究项目（如空气污染和健康：欧洲（APHEA）研究和美国（NMMAPS）空气污染致发病和死亡研究）均对空气污染的影响进行了探讨[2-3]。虽然每日呼吸疾病和心血管疾病的发病率和死亡率变动很小，但仍可观察到它们的每日总量随每日污染量的波动而升高。大气中污染物的浓度很高时，会造成急性污染中毒，或使病状恶化，甚至在数天内夺去数千人的生命。即使大气中污染物浓度不高，但人体长期呼吸这种污染了的空气，也会引起慢性支气管炎、支气管哮喘、肺气肿及肺癌等疾病。过去数十年中，世界范围的大量研究已经证实大气细颗粒物（直径 ≤ 2.5μm，$PM_{2.5}$）可增加急性心血管事件的风险[4]。$PM_{2.5}$ 短期升高数小时到数天，可引起心肌梗死、卒中和心力衰竭加重。如 $PM_{2.5}$ 升高 $10μm/m^3$ 并持续 1 天以上，在随后数天可引起早产儿心血管病死亡率升高 1.0%。如果相似暴露持续更长时间（例如居住于污染较为严重的环境数年），则这种风险升高更为明显（在 10% ～ 76%）。据估计，$PM_{2.5}$ 每年可导致约 800 000 名早产儿死亡[4]。

作为经验，如果每天周围颗粒物增加 $10μg/m^3$，

死亡的急性增加约为 0.5%。然而，如果把亚急性效应计算在内，估计效应增加为 0.5% 的 3 ～ 4 倍。颗粒物经常被用来说明污染的性质，但气态污染物一定在效应风险中发挥作用。有研究报道，夏天周围的高浓度臭氧可使死亡率升高，而与其他污染物或温度无关。

每日空气污染水平升高与呼吸疾病和心血管疾病的高入院率和高就诊率有关，包括急性心肌梗死、心律失常和卒中。而且，血液黏度和血压升高、心率变异性下降和复极化模式改变等均与空气污染有关。此外，埋藏式心脏复律除颤器放电增加也与周围颗粒物的每日水平有关，两者间似乎存在暴露应答反应。空气污染对呼吸和心血管系统的影响见表 4-1。

表 4-1　呼吸和心血管生理结构和临床结局与周围空气污染有关

	肺	心脏和血管
生理和结构改变	用力呼气量 炎症介质（局部和系统） 气道重构	心率升高 心率变异性下降 血压 凝血因子 血管反应性 炎症介质 脉管结构
急性效应的临床测量	上呼吸道症状 下呼吸道症状 慢性支气管炎和哮喘急性加重 应用哮喘药物 死亡 停工 / 停学	血栓 心肌梗死 心律失常 卒中 死亡
累积临床效应	肺部生长较慢 小气道功能减低 慢性支气管炎 肺癌 降低预期寿命	动脉粥样硬化 降低预期寿命

第一节　空气污染物构成及其来源

一、空气污染物的构成

空气污染物是由气态物质、挥发性物质、半挥发性物质和颗粒物质（PM）的混合物造成的，其组成成分变异非常明显（图4-1）。某地区空气污染的组成受多种因素的影响，包括气象条件、每天的不同时间、每周的不同天数、工业活动和交通密集度等。由于来源不同，空气中颗粒物的化学成分变异明显。例如，地壳颗粒（土壤和沙滩）主要为二氧化硅，而工业活动和交通运输中，由燃料燃烧产生的颗粒物中含有大量的碳。空气污染中各种成分之间不断相互作用，并且它们与大气之间也存在相互作用。

空气污染物可分为污染气体和悬浮物。

1.污染气体

常见的污染气体包括：

（1）可以和水混合而成酸雨的酸性气体，如二氧化硫、氮氧化物；氯氟烃，会破坏臭氧层，现已被禁用。

（2）对人体有毒气体，如一氧化碳、碳氢化合物等。

对流层臭氧。（注：在对流层以上的臭氧。平流层的臭氧不会扩散；电离层的臭氧可以阻挡紫外光及其他来自太阳的强烈辐射，反而对环境有好处。）

（3）光化学烟雾。大气中的氮氧化物与碳氢化合物经过紫外线照射发生反应就形成了有害的光化学烟雾。

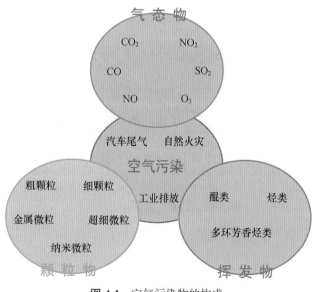

图4-1　空气污染物的构成

（4）可构成悬浮微粒的化学物质，如钡、铜、铍、汞、铬、砷和氟化物皆为可构成悬浮微粒的化学物质。

2.悬浮物

悬浮物通常以颗粒的大小来区分，而当中的可吸入悬浮粒子则可影响人体健康。悬浮的颗粒物，在环境科学中，特指悬浮在空气中的固体颗粒或液滴，是空气污染的主要来源之一。其中，空气动力学直径（以下简称直径）小于或等于 $10\mu m$ 的颗粒物称为可吸入颗粒物；直径小于或等于 $2.5\mu m$ 的颗粒物称为细颗粒物。颗粒物能够在大气中停留很长时间，并可随呼吸进入体内，积聚在气管或肺中，影响身体健康。

这些可吸入悬浮颗粒还可以再细分为 PM_{10} 和 $PM_{2.5}$ 两类：

（1）PM_{10}（即直径小于或等于 $10\mu m$）的颗粒，这种颗粒不能被身体的防御机制阻挡，可以直达肺部，所以十分危险。

（2）$PM_{2.5}$ 的颗粒比 PM_{10} 的颗粒更危险，因为它的颗粒小于或等于 $2.5\mu m$，可以穿透肺泡到达血液。

直径约为 0.1mm 的粉尘颗粒有超过 50% 会沉积在肺部，含硅的粉尘更会对人体造成永久伤害，例如引致硅肺病（曾称矽肺病）。香烟尘是常见的悬浮颗粒，因粒径小（0.001～0.1mm）、扩散力强、在静止空气中几乎可以不沉落，不仅即时可见污染恶果，长期吸入更可以导致肺癌。

现代社会随着城市化加快，矿物燃料（如煤炭、煤油、柴油）在工业、发电和汽车运输等方面的应用是 PM 的主要来源。而在发展中的地区，生物燃料在取暖和烹饪中的应用对于细微颗粒物的产生较为重要。PM 本身是一种复杂化合物，其构成成分包括有机碳、过渡金属、硝酸盐类和硫酸盐类，直径跨度从几纳米到 $>10\mu m$ 不等。根据美国环境保护协会的报告，常见的空气污染主要包括四种成分：颗粒物、臭氧、二氧化氮和二氧化硫。而颗粒物通常非常细小（如 $2.5\mu m$），小于人类头发的 1/10。这些颗粒物会沉积在肺部的任何地方，并且可直接进入血液循环。

二、空气污染源

空气污染源主要有以下几方面：

1.工业

工业生产是空气污染的一个重要来源。工业生产排放到大气中的污染物种类繁多，有烟尘、硫的氧化物、氮的氧化物、有机化合物、卤化物、碳化合物等。其中，有的是烟尘，有的是气体。

2. 生活炉灶与采暖锅炉

城市中大量民用生活炉灶和采暖锅炉需要消耗大量煤炭，煤炭在燃烧过程中要释放大量的灰尘、二氧化硫、一氧化碳等有害物质污染空气。特别是在冬季采暖时，往往使污染地区烟雾弥漫，空气质量下降，这也是一种不容忽视的污染源。

3. 交通运输

汽车、火车、飞机、轮船是当代的主要运输工具，它们烧煤或石油产生的废气也是重要的污染物。特别是城市中的汽车，量大而集中，尾气排放的污染物能直接侵袭人的呼吸器官，对城市的空气污染严重，成为大城市空气的主要污染源之一。汽车排放的废气主要有一氧化碳、二氧化硫、氮氧化物和碳氢化合物等，前三种物质危害性很大。

4. 森林火灾产生的烟雾

三、空气污染的类型

空气污染的类型很多，已经发现有危害的达100多种，空气污染根据化学及物理性质的不同所划分的类型见表4-2。

表4-2　空气污染根据化学及物理性质的分类

类型	来源特点
1. 还原型污染	常发生在以使用煤炭和石油为主的地区，主要污染物有二氧化硫、一氧化碳和颗粒物
2. 氧化型污染	汽车尾气污染及其产生的光化学污染
3. 石油型污染	主要来自于汽车排放、石油冶炼及石油化工厂的排放，包括二氧化氮、烯烃、链烷、醇等
4. 其他特殊污染	主要是从各类工业企业排出的各种化学物质

四、空气污染的测量

（一）环境空气污染测量

空气中的各种污染物都有自己的污染指数，人们把它们叫作分指数。2013年中国重点城市空气质量的监测项目，统一规定为：二氧化硫、二氧化氮和总悬浮颗粒物，用 0～500 的数字来表示空气污染指数的数值。空气污染指数的取值范围定

表4-3　空气质量等级及其对人体健康的影响

指标值	空气质量	健康影响	污染等级
0～50	优	无影响	一级
51～100	良	无显著影响	二级
101～200	轻度污染	出现刺激症状	三级
201～300	中度污染	普遍出现刺激症状	四级
300以上	严重污染	严重刺激症状	五级

为 0～500，其中 0～50、51～100、101～200、201～300 和大于 300 分别对应于中国空气质量标准中日均值的一级、二级、三级、四级和五级标准的污染物浓度限定数值（表4-3）。

（二）个体水平空气污染暴露的测量

个体暴露水平测量是空气污染危害研究的难点。目前，关于个体暴露的研究还不多。大多数已发表的流行病学研究依据地区环境监测探讨了动脉血压改变与周围空气污染物浓度的关系。而地区监测点可能距受试者居住地数公里以上，因此检测结果值得怀疑。这种研究设计均假设居住于某一地区的所有个体在同一时间的暴露情况是一致的，并且假设他们没有离开该区域，也没有暴露于其他可能的污染。虽然存在分歧，总体上这种暴露估计的方法具有说服力。因为，经过验证，$PM_{2.5}$浓度在数公里范围内是一致的，特别是当有主要污染源存在时，例如靠近主干道或工厂。在这种情况下，用该区域的空气污染水平代表个体的暴露水平，已经得到大多数研究者的认可。

另外，个体对于空气污染暴露所产生生物学效应的独立性非常重要，这种独立性是由个体的活动差异造成的。即便居住于同一社区，汽车或其他污染源（职业接触、室内污染、烹饪、二手烟）的短期暴露本质上在不同个体间是有差异的。除了社区环境 $PM_{2.5}$ 浓度所引起的血压改变之外，个体水平暴露的生物学效应同样可引起血压改变。因此，评估血压变化时，应兼顾个体和社区的空气污染暴露水平[5]。个体的暴露水平变异非常大，并且与社区环境暴露水平之间的相关性很小。这说明个体暴露所引起的心血管效应独立于环境 $PM_{2.5}$ 浓度改变所引起的心血管效应，个体暴露的心血管效应应作为总效应中的一部分。结果证实，个体和环境 $PM_{2.5}$ 暴露与血压水平相关。$PM_{2.5}$ 浓度每升高 $10\mu g/m^3$ 可升高收缩压 1.4mmHg（$P < 0.001$），可升高舒张压 0.44mmHg（$P < 0.1$）。个体如暴露于二手烟可同样引起血压升高。然而，控制了二手烟效应之后，个体 $PM_{2.5}$ 的总暴露水平同样与血压明显相关。

第二节　空气污染对血压的影响

一、空气污染与血压升高

有文献报道，由细微的颗粒物造成的空气污染能引起血压升高。多数研究揭示了空气污染致血压升高的短期效应，即在颗粒物暴露的短期时间（小时或天）内，人体血压可快速升高。另一些研究提示，如果个体处于高污染的环境，这种血压升高的反应可能长时间持续，转变为血压长期升高。但是，并不是造成空气污染的所有成分均可造成血压升高；而且，针对某些成分（如臭氧和二氧化氮），还没有足够的证据表明它们与血压升高之间的关系。

在影响血压的环境因素中，空气污染在公共卫生中的重要性可能最为重要。在不知不觉中，世界范围的大量人群均受其影响。空气污染在全球死因中排第13位，在高收入国家排在第8位[6]。即使在富裕、清洁的国家，颗粒物的水平较低（$5 \sim 20 \mu g/m^3$），但同样能引起血压升高。另外，在发展中国家，其高血压患病率的增长已经超过了世界其他地区，世界上75%的心血管事件发生在这些地方。在交通拥挤、工业化进程加速、法律法规不完善等诸多因素的共同作用下，这些发展中国家空气污染发生更为普遍和严重，颗粒物水平已高于$100 \sim 150 \mu g/m^3$。此外，受生物燃料、家庭设施，以及大量二手烟的影响，这些地区的室内空气污染同样严重。

近期研究提示二手烟可增加家庭血压值升高和隐性高血压的风险。通过控制暴露剂量的实验性方法，以及自由生活环境中个体颗粒物暴露水平检测发现，二手烟吸入与急性血压升高有关[7]。其他研究也阐明了在家庭和工作场所中长期暴露于二手烟与血压升高有关。这些发现说明，不仅轻微的二手烟暴露可触发急性血压升高，而且慢性长期吸入二手烟亦可增加高血压的风险。

总之，越来越多的研究证明，在全球范围内，空气污染（特别是环境颗粒物和二手烟）是血压升高的重要环境因子。本章将在现有研究的基础上，就空气污染对血压升高的影响及其作用机制进行探讨。

二、流行病学研究证据

Brook 等首先观察到，暴露于浓缩大气颗粒物和臭氧混合物可导致动脉血管收缩。在此基础上，

研究者又针对相似暴露评估了人体血流动力学改变，指出舒张压和平均动脉压在接触暴露 2h 后均升高；而血压的这种改变与空气中颗粒物的浓度密切相关，与空气中暴露的气态成分无关[8]。此外，血压升高的幅度与空气污染颗粒物中的有机碳成分密切相关，这种成分主要来源于燃烧。在我国北京（重度空气污染城市）进行的研究显示，无论健康受试者[9]或冠心病患者[10]，污染物暴露后的运动相关血压升高幅度较未暴露者更大。有趣的是，这种效应可通过佩戴高效面罩阻止空气颗粒物的吸入而去除。

大量的流行病学研究已经阐述了周围颗粒物浓度与血压之间的阳性关联。$PM_{2.5}$ 或 PM_{10} 浓度每升高 $10 \mu g/m^3$，数天后可使血压平均升高 $1 \sim 5mmHg$。这种效应有时可在 1 天后观察到，而长时间（$3 \sim 30$ 天）的持续污染与血压升高的关系更为紧密。有证据显示，动脉血压的升高往往延后于空气污染暴露[11]。这种反应时间差异是来源于研究设计、统计方法的限制，还是真实的生物应答，需进一步研究证实。

越来越多的证据支持在某些特定的环境中，$PM_{2.5}$ 可影响血压。尽管气态的空气污染（如臭氧、氮氧化物、硫氧化物）可能与心血管疾病、动脉血压和血管功能有关，但这方面的研究还很少。值得注意的是，在颗粒物污染和血压研究的初始阶段，一些研究没有发现两者之间的阳性关联。针对这个问题有很多可能的解释：①由于血压的变异性很大，很难进行准确的测量。而空气污染为复杂混合物，其浓度很难评估。要想观察到很小的生物学效应，就必须对血压水平和颗粒物浓度进行准确测量。因此，前述的非阳性结果很可能是由于血压水平和颗粒物暴露分级错误造成的。②大多数已发表的流行病学研究多为回顾性，并且其研究目的并没有明确的针对性。由于没有针对空气污染和血压的关系进行必要设计，导致研究把握度不足，也可能得出阴性结果。③由于颗粒物暴露水平估计和血压测量过程中的误差过大，即使样本量很大，同样不能增加研究发现两者间真实生物学关联的能力。由于各研究中血压的测量方法、测量准确性和可重复性均不同，所以各研究结果很可能不一致。④环境细微颗粒物是一种非常复杂的混合物，不同区域的颗粒物成分不同，而同一地区的颗粒物成分也是不断变

化的。空气中其他污染物（例如有毒气体）的异质性也非常明显。这样，即使颗粒物浓度相近的不同研究中，其他污染物浓度不同，也可能得到不同的结果。⑤有些阴性结果和逆反应还可能是不同研究中受试人群的易感性不同造成的。有些个体（例如高血压患者）对空气污染更为敏感，血压升高的幅度更大，而其他个体（例如老年人、肺部疾病患者）可能表现为血压降低。因此，也不能认为那些阴性发现是真实的。基于个体易感性和空气污染的成分不同，颗粒物暴露可能并不能引起血流动力学的改变。⑥许多阳性结果的研究中也报告了一些阴性发现，并且可引起血压升高的暴露大部分是基于特定成分或特定环境条件。由于上述这些限制，后期的大量针对空气污染可升高血压的研究非常有意义，并且后期的研究包括不同种类的污染物，也对不同浓度同种污染物的升高血压效应进行了探讨。

（一）人群研究

目前，多项关于空气污染和高血压的大样本研究已经完成。其中 Zanobetti 等重复测量了 62 名心脏康复患者的血压，发现如果在血压测量的 $72 \sim 120h$ 前，周围 $PM_{2.5}$ 水平升高与收缩压和舒张压升高有关。然而，在那些静息心率 < 70 次 / 分的患者中，没有观察到血压升高。说明无论药物治疗或自然状态下的低心率可在一定程度上保护 $PM_{2.5}$ 介导的血压升高。另外两项大型研究也提示空气污染与血压升高有关，其中一个是 Choi 等[12]在韩国人群中的研究，样本量达到 10 459；另一个是 Auchincloss 等[13]在美国 6 个城市开展的研究，样本量为 5112。后者还报道长期暴露（30 天）于高水平 $PM_{2.5}$ 和交通相关的空气污染与大幅度收缩压升高有关；这种血压升高在高血压患者中更为明显，说明这些个体对 $PM_{2.5}$ 更为敏感。该发现也提示长期暴露（例如数周）于高水平颗粒物较短期暴露容易引起较大幅度的血流动力学改变。最后，McCracken 等在危地马拉的女性人群中的研究结果显示，如果改善室内的烹饪条件，减少个体的颗粒物暴露水平，那么数月后可观察到血压的下降。这些发现说明降低空气污染水平可导致血压的下降，而减少暴露持续时间也是有益于个体健康的。

Dvonch 等[11]通过美国 3 个社区的 347 例多种族队列，调查了在短期暴露于自然变化的周围 $PM_{2.5}$ 水平下，血流动力学改变的情况。总体来说，$PM_{2.5}$ 每升高 $10 \mu g/m^3$，2 天后可引起整个队列的收缩压升高 3.2mmHg。然而，研究发现虽然 3 个社区

$PM_{2.5}$ 水平变化近似，但不同社区人群的反应却不尽相同。居住于西南社区的人群血压升高反应更为强烈，人群收缩压 2 天后升高 4.6mmHg，4 天后升高 8.6mmHg。由于这些社区 $PM_{2.5}$ 的特定成分或来源不同，其升高血压效应的也可能不同。某种特定的化合物可能作为升高血压效应的启动子存在。此外，服用降压药物人群的收缩压没有明显升高，4 天后仅升高 0.67mmHg，而那些未服药人群的收缩压则升高了 6mmHg。降压药可能起到对抗 $PM_{2.5}$ 介导升高血压效应的作用。值得注意的是，在暴露于高水平周围 $PM_{2.5}$ 后，血压升高的发生往往延迟 2 ~ 5 天。最后，研究者提示 $PM_{2.5}$ 暴露水平与血压升高幅度之间存在剂量反应关系。这种关系有非常重要的意义。研究中居住于西南社区且未服降压药的人群，伴随 $PM_{2.5}$ 浓度由 $4.91 \mu g/m^3$ 升高到 $35.11 \mu g/m^3$，收缩压可升高 31mmHg。可见，周围空气污染物浓度的自然变化，即可引起易感个体具有临床意义的血压升高，并可能触发暴露者急性心血管事件的发生。

为了验证流行病学关联的生物学真实性，多个研究组开展了污染物暴露的随机对照试验。但是，这些研究并不是均有阳性结果，而且它们的目的并不是针对血压的变化。因此，这些研究均受到方法学的限制（例如样本量较小和血压测量的准确性），使得研究检出较小血流动力学改变的能力降低。本质上，这些研究的试验方法是不同的，例如血压的测量方法和测量时间、颗粒物浓度、是否包含气体污染物、暴露的持续时间和颗粒物的来源和成分等重要因素在研究设计中没有严格的设定。然而，这些研究数据分析结果均指向 $PM_{2.5}$ 暴露可快速升高血压。

证据证明，受试者的易感性和暴露的剂量、成分和来源在应答反应中起重要作用。而周围浓缩 $PM_{2.5}$（concentrated ambient particulate，CAP）的特点和成分非常重要。例如，由燃烧产生的 CAP 并不能在暴露后立即引起血压升高和血管功能受损[14]。此外，研究提示，城市环境中的 CAP 混合大量臭氧后也可引起血管收缩[15]，并可在 2h 暴露后升高舒张压 6mmHg[16]。血管收缩和血压升高的幅度与 $PM_{2.5}$ 暴露中有机碳的浓度有关（$r = 0.53$，$P = 0.009$）。

有研究观察了 CAP 的单独作用[8]，发现其可造成血压升高。随 $PM_{2.5}$ 暴露浓度升高，血压的变化值也相应增大（$PM_{2.5}$ 每升高 $100 \mu g/m^3$，舒张压升高 1.6mmHg，$P = 0.01$）。暴露者血流动力学应答是短暂的，没有持续效应，并超过了颗粒物的实

际吸入期。而且舒张压升高还与心率变异性的减少相关。当 CAP 和臭氧暴露时，无论抗氧化剂或内皮素抑制剂均不能消除或缓解舒张压升高。总体来说，吸入 $PM_{2.5}$ 可引起急性自主神经系统失衡，该失衡有利于交感神经活性增强或副交感神经活性减弱，继而引起快速、短暂的舒张压升高。臭氧没有升血压效应，与颗粒物间也没有协同效应，不能加重有害的血流动力学应答。

（二）动物研究

俄亥俄血压研究以小鼠为研究对象，第一次把空气污染和血压升高联系一起。研究者把高血压小鼠分别置于过滤空气和颗粒物污染的环境中。暴露的时间设定为每天 6h，每周 5 天，并持续 10 周。在第 9 周加入另一种污染物。然后观察小鼠血压的变化。研究中空气污染的程度类似于交通繁忙的区域（例如曼哈顿地区）。研究者发现小鼠血压明显升高，提示空气污染可以加重高血压的程度。

以动物为研究对象，考查 $PM_{2.5}$ 暴露与血压关系的实验性研究还很少[17-19]，而且研究结果不一致。与早期研究结果不一致，近期大样本研究提示 $PM_{2.5}$ 暴露后血压升高。研究结果间的差异是由于暴露测量方法学的差异（例如 CAP 肺灌注 vs. 直接静脉注射），血压测量技术差异，动物模型差异（易感性），颗粒物特点和来源差异，以及暴露的持续时间差异。许多研究采用高血压小鼠进行研究，发现颗粒物暴露可升高血压，说明已存在的高血压可提高其易感性。但是，使用正常鼠进行肺内颗粒物灌注的多个研究间结果并不一致。尽管发现缺乏一致性，一些严格设计的研究提供的证据仍然具有说服力，即在某些特定条件下，颗粒物暴露可升高动脉血压。

三、污染暴露后血压升高的发生时间

大多数研究提示，周围 $PM_{2.5}$ 浓度升高 2～5 天和（或）长期暴露（2～30 天）后可观察到血压升高。有些研究结果显示，颗粒物暴露后的 24h 内即可观察到血压升高。此外，DePaula Santos 等提示仅暴露于气体污染物也可观察到血压升高。Linn 等在严重肺部疾病患者中也观察到阳性结果，可能由于这些患者的行为差异或者由于肺功能受损导致对颗粒物的易感性增加。Choi 等[12]评估了 PM_{10} 浓度对血压的影响，提示在夏季月份中短期（1～3 天）暴露于高浓度的 PM_{10} 可使血压升高。该阳性结果可能受益于很大的样本量（10 000 名受试者），在这种情况下可监测到暴露 1 天后血压的快速升高。而

有些大样本研究没有发现阳性结果。另外，这种快速的血压改变可能由中国台湾地区独特的颗粒物成分所引起。因为研究提示这种应答反应存在季节差异，可能夏季月份中 PM_{10} 的特定成分对血压造成了影响。

与 Choi 等的研究不同，一些研究提示社区环境监测的颗粒物暴露通常在几天之后引起血压的升高。过度的 PM_{10} 颗粒[11]和气体污染物吸入后可快速到达脉管系统，引起早期的血压升高。为什么个体水平的颗粒物暴露可触发血压的快速反应，而社区环境颗粒物暴露的应答反应往往延后？尽管已有多种可能的解释，但确切的原因还需进一步寻找。这种差异是一种真实的生物学机制还是由统计学或暴露分级造成的现象，需要更多的证据。即使研究结果不同，通过已有的研究结果仍然可得出下列结论：即使最小浓度的颗粒物仍然可以在暴露几天之后引起血压的快速升高。

四、颗粒物致高血压的生物学机制

研究结果显示，$PM_{2.5}$ 暴露数分钟后引起血压升高的机制与数天或数小时后引起血压改变的机制是不同的。暴露后不同时点引起血压改变的机制可能与 3 条通路有关（图 4-2），包括：①自主神经系统失衡；②不同来源的内源性生物因子（例如细胞因子）的生成和释放，间接引起血流动力学改变；③颗粒物进入体循环，直接影响血管的活动。不同 $PM_{2.5}$ 成分可激活不同的通路。总之，空气污染介导血压升高的过程表现为二元性：初始（数分钟或数小时内）通过自主神经系统失衡引起应答反应，之后通过升高动脉血管收缩应答反应（由血管的氧化应激/炎症触发）引起血压升高。

空气污染对人体造成的影响按反应出现时间的不同可进行分类，参见表 4-4。

表 4-4　空气污染效应分类

效应	特点
急性效应	暴露于空气污染几天内出现的效应
亚急性效应	暴露于空气污染几周内出现的效应
长期效应	暴露于空气污染亚临床的慢性过程，最终导致发病或死亡

（一）急性暴露通路和潜在机制

Brook 等的研究以人为研究对象，Bartoli 等以犬为研究对象，暴露均采用 CAP 测量。结果显示

血压的急性升高是由于自主神经系统失衡，交感神经系统活性增强，继而引起动脉血管收缩。当犬暴露于CAP时，α肾上腺素阻滞可防止舒张压升高。许多研究已经证实颗粒物吸入短时间内可触发心率变异性降低，提示其对自主神经系统平衡的影响[4]。吸入二手烟可快速增强肌肉交感神经系统活性，证实了这条通路的存在[20]。但精确的神经通路现在还不清楚，整个鼻咽-肺神经丛虽然由不同的神经纤维和受体构成，但在某种特异性的刺激作用下可引起自主神经系统活性改变。以人或犬为研究对象的研究结果均显示，颗粒物吸入后舒张压较收缩压升高更为明显，而且心排血量并没有增加。这说明自主神经系统的应答反应主要表现为小血管收缩。

除平滑肌α肾上腺素能活性增强外，自主神经系统失衡还可通过氧化应激影响外周血管紧张度。大鼠CAP暴露后，通过阻断交感神经和副交感神经的自主神经受体，可防止心脏的氧化应激和心率变异性改变[21]。肺辣椒素受体阻断剂同样可缓解由CAP暴露所介导的心脏氧化应激。这些研究结果表明，吸入的颗粒物可促进刺激剂和肺辣椒素受体的

结合，启动自主神经反射，从而改变心率变异性并诱导心脏的氧化应激。心血管系统内过剩的活性氧产物可迅速降低一氧化氮的生物利用度，影响血管舒缩平衡，直接引起血管收缩[22-23]。尽管自主神经系统可快速改变全身的血流动力学状态，但要使血压持续升高，还需要其他作用机制随后发生作用。

（二）亚急性和慢性暴露通路

许多研究指出亚急性/慢性空气污染可升高血压。动脉血压升高具有延迟效应，即发生于短期暴露后的数天。其潜在机制可能与自主神经快速反应旁路不同。该过程为颗粒物介导内皮和（或）平滑肌功能紊乱，而炎症和氧化应激促进该过程的发生。事实上，长期的$PM_{2.5}$暴露可提高血管系统对血管介质的敏感性，从而影响血管舒缩平衡，使血管倾向于收缩。Sun等[24]提出细小颗粒物长期暴露可引起体循环和动脉壁的炎症应答反应。同样可观察到氧化应激标记物（例如硝基酪氨酸）升高。这些应答反应可能是内皮细胞功能和舒缩平衡受损的原因[23]。其他研究[25]也证明$PM_{2.5}$经由系统性炎症和氧化应激通路引起动脉血管功能紊乱。

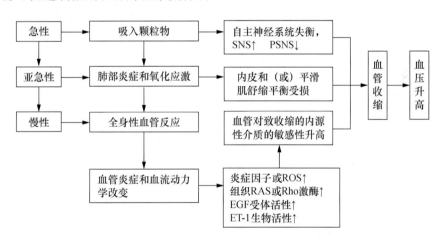

图4-2 吸入颗粒物引起血压升高的机制
SNS：交感神经系统；PSNS：副交感神经系统；ROS：活性氧；RAS：肾素-血管紧张素系统；EGF：表皮生长因子；ET-1：内皮素

（三）慢性暴露通路的细胞和分子机制

Sun等探索了长期细小CAP暴露后的血压和血管效应[17]。尽管$PM_{2.5}$不能改变基础血压，但其在注射血管紧张素Ⅱ后可升高主动脉平均压。暴露于颗粒物大鼠的大动脉对去氧肾上腺素的敏感性增加，表现为收缩增强，而对乙酰胆碱的敏感性减弱，表现为舒张减弱，并且对Rho激酶抑制剂的反应增强。大动脉过氧化物产物增多，降低了烟酰胺腺嘌呤二核苷酸磷酸氧化酶［NAD（P）H］和内皮一氧化氮合酶（eNOS）抑制剂的效应。$PM_{2.5}$暴露可减

少心脏、肠系膜血管和肝中四氢生物蝶呤的水平。在大血管中，NAD（P）H氧化酶亚基和Rho激酶1亚基的信使RNA水平升高。提示$PM_{2.5}$吸入几周后，动脉血管中内源性的氧化应激被激活。这些效应是由于血管扩张药（例如一氧化氮）的失衡，以及Rho激酶通路被激活，进而导致脉管系统对亲血管收缩效应的内源性介质的敏感性升高所造成的。这种延迟反应可使平滑肌收缩装置对钙的敏感性增加，进而引起血管收缩。

在随后的研究[18]中，以大鼠为研究对象，用

法舒地尔阻断 Rho 激酶通路，可去除由于 CAP 暴露及血管紧张素 II 释放所引起的血压升高。此外，CAP 可增强 RhoA 的活性，进而引起心脏肥厚和胶原沉着。法舒地尔可同样去除这种效应。这些结果提示 Rho-ROCK 通路在脉管系统对收缩敏感性增强的病理生理机制中起重要作用，在长期 $PM_{2.5}$ 暴露致使血管紧张素 II 释放增加进而引起血压升高的过程中也起重要作用。

颗粒物吸入所引起的肺部氧化应激和炎症可能是全身性血管反应的部分原因[26-27]。目前认为，空气污染的生物反应不仅局限于肺部，因为炎症因子（细胞因子，活化的白细胞群）或血管介质（例如内皮素）可进入体循环，随血流播散。颗粒物吸入可使多种因子生成增加（例如 TNF-α、IL-6、内皮素等），这些因子可导致心脏细胞的内皮功能紊乱，上调内源性活性氧生成通路［例如 NAD（P）H 氧化酶，解偶联的内皮型一氧化氮合酶］。像急性暴露试验所展示的那样，活性白细胞所释放的髓过氧化物酶也可能是血管氧化应激的潜在来源。肺部细胞释放的内皮素增加（甚至在没有初始肺部炎症时）可刺激活性氧生成和（或）直接引起血管收缩。空气污染介导的自主神经系统失衡可进一步促进血管氧化应激。最后，某些吸入的细微颗粒物成分可进入体循环并沉积在心血管组织。此后，这些沉积物可直接刺激血管紧张素 II 亚型 1 受体和表皮生长因子生成。其他化学物（例如过渡金属、有机分子、半醌）可参加生物组织的氧化还原循环，升高血管组织活性氧产物，进而破坏血管舒缩平衡。

不管颗粒物暴露所触发心血管系统炎症和活性氧产物生成的中间过程如何，这种引起内皮功能障碍的应答反应可改变血管舒缩平衡，使之更倾向于血管收缩[23, 28]。该过程包含许多机制：内源性一氧化氮的抑制，活性氧介导的血管收缩，四氢叶酸嘌呤减少和内皮型一氧化氮合酶解偶联，血管壁内血管收缩药局部释放增强（例如内皮素、血管紧张素 II、非对称二甲基精氨酸），以及血管肥厚。Sun 等的研究指出血管氧化应激可促进颗粒物对 Rho 激酶信号通路的刺激作用，进一步使平滑肌细胞对钙的敏感性增加，引起血管收缩。

从已发表的文献可推测还有其他几种应答反应参与血管收缩过程。由于颗粒物暴露后，巨噬细胞侵入脉管系统和（或）血管周围的脂肪组织（局部血管紧张素转化酶和血管紧张素 II 的重要来源），可使组织肾素-血管紧张素系统上调[24]。这可部分解释除 Rho 激酶活化之外，由血管紧张素 II 所造成的肾上腺素增多[17]。颗粒物吸入后，沉积在脉管系统内的氧化磷脂或微粒成分可激活内生的免疫 Toll 样受体[29]，并且增强局部免疫应答反应。交感的自主神经系统和肾素-血管紧张素系统激活，能够刺激 T 细胞。这些循环的免疫细胞可作用于脉管系统和血管周围脂肪，使之成为炎症细胞因子的额外来源，并进一步增加局部活性氧产物。最后，这些通路在氧化应激所引起血管壁的炎症过程中可进行正反馈，进一步引起活性氧产物的生成和血管的功能紊乱。$PM_{2.5}$ 介导的氧化应激还可上调促炎活性氧敏感信号转导途径（例如丝裂原活化蛋白激酶）和转录因子（例如核因子 κβ）。

第三节 空气污染和慢性高血压

有研究[30-31]已经探讨了长期颗粒物暴露是否可以缓慢升高血压，最终导致高血压。Van 等[29]以居住于主干道的居民为研究对象，发现其左心室体积指数升高，相当于长期收缩压升高 5.6mmHg。最近，Johnson 等[31]通过 132 224 例成人的横断面研究发现，长期 $PM_{2.5}$ 暴露与高血压的患病率有关。年 $PM_{2.5}$ 每升高 $10\mu g/m^3$，高血压风险升高 1.05 倍。这些发现还需要前瞻性研究进一步确证。

目前公认的观点，当血压升高处于慢性期，肾排钠的压力曲线必然会发生相应的改变[32]。从已观察到的生物学应答可以看出，颗粒物理论上可以通过促进肾小管氧化应激而改变肾的钠代谢，降低肾

内一氧化氮的生物利用度和（或）改变肾内自主神经或血管紧张素 II 信号系统的状态[32]。这些因素可引起肾钠滞留和排钠压力系统慢性改变，从而持续升高动脉血压。目前还没有研究探讨空气污染通过肾通路对高血压以及相关心血管事件的影响。

一、空气污染的长期累积效应

空气污染的急性亚临床效应是否会发展成长期的呼吸疾病和心血管疾病，以及多大程度的短期效应才能发展是目前空气污染研究的重要议题。队列研究是考查慢性暴露效应的基本方法。美国肿瘤社会研究（ASC）跟踪调查了 150 000 名成人 15 年[33]，调查者

报告处于长期周围空气污染与心血管死亡强相关。但研究中应用地质统计学技术，对个体和住宅的污染物进行复杂分配和计算，可大幅度高估研究结果，例如长期居住于室外 $PM_{2.5}$ 为 $10\mu g/m^3$ 的环境可增加 24% 的心血管死亡[34]。

然而，这些死亡率研究带来了新的问题：空气污染是否只能在那些潜在的易感者（COPD、糖尿病、高脂血症、吸烟等慢病患者）中引起事件发生；空气污染是否能引起持续的病理生理改变，并最终导致发病和死亡。通过队列研究观察到的空气污染急性效应并不能作为其引起慢性持续效应的证据[33]。更多关于慢性功能或结构改变的证据，以及慢性疾病的发病率等应作为关键点，在未来研究中进行阐述。

有研究者用家兔探讨了空气污染介导炎症与动脉粥样硬化形成的关系[35]，指出暴露于周围颗粒物 4 周，可引起剂量依赖性的肺泡和全身性炎症，以及冠状动脉和主动脉的粥样硬化进展加重。这种致动脉粥样硬化效应与肺泡巨噬细胞和骨髓单核细胞对颗粒物的吞噬密切相关。这些巨噬细胞前身在致动脉粥样硬化炎症应答中的作用非常重要。到目前为止，仅仅一个研究探讨了周围颗粒物与动脉粥样硬化的关系。该研究使用了洛杉矶地区两个临床试验的基线数据。以颈动脉内膜厚度（CIMT）-动脉粥样硬化的指标作为主要结局。结果显示，暴露于周围 $10\mu g/m^3$ 的 $PM_{2.5}$，CIMT 会增厚 4%～5%。

二、清除颗粒物影响对高血压的作用

目前，基于人群的关于终止暴露是否能阻止或延缓血压升高的研究还较少。2007 年，McCracken 等[36]平均 293 天的随访研究亦证实，减少吸入颗粒物可以使血压水平降低。此外，肺灌洗术的研究证据可以为颗粒物清除延缓血压升高提供支持。Ramirez 等于 1960 年对患者进行肺段灌洗以清除肺泡内沉积的物质，1982 年 Mason 等将其应用于混合性尘肺治疗，谈光新等于 1991 年在中国成功完成第 1 例双肺同期灌洗术。肺灌洗术可清除肺泡和肺间质内的吸入性粉尘、炎症细胞、细胞因子、免疫反应产物和异物等，进而可减轻炎症反应、氧化应激、血管内皮损伤，并且可以使尘肺患者肺功能改善，从而提高机体氧供，降低交感神经兴奋性，减慢心率，进而延缓血压升高。朱秀萍等的研究发现，在中位随访 3.7 年后，灌洗组和未灌洗组的血压水平均升高，灌洗组收缩压和舒张压平均升高幅度为 4.7mmHg 和 1.6mmHg，未灌洗组为 8.1mmHg 和 5.1mmHg，舒张压升高差异有统计学意义；随访期间内共发生高血压 78 例，其中灌洗组 25 例，未灌洗组 53 例。结果提示清除颗粒物即终止暴露后，随时间推移灌洗组收缩压和舒张压升高幅度均降低，以舒张压更为显著，可能降低高血压的发病风险。

第四节　总结与展望

过去几年中，研究人员已经讨论了几种能够解释这种流行病学现象的可能生物学机制。$PM_{2.5}$ 暴露可促进系统性炎症以及氧化应激的发生，增强血栓和凝血系统的作用，引起自主神经系统失调和心律失常，并导致血管内皮细胞功能障碍。长期暴露可促进全身性动脉粥样硬化的发展。关于动脉血压，越来越多证据支持 $PM_{2.5}$ 暴露可影响全身的血流动力学。流行病学研究显示，目前的空气污染水平在一定情况下仍可升高血压。人体试验和动物实验已经证实了这种关系，并探讨了其中的生物学机制。

$PM_{2.5}$ 的短期和长期暴露，即使在现今的环境水平，可引起动脉血压升高（至少在易感人群或某些特定条件下）。对短期暴露来说，患者的易感性在空气污染介导的急性心血管事件中可能起重要作用。而年轻人或健康个体受高水平 $PM_{2.5}$ 短期暴露的影响很小。另一方面，即使看起来健康的高血压或冠心病患者，在急性暴露后也非常容易发生短期血流动力学改变。在这种情况下，血压快速升高和（或）动脉收缩可引起斑块破裂，引发急性心血管事件（心肌缺血、急性心肌梗死、卒中）。血压和血流动力学改变及所引起的心肌缺血，可增大左心室功能低下患者心力衰竭的风险。长期暴露是否可增加高血压的风险现在还不确定。但血压即使升高很小（10/5mmHg）也可明显升高未来心血管事件的风险。

目前，大多数研究证据显示，$PM_{2.5}$ 浓度达到 $10\mu g/m^3$ 可使血压升高 1～5mmHg。但两者之间是否存在剂量反应关系，以及是否存在一个 $PM_{2.5}$ 浓度阈值（低于该值不引起血压升高）等问题还需要进一步阐明。有研究显示两者可能存在线性或对数线性的剂量反应关系，因为在严重污染事件或严重污染的发展区域中，更高的颗粒物浓度（例如>

100μg/m³）可引起更大幅度的血压升高。另一些证据支持某些易感人群（例如高血压患者和未经降压治疗的个体）可能对颗粒物的影响更加敏感。然而，这种易患血压升高反应在PM$_{2.5}$介导心血管事件病原学中的重要性还需要进一步证实。长期暴露于颗粒物是否是慢性血压升高的危险因素还需要进一步研究。最后，剂量反应关系的不确定性以及空气污染混合物中特定化合物或不同成分的混合物（有机碳的化学物和金属）的作用是未来空气污染研究的重点问题。虽然空气污染和高血压均非常复杂，影响因素众多，但如能发现两者间的因果关系对公共卫生的意义非常重大。

参考文献

[1] http：//www.epa.vic.gov.au/air/aq4kids/default.asp.

[2] Katsouyanni K，Touloumi G，Spix C. Short-term effects of ambient sulphur dioxide and particulate matter on mortality in 12 European cities：results from times series data from the APHEA project. Br Med J，1997，314：1658-1663.

[3] Samet JM，Zeger SL，Dominici F，et al. The National Morbidity，Mortality，and Air Pollution Study. Part Ⅱ：Morbidity and mortality from air pollution in the United States. Res Rep Health Eff Inst，2000，94：5-70，discussion 71-79.

[4] Brook RD，Franklin B，Cascio W，et al. Air pollution and cardiovascular disease：a statement for healthcare professionals from the expert panel on population and prevention science of the American Heart Association. Circulation，2004，109：2655-2671.

[5] Brook RD，Bard RL，Burnett RT，et al. Adverse cardio-vascular responses to alterations in daily levels of personal and ambient fine particulate matter air pollution. Circulation，2008，118：S1159.

[6] Brook RD，Rajagopalan S. Particulate matter air pollution and blood pressure. J Am Soc Hypertens，2009，3：332-350.

[7] Brook RD，Bard RL，Burnett RT，et al. Differences in blood pressure and vascular responses associated with ambient fine particulate matter exposures measured at the personal versus community level. Occup Environ Med，2011，68：224-230.

[8] Brook RD，Urch B，Dvonch JT，et al. Insights into the mechanisms and mediators of the effects of air pollution exposure on blood pressure and vascular function in healthy humans. Hypertension，2009，54：659-667.

[9] Langrish JP，Mills NL，Chan JK，et al. Beneficial cardiovascular effects of reducing exposure to particulate air pollution with a simple facemask. Part FibreToxicol，2009，6：8.

[10] Langrish JP，Li X，Wang S，et al. Reducing personal exposure to particulate air pollution improves cardiovascular health in patients with coronary heart disease. Environ Health Perspect，2011，120：367-372.

[11] Dvonch JT，Kannan S，Schulz AJ，et al. Acute effects of ambient particulate matter on blood pressure：differential effects across urban communities. Hypertension，2009，53：853-859.

[12] Choi J-H，Xu Q-S，Park S-Y，et al. Seasonal variation of effect of air pollution on blood pressure. J Epidemiol Community Health，2007，61：314-318.

[13] Auchincloss AH，Roux AV，Dvonch JT，et al. Associations between recent exposure to ambient fine particulate matter and blood pressure in the Multi-Ethnic Study of Atherosclerosis（MESA）. Environ Health Perspect，2008，116：486-491.

[14] Mills NL，Robinson SD，Fokkens PH，et al. Exposure to concentrated ambient particles does not affect vascular function in patients with coronary heart disease. Environ Health Perspect，2008，116：709-715.

[15] Brook RD，Brook JR，Urch B，et al. Inhalation of fine particulate air pollution and ozone causes acute arterial vasoconstriction in healthy adults. Circulation，2002，105：1534-1536.

[16] Urch B，Silverman F，Corey P，et al. Acute blood pressure responses in healthy adults during controlled air pollution exposures. Environ Health Perspect，2005，113：1052-1055.

[17] Sun Q，Yue P，Ying Z，et al. Air pollution exposure potentiates hypertension through reactive oxygen species-mediated activation of Rho/ROCK. Arterioscler Thromb Vasc Biol，2008，29：1760-1766.

[18] Ying Z，Yue P，Xu X，et al. Air pollution and cardiac remodeling：a role for RhoA/Rho-kinase. Am J Physiol，2009，296：H1540-1550.

[19] Bartoli CR，Wellenius GA，Diaz EA，et al. Mechanisms of inhaled fine particulate air pollution-induced arterial blood pressure changes. Environ Health Perspect，2009，117：361-366.

[20] Hausberg M，Mark AL，Winniford MD，et al. Sympathetic

and vascular effects of short-term passive smoke exposure in healthy nonsmokers. Circulation, 1997, 96: 282-287.

[21] Rhoden CR, Wellenius GA, Ghelfi E, et al. PM-induced cardiac oxidative stress and dysfunction are mediated by autonomic stimulation. Biochimica Biophysica Acta, 2005, 1725: 305-313.

[22] Lassègue B, Griendling KK. Reactive oxygen species and hypertension. An update. Am J Hypertens, 2004, 17: 852-860.

[23] Gamboa A, Shibao C, Diedrich A, et al. Contribution of endothelial nitric oxide to blood pressure in humans. Hypertension, 2007, 49: 170-177.

[24] Sun Q, Yue P, Deiuliis JA, et al. Ambient air pollution exaggerates adipose inflammation and insulin resistance in a mouse model of diet induced obesity. Circulation, 2009, 119: 538-546.

[25] Li Z, Carter JD, Dailey LA, et al. Pollutant particles produce vasoconstriction and enhance MAPK signaling via angiotensin type I receptor. Environ Health Perspect, 2005, 113: 1009-1014.

[26] Kreyling WG, Semmler-Behnke M, Möller W. Ultrafine particle-lung interactions: Does size matter？. J Aerosol Med, 2006, 19: 74-83.

[27] Nel A, Xia T, Mädler M, et al. Toxic potential of materials at the nanolevel. Science, 2006, 311: 622-627.

[28] Nedeljkovic ZS, Gokce N, Loscalzo J. Mechanisms of oxidative stress and vascular dysfunction. Postgrad Med J, 2003, 79: 195-200.

[29] Cho H-Y, Jeflicka AE, Clarke R, et al. Role of Toll-like receptor-4 in genetic susceptibility to lung injury induced by residual oil fly ash. Physiol Genomics, 2005, 22: 108-117.

[30] Van Hee VC, Adar SD, Szpiro AA, et al. Exposure to traffic and left ventricular mass and function: the Multi-Ethnic Study of Atherosclerosis. Am J Resp Crit Car Med, 2009, 179: 827-834.

[31] Johnson D, Parker JD. Air pollution exposure and self-reported cardiovascular disease. Environ Research, 2009, 109: 582-589.

[32] Brook RD. You are what you breathe. Evidence linking air pollution and blood pressure. Curr Hypertens Rep, 2005, 7: 427-434.

[33] Pope CA, Burnett RT, Thurston GD, et al. Cardiovascular mortality and long-term exposure to particulate air pollution: epidemiological evidence of general pathophysiological pathways of disease. Circulation, 2004, 109: 71-77.

[34] Jerrett MR, Burnett MaR, Pope AC, et al. Spatial analysis of air pollution and mortality in Los Angeles. Epidemiology, 2005, 16: 727-736.

[35] Suwa T, Hogg JC, Quinlan KB, et al. Particulate air pollution induces progression of atherosclerosis. J Am Coll Cardiol, 2002, 39: 935-942.

[36] McCracken JP, Schwartz J, Bruce N, et al. Combining individual-and group-level exposure information: child carbon monoxide in the Guatemala woodstove randomized control trial. Epidemiology, 2009, 20: 127-136.

（胡　泊　秦天榜）

第5章 特殊环境与高血压

高血压是遗传和环境因素相互作用的结果，一般认为遗传因素约占40%，环境因素约占60%[1]。除了传统的环境因素如饮食（高钠盐摄入、高蛋白质摄入、饱和脂肪酸或饱和脂肪酸/不饱和脂肪酸比值较高、饮酒）、超重或肥胖等之外，特殊环境如高原缺氧、高温、高噪声、精神高度紧张、井下作业等对高血压发病亦有明显的影响。据调查，不同职业人群由于工作环境不同，其高血压发病率差异较大：司机12.7%，会计11.9%，售票员10.6%，烟草工人10.5%，一般工人7.3%，教师6.1%，高温工人5.4%，农民2.2%。2005年，侯玉英对山西省10 792人进行高血压患病调查显示，不同职业人群高血压患病率不同，其中工人患病率为26.2%，农民为27.6%，干部为12.7%，教师为23.2%，学生为7.6%，医务人员为21.9%，离退休人员为27.5%[2]。因此，阐明特殊环境与高血压发病之间的关系，对有效防治高血压的发生、保护人群健康具有重要意义。

第一节 高温环境与高血压

一、高温环境

（一）高温环境的定义

高温环境是指温度超过人体舒适程度的环境。根据环境温度及其和人体热平衡之间的关系，通常把35℃以上的生活环境和32℃以上的生产劳动环境作为高温环境。高温环境主要见于热带、沙漠地带，以及一些高温作业、某些军事活动和空间活动的场所。高温环境主要是由下列几个方面所产生的热造成：①燃料燃烧所散发的热，如燃料在锅炉、冶炼炉、炉窑等燃烧过程所散发的热。②机器运转所散发的热，如电动机、发动机以及各种机械运动所产生的热等。③化学反应过程所散发的热，如化工厂的一些反应炉所散发的热等，有人把核反应散发的热也归入这一类。④人体所散发的热。平均一个成年人散发的热相当于一个146W的发热器所散发的热量。在人密集的生产环境、或人在密闭的环境中所散发的热也能形成高温环境。例如在潜水艇中潜航几个月，由于人体散发的热和来自机器、烹饪等所散发的热在舱内积聚，如不加处理，可以形成高达50℃以上的高温环境。⑤太阳辐射所散发的热。在炎热的夏季，或在热带和沙漠中，日光强烈照射而形成高温环境。此外，在军事活动中，爆炸也可形成高温。

（二）高温环境的分类

高温环境因其产生原因不同可分为自然高温环境（如阳光热源）和工业高温环境（如生产性热源）。

1. 自然高温环境

自然高温环境系由日光辐射引起，主要出现于夏季（每年7～8月）。夏季高温的炎热程度和持续时间因地区的纬度、海拔高度和当地气候特点而异，这种自然高温的特点是作用面广，从工农业作业环境到一般居民住室均可受到影响，而其中受影响最大的是露天作业者。

2. 工业高温环境

工业高温环境的热源主要为各种燃料的燃烧（如煤炭、石油、天然气、煤气等），机械的转动摩擦（如电动机、机床、砂轮、电锯等），使机械能变成热能和部分产热的化学反应。

工业高温环境是生产劳动中经常遇到的，如冶炼工业的炼焦、炼铁、炼钢；机械工业的铸造、锻造，机械加工车间，如陶瓷、玻璃、砖瓦等；各种工程；轮船的锅炉间等。在印染、纺织、缫丝、造纸的蒸煮作业场所，不仅气温高而且湿度大。所有的工业环境高温均可因夏季的自然高温而加剧。

二、高温作业

（一）高温作业的定义

高温作业（work in hot environment）系指工作地点有生产性热源，以本地区夏季室外平均温度为参照基础，工作地点的气温高于室外2℃或2℃以上的作业。一般将热源散热量大于 23W/m³ 的车间称为热车间或高温车间。在高气温或同时存在高气湿或热辐射的不良气象条件下进行的生产劳动，通称为高温作业。

（二）高温作业的分类

高温作业按其气象条件的特点可分为下列三个基本类型。

1. 高温、强热辐射作业

如冶金工业的炼焦、炼铁、轧钢等车间；机械制造工业的铸造、锻造、热处理等车间，夏季冶金工厂的炼钢、轧钢、铸造等车间气温可达 45℃ 以上[3]，散热量可高达 627.6～836.8kJ/（m³·h）；个别情况下甚至可达到 1255.2～2092.0kJ/（m³·h）；陶瓷、玻璃、搪瓷、砖瓦等工业的炉窑车间；火力发电厂和轮船的锅炉间等。这些生产场所的气象特点是气温高、热辐射强度大，而相对湿度较低，形成干热环境。

2. 高温、高湿作业

其气象特点是高气温、气湿，而热辐射强度不大。高湿度的形成，主要是由于生产过程中产生大量水蒸气或生产上要求车间内保持较高的相对湿度所致。例如印染、缫丝、造纸等工业中液体加热或蒸煮时，车间气温可达 35℃ 以上，相对湿度常达 90% 以上。潮湿的深矿井内气温可达 30℃ 以上，相对湿度达 95% 以上[4]。如通风不良就容易形成高温、高湿和低气流的不良气象条件，即湿热环境。

3. 夏季露天作业

夏季的农田劳动、建筑、搬运等露天作业，除受太阳的直接辐射作用外，还受到加热的地面和周围物体二次辐射源的附加热作用。露天作业中的热辐射强度虽较高温车间为低，但其作用的持续时间较长，加之中午前后气温较高，形成高温与热辐射的联合作业环境。

（三）高温作业人群

高温作业人群是指在高温环境下从事生产劳动的职业人群，其判定标准[5]为在高温环境中从事生产劳动，其接触高温的时间累计每年超过 22 个工作日，每个工作日超过 2h 的人员。

高温作业人群主要分布在冶金、机械制造、陶瓷、搪瓷、玻璃、砖瓦、火力发电、轮船、印染、缫丝、造纸、深矿井，夏季农业劳动、建筑、搬运等行业。

三、高温作业对人群血压的短时及长期影响

高温作业对人群血压的短期影响取决于环境温度、湿度、风速和劳动强度，许多研究发现，心脑血管疾病的发生、死亡有明显的季节性，决定周期性变化的主要因素就是气候的变化。

（一）高温作业对人群血压的短时影响

炎热的夏季容易出现血压升高，在热环境中，心血管系统处于高度紧张状态。机体为适应散热和供氧的双重需要，体温调节中枢在内、外热刺激作用下，引起皮肤血管的交感神经活动减弱，内脏血管的交感神经活动增强。因此，皮肤血管网高度扩张，内脏血管收缩，血液重新分配，心脏活动增强，提高了心排血量，使大量血液进入体表。所以，短时高温暴露，末梢血管紧张度降低，血压稍有下降。

（二）高温作业对人群血压的长期影响

如过长时间的高温或高温下从事强体力劳动，体力活动、升压因素超过了高温的降压作用，则收缩压升高。此外，天气炎热使人心情烦躁，睡眠质量下降，入睡后交感神经兴奋，血管收缩，致使血压升高。

四、高温环境与高血压流行病学

（一）高温所致高血压主要发生在高温作业人群

李瑞芳等[6]调查了某钢铁企业 160 名炼钢、轧钢工人，其高血压患病率（25.00%）明显高于对照组（库工）（12.28%），多因素分析表明，高温暴露工人患高血压的危险性是对照组的 2.604 倍。首都钢铁公司男工队列主要死因研究发现，经多因素调整后，高血压的相对危险度和归因危险度分别为 1.615 和 16.5%。王忠旭等采用回顾性队列研究对国内 3 家钢铁集团公司所属的 18 个炼铁、炼钢和轧钢厂进行了流行病学研究，发现高血压的人年发病率为 214.90/10 万人年，位于钢铁作业工人发病的第 6 位，男性工人高血压的标化发病比为对照人群的 2.86 倍，炼铁、炼钢和轧钢工人的高血压的标化发病比分别为对照人群的 2.02、3.55 和 2.44 倍。马莉等调查了唐山钢铁集团公司 12 855 名职工的高血压患病情况，检出高血压患者 1793 人，高血压粗患病率为 13.95%。Koswnen 等对接受蒸气浴者进行观察，受热 10min 后，收缩压平均增加 19%，20min 后开始下降，30min 后降至受热前水平，2h 后仍低于受热前。高温对血压的作用还与机体受热前的血压水平有关，高血压者受热时血压增高的值较正常血压者大。高温作业时血压的变化是体力劳动的升压因素和高温的降压因素拮抗作用的结果，重体力劳动时超过高温的作用而出现收缩压

的升高，舒张压一般不升高，甚至下降。

（二）高温作业工人血压的变化与接触高温的工龄有关

Kloetzed 等调查了长期接触高温强热辐射的高炉、冶炼及轧钢工人 188 名、无缝钢管厂工人 54 名、非高温作业工人 90 名，发现长期接触高温者血压较一般接触、非高温接触者都要高，高血压患病率分别为 46.7%、18.5% 和 14.4%（$P < 0.05$），同时发现高血压患病率随高温作业工龄增加的幅度高于年龄的影响。我国 1975—1976 年间对鞍钢第一炼钢厂的高温作业工人进行的高血压调查表明，高温作业工人的高血压发病率与车间气温的高低有一定的关系，从事高温作业 5 年内者高血压患病率达 26%，15～19 年者患病率最低，10～24 年者高血压病又增高。杨红艳等[7]采用横断面研究方法，调查了某钢厂高温作业工人 801 名，发现高血压患病率随年龄的增长和工龄的延长而增高，高血压患病率由 25 岁以下、工龄 3 年以下的 3.0% 增高到 50 岁以上、工龄 20 年左右的 30.8%，各年龄组之间高血压患病率差异有显著性（$P < 0.105$）。王华义等[8]于 2008—2009 年调查了某钢铁企业高温作业工人 1252 名，通过因子分析和 Logistic 回归分析发现，高温作业及作业时间与调查人群高血压患病有一定的关系，比值比（OR）分别为 1.775 和 2.073。

（三）高温作业工人血压的变化与接触高温的工种和气温高低有关

我国鞍钢心血管病防治协作组于 1975—1976 年对鞍钢第一炼钢厂的高温作业工人进行了高血压患病情况调查，并选择鞍钢机修总厂劳动强度相似的常温作业的车钳工为对照组，结果发现平炉、铸锭车间平均气温较高，在 44～50℃，平炉、铸锭、修窑工的高血压发病率也较高（分别为 15.75%、14.58% 和 13.39%）；装料机、铸钢机、脱模机均为吊车作业，采取通风措施后气温已降低至 33～37℃，高血压发病率也较低（分别为 9.52%、6.72% 和 7.14%）；维护工高血压发病率最高（26.67%），工人在维修平炉吊车等设备时，气温可达 60℃以上。由此可见，高温工人的高血压发病率与车间气温的高低有一定的关系。

五、高温致高血压的病理生理学

在热环境下，散热中枢活动增强，引起皮肤血管明显扩张，其血流量可增加 15～20 倍，末梢阻力下降 5%～7%，致使血压下降，这种降低与周围

温度的升高成平行关系，体力劳动又可使血压上升。但是由于颈动脉窦和主动脉弓上的压力感受器对血压的变化很敏感，产生反射性调节，使动脉血压维持在一定的高度，保证心脏与大脑有足够的血液供应。高温导致人体大量出汗，血容量减少，心排血量增加，使循环系统处于高度应激状态，长时间处于这种状态可使作业者的血压升高。

大量出汗时损失大量氯化钠，如不及时补充，势必引起机体缺钠，造成细胞外液钠离子浓度降低，影响水分在体内的潴留，致使摄入的水分迅速经肾排出，细胞外液容量减少，血液浓缩，从而加重心脏和肾的负担。人在高温环境下劳动时，为有效散热心脏要向高度扩张的皮肤血管输送大量的血液，又要向肌肉运动系统输送足够的血液，以保证工作肌的活动，并且要维持正常的血压。同时，大量出汗水分丧失和体液向肌肉转移使有效血容量减少。这种供需矛盾导致心血管系统处于高度应激状态，久而久之会出现血黏度、血管总外周阻力、循环半更新时间及循环平均滞留时间增高，血管弹性系数下降。高温环境还可促使体内血浆内皮肽（endothelin，ET）的分泌量明显增加，它是已知的体内最强的收缩血管物质，对 ET 具有拮抗作用的心房钠尿肽（atrial natriuretic peptide，ANP）分泌相对不足。尽管高温作业所致高血压与普通人群高血压的诱因不尽相同，但血浆同型半胱氨酸（homocysteine，Hcy）参与了该人群高血压的发生、发展过程，是高血压的一个独立危险因素[9]。以上因素综合作用的结果导致血压升高。

六、高温作业工人高血压的预防措施

（一）高温作业职业卫生标准

高温作业时，人体与环境的热交换和平衡既受气象因素又受劳动代谢产热的影响。制订卫生标准应以机体热应激不超出生理范围（如直肠体温 ≤38℃）为依据，对气象诸因素及劳动强度做出相应的规定，以保证工人的健康。

自 20 世纪初以来，已从气象因素、生理乃至心理等研制了一系列综合指标。目前国际标准化组织（International Organization for Standardization，ISO）制订出的高温作业卫生标准（表 5-1），气象诸因素以湿球-黑球温度表示，也称湿球黑球温度指数（wet-bulb-globe-temperature index，WBGT），在该 WBGT 环境条件下劳动，中心体温不会超过 38℃。

经多年研究我国也制订出综合性的高温作业卫

表 5-1 高温生产环境卫生标准（ISO 7243；1989）

代谢率级别	代谢率（W/m²）	WBGT（℃）	
		热适应者	非热适应者
0	M≤65	33	32
1	65＜M≤130	30	29
2	130＜M≤200	28	26
3	200＜M≤260	25～26	22～23
4	M＞260	23～25	18～20

注：设立此 WBGT 标准值以使高温作业工人的中心体温不超过38℃

表 5-2 高温作业分级

接触高温作业时间/min	WBGT 指数/℃									
	25～26	27～28	29～30	31～32	33～34	35～36	37～38	39～40	41～42	≥43
≤120	I	I	I	I	II	II	II	III	III	III
≥121	I	I	II	II	III	III	IV	IV	—	—
≥241	II	II	III	III	IV	IV	—	—		
≥361	III	III	IV	IV	—					

表 5-3 高温作业工作场所综合温度容许限值

体力劳动强度分级	体力劳动强度指数	综合温度（℃）	
		＜30℃地区*	≥30℃地区
I	≤15	31	32
II	～20	30	31
III	～25	29	30
IV	＞25	28	29

注：* 按夏季通风室外计算温度分区

表 5-4 常见职业体力劳动强度分级表

体力劳动强度分级	职业描述
I（轻劳动）	坐姿：手工作业或腿的轻度活动（正常情况下，如打字、缝纫、脚踏开关等）立姿：操作仪器，控制、查看设备，上臂用力为主的装配工作
II（中等劳动）	手和臂持续动作（如锯木头等），臂和腿的工作（如卡车、拖拉机或建筑设备等运输操作），臂和躯干的工作（如锻造、风动工具操作、粉刷、间断搬运中等重物、除草、锄田、摘水果和蔬菜等）
III（重劳动）	臂和躯干负荷工作（如搬重物、铲、锤锻、锯刨或凿硬木、割草、挖掘等）
IV（极重劳动）	大强度的挖掘、搬运，快到极限节律的极强活动

生标准［《工作场所有害因素职业接触限值（GBZ 2.2-2007）》］，它以综合温度反映高温气象诸因素构成的热负荷（所谓综合温度相当于 WBGT 指数），还考虑了劳动强度；在该高温环境下劳动，约90%的工人其中心体温不会超过38℃（表 5-2 至表 5-4）。近来，这个标准已经修订，与 ISO7243 近似，还制订了高温作业连续工作的允许时间限值以及室内空调作业至适温度等卫生标准（表 5-5）。

劳动强度指数计算：$I = 3T + 7M$，其中 T 为平均劳动时间率（工作日净劳动时间／工作日总劳动时间），M 为 8 小时工作日能量代谢率［kJ/（min·m²）］

表 5-5 高温作业允许持续接触热时间（min）限值

工作地点温度/℃	轻劳动	中等劳动	重劳动
30～32	80	70	60
＞32	70	60	50
＞34	60	50	40
＞36	50	40	30
＞38	40	30	20
＞40	30	20	15
42～44	20	10	10

（二）防暑降温措施

多年来，我国总结了一套综合性防暑降温措施，对保护高温作业工人的健康起到积极作用。

1. 技术措施

（1）合理设计工艺流程

合理设计工艺流程，改进生产设备和操作方法是改善高温作业劳动条件的根本措施。如钢水连铸，轧钢、铸造、搪瓷等的生产自动化，可使工人远离热源，同时减轻劳动强度。热源的布置应符合下列要求：①尽量布置在车间外面。②采用热压为主的自然通风时，尽量布置在天窗下面。③采用穿堂风为主的自然通风时，尽量布置在夏季主导风向的下风侧。④对热源采取隔热措施。⑤使工作地点易于采用降温措施，热源之间可设置隔墙（板），使热空气沿着隔墙上升，经过天窗排出，以免扩散到整个车间。热成品和半成品应及时运出车间或堆放在下风侧。

（2）隔热

隔热是防止热辐射的重要措施。可以利用水或导热系数小的材料进行隔热，其中尤以水的隔热效果最好，水的比热大，能最大限度地吸收辐射热。

（3）通风降温

1）自然通风（natural ventilation）：任何房屋均可通过门窗、缝隙进行自然通风换气，高温车间仅仅靠这种方式是不够的，热量大、热源分散的高温车间，每小时需换气 30 ～ 50 次以上，才能使余热及时排出，此时必须把进风口和排风口配置得十分合理，充分利用热压和风压的综合作用，使自然通风发挥最大的效能。

2）机械通风（mechanical ventilation）：在自然通风不能满足降温的需要或生产上要求车间内保持一定的温湿度时，可采用机械通风。

2. 保健措施

（1）供给饮料和补充营养

高温作业工人应补充与出汗量相等的水分和盐分。补充水分和盐分的最好办法是供给含盐饮料。一般每人每日供水 3 ～ 5L，盐 20g 左右。在 8 小时工作日内汗量少于 4L 时，每日从食物中摄取 15 ～ 18g 盐即可，不一定从饮料中补充。若出汗量超过此数时，除从食物中摄取盐外，尚需从饮料中适量补充盐分。饮料的含盐量以 0.15% ～ 0.2% 为宜。饮水方式以少量多次为宜。在高温环境劳动时，能量消耗增加，故膳食总能量应比普通工人高，最

好能达到 12 600 ～ 13 860kJ。蛋白质产能增加到总能量的 14% ～ 15% 为宜。此外，可补充维生素和钙等。

（2）个人防护

高温工人的工作服，应以耐热、导热系数小而透气性能好的织物制成。防止辐射热，可用白帆布或铝箔制的工作服。工作服宜宽大又不妨碍操作。此外，按不同作业的需要，供给工作帽、防护眼镜、面罩、手套、鞋盖、护腿等个人防护用品。特殊高温作业工人，如炉衬热修、清理钢包等工种，为防止强烈热辐射的作用，须佩戴隔热面罩和穿着隔热、阻燃、通风的防热服，如喷涂金属（铜、银）的隔热面罩、铝膜隔热服等。

（3）加强医疗预防工作

对高温作业工人应进行就业前和入暑前体格检查。凡有心血管系统结构性疾病、血管舒缩调节功能不全、持续性高血压、溃疡病、活动性肺结核、肺气肿、肝、肾疾病、明显的内分泌疾病（如甲状腺功能亢进症）、中枢神经系统结构性疾病，过敏性皮肤瘢痕患者、重病后恢复期及体弱者，均不宜从事高温作业。

3. 组织措施

我国防暑降温已有较成熟的经验，关键在于加强领导，改善管理，严格遵照国家有关高温作业卫生标准搞好厂矿防暑降温工作。根据地区气候特点，适当调整夏季高温作业劳动和休息制度。休息室或休息凉棚应尽可能设置在远离热源处，必须有足够的降温设施和饮料。大型厂矿可专门设立具空气调节系统的工人休息公寓，保证高温作业工人在夏季有充分的睡眠与休息，这对预防高温所致高血压有重要意义。

第二节　环境噪声与高血压

一、环境噪声

在工业生产、建筑施工、交通运输和社会生活中所产生的干扰周围生活环境的声音统称为环境噪声（environmental noise）。

（一）噪声定义

从物理学和卫生学意义上讲，凡是频率和强度无规律的杂乱组合所形成的、使人感到厌烦、不需要或有损健康的声音都称为噪声（noise）。因此，从某种程度上，各种声音，如谈话的声音或音乐，对于不需要的人来说，也属于噪声。噪声是声音的

一种，具有声音的基本物理特性。

（二）噪声分类

按噪声的来源可分为交通噪声、生产性噪声、建筑施工噪声和生活噪声。

1. 交通噪声

交通噪声（transportation noise）主要指机动车辆、飞机、火车和轮船等交通工具在运行时发出的噪声。这些噪声的噪声源是流动的，干扰范围大。

2. 生产性噪声或工业噪声

生产性噪声或工业噪声（industrial noise）主要指在生产过程中产生的，频率和强度没有规律，听

起来使人感到厌烦的声音。主要来自机器和高速运转的设备以及电磁设备。

3. 建筑施工噪声

建筑施工噪声（construction noise）主要指建筑施工现场产生的噪声。在施工中要大量使用各种动力机械，要进行挖掘、打洞、搅拌，要频繁地运输材料和构件，从而产生大量噪声。

4. 社会生活噪声

社会生活噪声（social life noise）主要指人们在商业交易、体育比赛、游行集会、娱乐场所等各种社会活动中产生的喧闹声，以及收录机、电视机、洗衣机等各种家电的嘈杂声。这类噪声一般在80分贝（dB）以下。例如洗衣机、缝纫机的噪声为50～80dB，电风扇的噪声为30～65dB，空调机、电视机为70dB。

二、生产性噪声

（一）生产性噪声的分类

1. 按照来源，生产性噪声可以分为：

（1）机械性噪声：由于机械的撞击、摩擦、转动所产生的噪声，如冲压、切割、打磨机械等发出的声音。

（2）流体动力性噪声：气体压力或体积的突然变化或流体流动所产生的声音，如空气压缩或释放（气笛）发出的声音。

（3）电磁性噪声：指由于电磁设备内部交变力相互作用而产生的声音，如变压器所发出的声音。

2. 根据噪声随时间的分布情况，生产性噪声可分为：

（1）连续声：又可分为稳态噪声和非稳态噪声。随着时间的变化，声压波动＜3dB（A）的噪声称为稳态噪声，≥3dB（A）则为非稳态噪声。

（2）间断声：把声音持续时间≤0.5s，间隔时间＞1s，声压有效值变化＞40dB（A）的噪声，称为脉冲噪声，如锻造工艺使用的空气锤发出的声音。

3. 根据其频谱特性，又可将稳态噪声分为低频噪声（主频率在300Hz以下）、中频噪声（主频率在300～800Hz）和高频噪声（主频率在800Hz以上）。此外，依据噪声频谱宽度，还可将其分为窄频带噪声和宽频带噪声等。

（二）生产性噪声的特征

1. 强度高

生产性噪声强度多超过80dB（A），甚至高达110dB（A）以上，其危害远不只干扰工作，长期接触对人体听觉系统和非听觉系统都可造成损伤。

2. 高频音所占比例大

工业噪声以高频声为多见，其危害大于中、低频声。

3. 持续暴露时间长

在生产过程中，作业工人每个工作日持续接触强噪声时间可长达数小时。

4. 其他有害因素联合作用

生产环境中往往同时伴有振动、高温、毒物等有害因素，这些生产性有害因素可与噪声产生联合作用。

三、接噪人群

接噪人群（noise-exposed population）是指在噪声环境下从事生产劳动的职业人群，包括直接接触噪声的作业人群以及非直接接触噪声的人群。

四、生产性噪声对血压的短时及长期影响

短期的噪音暴露会导致血压、心率的暂时性升高已被广泛认可[10]。赵宗群等将雄性Wistar大鼠置于频率为500Hz、声级为105dB（A）的环境下6h，发现大鼠平均静脉压先明显下降，并持续在低水平，停止暴露后在15min内恢复。收缩压仅于暴露第1h有明显降低，并于暴露过程中逐渐恢复。

关于噪声暴露与高血压关系的试验研究，发现短期噪声暴露会产生一定的即时反应，被试者在10min和20min的100dB（A）间断噪声暴露后，出现收缩压、舒张压及平均压显著升高[11-13]。为排除预期应激和精神紧张的影响，国外有人选择医学生作为被试者，并进行了试验前训练；但20min的95dB（A）噪声暴露后仍出现血压升高。动物实验结果显示，大鼠6天/周、2小时/天暴露于90dB（A）的高频连续稳态噪声中，91周后可引起血压升高。但也有实验认为长期暴露无血压改变。

赵一鸣等将健康老龄Wistar大鼠置于90dB（A）的噪声环境中91周，发现高频连续稳态噪声长期暴露可引起大鼠血压升高，表现为从噪声暴露开始到43周收缩压呈现波动状态，43周后收缩压水平高于对照组［60dB（A）］，呈现持续升高状态。大量的试验研究发现噪声与血压升高或高血压发生成正相关[14]，特别是对于需要长期暴露在较高噪音级别的特殊职业人群。Tomei F等[15]对77名男性涡轮螺旋桨飞机飞行员（噪声级别93dB）和224名男性喷射式飞机飞行员（噪声级别79dB）的研究中发现，

在匹配年龄、工龄等混杂因素后，噪音是血压升高的危险因素。

五、噪声与高血压流行病学

（一）交通噪声对血压的影响较大

环境噪声的来源多种多样，但影响范围较广泛的当属交通噪声。Barregard 等[16]对居住在高速公路或铁路旁的常住居民进行了横断面研究，通过分析认为道路交通噪声与男性高血压成正相关。国内也有一些小样本的调查研究证实了噪声与高血压的关系[17-18]。但上述这些研究中噪声强度相对较低，且研究对象的年龄多在 30～50 岁，与飞机产生的高强度噪声对机务人员的影响相比可能存在差异。2007 年 Eriksson 等[19]发表了第一个关于飞机噪声与高血压关系的前瞻性队列研究，该研究提示长期的飞机噪声暴露增加男性高血压风险。Tomei F 等对飞行员的调查发现，驾驶涡轮螺旋桨飞机的飞行员高血压患病率和心电图异常率均高于喷气发动机飞行员和对照组，且血压升高的程度与飞行员的听力损失程度成正相关。机场附近居住儿童血压的横断面研究显示，儿童平均血压的增高可能与暴露于航空噪声有关，但纵向研究的证据未予支持。Babisch W 等对年龄为 45～67 岁、暴露于噪声强度为 50～70dB（A）的 2348 名街道男性居民进行了血压调查，结果显示，平均收缩压无明显改变、舒张压水平升高出现在最低等效连续 A 声级［equivalent continuous A sound level，Leq（A）］组，而低平均收缩压、舒张压水平出现在最高 Leq（A）组，其差异有统计学意义。

交通噪声暴露人群血压水平升高与噪声强度有关。Jarup L 等[20]对居住在欧洲 6 个主要机场附近的居民进行血压监测，发现 10dB 的噪声增加量与高血压发生的 OR 为 1.14，说明长期的噪声暴露与高血压的发生相关。另一类似研究[21]也发现在校正其他主要健康问题、社会经济因素、生活方式、饮食、体育活动等因素后，噪声每升高 5dB，居民收缩压、舒张压白天平均升高 1.15mmHg 和 1.16mmHg，夜间平均升高 0.74mmHg 和 0.77mmHg，并且女性比男性更加敏感。

（二）高血压患病率与工业噪声暴露的关联

厂矿工人职业噪声暴露情况更为复杂，以非稳态噪声为多。近年来，部分研究结果支持噪声暴露是高血压患病的危险因素之一。Fogari R 等对 8811 名工厂雇员进行调查，高血压患病率为 8%，高血压患病与暴露于强噪声［＞80dB（A）］有关。国内对锅炉、水泥制造行业职工健康状况进行了调查，认为高血压与接触噪声和一氧化碳有关，且血压异常率与接触噪声的强度和时间成正相关。纺织女工的病例-对照研究同样支持高血压患病率与噪声暴露有关，但与工龄无关。噪声引起的听力损失可能与高血压患病有一定的间接联系，暴露于 85dB（A）噪声、工作 5 年以上，黑人高血压患病与 4000Hz 的听力损失存在有统计学意义的相关，而在白人之中则未发现这种相关性。国内何丽华等应用 Meta 分析方法，对 1980 年以来所发表的关于生产性噪声与高血压关系的流行病学研究进行分析，发现噪声与高血压患病率有正向关联，特别是以听力损伤为生物标志物推断累积噪声接触，较易得出噪声接触与血压之间有关联的阳性结果。

但也有报道不支持以上结论。南非 2197 名白人矿工的横断面研究和 3 年的纵向研究结果，未发现任何证据表明职业性噪声暴露与高血压有关。2124 名工厂男性职员的调查结果显示：高噪声暴露组的高血压患病率（10.2%）反而低于低噪声组（10.9%）和办公室职员（12.5%）。对上述 3 组中部分职员的血压 10 年追踪调查，平均血压反比 10 年前还有所降低（P＞0.05）。其他对不同职业的在职和退休工人进行的横断面或病例-对照研究，亦未能发现噪声与高血压的关联。Van Kempen 等采用 Meta 分析方法通过对 43 个有关噪声对职业人群、社区人群的影响的研究发现，噪声引起的血压变化很小，噪声与心血管病的关系仍无确定结果。

1. 高血压患病率与累积噪声暴露及听力损失的关联

赵一鸣等对 1101 名纺织厂暴露噪声女工进行了调查研究，在控制了高血压家族史、年龄等混杂因素后，发现高血压患病与累积噪声暴露剂量有关。Talbott EO 等对 245 名从事金属加工 30 年以上、接触噪声大于 89dB（A）的退休工人进行调查研究认为，反映听力损失的指标 W-2MAX（在噪声环境下的语音辨别力）与高龄组的高血压患病率显著相关，但在较低龄组未发现这种相关。赵一鸣等以 1593 名化肥厂生产工人为研究对象，按常规方法收集噪声暴露、听力和血压资料，根据等能量原理将工人噪声暴露水平的暴露时间合并为累积噪声暴露量（cumulative noise exposure，CNE），在 1593 名工人中发现有高血压患者 193 人，高血压患病率随 CNE 增大而升高，差异有显著性。

陈立章等研究发现机械加工企业噪声从业人员高血压患病率为12.1%。随着CNE的增加高血压患病率逐渐升高（趋势$\chi^2 = 29.932$，$P < 0.01$），高血压患病率与CNE之间存在明显的剂量-反应关系。非条件Logistic回归分析结果显示，在校正了年龄、体重指数和高血压家族史等影响因素的干扰后，CNE每增加1dB（A），噪声从业人员高血压发病的危险增加5%（OR = 1.047）。江春苗等[22]报道某空调生产企业噪声从业人员高血压患病率为9.51%。随着CNE的增加高血压患病率逐渐升高（$P < 0.0001$），CNE与高血压患病率之间存在剂量-反应关系。在造纸企业[23]、机械加工行业等噪声暴露行业也有同样的发现。

2. 高血压发病率与噪声暴露工龄有关

江春苗等[22]等研究某空调生产企业噪声暴露与高血压的关系，非条件Logistic回归分析显示随着工龄的增加，CNE的增加患高血压的相对危险性越大（OR = 1.824）。陈立章等的研究也表明噪声暴露是高血压发生的一个独立危险因素。噪声不仅能导致高血压患病率增加，而且与接触噪声时间的长短有正相关关系，即接触噪声工龄、时间越长，患高血压的可能性越大。

3. 噪声暴露对机体血压的影响存在个体差异

有学者根据小鼠短时间内接触噪声心电图ST段和心率的改变把小鼠分为A型（噪声敏感组）和B型（非敏感组），两组均暴露于105dB（A）的噪声（4h/d，每周6天），3周后A型组的收缩压水平显著高于B型组且能长期维持。非敏感组在实验期间血压无明显变化。原因可能是A型小鼠在噪声刺激下，外周交感神经活性增强——合成和释放的去甲肾上腺素增多、动脉平滑肌对去甲肾上腺素的敏感性高。人类对噪声的反应也具有类似情况，A型人在暴露噪声后，收缩压与心率较B型明显增高，其原因可能是A型人群属易紧张的一类，紧张是致A型人群对噪声敏感的一个混杂因素。白人与黑人同样暴露于噪声，后者高血压患病率较前者为高，提示高血压患病存在种族差异可能性。不同种系的小鼠对噪声反应也不一致，提示动物对噪声反应也可能存在种系或遗传差异。

赵一鸣等发现，个体听力对噪声的易感性是高血压的独立危险因素，推测可能噪声所致的耳聋与噪声所致的高血压之间有共同的病理生理学基础。

4. 噪声暴露对机体血压的影响存在频谱差异

人类对不同频谱的噪声反应有一定差异，低频噪声更易引起外周血管的收缩，在睡眠时这种效应更明显，但反复噪声刺激，可使人们很快出现适应或耐受性。用40dB（A）、100dB（A）两种白噪声（white noise）间断性地刺激人体，每3min测量血压，发现平均血压无明显改变，但考虑刺激时间与血压的变化，则显示在100dB（A）刺激开始时，会引起收缩压增高，故认为噪声强度的变化比噪声强度本身更能导致血压的改变。

（三）噪声与其他因素联合作用会加重噪声对高血压的影响

工人在暴露于噪声的同时还可能接触其他职业有害因素，如高温、化学毒物等，有报道认为噪声暴露与其他因素联合作用会加重噪声对心血管系统的影响。刘富英等采用现场环境检测方法，对某汽车制造企业从事高温脉冲噪声作用工人326名、高温稳态噪声作业工人311名进行调查，同时选择接触低噪声、常温作业的319名作为对照。结果表明，高温脉冲噪声组和高温稳态噪声组的高血压患病率、心电图异常率与对照组间差异有统计学意义（$P < 0.01$），并与工作年限有一定的关系。吸烟可使高温脉冲噪声暴露人员高血压和心电图异常的危险性增加[24]。对玻璃厂、木材加工厂、水泥厂工人噪声、高温与高血压的研究也得出了相似的结论。

六、噪声致高血压的病理生理学

目前，大多数研究者认为长期接触噪声可以引起血压升高，认为可能的原因是：①噪声刺激中枢神经系统，使大脑皮质兴奋与抑制失调，皮质下血管运动中枢失衡，肾上腺素能活性增加，使节后交感神经释放去甲肾上腺素（norepinephrine，NE），引起外周血中NE含量升高，通过NE引起周围小血管收缩，而使血压升高[25]。②可能与噪声引起血管外周阻力有关。近年来有学者发现噪声能引起动脉顺应性降低，而且其改变早于血压的变化[26]。还有学者发现噪声对血管外周阻力的危害先于心血管系统，提出观察外周阻力比观察高血压更有意义。③可能与噪声引起血浆中血管紧张素Ⅱ含量升高有关，血管紧张素Ⅱ能直接作用于血管平滑肌和中枢神经系统的某些靶细胞引起强烈的升压效应。

关于噪声对心血管系统影响的机制尚不十分清楚。一些实验结果和解释存在矛盾，原因是受噪声性质、暴露方式和噪声强度等影响，还与动物品系有关。急性噪声应激致血压升高，主要是神经机制。噪声引起脑杏仁体和皮质多巴胺系统活化，多巴胺水平升高，使中枢抑制性去甲肾上腺素（NE）减少，促进神经末梢释放 NE，导致外周交感神经系统活性增强。脑组织中大部分 NE 经单胺氧化酶（MAO）分解为 3- 甲氧基 -4- 羟基苯乙二醇硫酸酯（MHPG）。实验发现，A 型大鼠 4h/d、6d/W 处于105dB（A）噪声环境中，4 周后脑 MHPG 低于 B型和对照组大鼠。MHPG 减少反映 NE 在中枢的代谢减少，活性降低，中枢释放 NE 减少，通过中枢α 受体对外周交感神经抑制减弱，也导致外周交感神经系统活性增强，合成及释放 NE 增多。故血清多巴胺 β - 羟化酶（DβH）活性及 NE 含量高于 B型大鼠和噪声强度低于 40dB（A）的对照组大鼠。Sawada 等认为哺乳动物大脑存在一特殊区域可整合心血管活动，噪声等被动应激的血压升高不通过主动应激的血压升高，而是通过交感神经机制，由外周阻力血管的 α 受体刺激介导，增加外周血管阻力（PVR）来实现。虽有证据表明交感神经系统在噪声所致的血压升高中起重要作用，但用中枢 α2肾上腺素受体激动、突触后 α 肾上腺素受体阻断及其与非选择性 β 受体联合阻断均不能阻断噪声所致血压升高。故有人认为噪声对中枢的作用比较复杂，并非单一的药物阻断。且各种机制起着相互交错的复杂作用。

关于体液机制是否参与噪声致血压升高的作用亦无定论，急性噪声应激降低 5- 羟色胺（5-HT）在下丘脑、海马和大脑皮质突触小体的摄取，证实5-HT 在噪声应激反应中起作用。Brandenberger 发现强度、频率和作用时间不同的噪声暴露下，人的血浆皮质醇浓度无改变，认为在安全听力标准内的噪声不会使肾上腺系统的活性增强。也有实验表明下丘脑-垂体系统和肾素-血管紧张素系统活性无改变。有研究报道，敏感型大鼠暴露于噪声环境 8 周后，血压明显升高，噪声暴露 15 周后，下丘脑神经肽 Y（neuropeptide Y，NPY）含量明显高于其相应对照组（$P < 0.01$）。这可能由于高血压时，交感神经系统活动增加，伴随着 NE 释放的增加，NPY 的释放也增加，从神经递质角度来分析，NE 比 NPY 更重要。职业性噪声暴露引起的血压升高是否与血浆 NPY 含量有关仍有待研究。胡中伟等[27]通过建立噪声应激高血压大鼠模型，观察内质网应激（endoplasmic reticulum stress，ERS）重要相关因子葡萄糖调节蛋白78（glucose-regulated protein 78，GRP78）和 C/EBP同源蛋白（C/EBP homologous protein，CHOP）在噪声应激高血压大鼠心肌中的表达及心脏结构功能的变化，研究高血压与 ERS 的关系及其作用机制，发现噪声可以引起心肌细胞 ERS，导致 ERS 保护性因子 GRP78 和损伤性因子 CHOP 表达失衡，进而造成心肌细胞的损害。心肌细胞的损害可引起心脏收缩及舒张功能障碍，使血流动力学改变，这可能是噪声引起高血压机制之一。

七、噪声危害的预防控制措施

（一）控制噪声源

根据具体情况采取技术措施，控制或消除噪声源，是从根本上解决噪声危害的一种方法。可以采用无声或低声设备代替发出强噪声的机械，如用无声液压代替高噪声的锻压，以焊接代替铆接等，均可收到较好效果。

对于噪声源，如电机或空气压缩机，如果工艺过程允许远置，则应移至车间外或更远的地方。此外，设法提高机器制造的精度，尽量减少机器部件的撞击和摩擦，减少机器的振动，也可以明显降低噪声强度。在进行工作场所设计时，合理配置声源，将噪声强度不同的机器分开放置，有利于减少噪声危害。

（二）控制噪声的传播

在噪声传播过程中，应用吸声和消声技术，可以获得较好效果。采用吸声材料装饰在车间的内表面，如墙壁或屋顶，或在工作场所内悬挂吸声体，吸收辐射和反射的声能，可以使噪声强度减低。在某些特殊情况下（如隔音室），为了获得较好的吸声效果，需要使用吸声尖劈。

消声是降低流体动力性噪声的主要措施，用于风道和排气管，常用的有阻性消声器和抗性消声器，如两者联合使用消声效果更好。在某些情况下，还可以利用一定的材料和装置，将声源或需要安静的场所封闭在一个较小的空间中，使其与周围环境隔绝起来，即隔声，如隔声室、隔声罩等。

为了防止通过固体传播的噪声，在建筑施工中将机器或振动体的基座与地板、墙壁联接处设隔振或减振装置，也可以起到降低噪声的效果。

（三）制订环境和工业企业噪声卫生标准

1. 环境噪声卫生标准

环境噪声标准（the standard for the environment noise）是为保护人群健康和生存环境，对噪声容许范围所作的规定，以保护人的听力、睡眠休息、交谈思考为依据（表 5-6 和表 5-7）。

表5-6　社会生活噪声排放源边界噪声排放限值〔dB（A）〕

声环境功能区类别	昼间	夜间
0 类	50	40
1 类	55	45
2 类	60	50
3 类	65	55
4 类	70	55

注：0 类标准适用于疗养区、高级别墅区、高级宾馆区等特别需要安静的区域；位于城郊和乡村的这一类区域分别按严于 0 类标准 5dB 执行。1 类标准适用于以居住、文教机关为主的区域；乡村居住环境可参照执行该类标准。2 类标准适用于居住、商业、工业混杂区。3 类标准适用于工业区。4 类标准适用于城市中的道路交通干线道路两侧区域，穿越城区的内河航道两侧区域；穿越城区的铁路主、次干线两侧区域的背景噪声（指不通过列车时的噪声水平）。限值也执行该类标准

表5-7　结构传播固定设备室内噪声排放限值（等效声级）〔dB（A）〕

所处功能区类别	A 类房间		B 类房间	
	昼间	夜间	昼间	夜间
0	40	30	40	30
1	40	30	45	35
2、3、4	45	35	50	40

注：A 类房间是指以睡眠为主要目的，需要保证夜间安静的房间，包括住宅卧室、医院病房、宾馆客房等；B 类房间是指主要在昼间使用，需要保证思考与精神集中、正常讲话不被干扰的房间，包括学校教室、会议室、办公室、住宅中卧室以外的其他房间等

2. 工业企业噪声卫生标准

尽管噪声可以对人体产生不良影响，但在生产中要想完全消除噪声，既不经济，也不可能。因此，制订合理的卫生标准，将噪声强度限制在一定范围之内，是防止噪声危害的重要措施之一。我国现阶段执行的《工作场所有害因素职业接触限值（GBZ2.2-2007）》第 2 部分物理因素规定，噪声职业接触限值为每周工作 5 天，每天工作 8h，稳态噪声限值为 85dB（A），非稳态噪声等效声级的限值为 85dB（A）；每周工作日不足 5 天，需计算 40h 等效声级，限值为 85dB（A），见表 5-8 和表 5-9。

表5-8　工作场所噪声职业接触限值〔dB（A）〕

接触时间	接触限值	备注
5d/w，= 8h/d	85	非稳态噪声计算 8h 等效声级
5d/w，≠ 8h/d	85	计算 8h 等效声级
≠ 5d/w	85	计算 40h 等效声级

注：脉冲噪声工作场所，噪声声压级峰值和脉冲次数不应超过表 5-9 的规定

表5-9　工作场所脉冲噪声职业接触限值〔dB（A）〕

工作日接触脉冲次数（n，次）	声压级峰值
$n \leqslant 100$	140
$100 < n \leqslant 1000$	130
$1000 < n \leqslant 10\,000$	120

注：噪声测量方法，按 GBZ/T 189.8 规定的方法进行

（四）个体防护

如因各种原因生产场所的噪声强度不能得到有效控制，需要在高噪声条件下工作时，佩戴个人防护用品是保护劳动者听觉器官的一项有效措施。最常用的是耳塞，一般由橡胶或软塑料等材料制成，根据人体外耳道形状，设计大小不等的各种型号，隔声效果可达 20 ～ 35dB。此外，还有耳罩、帽盔等，其隔声效果优于耳塞，可达 30 ～ 40dB，但佩戴时不够方便，成本也较高，普遍采用存在一定困难。在某些特殊环境，由于噪声强度很大，需要将耳塞和耳罩合用，使工作人员听觉器官实际接触的噪声低于 85dB（A），以保护作业人员的听力。

（五）健康监护

定期对接触噪声的工人进行健康检查，特别是听力检查，观察听力变化情况，以便早期发现听力损伤，及时采取有效的防护措施。从事噪声作业的工人应进行就业前体检，取得听力的基础资料，便于以后的观察、比较。凡有听觉器官疾患、中枢神经系统和心血管系统结构性疾患或自主神经功能失调者，不宜从事强噪声作业。在对噪声作业工人定期进行体检时，发现高频听力下降者，应注意观察。对于上岗前听力正常，接触噪声 1 年便出现高频段听力改变，即在 3000Hz、4000Hz、6000Hz 任一频率任一耳听阈达 65dB（HL）者，应调离噪声作业岗位。对于诊断为轻度以上噪声聋者，更应尽早调离噪声作业，并定期进行健康检查。

（六）合理安排劳动和休息

噪声作业应避免加班或连续工作时间过长，否则容易加重听觉疲劳。有条件的可适当安排工间休息，休息时应离开噪声环境，使听觉疲劳得以恢复。噪声作业人员要合理安排工作以外的时间，在休息时间内尽量减少或避免接触较强的噪声，包括音乐，保证充足的睡眠。

第三节 职业紧张与高血压

一、职业紧张

职业紧张（occupational stress）也称为工作紧张（job stress），目前比较通用的定义是：在某种职业条件下，客观需求与个人适应能力之间的失衡所带来的生理和心理的压力。压力是一种心理上被压迫的感受，是促使一个人的精神、思想以及身体状况处于紧张状态的条件。职业紧张对健康、行为以及工作效率的影响已经成为国际上重要的职业卫生问题之一。

（一）职业紧张的有关概念

1. 紧张因素（stressor）

紧张因素指使劳动者产生心理紧张的环境事件或条件，也称紧张源。

2. 紧张反应（strain）

紧张反应是指紧张引起的，短期的生理、心理和行为表现。

3. 调节（缓解）或修饰因素（modifier）

缓解因素是指影响紧张反应的个体特征或环境因素及应对方式。

4. 紧张暴露人群（stress-exposed population）

紧张暴露人群指工作或生活中暴露于各种紧张因素、生活事件、压力的人群。兰亚佳等采用人体工效学的工作分析（AET）方法分析了城市职业中57种常见工种，结果表明，暴露于高水平紧张因素的职业包括医务工作类、公交司机、出租车司机和手术室护士；处在中等水平紧张因素的有采煤工类、安装工类、保育员类和纺织工；低水平紧张因素暴露的聚类组有物质加工类、辅助工类、服务工作类和管理事务类。

（二）职业紧张因素的分类

1. 个体特征

个体特征主要包括A型性格、性别、年龄、学历、支配感等。

（1）A型性格：A型性格的突出特点是成就感、时间紧迫感、对工作过分投入、竞争性和敌意。A型性格的人有强烈的成功欲且对同事的成功非常嫉妒，当工作被外界干扰或打断时极不耐烦，很少得到同事的支持，因此比较容易感到紧张而且不能有效地应对紧张。

（2）性别特征：在现代社会中有很大变化，尤其是女性。女性的生活形式从家庭责任与工作责任的相继性到家庭与工作责任的同时发生，即参加职业活动的女性正经历着多重任务的紧张状态。Scoresen和Verbrugge提出女性参加职业活动后能增强自尊感，增强应对能力，但增加了职业紧张，如压力增大，冲突明显，每周职业任务超重的平均频率2～3倍于丈夫。1987年日本劳动部报告52%的女性正经历着职业紧张状态，其中61%是因人际关系，也有职业性有害因素和做不适合女性的职业等。

（3）年龄：由于体能随着年龄的增加而下降，加之工人抵抗和应付紧张因素的能力也随着年龄的增加下降，因此，同样的工作老年人比年轻人更易产生紧张。另外，也与年轻人更能适应环境，更容易接受新知识、新事物，尤其更容易得到各方面的社会支持，且较重视休闲娱乐有关。因此，如何降低中老年职工的职业紧张，保护和促进工作能力是职业卫生面临的重要任务之一。

（4）学历：高学历人群因工作强度大、竞争激烈、知识储备更新、个人发展空间等造成职业紧张，低学历人群因担心工作福利差、完不成任务、被解雇、生活压力大等而倍感紧张。另外，面对同样的工作任务，文化程度较高者拥有更多的应对资源从而可以缓解紧张因素对个体的影响。

（5）支配感（控制感）：支配感是指个体认为他们的行为能产生某特定的结果尤其是对他们来说非常重要的结果。支配感也指个体自由选择的感觉。支配决策权对职业紧张的发生有重要意义，处于被支配或低支配状况下，或无决策权者，则倾向于发生职业紧张。"高要求、低支配"作业，易出现"高紧张效应"，导致心理紧张和生理疾病风险增加。

2. 职业因素

劳动过程中引起职业紧张的职业因素主要有以下几个方面。

（1）角色特征：近年来有人提出角色理论来理解职业紧张和测试角色压力如何导致职业紧张的问题。角色特征表现在任务模糊（任务不清，目的不明），任务超重（工作的数量和质量超重，前者是指工作量大，无足够时间完成任务；后者是由于个体能力或技能低下而不能完成任务），任务不足（个体能力强，而工作任务少），任务冲突（表现在两个体需求之间的冲突，个体同时接受多个任务的冲突），个体价值（如大材小用的冲突及角色间的冲突）等方面。

（2）工作特征：与职业紧张有关的工作特征表现在四个方面：①工作进度，包括机器的进度和人的进度，进度越快越紧张。②工作重复。重复愈多，愈单一，工人越容易疲劳，也越容易发生职业紧张。③工作换班。不合理的换班制度可影响人的生物钟，导致生理和心理失调因而造成睡眠障碍、胃肠道疾病、肌肉-骨骼疾病、情感紊乱和职业损伤的发生率增加。另外，轮班还可能影响健康的行为方式，如睡眠方式和饮食习惯的改变以及吸烟和饮酒量的增加。④工作属性。工作种类，所需知识和技巧不足，均可导致情感和行为反应异常。

（3）人际关系：工作中的人际关系包括与同事、上下级、雇主、顾客间的关系等。良好的人际关系与良好的社会支持一样能对职业紧张起到缓冲作用。不良的人际关系会降低相互信任和支持，影响情感和工作兴趣，常常促进紧张反应的发生。

（4）组织关系：与职业紧张有关的组织关系特征包括组织结构、个体地位、文化素质等。Donnelly研究了高、中和低层组织机构中个体满意度和紧张水平，认为在低层组织结构中个体更有满意感。如组织能给职工更多决策权，职业紧张反应明显降低，满意度更高，工作效率更好。若使职工认识到自己工作的意义，则会增加工作责任感和主人翁感。当比较组织结构中不同职位的职工时，发现地位最低的职工如普工、操作工、秘书和低级管理员、技术员等有更为强烈的紧张感。组织结构中文化素质也是重要的因素，主要表现在竞争力，如职工晋升，技能定级、提升，以及进修机会等均可造成心理紧张。

（5）人力资源管理：这是职业卫生管理体系中又一重要的紧张源，包括培训、业务发展、人员计划、工资待遇，以及工作调离等。缺乏培训是产生紧张的重要原因。即使是老职工对新技术也渴望再学习，以适应强烈的社会竞争机制。所以，业务的提高和发展是职工，尤其是中年职工最为关心的问题，这与职业紧张密切相关。同时，职工福利、待遇、人员安排、调离、解雇、离退休、失业等都是众所周知的与职业紧张发生密切相关的因素。此外，一些物理因素，如照明、噪声、温湿度、空间、环境卫生状况、臭气、空气污染等均直接与紧张发生及其程度有关。

3. 宏观环境因素

人既处于职业的微观环境中，也处于社会的宏观环境中，职业心理健康自然也会受宏观环境的影响，如各种社会条件、社会关系、政策法规等的影响。它决定着人的社会化程度，决定着人心身发展的内容、方向和水平。宏观环境包括：

（1）支持性环境（organizational system）：包括工会组织、文化政策、作业目标、领导风格等。工会组织及时掌握职工的生活状况、心理健康、业余文化生活等方面情况，通过分析寻找解开职工心理疙瘩的"钥匙"，加强对职工的人文关怀和心理疏导，普及心理健康知识，缓解心理压力，筑起一道职工心理健康防线。

（2）区域性经济与人文环境（peri-organizational system）：影响工人的区域内经济情况以及直接相关的社区状况、失业率、政治气候、社会风尚，社区服务、上下班交通、儿童入学、儿童日托等。

世界卫生组织宣称，全球金融危机将导致健康问题加剧。目前全球有数亿人深受抑郁、焦虑等心理问题的困扰。因金融危机让相当一部分人变得贫困、失业，这些突然出现的现实困难，势必激化本已存在的各种心理隐患。第六届中国员工援助计划（employee assistance program，EAP）年会发布的2008年中国企业员工职业心理健康管理调查报告显示，70%受访者认为金融危机给他们带来较大的心理影响；96%的人认为企业有必要为员工进行职业心理健康管理，提高员工心理健康水平。报告还显示，非工作的各种原因对员工的工作投入有相当大的影响，尤其是生活琐事、老人照料和婴幼儿托养是最集中的三大非工作原因。同时，因为这些非工作方面的困扰，员工对企业在这些工作以外的信息和支持提出了更多的期望。希望企业对员工实施全方位的专题关爱成为员工福利和关爱的发展趋势。

（3）政治法规环境（extra-organizational system）：制订直接或间接影响工人利益的文化、社会规范、传统，以及政治和经济政策，有利于职工心理健康。

（三）职业紧张反应的分类

职业者对工作中紧张出现的反应可以是心理上的、生理上的、行为上的，或者兼而有之。根据紧张发生的时间特点不同，通常可以将其分为三类，即急性紧张反应、创伤后紧张反应和慢性紧张反应。

1. 急性紧张反应（acute strain）

急性紧张反应是对突然的、单一的、容易识别的原因引发的一种快速反应。例如一个人在遇到亲人意外死亡、工作场所的冲突、着手一项新工作、引入一种新的工作程序等情况下，通常会发生急性紧张反应。急性紧张反应主要表现为人的应激感增加，出现口干、腹泻、心悸等生理反应，或者是短时的认识障碍。急性紧张反应通常会在较短的时间内恢复。

2. 创伤后紧张反应（post traumatic strain）

创伤后紧张反应是在工作场所遭遇到可能危及生命的紧张事件后，出现的一种持续时间更长的反应。常见于执行战斗任务的士兵、消防员、警察等。这种紧张反应可以持续或长或短的时间，通常表现出迟发性或延迟性特点，即事件发生后一段时间（例如6个月以后）才发生反应。紧张发生者普遍表现严重的沮丧、焦虑、抑郁、自杀念头，一些人还会出现惊恐、病态人格、药物滥用行为和旷野恐怖症等表现。

3. 慢性紧张反应（chronic strain）

慢性紧张反应是对在一段较长时间内不断增加的压力（紧张源）所表现出的一种累积性的反应。这种紧张反应的发生和发展是逐渐的和缓慢的。在表现上，通常出现各种持续性的生理和心理症状，如高血压、睡眠障碍、冠心病、卒中、注意力降低、抑郁等，长期的慢性紧张还会造成免疫系统功能的降低。职业紧张引起的更为特征性的问题是精疲力竭症（burnout），身心疾病与过劳死，也会造成伤亡事故的增加。

（四）职业紧张反应的表现

长期过度紧张反应主要表现在心理、生理和行为的变化及精疲力竭症几个方面。

1. 心理反应

过度紧张可引起人们的心理异常反应，主要表现在情感和认知方面。例如工作满意度下降、抑郁、焦虑、易疲倦、感情淡漠、注意力不集中、记忆力下降、易怒、社会退缩，使他们个体应对能力下降。

2. 生理反应

主要是躯体不适，血压升高，心率加快，血凝加速，皮肤生理电反应增强，血和尿中儿茶酚胺和17-羟类固醇增多，尿酸增加。对免疫功能可能有抑制作用，可致肾上腺素和去甲肾上腺素的分泌增加，导致血中游离酸和胰高血糖素增加。

3. 行为表现

行为异常主要表现在个体和组织两个方面。个体表现是逃避工作，怠工，酗酒，频繁就医，滥用药物，食欲不振，敌对行为；组织上表现为旷工，缺勤，事故倾向，生产能力下降，工作效率低下等。

4. 精疲力竭症（burnout）

有研究认为精疲力竭症的发生是职业紧张的直接后果，是个体不能应对职业紧张的最重要的表现之一。Maslach提出的精疲力竭症三维模式，确认了职业紧张体验的多样性，并为深入研究提供了新的思路。三维模式的主要内容是：①情绪耗竭（emotional exhaustion），指个体的情绪资源（emotional resources）过度消耗，表现为疲乏不堪、精力丧失、体力衰弱和疲劳；②人格解体（depersonalization），是一种自我意识障碍，体验自身或外部世界的陌生感或不真实感（现实解体），体验情感的能力丧失（情感解体），表现为对他人消极、疏离的情绪反应，尤指对职业服务对象的麻木、冷淡、激惹的态度；③职业效能下降，指职业活动的能力与效率降低，职业动机和热情下降，职业退缩（离职、缺勤），以及应付能力降低等。精疲力竭症的后果是严重的，不仅会丧失工作能力，导致心身疾病，还可能危及生命。

二、职业紧张对血压的短时及长期影响

当机体处在急性心理应激状态时，应激刺激被中枢神经接收、加工和整合，后者将冲动传递到下丘脑，使交感神经-肾上腺髓质轴被激活，释放大量儿茶酚胺，引起肾上腺素和去甲肾上腺素的大量分泌导致中枢神经兴奋性增高，从而导致心理的、躯体的和内脏的功能改变。结果网状结构的兴奋增强了心理上的警觉性和敏感性；骨骼肌系统的兴奋导致躯体张力增强；交感神经的激活，会引起一系列内脏生理变化，心率、心肌收缩力和心排血量增加，血压升高。

长期紧张状态下，由于交感-肾上腺髓质兴奋，心率增快，心排血量增大，加上外周小动脉收缩，阻力增加，导致血压上升。此外，职业紧张时大量分泌的垂体后叶素、糖皮质激素、肾素、血管紧张素以及醛固酮也有助于血压的升高。而且，职业紧张可刺激血管升压素分泌增多，血管升压素可收缩动脉平滑肌，增加外周阻力，使血压上升。另外，由于长期的紧张导致高级神经紊乱，使大脑皮质兴奋和抑制失调，从而在心血管交感中枢形成稳定的病理兴奋灶，并通过各种神经内分泌途径使外周小动脉收缩，阻力增加，血压上升。

三、职业紧张与高血压流行病学

（一）职业紧张是高血压的危险因素

国外很多流行病学研究资料证实，职业紧张是高血压的危险因素，其相对危险度（relative risk，

RR）的范围为1.5～5倍。早期常用横断面研究和短期追踪研究探讨职业紧张和血压的关系，少数研究测量偶测血压，大部分测量动态血压，这些研究均发现职业紧张使血压显著增高。然而，对血压正常者的长期追踪研究结果不一致。Chapman等对2634名工人追踪5年，发现职业紧张与偶测血压无关。Fauvel等对研究对象追踪5年，发现职业紧张与研究对象的动态收缩压和舒张压均无关，但该研究的样本量较小，只有153例，且失访率高达46%。Lands-bergis和Fauvel等随后对工作时间25年以上并且一半以上工作时间处于职业紧张状态的男性工人进行研究，发现他们的动态收缩压显著高于无职业紧张者，平均高出5～8mmHg。Guimont等对6719名白领工人追踪研究7年后发现，与从未有职业紧张者相比，持续职业紧张和进入队列后出现职业紧张的男性工人收缩压分别升高1.8mmHg（95% CI为0.1～3.5）和1.5mmHg（95% CI为0.2～2.8），但职业紧张与男性工人的舒张压无关。意大利对1799名男性和1010名女性工人的研究发现，男性工人中职业紧张程度高者比职业紧张程度低者收缩压平均高3mmHg，差异有显著性。无论是男性还是女性，职业紧张与舒张压均无关。日本对3187名男性和3400名女性的追踪研究亦发现，职业紧张使男性工人的高血压发生率升高。

姚三巧等对公交汽车司机、刑警和巡警、中学教师、矿山救护队员进行的系列研究发现，职业紧张是这些高危人群高血压发病的主要危险因素之一。朱平先等对机关企事业单位工作人员进行的研究，以及刘宝英等对铁路调度人员、列车乘务员做的一系列研究均表明，职业紧张是引起高血压发病的重要危险因素之一，长期处于高度紧张状态的职业，高血压患病率明显增高，并且随着职业紧张程度增加，高血压患病率显著增加。其中，职务特征、管理角色、人际关系、经历与成就、组织结构与气氛均与高血压的发生有显著性相关，工作量大、工作时间长、责任重大、单调重复操作、晋升挫折、待遇不满、职责不明、竞争对抗、关系失调、交往困难等与高血压的关联最为密切。

但有部分研究认为职业紧张与血压无关。Lorusso A等[28]应用工作内容问卷对参加医学考试的放射科技师进行职业紧张评估，并测量血压，发现短期职业紧张与血压水平无关。Chapman等对2634名工人追踪5年，也发现职业紧张与偶测血压无关。Ducher M等的研究也认为职业紧张与血压水平无关，但在亚组分析中发现，工作紧张与初发高血压

的男性职工的血压存在明显相关。以上研究表明，目前职业紧张与血压的关系存在不完全一致的结论，这可能与实验设计、样本量、职业紧张测量方法等因素影响有关。职业紧张随时间变化会有所不同，横断面研究可能出现选择偏倚，存在一定的局限性。

1. 职业紧张对血压的影响与暴露时间长短有关

国内进行职业紧张与血压关系研究较早的刘宝英教授就火车司机、乘警、铁路调度员、工厂工人的研究中，根据职业暴露时间进行分组后得出结论，职业紧张引起高血压发病是一种慢性的长期作用的结果，需要暴露一定时间才能引起发病，认为暴露时间至少10年以上才能引起高血压。

2. 职业紧张对昼间和夜间睡眠血压均有影响

职业紧张不仅引起工作时间血压增高，还对夜间（睡眠）血压产生影响。Fan L等[29]研究发现，高职业紧张男性工人比低职业紧张男性工人的夜间血压平均高5.4mmHg，并且从觉醒到睡眠状态的血压下降幅度更小，认为职业紧张使正常血压节律改变也是引起心血管疾病的危险因素。Clays E等[30]对中年工人的研究也得出了同样的结论。

3. 职业紧张对收缩压影响大于舒张压

Guimont等对8395名白领工人随访7年半后发现，随访前就有职业紧张和随访中出现过职业紧张的男性工人比从未有职业紧张者收缩压分别升高1.8mmHg和1.5mmHg，并且职业紧张对舒张压影响较小。监测动态血压的研究也发现，职业紧张使动态收缩压升高，但与动态舒张压无关[31]。

4. 职业紧张对血压的影响存在性别差异

对不同性别的研究对象，职业紧张对血压的影响也不同。Guimont等对6719名白领工人追踪研究发现，职业紧张使男性工人收缩压显著增高，但其与女性工人的收缩压或是舒张压均无关。在意大利对1799名男性和1010名女性工人的研究亦发现，职业紧张使男性工人的收缩压显著升高，但与女性工人无关。在日本，对3187名男性和3400名女性的追踪研究发现，职业紧张使男性工人的高血压发生率升高，但与女性无关。一项巢式病例-对照研究发现，女性工人中高血压的发生率与职业紧张无关，但男性中两者显著相关OR为2.60（1.15～5.85）。

5. 职业紧张对血压的影响因社会支持力度不同而异

对于不同程度的社会支持者，职业紧张与血压的关系还存在争论。Guimont等研究认为，低社会支持水平与职业紧张有交互作用，可以使血压升高水平升得更高。研究者用"同向紧张模型"解释这

种情况，认为职业紧张是一个负性社会心理因素，社会支持水平低时，其负性作用更加明显。Johnoson等也认为，工作中的高社会支持对职业紧张有直接或间接的缓冲作用。但Radi等的巢式病例-对照研究发现，高血压与社会支持无关，与职业紧张也无关。

（二）付出-回报失衡所致紧张可引起高血压

德国学者Siegrist在1986年正式提出了付出-回报失衡理论。该理论认为人们在工作中所付出的时间、精力是需要通过薪酬、尊重、发展前景等作为补偿的。付出与回馈二者的不平衡（高付出、低回馈）往往造成员工过度兴奋自主神经系统而引起血压升高、心率加快等并最终引发心肌梗死、冠心病等心血管疾病[32]。目前一般应用Siegrist教授编写的付出-回报失衡（ERI）量表进行测量。

1. 付出-回报失衡与血压的关系存在性别差异

研究发现，ERI与血压的关系存在性别差异，但不同的研究结果不尽相同。Peter等对瑞典男、女雇员高付出-低回报与心血管关系的研究显示，ERI与男性高血压等心血管疾病的发生有关，而内在付出与女性心血管疾病的发生有关。但Steptoe等应用动态血压研究发现ERI对血压的影响在女性的结果与Peter的相反，ERI和内在付出与女性的血压变化无关，内在付出可以预测男性工作日的收缩压。Gilbert等[33]却认为在男性中ERI情况与血压无明显相关，只在女性中相关。周文慧等[34]认为付出与血压关系无性别差异，获得不平衡与血压关系存在性别差异，通过对工龄大于2年的498名电厂在职工人的付出-回报失衡程度与血压关系分析，付出-回报失衡进入高血压关系的回归方程，内在付出（OR = 1.74）和外在付出（OR = 1.37）在男、女性中都与高血压发生有关，但男性获得不平衡程度高、低2个水平组间高血压患病率存在差异，而女性2个组间高血压患病率比较差异无统计学意义。

2. 付出-回报失衡与血压的关系与年龄存在相关

Gilbert等[33]通过对1595名脑力工作者的3年随访发现，在小于45岁的女性中有ERI情况的动态血压（122.2/78.9mmHg）稍高于无ERI者的动态血压（120.4/77.4mmHg）；在大于45岁的女性中，有ERI情况的女性高血压发生率为无ERI者的2.78倍。可见随着年龄的增加，ERI对血压的影响随之增大。

但部分研究认为付出-回报失衡与血压升高无明显相关性。Maina等[35]将工作紧张、付出-回报失衡、轮班工作等因素分别与血压比较，发现单因

素分析时都与血压升高相关，但排除混杂因素后，这些因素与血压无关。Kobayashi等对1401名日本女性职员的研究也得出相同的结论。

（三）轮班工作与高血压的关系

轮换班工作（shift work）又称倒班工作，是工矿企业或服务性单位为满足生产或服务的需求而实行的一种工作制度。轮换班作为一种职业性社会心理因素，最直接的危害就是干扰生物节律，影响人们的正常睡眠时间。近年来研究表明长期轮换班会引起睡眠功能障碍，机体免疫力、工作能力下降，生活方式改变，直接或间接引起一系列的生理、心理等方面的应激反应[36]。

已有报道在轮换班工作人群中高血压的患病率高于仅白天工作的人群，McCubbin等[37]研究显示倒班可以使有高血压家族史者血压明显增高。Suwazono[38]等对3963名仅白天和2748名轮换班工作的男性在职工人进行了14年的历史性队列研究，结果显示，在校正年龄、BMI、血脂、生活习惯、运动情况等危险因素后，轮换班工作是血压升高的一个独立危险因素。Lo等[39]对年轻女性护士轮换班工作后的血压进行研究，用动态血压分别监测她们的基线、规律工作、轮班工作的血压情况，发现轮班后血压升高，短期难以降至基线情况；69%的护士轮换班工作后改变血压构型/非构型趋势，提示轮换班工作与血压升高及血压趋势改变存在关系。国内姚三巧等对警察、教师等四种人群进行职业紧张调查，发现轮换班是影响血压水平的因素之一。

但也有一些研究者认为轮换班工作虽然与心血管疾病有关，但与高血压的发生无直接关系。Sfreddo等[40]对493名年龄（34.3±9.4）岁的在职护士的研究发现，高血压的患病率为16%，高血压前期人群为28%，白班护士与轮班护士的血压无明显差异，得出轮换班工作不增加血压，并与高血压、高血压前期的发生无关。Virkkunen等[41]对1288名在职人员的8年随访也认为，单独的轮换班工作模式与高血压的发生无关，但如果与其他职业危险因素并存如噪声等，则增加高血压的发生。轮换班作为一种潜在的危险因素容易诱发心血管疾病等慢性疾病，但并没有足够的流行病学证据表明轮换班工作与高血压的发生相关[42]。

四、职业紧张致高血压的病理生理学

（一）职业紧张致高血压的神经-内分泌机制

紧张刺激可通过下丘脑-垂体-肾上腺皮质系

统，使肾上腺糖皮质激素增加，少量的糖皮质激素持续增加都可以导致高血压。另外，持续紧张的个体循环系统中儿茶酚氨类物质浓度会显著增高，从而使心血管系统反应性增强，导致高血压。交感神经兴奋也可使血压升高，从而使高血压的危险大大增加。5-羟色胺（5-hydroxy tryptamine，5-HT）在调节情感、情绪和行为中很关键，长期紧张会导致 5-HT 增高，使血管活性作用增强，进一步使血压升高。

姚三巧等检测了某市 217 名公安干警、118 名空军地勤人员及某钢铁集团公司设计院的 60 名设计人员全血中去甲肾上腺素（NE）、多巴胺和 5-HT，发现 5-HT 和 NE 水平越高，研究对象的紧张程度越高，高水平的 5-HT 及 NE 与高强度的职业紧张得分一致；高血压组三种神经递质水平均高于非高血压组。认为应激状态下，机体可通过心理-神经-内分泌机制，使交感神经-肾上腺髓质轴被激活，释放大量儿茶酚胺，促进肾上腺素和 NE 大量分泌，导致血压升高的同时，还引起一系列生理变化：分解代谢加速，肝糖原分解，血糖升高，脂类分解加强，血中游离脂肪酸增多等，为机体应激状态提供必要的能量。如果刺激过强或持续时间过久，则会出现相反的情形，即血压下降、血糖降低等。研究发现，客轮驾驶、航空管制作业、长途驾驶等应激情况下，都有上述系统被激活。

精神长期紧张是年轻患者患病的重要原因。由于工作节奏的加快，精神长期得不到松弛，大脑皮质高级神经功能失调，影响交感神经和肾上腺素，使心脏收缩加强，心排血量增多，导致血压升高。反复长期的精神紧张，可使小动脉持续收缩，造成动脉壁变性增厚，管腔狭窄，外周阻力升高，血压持久性升高。

（二）间接机制——行为因素

长期处于职业紧张状态可引发一些不利于健康的行为，如吸烟、酗酒、高脂饮食、滥用药物和缺乏体育锻炼等，这些行为是传统的高血压危险因素。这一机制存在性别差异，有调查发现，职业紧张度高的男性吸烟更多，而职业紧张度高的女性 BMI 更高。这些由于紧张引起的不利于健康的行为可以间接地增加高血压的危险。

五、消除或控制职业紧张的措施和策略

消除或控制职业紧张可从个人和组织两个方面采取干预措施。对个体应增强应对能力，对组织则努力消除紧张源。但无论从哪方面干预，都需要采

取综合性措施。针对紧张因素的干预可分为三类：一级预防、二级预防、三级预防。一级预防主要是预防紧张因素，主要是针对工人（如紧张控制训练）、工作场所（工作重新设计、职业安全和健康策略）或工人与工作场所相互作用（如甄选流程）；二级预防主要是针对个体，预防紧张反应进一步加剧（如员工援助计划、治疗或心理咨询）；三级预防是紧张相关疾病治疗、恢复以及重返工作岗位。

（一）创造健康的组织

创建顾客、股东、政府、社会、员工各个水平的需求均衡的组织。健康组织的目的并不是减少紧张因素而是鼓励员工积极参与组织变革管理、岗位重新设计、诚信与回馈的要求。Jamison 提出创建健康的组织应采取以下措施：

1. 人-岗位匹配或岗位设置适宜作业人员的需求和专业技能。
2. 完善的效绩管理和奖励体系。
3. 提供员工参与管理的机会。
4. 为员工家庭和生活需求提供支持。
5. 建立紧张审核机制、动态监测体系、标准的评估方法。

（二）法律保障

鼓励建立健康组织的手段就是职业健康和安全立法。从立法上明确生产技术、劳动组织、工作时间和福利待遇等制度都应有利于促进生产，减少或避免个体产生心理、生理负面影响，从制度上保证个体获得职业安全与卫生的依据、自主决策权利、得到承认和尊重并以主人翁态度参加生产计划、民主管理等。

（三）培训和教育

为增强个体和职业环境的适应能力，应先充分了解个体特征，针对不同情况进行职业指导和就业技术培训，尤其是心理健康适应能力知识的培训，鼓励个体主动适应或调节职业环境，创造条件以改善人与工作环境的协调性，调高工人的心理调节能力。

（四）开展员工援助计划（employee assistance program，EAP）

EAP 作为组织为员工设置的一套系统的、长期的援助与福利项目，通过专业人员对组织的诊断、建议和对员工及其直属亲人提供的专业指导、培训、咨询，帮助解决员工及其家庭成员的各种心理和行为问题，提高员工个人绩效和组织整体效能。发达国家多年实践证明，EAP 是解决职业心理健康问题

的最优方案。解决这些问题的核心目的在于使员工在纷繁复杂的个人问题中得到解脱，减轻员工的压力，维护其心理健康。

（五）增强个体应对能力

增强个体应对能力指能增强个体应对（coping）能力的因素。研究得较多的应对能力因素是社会支持（social support）。Hersey首次提出社会支持对降低职业紧张的重要性，尤其是得到同事和领导的支持，对个体的生理、心理反应极为有利。社会支持主要表现在：

1. 情感支持，人们遇到困难时可从朋友那里得到安慰。

2. 社会的整体性，使人们感到自己是社会的一员，他们有共同的关心。

3. 社会支持的切实、明确性，如在经济上、工具或任务互助等。

4. 社会信息，可获得有关任务的信息，从而获得指导和帮助。

5. 相互尊重和帮助，体现在技术和能力方面得到承认和尊重。

6. 社会支持具有缓冲作用。

（六）改变应对反应程度

应对反应是个体对职业紧张源刺激的反应活动。Penalin和Schode把应对（coping）定义为个体对外部刺激所发生的为预防、避免和控制紧张情绪的反应活动。应对反应可分为三个类型：

1. 改变紧张状态的应对反应，即改变或修改紧张状态的反应。

2. 改变紧张状态的含义的应对反应，如自感工资待遇虽不高，但做该项工作都很有意义，这就可使发生的紧张程度降低，甚至不发生。

3. 改变已发生紧张后果的应对反应，如尽量克制、忍耐、回避或抒发情感等，以将紧张状态的负面影响降至最低程度。

第四节 煤矿井下作业环境与高血压

一、煤炭开采方式

煤炭开采依据地形、煤层的几何形状、覆盖岩层的地质形状、煤层距地表的厚度，以及环境要求（或限制）的不同，通常采用地下开采和露天开采两种方式。

（一）地下开采

煤炭地下开采的主要生产过程包括主井凿岩、开拓巷道、开拓煤巷、采煤、煤炭运输。井下采掘须先凿掘巷道以到达煤层。巷道分掘进巷道、回采巷道、绞车道、溜煤坡、石门、水平运输巷道等。由地表到达地层比较深的巷道称为井筒，主要有斜井、竖井和平峒三种。井下采掘包括掘进、回采、运输、充填等作业。地下开采占世界煤矿生产的60%。

（二）露天开采

当矿层接近地表时，使用露天开采的方式较为经济。露天开采的主要生产活动包括穿孔、爆破、采装、运输、排土。世界约40%的煤矿生产使用露天开采方式。

二、煤炭地下开采的职业人群

煤矿井下采掘工序包括掘进、回采、运输、充填等作业。由掘进工、采煤工、运输工、通风工、机电工、维修工等完成。

三、煤炭地下开采的职业危害

煤炭地下开采过程中存在粉尘、噪声、振动、毒物、不良气象条件等。

（一）粉尘

生产性粉尘是煤矿的主要有害因素。许多生产过程和工序，如打眼、放炮、落煤、装岩、装煤、运输等都能产生大量的粉尘。岩石掘进使用风钻打眼、机械割煤和放炮过程中，产生的粉尘量最大，在无防护措施的情况下，空气中粉尘浓度高达 $1000mg/m^3$ 以上。使用电钻打眼和装车时次之。煤的开采和运输过程中产生的粉尘为煤尘，游离二氧化硅含量在10%以下。设备维护过程中也产生粉尘。

（二）噪声和振动

矿井中的噪声和振动主要产生于凿岩、采煤和运输过程。一般来说，风动工具比电动工具，振动式运输机比皮带运输机产生的噪声和振动更为严重。风动工具产生的噪声强度一般为 $90 \sim 92dB$（A），频率为 $50 \sim 2300Hz$；联合采煤机产生的噪声为 $100 \sim 104dB$（A），频率为 $50 \sim 800Hz$；风动工具的振动频率一般为16Hz，振幅为3.6mm；联合采煤机的振动频率为 8 ～ 32Hz，振幅为 0.6mm。

（三）毒物

矿井空气中常存在瓦斯，其主要成分为甲烷。此外，尚有一氧化碳、氮氧化物以及硫化氢等有害气体。瓦斯爆炸后所产生的高温、高压，引发的冒顶、坍塌以及一氧化碳中毒是致命性伤亡的主要危害。一氧化碳和氮氧化物的重要来源是放炮产生的炮烟。使用硝酸甘油炸药可产生大量一氧化碳，而使用硝酸铵炸药则常产生大量氮氧化物。煤矿中硫化氢少见，主要存在于一些散堆煤层内，在落煤时逸出；经久封闭的废巷道内亦能积存硫化氢。此外，煤矿还存在二氧化碳突出的问题。

（四）不良气象条件

矿井内气象条件的基本特点是气温高、气湿大、温差大、不同地点的气流大小不等。气温的高低与巷道深度有关，每深入地下 100m 可升高 1℃；岩层的温度对气温也有很大影响，平均每深入 30 ～ 35m，岩层温度可增高 1℃；机械转动产生的热能也可使巷道内局部的气温增高。

（五）不良体位

在薄煤层作业时，整个工作日内工人不得不采取蹲位、弯腰或爬行等不良体位。

（六）心理应激

煤矿工人会面临冒顶、片帮、塌方、透水、瓦斯爆炸等各种矿山灾害，以及组织气氛、付出与回报不相称等各种心理应激源。

四、煤矿井下作业对工人血压的短时及长期影响

煤矿井下作业对工人血压的影响受粉尘、噪声、振动、高温、高湿、心理应激等因素的影响，是多因素长期共同作用的结果。

五、煤矿井下作业与高血压流行病学

高血压是煤矿工人的常见工作有关疾病，我国不同地区报告的煤矿工人患病率不同，山东为 9.38% ～ 40.97%，山西为 21.3% ～ 32.89%，河北为 17.97%，宁夏为 11.7% ～ 31.23%。国内学者通过流行病学调查发现，井下作业工人的高血压患病率较高，是原发性高血压发病的高危人群。范雪云等对某煤矿 5926 名井下工人和 1299 名井上工人高血压缺勤情况进行了分析，井下工人高血压休工率

（2.4%）高于井上工人（2.0%），推测井下工作长期精神过度紧张和井下噪声可能是促使高血压病情加重的原因。2006 年兖州矿区 30 410 名煤矿工人高血压患病情况调查发现，煤矿工人高血压患病率为 15.19%，其中 1 级、2 级、3 级高血压病患者分别为 2326 例、2123 例和 170 例，患病率分别为 7.65%、6.98% 和 0.56%；且随着年龄的增加，男、女高血压患病率均呈现上升趋势，45 岁以下高血压患病率为 14.31%，45 岁以上为 25.70%。

1. 煤矿工人高血压发病与井下作业工龄有关

梅仁彪等调查了某煤矿地面作业工人 507 名，井下作业工人 508 名，地面作业组高血压检出率为 5.7%，井下作业组高血压检出率为 7.3%，井下作业的工龄越长，高血压检出率越高。宜宾市珙县 3834 名煤矿工人的高血压患病率为 32.68%，井下作业人员高血压患病率（37.62%）高于井上工人（12.57%），高血压患病率随工龄延长而增高，由 5 年以下工龄的 18.92%，增长至 6 ～ 10 年工龄的 45.09%，10 年以上工龄者达 51.63%。郑国华等报道，工龄 5 年以下煤矿工人高血压患病率为 17.43%，5 ～ 10 年工龄者为 18.07%，10 年以上者为 34.35%。姚占峰等随机抽取莱芜市 4 个煤矿井下作业人员 4285 名（占全部的 1/3）进行了高血压调查，结果发现井下作业 1 ～ 9 年、10 ～ 19 年、≥ 20 年的煤矿工人高血压患病率分别为 16.53%、19.41%、26.43%（$P < 0.01$）[13]。蔡洁等[43] 对 6158 名年龄 23 ～ 92 岁、接尘工龄 3 ～ 46 年的煤矿井下接尘作业人员，以及 1154 名年龄 21 ～ 73 岁的非接尘人员的高血压患病情况进行比较，发现井下接尘人员高血压患病率高于非接尘人员，吸烟和饮酒可加重井下作业对高血压患病的影响；接尘人员高血压患病率随井下作业时间的延长而增高。

2. 煤矿工人高血压发病存在工种差异

井下工种不同，青壮年矿工高血压病的检出率也不一样，以运输工检出率最高，其次是掘进综采工、安装维修工，监测管理人员最低。张卫清等随机抽取某煤矿集团 9 家煤矿的 10 286 名男性工人，煤矿工人高血压患病率达 28.8%，纯采工、纯掘工、主采工、主掘工和混合工患病率分别为 27.5%、28.9%、27.8%、28.7% 和 29.7%，均高于普通人群[44]。郑国华等调查了某煤矿职工 2487 人，高血压患病率为 29.6%，男、女职工患病率分别为 34.5% 和 23.3%；其中，井上人员高血压患病率为 30.84%，井下掘进工＋回采工为 23.80%，运输工＋机电工＋维修工为 31.85%。蔡洁等发现煤矿井下工人高血压

患病率以采掘工＞纯采工＞混合工＞辅助工。郑国华等报道，某煤矿职工的高血压患病与从事工种及本工种就业时间成正相关。经多因素调整后，职业工种及本工种就业时间仍为高血压发病的较强危险因素。井下各工种中，从事机电、维修、运输等工种患高血压的危险显著高于掘进、回采工种，在本工种的就业时间＞10年者患病风险更高。说明井下不同的作业环境、作业条件及作业方式影响煤矿职工的高血压的发病。

3.煤工尘肺患者高血压患病率较高

万松泉[14]随机选择2007年复查诊断的225名男性煤工尘肺患者为观察对象，发现轻度高血压64例，占28.44%，中度高血压46例，占20.44%，重度高血压27例，占12%，高血压患病率为60.89%。尘肺患者高血压的患病率随接尘工龄的延长而升高[45]。唐艾华等[46]等研究发现，煤工尘肺患者高血压患病率（42.3%）高于对照人群（28.9%）。曹香府等[47]对260名脱尘的尘肺患者、262名0＋接尘工人和260名无接尘史的建筑工人调查发现，尘肺患者的高血压患病率（55.4%）高于接尘工人（21.4%）及建筑工人（27.3%）。李雪琴等[48]研究发现，煤工尘肺患者高血压患病率（39.5%）高于对照组（14.1%），相对危险度为5.598；且Ⅱ期患者（48.4%）高于Ⅰ期（37.9%）。

六、煤矿井下作业致高血压的病理生理学

（一）精神心理因素

煤矿井下作业是一种高危职业，井下作业环境恶劣，工作面狭窄，地质条件复杂，劳动强度大，作业姿势不良，时刻受到生产性粉尘（煤尘、矽尘、混合性粉尘）、有害物理因素（噪声、振动以及高温、高湿等不良气象条件）、生产性毒物（铅、苯、三硝基甲苯等）、矿难灾害（冒顶、片帮、瓦斯爆炸、煤尘爆炸、火灾、透水、冲击地压、一氧化碳突出等）等因素的威胁。不良的生产环境、长期的轮换班作业以及煤矿事故频发，导致煤矿工人心理压力增大、焦虑、精神紧张、抑郁等，从而诱发原发性高血压。精神源学说认为，在外因刺激下，出现较长期或反复较明显的精神紧张、焦虑、烦躁等情绪变化时，大脑皮质兴奋抑制平衡失调，导致交感神经末梢释放儿茶酚胺增加，从而使小动脉收缩，周围血管阻力上升，血压增高。同时心肌收缩力增强，细小动脉收缩痉挛，外周阻力增加，结果使血压增高。

（二）长期接触噪声

煤矿工人长期接触职业噪声环境可导致高血压患病率的上升。煤矿井下在回采、掘进、运输及提升等生产过程中都会产生噪声，煤矿工人长期工作在高噪声环境下而又没有采取有效的防护措施，将对人体的心血管系统产生不良的影响。

（三）低氧血症

煤工尘肺患者由于广泛肺组织纤维化，支气管扭曲，狭窄，变形；同时存在的尘源性或慢性支气管炎，引起慢性阻塞性肺疾病，肺通气功能损害，造成不同程度的低氧血症。尘肺患者长期慢性缺氧可能通过以下几种机制导致血压升高。

1. 刺激肾素-血管紧张素-醛固酮系统

缺氧刺激肾素-血管紧张素-醛固酮系统，使细胞外液和血浆量增加，外周血管扩张阻力下降，回心血量增多，代偿呼吸增加，下腔静脉产生回抽吸作用使回心血量增加，心排血量增加。尘肺患者病理切片中可见肺小动脉进行性狭窄、闭锁、坏死。

2. 刺激促红细胞生成素分泌增加

长期缺氧，刺激促红细胞生成素分泌增加，红细胞生成量增多，血液黏滞性增加，外周阻力增加。

3. 组织胺、5-HT、儿茶酚胺等活性物质释放增加

慢性缺氧亦可使组织胺、5-HT、儿茶酚胺等活性物质释放增加，血管收缩反应敏感。

（四）血管舒缩功能异常

目前尘肺尚无特效疗法，患病后患者精神长期处于紧张状态，刺激大脑皮质，使其对下丘脑和延髓中的血管运动中枢抑制和平衡调节失调，舒缩血管中枢传出收缩血管冲动占优势，从而使小动脉收缩，周围血管阻力上升，血压上升。

（五）环境与基因的交互作用

王东等[49]研究轮换班与肾素-血管紧张素-醛固酮系统基因的交互作用对煤矿工人高血压的影响，发现轮换班与ACE基因I/D多态性、AT1R基因A1166C位点多态性间存在基于相加模型的交互作用；轮换班与TC/HDLC、AGT、ACE、CYP11B2基因存在交互作用，并能增加原发性高血压的发病危险。

七、煤矿工人高血压的预防控制措施

（一）杜绝不健康的行为方式

高血压是多基因多环境因素影响的疾病，与不

健康的生活方式或不利的物理及社会环境相关，高血压作为一种普遍的慢性非传染性疾病，杜绝不健康的生活方式、采取强有力的干预措施是预防和控制高血压的关键。一项采用营养-卫生干预和以降压为主体的心血管病综合防治，找出了吸烟、饮酒和超重等3项危险因素，使高血压患病率得到控制，每年卒中的发生减少50%，脑血管疾病病死率减少50%。

随着物质生活水平的提高，经济富裕必定带来生活方式的改变，室内活动多，室外活动少，活动量下降，尤其煤矿工人，吸烟人多量大，喜好饮酒，上述原因与高血压患者的增多有着密切的关系，因而要采取一定的措施，控制吸烟和饮酒，降低体重和坚持低盐膳食，适当增加活动量，更大限度地减少职工群众的发病概率。

（二）开展社区卫生服务

开展社区服务十分必要，也符合广大职工群众的需求，做到早期发现，早期治疗，预防合并发症的发生，控制高血压，搞好健康教育，提高人们的自我保健意识，普及高血压知识是关键。设立社区服务站，提供便利的服务途径：①医务人员要不断更新有关高血压及相关知识，为开展健康教育奠定坚实基础；②开展健康调查，对社区内人员登记造册，特别是人员构成、疾病分布、个人疾病史等一目了然，做到心中有数；③开辟健康专栏，宣传有关高血压方面的常识，经常组织有关人员进行必要的培训和讲座，提高广大群众的认知率，达到提高职工健康水平和生存质量的目的。

第五节　高原环境与高血压

一、高原环境

高原（high altitude）在医学意义上指海拔在3000m以上的地区。海拔越高，氧分压越低。海拔达到3000m时，气压为70.66kPa，氧分压为14.67kPa；而当海拔达到8000m时，气压降至35.99kPa，氧分压仅为7.47kPa，此时肺泡气氧分压和动脉血氧饱和度仅为前者的一半。在高山与高原作业，还会遇到强烈的紫外线和红外线，昼夜温差大，温湿度低，气候多变等不利条件。

（一）高原气象特点

1. 低氧分压和低气压

大气压随高度而变化，组成大气的各种气体的分压，亦随高度而变化，即随高度增加而递减。氧分压也是如此。高原地区大气压降低。大气中的含氧量和氧分压降低，人体肺泡内氧分压也降低，弥散入肺毛细血管血液中的氧量将降低，动脉血氧分压和饱和度也随之降低。当血氧饱和度降低到一定程度，即可引起各器官组织供氧不足，从而产生功能或器质性变化，进而出现缺氧症状，如头痛、头晕、记忆力下降、心慌、气短、发绀、恶心、呕吐、食欲下降、腹胀、疲乏、失眠、血压改变等。这也是各种高原病发生的根本原因。

2. 寒冷干燥

气温随着海拔高度的升高而逐渐下降，一般每升高1000m，气温下降约6℃，有的地区甚至每升高150m可下降1℃。高原大部分地区空气稀薄、干燥少云，白天地面接收大量的太阳辐射能量，近地面层的气温上升迅速，晚上，地面散热极快，地面气温急剧下降。因此，高原一天当中的最高气温和最低气温之差很大，有时一日之内历尽寒暑，白天烈日当空，有时气温高达20～30℃，而晚上及清晨气温有时可降至0℃以下，这亦是高原气候一大特点。

由于高原大气压低，水蒸气压亦低，空气中水分随着海拔高度的增加而递减，故海拔愈高气候愈干燥。高原风速大，体表散失的水分明显高于平原，尤以劳动或剧烈活动时呼吸加深加快及出汗水分散出更甚。同时由于高原缺氧及寒冷等利尿因素的影响，使机体水分含量减少，致使呼吸道黏膜和全身皮肤异常干燥，防御能力降低，容易发生咽炎、干咳、鼻出血和手足皲裂等。

3. 日照时间长，太阳辐射强

高原空气稀薄清洁，尘埃和水蒸气含量少，大气透明度比平原地带高，太阳辐射透过率随海拔高度增加而增大，强紫外线和太阳辐射的影响主要是暴露的皮肤、眼睛容易发生损伤，皮肤损伤表现为晒斑、水肿、色素沉着、皮肤增厚，以及皱纹形成增多等。高原地区阳光中的强紫外线辐射容易引起眼睛的急性损伤，主要是引起急性角膜炎、白内障、视力障碍，以及雪盲症。

（二）高原环境暴露人群

高原环境暴露人群指高原常驻居民或高原建设

者、边防战士，以及登山运动员等。因暴露于高原环境，如未采取预防措施，可发生急性高原病、高原高血压等慢性高原病。

（三）高原高血压

高原高血压（high altitude hypertension）是指在平原地区血压正常、到达高原后血压才增高，舒张压≥90mmHg 和（或）收缩压≥140mmHg 者。患者返回平原后血压可恢复正常。精神紧张、对高原的恐惧、忧虑，缺乏体力劳动均可诱发高血压。

我国目前尚无高原高血压的诊断标准，根据维基医学百科，高原高血压诊断标准为：①进入高原前无高血压史，移居高原后血压持续升高。②血压≥21.3/12.6kPa（160/95mmHg），以舒张压升高为主。血压在（18.7～21.3）/（12～12.6）kPa［（140～160）/（90～95）mmHg］之间者为临界高血压。③除外原发性高血压和其他继发性高血压。④返回平原后不经治疗血压降低或恢复正常。

二、高原环境与高血压流行病学

20 世纪 80 年代中期 Barker 首次提出了高血压等慢性成人疾病的"胎儿起源"假说。假说认为，成年期的多种慢性疾病起源于胎儿期胎儿对宫内不良环境的适应性反应。宫内缺氧可致肾发育不良，肾单位减少，肾功能不全，致代偿性高血压，同时缺氧可以触发心肌细胞凋亡机制，使心肌细胞代偿性的肥大，这与成人高血压的形成有一定的关联。人类流行病学研究发现高血压与产前营养不良、低出生体重、产后营养改善，以及儿童期代偿性赶超生长有关联[50]。近年来，医学研究发现因睡眠缺氧、睡眠呼吸暂停综合征而导致的高血压占了发病总数的 30%～50%。据观察，睡眠缺氧也会引起血氧饱和度下降，二氧化碳浓度升高，导致交感活性增强，造成血压升高。

越来越多的流行病学证据表明，缺氧与高原高血压有直接关系。高原高血压是指在平原地区血压正常，进入高原后才有血压增高，且返回平原后，血压会恢复正常者。高原高血压主要发生于移居人。人进入以低氧为主要特征的高原环境以后，机体即开始经历一个复杂和微妙的调节过程，力求机体的代谢活动在新的基点上达到内外环境的新平衡。在适应过程中，血压演变较为复杂。影响血压演变的因素颇多，诸如海拔高低、世居或移居、地区的不同，以及个体适应能力差别等。而主要的决定因素是低氧程度和持续作用时间亦即留居高原的时限。

对短期低氧的应激反应和长期低氧的适应，其机制虽是一个统一的连续的过程，但却又是有差异的。在恒定的海拔高度上血压呈现一定规律性的变化。

1. 高原高血压患病与移居时间有关

平原人移居高原后第一年内患病率可高达 20% 以上，以后即明显下降，2～3 年后为 6%～7%。但部队人员移居时间较长者仍有较高的患病率。男性多于女性。成人各年龄均可患病，以青壮年为多。在高原适应不全症中仅次于高原反应而列居第二。陈建华等[51]采取整群随机抽样法抽取某国家重点工程建设期间高海拔地区施工人员 1000 名，分布于格尔木、沱沱河、雁石坪、唐古拉山口、安多、那曲、当雄、拉萨等点，其高度海拔大致分为 3000m、3500m、4000m、4500m、5000m 5 个高度，每个海拔高度各 200 例。所有人员上线前均在习服基地进行 5～7 天习服、体检，排除进入高原前患有原发或继发性高血压者。发现施工人员由平原进入高原后，在"亚习服期"即出现血压明显升高，其中进入高原第 3 天及第 7 天与平原比较具有显著性差异，后逐渐下降，至第 30 天时血压开始接近平原水平，而至第 60 天时血压再次高于平原和第 30 天。1000 名对象中，高原高血压发病患者数 202 例，患病率为 20.2%，其中高空作业人员高原高血压患病率（26.75%）高于地面作业人员（12.46%）；且高血压患病率随海拔高度增加而升高（图 5-1）。

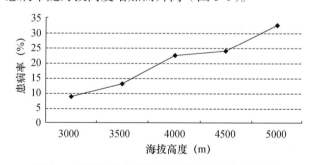

图 5-1 不同海拔高度作业人员高血压患病情况

2. 世居者与移居者高原高血压发病率不同

1967 年有研究观察了 100 多名移居到秘鲁安第斯山 4068m 地区 2～15 年的居民的血压，56% 的人收缩压降低 10mmHg 或更多，46% 的人舒张压降低 10mmHg 或更多，仅 9% 的人收缩压与舒张压各上升 10mmHg。我国高血压普查协作组于 1979 年在拉萨市对 15 岁以上居民 9672 名进行了血压普查，其中世居藏族 7616 人、世居回族 308 人、汉族 1746 人、蒙古族 2 人，发现移居人收缩压平均低 12～15mmHg，世居人仅低 4mmHg 左右，舒张压则移居人略低或基本无下降，而世居人反有轻度增高。刘正等[13]采用2004年全国成人慢性病相关危险因素监测的调查表，随机调查高原地区常住居民（居住史10年以上者）768名，其中男性516人，女性252人，分布于22个自然村。22个自然村平均海拔3787m，海拔最高的4563m，最低2123m。768名被调查者中，患高血压者151例，占被调查者的19.66%。认为高原地区具有高海拔、低氧、低气压、低温的特点，且冷空气活动频繁。受高原环境、气候等因素影响，外周血管收缩，血流阻力增加，血压升高。

3. 高原高血压与海拔高度有关

进入3000m以上地区，多数人有程度不等的血压升高，其上升幅度一般不超过正常范围的上限。部分人出现高血压，然后在原地数天或数周机体适应后即恢复至正常甚或低于原来水平。白若华等报道，高原高血压发病率随海拔高度升高而升高，汉族人高血压患病率由2780m（格尔木）的8.53%、3077～3227m（水电站水泥厂）的19.32%升高至4550m（杜佳里）的53.45%，杜佳里地区的藏族人高血压患病率达41.18%，说明除了海拔高度外，该地区特殊的自然环境也可能与高血压发病有关。

4. 高原高血压有昼夜节律变化

青格乐图等对一组4000人的调查显示，在特高海拔（4500～5072m）地区的施工者，高原高血压在施工人群年患病率约为40%，且以白昼血压和舒张压（diastolic blood pressure，DBP）升高为主，DBP均值在全天、白昼均达高血压标准而收缩压（systolic blood pressure，SBP）只在白昼达到标准，夜间二者均下降到正常范围；单纯舒张期高血压所占比例显著高于单纯收缩期高血压（$P < 0.01$），其昼夜节律仍呈杓型变化曲线但夜间下降百分率仍<10%；心率与DBP、SBP、平均压及心率×血压均成正相关关系（$P < 0.01$）。认为高原高血压的动态变化节律主要受机体耗氧程度的影响，即与低氧性增压反应有关，其防治重点仍应放在减少氧耗、改善低氧这一核心问题上。

三、缺氧致高血压的病理生理学

高原环境因子通过何种途径来调节血压，目前不很清楚。一般认为主要是由低氧所引起。血压增高的机制可能系通过下列途径实现的。

1. 颈动脉窦和主动脉体的化学升压效应

动脉血氧张力降低，刺激颈动脉窦和主动脉体的化学感受器，除反射性地使呼吸增强、心率加快外，尚可使血管运动中枢张力增加，血压上升。

2. 交感神经的升压作用

缺氧使交感神经兴奋性增强，血中儿茶酚胺类血管活性物质释出增多，引起血压上升。另外，初入高原时精神紧张和寒冷的刺激均可使上述反应加重。

3. 肾素–血管紧张素–醛固酮升压系统激活

缺氧可引起肾血管收缩、肾缺血，激发肾素–血管紧张素–醛固酮升压系统，引起高血压。我国有人测定了高原正常人和高原高血压患者肾循环及血中的儿茶酚胺，发现患者的肾血流量降低，肾血管收缩。同时血中儿茶酚胺明显上升。肾缺血及儿茶酚胺增高均可导致高血压。

4. 血黏稠度增高和血容量增加

在生理状态下血细胞比容与舒张压有着重要的正相关关系。红细胞容积增加引起血液黏稠度增高，同时常伴有血容量增加，如果得不到充分的代偿，则总周围血管阻力增高而血压上升。舒张期动脉血容量增加亦可使血压升高。

上述各种机制是互相联系，相互补充的。但在不同情况下有所侧重。如急性低氧时可能第1、2种机制起主要作用，而慢性高血压时，第3、4种机制起重要作用。

四、高原高血压的预防

（一）高原习服

1. 适应性锻炼

无高原生活经历的人进入高原环境时应尽可能逐步进入，先在海拔相对较低的区域进行一定的体力锻炼，以增强人体对缺氧的耐受能力。初入高原者应适当减少体力活动，以后视适应情况逐渐增加活动量。

2. 适当控制登高速度与高度

登山时应坚持阶梯式升高的原则，视个人适应情况控制登高速度与高度。

3. 营养与药物

高糖、低脂、充足的新鲜蔬菜水果及适量蛋白质的饮食有助于人体适应高原环境。红景天等藏药可改善人体高原缺氧症状。

4. 预缺氧

缺氧预适应作为一种新的促习服措施正日益成为高原习服研究的热点。

（二）减少氧耗，避免机体抵抗力下降

过重过久的体力活动、寒冷、感染、吸烟和饮酒均为高原病的诱因。因此，降低体力劳动强度、保暖、防止上呼吸道感染、节制烟酒可有效预防急

性高原病的发生。

（三）增加氧供，提高劳动能力

提高室内氧分压或间歇式吸氧可显著改善体力与睡眠。

（四）职业禁忌证

凡有明显的心脏、肺、肝、肾等疾病，高血压Ⅱ期，各种血液病，红细胞增多症等患者，不宜进入高原地区。

参考文献

［1］张宁．原发性高血压的流行病学与防治现状．中国健康教育杂志，2010，26（4）：310-311.

［2］侯玉英，赵淑芳，饶华祥，等．山西省居民高血压患病情况及危险因素调查．中国慢性病预防与控制，2007，15（4）：306-308.

［3］王健松，郭来敬，胡大一．钢铁冶金企业高血压防治的研究．临床荟萃，2010，25（19）：1747-1749.

［4］孙贵范．职业卫生与职业医学．第7版．北京：人民卫生出版社，2012.

［5］铁道部．铁路高温作业人员健康检查规范（TB/T2686-1995）．北京：中国标准出版社，1996：1.

［6］李瑞芳，孙建娅，张萍，等．高温作业工人高血压患病及影响因素分析．中国公共卫生，2009，25（7）：818-820.

［7］杨红艳，姬文婕，曾山，等．高温作业人群高血压患病率的横断面调查．武警医学院学报，2008，17（7）：609-610.

［8］王华义，谭卫红，李春燕．钢铁企业高温作业工人血压影响因素的因子分析．职业与健康，2010，26（19）：2171-2173.

［9］刘伟英，王德文，徐丽霞．高温作业高血压人群血浆同型半胱氨酸水平的变化及意义．中国职业医学，2009，36（4）：304-305.

［10］Haralabidis AS, Dimakopoulou K, Vigna-Taglianti F, et al. Acute effects of night-time noise exposure on blood pressure in populations living near airports. Eur Heart J, 2008, 29（5）：658-664.

［11］刘富英，杨全芝，吴琨，等．高温和脉冲噪声联合作用对职业人群心血管系统的影响．中国全科医学，2008，11（7A）：1146-1148.

［12］陈静君，任宏．外周血中去甲肾上腺素受噪声影响的研究．南通大学学报（医学版），2007，27（2）：113-114.

［13］姚占峰．2008年莱芜市煤矿工人高血压患病情况及影响因素调查．预防医学论坛，2009，15（10）：960-961.

［14］Gan WQ, Davies HW, Demers PA. Exposure to occupational noise and cardiovascular disease in the United States：the National Health and Nutrition Examination Survey 1999—2004. Occupat Environ Med, 2011, 68（3）：183-190.

［15］Tomei F, De Sio S, Tomao E, et al. Occupational exposure to noise and hypertension in pilots. Int J Environ health Res, 2005, 15（2）：99-106.

［16］Barregard L, Bonde E, Ohrstrom E. Risk of hypertension from exposure to road traffic noise in a population-based sample. Occup Environ Med, 2009, 66（6）：410-415.

［17］黄家文，曾子芳，巫带花，等．噪声接触对49例男工血压的影响．中国职业医学，2008，35（4）：348-349.

［18］孙萍，李占清．噪声对有高血压家族史工人的血压影响．中国医药导报，2011，8（1）：38-39.

［19］Eriksson C, Rosenlund M, Pershagen G, et al. Aircraft noise and incidence of hypertension. Epidemiology, 2007, 18（6）：716-721.

［20］Jarup L, Babisch W, Houthuijs D, et al. Hypertension and exposure to noise near airports：the HYENA study. Environ Health Persp, 2008, 116（3）：329-333.

［21］Chang TY, Lai YA, Hsieh HH, et al. Effects of environmental noise exposure on ambulatory blood pressure in young adults. Environ Res, 2009, 109（7）：900-905.

［22］江春苗，王军义，鲍莹，等．某空调生产企业噪声暴露与高血压的关系研究．现代预防医学，2012，39（15）：3786-3787，3792.

［23］谢石，钱海洋，葛琴娟．某造纸厂工人噪声暴露与高血压的关系．环境与职业医学，2013，30（1）：35-36.

［24］刘富英，杨全芝，吴琨，等．高温和脉冲噪声联合作用对职业人群心血管系统的影响．中国全科医学，2008，11（7A）：1146-1148.

［25］陈静君，任宏．外周血中去甲肾上腺素受噪声影响的研究．南通大学学报（医学版），2007，27（2）：113-114.

［26］陈志勇，倪春辉，周印，等．某纺织厂噪声作业女工动脉顺应性的研究．现代预防医学，2007，34（4）：747-756.

［27］胡中伟．噪声应激对高血压大鼠心肌内质网GRP78和CHOP表达的影响与心肌重构的关系及药物干预的研究．西安：第四军医大学，2009.

［28］Lorusso A, Bruno S, Caputo F, et al. Job strain and

blood pressure levels in health care workers. Giornale italiano di medicina del lavoro ed ergonomia, 2007, 29（3 Suppl）: 810-811.

［29］Fan L, Blumenthal JA, Hinderliter AL, et al. The effect of job strain on nighttime blood pressure dipping among men and women with high blood pressure. Scand J Work Environ Health, 2012, 39（1）: 112-119.

［30］Clays E, Leynen F, De Bacquer D, et al. High job strain and ambulatory blood pressure in middle-aged men and women from the Belgian job stress study. J Occup Environ Med, 2007, 49（4）: 360-367.

［31］Rosenthal T, Alter A. Occupational stress and hypertension. JASH, 2012, 6（1）: 2-22.

［32］Siegrist J. Effort-reward imbalance at work and depression: Current research evidence. Der Nervenarzt, 2012: 1-5.

［33］Gilbert-Ouimet M, Brisson C, Vezina M, et al. Repeated exposure to effort-reward imbalance, increased blood pressure, and hypertension incidence among white-collar workers: effort-reward imbalance and blood pressure. J Psycho Res, 2012, 72（1）: 26-32.

［34］周文慧, 余善法, 姜开有, 等. 付出回报失衡与高血压的关系. 工业卫生与职业病, 2011, 37（01）: 1-4.

［35］Maina G, Bovenzi M, Palmas A, et al. Job strain, effort-reward imbalance and ambulatory blood pressure: results of a cross-sectional study in call handler operators. Int Arch Occup Environ Health, 2011, 84（4）: 383-391.

［36］Thompson, Elizabeth. Understanding how night work influences the everyday family lives of nurses, their husbands and children. Guildford: Department of Sociology, University of Surrey, 2009

［37］McCubbin JA, Pilcher JJ, Moore DD. Blood pressure increases during a simulated night shift in persons at risk for hypertension. Int J behav Med, 2010, 17（4）: 314-320.

［38］Suwazono Y, Dochi M, Sakata K, et al. Shift work is a risk factor for increased blood pressure in Japanese men: a 14-year historical cohort study. Hypertension, 2008, 52（3）: 581-586.

［39］Lo SH, Liau CS, Hwang JS, et al. Dynamic blood pressure changes and recovery under different work shifts in young women. Am J Hypert, 2008, 21（7）: 759-764.

［40］Sfreddo C, Fuchs SC, Merlo AR, et al. Shift work is not associated with high blood pressure or prevalence of hypertension. PloS one, 2010, 5（12）: e15250.

［41］Virkkunen H, HärmäM, Kauppinen T, et al. Shift work, occupational noise and physical workload with ensuing development of blood pressure and their joint effect on the risk of coronary heart disease. Scand J Work, Environ Health, 2007, 33（6）: 425-434.

［42］Wang XS, Armstrong ME, Cairns BJ, et al. Shift work and chronic disease: the epidemiological evidence. Occup Med, 2011, 61（2）: 78-89.

［43］蔡洁, 赵莉莎, 朱怡冰, 等. 接尘作业人员高血压发病情况调查. 职业卫生与应急救援, 2007, 25（3）: 132-133.

［44］张卫清, 信雅菊. 煤矿工人高血压状况调查分析. 中国疗养医学, 2011, 20（1）: 1127-1128.

［45］李艳军, 袁扬, 段建勇. 尘肺患者并发高血压的发病因素分析. 中国疗养医学, 2007, 16（10）: 637-639.

［46］唐艾华. 煤工尘肺代谢综合征的临床研究. 职业与健康, 2012, 28（1）: 1537-1539.

［47］曹香府. 煤工尘肺患者脉压水平对心脑血管疾患的影响研究. 唐山: 华北煤炭医学院, 2008.

［48］李雪琴. 煤工尘肺患者高血压发病情况及相关因素的研究. 太原: 山西医科大学, 2010.

［49］王东. 煤矿工人轮班制与 RAAS 基因多态性交互作用对 EH 的影响. 北京: 军事医学科学院, 2012.

［50］应红安, 黄子扬. 宫内缺氧与成年后高血压发生的关系. 中华高血压杂志, 2011, 19（2）: 116-119.

［51］陈建华, 郑必海, 严亦平, 等. 由平原进入高海拔地区施工人员血压动态变化情况研究. 临床和实验医学杂志, 2011, 10（22）: 1740-1742.

（姚三巧　么太成）

第6章 盐与高血压

钠盐是人体正常生理活动所必需的物质。正常血浆钠浓度对调节人体血浆渗透压、组织间液容量、酸碱平衡、细胞电活动，以及维持循环血压有着至关重要的作用。早在公元前2600多年前《黄帝内经》就有"咸者，脉弦也"的论断。近百年来的大量流行病学研究基本上肯定了不同人群间钠摄入量与人群平均血压水平、高血压患病及血压随年龄增长的关系。但人群内个体间对盐负荷或限盐呈现不同的血压反应。随着相关研究的不断深入，人们逐渐认识到盐摄入量与高血压之间存在密切关系，而盐敏感性是决定盐与高血压之间因果关系的主要因素。

第一节 盐敏感型高血压的定义和流行病学研究

一、定义

不同个体血压对于钠盐摄入量的反应有所不同。按照盐负荷或限盐后血压反应可以分为盐敏感型高血压和非盐敏感型高血压。盐敏感型是指患者的血压随盐摄入增加而明显升高，随盐摄入的减少而下降，平均动脉压变化至少在10%，是原发性高血压的一种中间遗传表型。盐负荷后血压升高不明显甚或下降者称为非盐敏感型或盐抵抗者。与盐敏感者相关联的高血压称为盐敏感型高血压。

二、流行病学研究

国际著名的尿钠与血压关系的国际流行病学调查（relationship between urinary electrolytes and blood pressure，INTERSALT）通过对全球52个中心的10 079名成年人的调查发现，仅有4个中心为低盐摄入（≤3g/d），大多数中心盐摄入量在6～12g/d。流行病学研究表明，每天摄入食盐不到3g的人群，高血压发病率很低；而每天摄入20g以上的人群，高血压的发病率很高。对于每天盐摄入量在3～20g之间的不同人群，虽然没有明确的证据表明随着盐摄入的增加血压会随之升高，但如果每天摄盐量大于3g，那么随着年龄的增大患高血压的风险将逐渐增加，盐摄入的越多这种现象就越明显。在我国，食盐摄入和高血压发生率呈现明显地域性。例如居住在北方和寒冷地区的居民，钠的摄入量明显高于南方和沿海地区，而且高盐摄入人群的平均血压水平和高血压患病率也相应较高，盐的摄入与血压水平明显相关。目前全球范围内每人平均摄盐量约为每天10g。在我国，北方人每天摄盐在12～18g，南方人为6～10g。中国六成的高血压患者都属于"盐敏感型高血压"，这已经大大超过肾排盐的正常能力范围，是造成我国一部分地区高血压患病率明显增高的重要原因。

年龄、种族、遗传因素等均可能影响盐敏感性的流行病学分布特征。一般人群中盐敏感者占15%～42%不等，而原发性高血压群体中为60%。有高血压家族史的成人中盐敏感者为65%，青少年中为45%。盐敏感性存在家庭聚集现象，有的家系成员盐敏感者高达75%以上，而有的无盐敏感者。血压正常的盐敏感者未来患有高血压的风险显著高于非盐敏感者。有研究显示在高血压人群中，黑人盐敏感性发生率较高为73%，白人则为56%；在血压正常人群中，两组盐敏感性的发病率相似，分别为36%和29%；并且盐敏感较盐耐受者的整体年龄偏高。另外，老年人、糖尿病、肥胖、代谢综合征、出生体重较低的人盐敏感者的比例也明显更高。一项研究观察到虽然女性盐敏感性发生率较高，但盐敏感的男性人群20年全因死亡率增加，而女性没有增加[1]。停经女性盐敏感性增加，正常血压女性在全子宫切除术和卵巢切除术后盐敏感者的比例明显高于手术前（52.5% *vs.* 22.5%），提示缺乏雌性激素可能增加盐敏感性。

第二节　盐摄入与血压及靶器官损害的关系

40余年以来关于盐与高血压的关系始终是高血压防治领域备受关注的话题之一。流行病学研究、动物实验以及临床研究均证实，钠盐摄入量与平均血压水平、高血压的发生发展，以及心脏、脑、肾等靶器官损害之间存在密切关系。

一、盐与血压的关系

动物研究发现随着钠盐摄入量的增加可改变血压对盐的敏感性。1960年，Dahl等建立盐敏感型高血压遗传性大鼠模型。20世纪90年代Denton等对最接近于人类的大猩猩进行了一项盐敏感性实验，在经过1年的观察期（坚持其低钠高钾富含水果、蔬菜的自然饮食）和20个月的间隔期后，逐渐增加其饮食中钠盐摄入量至15g/d，结果发现大猩猩在实验的第三阶段便改变了其低钠饮食习惯，且收缩压增高26mmHg。更令人惊讶的是，大猩猩的盐敏感性发生了变化，大约70%变为盐敏感者。

一项Meta分析共纳入52 000名受试者，包括17项横向研究和10项前瞻性研究。研究中均采用24h尿钠排泄量对膳食钠盐摄入量进行评估[2]。结果表明，在校正了体重指数、年龄等混杂因素后，钠盐摄入量每天增加100mmol，收缩压将增加1～3mmHg，舒张压增加0～2mmHg；干预研究（限盐或给予盐负荷）发现，钠盐摄入量每天减少100mmol，则收缩压下降4～5mmHg，舒张压下降1～3mmHg。不同地区居民人均食盐摄入量与高血压发病率的分布特征一致。INTERSALT研究表明，高盐摄入与收缩压水平独立相关。一项大规模前瞻性研究亦显示，高钠饮食可增加血尿酸及尿白蛋白排泄量，是高血压的独立危险因素[3]。因此，《2013欧洲高血压协会/欧洲心脏协会（ESH/ESC）指南》认为盐摄入与高血压的发病之间存在明确的因果联系，高盐摄入是高血压，特别是难治性（或称顽固性）高血压的重要原因之一[4]。高盐不仅影响血压水平，还是短时血压变异性增大的主要原因[5]。

钠与血压的关系已有定论，而有关血氯对高血压患者的预后是否有影响则并不清楚。新近对12 968名高血压患者进行最长达35年的随访研究发现，较低的血氯水平（＜100mmol/L）可使死亡风险增高20%，血氯每增加1mmol/L可使死亡风险下降1.5%[6]。

二、盐与靶器官损害的关系

高钠负荷可增加血容量，进而升高血压水平，同时还可提高交感神经系统兴奋性，使外周血管阻力增加，促进血压水平进一步升高。除通过血压升高增加靶器官损害风险外，高钠负荷还可通过多种机制（诱发心室肥大、增加血管僵硬度、激活肾素-血管紧张素系统等），对心脏、脑、肾与外周血管产生直接危害。Meta分析发现，高盐饮食可使心血管事件总体风险增加17%，使卒中风险增加23%。有研究发现高钠摄入与体重指数、腰围及空腹血糖升高显著相关，是代谢综合征的强预测因子[7]。

盐敏感性是影响血压水平的重要因素，盐敏感者接受盐负荷后血压会有大幅度升高，无论其是否患有高血压，高盐饮食的盐敏感人群其心血管疾病死亡的风险较高。研究还显示，盐敏感人群死亡率增加主要是由于盐敏感所致，而非高血压。换言之，盐敏感个体即使血压正常，高盐饮食仍会增加其心血管疾病风险。有学者认为钠盐会增加血小板反应性而致血栓形成倾向。因此，即使血压不高，高盐饮食也可能会增加心脑血管事件的发生率。

既往大量流行病学研究表明高盐与高血压及心血管事件密切相关，从而逆向推理限盐可降低血压水平及心血管风险。然而新近揭晓的几项研究却给盐与靶器官损害、心血管风险的关系带来诸多困惑[8-11]。一项旨在探讨载脂蛋白E基因敲除大鼠钠摄入量与动脉粥样硬化的关系的研究显示，低盐饮食相比正常饮食可导致大鼠RAAS激活，增加血管黏附因子及炎症细胞因子表达；而高盐饮食虽然使大鼠血压有所升高，但通过抑制RAAS可减弱血管炎症、减缓动脉粥样硬化进展[11]。一项观察分析入选ONTARGET和TRANSCEND研究中28 880名受试者，评估其24h尿钠和尿钾排泄量（反应摄入量）与心血管事件和死亡之间的关系；结果发现尿钠排泄与心血管死亡风险及慢性心力衰竭住院之间存在J型曲线，提示高钠及低钠摄入均会增加心血管风险[10]。也许盐与心血管的关系远不如我们想象的简单，可能究竟盐与心血管风险是否存在J型曲线，曲线最低点是多少，尚需更大规模、随访时间更长的随机化对照试验进一步印证。

第三节　盐敏感的发生机制

一、肾机制

肾是机体钠调节的最重要器官。盐敏感型高血压患者中多有肾功能异常或肾疾病，肾排钠受损。研究发现，在低盐饮食期间，盐敏感和非盐敏感者的平均动脉压、肾小球滤过率、有效肾血浆流量和滤过分数相似。但盐敏感者在高盐摄入期间肾对钠负荷血流动力学的适应性异常，有效肾血浆流量减少，不能有效排出过多摄入的钠，导致钠水潴留、血压增高、肾小球压增加；而非盐敏感者则表现为有效肾血浆流量增加、肾小球压降低。新近一项研究提示肾排钠能力在盐敏感型高血压发挥重要作用。该研究通过测定研究对象的尿钠排泄和锂清除分数探讨钠及肾钠转运与血压的关系，结果显示血压与钠摄入量和近端小管钠转运相关[12]。盐敏感型高血压反映了肾在排泄氯化钠方面的生理性缺陷。

二、交感神经机制

盐和应激都是高血压发生的环境因素，二者相互作用，共同促进高血压的发展。有研究表明，交感神经系统活动可能在盐敏感型高血压的发生中起重要作用。钠能促进交感神经末梢释放去甲肾上腺素，盐敏感型高血压常常伴有交感神经系统活性增加。盐敏感型高血压父母的正常血压子女，在高盐摄入时对精神应激产生的血压增高反应更加明显，同时伴有交感神经活性增强。研究证实，盐敏感者在普通含钠饮食时，血浆儿茶酚胺浓度就高于非盐敏感者。在高盐饮食时，去甲肾上腺素释放增加，升压反应增强。盐敏感者在盐负荷后夜间血浆去甲肾上腺素增加、夜间血压增加、昼夜血压均值差变小。盐摄入增加还能导致中枢交感神经系统激活。神经节阻滞和交感神经抑制剂显著减低高盐导致血压升高，也表明交感神经系统活性增加和高盐导致高血压有关。

另外，多巴胺和肾上腺素能受体也参与了盐敏感型高血压的发生机制。研究证实大脑和交感神经系统活性氧增加可以导致盐敏感型高血压和肥胖性高血压。高盐食物的早期效应主要影响夜间动脉血压，也提示交感神经系统活动的昼夜节律性可能影响了这一盐敏感型高血压反应的调控。

三、肾素-血管紧张素-醛固酮系统（RAAS）

在盐敏感型高血压患者中，血液中肾素活性比较低（但是非调节型盐敏感型高血压肾素水平正常或升高），钠促进肾素-血管紧张素系统激活，盐敏感型高血压常常伴有 RAAS 功能异常。Chamarthi 等研究表明，高血压患者在高盐饮食时对于血管紧张素Ⅱ有更显著的血管反应，RAAS 活动失调可能在此反应中发挥重要作用。这一发现为进一步研究盐敏感型高血压的病理生理学机制增加了新的亮点。醛固酮和盐皮质激素受体体系在盐敏感型高血压以及相关的器官损害发生发展中也发挥了重大作用，正常的醛固酮和盐皮质激素受体体系是人类生存必需的水电解质平衡的最基本调节机制，过量的盐摄入结果是醛固酮-盐皮质激素受体轴受抑，进而导致高血压以及心血管系统损害和肾衰竭。

四、离子转运机制

红细胞内钠含量升高，钾含量降低，高盐摄入使细胞内钠和钙离子浓度上升，水进入细胞，导致血管内膜水肿，血管腔狭窄；血管平滑肌细胞内钠也增加，使钠钙交换增加，胞内钙增加，促进血管平滑肌收缩；过量盐负荷可以使蛋白结合钙变为离子钙，使细胞游离钙增加，游离镁减少，这也是服用钙剂治疗盐敏感型高血压有效的机制之一；过量盐负荷导致钾缺失，所以补充钾可以减轻高盐导致的高血压。

五、内皮功能障碍机制

盐敏感型高血压患者内皮功能受损程度较非盐敏感型高血压严重，表现为一氧化氮生物活性减弱，血浆血管性血友病因子升高、尿中内皮素排泄减少。我国学者提出在正常血压时，内皮功能障碍也会导致盐敏感性人群靶器官损害与不良心血管结局的风险[13]。

六、内分泌机制

内分泌系统也参与了盐敏感型高血压的发生和发展。在绝经期后女性中进行的试验观察表明，盐敏感型高血压和随后的终末期靶器官损害的发病机制中，雌激素、一氧化氮、血管紧张素Ⅱ和血管壁以及肾当中的活性氧成分之间的相互作用可能起到了相当重要的作用，在临床上可以导致由于雌激素缺乏，盐敏感性增强，使那些遗传上较为敏感的绝经期女性更容易发生高血压、心血管疾病、肾疾病。

七、胰岛素抵抗

有研究显示肾小管胰岛素受体定向敲除大鼠的肾一氧化氮生成减少，可能与血压升高相关[14]。高盐饮食可能诱发胰岛素抵抗，主要是改变胰岛素代谢途径必需的酶的活性而发挥作用，但是新近研究提示盐敏感人群的血压与胰岛素抵抗相关，限盐有益于盐敏感人群，但可能对盐不敏感人群有害[15]。目前还缺少证据证明胰岛素抵抗是盐敏感型高血压的独立危险因素。

此外，遗传、中枢神经系统、基因等许多机制均可能参与了盐敏感型高血压的发生。

第四节 盐敏感型高血压的诊断及临床表现

一、诊断

（一）急性盐负荷试验

急性盐负荷试验 1977 年由美国学者 Luft 等首先报道用于临床，具体方法为：①测定基础血压，然后在 4h 内静脉注射生理盐水 2000ml。输液完毕后即刻测量盐负荷后的血压，计算平均血压。②此后 3 天予以低钠盐饮食（10mmol/d），并口服呋塞米 40mg/d，每 8h 1 次，作为减钠期。③第 3 天 8:00 测血压，计算减钠期末的平均血压。④盐敏感标准：如果盐负荷后的平均血压较基础血压的增幅 ≥ 5mmHg，或者减盐期末的平均血压较基础血压降幅 ≥ 10mmHg，则称之为盐敏感。

Gallett 于 1997 年对 Luft 方法进行了改良，不同点只是在输生理盐水次日的 8:00、14:00、20:00 各口服呋塞米 37.5mg。我国学者的方法进一步缩短了观察时间。测定基础血压后，4h 内静脉给生理盐水 2000ml，随后即服呋塞米 40mg，监测 2h 后的血压；计算盐负荷后平均血压与基础血压的增幅及服呋塞米后 2h 末平均血压与基础血压的减幅；如两值之和 ≥ 15mmHg，则判为盐敏感。

（二）慢性盐负荷试验

慢性盐负荷干预方法差异较大，目前最被广大学者接受的是 Weir 法。该试验分四期，即导入期、高盐期、洗脱期及低盐期。受试者在完成低盐-洗脱-高盐后，再按照高盐-洗脱-低盐进行一次试验。导入期、洗脱期及低盐期口服安慰剂胶囊，高盐期每日口服含 160mmol Na^+ 的胶囊（该 Na^+ 量为饮食含 Na^+ 量之外需额外增加的量），具体如下：①导入期 4 周，受试者停用降压药物，随意饮食；②高盐期 2 周，受试者每日饮食中含 Na^+ 200mmol；③洗脱期 1 周，随意饮食；④低盐期 2 周，受试者每日饮食中含 Na^+ 40mmol。

慢性盐负荷试验的判断标准如下：受试者平均动脉压从高盐-低盐，或低盐-高盐时下降或增加 ≥ 3mmHg 即判定为盐敏感者；平均动脉压改变不足此标准则判定为非盐敏感者。急性静脉盐水负荷试验与慢性盐负荷试验的检出符合率很好。

传统盐敏感诊断复杂且患者不易接受。有研究提示血压昼夜节律和心率有助于鉴别盐敏感型高血压患者，并评估期风险。因此，24h 动态血压监测及患者饮食习惯可能会为医师提供有效信息，使发现盐敏感型高血压患者更为简便[1, 16]。

二、临床表现

根据临床观察和研究，盐敏感者表现有一系列涉及血压调节的神经、内分泌及生化代谢异常，主要表现为钠的代谢异常、肾潴钠倾向、交感神经系统调节缺陷、胰岛素抗性增加和血管内皮功能失调等机制导致高血压发生发展。有人认为获得性肾微血管和肾小管间质损伤是产生盐敏感型高血压最为可靠的机制。

盐敏感型高血压除具有高血压的一般临床表现外，还有以下临床特点[17]：①血压对盐的反应性更强。盐敏感者对于高盐摄入或急、慢性盐负荷呈现明显的升压反应，而给予低盐饮食、限制盐的摄入或利尿药应用则可使血压明显下降。②血压变异性大。短时血压变异性分析显示，无论收缩压或者舒张压，盐敏感型高血压患者血压变异性均大于非盐敏感者。盐敏感型高血压患者的血压倾向于非杓型变化特征。24h 动态血压监测显示，盐敏感者血压的昼夜差值缩小、夜间波谷变浅。进一步分析显示，盐敏感者的这种血压变异和心脏质量指数及尿微量白蛋白增加相关，尤其在盐负荷后进一步加重。与此同时，研究发现限盐干预或使用利尿药则可以减弱高盐所致的血压变异。③血压对应激反应性增强。盐敏感者于精神激发试验和冷加压试验后血压的增幅值明显高于非盐敏感者，且持续时间较长。④靶器官损害出现早，如盐敏感型高血压患者的尿微量白蛋白排泄量增加，左心室质量相对增大，血管内皮功能减低等。⑤表现胰岛素抵抗，研究发现，盐敏感者有胰岛素抵抗的表现，盐敏感者的血浆胰岛素水平较非盐敏感者明显升高，胰岛素敏感性指数降低。代谢综合征患者盐敏感性检出率明显增高，而限盐可以改善盐敏感型高血压患者的胰岛

素抵抗。

此外，盐敏感型高血压多属低肾素型、容量依赖性高血压。根据盐负荷后靶组织对血管紧张素Ⅱ的调节反应可以将盐敏感型高血压分为调节型及非调节型。其中，前者占大多数，其特点是增加盐的摄入或盐负荷血压升高，而限盐或缩容则血压降低；血浆肾素活性低，且对盐的反应迟钝；血清游离钙水平多偏低，减少钠的摄入或增加钾和钙的摄入有助于降低血压。利尿药或钙通道阻滞药是治疗这种类型高血压的首选药物。

第五节　治　疗

影响血压的环境因素中，饮食因素起着尤为显著、甚至可能是决定性的作用。健康的饮食结构和饮食习惯在某种程度上可预防高血压的发生、延缓其发展，有助于降低整个人群血压水平，因此可间接降低高血压的危险因素、致残率与致死率，从而大大减少公共卫生事业的费用，是值得大力推广的重要措施。

一、常规治疗

1. 限制食盐摄入

限制食盐摄入具有可靠的降压作用，对于老年人、糖尿病、慢性肾病以及代谢综合征患者效果尤为明显。很多研究发现，将食盐摄入量控制在 6g/d 以内，可使收缩压降低 2～8mmHg。对于血压轻度升高者，仅通过限盐就可能使其血压降至目标值以下。对于血压明显升高者，减少食盐摄入有助于改善降压药物的疗效并减少其用量。一项针对美国居民的医疗经济学研究表明，将食盐摄入量控制在 6g/d，每年可减少 180 亿美元的与高血压相关的医疗费用。另一项采用冠状动脉性心脏病政策模型进行的研究提示，将美国居民人均食盐摄入量降低 3g，可使每年冠心病新发病例减少 6～12 万例，新发卒中减少 3.2～6.6 万例，心肌梗死减少 5.4～9.9 万例，各种原因死亡减少 4.4～9.2 万例。严格限制食盐摄入对于难治性高血压患者具有更为显著的疗效，而过多的食盐摄入常成为难治性高血压治疗失败的重要原因之一。因此，《美国居民膳食指南》建议，血压高于理想值的人群钠摄入水平不应超过 1.5g/d（相当于食盐 3.75g/d），血压正常者钠摄入不应超过 2.3g/d（相当于食盐 6g/d）。

我国人群食盐摄入量普遍偏高。北方地区日均

为 14～16g，南方地区 8～10g。限盐策略知易行难。一方面，改变饮食习惯、减少食盐摄入量的依从性很差；另一方面，日常人体钠盐的摄入 80% 以上来自于加工食品中的"隐性盐"，减少这一部分盐摄入只有通过社会各界多部门协同方能完成。同样，对于我国居民（特别是北方地区居民）而言，将食盐摄入量控制在 6g/d 以内的目标短期内难以实现。现阶段最具有可操作性、可量化的措施是：告知患者食品烹饪加工时将食盐或含盐调料较限盐前减少一半，这样基本可以达到或接近世界卫生组织提出的食盐标准 6g/d。

对于高血压患者，除应为患者做出明确的减少食盐摄入的建议，还应推广控制高血压饮食对策（dietary approaches to stop hypertension，DASH）饮食。DASH 饮食是一种富含蔬菜、水果、低脂乳制品、果仁，减少红肉、饱和脂肪酸和甜食摄入的饮食模式，一般食用 2 周后即开始显现降压作用。DASH 饮食联合低钠将使血压进一步下降。

高盐与血压水平、高血压发生发展、靶器官损害及心脑血管事件密切相关。而与欧美国家相比，我国高血压患者中盐敏感者所占比例更高，约 60%。因此，降低钠负荷对于我国居民具有尤为重要的意义。限盐是盐敏感型高血压防治的核心。对于盐敏感者，可通过减少食盐的摄入量达到控制血压及减少降压药用量的效应。即便是正常血压者，由于普通膳食中的盐摄入量远远超出生理需要量，适度减少盐量也会对健康有益。

2. 补充钾离子

膳食中低钾也是高血压的危险因素。增加钾的摄入能促进钠的排泄，阻止钠盐介导的血压升高。钠负荷会造成尿钙和尿钾的排泄增多，产生条件

性的钾和钙的缺乏；增加钾的摄入通过促进钠的排泄、遏制容量扩展，阻止盐介导的血压升高。Meta分析显示，无论是高血压患者还是正常人，增加钾的摄入均可降低血压；高血压患者24h尿钾每增加50mmol，平均收缩压和舒张压可分别下降4.4mmHg和2.5mmHg；正常人24h尿钾每增加50mmol，平均收缩压和舒张压可分别下降1.8mmHg和1.0mmHg。Dickinson等的研究也显示了类似的结果，高血压患者钾摄入量达到4.7g/d，收缩压可降低2～4mmHg，舒张压可降低2～6mmHg。钾的这种降压作用在钠摄入量较高和盐敏感性较高的高血压患者中更为明显。先前观察高血压患者补钾的Meta分析结果显示，补钾对高血压治疗作用较小或无帮助，但是其所分析的研究均未考虑盐的摄入量。一项纳入10项研究的旨在评估补钾治疗对摄入高盐高血压患者血压的影响的Meta分析显示，补钾治疗可降低摄入高盐高血压患者的血压。不同研究间血压降低幅度的差异可能与盐摄入量多少有关；盐摄入量较少的患者通过补钾治疗获益极少；迄今为止，已经发表的主要Meta分析严重低估了补钾治疗对高血压患者的益处[18]。

美国全国高血压教育项目协调委员会限钠的同时，建议成人至少摄入钾120mmol/d（约为钾4.7g/d），膳食钾/钠的推荐比例为2:1。我国人群钾的摄入量偏低。适度增加钾的摄入，提高饮食钾/钠比例是限盐之外的另一种防治高血压的重要策略。

二、药物治疗

（一）钙通道阻滞药

研究证实，盐敏感型高血压患者存在细胞内钠、钙及镁的代谢异常，应用钙通道阻滞药有助于对抗盐介导的细胞内离子改变和升压反应；另外，钙通道阻滞药增加肾血流量和肾小球滤过率，降低肾血管阻力，产生排钠、利尿作用。因此，钙通道阻滞药对盐敏感型高血压有良好的降压效果。中国老年收缩期降压治疗临床试验（systolic hypertension in China，Syst-China）、中国高血压最佳治疗试验（hypertension optimal treatment study in China，Hot-China）、中国高血压综合防治研究（Chinese hypertension intervention efficacy study，CHIEF）等一系列研究在我国高血压人群中进行的临床试验充分证明了钙通道阻滞药在降压和保护靶器官中的卓越效果。我们的研究发现，盐敏感型高血压患者容易较早发生肾损害，尿微量白蛋白排泄量增加。予以

钙通道阻滞药干预治疗，在降低血压的同时，能有效减少尿微量白蛋白，保护肾功能。钙通道阻滞药有抗颈动脉粥样硬化的作用，尤其长效钙通道阻滞药平稳降压，减少血压波动，适用于脑血管病患者。因此，钙通道阻滞药特别适用于有着高卒中风险的人群，例如亚洲人以及老年单纯收缩期高血压患者。

（二）利尿药

《2013ESH/ESC高血压指南》继续肯定利尿药在降压治疗中的基石地位[4]。一些指南性文件中，如《美国高血压预防、检测、评估与治疗联合委员会指南》与《WHO指南》，甚至将其推荐为高血压初始治疗的唯一首选药物。确凿证据表明，噻嗪类利尿药在高血压的初始治疗与维持治疗中均具有肯定疗效，但随着多种新型降压药物的不断问世，近年来其临床作用优势一直未得到充分重视。降压和降脂治疗预防心脏病发作研究（antihypertensive treatment and lipid-lowering treamtment to prevent heart attack trial，ALLHAT）表明，噻嗪类利尿药降压效果显著，在减少冠心病事件方面与钙通道阻滞药及血管紧张素转化酶抑制药（angiotensin converting enzyme inhibitor，ACEI）具有相同效果。因此，国内外多种指南均建议将此类药物作为一线降压药以及联合用药的基础。

如前所述，钠负荷增重是高血压发生发展的重要机制之一，因而限制钠盐摄入对于防治高血压至关重要。与此同时，通过具有利钠作用的药物治疗也是降低钠负荷的有效措施。利尿药的利钠缩容机制对盐敏感型高血压有良好的效果，特别适宜于盐敏感型高血压的控制。对于不能坚持生活方式改善，不能有效控制食盐摄入量的患者尤为如此。我国居民整体摄盐量显著高于全球平均水平，因此充分发挥噻嗪类利尿药的优势作用，对于改善我国高血压的防控现状具有积极意义。

利尿药长期治疗不可避免地会出现尿钾的丢失，诱发低钾血症。由于噻嗪类利尿药阻止了钠在远端肾小管的重吸收，使含更多钠的小管液到更远一些的肾小管进行钾和钠的交换。剂量愈大，尿钾的丢失也愈多。利尿药诱发的低血钾可能与某些大规模临床试验猝死率比较高有一定关系。值得关注的是与西方国家不同，我国人群日常钾的摄入量较低，仅为西方国家的1/2～1/3，利尿药更易导致低钾血症，造成不良后果。因此，长期单独使用利尿药对中国人群可能并不适合。而利尿药与RAAS阻断药联合，包括ACEI、血管紧张素受体拮抗药

（angiotensin receptor blocker，ARB），可能是解决这一问题最可行的策略。

（三）RAAS 阻断药

盐敏感型高血压患者多数血浆肾素水平偏低，单一使用 RAAS 阻断药降压疗效有限。但高盐摄入可使组织中的 RAAS 激活，血管紧张素Ⅱ水平升高。后者可介导血管壁炎症和氧化应激，促进内皮功能障碍，加重血压升高并导致靶器官损害。因此，充分阻断 RAAS 活性，在盐敏感型高血压及其靶器官保护治疗中具有重要意义。《2013ESH/ESC 高血压指南》充分肯定了 ACEI 和 ARB 的重要地位，认为对于伴左心室肥大、无症状性动脉粥样硬化、微量白蛋白尿、肾功能异常、卒中病史、心肌梗死病史、心力衰竭、心房颤动病史、终末期肾病、蛋白尿性肾病、代谢综合征与糖尿病的患者应优先选择 RAAS 阻断药。RAAS 阻断药的可靠疗效已经过大量随机化临床研究论证。需要指出的是，RAAS 阻断药，特别是 ARB 对于增加尿钠排泄、降低钠负荷也有重要作用。血管紧张素Ⅱ与血管紧张素Ⅱ 1 型受体（angiotensin Ⅱ type 1 receptor，AT_1R）结合，可以增加醛固酮释放。醛固酮具有保钠作用，使血容量增加并升高血压。ARB 类药物可阻断血管紧张素Ⅱ对 AT_1R 的作用，从而增加尿钠排泄并降低血压。

联合应用利尿药与 RAAS 阻断药对于盐敏感型高血压具有可靠疗效。这一联合不仅增强降压疗效，有效保护靶器官，且可抵消或减轻各自的不良反应。前文已述，两类药物均具有促进尿钠排泄的作用，更适用于高盐摄入的高血压患者。与此同时，二者均具有血管扩张作用，进一步改善其降压作用。几年来临床上 RAAS 阻断药与利尿药的固定复合剂型的推出，既能保证降压疗效、提高达标率、简化治疗方案、有助于提高患者长期治疗依从性，还可增加尿钠排泄、降低钠负荷，是治疗盐敏感型高血压的理想方案。

总结与要点

- 我国人群食盐摄入量普遍偏高。而且六成的高血压患者都属于"盐敏感型高血压"。
- 高盐与血压水平、高血压发生发展、靶器官损害及心脑血管事件密切相关。
- 限盐是盐敏感型高血压防治的核心。
- RAAS 阻断药、利尿药、钙通道阻滞药在盐敏感型高血压有肯定疗效。

参考文献

[1] Bursztyn M，Ben-Dov IZ. Sex differences in salt-sensitivity risk approximated from ambulatory blood pressure monitoring and mortality. J Hypertens，2013，31（5）：900-905.

[2] Haijar IM，Grim CE，Gerge V，et al. Impact of diet on blood pressure and age-related changes in blood pressure in the U. S. population，2001，161：589-593.

[3] Forman JP，Scheven L，de Jong PE，et al. Association between sodium intake and change in uric acid，urine albumin excretion，and the risk of developing hypertension. Circulation，2012，125（25）：3108-3016.

[4] Ancia G，Fagard R，Narkiewicz K，et al. 2013 ESH/ESC Guidelines for the management of arterial hypertension. Blood Press，2013，22：193-278.

[5] 徐海霞，牟建军，刘富强. 钠钾对血压盐敏感者短时血压变异性的影响. 中华高血压杂志，2012，20（6）：580-583.

[6] Gasowski J，Cwynar M. There is more to salt than just a pinch of sodium. Hypertension，2013，62：836-843.

[7] Raisanen JP，Silaste ML，Kesaniemi YA，et al. Increased daily sodium intake is an independent dietary indicator of the metabolic syndrome in middle-aged subjects. Ann Med，2012，44（6）：627-634.

[8] Yang Q，Liu T，Kuklina EV，et al. Sodium and potassium intake and mortality among US adults. Arch Intern Med，2011，171（13）：1183-1191.

[9] Stolarz-Skrzypek K，Kuznetsova T，Thijs L，et al. Fatal and nonfatal outcomes，incidence of hypertension，and blood pressure changes in relation to urinary sodium excretion. JAMA，2011，305（17）：1777-1785.

[10] O'Donnell MJ，Yusuf S，Mente A，et al. Urinary sodium and potassium excretion and risk of cardiovascular events. JAMA，2011，306（20）：2229-2238.

[11] Tikellis C，Pickering RJ，Tsorotes D，et al. Activation of the Renin-Angiotensin system mediates the effects of dietary salt intake on atherogenesis in the apolipoprotein E knockout mouse. Hypertension，2012，60（1）：98-105.

[12] Zou J，Li Y，Yan CH，et al. Blood Pressure in Relation to Interactions Between Sodium Dietary Intake and Renal Handling. Hypertension，2013，62（1）：719-725.

[13] Liu FQ，Mu JJ，Liu ZQ，et al. Endothelial dysfunction in normotensive salt-sensitive subjects. J Human Hypertens，2012，26：247-252.

［14］Li L，Garikepati RM，Tsukerman S，et al. Salt sensitivity of nitric oxide generation and blood pressure in mice with targeted knockout of the insulin receptor from the renal tubule. Am J Physiol Regul Integr Comp Physiol，2012，303（5）：R505-512.

［15］Laffer CL，Elijovich F. Differential predictors of insulin resistance in nondiabetic salt-resistant and salt-sensitive subjects. Hypertension，2013，61（3）：707-715.

［16］Castiglioni P，Parati G，Brambilla L，et al. Detecting sodium-sensitivity in hypertensive patients：information from 24-hour ambulatory blood pressure monitoring. Hypertension，2011，57（2）：180-185.

［17］刘治全，牟建军，李玉明. 盐敏感性高血压. 北京：人民卫生出版社，2011：333-341.

［18］Van Bommel E，Cleophas T. Potassium treatment for hypertension in patients with high salt intake：a meta-analysis. Int J Clin Pharmacol Ter，2012，50（7）：478-482.

（郭艺芳　张倩辉）

第7章　饮酒与高血压

高血压（hypertension）是以体循环动脉压升高、周围小动脉阻力增高，同时伴有不同程度的心排血量和血容量增加为主要表现的临床综合征，是最常见的心血管疾病。高血压除了可引起与血压升高有关的临床症状外，还是多种心血管疾病的重要危险因素，并影响重要脏器如心脏、脑、肾的功能，最终导致这些器官功能的衰竭[1]。在未服用降压药物的情况下，收缩压≥140mmHg和（或）舒张压≥90mmHg即可诊断为高血压[2]。目前其病因尚未完全阐明，但多学科研究表明，高血压是一种由多基因与多种环境危险因子交互作用而形成的慢性疾病[3]。长期以来，人们一直将饮酒和高血压、冠心病等心脑血管疾病联系在一起，认为饮酒是影响血压的一个重要因素。到目前为止关于饮酒与高血压的关系已有大量研究，有的研究认为少量、适量、规律饮酒对机体有益，而长期大量饮酒则对机体产生损害。

第一节　酒的分类与代谢

世界各国的酒文化历史悠久，源远流长。酒不仅是我国人民的一种传统饮料，也是久销不衰的全球性饮品。为众多人所喜爱。不仅逢年过节，亲友相聚，人们的餐桌上离不开酒，就是日常生活，也有很多人天天以酒相伴，以酒为乐。酒和人类的社会、文化和生活密切相关，在有些国家和地区，酒已成为生活的必需品，对人体的健康起着举足轻重的影响。

一、酒的分类和组成

酒的品种甚多，分类方法也很多，通常情况下，根据其酿造方法可分为发酵酒、蒸馏酒和配制酒。

1. 发酵酒是以大麦、大米、水果和酒花为原料经发酵酿成，如原汁葡萄酒、啤酒、黄酒、果酒等。此类酒的特点是酒度低，一般在3%～18%（v/v）之间，酒中除了乙醇（即酒精）之外，富含糖、氨基酸和多肽、有机酸、矿物质、维生素和核酸等物质，营养丰富，受到营养学界以及政府营养和卫生部门的肯定。

2. 蒸馏酒是以淀粉或糖类为原料经发酵后蒸馏提取其中的乙醇等易挥发性组分，再经勾兑陈酿等技术制成。中国白酒、威士忌、白兰地、伏特加、金、朗姆号称世界六大蒸馏酒系列。此类酒的特点是酒度高，一般在30%（v/v）以上，酒中其他成分均是易挥发的组分，如醇类、醛酮类、挥发酸类、酯类等，几乎不含人体必需的营养成分，致醉性强。

3. 配制酒主要是以发酵酒、蒸馏酒或食用酒精做酒基，再加其他动植物性原料配制而成，如虎骨酒、麝香酒、竹叶青、参茸酒、鸡尾酒等。此类酒的酒精度通常介于发酵酒和蒸馏酒之间，一般在18%～38%（v/v），除了含有酒精外，通常含有一些被强化的物质，如风味物质、营养物质或药用物质等。

二、乙醇在体内的代谢及对机体的损害

乙醇是小分子化合物，分子式为CH_3CH_2OH，为含有C-O极性共价键的极性分子，能与水分子形成氢键，因此可与水以任意比互溶。乙醇进入人体后很快经口腔、食管、胃、肠等器官直接通过生物膜进入血液循环，被迅速运输到全身各组织器官进行代谢利用。胃和肠道吸收的乙醇经血液循环进入肝，有90%～95%的乙醇在肝代谢，其余在肾、肌肉及其他组织器官中代谢，仅有2%～10%的乙醇通过肾、肺和汗腺等以原形排出体外。乙醇对机体的损伤不仅是乙醇本身，还有代谢效应的影响。

（一）乙醇在体内的代谢过程

1. 乙醇被氧化为乙醛

当血液中乙醇浓度不高时，在乙醇脱氢酶（alcohol dehydrogenase，ADH）催化下，乙醇被氧化成为乙醛；当乙醇浓度过高时，乙醇主要通过

ADH 代谢系统进行氧化，同时还需要借助于过氧化氢氧化酶系统、微粒体乙醇氧化系统和膜结合离子转送系统等进行代谢，进而形成乙醛。

2. 乙醛被氧化为乙酸，乙酸再彻底氧化在线粒体内

乙醛经过乙醛脱氢酶（aldehyde dehydrogenase，ALDH）转化为乙酸，乙酸以乙酰 CoA 的形式进入三羧酸循环，氧化成 H_2O、CO_2 同时释放出大量腺苷三磷酸（ATP）。肝内 ADH 和 ALDH 在辅酶 I（NAD^+）参与下对乙醇正常的生理代谢共同发挥作用。H^+ 从底物上转移到氧化型辅酶 I（NAD），使其转变为还原型辅酶 I（NADH）。乙醇的代谢速度决定于呼吸链再氧化 NADH 的速率。

（二）乙醇代谢对机体的损害

乙醇及其代谢产物都对人体产生严重的损害。长期饮酒可显著降低 ALDH 的活性，导致乙醛产生和代谢的不平衡，从而造成血液和肝组织中乙醛浓度明显升高。乙醛具有很强的毒性，对机体所有器官均有影响，特别是对胃、肝和神经系统的危害最重[4]。

1. 乙醇代谢对胃的损伤

乙醇进入体内有少部分在消化道内（主要是胃）被氧化代谢，即首过效应。乙醇进入胃中可刺激胃运动，挤压血管造成局部缺血，使胃黏膜血流量减少，影响胃黏膜的正常代谢及功能，导致胃黏膜损伤[5]。不仅如此，乙醇代谢还可以导致胃及其周围组织的 DNA 损伤，引起细胞凋亡，引发一系列病变。

2. 乙醇代谢对肝的损伤

ADH 在肝中表达最高，其活性升高会导致肝细胞受损，在 ADH 氧化系统中乙醇氧化生成的乙醛是导致肝损伤的直接作用者[6]，它可使肝细胞内线粒体受损，从而使肝细胞对脂肪酸分解功能下降，形成脂肪肝；乙醛进入血液后，在黄嘌呤氧化酶作用下形成超氧化物，可引起脂质过氧化，导致肝损伤引发肝细胞退变。不仅如此，乙醛还可与蛋白质结合形成乙醛复合体，导致蛋白质功能紊乱、刺激纤维生成和诱导免疫应答，导致肝细胞再度受损。同时，细胞色素 P450 在乙醇微粒体氧化系统中占主要地位[7]，它涉及多种体外化合物（包含致癌物）的代谢，可诱导内质网组织增生导致肝损伤。线粒体是细胞内氧的主要存储场所和产生器官，乙醇在肝内的代谢可引起线粒体中还原型谷胱甘肽（GSH）活性选择性缺乏，导致呼吸链产生的 O_2^- 自由基不能得到及时运载且在活性超氧化物歧化酶（SOD）作用下形成 H_2O_2，破坏 SOD 活性，导致线粒体的脂质过氧化反应[8]，引起肝细胞 DNA 裂解，从而导致肝癌变。

3. 乙醇代谢对神经系统的损害

乙醇是特殊的中枢神经抑制剂，具有神经细胞毒性作用，可导致大脑神经结构（包括大脑皮质、海马和小脑）持久性或可逆性改变，包括因神经元丢失所造成的皮质和白质萎缩、脑室扩大，树突和突触等部位神经递质和受体数量及敏感性改变，从而导致酒精性精神障碍、大脑萎缩、智力减退等。

第二节　饮酒与高血压

关于饮酒与高血压，饮酒量与血压水平的剂量反应关系，国外作者报告不一。有的结果显示饮酒量的大小与高血压的患病率及血压水平为直线关系[9]，有的结果揭示为 J 型曲线关系[10]。前者表明血压水平及高血压患病率与各种饮酒量均成正相关，血压水平及高血压患病率随饮酒量的增加而升高；后者则表明小量或适度饮酒的血压水平比不饮酒或戒酒者为低，以后随饮酒量的加大而上升。一般认为，重度饮酒者或每日饮酒者比不饮酒或少量饮酒者的高血压患病率高出 1.5 ～ 2 倍，收缩压均值升高 5 ～ 10mmHg，舒张压升高 3 ～ 6mmHg[10]。

一、饮酒量

在饮酒人口调查和临床研究中，一般以饮酒单位来计算，1 饮酒单位（1 杯，1drink）为 13.2g 乙醇（酒精），相当于 124 ～ 180ml（4 ～ 6 盎司）葡萄酒，360ml（12 盎司）啤酒，45ml（1.5 盎司）烈性酒。以每日摄入乙醇性饮料总量中的乙醇含量（g）除以 13.2g，即得饮酒单位或杯数；Djosse 等认为乙醇比水轻，应将 1ml 水换算成 0.886g 乙醇；非饮酒者指任何饮料的乙醇饮量＜ 1 杯 / 月；饮酒者指任何饮料的乙醇饮量＞ 0.5 杯 / 天；少量～中度饮酒者的乙醇饮量为 0.5 ～ 1 杯 / 天（1 ～ 14 杯 / 周）；重度饮酒者为＞ 14 杯 / 周或＞ 2 杯 / 天[11-12]。

二、大量饮酒与高血压

国外一些研究结果表明，长期大量饮酒与高血压成正相关[13-17]。每天饮酒超过 2 标准杯者，其血压与饮酒量成正比。北美、欧洲和日本的流行病学研究也得到同样的结果，新西兰和澳大利亚的研究也支持这一观点。这种大量饮酒与高血压之间的关系在横断面研究及前瞻性研究中均存在，饮酒量与收缩压及舒张压均存在着正线性关系和因果关系。每天饮酒 3 或 3 标准杯以上者，高血压的患病危险增加 2 倍。人群中高血压的流行趋势是随重度饮酒的流行而发生变化的。据统计，5% ～ 20% 的高血压患者与饮酒有关。此外，亦有研究发现乙醇对不同种族人群的血压均有影响，可使白种人、黑种人及亚洲人的血压升高[13-15]。

1991 年来自我国 30 个省（自治区）市（除台湾外）的 15 岁以上人口 95 万多人的血压抽样调查结果表明，男女两性饮酒组总高血压患病率为 17.49%，不饮酒组为 12.87%，前者比后者高出 35.9%（P < 0.001）。与美国 Mathews 及日本 Ueshima 报告相似[9, 18]。男性饮酒组高血压患病率比不饮酒组高出 33.03%，女性饮酒组比不饮酒组高 47.10%，均有显著性差异（P < 0.001）。男女两性饮酒组相比，女性高血压患病率比男性高 7.7%，但无显著性差异，说明饮酒对男女患高血压的危险性相近而无性别差异。饮酒剂量与高血压患病率的相关性，无论男女性，饮酒量与高血压患病率成正相关，即高血压患病率随饮酒量的增加而上升，成直线型剂量-血压反应。除男性少量饮酒组的高血压患病率与不饮酒组的差异无显著性外，其余各剂量间的高血压患病率均有非常显著性的差异。从年龄分组看，男性高血压患病率在各年龄组均随饮酒量的增加而升高，与日本 1980 年全国心血管病调查的结果类似[9]，而与美国的研究结果不同[15, 19-21]。至于女性，除 15 ～ 34 岁组之外，轻度饮酒的高血压患病率均低于不饮酒组，虽基本上成 J 型曲线，但与美国 Maryland 州高血压的调查结果也不完全相同[15]。关于饮酒量与血压水平，研究结果反映出与饮酒剂量-高血压患病率基本上同步的趋势，男性收缩压或舒张压均值在各年龄组都是随饮酒剂量的增加而稳步上升。女性则不甚规律，饮酒使青少年女性的血压均值有增加的危险性；而使中老年女性的血压均值反而有所减少。女性的这种变化，是否与女性的饮酒率太低有关，原因尚不清楚。关于饮酒率，我国低于西方工业化国家，但主要是我国女性饮酒率很低，男性饮酒率与饮酒耗量与美国相似[20-21]。饮酒的男性收缩压均值各年龄组增长为 1.8 ～ 2.6mmHg，舒张压高 1.3 ～ 2.3mmHg，较国外报告为少。

进一步研究也表明，大量饮酒除了对高血压本身的影响外，对高血压患者的降压疗效也存在明显影响。高血压患者在降压治疗中会因大量饮酒而使收缩压和舒张压的降低幅度下降，而与少量饮酒没有明显关系[1]。饮酒量与抗高血压治疗患者血压降幅的变化不是一种简单的线性关系，曲线要经过一段平台期后才出现血压下降趋势，而平台期和出现血压下降的分界点为饮酒量 30g，即每天饮酒量不超过 30g。一般认为，重度饮酒者或每日饮酒者比不饮酒者或少量饮酒者高血压患病率高出 1.5 ～ 2 倍，收缩压均值升高 5 ～ 10mmHg，舒张压升高 3 ～ 6mmHg。

三、少量饮酒与高血压

有研究显示[13, 16]，与不饮酒或每日饮酒 3 或 3 标准杯以上者比较，少量或适度饮酒与血压成 J 型曲线关系。少量或适量饮酒（每日摄入乙醇 10 ～ 30g）者的血压水平比不饮酒或戒酒者低；每天摄入乙醇 30g 以上时，随饮酒的增加血压显著升高，排除年龄、体重、钠盐和钾盐摄入、吸烟和文化水平等因素后这种关系仍然存在。这说明乙醇摄入量≥ 30g/d 是高血压的独立危险因素。一些研究显示[22-23]，少量及适量饮酒者，尤其是女性，患高血压的危险较低。尽管也有研究表明，少量饮酒者较不饮酒者的血压水平高[13, 24]，但通常研究显示，每天饮酒低于 2 标准杯者与不饮酒者比较，二者的平均血压没有差异，即使有报告显示有差异，那么这种差异也是相当小的。

一些前瞻性研究发现[25-27]，随着饮酒量的减少，血压水平随之降低；另外一些对住院患者的研究也表明，戒酒的住院患者的血压也随之下降[28-29]。有研究显示乙醇对血压的影响呈现时间依赖性，在 24h 内乙醇和血压之间的关系是最强的，在戒酒的数天之内，乙醇对血压的影响会逐渐消退[30]，而仅仅在周末饮酒者，周一的血压水平明显高于周二的血压水平[31]。尽管一些研究建议乙醇饮品的种类，如啤酒与白酒，与血压水平的关系更为密切，但是乙醇摄取量仍然是引起血压水平升高的独立因素。

第三节 饮酒对血压的作用机制

一、大量饮酒引起血压升高的作用机制

（一）内皮功能障碍，影响 NO/NOS 系统

血管内皮细胞（vascular endothelial cell，VEC）是覆盖在血管内腔表面的连续单层扁平细胞，面积 $400 \sim 500m^2$，质量约 1.5kg，正常成人约有 10×10^{12} 个血管内皮细胞。其已被证明具有多种自分泌及旁分泌功能，可认为是体内最大的内分泌器官。它不仅是血管壁及血流之间的物理屏障，而且凭借对血管张力、炎症、纤溶与凝血、对活性氧族和血管平滑肌细胞的生长和增殖的调节、防止炎症细胞的浸润和有害物质的透入成为血管体内稳态的主要参考者。内皮细胞功能失调指以血管痉挛、血管收缩、异常的血凝与纤维蛋白溶解，以及血管增殖为特征的内皮功能损伤。内皮细胞功能障碍（endothelial dysfunction，ED）表现为血管张力增高，血管外周阻力增高，加重心脑血管负荷，从而引起多种心脑血管疾病，是启动动脉粥样硬化过程的始动环节。多年的研究[32]证实，血管内皮功能和形态的完整是维持心血管系统稳态的基本条件，血管内皮功能损伤是多重危险因素导致心血管疾病发生的始动环节，同时也是加速血管疾病的发展和恶化的重要因素，逆转内皮功能障碍是心血管疾病防治的趋势。

1980 年，Furchgott 和 Zawad 发现内皮细胞能够释放一种舒张血管因子（endothelium-derived relaxing factor，EDRF），直到 1987 年 EDRF 被证实为是一种气体物质一氧化氮（NO）。在哺乳动物体内，NO 是血管内皮细胞合成并分泌的，经由一氧化氮合酶（NOS）催化 L- 精氨酸生成。NO 在血管生成中起着促进或抑制作用，是心血管系统生理和病理生理过程中的重要的调节因子，具有抑制血小板聚集、抑制平滑肌细胞增生、调节血管张力等作用。随后研究表明，NO 生成不足会引起高血压、动脉粥样硬化、糖尿病血管并发症等多种疾病的发生。

由于 NO 性质活泼，半衰期短，因此近年许多关于 NO 的研究都集中在 NOS 的研究上。NOS 包括三种同工酶：内皮型（eNOS）、神经型（nNOS）和诱生型（iNOS）。前两种又称为结构型 NOS（cNOS），主要存在于内皮细胞和神经细胞，是 Ca^{2+} 和钙调素（CaM）依赖性的酶。cNOS 活性只能维持几秒到几分钟，由其催化生成的 NO 量较少，但具有广泛的

生理功能。在心血管，NO 具有调节血压、扩张血管、抑制血小板聚集和白细胞黏附、抑制血管平滑肌细胞增殖的作用，因此在防止心血管疾病的发生发展方面发挥重要的保护作用。内皮型一氧化氮合酶（eNOS）基因对血压调节起重要作用已为动物实验所证明。eNOS 基因 G894T 变异也与高血压有密切关系，而饮酒与 G894T 变异存在明显的正交互作用。乙醇能显著抑制 NOS 的活性，使 NO 生成减少，从而导致血压升高。

（二）激活肾素-血管紧张素-醛固酮系统

肾素-血管紧张素-醛固酮系统（rennin-angiotensin-aldosterone system，RAAS）调节心血管系统发挥正常的生理功能。其中，血管紧张素 II（angiotensin II，Ang II）作为该系统最初的效应分子，几乎对所有的组织和血管细胞都有作用。它可促进内皮细胞分泌内皮素、增加细胞氧化应激水平、促进细胞凋亡、促进炎症反应、损伤血管内皮细胞、促进心肌增殖和纤维化、抑制纤溶系统、促进氧化低密度脂蛋白摄取、加速斑块的不稳定性等方面引起内皮功能障碍，参与心血管事件的发生发展[33]。

RAAS 为一多重复杂层次的内分泌系统，可分为两类：①循环性（经典）分泌，包含肝分泌的血管紧张素原，经肾小球旁器分泌的肾素酶切而成为血管紧张素 I；再经肺分泌的血管紧张素转化酶（ACE）作用，生成 Ang II，后者与血管紧张素 II 受体（ATR）结合，发挥其生理和病理作用；②局部组织性（local tissue）分泌，现已发现[34]几乎所有组织细胞如心脏、血管、脑、肾、肺、肝、肾上腺和脂肪等均具备上述各种成分，在细胞中通过自分泌、旁分泌和胞分泌在各自组织细胞中发挥作用；如果分泌过多，就可引起局部病理改变。局部组织分泌的 RAAS，其作用远远超过血循环中的 RAAS[35]。这些肾外局部组织合成的 Ang II 在调节血管张力和动脉粥样硬化发病中发挥重要作用。

研究表明，饮酒能影响 Ang II 的含量。Li[36] 等研究显示，乙醇可激活体内 RAAS 生成增多，使 Ang II 含量增多。于继红等采用乙醇大鼠灌胃的模型发现，在乙醇灌胃 4 周末时，血浆 Ang II 水平即开始升高，8 周末时进一步升高，12 周末虽然没有继续升高，但仍维持在较高水平；大剂量乙醇能

使 Ang Ⅱ 增加。Cheng 等[37] 研究也认为，慢性饮酒可通过激活 RAAS，增加血液中 Ang Ⅱ，影响内皮功能导致动脉粥样硬化，周围循环阻力增加，导致血压升高。推测可能是因为 Ang Ⅱ 激活活性氧类（ROS），后者可以降低内皮细胞 NOS 活性，清除内皮细胞 NO，降低 NO 利用率，从而抑制内皮细胞活力，与心血管疾病的发生有密切关系。

（三）对血脂代谢影响

1. 过量饮酒增加三酰甘油水平

绝大多数研究显示，大量饮酒的主要不良作用之一是三酰甘油（TG）升高[38-41]。国外研究显示，普通人群血脂升高的原因中，饮酒位居第二。大约 1/4 的住院嗜酒者空腹血 TG 水平高于 2mmol/L，高于 3mmol/L 的有 17%。目前的资料表明，过量饮酒升高血清 TG 的主要机制可能有：①乙醇刺激脂肪组织释放游离脂肪酸（free fatty acids，FFA），使肝滑面内质网增生，增高微粒体酶活性，使肝合成 TG 的前体极低密度脂蛋白胆固醇（very low-density lipoprotein cholesterol，VLDL-C）增加，并使 VLDL-C 及乳糜微粒从血清中清除减慢，导致血清中的 TG 升高。②乙醇可抑制 FFA 的氧化，使 FFA 氧化代谢减少，更多的 FFA 进入 TG 合成代谢途径，使 TG 的合成明显增加。③乙醇在体内的代谢，主要是在胃肠被吸收后，通过门脉系统进入肝，肝细胞的细胞质内含有乳酸脱氢酶，可将乙醇代谢为乙醛，然后通过乙醛脱氢酶代谢为乙酸，氧化的乙酸从肝血流被释放出，氧化为乙酰辅酶 A，进入三羧酸循环，最后氧化为二氧化碳和水。因此，乙醇还可提供更多的热量。④现在的一些社交活动除了饮用大量的乙醇饮品外，还同时进食较多的高脂肪食物，导致血清中的 TG 进一步升高。

2. 过量饮酒对总胆固醇、低密度脂蛋白胆固醇、高密度脂蛋白胆固醇等的影响

目前研究报道结论并不一致[42]。有研究显示，过量饮酒者的总胆固醇（TC）显著升高；而另外有研究报告，TC 多正常或轻度升高。对于低密度脂蛋白胆固醇（LDL-C）而言，有研究表明长期大量饮酒可导致 LDL-C 上升；还有研究提示饮酒对 LDL-C 无明显影响，乙醇摄入后可出现短暂的 LDL-C 降低；但也有研究显示过量饮酒者 LDL-C 降低。过量饮酒对高密度脂蛋白胆固醇（HDL-C）水平的影响，各项研究结果也不一致。多数研究显示长期大量饮酒导致 HDL-C 下降，也有研究提示 HDL-C 水平随着饮酒量的增加而增加，但存在饱和效应。另外，还有研究显示，大量饮酒可使载脂蛋白 B（ApoB）明显增高，载脂蛋白 A-Ⅰ（ApoA-1）明显降低。

3. 过量饮酒引起脂代谢紊乱的机制

关于过量饮酒引起脂代谢紊乱的细胞、分子机制主要有两个方面[43-44]：①乙醇作用于多种信号传导通路，对脂代谢过程产生影响，抑制肝脂肪酸氧化和转运，增加脂肪酸合成。②脂联素（adiponectin）受抑制。乙醇抑制脂联素基因表达，减少脂联素分泌，而低脂联素可能是高血压的独立危险因素。低脂联素可以通过不同途径，包括对交感神经系统的调节而参与正常血压的调节。

近期研究发现，血脂代谢可以通过影响 NO 系统来作用于内皮细胞。如当患者存在高血压及高血脂等代谢指标异常时，内皮功能受损，NO 的生成与分泌下降[45]。唐忠志等[46] 也发现内皮功能障碍人群 NO 与 HDL-C 成正相关，与 TC 成负相关，提示当这些因素存在时，共同作用引起内皮损伤。同时，已经有大量研究表明[47]NO 参与脂代谢和血管内皮细胞调节，NO 减少极可能是高胆固醇血症引起血压升高的主要原因。在高胆固醇血症患者中，LDL 在循环系统的长时间存在导致其氧化增加，引起血压升高，同时减少了 eNOS 的表达；高胆固醇血症还可通过氧自由基的产生而导致 NO 减少，即 NO 和脂代谢共同作用影响内皮功能。

（四）皮质醇分泌

目前，临床及实验资料均证实 11β-羟化固醇脱氢酶 2 型（11β-HSD2）缺陷可导致血压升高[48-49]。11β-HSD2 缺陷通过两条途径导致血压升高：①类似盐皮质激素增多途径。醛固酮是盐皮质激素，通过与盐皮质激素受体结合调节水电解质平衡和血压稳定。但是，盐皮质激素受体对醛固酮及糖皮质激素——皮质醇有相似的亲和力；并且，皮质醇的血浆水平比醛固酮高 100～1000 倍，11β-HSD2 通过迅速催化皮质醇成为失去生物活性的代谢产物——皮质素，从而确保醛固酮与其受体的特异性结合。倘若 11β-HSD2 缺陷将致使皮质醇取代醛固酮占据盐皮质激素受体，导致"假性醛固酮增多效应"，产生容量扩张性高血压。②"允许作用"加强途径。11β-HSD2 缺陷致使皮质醇增高，与糖皮质激素受体结合增多，"允许作用"病理性增强，血压升高。

11β-HSD2 缺陷导致血压升高的核心问题是皮质醇水平升高，它既是 11β-HSD2 缺陷的结果，又是血压升高的原因。有研究曾报道，甘草甜素和胆

酸通过抑制 11β-HSD2 信使 RNA（mRNA）的表达，使大鼠离体肠系膜血管网分泌皮质醇增多，同时通过抑制醛固酮合成酶 mRNA 的表达，使大鼠离体肠系膜血管网分泌的醛固酮减少，从而导致血压升高[50-52]。

研究表明[53]饮酒者的动脉血压及血浆皮质醇水平较非饮酒者明显升高；饮酒年限愈长、每日饮酒量愈大，血压及血浆皮质醇水平升高愈明显，且饮酒者的血浆皮质醇水平与收缩压和舒张压水平成明显正相关。故推测可能是由于乙醇抑制了 11β-HSD2 的催化活性，导致 11β-HSD2 缺陷，使得皮质醇的分解代谢受阻；皮质醇同时大量占据盐皮质激素及糖皮质激素受体，致使饮酒者的动脉血压水平升高。每日饮酒量愈大，11β-HSD2 被抑制的程度就愈重，饮酒年限愈长，11β-HSD2 被抑制的时间亦愈长，呈现明显的剂量-效应和时间-效应关系。

（五）胰岛素抵抗

长期过量饮酒除了破坏线粒体功能、诱发慢性胰腺炎而引起胰腺内外分泌功能障碍外，还会引起交感神经异常兴奋、肾上腺素过度分泌而致胰岛素分泌失常；同时，酗酒导致的 2,3-丁二醇及 1,2-丙二醇等代谢物产生增加，使各种器官组织对糖利用减少，促进胰岛素抵抗，而胰岛素抵抗是高血压的危险因素之一。胰岛素分泌的调节不仅影响糖的代谢，而且对脂蛋白的代谢、血管平滑肌细胞的增殖、交感神经系统、肾素-血管紧缩素系统，以及 Na 的重吸收都有影响，从而导致血压升高[54]。

（六）其他影响机制

乙醇影响血压变化的内在生理机制仍未完全清楚。除上述机制外，可能和遗传易感性、神经递质、血管平滑肌、内皮素等，通过对钠、钙离子转运的改变有关。过量的乙醇使体内乙醛增加，氧化应激增多。此外，目前研究证明亦可能与正钠平衡、血容量增高、血管平滑肌细胞钙内流、镁外流、红细胞毒毛花苷 G（哇巴因）受体对钠外流敏感性降低、交感神经系统兴奋性增高、血管平滑肌上儿茶酚胺敏感性升高，以及肾上腺素和去甲肾上腺素的升压作用等有关。也有研究表明，由于肾精氨酸含量减少，肾生成一氧化氮降低也是乙醇引起高血压的潜在因素[55-57]。

二、少量-饮酒对血压的作用机制

少量饮酒对血压作用的机制也不是很清楚。根据现有证据，最有可能的原因是乙醇直接作用于血

管平滑肌，并有可能是由钙内流介导的。有资料表明中等量乙醇使体内 HDL-C 增加，氧化 LDL-C 减少，胰岛素敏感性增加，血液凝固性降低，血小板聚集降低，纤溶作用增加，同型半胱氨酸减少，C-反应蛋白、白介素-6 减少，血管内皮生长因子及脂联素增加，细胞间黏附分子、血管细胞黏附分子、E-选择素降低，蛋白激酶 C-E 增加。所有这些作用对人体是有益的。

影响血压变化的各种因子之间也是可以相互影响的。众多流行病学调查也显示，少量乙醇摄入可改善胰岛素敏感性，调节血脂代谢，改善炎症前状态和高凝状态等代谢紊乱[58]。国外还有许多研究表明，乙醇可升高血清 HDL-C 水平，伴 LDL-C 水平短暂下降。饮酒亦可增加空腹 TG 和极低密度脂蛋白（VLDL）水平，因为乙醇可刺激脂肪组织释放脂肪酸，促进肝合成 TG 和 VLDL，并使 VLDL 及乳糜微粒从血中清除速度减慢[57]。也有研究表明少量饮酒可以减少胰岛素的抵抗[59]，而胰岛素抵抗是高血压的危险因素之一，胰岛素分泌的调节不仅影响糖的代谢，而且对脂蛋白的代谢、血管平滑肌细胞的增殖、交感神经系统、肾素-血管紧缩素系统，以及 Na 的重吸收都有影响[60]。这些机制都解释了为什么大量饮酒和少量饮酒对于高血压患者的影响是不同的，大量饮酒导致高血压患者的血压升高，而少量饮酒或适量饮酒并不引起血压的升高，反而使血压有一定程度的降低。

另外，酒中的微量成分具有降血压的作用。白酒中含有的微量成分具有降压扩管的作用。如 C-氨基丁酸可促进血管扩张和抑制血管紧张素转化酶，挥发酸具有降血脂、降胆固醇、扩张血管等功能，川芎嗪（四甲基吡嗪）具有降压、改善组织微循环的功能。也有研究表明红酒中的多酚类物质通过抑制还原型辅酶 Q 的活性和减少血管内皮素（ET-1）的释放阻止血管的氧化应激而预防高血压和改善血管内皮功能[61]，而且多酚类物质还可以预防血管紧张素 II 诱导的高血压和改善大鼠内皮功能[62]。另外，红酒中的多酚类物质在 L-硝基精氨酸甲脂（L-NAME）诱导的高血压中能减少心血管的重构[63]。这些说明酒中的微量成分具有降血压的作用，适量饮酒对高血压患者是有益的。

综上所述，研究已证明，大量饮酒可通过激活交感神经系统、内皮素、肾素-血管紧张素-醛固酮系统、胰岛素（或胰岛素抵抗）、皮质醇，抑制血管舒张物质，如一氧化氮的合成等作用使血压升高，从而引起高血压患病率升高。少量和中度饮酒对血

压的影响仍存在争议，有的认为少量饮酒对血压有保护作用，有的则认为是危险因素，这些需要进一步的研究。笔者认为，人体对乙醇的耐受程度存在个体差异，并且受遗传、环境、社会心理因素、体重指数等多种因素的影响，就目前全球高血压患病率情况来看，研究饮酒量对血压的影响仍然是一项重要而艰巨的任务，需要进一步研究以确定适度的饮酒量来保护人体健康。

第四节　饮酒对高血压治疗的影响

饮酒与高血压的降压治疗有密切的相关性[64]。其中一部分表现为大量饮酒者的服药依从性较差，但真正的原因为乙醇可以降低降压药物的降压疗效。因此，所有的高血压患者均应减少饮酒，包括饮酒量与饮酒频率。

一、对高血压饮酒者进行健康宣教，鼓励减少饮酒量及戒酒

对高血压饮酒者进行健康生活方式的宣传教育，使其懂得大量饮酒对于高血压及整个心血管系统的危害，正确筛选酒精依赖的患者。对非酒精依赖的患者进行有效的干预，例如认知行为技术，使之减少乙醇的摄入[65-68]。对于一些患者，如果有酒精依赖的证据或饮酒所致的更为严重后果，必须参照戒酒治疗专家的建议戒酒，初级保健医生和其他健康保健提供者应该和患者讨论饮酒的危害，并对过量饮酒的限度提出建议。

高血压预防试验（PATHS）为一项随机对照研究，对血压高于正常的人群进行生活方式干预及乙醇干预后对血压降低的水平进行比较，结果显示血压水平随着饮酒量的减少而降低，降低的幅度要大于其他生活方式的干预[69-71]。因此，对于高血压或有高血压倾向的患者，更应该鼓励减少乙醇的摄入量。一项Meta分析结果表明，减少重度饮酒者饮酒量可显著降低其收缩压和舒张压。

酒精依赖者应建议行正规的戒酒治疗。酒精依赖患者的治疗包括：①心理治疗。坚持心理教育可使50%的嗜酒者在1年内饮酒量明显降低。②药物辅助治疗。用于增加戒酒率及处理戒酒综合征。如纳曲酮作为阿片受体拮抗药，可用于高度酒瘾者；阿坎酸可透过血脑屏障抑制谷氨酸神经递质，降低乙醇诱发的神经元高兴奋性。戒酒过程要逐渐减量，出现戒断症状时可减量，应用安定类等药物。

鉴于大量饮酒对高血压、其他有害健康及社会心理的影响，以及可能的有益的影响，目前美国公共卫生系统建议：由于女性酒量一般较小，胃内乙醇脱氢酶的含量较男性少，男性每日饮酒量不应超过2标准杯，而女性不应超过1标准杯；而一些人群根本不应饮酒，如孕妇或既往有饮酒导致的并发症或可能的危险因素者；对于那些无高危因素以及饮酒量在限制范围之内的人群，高血压的发病率可能不会增加，而饮酒所带来的有益影响可能占优势。对于那些每天饮酒量大于2标准杯者，鼓励其减少饮酒量，从而降低血压水平，降低高血压的患病风险。

尽管少量饮酒可以降低动脉粥样硬化性心血管事件发生率[72]，亦有研究提示少量饮酒可以使血压水平降低，但目前关于少量饮酒与血压的关系尚有争议，故不建议高血压患者少量饮酒达到降压目的。

二、对高血压饮酒患者服药依从性的评估

（一）服药依从性的概念

服药依从性是指患者求医后的行为与临床医嘱的符合程度。依从性好表现为患者完全服从医嘱用药，并产生相关的有效作用；而服药不依从表现为不按医嘱及时、足量服药，或不经医生同意私自换药、停药、拒服药等现象。对于高血压患者来说，严格按照医嘱服药天数大于总天数的80%时为服药依从性好，小于80%为依从性不佳[73]。

（二）服药依从性的评价方法

1. 直接法

常指生物鉴定法，通过测定血、尿中药物、代谢产物的浓度等实验室检查指标，评估患者是否按时、按剂量用药的一种方法。如有学者在抗高血压药物中加入溴化钾，然后检测血液中溴化物的浓度作为评估高血压服药依从性的客观依据[74]。这种方法能精确地测量药物在体内的浓度，但却是一种侵入性方法，且耗时耗力，临床应用时难以普及。

2. 间接法

（1）计算用药量：由医护人员计算剩余药片、胶囊的数量，这是一种较客观、准确的方法，但其局限性在于无法证实实际上患者服用了多少药物、用法是否正确。

（2）问卷调查：① Morisky 服药依从性量表，是 Mofisky 等[75]于 1986 年编制出来用于测量高血压患者服药依从性的问卷，包括 4 个条目，若 4 个问题回答皆为"否"，则依从性为"佳"，反之为依从性不佳。该量表信度为 0.61。国内测量高血压服药依从性多使用该量表。许卫华等[76]报道了中文版 Morisky 问卷的内部一致性为 0.749，重测信度为 0.71 以上，可用于高血压患者服药依从性的测量。该量表现已发展为新的 8 个条目的自我报告服药依从性量表，量表分值在 0～8 分，总分为 8 分时为高依从性，6 分≤总分＜8 分为中依从性，低于 6 分为低依从性。新量表具有更好的信度（α = 0.83），敏感度为 0.93，特异度为 0.53[77]。② Hill-bone 依从性量表。该量表包含了 3 个分量表、14 个条目。其中的服药行为分量表为 9 个条目，可用于评估患者的服药依从性。该分量表的内部一致性为 0.68[78]。③依从性自我报告工具。该工具用了 6 个自陈式问句将患者的依从性分为了 6 个水平。Schroeder 等[79]的研究结果显示该工具能用于临床实践中快速评估患者的依从性。

3. 电子设备

有学者通过利用在药瓶上装置药物事件监测系统（medication event monitoring system，MEMS）来监测患者的依从性，当药瓶被打开时，监控系统记录下药瓶打开的日期和时间。但 Kris Denhaerynck 仍认为该方法有一些不完善的地方，他通过用该系统对 250 名肾移植患者服用免疫抑制剂的研究，结果认为该系统有可能失灵，同时患者也可能在实际应用过程中对该系统的使用出现不依从现象，而使监测系统检测的数据无法反映患者真实服药的数据[80]。另有学者研究利用药房电脑记录来评估患者的服药依从性，即在药房的计算机系统上安装一套简单的程序，通过患者再次取药的时间来评估患者的服药依从性。

4. 其他方法

其他方法还有患者会谈、服药日记、药房记录、观测临床结果等。

（三）影响高血压服药依从性的相关因素

1. 知识缺乏

知识缺乏是影响高血压患者服药依从性的重要因素。美国一项针对非洲裔美国妇女的调查研究结果显示，大部分高血压患者不能完全正确地理解高血压的含义，对高血压的治疗存在认知上的误区，如认为服用高血压药物会成瘾，没有症状和体征时

不需要服药或服药并没有产生效果等[81]。国内的研究也发现高血压患者对高血压诊断标准、主要并发症和擅自停药造成的危害等几个方面的知识都比较缺乏[82]。这些不正确的认知会影响患者对高血压用药治疗的信念，导致不依从行为。高血压的相关知识中，疾病和药物相关知识，特别高血压的发病原因，使用药物的原因与作用，服药的时间限度的掌握情况尤其与服药依从性相关[83]。

2. 药物因素

药物因素包括：①药物不良反应。一些降压药物导致患者出现不良反应，如钙通道阻滞药致双下肢水肿，血管紧张素转化酶抑制药致干咳，使患者不能耐受，或因恐惧、担心发生其他相关危险，不能接受长期维持用药。②药物种类。不同的抗高血压药物可以导致不同的服药依从率。有研究发现，研究对象中服用利尿药、β 受体阻滞药、钙通道阻滞药、血管紧张素转化酶抑制药及血管紧张素 II 受体拮抗 2 年后的服药依从性达 80% 以上，分别为 50.9%、60.3%、64.2%、64.9% 和 65.0%[84]。③每日服药的次数和量。服药的种类多或每日服药的次数多、持续时间长的患者依从性更低。Patel 等[85]的研究显示每次服用单个复方药物的依从性较每次服两个药片的患者依从性高，这是由于患者每日服用较多种类、较多剂量的药物，时间长了形成一种负担，导致服药依从性下降。此外，高血压往往需要长期服药，患者不愿意接受长期服药也会影响依从性，而降压效果不明显挫伤服药的自觉性和积极性。

3. 病情

病情越严重，患者越重视，依从性越高。感知到高血压症状、有靶器官损害或共存疾病的患者服药依从性均高于没有感知到高血压症状、无靶器官损害或共存疾病的患者[86-87]，而以前接受了心血管疾病治疗的患者依从性较首次接受治疗者低，先前没有心血管疾病者自行停药的可能性更高[88]。

4. 医患沟通

医生与患者的沟通情况会影响患者的服药依从性。研究发现医生与患者交流差会增加患者不依从的危险，通过训练医生与患者的沟通技能能提高患者服药依从性[89]。用药过程中医护人员未向患者说明药物的作用、用法用量、不良反应以及注意事项，或在开处方时或写标签时对用法说明不当，如"必要时服用""遵医嘱服用"均会使患者发生错误理解而导致不依从[90]。

5. 社会支持状况

良好的社会支持网络会对健康的行为产生促进

作用。患者获得较高的社会支持可以促进服药依从性，社会支持越高，服药依从性越好。研究发现社会参与程度低也与服药依从性差有关（OR = 2.05）[91]。此外，家庭支持与服药依从性密切相关，是服药依从性的独立预测因子[92]，研究表明有配偶患者的服药依从性高于无配偶患者[93]。

6. 心理因素

研究发现心理健康状况好的患者依从性更好[94]，而一些负性情绪导致不依从。Wang 等[95]发现抑郁与服药不依从有密切关系，这与抑郁症状的一些特征如缺乏动力，对疗效感到悲观，注意力、记忆力、认知力下降，自我照护能力下降甚至自我伤害的意图，以及抑郁导致的患者对药物副作用更加敏感有关。

7. 其他因素

Mizuno 等[96]对高血压的服药依从性相关因素进行了细致的分析，发现了另外一些与高血压服药依从性相关的因素，其中吸烟、工作时间是否固定、服药时间明显影响服药依从性；性别、年龄、是否肥胖、就医间隔时间长短、家属有无人正在进行药物治疗、有无工作、工作性质、学历对服药依从性有影响；而是否饮酒，有无在家监测血压对服药依从性有影响，但不明显。

（四）提高高血压患者服药依从性的干预对策

1. 健康教育

健康教育能帮助患者认识高血压疾病发生的病因、诱因、临床表现、高血压危象的预防、不遵医嘱服药带来的不良后果，意识到服药依从性对于控制血压的重要性，增加患者对疾病和治疗知识掌握水平，引导患者建立积极的信念，而患者对疾病和治疗的信念能预测服药依从性。李绿等[97]研究证实健康教育能有效提高高血压患者的服药依从性。健康教育的方式可采用问答式教育、示范性教育和随机性教育，并且对于不同的高血压患者，也应根据其具体情况采用不同的健康教育方法和宣教特定的知识[98]。

2. 合理给药

合理给药首先要做到简化服药方案，有学者甚至认为简化服药方案是提高患者服药依从性的首选方案[99]。这意味着在高血压患者的治疗过程中，在不增加药物毒副作用和不良反应的条件下，能单用不联合，尽量选用长效制剂、缓释剂、控释剂，以减少服药的种类和剂量及每日服药的次数，提高患者的服药依从性。服药时间对依从性也有影响，考虑到患者血压昼夜节律性变化的时间规律以及药

物在人体内发挥治疗作用的时间节律，通过监测血压波动情况，让患者在血压高峰之前 1 ～ 2h 服药，能提高高血压患者的用药疗效和服药依从性，并可减少血压升高后对靶器官的损害和并发症的发生[100]。此外，选择合适的药物时医生和患者的互动，医生应鼓励患者参与治疗方案的决定，以提高患者的治疗依从性。

3. 发挥医护人员的作用

医护人员的言行将影响到患者的行为，要达到良好的服药依从性，需要医生、护士、药剂师的正确指导、监督，以及这几者之间的合作与配合。医护工作者通过适当的方法告知患者药物的剂量、服药时间、性质能提高患者的服药依从性。巴基斯坦的一项研究表明，通过对社区全科医生进行有关高血压知识的强化训练（包括非药物和药物干预、开低价药及适宜的普通药、优先选择单剂量药物治疗方案、预约复诊、提供令患者满意的咨询等），能明显提高高血压患者的服药依从性[101]；Carter 等[102]通过研究证明内科医生-药剂师合作能改善高血压患者的服药依从性，提高高血压的控制率；Jayasinghe[103]则指出护士对于提高患者服药依从性有不容忽视的作用。为达到强化患者正确服药行为，医护人员的定期随访是十分必要的。随访的时间可为每月 1 ～ 2 次，方法有电话、义诊、复诊和入户等形式，随访期间根据患者的血压控制情况，对患者和家属反复进行指导能加强患者对治疗的信心，提高服药依从性。

4. 加强家庭和社会支持力度

高血压患者依从性与家庭支持成正相关。在对高血压患者进行干预时，不应只针对患者本人，同时要将与患者相关的人群纳入进来，尤其是家庭成员，使其对患者疾病的现状、危害、治疗、预防等相关知识有所了解，关心患者，监督患者改变不良生活习惯，督促患者按时服药，从而进一步改善并巩固患者的治疗效果。

5. 家庭血压监测

家庭血压监测可增加患者的服药依从性，增强高血压疾病的意识，减少靶器官的损害和心血管疾病的死亡率。定期血压监测能让患者掌握自己的血压水平。若服药依从性不佳，血压升高，可使患者意识到服药依从性的重要；当患者服药后，血压得到良好控制，会增加患者的信心，有助于服药依从性的改善。

6. 个体化干预方案

由于服药依从性不良的原因具有个体差异，对患者进行干预时应考虑个体化干预方案。Bosworth

等[104]采取的个体化行为/健康教育干预包括：患者出现药物不良反应时，将与患者讨论出现不良反应的原因，必要时帮助更换药物；患者忘记服药时为患者提供各种记忆策略等。干预6个月后，研究对象服药依从性提高了9%。当然，因该方法需要大量的人力物力，可考虑在此基础上形成一定的工作程序或模式以提高该方案的效率，节约成本。大量研究表明，规律服用抗高血压药物能使90%的高血压患者血压降至正常水平，从而有效控制相关并发症的发生[105]。而服药依从性不佳是目前高血压控制不好的重要危险因素，要将服药依从性达到一个令人满意的高度仍需要进行不懈的努力。在计算机及电子技术高度发达的今天，利用电子技术来提高患者对高血压知识的掌握程度，同时利用电子技术来监督提醒患者服药，相关研究证实该方法是有效的、可行的[106]，这也为我们进一步寻求有效提高服药依从性的干预方式提供了新的思路。

三、高血压饮酒患者降压药物的选择

近年来，抗高血压药物发展迅速，根据不同患者的特点可单用或联合应用各类降压药物。目前常用的降压药物可归纳为六大类，即利尿药、β受体阻滞药、钙通道阻滞药、血管紧张素转化酶抑制药（ACEI）、血管紧张素Ⅱ受体拮抗药、α受体阻滞药，以及固定复方制剂。凡能有效控制血压并适宜长期治疗的药物，同时不引起明显副作用、不影响生活质量的药物被认为是一种理想的降压药。对于高血压饮酒者降压药物的选择，除了要遵循降压药物的治疗原则之外，依据乙醇对血压的影响机制，建议选择以下降压药物。

1. 首选血管紧张素转化酶抑制药（ACEI）

大量饮酒者其血压升高的最重要的机制就是激活肾素-血管紧张素-醛固酮系统，血管紧张素Ⅱ生成增多。而ACEI的降压作用即是通过抑制ACE使血管紧张素Ⅱ的生成减少，同时激活缓激肽，两者均有利于血管扩张，使血压降低。

2. 血管紧张素Ⅱ受体拮抗药（ARB）

ARB是近年进入临床治疗高血压的一类新药。其通过对血管紧张素Ⅱ受体的阻滞，主要是抑制Ang Ⅱ的AT1受体亚型，相对的激活AT2受体亚型的活性而充分有效地阻断血管紧张素对血管的收缩、水钠潴留及细胞增生等不利作用。同ACEI类药物一样，同样适用于高血压饮酒者。

3. 利尿药

利尿药是减低细胞外液容量，降低心排血量，并通过利钠作用使血压下降，降压作用缓和，服药2～3周作用达高峰。利尿药分为三种，即噻嗪类、祥利尿药和保钾利尿药。对于高血压饮酒者，建议应用保钾利尿药螺内酯，其既是利尿药，又是醛固酮受体拮抗药，可拮抗乙醇所致的"假性醛固酮增多效应"，从而降低血压，一般为避免引起血钾升高，可联合应用小剂量噻嗪类利尿药。

4. β受体阻滞药

可能的降压机制：使心排血量降低；抑制肾素的释放；通过交感神经突触前膜阻滞使神经递质释放减少。饮酒可兴奋交感神经而使血压上升，故高血压饮酒者可选用β受体阻滞药控制血压。

5. 他汀类调脂药

乙醇可引起血脂代谢紊乱，并使NO生成减少，破坏内皮细胞功能，并产生炎症反应，导致血压升高。建议高血压饮酒者服用他汀类调脂药，其不仅使血清中LDL胆固醇降低、VLDL合成减少，而且增加NO的合成，改善内皮细胞功能，并增加脂蛋白抗氧化能力，减少巨噬细胞氧化修饰脂蛋白，最后还可抑制炎症反应。他汀类调脂药的耐受性较好，主要潜在的不良反应为肝毒性和肌毒性，但较少见，停药后症状立即消失，应注意监测肝功能。故不主张应用于肝功能受损的患者。

对于其他类降压药物，依据降压药物选择的总原则，均可应用与高血压饮酒者，使患者血压控制在正常范围，降低卒中、心力衰竭及冠心病的发生率和病死率，保持或改善肾功能。

参考文献

[1] 叶任高，陆再英. 内科学. 5版. 北京：人民卫生出版社，2001：258-259.

[2] Edwards R, Vnwin N, Mugusi F. Hypertension prevalence and care in an urban and rural area of TarIzania. Hypertension, 2000, 18（2）：145.

[3] Keamey PM, wheIton M, ReyIlolds K, et al. worldwide prevalence of hypertension：a rising tide. Hypertension, 2004, 22（1）：11.

[4] 邓源，于红，李秀敏，等. 乙醇对胃黏膜的损伤作用. 华北国防医药，2006，10（5）：327-329.

[5] 余贤恩，罗绮凝. 外源性一氧化氮对豚鼠酸化乙醇性胃黏膜损伤的保护. 世界华人消化杂志，2000，8（30）：224-226.

[6] Galli A, Pinaire J, Fischer M, et al. The transcriptional and DNA binging activity of peroxisome proliferator proliferator-

activated receptor alpha is inhibited by ethanol metabolism. A novel mechanism for the development of ethanol-induced fatty liver. Biol Chem, 2001, 276: 68-75.

［7］ Itoga S, Nakai T. Mutaions in the exons and exon-intron junction regions of human cytochrome P450E1 gene and alcoholism. Alcohol Clin Exp Res, 2003, 14: 13-16.

［8］ Chen J. Formation of 4-hydroxynonenal adducts with cytochromec oxidase in rats following short-term ethanol intake. Heotatology, 2003, 33: 1972-1978.

［9］ Ueshima H, Ozawa H, Baba S, et al. Alcohol drinking and High blood pressure: data from 1980 National Cardiovascular Survey of Japan. J Clin Epidemiol, 1992, 45: 667.

［10］ Moore RD, Levine DM, Southard J, et al. Alcohol consumption and blood pressure in the 1982 maryland hypertension survey. Am J Hypertens, 1990, 3: 1.

［11］ 王维治, 张丽梅. 饮酒, 慢性酒精中毒及治疗对策. 世界医学杂志, 2000, 4: 56-59.

［12］ Cooper HA, Exner DV, Domanski MJ. Light-to-moderate alcohol consumption and prognosis in patients with left ventricuIar systolic disfunction. Jamcoll Cardiol, 2000, 35: 1753-1759.

［13］ MacMahon S. Alcohol consumption and hypertension. Hypertension, 1987, 9: 111-121.

［14］ Marmot MG, Elliott P, Shipley MJ, et al. Alcohol and blood pressure: The INTERSALT study. BMJ, 1994, 308: 1263-1267.

［15］ Glynn RJ, Bouchard GR, Hermos JA. Alcohol consumption, blood pressure and aging: Results from the Normative Aging Study. In: Wood WG, Grant R, eds. Geriatric Clinical Pharmacology. New York, NY: Raven Press, 1987.

［16］ Klatsky AL, Freidman GD, Siegelaub AB, et al. Alcohol consumption and blood pressure. N Engl J Med, 1977, 296: 1194-1200.

［17］ Friedman GD, Klatsky AL, Siegelaub AB. Alcohol, tobacco, and hypertension. Hypertension, 1982, 4: 143-150.

［18］ Mathews JD. Alcohol Use, hypertension and coronary heart disease. Clin Sci, 1976, 51: 661.

［19］ Jackson R, Stewart A, Beaglehole R, et al. Alcohol consumption and blood pressure. Am J Epidemiol, 1985, 122: 1034.

［20］ Klag MJ, Moore RD, Whelton PK, et al. Alcohol consumption and blood pressure: A comparison of native Japanese to American Men. J Clin Epidemiol, 1990, 43: 1407.

［21］ Puddey IB, Beilin LJ, Vandongen R, et al. Evidence for a direct effect of alcohol consumption on blood pressure in normotensive men: a randomized controlled trial. Hypertension, 1985, 7: 707-713.

［22］ Klatsky AL, Friedman GD, Armstrong MA. The relationship between alcoholic beverage use and other traits to blood pressure: a new Kaiser Permanente study. Circulation, 1986, 73: 628-636.

［23］ Witteman JC, Willett WC, Stampfer MJ, et al. Relation of moderate alcohol consumption and risk of systemic hypertension in women. Am J Cardiol, 1990, 65: 633-637.

［24］ Criqui MH, Mebane I, Wallace RB, et al. Multivariate correlates of adult blood pressures in nine North American populations: The Lipid Research Clinics Prevalence Study. Prev Med, 1982, 11: 391-402.

［25］ Gordon T, Kannel WB. Drinking and its relation to smoking, BP, blood lipids and uric acid. Arch Intern Med, 1983, 143: 1366-1374.

［26］ Kromhout D, Bosschieter EB, Coulander CL. Potassium, calcium, alcohol intake and blood pressure: The Zutphen Study. Am J Clin Nutr, 1985, 41: 1299-1304.

［27］ Gordon T, Doyle JT. Alcohol consumption and its relationship to smoking, weight, blood pressure, and blood lipids: The Albany Study. Arch Intern Med, 1986, 146: 262-265.

［28］ Saunders JB, Beevers DG, Paton A. Alcohol induced hypertension. Lancet, 1981, 2: 653-656.

［29］ Ashley MJ, Rankin JG. Alcohol consumption and hypertension: The evidence from hazardous drinking and alcohol populations. Aust N Z J Med, 1979, 9: 201-206.

［30］ Moreira LB, Fuchs FD, Moraes RS, et al. Alcohol intake and blood pressure: The importance of time elapsed since last drink. J Hypertens, 1998, 16: 175-180.

［31］ Rakic V, Puddey IB, Burke V, et al. Influence of pattern of alcohol intake on blood pressure in regular drinkers: A controlled trial. J Hypertens, 1998, 16: 165-174.

［32］ 王钢. 冠心病血管内皮功能障碍的评价. 锦州医学院学报, 2005, 26 (2): 56.

［33］ 韩纯洁, 刘俊田. 内皮细胞血管紧张素Ⅱ信号转导通路的研究进展. 生理科学进展, 2008, 39 (3): 229-232.

［34］ Miyazaki M, Takai S. Involvement of angiotensin Ⅱ in

development of athersclerosis. Nippon Rinsho, 2002, 60：1904-1910.

［35］彭芳展. 肾素-血管紧张素-醛固酮系统与冠心病的研究. 福州：福建医科大学，2009.

［36］Li WM, Jing L, Song J, et al. Role of renin-angiotensin system, PPARalpha, PPARgamma in the development of alcoholic cardiomyopathy. Zhonghua Xin Xue Guan Bing ZaZhi, 2008, 36（7）：630-635.

［37］Cheng B, Zhang YH, Dong QL, et al. Overexpression of angiotensin converting enzyme 2 inhibits inflammatory response of atherosclerotic plaques in hypercholesterolemic rabbits. Zhonghua Xin Xue Guan Bing Za Zhi, 2009, 37（7）：622-625.

［38］范建高，朱军，李新建，等. 上海市成人饮酒与代谢综合征关系的流行病学调查. 肝脏，2005，10（1）：11-15.

［39］宋风英，单杰. 大量嗜酒对饮酒者脂类代谢及脑卒中的影响. 山东医药，2007，47（22）：82-83.

［40］常学润，张霞，卢怀云，等. 酒依赖患者血液流变学及血脂变化的研究. 中国民康医学，2007，19（6）：449-451.

［41］彭易清，林婉媚，聂伟明，等. 长期危险饮酒与脂代谢糖耐量变化及动脉硬化的关系. 检验医学与临床，2008，5（4）：197-199.

［42］Sozio M, Crabb DW. Alcohol and lipid metabolism. Am J Physiol Endocrinol Metab, 2008, 295：E10-E16.

［43］谢屹. 长期饮酒与血压、血脂和血糖的关系. 华西医学，2008，23（6）：1513-1514.

［44］You M, Rogers CQ. Adiponectin：a key adipokine in alcoholic fatty liver. Exp Biol Med, 2009, 234：850-859.

［45］Paniagua OA, Bryant MB, Panza JA. Role of endothelial nitricoxide in shear stress induced vasodilation of human microvasculature：diminished activity in hypertensive and hypercholesterolemia patients. Circulation, 2001, 103：1752-1758.

［46］唐忠志，李军尧. 内皮细胞一氧化氮合成酶多态性与血压、血脂和血糖的关系研究. 第三军医大学学报，2007，29（5）：448-450.

［47］毛华，杜峰. 不同剂量的白酒对大鼠血脂及心肌的影响. 基础研究，2010，48（3）：9-10.

［48］张永生，吴平生，刘伊丽. 11β羟化固醇脱氢酶缺陷与高血压. 国外医学·心血管疾病分册，1998，25（1）：7-9.

［49］Zhang Yon gsheng, Wu Pin gsheng, Liu Yili, et al. Changes in plasma total bile acid level of patients with essential hypertension and of spontaneous hypertensive rats and the correlation with systolic and diastolic blood pressures. J Med Coll PLA, 1998, 13（4）：276-279.

［50］Wu P, Zhang Y, Liu Y, et al. Effects of cholic acid on blood pressure and production of vascular aldosterone and corticosterone. Steroids, 1999, 64（2）：291-295.

［51］张永生，吴平生，刘伊丽，等. 甘草甜素对大鼠血压的影响及其机制. 中华内科杂志，1999，38（5）：302-305.

［52］Pin gsheng Wu, Yongs hen g Zhang, Yili Liu, et al. Effects of glycyrrhizin on production of vascular aldosterone and corticosterone. Horm Res, 1999, 51（4）：189-192.

［53］Riddle MC, McDaniel PA. Acute reduction of renal 11 beta-hydroxysteroid dehydrogenase activity by several antinatriuretic stimuli. Met abolism, 1993, 42（10）：1370-1374.

［54］Fromenty B, Vadrot N, Massart J, et al. Chronic ethanol consumption lessens the gain of body weight, liver triglycerides, and diabetes in obese ob/ob mice. J Pharmacol Exp Ther, 2009, 331（1）：23-34.

［55］Pafdell H, Rodicio JL. High blood pressure, Smoking and cardiovascular risk. J Hypertens, 2005, 23（1）：219-221.

［56］Kawano Y, Abe H, Kojima S, et al. Interaction of alcohol and alphal-blocker on ambulatory blood pressure in patients with essential hypertension. Am J Hypertens, 2000, 13（3）：307-312.

［57］Arima H, Kiyohara Y, Kato I, et al. Alcohol reduces insulin hypertension relationship in a general population：the Hihayama study. J Clin Epidemiol, 2002, 55（9）：863-869.

［58］Nakanishi N, Suzuki K, Tuatara K. Alcohol consumption and risk for development of impaired fasting glucose or type 2 diabetes in middle aged Japanese men. Diabetes Care, 2003（26）：48-54.

［59］Fueki Y, Miida T, Wardaningsin E, et al. Regular alcohol consumption improves insulin resistance in healthy Japanese men independent of obesity. Clinica Chimica Acta, 2007, 382：71-76.

［60］Sarafidis PA, Bakris GL. The antinatriuretic effect of insulin：an unappreciated mechanism for hypertension associated with insulin resistance. Am J Nephrol, 2007, 27：44-54.

［61］Rosario J, Rociol S, Maria K, et al. Polyphenols restore endothelial function in DOCA-salt hypertension：Role of endothelin-1 and NADPH oxidase. Free Radical Biology & Medicine, 2007, 43: 462-473.

［62］Sarr M, Chataigneau M, Martins S, et al. Red wine polyphenols prevent angiotensin Ⅱ-induced hypertension and endothelial dysfunction in rats: Role of NADPH oxidase. Cardiovasc Res, 2006, 71: 794-802.

［63］Pechanova O, Bernatova I, Babál P, et al. Red wine polyphenols prevent cardiovascular alterations in L-NAME-induced hypertension. J Hypertens, 2004, 22: 1551-1559.

［64］Henningsen NC, Ohlsson O, Mattiasson I, et al. Hypertension, levels of serum gamma-glutamyl transpeptidase and degree of blood pressure control in middle-aged males. Acta Med Scand, 1980, 207: 245-251.

［65］Cushman WC, Cutler JA, Bingham SF, et al. Prevention and Treatment of Hypertension Study (PATHS) rationale and design. Am J Hypertens, 1994, 7: 814-823.

［66］Cushman WC, Cutler JA, Hanna E, et al. The Prevention and Treatment of Hypertension Study (PATHS): Effects of an alcohol treatment program on blood pressure. Arch Intern Med, 1998, 158: 1197-1207.

［67］Hanna E. Approach to the patient with excessive alcohol consumption. In: Goroll AH, May I, Mulley A, eds. Primary Care Medicine. Philadelphia, PA: JB Lippincott, 1987: 916-927.

［68］Sanchez-Craig M. Dealing with Drinking. Steps to Abstinence or Moderate Drinking. Toronto, Canada: Addiction Research Foundation, 1987.

［69］Martin JE, Dubbert PM, Cushman WC. Controlled trial of aerobic exercise in hypertension. Circulation, 1990, 81: 1560-1567.

［70］Trials of Hypertension Prevention Collaborative Research Group. The effects of nonpharmacologic interventions on blood pressure of persons with high normal levels: Results of the Trials of Hypertension Prevention, Phase I. JAMA, 1992, 267: 1213-1220.

［71］Whelton PK, Appel LJ, Espeland MA, et al. A randomized controlled trial of nonpharmacologic interventions in the elderly (TONE). JAMA, 1998, 279: 839-846.

［72］李云霞, 蔡久英. 饮酒与心血管疾病. 心血管病学进展, 2008, 29 (3): 462-465.

［73］戴俊明, 傅华, 沈贻谔. 原发性高血压药物治疗依从性研究. 中国慢性病预防与控制, 2000, 8: 143-145.

［74］Braam RL, Uum SHM, Lenders JW, et al. Bromide as marker for drug adherence in hypertensive patients.

British Journal Clinical pharmacology, 2008, 65 (5): 733-736.

［75］Mofisky DE, Green LW, Levine DM. Concurrent and predictive validity of a self-reposed measure of medication adherence. Med Care, 1986, 24 (1): 67-74.

［76］许卫华, 王奇, 梁伟雄. Morisky 问卷测量高血压患者服药依从性的信度和效度评价. 中国慢性病预防与控制, 2007, 15 (5): 424.

［77］Morisky DE, Krousel-Wood M, Ward HJ. Predictive Validity of A Medication Adherence Measure in an Outpatient Setting. J Clin Hypertens (Greenwich), 2008, 10 (5): 348-354.

［78］Krousel-wood M, Muntenr P, Jannu A, et al. Reliability of a Medication Adherence Measure in an Outpatient Setting. American journal of the medical sciences, 2005, 330 (3): 128-133.

［79］Schroeder K, Fahey T, Hay AD, et al. Adherence to antihypertensive medication assessed by self-report was associated with electronic monitoring compliance. Journal of Clinical Epidemiology, 2006, 59 (6): 650-651.

［80］Denhaerynck K, Schafer-Keller P, Young J, et al. Examining assumptions regarding valid electronic monitoring of medication therapy: development of a validation framework and its application on a European sample of kidney transplant patients. BMC Medical research methology, 2008, 8: 51-61.

［81］Fongwa MN, Evangelista LS, Hays RD, et al. Adherence treatment factors in hypertensive African American women. Vascular health and risk management, 2008, 4 (1): 157-166.

［82］刘佳, 李然, 李军. 高血压相关知识知晓程度与服药依从性的相关性研究. 天津护理, 2009, 17 (1): 7-9.

［83］Karaeren H, Yokusoglu M, Uzun S, et al. The effect of the content of the knowledge on adherence to medication in hypertensive patients. Anadolu Kardiyol Derg, 2009, 9 (3): 183-188.

［84］Lachaine J, Petrella RJ, Merikle E, et al. Choices, persistence and adherence to antihypertensive agents: evidence from RAMQ data. Can J Cardiol, 2008, 24 (4): 269-273.

［85］Patel BV, Leslie RS, Thiebaud P, et al. Adherence with single-pill amlodipine/atorvatatin vs a two-pill regime. Vasc Health Risk Manag, 2008, 4 (3): 673-681.

［86］Chen SL, Tsai JC, Lee WL. The impact of illness perception on adherence to therapeutic regimens of patients with hypertension in Taiwan. J Clin Nurs，2009，18（15）：2234-2244.

［87］Sung SK，Lee SG，Lee KS，et al. First-year treatment adherence among outpatients initiating antihypertensive medication in Korea：results of a retrospective claims review. Clin Ther，2009，31（6）：1309-1320.

［88］Schoberberger R，Janda M，Pescosta W，et al. The Compliance Praxis Survey（COMPASS）：a multidimensional instrument to monitor compliance for patients on antihypertensive medication. J Hum Hypertens，2002，16（11）：779-787.

［89］Zolnierek KB，Dimatteo MR. Physician communication and patient adherence to treatment：a meta-analysis. Med Care，2009，47（8）：826-834.

［90］梁丹，伍俊颜，严惠明. 老年高血压患者服药依从性调查分析及对策. 中国现代药物应用，2008，2（2）：22-23.

［91］Johnell K，Rastam L，Lithman T，et al. Low adherence with antihypertensives in actual practice：the association with social participation-a multilevel analysis. BMC Public Health，2005，18：517.

［92］Marin-Reyes F，Rodriguez-Moran M. Family support of treatment compliance in essential arterial hypertension. Salud Publica Mex，2001，43（4）：336-339.

［93］田镇安，刘志明，刘海波. 297例高血压患者服药依从性调查分析. 中国全科医学，2004，7（19）：1430-1431.

［94］Banta JE，Haskard KB，Haviland MG，et al. Mental health，binge drinking，and antihypertension medication adherence. Am J Health Behav，2009，33（2）：158-171.

［95］Wang PS，Drph RL，Knigh BS，et al. Noncompliance with antihypertensive medications：the impact of depressive symptoms and psychosocial factors. J Gen intern med，2002，17：504-511.

［96］Mizuno R，Fujimoto S，Uesugi A，et al. Influence of living style and situation on the compliance of taking antihypertensive agents in patients with essential hypertension. Intern Med，2008，47（19）：1655-1661.

［97］李绿，邱永珍. 健康教育对原发性高血压患者服药依从性的研究. 医学信息，2009，22（6）：96-99.

［98］Neafsey PJ，Strickler Z，Shellman J，et al. An interactive technology approach to educate older adults about drug interactions arising from over-the-counter self-medication practices. Public Health Nurs，2002，19（4）：255-262.

［99］Schroeder K，Fahey T，Ebrahim S. Interventions for improving adherence to treatment in patients with high blood pressure in ambulatory settings. Cochrane Database Sys Rev，2004，2：CD004804.

［100］梁玉俊. 时间护理干预对高血压病人用药疗效影响的研究. 护理研究，2009，23（5）：126-1264.

［101］Qureshi NN，Hatcher J，Chaturvedi N，et al. Effect of general practitioner education on adherence to antihypertensive drugs：cluster randomized controlled trial. BMJ，2007，335：1002-1003.

［102］Carter BL，Bergus GR，Dawson JD，et al. A Cluster-Randomized Trial to Evaluate Physician/Pharmacist Collaboration to Improve Blood Pressure Control. J Clin Hypertens（Greenwich），2008，10（4）：260-271.

［103］Jayasinghe J. Non-adherence in the hypertensive patient：can nursing play a role in assessing and improving compliance？. Can J Cardiovasc Nurs，2009，19（1）：7-12.

［104］Bosworth HB，Olsen MK，Neary A，et al. Take control your blood pressure（TCYB）study：a multifactorial tailored behavioral and educational intervention for achieving blood pressure control. Patient Educ Couns，2008，70（3）：338-347.

［105］杜文民，王永铭，陈斌艳，等. 社区高血压人群的血压控制率、药物不良反应及其影响因素. 中国临床药理杂志，2001，17（6）：434-439.

［106］Arne Christensen，Lona Louring Christrup，Paul Erik Fabricius，et al. The impact of an electronic monitoring and reminder device on patient compliance with antihypertensive therapy：a randomized controlled trial. Journal of Hypertension，2010，28：194-200.

（孙丽霞　刘纪强）

第8章　血尿酸与高血压

尿酸（UA）是嘌呤代谢的终产物。正常情况下，人体内每天生成与排出的 UA 量基本保持平衡。一旦 UA 生成过多和（或）排泄减少则可导致血尿酸水平升高，从而出现高尿酸血症（HUA）。早在 18 世纪初，Alfred Garrod 就提出了痛风与高尿酸血症有关[1]；随后在 1879 年，Frederick Akbar Mohamed[2] 报道了原发性高血压患者常常并发痛风发作，部分高血压患者具有痛风家族史或患有痛风，由此提出了尿酸水平增高可能是原发性高血压的发病原因之一。近年来的大量临床研究发现，高尿酸血症与原发性高血压存在着因果关系，25% ～ 40% 的高血压患者合并有高尿酸血症（＞ 6.5mg/dl）[3]。流行病学的研究结果显示，高尿酸血症与高血压发病密切相关[4]，是高血压发病的独立预测因素。

第一节　尿酸的代谢

尿酸是一种含有碳、氮、氧、氢的杂环化合物，其分子式为 $C_5H_4N_4O_3$，分子量为 168.11Da。尿酸是嘌呤代谢的产物，嘌呤由体内的老旧细胞和富含嘌呤的食物在体内代谢过程中核酸氧化分解产生。体内产生嘌呤后，次黄嘌呤、黄嘌呤会在肝中通过黄嘌呤氧化酶（XO）的作用再次氧化生成 2,6,8- 三氧嘌呤，又称为尿酸。大多数哺乳动物体内的尿酸可经由肝尿酸氧化酶（尿酸酶）分解，形成尿囊素由尿中自由排出。而人类由于尿酸酶发生了基因突变[5-6]，缺乏尿酸氧化酶，导致尿酸无法分解为尿囊素，而使尿酸水平升高。人体尿酸来源有两种，内源性为自身合成或核酸降解（约 600mg/d），约占体内总尿酸量的 80%；外源性为摄入含嘌呤饮食（约 100mg/d），约占体内总尿酸量的 20%。在正常状态，体内尿酸池为 1200mg，每天产生尿酸约 750mg，排出 800 ～ 1000mg，30% 从肠道和胆道排泄，70% 经肾排泄（见图 8-1）。具体机制如下：

尿酸的合成：参与尿酸代谢的嘌呤核苷酸有次黄嘌呤核苷酸（IMP）、腺嘌呤核苷酸（AMP）及鸟嘌呤核苷酸（GMP）三种。其合成代谢有两条途径：①主要途径，即生物合成（de novo biosynthesis），从非嘌呤基的前体，经过一系列步骤合成 IMP，而后转换 AMP 或 GMP；②补救途径（salvage pathway），直接从肝中来的嘌呤碱基（purine base）合成嘌呤核苷酸（nucleotide），如腺嘌呤（adenine）→腺嘌呤核苷酸，次黄嘌呤（hypoxanthine）→次黄嘌呤核苷酸，或鸟嘌呤（guanine）→鸟嘌呤

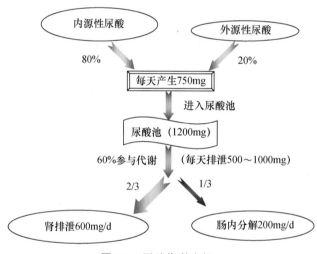

图 8-1　尿酸代谢途径

核苷酸。嘌呤代谢速度受 5- 磷酸核糖 -1- 焦磷酸（PRPP）和谷氨酰胺（glutamine）的量，以及鸟嘌呤核苷酸、腺嘌呤核苷酸和次黄嘌呤核苷酸对酶的负反馈控制来调节（见图 8-2）。

尿酸排泄：尿酸主要由肾排泄，肾排除尿酸的机制是通过肾小球过滤-肾小管重吸收-肾小管分泌-肾小管分泌后重吸收来完成的。以往认为这四个过程相继发生，但目前已证实它们同时存在，并通过转运体进行。这一过程受多因素影响，如细胞外容量、尿流速率、尿 pH、尿酸盐负荷及激素等。由于尿酸盐为极性分子，不能自由通过细胞膜，因此其在肾近曲小管的重吸收和分泌过程有赖于离子通道。目前已发现 4 个尿酸盐转运蛋白（离子通道）参与了人近曲小管对尿酸盐的转运，即生电

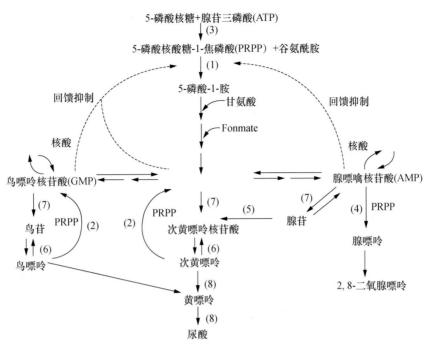

图 8-2 嘌呤代谢的反馈调节及尿酸合成的途径

型的尿酸盐转运子 / 通道（human urate transporter，hUAT），电中性的尿酸盐 / 阴离子交换子（human U-rate-anion exchanger，hURAT1），人有机阴离子家族转运体（human organic anion transporter）hOAT1 和 hOAT3。其中，hUAT 主要参与肾近曲小管对尿酸盐的分泌，hURAT1 主要参与肾近曲小管对尿酸盐的重吸收，hOAT1 和 hOAT3 可能与管周细胞对尿酸盐的摄取有关。

因此，从饮食到代谢过程中任何环节出现异常均能导致高尿酸血症的发生。高尿酸血症与年龄、性别、地区分布、种族、遗传和社会地位都有一定关系。年龄增加、男性、一级亲属中有高尿酸血症史、静坐的生活方式和社会地位高的人群，以及存在心血管危险因素和肾功能不全、胰岛素抵抗[7]患者均易发生高尿酸血症。进食高嘌呤食物如肉类、海鲜、动物内脏、浓肉汤等，饮酒（啤酒、白酒）以及剧烈体育锻炼均可使血尿酸增加。某些药物长时间应用可导致血尿酸增高，如降压药物噻嗪类利尿药[8]、复方降压片、硝苯地平、普萘洛尔等都阻止尿酸排泄。阿司匹林被认为对肾处理尿酸具有双峰作用。大剂量阿司匹林（＞3g/d），促进肾排泄尿酸；中剂量（～2g/d），不改变肾排泄尿酸功能；小剂量（75mg/d）则降低肾排泄尿酸能力 15%（$P = 0.045$），同时血尿酸水平有一小而有意义的升高（$P = 0.009$）[9]。

虽然高尿酸血症是多种心脑血管疾病及代谢性疾病的危险因素，但尿酸过低也会导致一系列疾病。因为尿酸起着重要的生物学作用，它是一种抗氧化剂，在细胞代谢过程中可使过氧化物及过氧化物酶失活[10-11]，可螯合铁剂[12]，阻止上皮细胞一氧化氮（NO）的丢失[13]，增强内皮细胞的功能[14-15]，达到抗氧化的作用。有实验表明，有氧运动能增强尿酸的抗氧化应激作用，因此适量的运动对身体有益[16]。同样，这种抗氧化作用对冠心病也有益，因此在控制心脏病的研究中可使用升尿酸药物[17-18]。实验结果还显示，尿酸过低在多发性硬化和帕金森病中较常见，给予实验动物补充尿酸治疗后症状减轻[19]。升高尿酸可避免多发性硬化的发生，在阿尔茨海默病中可提高生存率，并避免肿瘤和衰老的发生[4]。因此，我们应把血尿酸控制在合理的正常范围内，以便它发挥最大的生物学作用。

第二节 高尿酸血症与高血压

高尿酸血症常与心血管疾病危险因素高血压、高脂血症、2 型糖尿病、肥胖、胰岛素抵抗等伴发，因此长期以来高尿酸血症仅仅被认为是代谢异常的一种标记。近 20 年来 10 多个前瞻性大规模临床研究纳入约 10 万例以上的观察对象，采用多因素回归分析证实高尿酸血症是心血管疾病的独立危险因素。

进一步的临床研究发现，原发性高血压患者89%合并高尿酸血症，而继发性高血压患者只有30%合并高尿酸血症[3]，有关资料显示高尿酸血症患者中高血压的患发病率为40%～60%[20-21]。提示高尿酸血症与原发性高血压有因果关系。

（一）血尿酸对高血压的影响

多年来，已有多种临床研究显示高尿酸血症是高血压的独立危险因素。一项来自我国"开滦研究"的结果显示，血清尿酸增加是高血压前期人群进展至高血压的独立危险因素[22]。该研究以健康查体职工为研究对象，最终纳入统计的有效数据为25 474例，在2年内共有8358例进展至高血压。按血清尿酸四分位分组（228mol/L、229～277mol/L、278～331mol/L和332mol/L），结果显示随尿酸水平升高，进展至高血压的比例增加（26.2%、30.9%、34.7%和39.3%），差异有统计学意义。多元线性回归分析显示，血清尿酸每增加1个标准差，收缩压升高0.44mmHg，舒张压升高0.35mmHg。多因素Logistic回归分析显示血清尿酸四分位第2、第3及第4组进展至高血压的风险（RR）分别是第1组的1.26、1.49及1.83倍。校正体重指数、吸烟史、饮酒史、基线收缩压、基线舒张压后，血清尿酸第4四分位组进展至高血压的风险有所降低（RR＝1.24，95%CI为1.14～1.35），但仍有统计学意义。另一项类似的研究采用前瞻性队列研究方法，最终纳入统计分析的有效数据为38 180例，随访4年，观察健康查体时新发高血压的情况，结果显示血尿酸升高可增加高血压的发病风险（数据尚未发表）。国外也有文献报道，血尿酸水平每增高59.5μmol/L，高血压发病相对危险增高25%[23]。Framingham研究对3329名健康者随访4年，发现尿酸是高血压发病的独立预测因素[24]。

降尿酸治疗对血压也产生相应的影响，从另一个角度说明高尿酸血症与高血压相关。动物实验研究显示高尿酸血症可能在早期高血压中尤其重要[25]。同样，在人类相似的研究中也显示，高尿酸血症青年人和（或）女性中提示发生高血压事件的风险高于其他已知的风险因子[26]。有报道青少年高尿酸血症与早期高血压有强相关性[3]。值得注意的是，尿酸与血压连续相关，在青年人更强，以后逐渐衰减，与动物实验中高尿酸诱发的高血压在盐敏感型高血压产生后，血压将受肾本身影响为主，与尿酸不再相关一致，提示降尿酸对预防高血压比治疗高血压更有效。国内也有研究显示，在女性中，高尿

酸血症是高血压前期的独立危险因素，不依赖于年龄、体重指数、腹型多脂等指标，而在男性中则相反。通过饮食控制使血尿酸降低后，高血压进展的风险也随之降低[27]。近期一项最新的临床研究显示，血尿酸与肥胖青少年高血压前期发展有相关性。处于高血压前期的肥胖青少年血尿酸是升高的，高尿酸可致血压升高，通过应用黄嘌呤氧化酶抑制剂、别嘌醇或丙磺舒等排尿酸药物降尿酸后可以显著降低肥胖青少年的血管紧张素原水平从而使血压降低。然而，这些降尿酸药物的使用对于成人的原发性高血压影响不明显[28-29]。

类似的结论也在动物实验中得到了证实，轻度高尿酸血症的大鼠即可发展成原发性高血压综合征，表现为明显的高血压、肾小动脉硬化性疾病、肾血管收缩、肾功能轻度受损[25, 30-34]，而通过使用别嘌呤醇和苯碘达隆预防高尿酸血症的同时也预防了高血压的发生。因其初发高血压是在严格低盐饮食下发生的，所以推断高血压的产生可能与NO水平下降以及肾素激活有关，这也通过其高血压可以被血管紧张素转化酶抑制药或血管紧张素受体拮抗药所阻滞[30-31]，以及给予L-精氨酸（供NO合成的物质）可减少血压升高所证实。

但随着时间的推移，血尿酸的水平对高血压的影响逐渐减弱，直至不再产生影响。这是尿酸作用于肾而导致的肾微血管病变和间质性肾病[25]诱发盐敏感作用而出现的慢性改变。尿酸可以通过激活促分裂原活化蛋白（MPA）激酶、细胞外液信号调节激酶（Erk1/2）、血小板源性生长因子（PGDF）及其受体、环氧化酶2等刺激血管平滑肌细胞增殖[25, 34]而出现慢性改变。在小动脉发生损伤以后，大鼠逐渐发展成盐敏感型高血压，其尿酸水平与高血压的发生、发展不再相关[25, 31]。尤其当高尿酸血症的大鼠的入球小动脉逐渐发生小动脉病变，且其发生和高血压之间不存在联系[31]。这些动物实验及临床研究均表明，血中尿酸水平的升高与高血压的发病有关。早期高尿酸可导致肾小球内皮细胞功能紊乱、血管病变和非盐敏感型高血压，随着时间的增加逐渐发展成为肾依赖的盐敏感型高血压的慢性过程而不再与尿酸水平相关，所以提示降尿酸治疗对预防高血压发病的作用较其对高血压的治疗作用更强。

尿酸导致高血压的机制是通过产生氧化刺激，导致内皮功能障碍和激活肾素-血管紧张素系统（RAS）来完成（见图8-3）。血清和细胞内尿酸增多，可由摄取的饮食中产生，如嘌呤和果糖；或通过核苷酸转换更新、蛋白质降解产生；或肾和肠道

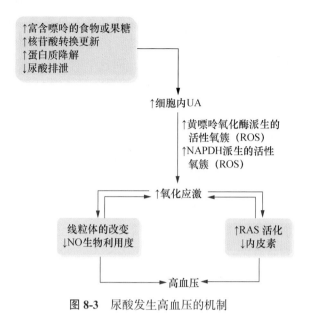

↑富含嘌呤的食物或果糖
↑核苷酸转换更新
↑蛋白质降解
↓尿酸排泄

↑细胞内UA

↑黄嘌呤氧化酶派生的
活性氧簇（ROS）
↑NAPDH派生的活性
氧簇（ROS）

↑氧化应激

线粒体的改变
↓NO生物利用度

↑RAS活化
↓内皮素

高血压

图 8-3　尿酸发生高血压的机制

排泄减少所致。细胞内尿酸增加通过 NADPH 氧化相关的活性氧簇（ROS）刺激产生氧化应激反应，在尿酸生成过程中，随着黄嘌呤氧化酶的活化同时生成一些氧化剂。细胞内的氧化应激可以诱发线粒体改变并使内皮细胞 NO 的生物利用度下降，RAS 激活，内皮素水平增加，其净效应导致肾和全身血管收缩导致高血压。

（二）高血压患者血尿酸的变化

流行病学调查显示高血压患者中高尿酸血症患病率较高。以往报道，未经治疗的高血压患者中 22% ～ 38% 合并高尿酸血症；使用利尿药治疗的高血压患者中 67% 合并高尿酸血症；而在急进型高血压中，高尿酸血症的患病率更高达 75%。最近一篇关于青少年高血压合并高尿酸血症的临床观察中发现，原发性高血压患者高尿酸血症的患病率更高达 89%[3]。文献报道，5% ～ 12% 高尿酸血症患者由于尿酸盐结晶沉积在关节的周围而引发痛风性关节炎，并且临床资料显示，血尿酸升高的程度和高尿酸血症持续的时间与急性痛风性关节炎的发病成正相关。另外，有些抗高血压药物对血尿酸会产生影响。氢氯噻嗪（双氢克尿塞）等利尿药及小剂量阿司匹林的应用会影响尿酸的排泄。近年来也有新的报道称氯沙坦联合氢氯噻嗪口服降低血尿酸[35]。

（三）高尿酸、高血压对靶器官的损害

高尿酸血症常与高血压、动脉粥样硬化等心脑血管疾病、2 型糖尿病、代谢综合征等疾病伴发。尿酸和心脑血管疾病间的关联历来为人们所关注，支持尿酸作为独立的心脑血管危险因素的研究就有 10 项之多[36-39]。研究发现，高尿酸血症患者心脑血管疾病的发生率是正常人群的 2.5 倍，高尿酸血症患者一旦合并冠心病，其心肌梗死的发生率明显升高，死亡率明显增加[37]。血尿酸水平与脑血管病的发生率和死亡率有关，高尿酸血症与脑血管病之间存在线性关系。

长期高尿酸血症对人体糖代谢紊乱的影响虽各家报道不一，但至少有 10 多项大样本横断面和前瞻性队列研究的结果支持高尿酸血症是糖代谢紊乱的独立危险因素这一结论。我国最新的一项开滦研究显示在男性中血尿酸水平的异常与空腹葡萄糖受损的发生有相关性[40]，而女性中无这一现象。高尿酸血症常与代谢综合征各项指标伴发，如高尿酸血症患者中约 80% 合并高血压，50% ～ 70% 合并超重或肥胖，67% 以上合并高脂血症。

尿酸与肾疾病关系密切，高尿酸血症可通过两方面对肾产生损害：①尿酸盐沉积在肾形成肾结石而出现肾损害，这是高尿酸血症患者常见的并发症；②尿酸盐结晶沉积于血管和肾间质而造成肾小动脉和肾间质慢性炎症，并且尿酸水平增高可使肾小球入球小动脉发生微血管病变，从而导致慢性肾损害。最近 2 项大规模前瞻性长期随访研究进一步证实，血尿酸每升高 1mg/dl 肾疾病风险增加 71%，肾功能恶化风险［每年肾小球滤过率（GFR）下降 $3ml/（min·1.73m^2）$］增加 14%。与血尿酸正常人群相比，血尿酸在 7.0 ～ 8.9mg/dl 的人群新发肾疾病的危险增加 2 倍，≥ 9mg/dl 的人群新发肾疾病风险增加 3 倍。

Brenner 等[41]曾提出一个假说，认为原发性高血压和先天性肾单位减少有关。Barker 等[42]已证实宫内发育迟缓（IUGR）和出生时低体重与成人后发展成为高血压有密切的联系。IUGR 和出生时低体重共同作用破坏肾发育，减少出生时的肾单位数量。最近的尸体解剖研究表明，高血压人群的肾单位数量比不患该病者少 50%[43]。肾单位减少导致其他肾单位的代偿性高滤过，随着时间的推移导致肾单位的进一步减少，滤过面积减少，钠排泌功能下降。现在，一个重要的问题就是研究先天性肾单位减少患者和他们以后发展为高血压之间的关系。

最近的一个试验是评估低体重儿和以后他们发展成高血压的关系，对象为德克萨斯州儿童医院所做的关于高血压的研究中登记的患者。先将患者中患有原发性高血压者从患有其他类型高血压的患者中挑选出来，发现患有原发性高血压者普遍比患有其他类型高血压的患者出生时体重低；同时在研究中也发现出生时体重越低尿酸水平越高（$r = 0.42$，

$P = 0.008$) [46]。这表明出生时体重和以后的尿酸水平有关。且切除单侧肾后的显微穿刺研究发现，肾单位减少可引起近端肾小管对尿酸的重吸收功能的提高，因为尿酸的重吸收和近端钠的重吸收有关，这恐怕和高尿酸的发生机制有关。但是，是什么导致了肾单位的减少呢？

Barker 曾认为高血压与妊娠时母婴遗传有关。事实上，如果母亲患高血压，家族中其他人患高血压的概率很大。可以假想，若母亲遗传导致肾单位减少是由于抑制肾小球内皮细胞增殖，那么这之间最重要的介质就是尿酸。首先，新生大鼠肾小球的发育可以受到抗血管内皮生长因子（VEGF）抗体的抑制，VEGF 抗体是一种有效的内皮细胞增殖抑制剂。肾单位对内皮细胞增殖抑制剂的敏感性在妊娠后期与其他器官相反，可能与肾单位发育的相对独特性有关，并认为这种变化最初发生在妊娠第 7 ～ 9 个月。其次，尿酸作为阻止肾单位发育的物质，因为其能有力地抑制人体脐静脉内皮细胞在体外的增殖，且在低血浆状态下尿酸可以阻止大鼠内皮细胞增殖。而不论在人还是动物身上，NO 是促进内皮细胞增殖的营养因子，在体外尿酸可以阻止 NO 的产生。事实上，对人的研究表明尿酸水平和血浆中 NO 水平呈现相反关系[44]，用别嘌呤醇降低尿酸水平可以使心力衰竭和糖尿病患者内皮依赖性血管扩张。最后，尿酸是已知的能自由通过胎盘屏障的小分子物质之一，它可以导致宫内发育迟缓和出生时低体重。也许最好的证据是关于产前子痫所提供的线索。这种情况是以母亲在妊娠第 7 ～ 9 个月血尿酸水平升高为特征的，且胎儿尿酸水平也高，宫内发育迟缓和出生时低体重发生的概率也高。同时，发生产前子痫的母亲所生的儿童以后发生高血压的概率也高。产前子痫时尿酸水平升高刚好发生在第 7 ～ 9 个月，和低体重儿肾发育受影响的时间一致。高尿酸与出生时胎儿发育不良的关系密切，比导致母亲高血压的关系还密切，产前子痫母亲脐血中尿酸水平和胎儿的体重成相反的关系。

以上研究焦点都集中在尿酸在内皮细胞功能紊乱、肾单位减少和高血压的发生之间的中介作用，但是，一些其他因素也有重要作用。例如，产前子痫中，在血循环中发挥重要作用的一个因子 sFLT21，是宫内发育迟缓的抑制因子[45]。最近，许多研究证明 sFLT21 对于产前子痫时高血压的发生和肾疾病的发生有重要作用[45]。另一个引起内皮细胞功能紊乱的重要因子是 ADMA，它可以阻止 NO 的产生。Savvidou 等[46]发现母体中 ADMA 水平既和母体内皮依赖性血管舒张功能不足有关，又和产前子痫时出生低体重有关。内皮细胞功能紊乱也可发生在原发性高血压中，而且早期原发性高血压和高尿酸有关，同时也和 sFLT21 与 ADMA 的高水平有关。这些研究表明影响内皮细胞功能的因子可能也和肾单位减少有关，而且也可能导致高血压的发展。在这种观点里，曾经报道过，大鼠体中给予 NO 合成抑制因子可以导致入球小动脉病变和小管间质炎，导致持续性钠敏感性高血压[47]。因此，像尿酸等能导致内皮细胞功能紊乱和血管平滑肌细胞增殖的因子，被认为可导致肾损伤以至于最终发展到高血压。

图 8-4 简单表明了尿酸和高血压之间的关系。首先，母体中第 7 ～ 9 个月血中尿酸水平高，尿酸就可以和其他物质一起通过胎盘，引起内皮细胞功能紊乱，导致宫内发育迟缓，影响肾发育。母体尿酸水平高可能和妊娠时高血压有关（或在妊娠前已有高血压、肥胖、肾疾病和其他一些在非妊娠时可以导致尿酸水平高的情况），或和产前子痫有关。等一出生，胎儿可以有先天性肾单位减少和肾小球的高滤过。这样先天性肾单位减少可逐渐导致近端小管的重吸收增加，从而导致尿酸重吸收增加（和钠的重吸收一起），导致高尿酸。儿童期尿酸水平高可以是因遗传、家族和环境所致，例如上面提到的，这些胎儿的母亲往往患有高尿酸血症、肥胖和（或）高血压。这样，这些儿童就有患高尿酸和（或）内皮细胞功能紊乱的依据。据此，低体重儿出现内皮细胞舒张功能受损（9 ～ 11 岁）和毛细血管微循环障碍就有了依据。最终，肾单位的减少加上内皮细胞功能紊乱导致初期的钠抵抗性高血压（由内皮细胞功能紊乱和肾作用引起），后发展为钠敏感性高血压（由肾小动脉病变和间质炎导致的肾缺血引起）。上面提到的由于母体因素抑制内皮细胞和肾发育可以解释两个在高血压的研究中使人困惑的问题。第一，Keller 等[43]观察到高血压患者的肾单位比别人少，然而，捐献肾的人肾单位也比别

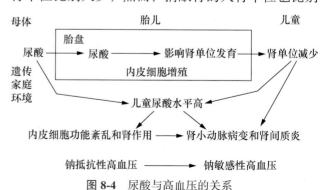

图 8-4　尿酸与高血压的关系

人少，但发生高血压的概率并不比别人高。因为先天性肾单位减少的原因是存在一种肾单位发育弥漫性的抑制剂，表现为通过改变内皮和血管平滑肌的功能起作用，而肾捐献者肾切除后不会出现相同的结果。第二，在遗传方面的研究或基因表达方面的研究不宜发现母体因素可以改变遗传易感性，就可以在某种程度上解释为什么用遗传因素来解释高血压很困难。

（四）高尿酸血症与妊娠期高血压疾病

妊娠期高血压疾病（hypertensive disorders in pregnancy）是产科的一种常见疾病，严重危害母婴健康和生命安全，是引起孕产妇、胎儿、婴儿死亡的主要原因之一。按照国际分类，妊娠期高血压疾病包括：妊娠期高血压、子痫前期（轻度、重度）、子痫、妊娠期合并慢性高血压，以及慢性高血压并发子痫前期。血尿酸升高是妊娠期高血压疾病的重要特征，在临床实践中可用于妊娠期疾病安全性的动态监测。血浆中尿酸含量主要取决于肾血浆流量及肾小管的有效分泌和重吸收。妊娠早期肾血浆流量及肾小球滤过率（GFR）即开始增加，尿酸、尿素、肌酐等代谢产物排泄增多，故血中尿酸浓度低于非妊娠妇女；妊娠中期，羊水量逐渐增多，胎儿向羊水中排泄尿酸等代谢物也逐渐增加，至妊娠晚期，胎儿的代谢产物由此通过母血排泄，故妊娠后期血尿酸含量迅速增高至妊娠前水平。

妊娠期高血压疾病血尿酸升高的原因包括：①妊娠期高血压患者血管内皮损伤，体内氧化性表达增加，为保护机体免受氧化自由基损害，尿酸生成增加；②全身小动脉痉挛及血流动力学改变，造成子宫胎盘缺氧，产生大量乳酸盐，和尿酸竞争性排除，同时血管通透性增加造成循环血量减少，孕妇处于相对脱水状态，尿量减少，尿酸升高；③肾排泄尿酸的功能减退；④胎盘血流灌注下降，黄嘌呤脱氧-氧化酶的氧化作用增强，产生大量自由基，使尿酸直接和间接合成增多。研究结果显示，随着孕周增加，血清尿酸升高，妊娠期高血压疾病的严重程度与尿酸成正相关，重度妊娠期高血压疾病患者血酸水平显著高于轻、中度患者。国外几项研究显示，母体血尿酸升高是发生妊娠期高血压的高危因素[48-49]，血尿酸的水平是妊娠期高血压疾病的预测因子，说明血尿酸可客观反映其发展，对了解病情有重要意义。

第三节　高尿酸血症的诊断与治疗

一、高尿酸血症的诊断

1. 血尿酸的测定

男性血尿酸值为 3.5 ～ 7.0mg/dl（1mg/dl = 59.45μmol/L），女性为 2.5 ～ 6.0mg/dl，绝经期后接近男性。人体生理条件下，血中至少 98% 的尿酸以钠盐的形式存在。尿酸单钠盐（MSU）的溶解度约为 6.4mg/dl，另有 4% ～ 5% 的 MSU 与血浆蛋白可逆性结合。

2. 高尿酸血症的标准

高尿酸血症的标准为正常嘌呤饮食状态下，非同日 2 次空腹血尿酸水平男性 > 7mg/dl 或女性 > 6mg/dl。

3. 高尿酸血症的分型诊断

分型诊断有助于发现高尿酸血症的病因，给予针对性治疗。高尿酸血症患者低嘌呤饮食 5 天后，留取 24h 尿检测尿尿酸水平。可以将高尿酸血症分为以下几型：

（1）尿酸排泄不良型：尿酸排泄少于 0.48 mg/（kg·h），尿酸清除率小于 6.2ml/min。

（2）尿酸生成过多型：尿酸排泄大于 0.51 mg/（kg·h），尿酸清除率大于或等于 6.2ml/min。

（3）混合型：尿酸排泄超过 0.51mg/（kg·h），尿酸清除率小于 6.2ml/min。

考虑到肾功能对尿酸排泄的影响，以肌酐清除率校正，根据尿酸清除率 / 肌酐清除率比值对高尿酸血症分型如下：①比值 > 10% 为尿酸生成过多型；②比值 < 5% 为尿酸排泄不良型；③比值在 5% ～ 10% 为混合型。

二、高尿酸血症的治疗[50]

无症状高尿酸血症患者合并心血管危险因素或心血管疾病时（包括高血压、糖耐量异常或糖尿病、高脂血症、冠心病、卒中、心力衰竭或肾功能异常），血尿酸在 7 ～ 8mg/dl 时，进行生活指导 3 ～ 6 个月，无效则药物治疗，如血尿酸值 > 8mg/dl 则生活指导加药物治疗；无心血管危险因素或心血管疾病的高尿酸血症患者，血尿酸在 7 ～ 9mg/dl，先生活指导 3 ～ 6 个月，无效则药物治疗，血尿酸值 > 9mg/dl 则生活指导加药物治疗（见图 8-5）。积极控

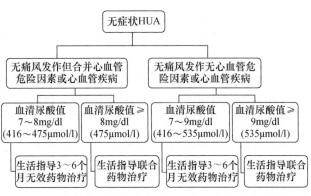

图 8-5 无症状高尿酸血症合并心血管疾病的治疗流程图

制无症状高尿酸血症患者并存的心血管危险因素。具体治疗如下：

1. 改善生活方式

包括健康饮食、戒烟、坚持运动和控制体重。

（1）健康饮食：已有痛风、高尿酸血症、心血管代谢性危险因素及中老年人群，饮食应以低嘌呤食物为主。

（2）多饮水，戒烟酒：每日饮水量保证尿量在1500ml以上，戒烟，禁啤酒和白酒，红酒适量。

（3）坚持运动，控制体重：每日中等强度运动30min以上。肥胖者应减重，使体重控制在正常范围。

2. 碱化尿液

使尿pH维持在6.2～6.9。小苏打（注意监测血压）或枸橼酸钾口服。

3. 避免使用升高血尿酸的药物

避免使用升高血尿酸的药物，如利尿药（尤其是噻嗪类）、皮质激素、胰岛素、环孢素、他克莫司、尼古丁、吡嗪酰胺、烟酸等。对于需服用利尿药且合并高尿酸血症患者，首选非噻嗪类利尿药，同时碱化尿液、多饮水，保持每日尿量在2000ml以上。对于高血压合并高尿酸血症患者，首选噻嗪类利尿药以外的降压药。但利尿药也非绝对禁忌[51]。有指征服用小剂量阿司匹林的高尿酸血症患者建议碱化尿液、多饮水。

4. 降尿酸药

可选用的降尿酸药物有抑制尿酸生成药、增加尿酸排泄的药物、促进尿酸分解药物及辅助降尿酸药（见图8-6）。

（1）抑制尿酸生成药：①别嘌呤醇，成人初始剂量50mg 1～2次/天，每周可递增50～100mg，至一日200～300mg，分2～3次服，一日最大量不得大于600mg。②非布索坦，《欧洲痛风诊疗指南》推荐剂量为80～120mg/d（安全试验最大剂量240mg/d）；而美国食品和药品管理局（FDA）推荐剂量为40mg/d开始，2～4周后可增加到80mg/d口服以使尿酸达目标值。非布索坦2013年末才于我国上市，推荐剂量为40mg/d，如尿酸水平不能达标，可增加至80mg/d。

（2）增加尿酸排泄的药物：苯溴马龙成人起始剂量为50mg/d，1～3周后根据血尿酸水平调整剂量至50mg/d或100mg/d，早餐后服用。此外还有丙磺舒，尿酸转运蛋白1抑制剂RDEA-594，尿酸转运蛋白1抑制剂RDEA-684。

（3）促进尿酸分解药物：尿酸氧化酶。

（4）辅助降尿酸药，一箭双雕药物：①氯沙坦是目前唯一具有降低血尿酸作用的血管紧张素Ⅱ受体拮抗药，国内外研究已肯定了氯沙坦兼有降尿酸和降压作用，且安全性良好，还能通过提高尿pH，不增加尿路结晶的形成。其代谢产物主要经尿和胆汁排泄，轻中度肾功能损害患者可不调量。氯沙坦可促进尿酸排泄，降低血尿酸水平，与氢氯噻嗪合用

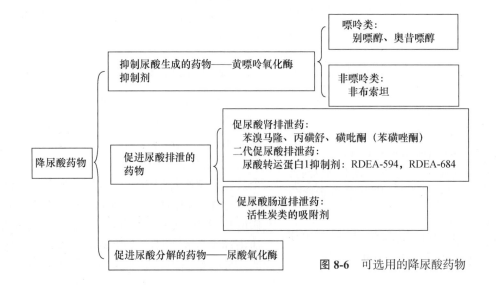

图 8-6 可选用的降尿酸药物

时，可缓解氢氯噻嗪的尿酸潴留作用[52]。②第三代钙通道阻滞药氨氯地平也兼有降尿酸和降压作用，能明显降低肾移植后用环孢素 A 诱发的高尿酸血症的尿酸水平。这可能与其逆转环孢素 A 引起的肾血管收缩，增加肾小球滤过率作用有关。③伴高脂血症的痛风患者可选择非诺贝特（Fenofibrate）或阿托伐他汀（atorvastatin），两者降血脂的同时也降尿酸，前者适于以三酰甘油（甘油三酯）增高为主者，后者适于以胆固醇增高为主者。非诺贝特 200mg/d 治疗 3 周或 160mg/d 治疗 2 个月后血尿酸可分别降低 19% 和 23%。令人鼓舞的是，非诺贝特快速降尿酸时不引起痛风急性发作，这可能与其抗炎特性有关，其降尿酸机制可能与本身独特的化学结构有关（其他贝特类降脂药无降尿酸作用）。④有些食物有预防高尿酸血症的作用，如维生素 C、咖啡及乳制品[53-55]。维生素 C 0.5g/d 连用 2 个月的血尿酸较安慰剂降低 0.5mg/dl（30μmol/L）[56]。

参考文献

[1] Garrod A. Observations on the blood and urine of gout, rheumatism and Bright's disease. Medical Chirurgical Transactions, 1848, 31：83.

[2] Mohamed F. On chronic Bright's disease, and its essential symptoms. Lancet, 1879, 1：399-401.

[3] Feig DI, Johnson RJ. Hyperuricemia in childhood primary hypertension. Hypertension, 2003, 42：247-252.

[4] Sundstrom J, Sullivan LD, Agostino RB, et al. Relation of serum uric acid to longitudinal blood pressure tracking and hypertension incidence. Hypertension, 2005, 45：28.

[5] Wu XW, Muzny DM, Lee CC, et al. Two independent mutational events in the loss of urate oxidase during hominoid evolution. J Mol Evol, 1992, 34：78-84.

[6] Oda M, Satta Y, Takenaka O, et al. Loss of urate oxidase activity in hominoids and its evolutionary implications. Mol Biol Evol, 2002, 19：640-653.

[7] Feig D, Madero M, Jalal D, et al. Uric acid and the origins of hypertension. J Peds, 2013, 162（5）：896-902. doi：10.1016/j.jpeds.2012.12.078.

[8] Reyes AJ. Diuretics in the therapy of hypertension. J Hum Hypertens, 2002, 16：S78-S83.

[9] Caspi D, Lubart E, Graff E, et al. The effect of mini-dose aspirin on renal function and uric acid handling in elderly patients. Ar thritis Rheum, 2000, 43（1）：103-

108.

[10] Ames BN, Cathcart R, Schwiers E, et al. Uric acid provides an antioxidant defense in humans against oxidant-and radical-caused aging and cancer：a hypothesis. Proc Natl Acad Sci USA, 1981, 78：6858-6862.

[11] Hink HU, Santanam N, Dikalov S, et al. Peroxidase properties of extracellular superox-ide dismutase：role of uric acid in modulating in vivo activity. Arterioscler Thromb Vasc Biol, 2002, 22：1402-1408.

[12] Davies KJ, Sevanian A, Muakkassah-Kelly SF, et al. Uric acid-iron ion complexes. A new aspect of the antioxidant functions of uric acid. Biochem J, 1986, 235：747-754.

[13] Kuzkaya N, Weissmann N, Harrison DG, et al. Interactions of peroxynitrite with uric acid in the presence of ascorbate and thiols：implications for uncoupling endothelial nitric oxide synthase. Biochem Pharmacol, 2005, 70：343-354.

[14] Waring WS, Convery A, Mishra V, et al. Uric acid reduces exercise-induced oxidative stress in healthy adults. Clin Sci, 2003, 105：425-430.

[15] Waring WS, McKnight JA, Webb DJ, et al. Uric acid restores endothelial function in patients with type 1 diabetes and regular smokers. Diabetes, 2006, 55：3127-3132.

[16] Waring WS, Convery A, Mishra V, et al. Uric acid reduces exercise-induced oxidative stress in healthy adults. Clin Sci, 2003, 105（4）：425-430.

[17] Nieto FJ, Iribarren C, Gross MD, et al. Uric acid and serum antioxidant capacity：a reaction to atherosclerosis？. Atherosclerosis, 2000, 148：131-139.

[18] Reyes AJ, Leary WP. The increase in serum uric acid induced by diuretics could be bencfeial to cardiovascular prognosis in hypertension：a hypothesis. J Hypertens, 2003, 21：1775-1777.

[19] Hooper DC, Spitsin S, Kean RB, et al. Uric acid, a natural scavenger of peroxynitrite, in experimental allergic encephalomyelitis and multiple sclerosis. Proc Natl Acad Sci USA, 1998, 95：675-680.

[20] Miao Z, Li C, Chen Y, et al. Dietary and lifestyle changes associated with high prevalence of hyper uricemia and gout in the Shandong coastal cities of Eastern China. J Rfieumatol, 2008, 35：1859, 1864.

[21] 王颜刚，阎胜利，李长贵，等．山东沿海居民血尿酸水平与心血管疾病危险因素的关系．中华内分泌代谢杂志，2009，2：159-163.

[22] 吴云涛，吴寿岭，李云，等．血清尿酸对高血压前期

人群血压转归的影响. 中华高血压杂志, 2010, 18（6）: 545-549.

[23] Jossa F, Farinaro E, Panico S, et al. Serum uric acid and hypertension: the olivetti heart study. J Hum Hypertens, 1994, 8（9）: 677.

[24] Sundstrom J, Sullivan LD, Agostino RB, et al. Relation of serum uric acid to longitudinal blood pressure tracking and hypertension incidence. Hypertension, 2005, 45: 28-33.

[25] Watanabe S, Kang DH, Feng L, et al. Uric acid, hominoid evolution, and the pathogenesis of salt-sensitivity. Hypertension, 2002, 40: 355-360.

[26] Peter C, Seo Y, Michael L, et al. Hyperuricemia and Incident Hypertension: A Systematic Review and Meta-Analysis. Arthritis Care Res（Hoboken）, 2011, 63（1）: 102-110.

[27] Song K, Wang Y, Wang G, et al. Does decreasing serum uric acid level prevent hypertension？ -a nested RCT in cohort study: rationale, methods, and baseline characteristics of study cohort. BMC Public Health, 2013, 13: 1069.

[28] Feig DI, Soletsky B, Johnson RJ. Effect of allopurinol on blood pressure of adolescents with newly diagnosed essential hypertension: a randomized trial. JAMA, 2008, 300: 924-932.

[29] Soletsky B, Feig DI. Uric acid reduction rectifes prehypertension in obese adolescents. Hypertension, 2012, 60: 1148-1156.

[30] Mazzali M, Hughes J, Kim YG, et al. Elevated uric acid increases blood pressure in the rat by a novel crystal independent mechanism. Hypertension, 2001, 38（5）: 1101-1106.

[31] Mazzali M, Kanellis S, Han L, et al. Hyperuricemia induces a primary renal arteriolopathy in rat by a blood pressure independent mechanism. AmJ Physiol Renal Physiol, 2002, 282（6）: F991-F997.

[32] Mazzali M, Kim YG, Suga S, et al. Hyperuricemia exacerbates chronic cyclosporine nephropathy. Transplantation, 2001, 71（7）: 900-905.

[33] Kanellis J, Nakagawa T, Herrera-Acosta J, et al. A single pathway for the development of essential hypertension. Cardiol Rev, 2003, 11（4）: 180-196.

[34] Franco M, Tapia E, Santamaria J, et al. Renal cortical vasoconstriction contributes to development of salt-sensitive hypertension after angiotensin II exposure. J Am SocNephrol, 2001, 1（11）: 2263-2271.

[35] Tatsuo Hosoya, Satoru Kuriyama, Iwao Ohno. Antihypertensive effect of a fixed-dose combination of losartan/hydrochlorothiazide in patients with uncontrolled hypertension: a multicenter study. Clin Exp Nephrol, 2012, 16: 269-278.

[36] Edwards NL. The role of hyperuricemia and gout in kidney and cardiovascular disease. Cleve Clin J Med, 2008, 75: S13-S16.

[37] Neogi T, Ellison RC, Hunt S, et al. Serum uric acid is associated with carotid plaques: the National Heart, Lung, and Blood Institute Family Heart Study. J Rheumatol, 2009, 36（2）: 378-384.

[38] Pacifico L, Cantisani V, Anania C, et al. Serum uric acid and its association with metabolic syndrome and carotid atherosclerosis in obese children. Eur J Endocrinol, 2009, 160（1）: 45-52.

[39] Brodov Y, Behar S, Boyko V, et al. Effect of the metabolic syndrome and hyperuricemia on outcome in patients with coronary artery disease（from the Bezafibrate Infarction Prevention Study）. Am J Cardiol, 2010, 106（12）: 1717-1720.

[40] Liu Y, Jin C, Xing A, et al. Serum Uric Acid Levels and the Risk of Impaired Fasting Glucose: A Prospective Study in Adults of North China. PLoS ONE, 2013, 8（12）: e84712.

[41] Brenner BM, Garcia DL, Anderson S. Glomeruli and blood pressure, less of one, more the other? . Am J Hypertens, 1998, 1（4 Pt 1）: 335-347.

[42] Barker DJ. The fetal origins of adult hypertension. J Hypertens, 1992, 10（7）: S39-S44.

[43] Keller J, Zimmer G, Mall G, et al. Nephron number in patients with primary hypertension. N Engl J Med, 2003, 348（2）: 101-118.

[44] Kanabrocki EL, Third JL, Ryan MD, et al. Circadian relationship of serum uric acid and nitric oxide. JAMA, 2000, 283（17）: 2240-2241.

[45] Maynard SE, Min JY, Merchan J, et al. Excess placental soluble fms-like tyrosine kinase 1（sFlt1）may contribute to endothelial dysfunction, hypertension, and proteinuria in preeclampsia. J Clin Invest, 2003, 111（5）: 649-658.

[46] Savvidou MD, Hingorani AD, Ttikas D, et al. Endothelial dysfunction and raised plasma concentrations of asymmetric dimethylarginine in pregnant women who subsequently develop pre-eclampsia. Lancet, 2003, 361（9368）:

1511-1517.

[47] Quiroz Y，Pons H，Gordon KL，et al．Immune cells play a role in the pathogenesis of salt-sensitive hypertension resulting from nitric oxide synthase inhibition．Am J Physiol Renal Physiol，2001，281（1）：F38-F47．

[48] Parrish M，Griffin M，Morris R，et al．Hyperuricemia facilitates the prediction of maternal and perinatal adverse outcome in patients with severe/superimposed preeclampsia．J Matern Fetal Neonatal Med，2010，23：1541-1545．

[49] Laughon SK，Catov J，Powers RW，et al．First trimester uric acid and adverse pregnancy outcomes．Am J Hypertens，2011，24：489-495．

[50] 中国医师协会心血管内科医师分会．无症状高尿酸血症合并心血管疾病诊治建议中国专家共识，中国临床医生，2011，39（2）：73-77．

[51] Hunter DJ，York M，Chaisson CE，et al．Recent diuretic use and the risk of recurrent gout attacks：the online case-crossover gout study．J Rheumatol，2006，33：1341-1345．

[52] Hiroaki Naritomi，Toshiro Fujita，Sadayoshi Ito，et al．Design and Baseline Characteristics of an Observational Study in Japanese Patients with Hypertension：Japan Hypertension Evaluation with Angiotensin Ⅱ Antagonist Losartan Therapy（J-HEALTH）．Hypertens Res，2007，30：807-814．

[53] Gao X，Curhan G，Forman JP，et al．Vitamin C intake and serum uric acid concentration in men．J Rheumatol，2008，35（9）：1853-1858．

[54] Choi HK，Curhan G．Coffee consumption and risk of incident gout in women：the Nurses' Health Study．Am J Clin Nutr，2010，92（4）：922-927．

[55] Choi HK，Willett W，Curhan G．Coffee consumption and risk of incident gout in men：a prospective study．Arthritis Rheum，2007，56（6）：2049-2055．

[56] Khanna D，Fitzgerald JD，Khanna PP，et al．2012 American College of Rheumatology guidelines for management of gout．Part 1：systematic nonpharmacologic and pharmacologic therapeutic approaches to hyperuricemia．Arthritis Care Res（Hoboken），2012，64（10）：1431-1446．

（于　萍　石慧婧）

第9章 高血压与免疫

高血压（hypertension）是一种常见的、严重影响人类健康的心血管疾病。其病因及发病机制十分复杂，包括血压的调节机制失衡、遗传因素、肾素-血管紧张素-醛固酮系统活性增加、胰岛素激活抵抗，以及高钠摄入和精神因素等。随着免疫学研究的不断深入和发展，越来越多的证据表明在临床及实验性高血压中，免疫因素参与其中。

自19世纪60年代White[1]发现免疫抑制剂可减低局部肾梗死大鼠的血压以来，国内外学者在高血压与免疫方面进行了大量研究，结果表明无论是高血压动物模型还是高血压患者均存在明确的免疫功能异常，表现为血中免疫球蛋白（Ig）水平的升高，细胞免疫功能的异常。目前认为高血压患者体内存在免疫系统的激活和调节异常，且这些改变在高血压的发生、器官功能异常以及血压调节异常等阶段中发挥重要作用。但免疫应答和免疫反应的异常与高血压的关系还远未被人们理解。

第一节 免疫系统

经典的免疫系统包括天然免疫和获得性免疫。

（一）天然免疫

天然免疫应答是宿主抵御病原微生物感染的第一道防线，包括内皮细胞、中性粒细胞、巨噬细胞和模式识别受体等在内的多种细胞和效应因子。Toll样受体（Toll-like receptor，TLR）就是模式识别受体的一种，可通过接受"危险信号"（danger signals）启动细胞信号转导从而激活免疫系统。危险信号包括"病原体相关分子模式"（pathogen associated molecular pattern，PAMP），如微生物的高度保守分子结构和机体细胞损伤时产生的"内源性危险信号"。在天然免疫对高血压的影响中，可能的机制是TLR感受"危险信号"如热休克蛋白、氧自由基、神经介质，进而激活抗原提呈细胞并最终导致血管内皮系统受损。其中，TLR4被氧化脂蛋白激活是个典型的例子。氧化脂蛋白与某些细菌蛋白具有相同结构，这使氧化脂蛋白能够被TLR4识别并激活免疫反应。活性氧类和活性氮类也是固有免疫的基础成分，在心血管系统中起着重要的信号分子作用。

（二）获得性免疫

获得性免疫指B细胞和T细胞对抗原的应答反应，具有抗原特异性，又称特异性免疫。其主要效应是通过T细胞和B细胞及其活化产生的细胞因子和免疫球蛋白进行免疫反应。获得性免疫的主要过程是由抗原提呈细胞（antigen-presenting cells，APC）通过表面主要组织相容性复合体即MHC分子将抗原肽提呈给T细胞，从而激活T细胞。二者相互作用是通过共刺激实现的，最主要的一对共刺激分子是B7和CD28，其他如肿瘤坏死因子-α超家族1和可诱导的共刺激分子[2]，也可以辅佐T细胞激活B细胞。主要的抗原提呈细胞包括树突状细胞、巨噬细胞、活化的B细胞。另外，在高血压的免疫应答异常中还有一种重要的抗原提呈细胞是活化的内皮细胞[3-4]。T细胞活化后分化为CD4$^+$T细胞和CD8$^+$T细胞，前者包括辅助性T细胞（Th）、调节性T细胞等主要通过分泌细胞因子和调控免疫反应发挥效应，后者主要通过细胞毒效应直接杀伤细胞。在Th和其他分子的帮助下，B细胞被激活，激活后的B细胞针对特异性抗原分泌免疫球蛋白发挥免疫效应。

天然免疫和获得性免疫并不是独立的，越来越多的实验证据显示二者有复杂的联系。天然免疫可参与并调控获得性免疫的启动，影响特异性免疫应答的强度和类型，以及影响免疫记忆、免疫耐受的能力。在高血压的发生发展后，天然免疫对特异性免疫的诱发和调节起着重要作用，内源性小分子、细胞因子、脂质成分、氧自由基、一氧化氮等物质均参与天然免疫与特异性免疫的相互作用。例如，活性氧类（ROS）和活性氮类可调节T细胞功能；

巨噬细胞、树突状细胞产生的细胞因子也可影响 T 细胞分化和 B 细胞激活；免疫分子还可以调节血管黏附分子和细胞因子的表达以促进 T 细胞进入靶组织，同时 B 细胞的激活也导致了自身抗体的形成和高血压靶器官炎症的加重。肺气肿患者中吸烟导致

巨噬细胞的活化和 CD8[+] T 细胞表达基质金属蛋白酶 12 增加是天然免疫和获得性免疫相互作用的典型例子[5]。此外，新的研究发现 Th17 细胞的效应分子也可调节其他炎症细胞进入血管而参与高血压的发生[6]。

第二节　高血压中的免疫异常现象

一、体液免疫异常

Ebringe 和 Doyle[7] 于 1970 年首次报道高血压患者的免疫球蛋白水平较正常人群明显增高。Kristensen[8] 发现在未经治疗的高血压患者中，其血清免疫球蛋白 G（IgG）水平与血压成正相关，认为免疫机制的异常可能是原发性高血压的病因之一。另外，有学者发现绝大多数良、恶性高血压 IgG 水平均有提高。在恶性高血压前 1 个月，IgG 和 IgA 均分泌增加且与高血压患者的收缩压成正相关[9]。

自发性高血压大鼠（spontaneously hypertension rats，SHR）模型目前广泛应于高血压研究中，自发性高血压鼠（SHR）出生后 6 ～ 10 周发展成高血压，且继续进展，到 6 个月时收缩压常超过 225mmHg，最终多因高血压所致的心脑血管并发症而死亡。研究[10] 表明，在 4 ～ 5 周时 SHR 的血压已开始升高，免疫球蛋白 A（IgA）随鼠龄、血压的增加而升高。分析表明，其血中 IgA 升高源于末梢血淋巴细胞分泌 IgA 增加，提示在 SHR 中提前并持续升高的免疫球蛋白可能参与了高血压的始动和维持机制。

二、细胞免疫的异常

高血压患者的 T 细胞 CD3[+] 表达下降，对刀豆蛋白 A 的刺激后增殖反应能力也明显降低。伴随着高血压的分期、病程进展，T 细胞继续下降，CD8[+] T 淋巴细胞亚群下降明显[11]。在 SHR 和肾血管性

高血压大鼠中，重构的血管周围均观察到 T 细胞浸润，提示 T 细胞在高血压时激活[12-13]；而且将肾梗死小鼠的淋巴细胞过继输入正常小鼠可引起高血压[13]。Takeichi 等[14] 对 SHR 进行研究发现，与正常大鼠比较，其外周血淋巴细胞数量下降，并且胸腺中未成熟 T 细胞数量也减少。将正常大鼠的胸腺组织移植到新生 SHR 或 24 周龄的 SHR 身上，可发挥降低高血压的作用[15]。过继输入醋酸脱氧皮质酮（DOCA）盐诱导高血压的小鼠脾混悬液可导致受体小鼠血压升高[16]。

伴随细胞免疫功能的异常，高血压患者血中细胞因子出现了异常变化。CD4[+] T 细胞活化后分化为 Th1 和 Th2 细胞。Th1 细胞产生细胞因子干扰素 γ（IFN-γ）、白介素 2（IL-2）、肿瘤坏死因子 α（TNF-α）和肿瘤坏死因子 β（TNF-β），Th2 细胞产生白介素 4（IL-4）、白介素 5（IL-5）和白介素 10（IL-10）。一般认为，在高血压中 Th1 性细胞因子为影响疾病的主要类型。高血压时，血浆 TNF 活性明显升高，诱生 INF-γ 活性降低。TNF 活性增加，可能是高血压时内皮细胞受损引起 TNF 大量释放的结果；而诱生 INF-γ 活性降低，其抑制抗体生成的能力减弱，使 IgG 升高，加重血管损伤[17]。此外，INF-γ 还可抑制血管内皮细胞生成血小板衍生生长因子（PDGF）、白介素 1（IL-1）和内皮素（ET），进而使成纤维细胞和平滑肌细胞的增殖受到抑制，从而减轻高血压的血管损害，其活性下降，可能加重了高血压的病情进展[18]。

第三节　免疫因素在高血压发生发展中的作用

目前，动物和人类研究已经证明免疫因素参与了高血压的发生发展。缺乏 T 细胞和 B 细胞的重组基因敲除（RAG[-/-]）小鼠对延长的血管紧张素 II（Ang II）输注或 DOCA 盐诱导的高血压反应明显减低[19-21]，过继性输入 T 细胞导致了这种反应的完全恢复，同时也出现内皮依赖的血管收缩和血管过氧

化物的增加[19]。Crowly 等[22] 在严重多种免疫缺陷小鼠（severe combine immunodeficiency mice，SCID mice）中研究了高血压反应。这种小鼠因免疫球蛋白重链基因（VJD）重排缺陷使其不存在 T 细胞和 B 细胞。结果发现 T 细胞对于 Ang II 诱导高血压必不可少。6000 名 CD4[+] T 细胞减少的艾滋病患者的

研究[23]表明，与没有感染艾滋病病毒者相比，艾滋病患者的高血压发病率显著降低，经过高效抗反转录病毒治疗 2 年后，高血压的发生率能够被逆转。这些研究证明了免疫系统参与了高血压的发生发展，目前认为免疫因素参与高血压发生发展的机制主要有肾机制、血管机制和中枢机制。

一、肾机制

无论高血压的起因是血管、肾或是间接作用导致肾分泌盐负荷的能力受损而导致了高血压，肾通过调节体液和盐平衡在长期血压调控中起着中心的作用。获得性和自身性免疫系统激活和肾炎症、高血压的发生之间的联系在许多动物模型如 Ang Ⅱ 依赖[24-27]、类固醇激素诱导[28]、盐敏感[29-30]、自身免疫相关[31-32]、寒冷诱发高血压模型[33]和自发性高血压[34]鼠模型中被证实。这些动物模型中观察到一个普遍的特征，那就是在肾中的免疫细胞包括巨噬细胞和 T 细胞的浸润增加。

在实验性高血压动物模型的研究中证实了肾 T 细胞在高血压中的作用。Mattson 小组报道在 Dah1 盐敏感型高血压鼠中高蛋白质饮食加速高血压的发生，但在使用免疫抑制剂吗替麦考酚酯（MMF）处理后，高血压发生减慢的同时肾皮质中 T 细胞浸润减少[30]。在 Ang Ⅱ 依赖的高血压模型也同样如此。Harrison 小组研究显示 RAG$^{-/-}$ 小鼠对 Ang Ⅱ 的升血压效应反应迟钝，而这种效应仅仅通过过继性输入获得性 T 细胞即可完全恢复[19]。但 Ang Ⅱ 直接调节免疫系统以及慢性免疫系统活化改变肾血流动力学和小管功能诱发高血压的机制尚未明确。研究表明 Ang Ⅱ 一方面可以促进 T 细胞活化，另一方面可以增加靶组织中黏附因子的表达以促进其他炎症细胞的进入[35]。Crowley 等[27]发现，特异性敲除了骨髓细胞 Ang Ⅱ 受体（AT1R）的小鼠中 Ang Ⅱ 依赖的高血压更严重，且与肾中巨噬细胞和 CD3$^+$ T 细胞数量增加相关，同时肾 IL-1β 的表达增加。因此，认为 Ang Ⅱ 诱导的骨髓细胞对高血压具有潜在保护性作用，可能通过 IL-1 影响肾血管功能。这些数据揭示 Ang Ⅱ 及其受体通过激活免疫细胞和非造血细胞之间的相互作用参与高血压发生。

一个新的参与血压控制复杂免疫反应的免疫细胞是调节性 T 细胞。调节性 T 细胞是指 CD4$^+$CD25$^+$ Foxp3$^+$的 T 细胞，其在抑制自身免疫性 T 细胞和促进免疫耐受[36-37]方面具有重要作用，也具有潜在的阻止或延迟高血压发生过程的作用。Schiffrin 小组发现，在 Ang Ⅱ 介导的高血压中调节性 T 细胞在肾皮质中减少，过继性输入增加调节性 T 细胞可降低血压，同时伴有肾炎性细胞因子减少[25]。然而，Muller 的实验团队报道，在 Ang Ⅱ 依赖的高血压鼠模型中过继输入调节性 T 细胞没有改变血压但减轻了血管损伤[38]，暗示调节性 T 细胞和其他 T 细胞亚群在不同高血压模型中的效应还需进一步研究。

在实验性高血压模型中趋化因子如单核细胞趋化蛋白 -1（MCP-1，即 CCL-2）在肾中表达增高，可吸引免疫细胞至损伤部位。一旦定位于肾，免疫细胞释放炎性细胞因子如 TNF-α、IL-6、IL-1β、IL-17 和干扰素 γ，所有这些细胞因子在高血压模型的肾中水平均升高并参与了局部组织的损伤。通过抑制 TNF-α[32]、IL-6[33]减轻了动物模型中高血压的发生证明肾炎性细胞因子在高血压中的具有重要作用。

氧化应激在肾血流动力学和小管功能受损中的作用也是肾参与高血压的免疫机制之一[39-40]。肾氧化应激在高血压动物模型中常见，研究证实 ROS 是 Ang Ⅱ 依赖高血压的重要介质。例如，通过注射重组的 ACE2 减少肾氧化应激可减轻 Ang Ⅱ 高血压，同时伴随着炎性细胞因子表达和 T 细胞浸润的减轻[26]。Liu 等研究发现 NADPH 氧化酶的肽抑制剂在 Ang Ⅱ 输注后的小鼠中具有降低血压和抑制巨噬细胞聚集的效应[41]。Ronson 等发现急性的盐输注能导致肾 RANTES、NF-κB、HIF1a 等转录因子和肾小管 Ang Ⅱ 的水平增加，而抗氧化物如过氧化物歧化酶类似物 Tempol 明显减低这种反应[42]。该试验表明抗氧化物阻止了高血压的发展，强烈支持肾 NF-κB 信号和活性氧在高血压发生中的作用[31]。

总而言之，肾免疫细胞浸润和随后的炎性细胞因子释放诱发促炎症反应的过程，导致了氧化应激和肾功能损伤。其中，肾中免疫系统活化是高血压发病过程中的主导因素，但需要对不同免疫细胞亚群和细胞因子在慢性肾血流动力学中的作用进行更加深入的研究。

二、中枢机制

血压的中枢控制主要通过交感神经和副交感神经对肾和血管的神经支配完成，另外，还有下丘脑激素对口渴、肾盐处理、外周和肾血管功能的调节。血压的中枢神经系统控制被寄予厚望，但同时又充满争议，特别是围绕射频消融肾交感神经治疗人类高血压具有争议[43-47]。重要的是，大脑中的心血管控制中心与免疫系统功能存在双向影响。

室周器（circumventricular organs，CVO）作为

缺乏血-脑屏障（bloob-brain barrier，BBB）的脑区，能优先对外周免疫反应的变化及时行神经免疫调节。Lob等[48]通过对心率和血压多变性的研究表明，室周器胞外过氧化物歧化酶编码基因（extracellular superoxide dismutase，SOD3）的切除显著增强了交感神经的活性，而Ganta等[49]在实验动物切除脾交感神经后，经中枢输注Ang Ⅱ导致脾淋巴细胞细胞因子IL-21、IL-22、IL-26和IL-16表达受阻。Fannon等[50]用P物质或Ang Ⅱ延时输注鼠脑，可增加循环T细胞百分比。这些研究清楚地显示Ang Ⅱ中枢作用通过交感输出与外周免疫活性的联系[49]，证明交感神经的激活能够促进T细胞活化。

下丘脑的穹隆下区（subfornical organ，SFO）具有丰富的血管同时缺乏血脑屏障，这使其成为一个中枢神经系统和外周循环的理想交界区。在Ang Ⅱ依赖高血压中SFO的作用早已被认识。研究[49]显示在CVO处的神经元生成活性氧可引起高血压，部分原因与增强交感性输出有关。注射腺病毒编码的超氧化物歧化酶抑制了Ang Ⅱ导致的急性和慢性炎症反应[49-50]。SFO、免疫系统活化和高血压的联系在实验中获得证实。敲除室周器特别是SFO的超氧化物歧化酶加重了Ang Ⅱ依赖高血压，同时伴有外周血管中活化的T细胞浸润增加。为了抑制过氧化物的产生而将NAPDH氧化酶的P22亚单位特异性敲除后，Ang Ⅱ依赖高血压亦得到缓解[51]。与之相似的是外周活化T细胞及其炎症因子可反馈至中枢CVO，促进中枢神经系统炎症和免疫反应产生氧化应激，其中枢与外周组织的联系形成一个恶性循环，加剧了高血压的发展[52]。最近的研究发现，在敲除SFO区域AT1受体的DOCA盐高血压小鼠中存在与尿中利钠肽（抗利尿激素的标记物）分泌减少相关的血压降低[53]。这些研究证实了中枢氧化应激在Ang Ⅱ依赖高血压中的重要性。

但在缺乏T细胞和B细胞的大鼠中，Ang Ⅱ仅能升高收缩压达135mmHg，表明氧化信号系统和炎性物质缺乏时，甚至是高剂量的血管紧张素Ⅱ或是其他一些刺激物仅能将血压增加到高血压的亚临床水平，提示存在其他因素参与。其他的研究发现特定脑核中的炎症也参与了高血压[54]，而侧脑室注射抗炎药物[55]和抗炎性细胞因子改善了Ang Ⅱ依赖高血压的程度，这表明炎症是免疫因素影响高血压的中枢机制之一。

在中枢神经系统对血压控制方面的一个新的发现是与外周淋巴器官如脾之间的联系。在富含T细胞区的淋巴结和脾，有丰富的交感神经末梢分布。

其神经传递介质主要是去甲肾上腺素，它具有抑制和刺激T细胞活化和增殖双重功能。T细胞前存在状态似乎是由β2肾上腺素受体活化所决定的，由初生CD4[+]T细胞衍生的Th1培养，以去甲肾上腺素刺激后，较未刺激细胞所产生的IFN-γ增加3～4倍[56]。最近的综述提到了炎症反应的重要性，炎症可通过α-肾上腺素受体对心血管具有调节作用[57]。增加脾淋巴细胞激活可消弱这个途径，导致炎性细胞因子生成增多，提示这是中枢神经系统活动促进高血压发生的新机制。

三、血管机制

血管功能受损在人类高血压和实验性高血压中常见。血管炎症可能是触发高血压的重要机制，特别是当受损的血管功能限制了流向肾的血流并损伤了在血压控制中正常的钠反应时。越来越多的证据支持实验性高血压和血管壁中炎性细胞因子和免疫细胞之间的联系[33, 58-61]。先天性免疫细胞包括巨噬细胞和中性粒细胞，被证实参与了伴随实验性高血压并发的血管炎症[62-63]。在盐皮质激素诱导的高血压中，阻断趋化因子CCR2减少了中性粒细胞在动脉的浸润，即便在高血压发生后再进行处理也是同样的结果[64]。醛固酮常被认为是一种炎性激素，但证据提示其能直接与人中性粒细胞上的盐皮质激素受体结合而抑制NF-κB之类的炎症信号途径[65]。这些实验提示需要在先天性免疫系统细胞层面更好理解激素在血压控制中的重要性和它们对血管炎症的影响。

最近的一些研究提示，调节性T细胞的血管保护效应与其对肾的保护效应具有很多相同之处。通过在Dah1鼠和具有Brown Norway2号染色体的consomic鼠中比较血管炎症标记物和T细胞，研究者发现了在盐敏感型高血压中血管炎症和调节性T细胞之间的联系。Foxp3是调节性T细胞的特异性转录因子，consomic鼠表现出血管炎症的减轻和Foxp3在血管壁表达增加[66]。在盐皮质激素和Ang Ⅱ诱导的高血压中，过继性输入调节性T细胞减轻了高血压并且防止了受损的肠系膜动脉功能异常的发展和重建[25]，同时减少了血管壁中免疫细胞的浸润（巨噬细胞和CD3[+]T细胞）[67]。在研究他克莫司（用于防止移植反应的药物）诱发高血压机制的实验中，血管T细胞在调节血压中的潜在作用获得了更多的了解[59]。他克莫司处理的小鼠发生高血压存在血管内皮细胞功能失调，同时伴有血管壁调节性T细胞减少和促炎性辅助性Th17细胞增加。

通过给 12 月龄的大鼠间断注射 CD4$^+$CD25$^+$调节性 T 细胞或效应性 T 细胞,结果发现 Ang Ⅱ可通过获得性免疫以及效应性 T 淋巴细胞的调节机制来诱发高血压,调节性 T 细胞能够抑制效应性 T 细胞,和对照组相比,调节性 T 细胞的过继性转移使转录因子 Foxp3 增加了将近 2 倍[68]。调节性 T 细胞的作用在动物实验中得到了证实。SSBN2 小鼠是一种遗传性高血压动物模型,研究发现这种小鼠的高血压较轻、动脉中炎症细胞更少、血管扩张更少,与之相对应的是动脉上 Foxp3 的 mRNA 表达增加[69]。IL-10 是调节性 T 细胞分泌的重要抗炎因子。SSBN2 小鼠的调节性 T 细胞产生了更多的 IL-10。Didomn 等发现 IL-10 基因敲除小鼠的血管与 Ang Ⅱ共孵育后发生明显的内皮功能异常[70],进一步研究发现 Ang Ⅱ增加了 IL-10 基因敲除小鼠的血管过氧化物的产量。这些研究表明血管免疫细胞亚群的变化可能是内皮功能失调的一种机制,而调节性 T 淋巴细胞能够通过抗炎作用抑制 Ang Ⅱ所介导的血管损害。

趋化因子是血管免疫细胞浸润的重要介质,也是它们参与高血压发生的有力证据。DOCA 盐诱导的高血压与一些趋化因子(如 CCR2、CCL7、CCL8、CCL12)在动脉的表达有关,同时伴有巨噬细胞数量增加[53]。阻断 CCR2 的药物减弱了高血压、减轻了动脉壁巨噬细胞的数量,这支持高血压发生中的炎症细胞趋化因子机制[64]。Ang Ⅱ依赖的高血压也与血管壁趋化因子表达增高相关,包括血管细胞黏附分子 -1、细胞间黏附分子 -1 和 MCP-1。在 MAP 激酶 -2 敲除小鼠中,当输注 Ang Ⅱ诱导高血压时,所有这些分子的表达均减轻[60]。

在肾和大脑的免疫系统激活过程中,有证据证实血管 NF-κB 和氧化应激参与了高血压的发生。与 NF-κB 激活和氧化应激在肾和大脑中很常见一样,血管产生的活性氧物质在血管功能中的影响已

经被广泛报道[33,60,67,71]。活性氧能激活转录因子核转录因子 B(NF-κB)及激活蛋白 1(AP-1)。这些转录因子调节黏附分子和趋化因子并促进炎症。氧化事件能导致血管内皮渗透性增加,脂蛋白进入内皮下间隙。在那里脂蛋白被氧化并触发炎症。最近的一项体外研究发现在血管内皮中的炎性细胞因子(TNF-α 和 IL-1β)可通过参与开放外向整流氯通道触发 NF-κB 活化[72]。另外,已经有假设认为 NF-κB 通过参与基质金属蛋白酶受体裂解能直接减弱 β2 肾上腺素能受体的舒张活性[36]。

四、Harrison 的假设

Harrison 等[73]用肼屈嗪(肼苯达嗪)可防止 Ang Ⅱ所致高血压反应,也完全可防止 T 细胞活化和血管炎症细胞积聚,后者不是肼屈嗪对 T 细胞的直接作用,因为肼屈嗪对其他免疫性疾病并没有影响。因而认为任何引起高血压反应的事件均可导致周围组织机械损害,或因氧化修饰细胞蛋白质、脂质、或核酸和血管基底膜成分暴露,死亡细胞的胞内成分形成"新抗原",激发免疫反应,T 细胞活化,释放炎症因子,加重高血压的发生发展。

Harrison 认为初始引起血压轻度升高(135 ～ 140mmHg),大都是中枢性作用,但也可有 Ang Ⅱ等外周作用的参与。此初始血压升高,相当于临床高血压前期,同时也带动了炎症反应,产生"新抗原",激活 T 细胞,导致效应性 T 细胞进入血管周围脂肪和肾,增强巨噬细胞浸润。由这些炎症细胞释放细胞因子和其他一些炎症介质伴同 Ang Ⅱ、儿茶酚胺和盐的直接作用促使血管和肾功能失调,增强血管收缩、重塑,改变压力-钠利尿曲线和钠潴留;进入高血压发展的第二阶段,血压持久而更严重的升高。Harrison 将此过程假设为"二步-前馈式"的高血压发病机制。

第四节　高血压的免疫治疗

上述研究结果表明免疫因素参与了高血压的发生发展,并且通过多种途径如氧化应激、炎症反应和细胞因子转录等影响了多个高血压的靶器官,这使得针对免疫系统进行靶向治疗成为潜在的高血压治疗手段。为此,已经有学者作出了初步尝试。在高血压中,免疫抑制剂吗替麦考酚酯[30]已经显示在原发性高血压和高血压动物模型中的降低血压的效应,这也证实免疫抑制对于高血压控制具有积极

的效应。

在复杂的免疫反应中,TNF-α 是一个重要的促炎性细胞因子,其可通过不同途径调节免疫反应的深度和烈度,前面的论述也证明 TNF-α 在高血压的发生和靶器官损害中具有多方面的效应。这预示 TNF-α 可能是治疗高血压的潜在靶标。研究者[32]通过在系统性红斑狼疮鼠使用 TNF-α 抑制剂 etanercet 验证了这个设想。在实验中,给予

NZBWF1 小鼠注射了 0.8mg/kg（每周 1 次，共 4 周）的重组人 TNF-α 受体-抗体融合蛋白 etanercet，结果表明动物的平均动脉压由（150±5）mmHg 降至（132±3）mmHg。伴随着血压的降低，肾皮质 MCP-1 的表达、肾巨噬细胞浸润减少。在盐敏感型高血压模型[74]中的研究也取得同样的结果。这些结果表明抑制 TNF-α 同时对降血压和肾损害具有保护作用。中枢系统，针对 TNF-α 的治疗也取得了乐观的结果。Srinivas[75] 使用 Ang Ⅱ 诱导的高血压鼠模型进行了实验，他通过大脑侧脑室注射 etanercet 降低了血压，同时伴有 IL-10 水平升高和氧化应激基因转录被抑制的增加。更重要的是，在实验中，Ang Ⅱ 输注导致了发现 RAS 异常，即促高血压的组分 ACE 和 AT$_1$ 受体与抑制高血压的组分 ACE2 和 AT$_2$ 受体之间的失衡被 etanercet 注射所恢复。该实验提示对 TNF-α 的抑制可通过影响 RAS 而直接的控制血压。在实验中，细胞因子 TNF-α 促进肾功能损伤的潜在机制可能是激活下游介质如核因子 κB（NF-κB）和生成活性氧。在 Marcia 的实验中，磷酸化 NF-κB 和 NAPDH 诱发的超氧化物在肾皮质中减少[32]。在自发性高血压鼠中使用药物阻断 NF-κB 减低了血压伴随着肾和下丘脑中 NF-κB 活化减弱，但外周血管和脑皮质中并未观察到这种变化[34]。

不仅仅是 TNF-α 可作为治疗的潜在目标，其他的细胞因子也具有潜力。使用腺病毒载体的小发夹 RNA 抑制 IL-6 能防止寒冷诱发的高血压，伴随着肾 IL-6 表达、巨噬细胞、T 细胞浸润减少[33]。侧脑室注射米诺环素减轻了 Ang Ⅱ 依赖的高血压同时伴有下丘脑室旁核 IL-1β、IL-6 和 TNF-α 表达减轻，这证明炎症和已知的血管控制中枢如下丘脑室旁核之间存在联系[55]。IL-10 被认为是一种抗炎性细胞因子，而通过侧脑室注射腺病毒载体的 IL-10 也可模拟米诺环素的效应。

尽管近年来很多的研究结果提示免疫治疗可能是高血压的新的治疗手段，但免疫系统的复杂性使之不易成为现实。以 TNF-α 为例，虽然 TNF-α 抑制剂可以降低血压，但却具有诱发狼疮样综合征的风险。他克莫司是另一个例子，该药的免疫抑制效应使其被用于防止移植反应，但同时也可诱发高血压。实验表明[60]，他克莫司处理的小鼠发生了高血压，同时伴有存在血管内皮细胞功能失调，可能的机制是调节性 T 细胞减少和促炎性辅助性 Th17 细胞增加。因此，在高血压的免疫抑制治疗中，还需要更加深入地研究和理解免疫反应参与高血压的途径，而针对细胞转录过程中的下游因子如 NF-κB 和氧化应激途径可能是新的方向。

免疫反应在高血压发生发展中的作用备受关注。肾、中枢系统和血管机制揭示了免疫系统参与高血压的位点，提示了高血压的炎症及免疫特性。免疫异常在高血压的发展中起着重要作用，因此针对免疫异常激活的免疫抑制剂可能作为高血压的潜在治疗靶点。

总结与要点

- 高血压患者存在异常的免疫应答和免疫反应。
- 高血压可诱发体液免疫和细胞免疫的异常免疫应答和免疫反应，肾机制、中枢机制和血管机制是高血压诱发异常免疫的主要机制。
- 免疫因素可能成为高血压的治疗靶点。

参考文献

[1] White FN, Grollman A. Autoimmune Factors Associated with Infarction of the Kidney. Nephron, 1964, 1: 93-102.

[2] Shilling RA, Bandukwala HS, Sperling AI. Regulation of T: B cell interactions by the inducible costimulator molecule: does ICOS "induce" disease?. Clin Immunol, 2006, 121: 13-18.

[3] Gelin C, Sloma I, Charron D, et al. Regulation of MHC Ⅱ and CD1 antigen presentation: from ubiquity to security. J Leukoc Biol, 2009, 85: 215-224.

[4] Pober JS, Kluger MS, Schechner JS. Human endothelial cell presentation of antigen and the homing of memory/effector T cells to skin. Ann N Y Acad Sci, 2001, 941: 12-25.

[5] Maeno T, Houghton AM, Quintero PA, et al. CD^{8+} T Cells are required for inflammation and destruction in cigarette smoke-induced emphysema in mice. J Immunol, 2007, 178: 8090-8096.

[6] Madhur MS, Lob HE, McCann LA, et al. Interleukin 17 promotes angiotensin Ⅱ-induced hypertension and vascular dysfunction. Hypertension, 2010, 55: 500-507.

[7] Ebringer A, Doyle AE. Raised serum IgG levels in hypertension. Br Med J, 1970, 2: 146-148.

[8] Kristensen BO, Andersen PL. Autoantibodies in untreated and treated essential hypertension. I. Acta Med Scand, 1978, 203: 55-59.

［9］Hilme E, Herlitz H, Soderstrom T, et al. Increased secretion of immunoglobulins in malignant hypertension. J Hypertens, 1989, 7: 91-95.

［10］Chen CM, Schachter D. Elevation of plasma immunoglobulin A in the spontaneously hypertensive rat. Hypertension, 1993, 21: 731-738.

［11］Sharma N, Koicha M, Varma S, et al. Alteration of peripheral blood lymphocyte subsets in essential hypertension. Can J Cardiol, 1996, 12: 657-661.

［12］Takeichi N, Boone CW. Spontaneous rosette formation of rat thymus cells with guinea pig erythrocytes. Cell Immunol, 1976, 27: 52-59.

［13］Okuda GAT. Passive transfer of autoimmune induced hypertension in the rat by lymph node cells. Tex Rep Biol Med, 1967, 25: 257-264.

［14］Takeichi N, Ba D, Kobayashi H. Natural cytotoxic autoantibody against thymocytes in spontaneously hypertensive rats. Cell Immunol, 1981, 60: 18-190.

［15］Dzielak DJ. The immune system and hypertension. Hypertension, 1992, 19: I36-44.

［16］Olsen F. Transfer of arterial hypertension by splenic cells from DOCA-salt hypertensive and renal hypertensive rats to normotensive recipients. Acta Pathol Microbiol Scand C, 1980, 88: 1-5.

［17］刘生祥, 陈树兰, 戴寿芝. 高血压病与免疫球蛋白、肿瘤坏死因子及 γ - 干扰素的关系. 中华心血管病杂志, 1994, 22: 422-424.

［18］Suzuki H, Shibano K, Okane M, et al. Interferon-gamma modulates messenger RNA levels of c-sis（PDGF-B chain）, PDGF-A chain, and IL-1 beta genes in human vascular endothelial cells. Am J Pathol, 1989, 134: 35-43.

［19］Franco M, Martinez F, Quiroz Y, et al. Renal angiotensin II concentration and interstitial infiltration of immune cells are correlated with blood pressure levels in salt-sensitive hypertension. Am J Physiol Regul Integr Comp Physiol, 2007, 293: R251-256.

［20］Elmarakby AA, Quigley JE, Imig JD, et al. TNF-alpha inhibition reduces renal injury in DOCA-salt hypertensive rats. Am J Physiol Regul Integr Comp Physiol, 2008, 294: R76-83.

［21］Guzik TJ, Hoch NE, Brown KA, et al. Role of the T cell in the genesis of angiotensin II induced hypertension and vascular dysfunction. J Exp Med, 2007, 204: 2449-2460.

［22］Crowley SD, Song YS, Lin EE, et al. Lymphocyte responses exacerbate angiotensin II -dependent hypertension. Am J Physiol Regul Integr Comp Physiol, 2010, 298: R1089-1097.

［23］Seaberg EC, Munoz A, Lu M, et al. Association between highly active antiretroviral therapy and hypertension in a large cohort of men followed from 1984 to 2003. AIDS, 2005, 19: 953-960.

［24］Jennings BL, Anderson LJ, Estes AM, et al. Cytochrome P450 1B1 contributes to renal dysfunction and damage caused by angiotensin II in mice. Hypertension, 2012, 59: 348-354.

［25］Barhoumi T, Kasal DA, Li MW, et al. T regulatory lymphocytes prevent angiotensin II -induced hypertension and vascular injury. Hypertension, 2011, 57: 469-476.

［26］Zhong J, Guo D, Chen CB, et al. Prevention of angiotensin II -mediated renal oxidative stress, inflammation, and fibrosis by angiotensin-converting enzyme 2. Hypertension, 2011, 57: 314-322.

［27］Crowley SD, Song YS, Sprung G, et al. A role for angiotensin II type 1 receptors on bone marrow-derived cells in the pathogenesis of angiotensin II-dependent hypertension. Hypertension, 2010, 55: 99-108.

［28］Tostes RC, Touyz RM, He G, et al. Contribution of endothelin-1 to renal activator protein-1 activation and macrophage infiltration in aldosterone-induced hypertension. Clin Sci（Lond）, 2002, 103（suppl 48）: 25S-30S.

［29］Naito Y, Hirotani S, Sawada H, et al. Dietary iron restriction prevents hypertensive cardiovascular remodeling in Dahl salt-sensitive rats. Hypertension, 2011, 57: 497-504.

［30］De Miguel C, Lund H, Mattson DL. High dietary protein exacer-bates hypertension and renal damage in Dahl SS rats by increasing infiltrating immune cells in the kidney. Hypertension, 2011, 57: 269-274.

［31］Mathis KW, Venegas-Pont M, Masterson CW, et al. Oxidative stress promotes hypertension and albuminuria during the autoimmune disease systemic lupus erythematosus. Hypertension, 2012, 59: 673-679.

［32］Venegas-Pont M, Manigrasso MB, Grifoni SC, et al. Tumor necrosis factor-alpha antagonist etanercept decreases blood pressure and protects the kidney in a mouse model of systemic lupus erythematosus. Hypertension, 2010, 56: 643-649.

［33］Crosswhite P, Sun Z. Ribonucleic acid interference

knockdown of interleukin 6 attenuates cold-induced hypertension. Hypertension, 2010, 55: 1484-1491.

[34] Wu KI, Schmid-Schönbein GW. Nuclear factor kappa B and matrix metalloproteinase induced receptor cleavage in the spontaneously hypertensive rat. Hypertension, 2011, 57: 261-268.

[35] Guzik TJ, Hoch NE, Brown KA, et al. Role of the T cell in the genesis of angiotensin II induced hypertension and vascular dysfunction. J Exp Med, 2007, 204: 2449-2460.

[36] Hori S, Nomura T, Sakaguchi S. Control of regulatory T cell development by the transcription factor Foxp3. Science, 2003, 299: 1057-1061.

[37] Sakaguchi S, Sakaguchi N, Asano M, et al. Immunologic self-tolerance maintained by activated T cells expressing IL-2 receptor alpha-chains (CD25). Breakdown of a single mechanism of self-tolerance causes various autoimmune diseases. J Immunol, 1995, 155: 1151-1164.

[38] Kvakan H, Kleinewietfeld M, Qadri F, et al. Regulatory T cells ameliorate angiotensin II-induced cardiac damage. Circulation, 2009, 119: 2904-2912.

[39] Wilcox CS. Asymmetric dimethylarginine and reactive oxygen species: unwelcome twin visitors to the cardiovascular and kidney disease tables. Hypertension, 2012, 59: 375-381.

[40] Cowley AW Jr. Renal medullary oxidative stress, pressure-natriuresis, and hypertension. Hypertension, 2008, 52: 777-786.

[41] Liu J, Yang F, Yang XP, et al. NAD (P) H oxidase mediates angiotensin II-induced vascular macrophage infiltration and medial hypertrophy. Arterioscler Thromb Vasc Biol, 2003, 23: 776-782.

[42] Roson MI, Della Penna SL, Cao G, et al. Different protective actions of losartan and tempol on the renal inflammatory response to acute sodium overload. J Cell Physiol, 2010, 224: 41-48.

[43] Schlaich MP, Sobotka PA, Krum H, et al. Renal denervation as a therapeutic approach for hypertension: novel implications for an old concept. Hypertension, 2009, 54: 1195-1201.

[44] Symplicity HTN-1 Investigators. Catheter-based renal sympathetic denervation for resistant hypertension: durability of blood pressure reduction out to 24 months. Hypertension, 2011, 57: 911-917.

[45] Turner MJ, van Schalkwyk JM. Is it ethical to perform irreversible renal denervation before a trial of low sodium intake for treatment-resistant hypertension?. Hypertension, 2011, 58: e9, author reply e10. Search Google Scholar.

[46] Witkowski A, Prejbisz A, Florczak E, et al. Effects of renal sympathetic denervation on blood pressure, sleep apnea course, and glycemic control in patients with resistant hypertension and sleep apnea. Hypertension, 2011, 58: 559-565.

[47] Petidis K, Anyfanti P, Doumas M. Renal sympathetic denervation: renal function concerns. Hypertension, 2011, 58: e19, author reply e20. Search Google Scholar.

[48] Lob HE, Marvar PJ, Guzik TJ, et al. Induction of hypertension and peripheral inflammation by reduction of extracellular superoxide dismutase in the central nervous system. Hypertension, 2010, 55: 277-283, 276p following 283.

[49] Ganta CK, Lu N, Helwig BG, et al. Central angiotensin II-enhanced splenic cytokine gene expression is mediated by the sympathetic nervous system. Am J Physiol Heart Circ Physiol, 2005, 289: H1683-1691.

[50] Fannon LD, Phillips MI. Chronic ICV infusion of neuropeptides alters lymphocyte populations in experimental rodents. Regul Pept, 1991, 34: 189-195.

[51] Lob HE, Schultz D, Marvar PJ, et al. Role of the NADPH oxidases in the subfornical organ in angiotensin II-induced hypertension. Hypertension, 2013, 61: 382-387.

[52] Davisson RL, Zimmerman MC. Angiotensin II, oxidant signaling, and hypertension: down to a T?. Hypertension, 2010, 55: 228-230.

[53] Hilzendeger AM, Cassell MD, Davis DR, et al. Angiotensin type 1a receptors in the subfornical organ are required for deoxycorticosterone acetate-salt hypertension. Hypertension, 2013, 61: 716-722.

[54] Zubcevic J, Waki H, Raizada MK, et al. Autonomic-immune-vascular interaction: an emerging concept for neurogenic hypertension. Hypertension, 2011, 57: 1026-1033.

[55] Shi P, Diez-Freire C, Jun JY, et al. Brain microglial cytokines in neurogenic hypertension. Hypertension, 2010, 56: 297-303.

[56] Swanson MA, Lee WT, Sanders VM. IFN-gamma production by Th1 cells generated from naive CD[4+] T cells exposed to norepinephrine. J Immunol, 2001, 166: 232-240.

[57] Abboud FM, Harwani SC, Chapleau MW. Autonomic neural regulation of the immune system: implications for

hypertension and cardiovascular disease. Hypertension, 2012, 59: 755-762.

[58] Lob HE, Vinh A, Li L, et al. Role of vascular extracellular superoxide dismutase in hypertension. Hypertension, 2011, 58: 232-239.

[59] Chiasson VL, Talreja D, Young KJ, et al. FK506 binding protein 12 deficiency in endothelial and hematopoietic cells decreases regulatory T cells and causes hypertension. Hypertension, 2011, 57: 1167-1175.

[60] Ebrahimian T, Li MW, Lemarié CA, et al. Mitogen-activated protein kinase-activated protein kinase 2 in angiotensin Ⅱ-induced inflammation and hypertension: regulation of oxidative stress. Hypertension, 2011, 57: 245-254.

[61] Loria AS, Pollock DM, Pollock JS. Early life stress sensitizes rats to angiotensin Ⅱ-induced hypertension and vascular inflammation in adult life. Hypertension, 2010, 55: 494-499.

[62] De Ciuceis C, Amiri F, Brassard P, et al. Reduced vascular remodeling, endothelial dysfunction, and oxidative stress in resistance arteries of angiotensin Ⅱ-infused macrophage colony-stimulating factor-deficient mice: evidence for a role in inflammation in angiotensin-induced vascular injury. Arterioscler Thromb Vasc Biol, 2005, 25: 2106-2113.

[63] Wenzel P, Knorr M, Kossmann S, et al. Lysozyme M-positive monocytes mediate angiotensin Ⅱ-induced arterial hypertension and vascular dysfunction. Circulation, 2011, 124: 1370-1381.

[64] Chan CT, Moore JP, Budzyn K, et al. Reversal of vascular macrophage accumulation and hypertension by a CCR2 antagonist in deoxycorticosterone/salt-treated mice. Hypertension, 2012, 60: 1207-1212.

[65] Bergmann A, Eulenberg C, Wellner M, et al. Aldosterone abrogates nuclear factor kappaB-mediated tumor necrosis factor alpha production in human neutrophils via the mineralocorticoid receptor. Hypertension, 2010, 55: 370-379.

[66] Viel EC, Lemarié CA, Benkirane K, et al. Immune regulation and vascular inflammation in genetic hypertension. Am J Physiol Heart Circ Physiol, 2010, 298: H938-H944.

[67] Kasal DA, Barhoumi T, Li MW, et al. T regulatory lymphocytes prevent aldosterone-induced vascular injury. Hypertension, 2012, 59: 324-330.

[68] Kvakan H, Kleinewietfeld M, Qadri F, et al. Regulatory T cells ameliorate angiotensin Ⅱ-induced cardiac damage. Circulation, 2009, 119: 2904-2912.

[69] Viel EC, Lemarie CA, Benkirane K, et al. Immune regulation and vascular inflammation in genetic hypertension. Am J Physiol Heart Circ Physiol, 2010, 298: H938-944.

[70] Didion SP, Kinzenbaw DA, Schrader LI, et al. Endogenous interleukin-10 inhibits angiotensin Ⅱ-induced vascular dysfunction. Hypertension, 2009, 54: 619-624.

[71] Mazor R, Itzhaki O, Sela S, et al. Tumor necrosis factor-alpha: a possible priming agent for the polymorphonuclear leukocyte-reduced nicotinamide-adenine dinucleotide phosphate oxidase in hypertension. Hypertension, 2010, 55: 353-362.

[72] Yang H, Huang LY, Zeng DY, et al. Decrease of intracellular chloride concentration promotes endothelial cell inflammation by activating nuclear factor-κB pathway. Hypertension, 2012, 60: 1287-1293.

[73] Harrison DG, Guzik TJ, Lob HE, et al. Inflammation, immunity, and hypertension. Hypertension, 2011, 57: 132-140.

[74] Mattson DL, James L, Berdan EA, et al. Immune suppression attenuates hypertension and renal disease in the Dahl salt-sensitive rat. Hypertension, 2006, 48: 149-156.

[75] Sriramula S, Cardinale JP, Francis J. Inhibition of TNF in the brain reverses alterations in RAS components and attenuates angiotensin Ⅱ-induced hypertension. PLoS One, 2013, 8 (5): e63847.

（杨文浩　王洁蕊）

第10章　高血压的病理生理学

第一节　动脉血压的决定因素

血压是血液在血管内流动对血管壁形成的侧压力。就整个体循环而言，动脉血压＝心排血量×总外周阻力，而心排血量等于每搏量与心率的乘积。因此，凡是影响上述几个参数的因素均可影响动脉血压[1]。

1. 每搏量

指一侧心室收缩时射出的血量。如果每搏量增大，则心缩期射入主动脉的血量增多，动脉管壁所受的张力也更大，故收缩期动脉血压的升高更加明显。由于血压升高，血流速度就加快，大动脉内增加的血量大部分可在心舒期流向外周。到舒张期末，大动脉内存留的血量与每搏量增加之前相比，增加并不很多。因此，动脉血压的升高主要表现为收缩压明显升高，而舒张压升高的幅度相对较小，因而脉压增大。反之，当每搏量减少时，则主要使收缩压降低，脉压减小。在一般情况下，收缩压的高低主要反映心脏每搏量的多少。

2. 心率

心率加快时，由于心舒期明显缩短，在心舒期流向外周的血液就减少，故心舒期末主动脉内存留的血量增多，舒张压升高。舒张期末主动脉内存留的血量增多使收缩期动脉内存留的血量增多，收缩压也相应升高，但由于血压升高可使血流速度加快，在心缩期亦有较多的血液流向外周，因此收缩压升高不如舒张压升高明显，脉压相应减小。相反，心率减慢时，舒张压降低的幅度比收缩压降低的幅度大，故脉压增大。

3. 外周阻力

外周阻力增加可使心舒期血液流向外周的速度减慢，心舒期末存留在主动脉中的血量增多，故舒张压升高。在此基础上收缩压也相应升高，但由于血压升高可使血流速度加快，使收缩期动脉内血量的增加不多，因此收缩压升高不如舒张压升高明显，脉压也相应减小。反之，当外周阻力减小时，舒张压降低比收缩压降低明显，故脉压增大。一般情况下，舒张压的高低主要反映外周阻力的大小。

4. 其他因素

如主动脉和大动脉的弹性储器作用、循环系统平均充盈压等。由于主动脉和大动脉的弹性储器作用，可使动脉血压的波动幅度明显减小，老年人由于动脉管壁硬化，弹性降低，对动脉血压的缓冲作用减弱，即大动脉的弹性储器作用减弱，以至于收缩压升得过高，舒张压降得过低，故脉压增大。

> **总结与要点**
>
> ● 从血流动力学角度，血压主要决定于心排血量和体循环周围血管阻力，即动脉血压＝心排血量×总外周阻力，因此，影响动脉血压的因素主要包括每搏量、心率、外周阻力、主动脉和大动脉的弹性储器作用，以及循环系统平均充盈压等，在不同的生理或病理情况下，上述各因素均可影响动脉血压。

第二节　交感神经系统活性亢进与高血压

研究表明支配血管的神经是交感缩血管神经纤维和舒血管神经纤维，其中以交感缩血管神经纤维为主。交感缩血管神经纤维末梢释放的递质为去甲肾上腺素（noradrenaline，NA）。NA主要作用于血管平滑肌的α肾上腺素能受体和β肾上腺素能受体，同时还作用于心肌细胞膜上的β_1肾上腺素能受体。NA与α受体结合的亲和力较β受体大得多，故交感缩血管神经纤维兴奋时主要表现为缩血管效应。而作用于心脏的 β_1 受体，可引起心率增快，心肌收缩力增强，心排血量增加，故血压上升。此外，交感节后神经元内还含有神经肽 Y 等神经肽类物质，多数肽类物质与 NA 共存，且常与 NA 共同释放，已证实神经肽 Y 比 NA 具有更强的缩血管作用。神经肽 Y 对血管平滑肌的作用主要可概括为以下几个方面：①直接收缩血管作用，该作用不被 α 或 β 受体阻滞药所阻断；②能抑制某些介质的血管舒张作用，并呈现一定的剂量依赖性；③能够促进血管平滑肌的增殖，增加外周阻力[2]。

受交感神经支配与血压关系较密切的器官除了血管、心脏，还有肾和肾上腺髓质。肾有丰富的交感神经，其轴突经肾神经到达肾，支配入球和出球小动脉、球旁细胞及肾小管上皮细胞。当交感神经兴奋时可发生以下变化：①通过肾血管平滑肌的 α 受体，引起肾血管收缩而减少肾血流量。由于入球小动脉比出球小动脉收缩更明显，使肾小球毛细血管血浆流量减少，毛细血管血压下降，肾小球滤过率下降；②通过激活球旁细胞的 β 受体，使球旁细胞释放肾素增多，导致血液循环中血管紧张素 Ⅱ 和醛固酮浓度增加，血管紧张素 Ⅱ 可直接促进近端小管重吸收 Na^+，醛固酮可使远端小管和集合管重吸收 Na^+，并促进 K^+ 的分泌；③可直接刺激近端小管和髓袢（主要是近端小管）对 Na^+、Cl^-、水的重吸收。肾交感神经兴奋性的提高，通过上述肾机制使水钠潴留增多，体液容量增加，血压升高。支配肾上腺髓质的交感神经兴奋时，可使肾上腺髓质释放的肾上腺素和去甲肾上腺素增多。一般认为血液中的肾上腺素和去甲肾上腺素对受交感神经支配的血管外膜影响不大，而对交感神经支配不到或支配较少的血管内膜具有收缩作用。

由此可见，交感神经兴奋后可通过血管、心脏、肾和肾上腺髓质引起血压升高。经过多年的研究，人们认为在高血压患者中，交感神经活动的增强是高血压的始动因素。在高血压的初期，交感神经活动增强会引起：①心排血量增加；②阻力血管收缩增强；③血管（包括体血管、脑血管、肾血管等）增厚，管腔变小，总外周阻力升高，其结果是血压升高。此后，血压的升高可以逐渐摆脱对交感神经系统的依赖而发展下去，主要是下列因素作用的结果：①结构性强化作用，即长时间的高血压灌注可导致血管平滑肌细胞增生与肥大，使得管壁变厚，管腔狭窄，总外周阻力进一步增高。同时交感神经系统促进血管平滑肌的生长，其结果是增加了血管

阻力和对血管收缩刺激的反应而导致高血压。②肾作用。交感神经活动的增强使得肾动脉收缩，血压的增高本身可以造成肾动脉肥厚、管腔狭窄，且结果是使肾血流减少，需要更高的血压才能维持肾血流。③后负荷的增加和交感神经的营养作用使得心肌变得肥厚。④动脉压力感受器的重调也与血压的升高有关。重调（resetting）是指血压在长期缓慢升高的情况下[3]，压力感受器的感受阈值可以上调，并在新的血压水平上起调节作用。正常血压时的感受阈值称为压力感受器反射对动脉血压的调定点。高血压患者的调定点比正常人高，即高血压患者的压力感受器在较高血压的水平上发挥作用，使动脉血压维持在较高水平。交感神经不仅对血压起到了短期调控作用，而且在血压的长期控制中也具有重要作用。Mancia 等指出，在几种实验性高血压动物模型中均看到交感因素参与高血压的发展和维持。高血压状态下交感神经系统的进一步激活更促进了靶器官的损害（如心脏和血管的肥厚）。Lanfranchi 与 Mancia 等进一步指出，原发性高血压以交感激活为特征，肾上腺素能过度活动与高血压的严重程度紧密相关。若从高血压的初期便开始检测肾上腺素能活动，可见随着高血压的严重程度增长该活动亦逐渐增强。

最近，对肥胖相关高血压的研究发现，肥胖相关高血压通常伴有交感神经系统激活。有研究提示，体重增加导致交感神经系统活性增加；肾交感神经去除术可以显著减轻饮食诱导的肥胖动物血压的升高；肥胖患者使用肾上腺素能受体阻滞药后血压下降更明显。上述研究提示，交感神经系统激活在肥胖引起的血压升高中起关键作用。肥胖交感神经系统的激活可能与循环瘦素水平升高、阻塞性睡眠呼吸暂停低通气综合征及高胰岛素血症等因素有关：①血浆瘦素浓度升高。肥胖者常伴有血浆瘦素浓度增高，交感神经系统激活被认为是由高血浆瘦素引起的。Kama 等研究发现，瘦素除了调节食欲和代谢外，还通过复杂的下丘脑途径促进交感活性升高，有升压的效果。②阻塞性睡眠呼吸暂停低通气综合征。在夜间睡眠时出现呼吸暂停伴有广泛交感神经激活，逐步发展到白昼交感神经也处于激活状态[4]。③高胰岛素血症。肥胖、胰岛素抵抗、高血压之间存在某些共同的基因基础，三者为代谢综合征的重要组成部分，故肥胖相关高血压患者常伴有胰岛素抵抗及继发性高胰岛素血症，大量研究证实，肥胖相关高胰岛素血症可致交感活性增加，从而促进高血压的发生发展[5-6]。

总结与要点

- 受交感神经支配与血压关系较密切的组织器官有血管、心脏、肾和肾上腺髓质，交感神经兴奋后通过血管、心脏、肾和肾上腺髓质使血压升高。
- 在高血压的初期，交感神经活动增强会引起：①心排血量增加；②阻力血管收缩增强；③血管（包括体血管、脑血管、肾血管等）增厚，管腔变小，总外周阻力升高，其结果是血压升高。此后，血压的升高可以逐渐摆脱对交感神经系统的依赖而发展下去，主要是下列因素作用的结果：①结构性强化作用；②肾的作用；③后负荷的增加和交感神经的营养作用导致心肌肥厚；④动脉压力感受器的重调。

- 肥胖相关高血压通常伴有交感神经系统激活，肥胖交感神经系统的激活可能与循环瘦素水平升高、阻塞性睡眠呼吸暂停低通气综合征及高胰岛素血症等因素有关。
- 交感神经系统活性亢进是原发性高血压患者高血压状态时的特征，其激活程度与血压升高相平行。治疗高血压不能只看到血压的下降，还要注意抑制交感神经系统的活性。

第三节 肾素-血管紧张素-醛固酮系统激活与高血压

循环中的肾素-血管紧张素-醛固酮系统（renin-angiotensin-aldosterone system，RAAS）包含一系列可相互作用并产生血管活性的物质，在调节血压、维持水电解质平衡等方面具有重要作用。无论是RAAS环路的相互作用，还是后续因素的异常影响引起的系统调节失调都可以导致血压调节和水电解质代谢紊乱，这在高血压的发病机制中具有重要的作用[7-8]。

肾素是肾小球入球小动脉壁的球旁细胞合成和分泌的一种蛋白酶。多种因素可引起肾素的释放：当肾动脉灌注压或NaCl负荷降低时，肾素分泌增加。肾素可使血浆中的血管紧张素原水解而生成一种十肽，称为血管紧张素Ⅰ（angiotensin Ⅰ，Ang Ⅰ）。血管紧张素Ⅰ经过肺循环时，可在血管紧张素转化酶（angiotensin-converting enzyme，ACE）的作用下切去两个氨基酸转化为八肽的血管紧张素Ⅱ（angiotensin Ⅱ，Ang Ⅱ）。血管紧张素Ⅱ在氨基肽酶的作用下再脱去一个氨基酸残基，成为一种七肽，称为血管紧张素Ⅲ（angiotensin Ⅲ，Ang Ⅲ）。血管紧张素Ⅰ的生理作用不是很明显，其主要作用是形成血管紧张素Ⅱ。血管紧张素Ⅲ的生物效应与Ang Ⅱ相似，但其缩血管效应仅为Ang Ⅱ的10%～20%，而刺激肾上腺皮质球状带细胞合成和释放醛固酮的作用则较强。血管紧张素Ⅱ是RAAS中对心血管活动，尤其是对高血压产生直接作用的物质。血管紧张素Ⅱ的作用主要有：①使全身微动脉收缩，外周阻力增大；使静脉收缩，回心血量增多，心排血量增加。两方面的共同作用是升高动脉血压。②刺激肾上腺皮质球状带细胞合成和释放醛固酮，后者可促进肾的远端小管和集合管对Na⁺的重吸收，有保钠、保水的作用，从而增加细胞外液量，使血压升高。③通过交感神经末梢突触前膜的正反馈，使去甲肾上腺素分泌增加，增强交感神经的心血管效应。④作用于脑的某些部位，如第Ⅳ脑室，使交感缩血管活动加强，从而使外周血管阻力增大，血压升高。有人认为体内经常有少量的Ang Ⅱ释放，对于维持交感缩血管紧张活动具有一定的意义。Ang Ⅱ还可使血管加压素和肾上腺皮质激素的释放量增加，并引起动物的觅水和饮水行为。这些都对高血压的产生有一定的作用。

两种类型的缩血管作用：血管收缩是原发性高血压发病的主要影响因素，血管收缩引起外周阻力增加。许多证据显示存在与肾功能异常有关的两种不同类型的血管收缩。一种是肾分泌过多的肾素，导致Ang Ⅱ增加、小动脉收缩、外周血管阻力升高，这一类型的血管收缩称为肾素型血管收缩；另一种是与Na⁺-血容量有关的血管收缩，这种类型的特点是肾素水平低，肾不能充分排泄Na⁺，引起Na⁺潴留，导致血容量扩张，进而引起动脉收缩、外周阻力增加。

RAAS在维持体液平衡和调节血压中起重要作用。当肾灌注压或NaCl负荷降低时，刺激肾释放肾素，肾素催化血浆中底物转变为Ang Ⅰ，在转化酶的作用下转变为活性物质Ang Ⅱ，Ang Ⅱ通过刺激肾上腺皮质释放醛固酮，引起水、Na⁺潴留从而升高动脉血压。当血压及流经肾小管的Na⁺恢复正常时，肾素分泌停止。

在维持体液平衡和调节血压方面，RAAS起着主要和长期的作用。少量注入Ang Ⅱ引发持续性高血压，给志愿受试者滴注Ang Ⅱ（11天），其血压从110/60mmHg升高到137/85mmHg，从第1天到第5天内，尿中Na^+排泄停止，这是醛固酮分泌增加所致。此后，尿中Na^+排泄出现并建立起新的Na^+平衡。当停止Ang Ⅱ滴注时，肾大量排泄Na^+和水。当高血压发生后，Ang Ⅱ的注射量仅为开始的1/5就可以维持高血压，因为醛固酮使水、Na^+潴留以及Ang Ⅱ本身促进近端小管对Na^+的重吸收，使得维持血压的Ang Ⅱ需要量越来越少。而用相同时间滴注去甲肾上腺素则不能得到持续的高血压，因为人及动物对去甲肾上腺素有快速耐受现象。由此可见，Na^+-血容量积聚减少了肾素型缩血管作用的依赖，血压的升高最初是以肾素型缩血管作用为主，随后被Na^+-血容量作用机制所取代。

体内除循环系统中的RAAS外，在血管壁、心脏、脑、肾及肾上腺等器官组织中还存在相对独立的局部RAAS。这些局部的RAAS在各个器官的功能调节中均发挥各自的作用，而血管中的RAAS不但参与血管平滑肌正常舒缩活动的调节，而且在高血压的发病机制中也具有重要作用。大量的研究结果表明，血管本身存在肾素、转换酶、Ang Ⅱ及其受体。应用特异性的抗肾素抗体，发现在主动脉及大、小动脉内都有染色，尤其是内皮细胞和平滑肌细胞内。实验证明，血管壁以及培养的平滑肌细胞内存在肾素mRNA，在主动脉壁还存在血管紧张素原mRNA，应用在体杂交技术发现这些mRNA存在于主动脉中层的平滑肌内。Ang Ⅱ的受体存在于主动脉中层的平滑肌和内皮细胞上。血管局部产生的Ang Ⅱ通过细胞膜上的受体而发挥生理功能，当与血管平滑肌细胞膜上的受体结合后，激活磷脂酶C，产生三磷酸肌醇等活性物质，这些活性物质可以调节钙敏感蛋白激酶C的活性，从而增加细胞内钙浓度，引起平滑肌细胞收缩。Ang Ⅱ也可促进神经末梢释放儿茶酚胺，加强血管收缩，还有促进血管平滑肌细胞生长的作用。

除维持血管阻力外，血管局部产生的Ang Ⅱ对血管的顺应性也起一定的调节作用。应用转化酶抑制剂后，人的颈总动脉顺应性及直径增加，但所用剂量并不引起系统低血压反应，可见局部产生的Ang Ⅱ可降低动脉顺应性并增加心室后负荷，由于后负荷是决定心室壁张力的主要因素，因此抑制血管内转化酶的活性可减轻左心室肥大。

循环血液中的RAAS与组织中RAAS的激活对心血管病发生发展起着相当重要的作用。Ang Ⅱ促进血管肥厚的发生，当高血压发展时，血管壁增厚，使血管对缩血管物质反应增大，血管张力升高。这种肥厚的血管具有将血压信号进行放大的作用，同时血管床的阻力也会增加，并会降低抗高血压药物的疗效，这是由于血管结构和功能发生改变所致。当RAAS激活引起心脏、脑、肾等重要器官血管肥厚病变，引起血压升高，组织供血减少时，则会出现严重的后果。此系统的抑制剂如转化酶抑制剂对减缓或逆转心脏和血管肥厚具有明显治疗作用。

总结与要点

- 经典的RAAS包括：肾小球入球小动脉壁的球旁细胞分泌肾素，激活从肝产生的血管紧张素原，生成血管紧张素Ⅰ（Ang Ⅰ），然后经过肺循环的血管紧张素转化酶（ACE）生成血管紧张素Ⅱ（Ang Ⅱ）。

- Ang Ⅱ是RAAS的主要效应物质，通过使小动脉平滑肌收缩、刺激肾上腺皮质球状带分泌醛固酮、交感神经末梢突触前膜的正反馈使去甲肾上腺素分泌增加等机制使血压升高，参与高血压的发病并维持。

- 存在与肾功能异常有关的两种不同类型的血管收缩：肾素型血管收缩和Na^+-血容量有关的血管收缩。

- 在维持体液平衡和调节血压方面，RAAS起着主要和长期的作用。血压的升高最初是以肾素型缩血管作用为主，随后被Na^+-血容量作用机制所取代。

- 近年来发现很多组织，如血管壁、心脏、脑、肾及肾上腺，也有RAAS各种组成成分。血管本身存在肾素、转化酶、Ang Ⅱ及其受体；血管中的RAAS不但参与血管平滑肌正常舒缩活动的调节，而且在高血压的发病机制中也具有重要作用。

- RAAS激活是原发性高血压患者高血压状态时的特征，其激活程度与血压升高相平行。治疗高血压不能只看到血压的下降，还要注意抑制RAAS的活性，从而减缓或逆转心脏和血管肥厚。

第四节　血管平滑肌细胞舒缩变化与高血压

外周血管阻力持续增高是高血压发病机制中的主要问题，其原因是外周阻力血管舒缩异常，而血管舒缩活动则取决于平滑肌的收缩与舒张。研究证实高血压时血管对刺激的反应性异于血压正常时，表现为血管对缩血管物质反应性增高，同时对舒血管物质反应性降低。这些变化在未出现高血压的幼年自发性高血压大鼠中已经观察到，表明这些变化并非高血压所致而是影响高血压的形成。从调节血管收缩的生理机制来分析，血管对缩血管物质的反应性增高与血管平滑肌胞质游离 Ca^{2+} 浓度增高或者平滑肌及收缩蛋白对 Ca^{2+} 的敏感性增高有关。具体机制包括血管平滑肌膜电位升高，钙通道活动增强与钾通道功能减弱、钙泵活性下降、肌丝收缩装置的钙增敏增强等。这些血管平滑肌收缩中的重要环节都在高血压发病过程中起到了作用，而其中的关键环节则是血管平滑肌的 Ca^{2+} 转运和利用异常，导致细胞内游离钙增高，这是最终使阻力血管平滑肌收缩增强的一个根本原因。

一、血管平滑肌离子通道活动异常

（一）电压依赖性钙通道活动异常

研究表明，脑卒中易感型自发性高血压大鼠（stroke-prone spontaneously hypertensive rats，SHRsp）肠系膜动脉阻力血管平滑肌细胞膜上的电压依赖性钙通道特性异常，其结果导致高血压时胞内游离钙浓度增高、平滑肌收缩增强、血管外周阻力持续增高。在血管平滑肌电压依赖性钙通道活动的调节方面，G- 蛋白的介导作用，蛋白激酶 C（PKC）与磷酸化机制十分重要。

1. G- 蛋白

高血压血管平滑肌细胞的信号转导系统与血管收缩的关系。激动剂作用于平滑肌细胞膜受体是细胞信号转导的第一步，继而通过膜信号转导蛋白——G- 蛋白将信息传入胞内。胞内各级第二信使经过一系列信号传递、放大，最终引起平滑肌收缩。其中 G- 蛋白的信号传递作用是最为重要的限速环节之一。钙通道是外钙内流使胞内 Ca^{2+} 浓度增高导致血管平滑肌收缩的主要途径。采用膜片钳技术的研究结果，可以看到用 G- 蛋白激动剂 GTPγS 激活 G- 蛋白可使 SHRsp 和正常大鼠肠系膜动脉 $A_4 \sim A_5$ 段阻力血管平滑肌 "L" 型与 "T" 型钙通道活动增强，呈现明显的激活效应。而且 SHPsp 血管平滑肌细胞钙通道对 GTPγS 的敏感性远高于正常大鼠。以通道开放的峰值电流增量的相对数进行比较，GTPγS 使 SHRsp 的 "L" 型与 "T" 型钙电流分别增加 101% 与 68%，而正常大鼠仅增加 30% 与 40%。在同样的条件下应用 G- 蛋白抑制剂 GDPγS 抑制 G- 蛋白则可抑制 SHPsp 和正常大鼠此段阻力血管平滑肌 "L" 型与 "T" 型钙通道的活动。以通道开放电流受抑制的百分率做比较，GDPγS 抑制 SHPsp "L" 型与 "T" 型钙电流的百分率分别为 35% 与 50%，而正常大鼠仅抑制 18% 与 2%。可见，高血压的阻力血管平滑肌钙通道，对 G- 蛋白发生反应的敏感性增高。高血压血管平滑肌钙通道的 G- 蛋白激活效应显著增强，其作用特点有利于外钙内流。

2. 蛋白激酶 C 与加强磷酸化

胞内游离钙增高后，磷酸化与去磷酸化机制是决定血管平滑肌舒缩的另一个限速步骤。研究显示，胞外加入增强磷酸化作用的佛波脂（蛋白激酶 C 的激动剂）或抑制去磷酸化作用的 microcystine-LR（蛋白磷酸酶抑制剂）均可增加 SHRsp 与正常大鼠肠系膜动脉 $A_4 \sim A_5$ 段阻力血管平滑肌电压依赖性钙通道活动，分别激活 L 型与 T 型钙通道。佛波脂的激活效应，在 SHRsp 是使开放的 L 型钙通道活动显著增强，T 型钙通道活动仅略有增加，而在正常大鼠，T 型钙通道活动增强则甚于 L 型。microcystine-LR 的增强效应则以 SHRsp 开放的 L 型钙通道活动增强为显著，其 T 型钙通道活动以及正常大鼠钙通道活动均无明显变化。亦即在加强磷酸化作用后，SHRsp 肠系膜动脉阻力血管平滑肌钙通道活动的增强显著大于正常大鼠，产生这一结果的根本原因是 SHRsp 开放的 L 型钙通道活动增强所致。

（二）钙激活钾通道（K_{Ca}）功能减弱

膜电位去极化引起的电位依赖性钙通道开放是使胞内钙浓度增高的关键途径。膜电位直接受钾通道影响，钾通道开放可使 K^+ 外流增加，导致血管平滑肌膜复极化甚至超极化，引起电压依赖性钙通道关闭，减少钙内流，降低胞内钙浓度，从而引起血管舒张。由于血管平滑肌细胞膜上主要存在着电导大的钙激活钾通道（K_{Ca}），因此 K_{Ca} 在调节血管的舒缩中起着重要的作用。

1. 静息膜电位增高与钾电流变小

SHRsp 的主动脉和尾动脉等血管平滑肌细胞静息膜电位高于正常大鼠，趋向于除极。在肠系膜动脉 $A_4 \sim A_5$ 分支阻力血管平滑肌测得 SHRsp 的静息膜电位为 -38mV，正常大鼠的则为 -58mV。说明高血压血管平滑肌细胞静息膜电位发生了部分除极，这将导致血管平滑肌细胞的兴奋性升高，也部分地解释了高血压血管平滑肌反应性增高的原因。

2. K_{Ca} 动力学特征的变化

高血压时血管平滑肌膜 K_{Ca} 活动减弱，K_{Ca} 的活动除具有电压依赖性外，其启闭对胞内钙浓度亦呈明显的依赖性。研究证明，胞内钙浓度对于 SHRsp 及正常大鼠阻力血管平滑肌 K_{Ca} 开放电流幅度值影响不大，却明显地影响其开放概率，说明胞内钙对于两种大鼠 K_{Ca} 的门控过程有重要作用。但在相同的胞内钙浓度下，SHRsp 阻力血管平滑肌细胞 K_{Ca} 的开放率却明显低于正常大鼠，说明高血压阻力血管平滑肌细胞 K_{Ca} 对胞内钙的敏感性降低。高血压时血管平滑肌钙通道活动增强，胞内钙浓度持续升高，推理应促使 K_{Ca} 开放，然而由于高血压时 K_{Ca} 对胞内钙的敏感性下降，高血压时增高的胞内钙不能有效地激活 K_{Ca}。

3. K_{Ca} 对血管内皮舒张因子（endothelium derived relaxing factor，EDRF）反应的减弱

正常时舒血管物质［如乙酰胆碱（ACh）］先作用于血管内皮细胞使其产生及释放 EDRF，然后由 EDRF 介导血管平滑肌舒张。EDRF 的活性成分是一氧化氮（nitric oxide，NO），它可扩散入血管平滑肌，激活肌细胞的鸟苷酸环化酶，使环鸟苷酸（cGMP）浓度增高产生舒血管效应。以 ACh 诱生的 EDRF 或由硝基类扩血管药硝普钠（sodium nitroprusside，SNP）提供的外源性 NO 均可激活正常大鼠肠系膜 $A_4 \sim A_5$ 分支阻力血管平滑肌钙激活钾通道。用细胞贴附式膜片钳技术发现，SNP 可激活 SHRsp 此段内脏阻力血管平滑肌 K_{Ca}，并且这一激活效应是由 cGMP 介导的。但是在同等剂量（1nmol/L）SNP 作用下，被激活的 SHRsp K_{Ca} 的电导、通道开放的电流幅值、通道开放概率以及平均开放时间均小于正常大鼠。这些差异说明高血压时阻力血管平滑肌 K_{Ca} 对舒血管的 EDRF/NO 的反应减弱。这一结果无疑是从钾离子通道的角度解释了高血压时血管内皮依赖性舒张反应减弱的原因。

4. G- 蛋白增强 K_{Ca} 对胞内钙敏感性的改变

据研究，应用膜内向外式膜片钳技术，保持膜内侧钙浓度为 1×10^{-7}mol/L 时，向膜内侧加入 G- 蛋白激动剂 GTP γ S（100μmol/L），可明显激活 SHRsp 和正常大鼠肠系膜动脉 $A_4 \sim A_5$ 段阻力血管平滑肌 K_{Ca}，表现为平均开放时延长，平均关闭时缩短，开放概率增加，但对通道开放的电流幅度值无大影响。GDP β S 可拮抗 G- 蛋白的作用，按照观察 GTP γ S 作用的相同实验条件观察 GDP β S 的作用，发现 GDP β S 可抑制阻力血管平滑肌 K_{Ca} 的活动，使其开放概率下降，说明 G- 蛋白参与了 K_{Ca} 开放的门控过程。

同时还看到，GTP γ S 激活 SHRsp 和正常大鼠阻力血管平滑肌细胞 K_{Ca} 的作用具有胞内钙浓度依赖的性质。GTP γ S 可使 K_{Ca} 对胞内钙的反应增强。即提高了 K_{Ca} 对胞内钙的敏感性。若将各相同的胞内钙浓度下，GTP γ S 增高的 SHRsp 与正常大鼠阻力血管平滑肌 K_{Ca} 的开放概率进行比较，可见 GTP γ S 所致 SHRsp K_{Ca} 开放概率的增高仍低于正常大鼠所能达到的高度，两者存在着差别。即高血压时 G- 蛋白提高 K_{Ca} 对胞内钙的敏感性的能力较正常大鼠低。

（三）钙泵活性下降

Kwan 等在肠系膜动脉平滑肌肌质网膜制成的内面向外式膜囊泡中，发现 SHRsp 和皮质激素形成的（cortical hormone induced）高血压大鼠的钙积累低于正常血压对照组。说明高血压血管平滑肌细胞器膜泵活性下降，其结果是胞质内钙离子因外排和重摄取受阻而滞留，致使胞内游离钙浓度增高。

二、肌丝收缩装置的钙增敏增强

化学激动剂通过增加血管平滑肌收缩蛋白对钙离子的敏感性，而实现平滑肌收缩的现象，称为钙增敏作用。这是正常时在恒定的胞质游离钙浓度下也能调节血管张力的重要机制。1980 年，Mulvany 等取幼年（4 周龄）与成年（4 月龄）自发性高血压大鼠（SHRsp）肠系膜动脉的阻力血管为标本，看到去甲肾上腺素引起的平滑肌钙增敏不论在幼年或成年 SHRsp 均远高于正常大鼠，并认为这是参与高血压发病机制之一。进一步研究证明，SHRsp 血管平滑肌收缩装置的钙增敏增高时，伴随有血管平滑肌蛋白激酶 C 活性的异常增高。尤其是尚未出现高血压的幼年 SHRsp，其血管平滑肌收缩装置通过 PKC 途径的钙增敏显著高于其同龄正常大鼠。这种小动脉平滑肌细胞钙增敏的异常被认为参与了 SHRsp 高血压发病的机制。

总结与要点

高血压的血流动力学特征主要是外周阻力的相对或绝对增加,其原因是外周阻力血管舒缩异常,而血管舒缩活动则取决于平滑肌的收缩与舒张。它涉及血管平滑肌收缩过程中多个环节的变化,包括血管对缩血管物质反应性增高及对舒血管物质反应性降低、血管平滑肌膜电位升高、钙通道活动增强、钾通道功能减弱、钙泵活性下降、肌丝收缩装置的钙增敏增强。这些血管平滑肌收缩过程中的重要环节在高血压的发病过程中都发生了变化,其中的关键环节则是血管平滑肌的 Ca^{2+} 转运和利用异常,导致细胞内游离钙增高,这是最终使阻力血管平滑肌收缩增强的一个根本原因。

第五节 内皮细胞功能紊乱与高血压

高血压时,血管病变兼有结构和功能的改变,血管结构的改变主要表现为平滑肌细胞体积和数量两方面的增加,即平滑肌细胞的肥大和增殖;血管功能改变主要表现为血管舒缩物质、促生长因子产生异常,血管反应性异常和血管舒缩机制失衡,难以维持血管基础张力和血压的稳定。血管内皮细胞既可产生收缩血管物质,也能产生舒张血管物质,在维系血管舒缩平衡、正常张力中起着重要作用。因此,血管内皮细胞功能紊乱在高血压的发生、发展中起着重要作用。

一、血管松弛反应异常与高血压

高血压是以外周阻力增高为特征的心血管疾病,内皮细胞依赖性舒张活性降低及内皮依赖性收缩作用增强等内皮细胞功能紊乱,与高血压有密切关系。在维持基础血管张力和血压方面,内皮素(endothelin,ET)和一氧化氮(nitric oxide,NO)起着重要作用。

1. ET-1 水平增加和平滑肌对 ET-1 反应性增高

ET 为一种强烈、长效的缩血管物质,且具有促进平滑肌增殖和增加胞内游离钙的作用。ET 家族虽然都具有强而持久的收缩血管功能,但作用强度却有所不同,依次为 ET-1、ET-2 和 ET-3。三种 ET 均由内皮素转换酶催化"大分子内皮素(big endothelin)"产生,后者由更大的前内皮素原经内肽酶剪切形成。三种 ET 具有不同的来源:ET-1 由内皮细胞合成,ET-2 和 ET-3 分别来自肾和中枢神经系统。ET 导致血压升高的主要原因是其直接缩血管作用,使外周阻力增高,其机制可能与 ET-1 水平增加和平滑肌对 ET-1 反应性增高有关[9]。

ET-1 水平的增加是与其合成增加和肾清除障碍有关。严重高血压患者阻力血管中 ET-1 产生是增加的,主要是因为 ET-1 的表达增加。而恶性高血压患者血浆 ET-1 异常增高,主要是由于肾清除功能损害造成的。皮肤癌合并高血压患者血浆 ET-1 增高是由于肿瘤细胞增加 ET-1 mRNA 的表达。

原发性高血压患者体内血管对 ET-1 的敏感性是增高的,而 ET-1 水平并不高,这种改变出现于血压升高以前,提示 ET-1 受体或受体后水平异常。此外,高血压时 EDRF/NO 生成严重缺陷,这些均导致血管舒张作用破坏,增高外周阻力。ET-1 与交感神经之间的相互作用也是原发性高血压发展的一个因素,ET-1 增加中枢和外周神经系统交感神经的活性,去甲肾上腺素可以引起血管收缩[10]。

2. NO 生成不足和超氧化物自由基促 NO 失活

NO 即内皮舒张因子(endothelium derived relaxing factor,EDRF),目前 NO 与原发性高血压的关系还不清楚,生理条件下一氧化氮合酶(nitric oxide synthase,NOS)不断被激活,使 NO 持续释放。高血压病理情况下,NO 生成严重不足,也有 NO 的储备不足或基础 NO 水平下降,而这种 NO 代谢异常有多方面的原因。有人发现 NOS 抑制剂 N- 单甲基-精氨酸对高血压患者乙酰胆碱依赖的舒血管反应没有抑制效应,提示高血压患者存在 L- 精氨酸 -NO 通路的缺陷[11]。

氧化应激反应也涉及高血压的发病过程,超氧阴离子可以清除 NO 而形成过氧亚硝酸盐阴离子,从而降低内皮源性 NO 的生物可利用度。取自 SHRsp 的阻力血管,在超氧化物歧化酶(SOD)存在时,其已被破坏的 NO 释放作用有所改善,而超氧阴离子使 SOD 的活性降低可造成 NO 分解增加[12]。

3. 内皮细胞产生的其他舒、缩血管物质与高血压

自发高血压模型与原发性高血压患者都有 PGH_2 和 TXA_2 等内皮依赖的前列腺素类收缩因子释放增加,PGI_2 和 PGE_2 等内皮舒张因子生成减少,因此导致舒、缩血管物质的相互拮抗失去平衡。

二、内皮细胞促增殖作用与高血压

高血压是以血管平滑肌细胞增生为主要病变的疾病。高血压时血管平滑肌增生,向内膜下迁移,使血

管腔变窄、管壁变厚、外周阻力增高。成熟机体的血管平滑肌呈收缩表型，执行细胞的收缩功能，若由收缩表型向合成表型转化，则造成平滑肌细胞的增生、肥大。血管内皮细胞损伤、功能紊乱时众多生长因子、Ang II、ET等生成释放异常，促使平滑肌细胞分裂和增生活跃，与高血压的发生、发展有密切联系。

1. 生长因子与血管平滑肌细胞增殖

生长因子为一系列具有调节细胞增殖作用的多肽类物质，是影响平滑肌细胞增殖的主要因素。高血压形成过程中，血管平滑肌增殖受到多种细胞产生的多种生长因子的影响，并受到癌基因的调控。血管内皮细胞和平滑肌细胞均能产生释放多种生长因子，通过旁分泌、自分泌机制刺激平滑肌细胞分裂增殖，内皮细胞损伤更促进生长因子的合成分泌、刺激增殖。平滑肌细胞的增生是各种生长因子联合作用的结果。

内皮细胞合成分泌的生长因子有成纤维细胞生长因子（fibroblast growth factor，FGF）、血小板源性生长因子（platelet derived growth factor，PDGF）、转化生长因子β（transforming growth factor-β，TGF-β）和内皮源性生长因子（endothelium derived growth factor，EDGF），此外，平滑肌细胞还合成释放平滑肌细胞源生长因子（SDGF），巨噬细胞产生释放巨噬细胞源生长因子（MDGF）。PDGF主要来源于血管内皮细胞，血小板、巨噬细胞也可产生，是sis癌基因的表达产物，通过PDGF受体介导平滑肌增生。血管内皮细胞均可表达aFGF和bFGF，FGF对多种组织来源细胞的增殖都有明显的促进作用，尤其是对血管内皮细胞有较强的促分裂作用，为目前所知最活跃的促血管形成因子。TGF-β为一种有激素样活性的多肽因子，有多种生物功能，既可促进细胞增殖，也能刺激细胞分化。

各种致病因素造成血管内皮细胞损伤，血管内皮细胞、血小板和巨噬细胞合成分泌FGF、PDGF、EDGF、TGF和MDGF等，PDGF、EDGF、TGF可与相应受体结合，激活磷脂酶，而后水解二磷酸磷脂酰肌醇，形成三磷酸肌醇（IP$_3$）和二酰甘油（DG），IP$_3$促使胞内游离Ca^{2+}浓度增加，DG和Ca^{2+}激活PKC，进一步刺激细胞核内的原癌基因fos、myc和sis的表达，促使平滑肌增殖。FGF、MDGF可能通过其他信号转导途径作用于上述原癌基因。

2. ET-1对细胞分裂增殖的作用

ET-1不仅具有强烈的收缩血管作用，还可以明显刺激血管平滑肌增生，为一种促平滑肌细胞增殖的分裂剂。10～7mol/L的ET-1可使体外培养的平滑肌细胞数增加70%，DNA合成增加近一倍。此外，上述培养液中c-myc和c-fos基因表达也明显增加，说明ET-1可促进原癌基因表达。也有不少实验证明胎鼠或新生动物血管平滑肌细胞的c-myc和c-fos基因的表达远高于成年大鼠，说明成年动物的血管平滑肌由收缩状态异常转变为合成状态也可能受癌基因的调控。进一步限制性内切酶长度多态性分析证明，自发性高血压大鼠的c-fos基因比相应对照鼠（Wistar-Kyoto，WKY）短。与此相同，在原发性高血压患者的血淋巴细胞DNA提取物中也观察到c-fos基因片段明显比正常人短，说明原发性高血压患者原癌基因可能发生突变，因而触发平滑肌细胞异常增生，这可能是原发性高血压的遗传基础。

3. Ang II促进平滑肌细胞增殖

大量实验表明，缩血管物质具有较强的促血管平滑肌细胞增殖作用，Ang II这种高血压致病因素也可刺激平滑肌细胞的增殖。体外实验观察到Ang II 10～7mol/L有促进平滑肌细胞增殖的作用，与此同时磷脂酶活性增高、c-myc和c-fos原癌基因表达。从原发性高血压动物观察到，主动脉平滑肌细胞膜上的Ang II特异性受体数目增加，说明Ang II刺激平滑肌细胞增殖可通过Ang II受体介导，与细胞核myc和fos原癌基因的过度表达有密切关系。此外，Ang II可促进PDGF-α链表达，生成PDGF，从而促进平滑肌细胞增生。平滑肌细胞本身也可产生和释放Ang II，尤其在已经增生和肥厚的平滑肌细胞中，可以生成释放更多的Ang II，引起平滑肌细胞更进一步的增生。

总结与要点

- 高血压时，血管病变兼有结构和功能的改变，血管结构的改变主要表现为平滑肌细胞的肥大和增殖；血管功能改变主要表现为血管舒缩物质、促生长因子产生异常，血管反应性异常和血管舒缩机制失衡。

- 血管内皮细胞功能紊乱在高血压的发生、发展中起着重要作用。

- 内皮细胞依赖性舒张活性降低（NO生成不足和超氧化物自由基促NO失活）及内皮依赖性收缩作用增强（ET-1水平增加和平滑肌对ET-1反应性增高），导致舒、缩血管物质的相互拮抗失去平衡，与高血压的发生有密切关系。

- 高血压是以血管平滑肌细胞增生为主要病变的疾病。血管内皮细胞损伤、功能紊乱时众多生长因子（FGF、PDGF、TGF-β、EDGF等）、Ang II、ET等生成释放异常，促使平滑肌细胞分裂和增生活跃，与高血压的发生、发展有密切联系。

第六节　血管重塑与高血压

血管壁的结构在一定范围内是相对稳定的，而随着血管生长和衰老过程的发展，其结构会发生一些明显的变化，这种变化往往是血管壁对血流动力学及体液和局部内分泌因素改变的一种较长期的适应性反应，与血管当时的功能状态相关。血管在一定条件下其结构和功能相适应的这种变化称为血管重塑（vascular remodeling）。由于明显影响血压的血管主要是毛细血管前阻力血管，即小动脉和微动脉，高血压后发生的典型血管病变也主要位于内径小于 $70 \sim 400 \mu m$ 的小动脉。

一、血管重塑的类型

高血压时血管重塑有两种类型：①非肥厚性重塑（non-hypertrophic remodeling）。主要特征是原有血管平滑肌的重新排列（rearrangement），而血管平滑肌细胞并没有明显的增生和肥大，在体积和数量上均无明显改变，因此血管中膜的横截面积亦无明显变化。但血管平滑肌围绕管腔更加紧密地排列，血管中膜平滑肌细胞分层增多，造成血管管腔缩小，同时血管外径也减小。②肥厚性重塑（vascular hypertrophic remodeling）。高血压时小动脉血管重塑的狭窄是由于增厚的血管中膜侵蚀管腔而造成的，这种条件下，血管中膜的横截面积和血管中膜与血管内径的比例是同步增高的，而血管外径变化不明显，此时血管中膜的特征性改变是血管平滑肌细胞的增生和肥大，导致平滑肌细胞数量和体积增加，同时伴随着细胞间纤维性和非纤维性基质不同成分的沉积。

需要指出的是，非肥厚性重塑并不是意味着完全没有增生效应的发生。目前认为，细胞间粘连分子或纤维性和非纤维性细胞基质成分表达或特性的改变可能诱发血管平滑肌细胞的重新排列，而其过程的实现很可能是血管中膜平滑肌细胞及其基质内向性增殖和外向性凋亡的综合效应，结果导致血管外径和内径的同时减小。显然，将两种形式的血管重塑完全割裂开来是没有意义的，实际上，这两种形式的重塑常以不同的比例和程度在同一小动脉上共存，其中一种形式分别在重塑过程所占的相对比例被称为重塑指数和增殖指数。在不同的高血压动物模型或同一模型不同器官的阻力血管，甚至在同一血管的不同部位，这两种重塑效应也以不同的形式和程度存在。

二、血管重塑的机制

高血压时血管结构的重塑现象最初被认为可能是高血压后的结果或继发改变，即血管重塑是机体血管对血压升高的一个适应性反应。然而，近年来大量的基础和临床研究表明，某些特定的遗传因素可能影响血管的结构，如造成某些阻力血管平滑肌细胞的增生或肥大，同时，血管的结构还受一系列生长促进或抑制因子的调节。而且，血管重塑在高血压发病过程中的表现也很复杂，与血管壁肥厚以致持久地侵蚀管腔现象是否存在和动物模型、检测的血管部位以及实验方法的应用，甚至动物的性别差异都有关系。某些研究者还发现血管结构的改变可能先于血压升高，因此，血管重塑可能还是高血压的一个原发性改变，对今后高血压的形成和发展有一定的作用。也有证据表明，交感神经系统和肾素-血管紧张素系统协同作用也影响了阻力血管的生长和重塑过程。

（一）与生长有关的体液与局部因素对血管重塑的影响

血管重塑与一系列血管活性因子及生长因子有直接或间接的关系，这些因子可能来自体液循环，但也可能来自于血管周围的细胞或血管细胞本身。血管的主要构成成分为平滑肌细胞、成纤维细胞和结缔组织及内皮细胞。这些细胞除了构成血管的骨架外，还有重要的生理功能。它们可以感受、传递来自周围环境的机械与激素刺激并作出某种感应变化，自身还可以合成和分泌一系列局部活性因子，通过自分泌、旁分泌、胞内分泌机制影响血管的结构。这些因子主要是一些生长刺激或抑制因子，对血管的形成和结构整体的构成有着重要意义。某些病理状态下，如高血压时，这些因子会过度增加或减少，打破了维系血管正常状态精细调节的平衡，从而造成血管内皮屏障的断裂，血管壁的渗透性增强，血液中的血小板和巨噬细胞较易侵入血管壁，引起血管平滑肌细胞向管壁内增生肥厚，细胞间质也发生纤维化。这些因子根据其分子量的不同分为多肽生长因子和小肽生长因子。前者主要指血小板源性生长因子（PDGF）、上皮生长因子

（EGF）、成纤维细胞生长因子（FGF）、转化生长因子β（TGF-β）、胰岛素样生长因子（IGF-1）、白介素1（IL-1）等，后者主要指 Ang Ⅱ、ET 等，同时，血管内皮释放的内皮舒张因子也在高血压的血管重塑中起到一定作用[13]。

1. 促进血管增殖的多肽生长因子

促进血管增殖的多肽生长因子包括 PDGF、EGF、FGF 等。这类因子引起血管平滑肌细胞的增殖、分化及细胞间质蛋白质合成增强，还可以产生某种生物或化学的趋化作用，吸引组织巨噬细胞或其他一些生长刺激因子在局部的聚集。

2. 抑制血管增殖的生长因子或其他因子

在所有的多肽生长因子中，TGF-β 可能是一个同时具有促进生长和抑制生长的因子，它对血管平滑肌细胞的抑制作用根据实验条件的不同会得出一些矛盾的结果，尤其是利用培养的细胞做研究时。TGF-β 能够促进蛋白质和胶原在细胞间质的聚集，但同时也能强烈刺激胶原Ⅱ和蛋白聚糖的合成和分泌，打断这一过程而抑制新的结缔组织的生成。血管内皮产生的肝素样物质对血管平滑肌增殖的抑制效应逐渐受到重视，其中发挥主要作用的是蛋白聚糖家族，其所含的葡萄糖胺聚糖很可能是抑制血管平滑肌细胞增殖的活性成分。血管平滑肌细胞通过细胞表面的特殊结合蛋白来完成对肝素样物质的摄入，放射性标记实验证实肝素样分子最后在细胞核积聚。另外，这些物质还与肌浆网的三磷酸肌醇受体结合后，竞争性地抑制由磷酸肌醇代谢引起的 Ca^{2+} 释放，而 Ca^{2+} 是诱发细胞增殖的一个重要的第二信使，肝素样物质可通过此途径抑制平滑肌细胞的增殖。研究表明，细胞内 cGMP 的增高常导致血管平滑肌细胞增殖的下降，而 NO 介导的血管平滑肌的舒张恰好伴随着细胞内 cGMP 的升高。细胞培养实验也表明将 NO 作用于血管平滑肌细胞后，其增殖率下降。

3. 血管紧张素Ⅱ

肾素-血管紧张素系统（renin-angiotensin system，RAS）是对血压进行调节的最重要内分泌因素之一，尤其是发现局部组织也存在 RAS。Ang Ⅱ除参与血管紧张性和醛固酮分泌调节外，还有促进核酸合成、调控某些基因表达，刺激血管增生肥厚等重要生物学功能，由此推测 Ang Ⅱ参与高血压血管重塑过程的可能性很大。研究表明，长期给予大鼠低于加压剂量的 Ang Ⅱ可以造成高血压，同时伴随有肠系膜阻力血管和肾小动脉的增生肥厚，这种增生肥厚有血管重塑的某些典型特征，如中膜与血管腔比值增大，血管中膜横截面积增大或者不变[14]。

4. 内皮素（ET）

ET 是极强的缩血管物质，研究表明它也有促进血管平滑肌细胞增生肥厚的作用，因此它可能涉及某些高血压动物模型血压的升高和血管的重塑。Lariviere 等在长期给予醋酸脱氧皮质酮-盐性（DOCA-salt）高血压大鼠同时具有 ET_A/ET_B 两种受体拮抗作用的新型 ET 受体拮抗剂 bosentan 后，发现它除降低血压外，还可以使严重的血管壁增生肥厚得到改善，而且这种作用比其降压作用更明显。然而，ET 在高血压血管重塑中的作用在 SHR 模型中并不明显，血管平滑肌细胞 ET 基因的表达与其对照 WKY 相似甚至有时还要低一些，给予 bosenta 4 周后，也没有观察到明显的降血压和改善血管结构的作用[15]。

（二）神经介导的血管增殖

早期的研究发现，SHR 的小动脉血管周围的神经分布有所改变，血管周围交感神经纤维分布增加，其特征是去甲肾上腺素组织荧光活性增加，神经元摄取去甲肾上腺素增加，血管组织中的去甲肾上腺素增加，形态学观察发现交感神经的数量也增加，同时发现，某些小动脉如肠系膜动脉和尾动脉周围肾上腺素能神经末梢分布的增加伴随着神经生长因子（NGF）mRNA 及其含量的增加，表明高血压后小动脉周围的神经支配和分布也发生了一定的重塑以适应此时血管的结构和功能改变，而这些神经末梢释放的递质即为去甲肾上腺素，它有很明显的促血管增殖作用，因此，血管周围局部的神经改变也参与了高血压血管重塑过程。

三、高血压血管重塑后对血压的影响

血管重塑可能是血压升高后的一个结果，反之，重塑后的血管对血压的升高也负有一定的责任。因为血压和血管的结构密切相关，血管结构的慢性变化必然参与高血压的病理生理过程。血压的慢性调节与阻力血管当时的实际结构状态，如中膜与管腔比值的变化有关。从力学角度看，血管腔的狭窄必然使血管阻力增高，又必然导致血压的升高。另外血管结构的改变也会造成体液和局部的内分泌失调，造成某些加压物质产生过多而升高血压。更不容忽视的是，血管重塑会造成血管平滑肌细胞某些特性的改变，而引起血管反应性的增加。许多研究表明，高血压时血管结构的改变可能导致血管平滑肌细胞表型发生变化，非正常表型的血管平滑肌细胞对某些缩血管物质的反应性异常增高，甚至对某些在正常情况下不产生明显缩血管效应的活性物质的反应性也异常增高。其进一步的机制可能涉及血管平滑肌细胞膜的离子转运，特别是 Ca^{2+} 的转运，以及收缩蛋白和信号传递系统，以及某些加压物质的受体，这些因素可能随着血管的重塑都会发生一定的改变。

总结与要点

- 血管重塑是指由于血流动力学、体液和局部内分泌因素改变引起血管壁结构和功能出现相应的变化；血管重塑是一个动态过程，其内容至少包括细胞的增殖、迁移、凋亡，以及基质成分合成、降解及重新排列等过程；血管重塑最初是机体的一种适应性变化，最后变得非适应机体，并对机体造成损伤，在高血压中出现心血管并发症。
- 高血压时血管重塑有两种类型：非肥厚性重塑和肥厚性重塑，这两种形式的重塑常以不同的比例和程度在同一小动脉上共存。
- 血管重塑与一系列血管活性因子及生长因子有直接或间接的关系；血管周围局部的神经改变也参与了高血压血管重塑过程。
- 高血压血管结构病变的最主要特征就是血管的重塑，这可能是影响高血压病程发展的最重要因素之一，临床抗高血压治疗不仅要治标，降低血压，更要治本，纠正血管结构异常，逆转血管重塑过程。

第七节　肥胖、胰岛素抵抗与高血压

约 50% 的原发性高血压患者存在不同程度的胰岛素抵抗，在肥胖、血三酰甘油升高、高血压与糖耐量同时减退的四联症患者中最为明显。

人们早就认识到超重或肥胖是原发性高血压的独立危险因素。中国医学科学院对我国 10 组人群的对比研究结果表明，在影响高血压患病率的诸多因素中，体重是最稳定的危险因素。中国成人正常体重指数（body mass index，BMI：kg/m^2）为 20 ～ 24kg/m^2，体重指数 ≥24kg/m^2 为超重，≥28kg/m^2 为肥胖。人群体重指数的差别对人群的血压水平和高血压患病率有显著影响。我国人群血压水平和高血压患病率北方高于南方，与人群体重指数差异相平行。我国 24 万成人数据汇总分析表 BMI ≥24kg/m^2 者患高血压的危险是体重正常者的 3 ～ 4 倍，患糖尿病的危险是体重正常者的 2 ～ 3 倍，具有 2 项及 2 项以上危险因素聚集者的高血压及糖尿病危险为正常体重的 4 倍以上。有报道，超过理想体重 20% 或更多的人，发生高血压的机会是正常人的 10 倍，另有研究发现肥胖者高血压的发病率是非肥胖者的 2 ～ 6 倍。在 Framigham 研究中，高血压的患病率在超重的男性中增加 46%，而在超重的女性中增加 75%。在肥胖者中，尤其是作为代谢综合征一部分的腹型或内脏型肥胖人群中，高血压发病率更高[16]。

近年来人们提出了"代谢综合征"的概念。代谢综合征是指在个体中，多种代谢异常情况集结存在的现象，这些异常包括肥胖、血三酰甘油升高、HDL-C 低下、血压升高、血糖异常、微量白蛋白尿、高尿酸血症等。高血压、肥胖、脂代谢异常均存在胰岛素抵抗（insulin resistance，IR）[17-18]。据观察，大多数高血压患者空腹胰岛素水平增高，而且糖耐量有不同程度的降低，提示有胰岛素抵抗现象。实验动物自发性高血压大鼠也有类似现象。胰岛素抵抗（IR）是指必须以高于正常的血胰岛素释放水平来维持正常的糖耐量，表示机体组织对胰岛素处理葡萄糖能力减退。由于胰岛素抵抗通常引起代偿性高胰岛素血症，有人假设胰岛素在高血压的发病机制中有直接作用，目前已得到大家的普遍认可。肥胖、胰岛素抵抗与高血压关系密切，两者共同参与了高血压的形成，目前认为其可能机制有下列几个方面：

1. 肥胖导致血容量和心排血量增加，血浆中及血细胞膜脂肪酸组成改变

Grimsgaard 等对 4033 名 40 ～ 42 岁健康男性研究发现，血浆磷脂中总脂肪酸和饱和脂肪酸（saturated fatty acid，SFA）含量与血压水平成正相关，而多不饱和的亚麻酸含量与血压水平成负相关。Miyajima 等研究显示原发性高血压患者补充二十碳五烯酸（EPA）8 周后，收缩压显著下降，且其红细胞膜 EPA 含量增加，胞浆内 Na^+ 浓度下降，提示 EPA 可能通过改变膜钠转运系统的活性而降低血压。Olivieri 等发现原发性高血压红细胞膜花生四烯酸 / 亚油酸比例较对照组显著升高，之后又发

现中性粒细胞膜花生四烯酸/亚油酸比例亦显著升高，细胞黏附性增强。Wang 等发现应用 DHA 处理培养内皮细胞可下调由肿瘤坏死因子诱导的内皮细胞 P 选择素的表达和中性粒细胞向内皮细胞的黏附，补充 EPA 在增加培养内皮细胞膜磷脂 EPA 和降低其花生四烯酸含量的同时，降低了由氧化低密度脂蛋白（ox-LDL）诱导的单核细胞向人内皮细胞的黏附。这些资料提示细胞膜脂肪酸组成异常影响细胞功能。而已知原发性高血压患者的与动脉粥样硬化密切相关的外周单个核细胞对内皮的黏附性是增强的，且传统降压药物不能明显降低其与内皮细胞的黏附性。

2. 交感神经系统活性亢进

Tack 等认为，高胰岛素血症可增加交感神经活性，促使儿茶酚胺过多释放，使血管紧张性增加。

3. 盐敏感性增强，肾水钠潴留增加

高胰岛素血症可增加肾钠的重吸收和细胞内钠、钙的浓度，使去甲肾上腺素和 Ang Ⅱ 对血管活性增加，产生强大的缩血管效应[19]。

4. 影响细胞膜钠泵和钙泵的活性

刘国仗等研究发现 IR 通过降低钠泵活性而导致高血压。当 IR 存在时上述两泵的活性下降，血管平滑肌细胞由于这些泵活性下降而使细胞内钠和（或）钙含量增加，从而使血管紧张性及对血管收缩物质的反应性亦增加，导致高血压。

5. 血管平滑肌的增殖

胰岛素是一种很强的促细胞增殖因子，可刺激血管平滑肌细胞增殖，使血管腔变窄、管壁变厚、外周阻力增高，从而使血压升高。

6. 增加内皮素的合成与释放

Frank 证明高胰岛素血症在体内可能促进内皮素释放和受体介导的作用，胰岛素可以刺激内皮素在血管内皮细胞上的产生和分泌。

7. 增加缩血管物质对血管的敏感性及降低舒血管物质的敏感性

动物实验发现，引起有胰岛素抵抗的大鼠血压升高的血管机制是血管舒缩功能改变及高胰岛素血症对血管舒缩功能调节作用的异常。

8. 影响前列腺素的生成

前列环素 PGI_2 和 PGE_2 都是扩血管物质，胰岛素抑制 PGI_2 和 PGE_2 的合成。

单纯的高胰岛素血症并不会引起血压升高，例如胰岛素瘤患者可出现高胰岛素血症，如无胰岛素抵抗时，其血压是正常的。有趣的是，改善胰岛素敏感性的药物可以降低高血压患者的血压。人们在研究胰岛素和血压的关系时制造出高胰岛素血症的

大鼠模型，该模型大鼠的血压并不升高，而仅在有内皮功能障碍的该模型大鼠中血压才升高。即只有存在内皮功能障碍（如胰岛素刺激的血管扩张削弱）的情况下，高胰岛素血症才会引起血压升高。这提示与高血压有关的是胰岛素抵抗基础上的代谢异常，而不是胰岛素本身。高胰岛素血症的作用仅为胰岛素抵抗基础上的代谢异常与高血压相关性的一个方面，而不是全部。

总结与要点

- 超重或肥胖是血压升高的重要危险因素；体重常是衡量肥胖程度的指标，一般采用体重指数（BMI），即体重（kg）/身高（m²）（$20 \sim 24kg/m^2$ 为正常范围）；血压与 BMI 成显著正相关；肥胖类型与高血压发生关系密切，腹型肥胖者更容易发生高血压。

- 代谢综合征是指在个体中，多种代谢异常情况集结存在的现象，这些异常包括肥胖、血三酰甘油升高、HDL-C 低下、血压升高、血糖异常、微量白蛋白尿、高尿酸血症等。高血压、肥胖、脂代谢异常均存在胰岛素抵抗。

- 胰岛素抵抗（insulin resistance，IR）是指必须以高于正常的血胰岛素释放水平来维持正常的糖耐量，表示机体组织对胰岛素处理葡萄糖能力减退。约 50% 的原发性高血压患者存在不同程度的胰岛素抵抗，在肥胖、血三酰甘油升高、高血压与糖耐量同时减退的四联症患者中最为明显。

- 胰岛素抵抗通常引起代偿性高胰岛素血症，而继发性高胰岛素血症则通过交感神经系统活性亢进、肾水钠重吸收增强等机制，继而使血压升高。

- 与高血压有关的是胰岛素抵抗基础上的代谢异常，而不是胰岛素本身，故单纯的高胰岛素血症并不会引起血压升高。

参考文献

[1] 朱大年．生理学．7 版．北京：人民卫生出版社，2008：105-106.

[2] Gerald F. DiBona. Sympathetic Nervous System and Hypertension. Hypertension，2013，61：556-560.

[3] Osborn JW. A neural set point for the long-term control of arterial pressure：beyond the arterial baroreceptor reflex. Am J Physiol Regul Integr Comp Physiol，2005，288（4）：R846-R855.

[4] Bhadriraju S，Kemp CR，Cheruvu M，et al．sleep apnea

syndrome: implications on cardiovascular disease. Crit Pathw Cardiol, 2008, 7 (4): 248-253.

[5] Quilliot D, Bohme P, Zannad F, et al. Sympathetic-leptin relationship in obesity: effect of weight loss. Metabolism, 2008, 57 (4): 555-562.

[6] Eric J. Belin de Chantemèle, James D. Mintz, William E. Rainey, et al. Impact of Leptin-Mediated Sympatho-Activation on Cardiovascular Function in Obese Mice. Hypertension, 2011, 58: 271-279.

[7] Fyhrquist F, Saijonmaa O. Renin-angiotensin system revisited. Journal of Internal Medicine, 2008, 264 (3): 224-236.

[8] Sara Conti, Paola Cassis, Ariela Benigni. Aging and the Renin-Angiotensin System. Hypertension, 2012, 60: 878-883.

[9] Mikulic I, Petrik J, Galesic K, et al. Endothelin-1, big endothelin-1, and nitric oxide in patients with chronic renal disease and hypertension. J Clin Lab Anal, 2009, 23: 347-356.

[10] Neeraj Dhaun, Jane Goddard, Donald E. Kohan, et al. Role of Endothelin-1 in Clinical Hypertension: 20 Years On. Hypertension, 2008, 52: 452-459.

[11] Mitchell JA, Ali F, Bailey L, et al. Role of nitric oxide and prostacyclin as vasoactive hormone released by the endothelium. Exp Physiol, 2008, 93: 141-147.

[12] Ernesto L. Schiffrin. Oxidative Stress, Nitric Oxide Synthase, and Superoxide Dismutase: A Matter of Imbalance Underlies Endothelial Dysfunction in the Human Coronary Circulation. Hypertension, 2008, 51: 31-32.

[13] Ana M. Briones, Silvia M. Arribasb, Mercedes Salaicesa.

Role of extracellular matrix in vascular remodeling of hypertension. Current Opinion in Nephrology and Hypertension, 2010, 19: 187-194.

[14] Rajesh Kumar, Vivek P. Singh, Kenneth M. Baker. The intracellular rennin-angiotensin system: implications in cardiovascular remodeling. Current Opinion in Nephrology and Hypertension, 2008, 17: 168-173.

[15] Weir MR. Hypertension: Endothelin-receptor antagonists for treating hypertension. Nat Rev Nephrol, 2010, 6: 192-194.

[16] Michele Bombelli, Rita Facchetti, Roberto Sega, et al. Impact of Body Mass Index and Waist Circumference on the Long-Term Risk of Diabetes Mellitus, Hypertension, and Cardiac Organ Damage. Hypertension, 2011, 58: 1029-1035.

[17] Maxime Huot, Benoit J. Arsenault, Valérie Gaudreault, et al. Insulin Resistance, Low Cardiorespiratory Fitness, and Increased Exercise Blood Pressure: Contribution of Abdominal Obesity. Hypertension, 2011, 58: 1036-1042.

[18] Flaa A, Aksnes TA, Kjeldsen SE, et al. Increased symp-athetic reactivity may predict insulin resistance: an 18-year follow-up study. Metabolism, 2008, 57 (10): 1422-1427.

[19] Adam Whaley-Connell, James R. Sowers. Aldosterone and Risk for Insulin Resistance. Hypertension, 2011, 58: 998-1000.

（洪　江　黄春恺）

第二篇

高血压的诊断

第 11 章 　 诊室血压测量

动脉血压简称血压（blood pressure，BP），是生命的重要特征。血压具有自发性变化大的特点，并且经常受测量方法和环境的影响，常常给人以假象，影响其诊断和治疗，因此应特别注意血压的测量方法，需要于非同日的多次反复测量才能判断血压升高是否为持续性。测量血压为临床体格检查的一个重要项目，是高血压诊断及评价其严重程度的主要手段。当左心室收缩时，以一定的压力将血流输送到主动脉，此压力使动脉扩张并推动血液沿动脉流动。心室收缩时动脉内压力最高（收缩压，systolic pressure，SBP），舒张时血压逐渐下降至一定限度（舒张压，diastolic pressure，DBP），随后血压又因心室收缩而升高，如此循环交替。收缩压和舒张压之差称为脉压（pulse pressure，PP）。舒张压加 1/3 脉压为平均动脉压。

测量血压有 3 种方法，即诊室血压测量（office blood pressure monitoring，OBPM）、动态血压监测（ambulatory blood pressure monitoring，ABPM）和家庭血压测量（home blood pressure monitoring，HBPM）。其中，OBPM 是目前高血压诊断和治疗评估的标准方法。OBPM 通常指由经过专业训练的医护人员在医院或诊所环境中用汞柱血压计或自动或半自动电子血压计和柯氏音技术读数测量上臂肱动脉的血压，是按统一规范方式测量的偶测血压。长久以来，OBPM 是临床高血压诊断和分级处理的标准方法，也是大多数高血压预后试验的评价手段。因此，几乎绝大多数已有的流行病学、临床试验的血压数据都来自 OBPM。

第一节　 血压测量的发展史

人类真正认识到血压这一生理现象是从威廉·哈维（Walliam Harvey，1578—1657）开始的。他发表的划时代的论血液循环的著作，是生理学的里程碑。他注意到当动脉被割破时，血流就像被压力驱动那样喷涌而出，通过触摸脉搏的跳动，会感觉到血压。

哈维生前并没有提出任何测量血压的办法，第一次对动物血压的测量，是血液循环学说出现几百年之后，于 18 世纪初，由英国皇家学会医生斯蒂芬·黑尔斯（Stephen Hales，1677—1761）首次测量的。他用铜制的试管和鹅的喉管直接将马的左小腿动脉和一个 9 英尺（1.83m）高、直径 1/6 英寸（0.42cm）的玻璃压力计成功地连接起来，此时血液立即涌入玻璃压力计内。这个有趣的实验揭开了人类测量血压的历史大幕。

法国医生普赛利（Jean Louis Marie Poiseuille，1797—1869）采用内装汞的玻璃管来测量血压，由于汞的密度是水的 13.6 倍，此法大大减少了所用玻璃管的长度，使测量者不必踮起脚尖或垫上板凳观察记录刻度。虽然此法使血压测量方法进了一步，但由于这种直接测量方法笨重而且血腥，所以一直没有被广泛地接受，学者们开始探索无创的方法。

直到 1896 年，意大利人里瓦罗基（Scipione Riva-Rocci，1863—1937）终于发明了一种可以兼顾安全性和准确性的血压计。这种血压计由袖带、压力表和气球三个部分构成。测量血压时将袖带平铺缠绕在手臂上部，用手捏压气球，然后观察压力表跳动的高度，以此推测血压的数值。大约 10 年后，俄国外科医生尼古拉柯洛特科夫对其进行了改进，在测量血压时，同时使用听诊器，听诊器中传出第一个声音时汞柱的高度为收缩压，脉搏跳动的声音变弱时汞柱的高度为舒张压，这一点改进使血压测量飞跃到一个全新的水平。因而血压计的普及归功于两件事：第一，1905年Korotkoff（柯氏）音被详细地描述，使临床医生很容易测量收缩压和舒张压；第二，1907年Janeway发表的《血压的临床研究》中提出了监测血压具有重要临床意义。到了第一次世界大战，血压测量已被广泛接受，成为继脉搏、呼吸、体温之后第四个被临床医生常规记录的生命体征，而袖带血压计一直到现在仍然是血压测量的基本方法。

第二节　血压测量的仪器及其优缺点

一、汞柱血压计

1896年Riva-Roci发明，并首先在欧洲开始流行，随后它与袖带柯氏音听诊法一起组成了目前临床测量血压的常用和标准方法。尽管汞柱血压计曾被建议淘汰，但没有更好的能取代它的仪器，所以目前仍为间接法测压的金标准。汞柱血压计的优点是经久耐用，所得的血压值稳定，较准确，且不需要调整读数；缺点是携带不便，外界的噪音会干扰人耳对柯氏音的识别，而且它含有有毒物质金属汞，会自然挥发或其他原因导致汞的流出，造成对人体的损害和环境的污染。

二、随机调零血压计

这种血压计是在汞柱血压计上随机设定汞柱零点值，在测量血压后再减去零点值，获得实际的血压读数。这种方法可以避免测量者的主观误差，但这种血压计存在系统误差，血压值一般比不设随机零点的汞柱血压计低1～3mmHg。

三、空盒气压表式血压计

1897年Hill和Bernard发明用金属的机械系统记录血压，即空盒气压表式血压计。其优点是比较轻便，容易携带；缺点是不稳定，必须定期与汞柱血压计进行校准，血压测得值的准确性也没有汞柱血压计高，通常读数偏低。通过汞柱血压计来校正气压表式血压计，允许平均收缩压相差3mmHg，但是大约58%气压表式血压计误差＞4mmHg，大约33%气压表式血压计误差＞7mmHg。目前一般不推荐气压表式血压计常规用于测量血压。

四、电子血压计

目前的电子血压计一般采用示波法测量血压。袖带充气后仪器自动显示或打印血压读数。根据是否需手动充气，电子血压计分为半自动式和全自动式；根据袖带充气加压部位，又可分为上臂式、手腕式和指套式。

1. 手套式电子血压计

研究认为，手指测量血压不准确，难以准确反映患者的血压水平，因此不支持手套式血压计的临床应用。

2. 手腕式电子血压计

通过示波法来测量桡动脉血压。动脉硬化、末梢循环障碍、心律失常等因素会影响波形。因此，其准确性存在争议。近来一些研究认为，稳定性较好的手腕式血压计可以用于血压的测量[1]。

3. 上臂式电子血压计

上臂式电子血压计与汞柱血压计相关性好，测值准确、可靠，得到了高血压相关专业指南和共识的认可和推荐，可用于血压测量和自测血压[2]。

优点是不需要掌握柯氏音听诊技术，可以比较方便地自我测量血压；缺点是必须经常校准，重复性差，测量数据离散，不适合过度肥胖、心律失常、严重呼吸困难和低体温患者，以及连接人工心肺机、帕金森病患者。手腕式和手套式血压计仅仅是指端脉搏压力值，与真实的动脉血压值之间存在较大的差距，不适用患有血液循环障碍的患者，及糖尿病、高血脂、高血压等会加速动脉硬化的病变和老年人。

五、动态血压监测仪

动态血压监测仪根据示波测量法和柯氏音听诊法原理测压。其优点是携带方便，可以动态观察24h血压波动，以及不同体位和活动状态下的血压波动情况，可靠地反映血压平均水平，排除白大衣高血压，并可用来指导治疗和判断预后；缺点是容易造成数据的脱落，血压读数的准确性容易受到外界影响，而且目前尚无统一的动态血压参考值。

六、混合式血压计

联合了电子仪器和听诊器的特点，其原理类似于汞柱式听诊法，但用换能器代替了汞，可以排除测压者的主观意念。

第三节　血压测量的方法

血压测量有两种方法，即直接测量法和间接测量法。间接法是无创性血压测量，已经历了百余年的历史，是临床诊疗过程中最常用及最普通的检查方法，由经过训练的医护人员用汞柱血压计和柯氏音听诊技术相结合的方法来测量。

1. 直接测量法

将心导管经穿刺周围动脉送入主动脉，导管末端经传感器与压力监测仪相连，可显示血压数据。直接测量法测得的血压数值准确，不受外周动脉收缩的影响。缺点是需有专用设备，技术要求较高，属创伤性检查，故仅用于危重和大手术患者。

2. 间接测量法

即目前临床上广泛应用的袖带加压法，采用血压计测量。袖带加压法测量血压的基本原理：充气的血压计袖带从身体外部压迫动脉，以阻断动脉的血流。当施加的压力完全阻断了动脉血流时，即超过了心脏收缩期动脉内的压力，被压迫动脉的远端就听不到声音。然后放气以降低袖带内的压力，使血流刚刚能通过，即心脏收缩期动脉内压力刚超过外加的压力而使血流得以通过时，被压动脉的远端即可听到声音，亦可触到脉搏，此时压力计上所指示的读数即代表动脉的收缩压。当袖带内的空气压力继续下降，搏动的声音从出现到消失。按

Korotkoff（柯氏）音分期法可分为五期。第一次出现的声音（收缩压）清脆并逐渐加强，为第一期。随袖带内压力继续下降，清脆的声音转变为柔和，如同心脏杂音的声音，为第二期。压力再度下降，声音又转变为与第一期相似的加强的声音，为第三期。当压力下降至声音突然减弱而低沉（变音），即为第四期（柯氏音第四期）。当压力再下降至声音消失（消失音），为第五期（柯氏音第五期）。临床上对舒张压究竟是柯氏音第四期的变调音还是柯氏音第五期声音消失时的数值一直有争议。专家推荐一般情况下，声音消失时的血压计读数（柯氏音第五期）为舒张压。主要的原因是：①大多数研究表明，柯氏音第五期与直接测量的动脉中的舒张压的相关性更强；②很多人缺乏柯氏音第四期；③大多数观察者认为柯氏音第五期比柯氏音第四期更好；④更重要的是，长期的随访研究证实了高血压是心血管事件的危险因素，降压治疗可以降低这些危险，而在这些临床研究中，用柯氏音第五期定义舒张压的方法已被广泛使用。

间接测量法的优点是无创伤、简便易行、不需要特殊设备和适用于任何患者。但因易受周围动脉舒缩及其他因素的影响，测得的血压数值常有变化，在检查时应注意规范操作。

第四节　诊室血压测量的具体步骤

1. 开始测量血压前让患者在诊室休息 5～10min。
2. 患者取仰卧位或坐位，上肢裸露（袖口不要太紧），上臂伸直、轻度外展，手掌向上，肘部和心脏处于同一水平（坐位时肱动脉平第四肋软骨，仰卧位时肱动脉平腋中线）。
3. 选择经过国家计量部门批准和定期校准的合格台式汞柱血压计或经国际标准［欧洲高血压协会（European Society of Hypertension，ESH）、英国高血压协会（British Hypertension Society，BHS）或美国医疗器械促进协会（American Association of Medical Instrument，AAMI）］验证合格的电子血压计，使用气囊长 22～26cm、宽 12cm 的标准规

格袖带（目前国内商品汞柱血压计的气囊规格为长 22cm，宽 12cm）。肥胖者或手臂粗者应使用大规格气囊袖带，儿童应使用小规格气囊袖带。放平血压计于上臂旁，开启汞槽开关，驱尽袖带内空气，平整无折地缠在上臂中部，松紧需适宜，以能放进两指为宜，袖带下缘距肘腕横纹上 2～3cm。
4. 戴好听诊器，用手在肘部触摸肱动脉搏动，将听诊器胸件置于肘窝处肱动脉搏动最明显处，以一手稍加固定，听诊器胸件与皮肤紧密接触，不可重压，不可与袖带接触，更不可塞在袖带下。
5. 关闭气门，握住气球向袖带内快速充气，边充边听，使气囊内压力达到肱动脉搏动消失后，再

将汞柱升高 20～30mmHg。

6. 以恒定的速率（2～6mmHg/s）缓慢放气，使汞柱缓慢下降，在心率缓慢者，放气速率应更慢些。在放气过程中仔细听取柯氏音，观察柯氏音第Ⅰ时相（第一音）和第Ⅴ时相（消失音）汞柱凸面的垂直高度。收缩压读数取柯氏音第Ⅰ时相，舒张压读数取柯氏音第Ⅴ时相，两者之差为脉压。获得舒张压读数后，快速放气至零。

7. 应至少间隔 1～2min 重复测量血压，取 2 次读数的平均值记录。如果收缩压或舒张压的 2 次测量结果差别比较大（5mmHg 以上），应再次测量，取 3 次读数的平均值记录。

8. 测量完毕，驱尽袖带内余气，解开袖带，拧紧气门螺帽，整理好袖带放入血压计盒内的固定位置，将血压计盒右倾 45°，使汞流回槽内，关闭汞槽开关，平稳放置。

第五节 诊室血压测量的注意事项

1. 测量血压的环境应尽量安静，温度适当。受测者在测量血压前 30min 内禁止吸烟或饮咖啡或酒，不剧烈活动，心绪平稳，应至少坐位安静休息 5～10min，排空膀胱。

2. 上臂必须裸露或者仅有内衣。如果穿着过多或过厚衣服，例如毛线衣，则测得的血压不准确或者听不清柯氏音；测得的血压读数常偏高，因为需要更高的气囊内压力来克服衣服的阻力与弹力。

3. 气囊和袖带的长度、宽度对准确测量血压极为重要。气囊的长/宽之比至少为 2∶1，气囊的宽度至少应包裹 80% 以上臂长。如果采用标准长度的袖带测量血压，在臂围过大者测得的血压偏低，在臂围过小者测得的血压偏高。因此，在儿童、肥胖或臂围大者，以及测量下肢血压时要使用不同规格的袖带。在儿童和偏瘦成年人，使用长 18cm、宽 12cm 的小号袖带；在肥胖或臂围大者，使用长 40cm、宽 12cm 的大号袖带；测量下肢血压时应使用长 42cm、宽 20cm 的下肢特制袖带。

4. 汞柱血压计内的汞必须足量，刻度管内的水平凸面在刻度零处。刻度必须垂直。出气孔不能被堵塞，否则汞柱上升反应迟钝造成测量误差。

5. 通常测量诊室血压采用坐位，最好坐靠背椅，但是特殊情况下可以取卧位或站立位，在老年人、糖尿病患者及出现直立性低血压情况者，应加测站立位血压。测量站立位血压时，要注意将上臂置于有支撑的物体上，或者用手托住被测者肘部位置，并使上臂与心脏处在同一水平，而且应在卧位改为站立位后 1min 和 5min 时测量。

6. 采用汞柱血压计和柯氏音听诊法测量血压时，使用钟形听诊器部件对于听取音调较低的柯氏音较佳，使用面积较大的膜型听诊器部件则容易触及肱动脉，尤其在肥胖者。在多数情况下，这个问题并不重要。

7. 有时在柯氏音第一音和第五音（消失音）之间出现较长的听诊间隙，可能低估收缩压读数。应注意气囊内充气压力必须高到足以使桡动脉搏动消失。凡 < 12 岁儿童、妊娠妇女、严重贫血者、甲状腺功能亢进者、主动脉瓣关闭不全者或柯氏音不消失者，建议以柯氏音第Ⅳ时相（变音）定为舒张压。

8. 首次就诊时应测量左、右上臂血压，以后通常测量较高读数一侧的上臂血压。如果左、右上臂血压相差较小，属于正常现象。如果左、右上臂血压相差 20/10mmHg 以上，提示可能存在锁骨下动脉等处的外周血管病，应该做进一步检查。

9. 心律失常时要想获得准确的血压读数较困难。长心动周期使该周期的舒张压下降而使下一周期的收缩压上升。偶发期前收缩影响不大，但频繁期前收缩或心房颤动时影响较大。反复多次测量（一般 6 次）取平均值可减少误差。

10. 不同测量者同时测量获得的血压读数有时也有较大误差，误差主要来自对柯氏音判断和数值读取的主观性。因此，要求测量者必须熟练掌握正确的测量方法与步骤。

11. 血压单位在临床使用时采用毫米汞柱（mmHg），在我国正式出版物中注明 mmHg 与千帕斯卡（kPa）的换算关系，1mmHg = 0.133kPa。

12. 测压读取血压数值时，应注意避免尾数偏好。所谓尾数偏好，是指将血压读数习惯性记录为末位 0 或 5mmHg。台式汞柱血压计测量血压单次记录血压值尾数应精确到 2mmHg，末位数值只能为 0、2、4、6、8，不能出现 1、3、5、7、9；电子血压计以血压计显示的血压数值为准，即从 0 到 9 的 10 个数字均可。

第六节　影响诊室血压测量的有关因素

OBPM 是由医护人员在标准条件下按统一规范方式测量的血压，其准确性受被测量者、测量者和仪器等多方面的影响。

一、血压测量部位

1. 双上肢间血压值的差异

在一些比较双上肢所测血压值之间的差别的研究中，几乎均可发现血压值是不同的。在一份 200 例参与的坐位血压测量研究中发现，有 21% 的人双侧血压值相差 10mmHg 以上，右上肢血压平均增高 6.4/5.2mmHg，而 300 例卧位测量血压，右上肢血压平均增高 5/3.8mmHg。因此，第一次测量血压时应测量左右上臂血压，若两侧血压差别持续 > 20mmHg 时高度提示主动脉弓缩窄及上肢动脉闭塞，当左右上臂血压不一致时，采用数值较高一侧手臂测量的血压值。

2. 上臂测压的位置

监测血压时，应将血压计袖带内空气挤干净，再将袖带捆于受测者上臂（即肘关节上 2 ~ 3cm）的位置，松紧以伸入两指为宜。测压的上臂应当有支托，并与右心房水平保持一致。如果上臂位置低于右心房水平，可使收缩压和舒张压增高；反之，如果上臂位置高于右心房水平，则使收缩压和舒张压降低。每高于或低于心脏水平 2.5cm，血压相差 2mmHg。坐位时右心房水平位于胸骨中部第四肋水平，卧位时用小枕支托以使上臂与腋中线同高。

3. 不同的测压部位

手臂仍是血压测量的标准位置，腕部和手部测量仪虽已常见，但因是更远端的动脉，收缩压升高而舒张压降低，故不予推荐使用。

二、与受测者相关因素

1. 受测者测压前的准备

与受测者有关的诸多因素均可引起血压测量的偏差，如室内温度、运动、饮酒或吸烟、讲话和环境噪声等。紧张、焦虑、疼痛、疲劳、膀胱内充满尿液等也均影响测量血压。焦虑明显升高血压，收缩压甚至可迅速上升 30mmHg 以上。大部分人到诊室在医护人员测量血压时会出现警觉或防御反应，引起血压升高。这种现象称为白大衣效应，是导致诊室血压值高于实际情况下血压值的一种常见原因。白大衣效应在临床上可使一些正常血压者诊断为轻型高血压，也使部分患者在评价降压疗效时产生假象。因此，被测量者在测量血压前 30min 内禁止吸烟或饮咖啡或酒，不剧烈活动，心绪平稳，应至少坐位安静休息 5 ~ 10min，排空膀胱。测压时受测者不能讲话，医护人员也不能与受测者讲话。

2. 受测者的体位

血压测量最常用的体位是坐位或仰卧位，有时需加测站立位时的血压，不同体位测量血压值不同[3-4]。许多研究发现坐位时测量的舒张压较仰卧位时高 5mmHg，收缩压相差不大。一般仰卧位时测量的收缩压较站立位高 5 ~ 8mmHg，舒张压高 4 ~ 6mmHg。若安静站立 3min，收缩压下降 > 20mmHg 和（或）舒张压下降 > 10mmHg 称为直立性低血压。双腿交叉可使收缩压升高 2 ~ 8mmHg。

三、与测量者相关的因素

测量者的经验：血压测量者包括经过专门培训的医生、护士及技术人员，如果测量者不遵循血压测量指南，会造成血压值有所偏差。

四、血压测量设备

1. 血压计

台式汞柱血压计用于 OBPM，血压计应定期进行校准，一般每半年检测 1 次。汞量多少直接影响血压值的高低，汞量过多，测得的血压值偏高，反之，测得的血压值偏低。刻度管内的汞凸面正好在零刻度时的汞量合适。测压过程中血压计的汞柱要保持垂直，读数时必须保持视线垂直于血压计刻度面的中心。

2. 听诊器

应使用高质量的短管听诊器，常规采用模式胸件，当听低频率柯氏音时建议采用钟式胸件。听诊器胸件不应塞于袖带下动脉搏动处，因塞于袖带下测得的血压值要低于不塞于袖带下所测得值。

3. 袖带

如果使用的袖带相对于臂围过小，会导致血压测量值高于血管内压力。因此，应根据臂围大小选择合适长度的袖带，袖带的宽带至少应覆盖 80%

的上臂周径。袖带绑得太紧可使测得的血压值偏低，反之血压值偏高。因此，袖带下缘应在肘窝上方 2 ~ 3cm 处，松紧适度，一般以能塞入 2 个指头为宜。

五、其他因素

1. 充放气速度

一般充气速度较快而放气速度较慢，避免了放气速度过快而使各期血管音分辨不清，易导致收缩压低估，舒张压高估。一般情况下，速度为每搏下降 2 ~ 4mmHg，当心动过缓和心律失常时推荐放气速度为每搏下降 2mmHg。

2. 季节变化

冬季血压会升高，夏季血压会下降，因为冬天皮肤血管收缩，夏天皮肤血管扩张。

3. 环境因素

闹市区的居民高血压患病率明显高于安静的偏僻山村。

4. 血压测量次数

患者进行数次血压测量时，第 1 次血压值往往是较高的，因此每次测量血压至少测 2 次，中间间隔 1 ~ 2min，取平均值作为受测者的血压，如果两次测得值相差 > 5mmHg，应再次进行测量，取 3 次平均值。

第七节　诊室血压测量的缺陷

OBPM 方法虽然简单易行，但是容易受到许多因素干扰，存在局限性，主要是测量次数少，观察误差和白大衣效应，从而影响对血压数值的判断，影响个体患者的血压水平与心血管风险关联的敏感性和准确性，尤其当血压测量次数较少情况下。诊室血压差异大，重复性差，且诊室血压易受体位、周围环境和医务人员操作方法等多种因素的影响。因此，诊室血压不能反映 24h 血压情况，只提供当时血压水平。

越来越多的证据表明诊室血压已不能准确反映高血压患者的真实血压水平和心血管风险，存在一定的缺陷：①柯氏听音法本身的缺陷；②仪器方面的原因；③测量者、被测量者不按规程操作；④ 20% ~ 25% 会出现"白大衣高血压"现象，存在警觉反应性血压升高的倾向；⑤因血压固有的变异性，一次测量血压即决定患者的血压值，可能过多诊断"高血压"或漏诊隐蔽性高血压[5-6]，成人中有 10% ~ 15% 的隐蔽性高血压患者，误诊率达 30% ~ 40%[7]；⑥诊室血压对高血压患者的靶器官损害及发生心血管病风险的预测能力不及 HBPM 和 ABPM[8-9]。

因此，在临床上采用诊室血压进行诊断和治疗评估时，必须充分考虑诊室血压的优缺点。是否血压升高，不能仅凭 1 次或 2 次诊室血压值来确定，需要一段时间的随访，观察血压变化和总体水平。需要时结合自测血压和动态血压才能较合理的评估患者的血压水平。

第八节　诊室血压测量标准

流行病学研究证实，健康人的血压随性别、种族、职业、生理情况和环境条件的不同而稍有差异。新生儿的血压平均为（50 ~ 60）/（30 ~ 40）mmHg，成人的血压平均为（90 ~ 130）/（60 ~ 85）mmHg。收缩压随着年龄的增长呈现线性升高，舒张压较平缓地升高，55 岁后进入平台期，在 70 岁左右缓慢下降，同时脉压逐渐增大。成年人中，男性血压较女性稍高，但老年人血压的性别差异很小。健康人两侧上肢的血压可有 5 ~ 10mmHg 的差别；上下肢血压以袖带测量法测量时，下肢血压比上肢高 20 ~ 40mmHg；健康人卧位所测得的血压较坐位时稍低；活动、进食、饮茶、吸烟、饮酒、情绪激动或精神紧张时，血压可稍上升，且以收缩压为主，对舒张压影响较小。由于影响血压的因素较多，因此不能轻率地依据一次测量血压的结果判定其正常与否，应该根据不同的场合下多次血压测量的结果加以判断。

人群血压值呈连续的单峰分布，似钟形曲线，在所谓"正常血压"与"高血压"之间没有一个截然的分界点，各国的高血压标准也不一致。近年来，随着流行病学和临床研究的不断深入，高血压的诊断标准曾被多次修改。按照《中国高血压防治指南 2010》[10]，高血压诊断标准为：在未使用降压药物的情况下，非同日 3 次测量血压，收缩压

≥140mmHg 和（或）舒张压≥90mmHg。患者既往有高血压病史，目前正在使用高血压药物，血压虽然低于 140/90mmHg，也诊断为高血压。根据血压升高水平，又进一步将高血压分为 1 级、2 级和 3 级。若患者收缩压与舒张压分属不同级别时，则以较高的分级为准。若收缩压≥140mmHg 而舒张压＜90mmHg，则定义为单纯收缩期高血压（ISH）。ISH 也可按照收缩压水平分为 3 级。

第九节　诊室血压测量的意义

大规模流行病学研究发现，诊室血压水平升高可以增加心血管事件的发生率和死亡率，进而人们提高了对高血压的重视，进一步研究发现高血压可以导致心脏、脑、肾等靶器官损害，虽然 ABPM 和 HBPM 已应用于临床，但是现在 OBPM 仍是高血压诊断（除白大衣高血压、隐蔽性高血压、清晨和夜间高血压外）、治疗和评估靶器官损害及预后的主要依据。

诊室血压水平与卒中、冠心病事件密切相关。全球 61 个人群（约 100 万人）为基础的前瞻性观察研究的汇总资料显示，成年人不同年龄组的诊室血压水平与卒中、冠心病事件的相对危险性均成连续的、对数线性正相关关系。诊室血压从 110/75mmHg 起，每增加 20/10mmHg，心脑血管风险增加 1 倍。按此数据计算，收缩压每升高 2mmHg，卒中增加 10%，冠心病事件增加 7%。在包括中国 13 个人群的亚太队列研究中，诊室血压水平也与卒中、冠心病事件密切相关，收缩压每升高 10mmHg，亚洲人群卒中与致死性心肌梗死风险分别增加 53% 和 31%。

第十节　诊室血压测量与动态血压监测、家庭血压测量的比较与关联

诊室血压测量（OBPM）、动态血压监测（ABPM）及家庭血压测量（HBPM）是血压测量的三种不同方法，各有特点。OBPM 是最常用的血压测量方法，也是目前高血压诊断、评估疗效的、较为客观、传统的基本标准方法和主要依据。现实中高血压的诊治效果评估主要依据诊室血压水平，但 OBPM 也有局限性，OBPM 为偶测血压，无法 1 天内多次测量，测量质量受测量者血压测量误差的影响。ABPM 既可更客观地测量 24h 血压，评估血压短时变异和昼夜节律，还可检测白大衣高血压、隐蔽性高血压等。测量血压较准确，无人为误差。但其价格较贵，一般基层单位无此仪器，目前无法广泛使用。同时，24h 中袖带的松紧及位置，夜间患者不习惯血压测量从而影响正常睡眠，睡眠不佳也可影响血压测量。现建议有条件的地区可推行 ABPM。HBPM 是患者在家庭测量血压，是经济且易于操作的血压测量方法，优于 OBPM 和 ABPM[11-12]。家庭血压可反映患者清醒状态下白天的血压，可鉴别白大衣高血压和隐蔽性高血压等，也可用于评估数日、数周甚至数月、数年血压的长期变异，还可协助高血压的诊断及疗效的评估。

参考文献

［1］苏海，彭强．血压测量中值得注意的问题．中华高血压杂志，2010，18（11）：404-405.

［2］Parati G，Sterqiou GS，Asmar R，et al. European Society of Hypertension guidelines for blood pressure monitoring at home：a summary report of the Second International Consensus Conference on Home Blood Pressure Monitoring. Hypertension，2008，26（8）：1505-1526.

［3］Quinn RR，Hemmelgarn BR，Padwal RS，et al. The 2010 Canadian hypertension education program recommendations for the management of hypertension：partI-blood pressure measurement，diagnosis and assessment of risk. Can J Cardiol，2010，26（5）：241-248.

［4］O'Brien E，Asmar R，Beilin L，et al. Practice guidelines of the European society of hypertension for clinic，ambulatory and self blood pressure measurement. J Hypertens，2005，23（4）：697-701.

［5］Betty KB，Jugoslav B，Slaven K，et al. Comparison between continuous ambulatory arterial blood pressure monitoring and standard blood pressure measurements among patients of younger and older age group. Coll Antropol，2009，3（1）：65-70.

［6］Sega R，Facchetti R，Bombelli M，et al. Prognostic value of ambulatory and home blood pressure compared with office blood pressure in the general population：follow-up results from the Pressioni Arteriose Monitorate e Loro Associazioni（PAMELA）study. Circulation，2005，111

（14）：1777-1783.

［7］Eoin O'Brien. 测量血压：新技术弥补旧不足 . 医师报，2008-11-20（13）.

［8］Niiranen TJ, Jula A, Kantola IM, et al. Home blood pressure has a stronger association with arterial stiffness than clinic blood pressure：the Finn-Home study. Blood Press Monit, 2009, 14（5）：196-201.

［9］Velvie P, Mahboob R, Michael L, et al. Disparate estimates of hypertension control from ambulatory and clinic blood pressure measurements in hypertensive kidney disease. Hypertension, 2009, 53（1）：20-27.

［10］中国高血压防治指南修订委员会 . 中国高血压防治指南 2010. 中华高血压杂志，2011, 19（8）：701-743.

［11］Sega R, Facchetti R, Bombelli M, et al. Prognostic value of ambulatory and home blood pressures compared with office blood pressure in the general population：follow-up results from the Pressioni Arteriose Monitorate e Loro Associazioni（PAMELA）study. Circulation, 2005, 111（14）：1777-1783.

［12］Fagard RH, Van Den Broeke C, De Cort P. Prognostic significance of blood pressure measured in the office, at home and during ambulatory monitoring in older patients in general practice. J Hum Hypertens, 2005, 19（10）：801-807.

（梁　洁　陈朔华）

第12章　动态血压监测

自 1905 年以来，诊室血压一直是高血压诊断和观察疗效的主要手段。无论是欧洲还是中国高血压指南，均还在强调诊室血压是诊断高血压的金标准。但诊室血压值不能可靠地反映血压的波动和活动状态下的情况。1966 年，Bevan 首先采用便携式血压记录仪测定 24h 血压。近年来，随着仪器的不断改进，24h 动态血压监测（ambulatory blood pressure monitoring，ABPM）已逐渐应用到临床和高血压的防治工作中。ABPM 能在患者日常生活状态下多次测量血压，可避免白大衣效应，反映血压的总体水平、血压变异性、夜间睡眠时的血压和昼夜节律。在过去的 20 多年里，越来越多的证据表明 ABPM 提供的血压信息优于传统诊室血压。两者和家庭自测血压互为补充，为人类更深入的认识血压的本质和波动规律提供了更多的信息。

一、动态血压监测的历史及现状

20 世纪 90 年代，牛津大学研究小组研发的便携式动脉内 ABPM 系统取得了重大突破。该技术采取在桡动脉或肱动脉内放置导管，并在心脏水平连接一个电子传感器和一个灌注装置，该装置能生成血压和心跳波动的详细记录，并贮存在磁带记录器中。人类采用 ABPM 首次证实整个 24h 内血压明显波动的特性，这些特性包括长期的波动，如血压在清醒和睡眠时的变化，以及分秒间的快速变化，这是由于情绪、运动和行为改变对心血管的影响所致。使用该技术发现不同血压水平受试者的血压变异性（以平均 24h 血压值的标准差表示）随着 24h 平均动脉压的增加而逐步增大。还可观察到医生坐诊使用普通血压计时患者血压和心率的动态变化。随着技术的进步，24h 动态血压监测装置不断小型化，携带更方便，获得的信息也更多，国内县级以上的医院已广泛使用。

二、动态血压测量方法 [1-4]

1. 监测前应全面了解患者的情况，评估患者臂围，选择合适袖带，根据临床评价决定是否应用 ABPM。监测应严格遵守操作规范，在动态血压分析仪软件上新建患者病例，根据患者的病情需要设定好测量血压时间。为患者佩戴监测仪时，先测量两上臂血压，袖带固定松紧要适宜，袖带下缘应位于肘弯上 2.5cm 处，最好直接戴在裸露的上臂上。将压力管连接到监测仪上，监测仪挂在腰间，将会按照预先设置好的时间间隔进行血压测量并存储血压值，患者可以回到日常生活环境中自由活动。

2. 使用经 BHS、AAMI 和 ESH 方案验证的动态血压监测仪，并每年至少 1 次与汞柱血压计进行读数校准，采用 Y 或 T 型管与袖带连通，两者的血压平均读数相差应 < 5mmHg。

3. 测压间隔时间可选择 15min、20min 或 30min。通常夜间测压间隔时间可适当延长至 30min。血压读数应达到应测次数的 80% 以上，最好每小时有至少 1 个血压读数。

4. 目前动态血压监测的常用指标是 24h、白天（清醒活动）和夜间（睡眠）的平均 SBP 与 DBP 水平，夜间血压下降百分率以及清晨时段血压的升高幅度（晨峰）。24h、白天与夜间血压的平均值反映不同时段血压的总体水平，是目前采用 24h 动态血压诊断高血压的主要依据。

5. 监测过程中应注意几个方面的问题，嘱患者佩戴监测仪后可与日常生活一样，但要注意保护记录盒，切忌碰撞、受压、受潮，不进入有磁场的环境、不接触有磁性物品。测量期间患者不可自行放松或随意移动袖带，防止袖带松动或滑脱。压力管避免打折、受压、扭曲或拉伸。在自动测量过程中，上肢应保持静止放松状态，睡眠时尽量保持平卧位，这对获得准确的血压读数极为重要。

三、检测指标

1. 人体血压的昼夜变化节律

人体血压昼夜节律变化异常可能与心脏、脑、肾等靶器官损害密切相关，并可能触发某些恶性心脑血管事件。ABPM 可以观察患者的血压节律变化，预测靶器官损害和用于指导治疗。正常生理状态下，人体血压在夜间水平较低，自清晨觉醒前后血压迅速增高，10:00 ～ 12:00 时达到高峰值，此后血压便逐渐降低；夜间血压进一步下降，于凌晨 3:00 ～ 5:00 时达到其谷值，但日间一直维持较高水平。人体收缩压及舒张压在夜间休息时一般会下降 10% ～ 20%，属于较为"健康"的一种血压类型；如果夜间血压下降小于 10% 甚至升高，或者收缩压及舒张压夜间降低大于 20% 则属于"不健康"的血压。

2. 血压的变异性

血压的变异性即血压波动性，主要指一定时间内血压波动的程度，反映了血压的昼夜节律、随人的行为及心理改变的变化程度。一般以 24h ABPM 的均值标准差反映血压变异的幅度：收缩压变异＞舒张压变异；24h 血压变异＞白天血压变异＞夜间血压变异。血压变异性容易增加血管损伤，是心血管疾病的一个独立危险因素，特别是血压的晨峰现象与清晨心血管事件以及卒中有密切关系。通过 ABPM 反映的血压波动性，可以指导治疗，更好预防心血管不良事件。

3. 动态脉压与动态血压均值

动态脉压（APP）是 ABPM 中的一项重要监测指标。最新研究结果表明，动态脉压和平均血压这两种指标不适合作为区分血压"高"和"正常"的指标。但老年人脉压增大是比收缩压和舒张压更重要的心血管事件的预测因子，老年人基线脉压与总死亡、心血管死亡、卒中和冠心病发病均成显著正相关关系。通过 ABPM 的应用可以尽早发现动脉血压和血压均值的异常，从而有效预防、降低重要靶器官损害。

4. 血压负荷

血压负荷为收缩压（SBP）和舒张压（DBP）分别大于 140mmHg 和 90mmHg 次数的百分率（1mmHg ＝ 0.133kPa）。研究表明，24h 血压负荷与左心功能不全、卒中、肾损害、听力损害、眼功能下降等损伤及其严重程度密切相关。24h ABPM 监测负荷值对指导高血压治疗，有效减轻血压对靶器官的超负荷，减少靶器官损害具有重要意义。

5. 晨峰血压（MBPS）

由于生物钟的影响，人体血压呈现昼高夜低状态，清晨人体由睡眠状态转为清醒状态并开始活动，血压从较低水平迅速升至较高水平，即为晨峰血压（MBPS）。MBPS 增高独立于 24h 平均血压，是心脑血管疾病的独立危险因素[5-6]。并且与靶器官的损害密切相关，如脑血管疾病、冠心病、左心室肥

大、心律失常、肾疾病、动脉粥样硬化，以及视网膜静脉分支阻塞等。目前主要使用 ABPM 监测技术评估晨峰血压，还没有晨峰血压的标准计算方法，通过 ABPM 监测可以准确判断晨峰血压，有效预防心脑血管事件的发生及重要靶器官的损害。

6. 动态心率

ABPM 在监测血压的同时还监测心率，24h 动态心率可以反映患者心脏活动状态，静息下的心率和高血压的心血管事件的发生率明显相关，且夜间心率较白天下降＜10%，则更易发生高血压并发症。因此，24h 动态心率监测可显著降低心血管事件与高血压并发症的发生率。

7. 谷峰比值（T/P）

谷峰比值是衡量降压药物平稳降压和评价新降压药物疗效的重要指标。一般采用服药 24h 后（下次服药前）的血压降低值（谷值，T）与药物高峰作用的血压降低值（峰值，P）为谷峰比值，也就是降压最小疗效与最大疗效的比值。在给药期间若降压作用波动小，那么降压不足或过度所致的昼夜血压波动及其所致的不良反应会大大减少，有利于保护靶器官免受损伤。最理想的谷峰比值为 100%，反映在用药期间均有持续的降压效应，无明显的血压波动。美国食品与药物管理局（FDA）的标准为 0.5 ～ 0.6，如达不到≥ 50%，应再增加一次用药，这样不但会加大血压在 24h 内的波动幅度，而且也会降低患者的依从性。但要了解降压药物作用的高峰、低谷和持续时间，必须剔除血压自身昼夜变化的影响，因此，只有采用 ABPM 才能准确地评价降压谷峰比值。

8. 平滑指数（smoothness index，SI）

ABPM 曲线平滑指数指降压药物治疗后 24h 每小时血压下降的均值与其标准差的比值。平滑指数的重复性较好，是评价降压疗效均衡性的重要指标。SI 越高，药物 24h 降压效果越大、越均衡，患者血压越平稳，对靶器官的损害就越小。因此，通过 ABPM 可以监测降压效果的均衡性，降低靶器官的损伤程度。

无论是药物还是个体患者的研究，哪种测量方法评估预后最佳以及目标血压降至什么程度仍未达成一致意见。建议最常采用的方法包括谷峰比值、家庭测量清晨/夜间血压比和平滑指数。有证据表明，在预测心血管损害逆转方面，平滑指数优于谷峰比值。Stergiou 等在研究中对谷峰比值、家庭测量清晨/夜间血压比和平滑指数评估降压的价值进行了比较。虽然前两个参数能有力说明药物作用持

续的时间，但并不能说明降压幅度，而平滑指数既能反映药物降压疗效和降压幅度，又能提供其他信息，因此不提倡使用谷峰比值评价。

四、诊断标准

目前动态血压监测的常用指标是24h、白天（清醒活动）和夜间（睡眠）的平均SBP与DBP水平，夜间血压下降百分率以及清晨时段血压的升高幅度（晨峰）。24h、白天与夜间血压的平均值反映不同时段血压的总体水平，是目前采用24h动态血压诊断高血压的主要依据，其诊断标准包括：24h ≥ 130/80mmHg，白天 ≥ 135/85mmHg，夜间 ≥ 125/75mmHg。夜间血压下降百分率 = （白天平均值 − 夜间平均值）/ 白天平均值。10% ～ 20% 为杓型，＜ 10% 为非杓型，≥ 20% 为深杓型或超杓型。夜间血压无下降或反超白天血压则为反杓型。SBP与DBP不一致时，以SBP为准。血压晨峰为起床后2h内的SBP平均值 − 夜间睡眠时SBP最低值（包括最低值在内1h的平均值），≥ 35mmHg为晨峰血压增高。

五、临床应用

（一）应用指征

《2011 英国高血压指南》建议，所有诊室血压在140/90mmHg（1mmHg = 0.133kPa）以上怀疑高血压的患者都必须进行动态血压监测，对诊室筛查发现的高血压予以确诊。除了诊室血压在180/110mmHg以上的重度或3级高血压患者，都应等待动态血压监测的结果才能启动降压药物治疗。动态血压不仅可以用来确诊高血压，还可用于高血压的分级。白天清醒状态的血压在135/85mmHg以上时，为1级高血压；在150/95mmHg以上时，为2级高血压[7]。

（二）适应证

2012 年 2 月《Journal of Hypertension》杂志上发表了《2011 澳大利亚动态血压监测专家共识》[8]，推荐以下临床情况为动态血压监测的适应证：
- 怀疑白大衣效应（包括怀疑白大衣高血压）
- 怀疑隐蔽性高血压
- 怀疑夜间非杓型血压
- 心血管事件高危患者
- 虽然经适当的降压治疗血压仍未达标（包括老年单纯收缩期高血压）
- 已知或怀疑阵发性血压升高

动态血压监测也可以用于以下情况：

- 调整降压药物
- 提示直立性低血压的晕厥或其他症状，而在诊室不能明确
- 怀疑或确诊的睡眠呼吸暂停
- 妊娠早期高血压

（三）ABPM 在高血压诊断中的应用

1. 白大衣高血压（WCH）

WCH是指持续的诊室高血压，离开诊室后血压又回到正常范围内，而多次ABPM血压却正常。对于那些在不同时间内至少3次测量CBP高于140/90mmHg，而ABPM至少2次测量血压正常，应高度怀疑为WCH，可以通过ABPM或参考家庭血压测量记录进行确诊。WCH常见于老年人和孕妇，其危险性比持续的高血压低，但比正常血压者可能高一些，尤其当WCH与其他危险因子并存时，其血管事件发生率就明显高于正常人群。

2. 隐蔽性高血压

与WCH患者相反，某些患者CBP正常而动态血压高于正常值，此即隐蔽性高血压。这类患者多为男性，老年人有吸烟饮酒史；常合并有糖尿病、体重指数过高、血肌酐偏高等情况。这类患者的诊室内偶测血压值虽在正常范围内，但比正常人群高，较易发展成为单纯收缩期高血压，心血管事件的发生率也较高。隐蔽性高血压在正常人群中的发病率相关报道不一，但许多国家隐蔽性高血压的发病率都超过了8%。对此类人群应做随访和必要的生活方式干预，防止其血压进一步升高或发展成为持续性高血压。有研究表明，隐蔽性高血压约有35%可发展为持久性高血压，并有较高的心血管危险性。除此之外，隐蔽性高血压在高血压人群中的发病率与正常人群的发病比例接近或更高，这类患者在一般门诊医疗中不易被发现，应采用ABPM进行诊断。

3. 直立性低血压

人体由蹲位或卧位恢复站位时收缩压降低20mmHg以上或舒张压下降10mmHg以上，并出现于体位改变后3min之内，患者常有眩晕和晕厥。ABPM能测量患者日常生活中不同体位的血压变化，易于明确诊断。

4. 顽固性高血压或顽固难治性高血压

如果原发性高血压患者联合使用3种或3种以上降压药物，CBP血压仍不能降至140/90mmHg（18.6/12.0kPa）以下，或者单纯收缩期高血压者收缩压不能降至140mmHg以下时，可通过ABPM提供的血压均值诊断是否为真顽固性高血压还是

WCH。要特别注意由于测压不准确、不良生活习惯、药物选择或用量不当等引起的"假顽固性高血压"。

5. 夜间高血压

夜间睡眠血压是休息状态下靶器官灌注需要的最低血压。研究发现，夜间高血压比日间高血压更具危害性。无论日间血压正常人群还是日间高血压人群，夜间高血压发生率均较高。而夜间高血压与夜间血压正常的患者相比，夜间血压高或夜间血压下降迟缓的患者伴发心脏、肾、血管靶器官损害以及心血管死亡的风险增加[9]。但夜间高血压的隐蔽性较大，不易被早期发现。因此，24h ABPM对夜间高血压的诊断、昼夜节律观察及临床结果预测更具有价值。

6. 盐敏感型高血压

盐敏感型高血压为相对高盐量摄入所导致的血压升高，而在减盐后已升高的血压能很快下降。盐敏感反映了机体细胞膜对 Na^+ 转运的能力及血管反应性的某种缺陷，具有明显的个体差异和遗传倾向，但在部分人群中，如糖尿病患者、肥胖者、高龄人群及肾血管性高血压患者，可能是获得性的。大量的临床研究发现，盐敏感者无论高血压或血压正常，均较早地出现了不同程度的靶器官损害，远期生存率也明显下降。因此，盐敏感的及时发现，对预防和治疗盐敏感型高血压至关重要。由于盐敏感者具有较大的血压变异性，通过24h ABPM检测，可以对其进行准确的判断，以避免对靶器官造成损害。

（四）ABPM 在评价降压治疗中的应用

西班牙高血压协会在 2004 年进行了一项大型的"西班牙高血压学会动态血压登记研究"。该研究共纳入 10 万余名进行 ABPM 的患者，通过对比ABPM 与诊室测量血压的结果发现，单纯采用诊室血压管理高血压患者既可能低估高血压控制情况，也可能高估血压控制情况，不仅造成大量医疗资源的浪费，也严重不利于患者的健康。同样，在这项动态血压登记研究中，与心血管事件密切相关的夜间血压升高十分常见，在未治疗的高血压患者中占41%，在服用降压药物的患者中占 53%。这些夜间血压控制不佳的患者一部分可能因为病情较重，但很大一部分可能是因为所选择的降压药物不合适。例如，未能选择 1 天 1 次服药真正能够控制 24h 血压的长效药物，也可能是因为降压药物的剂量不足。增加降压药物的剂量不仅可以增加降压药物降血压

的幅度，还可以有效地延长降压药物的作用时间，从而不仅控制白天的血压，还可以有效控制夜间血压及晨峰血压等[10]。

动态血压监测也可用于评估降压疗效。主要观察 24h、白天和夜间的平均 SBP 与 DBP 是否达到治疗目标，即 24h 血压 < 130/80mmHg，白天血压 < 135/85mmHg，且夜间血压 < 120/70mmHg。降压药物对昼夜血压变异的影响是不同的，取决于药物作用的持续时间、作用机制、剂量次数和患者情况，目前 ABPM 已成为美国食品与药物管理局（FDA）强制性检测降压药物手段。对于口服降压药物的高血压患者，能否保证 24h 平稳降压，不能单纯靠诊室血压来确定，ABPM 提供了能定时观察昼夜血压变化的手段，并能更好地反映患者的血压控制情况[11]。

ABPM 在评价降压药物方面与 CBPM 相比具有优势：目前没有证据表明 ABPM 有短期的安慰剂效应；ABPM 血压值比 CBP 误差小；ABPM 能测量患者服药后 24h 的血压值；比较不同降压药物的作用，常需要选择 ABPM；ABPM 能有效预测患者出现靶器官损害和发生不良心血管事件的风险。ABPM 也能测量药物的谷峰比值（T/P），谷峰比值是目前评价降压药物疗效的一个重要指标，反映药物作用的维持时间和平稳程度。一般认为，降压 T/P 大于 0.5 ～ 0.6 者可每天 1 次给药，否则需每天多次用药。在一定范围内，降压 T/P 越高表示降压作用越平稳。在给药期间内，降压作用波动小，使血压变异性减小，有利于保护心脏、脑、肾等重要靶器官，目前多主张选用 T/P 大于 0.6 的降压药物。ABPM 实验显示降压药血管紧张素 II 受体拮抗药（ARB）对 24h 血压控制有平稳持久的效应。常用的 ARB 有缬沙坦、替米沙坦、依贝沙坦等，例如缬沙坦 1 天 80mg 可控制 24h 血压，并且保持血压正常的昼夜节律。

ABPM 能很好地指导降压治疗。ABPM 对老年高血压患者有着重要的药物治疗学的监护作用，随着年龄的增加，动脉顺应性的减低，僵硬度的增加，血压变化大，易发生直立性低血压，诊室血压与动态血压的差别也越加明显，通过 ABPM 评估服药时间，合理降压，监测用药反应，预测药物不良事件及过度降压的发生有着重要的治疗指导意义。ABPM 可很好地显示高血压治疗是否超过了血压的安全范围，特别在直立、运动或休息时是否过度降压。而对于顽固性高血压患者，更提倡进行24h ABPM，根据每个患者的血压昼夜节律特点，

靶器官受损状况，综合评估患者的情况，结合药物的药代动力学、时间治疗学，合理选择药物的剂量、品种及服药时间，做到科学的药物个体化治疗[12]。

应用 ABPM 可以准确知道高血压患者的血压变化规律，亦即遵循时间治疗学原则，根据 ABPM 提供的血压高峰低谷等情况，就可选择适合患者血压特点的降压药物或剂型及服药时间，制订个体化用药方案，在有效降低昼夜平均血压水平的前提下尽力维持或恢复相对"健康"的血压节律模式，最大程度地减少高血压相关合并症的发生。

（五）ABPM 为预后提供更多信息

几乎所有的研究都显示 ABPM 与高血压靶器官损害的相关性比诊室血压强，包括左心室肥大、蛋白尿、血肌酐、粥样硬化斑块、视网膜动脉狭窄、动脉扩张性，以及顺应性受损等。目前已经明确 ABPM 平均血压升高比诊室血压升高能更准确地预测高血压患者靶器官损害。一项应用持续动脉内血压监测的研究表明，即使血压水平得到控制后，血压的变异性对于 7 年后左心室质量指数的增加也是一项独立的预测因子。还有研究显示，降压治疗后 ABPM 血压变化比诊室血压变化更能准确地预测左心室肥大的逆转。

ABPM 是睡眠过程中测量夜间血压的唯一方法，而夜间血压与睡眠血压事实上也不完全一致。在 24h 血压监测中，夜间血压负荷有着更高的评价意义，夜间血压升高或不下降，对脑血管损伤及左心室肥大等的影响较白天血压水平更大[10-11]；夜间血压不降者即使 24h ABPM 波动在正常血压水平（＜130/80mmHg），但夜间和白天的收缩压 / 舒张压比值每增加 5%，则心血管死亡的危险性上升 20%[12]。与诊室血压相比较，ABPM 在指导和评价高血压患者降压治疗中有着重要的临床价值，可根据患者 24h 动态血压的峰谷时间、平滑指数、血压负荷及昼夜节律等指标，选择合适的药物、适当的服药时间而进行个体化治疗。

24h 内数十次动态血压的测量结果，不仅可以更准确地评估一个高血压患者的血压水平，还可以明确血压的昼夜变化特征以及血压的变异性，更全面地评估心血管风险，包括动脉硬化情况。目前有学者提出"动态的动脉硬化指数"，是指利用 24h 动态监测数据，计算收缩压与舒张压之间的关系，可以独立预测卒中事件的发生与死亡[7]，这对高血压患者卒中的预防显得尤其重要。因此，如果条件

许可，所有新诊断高血压的患者，或血压尚未控制达标的患者，均需要进行 24h ABPM。

上海高血压研究所在浙江景宁人群的研究中发现，"白大衣高血压""隐蔽性高血压"及"单纯夜间高血压"的患病率均在 10% 左右，"单纯夜间高血压"患者尽管日间血压正常，但其动脉硬化程度明显高于 24h 血压正常者，与日间和夜间血压都明显升高的患者相似。因此，诊断高血压、区分高血压各种分型和判断血压是否得到有效控制，均需要更加依靠 24h ABPM。

一项入选 252 名平均年龄 68 岁的高血压患者的研究，评估了降压治疗时，除了诊室血压，家庭血压、动态血压监测是否能预测心血管疾病生物标志物［尿白蛋白排泄率（urinary albumin excretion，UAE）和脑钠尿肽］的变化。结果表明在降压治疗中，当与诊室收缩压测量联合使用时，家庭血压测量和 ABPM，特别是夜间收缩压为预测治疗所带来的心血管疾病生物标记物的改变提供了更多的资讯[13]。

六、探索与讨论

2012 年 2 月《Journal of Hypertension》杂志上发表了《2011 澳大利亚动态血压监测专家共识》（以下简称该共识）。该共识的主要目的是提供降压起始治疗及降压靶目标的动态血压监测数值以指导临床实践，同时该共识全面系统地阐述了动态血压监测的临床应用。该共识的一个突出亮点是明确了与不同级别诊室血压相对应的动态血压阈值（见表 12-1），该数据主要依据在澳大利亚进行的一项包括 8575 名高血压患者的前瞻性研究经回归分析得出的结论。这一分级为临床应用动态血压监测指导降压药物的使用提供了依据。研究表明，动态血压监测的日间血压数据低于相应的诊室血压。基于动态血压监测的治疗靶目标也低于相应的诊室血压（见表 12-2）。上述阈值的提出对将来应用动态血压监测指导临床实践有重要意义。

表 12-1　成人高血压分级[14]

高血压分级	诊室血压（mmHg）	与诊室血压对应的动态血压监测数值（mmHg）		
		24h	夜间	日间
高血压 3 级	180/110	163/101	157/93	168/105
高血压 2 级	160/100	148/93	139/84	152/96
高血压 1 级	140/90	133/84	121/76	136/87

表 12-2 成人治疗靶目标[15]

人群	诊室血压（mmHg）	与诊室血压对应的动态血压监测数值（mmHg）		
		24h	夜间	日间
无并发症的高血压	140/90	133/84	121/76	136/87
伴有糖尿病或靶器官损害	130/80	125/76	112/67	128/78
蛋白尿＞1g/d	125/75	121/71	107/63	124/74

该共识也提到了动态血压指标中逐渐受到重视的"晨峰高血压""血压和心率变异性""平滑指数""动态动脉硬化指数（ambulatory arterial stiffness index，AASI）"。这些不仅有助于高血压类型的识别和判断，还可以更准确地评估动脉硬化的进展程度、评价抗高血压药物的优劣、预测靶器官损伤情况及心脑血管并发症的发生风险。虽然有一定的争议，目前认为动态动脉硬化指数可以反映动脉壁的僵硬度。提出这一概念的基本原理是随着血压由睡眠中的最低值升高到日间的最高值，僵硬的血管收缩压升高的程度高于舒张压。通过 ABPM 获得不同时间的舒张压和收缩压数值，经分析可得出舒张压和收缩压的回归关系，把 AASI 定义为 1 减去舒张压对收缩压的回归斜率。青年人中 AASI ＜ 0.5，老年人中 AASI ＜ 0.7。多项研究证实 AASI 可有效地预测心血管死亡，与靶器官损害标志相关，资料可从 ABPM 中获得，有重要的临床意义。

该共识还指出动态血压监测是一项专门的技术，需要一定的训练、技能及经验，应用中应选择合适的袖带，并对如何评价动态血压监测的质量、检查过程中如何指导患者以及动态血压监测未来的研究方向做了阐述。

总之，ABPM 的优势是可获知更多的血压数据，能实际反映血压在全天内的变化规律。以往，临床医生更关注血压水平而不是血压节律，因此，ABPM 将带给医生全新的高血压诊断和治疗模式。《2011 澳大利亚动态血压监测专家共识》中提出了动态血压监测的降压治疗靶目标及高血压分级标准，进一步规范了动态血压监测的临床应用。随着全球大规模多中心 24h 动态血压登记研究结果的不断公布，相信动态血压必将成为高血压患者新的观察指标和新的治疗靶点。未来将依托 ABPM 设计前瞻性研究探讨血压节律的恢复和预后的转归以及药物和给药方法对恢复夜间高血压患者异常昼夜节律的影响，最大限度地减少靶器官损害和心血管事件。

总结与要点

动态血压监测不仅用于高血压的诊断评估，还可以：

1. 诊断白大衣高血压。
2. 发现隐蔽性高血压。
3. 判断高血压患者有无靶器官损害，判断高血压患者预后。
4. 评估血压升高程度、短时变异和昼夜节律。
5. 评估降压药物治疗效果，指导药物治疗，帮助患者选择药物，调整剂量与给药时间。

参考文献

[1] Fan HQ, Li Y, Thijs L, et al. Prognostic value of isolated nocturnal hypertension on ambulatory measurement in 8711 individuals from 10 populations. J Hypertens, 2010, 28: 2036-2045.

[2] Li Y, Thijs L, Hansen TW, et al. Prognostic value of the morning blood pressure surge in 5645 subjects from 8 populations. Hypertension, 2010, 55: 1040-1048.

[3] Kario K. Morning surge in blood pressure and cardiovascular risk: evidence and perspectives. Hypertension, 2010, 56: 765-773.

[4] 中国高血压防治指南修订委员会. 中国高血压防治指南 2010. 中国医学前沿杂志（电子版），2011，3（5）：49-50.

[5] Li Y, Thijs L, Hansen TW, et al. Prognostic value of the morning blood pressure surge in 5645 subjects from 8 populations. Hypertension, 2010, 55（4）: 1040-1048.

[6] Amici A, Cicconetti P, Sagrafoli C, et al. Exaggerated morning blood pressure surge and cardiovascular events. A 5-year longitudinal study in normotensive and well-controlled hypertensive elderly. Arch Gerontol Geriatr, 2009, 49（2）: e105-109.

[7] Krause T, Lovibond K, Caulfield M, et al. Management of hypertension: summary of NICE guidance. BMJ, 2011, 343: d4891.

[8] Head GA, McGrath BP, Mihailidou AS, et al. Ambulatory blood pressure monitoring in Australia: 2011 consensus position statement. J hypertens, 2011, 30（2）: 253-266.

[9] Hermida RC, Ayala DE, Calvo C, et al. Chronotherapy of hypertension: administration-time-dependent effects of treatment on the circadian pattern of blood pressure. Adv Drug Deliv Rev, 2007, 59（10）: 923-939

[10] Sierra A, Redon J, Banegas JR, et al. Spanish Society

of Hypertension Ambulatory Blood Pressure Monitoring Registry Investigators. Prevalence and factors associated with circadian blood pressure patterns in hypertensive patients. Hypertension, 2009, 53（3）：466-472.

［11］陈鲁原. 血压变异的临床意义与实践. 岭南心血管病杂志，2011，17（6）：430-432.

［12］Hodgkinson J, Mant J, Martin U, et al. Relative effectiveness of clinic and home blood pressure monitoring compared with ambulatory blood pressure monitoring in diagnosis of hypertension：systematic review. BMJ, 2011, 342：d3621.

［13］Yano Y, Hoshide S, Shimizu M, et al. Association of Home and Ambulatory Blood Pressure Changes With Changes in Cardiovascular Biomarkers During Antihypertensive Treatment. Am J Hypertens, 2012, 25（3）：306-312.

［14］Head G, Mihailidou A, Duggan K, et al. Definition of ambulatory blood pressure targets for diagnosis and treatment of hypertension in relation to clinic blood pressure：prospective cohort study. BMJ, 2010, 340：c1104.

［15］Head G, Chatzivlastou K, Lukoshkova E, et al. A novel measure of the power of the morning blood pressure surge from ambulatory blood pressure recordings. Am J Hypertens, 2010, 23（10）：1074-1081.

（王俊岭　张　刚）

第 13 章　家庭血压测量

第一节　家庭血压测量的定义和特点

（一）家庭血压测量的定义

家庭血压测量（HBPM）是指患者自己或由患者家属协助，在医疗单位外（一般指在家庭）的环境中测量血压数据，也称为自测血压（SBPM）。

（二）家庭血压测量的特点

HBPM 已成为高血压诊断和治疗效果评价的重要方法之一，作用不容忽视。

1. 可靠性

与诊室血压测量（OBPM）相比，HBPM 的可靠性比较强，一是能提供大量血压信息，二是翔实地记录患者血压。因此，建议使用有存储功能的血压计进行家庭血压测量。

家庭血压测量一般由合格的电子仪器自动测量，避免人为的误差。

2. 真实性

初诊或需要改变治疗方案的高血压患者 HBPM 应至少 7 天，取后 6 天血压平均值作为治疗参考的血压值，能真实反映患者某段时间的血压水平。HBPM 可筛查白大衣高血压和发现隐蔽性高血压。

3. 简便性

家庭血压测量通常在家庭环境中进行，不需到医院或诊室，方便测量，尤其是方便老年患者或工作繁忙的职业人群。

（三）测量家庭血压的价值

家庭血压最大的价值是其有显著的重现性。家庭血压测量即在非医疗环境下进行，可排除白大衣效应。它采用定时观测，即在一定的测定时间、测定条件下，连日、长期的监测血压，由摒除了血压波动的离散测定值组成。因此，认为家庭血压值并非反映血压的平均值，而是反映个体某个定时血压的近似血压值。

家庭血压能够良好地反映个人的真实血压，较门诊血压有优良的预后预测能力。经众多观察研究及相关研究报告，在 2014 版《美国成人高血压指南（JNC8）》中规定，家庭血压的高血压标准值为 135/85mmHg 以上。家庭血压测量的引进使患者得以主动参与高血压治疗，提高服药的顺应性。有报告显示，家庭血压测量费用低，效果优，其引进后医疗费用得到控制。家庭血压测量由患者自己管理，是促进其主动参与高血压长期治疗的有效手段。

第二节　家庭血压测量的临床意义

（一）提高高血压的知晓率

在我国，目前通常是正在接受降压治疗的高血压患者才在家中测量血压。因此，家庭血压测量常被误认为是高血压患者才需要做的事情，而自认为血压正常者则很少进行家庭血压测量。实际上，家庭拥有血压计并进行家庭血压测量的重要价值在于，血压正常者通过定期测量血压可及时发现血压升高和波动，从而对高血压进行及时的评估、诊断和治疗，预防心脑血管并发症的发生。欧美、日本等发达地区以及北京、上海等大城市家庭拥有血压计的比例较高，高血压的知晓率也相对较高。

（二）提高高血压诊断的准确性

家庭血压测量在家中进行，测量次数和天数均比较多，因此，可以更准确、更全面地反映个人日常生活状态下的血压水平。因此，和动态血压监测相似，家庭血压测量可以有效地鉴别出那些只有在诊室测量血压时才升高的"白大衣高血压"，或主要在家庭测量血压时升高的"隐蔽性高血压"。这样可避免白大衣高血压患者进行过度降压治疗的潜在风险，也可以及时控制隐蔽性高血压患者的心血管风险。

（三）提高高血压患者判断预后的准确性

与诊室血压测量相比，家庭血压测量在预后判断方面具有一定优势。在日本进行的 Ohasama 研究提供了强有力的证据[1]。Ohasama 研究是一项较大样本的前瞻性自然人群研究，在 1702 名 Ohasama 居民中测量了诊室血压、动态血压及家庭血压。在平均 11 年的随访期间，共发生脑血管病事件 141 例（其中卒中 137 例，短暂性脑缺血发作 4 例）。如果分别根据诊室与家庭血压对血压进行分类，家庭血压在提高卒中预测水平方面优势明显[1]。

（四）提高降压治疗的质量与达标率

家庭血压测量除了可以提高高血压的诊断水平，还可以提高高血压患者控制血压的质量和达标率。前者的主要原理是，家庭血压测量可以让患者充分了解其血压水平，不管是血压太高还是太低，都可以促使患者积极寻找导致血压大幅波动的原因，特别是生活方式方面的原因，如钠盐的摄入量、工作与生活的压力，从而通过生活方式干预，稳定降压治疗的效果；后者的主要原理则是，高血压患者通过家庭血压测量更容易检测到尚未控制的高血压，从而为医生调整降压治疗方案提供依据，将血压控制到达标水平。

第三节　家庭血压测量的方法与注意事项

（一）家庭血压测量的方法

1. 测量设备

推荐使用经国际标准认证［英国高血压学会（BHS）、医疗器械促进会（AAMI）和欧洲高血压协会（ESH）］的上臂式全自动或半自动电子血压计进行家庭血压测量。测量血压的一般条件和在诊室测量血压时大致相似。

2. 诊断标准

家庭血压测量值一般低于诊所血压值，正常上限参考值为 135/85mmHg，相对应于诊所血压的 140/90mmHg。非同日 3 次 HBPM 收缩压 ≥ 135mmHg 和（或）舒张压 ≥ 85mmHg 可考虑诊断为高血压。治疗的目标值也是 < 135/85mmHg。

3. 测量前准备

测量血压前 30min 不吸烟、饮酒或喝咖啡，排空膀胱，在有靠背的椅子上坐位休息至少 5min 后开始测量血压。也可采用更舒适一些的落座条件，如沙发等稍矮一些的座位，但应确保捆绑袖带的上臂与心脏处于同一水平。

4. 捆绑袖带

用手触摸肘窝，找到肱动脉跳动的部位；将袖带的胶皮袋中心置于肱动脉上，袖带下缘距肘线 2 ～ 3cm，松紧以能插入 1 ～ 2 指为宜。裸臂绑好袖带，袖带必须与心脏保持同一水平。袖带型号要合适，袖带宽幅过窄或缠得过松测得血压会偏高，相反，袖带过宽或缠得过紧则测得的血压会偏低。

5. 测量时

测量血压时双脚自然落地平放，将捆绑袖带的上臂放在桌子上与心脏同一水平，上臂与胸壁成 40° 角。测压时患者务必保持安静，不讲话。

6. 测量后

测量完成后，如果所使用的血压计具有打印功能，可打印测量结果并保存。若血压计无打印功能，则应将测量结果完整记录，以备需要时使用。记录内容应包括，测量血压者姓名，测量日期与时间，收缩压、舒张压与脉搏，如果血压计提供了平均压或脉搏压，也应记录。

（二）家庭血压测量的注意事项

1. 选择大小合适的袖带

应在采购血压计时要求销售者提供与血压计主要使用者匹配的大小合适的袖带。目前大部分电子血压计都配置了适用于大多数测量者的标准袖带和供上臂臂围较大者使用的大袖带。如果给儿童、青少年或其他上臂过细者测量血压，应注意选择小袖带。

2. 测量时机

通常早上的血压较高、晚上的血压较低，如果在理想状态下，能够在早上测量到一个人一天中最高的血压而在晚上测量到其一天中最低的血压，将能够实现对血压的全面了解。因此，早上测压时，应尽可能排除那些可能导致血压降低的因素；而晚上测压时，则应尽可能排除可能导致血压升高的因素。

通常早上测压应在起床后的数小时内进行，但应在早上服用降压药物之前进行。有时进餐会显著影响血压，因而应尽可能在早餐前测量血压。鉴于国内医院通常测量坐位血压，家庭血压测量也应尽可能取坐位。测压前应排空膀胱。与早上测压相比，晚上测量血压的条件更加难以控制。建议测量晚餐后、洗浴后、服药后的"就寝前血压"。

3. 测量频率

家庭血压测量在家中进行，因而会受到生活方式的影响。综合考虑各国指南建议以及我国有关研究结果和居民的生活方式，建议初诊和治疗早期家庭血压测量连续 7 天，去除第 1 天的测量值，计算后 6 天的血压平均值作为评估治疗的参考；每天早晚测量 2 次（早 6:00～9:00，晚 18:00～21:00），每次测量 3 遍，每遍间隔 1min，取后 2 遍血压的平均值，因为首遍测量血压数值往往偏高；血压控制较

平稳者，可以每周或每月测 1～2 次。

4. 哪些人不适宜进行家庭血压测量

某些心律失常如心房颤动（房颤）、频发期前收缩患者，采用一般电子血压计不能准确测量血压，推荐使用具备房颤监测功能且符合国际标准（ESH、BHS 和 AAMI）的上臂式电子血压计进行家庭血压测量。血压本身的波动可能影响到患者的情绪，使其血压升高，形成恶性循环，不建议精神焦虑及紊乱或擅自改变治疗方案的患者进行 HBPM。

5. 正确使用电子血压计

应在采购电子血压计时或采购之后，详细了解血压计的使用方法；需要时，还应到就诊的医疗机构寻求帮助，并对其测量结果进行临床验证。

第四节　家庭血压测量的影响因素

目前，家庭血压测量没有得到推广的原因主要有以下两方面：

（一）患者自身原因

部分患者存在认识上的误区：①医院测血压比自己测血压准确，只有到医院就诊时才测量血压；②普遍认为汞柱血压计比电子血压计准确，使用汞柱血压计测量时无法独立完成，不能做到连续监测血压；③自觉症状轻而未意识到需要监测血压；④认为只要坚持服药，就能控制好血压，无需血压监测；⑤认为有不适症状才需测量血压，平时无需监测血压[2]。

因此，部分患者即使持有血压计，利用率也很低，较难了解和掌握血压波动状态和服药治疗的疗效。还有一些患者由于文化程度较低，看不懂疾病的各种宣传知识和指导资料，或接受能力差；另外，由于生活环境和空间的限制，知识来源受限，所以根本不知道高血压监测和定期复诊的重要性，也不知道高血压疾病需要患者自我管理来配合医生的治疗[3]。还有一部分老年患者听力差，视力也不好，对于血压计使用起来有困难[4]。

（二）健康教育投入不足

随着人民生活水平及经济能力的提高，一般家庭购置一台血压计已不成问题，但我国居民家庭电子血压计持有率依然很低，这直接造成了高血压知晓率低的情况。这可能与我国健康教育投入不足有关，包括专业人员缺乏、教育方式粗放等问题。目前，国内家庭血压计购买大多为客观需要或市场运作的作用，专业医护人员主动参与较少。虽然我们

也开展了一些学术研究，但这些课题性质的研究持续性差，缺乏专业人员对家庭血压监测人群的持续监督与关注；有研究发现[5]，高血压患者在高血压相关知识及监测方法上知之甚少，这可能与医护人员健康教育方式粗放有关。由于日常护理工作的繁忙和口头演说是最省时省力的指导方式，病房的健康教育工作常常停留在口头指导的方式上，不注重实际操作与演练指导，往往导致患者一知半解。

提高家庭血压测量的推广和普及的几点建议：

1. 家庭血压测量采取个性化专业教育

家庭血压测量由患者或家属协助完成，患者或家属必须掌握正确测量血压的技术和高血压基本知识，如果缺乏正确的指导和培训，就无法发挥其应有的作用。健康教育是预防和控制高血压的基础和前提，健康教育效果直接影响高血压患者的健康信念模式。医务人员有责任在教会患者如何测量血压的同时也要教会其家属发挥家庭支持的督导作用，并对不同患者的情况进行个性化专业教育。要加强血压计基本使用方法的具体指导，详细讲明操作步骤并做好操作示范，注重细节和实际操作。向患者讲明测量血压的原理，影响血压值的因素，监测血压对高血压患者的重要性，记录血压及服药情况的重要性，血压变化的特点及影响因素等，以达到血压的良好控制，预防各种急性、慢性并发症的发生[6]。

2. 加强家庭血压监测研究

家庭血压监测方案目前尚无统一标准，我们建议在国内大力倡导家庭血压监测，并对其操作方法进行规范化、标准化，正常值和可靠性评定等做进

一步的研究和确定，增加循证依据；加大高血压健康教育专业人员的培训和投入；建立高血压患者健康管理档案，将家庭血压监测数值系统化存储，促进其自我管理能力的持续性改进。高血压患者家庭血压监测对发现、诊断、治疗高血压都有很大的帮助，可使患者清楚自己的血压是否得到有效控制，改善患者对治疗的依从性，构建患者对高血压疾病治疗的积极参与意识，具有很大的应用潜力和发展前景。

第五节　家庭血压测量的临床应用

（一）评估白大衣高血压

白大衣高血压（white coat hypertension，WCH）也称孤立性诊室高血压，指在诊室偶测血压≥140/90mmHg，而白天动态血压监测（ABPM）的平均血压低于135/85 mmHg。Ugajin 等[7]一研究表明，WCH 者比正常血压者更容易发展为持续性高血压，47% 的 WCH 者和 22.2% 的正常血压者最终进展为高血压。此外，WCH 易促进动脉粥样硬化和高血压靶器官损害如颈动脉内膜增厚、左心室功能降低、动脉弹性下降、视网膜病变及微量白蛋白尿等的进展[8]。但目前 WCH 与临床心血管事件风险的相关性还没有定论。有研究[9-10]表明，WCH 的心血管事件风险和正常血压者相似，而其他更长时间的随访研究则表明其与持续性高血压相似。

多数学者认为 HBPM 可作为 WCH 的筛查。Divison 等[11]研究表明在日常医疗工作中结合应用 HBPM 可避免高血压患者诊断及监测中 20%～30% 的可能错误。Helvaci 等[12]研究显示，在年轻人群中有较高的 WCH 发生率，认为 WCH 应视为身体对各种刺激的正常反应，应于每年采用 HBPM 随访。Pickering 等[12]则发现 WCH 在老年人中更为普遍，单独基于诊室血压治疗可能会导致用药过度，使血压降得太低。由此可见，WCH 的远期后果及对心血管事件风险的影响仍未明确，但有必要对 WCH 者进行定期随访及诊室外血压监测。

（二）评估隐蔽性高血压

在某种意义上说，隐性高血压（masked hypertension，MH）就是反 WCH，即诊室血压正常而诊室外血压升高。MH 为诊室血压＜140/90mmHg，而白天 ABPM 或 HBPM 收缩压≥135mmHg 或舒张压≥85mmHg[13]。cuspidi 等[14]研究表明，MH 导致的靶器官损害水平与持续性高血压患者相似，同时他们发现这些患者的 HBPM 值也高，提示血压控制并未达标，诊室随机血压测量低估了心脏负荷。sega 等[15]则发现与正常诊室和 24h 血压者相比，那些选择性诊室血压高（WCH），选择性 24h 血压高（MH）以及同时有诊室和 24h 血压高者的心血管死亡风险率逐渐增高。

HBPM 作为检测 MH 的可靠工具，与 ABPM 一致性水平达到 70%～90%[16]。Helvaci 等[17]发现在诊断 WCH、MH 及高血压上，HBPM 比常规诊室血压测量更可取，甚至因其简易、经济且与 ABPM 一样有效而比 ABPM 更可取。然而，目前 MH 的管理尚待完善，进一步的临床研究旨在改善 MH 的治疗，从而改善与之相关的心血管疾病高风险。

（三）家庭血压测量在高血压管理中的作用

正如血压峰谷比用于动态血压监测，早晚血压比可用来评估药效。早晚血压比评估药效的前提是假设药效最低水平为第 2 天早晨下一剂药还未服下之前，即服药后 24h。在晚上达到高峰，即服药后 12h[18]。HBPM 在 24h 内能多次获取血压值，因而可以监测整天的血压变化，故被认为是评估药物疗效的合适工具。

HBPM 能改善血压控制且 HBPM 与 ABPM 的相关性比 OBPM 更好。Staessen 等[19]发现，与依据诊室血压调整降压方案相比，依据家庭血压则不必使用那样强化的药物治疗且医疗费用略有降低，同时缩短血压控制达标时间。Eappueeio 等[20]将 1359 名原发性高血压患者分配到 HBPM 组，1355 名分配到对照组，在医疗卫生机构观察 2～36 个月，结果表明 HBPM 组血压更低，收缩压和舒张压分别降低了 4.2mmHg 和 2.4mmHg，并且证实 HBPM 使更多的患者达到目标血压。McManuS 等[21]将正在接受初级治疗但血压未受控制的患者随机分组，在干预组中，患者采用自己惯用的测量设备测量血压，而对照组则由医生或护士测量，结果表明干预组较对照组收缩压在 6 个月后明显降低（平均为 4.3mmHg），但是持续不到 1 年（平均为 2.7mmHg）。Verbe 等[18]研究发现 OBPM 比 HBPM 产生更高的血压值，收缩压在 OBPM 及 HBPM 间的差别，随着年龄和诊室血压的增高而增加，男性比女性差别更大，在未用降压药的患者比那些用降压药者更大。

HBPM 促使患者主动参与高血压的管理，结果会使服药的顺应性提高，从而改善治疗依从性，是患者主动参与高血压的长期治疗的有效手段。目前，有研究试图将 HBPM 和其他改善依从性的试验相结合[11]。

（四）HBPM 在判断预后中的价值

HBPM 可能对糖尿病、慢性肾病、依从性差、可疑有 WCH 和 MH 的患者尤其适用，同样也对疑似和新诊断的高血压患者、孕妇、儿童和老年人有价值。Agarwal 等[22]对 217 名慢性肾病患者平均随访超过 3.5 年，发现与诊室血压相比，HBPM 是终末期肾病或死亡的一个强有力的预测因子，自测血压值每增加一个标准差，终末期肾病的发病风险增加 1.74。而在糖尿病患者中，HBPM 比单独 OBPM 能更好预测靶器官损害（尤其是早晨血压值）[23]。此外，HBPM 可以监测妊娠期间的血压变化，以便观察子痫前期的症状和体征。

HBPM 比传统的诊室血压能够更好地预测高血压靶器官损害，且比 OBPM 与左心室肥大和动脉粥样硬化的出现具有更好的相关性，甚至在评价靶器官损害方面可能比 ABPM 更好[24-25]。Obara 等[26-27]在研究 HBPM 与心血管事件的关系中发现，HBPM 的收缩压与心血管疾病死亡率成线性相关，舒张压与心血管疾病死亡率成 U 型关系；DBP ≥ 84mmHg 或 < 66mmHg，心血管疾病发生率、死亡率及卒中危险性均明显增加。Bobrie 等[25]对 4939 名接受高血压治疗患者的随访亦发现，在家自测血压者收缩压每升高 10mmHg，心血管事件危险增加 17.2%，舒张压每升高 5mmHg，心血管事件危险增加 11.7%。而 OBPM 同样幅度的血压升高，并不伴有任何心血管事件危险的明显增加。

由此可见，HBPM 在临床应用广泛且比 OBPM 有更好的预后准确性，可能是心血管疾病死亡率和心血管事件的一个更好的预后指标。

（五）家庭血压测量的经济学效益

在许多国家，医疗费用的剧增都是一个重要问题。因此，有必要对任何干预措施进行成本效益分析。Staessen 等[28]在据家庭或诊室血压治疗高血压的经济学分析中发现，诊室血压组的花费明显高于家庭血压组。在一项将 HBPM 引进高血压的诊断与治疗的经济学影响的研究中，Funahashi 等[29]亦发现单独根据 OBPM 诊断、治疗高血压的总费用（包括与之相关的并发症和长期的护理费用）估计每年为 770 亿美元。当 HBPM 被引进高血压的管理，据估计每年的总费用是 680 亿美元，每年相对节省约 90 亿美元。节省费用大部分是因为避免仅仅依据诊室血压升高或 WCH 而开始给予治疗。因此，常规进行 HBPM 可以降低高血压及其并发症的治疗费用。

第六节　家庭血压测量设备和技术展望

（一）家庭血压测量设备

家庭血压测量设备可分为汞柱血压计、气压式血压计、自动或半自动电子血压计。从测量原理和方法上家庭血压测量主要分为柯氏音测量法和示波法两类。

1. 汞柱血压计

汞柱血压计是基于柯氏音法测量原理生产的测量设备，作为血压测量的金标准，具有简单、准确、可靠和低成本的优点，但也同时存在以下弊端：①设备中含有有毒元素汞，联合国 2013 年签定的《关于汞的水俣公约》规定，到 2020 年，全世界签约国将不再生产和销售含汞产品，包括汞柱血压计；②不方便携带，容易破碎；③无法与现代电子设备与信息系统兼容。

基于汞的环境污染、使用便捷性差等原因，未来汞柱血压计将被逐步淘汰，电子血压计将是最有可能取而代之的血压测量设备之一。至少针对家庭血压测量来讲，电子血压计使用方便，更适合患者自行测量血压。

柯氏音法的发明最早出现在我国史学先驱司马迁在公元前 1 世纪所著的《史记》里，记载有扁鹊利用脉搏的特征为人诊疗疾病。对血压测量装置的重大改进发生在 1905 年，俄罗斯生理学家 Korotkoff 发现了柯氏音法（以他的名字命名）能将血压的无创测量准确度大大提高，并且使用方便简单。继而得到广泛认可并应用至今。该方法与汞柱血压计组合，共同成为现今血压测量的金标准，大多数无创血压计的临床认证都以它为标准。

柯氏音血压测量方法简单准确，但对家庭血压测量使用而言，也有缺陷：①对普通人而言，学会听柯氏音从而测量血压有一定难度。②柯氏音方法要求使用者在测量过程中专心、细致，并使用正确的方法。大量临床数据证明，大多数医务工作者在临床上达不到上述要求。③柯氏音方法是手动方法，很难长时间和多次重复测量，因此难以在重病血压监测、手术血压监测等方面使用。

2. 电子血压计

通过示波法自动测量血压的电子血压计包括上臂式、腕式和指式电子血压计。

目前世界各国专家推荐使用经国际标准认证（BHS、AAMI和ESH）的上臂式电子血压计作为家庭血压测量的主要工具。一是因为柯氏音测量方法难于掌握，并且常用的汞柱血压计中的汞有毒，二是腕式、指式等电子血压计不如上臂式电子血压计的准确性高。

在选择上臂式电子血压计时，可以选用根据3个常用国际标准（BHS、AAMI和ESH）中任一独立认证合格的血压计。目前没有证据证明按3个常用国际标准中哪个标准认证合格的血压计更好，但是越来越多的电子血压计是根据欧洲的ESH-IP标准认证的，中国高血压联盟（CHL）也推荐根据欧洲的ESH-IP标准认证电子血压计。

由于欧洲的ESH-IP标准在2010年修订时将认证要求和准确度要求加严，因此使用通过ESH-IP 2010年修订版（ESH-IP-2）的电子血压计理论上比通过2002原始版（ESH-IP）的血压计可靠性有可能更高一些，但这并不是说通过ESH-IP认证的血压计就一定比通过ESH-IP-2者要差。

示波法的测量原理是基于对袖套内的脉搏波信号振幅的分析而确定收缩压和舒张压，具有一定的统计学特性。目前大多数电子血压计采用示波法，尽管近几十年来对其准确性争议不断，但仍得到越来越广泛的使用，主要原因是，示波法电子血压计使用简单，不需要专业培训。示波法血压测量技术发展的另一个原因是，利用其自动测量的特点，实现许多柯氏音手动测量不可能实现的功能。

示波法与电子血压计测量设备研发中，先后研发出表式、模拟表式、仿汞柱三种电子血压计。这三种血压计都继承了汞柱血压计的"尾数偏好"问题。目前，国内也研发了一种数压式血压计，其优势在于能够与目前在家庭广泛应用的电子血压计兼容，有助于从传统柯氏音方法到自动电子血压的过渡。

3. 血压计的认证和校准

血压计的准确性对血压测量很重要，因此需要对血压计进行认证以确保市场上销售的血压计是合格产品。血压计的准确性有两个指标，一是血压计对袖套气压测量的准确性，一般要求误差最大不超过±3mmHg，这个指标与人体血压测量无关；另一个指标是血压计对人体血压测量的准确性，这个指标目前还没有最大误差值要求，通常是通过多人次测量，对结果做统计学分析，使用统计学指标评估血压测量的准确性。

目前，广泛应用的血压计临床准确性的标准有三：美国AAMI（SP10）标准，英国BHS标准，以及欧洲ESH-IP标准。中国的血压计行业标准YY-0670-2008与美国AAMI（SP10）标准基本相同。根据这3个标准，临床试验一般都用汞柱血压计和柯氏音测量结果为标准，计算被评估血压计的误差。AAMI（SP10）标准中要求85名患者各测3次，共有255个测量数组。被测血压计的误差均值不能大于±5mmHg，标准差不能大于8mmHg。英国BHS标准根据被测血压计测量误差在5mmHg、10mmHg和15mmHg三个范围内的测量组数的多少将血压计分为A、B、C、D四类，其中A、B类为通过要求类。欧洲ESH-IP标准要求的指标较多，其中一个指标是，33名患者各测3次，3次测量误差都超过5mmHg的人数不能超过3个。由此可见，各标准并没有要求被测血压计对每一个人准确，也不要求每次测量都准确，只要准确性达到一定的统计学指标就可以了。随着血压测量技术的改进，这些统计指标要求也在不断提高。但是无论如何，经独立认证合格，是当前确保血压计达到一定准确性的保障，各国都推荐使用经独立认证合格的血压计。

最新的血压计认证结果在Dabl教育网站（http://www.dableducational.org），英国高血压学会网站（http://www.bhsoc.org/index.php），高血压联盟（中国）网站（http://www.bhli.org.cn），以及北京高血压防治协会网站（http://www.chl-bha.org）可以查询到。

无论使用何种血压测量设备测量血压，都应该定期校准。一般每半年进行1次校准，可在购买处或有些大型医疗机构医用仪器计量室进行血压计校准工作。

（二）家庭血压测量技术展望

由于家庭血压测量已经不仅仅是诊室血压测量的补充，而是逐渐成为高血压诊断的主要依据之一，家庭血压测量的准确性和可靠性越来越重要。在这种需求的驱动下，家庭血压测量技术在准确性和可靠性方面必将有重大改进。事实上，这种改进已经逐渐展开。同时，计算机网络技术和移动通讯技术的发展，也给家庭血压监测带来新的发展方向。

1. 家庭血压测量准确性的改进

作为家庭血压测量最受欢迎的示波法电子血压计，其测量准确性的改进一直是各电子血压计生产商的内部秘密，很少有公开准确性改进算法的。从已公开的临床试验数据来看，示波法电子血压计测量准确性在 2012 年之前的改进是缓慢的，至今绝大部分电子血压计的误差标准差仍在 4.5～7.5mmHg，离两人同时用柯氏音测量所产生的差异的 2～3mmHg 的标准差值相差甚远。

2012 年后，长足改进示波法电子血压计的准确性的新方法首先在中国开始涌现。2012 年 10 月，中国深圳吴晓光博士获得"一种无创血压测量装置"的中国发明专利。根据非正式发表的临床数据显示，利用该技术测量得到的舒张压比传统的示波法舒张压测量准确性要高。2013 年，康尚公司研发的双示波法血压计测量得到的舒张压比传统的示波法舒张压测量准确性要高；对于收缩压，使用在袖套下游的脉搏第一次出现时袖套压力接近于收缩压的古老测量原理，经现代信号处理方法，即可获得更准确的收缩压值。

由此可见示波法电子血压计正在经历一个快速改进时期，可以想象在今后几年的时间内，市场上会有大量改进后的示波法电子血压计，其测量准确度可以与柯氏音法的准确度完全相当，从而取代传统示波法电子血压计。

2. 家庭血压测量可靠性的改进

示波法电子血压计因其操作简单，无需专业知识便可使用，从而在家庭血压测量中获得成功应用。使用者普遍认为示波法电子血压计有较好的可靠性。然而，事实并非如此，使用示波法电子血压计也需要符合血压计使用的必要条件。例如，在不安静的环境下测量血压，运动或活动后立即测量血压，测量过程中说话或有肢体动作，坐姿不对引起某些肌肉紧张，袖套太松，袖头尺寸不对，穿着外套等都会降低袖套内的脉搏波信号的振幅，从而可能影响测量准确性。这种在不利条件下仍然出测量结果，但结果可能不对的测量设备，不应该被称为可靠的测量设备。

值得一提的是，不同电子血压计在相同条件下对环境的敏感度也会有区别。我们认为品牌 A 的测量是可靠的，因为在测量方法不对或测量条件不符合时的血压状态时，给出错误信息，而不是错误的测量值；与此相反，在相同情况下我们认为，品牌 B 可靠性低的血压计测量值是不可靠的，因为给出错误的测量值比不能测量更为糟糕。要知道，仅仅因为能出测量结果从而认为可靠是不正确的。

由于教育广大的家用血压计客户群比起培训医务工作者难度要大，家庭自测血压很难确保所使用的方法和条件等是符合血压测量要求的，这就给家用血压计的推广和使用带来更大挑战。这就要求家用血压计比医用血压计更可靠，并且要在不符合使用条件时给出错误提示。由于这种挑战和需求，我们可以预见，未来的家用血压计会为使用者提供更多正确使用血压计的帮助，以提高血压计测量结果的可靠性。事实上这种趋势已经可以见到，如包括上述错误提示和市场上已经可以买到的语音提示电子血压计。

3. 家庭血压远程监测

由于各国高血压指南都提倡家庭血压测量，越来越多的医生选择让患者在家自测血压。测量结果通常是由患者在下次就诊时带去给医生看。这样的方式实时性差，患者不能得到医生更及时的指导，同时容易产生记录错误，混淆测量结果和丢失数据。另外，在中国血压控制达标率很低，单靠医生恐怕未必能够很快提高此达标率，家庭成员的关心和监督应该能够起到很好的作用。因此，一个具有远程数据传输，可通过医生和亲属共同监测的血压计应该有广阔的前景。

图 13-1 描述了一个通过蓝牙或通用分组无线服务（GPRS）通讯技术实现家庭血压远程监测的一个模型。患者的血压值可以通过血压计的蓝牙数据传输功能传输到自己的智能手机，然后智能手机再自动上传到指定的云平台。血压计也可以通过 GPRS 数据传输功能直接将数据传输到云平台。云平台收到患者血压值后，可以立即转发到指定医生和亲属的手机上。这样，医生和亲属都可以实时了解患者的血压状况。如果有必要，可以随时与患者电话沟通，提供建议和指导。同时，云平台也是一个数据库和数据分析中心。医生、患者和亲属都可以上网了解患者的历史数据、血压控制进展情况等信息，以便更有效地控制患者的血压。

4. 家庭血压监测和智能化管理

血压监测和智能化管理包括自动识别血压测量中的错误，提示使用者使用正确的方法测量血压，依据血压历史数据将血压测量结果进行数据分析，提示使用者采取合适的血压控制方法，等等。血压测量和管理的智能化在一定程度上可以减轻医生和

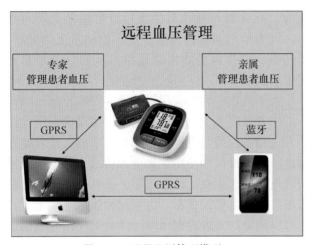

图 13-1　远程血压管理模型

家属对患者的血压进行监管的负担，也为患者本人带来方便。但是，将智能化软件写进每一台血压计里，必将增加血压计的成本，这是一个不小的代价。

　　家庭血压远程监测带来的血压数据库、数据分析，以及实时通讯为血压测量的智能化带来了低成本、高效率的解决方案。这种方案将高成本的血压数据库，数据分析软件放到云平台上，让多个血压计共享这一资源，从而降低每个血压计使用这一资源的成本。

　　血压测量和智能化管理也可以通过智能手机实现。血压计只需要具备廉价的蓝牙通讯功能，将血压数据实时传输到智能手机上，在智能手机上安装功能强大的血压数据库和数据分析软件，对使用者的提示和指导完全由手机软件来完成。这样就把智能手机作为血压计的一部分。对于已经拥有智能手机的人来讲，这样的性能扩展成本很低。

参考文献

［1］Asayama K，Ohkubo T，Kikuya M，et al. Prediction of stroke by self-measurement of blood pressure at home versus casual screening blood pressure measurement in relation to the Joint National Committee 7 classification：the Ohasama study. Stroke，2004，35（10）：2356-2361.

［2］卢文娟，韦薇. 老年高血压患者自我监测血压调查与分析. 护士进修杂志，2004，19（11）：986-998.

［3］李华萍，郑翠红，曾丽华，等. 社区老年高血压患者自测健康水平与自我管理状况的相关性研究. 护理学杂志（综合版），2009，24（21）：75-78.

［4］韦薇，卢云娟，王慧敏. 影响老年高血压患者血压自测率的调查与分析. 广西医科大学学报，2006（23）：12-13.

［5］王小爱，白奇连. 高血压患者自持血压计及自我监测血压调查分析. 实用心脑肺血管病杂志，2010，18（8）：1059-1060.

［6］董艳，万巧琴，肖顺贞. 门诊高血压病人服药和自我监测血压依从性的调查分析. 家庭护士，2008，6（1B）：105-107.

［7］Ugajin T，Hozawa A，Ohkubo T，et al. White-coat hypertension as a risk factor for the development of home hypertension：the Ohasama study. Arch Intern Med，2005，165（13）：1541-1546.

［8］Puato M，Palatini P，Zanardo M，et al. Inerease in cotid intima-media thiekness in grade Ⅰ hypertensive subjects：white-coat versus sustained hypertension. Hypertension，2008，51：1300-1305.

［9］Ben Dov IZ，Kark JD，Mekler J，et al. The white coat phenomenon is benign in referred treated patients：a 14-year ambulatory blood pressure mortality study. J Hypertens，2008，26：699-705.

［10］Verdeeehia P，Angeli F，Gattobigio R，et al. The clinical significance of white-coat and masked hypertension. Blood Press Monit，2007，12：387-389.

［11］Gerin W，Tobin JN，Sehwartz JE，et al. The medication Adherence and Blood Pressure Control（ABC）trial：a multisite randomized controlled trial in a hypertensive，multi-cultural，economically disadvantaged population. Contemp Clin Trials，2007，28：459-471.

［12］Pickering TG，Miller NH，Ogedegbe C，et al. Call to action on use and reimbursement for home blood pressure monitoring：executive summary：a joint scientific statement from the American Heart Association，American Society of Hypertension，and Preventive Cardiovascular Nurses Association. Hypertension，2008，52：1-9.

［13］O'Brien E，Asmar R，Beilin L，et al. Practice guidelines of the European Society of Hypertension for clinic，ambulatory and self blood pressure measurement. J Hypertens，2005，23：697-701.

［14］Cuspidi C，Meani S，Fusi V，et al. Isolated ambulatory hypertension and changes in target organ damage in treated hypertensive patients. J Hum Hypertens，2005，19：471-477.

［15］Sega R，Faeehetti R，Bombelli M，et al. Prognostie value of ambulatory and home blood Pressures compared with office blood pressure in the general population：follow-up results from the Pressioni Arteriose Monitorate e Loro Assoeiazioni（PAMELA）Study. Cireulation，

2005，111：1777-1783.

［16］Stergiou GS，Salgami EV，Tzamouranis DG，et al. Masked hypertension assessed by ambulatory blood Pressure versus home blood Pressure monitoring：is it，the same phenomenon. Am J Hypertens，2005，18：772-778.

［17］Helvaei MR，Seyhanli M. What a high prevalence of white coat hypertension in society. Intern Med，2006，45（10）：671-674.

［18］Verberk WJ，Kroon AA，Kessels AG，et al. Home blood pressure measurement：a systematic review. J Am Coll Cardiol，2005，46：743-751.

［19］Staessen JA，DenHond E，Celis H，et al. Antihypertensive treatment based on blood pressure measurement at home or in the physician's office：a randomized controlled trial. JAMA，2004，291：955-964.

［20］Cappueeio FP，Kerru SM，Forbes L，et al. Blood pressure control by home monitoring：meta-analysis of randomized trials. BMJ，2004，329：145.

［21］MeManus RJ，Mant J，Roalfe A，et al. Targets and self monitoring in hypertension：randomized Controlled trial and Cost effectiveness analysis. BMJ，2005，331：493.

［22］Agarwal R，Andersen MJ. Prognostic importance of clinic and home blood pressure recordings in with chronic kidney disease. Kidney Int，2006，69：406-411.

［23］Kamoi K，Miyakoshi M，Soda S，et al. Usefulness of home blood pressure measurement in the morning in type 2 diabetic patients. Diabetes Care，2002，25（12）：2218-2223.

［24］Niiranen TJ，Jula AM，Kantola IM，et al. Home measured blood Pressure is more strongly assoeiated with eleetrocardiographic left ventricular hypertrophy than is clinic blood pressure：the Finn-HOME study. J Hum Hypertens，2007，21（10）：788-794.

［25］Bobrie G，Chatellier G，Genes N，et al. Cardiovascular Prognosis of masked hypertension detected by blood pressure self-measurement in elder treated hypertensive patients. JAMA，2004，291：2342-1349.

［26］Obara T，Ohkubo T，Asayama K，et al. Definition of masked hypertension. J Hypertens，2007，25：1511-1512.

［27］Ohkubo T，Asayama K，Kikuya M，et al. How many times should blood pressure be measured at home for better prediction of stoke risk Ten-year follow-up results from the ohasama study. J Hypertens，2004，22：1099-1104.

［28］Funahashi J，Ohkubo T，Fukunaga H，et al. The economic impact of the introduction of home blood pressure measurement for the diagnosis and treatment of hypertension. Blood Press Monit，2006，11：257-267.

［29］Shimize M，Shibasaki S，Kario K. The value of home blood pressure monitoring. Curr Hypertens Rep，2006，8：363-367.

（钟德君　王钰长）

第14章　血压变异性

第一节　血压变异性概念的提出

早在 18 世纪，人们就已经意识到血压不是恒定的，而是在一定范围内波动，但由于技术上的限制，对血压的波动情况缺乏深入的了解。1969 年，英国人 Bevan 等首次运用动脉内插管技术对人的血压进行了连续监测，从此人们对血压的自发性波动才有所了解。到 20 世纪 70 年代，由于体表使用的全自动血压监测仪的问世，得以开展全天候动态血压监测，人们才对血压变异性有了更深入的了解。近年来随着计算机技术的发展，人们得以用动态血压监护仪观察血压变异这一现象的实质（图 14-1）。

一直以来高血压作为心血管疾病的传统危险因素，受到众多专家学者的关注，如何有效降低血压以减轻对靶器官的损伤成为研究的重点。近年来学者们不再局限于关注偶测血压，而开始关注动态血压的变化。通过血压的动态监测，提出了血压变异性（blood pressure variability，BPV）这一概念，表示一定时间内血压波动的程度，是血压最基本的生理特征，其较偶测血压更加客观准确，能更客观地反映个体血压的波动及昼夜节律。2010 年发表的大型试验 ASCOT-BPLA、MRC、UK-TIA 等对血压变异性与靶器官的关系进行了深入的研究，有关 BPV 的系列研究及 Meta 分析相继于《柳叶刀》等医学杂志上发表，2010 年欧洲高血压年会（ESH 2010）开展对 BPV 的专题探讨，自此血压变异性进入了众多专家学者的关注范围。

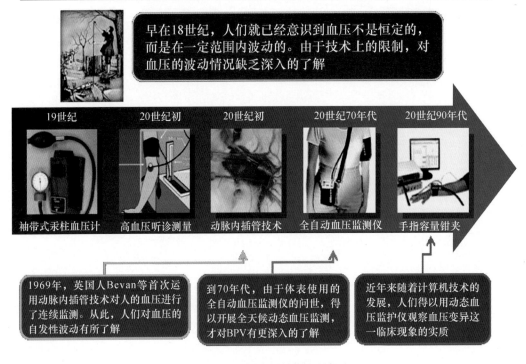

图 14-1　血压变异性概念的提出
BPV：血压变异性

第二节 血压变异性的分类及表示方法

一、血压变异性的分类

1.血压变异性的时间性分类（根据血压测量的间隔时间分类）

短时血压变异
- minutes（数分钟间变异）
- 如 within-visit（同次随诊血压变异）
- hours（数小时间变异）

长时血压变异
- days（数日间变异）
- 如 home monitoring（家庭自测血压变异）
- weeks（数周间变异）
- 如 visit-to-visit（随诊间血压变异）

2.血压变异性的生理性变异分类

（1）心动周期间变异：应用有创性血压监测技术连续记录人体血压，可以发现每次心搏之间的血压水平均有微弱变化，这种差异称为每搏间血压变异或即时变异。由于此指标的获得依赖于介入性技术，使其应用受到很大限制，因此迄今针对血压即时变异的研究很少。

（2）血压昼夜节律：大量研究显示，多数健康人血压水平表现为以 24h 为周期的规律性波动，这种波动被称为昼夜节律或近日节律。

根据昼夜血压水平的差异可将其分为 3 种类型：①杓型，指夜间血压均值较日间均值降低 10% ～ 20%。②超杓型或深杓型，指夜间血压降低超过 20%。③非杓型，即夜间血压下降不足 10%。部分患者（特别是老年高血压患者）夜间血压水平高于日间，称为反杓型。此种血压节律一般被视为非杓型血压分布中的一种特殊类型。

（3）长期血压变异：随访者在每次随诊时所测得的血压数值可以有轻度甚至显著的波动，这一现象被称为随诊间血压变异。该指标常用各次随诊时血压测量值的标准差表示。

3.病理性血压变异的分类

（1）夜间高血压：一般而言，人体血压在日间较高而夜间较低。血压水平常伴随体位变化而发生改变，立位时高，坐位次之，卧位时低。

（2）晨峰高血压：在 24h 内，血压变异程度最大的时间段是在清晨，即从睡眠状态转为清醒并开始活动时，血压从相对较低的水平在短时间内迅速上升到较高的水平，甚至达到一天内最高的水平。据观察，在未经治疗的高血压患者，清晨时段收缩压平均升高 14mmHg（－4 ～ 35mmHg），甚至可达 80mmHg。这种清晨血压急剧上升现象称为"血压晨峰"（morning blood pressure）。

对血压晨峰现象的深入认识具有重要的临床意义。以往流行病学调查和临床随访资料已经充分显示心脑血管病发生存在时辰规律。心脏性猝死、心肌梗死、不稳定型心绞痛和出血性、缺血性卒中特别容易发生在清晨和上午时段，约 40% 心肌梗死和 29% 心脏性猝死发生在此时段，此时段卒中的发生率是其他时段的 3 ～ 4 倍。目前认为，血压晨峰程度加剧与心脑血管病高发有密切关系，并且独立于 24h 平均血压水平[2-3]。

4.药物所致血压变异性分类

药物所致血压变异性可分为：①瞬时血压变异；②短时血压变异；③长时血压变异。

二、血压变异性的临床监测方法

动脉血管内插管的有创性血压监测技术，可连续记录人体血压且可发现每搏间血压水平的细微变化，提供准确的 BPV 数据，但因其有创性操作限制了它的临床应用。20 世纪末提出的无创性手指血压连续监测技术克服了有创操作的不足，可连续监测手指动脉血压并获得每个心动周期血压的变化信息，患者无痛苦，不影响其休息，但因其准确性尚待提高且仪器价格昂贵，难以在临床普及推广。目前，临床监测 BPV 的方法主要采用无创的 24h 动态血压监测（ABPM）及家庭血压监测（HBPM）。

1.无创性 24h 动态血压监测（ABPM）

可对 24h 多个时间段内的血压值进行测量，多用于评估短时 BPV，相比偶测血压，ABPM 可以真实地反映 24h 血压波动。由于 ABPM 一般设定的时间间隔多为白天 30 分 / 次，夜间 60 分 / 次，因此不能提供准确的时刻信息。不过 ABPM 具有以下明显的优点：① 24h 内血压测量频次高，可测定短时 BPV，并可评估血压昼夜节律变化类型（如杓型、非杓型）；②可测定日间 BPV 和夜间 BPV；③市售的 ABPM 机器大多通过验证，测量结果可靠。目前认为，短时 BPV 采用整个 24h 内每 30min 血压标准差的平均值，长时 BPV 采用 24h 血压的标准差。

2. 家庭血压监测（HBPM）

HBPM 可计算 BPV。家庭血压监测通常由被测量者自我完成，这时又可称为"自测血压"或"家庭自测血压"，但也可由家庭成员等协助完成。测量在熟悉的家庭环境中进行，因而可以避免在诊室测量血压时常会出现的"白大衣效应"；可用于评估数日、数周甚至数月、数年中血压的长期变化情况或降压治疗效应；而且有助于增强患者管理高血压的参与意识，改善患者的治疗依从性。高血压患者可在日常生活环境下，自测不同日、不同月期间的血压波动。

ESH 建议 HBPM 可连续 7 天重复监测晨起或夜间血压依次记录并取 2 ～ 7 天所有的数据，以其平均值作为血压。指南推荐临床血压存在变异的高血压患者应接受 24h ABPM 或 HBPM，或同时接受两项监测进行血压评估。由于 HBPM 使用的是电子血压计，目前多数电子血压计已接受权威的国际标准认证，操作简单易行，准确可靠，仪器价格相对低廉，易于被患者接受。在临床实践中 HBPM 已有逐渐取代 ABPM 的趋势。

三、血压变异性的计算方法及量化指标

1. 计算方法

（1）频谱分析方法：频谱分析方法反映变异的速度。目前广泛采用的动态血压监测方法尚不能获得频域指标，需使用价格昂贵的脉搏血压监测仪或者有创性检测。

（2）时域方法：以时域指标（即标准差）反映变异的幅度。如果采用 ABPM，通常以 24h 内每半小时血压（共 48 个血压值）平均值的标准差作为24h 血压变异指标；监测次数较多时，可计算每半小时内血压的标准差，再求出 24h 内 48 个标准差的均值作为短时变异指标。

基本计算公式为：24h 收缩压变异性＝ 100× 收缩压的标准差 / 收缩压的均数。舒张压、脉压变异性的计算方法同收缩压变异性。

关于时域计算的方法，目前提出了一个概念是真实的平均变异性（average real variability，ARV），其计算公式为：

$$ARV = \frac{1}{N-1}\sum_{K=1}^{N-1}|BP_{K+1}-BP_K|$$

其中，N 代表记录的有效血压个数，BP_{K+1} 和 BP_K 代表两个连续的血压读数。

使用 ARV 指数进行统计分析显示，高 BPV 组与低 BPV 组比较，统计学上有意义的相关系数是 4.548；相反，用标准差（SD）指数进行分析是没有统计学意义的。而且，用 ARV 表示的收缩压变异性也显示出与以前研究用 SD 表示的收缩压变异性相似的预测价值，如心血管事件的预测等。ARV 可能比 SD 更具有可靠代表性，但是 ARV 对于相对较小样本数据的 24h 动态血压缺少敏感性。ARV 可提高 ABPM 的预测价值，而且有助于治疗的调整，以便控制血压变异性。基于目前对于 ARV 的研究还比较少，所以对于血压变异性的计算还存在一定的争议。

2. 量化指标

（1）标准差（SD）：反映 BPV 的指标，通常以不同时间多次血压读数的 SD 作为主要衡量指标。

（2）变异系数（CV）：由于 SD 的大小主要取决于血压水平，后者越高，SD 越大，故常采用经血压水平校正后的 CV（CV ＝ SD/ 血压值）来表示 BPV。

（3）独立于血压水平的变异系数（VIM）：血压水平经一次校正后的 CV，仍在相当程度上受血压水平的影响，需要进行二次校正，衍生出独立于血压水平的变异系数。（VIM ＝ SD/ 血压值 x。公式中的 x 值是血压水平与 SD 之间的关系指数，在不同人群中 x 不同。近期的大型研究认为，x 值为 1.78[1]。）

（4）其他：另一些辅助指标也能反映 BPV，如多次的血压读数最高值（max），最低值（min），多次血压读数中每两个相邻血压读数绝对差的平均值（ASV）均可在一定程度上直观地反映血压波动情况。

第三节　血压变异性的发生机制

在人的生命中血压受各种内在或外在因素影响而发生变化。最短的血压周期变化是随心率的变化；其次是伴呼吸的数秒变化，吸气时稍低，呼吸时稍高，呈现 10 ～ 20s 的周期变化。血压的 24h 波动与心率及交感神经活动的变化相一致，早晨睡醒起床时血压急剧上升，中午趋于平稳，午后早期稍低，傍晚常稍高。夜间血压随着睡眠而逐渐下降。同时血压的变异受精神和身体活动影响较大，夜班工作者的血压 24h 波动呈夜间高，昼间低。以周为单位的血压波动与精神和身体活动有关。上班族的血压

波动常表现为一周中的中期高，周末低。月周期的血压波动女性最明显，与性周期有关，月经开始后血压轻度上升。已知以1年为周期的血压波动呈冬季血压高、夏季血压低的趋势。高血压患者由于在病程发展中血管发生重构，血管对收缩血管物质反应增强，同时压力感受器反应性下降，故高血压患者的短时血压波动性增加。

一、血压变异性的发生机制

血压波动是人体内普遍存在的一种生理现象，波动程度的大小由多种因素共同参与调节而定。

1. 压力反射感受器的减压反射是BPV发生的重要机制，尤其与短时血压变异关系密切。压力反射感受器的敏感性与血压变异系数成负相关。

2. 自主神经功能状态是BPV产生的另一重要机制，主要影响长时BPV，当交感神经为主导时，BPV增高，反之当迷走神经为主导时，BPV则降低。

3. 中枢神经系统亦参与BPV的调节，中枢神经脑干区尤其是孤束核损害可引起BPV的增高。

4. BPV与体液内分泌功能，如肾上腺髓质分泌儿茶酚胺、肾素-血管紧张素系统生成血管紧张素密切相关。动物实验证明，大脑局部的肾素-血管紧张素系统通过血管紧张素Ⅱ对血压波动起重要调节作用。

二、血压晨峰现象产生的机制

一般认为在健康人中血压晨峰现象是由于清醒并开始活动后交感神经系统即刻激活，每搏量和心排血量增加所致。在已经存在阻力小动脉重构（内径变小，壁/腔比例增加）和血管收缩反应性增强的高血压患者中，交感神经系统即刻激活引起周围血管阻力迅速升高，因此较多的高血压患者有血压晨峰高反应发生。

正常范围内的血压波动节律使得24h的动态血压呈白天高夜间低10%～20%的杓型分布，而夜间血压不能适当下降（非杓型）、或下降过度（超杓型）、或反而升高（反杓型）的血压节律称为异常血压节律或波动。目前，在高血压治疗管理中备受关注的是晨峰血压。《中国高血压指南2010》中定义起床清醒后2h内的收缩压平均值减去夜间睡眠时的收缩压最低值（包括最低值在内1h的平均值），如≥35mmHg即为晨峰血压增高。清晨人们由睡眠到清醒，由迷走神经兴奋转为交感神经兴奋占主导，心率加快，心肌收缩力增加，心排血量增加，血管张力增加，均可导致血压趋于上升。而高血压患者由于血管重构，舒缩功能减退，同时血管对于收缩血管物质反应亢进，凡此种种均造成高血压患者发生晨起血压过度增高，称为血压晨峰现象。而此现象即是晨起血压波动过度的典型案例。

血压晨峰程度加剧导致心脑血管病高发，可能涉及多种相关机制。血压变异增大加重左心室肥大，延长QTc离散度，诱发心律失常；血压变异增大损害血管内皮功能，抑制一氧化氮（NO）产生。血压变异增大引起血流和对血管壁切应力的变异相应增大，促使血管收缩和痉挛，触发不稳定的粥样斑块破裂。血压变异增大可能激活或同时并存神经激素系统亢进，例如交感活性和肾素-血管紧张素系统活性增强，肾上腺皮质激素水平上升，在清晨时段活性达到最高峰。最近有报道指出，心血管组织的肾素-血管紧张素系统也呈现与时钟基因（clock gene）有关联的昼夜节律，清晨时段的活性最强。血压变异增大引起血管壁的高切力，尤其在血管狭窄部位，可导致血小板激活，血黏度增高，纤维蛋白溶解活性降低，容易诱发动脉血栓形成。

三、病理性血压变异的成因和意义

当动脉血管的弹性功能显著下降，血液的容量扩张，作用于血管与血液的神经、内分泌调节功能减退时，血压水平会升高出现高血压，同时也往往会出现病理性的血压变异，表现为血压变异加大，也可以表现为生理变异的下降或消失。当自主神经特别是交感神经对心血管系统的调节功能下降时，在安静、稳定的环境中，短时记录每个心动周期的血压，分析血压的变异性，多表现为血压的变异较小。当肾不能及时、有效地排泄过多摄入的钠盐时，血液的容量会上升，即便是小幅度的上升，也会带来血压的变化。这时，最先、最易受到影响的是夜间血压。有时，在日间血压还处于正常水平时，夜间血压已经升高并带来心血管风险；有时，日间和夜间的血压都升高；夜间血压下降不明显、不下降或反而升高，表现为生理性昼夜节律消失，可以独立于24h平均血压预测心脑血管并发症的发生。

直立性低血压是血压变异过大的另一种典型形式。直立性低血压即便没有严重的心血管风险，也有可能导致老年人因为站立时的血压太低而跌倒，导致骨折甚至死亡等严重后果。夏天血压会比较低，而冬天血压会升高。当血管发生病变，血压调节功能受损时，血压则有较大波动。特别是高血压患者，往往因为存在内皮功能紊乱，血管会出现病理性收缩，因为肾排泄钠盐的能力降低，导致容量扩张。这样，在寒冷的冬天，血压就会有更加明显的升高并较难控制。

血压波动和（或）升高的血压，在血管壁上形成异常的环形张力和纵向剪切力，损伤血管。持续较长时间时会导致血管的功能和结构改变，导致动脉硬化和（或）动脉粥样硬化斑块形成，并最终在心脏、脑、肾、眼底等对氧敏感的脏器中致严重的心脑血管并发症。在那些动脉粥样硬化性病变严重的冠心病、卒中、糖尿病等患者中，血压波动还会产生更多、更大危害。高而波动的血压，更可能导致斑块破裂，在重要脏器导致缺血性损伤，在大脑还会导致更为严重的出血性损伤。

四、盐、盐敏感性与血压变异性

钠盐摄入是高血压重要的易患因素，且盐与血压存在剂量-效应关系。我国人群食盐摄入量普遍偏高，北方地区平均为 12 ～ 16g/d，南方地区为 8 ～ 12g/d。此外，我国高血压患者近 60% 是盐敏感者，高血压家族史阳性青少年中约 40% 为盐敏感者。因此，高盐摄入、盐敏感是我国高血压人群的重要特点。此外，与西方国家不同，我国高血压人群主要并发症是卒中。研究显示中国男性卒中发病率是英国人和威尔士人的 4 倍，是美国人的 5 倍。我国人群卒中的发生与高盐摄入存在密切关系。近来，盐、盐敏感性与血压变异的关系引起人们的重视。事实上，多年前 Guyton 就曾描述过动脉血压升高促进钠的排泄，而当血容量减少及血压降低时，钠的排泄减少，进而增加血容量及血压。因此，钠的排泄节律可能影响着血压的节律变化。

正常人生理情况下，钠的排泄在白天增多而在夜晚睡眠时减少，且血压一直以来被认为是夜间尿钠排泄的决定性因素。对一组血压正常者给予定量钠摄入后进行动态血压监测发现，血压和尿钠排泄均呈现了夜间构型变化趋势，昼夜收缩压、舒张压

与钠排泄显著相关。已知盐敏感个体存在钠离子的转运异常，肾排钠障碍。因此，盐敏感型高血压的这种钠代谢异常与血压变异性引起人们的关注。

高盐摄入减弱了盐敏感型高血压患者的构型变化，而在非盐敏感患者中则没有这一变化。因此，盐、盐敏感性与血压非构型变化的关系十分明显。对血压正常的个体进行 24h 动态血压监测显示，盐敏感者血压的昼夜差值缩小、夜间谷变浅。心律变异性分析呈现夜间高频成分降低、低/高频成分比值增大。进一步分析显示，盐敏感者的这种血压变异与心脏质量指数及尿微量白蛋白增加相关。与此同时，研究发现限盐干预或使用利尿药则可以减弱高盐所致的血压变异，使之恢复正常。

盐敏感型高血压患者的血压节律变化以及钠排泄的特点提示，由于肾钠排泄能力减低，在钠摄入增加时，盐敏感个体在白天的排钠能力不足以维持平衡，因此在夜间也出现了大比例的钠排泄。而夜间尿钠的排泄，影响了血压的变化，出现了非构型血压，导致 BPV 增大。在限盐或者使用利尿药后，减少了体内钠潴留，钠的排泄在日间就可以达到体内平衡，因此夜间钠排泄减少，血压降低，减低了 BPV。

在慢性盐负荷及补钾干预试验人群研究中观察到，盐敏感者短时 BPV 指标（标准差、变异系数）大于非盐敏感者；给予高盐饮食干预 1 周后，盐敏感者的 BPV 进一步增大，而大剂量补钾干预后，BPV 减小，提示增加钾摄入促进钠排泄，有助于降低 BPV。钾钠平衡对于调控血压及心血管健康具有重要意义。

BPV 增大会增加心脑血管事件的风险。我国高血压患者 BPV 异常与高盐摄入以及血压的盐敏感性有关。因此，我国高血压防治应特别强调限盐，大力推动限盐策略，减少人群盐的摄入量，增加钾摄入，降低 BPV。这样有助于提高我国人群高血压防治水平，降低心脑血管病发生风险。

第四节　血压变异性的影响因素

一般来讲，影响血压的因素很多，如个体的生理活动、年龄、季节、昼夜、体位、情绪、饮食、吸烟、服用药品等，那么影响血压的因素是否同样影响 BPV 呢？目前，关于影响 BPV 的因素还不是十分明确。研究表明[4]，影响 BPV 的因素包括压力感受器敏感性、环境刺激、昼夜节律影响、行为因素等。另外，内分泌激素、血管收缩、机械因素、其他反射等都发挥一定影响作用（见图 14-2）。

频域法 BPV 分析显示，不同成分 BPV 的调节机制各不相同，高频血压变异成分与呼吸节律相关，代表血压的快速波动，主要受迷走神经调节。低频血压变异成分代表较慢的血压波动，主要受外周交感神经调节。极低频血压变异成分代表更慢的血压波动，与外周血管紧张度及体液-内分泌功能相关。可见 BPV 的成因复杂，生理机制与病理机制相互重叠，故其确切的病理生理意义尚需要深入研究。

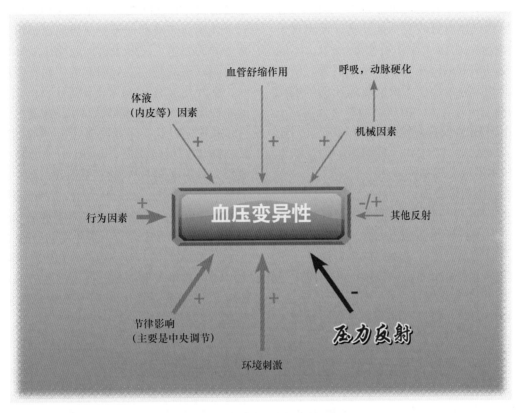

图 14-2　血压变异性的影响因素

BPV 是血压的最基本生理特征。30% ～ 60% 的 BPV 是由基因变异决定的。BPV 及高血压的基因研究，经历了从单基因到多个候选基因多态性单独及联合研究的过程。肾的摄钠和容量调节系统的单个基因变异曾被认为是高血压的根源。该系统基因以及对其有调节作用的 WNK 激酶家族基因的变异将影响盐皮质激素合成、其受体功能、肾小管上皮钠离子通道的开放，最终影响机体血压。同时，几乎全部与肾摄取钠离子相关的离子转运蛋白的功能状态都可以影响机体血压的调节。不同物种、不同人种的血压调节基因位于不同染色体上不同的数量性状遗传位点（quantitative trait locus, QTLs）上。既往发现的与高血压发病相关的诸多基因中，有部分基因同时与 BPV 也存在明确的关系。这有助于我们理解为什么高血压患者多合并血压异常变异。

最近对 BPV 及高血压的基因研究主要集中在以下基因：肾素–血管紧张素–醛固酮系统（rennin-angiotensin-aldosterone system，RAAS）、内收蛋白（adducin）、β 受体、α 受体、G 蛋白亚单元、G 蛋白信号通路蛋白及调节因子、Rho 激酶、G 蛋白受体激酶。

2. 血压变异性与环境的关系

BPV 同时受遗传和环境相互作用的影响。在非洲，长期生活在高纬度地区的未成年人的血压水平较低纬度同龄人低，成年人血压不存在这种差异。纬度和等位基因 G 蛋白 β 3 的亚型 GNB3825TT 的表达差异，在很大程度上导致了该纬度人群大幅度的 BPV。尼日利亚黑人与美国黑人血浆血管紧张素（AGT）水平以及不同 AGT 亚型的表达存在差异。新几内亚城乡居民的血压呈现距离城市越远的人群收缩压、舒张压较距离市中心近者明显要低的特点，这种现象在男性中更明显。

健康人群四季血压波动有如下规律：最高血压出现在冬季的概率最大，而最低血压常出现在夏季。长期暴露在高温环境中的人群较暴露于寒冷环境中的人更易患高血压。长期在工业噪声污染环境下工作，50 岁以下成年人，瞬时 BPV 将增加；50 岁以上的人群患高血压风险将增大。无论是长期生活在高纬度的西藏还是现代文明极度发达地区的人群，都存在成年后随着年龄的增加血压水平亦随之增高的规律。

3. 血压变异性与生活方式的关系

不同时间结构、不同深度的睡眠对血压有不同程度的影响，从而导致 BPV 变化。高盐、高脂、高糖饮食在一定程度上可引起或加重BPV。吸烟与过度饮酒均可导致机体血管收缩功能异常，而出现血压异常变异甚至高血压。运动可影响BPV，不同BPV模式对运动引起的降压效应的反应各异。傍晚时运动降低非杓型高血压患者夜间收缩压的幅度比杓型BPV的高血压患者大。清晨运动对白天收缩压的降低程度不因BPV模式差异而有不同。运动对血压的影响将持续到运动后24h。日均运动消耗能量的多少与血压水平成负相关关系。

4. 血压变异与机体疾患

阻塞性睡眠呼吸暂停综合征、糖尿病、代谢综合征、合并自主神经受损的尿毒症、一些继发性高血压，以及原发性自主神经障碍的患者缺乏正常BPV模式。胰岛素抵抗（insulin resistance，IR）是BPV及高血压的决定性因素之一。IR，三酰甘油/高密度脂蛋白胆固醇比值升高的个体在空腹血糖受损之前就存在夜间血压下降迟缓（6.3%）。2型糖尿病个体餐后高血糖而不是空腹高血糖可导致血压异常变异的发生。肥胖患者的收缩压变异在很大程度是由脂联素的基因变异引起的，而舒张压却无此关联。肥胖儿童的BPV常常缺乏正常模式，绝大多数的非杓型BPV的儿童都是高血压患者。

我们通过开滦研究发现[5]：①收缩压水平、年龄、高敏C反应蛋白（hsCRP）是影响中国北方中老年人群年度间BPV的主要因素，其中收缩压水平的影响最为显著。收缩压每升高20mmHg，BPV升高0.982mmHg。②年龄、收缩压水平和高血压病史是影响中国北方中老年人群年度间BPV的因素。③双侧颈动脉干部和窦部斑块为BPV升高的危险因素。④中老年人群动脉脉搏波波速与随诊间收缩压BPV成正相关，随诊间BPV大者动脉硬化的发生率高。

第五节 血压变异性与靶器官损害

BPV与血压水平一样决定高血压患者靶器官损害及总体预后。血压异常变异引起靶器官损害可能的机制是直接损害血管内皮、RAAS的激活、炎症反应的启动、加速靶器官细胞凋亡。高血压患者昼夜血压波动程度似乎比随机点血压更与心血管事件相关联。夜间收缩压变异性大者心血管事件增多，夜间血压高变异性是未接受治疗的高血压患者和以单纯收缩压高为主的老年性高血压患者发生心脑血管事件的独立预测因素（图14-3）。

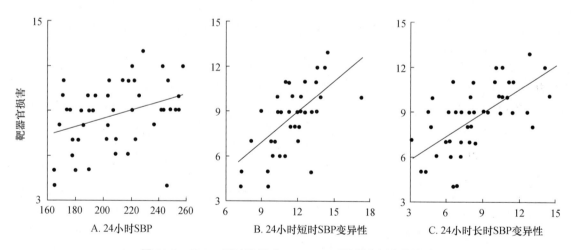

图14-3 SBP、短时及长时SBP BPV对靶器官损害的影响

一、心脏损害

左心室肥大是高血压靶器官损害的标志性改变，与血压水平密切相关。长期高血压能够导致左心室肥大，但是血压变异性（BPV）对导致左心室肥大的贡献要远高于血压水平。有学者应用多普勒彩色超声观察杓型与非杓型高血压患者左心室形态功能的变化，发现非杓型高血压患者左心室心肌肥厚级别明显高于杓型高血压者，这可能与非杓型高血压患者夜间血压下降幅度减少或消失，使得心血管系统长时间负荷过重，室壁张力过高有关。而这种心室肥大同时会伴有心肌耗氧增加，容易引起心肌缺

血从而导致更加危险的心血管事件发生。

血压变异性对心脏损害的致病机制可能与BPV增大激活和加重心脏的慢性炎症反应过程，从而加速心脏重构和动脉粥样硬化的进程有关，同时肾素－血管紧张素系统对该过程有重要的调节作用。

新近研究表明血压变异性是独立于血压水平、心脏结构和功能异常之外的心律失常的预测因素[6]。BPV大的患者，各种心律失常发生的危险性增加，并且BPV的昼夜节律消失。主要机制可能是BPV增大，患者压力感受器反射减弱，交感活性增加，迷走活性减弱，血中儿茶酚胺与乙酰胆碱的比例失调，改变了心肌兴奋性及离子通透性，产生折返及触发活动从而促进心律失常的发生。此外，BPV增大导致患者左心室肥大增加，心脏结构和功能紊乱，也增加了心律失常的发生率。老年人自主神经功能常受损，交感神经活性增强，迷走神经活性减弱，致长程BPV增大（尤其是夜间），心律失常发生的危险性也随之增大。

二、血管损害

大动脉僵硬度增加是导致高血压患者心脑血管事件增加的重要原因，随着对心脑血管病研究的深入，逐渐认识到血管病变是心脑血管事件发生的基础，BPV和血压增加时患者预后不良。防治心脑血管病重要的是控制血管病变，早期发现和干预血管病变是控制心脑血管病的关键。高血压可促进动脉粥样硬化的形成和发展，其可能的机制是由于高血压时血流对血管壁的机械性压力和冲击作用较强，对管壁有创伤作用，同时血压可直接影响动脉内膜结缔组织代谢，并可引起内皮损伤、功能障碍，而促使动脉粥样硬化的形成和发展。现有资料表明[7]，BPV与大动脉弹性密切相关，BPV越大，大动脉的脉搏波波速越快，血管弹性越差，血管重构可能与BPV互为因果。近年研究表明[8]，BPV与颈动脉硬化进展密切相关。动脉粥样硬化加剧了BPV，而血压升高和BPV增加均能使血管内压力或剪切力增大，内皮损伤增加，促进了动脉粥样硬化的形成和发展，使血管顺应性降低，从而增加了心脑血管事件。

三、肾损伤

高血压可导致肾结构和肾功能损害，而血压的剧烈波动更是肾损害的重要因素，血压变异性（BPV）已经成为肾损伤的独立危险因素。Mancia[9]等研究表明，BPV升高是微小血管阻力增加的一个重要预测因素。原发性高血压通过肾小球内高血压、高灌注及高滤过等造成肾组织损害，致外周阻力增加；夜间BPV增高比单纯血压值升高与肾功能损害的相关性更加密切，BPV与尿微量白蛋白的分泌成正相关。最近研究报道[10]，BPV在血液透析患者中是一项重要的危险因素。在对透析间期患者血压的研究中发现[11]，患者血压普遍呈较高的动态脉压和夜间血压不下降的状态，其可使心血管疾病的危险增加。Su等[12]利用去窦弓神经（SAD）大鼠研究BPV与靶器官损害程度的关系，结果发现BPV增大导致肾小球基底膜增厚，肾小动脉中膜透明样变性，单核细胞渗出等病理改变，从病理组织学角度证明了BPV与肾损害相关性。临床研究表明[13]，高血压伴慢性肾功能不全患者的BPV明显增大。研究报道[14]24h收缩压变异性与肾功能损害成显著正相关，是肾功能损害的独立决定因素，并独立于血压水平。而生理性血压变异减小或消失，如夜间高血压也会导致肾功能的损伤，主要是夜间血压不能相应下降，肾小球灌注增加，损伤血管内皮，导致微量白蛋白分泌增加。

四、脑损害

血压是观察脑血流动力学的一个指标，全身动脉血压持续升高是导致血管损伤最重要的危险因素，它能造成脑血管疾病和外周动脉疾病。血压变异性（BPV）与心脑血管疾病风险也密切相关。Rothwell对多项高血压治疗及卒中的二级预防的随机临床试验，包括英国短暂性脑缺血发作阿司匹林研究（UK-TIA）、荷兰短暂性脑缺血发作研究、ALLHAT研究等进行分析发现，卒中高风险的人群同时存在增高的收缩压BPV，BPV是一个强烈的卒中预测因子并且独立于平均收缩压水平，尤其对于轻中度高血压患者。同时在亚临床脑缺血性损伤的患者中也存在BPV增高的现象，推测BPV与卒中可能互为因果。

第六节　血压变异性与降压药物的选择

一、血压变异性与降压药物

使用降压药物降低血压，可以显著降低心脑血管并发症发生的风险。许多降压药物在有效降低血压的同时，会影响血压的变异性。20世纪90年代就有研究结果显示，利尿药、β受体阻滞药、钙通道阻滞药和血管紧张素受体拮抗药类降压药均不能减小血压变异性，而一些短效作用的降压药物由于谷峰比值小反而增加血压变异性。

直立性低血压是降压药物导致瞬时血压变异性增加的典型表现。α 受体阻滞药，包括具有 α 受体阻断作用的 α、β 受体阻滞药，作用于中枢神经系统的降压药物，以及神经节阻断剂等，都会导致部分患者出现直立性低血压。使用短效降压药物会显著增加短时血压变异性。如果一个药物的有效作用时间较短，则需要多次服用药物。这时会观察到血压从高到低，再从低到高的变化。不仅药物本身会影响血压的变化大小。根据不同时间点所测量的血压，调整治疗药物的剂量，也会增加血压变异性。例如，如果测量的是最高血压时间点的血压，增加药物剂量会导致较低血压时间段的血压有更多下降；反之，则会因减少药物剂量而导致较高血压时间段的血压不能得到有效控制。过低或过高的血压都会增加心血管疾病风险。因此，使用长效药物，每天服药一次可以控制 24h 血压的药物，可以降低短时血压变异性，实现平稳控制血压。

近年来有关降压药物对 BPV 影响的结果与以往不同。Rothwell 等[15]回顾分析了 BPV 与心脑血管事件的相关性，发现以氨氯地平为基础的治疗较以阿替洛尔为基础的治疗能显著降低随诊间的 BPV，并认为这是钙通道阻滞药优于 β 受体阻滞药改善预后终点的机制所在。Webb 等[16]对所有种类降压药物与个体间的 BPV 相关性分析，发现二氢吡啶类钙通道阻滞药及非祥类利尿药能有效降低收缩期 BPV，而血管紧张素转化酶抑制药（ACEI）、血管紧张素受体拮抗药（ARB）及 β 受体阻滞药反而增加收缩期 BPV。

开滦研究中关于降压药物对 BPV 的影响结果显示[5]，不同种类抗高血压药物联用均能有效降低高血压患者的随诊间收缩压 BPV，长效单药抗高血压治疗降低随诊间收缩压 BPV 的疗效优于短效联合抗高血压治疗。含钙通道阻滞药的药物组合降低随诊间收缩压 BPV 的作用优于含氢氯噻嗪的药物组合。

二、血压变异性与其他药物

非降压药物降低 BPV 的研究报告也在增多。动物实验中观察到[17]，瑞舒伐他汀可减低 BPV，推测机制是通过抑制微囊蛋白 -1 的表达及促进一氧化氮合成酶的功能、上游调节过氧化物酶体增值激活受体 γ 和超氧化物歧化酶 1 在内皮细胞中的表达来实现。ASCOT-BPLA 研究中联合应用阿托伐他

汀类降脂药，发现氨氯地平合用阿托伐他汀治疗组较单药组的颈动脉压增加指数显著减低。因降脂药可以减低动脉僵硬度，推测其加强了钙通道阻滞药（CCB）的作用，进而减低 BPV，降低卒中风险。但是这些研究结果尚缺乏大规模临床试验的验证，他汀类降脂药对 BPV 的影响尚需继续探讨。

三、血压变异性对降压治疗和指南的影响

中国高血压专家组降压治疗的观点为降压治疗时应降低或至少不增加 BPV，使用能够有效控制血压的药物，实现降压达标；使用能够有效控制 24h 血压的药物，平稳控制患者血压（包括晨峰血压）；使用能够长期坚持服用的药物，实现长期、平稳控制血压；使用作用于血管的降压药物，在降低血压的同时，改善动脉功能。除了对降压药物的选择，患者的治疗依从性和生活方式对高血压的治疗同样重要。随着研究的深入，对高血压的治疗越来越注重血压变异性，恢复血压节律性成为降压疗效的新指标。

时至今日，越来越多的专家认为 BPV 将涉足更多的领域，如高血压的诊断、危险因素的预测、治疗策略的选择、药物剂量的决定、联合用药的选择及研发更安全的药物及检查手段等，BPV 将成为今后高血压指南制订的一个重要参考指标，对于它的研究有重要的临床价值。所以作为目前 BPV 评估最常使用的工具，ABPM 也愈发显示出在高血压药物疗效评估中的重要地位。同时，如何更准确量化 BPV 也是个重要问题，我们需要更加简便及更加廉价的检测手段，以提高患者自身监测的依从性。

四、血压晨峰的控制

首先，应该控制诊室和 24h 血压水平与变异，如果依然存在明显的血压晨峰现象，可以采用以下措施：①给药时间改为临睡前，临睡前联合使用长效 α 受体阻滞药，能有效阻止因交感活性增强引起的外周血管阻力升高。其缺点是临睡前给药可能会削弱 24h 控制血压的能力，而且有些药物不适合临睡前给药，例如 β 受体阻滞药。②使用药物定时释放制剂（control extend release，COER），这种制剂采用吸收后迅速起效的短效药物，临睡前服用后药物在清晨定时释放，控制即刻血压，但这类制剂的品种很少且价格昂贵。③使用作用较强而且持续时间较长又平稳的降压药物，每天清晨给药一次，不仅能控制整个 24h 血压的平均水平，而且能有效阻遏服药后 18～24h（最后 6h）血压上升的幅度，这是目前最佳的治疗途径。然而，即使都是长

效药物，但不同类型和同一类型不同品种之间在控制血压变异和晨峰方面存在明显差别，临床指标上表现在降压效应谷峰比值（T/P）、平滑指数和服药后 18～24h 平均降压幅度的差别。其中，T/P 是降压谷效应值（下一次剂量前）除以峰效应值，平滑指数是治疗后 24h 内每小时血压下降值的均数与标准差的比值，服药后 18～24h 平均降压幅度是治疗前与治疗后在最后 6h 动态血压平均值的差值。

控制血压变异和减低晨峰程度能否作为降压治疗的新目标，尚有待循证证据证实。正在进行的大规模临床治疗试验 ONTARGET（ongoing telmisartan alone and in combination with ramipril global endpoint trial）的目的之一是确立此新目标与进一步减少心脑血管病的关系。在这项研究中，将 ARB 替米沙坦与 ACEI 雷米普利进行比较。根据最新研究（PRISMA）结果，替米沙坦（80mg）与雷米普利（5/10mg）均每天清晨给药 1 次，在 14 周治疗后发现替米沙坦（255 例）比雷米普利（359 例）能更有效地降低 24h 血压，尤其在 18～24h 时间段。如果前瞻性临床试验证实血压变异性和晨峰是影响终点事件的主要因素之一，可深入破译诊室血压相同或差别很小情况下不同治疗药物和方案之间终点事件显著差异的原因，对于降压治疗策略发展和治疗药物选择具有重要意义。

第七节　血压变异性的临床应用

由于血压与患者的临床病情及治疗息息相关，血压的波动情况即 BPV 更是直接影响患者的病情发展及相关治疗措施。国外很多学者已经对 BPV 与临床疾病是否有相关性做了大量的试验研究。通过研究得出的很多横断面数据显示，24h 动态 BPV 直接影响靶器官损伤的严重程度和预后，而且 BPV 被认为是心血管死亡事件的独立预测因素之一。

我们应在临床工作中更多关注血压变异性问题，创造条件进行血压变异性评估，并根据血压变异情况为患者提供更合理的治疗方案。

首先，应在诊室多次测量血压（至少 3 次），计算出血压的均值和标准差，甚至变异系数。通过对比治疗前后血压变异的变化，观察治疗对血压变异的影响。有些可以在血压测量结束后，选择能自动给出多次血压测量的平均值与标准差的电子血压计用于血压变异性评估。

第二，充分利用患者的家庭自测血压评估血压变异情况。如果患者能够比较规律地每天在家中测量血压，早晚各测量 3 次或更多次，则不仅可计算短时血压变异，还可计算不同日期甚至较长时间的血压变异。这样测量的血压变异不仅可反映患者的疾病状态，也可用于评估治疗效果。

第三，高血压已经成为现代老龄化社会的大众健康问题，需要将高血压管理纳入社会（不仅是社区）管理。面向未来，建立社会化的高血压管理系统，包括全民血压监测和全面血压管理。应充分利用互联网和无线通讯手段，将每个人的血压特别是高血压患者的血压传输到专业的血压管理中心，管理软件定期或不定期地为患者和（或）医师提供纵向分析的血压管理报告，包括血压平均水平和变异情况。根据这样的报告，可以对患者的疾病状态和管理情况有更详细、更准确、更全面的了解，而把血压的风险降到最低。

众多的研究结果将血压变异性推上了高血压诊疗领域的关注点，通过这些结果我们也已经看出血压变异性对临床诊治高血压及靶器官损害的效果，因此在临床上我们可以将动态血压监测的应用更加普遍化，这样通过更多临床资料的积累，可以帮助我们进一步深入了解血压变异性，对患者的疾病状态有更加全面、准确的了解，从而提高临床诊疗效益。BPV 越大，靶器官损害就越显著，所以说 BPV 在靶器官损害方面是有一定的诊断预测性及指导临床治疗作用的。因此，我们应该在目前研究的基础上更加深入了解 BPV 对靶器官损害的预测，进一步去探索如何早期干预 BPV，以减少相关靶器官的损害，改善相关疾病的诊治及预后，提高患者生活质量，实现其在临床的真正实用价值。

在血压变异性的研究中还存在着许多的疑惑，如 BPV 的正常值范围如何确定？在临床实践中如何定量研究 BPV？目前为止尚没有前瞻性的观察随诊间血压变异的临床研究，需要开展更多的前瞻性研究探讨各类降压药对血压变异性的影响。

总之，血压变异性是一个古老的话题，然而在全面关注血压的评估并试图给予完善的管理和治疗的今天，血压变异性的提出又给了我们一个值得探讨的崭新的视角，对血压变异性的深入研究及相应的前瞻性的临床实践将是一个令人期待的新希望。

参考文献

［1］Rothwell PM，Howard SC，Dolan E，et al. Prognostic significance of visit-to-visit variability，maximum systolic blood pressure，and episodic hypertension. Lancet，2010，375（9718）：895-905.

［2］Kario K，Pickering TG，Umeda Y，et al. Morning surge in blood pressure as a predictor of silent and clinical cerebrovascular disease in elderly hypertensives：a prospective study. Circulation，2003，107：1401-1406.

［3］Gosse P，Lasserre R，Minifie C，et al. Blood pressure surge on rising. Hypertension，2004，22：1113-1118.

［4］Alastair JS Webb，Urs Fischer，Ziyah Mehta，et al. Effects of antihypertenssive-drug class on interindividual variation in blood pressure and risk of stroke：a systematic review and meta analysis. Lancet，2010，375（9718）：906-915.

［5］刘星，吴寿岭，梁洁，等 . 短效联合与长效单药抗高血压治疗对随诊间收缩压变异性的影响 . 中华高血压杂志，2012，20（6）：575-579.

［6］郭勇娟，项美香，鱼运寿 . 原发性高血压患者血压变异性与心律失常的相关性 . 临床心血管病杂志，2007，23（10）：731-733.

［7］Ozawa M，Tamura K，Okano Y，et al. Blood pressure variability as well as blood pressure levels is important for left ventricular hypertrophy and brachial-ankle pulse wave velocity in hypertensives. Clin Exp Hypertens，2009，31（8）：669-679.

［8］Sander D，Kulda C，Klingelhofer J，et al. Relationship between circadian blood pressure patterns and progression of early carotid atherosclerosis：A 3-year follow-up study. Circulation，2000，102：1536-1541.

［9］Moran A，Palnas W，Pichering TG，et al. Office and ambulatory blood pressure are independently associated with albuminuria in older subjects with type 2 diabetes. Hypertension，2006，47（5）：955-961.

［10］Flythe JE，Inrig JK，Shafi T，et al. Association of Intradialytic Blood Pressure Variability With Increased All-Cause and Cardiovascular Mortality in Patients Treated With Long-term Hemodialysis. Am J Kidney Dis，2013，61（6）：966-974.

［11］Manios E，Tamura K，Tsivgoulis G，et al. Time rate of blood pressure variability is associated with impaired renal function in hypertensive patients. Hypertension，2009，27（11）：2244-2248.

［12］Su DF，Miao CY. Blood pressure variability and organ damage. Clin Exp Pharmacol Physiol，2001，28（9）：709-715.

［13］Clausen P，Feldt-Rasmussen B，Ladefoged J，et al. Circadian variation of blood pressure in patients with chronic renal failure on continuous ambulatory peritoneal dialysis. Scand J Clin lab Invest，1995，55（3）：193-200.

［14］Brunelli SM，Thadhani RI，Lynch KE，et al. Association between long-term blood pressure variability and mortality among incident hemodialysis patients. AM J Kidney Dis，2008，52：716-726.

［15］Rothwell PM，Howarda SC，Dolan E，et al. Effects of β blockers and calcium channel blockers on within-individual variability in blood pressure and risk of stroke . lancet Neurol，2010，95：469-480.

［16］Webb AJ，Fisher U，Mehta Z，et al. Effects of antihypertensive-drug class on inter-individual variation in blood pressure and risk of stroke：A systematic review and meta-analysis. Lancet，2010，375（9718）：906-915.

［17］Desjardins F，Sekkali B，Verreth W，et al. Rosuvastatin increases vascular endothelial PPARgamma expression and corrects blood pressure variability in obese dyslipidaemic mice. Eur Heart J，2008，29（1）：128-137.

（刘 星 陶 杰）

第15章　原发性高血压

原发性高血压是指导致血压升高的病因不明。高血压的诊断、评估是一项系统的工作，包括以下三方面：①确定血压水平及其他心血管危险因素；②判断高血压的原因，明确有无继发性高血压；③寻找靶器官损害以及相关临床情况；④评价患者有无可能影响预后及治疗的其他心血管疾病及其并发症。从而做出高血压病因的鉴别诊断并评估患者的心血管风险程度，以指导诊断与治疗。

第一节　高血压的诊断标准

一、诊断标准的演化

随着人们对心血管病多重危险因素作用以及心脏、脑、肾靶器官保护的认识不断深入，高血压的诊断标准也在不断调整。早在美国成人高血压指南JNC1[1]发布时即对血压进行了分级，根据舒张压（DBP）分为两级，90～104mmHg可考虑治疗，＞105mmHg诊断为高血压，应开始治疗。发展到JNC2[2]，根据DBP进一步分为90～104mmHg（轻度高血压）、105～114mmHg（中度高血压）和＞115mmHg（重度高血压）三级。在JNC3[3]中，血压分级更加细致，根据DBP分为5级，＜85mmHg为正常血压，85～89mmHg为正常高值，以及上述的轻、中和重度高血压。值得注意的是，JNC3首次将收缩压（SBP）分级，但这是基于DBP＜90mmHg的，＜140mmHg为正常血压，140～159mmHg为临界单纯收缩期高血压，＞160mmHg为单纯收缩期高血压。JNC3中，监测血压时不再仅关注单次测量值，而是详细区分首次诊断和多次诊断，采用不同血压值分级确定血压监测的方法和时间，初步体现了血压动态管理概念。JNC4[4]仍延续了JNC3的血压分级标准。该标准中DBP分级在前且细致，SBP分级在后且相对粗简，更强调DBP的重要性。JNC5[5]将血压分级调整为SBP在前、DBP在后，强调了SBP的重要性，并且统一了SBP、DBP的分级标准，即正常血压为SBP＜130mmHg和DBP＜85mmHg，正常高值为SBP130～139mmHg和DBP85～89mmHg，1级（轻度）、2级（中度）、3级（重度）和4级（极重度）高血压分别为SBP140～159mmHg和（或）DBP90～99mmHg、SBP160～179mmHg和（或）DBP100～109mmHg、SBP180～209mmHg和（或）DBP110～119mmHg、SBP≥210mmHg和（或）DBP≥120mmHg。JNC5对血压的分级接近目前认识。提到JNC6[6]，其更新主要是将3级和4级合并为3级高血压。JNC6更明确阐述了诊室外血压测量的作用，强调动态血压适用于白大衣高血压的诊断、药物疗效欠佳的评价、发作性高血压及自主神经功能障碍的诊断评估，但不推荐常规应用。

随后的JNC7[7]进一步将2级和3级合并为2级高血压（即SBP≥160mmHg或DBP≥100mmHg），不再列3级高血压。JNC7首次提出高血压前期（SBP120～139mmHg或DBP80～89mmHg）的概念，但此后多数指南并未采用。最新公布的JNC8[8]没有对高血压前期进行定义，指出JNC7定义的高血压水平（≥140/90mmHg）仍然有效。血压处于这一范围的人群，均应通过生活方式进行干预，进一步指出60岁以上老年人，血压达到150/90mmHg即应开始降压治疗。

《2003欧洲高血压学会和欧洲心脏病学会（ESH/ESC）指南》[9]中，高血压可分为四大类：正常高值血压（收缩压在130～139mmHg、舒张压在85～89mmHg），1级高血压（收缩压在140～159mmHg或舒张压在90～99mmHg），2级高血压（收缩压在160～179mmHg或舒张压在100～109mmHg），或3级高血压（收缩压＞180mmHg，舒张压＞110mmHg）。在高血压诊断方面，2013版指南[10]与2003版及2007版[11]这两版指南相比没有变化，诊室血压仍是高血压筛查、诊断及管理的"金标准"。2013版指南同时指出，由于诊室血压易出现"白大衣高血压"和较难发现隐蔽性高血压的局限，使得诊室外血压测量越来越多地被用于高血压的诊治。诊室外血压检测的主要优势在于可获取大量的医疗环境外的血压测量数值，这些数值可能更接近真实血压。诊室外血压测量包括动态血压检测和家庭血压测量，二者各有不足、互相补充，但并不是竞争性的或二选一的关系。动态血压的预后意义强于诊室血压，夜间血压的预后意义强于白天血压，夜间/白天血压比值是临床心血管事件预测因子；家庭自测血压与动态血压相比，可以提供更长时间的数据，反映几天间的血压变异，而且更便宜，更易获得，更易重复。对一级预防和高血压患者，家庭自测血压对心血管疾病发病和死亡的预测意义都好于诊室血压，家庭自测血压与靶器官损害的相关性至少与动态血压一样。新指南强调了家庭自测血压的预后价值及在高血压诊治方面的作用，仅次于动态血压监测。目前，由于缺乏针对诊室外血压干预并以预后指标为研究目标的大规模临床试验，诊室外血压尚无法取代诊室血压在高血压诊治中的地位。

2011年英国国家卫生与临床优化研究所（NICE）联合英国高血压学会（BHS），更新了高血压诊治指南[12]。相比于2006版指南，该版指南的最大更新点之一在于确定了诊断原发性高血压时，应使用24h动态血压监测（ABPM）或家庭血压测量（HBPM）方法进行确认，而非仅依靠诊室血压测量；这是首个正式推荐ABPM的高血压诊治指南。NICE提出的新的重要建议是，如果诊室初测血压读数≥140/90mmHg，则应采用ABPM来确诊高血压。NICE认为采用ABPM可以避免"白大衣高血压"，或由于患者在某临床情况下血压暂时升高而导致的误诊。NICE指出，据英国血压学会估计，目前在英国大约有1/4的接受高血压管理的患者属于误诊；而同时也有大约570万英国人患有高血压却没有被诊断出来。虽然NICE也在成本分析中承认ABPM设备每年将花费英国国家卫生局大约510万英镑的经费，但由于避免了误诊和不必要的药物治疗，5年之内就能节约2倍于此的费用。《柳叶刀》（The Lancet）于同年8月24日发表了NICE指南编写小组关于ABPM的成本分析结果，分析表明对于所有年龄段的男性或女性，动态监测都是性价比最高的高血压确诊手段。NICE的模型分析显示，对于年龄≥50岁的男性或女性，应用ABPM可以提高质量并调整寿命年。

NICE 2011按照ABPM对血压重新进行了界定，<135/85mmHg界定为正常血压，135/85～150/95mmHg为1级高血压。NICE指出这一高血压界定的阈值是延续NICE 2004的标准，与国际建议一致，与对高血压预后的多元分析结果相符。但很多人对NICE高血压阈值的定义存在异议。有研究认为ABPM与诊所血压的差异应为12/7mmHg，日间平均动态收缩压（135±14）mmHg与诊室平均血压（155±22）mmHg相当。

1999—2010年《中国高血压防治指南》[13]中高血压定义为：在未使用降压药物的情况下，非同日3次测量血压，收缩压≥140mmHg和（或）舒张压≥90mmHg；收缩压≥140mmHg和舒张压<90mmHg为单纯性收缩期高血压。患者既往有高血压病史，目前正在使用降压药物，血压虽然低于140/90mmHg，也诊断为高血压

二、血压的测量

血压测量是评估血压水平、诊断高血压以及观察降压疗效的主要手段。目前，在临床和人群防治工作中，主要采用诊室血压测量、动态血压监测以及家庭血压测量三种方法。

诊室血压由医护人员在诊室按统一规范进行测量，目前仍是评估血压水平和临床诊断高血压并进行分级的常用方法。动态血压监测（ABPM）则通常由自动的血压测量仪器完成，测量次数较多，无测量者误差，可避免白大衣效应，并可测量夜间睡眠期间的血压，因此，既可更准确地测量血压，也可评估血压短时变异和昼夜节律。家庭血压测量（HBPM）通常由受测者自我完成，这时又称自测血压或家庭自测血压，但也可由家庭成员等协助完成。因为测量在熟悉的家庭环境中进行，因而，也可以避免白大衣效应。家庭血压测量还可用于评估数日、数周甚至数月、数年血压的长期变异或降压治疗效应，而且有助于增强患者的参与意识，改善患者的治疗依从性。

诊室血压测量与动态血压监测相比更易实现，与家庭血压测量相比更易控制质量，因此，仍是目前评估血压水平的主要方法。但如果能够进行24h动态血压监测，可以将24h动态血压作为诊治依据。（具体测量方式另有章节描述。）

第二节 高血压发病的危险因素

原发性高血压是遗传因素与环境因素长期相互作用的结果。高血压发病的危险因素分为不可改变的和可改变的两类。

一、不可改变危险因素

高血压发病的不可改变危险因素主要包括遗传因素、年龄、性别等。

1. 遗传和家族聚集性

高血压患者多有家庭史，其直系亲属的血压水平比同龄非直系亲属的高。北京市 1991 年高血压普查结果表明，父母一方有高血压者高血压患病率是无高血压家族史者的 1.5 倍，父母双方均有高血压者高血压患病率是无高血压家族史者的 2～3 倍[14]。上海用一级、二级亲属的资料分别计算了原发性高血压的遗传度，前者为 70%±9.8%，后者为 57%±7.9%。研究孪生子发现，单卵孪生子间血压相关程度比双卵孪生子间更明显。

2. 年龄和性别

高血压患病率随年龄增长而增加，35 岁以上，年龄每增加 10 岁，患病率增加 10%；男性高血压患病率高于女性，尤其在 35 岁以前；35 岁以后，女性高血压患病率及血压升高幅度可超过男性。无论是男性还是女性，平均血压随年龄增长而增高，尤其是收缩压。

二、可改变危险因素

可改变危险因素主要由一些不良生活方式引起，在高血压的预防中起着至关重要的作用，主要包括以下因素：

1. 饮食因素

大量流行病学资料显示减少食盐摄入与血压降低直接相关[15-16]，且中国人群食盐量高于西方国家。1979—1980 年全国高血压普查结果显示，我国南北方高血压患病率有明显的差别，与食盐量不同有关。北方食盐摄入量平均每人每日 12～18g，而广西、福建等地均在 7～8g，大大超出世界卫生组织（WHO）建议摄入食盐 5g/d（＜2g/d 钠）[17]。如平均每人每日食盐量增加 2g，则收缩压和舒张压均值增高 2.0mmHg 和 1.2mmHg[18]。钠盐导致血压升高机制为：①增加了血容量；②水钠潴留，使血管平滑肌肿胀，管腔变细，血管阻力增加，从而引

起血压升高。高血压患者有盐敏感型和非盐敏感型，提示高钠饮食引起高血压的机制有遗传因素的参与。盐敏感者占高血压人群的 30%～50%。血清钾、尿钾及膳食摄入的钾与血压之间成负相关；钾对血压的调节机制可能与抑制肾素-血管紧张素系统活性和交感神经系统的兴奋性、增强压力感受器的功能以及直接的促尿钠排泄作用等有关。目前我国人群膳食中钾摄入量普遍偏低，一般在 2～3g/d。膳食中钠/钾比失衡是我国高血压患病率高的重要原因之一。在盐与血压的国际协作研究（INTERMAP）中，反映膳食钠/钾量的 24h 尿钠/钾比值，我国人群在 6 以上，而西方人群仅为 2～3。控制高血压饮食治疗（DASH）饮食富含水果蔬菜和低脂食物，能够有效降低血压。此外，有证据显示，以低脂高碳水化合物、低饱和脂肪和高单不饱和脂肪、低精制糖和高纤维为特点的传统地中海膳食模式可减少肥胖，降低心血管疾病的发病率和死亡率[19]。最近公布的 TOHP 研究[20]发现钠的摄入减少到 1.5～2.3g/d 的范围内，仍能降低心血管风险。

2. 超重和肥胖

近年来，超重和肥胖的患病率快速增高。人群中体重指数（BMI）与血压水平成正相关。Framinghan 研究显示 BMI 最高五分位组较最低五分位组血压高 16/9mmHg（体重每增加 4.5kg 收缩压增加 4mmHg）[21]。我国 MONICA 方案研究发现[22]，北方各省市高血压患病率明显高于南方，同时北方的平均 BMI 也明显高于南方。我国 10 组人群的前瞻性研究[23]表明，基线时 BMI 每增加 $1kg/m^2$，5 年内发生确定的高血压（收缩压≥160mmHg 或舒张压≥95mmHg）的危险度增加 9%。中美心血管病流行病学合作研究结果[24]显示，基线时 BMI 每增加 $3kg/m^2$，4 年内发生高血压（收缩压≥140mmHg 或舒张压≥90mmHg）的危险女性增加 57%，男性增加 50%。身体脂肪的分布与高血压发生也有关。腹部脂肪聚集越多，血压水平就越高。腰围男性≥90cm 或女性≥85cm，发生高血压的风险是腰围正常者的 4 倍以上。

超重和肥胖导致高血压的可能机制有以下几个方面：①血容量和心排血量增加；②因伴有高胰岛素血症或肾素与醛固酮关系异常而引起体内水钠潴留；③神经内分泌调节紊乱，如交感神经肾上腺素

能活性增高；④细胞膜协同转运功能缺陷，钠-钾泵活性异常。

随着我国社会经济发展和生活水平提高，人群中超重和肥胖的比例与人数均明显增加。在城市中年人群中，超重者的比例已达到25%～30%。超重和肥胖将成为我国高血压患病率增长的又一重要危险因素。

3. 饮酒

过量饮酒是高血压发病的危险因素，人群高血压患病率随饮酒量增加而升高。虽然少量饮酒后短时间内血压会有所下降，但长期少量饮酒可使血压轻度升高；过量饮酒则使血压明显升高。如果每天平均饮酒＞3个标准杯（1个标准杯相当于12g乙醇，约合360g啤酒，或100g葡萄酒，或30g白酒），收缩压与舒张压分别平均升高3.5mmHg与2.1mmHg，且血压上升幅度随着饮酒量增加而增大。开滦研究[25]发现，即使轻中度饮酒也增加高血压发病率。其机制可能为长期饮酒者的皮质激素水平升高，血儿茶酚胺水平上升；影响肾素-血管紧张素及血管加压素和醛固酮的作用；影响细胞膜的流动性、通透性，引起钠-钾泵活性异常及离子转运功能障碍，使细胞内钙离子浓度升高，外周血管阻力增加。中美心血管病流行病学合作研究结果表明，男性持续饮酒者比不饮酒者，4年发生高血压的危险性增加40%[26]。

在我国饮酒的人数众多，部分男性高血压患者有长期饮酒嗜好和饮烈度酒的习惯，应重视长期过量饮酒对血压和高血压发生的影响。饮酒还会降低降压治疗的疗效，而过量饮酒可诱发急性脑出血或心肌梗死发作。

4. 吸烟

烟草中的尼古丁等有害物质进入血液后会使周围血管收缩，致使血压升高。长期大量吸烟，可以引起小动脉持续收缩，时间一久，小动脉的动脉壁上的平滑肌就会变性，损害血管内膜，使小动脉的血管壁增厚，而引起全身小动脉硬化。高血压患者大量吸烟，则导致心脏病及因心脏病致死的危险性大为增加。

5. 精神紧张

长期精神过度紧张也是高血压发病的危险因素，流行病学发现长期精神紧张、愤怒、烦恼，以及环境的恶性刺激（如噪声）、睡眠不足、焦虑、恐惧及抑郁等不良心理也可引起高血压。动物实验证明，一笼饲养多只的老鼠比分笼饲养的老鼠的血压高。紧张可使心率、血压、血浆肾上腺素和去甲肾上腺素水平升高。

6. 缺乏体育运动

大量前瞻性队列研究显示缺乏体育运动是发生高血压的危险因素[27-28]。正常血压人群中，久坐和体力活动不足者与活跃的同龄对照者相比，发生高血压的危险增加20%～50%。长时间看电视等静止的行为因素可以独立地影响肥胖和糖尿病的发病。看电视时间与肥胖及糖尿病发病危险成显著正相关。看电视时间每天增加2h，肥胖发病危险增加23%，糖尿病发病危险增加14%；静坐工作每天增加2h，肥胖的危险增加5%，糖尿病的危险增加7%。

第三节　原发性高血压的鉴别诊断

继发性高血压是病因明确的高血压，当明确病因并有效去除或控制病因后，作为继发症状的高血压可被治愈或明显缓解；继发性高血压在高血压人群中占5%～10%[29-30]；常见病因为肾性、内分泌性、肾血管性原因和睡眠呼吸暂停综合征，由于精神心理问题而引发的高血压也时常可以见到[31]。继发性高血压患者发生心血管病、卒中、肾功能不全的危险性更高，而病因常被忽略以致延误诊断。提高对继发性高血压的认识，及时明确病因并积极针对病因治疗将会大大降低因高血压及其并发症造成的高致死及致残率。近年来对继发性高血压的鉴别已成为高血压诊断治疗的重要方面。

（一）肾性高血压

1. 急性肾小球肾炎（急性肾炎）

急性肾小球肾炎引起的高血压，是临床上较常见的继发性高血压之一。其特点是，轻症及儿童患者高血压较为少见，或为短暂性，且以收缩压升高为主，而成人患者高血压的发生率为70%～80%，收缩压和舒张压常均升高。血压升高的程度多为中度以下，血压显著升高仅见于老年及晚期患者。从时间上看，高血压的出现多在水肿、蛋白尿出现的同时，仅有少数患者血压升高先于其他症状。高血压持续时间长短不一，一般与水肿及尿的改变相平行，绝大多数呈缓慢下降，少数患者血压可急剧升高，甚至引起高血压脑病及心力衰竭。儿童患者中，还有以高血压脑病为首发表现者，在诊断上应引起注意。

2. 慢性肾小球肾炎

慢性肾炎是一种由多种原因引起的慢性进行性肾小球损害性疾病，也是临床最常见的继发性高血压原因。其发病仅少数与急性链球菌感染后肾炎有关，绝大多数是原发性肾小球疾病慢性迁延发展的结果。患者常表现为程度不等的高血压、水肿、蛋白尿、血尿及肾功能损害（肾炎综合征表现），少数患者病情隐匿，一经发现即有肾萎缩和尿毒症表现。慢性肾炎引起的血压升高常为持续性，且以舒张压升高为主，眼底检查也可有视网膜小动脉迂曲、痉挛、动静脉交叉压迫，甚至出血、渗出等表现。慢性肾炎（尤其高血压型）患者发病年龄轻（常小于 40 岁）；肾炎综合征表现明显，且水肿、蛋白尿、血尿同时或早于高血压出现；肾功能损害发生早并常以肾小球功能损害为主；心脏增大不明显；晚期常有贫血表现等。

3. IgA 肾病

IgA 肾病是以免疫球蛋白沉着于肾小球系膜区为特征的慢性肾小球疾病，临床常以单纯性血尿为主要表现，好发于儿童和青年，男性为主。多数患者起病前有呼吸道或消化道感染史，但潜伏期较短（数小时至数日），常表现为突然起病的血尿（肉眼血尿或镜下血尿），少数可有肾炎综合征表现（高血压、水肿、蛋白尿、血尿和肾功能损害）或肾病综合征表现（大量蛋白尿、高度水肿、低白蛋白血症和高脂血症）。病情可以反复，但多数预后良好。临床诊断需经肾活组织检查（活检）后免疫病理检查。

4. 间质性肾炎

间质性肾炎是由多种原因引起的以肾间质-小管病变为主要表现的综合征，病因包括感染、药物过敏、毒物损害（化学品或重金属中毒）、免疫损害、物理损害、放射性肾炎、血循环障碍等。临床分急、慢两型，急性患者常见于药物过敏后，表现为畏寒、发热、皮疹、少尿、蛋白尿、尿红白细胞增多等，除少数合并急性肾衰竭者外，一般很少引起高血压；慢性患者症状隐匿，患者可长期无不适感觉，但尿常规检查有红白细胞增多和蛋白阳性，随病情进展逐渐出现高血压、贫血及夜尿增多。尿相对密度下降等肾小管功能损害表现。X 线或超声检查患者双肾体积缩小，表面不平。

5. 慢性肾盂肾炎

慢性肾盂肾炎是由病原体（细菌、真菌、原虫或病毒）直接侵袭肾盂肾盏部引起的慢性炎症，好发于女性，尤其育龄妇女。致病菌以大肠埃希菌最多见，上行感染是其最常见的传染途径。临床表现虽也可有全身感染中毒症状（乏力、低热、关节酸痛）、尿路刺激症状（尿频、尿急、尿痛、腰痛）和尿中白细胞增多三大表现，但一般不典型，尿细菌学检查阳性是诊断的重要依据。慢性肾盂肾炎引起高血压仅见于疾病晚期肾实质遭受严重破坏甚至发生尿毒症时，此时静脉肾盂造影可见肾盂肾盏变形、狭窄，两肾大小不一且外形凹凸不平，肾功能损害以小管功能损害为主。

6. 肾动脉狭窄

肾动脉狭窄的根本特征是肾动脉主干或分支狭窄，导致患肾缺血，肾素-血管紧张素系统活性明显增高，引起高血压及肾功能减退。肾动脉狭窄是引起高血压和（或）肾功能不全的重要原因之一，患病率占高血压人群的 1% ～ 3%[32]。

7. 糖尿病性肾病变

糖尿病发展到一定阶段，患者不仅出现大、中动脉粥样硬化，还常常合并肾小球微血管病变（又称肾小球硬化症或毛细血管间肾小球硬化症），在临床上引起以蛋白尿和肾功能损害为特征的临床表现，即糖尿病肾病。

据临床资料统计，糖尿病病史超过 10 年者，多数将并发这种病变。病理学研究证实，糖尿病早期即有肾增大和肾小球滤过率增加；糖尿病肾病形成后，临床最早表现是尿中出现微量蛋白（白蛋白或微球蛋白）并且具有间歇性、无症状性和运动试验阳性（运动后尿蛋白阳性）的特征；以后随病情进展，尿蛋白的含量逐渐增多，并转为持续阳性，每日排出量不随病情改善而减少；数年后临床出现高血压、水肿、蛋白尿等糖尿病肾病的典型表现，此期尿液检查可以发现白细胞和管型，血浆总蛋白和白蛋白低下，血脂可以升高；晚期发生肾衰竭尿毒症。糖尿病肾病患者的高血压，一般出现较晚（多数出现于尿蛋白阳性数年后）血压升高的幅度也一般较轻且多数以舒张压升高为主。如果注意糖尿病肾病的发展过程，糖尿病肾病性高血压的诊断一般不难。

8. 痛风性肾病变

痛风是一种嘌呤代谢障碍性疾病，常因血尿酸升高引起关节、肾等组织的损伤，临床特点是高尿酸血症伴有特征性急性关节炎反复发作，在关节滑液的白细胞内可以找到尿酸钠结晶，严重者可致关节运动障碍或畸形。部分患者可以发生痛风性肾病变（痛风肾），形成原因与尿酸盐在肾间质组织沉淀有关。本病病情一般进展缓慢，早期表现为间歇性蛋白尿、等张尿和高血压，晚期可以出现尿素氮升高等肾功能不全表现。根据本病典型关节炎发作表现，泌尿系结石病史和化验血尿酸升高，一般可作出诊断，必要时辅以关节腔穿刺取滑液检查或痛风石活检证实为尿酸盐结晶也可明确诊断。

9. 风湿性疾病

风湿性疾病是指主要影响骨关节及其周围软组织的一组疾病的总称，其病因与感染、免疫损伤、代谢异常、内分泌障碍、遗传等多种因素有关，其中许多疾病可以累及肾，引起肾性高血压，临床比较常见的有狼疮性肾炎、结节性多动脉炎、硬皮病等。

狼疮性肾炎是系统性红斑狼疮（SLE）最常见的内脏损害和重要的死亡原因，严格来讲，几乎所有 SLE 皆可累及肾，但在临床仅约半数出现尿的异常。现已明确狼疮性肾炎是免疫复合物沉积于肾小球所引起的免疫性损伤，肾小管和间质也常累及。狼疮性肾炎的临床表现差异很大，轻者仅偶有少量蛋白尿，严重者可有血尿、蛋白尿、高血压、肾功能损害等典型肾炎综合征表现。

结节性多动脉炎的肾损害发生率也比较高（70%～80%），典型病例约 2/3 因肾衰竭而死亡。结节性多动脉炎的肾损害在病理学上主要分为两种：①肾多动脉炎，即肾中等大小动脉特别是弓形动脉和叶间动脉的急性炎症，继之以动脉瘤形成或导致管腔闭塞，临床上可因肾梗死而引起高血压；②坏死性肾小球炎，即肾小球毛细血管内微血栓形成，临床表现为显著的镜下血尿、红细胞管型及进行性肾衰竭，患者常有进行性高血压，临床诊断主要靠活检证实。

硬皮病的肾损害主要缘于肾小叶间动脉的内膜增厚、管腔狭窄和入球小动脉呈纤维素样坏死。临床表现分急性和慢性两型，急性者突然起病，类似恶性高血压，常在数天至数周内出现氮质血症；慢性型表现为在多年硬皮病基础上逐渐出现的轻度蛋白尿和镜下血尿，血压常轻度升高，病情进展比较缓慢，晚期也可并发氮质血症。本病确诊有赖于皮肤和肾组织活检。

10. 双侧性多囊肾

肾囊性病变在临床很常见，可为先天性，也可以是后天获得性，发生于双侧肾的多个囊性病变称为多囊肾。多囊肾在临床上分为儿童型（约占 1/3）和成人型（约 2/3 的成人型绝大部分在 35～45 岁之间被发现）。多囊肾发展缓慢，发病时多无症状，临床症状绝大多数出现于 35～45 岁之间，主要临床表现是血尿、蛋白尿、高血压和慢性肾功能不全。血尿、蛋白尿为出现最早的症状，高血压见于

50%～70% 的患者，但一般出现较晚，且多为良性，对一般降压药敏感。多囊肾的诊断主要靠影像学方法如 B 超、CT。

11. 肾肿瘤

肾肿瘤在临床上比较少见，但近年有增多趋势。肾肿瘤有良、恶性之分，良性者生长缓慢，多无临床症状；恶性者早期也可无明显症状，晚期可表现为血尿、疼痛、肿块"三联症"。肾肿瘤患者（包括良、恶性）临床出现高血压表现的不多，出现高血压者多与其瘤细胞分泌肾素增多有关，目前比较肯定的有下列三种：

（1）近球装置细胞瘤：为肾良性肿瘤，起源于近球装置细胞，多生长于肾皮质部，瘤体一般较小（1～4cm），瘤细胞分泌肾素的功能极为旺盛，故可引起明显的血压升高，临床酷似原发性醛固酮增多症，不同的是该瘤患者血浆肾素活性显著升高，且患肾静脉肾素活性与对侧有明显差异，切除肿瘤后血压和肾素水平可恢复正常。

（2）肾母细胞瘤：此瘤也能自主分泌肾素，但引起高血压者并不很多，可能与其分泌的肾素分子量较大，需经酸化方有活性有关。

（3）肾细胞癌：这是最常见的能分泌多种激素的肾恶性肿瘤，可引起包括高血压在内的多种复杂的泌尿系统外症状，高血压的原因目前也认为与之分泌肾素增高有关。

12. 中毒性肾病

中毒性肾病是指由于化学、物理及生物因素损害肾引起的，临床以肾病综合征表现为主的疾病，部分伴有高血压。其发生率很高，但常常不被临床所重视。中毒性肾病的常见病因有：①重金属中毒，如汞、铅、砷、银、铀等；②有机溶剂中毒，如四氯化碳、四氯乙烯、甲醇、乙二醇、松节油等；③药物，如磺胺类、氨基糖苷类、头菌孢素类、解热镇痛药、抗癌药等；④动植物毒素；⑤放射损害等。临床诊断主要靠病史（毒物、药物或放射接触史），但更重要的是在临床遇到此类患者时能够及时想到中毒性肾病的可能。

13. 过敏性紫癜肾炎

过敏性紫癜肾炎常发生于链球菌感染后的儿童，但累及肾者成人多见。临床上除了过敏性紫癜的表现外，可以伴有血尿、蛋白尿和高血压，并常出现于紫癜后 1 周内，个别于 3～5 个月后出现。

14. 血小板减少性紫癜

本病多见于青年女性，肾受累者临床可以出现血尿、蛋白尿和管型尿，1/2 者伴有不同程度的高血压。

（二）内分泌性高血压

内分泌组织增生或肿瘤所致的多种内分泌疾病，由于其相应激素如醛固酮[33]、儿茶酚胺[34]、皮质醇等分泌过度增多[35]，导致机体血流动力学改变而使血压升高，也是较常见的继发性高血压，如能切除肿瘤，去除病因，高血压可被治愈或缓解。

1. 皮质醇增多症

皮质醇增多症又称库欣综合征，是由于肾上腺皮质分泌过量的糖皮质激素（主要是皮质醇）所引起的一种临床综合征。其病因既可为原发于肾上腺本身的肿瘤（腺瘤或腺癌），也可继发于下丘脑-垂体病变（如垂体瘤），还可是异位 ACTH 综合征的结果。另外，长期应用大剂量糖皮质激素也可引起医源性库欣综合征。本病成人发病高于儿童，女性多于男性，儿童患者肾上腺癌较多，成人则以肾上腺增生为主，女性患者有男性化表现时应疑及癌的可能。皮质醇增多症患者在临床上除了有满月脸、向心性肥胖、皮肤紫纹、骨质疏松等表现外，高血压也很常见，但血压升高的幅度个体差异很大，一般在疾病早期血压仅轻度升高，病程越长，高血压的发生率越高，升高的幅度也越大，只有少数患者在早期即出现严重高血压或以高血压为首发症状来就医。多数患者随库欣综合征的控制，血压也逐渐恢复正常。

2. 原发性醛固酮增多症

原发性醛固酮增多症是指由于肾上腺皮质肿瘤或增生，导致醛固酮分泌增多，所引起的一系列临床表现。本病多见于成人（30～50 岁），女性较男性多见，占高血压患者的 0.4%～2%，其临床三大特点是高血压、低血钾和夜尿增多。高血压是本症最早和最常出现的症状，发生机制与醛固酮分泌增多继发的水钠潴留有关。最初高血压属于容量依赖性，血压升高与血钾丢失同时存在；随病情进展，长期细胞内高钠和低钾直接刺激血管平滑肌收缩，外周血管阻力增加，逐渐出现阻力性高血压，此时虽仍有水钠潴留，但心排血量可在正常范围，血流动力学特点与原发性高血压相似。

3. 嗜铬细胞瘤

嗜铬细胞瘤起源于肾上腺髓质、交感神经节或其他部位的嗜铬组织，该病可持续或间断地释放大量儿茶酚胺，引起持续性或阵发性高血压。该病好发于 20～50 岁的青壮年，男性比女性略多。嗜铬细胞瘤 90% 以上为良性肿瘤，80%～90% 发生于肾上腺髓质，其中约 90% 为单侧单个病变。起源肾上腺以外的嗜铬细胞瘤约占 10%，恶性嗜铬细胞瘤占 5%～10%，可造成淋巴结、肝、骨、肺等转移[36]。嗜铬细胞瘤间断或持续地释放儿茶酚胺作用于肾上腺素能受体，引起持续性或阵发性高血压，伴典型的嗜铬细胞瘤三联症[37]，即阵发性"头痛、多汗、心悸"，同样可造成严重的心脏、脑、肾血管损害；肿瘤释放的大量儿茶酚胺入血可导致剧烈的临床症候如高血压急症、低血压休克及严重心律失常等，称为嗜铬细胞瘤危象[38-39]。但是如果能早期、正确诊断并行手术切除肿瘤，它又是临床可治愈的一种继发性高血压。

诱发因素包括体位改变、吸烟、灌肠、压揉腹部、药物刺激（如组胺、甲氧氯普胺等），发作间隔时间不定。持续型患者血压在持续升高的基础上也有阵发性发作，另外还可有畏热、多汗、低热、心动过速、心律失常、头痛、焦虑、消瘦、直立性低血压、血压波动大等表现。部分患者可有血压高、低交替现象，这与患者体内肾上腺素、去甲肾上腺素、多巴胺等不同浓度变化有关。临床对发病年龄轻、血压波动大的患者都应想到嗜铬细胞瘤，通过血尿儿茶酚胺及其代谢产物 3- 甲氧基 -4- 羟基苦杏仁酸测定（尤其在发作时抽血，留尿）[40-41]、肾上腺 B 超或 CT 可明确诊断。

4. 甲状腺功能亢进症

甲状腺功能亢进症（简称甲亢）患者在临床上除了有怕热、多汗、消瘦、心动过速，以及甲状腺肿大外，血压（尤其收缩压）常有不同程度升高，这主要与甲状腺激素直接或间接作用于心血管系统，使心脏排血增多有关。甲状腺功能亢进症患者血压变化的特点是收缩压升高（可达 170mmHg 以上），而舒张压降低（＜70mmHg），使脉压增大（常大于 100mmHg）。

（三）心血管系统疾病

1. 主动脉瓣关闭不全

主动脉瓣关闭不全是临床比较常见的心脏瓣膜疾病之一，其病因除风湿性心脏病外，还可见于先天性主动脉瓣畸形（二叶瓣畸形）、主动脉瓣脱垂、梅毒、马方综合征、主动脉窦动脉瘤，以及主动脉粥样硬化等。临床症状主要是心脑缺血所致的胸痛和头晕；体征方面除了可以在主动脉瓣听诊区（风湿性主动脉瓣损害时）听到典型的高调递减型哈气样舒张期杂音外，主要表现为周围血管征阳性和心界向左下扩大，血压变化的特征是收缩压正常或略升高，舒张压降低，脉压增大。

2. 主动脉缩窄

主动脉缩窄是一种比较少见的先天性主动脉腔

狭窄性病变，成年型多发生在锁骨下动脉起始处以下的部分（75% 位于降主动脉）。临床上主要表现为上肢血压升高而下肢血压下降，并有动脉搏动有力，下肢股动脉及足背动脉搏动减弱或消失以及下肢乏力、易疲劳、发冷感等下肢血液循环障碍表现。查体时可以发现股动脉搏动延迟于颈动脉搏动，于后肿间区（左前胸及背部）可以闻及收缩晚期喷射性杂音。如果主动脉狭窄位于左锁骨下动脉起始部以上者，则左右上肢血压也可出现显著差异，临床诊断主要靠血管多普勒超声及选择性主动脉造影检查。

（四）神经系统疾病

神经系统对血压的调节起着非常重要的作用，颅内病变引起的颅内高压可以干扰血管运动中枢功能引起血压变化。引起颅内高压的常见原因有：①颅内占位病变（肿瘤、脓肿、血肿、肉芽肿等）；②脑细胞水肿（如脑外伤、缺血性或出血性脑血管病、脑缺血、缺氧、中毒等）；③脑脊液增加或循环障碍、脑积水等。颅内压升高时，患者除了有头痛、喷射性呕吐、视盘水肿外，严重者还可有血压升高、心率减慢、呼吸深大等 Cushing 反应，由于随之而来的常常是呼吸循环衰竭，故临床上把 Cushing 反应的出现视为颅内压增高极为严重的信号之一。

（五）睡眠呼吸暂停综合征

睡眠呼吸暂停综合征（SAS）是指各种原因导致睡眠状态下反复出现呼吸暂停和（或）低通气，引起低氧血症、高碳酸血症，从而使机体发生一系列病理生理改变的临床综合征。SAS 病情逐渐发展可出现肺动脉高压、肺源性心脏病（肺心病）、呼吸衰竭、高血压、心律失常等严重并发症，其中较为突出的是高血压。大约 50% 的高血压患者合并有SAS，说明两者关系十分密切。有报道我国部分省市阻塞性睡眠呼吸暂停低通气综合征（OSAHS）发病率为 3.60% ～ 4.62%[42]。在临床工作中发现阻塞性睡眠呼吸暂停综合征（OSAS）患者血氧饱和度降低以及微觉醒指数升高与高血压有明显相关，随着血氧饱和度的降低以及微觉醒指数的增加，OSAS 患者的舒张压明显升高[43]。并且 SAS 患者的高血压多为难治性，单纯降压药物治疗效果欠佳[44]。在 SAS 患者中无论有无高血压，睡眠时血压均发生异常改变。血压在呼吸暂停开始阶段最低，接近暂停末期时血压升高，在呼吸暂停后血压达到最高水平，一般比发生暂停前升高 25%。由于 SAS 患者睡眠时血压变异很大，正常时的夜间血压下降常常被频繁的呼吸暂停终止，使得血压失去正常昼夜节律变化，血压曲线为非杓型。目前还不清楚治疗 OSAHS 能否消除将来发生高血压的潜在危险，未经治疗的 OSAHS 病程越长，其血管结构功能变化可能就越难逆转。目前治疗 OSAHS 主要方法是口腔矫形器、手术和持续气道正压通气。

（六）医源性高血压

医源性高血压是指在临床诊断或治疗过程中产生的暂时性血压升高，不仅可使血压正常者血压升高，也可使患者原有高血压加重，诱发高血压危象，或成为难治性高血压，还可增加心脑血管病的发病率和病死率。临床只要注意患者的用药史尤其在停用后血压逐渐回落则可以成立诊断。一些引起血压升高的常用药物有以下类型：①非甾体抗炎药，如阿司匹林、吲哚美辛（消炎痛）、布洛芬、安乃近、双氯芬酸、吡罗昔康，以及对乙酰氨基酚等；②女用口服避孕药，多由孕激素和雌激素配伍组成，如炔诺酮、炔诺孕酮及其复方制剂等；③肾上腺皮质激素，包括糖皮质激素如氢化可的松、可的松、泼尼松、泼尼松龙、地塞米松、倍他米松等，盐皮质激素如去氢皮质酮，以及同化激素如丙酸睾酮、孕酮、苯丙酸诺龙等；④拟肾上腺素药物，如肾上腺素、去甲肾上腺素、异丙肾上腺素、去氧肾上腺素、间羟胺、麻黄碱、苯丙醇胺、萘甲唑林（滴鼻净）、间羟唑啉等；⑤单胺氧化酶抑制剂，在应用此类药物同时食用富含酪胺的食品如奶酪、香蕉和扁豆，血压便可增高；如合用拟肾上腺素药物，甚至可诱发高血压危象；⑥三环类抗抑郁药，如丙米嗪、多塞平、阿米替林等；⑦环孢素和免疫抑制剂；⑧重组促红细胞生成素；⑨其他还有可卡因、苯丙胺、甘草、选择性食物补充剂和某些中药（如麻黄、苦柑）。

第四节　评估靶器官损害

高血压患者靶器官损伤（心脏、脑、肾或血管等）的识别，对于评估患者心血管风险，早期积极治疗具有重要意义。在高血压到最终发生心血管事件的整个疾病过程中，亚临床靶器官损伤是极其重要的中间环节。采用相对简便、花费较少、易于推广的检查手段，在高血压患者中检出无症状性亚临床靶器官损害是高血压诊断评估的重要内容。

一、靶器官损害

（一）心脏

高血压可使心脏的结构和功能发生改变。由于血压长期升高，左心室处于超负荷状态，因代偿而使心室壁逐渐肥厚，左心室腔容积缩小，腔内压力升高，心脏舒张功能减退，最终发生左心房和左心室扩大。心肌肥厚和心肌重量的增加使心肌耗氧量也相应增加，但无相应的供血增加，结果引起或加重心绞痛和心力衰竭。在全球 61 个人群的前瞻性观察 Meta 分析中[45]，在收缩压 115 ～ 180mmHg，舒张压 75 ～ 110mmHg 范围内，各年龄段冠心病死亡率均与收缩压、舒张压升高相关。华琦等[46]发现原发性高血压患者中 30% ～ 40% 的患者能够检测出左心室肥大，而正常成人左心室肥大检出率是 2.5% ～ 5%。

心电图检查可以发现左心室肥大、心肌缺血、心脏传导阻滞或心律失常。近来有报道，aVL 导联 R 波电压与左心室重量指数密切相关，甚至在高血压不伴有心电图左心室肥大时，也可以预测心血管事件的发生。胸部 X 线检查，可以了解心脏轮廓、大动脉及肺循环情况。超声心动图，在诊断左心室肥大和舒张期心力衰竭方面优于心电图。必要时采用其他诊断方法，心脏磁共振成像（MRI）和磁共振血管造影（MRA）、计算机断层扫描冠状动脉造影（CTA）、心脏同位素显像、运动试验或冠状动脉造影等。

（二）脑

高血压是卒中的主要危险因素。在长期高血压作用下，脑部的小动脉会发生管壁痉挛、增厚、狭窄、硬化，痉挛处远端血管壁可发生营养性坏死而形成微小动脉瘤。一旦血压发生波动，尤其是收缩压增高者，脑血管无法承受此冲击，极易发生痉挛，形成破裂出血，出血常发生在内囊或基底结处。而且还容易在血管内形成血栓，使脑血管出现管腔狭窄或闭塞而导致脑梗死。由于高血压患者可反复多次地发生脑出血或脑梗死，最终导致脑组织严重破坏，形成脑萎缩，使患者发展成痴呆症。Framinghan 队列人群研究中，血压超过 160/95mmHg 的个体卒中相对风险度明显增加（男性为 3.1、女性为 2.9），降低 10/6 ～ 12/6mmHg 则可以减少卒中风险 38%。Wang 等[47]对 11 个随机对照试验、总共 26 000 名患者进行了 Meta 分析，发

现降压治疗能够降低所有心血管事件及卒中的风险，这种获益在高龄患者中更加显著（舒张压较低的群体）；经过有效的治疗，在收缩压得到了中高幅度下降的患者中，所有的不良后果发生率均会降低。即使当舒张压平均水平低于 70mmHg 时，这些获益仍然能被观察到。我国的脑出血多半是由高血压引起的，只要严格控制血压，大部分脑出血是可以被预防的。脑部的小血管在高血压作用下可发生玻璃样变性，管腔完全堵塞，局部脑组织缺血坏死，坏死组织被分解吸收后形成小腔，叫腔隙性脑梗死。

头颅 MRA 或 CTA 有助于发现腔隙性病灶或脑血管狭窄、钙化和斑块病变。经颅多普勒超声（TCD）对诊断脑血管痉挛、狭窄或闭塞有一定帮助。目前，认知功能的筛查评估主要采用简易精神状态量表（MMSE）。

（三）肾

肾是由无数个肾单位组成的，每个肾单位又由肾小球和肾小管组成。肾血管有入球小动脉、出球小动脉和静脉三种。高血压除造成肾小球动脉硬化外，还使肾小球内的滤过压升高，出现"超滤过"现象，长期的"超滤过"效应使肾小球发生硬化，功能减低，最终出现肾衰竭。根据美国肾脏病数据登记系统（USRDS）2011 年的资料[48]显示，美国终末期肾病患者中约有 24% 的原发病是高血压肾损害，居第 2 位。轻症高血压患者若不控制血压，5 ～ 10 年可以出现轻、中度肾小球动脉硬化；严重的高血压患者短期内就可引起肾损害。肾小动脉的硬化主要发生在入球小动脉，如无并发糖尿病，较少累及出球小动脉。当肾入球小动脉因高血压而发生管腔变窄，甚至闭塞时，会导致肾实质缺血、肾小球纤维化、肾小管萎缩等问题，使血压进一步升高且变得更加难以控制。最初表现为尿浓缩功能减退，夜尿增多，尿常规检查有少量蛋白尿，若肾小球动脉硬化进一步发展，将出现大量蛋白尿。体内代谢废物排泄受阻，尿素氮、肌酐大幅度上升，此时肾病变加重，促进高血压的进展，形成恶性循环，使血压上升，舒张压高达 130mmHg 以上，肾单位、肾实质坏死，最终发生尿毒症或肾衰竭。

肾损害主要根据血清肌酐升高，估算的肾小球滤过率（GFR）降低或尿白蛋白排出量（UAE）增加。微量白蛋白尿，已被证实是心血管事件的独立预测因素。高血压患者尤其合并糖尿病患者应定期检查尿白蛋白排泄量，24h 尿白蛋白排泄量或晨尿白蛋白 / 肌酐比值为最佳，随机尿白蛋白 / 肌酐比

值也可接受。估算的肾小球滤过率（eGFR）是一项判断肾功能的简便而且敏感的指标，可采用"肾脏病膳食改善试验（MDRD）"公式，或者我国学者提出的 MDRD 改良公式来计算。eGFR 降低与心血管事件发生之间存在着强相关性。血清尿酸水平增高，对心血管风险可能也有一定预测价值。

（四）血管

高血压对全身的血管有明显的损害作用，可引起血管硬化和管腔狭窄。血液是在血管中流动的，血压升高后首当其冲遭受损害的就是全身的血管。在长期的高压作用下血管会发生管壁痉挛、增厚和硬化。如高血压损害心脏的冠状动脉血管，使其发生粥样硬化，管腔狭窄或闭塞，使心肌的血液供应减少。可导致心律失常、心绞痛、心肌梗死等。高血压患者中冠心病的患病率是血压正常者的 2 ～ 4 倍。

颈动脉内膜中层厚度（IMT）和粥样斑块可独立于血压水平预测心血管事件。大动脉硬度增加预测并评估心血管风险的证据日益增多。多项研究证实，脉搏波传导速度（PWV）增快是心血管事件的独立预测因素。踝 / 臂血压指数（ABI），能有效筛查外周动脉疾病，评估心血管风险。

（五）眼底

高血压早期视网膜动脉发生痉挛，动脉变细，进而小动脉硬化，眼底动脉呈银丝状，并有交叉压迫现象，这时视力减退很明显。后期还可见出血及渗出物，甚至出现视盘水肿。视网膜动脉病变可反映小血管病变情况。常规眼底镜检查的高血压眼底改变，按 Keith-Wagener 和 Backer 四级分类法，3 级或 4 级高血压眼底对判断预后有价值。高分辨率眼底成像系统有望成为检查眼底小血管病变的工具。

二、靶器官损害的评估

以上高血压患者靶器官损伤的评估资料收集自病史、体格检查、实验室检查等。

（一）病史

应全面详细了解患者病史，包括以下内容：

（1）家族史：询问患者有无高血压、糖尿病、血脂异常、冠心病、卒中或肾疾病家族史，有助于评估高血压病因及其他心血管病危险因素的存在。

（2）既往史：目前及既往有无肾疾病、内分泌疾病、冠心病、心力衰竭、脑血管病、外周血管病、糖尿病、痛风、血脂异常、支气管哮喘、睡眠呼吸暂停综合征、性功能异常等症状及治疗情况。

（3）病程：患高血压的时间，既往血压水平、血压峰值，以助高血压的诊断、分类；是否接受过降压治疗及其疗效与副作用，以指导治疗方案的制订。

（4）症状：如患者年龄小、高血压程度严重，对降压药物疗效差，已控制好的高血压患者的血压又开始升高，或突然发作的高血压，有肌无力、发作性软瘫等低血钾表现，提示原发性醛固酮增多症；有阵发性头痛、心悸、多汗，提示嗜铬细胞瘤。

（5）生活方式：膳食脂肪、盐、酒摄入量，吸烟支数，体力活动量，以及体重变化等情况。

（6）用药情况：是否服用使血压升高的药物，例如口服避孕药、生胃酮、滴鼻药、可卡因、安非他明、类固醇、非甾体抗炎药、促红细胞生成素、环孢素，以及中药甘草等。

（7）心理社会因素：详细了解可能影响高血压病程及疗效的个人心理、社会和环境因素，包括家庭情况、工作环境及文化程度。

（二）体格检查

仔细的体格检查有助于发现继发性高血压线索和靶器官损害的情况。体格检查包括：观察有无库欣面容、神经纤维瘤性皮肤斑、甲状腺功能亢进性突眼征或下肢水肿；正确测量血压，必要时测定立卧位血压和四肢血压；测量身高和体重，计算体重指数（BMI）：BMI ＝ 体重（kg）/ 身高（m）的平方（kg/m^2），以评价高血压的发病危险因素；心脏检查，检查心率、节律、心音、杂音及附加音，注意心脏大小；血管检查，检查颈部、腹部血管杂音以及外周动脉如双侧肱动脉、桡动脉、股动脉、腘动脉及足背动脉搏动情况，以助确定或排除主动脉缩窄、大动脉炎、肾动脉狭窄等引起的继发性高血压；眼底检查，眼底镜检查高血压视网膜病（即动脉变窄、动静脉交义改变、出血渗出及视盘水肿）评价高血压分级；肺检查，注意有无啰音和支气管痉挛征象；腹部检查，注意有无腹主动脉搏动、肾增大和其他肿块以排除继发性高血压；神经系统检查，有无并发或合并神经系统损害。

（三）实验室检查

常规实验室检查应在开始治疗前进行，以确定是否有继发性因素、靶器官损害和其他危险因素的存在。常规实验室检查包括：

（1）全血细胞计数：注意有无贫血。

（2）尿常规：注意有无血尿、蛋白尿、糖尿及镜检有无细胞，以助确定或排除肾病、糖尿病及有无高血压肾损害；尿蛋白定量（用于尿常规检查蛋白阳性者）。

（3）生化检查：钾、钠、空腹血糖、血清总胆固醇、三酰甘油、高密度脂蛋白胆固醇、低密度脂蛋白胆固醇、尿酸、肌酐、同型半胱氨酸等，以提示原发性醛固酮增多症、肾病或高血压肾损害、糖尿病、血脂异常的存在。

（4）心电图：注意有无左心室高电压及心肌缺血表现。

（四）其他检查

（1）超声心动图：检测有无心室肥大、心脏扩大及心功能异常。

（2）动态血压监测：用于诊断单纯诊室高血压、发作性高血压或低血压、血压波动异常大（同次或不同次）等患者，并为临床研究（如正常及异常心血管调节机制、血压波动及夜间低血压的临床意义、新抗高血压药或联合用药治疗的降压时程及稳定性等）提供依据。

（3）颈动脉超声、脉搏波传导速度（PWV）：检测外周血管硬化、斑块形成及狭窄。

（4）对怀疑继发性高血压患者，根据需要可以分别选择以下检查项目：血浆肾素活性、血和尿醛固酮、血和尿皮质醇、血游离甲氧基肾上腺素（MN）及甲氧基去甲肾上腺素（NMN）、血和尿儿茶酚胺、动脉造影、肾和肾上腺超声、CT或MRI、睡眠呼吸监测等。

第五节　高血压分类、影响预后的因素及危险度分层

目前认为同一血压水平的患者发生心血管病的危险不同，因此有了血压分层的概念，即发生心血管病危险度不同的患者，适宜血压水平应有不同。医生面对患者时在参考标准的基础上，根据其具体情况判断该患者最合适的血压范围，采用针对性的治疗措施。

一、按血压水平分类

目前，我国采用正常血压（收缩压小于120mmHg和舒张压小于80mmHg）、正常高值（收缩压120～139mmHg和（或）舒张压80～89mmHg）和高血压（收缩压≥140mmHg和（或）舒张压≥90mmHg）进行血压水平分类。以上分类适用于男、女性，18岁以上任何年龄的成人。

将血压水平（120～139）/（80～89）mmHg定为正常高值，是根据我国流行病学调查研究数据的结果确定的。上述血压水平的人群，10年后心血管事件发生的风险比血压水平110/75mmHg的人群增加1倍以上；血压（120～129）/（80～84）mmHg和（130～139）/（85～89）mmHg的中年人群，10年后分别有45%和64%成为高血压患者。

人群中诊室血压水平呈现连续正态分布，血压升高的划分并无明确界线，因此，高血压的临床诊断标准是根据流行病学数据来确定的。高血压定义为：在未使用降压药物的情况下，非同日3次测量血压，收缩压≥140mmHg和（或）舒张压≥90mmHg。收缩压≥140mmHg和舒张压<90mmHg为单纯性收缩期高血压。患者既往有

高血压史，目前正在使用降压药物，血压虽然低于140/90mmHg，也诊断为高血压。根据血压升高水平，又进一步将高血压分为1级、2级和3级（见表15-1）。

表 15-1　血压水平的分类和定义

分类	收缩压（mmHg）		舒张压（mmHg）
正常血压	＜120	和	＜80
正常高值	120～139	和（或）	80～89
高血压：	≥140	和（或）	≥90
1级高血压（轻度）	140～159	和（或）	90～99
2级高血压（中度）	160～179	和（或）	100～109
3级高血压（重度）	≥180	和（或）	≥110
单纯收缩期高血压	≥140	和	＜90

注：当收缩压和舒张压分属于不同级别时，以较高的分级为准

由于诊室血压测量的次数较少，血压又具有明显波动性，在不能进行24h动态血压监测时，需要数周内多次测量来判断血压升高情况，尤其对于轻、中度血压升高者。如有条件，应进行24h动态血压监测或家庭血压测量。

二、按心血管风险分层

卒中、心肌梗死等严重心脑血管事件是否发生、何时发生难以预测，但发生心脑血管事件的风险水平不仅可以评估，也应当评估。高血压及血压水平

是影响心血管事件发生和预后的独立危险因素，但是并非唯一决定因素。大部分高血压患者还有血压升高以外的心血管危险因素。因此，高血压患者的诊断和治疗不能只根据血压水平，必须对患者进行心血管风险的评估并分层。高血压患者的心血管风险分层，有利于确定启动降压治疗的时机，有利于采用优化的降压治疗方案，有利于确立合适的血压控制目标，有利于实施危险因素的综合管理。

《中国高血压指南 2010》仍将高血压患者按心血管风险水平分为低危、中危、高危和很高危四个层次（见表15-2），并根据以往我国高血压防治指南实施情况和有关研究进展，对影响风险分层的内容做了部分修改（见表15-3）。将糖耐量受损和（或）空腹血糖异常列为影响分层的心血管危险因素；将判定腹型肥胖的腰围标准改为男性≥90cm，女性≥85cm；将估算的肾小球滤过率降低［eGFR

< 60ml/（min·1.73m²]、颈-股动脉脉搏波速度＞12m/s，以及踝/臂血压指数＜0.9等列为影响分层的靶器官损害指标。

表 15-2　高血压患者心血管风险水平分层

其他危险因素和病史	血压（mmHg）		
	1级高血压 SBP140～159 或DBP90～99	2级高血压 SBP160～179或 DBP100～109	3级高血压 SBP≥180 或DBP≥110
无	低危	中危	高危
1～2个其他危险因素	中危	中危	很高危
≥3个其他危险因素，或靶器官损害	高危	高危	很高危
临床并发症或合并糖尿病	很高危	很高危	很高危

表 15-3　影响高血压患者心血管预后的重要因素

心血管危险因素	靶器官损害（TOD）	伴临床疾患
● 高血压（1～3级） ● 男性＞55岁，女性＞65岁 ● 吸烟 ● 糖耐量受损（2h血糖7.8～11.0mmol/L）和（或）空腹血糖异常（6.1～6.9mmol/L） ● 血脂异常 　TC≥5.7mmol/L（220mg/dl）或 　LDL-C＞3.3mmol/L（130mg/dl）或 　HDL-C＜1.0mmol/L（40mg/dl） ● 早发心血管病家族史 　（一级亲属发病年龄小于50岁） ● 腹型肥胖 　（腰围：男性≥90cm，女性≥85cm） 　或肥胖（BMI≥28kg/m²）	● 左心室肥大 　心电图：Sokolow-Lyons＞38mV或Cornell＞2440mm·mms 　超声心动图LVMI： 　男≥125g/m²，女≥120g/m² ● 颈动脉超声IMT＞0.9mm 　或动脉粥样斑块 ● 颈-股动脉脉搏波速度＞12m/s 　（*选择使用） ● 踝/臂血压指数小于0.9 　（*选择使用） ● 估算的肾小球滤过率降低［eGFR小于60ml/（min·1.73m²）］ 　或血清肌酐轻度升高： 　男性115～133μmol/L（1.3～1.5mg/dl）， 　女性107～124μmol/L（1.2～1.4mg/dl） ● 微量白蛋白尿：30～300mg/24h或白蛋白/肌酐比： 　≥30mg/g（3.5mg/mmol）	● 脑血管病： 　脑出血 　缺血性卒中 　短暂性脑缺血发作 ● 心脏疾病： 　心肌梗死史 　心绞痛 　冠状动脉血运重建史 　充血性心力衰竭 ● 肾疾病： 　糖尿病肾病 　肾功能受损 　血肌酐 　男性＞133μmol/L（1.5mg/dl） 　女性＞124μmol/L（1.4mg/dl） 　蛋白尿（＞300mg/24h） ● 外周血管疾病 ● 视网膜病变： 　出血或渗出， 　视盘水肿 ● 糖尿病： 　空腹血糖≥7.0mmol/L（126mg/dl） 　餐后血糖≥11.1mmol/L（200mg/dl） 　糖化血红蛋白（HbA1c）≥6.5%

TC：总胆固醇；LDL-C：低密度脂蛋白胆固醇；HDL-C：高密度脂蛋白胆固醇；LVMI：左心室质量指数；IMT：颈动脉内膜中层厚度；BMI：体重指数；Sokolow-Lyons：$R_{V_5} + S_{V_1}$；Cornell：$R_{aVL} + S_{V_3}$

参考文献

[1] MOSER M, GUYTHER J, FINNERTY F, et al. Report of the joint national committee on detection, evaluation, and treatment of high blood pressure: A cooperative study. JAMA: the journal of the American Medical Association, 1977, 237: 255-261.

[2] JOINT NATIONAL COMMITTEE ON DETECTION E, PRESSURE TOHB, PROGRAM NHBPE. The 1980 Report of the Joint National Committee on Detection, Evaluation, and Treatment of High Blood Pressure. National Heart, Lung, and Blood Institute, National High Blood Pressure Education Program, 1980.

[3] CAREY R M, CUTLER J, FRIEDEWALD W, et al. The 1984 Report of the Joint National Committee on Detection, Evaluation, and Treatment of High Blood Pressure. Archives of internal medicine, 1984, 144 (5): 1045.

[4] CHOBANIAN A V, ALDERMAN M H, DEQUATTRO V, et al. The 1988 report of the Joint National Committee on detection, evaluation, and treatment of high blood pressure. Archives of internal medicine, 1988, 148 (5): 1023.

[5] The fifth report of the Joint National Committee on Detection, Evaluation, and Treatment of High Blood Pressure (JNC V). Arch Intern Med, 1993, 153 (2): 154-183.

[6] KAPLAN N M. The 6th joint national committee report (JNC-6): new guidelines for hypertension therapy from the USA. The Keio journal of medicine, 1998, 47 (2): 99-105.

[7] CHOBANIAN A V, BAKRIS G L, BLACK H R, et al. The seventh report of the joint national committee on prevention, detection, evaluation, and treatment of high blood pressure: the JNC 7 report. JAMA: the journal of the American Medical Association, 2003, 289 (19): 2560-2571.

[8] JAMES P A, OPARIL S, CARTER B L, et al. 2014 evidence-based guideline for the management of high blood pressure in adults: report from the panel members appointed to the Eighth Joint National Committee (JNC 8). JAMA: the journal of the American Medical Association, 2014, 311 (5): 507-520.

[9] CIFKOVA R, ERDINE S, FAGARD R, et al. Practice guidelines for primary care physicians: 2003 ESH/ESC hypertension guidelines. Journal of hypertension, 2003, 21 (10): 1779-1786.

[10] MANCIA G, FAGARD R, NARKIEWICZ K, et al. 2013 ESH/ESC Guidelines for the management of arterial hypertension: the Task Force for the management of arterial hypertension of the European Society of Hypertension (ESH) and of the European Society of Cardiology (ESC). Journal of hypertension, 2013, 31 (7): 1281-1357.

[11] MANCIA G, DE BACKER G, DOMINICZAK A, et al. 2007 ESH-ESC practice guidelines for the management of arterial hypertension: ESH-ESC task force on the management of arterial hypertension. Journal of hypertension, 2007, 25 (9): 1751-1762.

[12] RITCHIE LD, CAMPBELL NC, MURCHIE P. New NICE guidelines for hypertension. BMJ, 2011, 343: d5644.

[13] 刘力生. 中国高血压防治指南 2010. 中华高血压杂志, 2011, 19 (8): 701-708.

[14] 余振球, 马长生, 赵连友. 实用高血压学. 北京: 科学出版社, 2000.

[15] ZHOU B, STAMLER J, DENNIS B, et al. Nutrient intakes of middle-aged men and women in China, Japan, United Kingdom, and United States in the late 1990s: the INTERMAP study. Journal of human hypertension, 2003, 17 (9): 623-630.

[16] SACKS F, SVETKEY L, VOLLMER W, et al. Miller ER 3rd, Simons-Morton DG, Karanja N, Lin PH. (2001), Effects on blood pressure of reduced dietary sodium and the Dietary Approaches to Stop Hypertension (DASH) diet. DASH-Sodium Collaborative Research Group. The New England journal of medicine, 344 (1): 3 10.

[17] AMINE E, BABA N, BELHADJ M, et al. Diet, nutrition and the prevention of chronic diseases: report of a Joint WHO/FAO Expert Consulation. Geneva: World Health Organization, 2002.

[18] 周北凡, 吴锡桂. 膳食与心血管病. 心血管病流行病学及人群防治. 北京: 人民卫生出版社, 1993: 49-60.

[19] MARTINEZ-GONZALEZ M A, BES-RASTROLLO M, SERRA-MAJEM L, et al. Mediterranean food pattern and the primary prevention of chronic disease: recent developments. Nutrition reviews, 2009, 67 (s1): S111-S116.

[20] COOK N R, APPEL L J, WHELTON P K. Lower Levels of Sodium Intake and Reduced Cardiovascular Risk. Circulation, 2014, 113: 006032.

[21] HIGGINS M, KANNEL W, GARRISON R, et al. Hazards of Obesity-the Framingham Experience. Acta medica

Scandinavica, 1987, 222（S723）: 23-36.

［22］WU Z, YAO C, ZHAO D, et al. Cardiovascular disease risk factor levels and their relations to CVD rates in China- results of Sino-MONICA project. European Journal of Cardiovascular Prevention & Rehabilitation, 2004, 11（4）: 275-283.

［23］ZHOU B, WU X, TAO S, et al. Dietary patterns in 10 groups and the relationship with blood pressure. Collaborative Study Group for Cardiovascular Diseases and Their Risk Factors. Chinese medical journal, 1989, 102（4）: 257- 261.

［24］WU X, HUANG Z, STAMLER J, et al. Changes in average blood pressure and incidence of high blood pressure 1983— 1984 to 1987—1988 in four population cohorts in the People's Republic of China. Journal of hypertension, 1996, 14（11）: 1267-1274.

［25］PENG M, WU S, JIANG X, et al. Long-term alcohol consumption is an independent risk factor of hypertension development in northern China: evidence from Kailuan study. Journal of hypertension, 2013, 31（12）: 2342- 2347.

［26］胡永华, 周杏元. 城乡社区原发性高血压患病情况的流行病学研究. 中华流行病学杂志, 2000, 21（3）: 177-180.

［27］BRAVATA D M, SMITH-SPANGLER C, SUNDARAM V, et al. Using pedometers to increase physical activity and improve health: a systematic review. JAMA: the journal of the American Medical Association, 2007, 298（19）: 2296-2304.

［28］HAMER M, CHIDA Y. Active commuting and cardiovascular risk: a meta-analytic review. Preventive medicine, 2008, 46（1）: 9-13.

［29］OMURA M, SAITO J, YAMAGUCHI K, et al. Prospective study on the prevalence of secondary hypertension among hypertensive patients visiting a general outpatient clinic in Japan. Hypertension research: official journal of the Japanese Society of Hypertension, 2004, 27（3）: 193- 202.

［30］王志华, 初少莉, 陈绍行, 等. 高血压住院患者病因及危险因素分析. 高血压杂志, 2005, 13（8）: 504- 509.

［31］李南方, 林丽, 王磊, 等. 1999 至 2008 年高血压专科住院患者病因构成的分析. 中华高血压杂志, 2010, 38（10）: 939-942.

［32］BLOCH M, BASILE J. Clinical insights into the

diagnosis and management of renovascular disease. An evidence-based review. Minerva medica, 2004, 95（5）: 357-373.

［33］GADDAM K K, NISHIZAKA M K, PRATT-UBUNAMA M N, et al. Characterization of resistant hypertension: association between resistant hypertension, aldosterone, and persistent intravascular volume expansion. Archives of internal medicine, 2008, 168（11）: 1159-1164.

［34］SCHLAICH M P, SOBOTKA P A, KRUM H, et al. Renal sympathetic-nerve ablation for uncontrolled hypertension. New England Journal of Medicine, 2009, 361（9）: 932-934.

［35］TSUIKI M, TANABE A, TAKAGI S, et al. Cardiovascular risks and their long-term clinical outcome in patients with subclinical Cushing's syndrome. Endocrine journal, 2008, 55（4）: 737.

［36］AMAR L, SERVAIS A, GIMENEZ-ROQUEPLO A-P, et al. Year of diagnosis, features at presentation, and risk of recurrence in patients with pheochromocytoma or secreting paraganglioma. Journal of Clinical Endocrinology & Metabolism, 2005, 90（4）: 2110-2116.

［37］MANGER W M. The vagaries of pheochromocytomas. American journal of hypertension, 2005, 18（10）: 1266-1270.

［38］ALDERAZI Y, YEH M W, ROBINSON B G, et al. Phaeochromocytoma: current concepts. Medical journal of Australia, 2005, 183（4）: 201.

［39］MANGER W M. An overview of pheochromocytoma. Annals of the New York Academy of Sciences, 2006, 1073（1）: 1-20.

［40］ILIAS I, SAHDEV A, REZNEK R H, et al. The optimal imaging of adrenal tumours: a comparison of different methods. Endocrine-Related Cancer, 2007, 14（3）: 587-599.

［41］HARDING J L, YEH M W, ROBINSON B G, et al. Potential pitfalls in the diagnosis of phaeochromocytoma. The Medical Journal of Australia, 2005, 182（12）: 637-640.

［42］李敏, 李庆云, 倪瑾华, 等. 上海市 30 岁以上人群阻塞性睡眠呼吸暂停低通气综合征流行病学调查. 中华结核和呼吸杂志, 2003, 26（5）: 268-272.

［43］沈宏韬, 顾雪峰, 郭翠英. 阻塞性睡眠呼吸暂停综合征与高血压的临床分析. 中华全科医学, 2008, 6（8）: 813-814.

［44］李莉, 吴海英, 刘力生. 睡眠呼吸暂停综合征与高血

压治疗. 中华心血管病杂志, 2004, 32 (1): 30-32.

［45］COLLABORATION P S. Age-specific relevance of usual blood pressure to vascular mortality: a meta-analysis of individual data for one million adults in 61 prospective studies. Lancet (London, England), 2002, 360 (9349): 1903-1913.

［46］华琦. 高血压左心室肥厚与心肌肥厚逆转. 中国医刊, 2002, 37 (10): 590.

［47］WANG J-G, STAESSEN J A, FRANKLIN S S, et al. Systolic and diastolic blood pressure lowering as determinants of cardiovascular outcome. Hypertension, 2005, 45 (5): 907-913.

［48］COLLINS A J, FOLEY R N, CHAVERS B, et al. United States Renal Data System 2011 Annual Data Report: Atlas of chronic kidney disease & end-stage renal disease in the United States. American journal of kidney diseases: the official journal of the National Kidney Foundation, 2012, 59 (1 Suppl 1): A7, e1.

（黄　喆　韩红峰）

第 16 章　隐蔽性高血压

第一节　隐蔽性高血压的概念及其诊断标准

随着血压测量技术的不断进步及便捷的自动化仪器的广泛应用，人们在家中自己就能测量血压，而不用专门到诊室测量。并且随着动态血压监测的发展，人们发现部分人群的诊室血压正常而诊室外血压却高于正常，这一观点逐渐引起了临床医生的注意。近年来专家学者们也对此种现象进行了大量的研究。

一、隐蔽性高血压的概念

起初，研究人员在进行高血压的临床研究过程中，偶尔发现有些患者的诊室外动态血压高于正常，而诊室血压却在正常范围之内。这种现象逐渐引起了大家的注意。1998 年 Donner-Banzhoff 等[1]对加拿大多伦多的一个研究家庭医学部门的 214 名患者（其中排除了 16 岁以下，服用精神类或降压药物的人员）进行监测，分别记录了其诊室血压及家庭自测血压，并计算出诊室家庭血压差即诊室血压－家庭血压。其中得出负值的患者，也就是诊室血压低于家庭血压的占了一大部分（收缩压 34.6%，舒张压 23.8%）。并且，这些受试者在年龄、性别、受教育程度、移民情况、体重指数、当前的症状、血压水平、心理健康等方面没有差异。于是他们把这种现象称为逆白大衣反应（inverse white-coat response）。研究人员开始以为这种现象是由于患者对家庭自动血压计的警觉反应而引起的血压升高，但在诊室内同样应用自动血压计测量后重新进行比较，上述现象仍然存在。直至 2002 年，Pickering 等[2]首先提出了隐蔽性高血压（masked hypertension，MH）的概念。

隐蔽性高血压是一种特殊类型的高血压，即诊室内血压正常而在诊室外血压增高的现象。通常，我们都把诊室内血压升高而诊室外血压正常的高血压类型称为白大衣高血压（white-coat hypertension，WCH），因此，隐蔽性高血压又被称为"反白大衣高血压"或"逆白大衣高血压"。还有学者称其为"蒙面性高血压"或"隐匿性高血压"。由于其发生隐蔽，容易被忽视，所以应该引起注意。

二、隐蔽性高血压的诊断标准

由于血压不是恒定的血流动力学参数，它能够随着时间、季节、体位、运动过程、醒觉状态等的改变而改变，所以目前国内外对于隐蔽性高血压的诊断标准还不统一。但是动态血压监测能够更加客观、准确地反映血压水平，所以也有用 24h 平均血压值作为诊断标准的。2009 年的《日本高血压指南》[3] 和 2013 年《欧洲高血压指南》[4] 中均指出隐蔽性高血压的诊断标准为：诊室平均血压 ≤ 140/90mmHg，家庭血压 ≥ 135/80mmHg，24h 平均动脉血压监测 ≥ 130/80mmHg。

《中国高血压防治指南》（2010 修订版）[5] 中指出高血压定义为，在未使用降压药物的情况下，非同日 3 次测量血压，收缩压 ≥ 140mmHg 和（或）舒张压 ≥ 90mmHg。24h 动态血压诊断高血压的诊断标准包括 24h 平均血压 ≥ 130/80mmHg，日间 ≥ 135/85mmHg，夜间 ≥ 120/70mmHg。家庭血压值一般低于诊室血压值，高血压的诊断标准为 ≥ 135/85mmHg，与诊室血压的 140/90mmHg 相对应。

所以，目前用得较多的诊断标准为诊室血压 < 140/90mmHg，家庭血压 ≥ 135/85mmHg，24h 平均动脉血压监测 ≥ 130/80mmHg。

由于隐蔽性高血压的不同亚型有不同的病因和治疗方式，所以其亚型也应当引起注意。Kario 等学者将隐蔽性高血压分为三个亚型：①清晨高血压，是最常见的类型，主要见于血压的昼夜节律异常变化，夜间饮酒或服用短效降压药等情况，而且清晨高血压是老年高血压患者卒中的独立危险因素[6]；②日间高血压，主要见于吸烟或精神压力增加、过度劳累等不良生活方式时；③夜间高血压，见于高盐饮食、肾功能不全、肥胖或睡眠呼吸暂停等情况。

第二节　隐蔽性高血压的流行病学

目前，由于大部分人对隐蔽性高血压的认知不足，遂其诊断率不高。大部分的患者是因为在家中自测血压时偶然发现了血压升高而被发现的。而在诊室被临床医生诊断的则很少。所以，隐蔽性高血压的患病率比较难以估计。并且在以往的研究中，由于诊断标准、测量方法及研究对象的不同，导致研究人员对隐蔽性高血压的患病率的报道不一（表16-1）。

另外，2009年《日本高血压指南》[3]中指出隐蔽性高血压在人群中的患病率为10%～15%。2013年《欧洲高血压指南》[4]中指出隐蔽性高血压的患病率大约为13%（10%～17%）。

由此可见，隐蔽性高血压在普通人群的一般患病率在5.7%～23%。一般认为，隐蔽性高血压在高血压患病人群中的患病率与在正常人群中的患病率接近或更高。但也有报道称隐蔽性高血压在高血压患者中的患病率可以达到1/3。此外，隐蔽性高血压在儿童和青年中也很常见，而且男性高于女性。成人隐蔽性高血压患病率为16.8%[7]。

高血压患者的知晓率是反映高血压流行病学和防治状况的重要指标之一，而目前我国高血压患者总体的知晓率较低，作为较难被发现及诊断的隐蔽性高血压的知晓率就更低，所以更应引起广大专家学者及临床医生的注意。

表 16-1　隐蔽性高血压的患病率

研究人员	研究对象	诊断标准		样本含量	患病率（%）
Selenta 等	诊室血压正常者	白昼血压＞135/85mmHg	OBP＜140/90mmHg	319	23.0
Bjorkund 等	50岁以上男性	白昼血压＞135/85mmHg	OBP＜140/90mmHg	578	8.0
Silva 等	18～80岁人群	白昼血压＞135/85mmHg	OBP＜140/90mmHg	688	5.7
Marquez 等	普通成年人	白昼血压＞135/85mmHg	OBP＜140/90mmHg	1153	8.9
Ben-Dov 等	普通人群	白昼血压＞135/85mmHg	OBP＜140/90mmHg	1494	11.0
Kawabe 等	普通人群	白昼血压＞135/85mmHg	OBP＜140/90mmHg	630	6.8
Palatini 等	瞬时高血压者	白昼血压＞135/85mmHg	OBP＜140/90mmHg	871	49.0
Imai 等	≥40岁普通人群	24h血压＞133/78mmHg	OBP＜140/90mmHg	1332	13.5
Liu 等	诊室血压正常者	白昼血压＞134/90mmHg	OBP＜140/90mmHg	295	20.7
Belkic 等	男性	白昼舒张压＞85mmHg	诊室舒张压＜85mmHg	267	13.5
Sega 等	普通人群	24h血压＞125/79mmHg	OBP＜140mmHg	1637	9.0
Ohkubo 等	成人	白昼血压＞133/78mmHg	OBP＜144/85mmHg	969	8.2
Empar 等	青少年（6～18岁）	原文未注明		592	7.6
林昕　徐翀	30～75岁汉族	偶测血压＜140/90mmHg压＞135/85mmHg	动态血压或家庭自测白天血	958	37.26
	30～75岁维吾尔族			288	32.29
	30～75岁哈萨克族			104	30.76
	30～75岁蒙古族			191	31.93

OPB：诊室血压

第三节　隐蔽性高血压的发病机制

隐蔽性高血压的发病机制目前尚不清楚，根据以往研究可能与以下因素有关。

（一）体位反射

当人体处于直立位时，有500～700ml的血液储存于下肢和内脏，由于回心血量及心排血量的减少，为了维持直立位时的收缩压水平，反射性地引起交感神经兴奋性增加而副交感神经受到抑制，从而引起心率及血管张力的增加。而体位变化造成的体位反射可引起直立位的血压升高，是高血压的早期表现，可通过动态血压监测被发现。而一般情况下，患者在诊室测量血压时常取坐位或卧位，于是就出现了动态血压平均值较坐位或卧位的诊室血压值增高的现象，也就是隐蔽性高血压的发生。

（二）血管活性物质失衡

目前，有研究发现隐蔽性高血压患者血管活性物质失衡，其中的前列环素（PGI_2）、血管活性物质如血栓素 A_2（TXA_2）、神经肽 Y（NPY）、降钙素基因相关肽（CGRP）等与血压正常的人群有所不同，主要表现为收缩性血管活性因子增多，而舒张性血管因子减少，提示它们可能参与了隐蔽性高血压的发病。TXA_2 与 PGI_2 是两种生理作用相反的血管活性物质，TXA 可强烈促进血管收缩，而 PGI_2 则能舒张血管。在病理状态下，TXA_2 和 PGI_2 平衡失调，TXA_2 活性增强是导致隐蔽性高血压发生的原因之一。NPY 是对心血管系统具有调节作用的神经内分泌肽，其具有直接缩血管效应，升高血压，并可导致血管平滑肌细胞增殖和心肌肥厚。CGRP 是目前已知最强的舒血管物质，对血压具有重要的调节作用。隐蔽性高血压的发病可能与其水平降低相关。

（三）交感神经活性增强

当患者在做运动试验时血压明显升高，多提示可能有隐蔽性高血压的发生。运动后血压升高明显者，其 24h 动态血压也会有所升高，尤其是白天收缩压升高会更加明显。这可能与白天交感神经兴奋

性增高有关。隐蔽性高血压交感活性增强的机制目前尚未明了，可能与血管紧张素 II 对交感神经递质发挥中枢和外周兴奋作用有关，也可能是因为胰岛素敏感性降低，导致高胰岛素血症，从而使交感神经活性增强。

（四）血管内皮功能障碍

血管内皮功能障碍是动脉粥样硬化的一个早期标志，是诱发心脑血管疾病的共同环节，测定血液中的非对称二甲基精氨酸（ADMA）是评价血管内皮功能的方法之一。Elesber 等[8]证实，血浆 ADMA 的水平与内皮功能障碍明显相关。ADMA 是一种内源性一氧化氮合酶（NOS）抑制剂，它不仅是内皮细胞功能不全的标志，而且自身参与了内皮功能调节。蒋海河等[9]研究表明，原发性高血压患者血清 ADMA 水平增高，并且随着高血压分期越高，血清 ADMA 水平越高，认为可能是由于高血压发生、发展的各个阶段，ADMA 水平明显增高并持续参与了对血管内皮功能的损害。血管细胞黏附分子 -1（VCAM-1）主要表达于血管内皮细胞，活化的血管内皮可释放 sVCAM-1，并且在血液中检测到，因此 sVCAM-1 的水平可反映血管内皮细胞的激活状态和功能状态。傅坤发等[10]的研究显示，与正常血压组相比，隐蔽性高血压组患者血清 ADMA 和 sVCAM-1 均显著升高，提示隐蔽性高血压患者已经存在血管内皮功能受损。而且，有研究表明隐蔽性高血压患者的血浆抗内皮细胞抗体（AECA）水平升高，其同样与动脉粥样硬化的进展密切相关。

第四节　隐蔽性高血压的危险因素

大量的流行病学资料显示，有一些因素可能引起动态血压的增高，从而成为隐蔽性高血压的相关危险因素，包括性别、年龄、吸烟、饮酒、向心性肥胖、女性服用避孕药、久坐习惯等。

（一）性别

Matsuoka 等[11]观察了 136 名 6 ～ 25 岁的患者，发现男性患者患病率为 19%，而女性为 5%。Kawabe 等也发现隐蔽性高血压的患病率男性高于女性。隐蔽性高血压的男性患病率高于女性已基本达成共识。

（二）年龄

在目前的报道中，年龄与隐蔽性高血压的关系还不一致。许多研究表明，隐蔽性高血压与年龄成

负相关，年轻人更易出现隐蔽性高血压。Danish 等[12]发现隐匿性高血压的发生率随年龄增加而降低。Lurbe 等[13]研究的 6 ～ 18 岁的 592 名儿童中隐蔽性高血压的患病率为 8%。Kawabe 等的研究显示隐蔽性高血压在儿童和青年中的也很常见。然而，在 wang 等[14]的研究中隐匿性高血压的发生率是随年龄增加而增加的。

（三）吸烟

吸烟是与隐蔽性高血压关系最密切的因素之一，诊室外吸烟引起明显的加压反应，可持续延长至 30min；重度吸烟者，可使患者日间血压均值高于诊室血压。Obara 等[15]的研究表明隐蔽性高血压与大

量吸烟有关。

（四）饮酒

过量饮酒是隐蔽性高血压发病的危险因素之一，虽然少量饮酒后短时间内血压会有所下降，但长期少量饮酒还是可以使血压轻度升高；而且过量饮酒则会使血压明显升高，血压上升幅度会随着饮酒量增加而增大。饮酒还会影响降压药物的疗效。Ishikawa 等[16]研究表明，长期规律饮酒与隐蔽性高血压的发生有相关性。所以应该重视长期过量饮酒对血压的影响，特别是隐蔽性高血压。

（五）肥胖

研究表明，身体的脂肪含量与血压水平成正相关，体重指数（BMI）与血压水平也成正相关。身体脂肪的分布与高血压发生也有关。腹部脂肪聚集越多，血压水平就越高。Obara 等[17]研究表明肥胖与隐蔽性高血压的发生有关。

随着我国社会经济发展和生活水平的不断提高，人群中超重和肥胖的比例明显增加。有数据显示，在城市中年人群中，超重者的比例已达到 25% ～ 30%。肥胖和超重将成为隐蔽性高血压患病率增长的又一重要危险因素。

（六）其他

近些年来发现睡眠呼吸暂停综合征（OSAS）与隐蔽性高血压关系密切。吴寿岭等[18]研究发现 OSAS 组隐蔽性高血压的患病率高达 53.5%，明显高于非 OSAS 组的 20%，这就提示我们 OSAS 患者是隐蔽性高血压的高危人群，应予以高度关注。

精神紧张会引起血压的波动，长期精神过度紧张也是隐蔽性高血压发病的危险因素之一，长期从事高度精神紧张工作的人群隐蔽性高血压患病率会增加。每天工作的应激程度和行为因素也会影响血压水平，焦虑、压力过大等均可以使所测得血压值升高。钠盐（氯化钠）摄入量与血压水平及高血压患病率成正相关，而钾盐摄入量与血压水平成负相关。膳食钠/钾比值与血压的相关性甚至更强。有研究表明，膳食钠盐摄入量平均每天增加 2g，收缩压和舒张压分别增高 2.0mmHg 和 1.2mmHg。而我国大部分地区，人均每天盐摄入量 12 ～ 15g 以上。高钠、低钾膳食是我国大多数高血压患者发病最主要的危险因素，并与隐蔽性高血压的发生有密切关系。此外，隐蔽性高血压与总胆固醇和低密度脂蛋白较高、血糖较高、心率较快、饮用咖啡、缺少体力活动也有关系。所以，要提倡健康的生活方式，以预防隐蔽性高血压的发生及发展。

第五节　隐蔽性高血压的靶器官损害

初步研究表明，隐蔽性高血压患者对日常生活中的应激状况或运动有较强的升压反应，并已出现明显的靶器官损害，微量蛋白尿和左心室肥大的发生率也较高。在临床工作中，由于隐蔽性高血压患者大多没有明显的临床表现，容易被人们忽视。而使得这部分患者得不到及早的干预治疗，最终导致靶器官出现严重损害。因此，要特别注意识别隐蔽性高血压的存在，特别是在有吸烟、饮酒、肥胖、糖尿病等高危因素的人群中进行筛选。对临床上有难以解释的明显的靶器官损害者，例如鼻出血、眼底出血、心力衰竭，应高度怀疑隐蔽性高血压，及早发现，及早治疗，尽可能地逆转靶器官损害。

一、心脏损害

（1）对左心室厚度的影响：研究表明，左心室肥大是心血管病发病及全因死亡的重要独立危险因素。隐蔽性高血压患者的中心动脉压增高，血压过高波动使左心室的顺应性逐渐减退，射血时间延长，导致左

心室肌纤维肥厚，心肌耗氧量增加。Sega 等[19]通过对 3200 例 25 ～ 74 岁人群（其中血压正常者占 67%，高血压患者占 12%，白大衣高血压患者占 12%，隐蔽性高血压患者占 9%）的诊室血压、家庭血压、24h 动态血压及心脏彩超的研究发现，与白大衣高血压相似，隐蔽性高血压患者的左心室质量指数（LVMI）（91g/m^2）虽低于高血压患者（94g/m^2），但均显著高于血压正常者（79g/m^2），且左心室壁厚度及左心室肥大的发生率也高于血压正常者。

（2）心血管事件的发生率明显增高：隐蔽性高血压患者应对日常生活中的应激状况时血压可以迅速升高，过高波动的血压容易使大动脉的中层肌纤维逐渐变厚，并形成粥样斑块，易引起心血管危险事件。Pickering 等[2]研究证实，与高血压及白大衣高血压相比，隐蔽性高血压患者发生心血管事件的危险性最大。Ohkubo 等[20]研究了隐蔽性高血压与白大衣高血压患者的预后，共入选 1332 名日本裔人（女性 872 例，男性 460 例），随访 10 年。据病情

将上述人群分为正常血压、白大衣高血压、隐蔽性高血压和高血压4组。随访发现白大衣高血压组的心血管病患病率和病死率略高于正常血压组，但没有统计学差异；而隐蔽性高血压组的心血管发病风险是正常血压组的2倍，与高血压组相同。这些结果均提示，隐蔽性高血压患者的心血管事件发生率明显增高，需要引起临床医生的高度重视。

二、血管损害

颈动脉内膜中层厚度（IMT）和粥样斑块可独立于血压水平预测卒中和心肌梗死[21]，大动脉硬度增加预测并评估心血管风险的证据也在日益增多。隐蔽性高血压与全身动脉硬化发生发展密切相关，患者动脉功能的改变在高血压诊断之前已经发生，且独立于年龄和血压的变化之外。隐蔽性高血压患者颈动脉IMT低于原发性高血压患者，但却高于白大衣高血压患者及健康人群。有学者对332名高血压患者进行分组研究，发现对于最大颈动脉内膜中层厚度、左心室质量指数和尿白蛋白水平，隐蔽性高血压组和控制不满意高血压组相当，都明显高于控制满意高血压组和白大衣高血压组。这些异常均可对机体产生不利影响。并且有研究表明，颈动脉筛查对存在心血管危险的无症状个体更有价值[22]。

三、肾损害

高血压引起的肾损害主要基于血清肌酐升高，估算的肾小球滤过率降低或尿白蛋白排出量（UAE）增加来确定[23]。微量白蛋白尿，已被证实是心血管事件的独立预测因素，并且可以预测1型和2型糖尿病患者的肾病进展。高血压患者尤其合并糖尿病者应定期检查尿白蛋白排泄量[24]，检测24h尿白蛋白排泄量或晨尿白蛋白/肌酐比值为最佳，随机尿白蛋白/肌酐比值也可。估算的肾小球滤过率（eGFR）是一项判断肾功能的简便而且敏感的指标，可采用美国肾脏病基金会（NKF）和美国糖尿病协会（ADA）推荐的简化"肾脏病膳食改善试验（modification of diet in renal disease, MDRD）"公式 GFR $[ml/(min \cdot 1.73m^2)] = 186 \times$ 血肌酐（mg/dl）$- 1.154 \times$ 年龄（岁）$- 0.203 \times$（女性 $\times 0.742$）[25-26]，或者我国学者提出的MDRD改良公式 GFR $[ml/(min \cdot 1.73m^2)] = 186 \times$ 血肌酐 $- 1.154 \times$ 年龄 $- 1.154 \times$（女性 $\times 0.742$）$\times$（中国人 $\times 1.233$）[27]。eGFR降低与心血管事件发生之间存在着强相关性。血清尿酸水平增高，对心血管风险可能也有一定预测价值。

肾受损的早期表现是微量白蛋白尿或蛋白尿，这预示着患者有进展至慢性肾功能不全的可能，且可能在早期发生心血管事件。引起蛋白尿的原因可能为交感神经兴奋、肾素-血管紧张素-醛固酮系统激活、胰岛素抵抗、高胰岛素血症等因素相互作用、互为因果，特别是合并高血压时使肾小球内压进一步升高，加重了肾损伤。

隐蔽性高血压患者肾损害的表现为尿 β2 微球蛋白和微量白蛋白水平增高，高于白大衣高血压患者及健康人，隐蔽性高血压可能是早期肾损害的一个独立危险因素，其损害程度与白昼血压水平成直线相关。曹悦鞍等[28]通过对肥胖合并隐蔽性高血压组、单纯肥胖组及对照组进行的24h尿蛋白测定等项目的统计研究发现，肥胖伴隐蔽性高血压组24h尿蛋白增高者的人数比例明显高于单纯肥胖组和正常对照组，其差异具有统计学意义，而单纯肥胖组与对照组之间没有统计学差异，说明合并隐蔽性高血压是蛋白尿增多的主要原因。Eguchi等[29]对81名2型糖尿病患者的研究表明，隐蔽性高血压患者的尿蛋白含量高于血压正常者。

有学者通过 Meta 分析发现，慢性肾病患者中的隐蔽性高血压患病率大约为8%，更需要引起人们注意的是，被认为血压正常或者升高的血压已得到合理控制的慢性肾病患者，事实上约有1/3的人群在家中仍有高血压的发生。这样必将导致血压治疗的不充分，进一步促进靶器官损害的进展。

四、脑损害

无明显心血管疾病的高血压患者，MRI显示无症状性脑血管病变（44%）更为普遍，比心脏（21%）、肾（26%）的亚临床损伤更常见[30]。隐蔽性高血压对脑的损害主要表现在老年隐蔽性高血压患者身上。高血压对老年人认知功能减退的作用已得到广泛的研究。高血压对认知功能的损害，主要表现在数字计算、概括判断、构图能力、注意能力等方面。通常这些方面与工作关系较为密切，但与日常生活能力关系相对较密切的常识、定向、记忆、语言能力、思维流畅等方面的认知功能保持相对完整。由于老年人往往已经离开工作岗位，因此高血压所导致的认知功能障碍常常起病隐匿，不易察觉。血压对认知功能的影响主要由血管病变及白质病变所致，但这一过程有着复杂的机制，血压升高只是血压对认知功能影响的因素之一。崔亮等[31]研究表明，老年隐蔽性高血压患者除了血压水平升高外，血压节律的改变，尤其是血压晨峰现象的出现，同样可导致认知功能的损害。

综上所述，越来越多的研究证实，隐蔽性高血压对靶器官的损害程度不低于持续性高血压，甚至可能高于后者。持续性高血压在临床工作中由于易于发现、干预及时而容易得到有效控制；相反，隐蔽性高血压由于其发生隐蔽，常常被漏诊，预后较差。因此，国内外医务工作者均应重视隐蔽性高血压的防治工作，降低其对靶器官损害的程度。

第六节　隐蔽性高血压的治疗及预防

隐蔽性高血压不易被发现，对其的防治也容易被人们所忽略。Ogedegbe 等[32]研究表明对隐蔽性高血压进行干预可以减少靶器官的损害，降低心血管病风险，还能阻止其并发症的发生。2013 年《欧洲高血压指南》中指出，由于隐蔽性高血压存在的心血管危险与诊室内和诊室外高血压十分接近，所以一旦确诊，应考虑生活方式的改变结合降压药物治疗[33-35]。

一、加强认识，做好筛查

加强认识，做好筛查工作；提高公众的高血压防治意识，定期体检，注意规范血压测量方法，对于有心血管危险因素的人群，如男性、高血糖、脂代谢紊乱、肥胖、吸烟、心血管病家族史等患者，应予以重点关注，必要时行动态血压监测。临床医生应重视将动态血压、诊室血压进行综合分析，减少漏诊的发生。

应重视非成人特别是儿童高血压的防治。相当一部分成年高血压是由儿童高血压发展而来，高血压预防的年龄段应前移。药源性高血压在继发性高血压中呈现上升趋势，这部分人群在一定时间内通常处于隐蔽性高血压阶段。

二、改变生活方式

生活方式的改变及对隐蔽性高血压患者的紧密随访非常重要，因为他们有发展为持续性高血压及靶器官损害的趋势，及早地干预将使这类患者靶器官损害得以避免，降低心血管事件发生率。对于高危人群应普及高血压防治知识，进行生活方式的干预，建立健康的生活习惯，如戒烟、低盐低脂饮食、加强体育锻炼等。

三、药物治疗

对已经有靶器官损害的隐蔽性高血压患者应当重视药物治疗。研究发现，隐蔽性高血压患者后期的动态血压监测中可以转归为正常血压的概率很低，只有不到30%。因此，一旦在长时间的随访过程中患者仍为隐蔽性高血压或转化成为了持续性高血压，就容易引起靶器官损害，应该积极接受降压治疗。并且，在治疗前后，仍需要使用动态血压监测来评定疗效。

（1）个体化治疗及联合治疗：已诊断为隐蔽性高血压者，由于各亚型的病因不同，其治疗方式亦有所不同，应采取个体化治疗。清晨高血压与血压昼夜节律的异常变化、睡前饮酒或服用短效降压药有关，这类患者应戒酒并改用长效降压药。由于交感神经通过 α 受体引起血管收缩，故睡前服用 α 受体阻滞药可使清晨血压降低[3]。日间高血压与吸烟、精神压力大等因素相关，这类患者应戒烟、学会自我减压或应用 β 受体阻滞药。夜间高血压多与肥胖、睡眠呼吸暂停及自主功能失调等因素相关，这类患者应针对病因进行降压治疗，如减肥、治疗原发病等。限制盐的摄入和利尿药对控制夜间高血压有益[36]。糖尿病高血压患者通常需要联合应用 2 种或 2 种以上药物，ACEI、ARB 能延缓糖尿病肾病的进展，减少蛋白尿，ARB 还能延缓大量白蛋白尿的产生。

通常，为了提高治疗的效果，多采用优化联合用药的方法进行治疗。一般情况下，多采用长效钙通道阻滞药与血管紧张素受体拮抗药、血管紧张素转化酶抑制药、β 受体阻滞药联合用药，可提高疗效、减少不良反应。

（2）重视对危险因素的早期干预：隐蔽性高血压常常并发多种危险因素，其靶器官受损明显，综合干预对治疗隐蔽性高血压显得十分重要，其中包括根据患者情况，选用抗血小板聚集药物阿司匹林、他汀类调脂药物、抗动脉硬化和扩血管的硝酸酯类药物等。

综上所述，注意综合干预，以控制血压为目标，干预多重危险因素，纠正不良生活习惯，防治靶器官损害，及时治疗并发症是干预隐蔽性高血压的基本方法。

四、隐蔽性高血压的预后及评价

隐蔽性高血压可增加心血管病的危险性，其预后较差，甚至有报道认为其损害程度甚至要高于持续性高血压。此外，经研究表明隐蔽性高血压约有

35%可发展为持续性高血压，并有较高的心血管危险性。Lurbe等[13]报道的4名隐蔽性高血压患者中，随访3个月后，其中3例发展成持续性高血压，表明其远期发展成持续性高血压的概率较大。有的学者认为，隐蔽性高血压就是"极早期高血压"，最终将引起同高血压一样的靶器官损害。

另一方面，隐蔽性高血压患者却常因诊室血压正常而漏诊，未能接受合理有效的降压治疗，逐渐导致靶器官损害、心血管疾病及患者生活质量的降低。因此，临床工作中要及早发现隐蔽性高血压，以增加治疗率和达标率，减少心血管事件的发生。

总结与要点

- 隐蔽性高血压是一种特殊类型的高血压，即诊室内血压正常而在诊室外血压增高的现象。目前国内外对于隐蔽性高血压的诊断标准还不统一。

- 由于大部分人对隐蔽性高血压的认知不足，遂其诊断率不高，导致隐蔽性高血压的患病率较难估计。在以往的研究中，由于诊断标准、测量方法及研究对象的不同，研究人员对隐蔽性高血压的发生率报道不一。隐蔽性高血压在普通人群的一般患病率在5.7%～23%。

- 隐蔽性高血压的发病机制目前尚不清楚，可能与体位反射、血管活性物质失衡、交感神经活性增强、血管内皮功能障碍等因素有关。

- 隐蔽性高血压的相关危险因素，包括性别（男多于女）、年龄、吸烟、饮酒、向心性肥胖、睡眠呼吸暂停综合征、精神紧张等。

- 由于隐蔽性高血压不易被发现，所以很多隐蔽性高血压患者发现时已出现明显的靶器官损害。

- 注意综合干预，以控制血压为目标，干预多重危险因素，纠正不良生活习惯，防治靶器官损害，及时治疗并发症是干预隐蔽性高血压的基本方法。

- 隐蔽性高血压可增加心血管病的危险性，其预后较差，甚至有报道认为其损害程度甚至要高于持续性高血压者。因此，临床工作中要及早发现隐蔽性高血压，以增加治疗率和达标率，减少心血管事件的发生。

参考文献

[1] Donner-Banzhoff N，Chan Y，Szalai JP，et al. "Home hypertension"：exploring the inverse white coat response. British Journal of General Practice，1988，48：1491-1495.

[2] Pickering TG，Davidson K，Gerin W，et al. Masked hypertension. Hypertension，2002，40：795-796.

[3] Ogihara T，Kikuchi K，MatsuokaH，et al. The Japanese Society of Hypertension Guidelines for the Management of Hypertension（JSH2009）. Hypertens Res，2009，32（1）：3-107.

[4] 2013ESH/ESC Guidelines for the management of arterial hypertension. The Task Force for the management of arterial hypertension of the European Society of Hypertension（ESH）and of the European Society of Cardiology（ESC）. Eur Heart J，2013，34（28）：2159-2219.

[5] 中国高血压防治指南修订委员会. 中国高血压防治指南2010. 中国高血压杂志，2011，19（8）：701-743.

[6] Lcitao CB，Canani LH，Kramer CK，et al. Masked hypertension，urinary albumin excretion rate and echocardiographic parameters in putatively normotensive type 2 diabetes mellitus patients. Diabetes Care，2007，30：1255-1260.

[7] 杨晓慧，卢新政. 隐性高血压的研究进展. 中华高血压杂志，2009，17（6）：496-498.

[8] Elesber AA，Solomon H，Lennon RJ，et al. Coronary endothelial dysfunction is associated with erectile dysfunction and elevated asymmetric dimethylarginine in patients with early atherosclerosis. Eur Heart J，2006，27：824-831.

[9] 蒋海河，林国强，刘一，等. 原发性高血压患者血清非对称性二甲基的测定及临床意义的研究. 中国全科医学，2008，1：468-469.

[10] 傅坤发，蒋益波，胡建，等. 辛伐他汀对隐匿性高血压患者内皮功能的影响. 中国心血管病研究，2011，9（6）：413-416.

[11] Matsuoka S，Awazu M. Masked hypertension in children and young adults. Pediatr Nephrol，2004，19（6）：651-654.

[12] Rasmussen SL，Torp-Pedersen C，Borch-Johnsen K，et al. Normal values for ambulatory blood pressure and differences between casual blood pressure and ambulatory blood pressure：results from a Danish population survey. Hypertension，1998，16：1415-1424.

[13] Lurbe E，Torro I，Alvarez V，et al. Prevalence，persistence，and clinical significance of masked hypertension in youth. Hypertension，2005，45：493-498.

[14] Wang GL，Li Y，Staessen JA，et al. Anthropometric and lifestyle factors associated with white-coat，masked and sustained hypertension in a Chinese population. J

Hypertens, 2007, 25（12）: 2398-2405.

［15］Obara T, Ohkubo T, Kikuya M, et al. Prevalence of masked uncontrolled and treated white-coat hypertension defined according to the average of morning and evening home blood pressure value: From the Japan Home Verus Office Measurement Evaluation Study. Blood Press Monit, 2005, 10: 311-316.

［16］Ishikawa J, Kario K, Eguchi K, et al. Regular alcohol drinking is a determinant of masked morning hypertension detected by home blood pressure monitoring in medicated hypertensive patients with well-controlled clinic blood pressure: the Jichi Morning Hypertension Research（J-MORE）study. Hypertension research, 2006, 29（9）: 679-686.

［17］Obara T, Ohkubo T, Funahashi J, et al. Isolated uncontrolled hypertension at home and in the office among treated hypertension patients from the J-HOME Study. J Hypertens, 2005, 23: 1653-1660.

［18］吴寿岭, 张冬艳, 刘运秋, 等. 睡眠呼吸暂停综合症与隐蔽性高血压. 中华高血压杂志, 2008, 16（4）: 354-357.

［19］Sega R, Trocino G, Lanzarotti A, et al. Alterations of cardiacstructure in patients with isolated office, ambulatory, or home hypertension. Data from the general population（Pressione Arteriose Monitorate E Loro Associazioni ［PAMELA］ Study）. Circulation, 2001, 104（12）: 1385-1392.

［20］Ohkubo T, Kikuya M, Metoki H, et al. Prognosis of "masked" hypertension and "white-coat" hypertension detected by 24-h ambulatory blood pressure monitoring. 10-year follow-up from the Ohasama study. J Am Coll Cardiol, 2005, 46: 508-515.

［21］Sehestedt T, Jeppesen J, Hansen TW, et al. Risk prediction is improved by adding markers of subclinical organ damage to SCORE. Eur Heart J, 2010, 31: 883-891.

［22］Peters SA, den Ruijter HM, Bots ML, et al. Improvements in risk stratification for the occurrence of cardiovascular disease by imaging subclinical atherosclerosis: a systematic review. Heart, 2012, 98: 177-184.

［23］Stevens LA, Coresh J, Greene T, et al. Assessing kidney function: measured and estimated glomerular filtration rate. N Engl J Med, 2006, 354: 2473-2483.

［24］Redon J, Williams B. Microalbuminuria in essential hypertension: redefining the threshold. J Hypertens, 2002, 20: 353-355.

［25］Levey AS, Bosch JP, Lewis JB, et al. A more accurate method to estimate glomerular filtration rate from serum creatinine: a new prediction equation. Modification of diet in renal disease study group. Ann Intern Med, 1999, 130（6）: 461-470.

［26］American Diabetes Association. Standards of medical care in diabetes-2009. Diabetes Care, 2009, 32（Suppl 1）: S13-S61.

［27］全国 eGFR 课题协作组. MDRD 方程在我国慢性肾脏病患者中的改良和评估. 中国肾脏病杂志, 2006, 22（10）: 589-595.

［28］曹悦鞍, 彭朝胜, 王玮, 等. 肥胖患者隐性高血压与24h 蛋白尿的关系. 临床军医杂志, 2010, 38（2）: 263-266.

［29］Eguchi K, Ishikawa J, Hoshide S, et al. Masked hypertension in diabetes mellitus: a potential risk. The Journal of Clinical Hypertension, 2007, 9（8）: 601-607.

［30］Kearney-Schwartz A, Rossignol P, Bracard S, et al. Vascular structure and function is correlated to cognitive performance and white matter hyperintensities in older hypertensive patients with subjective memory complaints. Stroke, 2009, 40: 1229-1236.

［31］崔亮, 燕虹. 血压晨峰值与老年隐匿性高血压患者认知功能减退的关系. 中华医师杂志, 2011, 13（10）: 1353-1355.

［32］Ogedegbe G, Agyemang C, Ravenell JE. Masked hypertension: evidence of the need to treat. Current hypertension reports, 2010, 12（5）: 349-355.

［33］Fagard RH, Cornelissen VA. Incidence of cardiovascular events in white-coat, masked and sustained hypertension vs. true normotension: a meta-analysis. J Hypertens, 2007, 25: 2193-2198.

［34］Pierdomenico SD, Cuccurullo F. Prognostic value of white-coat and masked hypertension diagnosed by ambulatory monitoring in initially untreated subjects: an updated meta analysis. Am J Hypertens, 2011, 24: 52-58.

［35］Bobrie G, Clerson P, Menard J, et al. Masked hypertension: a systematic review. J Hypertens, 2008, 26: 1715-1725.

［36］Uzu T, Kimura G. Diuretics shift circadian rhythm of blood pressure from nondipper to dipper in essential hypertension. Circulation, 1999, 100: 1635-1638.

（曹雪滨　崔玉娟）

第 17 章　白大衣高血压

早在 20 世纪 40 年代 Ayman 等首先观察到患者诊室血压值与诊室外血压值有差别，但原因未明[1]。直至 20 世纪 60—70 年代，随着无创性动态血压监测技术的应用，欧美学者开始探讨引起这种差别的原因。到 20 世纪 80 年代，Mancia 等通过连续直接动脉内测压发现，医生给患者测量血压时会使血压升高，他们把这种现象称为"白大衣效应"（white coat effect，WCE）或"白大衣现象"（white coat phenomenon，WCP）[2]。在多个大规模多中心抗高血压临床试验中发现，有部分患者服用安慰剂后血压恢复正常，导致

这种结果的一个可能原因就是"白大衣现象"[3-4]。20 世纪 80 年代以后，随着动态血压监测（ambulatory blood pressure monitoring，ABPM）在高血压防治中的广泛应用，人们对"白大衣高血压"（white coat hypertension，WCH）的研究和诊断也日趋完善，白大衣高血压这一概念逐渐被人们所熟知。到了 20 世纪 90 年代，意大利学者又提出了"孤立性诊室内高血压"（isolate clinic hypertension）的概念，他们认为引起诊室血压升高的原因并不仅仅是白大衣现象，还可能存在其他因素的作用[5]。

第一节　白大衣高血压的定义

一、白大衣高血压

目前关于 WCH 的定义并未统一，1999 年 VERDECCHIA 等提出白大衣高血压定义为诊室内偶测血压 > 140/90mmHg，24h 动态血压的白昼平均血压 < 135/85mmHg。然而，对于白大衣高血压的传统定义多是基于升高的诊室血压和正常的日间 ABPM，忽略了夜间血压的影响。因此，在 2007 年，《欧洲高血压指南》提出的白大衣高血压的定义是由医生或护士多次（至少 3 次非同日）测得的诊室血压 ≥ 140/90mmHg，而诊室外测得的 24h 平均血压 < 130/80mmHg 以及日间平均血压 < 135/85mmHg；或诊室血压 ≥ 140/90mmHg，而家庭自测血压 < 135/85mmHg[6]。近年来，越来越多的学者对此标准提出了一系列严格化建议。2013 年最新欧洲指南提出白大衣高血压的定义为诊室测得的收缩压/舒张压 ≥ 140/90mmHg，24h 平均血压 < 130/80mmHg[7]。目前诊断 WCH 的主要依据为诊室血压、家庭自测血压及 ABPM，诊室血压水平高而家庭自测血压和 ABPM 水平不高是 WCH 的特征。然而，目前对于诊室血压水平高、ABPM 水平不高，而家庭自测血压水平高的人群是否属于 WCH，或诊室血压水平高、ABPM 水平高、而家庭测量血压水平不高的人群是否属于 WCH，暂无统

一定论，有待进一步研究商榷。

诊断标准的不统一，影响了对 WCH 的临床评价与治疗，也影响了这一领域的研究工作以及成果的交流。可以说，WCH 与靶器官损害之间关系的争议有一部分来自于各研究者所采用的诊断标准不同。但是，一味严格地执行诊断标准，势必使一部分 WCH 患者划入原发性高血压的行列，增加治疗负担。建议在目前通用的诊断标准基础上，根据年龄、性别以及合并其他危险因素的情况进行危险程度的分级，从而采取不同的治疗原则和方法。ABPM 对 WCH 有诊断价值。家庭自测血压和 ABPM 均可作为 WCH 鉴别诊断的方法。诊室血压减去家庭自测血压的差别比诊室血压减去 ABPM 白天平均值的差别要小些，家庭自测血压比 ABPM 操作简便、费用少，因此常用于 WCH 的鉴别诊断。

二、白大衣现象

WCP 是指患者血压由医务人员测量时升高，而在家中测量或用动态血压记录仪监测时血压恢复正常的现象。这种由医务人员进行的测量伴随着防卫或警觉反应，能使诊室测量的血压在 4min 内升高至最高水平，患者无论对诊疗单位的环境是否熟悉，此种现象仍会在以后多次随访中存在[3, 8]。值得注意的是，WCP 与 WCH 是有区别的，后者是指某一

特定类型的高血压患者，根据其在诊室测量的血压水平，他们被诊断为高血压，而在离开诊室的其他时间，他们的血压却在正常范围之内。因此，WCH实际是对血压水平的测量，而WCP则是对血压变化程度的测量，并在人群中普遍存在。有WCP的人不一定是WCH患者，二者既紧密联系但又彼此独立[9]。国外研究也显示，WCP只有达到一定程度时才构成WCH[10-11]。

三、逆白大衣高血压

逆白大衣高血压是指患者诊室内血压正常，而诊室外血压高于正常的现象。早在1993年人们就已经注意到逆白大衣高血压现象，并进行了大量的研究。在行24h ABPM中发现有10%的人群属于这种情况。逆白大衣高血压多见于老年人、男性、肥胖儿童、压力反射敏感性异常者、大量吸烟、饮酒史者；常合并有糖尿病、血肌酐偏高、蛋白尿、体重指数过高等情况。这类人群的诊室内偶测血压值虽在正常范围之内，但比正常人群高。目前研究认为，逆白大衣高血压是高血压的前期阶段，这类患者较易发展成单纯收缩期高血压，可以有心脏结构的改变，引起心脏、脑、肾等重要靶器官的损害，心血管事件的发生率也较高。因此，对逆白大衣高血压应给予高度重视，对其进行随访观察和必要的生活方式干预，以达到阻止血压进一步升高，减少对靶器官损害的目的。

第二节　白大衣高血压的流行病学

近十年来ABPM技术的不断发展和完善，为研究WCH在不同人群中的分布情况提供了客观有效的评价方法。虽然诊室外血压的参考值有所不同，WCH的流行呈现出不一致的现象，但许多研究均提示WCH是相当常见的。尽管目前并没有WCH的流行特征的资料，但普遍认为WCH多见于女性、老年人、不吸烟人群、新诊断的高血压（伴有诊室内血压轻度升高）、孕妇以及未证实有靶器官损害的人群[7, 12-13]。

1. 不同国家地区的流行情况

Obara等在经过治疗的3303名日本高血压门诊患者中，取2次来诊共4次读数的平均值作为诊室血压，以及在家3天，每天早晚各测1次血压，共6次读数的平均值作为家庭血压，结果发现在接受过降压治疗的3303名高血压患者中，WCH所占比例为19.4%[14]。意大利学者的研究提示，不管诊室外血压值选用家庭血压值还是动态血压值，WCH所占比例均较高，可达30%～40%[15]。欧美其他一些研究也表明WCH所占比例有15%～30%[7, 16]。1995年国内的一组报道在19.8%左右[17]。然而，我国没有对WCH的大规模人群调查，如果按美国的现患率计算，结合我国实际情况，估计我国有WCH人群4000万人，这些人的血压类型需要鉴别诊断[18]。

2. 在高血压、糖尿病人群中的流行情况

PAMELA研究显示，WCH占高血压患者的10%～15%[19]。Pickering报道了WCP约占轻度高血压（舒张压在90～104mmHg）的20%，约占中度高血压的5%。在新诊断的高血压患者中WCH约占24.8%[4]。有研究显示WCH在1型糖尿病患者中可高达74%[20]。

3. 在不同年龄人群中的流行情况

WCH在儿童中较为常见。有研究显示，在年龄、性别、种族中，年龄是WCH一个较强的预测指标，年龄与诊室血压的相关性较强[21]。Koch和Vaindirlis等相继对青少年中的WCH做了研究，结果提示WCH在青少年中不是一种良性现象，可能代表了成年以后持续性高血压的开端[22-23]。老年人WCH也同样有较高的比例，甚至可达到40%。

4. 在不同性别人群中的流行情况

有关WCH发生率和严重性存在着性别差异。有研究报道，WCH在女性中所占比例高于男性，说明WCH多见女性。但也有的研究认为WCH在男性中较女性常见，并与年龄、体重指数成正相关，与高血压家族史无显著相关。

5. 在孕妇中的流行情况

有研究在妊娠期间用ABPM来识别WCH，结果发现WCH在孕妇中的发生率大约是30%[24]。意大利学者Bellomo等经过3年研究了无高血压病史或近期测得的偶测血压高但没有治疗的254名孕妇（其中偶测血压高者148例，正常者106例）后发现，诊室血压升高者并经过ABPM监测出的WCH的患病率为29.2%[25]。

第三节 白大衣高血压的病因及发病机制

一、白大衣高血压的病因

WCH 的病因目前尚不清楚，可能与测量血压时受试者的焦虑不安有关，Mancia 等做了如下试验，在高血压患者入院后第 5 ~ 7 天时行 24h 直接动脉内监测血压，在此期间由一位与患者陌生的医生为他们在另一侧手臂用普通血压计测量血压，结果发现所有患者的收缩压和舒张压均立即升高，有些患者甚至上升 30mmHg 以上，而由护士测量时引起血压升高的程度不如医生显著。此种 WCP 短期内不易消除，有些甚至持续数年[3]。但有些证据并不支持这种因焦虑不安造成血压升高的现象。首先这些 WCP 患者通常并未出现焦虑不安的表现，其次心理测验也无确切的依据说明 WCP 患者有焦虑征象，另一种原因认为可能是一种条件反射。

二、白大衣高血压的发病机制

WCH 的发病机制尚未明了。大部分专家研究发现 WCH 与人种、性别、年龄、体重指数及吸烟等因素有关，在老年人（> 65 岁）、女性、肥胖和不吸烟人群中较多见。有研究表明，在未经治疗的初诊为 1 级高血压的患者中，与持续性高血压患者相比，WCH 的独立危险因素为女性、不吸烟、诊室舒张压较低及左心室质量指数较小者[26]。目前认为 WCH 的发病机制包括以下几方面。

1. 与交感神经的过度活跃有关

有一项研究利用微神经图比较 WCH 组、正常组、持续性高血压组之间的复合神经元放电（multiunit discharge，MSNA）与单个神经元放电（single unit discharge，sMSNA），结果 WCH 组均高于正常组，故认为 WCH 的形成与交感神经过度活跃有关[27]。有研究显示 WCH 患者与持续性高血压患者均存在心率变异性的改变，这提示交感神经活性增强和迷走神经活性下降参与了其病理过程[28-29]。有研究认为，WCH 可能存在着交感神经系统的激活和紊乱，并对应激有增加的反应。有研究发现 WCH 患者的心率和平均动脉压成显著正相关，而持续性高血压和血压正常人群的心率与平均动脉压则无相关性。临床上常常见于具有神经质的个体，这种个体一见医务人员为他（她）测量血压，交感神经立即兴奋，血压就会升高；以后一到诊室，就会形成条件

反射，交感神经兴奋，血压升高。这种现象常见于如下人群：对医疗环境常处于高度紧张的神经状态，肾上腺素能分泌功能亢进的健康人，或畏惧医生查体、畏惧多病、平素多伴有自主神经功能紊乱者。

2. 与精神压力有关

有人提出精神压力对女性而言是导致 WCH 的原因，对男性关系不大[30]。WCH 与精神因素有关，而这也与交感神经系统的激活和紊乱有一定的关系。一项对于 WCH 患者的精神分析试验表明，与持续高血压患者相比，WCH 患者趋于压制其情感，并对于周围事物过于适应。此外，紧张可以在血压测量时自发地增加诊室血压，就诊时高度紧张，尤其在女性，与诊室血压增高有关。

3. 与加压刺激有关

WCH 的产生也可能与医务人员测压对患者的"加压刺激"有关。Mancia 认为，医务人员测压对患者有"加压素效应"，可能与患者产生的应激反应与警觉反应有关。WCH 具有与应激相关的压力反应的遗传特性，并且是高血压前状态的一部分。在特定的场所、医务人员与患者交谈的语气、情绪均能影响测得的血压值。有研究认为，血压受谈话及其他情绪影响，这似乎解释了 70% 的 WCH 现象。医务人员的语言能影响所测得的血压值，因此，有人认为，为了使 WCH 诊断确切，应保证于就诊后到开始问诊前的沉默时间内测量血压，以避免交谈和情绪的影响。而护士测压可减少由医生测压引起的警觉反应和升压条件反射，从而减少 WCH。

4. 与下丘脑-垂体-肾上腺的过激反应有关

有研究显示 WCH 与下丘脑-垂体-肾上腺的过激反应有关。患者本身对于应激有增强的反应。Weber 发现 WCH 患者存在着肾素-血管紧张素系统的激活，WCH 患者血浆肾素和醛固酮水平增高，去甲肾上腺素水平也增高。

5. 与动脉老化有关

Sung 等研究提出 WCH 主要由动脉老化引起，其机制可能与动脉老化相关的压力波反射增强有关。该研究是从社区中入选未经治疗的志愿者 1257 名，通过诊室和 24h ABPM 确定 WCH 和正常高值血压，比较靶器官损害和长期心血管死亡率，结果发现与正常高值血压人群相比，WCH 人群年龄较大，体重指数、血压值、颈动脉内膜中层厚度、颈股动脉脉搏波传导

速度、颈动脉增强指数、反射压力波振幅较高，估算的肾小球滤过率水平较低，多变量分析结果显示，逆向压力波振幅是白大衣效应最重要的独立相关因子（$r^2 = 0.451$，部分 r^2/模型 $r^2 = 90.5\%$）[31]。

6. 与免疫系统有关

应激系统在高血压的发生、发展中具有重要作用，而免疫系统是应激系统的重要组成部分，因此免疫系统在高血压的发生、发展中同样具有重要作用。研究表明，炎症介质在高血压的发生、发展中起重要作用，不仅能调节免疫功能，而且可以调节细胞的增殖与分化，如调节血管内皮细胞的原癌基因表达，对心血管系统起着多种作用。近年来研究发现，在高血压组与 WCH 组血清中，肿瘤坏死因子、白细胞介素 -6、丙二醛、超氧化物歧化酶等水平都明显高于正常血压组，这表明 WCH 患者同高血压患者一样存在免疫功能异常，并对血管平滑肌细胞与内皮细胞产生影响。

7. 与代谢因素有关

Mancia 等研究发现，WCH 存在血脂、血糖等代谢因素的紊乱，其中体重指数、血糖、三酰甘油、胆固醇水平高于正常血压对照组，而高密度脂蛋白胆固醇则低于正常血压对照组，说明 WCH 与代谢有关[32]。

第四节　白大衣高血压的转归

有研究认为 WCH 是发展为持续性高血压的前奏[27, 38]。例如，PAMELA 研究对 1412 名 25 ～ 74 岁受试者进行了为期 10 年的随访，旨在观察正常血压者、WCH 者与隐蔽性高血压者进展为持续性高血压的百分率。结果显示，WCH 与隐蔽性高血压者中分别有 42.6% 与 47.1% 进展为持续性高血压，而正常血压者仅 18.2% 发生高血压。对性别、年龄等多种相关因素进行校正后，WCH 发展为持续性高血压的风险比为 2.51[39]。不管是采用诊室血压与 ABPM 作为诊断标准，还是用诊室血压与家庭血压作为诊断标准，WCH 进展为持续性高血压的比例都明显高于正常血压者。该研究首次证实 WCH 未来进展为持续性高血压的危险显著高于普通人群，提示对于 WCH 要给予足够重视，避免其进展为持续性高血压。

第五节　白大衣高血压对靶器官的影响

一直以来许多横断面研究和纵向研究，对于 WCH 是否存在靶器官的损害尚存在争议。一些研究显示，与正常血压组比较，WCH 组靶器官损害的患病率、心血管疾病患病率和死亡率均增高[10, 15, 33]。然而，另一些研究则认为 WCH 组与正常血压组靶器官损害及心血管疾病风险无明显差别[34-37]。

1. 对心血管系统的影响

Gustavsen 等研究了 420 名高血压患者及 146 名正常血压者，平均随访 10.2 年，观察心血管疾病的风险，结果发现高血压组、WCH 组两组心血管事件的发病率相似（18.4% 和 16.3%），均明显高于正常血压组（6.8%）[33]。PAMELA 研究发现，WCH 患者伴有心脏结构的改变。该研究在对 3200 名意大利人（平均年龄 25 ～ 74 岁）进行横断面的观察，结果显示与正常血压组比较，WCH 组舒张期左心室质量指数增加 8.7%，收缩期左心室质量指数与舒张期结果相似[10]。有研究证明 WCH 在内皮功能、动脉粥样硬化、动脉弹性、左心室质量指数、左心室舒张功能方面与正常对照组均有差异，提示 WCH 的靶器官损害要明显于正常血压者，尤其伴有危险因素时，WCH 的心血管事件发生率明显高于正常人[27, 38]。

WCH 患者心血管风险增加的原因可能有下面几个因素：首先，尽管 WCH 患者家庭和动态血压是正常的，但是他们的血压值仍然略高于正常血压者[15]。即使在正常血压范围内，诊室血压与心血管风险仍有相关性[40]。第二，与正常血压组相比，WCH 组的代谢危险因素（血糖、血清胆固醇、糖耐量受损和糖尿病等）虽然比高血压组低，但仍表现出较高的普遍性和严重性[15, 41]。第三，与正常血压组相比，WCH 患者 24h 血压变异性较大，这可能造成 24h 平均血压的不利预后价值[42-43]。总之，纵向研究提示，WCH 可能不一定无害，只是需要流行病学和病理生理证据的进一步支持。

然而，另一些研究则认为 WCH 组与正常血压组靶器官损害及心血管疾病风险无明显差别[34-37]。例如，有关横断面研究显示与正常血压组比较，WCH 组的心脏、血管损害（左心室肥大、动脉壁厚度增加等）更常见甚至更严重，但是对于靶器官损害的预后意义两组间并没有区别[5, 44]。有关纵向研究也得出相似的结论，如 Verdecchia 等研究显示在平均 7.5 年的随访中，正常血压组、WCH 组两组心血管事件的发病率相似，分别为 0.47/100 人年、0.49/100 人年[45]。同样，在其他研究（包括 Meta 分析）中，WCH 患者的心血管风险虽有轻度增加，但均未显示统计学意义[34, 36]。例如，Ohkubo 等对 1332 名年龄 ≥ 40 岁的日本人平均随访 10 年后发现，与正常血压组相比，WCH 组心血管死亡风险比为 1.28（95% 可信区间为 0.76 ～ 2.14），两组间没有明显区别[34]。Fagard 等对 6 个研究（包含了 10 924 名参与者）进行 Meta 分析，比较 WCH 组与正常血压组的心血管发病率情况，结果提示 WCH 与正常血压组的心血管事件的发病率无明显差别[36]。意

大利 Perugia 大学研究人员对 1187 名高血压患者和 205 名正常血压者平均随访 3.2 年，进行有关 WCH 的前瞻性研究结果发现，心血管事件的发生率在 WCH 组和正常血压组间无显著差异（P = 0.83）；而持续性高血压组不论构型、非构型组的心血管事件发生率均显著高于 WCH 组，其中尤以非构型组危险性最高；构型和非构型高血压组发生心血管事件的相对危险性是 WCH 组的 3.7 和 6.26 倍（均有统计学意义）[35]。该结果似乎不支持 WCH 具有严重的心血管疾病预后结局。图 17-1 汇总了关于白大衣高血压与正常血压相比心血管事件发病风险的不同研究的结果。

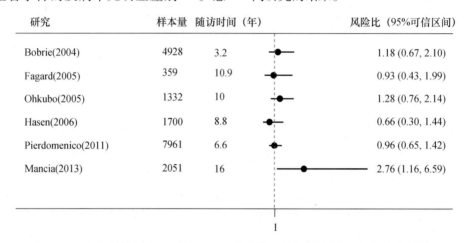

研究	样本量	随访时间（年）	风险比（95%可信区间）
Bobrie(2004)	4928	3.2	1.18 (0.67, 2.10)
Fagard(2005)	359	10.9	0.93 (0.43, 1.99)
Ohkubo(2005)	1332	10	1.28 (0.76, 2.14)
Hasen(2006)	1700	8.8	0.66 (0.30, 1.44)
Pierdomenico(2011)	7961	6.6	0.96 (0.65, 1.42)
Mancia(2013)	2051	16	2.76 (1.16, 6.59)

图 17-1　白大衣高血压与正常血压相比心血管事件发病风险的不同研究的结果

2. 对卒中的影响

3 个前瞻性队列研究分析了近 6000 名参与者，平均随访 5.5 年后发现，WCH 组与正常血压组比较，卒中的发病风险增加了 15%。虽然两组间差别并无统计学意义，但是在随访 8 年后发现患者卒中的发病率开始增加，这提示 WCH 患者有延迟风险增加的可能性[35]。

3. 对肾的影响

有研究显示 WCH 在尿微量蛋白方面与正常对照组有差异，提示其对肾的损害要明显大于正常血压者，尤其伴有危险因素时，WCH 的事件发生率明显高于正常人[27, 38]。然而，有关横断面研究显示与正常血压组比较，WCH 组的肾损害（蛋白尿等）虽较常见甚至严重，但是对于靶器官损害的预后意义两组间并没有区别[5, 44]。

4. 对糖尿病的影响

PAMELA 研究观察了 1412 名非糖尿病患者，通过 10 年的随访后发现，WCH 组的血糖水平明显增加，比基线血糖增加（5.6±24.1）mg/dl（P < 0.05）。同时，与正常血压组比较，WCH 组新发糖尿病的发

病率明显增加，分别为 2.0% 与 6.5%（P = 0.0009）。此外，与正常血压组比较，WCH 组新发糖尿病的风险明显增高，校正后的风险比为 2.88（95% 可信区间为 1.34 ～ 6.19），新发糖尿病和空腹血糖受损的风险也明显增高，校正后的风险比为 3.72（95% 可信区间为 2.10 ～ 6.75）[46]。该结果提示 WCH 个体未来可能发展为高风险状态（如糖尿病）。

5. 对死亡的影响

PAMELA 研究对 2051 名年龄 25 ～ 74 岁的意大利人随访 148 个月后，分析血压与心血管疾病死亡、全因死亡的情况。研究结果显示 WCH 组的心血管疾病死亡和全因死亡的发病率分别为 3.7% 和 15.5%。与正常血压组比较，WCH、隐蔽性高血压、持续性高血压三组心血管疾病死亡和全因死亡风险均明显增加，并呈现出逐渐增高的趋势[15]。Strandberg 等对 536 名伴有心血管危险因素的男性进行研究，通过 21 年的长期随访发现 WCH 患者多合并代谢危险因素，并且心血管及全因死亡率均比正常血压者高，其中两组间全因死亡率分别为 33.3% 和 9.5%（P = 0.0005）[27]。

第六节　白大衣高血压的临床处理

一、准确识别白大衣高血压

在临床工作中医务人员必须明确患者是否属于真正的 WCH，以排除因测量错误引起的假性 WCH。血压本身有较大的变异性。有研究显示，对于第一次就诊时，诊室血压轻度升高的患者，到第 3 次就诊时，收缩压/舒张压平均下降 15/7mmHg[47]。确实，有些患者直到第 6 次就诊时血压才达到平稳的水平[47]。这种在后续随访中产生的诊室血压降低，代表了血压向均值的回归、安慰剂及反安慰剂效应、预警反应的减弱。然而，并不是所有的个体都呈现出上述现象，导致上述现象的原因可能是由于或部分由于一种调节过程。临床上对于易紧张、初诊血压波动大的患者，建议进行多次随访，并主张行 ABPM；对于有 WCP 的患者，建议 3～6 个月进行定期随访，减少误诊，减轻患者的精神负担、经济负担及药物的不良作用。欧洲高血压协会血压监测工作组（European Society of Hypertension Working Group on Blood Pressure Monitoring）建议，一旦 ABPM 证实可以诊断为 WCH 时，应在 3～6 个月后再重复诊断一次，并且对血压进行动态监测，每年随访一次，观察有无任何进展为持续性高血压的证据[7]。有研究显示，ABPM 中普遍存在着明显的第 1 小时血压升高的现象，建议在临床上判断血压水平和诊断中，删除第 1 小时的记录数据，以便更加准确客观地反映患者的真实血压水平，在临床药物疗效观察评价及科学研究中尤其重要。已有研究显示，非诊室血压与高血压患者心血管事件发生率的关系更为密切。因此，采用诊室血压测量、ABPM 和家庭血压测量相结合的策略能够提高高血压的诊断、疗效监测以及危险评估水平。虽然 ABPM 较家庭自测血压更具参考价值，但考虑到医疗费用以及对日常生活的影响，家庭自测血压仍有多种优势，应在高血压患者中大力提倡应用。

临床工作中若把 WCH 误诊为真正的高血压，将会造成患者处于经济及精神负担中，接受长期的不必要的治疗，甚至有些治疗可能产生潜在的副作用，尤其是对于老年人群。更重要的是，WCH 误诊为真正的高血压将会增加一大笔不必要的药物开支。关于血压监测的第八次国际共识（the Task Force of the Eighth International Consensus Conference on Blood Pressure Monitoring）中提出，对于未经治疗的患者并且伴有以下三点时建议行血压监测以排除 WCH：①≥ 3 次单独的诊室随访中，诊室血压≥ 140/90mmHg；②≥ 2 次诊室外血压 < 140/90mmHg，并且多次使用家庭血压监测；③无高血压靶器官损害的证据。对于日间 ABPM 证实血压≥ 135/85mmHg 的患者，医生可能倾向于考虑开始抗高血压药物治疗。英国国家健康和临床研究所（British National Institute for Health and Clinical Excellence，NICE）最新指南提出，对于 18 岁以上伴有诊室血压升高者，主张接受 ABPM 监测以排除 WCH 的诊断，并可节省潜在的医疗费用，减少抗高血压药物等不必要的治疗。

二、心血管风险评估

有研究发现，部分 WCH 者同时存在其他危险因素，如肥胖、糖代谢紊乱、血脂异常、胰岛素抵抗和吸烟等。更有甚者，在 WCH 人群中还常同时存在靶器官损害的证据，如左心房内径增加、舒张期左心室功能异常、大动脉弹性、顺应性和僵硬度变化、无症状性心绞痛、尿中微量白蛋白轻度增高等。Izzo 等将此类患者称为"增强型血管反应的WCH"或"高危型高血压"，往往会演变成为难治性高血压。对于增强型血管反应的 WCH 患者要严密观察，并进一步检查血液生化、超声心动图、颈动脉内膜中层厚度和微量白蛋白尿等，如发现肥胖、血糖、血脂异常，应进行干预，以防止其演变成难治性高血压。刚刚更新的《2013 年欧洲高血压管理指南》建议，若不伴其他心血管危险因素，不推荐对 WCH 进行药物治疗，但应进行生活方式干预并密切监测血压；若 WCH 并代谢紊乱或靶器官损害，可以考虑在改善生活方式基础上予以药物治疗。

三、非药物干预

WCH 是一种特殊临床状态，其对靶器官的影响、临床预后及是否需要治疗尚无定论。有人认为 WCH 是一种良性状态，其对靶器官的影响及脑血管事件发生率和正常血压相似，因而不需要治疗，以免造成过度降压。诊室血压高，ABPM 正常或诊室外血压测量正常，这主要是患者见到穿白大衣的医生后精神紧张，血儿茶酚胺增加，血管收缩，从而导致血压上升。这种情况无需药物治疗，但需要定期观察血压变化。部分 WCH 者往往是大脑皮质兴奋和抑制功能失调、交感和副交感神经功能紊乱所致，血压升高表现为间歇性、阵发性，不只在医院，每当情绪激动、紧张时都会有血压升高，此类人群建议调节生活方式，改善自主神经功能，密切观察血压变化。由于部分 WCH 可能已经存在靶器官损害，此时应对 WCH 进行防治，但以生活方式干预为主，同时积极治疗其他心血管危险因素，密切观察血压变化。

非药物干预主要包括：运动锻炼、控制体重、低盐低脂饮食、戒烟、缓解各种心理压力、注意休息等，以尽可能地减低此类患者的心血管危险。并且生活方式的改善可以降低代谢异常，降低糖尿病或高血压的发病风险。尤其对于伴有神经内分泌紊乱现象的所谓中间型 WCH，则更需要采取生活方式的干预。

四、药物干预

目前，对于是否应该采用药物手段干预 WCH 尚存争议。既往研究认为，WCH 属于"良性状态"，即并无高血压的有害代谢状态以及颈动脉、心脏结构改变等靶器官损害的证据，因此其心血管危险性与正常血压人群相似，降压治疗干预非但无效，反而徒增过度降压病例和不良反应。

然而，已有越来越多的临床研究证实，WCH 对靶器官有不良影响，而抗高血压治疗能保护患者心脏、脑、肾等重要靶器官功能，主张药物干预。例如，有研究表明，WCH 患者具有功能性心血管异常，可从抗高血压治疗中获益。WCH 发展为心血管结构和功能异常的概率较高，抗高血压治疗可以减少心血管事件的发生和死亡。有研究显示，非诊室血压与高血压患者心血管事件发病率的关系更为密切。药物治疗可以降低非诊室血压，但不如诊室血压降低明显。虽然非诊室血压降低相对较少，但非诊室血压的降低可能对心血管系统有保护作用。应用降压药物时要强调临床获益及靶器官保护作用，选择循证证据较多的药物。对于增强型血管反应的 WCH 患者的干预，除了改变生活方式，如减肥、锻炼、缓解各种心理压力、戒烟以外，还要对各代谢紊乱和血管脏器损害进行针对性的药物干预。对于高龄、存在多种高危因素者更需重视。

对于 WCH 患者进行药物干预时降压药可选择纠正交感神经兴奋性的 β 受体阻滞药，减轻肾素-

血管紧张素系统活性的血管紧张素转化酶抑制药（angiotensin converting enzyme inhibitor，ACEI）或血管紧张素受体拮抗药（angiotensin receptor blocker，ARB）类药物等。① β 受体阻滞药。由于 WCH 是因交感神经功能亢进所致，因此治疗的首选药物是能减弱交感神经活性的 β 受体阻滞药，如美托洛尔、比索洛尔、阿替洛尔等。一般情况下仅需小剂量治疗，但需坚持长期治疗。在使用 β 受体阻滞药前需注意其禁用于病态窦房结综合征、Ⅱ 度及 Ⅱ 度以上房室传导阻滞、支气管哮喘、急性心功能不全、外周血管疾病的患者。长期大量使用可引起糖脂代谢紊乱。② ACEI 类药物。由于 WCH 患者存在着肾素-血管紧张素系统的激活，而 ACEI 类药物对于高肾素活性的高血压患者具有良好的降压疗效及明确的肾保护作用，所以 ACEI 可用于 WCH 患者的降压治疗。尤其适用于伴有心肌梗死、心绞痛、左心功能不全、糖尿病、慢性肾病或蛋白尿的 WCH 患者。ACEI 对糖脂代谢无不利影响，不增加心率、不影响心排血量，副作用较少；主要不良反应包括咳嗽、皮疹，少部分患者可出现味觉异常、肾功能恶化；偶见血管神经性水肿，重者可危及患者生命。③ ARB 类药物。降压及肾保护作用与 ACEI 相似，咳嗽等副作用较少，血管神经性水肿罕见，尤其适用于不能耐受 ACEI 的咳嗽等副作用的患者。需要使用 ACEI 或 ARB 治疗的患者，需除外双侧重度肾动脉狭窄。在用药过程中需要密切监测血钾及血肌酐水平的变化。降压药物治疗可以降低患者的诊室及非诊室血压，但是对于非诊室血压的降低并不显著。因此，对于已经出现靶器官损害的 WCH 患者来说，在给予适当的药物治疗的同时，也应进行积极的生活方式的干预，包括限制盐的摄入、减肥、戒烟、体育锻炼、心理治疗等。

目前，临床决策中对于何时开始降压治疗和血压的控制目标尚无定论，有待使用不同 ABPM 治疗阈值的随机试验来建立最佳的治疗指导方案。因此，对于当前的治疗决策除了包括建立生活方式的改变外，还应基于 24h ABPM（或家庭血压测量）升高值结合心血管风险升高和高血压靶器官损害的证据，建立最适合的治疗方案。

总之，对于白大衣高血压的认识和研究还在不断的深入之中，其发生机制，是否与高血压易感基因有关，如何进一步使诊断标准准确化和分层细化，并以此为依据来进行防治，都有待进一步研究解决。

总结与要点

1. 诊断标准为：诊室测得的收缩压/舒张压≥ 140/90mmHg、24h 平均血压＜ 130/80mmHg。

2. WCH 与靶器官损伤之间的关系尚存在争议。对于心血管事件高危人群，或者已经发生事件、患有冠心病等高危疾病的人群需要给予关注。

3. WCH 是否需要药物治疗目前尚存争议。不良生活方式的改变、精神放松对于患者非常重要。应尽量予以随访，从而及时给予心血管事件预防措施。

参考文献

［1］Ayman D，Goldshine AD．Blood pressure determinations by patients with essential hypertension Ⅰ．The difference between clinic and home readings before treatment．Amer J Med Sci，1940，200：465．

［2］Mancia G，Sega R，Milesi C，et al．Blood pressure control in the hypertensive population．Lancet，1997，349：454．

［3］Millar JA，Isles CG，Lever AF．Blood pressure，"white-coat" pressor responses and cardiovascular risk in placebo-group patients the MRC mild hypertension trial．J Hypertens，1995，13（2）：175-183．

［4］Høegholm A，Kristensen KS，Madsen NH，et al．The frequency of white coat hypertension among patients with newly diagnosed hypertension．CVR&R，1994，54：55-61．

［5］Mancia G，Zanchetti A．White-coat hypertension：misnomers，miscon-ceptions and misunderstandings：what should we do next？．J Hypertens，1996，14：1049-1052．

［6］Mancia G，De Backer G，Dominiczak A，et al．2007 Guidelines for the management of arterial hypertension：the Task Force for the Management of Arterial Hypertension of the European Society of Hypertension and of European Society of Cardiology．J Hypertens，2007，25：1105-1187．

［7］O'Brien E，Parati G，Stergiou G，et al．On behalf of the European Society of Hypertension Working Group on Blood Pressure Monitoring．European Society of Hypertension position paper on ambulatory blood pressure monitoring．J Hypertens，2013，31：1731-1767．

［8］黄建凤，刘国仗．白大衣现象对血压影响的临床意义．中华心血管病杂志，1997，25：478-479．

［9］Pickering TG，Gerin W，Schwatrtz AR．What is the white-coat effect and how should it be measured？．Blood Press Moint，2002，7：293-300．

［10］Sega R，Trocino G，Lanzarotti A，et al．Alterations of cardiac structure in patients with isolated office，ambulatory，or home hypertension：data from the general population（Pressioni Arteriose Monitorate E Loro Associazioni（PAMELA）Study）．Circulation，2001，104：1385-1392．

［11］Myers MG．Ambulatory blood pressure monitoring in clinical practice．Can J Cardiol，2001，17（5）：581-586．

［12］Verdecchia P，Palatini P，Schillaci G，et al．Independent predictors of isolated clinic（"white-coat"）hypertension．J Hypertens，2001，19：1015-1020．

［13］Dolan E，Stanton A，Atkins N，et al．Determinants of white-coat hypertension．Blood Press Monit，2004，9：307-309．

［14］Obara T，Ohkubo T，Kikuya M，et al．Prevalence of masked uncontrolled and treated white-coat hypertension defined according to the average of morning and evening home blood pressure value：from the Japan home versus office measurement evaluation study．Blood Press Monit，2005，10：311-316．

［15］Mancia G，Facchetti R，Bombelli M，et al．Long-term risk of mortality associated with selective and combined elevation in office，home and ambulatory blood pressure．Hypertension，2006，47：846-853．

［16］O'Brien E，Coats A，Owens P，et al．Use and interpretation of ambulatory blood pressure monitoring：recommendations of the British hypertension society．BMJ，2000，320：1128-1134．

［17］张维忠，米全梅，龚兰生．动态血压监测筛选诊断高血压的价值．中国高血压杂志，1995，3（3）：119-121．

［18］王文，谢晋湘，杨虎生，等．自测血压的基本要求与意义．中华高血压杂志，2008，16（5）：389-391．

［19］Mancia G，Sega R，Bravi C，et al．Ambulatory blood pressure normality：result from the PAMELA study．J Hypertens，1995，12：1377-1390．

［20］Flores L，Recasens M，Gomis R，et al．White coat hypertension in type 1 diabetic patients without nephropathy．Am J Hypertens，2000，13：560-563．

［21］Sega R，Cesana G，Milesi C，et al．Ambulatory and home blood pressure normality in the elderly：data from the PAMELA population．Hypertension，1997，30：1-6．

［22］Koch VH，Fur usawa EA，Saito MI，et al．White coat

hypertension in adolescents. Clin Ne phrol, 2000, 52: 297-303.

［23］Vaindilis I, Peppa Patrikiou M, Dracopoulou M, et al. White coat hypertension in adolescents: increased values of urinary cortisol and endothelin. J Pediatr, 2000, 136: 359-364.

［24］Wright JC, Looney SW. Prevalence of positive Osler's maneuver in 3387 persons screened for the systolic hypertension in the elderly program (SHEP). J Hum Hypertens, 1997, 11 (5): 285-289.

［25］Bellomo G, Narducci PL, Rondoni F, et al. Prognostic value of 24 hour blood pressure in pregnancy. JAMA, 1999, 282 (15): 1447-1452.

［26］Palatini P, Penzo M, Canali C, et al. Interactive action of the white coat effect and the blood pressure levels on cardiovascular amplications in hypertension. Am J Med, 1997, 103 (2): 208-206.

［27］Strandberg TE, Salomaa V. White coat effect, blood pressure and mortality in men: Prospective cohort study. Eur Heart J, 2000, 12: 1715-1719.

［28］Neumann SA. Jennings JR, Muldoon MF, et al. White-coat hypertension and autonomic nervous system dysregulation. Am J hypertens, 2005, 18: 584-588

［29］Fagard RH, Stolarz K, Kuznetsova T, et al. Sympathetic activity, assessed by power spectral analysis of heart rate variability, in white-coat, masked and sustained hypertension versus true normotension. J Hypertens, 2007, 25: 2280-2285.

［30］Owens P, Atkins N, OBrien E. Diagnosis of white cost hypertension by ambulatory blood pressure monitoring. Hypertension, 1999, 34 (3): 267-272.

［31］Sung SH, Cheng HM, Wang KL, et al. White Coat Hypertension Is More Risky Than Prehypertension Important Role of Arterial Wave Reflections. Hypertension, 2013, 61 (6): 1346-1353.

［32］Mancia G, Facchetti R, Bombelli M, et al. Increased long-term risk of new-onset diabetes mellitus in white-coat and masked hypertension. J Hypertens, 2009, 27: 1672-1678.

［33］Gustavsen PH, Høegholm A, Bang LE, et al. White coat hypertension is a cardiovascular risk factor: a 10-year follow-up study. J Hum Hypertens, 2003, 17: 811-817.

［34］Ohkubo T, Kikuya M, Metoki H, et al. Prognosis of "masked" hyperten-sion and "white-coat" hypertension

detected by 24-h ambulatory blood pressure monitoring 10-year follow-up from the Ohasama study. J Am Coll Cardiol, 2005, 46: 508-515.

［35］Verdecchia P, Reboldi GP, Angeli F, et al. Short-and long-term incidence of stroke in white-coat hypertension. Hypertension, 2005, 45: 203-208.

［36］Fagard RH, Cornelissen VA. Incidence of cardiovascular events in white-coat, masked and sustained hypertension versus true normotension: a meta-analysis. J Hypertens, 2007, 25: 2193-2198.

［37］Franklin SS, Thijs L, Hansen TW, et al. International Database on Ambulatory Blood Pressure in Relation to Cardiovascular Outcomes Investigators. Significance of white-coat hypertension in older persons with isolated systolic hypertension: a meta-analysis using the International Database on Ambulatory Blood Pressure Monitoring in Relation to Cardiovascular Outcomes population. Hypertension, 2012, 59: 564-571.

［38］Verdecchia P, Angeli F, Gattobigio R, et al. The clinical significance of white-coat and masked hypertension. Blood Press Monit, 2007, 12: 387-389.

［39］Mancia G, Bombelli M, Facchetti R, et al. Long-term risk of sustained hypertension in white-coat or masked hypertension. Hypertension, 2009, 54: 226-232.

［40］Sega R, Facchetti R, Bombelli M, et al. Prognostic value of ambulatory and home blood pressures compared with office blood pressure in the general population: follow-up results from the Pressioni Arteriose Monitorate e Loro Associazioni (PAMELA) study. Circulation, 2005, 111: 1777-1783.

［41］Weber MA, Neutel JM, Smith DH, et al. Diagnosis of mild hypertension by ambulatory blood pressure monitoring. Circulation, 1994, 90: 2291-2298.

［42］Mancia G, Bombelli M, Facchetti R, et al. Long-term prognostic value of blood pressure variability in the general population: results of the Pressioni Arteriose Monitorate e Loro Associazioni Study. Hypertension, 2007, 49: 1265-1270.

［43］Pringle E, Phillips C, Thijs Lfor the Syst-Eur Investigators, et al. Systolic blood pressure variability as a risk factor for stroke and cardiovascular mortality in the elderly hypertensive population. J Hypertens, 2003, 21: 2251-2257.

［44］Mancia G. White coat effect. Innocuous or adverse phenomenon? Eur Heart J, 2000, 21: 1647-1648.

［45］Verdecchia P，Porcellati C，Schillaci G，et al. Ambulatory blood pressure. An independent predictor of prognosis in essential hypertension. Hypertension，1994，24：793-801.

［46］Mancia G，Facchetti R，Bombelli M，et al. Increased long-term risk of new-onset diabetes mellitus in white-coat and masked hypertension. J Hypertens，2009，27：1672-1678.

［47］Watson RD，Lumb R，Young MA，et al. Variation in cuff blood pressure in untreated outpatients with mild hypertension-implications for initiating antihypertensive treatment. J Hypertens，1987，5：207-211.

（刘　妍　张　刚　黄　雄）

第18章 老年单纯收缩期高血压

单纯收缩期高血压在1992年曾被描述为"伪高血压"现象，即收缩压（systolic blood pressure，SBP）＞140mmHg且舒张压（diastolic blood pressure，DBP）＜90mmHg[1]。1999年[2]世界卫生组织国际高血压防治指南指出，年龄≥60岁、血压持续或3次以上非同日坐位SBP≥140mmHg和（或）DBP≥90mmHg，可定义为老年高血压。若SBP≥140mmHg，DBP＜90mmHg，则定义为老年单纯收缩期高血压（isolated systolic hypertension，ISH）。2003年《美国预防检测评估与治疗高血压全国联合委员会第七次报告（JNC7）》[3]定义ISH的标准为SBP≥140mmHg，DBP＜90mmHg。并将ISH分为2级，1级ISH为140mmHg≤SBP≤159mmHg，且DBP＜90mmHg；2级ISH为SBP≥160mmHg且DBP＜90mmHg。2010年《中国高血压指南》[4]及2013《欧洲高血压指南》[5]均延用此标准。流行病学资料[6]表明，在50岁以前，SBP升高及DBP升高均是心血管疾病的独立危险因素，50岁以后，SBP持续升高则是更强的危险因素，而DBP则与心血管疾病风险成负相关。ISH患病率之高，危害之大，亟待积极而有效的临床治疗。

第一节 老年单纯收缩期高血压的流行病学

根据年龄、性别、种族的不同，ISH的患病率差别较大。ISH随年龄增高而增多，同时也是老年人中最常见的高血压形式[7]。Framingham研究[8]随访30年发现30～84岁间SBP连续升高，60～84岁间DBP开始下降，ISH多发生在≥50岁者。JNC7[3]认为≥60岁高血压患者2/3为ISH。美国国家健康第三次全国营养调查（NHANES Ⅲ）[9]显示70岁以上老年高血压患者90%以上为ISH，而年龄小于40岁的高血压患者仅有22%为ISH。1991年老龄人群收缩期高血压研究（SHEP）[10]（标准为SBP≥160/DBP＜90mmHg）估计60～69岁ISH患病率为8%，70～79岁为11%，＞80岁为22%。1992年Staessen等[11]的Meta分析显示ISH的患病率为＜50岁0.8%，＜60岁5%，＜70岁12.6%，＜80岁23.6%。我国北京地区报告ISH患病率为67.6%，ISH的高发年龄为70～79岁。此外，ISH的患病还存在种族及性别的差异，多数报告显示老年女性ISH患病率高于男性，SHEP研究[10]发现55岁以后女性ISH患病率高于男性。2003年Mallion等[12]的一项关于法国15～60岁人群队列研究（标准SBP≥140/DBP＜90mmHg）显示，男性ISH患病率为6.9%，女性为2.3%，但50～54岁时两种性别均增加到10%。英国报告＞64岁未治疗高血压患者76%为ISH，其中男性71%，女性82%；葡萄牙报告＞55岁，韩国报告＞70岁，女性ISH患病率高于男性。

第二节 老年单纯收缩期高血压的发病机制

目前认为，老年ISH与年龄相关的血管功能及结构、神经内分泌改变和自主神经功能紊乱有关。尽管高血压在传统上定义为SBP/DBP≥140/90mmHg，但血压升高的形式在不同年龄段人群中不尽相同。近年来，人们意识到动脉管壁硬度增加及弹性减退是随着人类年龄增加而发生的有害结果。从30岁至80岁，SBP几乎呈线性增加，而DBP升高至50岁，然后开始下降。这些变化的结果是引起年龄相关的脉压（PP）增宽。近年研究发现，大动脉弹性减退是预测心血管疾病的独立危险因素，大动脉弹性减退35%，可使SBP升高25%，DBP下降12%，导致PP增大。

1. 动脉硬化

随着年龄的增长，血管壁的弹力蛋白减少，钙含量增加，胶原物质沉积，最终导致大动脉硬化，管壁硬度增高，血管顺应性下降[13]。当心室收缩射血时，主动脉不能有效扩张，对血压升高的缓冲降低，致使收缩期血压升高。管壁功能改变，主要表现为大动脉弹性减退，脉搏波传导速度增快，反射波抵达中心大动脉的时相从舒张期提前到收缩期，出现收缩期延迟压力波峰，从而导致收缩压升高，舒张压降低，形成ISH[14]。目前，许多研究已表明动脉硬化与一些酶类相关。基质金属蛋白酶（MMPs）是一类能够降解细胞外基质，结构相似的蛋白酶的总称。所有MMPs活性均受酶原激活的调节。活化的MMPs几乎可降解除多糖以外的全部细胞外基质，从而使组织重构，同时MMPs表达增加，促进动脉硬化[15]。已有研究发现在老年ISH患者血清中，基质金属蛋白酶-9（MMP-9）、MMP-2及血清弹性蛋白酶（SEA）升高，说明它们参与了动脉硬化和ISH的发生发展，尤其是MMP-9[16]。另外，有研究显示高水平的C反应蛋白（CRP）与动脉硬化及ISH的发展也具相关性[17]。最新研究显示，组织转谷氨酰胺酶2（TG2）的S-亚硝基化减少和三酰甘油活性的升高导致基质交联增强，促进血管硬化[18]。除此之外，血管内皮受损，内皮依赖性血管舒张因子一氧化氮（NO）生成的减少将导致动脉硬化，促进ISH的发展[19]。血液中存在与NO生成和（或）释放有关的特定抑制因子，内皮功能的丧失与颈动脉内膜增厚有关。NO可能通过两条途径引发动脉的异常：①NO是能够增加动脉直径和弹性的血管活性因子，它的缺乏导致动脉硬度的增加；②NO抗增殖作用的缺乏可能解释平滑肌细胞表型的改变，以及由此导致血管扩张和动脉收缩性的改变。当内皮功能恢复，NO的生成增多可延缓动脉硬化，减少心脑血管事件[20]。

2. 血压调节的神经机制异常

压力感受器反射主要调节收缩压的水平，随着年龄的增长，位于颈动脉窦和主动脉弓的压力感受器敏感性降低，对过高的收缩压的缓冲能力降低[21]。随着年龄增加，交感神经系统活性增加[22]。Simpson等[23]在研究中还发现高浓度的去甲肾上腺素伴随压力感受器功能障碍以及β受体敏感性下降，但α受体功能相对完整。因此，近年认识到这种随着年龄增加出现的动脉压力调节机制异常和持续的交感神经活性增加是ISH重要的发病机制。

3. 老年性瓣膜改变

老年性瓣膜改变中，钙化是最突出的特点，具有炎症细胞积聚，损伤局部有骨桥蛋白存在，是一种调节正常钙化和病理钙化的蛋白质，与动脉硬化有关。研究发现骨桥蛋白在主动脉瓣早期到晚期损害均有表达[24]。最近研究提示在老年人中，尤其是老年女性，二尖瓣环钙化较常见[25]。另有研究显示，二尖瓣环与主动脉环钙化与ISH的发生发展相关[26]。这也许可以部分解释老年女性多发ISH。当主动脉瓣膜发生退行性改变，导致舒张期主动脉瓣关闭不全，致使舒张压不高，甚至偏低，形成老年ISH。

4. 血流动力学的变化

ISH在血流动力学上的变化，主要是通过血容量扩张及心排血量的增加与周围血管抵抗这两方面来影响收缩压。首先，流行病学调查发现高血压患者中接近60%为盐敏感者，高龄人群盐敏感者检出率明显高于低龄人群[27]。盐敏感者长期摄入高盐，通过扩张血容量及增加心排血量来升高收缩压，这也许可以部分解释老年人多发ISH。其次，老年单纯收缩期高血压人群中大都存在增加的体循环血管阻力[28]，另外，毛细血管表面积减少造成微循环稀疏，微小动脉收缩，导致周围血管抵抗，影响收缩压水平。两方面因素混杂在一起，导致血流动力学紊乱，这也是老年ISH重要的发病机制。

5. 遗传因素

在高血压人群中，遗传因子特定作用于主动脉壁，调节与年龄相关的动脉硬化和脉压，这种血流动力学模式个体之间相差悬殊。这可能与许多基因参与其中有关。丹麦City Heart基因研究发现具有某些血管紧张素原（AGT）基因型的患者血浆中AGT浓度明显较高，其血压也升高，且具有某些AGT基因型的女性患者更易患ISH[29]。2009年Deng等的一项研究显示中国汉族人ISH患者与弹性蛋白（ELN）基因有相关性[30]。

第三节　老年单纯收缩期高血压的特点及危害

一、特点

1. 脉压增大

脉压是反映动脉弹性功能的指标。由于收缩期血压升高，心室舒张时大动脉弹性回缩减弱和弹性回缩时间提前，使舒张压降低或不变，从而使脉压升高。在老年人中，脉压升高已成为心脑血管事件的主要危险因素[31]。中国收缩期高血压研究（systolic hypertension in China，Syst-China）、欧洲收缩期高血压研究（systolic hypertension in Europe，Syst-Eur）和欧洲工作组老年人高血压试验（EWPHE）等[32-34]老年高血压研究显示，60岁以上老年人的基线脉压水平与全因死亡、心血管死亡、卒中和冠心病发病均成显著正相关。然而，也有研究提示与PP相比，SBP对心脑血管疾病有更强的预测作用[35]。

2. 血压波动大

随着年龄增长，老年人压力感受器敏感性降低，而动脉壁僵硬度增加，血管顺应性降低，使老年ISH患者的血压更易随情绪、季节和体位的变化而出现明显波动，部分高龄老年人甚至可发生餐后低血压。老年ISH患者发生血压异常波动的机制可能与老年人血压调节功能障碍有关，多为老年人压力感受器调节血压的敏感性减退所致。老年人血压波动幅度大，进一步增加了降压治疗的难度，因此需谨慎选择降压药物。此外，老年ISH患者常伴有左心室肥大、室性心律失常、冠状动脉及颅内动脉病变等，血压急剧波动可显著增加发生不良心血管事件及靶器官损害的危险。

3. 容易发生直立性低血压

老年ISH患者体位突然改变（如从蹲位、卧位快速变为坐位、直立位）时易发生低血压，主要表现为头晕目眩、站立不稳、视物模糊、软弱无力等，严重时会发生大小便失禁甚至晕厥。这可能与机体反射性调节血压功能减退有关。此外，老年人血容量不足，长期卧床及降压药物引起的直立性低血压也较常见。因此，在老年人高血压的诊断与疗效监测过程中需要注意测量立位血压。

4. 常见血压昼夜节律异常

健康成年人的血压表现为昼高夜低型，夜间血压水平较日间降低10%～20%（即杓型血压节律）。老年ISH患者常伴有血压昼夜节律的异常，表现为夜间血压下降幅度＜10%（非杓型）或＞20%（超杓型），甚至表现为夜间血压不降反较白天升高（反杓型），使心脏、脑、肾等靶器官损害的危险性显著增加。老年ISH患者昼夜血压节律异常发生率可高达60%以上。与年轻患者相比，老年人靶器官损害程度与血压的昼夜节律更为密切。

5. 并发症多

随着血压持续升高，可造成重要靶器官的损害，导致各种并发症的发生，包括动脉粥样硬化、冠心病、心力衰竭、心肌肥厚、卒中、肾损害等。老年患者动

脉硬化常为多支血管动脉硬化并存，主要表现为大动脉僵硬度增加，这与增高的脉压相关[36]。老年ISH患者中常见到舒张性心力衰竭[37-38]，血压控制不良是其诱因。而心房颤动、心房扑动等心律失常的发生更加重了心力衰竭的程度。高血压导致的左心室肥大和左心房增大都是心房颤动发生的独立危险因素[39]。长期持久高血压状态可导致肾小球入球动脉硬化，肾小球纤维化、萎缩，最终导致肾衰竭。

二、危害

1. 对心血管的影响

在EWPHE、Syst-Eur、Syst-China三个临床试验中观察了7929名[32-34]ISH患者的收缩压及脉压成分的变化，提示当收缩压恒定在160mmHg时，舒张压低（75mmHg）比舒张压高（95mmHg）的患者2年末的心血管事件发生率增高了12%。说明脉压越大的高血压患者病死率越高。在冠心病的临床试验中也发现脉压在100mmHg比脉压为40mmHg的高血压患者中发生冠心病的风险上升1.5倍。老年高血压患者中有更高的单纯收缩期高血压现象，同时脉压增大，发生心脑血管事件率较高。研究证实，高血压患者有"J"型曲线效应，即DBP低于某一阈值与冠状动脉事件和死亡的风险增加有关。冠状动脉血流速度和心肌血流灌注主要依赖于主动脉DBP与左心室DBP的压力阶差，DBP下降使冠状动脉供血不足，易致心肌缺血。PP增大还易使血管壁粥样斑块破裂，诱发心肌梗死。与PP增大密切相关的大动脉僵硬度增加还是导致高血压患者左心室肥大的重要因素。Framingham[8]研究表明，在SBP＞140mmHg时，DBP＜80mmHg、80～90mmHg、＞90mmHg的心血管事件发病率分别为36%、29%和27%，并成负相关。DBP越低，PP越大，心血管病发生率越高。此外，PP与心力衰竭和心肌肥厚的发生明显相关。

2. 对卒中的影响

在老年单纯收缩期高血压临床试验中，探讨了DBP与积极接受降压治疗患者的心脑血管疾病风险增加之间的量效关系。结果表明，在老年人中较高的PP与SBP升高和DBP降低相关，接受积极治疗的高血压患者DBP越低、PP越大，卒中发生率越高；DBP下降引起PP增加，PP每增加10mmHg，卒中风险增加24%。因此，DBP低于70mmHg时，SBP降低获得的益处将被抵消。积极进行降压治疗可以显著降低卒中的发生率，即收缩压降低10～14mmHg可使卒中减少40%[40]。美国

Framingham 队列研究[41]在调查冠心病、脑血管事件与血压关系中发现在老年人中，脉压已成为心脑血管事件的主要危险因素。

3. 对颈动脉硬化的影响

有人研究冠心病患者动态脉压与颈动脉内膜中层厚度之间的关系，发现 24h 动态脉压与颈动脉内膜中层厚度显著相关。结论是颈动脉内膜中层增厚的逆转依赖于颈动脉脉压的降低。PP 增加是颈动脉狭窄的独立预测因素，PP ≥ 60mmHg 的患者颈动脉粥样硬化程度加重。

4. 对认知功能障碍的影响

多重观察性研究发现中年血压升高与认知功能障碍风险增加有关。一些临床试验的事后分析表明抗高血压治疗可能会降低老年人发生认知功能障碍的风险[42]。在许多高血压临床试验中，认知功能障碍被作为预先设定的评价降压疗效的结局事件之一。Syst-Eur[33]研究发现，与对照组相比，积极降压治疗组老年痴呆的发病率减少 50%。SCOPE 研究[43]发现，老年患者合并轻微的认知功能受损（MMSE 24-28）积极降压治疗 5 年后老年痴呆症的风险下降（MMSE 评分改善）。

5. 对肾损害的影响

PP 增大损害肾小球基底膜，早期表现为尿微量蛋白排泄率增高，随着病情进展，可出现肾小球滤过率下降，表现为血液尿素氮（BUN）、血清肌酐浓度（Scr）增加，以及肌酐清除率（Ccr）下降。研究显示，PP ≥ 60mmHg 患者的 BUN、Scr 显著增加，Ccr 显著下降。

第四节　老年单纯收缩期高血压的临床评估

对于所有高血压患者或怀疑存在高血压的老年人必须进行完整的病史采集及体格检查。掌握全面而准确的高血压评估对指导临床高血压治疗至关重要。

1. 病史

应特别关注既往的血压升高情况、耐受性、持续时间、严重程度和以前使用的抗高血压药物的疗效，以及有无心脑血管疾病病史，特别是卒中和心力衰竭。多数老年高血压患者无明显症状，但高血压引起的症状，如头痛，疲劳和困乏也需引起每一位临床医师的注意。此外，家族史、吸烟、饮酒史也是评估的重要部分。

2. 用药史

老年患者由于基础疾病多以及合并症的存在可能同时服用多种药物治疗，其中可能存在导致血压升高的药物。因此，应详细询问服药史，如非甾体抗炎药（NSAID）、糖皮质激素、含麻黄碱的保健品，以及其他非处方制剂等，由于许多老年患者有盐敏感型高血压与年轻人相比更容易受到 NSAID

和糖皮质激素的干扰。

3. 实验室检查

适当的实验室检查对于 ISH 患者心血管疾病风险的整体评估也是非常重要的，主要包括对可能存在的血脂异常、糖尿病、慢性肾病的检查。

4. 靶器官损害的检查

腹部腹主动脉瘤，心电图是否存在左心室肥大，尿液中是否含有尿蛋白，眼底检查等。

5. 高血压原因的评估

有明确原因的高血压在一般人群并不常见，但临床上正确识别对针对性的治疗是很重要的。主要包括肾性高血压、睡眠呼吸暂停低通气综合征、甲状腺疾病所致高血压等。

6. 排除假性高血压

当肱动脉发生钙化时，血压计袖带不能令其轻易压缩，听诊血压测量可能高估实际的肱动脉内压力。肱动脉硬化导致的假性高血压可能解释一些人有持续高血压却无任何靶器官损害的证据，当抗高血压药物治疗后出现低血压症状的原因。

第五节　老年单纯收缩期高血压的治疗

一、治疗目标

ISH 患者降压治疗的主要的目的是减少心血管疾病的发病率和死亡率。目前 JNC7[3]、WHO[2]、ESH/ESC 等指南均要求不论年龄大小，目标血压均应达到 SBP < 140mmHg。我国的高血压指南[4]认为老年人血压降压难度较大，故老年人的 SBP 目标应低于 150mmHg，如能耐受，还能进一步降低。然而，SHEP 研究的 post-hoc 分析[44]证实了

基于不同降压治疗水平的卒中的发病风险。他们发现 SBP 降至 160mmmHg 以下或至少较基线水平下降 20mmHg 时卒中发病的风险减少 33%，SBP 降至 150mmmHg 以下甚至更低时卒中发病风险减少 38%，而 SBP 降至 140mmmHg 以下时卒中发病风险虽减少 22% 但不具有统计学意义，分析原因可能与达到 140mmmHg 以下水平的人数较少有关。值得注意的是，没有任何一项老年高血压临床试验能够通过积极的降压治疗使平均收缩压降至 140mmHg 以下。SHEP，Syst-Eur[33] 和 HYVET 研究[45] 入组者均为 2 级 ISH，降压目标均未达到 SBP < 140mmHg。SHEP 研究降压治疗组平均 SBP 降至 143mmHg，Syst-Eur 平均降至 151mmHg，HYVET 平均降至 144mmHg。以上这些数据提示在 60 ～ 90 岁老年 2 级 ISH 患者，使用 1 种或 2 种降压药物治疗使 SBP 至少降低 15 ～ 20mmHg，临床结果明显获益。

尽管流行病学资料提示较低的血压目标值能够带来更好的结局获益，但需要更多的前瞻性临床试验去证实，尤其是存在过度降压治疗带来的负面影响。降压同时应关注降压治疗的 J 形曲线现象，血压过高可增加心脏、脑、肾等靶器官损害的危险，但过度降低血压可影响各重要脏器的血流灌注，同样会对患者产生不利影响。HOT 试验表明，当舒张压降至 70mmHg 以下时，心血管死亡明显增加；当舒张压降至 55mmHg 以下时，心血管疾病增加 99%[46]。SHEP 研究的回顾性分析[47] 显示舒张压降至 55mmHg 以下对患者心脑血管事件无明显获益。Somes 等[48] 研究结果也提示，舒张压低于 70mmHg 的 ISH 患者，心血管疾病危险增高。对于伴有缺血性心脏病的老年 ISH 患者，在强调收缩压达标的同时应避免过度降低舒张压。

目前指南推荐 1 级 ISH 患者也需要进行药物治疗，但没有相关临床试验证据证实 1 级 ISH 药物治疗的获益。

二、治疗策略

许多重要的高血压干预试验，包括中老年人高血压，都用坐位血压来诊断和评估血压的治疗反应。老年人特别容易发生直立性低血压，因此对跌倒的关注往往限制控制收缩压的能力。1994 年国家高血压教育工作组[49] 建议，站立位血压也应用于评估老年患者的治疗目标，尤其是在易发生直立性低血压的老年患者。鉴于潜在症状直立性低血压的风险，ISH 患者治疗时应遵循个体化原则，药物从小剂量开始，逐渐增加剂量。多数老年高血压患者需要联合应用 2 种以上降压药物才能达到降压目标，应缓慢降压、逐步使血压达标，密切观察不良反应，防止直立性低血压及清晨血压急剧增高，保护靶器官。

三、治疗方案

（一）非药物治疗

JNC7[3] 推荐多种生活方式治疗 ISH。建议在药物治疗前及治疗时均需进行非药物治疗，包括戒烟，限制饮酒；调节饮食，低钠，减少饱和脂肪酸及总胆固醇的摄入，多食新鲜蔬菜及水果；控制体重；适当运动，如气功、太极拳、保健操、慢跑等。这些措施的落实对控制和稳定血压十分重要，是药物治疗的基础，适用于每个老年 ISH 患者。尤其是多数老年人伴有盐敏感型高血压，TONE[50] 发现随访 30 个月，严格控制食盐摄入（2g/d）者 SBP 下降 4.3mmHg，DBP 下降 2mmHg。另外，对影响降压疗效的心理社会因素进行干预，使患者保持乐观心态，也是非药物治疗的重要内容。

注意事项：

老年人（特别是高龄老年人）过于严格的控制饮食及限制食盐摄入可能导致营养障碍及电解质紊乱（如低钠血症），应根据患者具体情况选择个体化的饮食治疗方案。过快、过度减轻体重可导致患者体力不佳、影响生活质量，甚至导致抵抗力降低而易患其他系统疾病。因此，应鼓励老年人适度、逐渐减轻体重而非短期内过度降低体重。运动方式更应因人而异，需结合患者体质状况及并存疾病等情况制订适宜的运动方案。

（二）药物治疗

目前没有确凿的临床证据显示哪一种降压药在 ISH 治疗上有特殊优势。Meta 分析表明对于心脑血管疾病结局而言，整体降压水平的达标比初始药物选择更重要。临床上常用于治疗 ISH 的 5 类降压药物包括：钙通道阻滞药（CCB）、利尿药、血管紧张素转化酶抑制药（ACEI）/血管紧张素受体拮抗药（ARB）、β 受体阻滞药，以及 α 受体阻滞药。

1. 常用治疗药物

（1）钙通道阻滞药（CCB）：由于第一代 CCB（维拉帕米、地尔硫䓬、硝苯地平）降压作用持续时间短、不良反应较多，目前推荐长效二氢吡啶类 CCB 作为老年 ISH 患者降压治疗的基本药物。此类药物降压疗效好，作用平稳，无绝对禁忌证，与其他 4 类降压药物均可联合使用。长效 CCB 的副作用较少，主要不良反应包括外周水肿、头痛、面色潮红、便秘等。

CCB类药物具有以下特点：①对代谢无不良影响，更适用于糖尿病与代谢综合征患者的降压治疗；②降压作用不受高盐饮食影响，尤其适用于盐敏感型高血压；③对于低肾素活性或低交感活性的患者疗效好。

此外，CCB对心肌、窦房结功能、房室传导、外周动脉和冠状动脉循环存在明显差异。硝苯地平、维拉帕米与地尔硫草应避免用于左心室收缩功能不全的老年高血压患者，存在心脏房室传导功能障碍或病态窦房结综合征的老年高血压患者应慎用维拉帕米、地尔硫草。

（2）利尿药：多个欧美人群的降压治疗临床试验表明，利尿药能够减少心血管事件并降低病死率。JNC6建议使用噻嗪类利尿药治疗ISH，2007年ESH/ESC指南特别强调了噻嗪类利尿药能使ISH患者获益，并推荐为治疗ISH的药物。研究提示，噻嗪类利尿药对骨质疏松的预防和治疗起重要作用，长期应用噻嗪类利尿药似乎可减少骨折的危险，对老年绝经后妇女和老年男子能延缓骨质的丢失，同时还可以降低尿钙的排泄，从而减少骨质吸收。鉴于此，利尿药可作为老年人高血压联合用药时的基本药物，可用于治疗老年单纯收缩期高血压，尤其适用于合并心力衰竭、水肿的老年高血压患者。但长期应用利尿药会增加电解质紊乱、糖脂代谢异常的风险并可能影响肾血流灌注，需监测肾功能的变化及电解质水平、预防发生低钾血症和高尿酸血症。

（3）血管紧张素转化酶抑制药（ACEI）/血管紧张素受体拮抗药（ARB）：ACEI对于高肾素活性的高血压患者具有良好的降压疗效及具有明确肾保护作用，适用于伴有心肌梗死、心绞痛、左心功能不全、糖尿病、慢性肾病或蛋白尿的老年高血压患者。ACEI对糖脂代谢无不利影响，不增加心率、不影响心排血量，副作用较少；主要不良反应包括咳嗽、皮疹，少部分患者可出现味觉异常、肾功能恶化，偶见血管神经性水肿，重者可危及患者生命。

ARB类药物的降压及肾保护作用与ACEI相似，咳嗽等副作用较少，血管神经性水肿罕见，尤其适用于不能耐受ACEI的咳嗽等副作用的患者。老年患者常存在动脉粥样硬化性肾血管疾病或其他肾病变，需要使用ACEI或ARB治疗的老年患者，需除外双侧重度肾动脉狭窄。在用药过程中需要密切监测血钾及血肌酐水平的变化。

（4）β受体阻滞药：近年对β肾上腺素能受体阻滞药在降压治疗中的地位存在争议，有研究提示β受体阻滞药并不能有效地减少卒中，尤其是在老年ISH患者[51]。但对于高血压合并冠心病、慢性心力衰竭等强制指征时仍建议作为老年患者的首选药物。由于随着年龄增长交感神经活性有下降的趋势，β受体阻滞药不宜作为老年高血压一线用药。2010年加拿大高血压教育项目新指南[52]建议β受体阻滞药的使用人群应<60岁。即使在老年ISH，根据临床情况，β受体阻滞药仍是一类有效降压药物。β受体阻滞药禁用于病态窦房结综合征、Ⅱ度及Ⅱ度以上房室传导阻滞、支气管哮喘的患者，长期大量使用可引起糖脂代谢紊乱。老年人常存在心动过缓、窦房结功能异常，应根据适应证决定是否使用β受体阻滞药及其用量。

（5）α受体阻滞药：α受体阻滞药一般不作为老年高血压患者的一线用药。有症状的前列腺增生的老年高血压患者可选用α受体阻滞药。最主要的不良反应是直立性低血压，治疗时应从小剂量开始、睡前服用，并监测立位血压以避免发生直立性低血压，根据患者对治疗的反应逐渐增加剂量。

2.药物联合治疗

关于联合用药方案在高血压治疗中亦经历了不断修改和逐渐完善的过程。2003年指南对联合治疗的指征不明确，是否选择联合方案取决于血压值、是否存在并发危险因素。2007年指南明确提出对高血压高危及极高危患者使用联合治疗。2010年ASH联合使用降压药物意见书亦提出了联合治疗的必要性。2013年ESH/ESC动脉高血压管理指南更强调了联合用药合理的组合方式是我们药物治疗成功的关键，通常单一药物治疗只能使血压平均下降9.1/5.5mmHg，而超过75%的患者就药物治疗而言需使用2种及2种以上药物的联合治疗才能使血压达标。

（1）CCB＋ACEI/ARB：CCB类药物被多个高血压指南推荐治疗老年ISH的首选用药。ACEI是六大类降压药物中作为首选降压药物拥有最多的适应证。ACCOMPLISH研究[53]首次比较了两种联合治疗方案作为初始治疗对收缩期高血压高危患者心血管事件和死亡的影响，结果显示ACEI＋氨氯地平联合方案平均血压控制率达80%，是所有国际多中心临床试验中最高的。二者联用，可抵消CCB引起心动过速和踝部水肿的副作用。2007年加拿大高血压指南就建议ARB作为治疗ISH的一线用药[54]。

CCB 联合 ARB，对靶器官保护作用显著[55]，同时可明显减少尿蛋白[56]，更好的保护肾。本组方案适用于高血压肾病、高血压并冠心病、高血压伴动脉粥样硬化。

（2）利尿药＋ACEI/ARB：利尿药降低收缩压优于舒张压，已被一些大型临床试验证实为老年ISH 的首选用药。二者联用时，ACEI/ARB 抑制利尿药激活 RAAS 所带来的负效应，避免噻嗪类利尿药排钾所引起的低钾血症。Joanne 等[57]也提出，固定剂量 ACEI ＋利尿药联合应用与单一疗法相比，会是更好的选择。本组方案适用于高血压并心力衰竭、高血压并左心室肥大患者。

（3）CCB ＋利尿药：2013 年《欧洲高血压指南》公布，应用二氢吡啶类的氨氯地平及利尿药的适应证为收缩期高血压及老年高血压，从而为 ISH 的治疗提供了可能。二者联用对肝肾功能无影响，副作用小，尤其对降低卒中危险有良效。但二者均可兴奋交感神经系统，易诱发和加重心力衰竭，故心力衰竭患者慎用。

（4）CCB ＋ β 受体阻滞药：二者联用降压有叠加效应，并中和彼此触发的反调节机制，具有较高的血压控制达标率和良好的安全性及耐受性[58]。此方案在 HOT-CHINA 的临床治疗中得到了体现。该研究中入组了 5005 名 ISH 患者，其中 60 ～ 79 岁者占66.6%，＞ 80 岁患者占 11.7%，经过 CCB ＋ β 受体阻滞药的联合治疗，89% 的患者在治疗的 10 周内血压达标[59]。

（5）利尿药＋ β 受体阻滞药：这一组合一般不作为降压治疗的首选方案，尤其是对于心血管疾病的高危人群，以减少糖、脂代谢紊乱的可能性。但二者小剂量联用，可用于无并发症、无靶器官损害的交感活性增高的 ISH 患者。

（6）ACEI ＋ β 受体阻滞药：二者均作用于RAAS，理论上合用无明显协同作用，但在高肾素型高血压、合并冠心病或心力衰竭的 ISH 患者中是首选方案。

（7）ACEI ＋ ARB：理论上，二者联合更彻底地阻断 RAAS 及拮抗 Ang Ⅱ 收缩血管、水钠潴留、细胞增殖的不良反应，但临床研究结果并不支持。ONTARGET 研究[60]显示，ACEI 和 ARB 在心血管疾病或高危糖尿病患者中联合应用，并不增加疗效，主要终点事件发生率也未见额外的明显获益，相反却引起了低血压症状、晕厥及肾功能异常等不良反应。但该组合方案可用于某些重度心力衰竭和伴有蛋白尿的高血压肾病患者，其减少蛋白尿的作用优

于单药治疗。

3. 新一代抗高血压药物

老年 ISH 的临床特点决定了其治疗的特殊性，如何平衡传统降压药物同时对收缩压及舒张压的影响，减少降压治疗带来的 J 现象，是近年高血压治疗的热点话题。由于 ISH 复杂的发病机制决定了治疗策略的特殊性，重点针对发病机制应用兼有抗动脉硬化、抗增殖、改善血管内皮损伤等的新一代抗高血压药物，是今后高血压药物研发的方向，近年也有一定进展。研究表明抑制糖基化终末产物（AGES）交联可以通过降低大动脉硬化和改善血管重塑来减小老年人心血管事件的发生率，可能为老年 ISH 治疗的新靶点[61]。有研究表明，MMP-9、TG2 与动脉硬化相关，因此，抑制 MMP-9[16]与 TG2 活性[18]也可能为新的治疗老年 ISH 的药物靶点。另外，有研究表明内皮素可能参与高血压的病理生理变化，内皮素受体拮抗剂可有效控制血压及延缓血管的重塑[62]。最近，有研究显示我国传统中医药在老年 ISH 治疗中也有很好的疗效，值得研发[63]。新的高血压器械治疗可能为部分难治性老年 ISH 带来新的治疗思路和方法，如压力感受器刺激仪可能成为一种新的治疗老年 ISH 的非药物治疗手段[64]。

其他新一代降压药还包括：①肾素抑制剂（RI），如阿利吉仑、雷米克林等；②选择性醛固酮受体拮抗药，依普利酮，对肾素敏感性高血压及难治性高血压显示了特别的益处；③内皮素受体拮抗剂，达卢生坦、阿曲生坦等；④中性内肽酶（NEP）-血管紧张素转化酶双重抑制剂，心钠素奥马曲拉，山帕曲拉等；⑤高血压疫苗，CYT006-AngQb 等；⑥多巴胺受体激动药；⑦T 型钙通道阻滞药等。诸多新一代降压药物的出现可能为高血压患者的降压治疗带来福音，但其在长期的临床疗效及治疗中可能带来的副作用有待于更多的临床实践及科学研究去探索和证实。

4. 合并其他疾病时的降压目标及药物选择

老年心血管高危人群（如冠心病、糖尿病、肾疾病、卒中患者等）降压治疗的最佳目标值尚不明确。多数高血压指南建议将糖尿病患者血压控制在130/80mmHg 以下，此目标值的确定缺乏大规模临床试验获益证据。开滦研究[65]发现大幅降压并不改善糖尿病患者心血管疾病的风险。但是，多个临床试验显示积极控制血压显著降低卒中的发生率。对于老年高血压合并肾功能不全患者，迄今尚无相关的降压目标值研究。老年高血压患者常并发冠心病、心力衰竭、脑血管疾病、肾功能不全、糖尿病

等，选择降压药物时应充分考虑到这些特殊情况并确定个体化的治疗方案。

（1）卒中：

1）急性缺血性卒中发病 24h 内降压治疗应谨慎，一般先处理焦虑、疼痛、恶心呕吐和颅内压增高等情况。若血压持续升高 ≥ 200/110mmHg，可选择静脉降压药物缓慢降压（24h 降压幅度 < 15%），并严密观察血压变化。

2）准备溶栓治疗者，血压应控制在 180/100mmHg 以下。

3）急性脑出血 SBP ≥ 180/100mmHg 时应给予降压治疗，目标血压为 160/90mmHg。

4）有高血压病史且正在服用降压药者，如病情平稳，可于卒中发病 24h 后开始恢复使用降压药物。

5）缺血性卒中和短暂性脑缺血发作（TIA）患者应评估脑血管病变情况，血压控制目标为 < 140/90mmHg。

6）双侧颈动脉狭窄 ≥ 70% 或存在严重颅内动脉狭窄时降压治疗应谨慎，收缩压一般不应 < 150mmHg。

（2）冠心病：血压控制目标为 < 140/90mmHg。如无禁忌证，首选 β 受体阻滞药，对于血压难以控制的冠心病患者，可使用 CCB。

（3）慢性心力衰竭：血压控制目标为 < 130/80mmHg，80 岁以上高龄老年患者为 < 140/90mmHg。若无禁忌证，首选 ACEI、β 受体阻滞药、利尿药及醛固酮受体拮抗药治疗。ACEI 不能耐受时可用 ARB 替代。若血压不能达标，可加用非洛地平缓释剂或氨氯地平。

（4）糖尿病：血压控制目标为 < 140/90mmHg，若能耐受可进一步降低。首选 ACEI 或 ARB，不能耐受或血压不达标时可选用或加用长效 CCB。

（5）肾功能不全：血压控制目标为 < 130/80mmHg，80 岁以上高龄老年患者 < 140/90mmHg。若无禁忌证首选 ACEI 或 ARB，可降低蛋白尿，改善肾功能，延缓肾功能不全进展，减少终末期肾病。严重肾功能不全时选用袢利尿药。

5. 改善动脉弹性的药物

（1）硝酸酯类药物：硝酸酯类能剂量依赖性增加肌型及弹力型动脉的顺应性，同时降低 SBP 和 PP，增加动脉内径。硝酸酯在体内巯基的作用下可形成外源性 NO，直接舒张大动脉血管平滑肌，增强动脉壁的舒张功能和改善大动脉弹性，降低 SBP 的作用大于降低 DBP，且发挥作用较快。已有研究表明，口服硝酸酯治疗减慢脉搏波传导速度，降低

收缩期压力反射波增强指数，改善高血压患者的大动脉弹性，降低 SBP 和 PP，缩小 PP 对 DBP 过低的老年高血压患者尤为适用。

（2）他汀类药物：他汀类不仅能调节血脂，而且具有改善动脉弹性的作用，这是因为他汀类不仅能上调内皮源性 NO 合酶表达、增加 NO 合成和释放，还减少氧自由基产生，长期治疗可能延缓或逆转粥样硬化病变。已经有研究发现，阿托伐他汀短期治疗后明显改善高脂血症患者的小动脉弹性指数。在血脂正常的老年收缩期高血压患者治疗 6 个月，也得到类似结果，并且 PP 显著缩小。在他汀类治疗家族性高脂血症的临床研究中，发现疗程超过 12 个月时，大动脉弹性也得到显著改善。他汀类改善动脉弹性和缩小 PP 的作用相对较慢，需要长期治疗才显示疗效。

（3）醛固酮受体拮抗药：可改善动脉壁重构。高血压患者动脉僵硬度增加伴醛固酮血浆浓度明显增高，醛固酮受体拮抗药可能对动脉僵硬度指标有良好的作用。醛固酮也可促进动脉内膜和动脉血管间质纤维化、中层胶原增生，使血管和心肌的僵硬度增加。小剂量螺内酯并用 ACEI，可降低体内较高的醛固酮活性，控制胶原更新。在高血压治疗中抑制血管紧张素 II 和醛固酮作用，对于改善动脉壁的重构可能具有重要作用。

（4）叶酸、维生素 B_6 和维生素 B_{12}：为降低高同型半胱氨酸血症的药物。流行病学调查表明，血浆同型半胱氨酸升高与动脉粥样硬化和老年收缩期高血压发生有密切关系。同型半胱氨酸可减少内皮源性 NO 的生物利用度，同型半胱氨酸水平升高可使 NO 介导的血管松弛作用减弱，平滑肌细胞增生。同型半胱氨酸水平升高还可刺激动脉壁的弹性蛋白水解。西澳大利亚布塞尔顿[66]长达 29 年的队列研究发现叶酸、维生素 B_6 和 B_{12} 联合治疗在冠心病一级预防中的益处。值得注意的是，药物对动脉弹性的改善是一个长期过程，有关动脉僵硬度的降低与心血管疾病发病率降低之间的关系尚缺乏研究证据。

高血压对于老年人的危害大，老年单纯收缩期高血压患者发生靶器官损害以及死亡的危险显著增高。积极控制老年单纯收缩期高血压可获得与中青年患者相似甚至更大的益处。目前，我国老年 ISH 患者的治疗率、控制率和达标率均很低，防治工作任重道远，亟待加强。希望借助于老年 ISH 的诊断与治疗中国专家共识的推广，提高临床医生和患者对老年 ISH 人群降压治疗的关注，使更多的老年 ISH 患者获益。

总结与要点

1. 老年ISH患病率高，危害大，积极有效的降压治疗十分重要。

2. 降压治疗前全面而准确的临床评估对老年ISH的诊断和治疗意义重大。

3. 改善生活方式等非药物治疗在ISH患者的治疗中扮演重要角色。

4. 老年ISH患者最优化的血压目标值尚不确定，指南推荐ISH患者不论年龄大小，目标水平均达到SBP < 140mmHg。既往研究数据权衡降压治疗风险效益比，建议SBP < 150mmHg，或者至少较基线血压下降15～20mmHg，达到这种水平多需要两种甚至多种降压药物的联合应用。

5. CCB、ACEI/ARB、利尿药类药物被多个高血压指南推荐为治疗老年ISH的优选用药。合适的联合用药组合在ISH尤其是伴有糖尿病、卒中、慢性心力衰竭、肾功能不全患者中起到重要作用。

6. 有别于年轻人的降压治疗，老年ISH患者的降压药物使用宜从小剂量开始，逐步加量，注意严密监测直立性低血压及其他潜在的风险，避免降压过程中的"J"现象。

参考文献

[1] O'Rourke MF, Vlachopoulos C, Graham RM. Spurious systolic hypertension in youth. Vasc Med, 2000, 5（3）: 141-145.

[2] 1999 World Health Organization-International Society of Hypertension Guidelines for the Management of Hypertension. Guidelines Subcommittee. J Hypertens, 1999, 17（2）: 151-183.

[3] Chobanian AV, Bakris GL, Black HR, et al. The Seventh Report of the Joint National Committee on Prevention, Detection, Evaluation, and Treatment of High Blood Pressure: the JNC 7 report. JAMA, 2003, 289（19）: 2560-2572.

[4] 中国高血压防治指南修订委员会. 中国高血压防治指南2010. 中华心血管病杂志, 2011, 39（7）: 579-616.

[5] Mancia G, Fagard R, Narkiewicz K, et al. 2013 ESH/ESC Guidelines for the management of arterial hypertension: the Task Force for the management of arterial hypertension of the European Society of Hypertension（ESH）and of the European Society of Cardiology（ESC）. J Hypertens, 2013, 31（7）: 1281-1357.

[6] Franklin SS, Larson MG, Khan SA, et al. Does the relation of blood pressure to coronary heart disease risk change with aging? The Framingham Heart Study. Circulation, 2001, 103（9）: 1245-1249.

[7] Izzo JJ, Levy D, Black HR. Clinical Advisory Statement. Importance of systolic blood pressure in older Americans. Hypertension, 2000, 35（5）: 1021-1024.

[8] Witteman JC, D'Agostino RB, Stijnen T, et al. G-estimation of causal effects: isolated systolic hypertension and cardiovascular death in the Framingham Heart Study. Am J Epidemiol, 1998, 148（4）: 390-401.

[9] Franklin SS, Jacobs MJ, Wong ND, et al. Predominance of isolated systolic hypertension among middle-aged and elderly US hypertensives: analysis based on National Health and Nutrition Examination Survey（NHANES）Ⅲ. Hypertension, 2001, 37（3）: 869-874.

[10] Prevention of stroke by antihypertensive drug treatment in older persons with isolated systolic hypertension. Final results of the Systolic Hypertension in the Elderly Program（SHEP）. SHEP Cooperative Research Group. JAMA, 1991, 265（24）: 3255-3264.

[11] Staessen JA, Wang JG, Thijs L, et al. Overview of the outcome trials in older patients with isolated systolic hypertension. J Hum Hypertens, 1999, 13（12）: 859-863.

[12] Mallion JM, Hamici L, Chatellier G, et al. Isolated systolic hypertension: data on a cohort of young subjects from a French working population（IHPAF）. J Hum Hypertens, 2003, 17（2）: 93-100.

[13] Safar ME. Pulse pressure, arterial stiffness and wave reflections（augmentation index）as cardiovascular risk factors in hypertension. Ther Adv Cardiovasc Dis, 2008, 2（1）: 13-24.

[14] Oliver JJ, Webb DJ. Noninvasive assessment of arterial stiffness and risk of atherosclerotic events. Arterioscler Thromb Vasc Biol, 2003, 23（4）: 554-566.

[15] Orbe J, Fernandez L, Rodriguez JA, et al. Different expression of MMPs/TIMP-1 in human atherosclerotic lesions. Relation to plaque features and vascular bed. Atherosclerosis, 2003, 170（2）: 269-276.

[16] Yasmin, Mceniery CM, Wallace S, et al. Matrix metalloproteinase-9（MMP-9）, MMP-2, and serum elastase activity are associated with systolic hypertension and arterial stiffness. Arterioscler Thromb Vasc Biol, 2005, 25（2）: 372.

［17］Mattace-Raso FU, Verwoert GC, Hofman A, et al. Inflammation and incident-isolated systolic hypertension in older adults: the Rotterdam study. J Hypertens, 2010, 28（5）: 892-895.

［18］Santhanam L, Tuday EC, Webb AK, et al. Decreased S-nitrosylation of tissue transglutaminase contributes to age-related increases in vascular stiffness. Circ Res, 2010, 107（1）: 117-125.

［19］Wallace SM, Yasmin, Mceniery CM, et al. Isolated systolic hypertension is characterized by increased aortic stiffness and endothelial dysfunction. Hypertension, 2007, 50（1）: 228-233.

［20］Mceniery CM, Wallace S, Mackenzie IS, et al. Endothelial function is associated with pulse pressure, pulse wave velocity, and augmentation index in healthy humans. Hypertension, 2006, 48（4）: 602-608.

［21］James MA, Robinson TG, Panerai RB, et al. Arterial baroreceptor-cardiac reflex sensitivity in the elderly. Hypertension, 1996, 28（6）: 953-960.

［22］Ferrari AU. Modifications of the cardiovascular system with aging. Am J Geriatr Cardiol, 2002, 11（1）: 30-33.

［23］Simpson DM, Wicks R. Spectral analysis of heart rate indicates reduced baroreceptor-related heart rate variability in elderly persons. J Gerontol, 1988, 43（1）: M21-M24.

［24］Rajamannan NM, Subramaniam M, Springett M, et al. Atorvastatin inhibits hypercholesterolemia-induced cellular proliferation and bone matrix production in the rabbit aortic valve. Circulation, 2002, 105（22）: 2660-2665.

［25］Kanjanauthai S, Nasir K, Katz R, et al. Relationships of mitral annular calcification to cardiovascular risk factors: the Multi-Ethnic Study of Atherosclerosis （MESA）. Atherosclerosis, 2010, 213（2）: 558-562.

［26］Allison MA, Cheung P, Criqui MH, et al. Mitral and aortic annular calcification are highly associated with systemic calcified atherosclerosis. Circulation, 2006, 113（6）: 861-866.

［27］He FJ, Markandu ND, Sagnella GA, et al. Importance of the renin system in determining blood pressure fall with salt restriction in black and white hypertensives. Hypertension, 1998, 32（5）: 820-824.

［28］Thoma A. Pathophysiology and management of angiotensin-converting enzyme inhibitor-associated refractory hypotension during the perioperative period. AANA J, 2013, 81（2）: 133-140.

［29］Sethi AA, Nordestgaard BG, Agerholm-Larsen B, et al. Angiotensinogen polymorphisms and elevated blood pressure in the general population: the Copenhagen City Heart Study. Hypertension, 2001, 37（3）: 875-881.

［30］Deng L, Huang R, Chen Z, et al. A study on polymorphisms of elastin gene in Chinese Han patients with isolated systolic hypertension. Am J Hypertens, 2009, 22（6）: 656-662.

［31］Mitchell GF, Pfeffer MA. Pulsatile hemodynamics in hypertension. Curr Opin Cardiol, 1999, 14（5）: 361-369.

［32］Amery A, Birkenhager W, Brixko P, et al. Mortality and morbidity results from the European Working Party on High Blood Pressure in the Elderly trial. Lancet, 1985, 1（8442）: 1349-1354.

［33］Staessen JA, Fagard R, Thijs L, et al. Randomized double-blind comparison of placebo and active treatment for older patients with isolated systolic hypertension. The Systolic Hypertension in Europe（Syst-Eur）Trial Investigators. Lancet, 1997, 350（9080）: 757-764.

［34］Wang JG, Staessen JA, Gong L, et al. Chinese trial on isolated systolic hypertension in the elderly. Systolic Hypertension in China（Syst-China）Collaborative Group. Arch Intern Med, 2000, 160（2）: 211-220.

［35］Lewington S, Clarke R, Qizilbash N, et al. Age-specific relevance of usual blood pressure to vascular mortality: a meta-analysis of individual data for one million adults in 61 prospective studies. Lancet, 2002, 360（9349）: 1903-1913.

［36］Laurent S, Cockcroft J, Van Bortel L, et al. Expert consensus document on arterial stiffness: methodological issues and clinical applications. Eur Heart J, 2006, 27（21）: 2588-2605.

［37］Iriarte M, Murga N, Sagastagoitia D, et al. Congestive heart failure from left ventricular diastolic dysfunction in systemic hypertension. Am J Cardiol, 1993, 71（4）: 308-312.

［38］Zanchetti A, Cuspidi C, Comarella L, et al. Left ventricular diastolic dysfunction in elderly hypertensives: results of the APROS-diadys study. J Hypertens, 2007, 25（10）: 2158-2167.

［39］Hennersdorf MG, Schueller PO, Steiner S, et al. Prevalence of paroxysmal atrial fibrillation depending on the regression of left ventricular hypertrophy in arterial hypertension. Hypertens Res, 2007, 30（6）: 535-540.

［40］Prevention of stroke by antihypertensive drug treatment in older persons with isolated systolic hypertension. Final results of the Systolic Hypertension in the Elderly Program （SHEP）. SHEP Cooperative Research Group. JAMA, 1991, 265（24）: 3255-3264.

［41］ Mitchell GF, Pfeffer MA. Pulsatile hemodynamics in hypertension. Curr Opin Cardiol, 1999, 14（5）: 361-369.

［42］ Tzourio C, Dufouil C, Ducimetiere P, et al. Cognitive decline in individuals with high blood pressure: a longitudinal study in the elderly. EVA Study Group. Epidemiology of Vascular Aging. Neurology, 1999, 53（9）: 1948-1952.

［43］ Lithell H, Hansson L, Skoog I, et al. The Study on Cognition and Prognosis in the Elderly（SCOPE）: principal results of a randomized double-blind intervention trial. J Hypertens, 2003, 21（5）: 875-886.

［44］ Perry HJ, Davis BR, Price TR, et al. Effect of treating isolated systolic hypertension on the risk of developing various types and subtypes of stroke: the Systolic Hypertension in the Elderly Program（SHEP）. JAMA, 2000, 284（4）: 465-471.

［45］ Bulpitt CJ, Beckett NS, Cooke J, et al. Results of the pilot study for the Hypertension in the Very Elderly Trial. J Hypertens, 2003, 21（12）: 2409-2417.

［46］ Hansson L, Zanchetti A. The Hypertension Optimal Treatment（HOT）Study—patient characteristics: randomization, risk profiles, and early blood pressure results. Blood Press, 1994, 3（5）: 322-327.

［47］ Somes GW, Pahor M, Shorr RI, et al. The role of diastolic blood pressure when treating isolated systolic hypertension. Arch Intern Med, 1999, 159（17）: 2004-2009.

［48］ Somes GW, Pahor M, Shorr RI, et al. The role of diastolic blood pressure when treating isolated systolic hypertension. Arch Intern Med, 1999, 159（17）: 2004-2009.

［49］ National High Blood Pressure Education Program Working Group Report on Hypertension in the Elderly. National High Blood Pressure Education Program Working Group. Hypertension, 1994, 23（3）: 275-285.

［50］ Whelton PK, Appel LJ, Espeland MA, et al. Sodium reduction and weight loss in the treatment of hypertension in older persons: a randomized controlled trial of nonpharmacologic interventions in the elderly（TONE）. TONE Collaborative Research Group. JAMA, 1998,

279（11）: 839-846.

［51］ Messerli FH, Grossman E, Goldbourt U. Are beta-blockers efficacious as first-line therapy for hypertension in the elderly? A systematic review. JAMA, 1998, 279（23）: 1903-1907.

［52］ Hackam DG, Khan NA, Hemmelgarn BR, et al. The 2010 Canadian Hypertension Education Program recommendations for the management of hypertension: part 2-therapy. Can J Cardiol, 2010, 26（5）: 249-258.

［53］ Jamerson K, Weber MA, Bakris GL, et al. Benazepril plus amlodipine or hydrochlorothiazide for hypertension in high-risk patients. N Engl J Med, 2008, 359（23）: 2417-2428.

［54］ Khan NA, Hemmelgarn B, Padwal R, et al. The 2007 Canadian Hypertension Education Program recommendations for the management of hypertension: part 2-therapy. Can J Cardiol, 2007, 23（7）: 539-550.

［55］ Pimenta E, Oparil S. Fixed combinations in the management of hypertension: patient perspectives and rationale for development and utility of the olmesartan-amlodipine combination. Vasc Health Risk Manag, 2008, 4（3）: 653-664.

［56］ 付新, 黄振文, 张菲斐, 等. 3种药物（氨氯地平, 坎地沙坦, 咪达普利）小剂量联合治疗明显减少高血压糖尿病患者的尿微量白蛋白释出. 中华高血压杂志, 2008, 16（8）: 696-699.

［57］ Ferguson JM, Minas J, Siapantas S, et al. Effects of a fixed-dose ACE inhibitor-diuretic combination on ambulatory blood pressure and arterial properties in isolated systolic hypertension. J Cardiovasc Pharmacol, 2008, 51（6）: 590-595.

［58］ Ong HT. Beta blockers in hypertension and cardiovascular disease. BMJ, 2007, 334（7600）: 946-949.

［59］ 孙宁玲. 老年收缩期高血压的诊断及治疗. 中国医师进修杂志, 2006, 29（1）: 7-9.

［60］ Messerli FH, Bangalore S, Ram VS. Telmisartan, ramipril, or both in patients at high risk of vascular events. N Engl J Med, 2008, 359（4）: 426-427, 427.

［61］ Zieman SJ, Melenovsky V, Clattenburg L, et al. Advanced glycation endproduct crosslink breaker（alagebrium）improves endothelial function in patients with isolated systolic hypertension. J Hypertens, 2007, 25（3）: 577-583.

［62］ Barton M. Reversal of proteinuric renal disease and the emerging role of endothelin. Nat Clin Pract Nephrol,

2008, 4（9）: 490-501.

［63］Li H, Liu LT, Zhao WM, et al. Traditional Chinese versus integrative treatment in elderly patients with isolated systolic hypertension: a multicenter, randomized, double-blind controlled trial. Zhong Xi Yi Jie He Xue Bao, 2010, 8（5）: 410-416.

［64］Scheffers IJ, Kroon AA, Schmidli J, et al. Novel baroreflex activation therapy in resistant hypertension: results of a European multi-center feasibility study. J Am Coll Cardiol, 2010, 56（15）: 1254-1258.

［65］Wu S, Chi H, Jin C, et al. The association of blood pressure with survival rate and cardiovascular events in Chinese patients with type 2 diabetes. Int J Cardiol, 2013, 168（4）: 4514-4515.

［66］Righetti M, Ferrario GM, Milani S, et al. Effects of folic acid treatment on homocysteine levels and vascular disease in hemodialysis patients. Med Sci Monit, 2003, 9（4）: 119-124.

（刘小雪　王俊岭　黄　雄）

第19章 老年直立性低血压、高血压

随着高血压患病率逐年增加，大规模临床试验结果已证实控制血压达标是降低未来心血管事件的主要措施，高血压疾病已得到全民关注。而直立性高血压和直立性低血压因其特殊的发病机制及较低的知晓率，近年来才被人们逐渐认识，且直立性低血压是公认的跌倒、晕厥和心血管事件的危险因素[1]，尤其对于老年人，应引起临床医生的高度重视。

第一节 老年直立性低血压

一、直立性低血压的诊断标准及危险因素

（一）直立性低血压的诊断标准

直立性低血压（orthostatic hypotension，OH）是指站立 1 ～ 3min，收缩压下降 ≥ 20mmHg，或舒张压下降 ≥ 10mmHg。

1996 年美国自主神经科学学会和美国神经病学会将直立性低血压的诊断标准[2]定义为从卧位转为站立位后 3min 内出现收缩压下降 ≥ 20mmHg 和（或）舒张压下降 ≥ 10mmHg。收缩压直立性低血压（OH-S）定义为站立后 0min（OH-S0）或 2min（OH-S2）收缩压下降 ≥ 20mmHg；舒张压直立性低血压（OH-D）定义为站立后 0min（OH-D0）或 2min（OH-D2）舒张压下降 ≥ 10mmHg。直立后即刻直立性低血压（OH-0）定义为 OH-S0 和（或）OH-D0。站立 2min 后直立性低血压（OH-2）定义为 OH-S2 和（或）OH-D2。在《老年人高血压的诊断与治疗 2008 中国专家共识》中，对直立性低血压的诊断也运用了上述的标准，并强调需同时出现低灌注的症状。《美国预防、检测、评估与治疗高血压全国委员会第 7 次报告（JNC7）》将直立性低血压诊断标准改为直立位 SBP 下降 > 10mmHg，并出现头晕或晕厥。JNC7 将诊断标准降低，并结合症状，表明更重视症状学的发展，血压下降并出现脑灌注不足者即属直立性低血压。目前，已开展的相关研究多采用前一诊断标准。

（二）直立性低血压的危险因素

据报道，60 岁及 60 岁以上老年人直立性低血压的发生率为 5% ～ 30%[3]。若应用 JNC7 的诊断标准，该发生率将会更高。这主要因为老年人多罹患高血压、糖尿病、卒中等多种疾病，大血管弹性纤维减少，交感神经反射增强，压力感受器的敏感度及血管、心室的顺应性均下降，当体位突然发生变化时，血压就会出现突然的下降，增加了各组织器官缺血的危险性。一项对 398 名 65 岁以上患者门诊的研究[4]发现，OH 组平均年龄为 74 岁，22% 为 80 岁以上患者。Ejaz 等[5]研究了 100 名有 OH 的高血压患者，60 岁以上者占 91%，提示 OH 具年龄相关性。樊晓寒等[6]研究指出，老年人中 OH-0 发生率略高于 OH-2，年龄 ≥ 60 岁高血压患者 OH 的发生率显著高于年龄 < 60 岁者，这种差异主要来自于 OH-S 的差异，而 OH-D 在年龄组间无显著性差异；OH 性别间的差异无统计学意义，但女性 OH 发病率随年龄增长显著升高。

流行病学研究发现衰老、糖尿病、高血压、抗高血压治疗、心脑血管疾病、血液中的某些自身抗体等均可增加老年人 OH 的发病风险。

1. 年龄

流行病学研究[3]显示，OH 患病率与年龄有很大的相关性。虽然不同的国家、不同的研究人群中直立性低血压的患病率不尽相同，但衰老可增加直立性低血压的发生，在多数研究中被证实，可能与衰老导致压力感受器反射机制钝化、外周血管阻力下降、体位改变时迷走功能不全导致心排血量和心率反应性下降、体液调节机制功能下降有关。

2. 糖尿病

Luukinen 等[7]对 868 例社区人群的调查发现，糖尿病组和非糖尿病组 OH 的患病率分别为 29% 和 18%，差异有统计学意义（$P = 0.014$）。糖尿病神经

病变可能是这一现象的原因。糖尿病合并直立性低血压患者，由于交感神经节后纤维受损，儿茶酚胺合成功能减退，卧位向立位变化时，儿茶酚胺释放显著减少，外周阻力血管收缩不良，故引起直立性低血压。

3. 高血压

Wu 等[8]研究提示高血压增加 OH 的发病危险。而对血压正常的队列研究发现，OH 是未来患高血压的强预测因子[9]。老年高血压患者发生 OH 除了与衰老导致压力感受器敏感性下降有关外，还与长期高血压造成动脉僵硬度增加、压力反射调节机制钝化有关。Cleophas 等[10]研究发现，对于年龄 > 60 岁的老年高血压患者应用 β 受体阻滞药治疗 6 个月后立位血压没有降低反而升高，由此可见控制高血压可逆转 OH 发病危险，从而进一步提示高血压可增加 OH 危险。Duron[11]对 554 名门诊老年患者（平均年龄为 76 岁）进行了连续、动态的监测，结果显示降低卧位收缩压对 OH 的预防作用要大于降低舒张压，这也说明卧位血压的升高是 OH 发生的危险因素之一。Fedorowski 等[12]对 469 名中年高血压患者和 543 名血压正常的一级亲属进行研究，发现 13.4% 的高血压患者和 5.5% 的血压正常者患有 OH，性别、肾小球滤过率降低、收缩压、舒张压及抗高血压治疗均与 OH 的发生密切相关，服用血管紧张素转化酶抑制药的高血压患者 OH 的发生率有所降低。Shin 等[13]对 8908 名中年高血压患者（4328 名男性，4580 名女性）进行研究，男性 OH 患病率为 14%，女性 OH 患病率为 13.8%，随年龄增加，OH 发病率与患病率均增高，校正年龄后，高血压使男性发生 OH 的比例增加 1.7 倍，女性增加 1.6 倍。

4. 降压药物

在理论上抗高血压治疗可诱发或加重老年患者潜在的轻度或没有症状的 OH，但许多研究显示降压药物治疗与 OH 发病危险无关。有研究发现应用 β 受体阻滞药、血管紧张素转化酶抑制药和利尿药治疗 13 年后 OH 患病率无变化，应用钙通道阻滞药（CCB）者 OH 患病率有升高的趋势，但无统计学意义。英国女性心脏与健康研究中心[14]在对 3775 名 60 ～ 80 岁女性的调查中发现，直立性低血压的患病率是 28%；在这些人群中，用 3 种或 3 种以上降压药物的患者 OH 的患病率大大增高，差异有统计学意义。结果表明，应用 3 种以上降压药物是 OH 的独立危险因素。降压药物与 OH 关系到目前为止仍存在争议，可能与所用降压药物的种类、剂量、合用药物及药物间相互作用、衰老等多种因素有关，单纯的降压药物治疗可能不足以诱发 OH。

5. 心脑血管疾病

老年人并存的心脑血管疾病可增加 OH 的发生风险。樊晓寒等[8]对农村高血压患者的研究提示高血压合并心脑血管疾病者发生直立性低血压的危险性较大。因高血压合并心脑血管疾病可导致并加重动脉粥样硬化，降低血管和心室顺应性，在体位改变时可导致外周血管反应性收缩能力下降，影响心率与心肌收缩力对体位变化的反应，从而引起直立性低血压。Potocka-Plazak[15]调查了 36 名充血性心力衰竭的女性，83.3% 的患者诊断为 OH；其中，43.3% 的 OH 患者有相应的临床症状。研究结果表明，由卧位转向立位时，心力衰竭患者心率代偿性增加的能力较正常人减弱，从而导致了低血压的发生。OH 还可诱发心脑血管病。由直立性低血压而引发的卒中、心肌梗死等不良心脑血管病事件与心血管死亡和全因死亡密切相关。

6. 自身抗体

2012 年 Li 等[16]研究发现了一个新的直立性低血压的影响因素。在参与研究的直立性低血压患者中，75% 体内能检测到 β$_2$-肾上腺素能自身抗体和（或）M3 毒蕈碱受体抗体的存在（ELISA 法），试验结果表明血管 β$_2$ 受体和（或）M3 受体抗体激活可能会导致全身舒血管作用，而这些在循环中起着血管扩张剂作用的自身抗体，可能会导致或加剧直立性低血压。同年，Aso 等[17]研究表明，直立性低血压患者体内含有高水平的高分子量脂联素，其认为这与患者同时伴有肾功能不全、贫血、动脉硬化和高凝状态有关。

二、直立性低血压的病因及发病机制

血压的形成主要取决于心脏排血、周围血管阻力和循环血量 3 个因素，三者之间相互适应、互相协调，才能保证血压的相对稳定。这种协调主要通过神经-体液调节来完成；无论何种原因造成上述三种因素之一或多个功能发生障碍或使其协同作用受损，必然导致血压的异常变化，如心脏排血减少、周围血管阻力下降和（或）循环血量不足引起血压降低，反之引起血压升高。

正常人在平卧休息时交感神经兴奋性降低，血管壁张力下降；直立时由于重力作用，使约 700ml 的血液积于下肢血管，这样就会因为供应头颈部的血液减少，通过主动脉弓和颈动脉窦压力感受器反射引起交感神经兴奋性升高，一方面通过增快心率和加强心肌收缩力增加心排血量，另一方面还可通过增加血管张力减少下肢淤血。站立时下肢肌肉张力增高对血管（尤其静脉）的挤压，促进血液回流，也起着重要作用。这些代偿的结果就保证了正常人取直立位时仅有短暂的动脉收缩压下降（下降幅度一般为 5～15mmHg），舒张压不降或有上升趋势，平均动脉压一般保持不变。

当自主神经反射弧的传入、中央或传出部分由于疾病或药物被影响时，心肌收缩力及血管反应性均有所降低，或患者存在着血容量不足及对激素的反应缺失，体内的平衡机制可能不足以使降低的血压恢复正常，从而出现各组织器官低灌注状态。

老年直立性低血压的发病机制有以下几方面：

1. 有效循环血量减少

包括血容量绝对不足和相对不足。尽管这类患者的自主神经反射弧未受损害，但由于有效循环血量减少，使其心排血量减少，在体位改变时会出现血压下降。如大量腹泻、呕吐及过度利尿的患者。一些服用抗高血压药物、抗肾上腺素药物、血管扩张药及镇静药物（氯丙嗪多见）的患者出现直立性低血压，也多与此种因素有关。有静脉曲张或血栓性静脉炎的老年人，因静脉回流功能障碍，使血液淤积在下肢，有效循环血量减少，也可致直立性血压下降。某些心血管疾病本身即存在心排血量下降，如主动脉瓣或二尖瓣严重狭窄、充血性心力衰竭、缩窄性心包炎、心包积液、梗阻性肥厚型心肌病等，在体位改变时更易发生低血压。发热性疾病的患者有时也会出现直立性低血压，因该类患者常存在着继发性血管扩张。

2. 大动脉弹性减弱及心血管反应性的降低

随着年龄老化，动脉血管壁中层出现玻璃样变，管壁增厚，动脉壁内胶原与弹力蛋白比例增加，导致动脉弹性减退，再加上血管中层钙盐沉积，使动脉壁变得僵硬，最后导致动脉的顺应扩张性下降，从而在体位变化时易引起低血压。长期患病、体质衰弱的老年人下肢及内脏血管壁内的压力感受器反应迟钝，在由卧位变为直立位时，可出现收缩压降低，脉搏增快，舒张压可正常或增高。垂体功能减退、肾上腺皮质功能减退、甲状腺功能减退、糖尿病性神经病变等均可引起直立性低血压，这主要是由于主动脉弓、颈动脉窦的老化、硬化性改变，导致颈动脉窦、主动脉弓压力感受器对血压波动反应不敏感，效应器对缩血管物质的反应受限，使小动脉反射性的收缩发生障碍所致。

3. 自主神经功能失调

常因阻断压力感受器反射弧的某一部分，使周围血管张力不能随体位改变而变化，临床上常见的直立性低血压合并卧位高血压患者多认为系由于中枢神经系统或周围自主神经系统变性，继而导致中枢或周围自主神经系统的功能失调所致。

4. 舒血管因子的释放增多

如组胺、5-羟色胺、缓激肽、前列腺素等的血浓度升高引起周围血管舒张等。

三、直立性低血压的临床表现及评估

（一）直立性低血压的临床表现

直立性低血压可分为急性和慢性起病两种，其临床表现可见表 19-1。

表 19-1　直立性低血压的临床表现

脑部症状	心脏、肾及其他症状
眩晕	心脏
视力障碍	心绞痛
视物模糊	肾
灰视（vision grayout）	少尿
管状视野	其他
盲点、短暂性黑矇	颈项部疼痛
色觉障碍	腰背部麻木、疼痛
意识障碍	无力、嗜睡、疲乏、跌倒
认知障碍	
晕厥	

目前临床上见到的直立性低血压可有 3 种类型：

1. 1925 年由 Bradbury 和 Eggleston 首先报道并创用的 "特发性直立性低血压"（idiopathic orthostatic hypotension）[18]，由于此类患者常有自主神经功能不全，例如膀胱、肠道、排汗和性功能不全和发生 OH 时心率不增快，近年来应用 "单纯自主神经衰竭"（pure autonomic failure，PAF）的病名，美国有关学会亦采用此名[19]。这指的是有 OH 但找不到发生 OH 的病因。高血压和糖尿病等发生的 OH，就属此类。多为中老年期间起病（50～70 岁）[20]，男性多于女性，症状多发生在早晨、餐后、运动后、天热时。起病的早期症状，男性可有阳痿和性欲减退，女性可有尿潴留和尿失禁。此 OH 是由于年龄或糖尿病所致的心血管调节功能受损所致。

2. Shy 和 Drager 于 1960 年首先描述了一种神经综合征伴立位低血压的病例[21]，后称为 Shy-Drage 征。此征有中枢神经系统病变，属多发性系统性萎缩（multiple system atrophy，MSA），卧位时血压正常，立位时血压明显下降，并伴有脑缺血症状和自主神经功能紊乱，常中年起病，男性多于女性，有锥体束和锥体外束或小脑病变，有类似帕金森（Parkinson）病的表现但有严重立位低血压，帕金森病伴有严重直立性低血压是少见的。由于此综合征的含义不明确，现主张弃用，而用 MSA 表此病名[22]。MSA 者除有严重 OH 外，还有无汗症（anhidrosis）、虹膜萎缩或有瞳孔反应异常，还可有一些运动功能失调的症状和体征。

3. 自主神经病变（autonomic neuropathy）：可急性或亚急性起病，有严重的自主神经功能衰竭，多见于年轻人，原来健康良好，可由于感染（主要是病毒）、发热、免疫异常、妊娠等起病，女性多于男性。表现有严重的 OH，无汗、口干、眼干、尿潴留、肠道功能紊乱，心率为 55 ～ 60 次 / 分，发生 OH 时心率不增快，瞳孔散大，可有神经痛。近有报告此病有抗周围自主神经节的乙酰胆碱能受体的抗体，此病可能与免疫功能异常有关[23]。

（二）直立性低血压的评估

1. 对可疑 OH 患者的评估首先应明确可逆的病因及潜在的相关内科疾病。除了直立位血压下降这一症状外，医生还可发现一些自主神经功能不全的表现，如胃肠道或泌尿系的一些症状。应详细检查自主神经功能以评估是否有帕金森病和小脑共济失调的体征。应测量卧位的血压及脉率，并在直立 3min 后重复测量。如果不进行卧位的血压测量，将有 2/3 的直立性低血压患者被漏诊。对于没有直立位血压下降的表现，但高度怀疑直立性低血压的患者，应当行直立倾斜试验进一步评估。直立倾斜试验的适应证和步骤见表 19-2。该试验通常情况下是安全的，严重的并发症如晕厥和心律失常亦有报道。常见的四种异常情况见表 19-3。该试验对于鉴别直立性低血压和神经源性及心源性晕厥十分有用，其对神经源性及心源性晕厥的诊断敏感性为 65%，特异性高达 100%。

表 19-2 直立倾斜试验的适应证及步骤
适应证
1. 虽无临床典型表现，但高度怀疑直立性低血压的患者
2. 有典型自主神经功能损害表现但无直立性低血压证据的患者
3. 监测自主神经疾病的病程及对治疗的反应
步骤
试验应在室温 20 ～ 24℃的安静房间内进行。试验开始前，患者应在平卧位休息 5min。应持续监测患者心率，并使用自动血压仪按一定时间间隔规律测量血压
直立倾斜床应在 3min 内缓慢地抬起到 60°～ 80°角
如果收缩压较基础值下降 20mmHg 或舒张压较基础值下降 10mmHg，则判定试验阳性
如检查期间患者出现症状，应立即将直立倾斜床恢复至平卧位

表 19-3　直立倾斜试验的异常情况	
情况	生理反应
正常	心率增加 10 ～ 15 次 / 分，舒张压升高 ≥ 10mmHg
家族性自主神经异常	即刻出现收缩压及舒张压下降且持续存在，无代偿性心率增加
神经源性-心源性晕厥	出现临床症状，血压突然下降，在试验进行 10min 以上时合并出现心动过缓
直立性低血压	收缩压下降 ≥ 20mmHg 或舒张压下降 ≥ 10mmHg
体位性心动过速综合征	心率增加 ≥ 30 次 / 分或持续性心动过速，心率 ≥ 120 次 / 分

2. 急诊患者直立性低血压的评估（见图 19-1）：在发生急性直立性低血压的患者中，晕厥可能是最

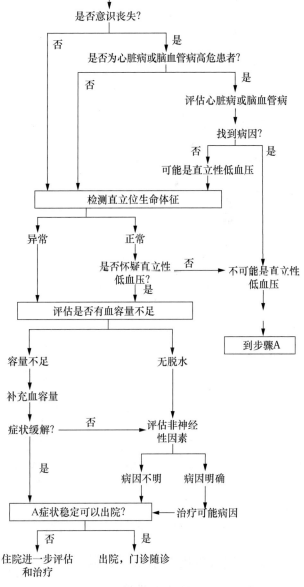

图 19-1　急诊室患者直立性低血压的评估

初始的表现。对于那些没有意识丧失或尽管发生了晕厥但心脑血管病风险低的患者，评估的重点在于快速明确可逆的病因。

3. 门诊患者直立性低血压的评估（见图 19-2）：那些要求评估的门诊患者可能都存在导致直立性低血压的慢性病因。他们可能都有一致的临床症状——头晕。如果直立性低血压反复发生，应进行全血细胞计数、基础代谢率测定、维生素 B_{12} 水平和清晨皮质醇激素水平测定，以寻找潜在病因。如果患者的病史、体格检查及实验室检查没有提示其他原因，那么直立性低血压多为神经源性。MRI 常被用来寻找神经源性直立性低血压的可能原因。如果原因依然不明确，应当进行自主神经功能检查，多采用直立倾斜试验。

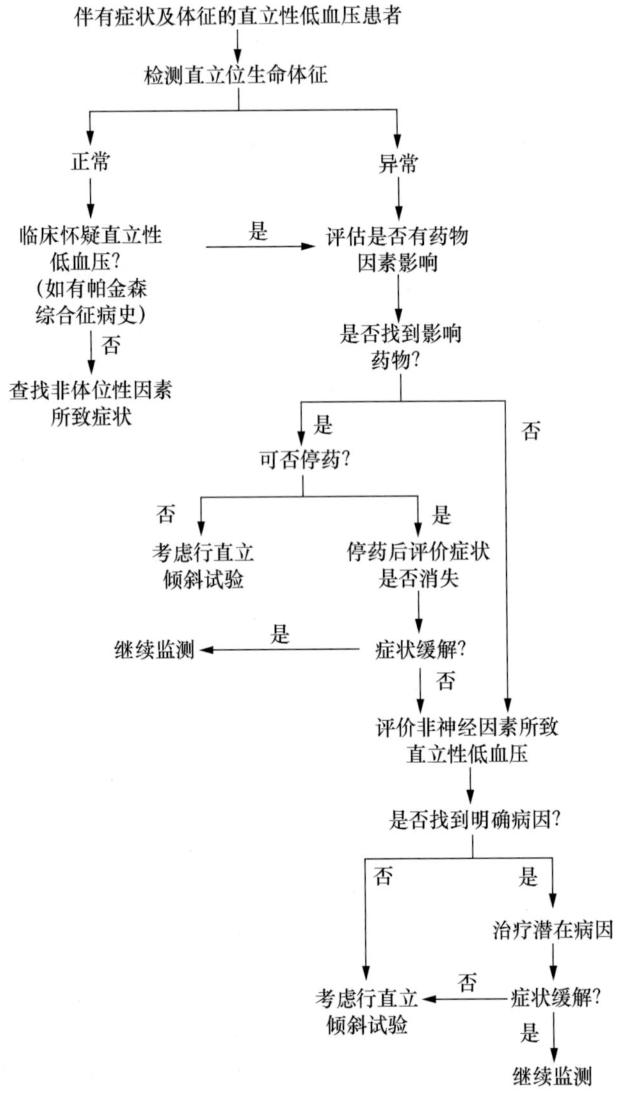

图 19-2 门诊患者直立性低血压的评估

四、直立性低血压的治疗和预防

对于急性发作的直立性低血压的患者通常需要祛除病因来缓解症状。而对于慢性反复发作的直立性低血压患者，药物及非药物治疗均有效。所有慢性直立性低血压的患者均应进行健康教育，告知疾病的诊断及治疗的目标，其中治疗目标包括改善直立位的血压，避免卧位高血压，延长站立时间和缓解直立性低血压的症状。多数老年患者通过非药物治疗可明显改善症状，部分患者通过非药物治疗无效时需接受药物治疗。

（一）非药物治疗

1. 健康宣教

进行医学知识普及，使患者了解直立性低血压的临床表现及危害，掌握症状发作时的处理方法，尽量将危害降到最低。

2. 纠正容量不足

经试验，连续快速饮水 500ml，可明显升高立位血压，这可能与大量饮水后激活交感神经有关。Low 和 Singer 则建议每天饮用 5 ~ 8 杯 8 盎司（约 227g）水，以改善低灌注的症状[24]。此外，鉴于在血容量不足的情况下，机体对血管活性药物的敏感性下降，故补充血容量显得尤为重要。

3. 物理治疗

适度运动可提高血管紧张度，增加外周血管阻力，同时改善老年人肌肉泵功能，增加回心血量，使立位血压升高。适合老年人较安全的运动方法包括踮脚、双腿交叉、上身前倾、踏步、屈膝、下蹲等。应用弹力袜，同时配合腹带，可减少腹腔及下肢静脉血容量，以达到治疗的效果，但需注意务必在站立前穿戴。

4. 其他

其他非药物治疗包括：①停用可疑药物，避免药源性低血压；②抬高床头位，减少夜尿，防止晨间低血压；③避免暴饮暴食及饭后即刻站立，以防胰岛素大量释放入血产生饭后低血压。

（二）药物治疗

1. 米多君（midodrine）

多米君为 α_1 受体激动药，是目前 FDA 批准的唯一用于治疗直立性低血压的药物。米多君经酶水解后代谢为有活性的脱甘氨酸米多君，可通过激动 α_1 肾上腺素能受体，收缩小静脉及轻度收缩小动脉，提高外周血管阻力、减少静脉血容量。该药有着较高的口服生物利用度、不透过血脑屏障的优点，但对卧位血压有升高作用，可增加心脑血管疾病的风险。

2. 氟氢可的松（fludrocortisone）

氟氢可的松为肾上腺皮质激素，可引起水钠潴留，增加血容量；同时，还可提高 α-肾上腺素能受体的敏感性，使血管收缩。Axelrod 以氟氢可的松治疗家族性自主神经病变合并直立性低血压，结果显示患者立位血压显著升高，站立后头晕症状明显改善[25]。但长期应用氟氢可的松可致血容量过度增加，引起卧位高血压，还可产生低钾血症、免疫抑制、消化性溃疡等副作用，限制了该药的临床应用。

3. 溴吡斯的明（pyridostigmine）

胆碱酯酶抑制剂，可增强神经节传导、增加外周血管阻力，从而起到治疗的效果。Singer[26] 以60mg 溴吡斯的明治疗神经源性直立性低血压，结果提示治疗组血压下降程度较安慰剂组明显改善，并且卧位血压无明显升高。此药忌用于机械性肠梗阻、

泌尿道梗阻者，支气管哮喘者需慎用。

4. 促红细胞生成素（erythropoietin，EPO）

促红细胞生成素为肾和肝分泌的一种激素样物质，可在骨髓造血微环境下促进红细胞的生成，临床上常用于治疗肾性贫血。该药能改善直立性低血压，原因可能与贫血纠正后血黏度增加、外周血管阻力增高有关。

5. 其他

另有双氢麦角碱、非甾体消炎药、生长抑素等药物应用于治疗直立性低血压的报道，但上述药物存在卧位高血压、肢体坏疽、消化性溃疡等副作用，且疗效至今仍存在争议。

主要治疗药物的剂量、副作用及禁忌证见表19-4。

表 19-4	直立性低血压的主要药物治疗		
药物	剂量	副作用	禁忌证
米多君	起始剂量为 2.5mg 3 次/天，之后每周可增加的滴定剂量为 2.5mg，直至达到最大 10mg 3 次/天	卧位高血压、竖毛、皮肤瘙痒、感觉异常	急性肾衰竭、严重心脏疾患、尿潴留、甲状腺功能亢进、嗜铬细胞瘤
氟氢可的松	起始剂量为 0.1mg/d，之后每周可增加的滴定剂量为 0.1mg，最大剂量为 1mg/d	低钾血症、头痛、卧位高血压、充血性心力衰竭、水肿	系统性真菌感染、对激素类药物过敏
溴吡斯的明	起始剂量为 30mg 2～3 次/天，可滴定至 60mg 3 次/天	类胆碱作用，包括稀便、多汗、多涎、自发性肌肉收缩	对溴吡斯的明或溴化物过敏、机械性肠道或尿路梗阻

五、老年直立性低血压与卧位高血压

老年直立性低血压常合并卧位高血压（SH），后者是指在卧位时收缩压 ≥ 140mmHg 和（或）舒张压 ≥ 90mmHg，当直立性低血压患者同时存在卧位高血压时称 SH-OH 综合征。自主神经功能不全、高血压、压力反射衰竭、低血容量以及心力衰竭、

静脉功能不全等均与 SH-OH 的发生有关。这使临床治疗进退两难，SH 或 OH 的加重均可加重靶器官损害，增加长期心血管事件的危险。临床可尝试下述方法进行治疗：①下午 6 时后不再服用米多君或其他升压药物；②睡前适量饮用乙醇性饮料以扩张血管；③夜眠时抬高床头位；④夜间使用经皮吸收的硝酸甘油贴片以降低卧位血压。

第二节 老年直立性高血压

一、直立性高血压的定义及临床表现

直立性高血压（orthostatic hypertension，OHT）这一概念是由 Schneider 和 Truesdell 于 1922 年首次提出的。2002 年 Kario 等[27] 对 241 名 60 岁以上日本高血压患者进行直立倾斜试验和头部磁共振成像检测，并按直立倾斜试验中收缩压的变化分为直立性高血压组（收缩压升高 ≥ 20mmHg）、直立性低血压组（收缩压降低 ≥ 20mmHg）及直立血压变化正常组（收缩压变化幅度 < 20mmHg）三组，发现直立性高血压组与低血压组隐匿性脑梗死的数目均

比血压变化正常组多，而且动态血压监测显示直立性高血压组清晨段血压明显高于其他两组。该研究首次提出直立性高血压是老年高血压患者发生隐匿性脑梗死和进展性深部脑白质病变的危险因素。尽管目前尚无严格统一的标准来定义直立性高血压，许多研究采用了不同的标准，但由于 Kario 的上述研究报道了直立性高血压与临床相关终点事件间的联系，所以现在多沿用其标准，即以直立后收缩压升高 ≥ 20mmHg 定义为直立性高血压，而不考虑舒张压的变化[28]。

临床中要注意 OHT 与普遍认识的高血压不同，这种直立性血压波动异常有两种背景，一种是坐位血压正常，从卧位转为站立位后短时间内血压升高，随后血压很快又恢复正常；另一种是高血压患者，坐位血压高于正常，站立位后血压与卧位血压比较短时间内升高，随后虽有下降但仍一直处于高血压状态。

Kario 在对老年人直立性高血压的流行病学研究中发现，老年人直立性高血压的发生率为 8.7% ~ 11%[28]。临床上，直立性高血压患者无普通高血压的特点，大部分患者是在体检时或偶然情况下发现的。直立性高血压临床无特异性表现，严重者可出现心慌、易疲倦、入睡快等特点。

二、直立性高血压的发生机制

直立性高血压提前于高血压的发生，某种程度上可以把它视为高血压前期。直立性高血压与初期高血压及神经递质活性增加有关。但目前对于直立性高血压的具体机制仍然知之甚少，部分原因是由于该临床现象未受到足够重视，需要进一步的临床研究去深入了解这一特殊类型高血压。

1985 年 Streeten 等[29]研究直立性高血压的病理生理学机制，认为当人体处于立位时，大量的静脉血集中在下肢，使回心血量减少，心排血量下降，导致交感神经过度兴奋，全身小血管尤其是小动脉长时间收缩甚至痉挛，造成血压升高。2011 年 Idiaquez 等[30]报道了一个临床案例，一 20 岁男性，诊断小脑血肿伴急性脑积水，行部分右小脑半球切除术后出现直立性高血压和缄默症。站立位时患者的收缩压上升超过 60mmHg，且血浆去甲肾上腺素水平增加了 5 倍。经过 8 周时间，通过自体反射调节，血压得到了改善，与人的沟通能力也得到了提高。因此，Idiaquez 等得出这样的结论，小脑自主功能异常或延髓压力反射功能障碍的短期损害可能导致直立性高血压。

目前认为 OHT 的发生可能与以下几种机制有关：①体位变化造成的回心血量减少导致心排血量降低，从而诱发过度的代偿反应，交感神经系统过度激活，尤其是 α 交感神经的过度激活[27, 29, 31]。动物实验研究显示正常血压和高血压大鼠直立倾斜试验都会出现血压升高，而应用 α₁ 受体阻滞药哌唑嗪后这种直立性血压升高的现象消失。同样在高血压人群研究中，治疗前检测直立性血压变化正常者，应用 α 受体阻滞药多沙唑嗪（doxazosin）治疗后再次检测的直立性血压波动值与治疗前比较无

明显改变，而治疗前出现 OHT 的患者，在治疗后直立性血压升高的现象明显缓解[27]。②体位改变诱发体内神经体液因子的变化造成血压升高。有研究发现，高血压患者在直立倾斜试验中出现 OHT 者，其血浆去甲肾上腺素和加压素水平升高，但肾素水平无明显变化[27]。这可能与老年人肾素水平及对肾素的反应均下降，从而加压素成为代偿机制中的主要因子有关。③糖尿病患者发生 OHT 可能与糖尿病患者的压力反射敏感性增高有关[32]，合并 OHT 的糖尿病患者心电图中 RR 间期的变异系数明显高于直立性血压变化正常者，提示这部分患者的压力反射敏感性增高。

三、直立性高血压的危害

目前研究表明，直立性高血压与无症状性脑缺血/梗死、慢性肾病变和 2 型糖尿病神经病变存在重要的临床关联性，中老年高血压患者中合并直立性高血压和直立性低血压者发生高血压靶器官损害的危险较高。

早在 1997 年，Matsubayashi 等[33]就在社区 75 岁以上老年人群中发现 OH 与 OHT 患者认知功能和日常生活能力明显降低，深层脑白质损害的比例明显高于直立性血压变化正常者。随后 Kario 等[27]在老年高血压人群中发现，高血压合并 OH 或 OHT 者发生无症状性脑梗死和深层脑白质损害的比例明显高于直立性血压变化正常者。由于 MRI 检测发现无症状性脑梗死灶周围常伴有微量出血，是未来卒中的危险因素[34]，所以推测 OHT 可能也是高血压患者卒中的危险因素。樊晓寒等[35]通过横断面调查了高血压患者 4711 例，校正血压和传统危险因素后发现 OHT 组卒中（包括缺血性和出血性）比例高于直立性血压变化正常者，OHT 组卒中危险增至 1.76 倍，提示 OHT 可能是卒中的危险因素。近期发表的社区人群动脉粥样硬化发病风险（atherosclerosis risk in communities，ARIC）研究对 12 817 人（无卒中史）进行了长达 7 年的随访，期间共发生了 680 例缺血性卒中（包括腔隙性脑梗死、非腔隙性脑梗死和心因性脑梗死），分析结果显示 OHT 增加腔隙性脑梗死的危险[36]。

直立性高血压患者的交感神经活性增加、阻力功能血管发生重塑，应激时阻力功能血管的收缩与无重塑的血管比较有很大差异，发生血管重塑的患者在应激时血压升高更明显。由此可能形成一个恶性循环促进血管损害，导致高血压危险增加。这一点在 Thomas 等[37]的研究中得以证实。Thomas 等

对 2781 名年轻人跟踪随访 8 年，发现有直立性高血压者其高血压的发病率高，而无血压改变者其高血压的发病率低（12.4% *vs.* 6.8%，$P = 0.001$），提示 OHT 患者可能是体内交感活性增强和小动脉重塑的表现，是高血压的危险因素。

OHT 增加心血管病危险的机制不清楚，可能与 OHT 增加血压变异性 / 波动性，从而增加心血管重构、靶器官损害有关。有研究发现 OHT 患者颈动脉内膜中层增厚比例明显升高，左心室肥大更为严重。有学者调查了晨起高血压患者在早晨和睡前的直立性血压变化，发现 OHT 患者的尿蛋白和血脑钠尿肽水平增加，尿蛋白增加和肾小球滤过率下降是慢性肾病和心血管疾病的危险因素，提示 OHT 增加肾功能和心功能不全危险[38]。樊晓寒等[35] 在高血压人群的调查发现，OHT 组外周动脉病比例高于直立性血压变化正常者（10.1% *vs.* 7.4%，$P < 0.01$），明显增加外周动脉病的危险（OR 为 1.39，95% CI 为 1.05～1.84）。有研究发现在老年高血压患者中，OHT 患者的直立位中心动脉压力波增强指数明显升高，提示 OHT 增加心血管危险可能与增强中心动脉压力反射波有关[39]。血压变异性增强可损伤血管壁和内皮功能，增加靶器官损害和心血管事件，而日间直立性血压变化异常（包括 OH 和 OHT）可以导致频繁的血压波动，必然增加血压变异性。OHT 和 OH 与靶器官损害和心血管病的关系是否与血压变异性增强有关尚需进一步研究。

直立性高血压与糖尿病的发生发展也存在一定相关性。Yoshinari 等[32] 研究显示，糖尿病患者并发直立性高血压可出现下肢振动感觉的减少、心胸比例和三酰甘油水平的增加。

四、直立性高血压的治疗

直立性高血压的治疗方法不同于普通高血压，由于其特殊的发病机制，其治疗应以抑制交感神经活性为主，如 α_1 受体阻滞药哌唑嗪可以降低血压，但当它与抗精神病药物合用时可以增加直立性低血压风险，故对于直立性高血压的治疗目前仍然是一大挑战。

针对药物治疗的弊端，Hoshide 等[40] 在 2011—2012 年收集了 605 名门诊服药治疗的高血压患者，监测所有患者的晨起血压和傍晚血压 6 个月，并将患者随机分配到对照组（未服用任何药物）和干预组（睡前服用多沙唑嗪 1～4mg）。研究结果表明，直立性高血压患者经多沙唑嗪干预后可以显著降低尿蛋白水平，提高肌酐清除率（$P < 0.001$）。因此，

Hoshide 等认为多沙唑嗪在控制直立性高血压同时还可以预防靶器官损害。

基于药物治疗有利有弊，且个体差异大，目前主张祛除影响因素，加强体育锻炼，提高肌肉丰满度，一般情况下不需要服药治疗，只有对个别症状明显者，才服用适量神经功能调节药（如谷维素等）、中枢及周围神经营养剂（如脑复康、维生素类及中药）或安定类镇静剂辅助治疗。另也有报道健美操锻炼或穿健美服、充气压力服能有效预防和减少直立性舒张压升高。直立性高血压一般预后较好，检查发现有血压增高者，首先应明确是否为直立性高血压，以免不必要的治疗，影响患者的健康。

参考文献

[1] Rose KM, Eigenbrodt ML, Biga RL, et al. Orthostatic hypotension predicts mortality in middle-aged adults: the Atherosclerosis Risk In Communities（ABIC）Study. Circulation, 2006, 114（7）: 630-636.

[2] Consensus statement on the definition of orthostatic hypotension, pure autonomic failure, and multiple system atrophy. The Consensus committee of the American Autonomic Society and the American Academy of Neurology. Neurology, 1996, 46（5）: 1470.

[3] Low PA. Prevalence of orthostatic hypotension. Clin Auton Res, 2008, 18（Suppl 1）: 8-13.

[4] Handler J. symptomatic orthostatic hypotension/supine hypertension. J Clin Hypertens, 2005, 7: 612-616.

[5] Ejaz A, Haley WE, Wasiluk A, et al. Characteristics of 100 consecutive patient presenting with orthostatic hypotension. Mayo Clin Proc, 2004, 79: 890-894.

[6] 樊晓寒, 孙凯, 王建伟, 等. 中老年高血压人群体位性低血压发生率及相关危险因素. 中华高血压杂志, 2009, 10: 898-899.

[7] Luukinen H. Orthostatic hypotension predicts vascular death in older diabetic patients. Diabetes Res Clin Pract, 2005, 67（2）: 163-166.

[8] Wu JS, Yand YC, Lu FH, et al. Population based study on the prevalence and correlates of orthostatic hypotension/hypertension and orthostatic dizziness. Hypertens Res, 2008, 31: 897-904.

[9] Rose KM, Holme I, Light KC, et al. Association between the blood pressure response to a change in posture and the 62 year incidence of hypersion: prospective findings from the ARIC study. J Hum Hypertens, 2002, 16: 771-777.

［10］ Cleophas TJ, Grabowsky L, Niemeyer MG, et al. Paradoxical presser effects of beta-blockers in standing elderly patients with mild hypertension: a beneficial side effect. Circulation, 2002, 105: 1669-1671.

［11］ Duron E. What is the most relevant definition of orthostatic hypotension: systolic blood pressure drop, diastolic blood pressure drop, or both. Arch Mal Coeur Vaiss, 2007, 100（8）: 689-694.

［12］ Fedorowski A, Burri P, Melander O. Orthostatic hypotension in genetically related hypertensive and normotensive individuals. J Hypertens, 2009, 27（5）: 976-982.

［13］ Shin C, Abbott RD, Lee H, et al. Prevalence and correlates of orthostatic hypotension in middle-aged men and women in Korea: the Korean Health and Genome Study. Hum Hypertens, 2004, 18: 717-723.

［14］ Kamaruzzaman S. The association between orthostatic hypotension and medication use in the British Women's Heart and Health Study. Age Ageing, 2010, 39（1）: 51-56.

［15］ Potocka-Plazak K. Orthostatic hypotension in elderly women with congestive heart failure. Aging（Milano）, 2001, 13（5）: 378-384.

［16］ Li H, Kem DC, Reim S, et al. Agonistic autoantibodies as vasodilators in orthostatic hypotension: a new mechanism. Hypertension, 2012, 59（2）: 402-408.

［17］ Aso Y, Wakabayashi S, Terasawa T, et al. Elevation of serum high molecular weight adiponectin in patients with type 2 diabetes and orthostatic hypotension: association with arterial stifness and hypercoagulability. Diabet Med, 2012, 29（1）: 80-87.

［18］ Bradbure S, Eggleston C, Postural hypotension. A report of three cases. Am Heart J, 1925, 1: 73-86.

［19］ Consensus committee of American Autonomic Society and the American Academy of Neurology, consensus statement on the definition of orthostatic hypotension. Pure autonomic failure, and multiple system atrophy. Neurology, 1996, 46: 1470-1471.

［20］ Freeman R. Pure autonomic failure. In D Robertson, I Biaggiona（eds）. Disorders of the autonomic nervous system. Luxbourg: Harwood Academic Publishers, 1995: 83-106.

［21］ Shy GM, Drager GA. A neurologic syndrome associated with orthostatic hypotension. Arch Neural, 1960, 3: 511-527.

［22］ Stadman S. Medical Dictionary. 28th. Philadelphia: Lippincott Williams&Wilkins, 2006: 1913.

［23］ Verino S, Law P, Fealy R, et al. Autoantibodies to ganglionic acetylcholine receptors in autoimmune autonomic neuropathies. N Eugl J Med, 2000, 343: 347-355.

［24］ Low PA, Singer W. Management of neurogenic orthostatic hypotension: an update. Lancet Neurol, 2008, 7（5）: 451-458.

［25］ Axelrod FB, Goldberg JD, Rolnitzky L, et al. Fludrocortisone in patients with familial dysautonomia assessing effect on clinical parameters and gene expression. Clin Auton Res, 2005, 15（4）: 284-291.

［26］ Singer W, Sandroni P, Opfer-Gehrking TL, et al. Pyridostigmine treatment trial in neurogenic orthostatic hypotension. Arch Neurol, 2006, 63（4）: 513-518.

［27］ Kario K, Eguchi K, Hoshide S, et al. U-curve relationship between orthostatic blood pressure change and silent cerebrovascular disease in elderly hypertensives: orthostatic hypertension as a new cardiovascular risk factor. J Am Coil Cardiol, 2002, 40（1）: 133-141.

［28］ Kario K. Orthostatic hypertension: a measure of blood pressure variation for predicting cardiovascular risk. Circ J, 2009, 73（6）: 1002-1007.

［29］ Streeten DH, Auchincloss JH, Anderson GH, et al. Orthostatic hypertension: pathogenetic studies. Hypertension, 1985, 7（2）: 196-203.

［30］ Idiaquez J, Fadic R, Mathias CJ. Transient orthostatic hypertension after partial cerebellar resection. Clin Auton Res, 2011, 21（1）: 57-59.

［31］ Raffai G, Meszaros M, Kollai M, et al. Experimental orthostasis elicits sustained hypertension, which can be prevented by sympathetic blockade in the rat. J Cardiovasc Pharmacol, 2005, 45（4）: 354-361.

［32］ Yoshinari M, Wakisaka M, Nakamura U, et al. Orthostatic hypertension in patients with type 2 diabetes. Diabetes Care, 2001, 24（10）: 1783-1786.

［33］ Matsubayashi K, Okumiya K, Wada T, et al. Postural dysregulation in systolic blood pressure is associated with worsened scoring on neurobehavioral function tests and leukoaraiosis in the older elderly living in a community. Stroke, 1997, 28（11）: 2169-2173.

［34］ Igase M, Tabara Y, Igase K, et al. Asymptomatic cerebral microbleeds seen in healthy subjects have a strong association with asymptomatic lacunar infarction. Circ J, 2009, 73（3）: 530-533.

［35］ Fan XH, Wang Y, Sun K, et al. Disorders of orthostatic

blood pressure response are associated with cardiovascular disease and target organ damage in hypertensive patients. Am J Hypertens, 2010, 23（8）: 829-837.

[36] Yatsuya H, Folsom AR, Alonso A, et al. Postural changes in blood pressure and incidence of ischemic stroke subtypes: the ARIC study. Hypertension, 2011, 57（2）: 167-173.

[37] Thomas RJ, Liu K, Jacobs DR Jr, et al. Positional change in blood pressure and 8-year risk of hypertension: the CARDIA Study. Mayo Clin Proc, 2003, 78（8）: 951-958.

[38] Hoshide S, Matsui Y, Shibasaki S, et al. Orthostatic hypertension detected by self-measured home blood pressure monitoring: a new cardiovascular risk factor for elderly hypertensives. Hypertens Res, 2008, 31（8）: 1509-1516.

[39] Hoshide S, Kario K, Eguchi K, et al. Altered aortic properties in elderly orthostatic hypertension. Hypertens Res, 2005, 28（1）: 15-19.

[40] Hoshide S, Parati G, Matsui Y, et al. Orthostatic hypertension: home blood pressure monitoring for detection and assessment of treatment with doxazosin. Hypertens Res, 2012, 35（1）: 100-106.

（施继红　朱辰蕊）

第20章　青年舒张期高血压

第一节　概　述

一、定义

《中国高血压病防治指南 2010》继续沿用了 2005 版指南中高血压的定义：在未用抗高血压药情况下，收缩压 ≥ 140mmHg 和（或）舒张压 ≥ 90mmHg，即诊断为高血压。按血压水平，高血压又分为 3 级。收缩压 ≥ 140mmHg 且舒张压 < 90mmHg，单列为单纯收缩期高血压（isolated systolic hypertension，ISH）。但上述定义中并未对单纯舒张期高血压（isolated diastolic hypertension，IDH）进行明确的定义。同样，目前国外各种高血压指南，如 2013 版欧洲高血压指南和 2014 版美国成人高血压指南（JNC8）等，也没有对 IDH 进行明确的定义。但在实际临床工作中，根据收缩压（SBP）和舒张压（DBP）升高的具体情况，常将高血压分为不同的类型，这已经在国内外获得广泛的认可和接受。

在临床实践中，根据收缩压和舒张压升高的程度将高血压分为 3 种亚型：单纯收缩期高血压（ISH，SBP ≥ 140mmHg，DBP < 90mmHg）、混合性高血压（SDH，SBP ≥ 140mmHg 和 DBP ≥ 90mmHg），单纯舒张期高血压（IDH，SBP < 140mmHg，DBP ≥ 90mmHg）。本章节将着重介绍青年舒张期高血压。根据世界卫生组织（WHO）定义，年龄 ≤ 45 岁者为青年。青年舒张期高血压是指收缩压 < 140mmHg，且舒张压 ≥ 90mmHg 的青年原发性高血压。

二、流行病学特点

目前，高血压无论患病率、死亡率和致残率都快速增长。值得提出的是，高血压患者年轻化的趋势日益明显。25 ～ 34 岁年龄段患病率已达 24.4%。我国 1991 年高血压普查显示，15 ～ 45 岁人群高血压患病率为 4.0%，而 2002 年 18 ～ 45 岁人群高血压的患病率为 9.1%。2007—2008 年 20 ～ 44 岁人群高血压患病率为 13%[1]。近 10 年，青年高血压的患病率呈逐年增高趋势[2]。根据高血压联盟的调查，20 世纪 50—70 年代，约有 5.8% 的高血压患

者年龄小于 45 岁，80 年代以后小于 45 岁患者所占比例增至 20%。2011 年，Ngugyen 等[3] 报道，美国 24 ～ 32 岁青年中高血压患病率为 19%，并仍然在不断上升，近 10 年增加了 1 倍。Framingham 心脏研究[4] 显示，在青年高血压中主要表现为单纯舒张期高血压（IDH）。流行病学资料显示，IDH 占全部原发性高血压的 10% ～ 15%。美国开展的一项全国性大样本调查显示 IDH 主要分布于 50 岁以下人群中。美国第 3 次全国健康和营养状况调查（NHANES Ⅲ，1988—1991）也显示在小于 40 岁青年高血压人群中，以 IDH 为最常见。2002 年我国调查资料显示，18 岁以上成年人高血压患病率为 18.8%，全国约有 2 亿高血压患者[5]。其中，7.6% 患有 ISH，7.4% 患有 SDH，4.4% 患有 IDH[6]。多项研究证实 IDH 在中青年的发生率较高，好发年龄为 35 ～ 49 岁，存在性别差异，男性患病率高于女性[7]。Tanu Midha 等研究显示，男性 IDH 的患病率为 6.2%，明显高于女性（3.1%）。此外，IDH 的患病率存在城乡差异，城市人口 IDH 患病率为 6.4%，显著高于农村人口（0.7%）[7]。国内研究还显示，IDH 患病情况存在区域差异，与我国高血压总患病率的地域分布特征基本一致，均为北高南低和城市高于农村。段秀芳[8] 等在第 3 次全国高血压抽样调查数据的基础上，选用 18 岁及 18 岁以上 868 131 名成年人的资料进行分析后发现，南、北方 IDH 标化患病率分别为 1.6% 和 3.8%（$P < 0.001$）。随着年龄的增长，IDH 的发生率逐渐降低。近几十年来研究发现收缩压升高为心脑血管病主要危险因素。但舒张压升高仍不能小视。有随访发现 10 年间 IDH 患者发展成为 SDH 的可能性最大，表现出心血管风险增加的特征[9]。

三、青年高血压的知晓率、治疗率和控制率

目前，血压正常高值水平人群占总成年人群的比例不断增长，尤其是中青年，已经从 1991 年的

29%增加到2002年的34%，是我国高血压患病率持续升高和患病人数剧增的主要来源。估计我国每年新增高血压患者1000万人（2011版《中国高血压防治指南》）。但迄今为止，我国高血压患者总体的知晓率、治疗率和控制率一直较低，《中国高血压防治指南2010》中介绍上述"三率"分别低于50%、40%和10%。此状况与西方国家比较有很大差距。目前尚无针对青年高血压总体知晓率、治疗率及控制率的数据。针对青年高血压不仅应了解患病率，其漏诊率也应引起重视。美国一项对34 627名18～49岁女性居民的调查显示，仅有33%的高血压患者被检出，漏诊率高达67%。国内外尚无青年舒张期高血压的漏诊率报告。但是，由于青年人群中工作、生活压力较大，健康问题常常被忽视，且青年IDH患者症状较轻微，青年高血压的实际漏诊率可能更高[10]。因此，加强重点高危人群的筛查工作至关重要。

第二节　病因和发病机制

美国学者Laragh根据发病机制将高血压分为两型：①"V"型，钠-容量依赖性高血压患者，血浆肾素水平偏低，多为盐敏感型高血压和老年患者；②"R"型，肾素-血管紧张素-醛固酮系统（RAAS）活性增强，血浆肾素水平偏高。青年高血压患者多见于后者。舒张压主要取决于外周小血管阻力和大动脉弹性。在青年高血压患者中动脉管壁弹性正常，因而外周血管阻力成为舒张压的重要影响因素。青年人群生活或工作压力较大，大多伴有明显的持续交感神经张力增加和（或）RAAS激活，具有较强的缩血管作用，因此多表现为IDH。另外，青年人群常有一些不健康的生活方式，如钠盐摄入过多、吸烟、酗酒，这些均可直接导致血压升高。

目前，关于IDH发生机制的报道较少。2000年，Ghiadoni等[11]研究发现经历精神紧张后的健康青年人也会出现短暂的内皮功能障碍，对紧张的心血管和交感神经反应增强，可引起外周阻力变化，容易对血压，特别是舒张压产生影响。各种可引起高血压的刺激并不是独立的，而是趋向于相互作用。例如，紧张不仅本身升高血压，而且导致乙醇和脂肪摄入增加。这些刺激因素的最后通路是交感神经系统。交感神经系统不仅参与血压升高的初期，也参与高钠、肥胖、缺少活动等因素引起高血压的过程。2004年，Franklin等[12]分析了美国国家健康与营养调查的数据，认为体重指数是IDH最重要的易患因素衡量指标，同时，年龄、性别也具有一定的预测意义。2006年，卓朗等整体随机抽取20 364名35岁以上者为样本，用分类树分析方法探讨IDH与ISH间的危险因素差异，发现饮食结构因素是IDH的主要危险因素，饮食结构可能通过肥胖导致IDH的发生。2010年，Hall等[13]认为肥胖通过RAAS的激活、交感神经的激活、代谢异常、肾压迫等导致高血压的形成。特别是通过外周阻力的变化使舒张压变化明显，对IDH的发生具有一定作用。另外，IDH的发生，总体上归因于大动脉弹性良好的情况下小动脉、微动脉管壁短暂或长期的损伤，而这些损伤与烟酒、肥胖、高尿酸、糖耐量异常，以及交感神经活性密切相关。

第三节　青年舒张期高血压的危险因素

大量研究证明[8]，青年舒张期高血压是遗传、代谢紊乱和不良生活习惯等多因素独立或相互作用的结果，中青年IDH与SDH一样存在明显体质异常和代谢异常，存在诸多危险因素。

1.性别差异　青年舒张期高血压以男性为主，女性发病率低。魏方菲[14]等研究发现，在城市IDH患者中男性比例明显高于女性（63.9%vs.36.1%），王丽娜等[15]调查4200名高血压患者，提示IDH在34～44岁组及男性中所占比例较高。这种现象可能与体内雌激素水平的差异有关。雌激素通过调节体内脂肪代谢，抑制血小板聚集，抑制应激及机械损伤所致血管内膜增殖，故绝经前的女性患高血压的概率低。但也有报道认为高血压与性别无关，青年男性血压升高可能与男性的不良生活方式有关。

2.超重和肥胖　超重和肥胖是血压升高的重要危险因素。人群中体重指数（BMI）与血压水平成正相关，BMI每增加$3kg/m^2$，男、女性4年内发生高血压的风险分别增加50%和57%。我国台湾地区对3357名受检者（≥20岁）进行平均为期3.23

年的随访研究后发现，BMI 增加（男性相对危险度为 4.03，女性为 7.4），血糖升高（相对危险度为 1.46），以及尿酸水平升高（相对危险度为 1.94）是发生 IDH 的独立危险因素。我国 24 万成人随访资料的汇总分析显示，BMI > 24kg/m² 者发生高血压的风险是体重正常者的 3 ～ 4 倍[5]。身体脂肪的分布与高血压发生也有关。腹部脂肪聚集越多，血压水平就越高。腰围男性 > 90cm 或女性 > 85cm，发生高血压的风险是腰围正常者的 4 倍以上。目前我国青年人群中超重和肥胖的比例与人数均明显增加，与老年人相比，年轻人与肥胖相关的危险性增加更大；青年高血压伴肥胖者血压升高明显，男性患者更为显著。超重和肥胖将成为我国青年高血压患病率增长的又一重要危险因素。

3. 吸烟　有研究指出烟草中含有的尼古丁能引起心跳加快、血管收缩，外周阻力升高，导致血压升高，且高血压患病率随每日吸烟量以及吸烟年数的增加而增加。相关研究[15]显示，IDH 组吸烟比例明显高于血压正常组（18.6% vs. 10.9%，P = 0.012）。

4. 饮酒　饮酒是现今社会中青年人人际交往中的重要手段。中量以上的饮酒可以激活 RAAS 使血压上升，且饮酒的量与血压有独立的正相关关系。考虑到男女饮酒习惯的差异，有研究[15]亦进一步在男性中分析了 IDH 组与正常血压组间的饮酒差异（36% vs. 20%，P = 0.007），发现饮酒仍与男性 IDH 的患病有关。

饮酒是高血压发病的危险因素，人群高血压患病率随饮酒量的增加而升高。虽然少量饮酒后短时间内血压会有所下降，但长期少量饮酒可使血压轻度升高；过量饮酒则使血压明显升高。如果每天平均饮酒 > 3 个标准杯（1 个标准杯相当于 12g 乙醇，约 360g 啤酒，或 100g 葡萄酒，或 30g 白酒），收缩压与舒张压分别平均升高 3.5mmHg 与 2.1mmHg，且血压上升幅度随着饮酒量增加而增大。长期饮酒可使交感神经系统兴奋性增高，血管收缩，血压升高。我国的饮酒人数众多，部分男性高血压患者有长期饮酒嗜好和饮烈度酒的习惯。应重视长期过量饮酒对血压和高血压发生的影响。饮酒还会降低降压治疗的疗效，而过量饮酒可导致脑出血或心肌梗死。

5. 饮食习惯　钠盐（氯化钠）摄入量与血压水平和高血压患病率成正相关，而钾盐摄入量与血压水平成负相关，膳食钠钾比值与血压的相关性更强。我国 14 组人群研究表明，膳食钠盐摄入量平均每天增加 2g，收缩压和舒张压分别增高 2.0mmHg 和 1.2mmHg。一项大规模的饮食干预研究表明，对于合并有代谢综合征的青年高血压，限盐对血压的控制尤其重要[16]。改变高盐饮食，同时补充钾和钙的摄入对青年高血压预防和控制也有一定作用。

6. 精神紧张　长期精神过度紧张也是高血压发病的危险因素，长期从事高度精神紧张工作的人群高血压患病率增加。青年人是家庭和社会的顶梁柱，而当今社会各种竞争激烈，就业和生存的压力大，工作和家庭责任重，工作时间长，容易使青年人的精神长期处于应激状态，导致血压升高。

7. 其他因素　Framingham 连续 10 年随访显示，除男性、肥胖、吸烟、酗酒等易患因素外，缺乏锻炼、睡眠呼吸障碍者，也易患 IDH。

综上所述，家族史、肥胖、饮酒、吸烟等是经多项研究证实的与高血压有相关性的危险因素。因此，对于青年高血压患者在严格控制血压在目标值的同时，应改变其不良生活方式，尽早戒烟、戒酒、减重，可减少整体危险性。

第四节　青年舒张期高血压的特点和临床意义

IDH 是一种青年常见的高血压亚型，多见于高血压的较早期阶段。多个临床研究表明，IDH 较易发展为舒张、收缩双期高血压（SDH），或单纯收缩期高血压（ISH），故应给予重视。

一、青年舒张期高血压的特点

1. 舒张期高血压的诊断及血压控制率低。由于 IDH 多发生于青中年患者，大多数因为没有明显症状而被忽视，而一部分患者将头部不适、精神萎靡，归结于工作压力大，乙醇（酒精）作用，并未重视。

2. 白昼和夜间的舒张压明显高于正常，而收缩压升高不明显。

3. 患者多数有心血管病家族史。

4. 青年舒张期高血压发病过程中患者不良生活方式起着重要作用。吸烟及饮酒多同时存在，缺乏运动、工作及精神压力大的比例高。

二、临床意义及相关性研究

单纯舒张期高血压多见于小于 40 岁的青年人[17]，其临床意义起初并无定论。有研究资料显示单纯舒张期高血压呈良性病程，较少有动脉粥样硬化的临床证据，并不增加心脑血管疾病的风险[18]。Strandberg[19] 等在芬兰进行的一项前瞻性流行病学调查研究，入选 30～45 岁男性 3267 名，随访时间 32 年，346 名为单纯舒张压升高，占 10.5%，死亡率与正常血压组没有统计学差异，相对危险度（RR）为 1.14；表明青年时期患单纯舒张期高血压以后的死亡率并没有增加。但收缩压轻度升高（140～160mmHg）时死亡风险则是增加的，提示对于预测青年高血压长期心血管疾病的风险，收缩压具有更重要的意义。Fang 等[20] 观察 1560 名中青年高血压患者，其中 IDH 患者 965 名，随访 4.5 年，结果提示 IDH 患者心肌梗死的发生率远较 SDH 患者低（2.21%vs. 5.20%）。在年轻人，压力波由主动脉向外周动脉传播时存在进行性放大的现象。这种现象可造成外周肱动脉舒张压高于主动脉舒张压，因此用肱动脉血压代表主动脉压，则可能高估了主动脉血压，这可能是单纯舒张压不增加心血管疾病风险的因素之一，但这种现象随着年龄增长而减弱。另外，IDH 通常对降压治疗反应较好，升高的舒张压一般对降压治疗反应很好，较容易控制于正常范围。例如，在 ALLHAT 研究中，92% 的患者舒张压降至 < 90mmHg，只有 67% 的患者收缩压达到 < 140mmHg[21]。这一特性是 IDH 不增加心血管疾病风险的又一原因。

但随着对 IDH 研究的深入，IDH 对心脑血管疾病的危害已经得到公认。进入 20 世纪 90 年代以来，多项研究认为 IDH 是卒中和冠心病的独立危险因素。国内一项针对我国 35 岁以上高血压患者的研究显示，IDH 和 ISH 一样，都是脑血管事件发生的独立危险因素。北京宣武医院对 26 587 名 35 岁以上的无卒中患者进行 10 年观察，结果提示预测卒中方面 IDH 与 ISH 有相似意义。东方卒中和冠心病协作研究[22] 发现，最高舒张压组（> 110mmHg）的卒中风险为最低组（< 79mmHg）的 13 倍，舒张压每降低 5mmHg，出血性卒中发生率降低 46%，缺血性卒中发生率降低 39%。英国一项前瞻性研究发现，舒张压每升高 10mmHg，卒中发生率增加 56%，冠心病发生率增加 37%。对于 50 岁以下的人群来说，舒张压是冠心病更好的预测因子。青年高血压较早存在内皮依赖性血压内皮功能损伤，并先于颈内动脉内膜中层厚度的改变[23]。Franklin[9] 对 3915 名未经治疗且无心血管事件者，以血压水平和高血压类型进行分组，随访 10 年，82.5% 基线为 IDH 的患者随访期间发展为混合性高血压，而

且基线时 IDH 有更多的男性（65.3%）和吸烟者（57%），BMI 也比较大（28.04kg/m²）。另外，IDH 患者发生代谢综合征的概率大，几乎是理想血压者的 15 倍。Franklin[24] 等通过对 18 岁以上人群中 5968 名受访者进行横断面研究，探讨不同亚型高血压与代谢综合征的关系，结果显示尽管 IDH 组患者的年龄最小，但是 IDH 与代谢综合征的相关性最大。由 Arima 等开展的 PROGRESS 试验[25] 观察降低舒张压对主要心血管事件的影响。研究入选了 4283 名高血压患者，其中 ISH、IDH 及 SDH 患者人数分别为 1923 名、315 名及 2045 名。研究结果发现，有效的降压治疗可使 ISH、IDH 及 SDH 组患者的主要心血管事件分别降低 27%、28% 及 32%。一项大型的 Meta 分析[26] 对百万名研究对象进行分析，发现 DBP ≥ 75mmHg 时血压与卒中病死率成线性上升关系，男性患者明显多于女性。随访 22 年的 MRFIT 研究[27] 也显示，即使在收缩压低于 120mmHg 的组中，随着舒张压的升高，心血管事件死亡率也是增加的。2013 年欧洲心脏病学会（ESC）[28] 提到，在血压中度升高的年轻人，由于终点事件发生的延迟，几乎不可能有干预试验的证据。瑞典一项观察性研究入选征兵体检的健康男性，平均 18.4 岁，随访 24 年，发现 SBP 与总死亡率之间成 U 型关系，最低点为 130mmHg，但与心血管事件死亡之间成血压越高、风险越大的关系。DBP 与总死亡率和心血管事件死亡率的相关性强于 SBP，这一人群约 20% 的总死亡可以用 DBP 解释。《美国预防、检测、评估与治疗高血压全国联合委员会第七次报告（JNC7）》显示，对冠心病事件而言，在年轻人群，DBP 的预测价值高于 SBP。而在 50 岁以上人群，SBP 的预测价值开始超越 DBP；随着年龄的进一步增加，收缩压进一步升高，而舒张压则呈下降趋势。

随着年龄增长，相当数量的 IDH 患者也能转归为正常血压。2014 年董岩等[29] 对 4600 名 IDH 患者随访 4 年，发现有 44% 转归为正常血压。影响转归为正常血压的因素包括基线年龄小、舒张压低、低体重指数、低尿酸、体育锻炼，以及不饮酒。也就是说改变生活方式会改善 IDH 的转归。

总之，IDH 患者动脉粥样硬化轻，但多伴有不良生活方式，易进展为混合性高血压，且发生代谢综合征的概率高，表现出心血管事件风险增加的特征，也是卒中的独立危险因素之一。因此，对于青年 IDH 患者要进行危险因素评估，做到早诊断、合理治疗，全面控制多种危险因素，控制病情发展，防止心脑血管并发症。

第五节　青年舒张期高血压的诊断

一、诊断标准

目前国内外高血压防治指南中尚无明确的青年舒张期高血压的诊断标准，本书参照相关文献定义其诊断标准为：在青年人群（年龄≤45岁）中，通过3次非同日血压测量，收缩压＜140mmHg，且舒张压≥90mmHg，可诊断青年舒张期高血压。在Ohasama的研究[30]中建议，24h平均收缩压＜130mmHg，且24h平均舒张压≥80mmHg，也可诊断单纯舒张期高血压。

二、鉴别诊断

根据病因，IDH又分为原发性和继发性。原发性IDH者多存在交感神经张力增加和（或）肾素-血管紧张素-醛固酮系统（RAAS）激活，常为高血压的早期阶段；继发性IDH者多为肾实质、肾血管病变引起的肾性高血压或肾上腺病变引起的高血压。本章所指青年舒张期高血压一般指原发性舒张期高血压，应注意与继发性舒张期高血压相鉴别，查体时观察有无继发性高血压的体征（表20-1）。继发性高血压在相关章节将详细介绍，本章不再赘述。

表 20-1　继发性高血压的体格检查

提示继发性高血压的体征：
库欣（Cushing）综合征的特征
神经纤维瘤病的皮肤特征：嗜铬细胞瘤
触诊肾增大：多囊肾
听诊腹部杂音：肾血管性高血压
听诊心前区或胸部杂音：主动脉缩窄、主动脉疾病、上肢动脉疾病
股动脉脉搏消失或延迟；股动脉血压低于同时测定的上臂血压：主动脉缩窄、主动脉疾病、下肢动脉疾病
双上臂血压差：主动脉缩窄、锁骨下动脉狭窄

三、诊断性评估

通过详细询问病史、完善的体格检查，以及实验室检查，进行诊断性评估。主要包括：①了解血压水平及其他心血管危险因素；②寻找靶器官损害及相关临床症状；③排除继发性血压升高的因素，最后作出诊断，同时评估患者的心脑血管事件危险程度，以指导诊断与治疗。

1. 病史

应全面详细了解患者病史，包括以下内容：①家族史。询问患者有无高血压、糖尿病、血脂异常、冠心病、卒中或肾疾病的家族史。②病程。患高血压的时间，血压最高水平，是否接受过降压治疗及其疗效与副作用。③症状及既往史。目前及既往有无冠心病、心力衰竭、脑血管病、外周血管病、糖尿病、痛风、血脂异常、支气管哮喘、睡眠呼吸暂停综合征、性功能异常和肾疾病等症状及治疗情况。④有无提示继发性高血压的症状，如肾炎史或贫血史，提示肾实质性高血压；有无肌无力、发作性软瘫等低血钾表现，提示原发性醛固酮增多症；有无阵发性头痛、心悸、多汗，提示嗜铬细胞瘤。⑤生活方式。膳食脂肪、盐、酒摄入量，吸烟支数，体力活动量，以及体重变化等情况。⑥药物引起高血压。是否服用使血压升高的药物，如口服避孕药、甘珀酸钠（生胃酮）、滴鼻药、可卡因、苯丙胺（安非他明）、类固醇、非甾体抗炎药、促红细胞生成素、环孢素，以及中药甘草等。⑦对可疑人群，可询问有无吸毒、服用违禁药物史。⑧心理社会因素，包括家庭情况、工作环境、文化程度，以及有无精神创伤史。对于青年人群，应作为重点询问，或有助于发现血压升高的原因。

2. 体格检查

仔细的体格检查有助于发现继发性高血压线索和靶器官损害情况。体格检查包括：正确测量血压和心率，必要时测定立卧位血压和四肢血压；测量体重指数（BMI）、腰围及臀围；观察有无库欣面容、神经纤维瘤性皮肤斑、甲状腺功能亢进性突眼征或下肢水肿；听诊颈动脉、胸主动脉、腹部动脉和股动脉有无杂音；触诊甲状腺；全面的心肺检查；检查腹部有无肾增大（多囊肾）或肿块；检查四肢动脉搏动和神经系统体征。

3. 实验室检查

根据临床情况考虑进行实验室检查，参见表20-2。

4. 血压测量

血压测量是评估血压水平、诊断高血压以及观察降压疗效的主要手段。目前，在临床和人群防治

表 20-2　实验室检查项目

（1）常规检查：
- 血色素和（或）血细胞比容
- GLU
- 血清 TC、LDL-C、HDL-C
- 空腹血清三酰甘油（甘油三酯）
- 血钾、血钠
- 血尿酸
- 血肌酐（估算 GFR）
- 尿检：镜检，试条测定尿蛋白，测定微量白蛋白尿
- 12 导联心电图

（2）基于病史、体格检查和常规检查发现的额外检查：
- HbA1c［如果 GLU > 5.6mmol/L（102mg/dl）或有糖尿病病史］
- 定量测定尿蛋白（如试条测定尿蛋白阳性）；尿钾、尿钠浓度及比值
- 家庭血压测量和 24h 动态血压测量
- 超声心动图
- 心律失常者动态心电图检查
- 颈动脉超声
- 周围动脉和腹部超声
- 脉搏波传导速度
- 踝臂指数
- 检眼镜（眼底镜）

（3）扩大评估（大多数专家的选择）：
进一步寻找脑、心脏、肾和血管损伤，尤其是顽固性高血压或有并发症的高血压病史、体检或常规检查及额外检查提示继发性高血压时，进一步寻找证据

GLU：空腹血糖；TC：总胆固醇；LDL-C：低密度脂蛋白胆固醇；HDL-C：高密度脂蛋白胆固醇；GFR：肾小球滤过率；HbA1c：糖化血红蛋白

工作中，主要采用诊室血压测量、动态血压监测以及家庭血压测量三种方法。

（1）诊室血压测量：由医护人员在诊室按统一规范进行测量，目前仍是评估血压水平和临床诊断高血压并进行分级的常用方法，在以前章节中已详细介绍，本章不再赘述。

（2）动态血压监测（ABPM）：通常由自动的血压测量仪器完成，测量次数较多，无测量者误差，可避免白大衣效应。有研究[31]显示，在青年高血压人群中，有 21% ～ 47% 的患者，经ABPM 检查后被诊断为"白大衣高血压"。此外，ABPM 也可测量夜间睡眠期间的血压，因此，既可更准确地测量血压，也可评估血压短时变异和昼夜节律。

（3）家庭血压测量（HBPM）：通常由被测量者完成，这时又称自测血压或家庭自测血压，但也可由家庭成员等协助完成。因为测量在熟悉的家庭环境中进行，因而也可以避免白大衣效应。HBPM还可用于评估数日、数周，甚至数月、数年血压的长期变异或降压治疗效应，而且有助于增强患者的参与意识，改善患者的治疗依从性。2013 年《ESC高血压管理指南》也特别强调 HBPM 的预后价值及在高血压诊治方面的作用，仅次于动态血压监测（ABPM），尤其针对存在高血压家族史的人群，HBPM 更值得推广，以便于早期发现高血压，尤其是青年高血压。

总之，诊室血压与动态血压相比更易实现，与家庭血压相比更易控制质量，仍是目前评估血压水平的主要方法。如果能够进行 24h 动态血压监测，可以将 24h 动态血压作为诊治依据。但是，与老年人群比较，青年人群因工作压力较大，坚持定期体检的人群比例不大，或者不能坚持按医嘱定期门诊随诊，且不典型或轻微的高血压症状常被忽视，造成青年高血压往往被漏诊或误诊。因此，提高对高血压测量方法的认识，根据患者情况，选择合适的血压测量方法，有助于及时发现和诊断青年高血压，避免或减少靶器官的损害。

5. 评估靶器官损害

靶器官损伤（心脏、脑、肾、血管等损伤）的识别，对于评估患者心血管事件风险、早期积极治疗具有重要意义。在高血压到最终发生心脑血管事件的整个疾病过程中，亚临床靶器官损伤是极其重要的中间环节。采用相对简便、花费较少、易于推广的检查手段。在高血压患者中检出无症状性亚临床靶器官损害是高血压诊断评估的重要内容。

第六节　青年舒张期高血压的治疗及管理

能够有效地控制青年舒张期高血压应特别强调非药物治疗与药物治疗的有机结合，全面控制多种危险因素，控制病情进展，减少并发症发生。

一、治疗

1. 非药物治疗（生活方式干预）

《中国高血压防治指南 2010》中提出，非药物治疗主要指生活方式干预，即去除不利于身体和

心理健康的行为和习惯。它不仅可以预防或延迟高血压的发生，还可以降低血压，提高降压药物的疗效，从而降低风险。恰当的生活方式改变是预防高血压的基石，在高血压的治疗中也非常重要。有针对性的生活方式的改变，降压作用相当于单药治疗。2004 年国家"十五"攻关高血压防治的基线调查结果显示，高血压患者中存在多种危险因素，部分患者通过健康教育、生活方式指导可以获益，尤其是戒烟、降脂等高血压、冠心病一级预防的重要内容在青年人群中可能意义更大。结合青年舒张期高血压的发病机制、发病特点分析，生活方式干预对舒张期高血压的控制显得尤为重要。但其缺点是很难坚持。

生活方式的干预主要包括合理膳食（低盐、低脂饮食）、戒烟限酒、充足睡眠、每天进行有氧代谢运动、消除紧张情绪，以及控制体量等，注重加强健康教育，提高患者对舒张期高血压的认识。生活方式改善建议见表 20-3 [32]。

表 20-3　生活方式改善建议（适用于所有高血压患者）

推荐	推荐强度	基于降压或减少危险因素的证据等级	基于结局事件的证据等级
限盐每日 5 ～ 6g	I	A	B
乙醇消耗：男性每日不超过 20 ～ 30g，女性不超过 10 ～ 20g	I	A	B
增加蔬菜、水果和低脂饮食数量	I	A	B
减重：BMI 25kg/m²			
腰围男性 < 102cm, 女性 < 88cm	I	A	B
规律锻炼：中度运动每周至少 5 ～ 7 天，每天至少 30min	I	A	B
建议并帮助所有吸烟者戒烟	I	A	B

BMI：体重指数

对于不能改变不良生活方式而导致降压效果不好（3 ～ 6 个月内降压无效），要加强个体化教育，对部分患者进行针对性较强的个体化健康教育，开出有针对性的健康处方。解决好患者在高血压认识上的一些误区，如认为疾病好转而自行停药，害怕或不能耐受药物不良反应而中断治疗，因工作繁忙等原因忘记服药，因疗效不佳或治疗方案复杂而不

愿意配合治疗等常见的错误观念。庞超等 [33] 研究发现，通过上述积极的健康教育措施，降压效果的总有效率达到 90.4%。

2. 药物治疗

对于轻度舒张期高血压患者，在生活方式干预数周后，血压情况仍无法改善时，则应予以药物治疗。对于年轻的患者，目前没有降压获益的循证证据，加用降压药物治疗需要慎重考虑。但对于合并危险因素者，应将血压降低到 140/90mmHg 以下。JNC8 中提出，30 ～ 59 岁高血压患者舒张压应低于 90mmHg。但是，这一年龄段高血压患者收缩压的推荐治疗目标值目前没有充足的证据支持，30 岁以下高血压患者舒张压的治疗目标值也没有证据支持。因此，专家组推荐，这类人群的高血压治疗目标应低于 140/90mmHg。《中国高血压防治指南 2010》中提出，较早进行的以舒张压（≥ 90mmHg）为入选标准的降压治疗试验显示，舒张压每降低 5mmHg（收缩压降低 10mmHg）可使卒中和缺血性心脏病的风险分别降低 40% 和 14%；但将冠心病患者的舒张压降低到 60mmHg 以下时，可能会增加心血管事件的风险。所以，血压不是降得越低越好，应根据患者年龄、疾病特点选择合理的、个体化的降压方案。

但目前国内外指南尚无针对性较强的药物推荐，HOT、ALLHAT、CONVINCE 等大型试验均表明降压药物降低舒张压效果较佳，各种降压药控制 IDH 的成功率没有区别。IDH 的主要病理生理改变是交感神经张力和 RAAS 兴奋性及外周血管阻力增加，所以主要药物干预策略为减慢心率和降低外周阻力。治疗 IDH 除遵循高血压治疗的一般原则外，也要根据 IDH 外周血管阻力增高的特点选择药物，如首选对周围血管有高度选择性的长效钙通道阻滞药、血管紧张素转化酶抑制药（ACEI）、血管紧张素受体拮抗药（ARB）。如果心率较快，则可加用 β 受体阻滞药，若心率不快，应尽量避免使用，因为 β 受体阻滞药可增加外周血管阻力，不利于舒张压的控制。也有人提出舒张压升高伴肥胖者，血管充盈压或末梢循环或毛细血管扩张均比体瘦者相对好，对各种直接或间接扩张血管的降压药物，疗效往往不太理想，但对含有利尿药的复合降压药或吲达帕胺（吲哒帕胺）等效果却比较好。这类患者无论用何种降压药，联用适量的利尿药，能获得较好的降压效果。

3. 其他

其他治疗，如中医药疗法。高血压属中医"眩

晕、头痛"范畴，其基本病因为阴阳失调，气血紊乱，治疗应标本兼顾，滋补肝肾，柔肝潜阳，清肝泻火，健脾化痰，活血化瘀法，常可取得满意疗效。代表方剂有龙胆泻肝汤，天麻钩藤饮，六君子汤，杞菊地黄丸。

二、青年舒张期高血压的随访与管理

青年 IDH 患者应严格随访及管理，在起始治疗后 2～4 周应评价降压药物的降压作用和可能的不良反应。血压达标后随访间期可延长为几个月。建议至少每 2 年评估危险因素和无症状靶器官损害。在检查的同时，教育患者进行生活方式的改善。目前，医生治疗惰性是世界范围内血压控制不佳的主要原因之一。随访时患者血压较高应寻找原因，如果由于疗效不足导致的血压控制不佳，应该立即更

改治疗方案。一些患者治疗后血压在相当长的时间内保持良好控制，可以逐渐减少服用降压药物的数量和剂量，这可能与健康生活方式改变有关。患者在减药同时仍应密切随访。无论任何国家，高血压的知晓率、治疗率和控制率均不尽如人意。现实生活中血压控制率低的 3 个主要原因是医生的惰性、患者的低治疗依从性和慢病管理医疗保健系统的缺陷。

研究显示，多种医疗服务提供者组成的团队管理模式较标准管理可以进一步将血压降低几毫米汞柱。该团队应包括全科医生、专家、护士和药师。另一种是治疗传递的模式。高血压患者的治疗可以在全科医生诊室、专家办公室以及医院，还可以通过电话咨询、远程医学（如视频会诊）的方式进行。这种信息和通信技术使得医生和患者能够更方便地交流，更及时有效地调整治疗方案。

第七节　展　望

青年舒张期高血压患者多无明显临床症状，容易被忽视。然而诸多证据表明青少年时期血压偏高者演进为成人高血压以及成人后心血管事件的发生率和死亡率均明显升高。早期发现青年血压升高者，采用药物或非药物途径有效控制血压，并尽早对心血管事件的危险因素进行积极干预有着重要意义。相比中老年高血压，青年高血压药物治疗尚缺乏足够临床试验证据，对相关危险因素进行干预的价值有待进一步长期随访研究证实。

参考文献

[1] Gao Y，Chen G，Tian H，et al. Prevalence of hypertension in China：A Cross-Sectional Study. PloS One，2013，8（6）：e65938.

[2] Chyu L，McDade TW，Adam EK. Measured blood pressure and hypertension among young adults：a comparison between two nationally representative samples. Biodemography Soc Biol，2011，57（2）：184-199.

[3] Nguyen QC，Tabor JW，Entzel PP，et al. Discordance in national estimates of hypertension among young adults. Epidemiology，2011，22（4）：532-541.

[4] Franklin SS，Pio JR，Wong ND，et al. Predictors of new-onset diastolic and systolic hypertension：the Framingham heart study. Circulation，2005，111：1121-1127.

[5] 中国高血压防治指南修订委员会. 中国高血压防治指南

2010. 中华心血管病杂志，2011，39（7）：579-615.

[6] 曹瑞林，彭冬迪，范琪. 中青年单纯舒张期高血压特点分析. 中西医结合心脑血管病杂志，2012，10（12）：1433-1434.

[7] Midha T，Lalchandani A，Nath B，et al. Prevalence of isolated diastolic hypertension and associated risk factors among adults in Kanpur，India. Indian Heart Journal，2012，64（4）：374-379.

[8] 段秀芳，吴锡桂，顾东风. 我国成人收缩期和舒张期高血压的分布. 高血压杂志，2005，13（8）：500-503.

[9] Franklin SS，Pio JR，Wong ND，et al. Predictors of new onset diastolic and systolic hypertension：The Framingham Heart Study. Circulasion，2005，111（90）：1121-1127.

[10] Chmittdiel J，Selby JV，Swain B，et al. Missed opportunities in cardiovascular disease prevention：low rates of obstetrics gynecology clinics. Hypertension，2011，57（4）：717-722.

[11] Ghiadoni L，Donald AE，Cropley M，et al. Mental stress induces transient endothelial dysfunction in humans. Circulation，2000，102（20）：2473-2478.

[12] Franklin. Prognostic value of the metabolic syndrome in essential hypertension. J Am Coll Cardiol，2004，43（10）：1817-1822.

[13] Hall JE，da Silva AA，do Carmo JM，et al. Obesity-induced hypertension：role of sympathetic nervous system，leptin，and melanocortins. J Biol Chem，2010，

285（23）：17271-17276.

［14］魏方菲，张璐，韩静玲，等．单纯舒张期高血压的患病率及临床特征．诊断学理论与实践，2012，116：568-571.

［15］王丽娜，曹丽，张敬一，等．河北省成年居民收缩期和舒张期高血压危险因素分析．河北医药，2008，30（1）：8-11.

［16］Chen J，GU D，Huang J，et al. metabolic syndrome and salt sensitivity of blood pressure in non-diabetic people in China：a dietary intervention study. Lancet，2009，373（6）：829-835.

［17］姚锦容，韩伟华，林永霞，等．青年高血压患者临床特征与长期随访分析．实用医学杂志，2011，27（14）：2605-2607.

［18］Huang J，Wildman RP，Gu D，et al. Prevalence of isolated systolic and isolated diastolic hypertension subtypes in China. Am J Hypertens，2004，17（10）：955-962.

［19］Strandberg TE，Salomaa VV，Vanhanen HT，et al. Isolated diastolic hypertension，pulse pressure，and mean arterial pressure as predictors of mortality during a follow-up of up to 32 years. J Hypertens，2002，20（3）：399-404.

［20］Fang XH，Zhang XH，Yang QD，et al. Subtype hypertension and risk of stroke in middle-aged and older Chinese a 10-year follow-up study. Stroke，2006，37（1）：38-43.

［21］Cushman WC，Ford CE，Cutler JA，et al. For the ALLHAT Collaborative Research Group. Success and predictors of blood pressure control in diverse North American settings：the antihypertensive and lipid-lowering and treatment to prevent heart attack trial（ALLHAT）. J Clin Hypertens，2002，4（6）：393-404.

［22］Nishizaka MK，Calhoun DA. Cardiovascular risk of systolic versus diastolic blood pressure in Western and non-western countries. J Hypertens，2006，24（3）：435-436.

［23］王静，牟建军，任洁，等．青年高血压血管内皮功能损伤及早期动脉硬化改变．中华预防医学杂志，2012，46（1）：50-54.

［24］Franklin SS，Barboza MG，Pio JR，et al. Blood pressure categories，hypertension subtypes，and the metabolic syndrome. J Hypertens，2006，24（10）：2009-2016.

［25］Arima H，Anderson C，Omae T，et al. Effects of blood pressure lowering on major vascular events among patients with isolated diastolic hypertension：the perindopril protection against recurrent stroke study（PROGRESS）trial. Stroke，2011，42（8）：2339-2341.

［26］Prospective Studies Collaboration. Age-specific relevance of usual blood pressure to vascular mortality：a mote-analysis of individual data for one million adults in 61 prospective studies. Lancet，2002，360：1903-1913.

［27］Fang XH，Zhang XH，Yang QD，et al. Subtype hypertension and risk of stroke in middle-aged and older Chinese：a 10-year follow-up study. Stroke，2006，37（1）：38-43.

［28］Mancia G，Fagard R，Narkiewicz K，et al. 2013 ESH/ESC guidelines for the management of arterial hypertension：The task force for the management of arterial hypertension of the European Society of Hypertension（ESH）and of the European Society of Cardiology（ESC）. Eur Heart J，2013，34（28）：2159-2219.

［29］董岩，姚涛，孙静，等．单纯舒张期高血压人群的血压转归和影响因素．中华心血管病杂志，2014，42（6）：520-525.

［30］Inoue R，Ohkubo T，Kikuya M，et al. Stroke Risk in Systolic and Combined Systolic and Diastolic Hypertension Determined Using Ambulatory Blood Pressure. Am J Hypertens，2007，20（10）：1125-1131.

［31］Pall D，Kiss I，Katona E. Importance of Ambulatory Blood Pressure Monitoring in Adolescent Hypertension. Kidney Blood Press Res，2012，35：129-134.

［32］James PA，Oparil S，Carter BL，et al. 2014 evidence-based guideline for the management of high blood pressure in adults：report from the panel members appointed to the Eighth Joint National Committee（JNC 8）. JAMA，2014，311（5）：507-520. doi：10. 1001/jama. 2013. 284427.

［33］庞超，张凌云．高血压健康教育治疗作用的分析．中华高血压杂志，2008，6（4）：366-367.

（李慧英　高新颖）

第21章　儿童及青少年高血压

高血压可发生在自新生儿期至青少年期（18岁以下，以下简称"儿童"）的任一年龄段，与成人高血压相比，儿童高血压定义不同，患病率较低，但其结果相同，均可导致靶器官损害。而且部分儿童期高血压者至成年后血压仍持续偏高，儿童高血压者成年后患心脑血管病的风险增加。儿童高血压者也可从抗高血压治疗中获益，其益处甚至可延续至成年。

随着我国人民生活水平的提高，饮食结构及生活习惯的变化，儿童高血压的发病率呈现逐渐上升的趋势，不仅儿童高血压的发病率在上升，儿童高血压者中继发性高血压的比例也高于成人。因此，早期发现并鉴别处理儿童高血压既可防止儿童高血压者出现并发症，更为重要的是发现引起儿童高血压的原发病因并及时予以治疗。相对发达国家和对成人高血压的研究，我国儿童高血压的防治工作起步较晚。我们要重视儿童高血压，积极防治儿童高血压，从而减少成人心脑血管疾病的发生。

第一节　儿童高血压的流行情况

与成人相比，儿童高血压患病率较低。虽然估计儿童高血压的患病率低，但缺乏确切的数据资料，而且由于诊断标准的不同，调查人群来源不同，不同研究者计算出的高血压患病率相差悬殊。来自美国的资料显示，以在校学生和初级卫生保健的无症状的儿童为观察对象，原发性高血压的患病率为3.5%[1]。Corinna koebnick等观察了237 248名年龄6～17岁无继发性高血压表现的儿童，按血压大于等于同年龄组血压值的95百分位数作为诊断标准，高血压的患病率为2.1%。按血压大于等于90百分位数作为高血压前期（正常高值）诊断标准，高血压前期的患病率为31.9%[2]。

1980年，中国医学科学院流行病学研究所对北京城区0～14岁儿童进行原发性高血压调查，非同日三次测量后高血压检出率为1.29%。1987年由首都儿童研究所带头，对北京城区5916名健康的6～18岁儿童进行血压调查，高血压患病率为9.36%。2004年米杰教授主持的北京市科技计划重大项目调查了北京市7个区县20 780名3～18岁儿童青少年，高血压的检出率为8.1%。中国健康和营养调查显示，中国6～17岁人群高血压患病率呈现上升趋势，从1991年的7.1%上升到2009年的13.8%，见图21-1。2013年中国心血管疾病报告资料显示，中国不同年龄不同性别儿童血压水平呈现上升趋势，2005—2010年间男性SBP和DBP

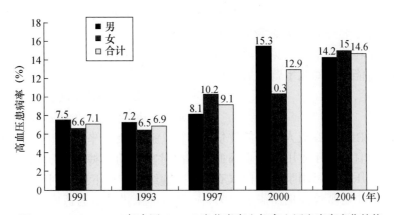

图 21-1　1991—2004 年中国 6～17 岁儿童青少年高血压患病率变化趋势

分别增加了 1.5mmHg 和 1.1mmHg，女性 SBP 和 DBP 分别增加了 1.2mmHg 和 1.0mmHg。男女性 SBP 的上升幅度均高于各自的 DBP，男性 SBP 增长水平高于女性[3]。

第二节　儿童血压测量方法及评价标准

一、测量前准备

1. 环境及被测者状态

测量环境安静，室温 25℃ ±0.5℃，避免噪音干扰。儿童血压在上午 7 ~ 12 时波动最小，相对稳定。故测量时间选在 8 ~ 12 时进行。被测者测量前至少 1h 内避免剧烈运动，不吃零食，不喝咖啡，不服用影响血压的药物，排空膀胱。测量前在安静环境中休息 10min，新生儿及婴幼儿待其熟悉环境，安静放松状态下测量，避免测量时哭闹。测量血压时可采用听舒缓音乐、聊天等形式转移注意力，以取得合作。

2. 测量工具

测量工具必须是经过国家计量部门批准和定期校准合格的台式汞柱血压计、钟式听诊器及合适的袖带。选择袖带时，袖带宽度以相当于上臂长的 2/3 为宜，过窄测得的血压偏高，过宽测得的血压偏低。一般 1 月 ~ 1 岁儿童选择袖带宽度约为 5cm，1 ~ 8 岁 9cm，8 岁以上 12cm。袖带的长度应为上臂周径的 1 倍以上。

越来越多的医师使用电子血压计测量儿童血压，由于难以听清新生儿和幼儿的动脉搏动音，电子血压计更适合用于新生儿和幼儿的血压测量。电子血压计测量儿童血压可避免尾数偏好。由于需要经常校对电子血压计且缺乏标准参考值，电子血压计测量新生儿和幼儿血压的可靠性仍不清楚。

3. 测量体位和手臂位置

血压测量时应取坐位，需要准备适合儿童手臂高度的桌子以保证尺骨窝支撑在心脏水平，要准备有靠背的椅子，椅子的高度要合适以保证测量时儿童双足放在地上，而不是在诊桌下晃来晃去。测量婴幼儿卧位血压时要准备能使婴幼儿手臂外展的诊疗床。

4. 动态血压监测

24h 动态血压监测（ABPM）在成人高血压评估处理中具有重要作用，但直到近年才用于儿童高血压的诊断和评估。动态血压监测可用于儿童白大衣高血压的诊断，发现儿童中隐蔽性高血压患者，另外也可用于儿童高血压前期的随访观察。儿童动态血压监测的仪器与成人动态血压监测的设备相同，

要选用权威部门认证的设备。要选用重量轻的设备，特别要选用适合儿童使用的袖带。除用于儿童高血压的诊断评估外，动态血压监测对儿童继发性高血压疾病评估也有帮助[4]，儿童动态血压监测的适应证见表 21-1。

表 21-1　儿童动态血压监测的适应证

适应证	ABPM 的意义
继发性高血压	血压负荷增加，非杓型以及血压变异性异常
慢性肾病	发现与靶器官损伤和疾病进展相关的高血压患者，隐蔽性高血压患者
1 型、2 型糖尿病	发现与微量蛋白尿和血管改变相关的昼夜节律异常变化
肥胖	发现隐蔽性高血压，确定 BMI 与高血压严重程度的关联，发现与靶器官损害相关的非杓型血压
睡眠呼吸暂停	确定高血压的严重程度，发现异常的昼夜节律变化
遗传综合征　1 型神经纤维瘤　特纳综合征　威廉斯（Williams）综合征	发现提示继发性高血压的血压节律，尤其是肾动脉狭窄和主动脉缩窄
接受治疗的高血压患者	评估对抗高血压药物和（或）生活方式改变的反应
高血压研究	减少药物试验中受试者的数量

ABPM：动态血压监测；BMI：体重指数

二、测量方法

通常采用听诊法，测量时上臂与心脏在同一水平，袖带应压在肱动脉上。血压计的汞柱应垂直。通常测量坐位右上肢血压。将听诊器胸件按在肘窝有动脉搏动处，避免与袖带摩擦，平整舒适缠绕袖带，下缘在肘窝上 2 ~ 3cm，袖带松紧以刚好能塞进二指为适度。使袖带迅速充气，至动脉音消失然后放气，每秒下降 2 ~ 5mmHg（0.267 ~ 0.667kPa）。记录缩期 Korotkoff 第 1 音（SBP）、舒张

期 Korotkoff 第 4 音（DBP-K4）、舒张期 Korotkoff 第 5 音（DBP-K5）。测量 3 次，每次间隔 1min，取后 2 次平均值作为受测儿童血压。

婴儿用听诊器测量血压有一定困难，则可采用触诊法：先以指按诊袖带远端之动脉，以后使袖带充气至脉搏消失，再缓慢放气，第一次再触到搏动，此时汞柱上的数字即为收缩压。

新生儿血压的测量较困难，使用听诊法及触诊法均不易获得满意结果。近年来采用的多普勒超声法测定血压，对新生儿及婴儿较为适宜。

三、儿童青少年血压评价标准

儿童及青少年的血压水平随着年龄的增长和体格的发育而逐渐升高，至 18 岁达成人水平，期间男女血压水平呈显著差异。采用 SBP、DBP-K4 和 DBP-K5 的性别、年龄别第 90、95 和 99 百分位（P_{90}、P_{95} 和 P_{99}）组成"中国儿童青少年血压参照标准"。采用 P_{90}、P_{95}、P_{99} 作为诊断标准。正常高值血压 SBP 和（或）DBP ≥ P_{90} ～ < P_{95}，高血压 SBP 和（或）DBP ≥ P_{95} ～ < P_{99}，严重高血压 SBP 和（或）DBP ≥ P_{99}[5]。2010 年"中国儿童青少年血压参照标准"研制协作组制订了适用于中国汉族 3 ～ 17 岁儿童的《中国儿童青少年血压参照标准》（见表 21-2 和表 21-3）。近年国内大量的儿童高血压流行病学研究中，除主要采用中国标准外，同时

表 21-2　中国儿童血压评价标准（男）（mmHg）

年龄（岁）	SBP			DBP-K4			DBP-K5		
	P_{90}	P_{95}	P_{99}	P_{90}	P_{95}	P_{99}	P_{90}	P_{95}	P_{99}
3	102	105	112	66	69	73	66	69	73
4	103	107	114	67	70	74	67	70	74
5	106	110	117	69	72	77	68	71	77
6	108	112	120	71	74	80	69	73	78
7	111	115	123	73	77	83	71	74	80
8	113	117	125	75	78	85	72	76	82
9	114	119	127	76	79	86	74	77	83
10	115	120	129	76	80	87	74	78	84
11	117	122	131	77	81	88	75	78	84
12	119	124	133	78	81	88	75	78	84
13	120	125	135	78	82	89	75	79	84
14	122	127	138	79	83	90	76	79	84
15	124	129	140	80	84	90	76	79	85
16	125	130	141	81	85	91	76	79	85
17	127	132	142	82	85	91	77	80	86

表 21-3　中国儿童血压评价标准（女）（mmHg）

年龄（岁）	SBP			DBP-K4			DBP-K5		
	P_{90}	P_{95}	P_{99}	P_{90}	P_{95}	P_{99}	P_{90}	P_{95}	P_{99}
3	101	104	110	66	68	72	66	68	72
4	102	105	112	67	69	73	67	69	73
5	104	107	114	68	71	76	68	71	76
6	106	110	117	70	73	78	70	73	78
7	108	112	120	72	75	81	70	73	79
8	111	115	123	74	77	83	71	74	81
9	112	117	125	75	78	85	72	76	82
10	114	118	127	76	80	86	73	77	83
11	116	121	130	77	80	87	74	77	83
12	117	122	132	78	81	88	75	78	84
13	118	123	132	78	82	88	75	78	84
14	118	123	132	78	82	88	75	78	84
15	118	123	132	78	82	88	75	78	84
16	119	123	132	78	82	88	75	78	84
17	119	124	133	79	82	88	76	78	84

使用的还有 2004 年美国国家高血压项目的儿童青少年血压参照标准。美国标准的特点是：以 K5 作为 DBP 参照值，除性别、年龄外，同时考虑身高对血压的影响。

依据血压百分位数分布确定的小儿血压分类如下：①正常血压，SBP 和 DBP 小于本年龄组同性别第 90 百分位数；②高血压前期，平均 SBP 和（或）DBP 在同年龄组同性别第 90 和 95 百分位数之间；③Ⅰ期高血压，平均 SBP 和（或）DBP ≥ 第 95 百分位数但 < 第 99 百分位数 + 5mmHg；④Ⅱ期高血压，至少在 3 个不同场合的血压测量中，平均 SBP 或 DBP ≥本年龄组同性别第 99 百分位数 + 5mmHg。第四次报告建议区分Ⅰ期和Ⅱ期高血压，增高的 5mmHg 是为了使Ⅰ期和Ⅱ期区分更加清晰并希望和临床的关联性更加密切。

白大衣高血压现象是儿童高血压流行病学调查中遇到的突出问题，因此，对个体的诊断要谨慎，《中国高血压防治指南 2010》规定，只有非同日连续三日 3 个时点的血压水平均≥ P_{95}，才可诊断高血压。来自北京的研究发现，经过间隔两周的第 2、3 个时点的儿童高血压检出率分别是单一时点检出率的 28% 和 17%，分别下降了 72% 和 83%。由此可见，通过 2 个时点的血压检测结果可大幅度减低假阳性率，并使高血压检出率趋于稳定。

第三节　儿童高血压的影响因素

儿童高血压分原发性和继发性。目前儿童原发性高血压的影响因素尚不清楚，但普遍认为儿童原发性高血压是由遗传、环境、饮食等多方面的因素长期综合作用的结果。

一、儿童原发性高血压的影响因素

1. 遗传因素　遗传因素在确定血压水平及高血压发生上均起重要作用，多个关于家庭的研究结果表明，双亲血压正常的子女发展成高血压的可能性为3%，而双亲均为高血压的子女发展成高血压的可能性达45%。父母有高血压病史是儿童血压偏高的重要危险因素[6]。母系的高血压家族史与儿童的高血压患病率有更强的相关性[7]。双亲与子女间或儿童间的血压家族聚集性几乎肯定是遗传的结果，但具体的遗传方式和位点难以确定，目前多数学者认为原发性高血压是多基因遗传病，是众多微效基因与环境因素相互影响综合作用的结果[8]。

2. 生物学成熟度　儿童血压水平随年龄增长而递增。青春期的儿童青少年血压增长率呈激增状态。武汉市的资料表明，已来月经的少女的血压平均值较未来月经者收缩压高0.3～0.7kPa(2.3～5mmHg)，舒张压高0.4～0.44kPa（2.8～3.3mmHg），同期内的血压增长幅度也是前者高于后者。

随着性发育成熟期的来临，青春期儿童的内分泌腺体发生一系列剧烈变化，此时心脏的发育速度较血管快，血压水平有较明显的提高，有部分儿童出现暂时性血压增高现象，称为青春期高血压。

3. 体重因素　有关儿童高血压的许多研究均显示其与身高、体重及机体质量等指标间存在高度的正相关。2012年发表的哈尔滨、北京、济南、上海、重庆和广州6个城市的多中心儿童血压调查数据，采用听诊法、记录K5为DBP和一个时点的筛查策略，测量8898名（男4580名，51.5%）3～17岁儿童血压及身高和腰围等指标，其中，高血压采用《中国儿童青少年血压参照标准》诊断，结果显示肥胖、超重、正常体重组儿童高血压的患病率分别为29.1%、17.4%、7.8%；腹型肥胖、非腹型肥胖儿童高血压患病率分别为27.9%和8.4%。调整年龄、性别、经济水平、父母学历和青春期等因素后，超重、肥胖儿童患高血压的风险是正常体重儿童的2.9倍（OR = 2.9，95%CI为2.3～3.6）和6.0倍（OR = 6.0，95%CI为4.9～7.4）；腹型肥胖儿童患高血压风险是非腹型肥胖的4.6倍（OR = 4.6，95%CI为3.8～5.5）（见图21-2）[9]。

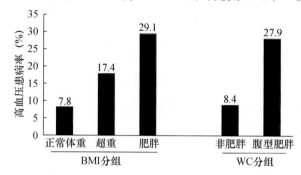

图21-2　不同体重状态儿童高血压患病率

BMI：体重指数；WC：腰围。（Xu Hq. The association of hypertension with obesity and metabolic abnormalities among Chinese children. International Journal of Hypertension，2011. doi：10. 4061/2011/987159.）

通过生活方式干预降低体重，血压也随之下降。Niemirska等研究发现，儿童高血压患者的血压、心率下降与患儿腹部脂肪减少有关[10]。儿童体重增加可使腹部脂肪增加，血游离脂肪酸浓度增加，引起交感神经兴奋，最终导致心率和血压增加（见图21-3）。与儿童超重、肥胖对血压的作用相反，出生时低体重反而使出生后的血压升高[11]。

对1993—1995年在无锡建立的出生体重队列人群进行长达18年的随访研究，以出生体重≥4kg作为巨大婴儿暴露组，2.5kg≤出生体重<4.0kg作为对照组，结果显示，调整孕周、性别、母亲职业、分娩年龄、母亲孕期体重等因素后，暴露组平均SBP（110.8mmHg±9.4mmHg）高于对照组SBP（109.3mmHg±9.3mmHg），差异有统计学意义（P = 0.0002）[12]。

4. 膳食因素　盐（NaCl）是重要的营养素，在维

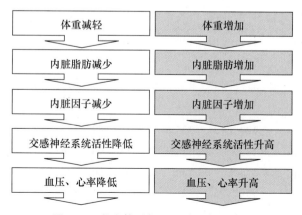

图21-3　儿童体重与血压、心率的关系

持细胞外液量方面发挥重要作用，在长期的进化过程中人类的肾形成了潴钠能力，这对极度缺盐的古人来说是非常重要的。然而，随着社会进步盐不再是稀缺商品，也从单纯的调味品变成了保存食物的手段，其结果是世界各地钠盐的消费量明显增加。

高盐摄入不仅与成人年龄相关的血压升高密切相关，而且与儿童收缩压成正相关。另外，高盐摄入的儿童进展至高血压前期和高血压的风险增加，而限制钠盐使用可使儿童血压下降。Feng等通过 Meta 分析方法分析了限制钠盐对儿童血压的影响，结果发现钠盐减少42%可使收缩压下降1.17mmHg，舒张压降低 1.29mmHg[13]。Naomi 研究发现儿童盐的摄入主要来源是谷物产品及肉制品，来源于二者的钠盐占儿童钠盐摄入总量的65%[14]（见图21-4）。

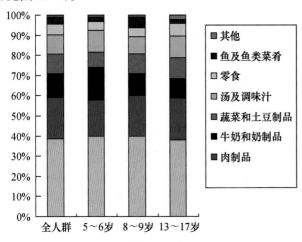

图 21-4 不同食物钠盐摄入的百分比

5. 体育活动影响因素　运动量较大的有氧运动不仅有助于增强儿童青少年体质，还可控制肥胖、高血压和心血管适应能力低下等与心脑血管疾病有关的危险因素的形成与发展，为早期预防成年期心血管疾病奠定良好的基础。

6. 情绪因素　情绪激动、紧张可使血压增高。青少年高血压患者儿茶酚胺水平明显高于血压正常者，说明交感神经系统过度兴奋可对高血压的早期发病产生一定影响。

7. 糖和脂代谢异常　有学者调查发现调整年龄、性别、BMI、经济水平、父母文化水平和青春期后等因素，高三酰甘油、高血糖、代谢综合征、高胰岛素抵抗指数组儿童发生高血压的风险高于正常儿童[15]。

8. 其他因素　环境中镉的暴露、口服避孕药、吸烟、长期大量饮酒、噪声、社会因素等因素与儿童高血压有一定的关系。另外，睡眠时间长短与高

血压发生成负相关[16]。

二、儿童继发性高血压的病因

肾疾病或内分泌疾病引起的继发性高血压在青少年中较成人更为多见。平时儿童很少测量血压，因而当发现儿童血压升高时，血压水平通常按现行儿童高血压的诊断标准已达到了非常严重的程度。因为继发性高血压常以明显的血压升高为特征，这使人们误认为儿童发生的高血压都是继发性的。目前这一观念已经改变，其原因是对儿童血压有了更深入的了解，以及作为健康评估和保健的一部分对儿童血压进行了定期测量。依据年龄和高血压的严重程度，儿童青少年中高血压的流行情况有所不同。Hana 等[17]发现在小于 10 岁的患儿中，继发性高血压占 90%，而只有 10% 为原发性高血压。一项1994 年发表的包括了儿童和青少年高血压患者的报告称，在青少年高血压患者中有 65% 是继发性高血压，而 35% 是原发性高血压[18]。

小于 12 岁儿童发生持续性高血压通常是继发性的。高血压的严重程度也是一个重要线索，因为幼童血压严重升高最有可能是其他疾病所致。通常儿童血压持续超过第 95 百分位数以上 8 ～ 10mmHg即可认为是显著的高血压，持续超过 15mmHg 或以上可认为是重度高血压。对不同程度高血压的儿童和青少年应进行认真评估，以发现继发性高血压的病因及高血压引起靶器官损害的证据。虽然儿童继发性高血压的病因很多，但在青少年中发现的继发性高血压病因主要与肾疾病有关。表 21-4 提供了青少年高血压的继发病因，同时也提供了青少年急性

表 21-4　青少年高血压常见继发病因

1. 肾疾病　是儿童继发高血压的最常见病变，也称肾性高血压，包括：肾实质性病变（急、慢性肾小球肾炎、慢性肾盂肾炎），先天性肾疾病（多囊肾、肾发育不全），肾肿瘤；继发性肾病变（结缔组织病、糖尿病），肾血管病（肾动脉和静脉狭窄、阻塞），肾周围病变（炎症、脓肿、创伤、出血），溶血性尿毒症等

2. 血管病变　如主动脉缩窄（上肢血压增高）、多发性大动脉炎

3. 内分泌疾病　肾上腺皮质疾病，包括：皮质醇增多症（库欣综合征）、原发性醛固酮增多症、嗜铬细胞瘤、神经母细胞瘤；甲状腺功能亢进、甲状旁腺功能亢进

4. 颅脑病变　颅内肿瘤、出血、水肿、脑炎等可致颅压增高伴有高血压，或影响自主神经的稳定性使交感神经兴奋

5. 中毒及药物　铅中毒、汞中毒、维生素 D 中毒、肾上腺皮质激素、可卡因、兴奋剂等

高血压的病因。

在健康新生儿中高血压少见，然而有些新生儿具有增加高血压危险的因素。一些新生儿需要在重症监护病房救治，并经脐动脉置入导管以作为血管通路。脐动脉导管是血栓栓塞事件的危险因素[18]，低体重新生儿伴呼吸窘迫者可出现支气管肺发育不良，因长期皮质激素治疗可出现钠潴留。新生儿最常见的高血压病因有肾动脉血栓、肾动脉狭窄、先天性肾畸形、主动脉缩窄和支气管肺发育不良[19]。一些危重症患儿出现高血压的病因不明。无论是否明确了高血压的病因，控制这些婴儿的血压并检测血压是非常重要的。

第四节　儿童高血压患者的评估

当反复测量血压均在或超过第 95 百分位数时，可确定儿童持续血压升高，此时应进行其他方面的评估。应依据所考虑的高血压类型进行相应的诊断评估。当考虑为继发性高血压时，有必要进行更为广泛的评估。另一方面，当考虑患儿的血压升高有可能是原发性高血压的早期表现时，进行一些筛查性检查就足够了。病史和体格检查是确定患者所表现的特征是原发性高血压还是有可能纠正的继发性高血压的关键。严重高血压的儿童或青少年，特别是年龄很小者，常有可识别的潜在病因。如前所述，血压越高而患儿越年幼，越有可能是继发性高血压。

病史揭示的特殊复杂症状或体格检查发现也有助于针对性的评估。对于这些患者应根据特殊症状或体格检查发现有目的地进行评估。对于有高血压和生长异常的儿科患者均应除外继发病因。既往血压正常的患儿突然血压升高也应查找继发病因，缺乏高血压家族史也应增加对继发性高血压的警惕。

原发性高血压儿童和青少年的其他特征包括：血压轻至中度升高、原发性高血压家族史、休息时心率增加、反复测量时血压变化大和肥胖。如果病史和体格检查无其他异常发现，与怀疑继发性高血压的患儿相比，不必进行更为深入的评估。

一、病史

病史和体格检查常用于发现线索以确定血压升高为继发性还是原发性。确定高血压史长期存在还是急性发生也很有帮助，家族史非常重要。应获取家族一、二级亲属中原发性高血压、心肌梗死、卒中、肾疾病、糖尿病、肥胖的情况。如果有亲属在年轻时患上述提及的疾病，就可能与患儿的高血压有关。还应向患儿父母询问家庭成员中是否有患具有高血压表现的遗传疾病（如多囊肾、神经纤维瘤、嗜铬细胞瘤）。另一种遗传性高血压是糖皮质激素可纠正性醛固酮增多症，是一种染色体显性遗传疾病，当家庭成员中有多人早发高血压伴低血钾或卒中时应考虑此病。

有关以前健康问题的细节如泌尿系统感染史非常重要，因为泌尿系统感染可能与肾内反流性疾病、肾瘢痕导致的高血压有关。询问服用药物及非处方药物史也非常有助于诊断。还应获取与健康有关的行为方式，如饮食、体力活动量及参加的体育项目。青少年其他的不良生活方式有使用"应激"药物、吸烟、口服避孕药、辅助食品、饮酒和使用促蛋白合成类固醇。

二、体格检查

对高血压患儿的体格检查应当全面。应评估患儿的生长速度和生长模式，应依据儿童生长图按性别和年龄绘制出患儿身高、体重及体重指数图。与高血压有关的生长异常见于慢性肾病、甲状腺功能亢进（主要引起收缩压升高）、嗜铬细胞瘤、肾上腺疾病及某些遗传性疾病，如特纳（Turner）综合征。

为除外主动脉缩窄，对每一名高血压患儿应使用合适的袖带测量上、下肢血压。正常时下肢血压较上肢血压略高。主动脉缩窄的儿童上肢收缩压升高，而股动脉搏动减弱或缺失，上下肢之间的血压差值大于 10mmHg。

一些体检线索可以揭示儿童高血压的继发病因。例如面部异常或畸形可提示某些综合征，这些综合征可因特异性损伤引起高血压。Turner 综合征和 William 综合征与引起高血压的肾血管和心脏病变有关，肾血管病变者有时可在腹部闻及杂音。皮肤病变有时是一些疾病的首要表现，如结节性坏死和系统性红斑狼疮。

三、诊断性检查

如果病史和体格检查提供了继发性高血压的线索，如内分泌或心脏疾患，应根据所考虑的疾病进行相应的诊断性检查。其他重要的病史信息，如泌尿系统感染病史提示应针对膀胱输尿管反流和肾瘢痕进行检查。然而如果缺乏明确的线索，应考虑肾实质疾病可能，因为在儿童人群中肾实质疾病可能是继发性高血压最常见的病因。肾异常的初始筛查项目包括尿液分析、电解质、肌酐、全血细胞计数、尿培养和肾超声。

其他评估内容包括评估靶器官损害情况。有靶器官损害证实了持续存在严重的高血压（这些特征有时很难从病史中获取），也有助于决定是否开始药物治疗。超声心动图是确定室间隔和左心室后壁厚度的敏感方法。儿童左心室质量（LVM）（g/m^2）测量值超过第 95 百分位数（$38.6g/m^2$）即可诊断左心室肥大。胸片及心电图对儿童的 LVH 不敏感，眼科学检查也有帮助。一项对 97 名儿童和青少年的研究中，Daniels 等发现 51% 的高血压患者有眼底异常。目前将高血压性视网膜病变分为 4 级：1 级为视网膜血管特别是小分支血管收缩、变窄；2 级为视网膜动脉硬化，普遍和局限性缩窄，反光增强，呈铜丝或银丝状，存在动静脉交叉征；3 级为眼底出血或棉絮样渗出及广泛微血管改变；4 级为在 3 级改变基础上，伴有视盘水肿及动脉硬化的各种并发症[20]。微量蛋白尿在高血压患儿中的价值尚未确定，在成人中微量蛋白尿可作为肾损伤的标志物。其他评估应根据相应病史、体格检查及初始筛查结果有针对性地进行。

MRI 是评估儿童高血压脑损害程度及治疗效果的最佳影像学方法。高血压脑病患儿双侧顶枕叶皮质及皮质下白质均对称性受累，依血压升高程度可累及双侧的额叶、颞叶等其他部位。儿童高血压脑部受累以双侧枕顶叶最常见。

第五节　儿童高血压的治疗

儿童高血压的治疗首选非药物治疗方法。大部分患儿可通过非药物方法使血压下降，部分儿童需加用药物治疗。积极预防和控制儿童高血压，可有效减缓成人高血压及高血压并发症的发生。

一、儿童高血压非药物治疗

非药物治疗是指在建立健康的生活方式的基础上，通过健康的生活方式控制体重，延缓 BMI 上升，降低血压。无靶器官损害的 1 级高血压和高血压前期的儿童应首先采用非药物治疗，即使采用药物治疗的儿童，非药物治疗也是不可或缺的治疗基础。非药物治疗包括限制体重，饮食调节，体育锻炼。

1. 限制体重

儿童肥胖业已成为严重的健康问题。肥胖儿童常伴有轻度血压增高，而且减轻体重可使肥胖儿童获益。30 年前 Brownell 等证实，通过行为改变和父母干预在使肥胖儿童体重下降的同时，血压明显下降。体育锻炼可使学龄儿童的血压下降。Rocchin 等发现包括限制热量和锻炼在内的干预计划可使血压下降，使前臂阻力血管的结构发生改变。减轻儿童体重是一件非常艰巨的工作，需要采取多种策略和团队干预的方法，团队中应包括营养专家、饮食教育专家、情感支持专家、体育训练专家和儿童家庭成员。减轻体重，每月减轻 1kg 左右，至标准体重（2～12 岁儿童标准体重 /kg ＝年龄 ×2 ＋ 8）。减轻体重的关键是控制总能量，每日控制在 30 ～ 35kcal/kg；在控制总能量的同时也要考虑到儿童生长发育的需要，要保证每日 0.8 ～ 1.2g/kg 体重的蛋白质，以优质蛋白质为主，如大豆及鱼类蛋白质。限制脂肪和含胆固醇高的食物，脂肪供应量为每日 2.5 ～ 3.0g/kg 体重。少吃肥肉和动物脂肪，如煲汤时去除油脂，炒菜时不用动物脂肪。要限制儿童饮用含糖饮料，含糖饮料是导致儿童超重、肥胖的重要原因之一。

2. 低盐饮食

关于限制儿童食盐量对血压影响的研究相对匮乏，汇总分析了 10 项限制钠盐对儿童血压影响的研究，发现钠盐摄入减少 54% 可使血压下降 2.47mmHg[21]。目前没有针对不同年龄段儿童每日食盐量的指南建议。可借鉴 Naomi 按成人身高、体重、体表面积估算的不同年龄儿童每日最大食盐量[14]（见表 21-5）。由于儿童盐的摄入主要来源于加工过的谷物产品及肉制品，因而应限制儿童吃加工食品，特别是甜食、零食、蛋糕、糖果、冰激凌、油炸食品、快餐等。鼓励家长自己为儿童做饭，做饭时少添加食盐、酱油、味精、鸡精等调味品。尽量选用蒸、煮、炖、凉拌等烹调方法。鼓励儿童多进食绿色蔬菜，如芹菜、胡萝卜、黄瓜、冬瓜、西红柿。含钾、钙、镁和锌高的食物有助于降血压。这些食物有柑橘、香蕉、红枣、葡萄、花椰菜、土豆、西葫芦、茄子、牛奶、酸牛奶、虾皮（含钠）、芝麻酱、干豆、鲜豆、香菇、菠菜、豆芽、海带、紫菜、牡蛎、瘦猪肉、瘦牛肉、瘦羊肉、黄鱼、花生。

表 21-5　根据身高、体重、体表面积建议的儿童钠摄入量

年龄（岁）	身高（cm）	体重（kg）	体表面积（m²）	盐（g/d）	推荐的每天盐摄入最大量（g/d）
3	98.64	16.07	0.66	2.10	2
4	105.52	18.30	0.73	2.31	2
5	112.84	20.68	0.81	2.54	3
6	120.27	24.60	0.91	2.87	3
7	126.56	27.16	0.98	3.09	3
8	132.49	30.77	1.06	3.36	3
9	136.78	32.79	1.12	3.53	4
10	142.28	38.18	1.23	3.88	4
11	149.86	45.69	1.38	4.36	4
12	154.59	48.70	1.45	4.57	5
13	161.17	54.87	1.57	4.95	5
14	164.73	60.80	1.67	5.27	5
15	166.90	63.16	1.71	5.41	5
16	170.93	64.92	1.76	5.55	6
17	169.42	65.77	1.76	5.56	6
18	172.19	68.84	1.81	5.74	6
≥19	167.72	77.35	1.90	6.00	6

3. 体育锻炼

沉迷于电视、电子游戏等因素导致儿童青少年身体活动普遍减少，形成了偏向静态的生活方式。坚持适度有氧运动可降低儿童青少年高血压患者的血压，增加血管的顺应性。儿童青少年的体育锻炼方式可多种多样，要增加趣味性、团队性、协作性。儿童青少年高血压患者进行体育锻炼前需要进行医学评估。血压降至适当水平后方可进行体育锻炼。强调儿童青少年进行有氧体育锻炼，不提倡增加体重和肌肉的乏氧活动。可选择每天快步行走，有条件时可在成人的监护下参加游泳、骑自行车等活动。避免剧烈运动。患儿活动量需要用运动试验评估，运动时收缩压不得超过 200mmHg，舒张压不得超过 130mmHg，避免高血压危象的发生。

二、儿童高血压药物治疗

（一）儿童高血压药物治疗的指征

如果非药物治疗无效，儿童有高血压相关的症状，有靶器官损害，严重高血压，应行药物治疗。伴有糖尿病和肾损害的儿童可从降压治疗中获得肾保护的益处。有上述伴发情况的儿童血压应降至同年龄、性别、身高儿童血压的第 90 百分位数以下[22]。

（二）治疗原则

目前缺乏有关儿童抗高血压药物的研究数据，但治疗的目标是恢复血压至正常水平。因此，应强调个体化原则，考虑到有效和长期安全性的资料缺乏，要依据儿童的年龄、高血压的病因、血压升高的程度、药物的副作用、伴发疾病的情况选择抗高血压药物。对于大多数高血压儿童，初始治疗应选择单一药物，逐步增加用量至血压达标。如果最大剂量的单一药物不能使血压达标，可加用第二种抗高血压药物或更换为非同类的抗高血压药物。指导正常高值血压、Ⅰ期高血压、Ⅱ期高血压评估和管理的流程见图 21-5。

（三）可用于治疗儿童高血压的药物

（1）血管紧张素转化酶抑制药（ACEI）：ACEI 很少引起儿童咳嗽、皮疹、中性粒细胞减少，儿童耐受性好，一些剂型具有每日服用一次的优点，因此常被推荐为一线用药。ACEI 不仅能有效控制血压，而且对肾功能、心功能及外周血管保护有益。伴有糖尿病和慢性肾病的儿童具有肾功能进行性退化的风险，因而可从 ACEI 获得肾保护的益处。但是，ACEI 可有效扩张出球小动脉，导致肾小球滤过率下降，用于肾动脉狭窄、孤立肾、移植肾患者时要高度小心。血管紧张素Ⅱ受体拮抗药的益处与 ACEI 相同。二者与利尿药合用效果更好。需要注意的是，ACEI 和血管紧张素Ⅱ受体拮抗药均不能用于有性行为的女性。

（2）钙通道阻滞药：通过松弛血管平滑肌，达到扩张血管、降低血压的目的，降压效果好。钙通道阻滞药可作为初始、联合用药用于治疗儿童高血压。应选用长效制剂。

（3）利尿药：以大量的临床试验数据为基础利尿药常作为治疗成人高血压患者的初始用药，在儿童高血压治疗指南中并没有这方面的信息。除非有临床证据提示儿童高血压患者有液体潴留，如血压升高与长期服用皮质激素有关，否则利尿药不作为治疗儿童高血压的初始用药。虽然不建议利尿药作为治疗儿童高血压的初始用药，但小剂量利尿药在联合用药时的疗效的确非常明显。应用利尿药时要注意水电解质平衡。

（4）β 受体阻滞药：通过减少心排血量，抑制肾素分泌，降低外周交感神经活性，达到降压目的。适用于非哮喘儿童。

（5）其他：包括 α 受体阻滞药，酚妥拉明、

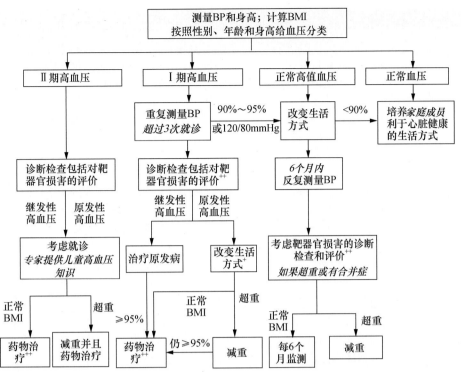

图 21-5 正常高值血压、Ⅰ期高血压、Ⅱ期高血压评估和管理流程图
+ 生活方式的改变包括：改变饮食习惯，体育活动，控制体重
++ Ⅰ、Ⅱ期高血压的儿童和青少年应该接受超声心动图检查以评估靶器官损害

哌唑嗪；交感神经抑制剂，胍乙啶；血管扩张药，肼屈嗪、硝普钠等。

1～17 岁高血压儿童常用抗高血压药物见表 21-6。

表 21-6	1～17 岁高血压儿童常用抗高血压药物一览表			
种类	药物	剂量	给药频次	说明
血管紧张素转化酶抑制药	贝那普利	起始剂量 0.2mg/kg/d 不超过 10mg/d 最大量 0.6mg/kg/d 不超过 40mg/d	1/日	1. 所有的 ACEI 在妊娠期间禁用——育龄女性用药时应使用可靠的避孕措施 2. 定期检查血清钾和肌酐，以检测高钾血症和氮质血症
	卡托普利	起始剂量每次 0.3～0.5mg/kg 最大量 6mg/kg/d	3/日	3. 初次用药者出现咳嗽和血管性水肿现象的报道较少，较用卡托普利治疗的这类报道少
	依那普利	起始剂量 0.08mg/kg/d 最大量 0.6mg/kg/d 不超过 40mg/d	1/日～2/日	4. 贝那普利和依那普利，不超过 5mg/d 的赖诺普利，说明书包含悬浮液制备的信息；卡托普利也可以配制成悬浮液
	福辛普利	儿童 > 50kg： 　起始剂量 5～10mg/d 　最大量 40mg/d	1/日	5. FDA 批准带有小儿注释的 ACEI，仅限于 ≥ 6 岁，并且肌酐清除率 ≥ 30ml/min/ 1.73m^2 的儿童
	赖诺普利	起始剂量 0.07mg/kg/d 不超过 5mg/d 最大量 0.6mg/kg/d 不超过 40mg/d	1/日	
	喹那普利	起始剂量 5～10mg/d 最大量 80mg/d	1/日	
血管紧张素受体拮抗药（ARB）	依贝沙坦	6～12 岁：75～150mg/d ≥ 13 岁：150～300mg/d	1/日	1. 所有 ARB 在妊娠期间禁用——用药时育龄女性应使用可靠的避孕措施
	酸氯沙坦	起始剂量 0.7mg/kg/d 不超过 50mg/d	1/日	2. 定期检查血清钾和肌酐水平，以检测高钾血症和氮质血症

225

种类	药物	剂量	给药频次	说明
		最大量 1.4mg/kg/d 不超过 100mg/d		3. 氯沙坦说明书包含悬浮液的制备信息 4. FDA 批准带有小儿注释的 ARB，仅限于 ≥6 岁，并且肌酐清除率 ≥30ml/min/1.73m^2 的儿童
α 和 β 受体阻滞药	拉贝洛尔	起始剂量 1 ~ 3mg/kg/d 最大量 10 ~ 12mg/kg/d 不超过 1200mg/d	2/日	1. 哮喘和明显心力衰竭患者禁用 2. 心率限制使用剂量 3. 可能影响运动协调性 4. 不可用于胰岛素依赖型糖尿病患儿
β 受体阻滞药	阿替洛尔	起始剂量 0.5 ~ 1mg/kg/d 最大量 2mg/kg/d 不超过 100mg/d	1/日 ~ 2/日	1. 非心脏选择性药物禁用于哮喘和心力衰竭 2. 心率限制使用剂量 3. 可能影响运动协调性 4. 不可用于胰岛素依赖型糖尿病
钙通道阻滞药	氨氯地平	儿童 6 ~ 17 岁： 　2.5 ~ 5mg，每天 1 次	1/日	1. 氨氯地平可随时配制成稳定的悬浮液 2. 可能引起心动过速
中枢 α 受体激动药	可乐定	儿童 ≥12 岁： 　起始剂量 0.2mg/d 　最大量 2.4mg/d	2/日	1. 可能导致口干和（或）嗜睡 2. 也可皮下给药 3. 治疗突然停止，会导致严重的高血压反弹
利尿药	氢氯噻嗪	起始剂量 1mg/kg/d 最大量 3mg/kg/d 不超过 50mg/d	1/日	1. 所有接受利尿药的患者首次治疗后应该定期监测电解质水平 2. 对药物治疗的患者增加其他类药物辅助治疗是有用的
	氯噻酮	起始剂量 0.3mg/kg/d 最大量 2mg/kg/d 不超过 50mg/d	1/日	3. 呋塞米说明书上写仅用于治疗水肿，但用于顽固性高血压的儿童的辅助治疗可能是有用的，特别是对有肾疾病儿童 4. 氯噻酮可能会导致肾疾病患者的氮质血症，对那些有严重肾功能损伤的患者应慎用
	呋塞米	起始剂量每次 0.5 ~ 2mg/kg 最大量 6mg/kg/d	1/日 ~ 2/日	
外周 α 受体阻滞药	多沙唑嗪	起始剂量 1mg/kg 最大量 4mg/d	1/日	可引起低血压和晕厥，特别是在第一次用药后
	哌唑嗪	起始剂量 0.05 ~ 0.1mg/kg/d 最大量 0.5mg/kg/d	3/日	
	特拉唑嗪	起始剂量 1mg/d 最大量 20mg/d	1/日	
血管扩张药	肼屈嗪	起始剂量 0.75mg/kg/d 最大量 7.5mg/kg/d 不超过 200mg/d	4/日	1. 心动过速和液体潴留是常见的副作用 2. 肼屈嗪可导致狼疮样综合征缓慢发展 3. 长时间使用米诺地尔可引起多毛症 4. 米诺地尔通常使高血压患者对多种药产生耐药性
	米诺地尔	儿童 <12 岁： 　起始剂量 0.2mg/kg/d 　最大量 50mg/kg 儿童 ≥12 岁： 　起始剂量 5mg/d 　最大量 100mg/d	1/日 ~ 3/日	

参考文献

［1］McNiece KL，Poffenbarger TS，Turner JL，et al. Prevalence of hypertension and pre-hypertension among adolescents. J Pediatr，2007，150：640-644.

［2］Koebnick C，Black MH，Wu J，et al. The prevalence of primary pediatric prehypertension and hypertension in a real-world managed care system. J Clin Hypertens（Greenwich），2013，15（11）：784-792.

［3］国家心血管病中心. 2013 年中国心血管疾病报告. 北京：卫生部心血管病防治研究中心，2014：31-41.

［4］Joseph TF，Stephen RD，Laura LH，et al. Update：

Ambulatory Blood Pressure Monitoring in Children and Adolescents: A Scientific Statement From the American Heart Association. Hypertension, 2014, 5: 1116-1135.

[5] 中国高血压防治指南修订委员会. 中国高血压防治指南2010. 中华心血管病杂志, 2011, 39 (7): 579-616.

[6] 李竞, 李家宜, 梁翊常, 等. 儿童青少年血压调查研究. 中华儿科杂志, 1994, 29: 1.

[7] Destefano AL, Gavras H, Heard-Costa N, et al. Maternal component in the familial aggregation of hypertension. Clin Genet, 2001, 60 (1): 13-21.

[8] Sugiyama F, Yagami K, Paigen B. Mouse models of blood pressure regulation and hypertension. Curr Hypertens Rep, 2001, 3 (1): 41-48.

[9] 王文, 朱曼璐, 王拥军, 等. 中国心血管病报告2012. 北京: 卫生部心血管病防治研究中心, 2013: 32.

[10] Flynn JT. Adiposity, the sympathetic nervous system, and childhood primary hypertention. Hypertension, 2013, 62: 689-690.

[11] Chen W, Srinivasan SR, Yao L, et al. Low birth weight is associated with higher blood pressure variability from chilidhood to young adulthood. Am J Epidemiol, 2012, 176: S99-S105.

[12] Li Y, Wu J, Yu J, et al. Is fetal macrosomia related to blood pressure among adolescents? A birth cohort study in China. J Hum Hypertens, 2013, 27 (11): 686-692.

[13] He FJ, MacGregor GA. Importance of salt in determining blood pressure in children: meta-analysis of controlled trials. Hypertension, 2006, 48 (5): 861-869.

[14] Naomi MM, He FJ, Whincup P, et al. Salt intake of children and adolescents in South London: consumption levels and dietary sources. Hypertension, 2014, 63 (5): 1026-1032.

[15] Xu H, Hu X, Zhang Q, et al. The Association of hypertension with obesity and metabolic abnormalities among Chinese children. Int J Hypertens, 2011, 2011: 987159. doi: 10.4061/2011/987159.

[16] 崔绍珍, 开蕴梅, 袁全莲, 等. 北京市海淀区幼儿园3～6岁儿童血压及相关因素调查. 中国儿童保健杂志, 2003, 11 (5): 303-305.

[17] Hanna JD, Chan JCM, Gill Jr JR. Hypertension and the kidney. J Pediatr, 1991, 118: 327-340.

[18] Li S, Chen W, Srinivasan SR, et al. Childhood cardiovascular risk factors and carotid vascular changes in adulthood: the Bogalusa Heart Study. JAMA, 2003, 290: 2271-2276.

[19] Task Force on Blood Pressure Control in Children. Report of the Second Task Force on Blood Pressure Control in Children, 1988. Pediatrics, 1987, 79: 1-25.

[20] 石琳, 刘杨. 如何如早期识别高血压靶器官损害. 高血压通讯, 2014, 2 (1): 22.

[21] He FJ, MacGregor GA. Importance of salt in determining blood pressure in children: meta-analysis of controlled trials. Hypertension, 2006, 48: 861-869.

[22] Henry R. Black, William J. Elliott. Hypertension: a companion to Braunwald's heart disease. 2nd-ed. Philadelphia, PA: Saunders, 2007: 336-348.

（陈瑞珊　吴寿岭）

第 22 章 特殊类型的高血压：假性高血压

假性高血压（pseudohypertension，PHT）是一种血压升高的假象，多见于老年人，且经常在尿毒症、糖尿病以及严重的动脉粥样硬化的患者中发现。

若不能正确认识，将会导致不恰当的、甚至是有害的治疗[1]，给临床治疗带来严重后果。

第一节 假性高血压的概念及其诊断标准

最早关于假性高血压的描述见于 1892 年，Osler[2] 在 "Principles and practice of Medincine" 老年高血压论坛中指出，在受压迫动脉远端的桡动脉处，如果能用示指触摸到其搏动，则表示血管壁硬化，但当时尚未有袖带测压法。1993 年 Zweifler 等[3] 建议收缩性假性高血压的诊断标准——袖带测压比直接动脉内测得的收缩压高 10mmHg；舒张性假性高血压的诊断标准——袖带测压比动脉内舒张压高 15mmHg；袖带充气高血压的诊断标准——动脉内舒张压在柯氏第 5 音时比袖带充气舒张压提前 10mmHg。但是需要指出的是，在没有动脉内血压与袖带测压相比较的信息时，任何关于假性高血压的诊断都是不严谨的。2003 年美国 JNC7 指出假性高血压是指由于肱动脉的增厚、僵硬或者钙化而导致的袖带测压高于实际的动脉内血压[4]。2007 年《欧洲高血压指南》提出假性高血压是由于血管壁的极度僵硬，外部的袖带法测压很难使血管压缩而导致的所测得的血压值错误地高于真实动脉内血压[5]。2010 年修订版《中国高血压防治指南（第 3 版）》指出，假性高血压指袖带法所测血压值高于动脉内测压值的现象（SBP 差 ≥ 10mmHg 或 DBP 差 ≥ 15mmHg），可发生于正常血压或高血压老年人[6]。

此外，假性高血压还应包括 3 种不同情况：第一种情况为直接动脉内测压完全正常，但袖带测压高于正常（单纯假性高血压），如发现老人血压高（读数高）但无靶器官受累，周围血管触诊时缺乏弹性感，应高度怀疑假性高血压。第二种情况是直接测压高于正常，但袖带测压更高。假性高血压的出现并不能排除真正的高血压，此为假性高血压现象。第三种情况是直接测压完全正常，袖带测压亦正常，但后者比前者高 10mmHg 以上，此亦为假性高血压现象。但我们通常所说的假性高血压指前两种情况。

此外，目前也有研究认为"假性高血压"这个概念是一种误导，Stanley S.Franklin 等通过总结多个关于假性高血压的研究项目得出结论，这种血压升高的假象往往发生于舒张压而非收缩压，而那些被认为是假性高血压的老年患者实际上是单纯收缩期高血压（isolated systolic hypertension，ISH）[7]。当没有靶器官损害而收缩压不寻常地升高时，人们往往会怀疑假性高血压，但是这种情况也经常发生在白大衣高血压或白大衣效应、偶尔的不恰当治疗或者是加重的直立性低血压时，而这些诊断都被假性高血压所顶替。

第二节 假性高血压的流行病学特点

目前在国内外，假性高血压的大型流行病学研究并不多见。从有限的文献来看，其患病率并不明确，但假性高血压多见于老年人，且发生率随着年龄的增长而增加。

其中，Spence 等[8] 对 40 名无靶器官损伤，而

舒张压 > 100mmHg 的高血压患者进行了袖带和动脉内直接测压比较（62 ~ 84 岁 24 例，29 ~ 59 岁 16 例）。通过观察发现 40% 受试者的袖带舒张压比动脉内直接测压高 30mmHg，其中 > 60 岁的受试者中出现 12 例，占 50%，< 60 岁的 16 例患者中有 4

例，占 25%。

1990 年 Kuwajima 等[9] 比较了 59 名 65 岁以上（无论有无高血压）志愿者直接测量肱动脉内血压与那些袖带法间接测量血压的不同，以研究老年人中的假性高血压患病率。值得注意的是，间接法测得的平均收缩压 161.6mmHg 低于通过直接法测得的 169.2mmHg。这个结果没有显著的差异，并且只观察到 1 名志愿者的袖带法间接测得的血压高于舒张压 10mmHg。因此得出假性高血压的发病率为 1.7%。

国内的研究中，何秉贤等[10] 选取 50 名 60 岁以上老年高血压患者，直接测量肱动脉内压。假

性高血压检出率为 42%（袖带舒张压高于动脉内舒张压 10mmHg）。其中 60 ～ 64 岁检出率 16.7%，65 ～ 74 岁检出率 70.6%，75 岁以上检出率 33.3%，各组间的差异具有统计学意义。

此外，还有 O'callaghan、Vardan 等做过类似的研究，其研究结果总结见表 22-1。

目前各研究所得出的假性高血压患病率并不一致，其原因可能是研究对象存在不同程度的动脉粥样硬化，同时不排除与动脉内测量部位等因素有关。总之，假性高血压还缺乏大样本的流行病学研究，其患病率还有待进一步观察。

表 22-1 假性高血压的发病率

研究样本量	样本		袖带测压－动脉内直接测压		假性高血压的诊断标准（袖带测压－动脉内直接测压）	假性高血压的患病率（%）
	年龄（岁）		收缩压（mmHg）	舒张压（mmHg）		
	均数	范围				
Spence 等[7]						
24		> 60	+ 6		> 30mmHg	50
16		< 60	+ 12			25
Kuwajima 等[8]						
59	74		− 5.7	+ 0.4	> 10mmHg	2
何秉贤等[9]						
50		> 60			> 10mmHg	42
O'callaghan 等[11]						
40	68		− 4.4	+ 9.2	> 10mmHg	25
20	38		− 7.0	+ 10.7		25
Vardan 等[12]						
26		50 ～ 81	+ 2.6	+ 17.8	> 10mmHg	70
Finnegan 等[13]						
55		59 ～ 80	− 5	+ 8	> 10mmHg	35
Mejia 等[14]						
15	44		− 0.5	+ 11.0	> 15mmHg	13

第三节 假性高血压的发病机制

一、动脉中层钙化性硬化

假性高血压多发生于中老年患者，目前老年患者中硬化的动脉已经公认为是引起假性高血压的首要因素[15]。动脉中层钙化性硬化，管壁增厚，尤其是肱动脉壁严重硬化。老年人动脉中膜弹力纤维减

少，胶原纤维增多，钙盐沉着增加，内膜粥样斑块形成，主动脉及周围动脉硬化，弹性减弱，动脉呈现管径样变化，测定血压时需要很高的压力才能压迫硬化动脉，阻断血流。听到柯氏音后确定的血压值较实际血压偏高，其误差程度和动脉硬化程度直接相关。此时，测得的血压值实际上是血压和血管

弹力的总和，形成假性高血压。此外，门克伯格动脉硬化能够明确影响四肢动脉血压的高低，当其发生在上肢时，肱动脉的严重钙化使其不能被压缩，这就导致血压计不能准确测量血压[15]。但是，并非所有动脉硬化、钙化患者都有严重的假性高血压，只有当动脉粥样硬化和中层动脉硬化、钙化处于同一部位时，如上臂肱动脉处有均匀多大动脉壁增厚、硬化才容易导致假性高血压。

二、袖带充气后神经介导的血压反应

1984年Osterziel等[17]研究发现，压迫人或狗的下肢可引起神经性的血压升高。1990年Mejia等[14]研究假性高血压时发现当袖带充气时，患者动脉内血压随之升高，第1次正式提出了袖带充气性高血压概念，认为这是假性高血压中的一种类型，与高血压有相似的生理基础，但是这种现象只在少数患者中出现，具体机制仍有待于研究。

第四节　假性高血压的临床检查

假性高血压的检查主要分为有创测量法以及无创测量法。在临床上需要根据患者具体情况及实际需要灵活运用，以明确诊断假性高血压，科学指导用药及治疗。

一、有创测量

有创血压测量是将动脉导管置入动脉内直接测量动脉内血压的方法，是诊断假性高血压的金标准，常用于介入诊断与治疗，以及危重症抢救。由于其对人体有创伤，费用比较高，对操作的安全可靠性要求高，所以不适合用于高血压患者普查与长期血压监测。需要指出的是，有创血压测量也会受到其测量位置的影响，测量的位置越靠近中心，患者被检测出假性高血压的概率越大[16]。

二、无创测量

1. 柯氏音听诊法也称柯氏音法（Korotkoff-sound method）

柯氏音法是临床应用最广泛的无创测压法，多使用袖带充气式汞柱血压计和自动血压测量仪。该法与动脉内直接测压相比存在一定的差异。1992年W J Bos等[18]比较了76名假性高血压高危患者的血压，汞柱血压计（RRK）法比动脉内测压（IAP）法所测得的收缩压低（6.0±6.5）mmHg。相反，RRK法比IAP法测得的舒张压高（1.9±5.6）mmHg。

2. 次声法（infrasound method）

通过分析人耳听不到的低频柯氏音振动（低于50Hz）的能量来探测血压，与听诊法类似。1988年Hla等[19]比较36名年龄大于60岁的高血压患者的动脉内直接测量心脏舒张压（BP）、间接袖带汞柱血压计测量以及机械自动次声法测量结果。研究发现，袖带与次声法如果有4mmHg的差异就可以鉴别大多数假性高血压的患者（诊断PHT敏感性

93%、特异性64%、阳性预测率62%、阴性预测率93%）。由此认为由于次声法的精确性、可定量、无创性，可以替代动脉内测量血压，并且应该作为筛选与监护老年高血压患者的首选方法。1995年Ca Zuschke等[20]的研究也表明机械自动次声法比间接血压测量法更接近于动脉内直接测量血压的结果。

3. 示波法（oscillometric method）

示波法又称压力震荡法，由Von Reck linghausen于1896年首次用于临床血压检测。原理是在慢速放气过程中袖带阻断动脉血流，使得血管壁搏动产生示波震荡波，通过检测该波的轨迹并利用轨迹与血压间固有的关系测量血压。目前多使用国内外监护仪。示波法重复性好，测量误差减少到5～10mmHg以下，由于不受测压者听力的限制，可以用于柯氏音不能使用的领域，如幼儿、严重低血压者以及动物。1974年Laskin等[21]研究发现通过示波法测得的收缩压与动脉内真实收缩压几乎一致。该方法不足之处是收缩压、舒张压的计算尚无通用的统一标准，因此医用监护仪中通常采用柯氏音法和示波法相结合来提高测量精度。

4. 脉搏波速率法（pulse wave velocity measurement）

脉搏波速率法是一种间接反映假性高血压患者血压差值的方法。随着心脏间歇性收缩和舒张，血流压力、血流速度和血流量的波动以及血管壁的变形和振动在血管系统中的传播统称为脉搏波[22]，这是一种低频成分为主的生理信号，可通过体表动脉检测。2011年胡静等[23]研究表明，假性高血压组患者脉搏波传导速度与非假性高血压组比较，差异具有统计学意义（$P=0.029$），踝臂脉搏波传导速度的异常可对假性高血压的诊断有参考价值。但是Kuwajima I等[24]的研究却认为脉搏波速率与收缩压有显著的关系，无论是直接/间接法的压差都与脉搏波速率没有关系。脉搏波速率法在临床上的应

用还需要进一步研究。

5. 超声法（ultra sound method）

超声法原理是利用超声多普勒效应来检测收缩压和舒张压处动脉管壁的运动变化，特别适用于婴儿和休克患者以及用其他方法难以测量的低血压状态者的血压值。将超声传输和接收器放在血压计袖带下的肱动脉处，随着袖带放气，收缩压推动动脉壁移动引起反射声波的多普勒漂移。此时记录的是收缩压；动脉移动减弱的瞬间，记录的是舒张压。目前，国内外关于超声法对假性高血压诊断的相关研究还不多。

6. Osler 手法

Osler 手法是指袖带法测压时，当袖带加压超过患者收缩压时，如能清楚扪到患者桡动脉或肱动脉搏动，则为 Osler 征阳性，反之为阴性。1985 年 Messerli 等[25] 通过对 24 名老年高血压患者（其中 Osler 征阳性 13 人，Osler 征阴性 11 人）研究发现，65%Osler 征阳性的患者袖带舒张压比经动脉内

测压高 10mmHg，因此提出 Osler 手法对于检测假性高血压有重要作用。但值得注意的是，近年来有学者开始质疑 Osler 手法的临床意义，认为假性高血压与 Osler 征无明显关系。1995 年 Belmin 等[25]研究 205 名老年高血压患者发现，Osler 征阳性率为 11%，在 Osler 征阳性中袖带法测得舒张压较阴性者无差别。国内何秉贤等[10] 研究发现 Osler 征发生率随年龄增加，且与假性高血压发生关系不大。因此，Osler 手法的临床效果还有待进一步研究。

7. 影像学检查

动脉钙化性硬化的影像学检查方法包括 X 线平片、X 线透视、血管超声、超高速螺旋 CT，以及磁共振成像。其中，X 线平片检查血管钙化简便、经济、准确，对于临床高度疑似假性高血压者，首选双上肢 X 线平片检查。X 线平片发现动脉处有弥散而均匀的薄层钙化或动脉边缘呈齿状钙化影，提示动脉中层钙化；当血管硬化钙化程度较低、X 线不能清晰显示时，可考虑选择其他影像学方法。

第五节　假性高血压的诊断及治疗原则

一、诊断思路

假性高血压多见于各种肾疾病导致的终末期肾病、糖尿病以及严重动脉硬化的老年患者，降压效果不明显，但是可能出现低血压症状。Osler 征阳性，同时伴有周围动脉硬化表现时，应考虑假性高血压。如果临床上出现抗高血压药物治疗无效的直立性低血压、顽固-难治性高血压、长期的高血压却无明显靶器官损伤等，也提示假性高血压[20]。

二、鉴别诊断

1. 老年单纯收缩期高血压

WHO/ISH 的《1999 年高血压治疗指南》将单纯性收缩期高血压（ISH）定义为收缩压（SBP）≥140mmHg，舒张压（DBP）＜90mmHg 的高血压，最初升高的读数至少复查 2 次，每次取大于 2 个读数的平均值。但一些心排血量增加的疾病，如主动脉关闭不全、主动脉瘘、动脉导管未闭、重度贫血、甲亢等所致的 SBP 升高不包括在内。老年单纯性收缩期高血压则指年龄＞60 或 65 岁的 ISH 患者。老年单纯收缩期高血压的患者常有不同程度的心脏、脑、肾等靶器官损害，并且袖带法与动脉内直接测血压相差不大。

2. 顽固性高血压（refractory hypertension 或 resistant hypertension）

顽固性高血压指凡服全剂量的 3 种或 3 种以上的不同作用机制（必须包括利尿药）的降压药物治疗后，血压仍≥140/90mmHg，或 24h 动态血压监测（ABPM）日间平均血压≥128/83mmHg 或 24h 平均动态血压≥125/80mmHg。导致顽固性高血压的原因有很多，但是确诊顽固性高血压前要首先排除假性高血压，否则对一个假性高血压患者进行积极的降压治疗会导致严重后果。

3. 肾血管性高血压（renovascular hypertension, RVH）

肾血管性高血压是各种原因造成肾动脉病变后产生的继发性高血压。常用于诊断肾性高血压的非侵袭性方法包括彩色多普勒、磁共振血管成像和计算机断层扫描血管成像，以及静脉内尿路造影（IVU）、B 超、外周血肾素测定、卡托普利试验、肾核素扫描等。然而，肾性高血压的确诊方法仍是肾动脉造影，相对于其他方法而言，该法仍属于"金标准"。

三、治疗原则

诊断出假性高血压并非等于停止治疗，而应为那些有症状（如头晕目眩）但测量血压却正常的老

年患者找到正确的降压目标[27]。由于此病多见于老年患者，所以在对于老年高血压尤其顽固性高血压进行诊断时应首先排除假性高血压。临床上一旦明确诊断假性高血压，且动脉内血压正常、临床情况良好，无需降压治疗。否则，可能因为过度治疗引起严重后果，因为降压会导致血压过低从而损伤压力感受器反射，同时低血压低灌注还损伤重要器官如脑、心脏、肾等。

此外，由于假性高血压患者通常伴有动脉硬化，这增加了患心脏病的风险，因此应注意预防动脉粥样硬化、心脏梗死等疾病的发生，提倡健康的生活方式和药物控制动脉粥样硬化等。

总结与要点

- 假性高血压（pseudohypertension，PHT）是一种血压升高的假象，多见于老年人，且发生率随着年龄的增长而增加。
- 假性高血压的发病原因主要是动脉中层钙化性硬化，袖带法测压时袖带无法对硬化的动脉形成有效的压力，从而导致所测得的血压值错误地高于实际动脉内血压。
- 目前有很多无创血压测量法来鉴别假性高血压，但是有创血压测量法才是确诊假性高血压的金标准。
- 假性高血压在临床上要注意与顽固性高血压及其他高血压进行鉴别，否则错误的过度降压治疗将导致严重后果。

参考文献

[1] Rosner MH, Okusa MD.Pseudohypertension in a patient with diffuse scleroderma. American Journal of Kidney Diseases. the Official Journal of the National Kidney Foundation, 2001, 37（4）：E32.

[2] 刘德平. 假性高血压. 中华老年医学, 2005, 24（4）：254.

[3] Zweifler AJ, Shahab ST.Pseudohypertension：a new assessment. J Hypertens, 1993, 11（1）：1-6.

[4] Lenfant C, Chobanian AV, Jones DW, et al. Seventh Report of the Joint National Committee on the Prevention, Detection, Evaluation, and Treatment of High Blood Pressure（JNC 7）. Circulation, 2003, 107（24）：2993-2994.

[5] Mancia G, De Backer G, Dominiczak A, et al. 2007 Guidelines for the management of arterial hypertension The Task Force for the Management of Arterial Hypertension of the European Society of Hypertension（ESH）and of the European Society of Cardiology（ESC）. European heart journal, 2007, 28（12）：1462-1536.

[6] 卫生部疾病预防控制局. 2010 中国高血压防治指南. 中华心血管病杂志, 2011, 7：579-615.

[7] Franklin SS, Wilkinson IB, McEniery CM. Unusual Hypertensive Phenotypes What Is Their Significance？. Hypertension, 2012, 59（2）：173-178.

[8] Spence JD, Sibbald WJ, Cape RD.Pseudohypertension in the elderly. lin Sci Mol Med Srppl, 1978, 4：399-402.

[9] Kuwajima I, Hoh E, Suzuki Y, et al.Pesuedohypertension in the elderly. J Hypertens, 1990, 8：429-432.

[10] 何秉贤, 苗文风. 对假性高血压的研究. 中华心血管病杂志, 1994, 22：93-95.

[11] O'Callachan WG, Fitzgerald DJ, O'brien E.Accuracy of indirect blood pressure measurement in the elderly. BMJ, 1983, 286：1545-1546.

[12] Vardan S, Mookherjee S, Warner R, et al. Systolic hypertension. Direct and indirect BP measurements. Arcb Intern Med, 1983, 143：935-938.

[13] Finnegan TP, Spence JD, Wong DG, et al.Blood pressure measurement in the elderly. Correlation of arterial stiffness with difference between intra-arterial and cuff pressure. J Hypertens, 1985, 3：231-235.

[14] Mejia AD, Egan BM, Schork NJ, et al. Artefacts in measurement of blood pressure and lack of target organ involvement in the assessment of patients with treamentresistant hypertension. Ann Intern Med, 1990, 112：270-277.

[15] Timothy G Foran, Noirin F Sheahan, Conal Cunningham, et al. Pseudo-hypertension and arterial stiffness：a review. Physiol Meas, 2004, 25（2）：21-33.

[16] Taguchi JT, Suwangool P. "Pipe-Stem" Brachial Arteries. JAMA：The Journal of the American Medical Association, 1974, 228（6）：733-733.

[17] Osterziel Karl J, Julius Stevo, Brant David O. Blood Pressure Elevation During Hindquarter Compression in Dogs is Neurogenic. Journal of Hypertension, 1984, 2：411-417.

[18] Bos WJ, van Goudoever J, Wesseling KH, et al. Pseudo hypertension and the measurement of blood pressure. Hypertension, 1992, 20（1）：26-31.

[19] Hla KM, Feussner JR. Screening for pseudohypertension. A quantitative, noninvasive approach. Arch Intern Med,

1988，148（3）：673-676.

［20］Zuschke CA，Pettyjohn FS. Pseudohypertension. South Med J，1995，88（12）：1185-1190.

［21］Laskin JL，Paulus D，Bethea HL. Pseudohypertension due to medial calcific sclerosis. The Journal of the American Dental Association，1980，100（3）：384-385.

［22］爱科.动脉中的脉搏波理论.生物医学工程杂志，2000，17：95-100.

［23］胡静，邓辉胜.脉搏波传导速度在假性高血压诊断中的应用.中国动脉硬化杂志，2011，19（7）：601-605.

［24］Kuwajima I，Hoh E，Suzuki Y，et al. Pseudohypertension in the elderly. Journal of hypertension，1990，8（5）：429.

［25］Messerli FH，Ventura HO，Amodeo C. Osler's maneuver and pseudohypertension. The New England journal of medicine，1985，312（24）：1548.

［25］Belmin J，Visintin JM，Salvatore R，et al. Osler's maneuver：absence of usefulness for the detection of pseudohypertension inan elderly population. Am J Med，1995，98：42-49.

［26］Spence JD. Pseudohypertension. Hypertension，2012，59（5）：e49.

（曹雪滨　张龙飞）

第三篇

高血压伴发其他疾病

第 23 章　高血压伴缺血性心脏病

流行病学资料证实高血压不仅是卒中和心力衰竭的主要危险因素，更是缺血性心脏病的危险因素。长期体循环动脉压力增高，致使心脏后负荷过重，从而引起左心室肥厚、扩大，肥厚、扩大的心脏并可能进一步导致原有的心肌缺血加重，甚至发生心功能不全，从而导致患者死亡。高血压可促进动脉粥样硬化的发生和发展，并且持续性的血压升高可使血管内膜的斑块破损，引起急性的心血管事件。高血压在世界范围内普遍控制不佳，在高危患者（如慢性肾病、糖尿病和缺血性心脏病患者），其血压的控制及达标率更低。北美、亚洲和非洲等国家的调查发现，由于高血压没有得到很好的控制，其并发症所导致的致死和致残率明显增加[1]。这可能也是缺血性心脏病是发达国家致死和致残的主要疾病的原因，预计到 2020 年缺血性心脏病将是发达国家致死的最主要原因。

第一节　高血压伴缺血性心脏病的发病机制

一、压力与容量负荷增加

物理力学（压力、流量）是心脏结构和功能改变的主要决定因素，也是影响血管重塑和动脉粥样硬化的重要因素。高血压患者由于左心室输出阻抗提高，使心肌壁张力增加，根据 Laplace 定律，室壁的应激与心室腔直径与收缩压乘积有关，与室壁厚度成负相关，压力负荷使收缩期室壁与肌节应激性增高，导致向心性心肌肥厚，心肌对氧的需求增加。并且高血压患者的冠状动脉血流量减少，冠状动脉血流储备降低。

二、心肌间质纤维化

血压持续升高或处于正常高值时，因血管壁张力增加导致血管壁弹性纤维变薄、断裂，以及动脉胶原沉积增加，胶原量积累超过 20% 便出现纤维化，最终导致血管顺应性降低。此外，高血压也可引起血管内皮功能障碍，动脉僵硬度增加，脉压增大，进而造成收缩压进一步增高。

三、氧化应激

氧化应激是高血压和动脉粥样硬化的一个重要特征。产生的过多的活性氧损伤内皮细胞和心肌细胞的结构和功能，导致急性和慢性的病变。例如，损伤的血管内皮细胞失去其扩张血管的能力，引起血栓闭塞。活性氧刺激趋化因子和黏附分子的释放，促进白细胞在血管壁上的黏附。这种低度的、自我持续的血管炎症过程，有助于动脉粥样硬化的形成。炎症介质激活血管平滑肌细胞，使其增殖和迁移到内膜下间隙。在血脂异常情况下，血管内的单核细胞吞噬氧化低密度脂蛋白，形成泡沫细胞，泡沫细胞坏死崩解，形成粥样坏死物及粥样硬化斑块。活化的巨噬细胞分泌基质金属蛋白酶和组织蛋白酶，能降解胶原纤维帽，形成不稳定的、极易破裂的斑块。破裂的斑块和大量高度致凝血的物质释放到血管腔，导致局部血栓形成，冠状动脉闭塞，造成急性心肌梗死。慢性高血压也可引起微循环结构异常。在血管组织，氧化应激主要是由还原型烟酰胺腺嘌呤二核苷酸磷酸（nicotinamide adenine dinucleotide phosphate，NADPH）氧化酶活化引起。NADPH 可由机械力（如高血压），激素（尤其是血管紧张素Ⅱ），氧化胆固醇脂和细胞因子激活，激活的 NADPH 氧化酶使细胞内超氧阴离子自由基（O^{2-}）增多。O^{2-}性质活泼，具有很强的氧化性和还原性，容易与一氧化氮形成过氧亚硝基阴离子（peroxynitrite，ONOO$^-$），ONOO$^-$具有极高的细胞毒性，可引起血管平滑肌细胞增殖，黏附分子的表达等。研究发现 NADPH 氧化酶的亚基在动脉粥样硬化和动脉损伤中表达上调，这一结果提示动脉粥样硬化的患者，NADPH 氧化酶活性增加。

四、体液免疫和代谢因素

许多导致高血压发生和维持的机制，也介导靶器官损害，如冠状血管和心肌。这些机制包括交感

神经系统和肾素-血管紧张素-醛固酮系统（RAAS）的激活；血管扩张因子的释放和（或）活性的不足，例如一氧化氮、前列环素及钠尿肽；动脉结构与功能异常，特别是内皮功能障碍，生长因子和炎症细胞因子表达增加。因此，对于高血压伴缺血性心脏病患者，抗高血压药物治疗可能至少存在独立于降压作用外的其他一些有益的作用。血管紧张素转化酶抑制药（ACEI）和血管紧张素受体拮抗药（ARB）已被证明可以通过抑制 NADPH 氧化酶的活化，从而降低氧化应激反应，这一作用支持前面提出的抗高血压药物除了降压作用外，还有其他重要的血管保护作用。此外，RAAS 与脂代谢紊乱之间也有相互作用，高胆固醇血症可激活 RAAS，主要通过调节血管 AT1 受体密度和功能及全身的血管紧张素Ⅱ肽合成，而 RAAS 刺激低密度脂蛋白胆固醇在动脉壁沉积。

第二节　高血压伴缺血性心脏病的病理生理改变

高血压患者发生缺血性心脏病可有以下病理生理变化。

一、动脉粥样硬化的形成

高血压引起血管内皮损伤，损伤的内皮细胞导致强血管舒张因子（如一氧化氮）合成和释放受损，并且促进活性氧族和其他炎症因子的积聚，最终引起动脉粥样硬化的发生。冠状动脉粥样硬化斑块由稳定转为不稳定，粥样硬化斑块破裂或侵蚀，继而引起完全或不完全闭塞性血栓形成，从而导致急性冠状动脉综合征（ACS）。

ACS 包括不稳定型心绞痛、非 ST 段抬高型心肌梗死和 ST 段抬高型心肌梗死。虽然斑块破裂是ACS 发生的基础，但研究发现，不稳定型心绞痛和非 ST 段抬高型心肌梗死斑块破裂部位形成的血栓，是以血小板成分为主的“白色”血栓，而 ST 段抬高型心肌梗死时是以纤维蛋白和红细胞成分为主的“红色”血栓。冠状动脉造影发现，ST 段抬高型心肌梗死是血栓引起冠状动脉闭塞、血流中断的结果，而不稳定型心绞痛和非 ST 段抬高型心肌梗死血栓多为非闭塞性。ACS 是常见的致死性疾病之一，在这一过程中，炎症反应起着关键的作用。炎症过程是高血压和粥样硬化共同的显著特征。在高血压的发生和维持中，RAAS 和交感神经系统同样也可以

促进动脉粥样硬化的进展。血管紧张素Ⅱ具有升高血压作用，并且能导致血管收缩和重构，促进动脉粥样硬化的发展。研究结果表明 ARB 除了降低血压的作用外，还可以改善动脉粥样硬化和缺血性心脏病的预后。

二、血管僵硬度增加

各种原因引起的血管功能障碍最终将引起大、中血管壁的增厚，顺应性下降。血管僵硬度增加是高血压患者的主要特征之一，血管僵硬度增加导致收缩压升高，舒张压下降，脉压增加。舒张压下降将使心脏供血减少，引起心脏缺血。另外，血管僵硬度增加，将使脉搏波传导速度增加，反搏波在主动脉瓣关闭前到达主动脉根部，使收缩压进一步增高，而主动脉瓣关闭后反搏波提升舒张压的作用消失，进一步使舒张压下降。动脉僵硬度增加的结果是心脏耗氧量增加，心肌供血减少，最终导致缺血性心脏病。

三、后负荷增加和左心室肥大

高血压本身因后负荷增加导致的心肌肥厚可以产生相对的心肌缺血，并影响心室舒张和冠状动脉血流。研究发现左心室肥大减少了冠状动脉血流储备，并且是缺血性心脏病、心力衰竭、卒中和猝死的独立危险因素。

第三节　高血压伴缺血性心脏病的临床表现

一、症状及体征

患者有长期高血压史，伴或不伴有典型心绞痛症状，亦可以高血压伴心功能不全为主要表现。体格检查可发现心界正常或稍向左下扩大，心尖搏动有力，可有抬举感。在高血压及冠心病的基础上可并发心力衰竭、猝死、心律失常等。

二、诊断

1. 心电图及动态心电图检查

高血压患者即使没有并发冠心病其心电图也会出现缺血性改变[2]，因为长期高血压引起心肌肥厚，心脏压力负荷加重，冠状动脉储备不足。此外，肥厚的心肌需要更多血供，这就加剧了心肌自身的缺血。研究发现心肌肥厚是高血压患者出现发作性ST段改变的主要原因之一[3]。因此，心电图并不是确诊高血压伴缺血性心脏病的最终方法。

2. 胸部 X 线检查

主要表现为"主动脉型心脏"。表现为主动脉扩张，延伸迂曲，主动脉结明显向左突出，心腰凹陷，少数心影呈普大型，并可见升主动脉增宽及主动脉结钙化等。

3. 心脏超声检查

心室壁增厚，亦可出现室壁呈节段性运动减弱或消失、左心室射血分数降低、心腔内径扩大等。

4. 冠状动脉造影

冠状动脉造影是确诊缺血性心脏病的金标准，可见一支或多支冠状动脉弥漫性狭窄或闭塞。

5. 心室核素造影

可见缺血性心肌病的影像学表现，心肌显像可见心肌多节段放射性核素灌注异常、心腔扩大、室壁运动障碍，射血分数下降等。

第四节　高血压和缺血性心脏病的关系

目前，研究已证明高血压是冠心病的主要危险因素之一。血压水平与心血管病发病和死亡的风险之间存在密切的因果关系。INTERHEART 研究入选了 52 个国家的高血压患者，结果发现高血压患者比糖尿病患者发生急性心肌梗死的危险性更大。一项全球约 100 万（40～89 岁）人次、平均随访 12 年的前瞻性观察 Meta 分析显示，诊室收缩压或舒张压与冠心病事件的风险成连续、独立、直接的正相关，血压从 115/75～185/115mmHg，收缩压每升高 20mmHg 或舒张压每升高 10mmHg，心血管并发症发生的风险倍增[4]。13 个包括中国在内的亚太队列研究也显示诊室血压水平与冠心病事件密切相关，而且亚洲人群血压升高与冠心病事件的关系比澳大利亚及新西兰人群更强，收缩压每升高 10mmHg，亚洲人群的致死性心肌梗死风险分别增加 31%，而澳大利亚与新西兰人群只增加 21%。我国人群监测数据显示，心脑血管病死亡占总死亡人数的 40% 以上，其中每年 300 万例心血管病死亡中至少一半与高血压有关[5]。

由于年龄不同，收缩压及舒张压对预测冠心病事件的风险程度亦不相同。在年轻人群中，舒张压增高预测冠心病事件的价值高于收缩压，而在 50 岁以上的人群中，收缩压的预测价值开始超越舒张压。对于老年人而言，随着年龄的增加，收缩压也不断增高，而舒张压则呈下降趋势。因此，脉压升高成为老年人较强的冠心病事件预测因子。然而，在所有年龄阶段，收缩压及舒张压增高均对缺血性心脏病及死亡率有很大的影响。

高血压伴左心室肥大可明显增加心血管事件的风险。早期研究认为高血压伴左心室肥大的患者，再次心肌梗死、心血管疾病引起的总死亡率和致残率均显著增加[6]。Framingham 研究表明 45 岁以上男性高血压患者心电图出现左心室肥大表现后，6 年病死率达 40%。另有报道，高血压左心室肥大患者发生心力衰竭及猝死危险性增高。此外，心肌肥厚、冠状动脉储备功能降低，冠状动脉发生脂质斑块，可增加心肌缺血性事件的发生率。

第五节 高血压伴缺血性心脏病的治疗

一、血压控制的目标

高血压伴缺血性心脏病患者属于高血压的极高危人群，其治疗原则是持续、稳定控制血压，降低缺血和心血管事件的发生。早期、持续、系统的抗高血压药物治疗是防治本病的最根本性方法，应首先选用降压效果稳定、持续和具有显著心脏保护作用的药物，如 β 受体阻滞药、血管紧张素转化酶抑制药或钙通道阻滞药等。

对于高血压伴缺血性心脏病患者，最关键的收缩压和舒张压的最佳降压目标是什么？这些降压药物除了降压作用外，是否还有其他特殊的保护作用？这些降压药物对于缺血性心脏病的一级和二级预防有什么作用？哪些降压药物应该用于稳定或不稳定型心绞痛？哪些应该用于非 ST 段抬高型心肌梗死或 ST 段抬高型心肌梗死？什么是抗高血压药物的最佳组合？目前这些问题虽然尚有争议，但也有大量研究给予我们重要的提示。

一般来说，收缩压降低，心脏的工作负荷减轻，心肌氧供需平衡得到改善，许多研究也表明，降低收缩压或舒张压总体能降低心血管风险。既往研究以舒张压（≥ 90mmHg）为入选标准的降压治疗试验显示，舒张压每降低 5mmHg，收缩压降低 10mmHg，可使缺血性心脏病的风险降低 14%。一项单纯收缩期高血压（收缩压 ≥ 160mmHg，舒张压 < 90mmHg）降压治疗试验也显示，收缩压降低 10mmHg，舒张压降低 4mmHg，可使缺血性心脏病的风险降低 23%。最近一项关于高血压非糖尿病患者的研究，严格控制血压（收缩压小于 130mmHg）组左心室肥大及心血管不良事件（心血管疾病发病或死亡）的发生率显著降低[7]。虽然研究证明血压降低可明显降低心血管事件的风险，但对于高血压伴缺血性心脏病患者，并不是降压目标越低，患者获益越大[8-10]。Bangalore 等入选了 4162 名高血压伴急性冠状动脉综合征的患者，随访 2 年，结果发现血压在 136/85mmHg 时，心血管不良事件的发生率最低；当血压在（110 ～ 130）/（70 ～ 90）mmHg 时，心血管不良事件的风险与 136/85mmHg 时相似；而当血压 < 110/70mmHg 时，心血管事件的风险反而增加[9]。Bangalore 等又对冠心病患者的抗高血压治疗和心血管疾病风险的关系进行分析，结果发现

当血压为 146.3/81.4mmHg 时，心血管疾病的发病率最低；当血压小于（110 ～ 120）/（60 ～ 70）mmHg 时，心血管疾病的发病率呈增加趋势[8]。对 15 项随机临床试验（入选了 276 328 名患者，随访 3.4 年）结果分析发现，强化降压至 < 135mmHg 时，心力衰竭发生率降低 15%，并同样可降低急性心肌梗死和心绞痛的发生，而低血压的发生率升高 105%[11]。此外，有研究发现，当收缩压低于 120mmHg 时，与安慰剂组相比，药物治疗组心血管疾病死亡率明显增加[12]。

对于缺血性心肌病患者，舒张压的控制尤为重要，持续、过度的舒张压下降可能对心脏产生不利后果。Nogueira 分析 INVEST、TNT、ONTARGET、PROVE IT-TIMI 22、SMART 等大型临床试验结果发现，收缩压和舒张压均存在 J 型曲线，且舒张压的 J 型曲线更为明显；建议高血压伴缺血性心脏病患者，尤其是冠状动脉血流量严重受损的患者，其收缩压不要低于 120 ～ 125mmHg，舒张压不能低于 70mmHg[13]。因为冠状动脉血液供应发生在心室舒张期，在心室收缩期，心肌收缩可压缩心肌内血管，其血流受阻碍，由此产生 J 型曲线。因此，舒张压过低会影响心肌灌注。目前认为，舒张压小于 70 或 60mmHg 可引起心肌缺血发生率和死亡率增加已被广泛接受[14-15]。虽然心肌能在 45 ～ 125mmHg 范围内自动调节灌注压力，也能耐受不同程度的冠状动脉狭窄，但是缺血性心脏病患者血流动力学变化是非常复杂的，其冠状动脉自动调节功能受损，使自动调节下限压力上调。因此，当舒张压下降时，冠状动脉狭窄远端的血管灌注减少，从而导致左心室充盈压增加，使冠状动脉灌注进一步降低，心肌缺血进一步加重，产生恶性循环。高血压伴左心室肥大时，即使舒张压维持在适当的较低水平，仍可导致左心室内膜缺血，心肌缺血加重。因此，对于有冠状动脉闭塞和心肌缺血证据的高血压患者，应谨慎降压。

《中国高血压防治指南 2010》建议年轻人、糖尿病、脑血管病、稳定性冠心病及慢性肾病患者血压降至 130/80mmHg 以下，但对于急性期的冠心病患者应按照具体情况进行血压管理，且冠心病或高龄患者舒张压低于 60mmHg 时应予以关注[5]。

第 23 届欧洲高血压学会年会（ESH 2013）正

式发表的《2013 ESH/ESC 高血压管理指南》指出，对于有心血管中低危险因素，糖尿病、既往卒中和短暂性脑缺血发作、冠心病以及糖尿病或非糖尿病的慢性肾病（CKD）患者，收缩压目标值均应 < 140mmHg；对于年龄 < 80 岁，收缩压 ≥ 160mmHg 者，建议收缩压降为 140～150mmHg；对于年龄 < 80 岁身体状况良好的高血压患者，可以考虑将血压降为 < 140mmHg，但如果患者身体较虚弱，则需根据患者状况调整收缩压水平；对于年龄 > 80 岁，收缩压 ≥ 160mmHg 的患者，如果身体状况良好，建议收缩压降至 140～150mmHg。除糖尿病患者舒张压靶目标值调整到 85mmHg 外，其他患者的舒张压靶目标值均为 < 90mmHg[16]。

二、一般治疗

无论高血压还是冠心病患者都应建议改善生活方式，包括戒烟、减肥、减轻精神压力、减少盐和乙醇摄入、增加体力活动等。生活方式的改善可降低抗高血压药物治疗的剂量。此外，增加钾的摄入也可以降低血压，尤其是对盐摄入很高的人群。运动可以改善心脏功能，降低心脏后负荷，增加缺血性心脏病患者的冠状动脉血流储备，降低心血管危险因素的危害性及住院率[17]。Achilov 等发现对于高血压伴缺血性心脏病患者，低强度的激光照射可以提高抗高血压、心肌缺血及心绞痛的作用，因此，建议对这些患者可给予低强度激光照射[18]。

三、药物治疗

1. β 受体阻滞药

对于高血压伴缺血性心脏病患者，首选的治疗药物是 β 受体阻滞药，除非患者具有禁忌证（包括低血压、严重的支气管肺疾病、失代偿性心力衰竭、窦房结或房室结功能障碍、严重的周围血管病）。一般优先选择无内在拟交感活性的 β 受体阻滞药，其既能降低心肌耗氧量和心率，增加舒张充盈期冠状动脉血流，又能防止儿茶酚胺对心脏的损害，改善左心室和血管的重构及功能。研究已经证明 β 受体阻滞药可限制梗死面积、提高生存率、降低复发性心肌梗死的风险和心脏性猝死的发病率。美托洛尔、卡维地洛、比索洛尔被证实可以改善心力衰竭患者的预后。ASCOT 研究发现，阿替洛尔在减少心血管不良事件上优于氨氯地平；但在降低收缩压和心脏后负荷的作用上低于氨氯地平[19]。Wiysonge 等分析了 13 项随机对照研究，将 β 受体阻滞药与安

慰剂、利尿药、钙通道阻滞药和肾素-血管紧张素系统（RAS）抑制药进行比较，结果发现 β 受体阻滞药可使心血管疾病的发生适度减少，但对死亡率无明显影响[20]。因此，高血压伴冠心病的患者用 β 受体阻滞药治疗可明显获益。长期应用者突然停药可发生反跳现象，即原有的症状加重或出现新的表现。

2. 钙通道阻滞药（CCB）

CCB 是有效的抗高血压药物，主要通过阻断血管平滑肌细胞上的钙离子通道发挥扩张血管、降低血压的作用，对心室肌及动脉壁有逆转作用。包括二氢吡啶类 CCB 和非二氢吡啶类 CCB。Messrli 等研究发现，CCB 与利尿药相比，具有相似的降低血压效果，但 CCB 治疗可使左心室肥大及室性心律失常的发生率和严重程度均降低。值得注意的是，短效硝苯地平因扩张血管而产生类似肼屈嗪的反射性交感神经刺激作用。虽然也能减轻左心室肥大，但大量使用该药后，心率及肾素活性增高，而劳力性心绞痛患者因心率增加而使心肌耗氧量增加，心绞痛加重，故对劳力性心绞痛患者应慎用硝苯地平。对急性冠状动脉综合征患者一般也不推荐使用短效硝苯地平。若血压持续升高或心绞痛持续存在，可联合应用硝苯地平和 β 受体阻滞药，最好推荐长效二氢吡啶类 CCB，其可降低血压引起血管扩张，降低外周阻力和管壁张力，从而降低心肌氧需求；并可以通过扩张冠状动脉增加心肌氧供应。地尔硫䓬既可减轻左心室肥大，又不产生反射性心率增加，但其降压强度不如硝苯地平，且具有负性肌力作用，适用于高血压伴变异型心绞痛无心力衰竭及传导阻滞的患者。但非二氢吡啶类 CCB 与 β 受体阻滞药联合用于治疗心绞痛，应高度注意严重心动过缓或房室传导阻滞等并发症。对高血压伴心绞痛的患者，CCB 是 β 受体阻滞药最好的替代品，然而，因其不能阻止心室扩张和心力衰竭，故不推荐用于二级预防。

3. 硝酸酯类药物

硝酸酯类在高血压治疗中的应用很少，而广泛应用于 β 受体阻滞药和 CCB 不能控制的急性和慢性心绞痛。2 项大型试验结果显示，硝酸酯类与安慰剂比较对患者死亡率并无特别影响。硝酸酯类只能缓解心绞痛、控制血压和减轻肺淤血，不能减少心血管事件，仅特定的心力衰竭患者获益。

4. 血管紧张素转化酶抑制药（ACEI）

动物实验及临床研究已经证实 ACEI 最明显的作用表现在抑制心肌肥大的形成。长期应用 ACEI

治疗 6 个月以上，可使心脏重量减轻 30%（减轻部分是心肌还是心肌间质纤维尚不能肯定）。心脏重量减轻和结缔组织减少均可改善左心室舒张功能。ACEI 对受损心脏的修复不但限制心肌损伤的发展，而且能使受损的心脏恢复到接近生理状态。ACEI 逆转心肌肥厚的机制除了降低血压和减少后负荷外，还通过抑制血管紧张素的合成和血管紧张素介导的肾上腺素的分泌而减轻心肌肥厚。ACEI 对心脏的保护作用在于：①降低心脏前后负荷，改善血流动力学；②降低冠状动脉阻力，改善心肌缺血；③使电解质平衡失调恢复正常，如纠正低血钾、低血钠、低血镁；④拮抗过量的儿茶酚胺和血管紧张素；⑤减少缺血所致的心肌坏死。EUROPA 研究入选了 12 218 名患者，随机分为治疗组（培哚普利）或安慰剂组，结果发现培哚普利组显著减少心肌梗死面积、心血管疾病引起的死亡或心脏骤停的发生。HOPE 研究入选了 9297 名伴心血管疾病危险因素的患者（其中半数患有高血压），随机分为雷米普利治疗组或安慰剂组。结果显示雷米普利组的心血管死亡、卒中和心肌梗死显著减少，其亚组分析显示，雷米普利明显降低了 24h 动态血压。因此，ACEI 适用于高血压伴缺血性心脏病患者，并被推荐用于所有心肌梗死患者。禁忌证为双侧肾动脉狭窄、高钾血症及妊娠妇女。

5. 血管紧张素 Ⅱ 受体拮抗药（ARB）

血管紧张素 Ⅱ（Ang Ⅱ）是肾素-血管紧张素系统（RAS）的效应分子，因此阻断 RAS 系统最直接的途径是在受体部位拮抗 Ang Ⅱ 的作用。对 ACEI 不耐受或过敏的患者，ARB 可替代 ACEI 治疗其高血压、冠心病和心力衰竭。VALIANT 研究发现，在降低心肌梗死后心血管不良事件发生的作用上，缬沙坦具有与卡托普利类似的作用。VALUE 研究入选了 15 245 名高血压患者，发现缬沙坦和氨氯地平同样具有降低心血管不良事件发生的作用，对于不能耐受 ACEI 的患者是一个很好的替代选择。ARB 的禁忌证同 ACEI。

6. 利尿药

利尿药的降压机制在早期是通过排钠利尿，使血容量及心排血量降低而降压。数周后则通过降低小动脉平滑肌细胞内钠浓度，使血管扩张而降压。已经研究证明，利尿药能使高血压患者心血管病的死亡率及致残率降低，是最有价值的降压药之一。利尿药具有很好的降压作用，但使用剂量过大可导致糖耐量异常、脂质代谢紊乱、低血钾等副作用。噻嗪类利尿药因对代谢的影响可加重心血管疾病的

危险性。对急性心肌梗死患者，不主张应用噻嗪利尿药，如果确实需要，亦应谨慎使用；痛风者禁用，高尿酸血症以及明显肾功能不全者慎用。对于心肌梗死后无肾衰竭（男性肌酐＜ 2.5mg/L，女性肌酐＜ 2.0mg/L）且血钾正常的患者，或高血压左心室射血分数（LVEF）≤ 40% 的患者应给予醛固酮受体拮抗药，如螺内酯。

联合应用降压药物对高血压伴缺血性心脏病患者尤为重要，联合用药的原则应遵循在作用机制上具有互补性，在降压作用上具有相加性，在不良反应上具有互相减轻或抵消性。联合用药的适应证为 2 级高血压，高于目标血压 20/10mmHg 和（或）伴有多种危险因素、靶器官损害或临床疾患的高危人群。初始治疗即需要应用 2 种小剂量降压药物，如仍不能达到目标血压，可在原药基础上加量，或可能需要 3 种、甚至 4 种以上降压药物。

四、高血压合并稳定型心绞痛治疗

1. β 受体阻滞药

具有控制劳力性心绞痛、控制血压和抗心律失常作用，多项指南均将该药作为 Ⅰ、A 类推荐。

2. ACEI（ARB）

这类患者应用 ACEI 可降低死亡和 MI 等事件的发生。

3. CCB

如有 β 受体阻滞药使用禁忌证，可考虑长效 CCB 作为初始治疗药物。不提倡应用短效二氢吡啶类 CCB，因为此类药物可增加心肌耗氧量，加重心绞痛的发作。长效 CCB，尤其是非二氢吡啶类 CCB，是 β 受体阻滞药的最佳替代药物。CCB 常与 β 受体阻滞药联用，以增加抗心绞痛和降压的疗效，但不宜选用非二氢吡啶类 CCB，有增加严重心动过缓或高度传导阻滞的危险。

五、高血压合并急性冠状动脉综合征治疗

高血压合并急性冠状动脉综合征的患者 β 受体阻滞药和 ACEI 是首选药物，可预防心室重构。尽可能选用长效制剂，控制 24h 血压，减少血压波动，尤其是清晨血压。当血压控制不佳时也可以联合其他降压药。

（一）不稳定型心绞痛和非 ST 段抬高心肌梗死

1. β 受体阻滞药

可降低不稳定型心绞痛患者的心绞痛频率，缩短持续时间，在无低血压和心力衰竭的情况下应用。

2. CCB

β 受体阻滞药禁忌使用时，如无严重左心功能不全或其他禁忌证，可首选非二氢吡啶类CCB。β受体阻滞药不能很好控制血压和心绞痛时，可加用长效二氢吡啶类CCB。CCB可作为冠状动脉痉挛致心绞痛（如变异型心绞痛和寒冷诱发心绞痛）的首选治疗。

3. ACEI（ARB）

ACEI适用于该类患者，如患者ACEI不耐受，可给予ARB治疗。

（二）ST段抬高急性心肌梗死

1. β 受体阻滞药

无心力衰竭、低心排血量、心源性休克危险，以及β受体阻滞药禁忌证的患者，应在24h内开始口服该药。如患者伴有严重的心肌梗死后心绞痛，其他药物治疗无效时，考虑静注短效 $β_1$ 受体阻滞药，早期应用可减少缺血事件发生。

2. ACEI（ARB）

应早期给予ACEI，当患者不能耐受ACEI类时，应改用ARB，但不主张两者联合使用。

3. CCB

不能降低该类患者的死亡率，在此类患者中不宜应用。

4. 利尿药

适用于高血压伴缺血性心脏病、心力衰竭的患者，但要注意电解质及代谢紊乱的问题。

总结与要点

高血压可促进动脉粥样硬化的发生和发展，并且持续性的血压升高可使血管内膜的斑块破损，引起急性的心血管事件。高血压伴缺血性心脏病患者，治疗的总体目标是减少高血压和冠心病的并发症和死亡率。目标血压为＜130/80mmHg，在舒张压低于60mmHg应慎重降压；对于急性期的冠心病患者应按照具体情况进行血压管理。治疗方案应包括β受体阻滞药，ACEI（或ARB），噻嗪类利尿药等。CCB可以替代β受体阻滞药或应用到基本方案中，硝酸盐主要用于减轻缺血性疼痛。有效的降压药物联合治疗通常能达到目标和维持长期的血压控制，减轻或抵消不良反应。

参考文献

[1] Rosamond W, Flegal K, Friday G, et al. Heart disease and stroke statistics——2007 update：a report from the American Heart Association Statistics Committee and Stroke Statistics Subcommittee. Circulation, 2007, 115：e69-171.

[2] Uen S, Fimmers R, Weisser B, et al. ST segment depression in hypertensive patients：a comparison of exercise test versus Holter ECG. Vascular health and risk management, 2008, 4：1073-1080.

[3] Riabykina GV, Liutikova LN, Saidova MA, et al. Changes in ST segment on ECG of hypertensive patients. Terapevticheskii arkhiv, 2008, 80：67-73.

[4] Lewington S, Clarke R, Qizilbash N, et al. Age-specific relevance of usual blood pressure to vascular mortality：a meta-analysis of individual data for one million adults in 61 prospective studies. Lancet, 2002, 360：1903-1913.

[5] 中国高血压防治指南修订委员会. 中国高血压防治指南. 中华高血压杂志, 2011, 19（8）：701-743.

[6] Mancia G, Laurent S, Agabiti-Rosei E, et al. Reappraisal of European guidelines on hypertension management：a European Society of Hypertension Task Force document. J Hypertens, 2009, 27：2121-2158.

[7] Verdecchia P, Staessen JA, Angeli F, et al. Cardio-Sis investigators. Usual versus tight control of systolic blood pressure in non-diabetic patients with hypertension（Cardio-Sis）：an open-label randomised trial. Lancet, 2009, 374（9689）：525-533.

[8] Bangalore S, Messerli FH, Wun CC, et al. J-curve revisited：an analysis of blood pressure and cardiovascular events in the Treating to New Targets（TNT）Trial. Eur Heart J, 2010, 31：2897-2908.

[9] Bangalore S, Qin J, Sloan S, et al. What is the optimal blood pressure in patients after acute coronary syndromes？Relationship of blood pressure and cardiovascular events in the Pravastatin Or Atorvastatin Evaluation and Infection Therapy- Thrombolysis In Myocardial Infarction（PROVE IT-TIMI）22 trial. Circulation, 2010, 122：2142-2151.

[10] Messerli FH, Mancia G, Conti CR, et al. Dogma disputed：can aggressively lowering blood pressure in hypertensive patients with coronary artery disease be dangerous？. Ann Intern Med, 2006, 144：884-893.

[11] Bangalore S, Kumar S, Volodarskiy A, et al. Blood pressure targets in patients with coronary artery disease：observations from traditional and Bayesian random effects meta-analysis of randomised trials. Heart, 2013, 99（9）：601-613.

[12] Haller H, Ito S, Izzo JL, et al. Olmesartan for the delay

or prevention of microalbuminuria in type 2 diabetes. N Engl J Med, 2011, 364: 907-917.

[13] Nogueira JB. Hypertension, coronary heart disease and stroke: Should the blood pressure J-curve be a concern?. Rev Port Cardiol, 2013, 32 (2): 139-144.

[14] Bavry AA, Anderson RD, Gong Y, et al. Outcomes among hypertensive patients with concomitant peripheral and coronary artery disease: findings from the International Verapamil-SR/Trandolapril Study. Hypertension, 2010, 55 (1): 48-53.

[15] Denardo SJ, Messerli FH, Gaxiola E, et al. Characteristics and outcomes of revascularized patients with hypertension: an international verapamil SR-trandolapril substudy. Hypertension, 2009, 53 (4): 624-630.

[16] Redon J, Dominiczak A, Narkiewicz K, et al. 2013 ESH/ESC Guidelines for the management of arterial hypertension: The Task Force for the management of arterial hypertension of the European Society of Hypertension (ESH) and of the European Society of Cardiology (ESC). European Heart Journal, 2013, 34 (28): 2159-2219.

[17] Oldridge N. Exercise-based cardiac rehabilitation in patients with coronary heart disease: meta-analysis outcomes revisited. Future Cardiol, 2012, 8 (5): 729-751.

[18] Achilov AA, Lebedeva OD, Bulatetskaia LS, et al. Potentials of combined non-medication therapy of arterial hypertension associated with ischemic heart disease. Vopr Kurortol Fizioter Lech Fiz Kult, 2010, (6): 12-15.

[19] Olafiranye O, Qureshi G, Salciccioli L, et al. Association of beta-blocker use with increased aortic wave reflection. Journal of the American Society of Hypertension, 2008, (2): 64-69.

[20] Wiysonge CS, Bradley HA, Volmink J, et al. Beta-blockers for hypertension. Cochrane Database Syst Rev, 2012, 11: CD002003.

（王冬梅　丁　超）

第 24 章　高血压合并心力衰竭

　　高血压是心力衰竭的常见原因之一,高血压可使心力衰竭的发病风险增加 2～3 倍,而 2/3 以上心力衰竭患者现患高血压或既往有高血压的病史。随着高血压发病率的上升、人口老龄化加速及各种危险因素的增加,我国高血压合并心力衰竭的患者数量也在增加。一旦出现心力衰竭,意味着高血压患者进入心血管疾病的终末阶段,其死亡率高、预后不良,增加家庭及社会的经济负担,而且尚无特效治疗手段。因此,只有将防治重心前移,才能使患者获益更多。

第一节　高血压合并心力衰竭的流行病学

　　1971 年,McKee 等针对充血性心力衰竭的流行病学发表了开创性的 Framingham 心脏研究。在研究中,作者提出了一套规范的心力衰竭(心衰)标准和心衰的危险因素。他们的研究强调高血压作为心衰的先导因素在人群中的重要性,强调预防心衰的潜在机会是对高血压等危险因素的调控,目的是减少心力衰竭的负担[1]。Framingham 研究发现高血压患者心力衰竭的发生率为 80%。SHEP 和 Syst-EUR 等临床试验报告高血压患者发生心力衰竭的危险比健康人高出 3～4 倍,老年高血压患者心力衰竭高出中青年高血压患者 2 倍以上。Kannel 等的一个后续研究表明,男性高血压患者与血压正常的人相比,有近 8 倍心衰风险。同样,与血压正常的妇女相比,高血压的妇女有 4 倍的风险。

　　除了美国,其他国家也把高血压作为心衰的关键危险因素,如撒哈拉以南非洲地区急性心衰患者中 45% 合并高血压[2]。WHO 对欧洲人群的一项流行病学调查发现,高血压、左心室肥大(LVH)和冠心病是导致舒张功能异常的主要独立危险因素,其中既往有高血压病史者占 16.5%。日本的一项研究对 8 个城市的 15 所医院共 3169 名心衰患者进行了调查,发现高血压在心衰病因中占 11.5%[3]。韩国一项 24 个中心、3200 名患者的注册研究资料显示,46.5% 的心衰患者既往有高血压[4]。与欧美发达国家一样,冠心病、高血压均为我国心衰患者的重要病因[5]。中华医学会心血管病学分会对我国部分地区 42 家医院的住院病历进行回顾性分析(1980—2000 年),共入选 10 714 名心衰患者,结果显示心衰的病因依次为冠心病、风湿性心瓣膜病以及高血压。而且,1980—2000 年间,冠心病从 36.8% 增至 45.6%,高血压从 8.0% 升至 12.9%,风湿性心脏病则由 34.4% 降至 18.6%。2005 年曹雅旻等采取问卷调查的方式分析了我国 17 个地区(11 个省、3 个自治区以及 3 个直辖市)2066 所基层医院心衰患者的主要病因,总体结果显示心衰前 3 位的病因分别是冠心病(57.1%)、高血压(30.4%)和风湿性心脏病(29.6%)。

　　2005 年 ESC 及美国心脏病学会(the American College of Cardiology,ACC)和美国心脏病协会(American Heart Association,AHA)的指南均放弃了舒张性心力衰竭的提法,改为左心室射血分数正常(heart failure with normal left ventricular ejection fraction,HFNEF)或左心室射血分数尚保留的心力衰竭(heart failure with preserved left ventricular ejection fraction,HFPEF)。我国 2010 年在线发表射血分数正常心力衰竭诊治的中国专家共识,采用 HFNEF 和左心室射血分数降低的心力衰竭(heart failure with reduced left ventricular ejection fraction,HFREF)取代舒张性心力衰竭和收缩性心力衰竭[6]。2012 年 5 月发表的《2012 欧洲心脏协会急、慢性心力衰竭诊断和治疗指南》是心血管领域重要的国际指南之一,指南使用 HFPEF 描述过去称之为舒张性心力衰竭的患者[7]。左心室射血分数(LVEF)在 35%～50% 的患者,代表一种"灰色区域",并最可能有轻度的收缩功能不全。HFPEF 的诊断要比 HFREF 的诊断更困难,因为它主要是一个排除性诊断,即患者症状的潜在非心脏原因(如贫血或慢性肺病)必须首先要排除[8]。通常这些患者没有心脏扩大，而很多有左心室壁厚度增加和左心房增大，大多数有舒张功能不全的证据。应注意 LVEF 值及正常范围，这取决于所用的成像技术、分析方法和操作者。另外，收缩功能较敏感的测量，可能显示保留或正常射血分数（EF）的患者为异常，因此，与其说保留或降低的"收缩功能"，不如说保留或降低的 EF[9-10]。

2004 年国内研究发现 HFNEF 占全部心力衰竭住院病例的 34.1%。国外若干临床研究中 HFNEF 在心力衰竭中所占的比例均有不同，其范围为 40% ~ 71%（平均 56%）。住院患者中该比例有所降低（24% ~ 55%，平均 40%），社区人群中更低。HFNEF 和 HFREF 患者的发病率、住院率以及医疗费用相似，但报道的死亡率差别较大[8, 11]。Framingham 心脏研究中，HFNEF 和 HFREF 的年死亡率分别为 8.7% 和 18.9%，对照组分别为 3% 和 4.1%。两项近期的大规模研究发现，HFNEF 的死亡率略低于 HFREF（22% ~ 29% *vs.* 26% ~ 32%），心力衰竭再住院率和院内并发症在两者间无差别。

心衰作为心血管疾病的终末阶段，其死亡率高、预后不良，尚无特效治疗手段。因此，只有将防治重心前移，才能使患者获益更多。一项涉及 17 项研究的 Meta 分析提示，降压治疗可降低心衰风险 52%，明显高于卒中、冠心病及血管性死亡风险的降低程度（分别为 38%、16% 及 21%）。降压治疗可显著降低心衰发病率（除外 α 受体阻滞药，它对预防心衰不如其他降压药有效）。因此，临床上无论高血压是心衰的病因，或者心衰由其他原因引起而高血压只是心衰的并存疾病时，均需积极地控制高血压。

第二节　高血压合并心力衰竭的病理生理机制

一、高血压导致心力衰竭的病理生理机制

高血压导致心衰的机制复杂，从病理生理机制上来说，主要的过程是心肌重构。这包括两个方面：

（一）直接后负荷增加

慢性压力负荷使心肌张力持续升高，引起心肌细胞肥大和心肌肥厚，长期作用心肌间质细胞增生，纤维化和心肌舒张功能障碍。

1. 左心室肥大

在高血压患者中，15% ~ 20% 发生左心室肥大，即左心室质量增加。这是由于机械和神经体液的刺激促使心肌细胞生长，胚胎基因表达和细胞外基质增殖。左心室肥大分为向心性肥大和离心性肥大。向心性肥大表现为左心室厚度、左心室质量及左心室容积随舒张压升高而增加，是高血压患者左心室肥大的特点。离心性肥大表现为左心室厚度增加不均匀一致，如室间隔肥厚。向心性左心室肥大提示高血压患者预后不良，不过也是对室壁应力增加的一种保护性反应，使肥厚的心室维持适当的心排血量，但是接着可发生左心室舒张功能不全，最终左心室收缩功能不全。

2. 左心房增大

左心室舒张末压增加使左心房结构和功能改变，左心房增大及左心房和左心耳的功能受损常可发生心房颤动（房颤）。在左心室舒张功能不全情况下发生房颤，失去心房收缩更容易发生心力衰竭。

3. 心肌缺血

高血压由于剪切力增加导致内皮功能受损，使扩血管的 NO 合成和释放减少，并促使动脉粥样硬化及斑块形成。因此，高血压是冠心病的高危因素。高血压还可引起冠状动脉微循环的功能异常，高血压心肌肥厚也可导致心肌需氧量增加而发生相对性供血不足。总之，高血压患者由于左心室肥大、冠心病和微循环功能障碍引起心肌缺血。

（二）间接伴随交感神经系统、肾素-血管紧张素-醛固酮系统（RAAS）的激活

心肌重构伴随 RAAS 激活的后果是血管收缩、水钠潴留、心肌细胞的肥大和间质组织的增生，进一步引起心肌重构，并形成恶性循环。心力衰竭，特别是急性心衰发作时，伴随的交感神经系统、RAAS 的进一步激活使心肌收缩增强、血管收缩、水钠潴留，会导致血压急性升高。这会进一步加重心脏的后负荷，加剧心衰的进展。原发性高血压合并心力衰竭患者较心功能正常患者心率变异性、血压昼夜节律变化程度均明显下降，加重心肌的靶器官损害，其中，自主神经功能损害可能起着重要作用[12]。

二、高血压作为导致 HFPEF 的一种主要的心血管疾病备受重视

心脏的舒张功能取决于其被动弹性和主动松弛性。被动弹性的特性异常通常是由心脏的质量增加和心肌内的胶原网络变化共同导致；主动心肌松弛的异常能够进一步增强心肌的僵硬度，其表现为左心室舒张末压力与容积的关系曲线变得更加陡直，这种情况下，中心血容量、静脉张力、心房僵硬度的轻度增加，甚至可以引起急性肺水肿。多数 HFPEF 患者除射血分数正常外，每搏量降低，心排血量减少，同时在运动状态下，心脏的储备能力也是低下的。一些射血分数正常的患者，也有收缩功能轻度异常，只不过主要表现为舒张功能异常。虽然左心室体积和射血分数正常，但在正常的左心房压力下，左心室的充盈是受限的。

三、从危险因素到心力衰竭的进展

血脂异常、糖尿病、吸烟这些危险因素同样可以通过影响血压来影响冠心病发病，导致左心室肥大、心肌梗死，进而影响到舒张功能、收缩功能，最后导致心力衰竭。此外，高血压患者的其他因素也可导致舒张功能不全，包括老龄、心肌纤维化或心房颤动等。在疾病的过程中，左心室的结构和功能可能是正常的。发展到心肌梗死或者左心室肥大时，左心室发生了重构，在高血压晚期，左心室肥大不引起代偿性心排血量增加，而是通过左心室腔扩大来维持心排血量。随着疾病的进展，左心室扩大及收缩功能进一步下降，导致神经体液和 RAS 激活，致使外周血管收缩、水钠潴留，发展到收缩性心力衰竭阶段。

从危险因素到心衰是一个比较长的过程，但是如果不积极控制危险因素，最终患者都会走到心衰这条共同通道上来（见图 24-1）。

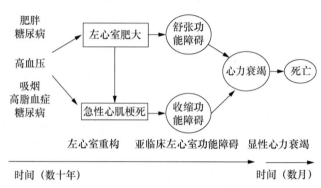

图 24-1　高血压发展至心衰的进程

第三节　高血压导致的不同类型心功能不全

一、高血压导致射血分数正常或保留的心功能不全

高血压是 HFPEF/HFNEF 的最常见原因。在高血压不伴左心室肥大的患者中，无症状性左心室舒张功能不全的发生率高达 33%，HFPEF 患者年龄较大、女性更多而且比 HFREF 者肥胖。虽然左心室射血分数可以正常，但超声心动图和其他有关检查可有符合舒张功能减退的表现。患者的症状轻重取决于血压水平、缺血程度等各种合并情况。预防左心室肥大和冠心病是避免出现此种心功能不全的根本措施。HFPEF 似乎与 HFREF 有不同的流行病学和病因[13]。他们不太可能有 CHD 而更可能有高血压和心房颤动（AF）。HFPEF 患者比 HFREF 患者有较好的预后[14]。

（一）HFPEF 的临床表现

单纯舒张功能不全是左心室等容松弛受损及左心室顺应性降低。由于舒张功能不全，无论休息或运动时，为了满足机体代谢的需要，都必须保持较高的充盈压，较高的左心室舒张末压（LVEDP）传输到肺循环可引起肺充血，发生呼吸困难，随之出现右心衰竭。轻度舒张功能不全时，晚期充盈增加直到舒张末期容积恢复正常。在严重患者中，心室变得僵硬，以至于心房衰竭，在充盈压升高情况下舒张末容积不能恢复正常，从而每搏量和心排血量下降，导致运动耐力下降。

乏力、呼吸困难、水肿、颈静脉充盈、肝大等心衰症状很难用于区分收缩期和舒张期心衰。呼吸困难和水肿也可见于某些非心源性疾病，血浆脑钠肽（BNP）能鉴别心源性和非心源性呼吸困难。血浆 N- 末端脑钠肽前体（NT-proBNP）对诊断 HFNEF 及评价心力衰竭严重程度有重要价值[15]。

（二）评估舒张功能的指标

1. 左心室舒张功能不全的有创评估

左心室舒缓、充盈、舒张期扩张性和僵硬度异常的证据都可以通过介入手段直接获取，目前仍认为其可信度最高。舒张功能不全的证据包括左心室

舒缓时间常数（τ）＞48ms、左心室舒张末期压力＞16mmHg或平均肺毛细血管楔压＞12mmHg。左心室舒张期僵硬指单位容积变化引起压力的变化（dP/dV），数值越高说明僵硬度越大。舒张期左心室僵硬系数（b）＞0.27可以作为舒张功能不全的诊断证据。左心室僵硬度的倒数即左心室顺应性（dV/dP）。

2. 组织多普勒评估左心室舒张功能

最常采用的方法为组织多普勒测量左心室基底部（二尖瓣环）心肌长轴缩短或伸长的速度。测量部位选择二尖瓣环的间隔部或侧壁。组织多普勒的最大收缩（S）或舒张速度（E'）可以敏感地反映左心室收缩或舒张功能。

左心室舒张早期跨二尖瓣脉冲多普勒血流速度（E）和组织多普勒E'的比值与左心室充盈压密切相关。E取决于左心房的驱动压、左心室舒缓力和年龄，而E'取决于左心室舒缓力和年龄。因此，E/E'代表了左心房驱动压或左心室充盈压。E'也可简单理解为充盈早期进入左心室的血量，E则代表驱动这部分血液进入心室的压力梯度。因此，当E/E'比值增加时表示驱动少量血液进入心室所产生的房室压力梯度升高。

E/E'＞15提示左心室充盈压升高，＜8提示充盈压降低或正常。E/E'与左心室充盈压密切相关，这在左心室射血分数降低或正常的心力衰竭患者，以及心室舒缓减慢或二尖瓣血流频谱假性正常化的患者中得到证实。E/E'＞15对左心室舒张功能不全有诊断价值，＜8有排除价值。E/E'在8～15之间时不能肯定舒张功能不全，需要补充和结合其他无创指标来明确诊断。E/E'的测量值应取二尖瓣环间隔部和侧壁的平均值。

3. 血流多普勒评估左心室舒张功能

联合二尖瓣和肺静脉血流多普勒可以为93%怀疑HFNEF的患者提供左心室舒张功能不全的证据。有关高血压患者的研究也支持这种联合应用，它可以半定量评估左心室舒张末期压力。二尖瓣血流多普勒评估左心室舒张功能存在假正常化，而组织多普勒不存在该问题，因此不再推荐血流多普勒作为评估左心室舒张功能不全的首选。只有当组织多普勒怀疑左心室舒张功能不全但不能肯定时，或当血浆钠尿肽水平升高时，才使用二尖瓣E峰与A峰的比值（E/A）降低和E峰减速时间延长这两者同步出现作为左心室舒张功能不全的诊断证据。

4. 测量左心房容积和内径

在收缩功能正常的情况下，二尖瓣血流频谱及肺静脉血流频谱不能准确评估左心室舒张功能，而左心房容积增大可用来评估舒张功能不全及其严重程度。HFPEF患者血浆BNP水平与左心房容积指数明显升高，其升高的幅度与纽约心功能分级及舒张功能不全严重程度一致[16]。左心房容积指数与左心室舒张功能不全的严重程度和持续时间密切相关，它随左心室舒张功能不全由轻至重而逐渐增加，正常时（23±6）ml/m²，轻度左心室舒张功能不全为（25±8）ml/m²，中度（31±8）ml/m²，重度（48±12）ml/m²。现认为左心房容积指数是一个能反映HFNEF患者左心室充盈压异常或舒张功能不全、且相对不受负荷影响的指标。左心房容积指数的意义大于左心房面积和内径。当E/E'在8～15之间时，或测量发现患者钠尿肽水平已升高时，左心房容积指数＞40ml/m²可作为左心室舒张功能不全诊断的充分证据。而左心房容积指数＜29ml/m²是排除左心室舒张功能不全诊断的先决条件。

由于国内一般医院无法测量左心房容积，故我国的专家共识建议采用左心房内径＞4.7cm作为左心房容积指数＞40ml/m²的替代指标。

5. 左心室室壁重量指数

有心力衰竭病史、LVEF＞50%、左心室向心性重构的患者中，左心室舒张末压升高者约占92%，并且在左心室舒缓、充盈或舒张僵硬度异常的血流动力学或多普勒超声指标中至少有一项是异常的。但目前对这部分患者所获得的有关左心室舒张功能异常的数据中没有提供有诊断性意义的其他信息，因此只能看作有肯定的意义。左心室向心性重构对于诊断HFNEF有重要价值，甚至有可能替代左心室舒张功能不全的直接证据。我国的专家建议，当组织多普勒不能确定左心室舒张功能不全或测量发现患者钠尿肽水平已有升高时，左心室室壁重量指数＞122g/m²（女）或＞149g/m²（男）可作为诊断左心室舒张功能不全的充分证据。

6. 钠尿肽

因为心衰的体征和症状是如此的非特异，故很多疑似心衰的患者行超声心动图检查没有发现重要的心脏异常。在超声心动图应用受限的地方，诊断的另一种方法是测定利钠肽的血浓度。利钠肽是激素的家族成员，当心脏患病或心室负荷增加时（即心房颤动、肺栓塞和某些非心血管情况包括肾衰竭），其分泌的量增多。

在排除收缩功能不全后，血浆BNP水平升高可作为HFNEF诊断的指标之一[17]。心房钠尿肽

（atrial natriuretic peptide，ANP）和 B 型钠尿肽（B-type natriuretic peptide，BNP）由心房和心室肌细胞产生，与心房压升高和心室舒张期拉伸有关。心肌细胞产生 BNP 的前体，在血液中转化为 NT-proBNP 和 BNP。NT-proBNP 的水平与舒张早期左心室舒缓指标（如左心室舒缓时间常数 τ）、左心室舒张晚期舒缓指标（如左心室舒张末期压力）以及左心室僵硬度系数相关。BNP 和 NT-proBNP 水平与左心室舒张功能不全的程度成正相关。正常人年龄越大 NT-proBNP 水平越高，男性高于女性。血浆 BNP 和 NT-proBNP 的水平也受败血症、肝衰竭和肾衰竭的影响。当肾小球滤过率低于 60ml/min 时，BNP 的高低不再受左心室充盈压的影响。此外，BNP 水平不仅受左心房扩张影响，也与右心房有关。因此，慢性阻塞性肺疾病、肺栓塞导致肺高压以及机械通气时，BNP 也会升高。

BNP/NT-proBNP 指导慢性心力衰竭的治疗是近几年一直争议的话题，临床试验结果并不一致，例如 TIMI-CHF 试验结果是中性的。晚近报告的一项 Meta 分析包括 20 项样本量较大、随访时间较长、以全因死亡率作为观察终点的 RCT 试验，结果显示，动态监测 BNP/NT-proBNP 对心力衰竭治疗有益，全因死亡率和因心力衰竭恶化再住院率均降低。最近的一项研究显示，HFPEF 患者的 BNP 水平明显低于 HFREF 组，BNP 水平是一个很强的能够预测临床预后的指标，重要的是，对于处于同一 BNP 水平的两组患者，HFPEF 患者的预后同 LVEF 降低者是一样的[17]。

建议钠尿肽主要用于 HFNEF 的排除诊断而非诊断。对临床上有气短而无 CHF 体征且 LVEF 正常需要排除 HFNEF 的患者，如果 NT-proBNP ≤ 120pg/ml 或 BNP ≤ 100pg/ml，可基本除外 HFNEF；如在此基础上加之超声左心室充盈指标正常，则可完全排除 HFNEF（见表 24-1）。当钠尿肽用于诊断 HFNEF 时不能单独作为肯定诊断的依据，必须与其他无创检查技术相结合。

（三）射血分数保留或正常心力衰竭的诊断

射血分数保留或正常心力衰竭的诊断见表 24-2。

（四）药物治疗高血压合并 HFNEF/HFPEF

1. 高血压合并 HFNEF/HFPEF 的治疗原则

高血压合并 HFNEF/HFPEF 的治疗原则上要重视几个方面：

（1）积极控制血压：舒张性心力衰竭患者的

表 24-1　评估心衰患者左心室舒张功能不全的超声心动图指标

测量指标	异常	临床意义
E′	降低（＜ 8cm/s 间隔，＜ 10cm/s 侧壁，或＜ 9cm/s 平均）	左心室松弛延迟
E/E′	高（＞ 15）	左心室充盈压高
	低（＜ 8）	左心室充盈压正常
	中等（8 ～ 15）	灰色区（需其他参数）
二尖瓣流入 E/A	"限制性"（＞ 2）	左心室充盈压高容量负荷过重
	"松弛受损"（＜ 1）	左心室松弛延迟正常的左心室充盈压
	正常（1 ～ 2）	不能下结论（可能是"假性"）
Valsalva 动作时二尖瓣流入	"假性"到"松弛受损"的改变（E/A ≥ 0.5）	左心室充盈压高（经 Valsalva 显示）
（Apulm-Amitral）间期	＞ 30ms	左心室充盈压高

Apulm-Amitral ＝肺静脉血流 A 波时限与二尖瓣血流 A 波时限之间的时间差异；E/A ＝舒张早期到晚期二尖瓣流入波的比值；E′＝二尖瓣环舒张早期速率；E/E′＝二尖瓣流入 E 波与组织多普勒 E′ 波的比值

（摘自《2012 ESC 急慢性心力衰竭诊治指南》）

表 24-2　射血分数保留或正常心力衰竭的诊断

HFPEF 的诊断需要满足 4 个条件：
1. 心力衰竭的典型症状
2. 心力衰竭的典型体征
3. LVEF 正常或轻度降低，左心室无扩大
4. 相关的结构性心脏病变（左心室肥厚 / 左心房扩大）和（或）舒张功能不全

达标血压宜低于单纯高血压患者的标准，即收缩压 ＜ 130mmHg，舒张压 ＜ 80mmHg（Ⅰ 类，A 级）。

（2）控制心房颤动的心率和心律：心动过速时舒张期充盈时间缩短，心排血量降低。建议：①慢性心房颤动应控制心室率（Ⅰ 类，C 级）；②心房颤动转复并维持窦性心律，可能有益（Ⅱ b 类，C 级）。屈奈达隆不能用于心力衰竭患者。初步研究表明，该药对心房颤动患者复律的效果大体与胺碘酮相当，但有诱发和加重心力衰竭的风险。晚近 ANDROMEDA 试验等提示，该药会显著增加中重度心力衰竭伴心房颤动患者的病死率，还可能使血肌酐水平显著升高[18]。

（3）应用利尿药：可缓解肺淤血和外周水肿，

但不宜过度，以免前负荷过度降低而致低血压（Ⅰ类，C级）。

（4）血运重建治疗：适用于冠心病伴有症状的或可证实的心肌缺血患者；由于心肌缺血可以损害心室的舒张功能，冠心病患者如有症状性或可证实的心肌缺血，应考虑冠状动脉血运重建（Ⅱa类，C级）。

（5）逆转左心室肥大，改善舒张功能：使用ACEI、ARB或钙通道阻滞药控制血压可能有效缓解心力衰竭症状（Ⅱb类，C级）。ACEI、ARB和β受体阻滞药已证明可以减轻和逆转心肌肥厚，因而可以用于HFNEF伴高血压的治疗，在目前的心衰诊疗指南中也被经验性地推荐用于HFNEF的治疗；但和收缩性心衰不同，目前尚没有证据表明它们可以降低HFNEF患者的病残率和死亡率。

（6）不推荐使用洋地黄制剂缓解心力衰竭症状（Ⅱb类，C级）。

2.治疗高血压合并HFNEF/HFPEF的药物

目前还没有任何药物治疗令人信服地显示可降低HFPEF患者的发病率和死亡率。

充分治疗高血压和心肌缺血也是很重要的。正如控制房颤患者的心室率一样，限制心率的钙通道阻滞药（CCB）维拉帕米可改善这些患者的运动能力和症状。限制心率的CCB对房颤患者心室率控制可能也是有用的，并可治疗高血压和心肌缺血（对HFREF患者则不是这种情况，其负性肌力作用可能是危险的）。β受体阻滞药也可用于控制HFPEF并房颤患者的心室率。美国心衰协会高度推荐CCB，地尔硫䓬和维拉帕米在患者不能耐受β受体阻滞药时应用。氨氯地平在伴有心绞痛的患者也有独到的优势。除了CCB外，对HFREF应当避免的药物，对HFPEF也应当避免。

利尿药同治疗HFREF一样，被用于控制钠水潴留，并缓解呼吸困难和水肿。但其在HFNEF伴高血压的治疗中作用有限，一般限定于容量负荷过重的患者。但在高血压治疗预防HFNEF发生方面，ALLHAT研究发现利尿药（氯噻酮）可以较α受体阻滞药（多沙唑嗪）、CCB（氨氯地平）和ACEI（赖诺普利）更好地预防HFNEF的发生。应用时需注意前负荷的过度降低会引起心排血量的显著减少，要避免低血压的发生[19]。

与2008版心衰治疗指南相类似，2012版ESC心衰指南仍认为"根据目前的临床研究结果，还没有一种治疗方法可以确实有效地减少左心室射血分数正常的心衰患者的发病率和死亡率。"已有的大

样本随机临床对照研究结果显示，血管紧张素Ⅱ受体拮抗药（ARB）和血管紧张素转化酶抑制药（ACEI）并不能减少左心室射血分数正常的心衰患者的发病率和死亡率[20-23]。

醛固酮受体拮抗药可以降低血压，减少心肌纤维化，初步研究发现可以对HFNEF发挥有益的作用。TOPCAT试验共入选3445例左心室射血分数正常的心衰患者[24]，随机分为螺内酯治疗组和安慰剂对照组，旨在验证螺内酯对此类心衰患者的治疗效果。如果能带来肯定的结果，这将是第一个证明药物治疗能有效地降低左心室射血分数正常的心衰患者的发病率和死亡率的临床研究，而螺内酯也将成为第一个被大规模临床试验所支持的对此类心衰患者有益的药物。但最后的作用尚有待于更大规模的TOPCAT研究的揭晓。

LCZ696是一种新型的血管紧张素Ⅱ受体和脑啡肽酶受体双重阻滞剂。已有研究证实，LCZ696可以有效降低血压。同时，由于脑啡肽酶的主要作用是降解具有生物活性的脑钠肽，而LCZ696可以拮抗脑啡肽酶的这一作用，因此理论上具有改善心肌舒张，减轻心肌肥厚和刺激利尿、利钠和血管舒张的作用。最近的大规模临床研究也证实了这一点。PARAMOUNT研究共入选了234名左心室射血分数正常的心力衰竭患者，随机分为LCZ696治疗组和缬沙坦治疗组[25]。研究结果显示，治疗12周后，LCZ696组患者的NT-pro BNP水平显著低于缬沙坦组；治疗36周后，LCZ696治疗组患者的左心房重构的逆转程度和NYHA心功能分级水平较对照组都有明显改善。这些积极的结果是否预示着LCZ696可以降低左心室射血分数正常的心衰患者的发病率和死亡率，需要等待更大规模的三期随机对照临床试验来证实。期待更多的临床数据能支持LCZ696的治疗效果。

二、慢性收缩性心功能不全合并高血压

（一）治疗原则

慢性收缩性心功能不全是目前研究最多且治疗效果最为明显的心功能不全。随着对心衰的发生发展机制的深入研究，心衰的治疗策略有了很大的转变。目前认为神经内分泌系统的慢性启动是引起心肌细胞凋亡、心肌重塑的重要因素。心肌重塑是心衰持续发展的病理生理过程，是决定心衰发病率和死亡率的重要因素。因此，治疗心衰的关键是阻断神经内分泌系统，阻断心肌重塑。心肌重塑这一过

程可用药物缓解或逆转，一系列大规模临床试验证实血管紧张素转化酶抑制药（ACEI）、血管紧张素Ⅱ受体拮抗药（ARB）、β受体阻滞药及醛固酮受体拮抗药能够逆转心肌重塑，目前 ACEI、ARB、β受体阻滞药已成为治疗心衰的基石，可显著改善该部分患者的预后。

不论高血压治疗对心衰获益的贡献程度如何，不可争辩的事实是高血压会损害衰竭心脏的充盈状态。有研究发现，在心衰患者后负荷的小幅度增高会导致心排血量的显著降低，舒张压越高的患者心衰入院和死亡危险也越大。因此，对该部分人群理论上应设更低的目标值，可以进一步减轻心脏的负荷，有利于心衰患者预后的改善。但目前尚没有这方面的证据。2013ESC 高血压指南推荐的 SBP 靶目标＜ 140mmHg 适用的人群：①低到中危患者；②合并糖尿病；③既往有卒中或短暂性脑缺血发作；④合并冠心病；⑤合并糖尿病或非糖尿病慢性肾病。DBP 的靶目标值通常为＜ 90mmHg，糖尿病患者为＜ 85mmHg。在高血压指南中推荐的血压目标对心衰患者是适用的。

（二）药物治疗

1. ACEI 和 ARB

ACEI 和 ARB 是高血压治疗的两大类重要药物，在心衰患者可以减轻心室壁张力、减轻或预防心肌细胞的肥大和纤维化，并在一定程度上降低交感神经张力，是高血压合并心衰时的首选药物。ARB 治疗心衰的地位近年有了提升，对高血压合并心衰的患者，特别是对 ACEI 治疗不能耐受的患者，也是合理的选择。左心室肥大（LVH）及左心房扩大是心衰的重要病理生理改变。有研究显示，ARB或氢氯噻嗪（HCTZ）改善 LVH 或左心房扩大的效果优于其他降压药物。美国 FDA 于 2007 年 11 月批准厄贝沙坦 /HCTZ（安博诺）作为经多种降压药物治疗后才能达到目标血压的患者的初始用药，这种 ARB 与噻嗪类利尿药的组合可能将成为心衰预防的优化方案。ACEI 和 ARB 合用有会增加肾功能不全、高钾血症和症状性低血压发生的风险，因此，在目前高血压和合并心衰的治疗中，ACEI 和 ARB 合用不做推荐。

晚近的 HEEAL 研究，头对头比较氯沙坦不同剂量对慢性心力衰竭的影响，结果证实大剂量氯沙坦（150mg/d）较小剂量（50mg/d）显著降低复合主要终点（死亡和因心力衰竭住院）的发生，提示 ARB 宜用大剂量[26]。心力衰竭的基本机制是心肌

重构，后者又主要由于 RAAS 过度兴奋而引起。大剂量 ACEI 或 ARB 有助于充分阻断 RAAS，延缓或阻断心力衰竭的进展。不过，在临床中大剂量原则受到挑战。随着剂量增加，不良反应（如血压降低、血钾和血肌酐水平升高）显著增加，还可能导致肾功能损害。在部分患者中不易达到大剂量，病情较重者则更难耐受。故从实际出发，如难达到目标剂量，ACEI 或 ARB 可仅用小或中等剂量。

2. β受体阻滞药

尽管 β 受体阻滞药近年来在高血压治疗中的地位受到了挑战，但对合并心衰的高血压，β 受体阻滞药的作用仍毋庸置疑。目前，所有的高血压治疗指南均推荐 β 受体阻滞药用于高血压合并心衰，特别是 LVEF ＜ 40% 的心衰患者的治疗。β 受体阻滞药不但拮抗患者交感神经系统的过度激活，具有降低血压的优势，还具有减少心衰住院率和死亡率的独特优势，应为首选。

在合并心衰的高血压患者，β 受体阻滞药使用与慢性心衰治疗时采用的方法相同。即从小剂量开始，每 2 ～ 4 周剂量逐渐递增，直到达到患者的最大耐受量或研究推荐的靶剂量。建议采用最大耐受量或研究推荐的靶剂量是因为研究发现 β 受体阻滞药减少死亡率的作用有一定的剂量相关性，但耐受性不同个体之间有较大差异。还值得指出的是，β 受体阻滞药在治疗心衰的用法和单纯高血压治疗的使用方法不同。在后者，目前指南推荐使用常规剂量，在血压不达标时采用不同药物联合，既可以协同降压，也可以减少副作用，不存在 β 受体阻滞药最大耐受量或靶剂量的问题。卡维地洛、美托洛尔缓释片和比索洛尔是目前推荐使用的 β 受体阻滞药。

3. 醛固酮受体拮抗药

醛固酮是人体内调节血容量的激素，促进肾对 Na^+ 的重吸收，同时排出 K^+。醛固酮的过度分泌会引起钠水潴留，心脏负荷增加，近来研究发现醛固酮还可以使血管收缩，血管僵硬度增加，因此醛固酮在高血压的发生，特别是顽固性高血压中发挥重要作用。醛固酮还可以引起心肌纤维化，使心脏的僵硬度增加。RALES 研究发现，拮抗醛固酮的作用（螺内酯）可以在 ACEI、利尿药应用基础上进一步改善中重度心衰（NYHA 心功能Ⅲ～Ⅳ）患者的症状，降低死亡率。在心肌梗死后心衰患者，拮抗醛固酮的作用也可以减少总死亡率。

在高血压患者，研究表明螺内酯及依普利酮和安慰剂比较，均可以显著降低收缩压和舒张压。因此，醛固酮受体拮抗药在高血压合并心衰，特别是

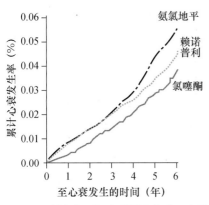

图 24-2 ALLHAT 研究发现氯噻酮预防住院心衰效果占优势

NYHA Ⅲ～Ⅳ级的心衰治疗中具有重要的作用。

4. 利尿药

利尿药是常用的抗高血压药物，在普通高血压人群，常用噻嗪类利尿药，可以预防高血压患者心衰的发生，减少高血压所致的死亡率。对于已经发生心衰的患者，利尿药可以减轻心脏的前负荷和肺淤血，减轻心衰患者的症状，但尚无研究证明利尿药，包括噻嗪类利尿药和袢利尿药可以减少患者的死亡。

抗高血压和降脂治疗预防心脏病研究（ALLHAT）的新近分析表明[18]，噻嗪类利尿药（氯噻酮）作为代谢综合征患者高血压治疗的起始用药，其对心血管疾病（包括冠心病、卒中、心衰等）的预防效果优于 ACEI，对住院患者心衰的预防效果优于钙通道阻滞药，使利尿药再次受到了关注（图 24-2）。在高血压伴心衰的患者，特别是轻微液体潴留的患者，各国指南均推荐噻嗪类利尿药作为首选。如果噻嗪类利尿药单独不能控制液体潴留，则选用或加入袢利尿药。袢利尿药可以减少收缩压、舒张压15/8mmHg 左右，在心衰患者这种程度的血压下降通常不会引起症状。噻嗪类利尿药和袢利尿药作用部位不同，合用可以增加利尿的效果，但二者合用往往不能进一步降低血压。

新型利尿药托伐普坦为特异性拮抗精氨酸加压素，用于治疗高容或等容性低钠血症伴心力衰竭、肝硬化、抗利尿激素分泌异常综合征。

5. 肼屈嗪和硝酸盐类药物

二者是血管扩张药物，通常不单独用于高血压的治疗。最近研究（AHeFT）在非裔美国患者发现[27]，肼屈嗪和硝酸盐类药物合用可以在 ACEI、β 受体阻滞药和醛固酮受体拮抗药基础上提供更好的血压控制，并在该基础上提高 NYHA 心功能Ⅲ～Ⅳ级患者生存率43%。因为该联合需一日多次服药，不良反应较多，且和 ACEI 比较降压和减少死亡率的作用较弱，因此，

该药的联合通常在 ACEI 和 β 受体阻滞药的基础上加用。如果用一种 ACEI（或 ARB）、一种 β 受体阻滞药、醛固酮受体拮抗药（MRB）和利尿药血压未能控制，可加用肼屈嗪和氨氯地平（或非洛地平），对收缩性心衰是安全的。

6. 钙通道阻滞药

尽管 CCB 在非心衰人群具有很好的降压效果和预防心衰发生的作用，但对心衰患者，CCB 不但不能改善，甚至还会恶化心衰的症状，加重心衰死亡的危险。因此，通常不推荐心衰患者使用负性肌力药 CCB，特别是非二氢吡啶类，如地尔硫䓬和维拉帕米。

氨氯地平和非洛地平是目前仅有的研究证明可以不恶化心衰的 CCB，也是目前仅有的被各国指南认可的可以用于心衰患者的 CCB。但它们也不能改善心衰，因此，该药物仅限于应用上述其他类药物后血压仍不能得到控制的患者。

7. 伊伐雷定

在 SHIFT 试验后，新颁布的 SHIFT 超声心动图亚组分析[28]显示，主要终点（左心室收缩末容量指数 LVESVI）在伊伐雷定组平均减少 13ml，安慰剂组无改变。SHIFT 生活质量亚组[29]显示，伊伐雷定组患者堪萨斯州心肌病生活质量评分（KCCQ）和 NYHA 分级显著改善，心血管死亡及再住院率显著降低。这两项新的研究提示，伊伐雷定长期应用可以使心力衰竭患者心脏重构逆转，生活质量提高。目前，伊伐雷定在心力衰竭治疗中可以成为新增加的有效药物，适用于不能应用 β 受体阻滞药，或不能达到目标剂量或最大耐受剂量，且心率偏快的患者。

8. 松弛素

在 2009 年的一项针对急性失代偿性心力衰竭患者的 Ⅱ 期剂量探索研究中[30]，松弛素（relaxin）显示出令人鼓舞的治疗效果。松弛素是人体内自然产生的一种激素，它可以抑制内皮素 -1（ET-1）的血管收缩作用，同时刺激一氧化氮合酶（NOS）的产生，最终达到舒张血管的效应。另外，松弛素也具有抗炎和抗纤维化的作用，同时可以有效改善肾的血液供应。因此，人重组松弛素 2（serelaxin）治疗心力衰竭的实际药理基础与硝酸盐类药物并不相同。在 RELAX-AHF 试验中[31]，1160 名急性失代偿性心力衰竭患者（收缩压＞125mmHg，轻度肾功能不全）随机分为人重组松弛素 2 治疗组和安慰剂对照组。研究结果显示，人重组松弛素 2 显著改善了患者的呼吸困难症状，但是没有降低次要终点事件（包括心血管原因引起的死亡、心衰导致的再次入

院及出院后 60 天内的生存时间短）的发生率。除此之外，人重组松弛素 2 也显示具有多重额外益处，如降低了心力衰竭的恶化程度、住院时间和终末器官的损伤等。另外，去除静脉使用利尿药和血管活性药物（如硝酸盐类）的影响，人重组松弛素 2 在治疗的第二天即显示其本身也具有显著的改善心衰患者体液潴留的作用。最重要的是，人重组松弛素 2 显著降低了急性失代偿心力衰竭患者的全因死亡率和心血管因素死亡率。RELAX-AHF 研究证明，人重组松弛素 2 是第一个经证实能同时降低急性失代偿性心力衰竭患者发病率和死亡率的药物。然而需要说明的一点是，在RELAX-AHF 研究中，全因死亡率和心血管因素死亡率都不是本研究的主要终点和次要终点，但它们仍然是该研究预先设定的终点事件。

（三）非药物治疗

药物治疗发挥了巨大的作用，但有时严格的药物治疗仍难以奏效。近年来一些非药物治疗的有效性给心衰患者带来了转机，非药物治疗方法也已广泛应用于心衰。以下就心血管内科领域近几年在心衰非药物治疗方面的进展做一汇总。

1. CRT 适应证规范化

2012 年《ESC 心力衰竭指南》扩大了心脏再同步化治疗（CRT）的适应证[7]：

（1）心功能为Ⅲ/Ⅳ级，LVEF ≤ 0.35，预期寿命＞ 1 年时，以下情况考虑选择 CRT：①当患者为窦性心律（窦律）时，QRS 波为左束支传导阻滞（LBBB），时限≥ 120ms（Ⅰ类适应证）；②窦律时QRS 波时限≥ 150ms，不论 QRS 波形态（Ⅱa 类适应证）；③当患者为心房颤动时，房室结消融后起搏依赖，QRS 波时限≥ 120ms（Ⅱa 类适应证）。

（2）心功能为Ⅱ级，LVEF ≤ 0.30，预期寿命＞ 1 年，患者为窦律时，以下情况应考虑选择 CRT：① QRS 波为 LBBB，时限≥ 130ms（Ⅰ类适应证）；② QRS 波时限≥ 150ms，不论 QRS 波形态（Ⅱa类适应证）。

2. 心力衰竭的埋藏式心脏复律除颤器（implantable cardioverter-defibrillator，ICD）治疗

早在 2009 年《美国心脏病学会/美国心脏协会（ACC/AHA）成人心衰诊断和治疗指南》就已推荐并强调使用 ICD 作为心源性猝死的一级预防来降低心衰的总死亡率。2012 年更新后的 ESC 心衰指南再次强调了 ICD 对于猝死一级预防的重要性。符合以下条件的心衰患者，推荐植入 ICD 作为一级预防减少心源性猝死，LVEF ≤ 35% 者；最佳药物治疗≥ 3 个月后

NYHA 分级Ⅱ或Ⅲ级，预期寿命＞ 1 年者，包括：①缺血性心肌病，急性心肌梗死后＞ 40 天者；②非缺血性心肌病患者。

3. 冠状动脉血运重建

心绞痛伴 2 或 3 支冠状动脉疾病（包括左前降支狭窄），射血分数≤ 35%，预计生存≥ 1 年，适合冠状动脉旁路移植术（CABG）。

4. 使用心室辅助装置

尽管最佳药物和设备治疗终末期心衰适合心脏移植而等待的患者，但是为改善症状和降低心力衰竭住院和过早死亡的风险，建议行左心室或双心室辅助装置。心脏辅助装置主要用于以下情况：①心功能恢复前的辅助治疗，即心源性休克、心脏直视手术后不能脱离体外循环或术后发生低心排综合征的患者；②慢性心衰患者移植前的过渡治疗；③终末替代治疗。

5. 经皮主动脉瓣置换术

严重主动脉狭窄不适合手术的患者（一般因严重肺疾病）应考虑经皮主动脉瓣置换术（ⅠB）。

6. 短期机械辅助装置

一些骤发、迅速恶化的心力衰竭患者，如果没有辅助装置就会立即死亡。这些患者可安装机械辅助装置，包括主动脉内球囊反搏、经皮心肺支持和体外膜肺氧合（ECMO）。

7. 肾动脉神经导管消融治疗

SYMPLICITY HTN-2 研究显示，经皮导管射频消融去肾交感神经术（RDN）为一种经济有效的难治性高血压治疗策略，有可能降低心血管疾病发病率和死亡率。而肾交感神经在心力衰竭过度活跃，导致水、钠潴留，目前正在第一个试点研究探索肾动脉神经消融治疗心力衰竭。

8. 脊髓刺激（spinal stimulation）

动物实验显示，刺激胸 1 至胸 5 节段（T1 ～ T5）可改善左心功能和减少室性心律失常；脊髓刺激对心力衰竭患者的研究始于 2011 年 4 月，目前正在进行中。

9. 可置入心室分隔装置（parachute）

可置入心室分隔装置可使患者心室的受损肌肉恢复正常。一项在 14 个美国和欧洲中心开展的为期 3 年的研究纳入了 31 名心功能Ⅱ～Ⅳ级的患者，对这些患者进行经皮降落伞置入，结果显示，该治疗可使患者心脏疾病死亡率降低 6.5%，减少住院率，NYHA 心功能分级有所改善。

10. 心脏保护作用

既往研究显示，心肌梗死患者反复利用袖带测

表 24-3 对有症状的心衰（NYHA Ⅱ～Ⅳ级）和左心室收缩功能不全心衰患者高血压治疗的推荐

推荐	推荐类别	证据水平
第1步		
推荐 ACEI（或 ARB），β 受体阻滞药和醛固酮受体拮抗药中的一种或多种作为一、二、三线治疗，因为能够明确获益（降低心衰住院和过早死亡风险）	Ⅰ	A
第2步		
尽管已联用了数种 ACEI（或 ARB）、β 受体阻滞药和醛固酮受体拮抗药，血压仍未达标，推荐用一种噻嗪类利尿药（或如果已用噻嗪类利尿药，则换用袢利尿药）	Ⅰ	C
第3步		
尽管已联用了数种 ACEI（或 ARB）、β 受体阻滞药、醛固酮受体拮抗药和噻嗪类利尿药，血压仍未达标，推荐氨氯地平	Ⅰ	A
尽管已联用数种 ACEI（或 ARB）、β 受体阻滞药、醛固酮受体拮抗药和噻嗪类利尿药，血压仍未达标，推荐用肼屈嗪	Ⅰ	A
尽管已联用了数种 ACEI（或 ARB）、β 受体阻滞药、醛固酮受体拮抗药和噻嗪类利尿药，血压仍未达标，应考虑用非洛地平	Ⅱa	B
不推荐莫索尼定，出于安全考虑（增加死亡率）	Ⅲ	B
不推荐 α 受体阻滞药，出于安全考虑（引起神经体液激活、液体潴留，加重心衰）	Ⅲ	A

（摘自《2012ESC 急慢性心力衰竭诊治指南》）

量血压可改善心肌成活；另一项研究对患者 CABG 前接受远程反复用袖带测量血压的研究结果显示，患者肌钙蛋白水平减少 50%；发挥作用的分子包括腺苷、缓激肽、信号转导及转录激活蛋白（STAT），其中 STAT 最近被确定为关键元素，靠近线粒体。

11. 基因治疗及干细胞治疗

随着基因表达调控的不断进步，尤其是高特异性的载体和基因表达的不断实现，将为心衰的基因治疗提供良好的前景。干细胞治疗慢性心衰也尚待多中心、大规模、随机双盲对照的临床试验以明确。

对有症状的心衰（NYHA Ⅱ～Ⅳ级）和左心室收缩功能不全心力衰竭患者高血压治疗的推荐见表 24-3。

三、急性心力衰竭

在高血压不伴左心室肥大的患者中，无症状性左心室舒张功能不全的发生率高达 33%，而且容易被忽视，一旦血压急性升高就会发生急性左心衰竭。

高血压所致的心力衰竭可以发生急性左心衰竭或肺水肿，可以伴有血压显著升高。此时，除按急性心力衰竭的常规进行处理外，尽快降低血压往往十分关键。除按急性肺水肿进行治疗，给予高流量吸氧，吗啡、呋塞米（速尿）静脉推注等外，如收缩压＞180mmHg 或舒张压＞105mmHg，使用静脉血管扩张药往往能达到满意的效果（表 24-4）。可应用静脉制剂（硝普钠、硝酸甘油等）滴注，并监测血压，在数分钟至 2h 内平均动脉压降低不超过 25%，2～6h 内达到 160/100mmHg，以后再用口服制剂，滴速根据血压调整。通常情况下心衰时硝酸甘油产生血流动力学改变的剂量要高于急性冠状动脉综合征时使用的扩张冠状动脉的剂量。

任何情况下均禁用硝苯地平舌下含服。大多数情况下，吗啡是治疗急性肺水肿的最有效药物，早期应用效果更好，一般 5.0mg 静脉注射，必要时 15min 重复应用。严重肺部疾患（如严重肺气肿）、昏迷患者禁用。对高血压引起急性肺水肿者不宜应用强心苷。有报道使用 α 受体阻滞药盐酸乌拉地尔（压宁定）、奈西立肽、血管加压素拮抗剂、腺苷拮抗剂、内皮素拮抗剂等药物治疗急性心衰伴高血压的研究，但临床价值尚待证实。

高血压所致的急性心衰临床特点是高血压（血压＞180/120mmHg），心衰发展迅速，心排血指数（CI）通常正常，肺毛细血管楔压（PCWP）＞18mmHg，胸片正常或呈间质性肺水肿。此种状态属高血压急症，应把握适当的降压速度。慢性高血压患者因血压自动调节功能受损，快速降压可导致心脏、脑、肾等重要脏器供血不足，快速降压会加重脏器缺血。如急性心衰病情较轻者，可在 24～48h 内逐渐降压；病情重、伴肺水肿患者应在 1h 内将平均动脉压较治疗前降低 25%，2～6h 降至 160/（100～110）mmHg，24～48h 内使血压逐渐降至正常。优先考虑静脉给予硝酸甘油，亦可应用硝普钠。给予呋塞米等袢利尿药静脉能起辅助降压之效。乌拉地尔适用于基础心率很快、应用硝酸甘油或硝普钠后心率迅速增加而不能耐受的患者。

一项心衰患者的注册研究发现，约 30% 的急性收缩性心衰患者收缩压＞140mmHg，50% 以上的舒张性心衰患者收缩压＞140mmHg。可见急性心衰时血压升高是常见的现象。该注册研究随访发现心衰发作时收缩压＞160mmHg 的患者，不论心功能状态如何，院内和出院后随访死亡率均较低。该结果一方面提示对急性心衰伴随的高血压患者，考虑治疗方案时还应考虑到血压水平对预后的预测价值；

另一方面也揭示了心衰的"血管反应"特性，提示临床处理应首先考虑血管扩张药的应用。

表 24-4　静脉内用于治疗急性心衰的血管扩张药

血管扩张药	剂量	主要副作用	其他
硝酸甘油	开始 $10 \sim 20 \mu g/min$，增加到 $200 \mu g/min$	低血压、头痛	连续使用可耐药
硝酸异山梨酯	开始 $1mg/h$，增加到 $10mg/h$	低血压、头痛	连续使用可耐药
硝普钠	开始 $0.3 \mu g/kg/min$，增加到 $5 \mu g/kg/min$	低血压、异氰酸盐中毒	对光过敏
奈西立肽	静推 $2 \mu g/kg$ + $0.01 \mu g/kg/min$ 输注	低血压	

四、无症状心力衰竭

对于高血压合并无症状心衰，强调包括整合血压、心血管危险因素、无症状器官损害和临床并发症在内的总的心血管危险的评估[32]，重视危险因素的控制（见表 24-5），无症状靶器官损害的早期发现及逆转治疗。

总之，高血压合并心衰患者要高度重视血压的良好控制，遵循指南合理选择降压药物，有效防治心衰症状，改善患者预后。由于在心衰代偿期症状可以十分隐蔽或不典型，导致在出现明显临床症状时，心功能减退已相当严重。心衰的治疗是减轻患者症状，延长患者生命，同时努力逆转和延缓疾病进程。因此，尽早检出症状性和无症状性心功能障碍，并进行准确的临床评估并及时治疗，对于治疗和改善预后有重要意义。

表 24-5　高血压相关危险因素的治疗

推荐	推荐强度	证据级别
中到高危高血压患者使用他汀治疗，目标 LDL-C $<$ 3.0mmol/L（115mg/dl）	I	A
合并冠心病者服用他汀治疗，目标 LDL-C $<$ 1.8mmol/L（70mg/dl）	I	A
高血压有心血管事件病史者使用抗血小板治疗，尤其是小剂量阿司匹林	I	A
合并肾功能减退或高危的高血压患者，血压控制好后加用阿司匹林	IIa	B
低危高血压患者不建议服用阿司匹林预防心血管疾病，此部分患者获益和风险是相等的	III	A
高血压合并糖尿病，降糖治疗目标 HbA1c $<$ 7.0%	I	B
糖尿病病程长、合并症多、危险度高的衰弱的老年患者，目标 HbA1c $<$ 7.5% $\sim$ 8.0%	IIa	C

LDL-C：低密度脂蛋白胆固醇；HbA1c：糖化血红蛋白
（摘自《2013 欧洲高血压管理指南》介绍）

总结与要点

- 高血压是心力衰竭的常见原因之一，高血压增加心衰的危险 2 ~ 3 倍，而心衰患者 2/3 以上现患高血压或既往有高血压的病史。降压治疗可降低心衰风险，明显高于卒中、冠心病及血管性死亡风险的降低程度。
- 高血压合并 HFNEF/HFPEF 在治疗原则上要重视几个方面：①积极控制血压；②控制心房颤动的心率和心律；③应用利尿药；④有心肌缺血时进行血运重建治疗；⑤应用 ACEI、ARB 和 β 受体阻滞药逆转左心室肥大，改善舒张功能；⑥不推荐使用洋地黄制剂缓解心力衰竭症状。
- 有症状的心衰（NYHA II ~ IV 级）和左心室收缩功能不全心衰患者高血压治疗的推荐：推荐 ACEI（或 ARB）、β 受体阻滞药和醛固酮受体拮抗药中的一种或多种作为一、二、三线治疗，如血压仍未达标，推荐用一种噻嗪类利尿药（如果已用噻嗪类利尿药，则换用袢利尿药）；尽管已联用了数种 ACEI（或 ARB）、β 受体阻滞药、醛固酮受体拮抗药和噻嗪类利尿药，血压仍未达标者，推荐氨氯地平、肼屈嗪、非洛地平等。
- 高血压所致的急性心衰属高血压急症，应把握适当的降压速度。优先考虑静脉给予硝酸甘油，亦可应用硝普钠。呋塞米等袢利尿药静脉给予能起辅助降压之效。

参考文献

［1］Mahmood SS，Wang TJ. The Epidemiology of Congestive Heart Failure：Contributions from the Framingham Heart Study. Global Heart，2013，8（1）：77-82.

［2］Ortegón M，Lim S，Chisholm D，et al. Cost effectiveness of strategies to combat cardiovascular disease，diabetes，and tobacco use in sub-Saharan Africa and South East Asia：mathematical modelling study. BMJ：British Medical Journal，2012，344：e607.

［3］Kawashiro N，Kasanuki H，Ogawa H，et al. Clinical

characteristics and outcome of hospitalized patients with congestive heart failure: results of the HIJC-HF registry. Circulation journal: official journal of the Japanese Circulation Society, 2008, 72 (12): 2015.

[4] Choi D J, Han S, Jeon E S, et al. Characteristics, outcomes and predictors of long-term mortality for patients hospitalized for acute heart failure: a report from the Korean heart failure registry. Korean Circulation Journal, 2011, 41 (7): 363-371.

[5] 姜红, 葛均波. 心力衰竭流行病学特点. 中国医学前沿杂志 (电子版), 2010, 2 (1): 1-5.

[6] 李楠楠, 齐国先. 左心室射血分数正常心力衰竭的诊治进展. 心血管病学进展, 2012, 5: 623-628.

[7] McMurray JJV, Adamopoulos S, Anker SD, et al. ESC Guidelines for the diagnosis and treatment of acute and chronic heart failure 2012 The Task Force for the Diagnosis and Treatment of Acute and Chronic Heart Failure 2012 of the European Society of Cardiology. Developed in collaboration with the Heart Failure Association (HFA) of the ESC. European heart journal, 2012, 33 (14): 1787-1847.

[8] Borlaug BA, Paulus WJ. Heart failure with preserved ejection fraction: pathophysiology, diagnosis, and treatment. European heart journal, 2011, 32 (6): 670-679.

[9] Marwick TH, Raman SV, Carrió I, et al. Recent developments in heart failure imaging. JACC: Cardiovascular Imaging, 2010, 3 (4): 429-439.

[10] Paterson DI, OMeara E, Chow BJ, et al. Recent advances in cardiac imaging for patients with heart failure. Current opinion in cardiology, 2011, 26 (2): 132-143.

[11] Lee DS, Gona P, Vasan RS, et al. Relation of Disease Pathogenesis and Risk Factors to Heart Failure With Preserved or Reduced Ejection Fraction Insights From the Framingham Heart Study of the National Heart, Lung, and Blood Institute. Circulation, 2009, 119 (24): 3070-3077.

[12] 章永根, 何建华. 原发性高血压合并心力衰竭患者血压昼夜节律变化及心率变异性分析. 心脑血管病防治, 2012, 06: 476-478.

[13] Lam CSP, Donal E, Kraigher-Krainer E, et al. Epidemiology and clinical course of heart failure with preserved ejection fraction. European journal of heart failure, 2011, 13 (1): 18-28.

[14] Berry C, Doughty RN, Granger C, et al. The survival of patients with heart failure with preserved or reduced left ventricular ejection fraction: an individual patient data meta-analysis. European Heart Journal, 2012, 33 (14): 1750-7.

[15] 周文君, 姚亚丽, 邓爱云, 等. 血浆 N- 末端脑钠肽前体对射血分数正常心力衰竭患者诊断价值. 中华实用诊断与治疗杂志, 2012, 3: 254-256, 259.

[16] 金永萍, 蒋廷波. 左心房容积及血浆脑钠肽评价左室射血分数正常心力衰竭的价值. 岭南心血管病杂志, 2011, S1: 126-127.

[17] van Veldhuisen DJ, Linssen GCM, Jaarsma T, et al. B-type natriuretic peptide and prognosis in heart failure patients with preserved and reduced ejection fraction. Journal of the American College of Cardiology, 2013, 61 (14): 1498-1506.

[18] Podda GM, Casazza G, Casella F, et al. Addressing the management of atrial fibrillation-a systematic review of the role of dronedarone. International journal of general medicine, 2012, 5: 465-478.

[19] Piller LB, Baraniuk S, Simpson LM, et al. Long-Term Follow-Up of Participants With Heart Failure in the Antihypertensive and Lipid-Lowering Treatment to Prevent Heart Attack Trial (ALLHAT) Clinical Perspective. Circulation, 2011, 124 (17): 1811-1818.

[20] Miller AB, Piña IL. Understanding heart failure with preserved ejection fraction: clinical importance and future outlook. Congestive Heart Failure, 2009, 15 (4): 186-192.

[21] Campbell RT, Jhund PS, Castagno D, et al. What have we learned about patients with heart failure and preserved ejection fraction from DIG-PEF, CHARM-Preserved, and I-PRESERVE?. Journal of the American College of Cardiology, 2012, 60 (23): 2349-2356.

[22] Komajda M, Carson PE, Hetzel S, et al. Factors Associated With Outcome in Heart Failure With Preserved Ejection Fraction Clinical Perspective Findings From the Irbesartan in Heart Failure With Preserved Ejection Fraction Study (I-PRESERVE). Circulation: Heart Failure, 2011, 4 (1): 27-35.

[23] Shah RV, Desai AS, Givertz MM. The effect of renin-angiotensin system inhibitors on mortality and heart failure hospitalization in patients with heart failure and preserved ejection fraction: a systematic review and meta-analysis. Journal of cardiac failure, 2010, 16 (3): 260.

[24] Desai AS, Lewis EF, Li R, et al. Rationale and design of

the treatment of preserved cardiac function heart failure with an aldosterone antagonist trial: a randomized, controlled study of spironolactone in patients with symptomatic heart failure and preserved ejection fraction. American heart journal, 2011, 162（6）: 966-972, e10.

［25］Solomon SD, Zile M, Pieske B, et al. The angiotensin receptor neprilysin inhibitor LCZ696 in heart failure with preserved ejection fraction: a phase 2 double-blind randomised controlled trial. Lancet, 2012, 380（9851）: 1387-1395.

［26］Konstam MA, Neaton JD, Dickstein K, et al. Effects of high-dose versus low-dose losartan on clinical outcomes in patients with heart failure（HEAAL study）: a randomised, double-blind trial. The Lancet, 2009, 374（9704）: 1840-1848.

［27］Taylor AL, Sabolinski ML, Tam SW, et al. Effect of fixed-dose combined isosorbide dinitrate/hydralazine in elderly patients in the african-american heart failure trial. Journal of cardiac failure, 2012, 18（8）: 600-606.

［28］Tardif JC, O'Meara E, Komajda M, et al. Effects of selective heart rate reduction with ivabradine on left ventricular remodelling and function: results from the SHIFT echocardiography substudy. European heart journal, 2011, 32（20）: 2507-2515.

［29］Ekman I, Chassany O, Komajda M, et al. Heart rate reduction with ivabradine and health related quality of life in patients with chronic heart failure: results from the SHIFT study. European heart journal, 2011, 32（19）: 2395-2404.

［30］Teerlink JR, Metra M, Felker GM, et al. Relaxin for the treatment of patients with acute heart failure（Pre-RELAX-AHF）: a multicentre, randomised, placebo-controlled, parallel-group, dose-finding phase IIb study. The Lancet, 2009, 373（9673）: 1429-1439.

［31］Teerlink JR, Cotter G, Davison BA, et al. Serelaxin, recombinant human relaxin-2, for treatment of acute heart failure（RELAX-AHF）: a randomised, placebo-controlled trial. The Lancet, 2013, 381（9860）: 29-39.

［32］Mancia G, Fagard R, Narkiewicz K, et al. 2013 ESH/ESC Guidelines for the management of arterial hypertension: The Task Force for the management of arterial hypertension of the European Society of Hypertension（ESH）and of the European Society of Cardiology（ESC）. Eur Heart, 2013, 34（28）: 2159-2219.

（汝磊生　彭育红）

第 25 章　高血压伴心律失常

高血压患者有较高的心血管病死亡率，其中一个主要原因是高血压引起心肌肥厚，继而左心房、左心室扩大，导致舒张功能减退，易引起各种心律失常甚至猝死。以往在临床实践中，对于高血压患者发生的心律失常大多数归因于冠心病，近年来，随着冠状动脉 CT 及冠状动脉造影检查的普及应用，发现相当多数的这类患者冠状动脉并无明显狭窄而排除冠心病。伴有心律失常的高血压患者，容易发生心脑血管疾病，如心绞痛、心力衰竭、卒中等，死亡率明显增高。因此，研究高血压所致心脏结构功能改变及心律失常有着重要的临床意义。近年来许多临床研究，包括大规模的临床试验结果显示，在高血压患者药物治疗逆转左心室肥大的同时能减少室性心律失常的发生，但有关问题尚需继续研究。

第一节　高血压合并心律失常的流行病学

高血压是一种常见病、多发病，也是心脑血管病最重要的危险因素，常引起心脏、脑、肾等脏器的并发症，严重危害着人类的健康。据《中国心血管病报告 2012》数据，我国成人高血压患病率约为 24%，估计全国有高血压患者 2.66 亿，每 5 个成人中至少有 1 人患高血压，同时我国有 3 亿人为正常高值血压。另外，少年儿童高血压发病率以年均 0.58% 的速度增加[1]。但高血压的知晓率、治疗率及控制率均很低。高血压患者有着较高的心血管病死亡率，其中一个主要原因是高血压所致的心律失常。长期高血压所致的心脏结构改变及随之出现的心律失常，可引起血流动力学障碍，是高血压患者发生心血管事件的重要危险因素。心脏是高血压的一个主要靶器官，长期的血压升高会影响心脏的结构及功能，导致左心房扩大、左心室肥大等心脏结构的改变。多项研究证明，在这些心脏结构改变的基础上，各种心律失常包括房性心动过速、心房颤动（房颤）、复杂性室性心律失常的发生率也随之增高[2]。

临床上高血压患者并发心律失常的种类，主要是各类异位搏动，包括室性期前收缩、室性心动过速（室速）、房性期前收缩、房性心动过速、心房颤动以及传导阻滞等。室性心律失常的发生，大多与左心室心肌肥厚直接相关，房性心律失常的发生一般继发于心肌肥厚，因左心室顺应性减退、左心房压力升高，左心房增大及心房纤维化所致[3]。

我国房颤的患病率为 0.91%，亚洲各国公布数值范围为 0.4% ~ 1.5%，西方国家为 1% ~ 2%。高血压是房颤最常见的共患病。Framinghan 心脏研究结果表明，14% 的高血压患者有心房颤动患病风险，约 50% 以上的房颤患者合并高血压。高血压不但是房颤的主要危险因素，也是房颤发生卒中和增加死亡率的主要危险因素。与无高血压的房颤患者相比，高血压增加房颤患者卒中风险达 83%[34]。房颤患者卒中危险为一般人群的 3 ~ 6 倍，血压升高的房颤患者卒中的危险可增加 2 ~ 3 倍。由此可见，高血压与房颤密切相关，高血压成为房颤最常见也是可干预的独立危险因素之一，降压治疗是房颤防治中不可忽视的一环。戚文航等[5]对 1999—2001 年间收入院的 9297 名房颤患者（平均年龄为 65.5 岁）进行回顾性研究，其中 40.3% 的患者合并高血压。亦有研究显示高血压使房颤的发生危险性增加 1.4 ~ 1.5 倍。有学者对 2482 名未服降压药的单纯性原发性高血压患者进行了平均 5.3 年的随访，入选患者平均年龄 51 岁，平均血压 157/97mmHg；其随访结果为房颤平均年发生率为 0.46%，左心房内径是房颤的独立预测因子。因此，高血压是非风湿性心脏病房颤和室上性心律失常的主要致病因素之一。

近年来，高血压患者室性心律失常的发生率逐年上升，尤其是高血压伴左心室肥大（LVH）者。左心室肥大是最常见的高血压靶器官损害，目前研究发现 60% ~ 70% 的高血压患者中可发生 LVH[6]。大量研究表明，血压升高程度及持续时间与 LVH 的发生率密切相关。Giuseppe 等[7]对 126 名未经治疗的高血压患者的 24h 动态心电图和心脏超声进行分析，发现室性期前收缩（室早）的发生率为 71%，心脏超声显示 LVH 的发生率为 59%。Lown 分级 2 级或 2 级以上的室早患者左心室重量指数和 LVH 的发生率均显著高于 Lown 分级 0～1 级的室早患者，LVH 的患者 24h 室早的数量也明显多于无 LVH 的高血压患者。进一步的多元线形回归分析表明除年龄和非杓型血压模式之外，LVH 也是复杂性室性心律失常独立的预测因子。当以心电图为诊断标准时的 LVH 检出率较低，但是也与室性心律失常存在相关性。Novo 等[8] 观察到高血压 LVH 患者室早的发生率为 25.6%，成对室早的发生率 30.3%，室性心动过速的发生率 12.1%，均显著高于不伴有 LVH 的高血压患者。另外，左心室的构型不同，室性心律失常发生的严重程度也存在差异。总之，高血压 LVH 患者室性心律失常，尤其是复杂性室性心律失常的发生率明显增高，提示

LVH 与室性心律失常之间存在明显的相关性。

高血压合并心律失常的影响因素包括：①年龄。较严重的室性心律失常和房颤以高龄患者多见。②血压水平及昼夜节律。随着血压水平的升高，心律失常的发生更为常见，非杓型高血压患者比杓型者室上性和室早的数量更多。③心肌肥厚程度与类型。高血压患者室性心律失常的发生率与 LVH 成正相关，室早、阵发性室速及复杂心律失常的发生率，LVH 者分别是无肥厚者的 2.7、2.3 和 1.7 倍。④左心室舒张末容量。高血压患者离心性心脏扩大比向心性心肌肥厚更容易发生室性心律失常，有较高室性异位搏动的发生率和较严重的 Lown 分级。⑤血钾水平。近年来多数研究认为，低血钾虽然可诱发心律失常，但不是高血压患者心律失常的主要影响因素，利尿药治疗并不明显增加高血压患者室性心律失常的发生率与严重程度。

第二节 高血压合并心律失常的机制

高血压患者发生心律失常的机制目前尚未完全阐明。一般认为，在高血压早期或临界、轻型高血压，心律失常的发生主要是功能性的，与交感神经活性亢进、血浆儿茶酚胺浓度升高或 β 受体功能增强有关。其发生心肌肥厚后心律失常较多见，可能与下面几方面的机制有关。

（一）高血压所致左心房重构与房性心律失常

左心房对调节左心室充盈和维持正常心排血量有重要的作用。高血压患者可发生左心房扩大和左心室肥大等改变。研究资料表明，高血压患者左心房扩大的发生率高于左心室肥大，并且在左心室肥大发生前就已经存在，是高血压心脏结构改变的早期征象[9]。其原因是长期的血压增高在引起左心室向心性肥大之前，已经使心室发生心肌纤维化、间质增生水肿等改变，因此早期就存在左心室舒张功能减退、室壁顺应性下降、左心室松弛和充盈受损，导致左心室舒张末压上升[10]，引起左心房灌注压升高，左心房收缩的后负荷增加。为使足够的血量在心室舒张期充盈心室从而维持搏出量，心房收缩力增强、作功增加，由于左心房比左心室壁薄，代偿能力差，心房代偿性扩大、心房容量增大、心房肌纤维化和收缩功能减退，即心房组织的结构重构。而且，高血压患者心房电-机械时间可随左心室改变而逐渐延长，在左心室肥大患者中延长最明显。不仅如此，高血压引起的心肌重构还包括心脏血管的改变、血管周

围纤维化、心肌内冠状动脉内膜增厚等导致心肌相对缺血。而左心房的病理变化必然引起心房的电活动异常，表现为心房内传导延缓、除极异质性增加和心房肌细胞不应期缩短（心房电重构），在此基础上可发生各种心律失常。

房性心律失常在老年高血压患者的发生率明显高于正常血压者。研究显示高血压患者的左心房比健康人群增大，随着左心房增大，发生房性心律失常的概率及严重程度也逐步增加。年龄越大，高血压病史越长，左心房扩大的程度也越重，发生房颤的概率也越高。老年高血压患者心脏结构改变早期心房扩大，心房重量增加，使心房组织易发生缺血、纤维化、灶性坏死。心房这些结构的变化使心房电生理发生异常。近年研究发现，房性心律失常的发生取决于心房表面积、形态结构改变和非均一性电生理性空间分布。房性心律失常是高血压常见并发症，研究表明高血压心房结构的改变可引起体表心电图 P 波离散度增大（P 波离散度是指体表心电图各导联 P 波时限的变异程度，它可间接提示心房内不同部位存在的非均质性电活动，是预测心房颤动的特异性敏感指标）[11]，说明左心房结构的变化可伴有电生理活动的变化，导致心房肌电生理活动不同步，电传导非均质性程度增大，使心房不同部位间的自律性及兴奋性差别增大。心房肌结构和电生理性质的改变造成的差异性促进了折返的发生。这是高血压出现房性心律失常的病理基础。

左心房扩大是高血压最常见的心脏结构损害。左心房扩大与房颤发生密切相关。心房扩大可触发心房肌的纤维化形成[12]，据"房颤多子波学说"，心房扩大、心房肌纤维化均使房颤易发生[13]。心房肌中自主神经末梢丰富，其电生理特性受自主神经影响较大。交感神经兴奋，心房肌自律性升高，触发活动增加；副交感神经兴奋会引起心房电活动折返的形成。心房肌壁薄，房内压力低，容易受生理和病理影响，发生几何形状的改变。心房扩大，则能容纳的折返环增多，心房易损性也增加，心房颤动也越容易诱发和持续。与心室肌相比，心房肌固定的解剖学障碍更多，如上腔静脉、下腔静脉、冠状窦、房室瓣等，这些特殊部位与心房肌连接区域传导缓慢，是心房肌存在非均质电活动的重要原因。肺静脉在房颤的发生发展中起着重要作用，肺静脉周围 70% 的组织是心房组织，高血压时肺静脉也可能发生与心房相似的结构和电活动改变，使心房异位电活动增加，诱发房性心律失常。超微结构方面，心房肌细胞小，肌纤维排列相对紊乱，肌纤维间侧连接较多，这些解剖学的各向异性决定了心房肌电活动的各向异性。因此，不管是微观解剖的生理上改变的左心房构造（如心房肌肥大），还是因左心房高压引起的左心房电生理改变（如心肌不应期的改变），甚至是左心房扩大和肥大引起的内分泌功能的改变（如继发性心房肽的分泌），加上高血压患者多数伴有全身或局部肾素-血管紧张素系统（RAS）激活，而 RAS 的激活不仅加快了左心室重构的进程，而且对房颤的发生和维持发挥着重要作用，以上因素都构成了原发性高血压患者发生房颤概率增高的重要病理生理学基础。

（二）高血压所致左心室重构与室性心律失常

高血压导致 LVH 早已引起重视，有报道超声心动图检查发现 50% 以上的轻、中度高血压患者有不同程度的左心室肥大。随着动脉压力的增高，室壁应力增大，心肌细胞代偿性肥大，胶原和纤维组织增生，最终导致心肌纤维化，左心室构形发生变化，心室肌细胞体积增大、重量增加，此时心肌纤维组织增生，肌纤维变粗，心室壁厚度增加，心腔无明显扩大，室腔直径与室壁厚度的比值小于正常，从而引起心室向心性肥大，晚期甚至发生离心性重构，这是导致室性心律失常的病理基础。对高血压左心室肥大的患者进行尸检发现，心肌细胞肥大，肌纤维排列无序，间质胶原纤维显著增多，不仅导致左心室重构，影响左心室功能，而且也是发生室性心律失常的病理基础。左心室重构导致细胞间连接异

常，心肌复极不均一，心肌自律性增高，潜在的异位起搏点增多，室性心律失常发生率增加。

1. 肥厚心肌电重构　临床和实验研究证明，肥厚心肌细胞电生理特性的改变是直接导致室性心律失常发生的重要原因。肥厚心肌的电重构具体表现为：

（1）肥厚心肌动作电位时程（APD）显著延长：尤其在低频率刺激或起搏时更明显，表明肥厚心肌 APD 具有更显著的频率依赖性调节[14-15]。心肌肥厚不仅导致 APD 延长，而且动作电位（AP）复极离散度增加，表现为 APD 的部位差异增加及跨室壁离散度（TDR）增加。APD 显著延长将增加早期后除极（EAD）及触发活动的发生，从而增加异位搏动及心律失常的发生率；左心室肥大单个心肌细胞三层跨膜动作电位的不均一性改变，AP 复极离散度增大也将促进折返性心律失常的发生[16]。肥厚心室跨壁复极离散度存在缺血时间、刺激周长的双重依赖，在此基础上早后除极、延迟后除极诱发跨壁折返是缺血肥厚心室发生心律失常的主要机制之一[17]。而肥厚心肌 APD 显著的频率依赖性则有助于解释临床上心律失常更易发生在较低心率时的现象。研究发现，瞬间外向钾电流（I_{to}）是动作电位早期或细胞去极化早期出现的外向钾电流，构成动作电位的 1 相。它呈现电压依赖的快速激活和灭活，是动作电位早期复极化电流。尤其影响动作电位 2 相平台期，它的改变可对动作电位形态和时限产生较大影响。目前大多数研究认为 I_{to} 是降低。Cerbai[18] 的研究认为随着心肌肥厚的加重 I_{to} 降低得越明显，认为 I_{to} 的降低是 APD 延长的因素，从而导致复极不同步，有诱发心律失常的倾向。而且 Kassifi 用分子生物学的方法证实由于心肌肥厚 I_{to} 相对应基因表达卜降，更充分证明这一点。

（2）肥厚心肌出现离子通道改变：导致肥厚心肌电重构，肥厚心肌容易发生恶性室性心律失常。蒋诗琴等[19]通过部分结扎腹主动脉的方法造成兔压力负荷性心肌肥厚模型，采用全细胞膜片钳记录肥厚心肌细胞的延迟整流钾电流（I_{Ks}）和 APD。结果显示，肥厚心肌 I_{Ks} 存在跨室壁异质性，同时伴有心外膜和心内膜不均一的 I_{Ks} 减小，造成复极时程延长和跨室壁复极不均一性的增加。心肌肥厚阶段即存在显著的各种电压依赖性钾电流的下调，是动作电位延长的离子基础。对压力超负荷性心肌肥厚、心衰模型小鼠心内膜和心外膜心肌细胞离子通道电流的进一步研究发现[20]，I_{to}、I_{Ks} 在内、外膜下细胞同步减少，I_{Ks} 只是在内膜下细胞下调，加上钙电流的非同步下调构成了此期 AP 跨壁梯度消失的离子基础。同时，该研究还发现，钙调磷酸

酶（calcineurin）信号通路是 I_{Ks} 病理性下调的主要原因，而 I_{to} 的下调除钙调磷酸酶信号通路外还有其他信号调节途径参与。杨向军等[21]发现，慢性压力负荷导致的心肌肥厚伴有的动作电位时程的延长，其机制与 L 型钙流的失活时间延迟有关。肥厚心肌细胞复极化的透壁弥散度增加，QT 间期延长，早期后除极（EAD）随之出现，导致"R-on-T"现象，极易触发多形性室性心动过速，尤其是尖端扭转型室性心动过速。室性心动过速一旦发生，则可因为透壁折返而持续存在[22]。缓慢型延迟整流钾电流 I_{Ks} 减弱可能是导致早期后除极的原因，快速型延迟整流钾电流 I_{Kr} 抑制剂能加强这种效应，从而增加心肌对室性心律失常的易感性[23]。延迟后除极（DAD）是触发型心律失常的另一个重要机制。肥大心肌细胞的钠泵活性下调，细胞内钠浓度上升，Na^+ 跨膜梯度减小，$E_{Na/Ca}$ 更接近甚至超过静息膜电位，导致 Ca^{2+} 泵出减少，肌浆网 Ca^{2+} 超载，自发性 Ca^{2+} 释放增加，继而产生延迟后除极和瞬时内向电流（I_{to}），最终导致触发型心律失常的产生。进一步的研究发现，肥大心肌细胞钠泵下调与钠泵酶产生的离子流（I_{pump}）有关[24]。从另一个角度看，延迟后除极和瞬时内向电流是为了泵出肌浆网中超负荷的 Ca^{2+} 而产生的一种"保护"机制，由于这种保护作用矫枉过正而导致室性心律失常这种不良后果[25]。临床研究取得了与实验研究相一致的结果。对高血压左心室肥大人群的心电图进行观察，发现 QRS 波时间和 QT 间期延长，QT 弥散度增加，并且与左心室重量指数的增加成正相关。进一步的研究指出，心室复极时间（JT 间期）主要依赖于左心室肥大的程度，而心室除极时间（QRS 间期）只与心室舒张末期容积有关。

（3）肥厚心肌的心室颤动阈值显著降低：张存泰等[26]动物实验表明，兔主动脉缩窄 10 周后心肌肥厚明显，心肌肥厚组 8 只兔电刺激后有 7 只可诱发出室性心律失常，而假手术组电刺激后未诱发室性心律失常。Peter 等[27]观察到，在通过主动脉结扎造成左心室肥大的猫模型中，有效不应期和动作电位复极化的弥散度显著增加，同时心室颤动（室颤）的阈值降低，自发性心室颤动增多，这说明左心室肥大造成心肌对心室颤动的易感性增加。在加入一种电压依赖式钾通道阻滞药之后，有效不应期和动作电位复极弥散度均减小，心室颤动的发生也随之减少，提示室性心律失常的发生与钾通道有关。在肾血管性高血压犬进行冠状循环再灌注实验时发现，再灌注的 17 只犬中有 7 只发生室颤，而对照组 18 只中仅 1 只发

生室颤。有研究表明肥厚心肌心室颤动阈值明显低于正常心肌心室颤动阈值，心肌肥厚程度越重，心室颤动阈值越低。这可能与 Levy 等[28]研究发现心肌肥厚患者心脏性猝死发生率明显高于正常心肌患者，且心肌肥厚越重，心脏性猝死发生率越高有明显关系。

2. 肥厚心肌缺血改变

心肌肥厚、心肌缺血、心律失常三者之间的关系十分复杂。肥厚的左心室随着心肌硬度和左心室舒张末压增加而室壁张力增加，心肌应激性也增加。其过度的室壁张力使细胞肥大及冠状动脉循环的结构改变，冠状动脉血管扩张受限，冠状动脉血管中层肥厚纤维化，管腔狭窄使冠状动脉阻力增加，冠状动脉储备减弱。研究表明肥厚心肌绝对需氧量增多，而心肌灌注相对减少，使冠状动脉储备量进行性下降，其导致心肌缺血性损伤是电稳定性恶化的重要原因[26]。由于高血压心肌肥厚使舒张末期张力增加，引起心肌耗氧量增加，左心室肥大产生相对心肌缺血，心肌氧供需矛盾，最显著的是心内膜下缺血，使传导速度和兴奋性不一致。促使心律失常发生。同时有研究发现高血压左心室肥大的患者存在冠状动脉微血管受损，肥厚心肌的小动脉密度降低，以及管壁/管腔比值增高，单位面积的毛细血管密度以及血管内皮细胞范围减少，另外心肌细胞横径增大使毛细血管与之进行氧交换的距离增加，这都将导致冠状动脉血流储备下降而使心肌缺血。心肌缺血时出现室性心律失常与离子浓度改变（细胞外钾浓度增加，细胞内钙浓度增加），酸中毒，脂质代谢异常，氧自由基生成增多，自主神经异常等多种因素有关。这些微血管病变累及冠状循环被认为是高血压患者发生心律失常的主要决定因素。此外，高血压促进冠状动脉粥样硬化的发生发展，肥厚心肌舒张功能下降，供血与耗氧失衡，均可促进心肌缺血的发生。研究发现，在没有冠心病的高血压左心室肥大人群中，无症状性心肌缺血的检出率增加。室性心律失常与心肌缺血存在直接联系。冠状动脉结扎后数分钟室性心律失常即可出现，随着缺血时间的延长和血供的恢复，心律失常也会发生动态改变。

3. 肥厚心肌纤维化

心肌肥厚是一种结构重建过程，不仅心肌细胞增大，而且伴随血管与结缔组织胶原成分明显增多。心肌缺血促进纤维组织增生，分泌醛固酮增多。间质和血管周围纤维化改变了心肌细胞与组织之间的关系，引起不同部位心肌电生理特性改变，而产生异位节律灶。心肌缺血引起心肌细胞膜电重量不稳定，容易形成某种形式的折返。实验研究发现，许

多电生理异常发生在肥厚心肌组织和结缔组织浸润区域的边缘地带[27-28]，目前认为心肌细胞和结缔组织浸润区域的结合部位是发生心律失常的电生理基础。因此，伴有左心室结构改变的老年高血压患者复杂性室性心律失常的发生率明显增高。

4.其他因素

一些神经内分泌因子在左心室肥大的发生发展中起了重要的作用，如去甲肾上腺素、血管紧张素Ⅱ、醛固酮、胰岛素样生长因子等，其中有些也促进了室性心律失常的形成。血管紧张素Ⅱ是近年来备受人们关注的一种血管活性物质，它通过血管紧张素Ⅱ受体刺激醛固酮、去甲肾上腺素的释放，收缩小动脉，刺激心肌细胞和纤维组织的增生，从而促进高血压左心室肥大的形成。另一方面，血管紧张素Ⅱ造成细胞连接紊乱，降低心肌细胞间电阻，缩短不应期，减慢传导速度，使心肌对室性心律失常的易感性增加。目前认为，组织局部肾素-血管紧张素系统和交感神经系统释放的递质比体循环中的递质具有更重要的生物活性。血管紧张素Ⅱ的受体在心脏不同部位分布各异，因而能从不同角度发挥生物作用。此外，心肌收缩舒张功能不全、低钾血症等也进一步促进心律失常的发生。

第三节 高血压合并心律失常的诊断和治疗

高血压并发心律失常大多表现为发作性、短暂性，其危害性在于引起患者心悸、胸闷等不适症状，影响患者的生活质量，而当心律失常频繁严重发作时，或者出现高危甚至致命性的心律失常，如高危室性期前收缩（室早）、室性心动过速（室速）和室颤，危及生命。在高血压合并心律失常中，房颤较常见，而房颤的危害不仅仅在于心悸、胸闷等不适，而在于卒中的栓塞风险和房颤可引起心动过速性心肌病导致心力衰竭。所以，对高血压合并心律失常的正确诊断和合理治疗非常关键。

一、高血压合并心律失常的诊断

（一）诊断

高血压患者心律失常的诊断包括：心律失常的检测、确立心律失常与高血压之间的关系、判断心律失常的危险性。

1.心律失常的检测

首先重视高血压患者病史和症状，仔细询问有无心悸、胸闷、头晕、晕厥等，如有则考虑可能存在心律失常。通过普通心电图、动态心电图和运动心电图试验甚至置入式记录仪捕捉心律失常，明确心律失常的诊断。

2.确立心律失常与高血压之间的关系

除考虑高血压本身所致的心律失常可能外，应注意排除其他原因。例如检查血钾排除电解质紊乱和原发性醛固酮增多症、查甲状腺功能排除甲状腺疾病、超声心动图检查排除心功能不全或瓣膜病、冠状动脉CT或冠状动脉造影检查排除冠心病、食管或心内电生理检查排除旁路或房室结双径路等。

3.心律失常的危险分层

（1）左心室肥大的检测：左心室肥大是高血压患者心血管事件和猝死的独立预测因子，通过心电图和超声心动图检查可发现有无左心室肥大及其严重程度。目前认为左心室质量指数（LVMI）是诊断左心室肥大最敏感和最准确的方法，LVMI正常值男性$< 130g/m^2$，女性$< 110g/m^2$，大于此值可以认为有左心室肥大。

（2）其他指标：左心室扩大及左心室功能减退者预后不良。左心室构型不同，对QRS时间的影响也不一样。离心型左心室重构的LVMI与QRS时间有关，向心型左室重构的LVMI则与之无关[33]。LIFE研究发现，在心电图表现出左心室肥大的高血压人群中，QRS时间和最大QT间期是心血管事件和所有病因导致病死的独立预测因子[34]。另外，有学者发现高血压患者如果存在T波电交替（TWA），心律失常的风险性会显著增加，而左心室肥大的患者T波电交替现象较无左心室肥大者增多，提示左心室肥大的患者存在心电不稳定性[35]。这些体表心电图指标的变化反映了心室肌传导减慢、动作电位时程延长、不应期弥散增加、复极化不均一，提示室性心律失常易感性增强。总之，左心室构型改变的同时细胞电生理也发生了重构，心肌自律性升高，传导不均一和不应期弥散使折返成为可能，在多种离子流的背景下出现DAD和EAD，室性心律失常的易感性明显增加。另外，QT离散度、心室晚电位、心率变异性检测有一定意义。

（二）功能性与心脏结构病变所致心律失常的鉴别

在治疗前，需要鉴别心律失常是功能性还是心脏结构病变所致，参考要点如下：

1. 年龄

一般情况下，青年人的心律失常功能性多见，因为青年人自主神经不稳定，影响情绪和精神状态的因素多；而老年人的心律失常多属于病理性。

2. 基础心脏病史

有明确的心脏病史，其心律失常多属于病理性；无结构性心脏病者，多考虑为功能性。

3. 心律失常发生的时间

心律失常发生在临睡前或精神紧张、情绪激动、烟酒茶过量等情况下，而又无其他结构性心脏病的根据时，多属功能性。某些病理生理因素，如发热、电解质紊乱、感染等伴发的心律失常多属于一过性、功能性，这些影响因素一旦去除，心律失常也随之消失。若发生于体力活动时，则应考虑可能性属于病理性。

4. 心律失常发生时伴发的症状

应仔细采集心律失常患者的主诉，伴发的症状，综合加以分析。当患者的主诉多、症状明显、描述丰富离奇、富有戏剧性时，心律失常多属于功能性。而结构性心律失常者，自觉症状往往较少或完全无症状。正常人群的体检中发现的心律失常多为功能性。

5. 心律失常伴发的诱发因素

在应用某些心肌毒类药物如锑剂、奎宁丁的过程中出现的心律失常多为病理性。而某些病理生理因素，如发热、电解质紊乱、感染等伴发的心律失常多属于一过性、功能性，一旦去除其影响因素，心律失常也随之消失。

6. 心电图特点

（1）心律失常的类型：严重的心律、复杂性心律失常多属于病理性，如严重室性心律失常、室速、室颤、心脏停搏、并行心律、多源或连发的室早、房早等属病理性可能大。

（2）心律失常的种类：多种心律失常的同时存在多提示是病理性，例如多源性室早或同时有房早，传导异常兼有激动起源异常（房早、室早、室上性心动过速等）。两种传导异常共存如房室传导阻滞兼窦房传导阻滞也高度提示属病理性。相对而言，仅有一种心律失常单独存在时功能性的可能性较大。

（3）伴有其他心电图异常：此时提示为病理性，如心室肥大、心房扩大、ST-T 改变等。

（4）心律失常的图形：对于期前收缩，特别是室早，发生越提前（R-on-T）、初始向量增宽、畸形显著，其为病理性的可能性越大。QRS 波时限达 0.16s 并有宽大切迹是心脏扩大及全心功能减退的标志，

常说明心室肌有较广泛的病损，导致心室内传导速度显著减慢。

房颤患者最大的风险在于系统栓塞，由于高血压只轻度增加卒中和出血风险（其在 $CHA_2DS_2VAS_C$ 和 HAS-BLED 评分中各占 1 分，见表 25-1 和表 25-2），所以在评估心房颤动患者的卒中和出血风险时还需要结合其他危险因素及评分，评估临床净获益情况，指导临床治疗。

表 25-1　$CHA_2DS_2VAS_C$ 栓塞危险积分

危险因素	积分
充血性心力衰竭 / 左心室功能障碍（C）	1
高血压（H）	1
年龄 ≥ 75 岁（A）	2
糖尿病（D）	1
卒中 / 短暂性脑缺血发作 / 栓塞史（S）	2
血管疾病（V）	1
年龄 65 ～ 74 岁（A）	1
性别（女性）（Sc）	1
总积分	9

表 25-2　HAS-BLED 出血危险评分

字母	临床特点	计分
H	高血压	1
A	肝、肾功能异常（各 1 分）	1 或 2
S	卒中史	1
B	出血史	1
L	INR 值不稳定	1
E	老年（如年龄 > 65 岁）	1
D	药物或嗜酒（各 1 分）	1 或 2
		最高值 9 分

INR：国际标准化比

二、高血压合并心律失常的治疗

（一）治疗原则

高血压合并心律失常的治疗原则是：控制血压达标，改善左心房和左心室重构，抗心律失常治疗。有效降压和逆转心脏重塑是治疗高血压伴心律失常的基础。因此，首要的目标是降压，将血压降至较为理想的水平；在降压的同时力争逆转心房和心室的不良重构。抗高血压治疗在一定程度上可逆转高血压所致的心脏结构改变。对高血压合并心律失常

的患者，除了积极有效控制血压之外，治疗重点应放在改善左心房、左心室重构，尤其是逆转左心室肥大上。一般认为，使血压与外周血管阻力下降而无反射性引起交感兴奋性增加的降压药物均能使左心室肥大逆转。

（二）药物治疗

目前常用的降压药物包括利尿药、β受体阻滞药、钙通道阻滞药（CCB）、血管紧张素转化酶抑制药（ACEI）、血管紧张素Ⅱ受体拮抗药（ARB），均有不同程度改善左心房、左心室重构的作用。对80项随机对照临床研究共4113名高血压患者抗高血压治疗的Meta分析显示，以上几种降压药物逆转左心室肥大比例分别为利尿药8%，β受体阻滞药6%，CCB 11%，ACEI 10%，ARB 13%，但是各自的作用大小还存在一定的争议。Novo等[30]观察到依那普利、阿替洛尔和维拉帕米都能在降压的同时降低LVMI和室性心律失常的发生，而氢氯噻嗪则无此作用。LIFE研究[31]通过对8851名合并左心室肥大的高血压患者随机分配使用氯沙坦和阿替洛尔治疗4.8年，证实氯沙坦和阿替洛尔确实能逆转左心室肥大，前者这一作用更为突出，并且是独立于降压作用之外的附加效应。SILVHIA研究[32]将厄贝沙坦与阿替洛尔进行进一步的对比，发现厄贝沙坦能缩短心肌复极时间和降低复极弥散度，从而使心电稳定性增加，室性心律失常减少；阿替洛尔则无此作用，反而由于其减慢心率而使复极时间延长。PRESERVE研究[33]则显示长效CCB和ACEI具有相似的逆转左心室肥大的作用。

高血压对于房颤的发生和转归起着重要作用，抗RAS治疗可以减少房颤的发生率及复发率。研究表明，干预RAS能够对房颤的发生和维持产生有益影响。ACEI和ARB降低血管紧张素Ⅱ（Ang Ⅱ）生成或阻断其受体，使心房结构重构和电重构得到改善，减轻了Ang Ⅱ的致心律失常作用。研究发现，依那普利能明显减低心动过速诱发的心房Ang Ⅱ浓度和Erk1/Erk2表达的增加，也能明显改变充血性心力衰竭对心房传导、心房纤维化和平均房颤持续时间的影响。研究还表明，应用厄贝沙坦有利于高血压合并房颤患者复律后维持窦性心律。2010年对12项共纳入3260名房颤患者的研究显示，RAAS阻断药降低房颤复发风险55%。另一项Meta分析纳入了8项研究、非房颤患者63 897例，发现RAAS阻断药减少房颤20%。LIFE研究[31]结果表明，对于基线无心房颤动的高血压合并左心室肥大患者，以氯沙坦为基础的治疗与以阿替洛尔为基础的治疗相比，在同等降压幅度下能进一步减少新发心房颤动33%。VALUE结果显示，缬沙坦较氨氯地平能更明显降低新发心房颤动和复发心房颤动的危险。2011年《美国心脏病学会杂志》发表1篇Meta分析纳入23项有关ARB/ACEI临床研究、共计87 048名患者，结果显示心房颤动的风险减少33%。ACTIVE I是一项意义重大的研究，它是第一项评估RAS对于高血压伴房颤患者心脑血管预后影响的大规模、多中心、随机对照临床研究。这项研究共纳入了9016名房颤患者，评估厄贝沙坦降低高血压伴房颤患者心血管事件的作用。结果证实厄贝沙坦能有效减少心力衰竭、预防卒中，能有效减少高血压伴房颤患者心血管事件[34]。因此，2011年ACC/AHA/ESC房颤管理指南指出，ARB/AECI具有房颤预防的证据，同时比抗心律失常药物安全性好。ARB/AECI在高血压、心肌梗死、心力衰竭和糖尿病患者的房颤一级预防和预防房颤复发中具有一定作用。

β受体阻滞药也可减少高血压合并房颤患者的房颤复发率。Noord等[35]发现，高血压合并持续性房颤复律后，β受体阻滞药组在复律后3天内几乎无复发，而安慰剂组在复律后2～3天复发达高峰；单变量分析显示服用β受体阻滞药后1个月内复发率最低，对复律后维持窦性心律（窦律）的效果比特发性房颤组好。β受体阻滞药对房颤的作用可能是通过延长心脏舒张期及改善心室充盈，从而改善了心房扩张引起的致心律失常作用。

关于钙通道阻滞药对高血压合并心律失常的效果国外有部分报道。Messerli比较研究了CCB与利尿药治疗高血压并发心律失常者，发现CCB治疗使室早减少74%，联律、多源性室早、室上速与室速完全消失，而利尿药治疗后室早次数未见明显改变。2000年5月在第10届欧洲高血压学术会议上公布的北欧地尔硫䓬研究（Nordic diltiazem study，NORDIL）由瑞典和挪威1032个医疗中心参加，入选共10 881名轻、中度高血压患者，平均随访4.5年，失访率0.5%。结果表明，地尔硫䓬与利尿药、β受体阻滞药比较除了具有显著减少轻、中度高血压患者心血管事件发生和死亡的同样效果，地尔硫䓬比利尿药、β受体阻滞药减少了20%卒中的发生[36]。房颤亚组分析发现，地尔硫䓬与利尿药、β受体阻滞药相比，每年减少18%的新发房颤。

（三）治疗方案

一般认为，当高血压患者发生心律失常时，首先应积极控制高血压，大多数心律失常如期前收缩即可减轻或消失。还应注意纠正紧张焦虑、交感神经兴奋性增高、血钾异常等诱发或加重心律失常的因素。当心律失常发作频繁，症状明显，影响日常工作和生活时，或心律失常严重可能威胁患者生命时，需使用抗心律失常药物。至于药物选择，与其他病因引起的心律失常处理无明显区别。

1.高血压合并房性心律失常

高血压合并房性心律失常时，患者如无明显症状，可不予抗心律失常治疗；如发生房颤伴有明显症状或心室率较快时，需给予治疗。高血压合并房颤患者的治疗根据指南主要包括心率控制、节律控制和抗凝治疗三个方面。

（1）心率控制：常用的药物包括 β 受体阻滞药、非二氢吡啶类 CCB 和地高辛等。

（2）节律控制：主要采用抗心律失常药物和射频消融。维持窦律的主要指征是有症状房颤，对于无结构性心脏病或没有明显左心室肥大的高血压患者来说，最初的药物应选择氟卡尼、普罗帕酮和索他洛尔，其次可以考虑应用胺碘酮或行射频消融治疗。如存在显著左心室肥大，则药物治疗首选胺碘酮，因为胺碘酮较少在心肌肥厚患者中出现致心律失常作用。对于房颤的择期复律与预防，中国《胺碘酮抗心律失常治疗应用指南》强调了胺碘酮 10g 负荷量（包括静脉及口服）的必要性，急性期转律或控制心室率静脉胺碘酮剂量应为 1.2 ～ 1.8g/d，口服胺碘酮需要给予负荷量：住院患者的口服负荷量为 1.2 ～ 1.88g/d，分次服用，直到总量 10g 后改维持量；门诊患者的口服负荷量为 600mg/d，分次服用，总量达 10g 后改维持量。维持量多为 200 ～ 400mg/d。如有明显左心室肥大而无心功能不全，可选择屈奈达隆。有条件的中心根据患者情况选择射频消融治疗。

（3）高血压合并房颤的抗栓治疗：高血压和房颤是卒中的危险因素，但高血压合并房颤患者中抗凝治疗并不充分。一项横断面研究显示，92 079 名高血压患者中 5731 例合并房颤；57% 的高血压合并房颤患者（平均年龄 77 岁，58% 为女性）接受口服抗凝药物治疗。高血压合并房颤患者 CHA$_2$DS$_2$VAS$_C$ 评分 ≥ 1 时，应权衡卒中和出血风险给予这些患者口服抗凝药物（控制良好的华法林或其他口服抗凝药）治疗。多数房颤患者可受益于抗凝治疗，因为不进行抗凝治疗的缺血性卒中风险要高于进行抗凝治疗的颅内出血风险，表现出正的临床净获益。HAS-BLED 评分 ≥ 3 提示出血风险较高，需要定

期检查和调整可能影响出血的因素，如血压、肝 / 肾功能不全、INR、抗血小板药物和非甾体抗炎药等。2012 年更新的房颤管理指南提出，对于大多数非瓣膜病房颤患者，应该选择新型口服抗凝药，如达比加群、利伐沙班、阿哌沙班，而不是调整剂量的维生素 K 拮抗剂（INR 2.0 ～ 3.0）。对于出血风险较高（HAS-BLED 评分 ≥ 3）的患者，剂量应该减低，达比加群 110mg，2 次 / 日，或利伐沙班 15mg，1 次 / 日。

2.高血压合并室性心律失常的治疗

高血压左心室肥大并发短暂性室性心律失常的患者是否需要使用抗心律失常药物尚无定论，而长期抗心律失常干预治疗是否可显著降低猝死等心血管病死亡率，也无前瞻性临床试验予以证实。一般说来，高血压患者如果没有心肌缺血，仅对于较严重的室性心律失常需要积极处理；如果存在心肌缺血，则需纠正频发的室早、室早二联律和交感风暴。

室性心律失常的治疗一般选择 β 受体阻滞药和胺碘酮。指南推荐胺碘酮在 10min 内静脉注射 150mg，如必要重复上述操作，随后按照 1mg/min 滴注 6h，再减量为 0.5mg/min。预防心律失常复发可给予口服胺碘酮。治疗室性心律失常时，口服维持量相对大，用药第一年的维持量为 400 ～ 600mg/d，分次服用，第二年减量。一般认为，第一年的维持量不能低于 400mg/d，少数患者可减到 200 ～ 300mg/d。也可使用螺内酯（安体舒通），其不仅可纠正低血钾，还有抗心衰纤维化变性的作用。对于严重室性心律失常药物治疗无效或左心室功能明显受损的患者，应考虑植入埋藏式心脏复律除颤器。

（四）注意事件

值得注意的是，抗高血压药物与抗心律失常药物之间有相互作用。例如，β 受体阻滞药普萘洛尔可使利多卡因的半衰期延长，作用增强；普萘洛尔与利血平合用时交感神经抑制加强，可出现心动过缓、心肌收缩力减弱等情况；普萘洛尔与氯丙嗪、降压药、利尿药等合用，降压作用增强，应注意直立性低血压的发生。奎尼丁与氢氯噻嗪等合用，可使奎尼丁排泄减慢、作用延长且毒性增强，与利血平、甲基多巴合用，可使心肌抑制与降压作用增强；奎尼丁因抑制硝苯地平的代谢而增加硝苯地平血药浓度-时间曲线下面积。CCB 在临床实践中广泛应用，但也应注意与其他药物的相互作用，如维拉帕米与哌唑嗪合用可引起严重低血压；维拉帕米与大

部分 β 受体阻滞药无相互作用，但是该药可抑制脂溶性 β 受体阻滞药的肝代谢、提高其血药浓度。硝苯地平与 β 受体阻滞药普萘洛尔合用时，由于两者对肝血流的作用相反，前者减低后者的血流量，而后者则增高前者的血流量，引起血压的过度降低。地尔硫䓬与利血平或 β 受体阻滞药合用会加重窦房结的抑制和负性肌力作用，可致心动过缓和严重的低血压。普罗帕酮（心律平）联合 ACEI 或 ARB 应用于高血压伴左心室肥大及室性心律失常的患者时 QT 间期无延长，是安全的用药方案。为了做到合理联合用药，医务工作者必须全面了解有关药物相互作用的原理及规律，从而提高临床用药水平。另外，常用的抗心律失常药物胺碘酮与排钾利尿药合用时需密切注意血钾水平，因低血钾时应用胺碘酮可诱发尖端扭转型室速。

总结与要点

- 伴有心律失常的高血压患者，容易发生心脑血管疾病，如心绞痛、心力衰竭、卒中等，死亡率明显增高。室性心律失常的发生，大多与左心室心肌肥厚直接相关，房性心律失常的发生一般继发于心肌肥厚，因左心室顺应性减退、左心房压升高，左心房增大及心房纤维化所致。

- 高血压患者发生心律失常的机制，尚未完全阐明。一般认为，在高血压早期或临界、轻型高血压，心律失常的发生主要是功能性的，与交感神经活性亢进、血浆儿茶酚胺浓度升高或 β 受体功能增强有关。长期的血压升高会影响到心脏的结构及功能，导致左心房扩大、左心室肥大等心脏结构的改变，在这些心脏结构改变的基础上，各种心律失常的发生率也随之增高。

- 高血压合并心律失常的治疗原则是：控制血压达标，改善左心房和左心室重构，抗心律失常治疗。

参考文献

[1] 国家心血管病中心. 中国心血管病报告. 北京：中国大百科全书出版社，2012.

[2] 金玉华，方宁远，卢惠华，等. 老年高血压病患者心脏结构改变与心律失常的关系. 上海第二医科大学学报，2004，24：49-52.

[3] Levy D, Anderson KM, Savage DD, et al. Risk of ventricular arrhythmias in left ventricular hypertrophy：the Framing Heart Study. Am J Cardiol, 1998, 60（7）：560-565.

[4] Grundvold I, Skretteberg PT, Liestøl K, et al. Upper normal blood pressures predict incident atrial fibrillation in healthy middle-aged men：a 35-year follow-up study. Hypertension, 2012, 59（2）：198-204.

[5] Lip GY, Frison L, Grind M. Effect of hypertension on anticoagulated patients with atrial fibrillation. Eur Heart J, 2007, 28（6）：752-759.

[6] Larstorp AC, Ariansen I, Gjesdal K, et al. Association of pulse pressure with new-onset atrial fibrillation in patients with hypertension and left ventricular hypertrophy：the Losartan Intervention For Endpoint（LIFE）reduction in hypertension study. Hypertension, 2012, 60（2）：347-353.

[7] Leong DP, Eikelboom JW, Healey JS, et al. Atrial fibrillation is associated with increased mortality：causation or association?. Eur Heart J, 2013, 34（14）：1027-1030.

[8] Qi wenhang. Retrospective investigation of hospitalized patients with atrial fibrillation on mainland China. Chin Med J（Engl）, 2004, 117（12）：1763-1767.

[9] Macia G, Scopelliti F, Grassi G. Hypertension and heart. Semin Cardiothorac Vasc Anesth, 2006, 10（3）：198-202.

[10] Schillaci G, Verdecchia P, Borgioni C, et al. Association between persistent pressure overload and ventricular arrhythmias in essential hypertension. Hypertension, 1996, 28（2）：284-289.

[11] Novo S, Barbagallo M, Abrignani MG, et al. Increased prevalence of cardiac arrhythmias and transient episodes of myocardial ischemia in hepertensives with left ventricular hypertrophy but without clinical history of coronary heart disease. Am J Hypertens, 1997, 10（8）：843-851.

[12] 毛绍芬，李玉东，毛秉豫. 高血压病左房、左室构型与心律失常. 中国综合临床，2001，17（1）：12-13.

[13] Makowski K, Gielerak G, Kramarz E, et al. Left ventricular diastolic dysfunction is associated with impaired baroreflex at rest and during orthostatic stress in hypertensive patients with left ventricular hypertrophy. J Hum Hypertens, 2013, 27（8）：465-473.

[14] Elsherbiny IA. Arterial stiffness is associated with tissue Doppler atrial conduction times and P wave dispersion in hypertensive patients. Intern Med, 2012, 51（2）：147-153.

[15] Bilge M, Eryonucu B, Guler N, et al. Transesophageal echocardiolography assessment of left atrial appendage function in untreated systemic hypertention patients in sinus rhythm. J Am Soc Echocardiogr, 2000, 13（4）：

271-276.

［16］魏娟，邓兵．高血压病患者左房重构与房性心律失常的关系．同济大学学报（医学版），2003，24（1）：222-223.

［17］Pokharel S, van Geel PP, Sharma UC, et al. Increased myocardial collagencontent in transgenic rats overexpressing cardiac angiotensinconverting enzyme is related to enhanced breakdown of N-acetyl-Ser-Asp-Lys-Pro and increased phosphorylation of Smad2/3. Circulation, 2004, 110（19）: 3129-3135.

［18］Fuster V, Rydn LE, Cannom NS, et al. ACC/AHA/ESC 2006 guidelines for the management of patients with atrial fibrillation. J Am Coll Cardial, 2006, 48（4）: 854-906.

［19］Davey P, Bryant S, Hart G. Rate-dependent electrical, contractile and restitution properties of isolated left ventricular myocytes in guineapig hypertrophy. Aeta Physiol Scand, 2001, 171（1）: 17-28.

［20］Melntosh MA, Cobbe SM, Kane KA. Action potential prolongation and potassium currents in left ventricular myocytes isolated from hypertrophied rabbit hearts. J Mol Cell Cardiol, 1998, 30（1）: 43-53.

［21］Cerbai E, Barbieri M, Li Q, et al. Ionic basis of action potential prolongation of hypertrophied cardiac myocytes isolated from hypertensive rats of different ages. Cardiovasc Res, 1994, 28（8）: 1180-1187.

［22］蒋诗琴，余光清，潘龙瑞，等．兔肥厚心肌细胞内膜和外膜慢反应延迟整流钾电流和动作电位时程的变化．华中科技大学学报（医学版），2010，（5）：663-666.

［23］师晨霞，董芳，王玉红，等．小鼠压力超负荷性心肌肥厚和心力衰竭阶段跨壁电生理异质性改变及其机制．中国药理学会第九次全国会员代表大会暨全国药理学术会议论文集．北京：医药导报杂志社，2007.

［24］杨向军，惠杰，蒋廷波，等．肥厚心室肌细胞单通道钙流的特征．中华医学杂志（英文版），2002，4：22-28，146.

［25］Wasson S, Reddy HK, Dohrmann ML. Current perspectives of electrical remodeling and its therapeutic implications. J Cardiovasc Pharmacol Ther, 2004, 9（2）: 129-144.

［26］Tan GX, Rials SJ, Wu Y, et al. Ventricular hypertrophy amplifies transmural repolarization dispersion and induces early after depolarization. Am J Physiol Heart Circ Physiol, 2001, 281: H1968-1975.

［27］Kozhevnikov DO, Yamamoto K, Robotis D, et al. Electrophysiological mechanism of enhanced susceptibility of hypertrophied heart to acquired torsade de pointes arrhythmias: Tridimensional mapping of activation and recovery patterns. Circulation, 2002, 105: 1128-1134.

［28］János M, Daniel K, Geoge H. Mechanisms underlying delayed after depolarizations in hypertrophied left ventricular myocytes of rats. Am J Physiol, 2001, 28l: 903-914.

［29］胡杰，张存泰，卜军，等．培哚普利对兔肥厚心肌室性心律失常的影响．华中科技大学学报（医学版），2008，37（5）：688-690.

［30］Peter RK, Ted DF, Joseph S, et al. Electrophysiological effects of left ventricular hypertrophy. Circulation, 1991, 83: 2067-2075.

［31］Levy D, Garrison RJ, Savage DD, et al. Prognostic implications of echocardiographically determined left ventricular mass in the Framingham Heart Study. N Engl J Med, 1990, 322（22）: 1561-1566.

［32］戴文建．心肌肥厚分子机制研究进展．心血管病学进展，2009，30（1）：47-50.

［33］Caneron JS, Myerbury RJ, Wong SS, et al. Electrophysiological consequence of chronic experimentally induced left ventricular pressure overload. JACC, 1983, 2: 482-488.

［34］Dahlöf B, Devereux RB, Kjeldsen SE, et al. Cardiovascular morbidity and mortality in the Losartan Intervention For Endpoint reduction in hypertension study（LIFE）: a randomised trial against atenolol. Lancet, 2002, 359（9311）: 995-1003.

［35］Malmqvist K, Kahan T, Edner M, et al. Comparison of actions of irbesartan versus atenolol on cardiac repolarization in hypertensive left ventricular hypertrophy: Results from the Swedish irbesartan left ventricular hypertrophy investigation versus atenolol（SILVHIA）. Am J Cardiol, 2002, 90: 1107-1112.

［36］Richard BD, Vittorio P, Norman S, et al. Effects of once-daily angiotensin-Converting enzyme inhibition and calcium channel blockade-based antihypertensive treatment regimens on left ventricular hypertrophy and diastolic filling in hypertension. The prospective randomized enalapril study evaluating regression of ventricular enlargement（PRESERVE）Trial. Circulation, 2001, 104: l248-1254.

［37］Yusuf S, Healey JS, Pogue J, et al. Irbesartan in patients with atrial fibrillation. N Engl J Med, 2011, 364（10）: 928-938.

［38］Van Noord T，Tieleman RG，Bosker HA，et al. Beta-blockers prevent subacute recurrences of persistent atrial fibrillation only in patients with hypertension. Europace，2004，6（4）：343-350.

［39］Hansson L，Hedner T，Lund-Johansen P，et al. Randomised trial of effects of calcium antagonists compared with diuretics and β-blockers on cardiovascular diuretics morbidity and mortality in hypertension：the Nordic Diltiazem （NORDIL）study. Lancet，2000，356：359-365.

［40］The Task Force for the management of arterial hypertension of the European Society of Hypertension（ESH）and of the European Society of Cardiology（ESC）. 2013 ESH/ESC Guidelines for the management of arterial hypertension. Blood Press，2013，22（4）：193-278.

（齐书英　柴启勇）

第 26 章　高血压伴肾疾病

慢性肾病（chronic kidney disease，CKD）已经成为全球性的公共卫生问题。它不仅包括原发性肾小球、肾小管、肾间质性疾病及遗传性肾炎等传统意义上的慢性肾病，而且还包括狼疮性肾炎、紫癜性肾炎、乙型肝炎病毒相关性肾炎和糖尿病、高血压、自身免疫病、肾动脉狭窄等引起的肾损害，以及伴随年龄增长引起的肾功能下降。来自美国[1]、挪威[2]等发达国家的全国性调查显示 CKD 是常见的慢性疾病，成年人群中 CKD 的患病率为 10.2%～13.0%。我国新近完成的全国性 CKD 调查[3] 结果同样提示 CKD 是我国常见的慢性疾病，我国 18 岁以上的成年人群中 CKD 的患病率为 10.8%（95% 置信区间为 10.2%～11.3%）；据此估计，我国现有 CKD 患者 1.20（1.13～1.25）亿。高血压是 CKD 的常见合并症，且随着估算的肾小球滤过率（estimated glomerular filtration rate，eGFR）逐渐下降，高血压的发生率也随之上升。高血压导致的血流动力学紊乱及氧化应激等会进一步加重肾损害，引起肾结构和功能的改变。多项流行病学资料表明，高血压与终末期肾病（end stage renal disease，ESRD）发生率增加有密切联系，并且由高血压肾硬化进展而来的 ESRD 患者比例逐渐增加[4]。高血压不仅增加肾病的发病率，还影响肾病患者心血管事件发生率及总体预后。高血压和肾疾病关系复杂，高血压既可以是肾疾病的病因又可以是结果。未控制的高血压会加速肾疾病的恶化，肾病的进展则可能导致血压更加难以控制，甚至发展为恶性高血压。

第一节　高血压伴肾疾病的病理生理

一、高血压加重肾损害

随着高血压的持续发展，逐渐出现肾小动脉的透明样病变和动脉内膜增厚，导致小动脉顺应性下降和管腔变窄。肾小动脉硬化肾内血管床减少，肾血流量下降，加重肾小球和肾小管缺血性损害。随着血管病变的进展，肾血管自身调节能力逐步下降，直至在出球小动脉最大限度收缩的情况下仍无法维持肾小球灌注压，导致肾小球的塌陷和废弃[5]。但 Sealey 等[6] 提出的选择性肾单位代偿学说认为，缺血性肾单位在肾中只占很少一部分，大多数是高灌注肾单位。真正导致肾实质损害，尤其是肾小球硬化的主要元凶是高灌注肾单位的肾小球内高压力。CKD 时，残存肾单位肾小球入球小动脉阻力下降，因而对全身高血压的自身调节反应能力下降，异常增高的全身血压直接导致肾小球内压增高；某些血管活性物质（如 Ang Ⅱ）、某些药物（如二氢吡啶类钙通道阻滞药）也可收缩出球小动脉或扩张入球小动脉而增高肾小球内压。肾小球内高压力及产生的高切应力引起血管内皮细胞损伤释放血管活性物

质，生长因子以及血小板衍生生长因子（PDGF）等，促进系膜细胞增生、胶原沉积以及毛细血管内血栓形成。肾小球内的高压力可引起毛细血管张力升高，可传递到系膜区域，引起系膜细胞损伤，大分子物质清除减少，系膜细胞收缩能力下降，导致肾小球基底膜增厚，系膜增生。肾小球内高压力还可导致肾小球足细胞损伤，基底膜通透性增加，蛋白质通透选择性下降，导致蛋白尿的同时蛋白质在间质滞留导致间质炎症[5]。同时，异常活化的神经内分泌系统（包括肾素-血管紧张素系统、醛固酮、交感神经系统等），盐的负荷，氧化应激，内皮功能损害等，均参与高血压导致的肾损害。高血压时肾血流动力学改变导致的肾素-血管紧张素系统异常在高血压加重肾损害中占举足轻重的地位，可能机制为损害小管间质及导致足细胞裂隙膜损害、滤过膜通透性增加等[7]。醛固酮是引起高血压性肾病变和血管损伤的独立因素，其作用并不依赖于血压，而是通过直接的细胞作用来介导肾血管重塑和肾小动脉硬化[8]。高血压患者交感神经系统活性升高，肾上腺释放去甲肾上腺素，除了可以影响系统血压

进而传递到肾造成损伤，去甲肾上腺素等介质还能通过与肾 α-肾上腺素能受体结合，直接收缩肾血管，使肾血管阻力增加、肾血流量降低，引起肾单位缺血、氧化应激增加，促进肾素从肾小球旁器的释放，进而通过肾素-血管紧张素系统的相互作用促使血压增高。此外，肾交感神经激活还可以直接刺激近端肾小管 Na^+ 的重吸收，导致钠水潴留，循环血容量增加[9]。原发性高血压中一部分为盐敏感型高血压，盐敏感型高血压患者的肾损害出现早，程度较重，并多伴有胰岛素抵抗。肾损害表现为微量白蛋白排泄率增加，钠清除率降低和肾血流动力学呈低肾血流量、高滤过状态[10]。在高血压负荷压力下，血管内皮细胞最先受到影响，出现血管舒缩物质、促生长因子异常，引起血管反应性异常、血管舒缩功能失衡和血液凝血功能障碍等，进而导致肾损害[11]。另外，与高血压密切相关并互为因果的其他心血管代谢危险因素，如糖尿病、血脂异常、高尿酸血症、肾动脉粥样硬化基础上的缺血性肾病等，也是高血压相关肾损害常见致病因素。

二、血管钙化

血管钙化是 CKD 尤其是 ESRD 患者的常见并发症，其可导致心血管疾病（cardiovascular disease，CVD）的发病率和病死率显著增加。CKD 患者的血管钙化分为内膜钙化和中膜钙化。内膜钙化多见于大血管和冠状动脉，与内膜增生和粥样硬化斑块形成有关，有脂代谢紊乱与炎症反应参与，表现为血管内膜下脂质沉积和巨噬细胞聚集，形成分散沉积的斑片状钙化灶，可导致心肌缺血、心肌梗死等不良事件。中膜钙化又称为 Monckeberg 硬化，主要发生在富含弹性胶原的血管中膜层，缺乏脂类物质和炎症细胞的沉积，由于钙化物质呈连续线性弥散分布于整条动脉，故这种钙化常常导致管壁僵硬和顺应性降低、血流动力学异常，引起脉压增加、心肌缺血，最终导致左心室肥大[12]。CKD 血管钙化的早期特征性表现是中膜钙化，在年轻不合并脂代谢紊乱的 CKD 患者中更为突出[13]。而 CKD 晚期患者特别是合并脂质代谢异常患者的血管钙化则常同时累及内膜和中膜[14]。患者年龄、透析时间、钙磷代谢紊乱、氧化应激、内皮功能紊乱、炎症、脂代谢紊乱、维生素 D 代谢紊乱、尿毒症毒素，以及血管钙化抑制物（如无机焦磷酸盐、基质 γ-羧基谷氨酸蛋白、骨桥蛋白、胎球蛋白 A 等）表达缺失等诸多因素都参与了 CKD 患者血管钙化的发生和发展。近年来，大量基础和临床研究发现异位成骨是促进血管钙化形成的关键步骤，在 CKD 的病理状态下，多种细胞（包括血管平滑肌细胞、周细胞、钙化前体细胞、内皮细胞等）可能丢失其原有生物学特性，分化为骨样细胞。因此，也有学者提出"CKD-骨-血管轴"的概念，认为血管钙化形成的本质是骨样物质在血管壁的异常沉积[15]。

三、心肌疾病

高血压伴肾疾病造成的心肌疾病包括左心室肥大、左心室扩张和心肌间质纤维化、慢性心力衰竭、瓣膜钙化等。发生的机制可能有：

1. 高血压是发生 CVD 的危险因素，另外肾衰竭导致水、钠潴留，高血压和水钠潴留均可加重心脏负荷，引起心脏结构重构，心肌缺血坏死。

2. 肾功能不全时肾分泌促红细胞生成素减少，同时尿毒症毒素抑制了红细胞的生成、铁再利用障碍等导致贫血，贫血造成代偿性心率加快，心肌收缩力加强，引起心脏重构，甚至使心肌发生变性、坏死。同时，全身性严重而持久的缺氧使机体产生大量乳酸、腺苷等代谢产物，后者可直接舒张外周血管，引起回心血量减少，使心排血量减少。

3. RAAS 持续激活，血管紧张素和醛固酮对心肌直接作用导致心脏重构和心肌纤维化。

4. 由于肾功能减退，机体清除炎症反应因子的能力下降，大多数 CKD 患者处在机体微（低度）炎症反应状态，一方面氧自由基产生增加，血管内皮功能减退，全身动脉粥样硬化加剧，冠状动脉扩张功能减退，可引起或加重心功能不全。另一方面微炎症反应状态是慢性肾衰竭的低蛋白血症的发病原因之一，低蛋白血症是慢性肾衰竭患者新发生心力衰竭和缺血性心脏病的独立危险因素。

5. 交感神经系统活性增强，可能引起心肌细胞凋亡。

第二节　高血压伴肾疾病的评估

（一）尿白蛋白和尿总蛋白

蛋白尿是肾损伤的重要标志，与不良肾预后、心血管预后和生存预后独立相关。尿白蛋白是肾早期损伤的指标，与不良预后的关系更加密切。尿蛋白定性检查受多种因素影响，如活动状态、尿量多少等，故尿蛋白定性试验应连续检测 3 次，均阳性者应测定尿总蛋白和（或）尿白蛋白。如果 1～2 周内有 2 次或 2 次以上尿蛋白或尿白蛋白定量阳性，就应该诊断为持续性蛋白尿。但是尿蛋白/白蛋白定量检测存在 24h 尿量记录不准确、部分尿样丢失、尿液受到精液或白带污染、被检对象活动状态等诸多影响因素，因此，近年来以检测清晨第一次尿或随意一次尿液中蛋白或白蛋白与肌酐比值（albumin-creatinine-ratio，ACR）替代 24h 尿蛋白定量[9]。但是也有学者认为尿白蛋白/肌酐比值法存在 2 个问题：①检验值有一定的波动性，二个检验值相除，误差可能会放大；②如果单次尿液中有炎症等因素所造成的污染，会大大影响其结果。而且在临床实践中也发现该法误差较大，而 24h 尿蛋白定量法可避免上述问题。因此，尿蛋白/肌酐比值仍无法取代 24h 尿蛋白定量[16]。所以，近年来也有学者提出尿总蛋白/肌酐比值（proteinuria-creatinine-ratio，PCR）同样是可参考的检验指标。当临床可疑蛋白尿时，应该采用随机尿 ACR 重复测定，之后用晨尿 ACR 进行确证。如果经证实存在蛋白尿，则可收集定时尿液进行定量测定和（或）进一步进行尿蛋白成分的测定。由于研究显示尿蛋白中白蛋白所占比例波动较大、因基础肾病而异，有学者建议在非糖尿病肾病患者中使用 PCR，在糖尿病患者中使用 ACR[17]。《2013 欧洲高血压学会（European Society of Hypertension，ESH）/欧洲心脏病学会（European Society of Cardiology，ESC）高血压管理指南》[18] 推荐所有高血压患者试条法测定尿蛋白，点尿法测定微量白蛋白尿和尿肌酐排泄率。《中国高血压防治指南 2010》[19] 推荐高血压患者，尤其合并糖尿病的患者应定期检查尿白蛋白排出量，24h 尿白蛋白排出量/肌酐比值或晨尿白蛋白/肌酐比值为最佳，随机尿白蛋白/肌酐比值也可接受。改善全球肾病预后组织（KDOQI）微量白蛋白尿和白蛋白尿/临床蛋白尿的定义[20] 见表 26-1。由于男性

尿中肌酐浓度较女性高，男性尿白蛋白/肌酐比值较女性低。目前微量白蛋白尿的诊断界值不统一，《中国高血压防治指南》的诊断界值为 30～300mg/24h 或白蛋白/肌酐比 ≥30mg/g，较 KDOQI 偏高。

（二）血清肌酐和肌酐清除率

血清肌酐（serum creatinine，SCr）的水平相对恒定，不被肾小管重吸收，排泌量较少，测定廉价，临床习惯用 SCr 浓度估计肾小球滤过率（GFR）。由于 SCr 水平受到年龄、性别、种族、肌肉量、饮食的影响，相同水平的 SCr 不代表有相同的肾功能。需要收集定时尿液的肌酐清除率（creatinine clearance，CCr），这是较 SCr 更灵敏反映 GFR 下降的指标。然而，肾小管对于肌酐有一定程度的排泌，尤其在肾功能下降的患者更为明显，这就造成 CCr 往往高于 GFR 真值；并且由于 CCr 需要留 24h 尿，留尿过程的繁琐和难以确保准确性均限制 CCr 检测的准确性[17]。

（三）血清半胱氨酸蛋白酶抑制剂（Cyst C）

Cyst C 是一种低分子多肽，携带正电荷，由有核细胞产生，生成速度稳定，可自由通过肾小球滤过膜，不被肾小管重吸收和排泌，其血清浓度与 GRF 密切相关，是比肌酐更理想的反映 GFR 的标志物。Cyst C 的个体间变异较小，大于 1 岁的儿童与成人水平很接近，Cyst C 对于监测、评价儿童和老年人肾功能有其独特的优势。

（四）估算肾小球滤过率（estimated GFR，eGFR）

由于通过 SCr 直接评估 GFR 具有局限性，为更准确、方便地估算 GFR，国外学者开发了一系列基于肌酐的 GFR 评估公式。其中，美国的肾病饮食调整研究（modification of diet in renal disease，MDRD）工作组于 1999 年发表了一组 GFR 估算公式（MDRD 研究公式），并于 2000 年将公式进行了简化，得出主要基于 SCr 的简化"四变量"（年龄、性别、种族和 SCr）MDRD 计算方程。该计算方程仅需测量 SCr，结合患者的年龄、性别，即可推算出 GFR：GFR $[ml/(min \cdot 1.73m^2)] = 186 \times SCr^{-1.154} \times$ 年龄$^{-0.203} \times$（0.742 女性）$\times$（1.210 非裔）。为更准确估算我国 CKD 患者的 GFR，我国肾病工作者根据我国 CKD 人群特征对简化 MDRD 公式进行了改良（中国公式）。改良公式的完整形式为：GFR $[ml/(min \cdot 1.73m^2)] = 175 \times$ 血肌酐$(mg/dl)^{-1.234} \times$ 年龄$^{-0.179} \times$（0.79 女性）。与改良前

表 26-1 微量白蛋白尿和白蛋白/蛋白尿的定义

	尿液收集方式	正常	微量白蛋白尿	白蛋白尿/临床蛋白尿
总蛋白	24h	<300mg/d	NA	>300mg/d
	尿蛋白/肌酐（随机）	<200mg/g	NA	>200mg/g
白蛋白	24h	<30mg/d	30～300mg/d	>300mg/d
	尿蛋白/肌酐（随机）	<17mg/g（男性）	17～250mg/g（男性）	>250mg/g（男性）
		<25mg/g（女性）	25～355mg/g（女性）	>355mg/g（女性）

公式相比，改良后的公式表现了较低的偏差、较大的精确度和较高的准确性。此外，2009年发表的慢性肾病流行病学合作（chronic kidney disease epidemiology collaboration，CKD-EPI）公式被证实能够更准确地估算GFR，并且能够更加准确地预测不良预后，与MDRD公式相比具有显著的优势。由于基于肌酐的GFR估算公式敏感性比血肌酐好，准确性不比CCr差，不需要收集尿标本，操作简便，费用低廉，可重复性好，目前的指南中已经明确建议将其作为首选的初评肾功能的手段。《2013欧洲高血压学会（ESH）/欧洲心脏病学会（ESC）高血压管理指南》[18]推荐所有高血压患者测定血清肌酐，估算肾小球滤过率（目前推荐MDRD公式，但新方法，如CKD-EPI方法可能改善计算的精确性）。《中国高血压防治指南2010》[19]推荐eGFR是一项判断肾功能的简便而且敏感的指标，可采用MDRD公式，或者我国学者提出的MDRD改良公式来估算eGFR。

（五）血压测量

诊室血压测量（clinic blood pressure monitoring，CBPM）、动态血压监测（ambulatory blood pressure monitoring，ABPM）和家庭血压测量（home blood pressure monitoring，HBPM）是目前主要的血压测量方式。

1. 基本测量方法

诊室血压测量是最常用的血压测量方式，也是目前高血压诊断、评估疗效的传统的标准方法。但诊室血压易受患者体位、心理因素和体力活动，以及测压者测量方法不正确等影响，数值波动性大，重复性差，可能影响对CKD患者病情的准确判断，且不能提供一个详尽的CKD患者血压模式。诊室血压测量应严格按照《中国血压测量指南》[21]《中国高血压防治指南2010》[19]及《2013欧洲高血压学会（ESH）/欧洲心脏病学会（ESC）高血压管理指南》[18]推荐进行，非同日测量3次以上血压；血压未达标时，建议同时测量双侧上臂血压；当两侧血压相差20mmHg以上时，建议增加双侧下肢血压的测量。但对于ESRD血液透析以动静脉内瘘为血管通路的患者，应注意尽量避免在动静脉内瘘的上肢测量血压。

2. 常规测量方法

（1）家庭血压测量：家庭血压测量是患者在家庭测量的血压，通常由被测量者自我完成，这时又称自测血压或家庭自测血压，也可由家庭成员等协助完成，可反映患者清醒状态下白天的血压。因为测量在熟悉的家庭环境中进行，因而，可以避免白大衣高血压（或单纯诊室高血压）。一项Meta分析发现，慢性肾病患者中患白大衣高血压者为18.3%[22]。家庭血压测量可以避免给予患白大衣高血压的CKD患者过度的治疗，不仅可以节省费用，减少多种类、大量使用降压药物所带来的不良反应，还可以避免过度血压下降所带来的潜在风险。家测血压与动态血压相比，可以提供更长时间的数据，可用于评估数日、数周甚至数月、数年血压的长期变异或降压治疗效应，而且有助于增强患者的参与意识，改善患者的治疗依从性[23]。目前还没有一致的家庭血压测量方案，一般情况建议[21]，初诊、血压未达标、不稳定的高血压患者连续自测血压7天，计算后6天血压平均值，最少连续测量3天，计算后2天血压平均值。早6:00～9:00，晚18:00～21:00，每次测量2～3遍，取平均值；如两次相差>5mmHg，再测一次。血压达标且稳定的高血压患者每周测1～2天，每3个月重复初诊时血压测量7天。调整药物时或难治性高血压患者，可连续测2周血压。对于情绪障碍和精神高度焦虑患者，不建议自测血压[24]。

（2）动态血压监测：动态血压监测的优势是"动态"二字，即可以测量日常生活状态下的血压。既可以测量轻、中度体力活动状态下的血压，也可以测量睡眠过程中的血压，因而可以更准确地反映个体生命过程中的血压情况，有助于发现隐蔽性高血压，包括单纯夜间高血压[25]。因为测量由血压测量仪自动完成，因而还可以避免所谓的白大衣高血压。Bangash等[22]行Meta分析显示，在980名CKD患者中，隐蔽性高血压者占8.3%。合并隐蔽性高血压的CKD患者肾衰竭危险性更高[26]。Andersen等[27]经过对成人CKD患者进行的同时动态血压监测和诊室血压测量的比对，发现有30%患者有白大衣现象；而诊室血压显示控制达标的患者，有28%经动态血压监测显示为隐蔽性高血压，即血压实际控制未达标。Pogue等[28]对AASK研究入选人群中同时进行了诊室血压测量和动态血压监测的617例进行了分析，377例（61.1%）显示诊室血压控制达标的患者，有70%动态血压监测显示为隐蔽性高血压。与那些血压控制达标或白大衣高血压相比，靶器官损伤（蛋白尿、左心室肥大）在那些夜间血压升高、隐蔽性高血压或持续高血压中更常见。因此，单独依靠诊室血压不能完全准确反映CKD患者血压控制情况，有时甚至会误导临床医生做出错误判断，应注意结合动态血压监测综合判断。

如果血压监测的时间跨度超过地球自转一周即一个昼夜，进行24h动态血压监测还可以了解血压的变化趋势，包括血压在夜间的下降情况；在晨起的升高情况，即晨峰血压；了解个体在一个昼夜中血压的总体变异情况，监测血压的昼夜节律。CKD患者的血压具有均值高、昼夜节律消失和晨峰现象明显的特点，其昼夜血压节律表现为日间收缩压及舒张压升高，而夜间收缩压及舒张压下降数值小，呈典型的非杓型血压模式。非杓型血压发生与肾小球滤过率（GFR）成反比，肾小球滤过率越低非杓型血压发生率越高[29]，并且在CKD早期就有50%或更高，在血液透析患者中这一比例达到80%以上，明显高于原发性高血压患者中非杓型血压的发生率[30]。虽然透析可使血压得到控制，但有研究发现透析后仅35%的患者血压昼夜节律恢复正常[31]。慢性肾病患者出现非杓型血压模式的机制未明，目前研究显示，除与肾素-血管紧张素系统激活、水钠潴留、交感神经兴奋等因素有关外，还与肾基础病因[32]和日间尿钠排泄机制有关[33]。

血压节律紊乱也可以加重肾损害，目前认为有以下机制：①在生理条件下，夜间肾小球入球动脉处于休息状态，张力最低，全身血压能更直接地传入肾小球，因而夜间血压升高造成肾小球高压力，夜间负荷过重而损伤肾[34]；②血压节律紊乱的CKD患者普遍存在交感神经过度激活，交感神经激活通过收缩肾动脉，造成肾小管钠排泄和肾血流减少，GFR降低，最终加重肾损害，微量白蛋白尿增加[35]。

血压节律异常也是影响CKD患者心血管预后的重要因素。夜间收缩压的下降程度与心血管事件的发生率和病死率均成负相关，非杓型血压节律的透析患者心血管事件发生率和心血管疾病病死率分别是杓型血压节律的患者3.5倍和9倍[36]。其原因可能是由于CKD患者容积负荷过大，使心血管系统长时间处于高血压水平冲击之下，血压昼夜节律与内皮细胞功能受损，导致血管舒张功能障碍、炎症反应，促进动脉粥样硬化的形成，心血管疾病风险增加[37]。因此，ABMP对昼夜血压变异幅度的测定可作为CKD患者心血管疾病风险分级的重要指标。通过对CKD患者进行动态血压监测，可以根据患者生活规律和血压波动曲线、昼夜节律变化来调整用药剂型、投药时间以及剂量[38]，从而提供更加精细和个体化的降压治疗方案，同时恢复机体正常的血压节律，避免或减轻高血压对靶器官的损伤，已成为指导降压治疗的有效技术手段[39]。

第三节　高血压伴肾疾病的治疗

高血压伴肾疾病的核心问题是肾功能的进行性减退，最终进展至ESRD，需行昂贵的肾替代治疗维持；同时以心脑血管事件为代表的各种并发症的高发，以致出现高死亡率。因此，控制血压，减少肾损伤，预防心脑血管并发症和全因死亡是高血压伴肾疾病患者一体化治疗的重要措施。不论在糖尿病或非糖尿病的临床研究中均发现，血压的控制对肾保护是有益的[40]。严格控制血压能减少微量白蛋白及蛋白尿，从而延缓肾病的进展。已有的结果显示，高血压患者收缩压（SBP）每降低2～15mmHg（1mmHg＝0.133kPa），ESRD风险减少35%，SBP降低16～20mmHg，ESRD减少40%，SBP降低20mmHg，ESRD减少60%，提示稳定的血压控制是肾保护的重要保障[41]。英国前瞻性糖尿病研究（UKPDS）显示，强化降压可显著降低CKD患者包括死亡在内的各种临床事件的发生[42]。

一、降压目标

1.国际指南血压控制目标值

既往大多数由高血压学会和肾脏病协会制订的临床指南建议，对于高血压伴随CKD的非透析患者，其血压目标值为130/80mmHg；如伴有明显蛋白尿，血压控制应更加严格，尿蛋白大于1g/d的患者血压控制推荐在125/75mmHg以下。此外，《K/DOQI CKD高血压与降压药物的临床实践指南》首次明确提出将降低蛋白尿作为CKD患者高血压治疗的附加目标，提出CKD患者如果尿总蛋白/肌酐＞500～1000mg/g血压可降得更低，并尽可能减少蛋白尿到最低水平（＜500～1000mg/g）[43]。近年来，对于CKD患者高血压的血压目标值有了不同的意见，强调在保护肾的同时，血压过低会造成心脏、脑、肾低灌注的风险增加，降压药的不良反应也随之增加，同时收益甚微，除非患者合并糖尿病或蛋白尿（＞30mg/d）。2012年美国肾脏病年会肾脏周（ASN kidney week）发布的《改善全球肾病预后（kidney disease：improving global outcome，KDIGO）CKD 高血压指南》建议尿白蛋白排泄率（UAER）＜ 30mg/24h 的非透析慢性肾病（CKD-ND）患者，无论是否合并糖尿病，若收缩压和（或）舒张压持续超过 140mmHg 和（或）90mmHg，则推荐使用降压药物维持血压≤ 140/90mmHg；UAER ＞ 300mg/24h 的非糖尿病 CKD-ND 患者以及 UAER ＞ 30mg/24h 的糖尿病 CKD-ND 患者，若收缩压和（或）舒张压持续超过 130mmHg 和（或）80mmHg，则推荐使用降压药物维持血压≤ 130/80mmHg[44]。《2012 加拿大高血压管理建议》明确指出，降压治疗应个体化，收缩压不宜＜ 130mmHg[45]。《2013 欧洲高血压学会（ESH）/欧洲心脏病学会（ESC）高血压管理指南》[18]中对高血压合并肾病的治疗策略推荐收缩压目标＜ 140mmHg，显性蛋白尿收缩压降压目标＜ 130mmHg，但要监测 eGFR。

2.《中国高血压防治指南 2010》建议降压目标

《中国高血压防治指南 2010》建议的降压目标：①高血压所致肾损害，若出现肾功能损害的早期表现，如微量白蛋白尿或肌酐水平轻度升高，应积极控制血压，在患者能够耐受下，可将血压降至＜ 130/80mmHg；②高血压伴慢性肾病的患者，尤其伴肾功能不全，严格控制高血压是延缓肾病变的进展、预防心血管事件发生风险的关键；目标血压可控制在 130/80mmHg 以下；③终末期肾病的降压治疗（包括透析患者），降压目标为＜ 140/90mmHg[19]。

二、降压速度

严重血压过高，特别是血压≥ 180/120mmHg以上，或同时有肾功能急速下降，眼底明显病变，心力衰竭等必须按急症处理，以求短期内血压下降到安全水平（160/100mmHg 左右）。在降压过程中，必须对肾功能密切观察，以防肾小球灌注突然过度下降，造成肌酐明显上升。某些肾病潜在有肾动脉狭窄，一旦狭窄情况突然恶化，可表现为严重高血压。此时，高血压主要由过高的血管紧张素Ⅱ引起，同时肾灌注也主要依靠该多肽作用在出球小动脉而能维持。一旦应用对抗肾素-血管紧张素系统药物，血压可以非常明显地下降；同时肾小球滤过明显减少，肌酐快速上升，有时甚至出现急性肾衰竭，必须注意。老年肾病患者高血压降压要求可以稍低，更要特别注意降压速度的和缓，以在 2 ～ 3 个月内达标为宜。尽量减少血压波动性，以防心血管急性并发症发生[46]。

三、治疗方案

1. 饮食及生活方式调整[18, 43-44]

高血压合并 CKD 1 ～ 4 期者每天摄入钠盐＜ 2.4g，胆固醇＜ 200mg，脂肪＜总热卡的 30%，碳水化合物占总热卡的 50% ～ 60%；CKD1 ～ 2期每天摄入蛋白质 1.4g/kg，磷 1.7g，钾大于 4g；CKD3 ～ 4 期每天摄入蛋白质 0.6 ～ 0.8g/kg，磷 0.8 ～ 1.0g，钾 2 ～ 4g。CKD 患者应戒烟，避免被动吸烟，但可以少量饮酒，即女性不超过 1 标准杯 / 天，男性不超过 2 标准杯 / 天，1 标准杯约 8 ～ 19.7g 乙醇，各国标准存在差异。CKD 患者宜坚持在心血管能够耐受情况下的 5 次 / 周、30 分 / 次的锻炼，维持体重指数（BMI）在 20 ～ 25kg/m² 。减轻精神压力，保持心理平衡。饮食调整、改变生活方式要求患者有良好的依从性。同时，能够坚持服药、自我监测血压以及定期复诊对于血压的控制是非常重要的。应该对患者进行相关知识教育，提高接受治疗的自觉性和依从性。

2. 药物治疗

主要药物有血管紧张素转化酶抑制药（angiotensin converting enzyme inhibitor，ACEI）、血管紧张素Ⅱ 1 型受体拮抗药（angiotensin Ⅱ receptor 1 blocker，ARB）、钙通道阻滞药（calcium channel blocker，CCB）、利尿药、β 受体阻滞药、α 受体阻滞药、α-β 受体阻滞药，以及新型降压药肾素抑制药等。《中国高血压防治指南 2010》推荐[19]，因 ACEI 或 ARB 既有降压，又有降低蛋白尿的作用，对于高血压伴肾病患者，尤其有蛋白尿患者应作为首选。如不能达标可加用长效 CCB 和利尿药。若肾功能显著受损如血肌酐＞ 3mg/dl，或肾小球滤过率低于 30ml/（min·1.73m²）或有大量蛋白尿，此时宜首先用二氢吡啶类 CCB；噻嗪类利尿药可改用袢利尿药（如呋塞米）。未透析的终末期肾病患者一般不用 ACEI 或 ARB 及噻嗪类利尿药，可用 CCB、袢利尿药等降压治疗。

（1）ACEI/ARB：为了延缓 CKD 进展和降低 CVD 风险，一些类型的降压药物应"优先使用"。"优先使用"的降压药物是指除了降低血压外，还通过其他机制降低 CVD 风险或延缓 CKD 进展。临床医师都应考虑每名患者的 CKD 类型、CVD 合并症及其他合并症判断是否有"优先使用"药物的指征，并将其作为初始用药。对于未接受过降压药物治疗的患者，也应首选 CKD 患者"优先使用"的药物。优先使用的药物包括血管紧张素转化酶抑制药（ACEI）和血管紧张素受体拮抗药（ARB）[47]。ACEI/ARB 二者具有良好的肾及心血管系统保护作用，机制为：①降低肾小球内压，减少蛋白尿；②抑制系膜细胞增殖，延缓肾小球硬化和肾间质纤维化；③维持肾调节水盐代谢平衡功能；④增加胰岛素敏感性；⑤改善脂代谢；⑥改善心肌组织重塑，减少心血管事件发生；⑦ARB 降低血尿酸。对于血肌酐（SCr）> 265mmol/L（3mg/d1）、尚未进行透析治疗的 CKD 患者，是否仍能应用 ACEI（或 ARB）治疗，目前仍无统一认识，多数学者持审慎的观点。原因不仅是此时 ACEI（或 ARB）治疗易引起高钾血症，更主要是担心 ACEI（或 ARB）治疗导致肾局部血流动力学改变、加剧肾缺血性损害[48]。在 ACEI（或 ARB）治疗 CKD 患者时，对高龄、有效循环容量不足（如严重低蛋白血症、使用较强和较大剂量的利尿药时）、肾功能不全以及合并有明显大动脉粥样硬化、糖尿病和脑血管疾病的患者，应高度警惕 ACEI（或 ARB）治疗的不良反应，密切监测肾功能的变化。ACEI 与 ARB 合用对于减少蛋白尿可能有益，但合用和单用无明显降压差别，还能增加不良事件的发生，不推荐联合使用[49-50]。

（2）钙通道阻滞药（calcium channel blocker，CCB）：T 型钙通道阻滞药能够降低肾小球囊内压从而降低尿白蛋白排泄率（UAER），L 型钙通道阻滞药却相反。一般，二氢吡啶类钙通道阻滞药作用于 L 型钙通道，可增加 UAER，而非二氢吡啶类却无此不良反应；但新研发的二氢吡啶类钙通道阻滞药，如西尼地平（cilnidipine）却不易增加 UAER，甚至具有降低 UAER 的作用。INSIGHT 研究显示，硝苯地平控释片延缓 GFR 下降，延缓肾病进展[51]。CCB 通过以下机制发挥肾保护作用：①增加肾血流量，但不明显增加肾小球的高滤过与毛细血管内压；②抑制系膜细胞增殖，减少细胞外基质产生；③调整系膜大分子物质转运；④减少自由基产生；⑤改善入球小动脉的血管重塑，改善肾小球内毛细血管内压；⑥减少组织钙化。此外，CCB 可能还具有保护血管内皮和防治动脉硬化的功能。

（3）利尿药：利尿药在大多数 CKD 患者的治疗中十分有效。它可以减少细胞外液的容量、降低血压，增强 ACEI、ARB 及其他抗高血压药的疗效，降低 CKD 患者发生 CVD 的危险。因此，K/DOQI 关于慢性肾病高血压与降压药物的临床实践指南认为绝大多数 CKD 患者应该应用利尿药治疗[43]。对于 GFR ≥ 30ml/（min·1.73m²）（CKD 1 ～ 3 期）的患者推荐使用噻嗪类利尿药；GFR < 30ml/（min·1.73m²）（CKD 4 ～ 5 期）的患者推荐使用袢利尿药。此外，袢利尿药可与噻嗪类利尿药合用治疗细胞外液过多和水肿的患者。由于有进一步损害肾功能和高钾血症的风险，慢性肾病者不推荐应用醛固酮受体拮抗药，特别是与 RAS 抑制药联合[18]。

（4）β 受体阻滞药：可以有效阻断心脏、脑、肾、血管 β 肾上腺素能受体，通过降低外周交感张力，减少水钠潴留，减少肾素释放起到有效降低血压的作用。其血压的降幅与 ACEI/ARB 相似，尤其适用于合并快速心律失常、冠心病、慢性心力衰竭、交感神经活性增高以及高动力状态的 CKD 高血压患者。对于服用糖皮质激素或血容量不足（如过度使用利尿药者）导致交感神经系统亢进的患者可酌情应用。

（5）α 受体阻滞药：a 受体阻滞药可以选择性阻断突触后膜 a1 受体，通过抑制交感活性减慢心率，减少外周阻力，降低血浆肾素活性而降压。容易引起直立性低血压，患者耐药性差。对脂质和糖代谢未见明显影响，一般不作为高血压治疗的首选药。可用于 ACEI、ARB、利尿药、CCB、β 受体阻滞药不耐受或者降压不达标的顽固性高血压的患者。

（6）α-β 受体阻滞药：目前研究表明，α-β 受体阻滞药能促进肾小球的毛细血管内皮细胞释放一氧化氮，促使细胞内 ATP 向外流出，肾小球的微血管扩张，改善微循环[52]。此类药物蛋白结合率较高，透析患者无需调整给药剂量和方式，所以 α-β 受体阻滞药的非血压依赖性肾保护作用正在被大家关注和研究。

（7）肾素抑制剂：是一类新型降压药，可显著降低高血压患者的血压水平，同时有减少尿蛋白及心血管保护作用[53]。

（8）联合用药：两药联合时，降压作用机制应具有互补性，同时具有相加的降压作用，并可互相抵消或减轻不良反应。2012 年 KDIGO 指南指出：①限制钠盐摄入量或加用利尿药可以增强 ACEI 和 ARB 的降压及降尿蛋白作用。此外，ACEI 和 ARB 还可联用 β 受体阻滞药和 CCB。②醛固酮受体拮抗药为保钾利尿药，宜与排钾利尿药联用，当与 AECI、ARB 和其他保钾利尿药联用时需高度谨慎。③不推荐阿替洛尔和比索洛尔等 β 受体阻滞药联用其他可降低心率的药物，如非二氢吡啶类钙通道阻滞药。亲脂性 β 受体阻滞药可通过血脑屏障，与其他中枢作用药物（如可乐定）联用可导致困倦、意识混乱。④CCB，尤其是二氢吡啶类易致液体潴留，宜避免联用其他血管扩张药。非二氢吡啶类与 β 受体阻滞药联用易致严重缓慢性心律失常，在进展性 CKD 中尤为明显。⑤ α 受体阻滞药与其他药物联用的数据相对较少。因其可致周围性水肿，宜与利尿药联用。

用药剂量的制订，需综合考虑药代动力学、并发症及合并用药等，若药物经肾排除，尚需根据 GFR 调整用药剂量。

高血压伴 CKD 患者，为了达到血压靶目标，常需使用 3 种或 3 种以上降压药，并可以通过使用长效制剂或复合制剂，提高患者依从性。虽然已有研究[54-55]发现睡前予以降压药并制造夜间血压谷值可以降低原发性高血压患者心血管事件的风险，但其对改善 CKD 高血压患者预后的价值尚有待确定，CKD 患者降压治疗的理想给药时间尚有待进一步研究。

参考文献

[1] Coresh J, Selvin E, Stevens LA, et al. Prevalence of chronic kidney disease in the United States. JAMA, 2007, 298: 2038-2047.

[2] Hallan SI, Coresh J, Astor BC, et al. International comparison of the relationship of chronic kidney disease prevalence and ESRD risk. J Am Soc Nephrol, 2006, 17: 2275-2284.

[3] Zhang L, WangF, WangL, et al. Prevalence of chronic kidney disease in China: a cross-sectional survey. Lancet, 2012, 379 (9818): 815-822.

[4] Cusumano AM, DiGioia C, Hermida O, et al. The Latin American Dialysis end Renal Transplantation Registry Annual Report 2002. Kidney IntSuppl JT-Kidney international. Supplement, 2005, (97): S46-52.

[5] 杨黄. 肾脏与高血压 // 黎磊石, 刘志红. 临床肾脏病学. 1 版. 北京: 人民军医出版社, 2008: 827-857.

[6] Sealey JE, Blumenfeld JD, Bell GM, et al. On the renal basis for essential hypertension: nephron heterogeneity with discordant renin secretion and sodium excretion causing a hypertensive vasoconstriction-volume relationship. J Hypertens, 1998, 6: 763-777.

[7] Durvasula RV, Shankland SJ. Podocyte injury and targeting therapy: anupdate. Curr Opin Nephrol Hypertens, 2006, 15: 1-7.

[8] Ciraku I, Kailasm MO, Conner D, et al. Renal aldosterone excretion predicts early renal injury in human essential hypertension. J Am Soc Nephrol, 2000, 11: 345-349.

[9] 周福得. 高血压性肾损害 // 王海燕. 肾脏病学. 3 版. 北京: 人民卫生出版社, 2009: 1662-1683.

[10] Lea JP, Nicholas SB. Diabetes mellitus and hypertension: key risk factors for kidney disease. J Natl Med Assoc, 2002, 94 (8 Suppl 1): 7S-15S.

[11] Perticone F, Ceravolo R, Pujia A, et al. Prognostic significance of endothelial dysfunction in hypertensive patients. Circulation, 2001, 104: 191-196.

[12] 张晓敏, 汤日宁, 刘必成. 血管钙化相关抑制因子的研究进展. 中华高血压杂志, 2013, 21 (3): 219-222.

[13] London GM, Guerin AP, Marchais SJ, et al. Arterial media calcification in end-stage renal disease: impact on all-cause and cardiovascular mortaIity. Nephro I Dial Transplant, 2003, 18: 1731-1740.

[14] Amann K. Media calcification and intima calcification are distinct entities in chronic kidney disease. Clin J Am Soc Nephrol, 2008, 3: 1599-1605.

[15] Thompson B. Towler DA. Arterial calcification and bone Physiology: role of the bone-vascular axis. Nat ReVEndocrinol, 2012, 8: 529-543.

[16] 唐政, 程震. 英国慢性肾脏病指南要点及解读. 中国实用内科杂志, 2007, 27 (11): 844-846.

[17] 张路霞, 王海燕. 中国慢性肾脏病的高患病率及其对检验医学的挑战. 中华检验医学杂志, 2012, 35 (9): 769-772.

[18] Mancia G, Fagard R, Narkiewicz K, et al. 2013 ESH/ESC guidelines for the management of arterial hypertension: The task force for the management of arterial hypertension of the European Society of Hypertension (ESH) and of the European Society of Cardiology (ESC). Eur Heart J, 2013, 34 (28): 2159-2219.

[19] 中国高血压防治指南修订委员会. 中国高血压防治指南 2010. 中华心血管杂志, 2011, 39 (7): 579-616.

[20] Levey AS, Eckardt KU, Tsukamoto Y, et al. Definition and classification of chronic kidney disease: a position statement from Kidney Disease: Improving Global Outcomes (KDIGO). Kidney Int, 2005, 67 (6): 2089-2100.

[21] 中国血压测量工作组. 中国血压测量指南. 中华高血压杂志, 2011, 19: 1101-1114.

[22] Bangash F, Agarwal R. Masked hypertension and white-coat hypertension in chronic kidney disease: a meta-analysis. Clin J Am Soc Nephrol, 2009, 4: 656-664.

[23] ManciaG, De Backer C, Dominiczak A, et al. 2007

Guidelines for the management of arterial hypertension: the task force for the management of arterial hypertension of the European society of Hypertension (ESH) and of the European society of Cardiology (Esc). J Hypertens, 2007, 25: 1105-1187.

[24] Parati G, stergiou G, Asmar R, et al. European society of Hypertension guidelines for blood pressure monitoring at home: a summary report of the Second International Consensus Conference on Home Blood Pressure Monitoring. J Hypertens, 2008, 26: 1505-1526.

[25] Fan HQ, Li Y, Thijs L, et al. Prognostic value of isolated nocturnal hypertension in 8711 subjects from 10 populations. J Hypertens, 2010, 28 (10): 2036-2045.

[26] Rajiv A. Ambulatory blood pressure and cardiovascular events in chronic kidney disease. Semin Nephrol, 2007, 27 (5): 538-543.

[27] Andersen MJ, Khawandi W, Agarwal R. Home blood pressure monitoring in CKD. Am J Kidney Dis, 2005, 45 (6): 994-1001.

[28] Pogue V, Rahman M, Lipkowitz M, et al. African American Study of Kidney Disease Hypertension Collaborative Research Group. Disparate estimates of hypertension control from ambulatory and clinic blood pressure measurements in hypertensive kidney disease. Hypertension, 2009, 53 (1): 20-27.

[29] 李娅, 冯晓蓓, 章清莹, 等. 慢性肾脏疾病患者血压昼夜节律异常的研究. 中华肾脏病杂志, 2006, 22: 328-331.

[30] Farmer CK, Goldsmith DJ, Cox J, et al. An investigation of the effect of advancing uraemia, renal replacement therapy and renal transplantation on blood pressure diurnal variability. Nephrol Dial Transplant, 1997, 12: 2301-2307.

[31] McGregor DO, Buttimore AL, Nicholls MG, et al. Ambulatory blood pressure monitoring in patients receiving long, slow home haemodialysis. Nephrol Dial Transplant, 1999, 14: 2676-2679.

[32] Tamura K, Yamauchi J, Tsurumi-lkeya Y, et al. Ambulatory blood pressure and heart rate in hypertensives with renal failure: comparison between diabetic nephropathy and nondiabetic glomerulopathy. Clin Exp Hypertens, 2008, 30 (1): 33-43.

[33] Fukuda M, Munemura M, Usami T, et al. Nocturnal blood pressure is elevated with natriuresis and proteinuria as renal function deteriorates in nephropathy. Kidney Int,
2004, 65: 621-625.

[34] Redon J, Lurbe E. Ambulatory blood pressure and the kidney: implications for renal dysfunction. In: Calcium antagonists in clinical medicine (Epstein M, ed). Philadelphia, USA: Hanley&Belfus, 2002: 665-679.

[35] Strojek K, Grzeszczak W, Gorska J, et al. Lowering of microalbuminuria in diabetic patients by a sympathicoplegic agent: novel approach to prevent progression of diabetic nephropathy?. J Am SocNephrol, 2001, 12 (3): 602-605.

[36] Liu M, Takahashi H, Morita Y. Non-dipping is apotent predictor of cardiovascular mortality and is associated with autonomic dysfunction in haemodialysis patients. Nephrol Dial Transplant, 2003, 18: 563-569.

[37] Schiffrin EL, Lipman ML, Mann JF. Chronic kidney disease: effects on the cardiovascular system. Circulation, 2007, 116: 85-97.

[38] Abe K, Tsunoda K, Sato T. Measurement and evaluation of home blood pressure monitoring with particular emphasis on evaluating anti-hypertensive effects using a holme blood pressure distribution diagram. Nippon Jinzo Gakkai Shi, 2006, 48 (2): 354-364.

[39] Verdechia P, Angedi F, Gattobigio R. Clinical usefulness of ambulatory blood pressure monitoring. J Am Soc Nephrol, 2004, 15: 30-33.

[40] Bakris GL, Williams M, Dworkin L, et al. Preserving renal function in adults with hypertension and diabetes: a consensus approach. Am J Kidney Dis, 2000, 36 (3): 646-661.

[41] 余学清. 高血压是慢性肾脏病进行性发展的独立危险因素. 中华内科杂志, 2009, 48 (6): 443-444.

[42] Tight blood pressum control and risk of macrovascular and microvascular complications in type 2 diabetes: UKPDS 38. UK Prospective Diabetes Study Group. BMJ, 1998, 317: 703-713.

[43] Kidney Disease Outcomes Quality Initiative (K/DOQI). K/DOQI clinical practice guidelines on hypertension and antihypertensive agents in chronic kidney disease. Am J Kidney Dis, 2004, 43 (5 Suppl 1): S1-290.

[44] Kidney disease: improving global outcomes (KDIGO) blood pressure work group. KDIGO clinical practice guideline for the management of blood pressure in chronic kidney disease. Kidney inter Suppl, 2012, 2 (5): 337-414.

[45] Daskalopoulou SS, Khan NA, Quinn RR, et al. The 2012 Canadian hypertension education program recommendations

for the management of hypertension: blood pressure measurement, diagnosis, assessment of risk, and therapy. Can J Cardiol, 2012, 28（3）：270-287.

［46］林善锬. 慢性肾脏疾病合并高血压处理的策略. 中国实用内科杂志, 2010, 30（2）：104-106.

［47］王梅. 高血压与肾脏疾病. 中国实用内科杂志, 2007, 27（12）：921-923.

［48］《血管紧张素转换酶抑制剂在肾脏病中正确应用》专家协会组. 血管紧张素转换酶抑制剂在肾脏病中正确应用的专家共识. 中华肾脏病杂志, 2006, 22（5）：57-58.

［49］Susantitaphong P, Sewaralthahad K, Balk EM, et al. Efficacy and safety of combined vs. single renin-angiotensin-aldosterone system blockade in chronic kidney disease: a meta-analysis. Am J Hypertens, 2013, 26（3）：424-441.

［50］Fried LF, Emanuele N, Zhang JH, et al. Combined Angiotensin inhibition for treatment of diabetic nephropathy. N Engl J Med, 2013, 369（20）：1892-1903.

［51］Brown MJ, Palmer CR, Castaigne A, et al. Morbidity and mortality in patients randomised to double-blind treatment with a long-acting calcium-channel blocker or diuretic in the international Nifedipine GITS study: Intervention as a Goal in Hypertension Treatment（INSIGHT）. Lancet, 2000, 356（9227）：366-372.

［52］Antelava N, Gabunia L, Gambashidze K, et al. Effects of carvedilol, lozartan and trimetazidin on functional parameters of isolated heart ofrats at oxidative stress. Georgian Med News, 2009（167）：81-84.

［53］Morishita Y, Yasui T, Numata A, et al. Aliskiren suppresses the renin-angiotensin-aldosterone system and reduces blood pressure and albuminuria in elderly chronic kidney disease patients with hypertension. Int J Nephrol Renovasc Dis, 2012, 5：125-132.

［54］Hermida RC, Ayala DE, Mojon A, et al. Decreasing sleep-time blood pressure determined by ambulatory monitoring reduces cardiovascular risk. J Am CollCardiol, 2011, 58（11）：1165-1173.

［55］Hermida RC, Ayala DE, Mojon A, et al. Bedtime dosing of antihypertensive medications reduces cardiovascular risk in CKD. J Am Soc Nephrol, 2011, 22（12）：2313-2321.

（孟晓华　侯金红）

第 27 章　高血压合并糖尿病

高血压是卒中、心肌梗死、心力衰竭及慢性肾病的重要危险因素。糖尿病可引起心脏、脑、肾等重要靶器官发生大血管和微血管病变，高血压患者常常合并糖尿病和糖耐量异常，两者并存可引起严重的靶器官损害，最终导致这些器官的功能衰竭，增加了心脑血管事件的风险，是心血管疾病死亡的主要原因之一。就糖尿病而言，1型糖尿病多在并发肾病变后出现高血压；2型糖尿病往往合并原发性高血压，可以在2型糖尿病发病之前、同时或之后出现。高血压患者常合并的糖代谢异常分为：①糖尿病（diabetes mellitus，DM）；②糖调节异常，通常称为糖尿病前期，包括空腹血糖受损（impaired fasting glucose，IFG）及糖耐量减低（impaired glucose tolerance，IGT）和胰岛素抵抗（insulin resistance，IR），可伴或

者不伴有血糖升高。本章主要讨论的是在高血压基础上并发2型糖尿病的情况。

与单纯高血压患者相比，高血压合并糖尿病患者发生心血管疾病的风险至少增加2倍[1-2]。特别是高血压分级在2级以上且伴有糖尿病的患者，发生心脑血管事件的风险更大。早期发现糖尿病，在血压达标的基础上同时控制血糖可降低心血管事件的发生。英国糖尿病前瞻性研究（UKPDS）显示收缩压每下降10mmHg，糖尿病相关的任何并发症、死亡、心肌梗死、微血管并发症均下降10%以上；降血压治疗对微血管的益处优于对大血管的益处。有研究表明，降压治疗可以减少糖尿病的心血管风险达74%[3-4]。因此，早期发现、早期治疗高血压合并糖尿病患者具有重要意义。

第一节　高血压合并糖尿病的流行病学

目前，我国约有2.6亿高血压患者，高血压人群中糖尿病的患病率为4%～36%，加权平均为18%。而20岁以上人群的糖尿病患病率为9.7%，糖尿病前期的比例高达15.5%，40%～55%糖尿病患者合并高血压。当出现高血压和糖尿病并存时，内皮细胞和血管功能受损更为严重，更早出现动脉硬化和动脉粥样硬化，估计患心血管疾病的概率高达50%，其中冠心病可达25%，心血管疾病死亡的风险显著升高。高血压合并糖尿病人群的抗高血压药物治疗率高，但控制率低，德国DETECT研究[5]提示高血压合并糖尿病人群的抗高血压药物治疗率为87.8%，高于单纯高血压患者的68.6%，而控制率为34.7%，低于单纯高血压患者（35.7%）。

1. 高血压合并糖尿病的患病率

2009年北京安贞医院组织22个省46家二甲和三甲医院进行了门诊高血压患者糖尿病患病率的多中心调查[6]，结果显示在4929名高血压患者中，糖尿病患病率为24.3%；其中，8.4%为新发糖尿病，

15.9%为有糖尿病史的患者。糖尿病的患病率随年龄的增长而增长，＞65岁高血压人群的糖尿病患病率为30.7%，远高于＜45岁人群（11.1%）。易延静[7]等调查了成都地区中老年高血压人群，发现在40～79岁的人群中高血压合并糖尿病的患病率为25.4%；其中男性的患病率为26.1%，女性患病率为24.7%。高血压合并糖尿病前期的患病率为26.2%；其中男性的患病率为25.3%，女性患病率为27.1%。

2003年DETECT研究[5]以德国55 518名初级卫生中心的就诊患者为研究对象，调查了德国高血压患者合并糖尿病人群的患病率，总人群的患病率为12.1%，其中男性人群的患病率为17.2%，女性人群的患病率为8.6%。2006年西班牙的一项多中心临床研究[8]表明，有68.5%的高血压患者存在糖代谢异常，其中IR占9.3%，IFG占11.2%，IGT占22.5%，既往未诊断的糖尿病占11.5%，已诊断糖尿病的为13.9%。1999—2000年美国国民健康与营养调查[9]结果显示校正年龄后普通人群中高血压

的患病率为31.2%，高血压合并糖尿病的患病率为13.5%。

2. 正常高值血压合并糖尿病的患病率

正常高值血压者是一特殊人群，这一人群不仅在人群中所占比例大，而且发生糖代谢异常和发生心血管事件的危险性也大。开滦研究[10]显示正常高值血压人群中代谢综合征的发生率高于正常血压人群。他们对25 474名正常高值血压者随访38～53个月，结果显示代谢综合征可增加正常高值血压人群发生心脑血管疾病的危险。林辉等[11]通过分层整群抽样方法对成都市40岁及40岁以上中老年非高

血压人群5495例研究发现，正常高值血压组的单纯IFG（3.42%）、单纯IGT（18.46%）、空腹血糖受损合并糖耐量异常（2.69%）以及糖尿病（15.71%）的患病率均高于正常血压组（$P < 0.05$）。

1999—2000年美国国民健康与营养调查结果显示该人群男性正常高值血压的患病率为39%，女性为23.1%，20～39岁的非裔美国人正常高值血压的患病率（37.4%）明显高于白人（32.2%）和墨西哥裔美国人（30.9%），正常高值血压总人群的糖尿病患病率为4.3%，明显高于血压正常人群（2.4%）。

第二节　高血压合并糖尿病的发病机制

高血压与糖尿病具有共同的发病机制。胰岛素抵抗（IR）是原发性高血压和2型糖尿病的共同发病基础之一。高血压合并2型糖尿病的相关发病机制见图27-1。

1. 胰岛素抵抗（IR）和高胰岛素血症

IR指的是人体在促进葡萄糖利用和摄取方面受损，机体代偿性分泌过多的胰岛素，产生高胰岛素血症，胰岛素敏感性下降。Michaela等[12]发现高血压和糖代谢异常密切相关，并独立于年龄、性别、肥胖及降压药应用，提示IR可能是此关系的中心环节；高血压患者的空腹及餐后1h、餐后2h血浆胰岛素水平显著高于正常血压者，表明高血压患者IR导致的血中胰岛素水平较高普遍存在，IR和高胰岛素血症是高血压及糖代谢异常的共同特征，高血压患者的IR状态可能导致糖代

谢异常。Shen等[13]对高血压患者治疗组及未治疗组与正常人对照组进行胰岛素抑制试验后发现无论治疗与否，高血压患者中存在胰岛素抵抗。IR可增加交感神经兴奋性，激活肾素-血管紧张素系统（RAS），增加肾小管对钠的重吸收，从而导致水钠潴留并降低胰岛素介导的血管舒张等，进而升高血压。

2. 肾素-血管紧张素-醛固酮系统（RAAS）的激活

高血压患者存在RAAS的激活。高水平的血管紧张素Ⅱ（AngⅡ）作为高血压发生、发展的重要因素，可引起交感神经系统兴奋，其长期作用可导致血管内皮细胞功能受损、细胞增殖、血管收缩并减弱胰岛素样生长因子对肌肉和毛细血管作用，导致IR发生。AngⅡ还可能通过抑制脂联素（脂肪细胞分泌的一种胰岛素增敏剂）降低胰岛素的敏感性。研究发现异常增高的醛固酮和糖代谢紊乱有一定的关系，但醛固酮导致糖代谢异常的机制尚不明确。除了低钾血症导致的胰岛素分泌受损和胰岛素敏感性下降外，醛固酮也可能通过减少胰岛素受体底物1（IRS1）的表达而干扰胰岛素信号转导。另外，盐皮质激素受体（MR）可能与胰岛素之间存在交叉影响，醛固酮与胞浆中的MR结合后可以产生基因组效应和非基因组效应，包括：①醛固酮通过下调其自身受体，抑制U937人前单核细胞胰岛素受体mRNA的表达；②醛固酮以剂量依赖方式下调葡萄糖转运子的表达，使胰岛素介导的葡萄糖摄取下降；③醛固酮可使胰岛素信号转导通路的重要组成部分即丝裂原活化蛋白激酶和蛋白激酶失活，从而

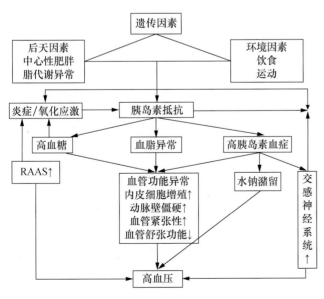

图 27-1　高血压合并2型糖尿病的相关发病机制结构图

诱导 IR。

3. 钙

大量研究显示，高血压、糖尿病患者均存在钙代谢异常。高血压合并糖尿病时更容易存在钙代谢的异常，胰岛素抵抗和高胰岛素血症可引起血管平滑肌细胞内钙浓度升高[13]。临床证明高血压患者钙摄取量与血压成负相关，摄取钙量增加则血压下降，摄取钙量减少则血压升高。另外发现，高血压患者尿钙排量增加，糖尿病患者血糖升高，尿糖排量增加，应运而生的是尿钙流失增加，从而导致体内钙的流失，糖尿病患者钙代谢异常与其高血压的关系愈显得密切相关。

4. 基因连锁

高血压、糖尿病和动脉粥样硬化均与多基因遗传有关，某些连锁基因位点的变异可能与高血压合并糖尿病有关。醛固酮合成酶基因（*CYP11B2*）部分位点的多态性改变除导致血浆醛固酮水平发生改变外，还与血糖变化密切相关。李晓牧等[14]对 1059 名高血压患者的 *CYP11B2* 的基因多态性进行测定后，发现其与高血压及糖代谢异常均相关，可能与醛固酮对胰岛素的敏感性及其对 β 细胞的功能调节有关。初少莉等[15]利用微卫星荧光标记基因扫描技术，对 95 个高血压家系的 477 名成员进行位点标记及高血压表型连锁分析，未发现与高血压存在连锁位点。

第三节　高血压合并糖尿病的抗高血压治疗

由于高血压是糖尿病患者发生大血管及微血管病变的独立危险因素，两病合并患者降压治疗应与降糖治疗同等重要。因此，2013 年中国医师协会组织专家制订了《高血压合并 2 型糖尿病患者的血压控制专家指导意见》，其治疗目的：①减少糖尿病大血管和微血管并发症的发生；②保护易受高血压损伤的靶器官；③减少致死、致残率，提高患者的生活质量，延长寿命。高血压合并糖尿病患者血压控制目标为：①目标血压≤ 130/80mmHg；②在老年人中血压应≤ 140/90mmHg；③糖尿病患者血压≥ 130/80mmHg 时应注意生活方式干预，若无效提倡采用 ACEI 或 ARB 类药物干预。在 2014 年公布的 JNC8 中将糖尿病患者的血压控制目标值修改为≤ 140/90mmHg。

（一）非药物治疗

非药物干预包括：①戒烟；②减重，超重 10% 以上者应降低体重 5kg 以上；③节制饮酒，男性每天乙醇摄入应≤ 20 ～ 30g，女性≤ 10 ～ 20g；④限制钠盐，每日氯化钠摄入量≤ 6g；⑤优化饮食结构，适当多吃水果和蔬菜，减少脂肪类食物的摄入；⑥加强体力活动，如快步行走，每周 5 次，每次 30min；⑦缓解心理压力，克制情绪激动，保持乐观心态。非药物治疗是指优化行为和生活方式，是高血压糖尿病治疗的基础和早期血压升高的干预措施。在血压处于（130 ～ 139)/(80 ～ 89）mmHg 时，主张进行非药物干预，至多 3 个月，如无效则可开始药物治疗。

（二）药物治疗

高血压合并糖尿病患者降压治疗策略的要求：有效降低糖尿病患者血压——高质量降压对高血压糖尿病患者发挥多效性保护作用，减少糖尿病心血管危险因素，降低终点事件发病率。除此之外，也应关注下述问题：长期平稳降压，尽可能减少 24h 内的血压波动，减少随访期间血压变异，改善血压昼夜节律，关注血管的弹性功能，以及治疗的依从性等。

1. 药物治疗原则

（1）首选药物：血管紧张素转化酶抑制药（ACEI）或血管紧张素受体拮抗药（ARB）。1 型糖尿病首选 ACEI，2 型糖尿病首选 ARB。

（2）主张起始剂量单药治疗，无效采取联合用药。

（3）兼顾靶器官保护和对并发症的益处，如伴有微量蛋白尿及蛋白尿时可增加至双倍剂量。

（4）避免药物副作用，如对靶器官、代谢的不良影响。

2. ACEI 或 ARB

（1）ACEI/ARB：ARB 被国内外指南推荐为高血压合并糖尿病的首选药物。《中国 2 型糖尿病指南（2007）》中指出，RAAS 抑制药（ACEI 或 ARB）为高血压合并糖尿病患者的首选降压药物。《美国高血压学会（ASH）糖尿病诊断和治疗指南（2008）》指出，RAAS 抑制药（ACEI 或 ARB）是高血压糖尿病和肾损害患者首选用药[16]。CCB、利尿药为高血压糖尿病患者二线药物，可作为 RAAS 抑制药的联合用药。《美国糖尿病协会（American Diabetes Association，ADA）糖尿病诊断和指南（2010）》指出，在患有糖尿病的高血压人群中，

RAAS 抑制药（ACEI 或 ARB）可用作首选治疗和联合治疗的基础用药。ACEI 或 ARB 单药治疗效果不佳时，利尿药或 CCB 作为联合用药的选择[17]。

（2）ARB 的降压循证证据：ARB 之间降压疗效差别不大，经典且广为应用的临床证据主要为 LIFE 研究、VALUE 研究。LIFE 研究提示对于基线收缩压升高更显著的患者，使用氯沙坦 50mg 治疗 2 个月，收缩压降低幅度优于阿替洛尔，且氯沙坦组较阿替洛尔组减少了脉压。该研究 ABPM 亚组分析说明氯沙坦降低 24h 血压[18]。VALUE 研究提示缬沙坦为基础的治疗组血压降低不如对照组，但新发糖尿病的发生风险降低了 23%。这两个临床试验证明了 ARB 在高血压合并糖尿病中的治疗地位。根据美国 Merck-Medco 疾病管理资料库的患者用药处方申报数据，氯沙坦长期持续用药的依从性优于噻嗪类利尿药、β 受体阻滞药、CCB 及 ACEI[19]。

（3）ACEI/ARB 的靶器官保护：

1）心脑保护：在 2 型糖尿病患者进行的 UKPDS 试验中，强化降压（治疗后平均血压 144/82mmHg）与标准降压（治疗后平均血压 154/87mmHg）相比，使卒中风险降低达 44%（$P = 0.013$）[20]。LIFE 研究在 9193 名原发性高血压［（160 ～ 200）/（95 ～ 115）mmHg］合并左心室肥大的患者中比较了氯沙坦和阿替洛尔的疗效，两组血压下降幅度相近；在 1195 名合并糖尿病患者亚组中，氯沙坦组主要血管事件发生率降低 24%（RR 为 0.76，$P = 0.031$）；卒中风险下降 21%（RR 为 0.79）。2010 年《AHA/ASA 卒中一级预防指南》推荐，高血压合并糖尿病患者应接受 ACEI 或 ARB 治疗[21]，以降低卒中的发生风险。

2）肾保护：Lozano 研究是一项开放、前瞻性多中心研究，共纳入 422 名 2 型糖尿病伴高血压［SBP > 140mmHg 和（或）DBP > 90mmHg］和微量蛋白尿［微量白蛋白（UAE）30 ～ 300mg/d］的患者。经氯沙坦治疗 6 个月后，在血压下降的同时，患者尿蛋白量较基线降低，25% 患者尿蛋白量恢复正常[22]。一项比较氯沙坦和依那普利单用或联合氢氯噻嗪和其他降压药物的为期 1 年的前瞻性、双盲研究，结果支持氯沙坦降低伴 2 型糖尿病轻至中度原发性高血压患者的血尿酸水平[23]。DETAIL 试验共纳入 250 名患有 2 型糖尿病的高血压患者，比较替米沙坦和依那普利的效果，研究共进行 5 年。结果显示替米沙坦组和依那普利组均改善了肾小球滤过率下降幅度，且维持在稳态水平，与未经治疗的患者相比，替米沙坦与依那普利均可延缓患者糖尿病肾病的进展。

3）胰腺保护：研究表明，氯沙坦、缬沙坦、替米沙坦和厄贝沙坦等通过对机体内钾的保留，增强葡萄糖介导的胰岛素分泌；通过增加胰岛的血流，增强对胰岛细胞的灌注来影响胰岛素分泌。通过增加骨骼肌微循环血流量，降低交感活性，激活过氧化物酶体增殖物激活受体（PPAR γ）增加胰岛素敏感性，增加脂联素的血浆浓度，减少游离脂肪酸水平来影响胰岛素的作用。ACEI 和 ARB 一样具有一定程度的改善糖代谢作用。DREAM 试验结果显示，在平均 4 年的随访中，与安慰剂相比，足量使用雷米普利（10mg）显著降低了餐后 2h 血糖水平。对 2006 年以来 22 项随机双盲研究，143 153 名入组时无糖尿病的患者进行 Meta 分析，发现降压药物对减少新发糖尿病的作用由强至弱依次为：ARB > ACEI > CCB > 安慰剂 > β 受体阻滞药 > 利尿药[24]。

3. 其他降压药物

（1）β 受体阻滞药：选择性 β1 受体阻滞药如比索洛尔、阿替洛尔，降低心率和心脏射血量，对血糖血脂影响很小或无影响，适合高血压合并糖尿病患者的治疗。非选择性 β 受体阻滞药如普萘洛尔，因它阻断 β2 受体可能对糖、脂肪代谢产生不良影响，掩盖低血糖反应，延迟低血糖恢复；同时，β2 受体的扩血管作用受阻，加重糖尿病周围血管病变，故不适合高血压合并糖尿病患者的治疗。

（2）利尿药：噻嗪类利尿药一直被用作高血压治疗的一线药物，但因它对糖、脂肪及电解质代谢有影响，故临床使用十分谨慎。小剂量噻嗪类药物对代谢的影响较小，不增加发生 2 型糖尿病的危险。它与 ACEI、ARB 和 β1 受体阻滞药联用，具有协同降压作用，从而降低糖尿病患者的病死率和心血管疾病发生率。同时，以 ARB 联合低剂量利尿药的固定复方也在高血压合并糖尿病患者治疗时推荐使用。

（3）钙通道阻滞药：能选择性地作用于血管平滑肌及心肌细胞膜，阻止钙离子内流，降低外周血管阻力，使血压下降，对糖和脂肪代谢无影响。但有报道显示，大剂量接受短效二氢吡啶类钙通道阻滞药治疗的患者，其糖耐量恶化。

（4）α1 受体阻滞药：可选择性地阻滞血管平滑肌突触后膜 α1 受体，舒张小动脉及静脉，降低外周血管阻力，从而有效降低血压。长期应用可改善脂代谢，降低胆固醇、三酰甘油、低密度脂蛋白，升高高密度脂蛋白，对糖代谢无影响，还能减轻前列腺增生患者的排尿困难。适用于高血压合并糖尿病、前列腺增生的患者。但 ALLHAT 研究发现，α1受体阻滞药多沙唑嗪增加心力衰竭的发生。

4.联合用药

联合用药可以减少加大单药剂量所致的副作用，利用协同作用增强疗效，相互之间抵消副作用，对靶器官有综合保护作用。目前被推荐的联合用药方案包括：①ACEI或ARB与利尿药。②钙通道阻滞药（CCB）与β受体阻滞药。③ACEI与CCB。④推荐开发生产合适的复合制剂，如小剂量ACEI/ARB联合小剂量利尿药。国外此类制剂很多，临床疗效肯定。例如氯沙坦/氢氯噻嗪，降压效果好，不良反应与单用氯沙坦类似，耐受性更好。

高血压合并糖尿病患者的降压治疗，要更加注重降压质量，降压达标，要注意重要靶器官保护，重视高血压合并糖尿病患者多重危险因素的综合干预，重视药物的恰当应用以减少不良反应[25]。

总结与要点

- 高血压合并糖尿病可引起心脏、脑、肾等重要靶器官的衰竭，增加心脑血管事件风险。
- 高血压与糖尿病具有共同的发病机制，胰岛素抵抗（IR）是两者的共同发病基础之一。
- 高血压合并糖尿病患者的首选降压药物是ACEI或ARB，JNC8公布的血压控制目标值为≤140/90mmHg。

参考文献

[1] Conen D，Ridker PM，Mora S，et al. Blood pressure and risk of developing type 2 diabetes mellitus：the women's health study. Eur Heart J，2007，28：2937-2943.

[2] American Diabetes Association. Hypertension management in adultswith diabetes. Diabetes Care，2004，27（Suppl）：S65-67.

[3] Ray KK，Seshasai SR，Wijesuriya S，et al. Effect of intensive control of glucose on cardiovascular outcomes and death in patients with diabetes mellitus：a meta-analysis of randomized controlled trials. Lancet，2009，373：1765-1772.

[4] Sarwar N，Gao P，Seshasai SR，et al. Diabetes mellitus，fastingblood glucose concentration，and risk of vascular disease：acollaborative meta-analysis of 102 prospective studies. Lancet，2010，375（9733）：2215-2222.

[5] Labeit AM，Klotsche J，Pittrow L，et al. Changes in the Prevalence，Treatment and Control of Hypertension in Germany？A Clinical-Epidemiological Study of 50. 000 Primary Care Patients. PLoS ONE，2012，7（12）：e52229.

[6] Liu J，Zhao D，Liu J，et al. Prevalence of diabetes mellitus in outpatients with essential hypertension in China：a cross-sectional study. BMJ Open，2013，3（11）：e003798.

[7] 易延静，冉迅，黄晓波，等. 成都地区中老年高血压人群糖代谢异常流行状况及其影响因素. 中华内科杂志，2010，49（4）：301-304.

[8] García-Puig J，Ruilope LM，Luque M，et al. Glucose metabolism in patients with essential hypertension. Am J Med，2006，119（4）：318-326.

[9] Greenlund KJ，Croft JB，Mensah GA. Prevalence of heart disease and stroke risk factors in persons with prehypertension in the United States，1999—2000. Arch Intern Med，2004，164（19）：2113-2118.

[10] 吴寿岭，张子强，宋胜斌，等. 正常高值血压人群血压转归及其影响因素. 中华心血管病杂志，2010，38（5）：415-419.

[11] 林晖，王宾友，刘雅，等. 成都地区社区居民正常高值血压与糖脂代谢的关系. 中华糖尿病杂志，2012，4（2）：101-105.

[12] Modan M，Halkin H，Almag S，et al. Shlomo A Hyper-insulinemia，a link between hypertension obesity and glucose intolerance. J clin，1985，75（03）：809-817.

[13] Sower JR. Insulin resistance and hypertension. Am J Physiol Heart Cril Physiol，2004，286：H 1597-H1602.

[14] Li XM，Ling Y，Lu DR. Association of the aldosterone synthase gene-344T/C polymorphism with essential hypertension and glucose homeostasis：a case-control study in a Han Chinese population. clin Exp pharmacol physiol，2011，38（09）：598-604.

[15] 初少莉．朱鼎良．熊墨淼，等. 糖及脂代谢调节基因与高血压病的连锁分析. 中华医学杂志，2001，81（01）：20-22.

[16] Bakris GL，Sowers JR. ASH position paper：treatment of hypertension in patients with diabetes-an update. J Clin Hypertens（Greenwich），2008，10（9）：707-713，discussion 714-705.

[17] American Diabetes Association. Standards of medical care in diabetes—2010. Diabetes Care，2010，33（3）：692.

[18] Devereux RB，de Faire U，Fyhrquist F，et al. Blood pressure reduction and antihypertensive medication use in the losartan intervention for endpoint reduction in hypertension（LIFE）study in patients with hypertension and left ventricular hypertrophy. Curr Med Res Opin，

2007, 23（2）：259-270.

[19] Bloom BS. Continuation of initial antihypertensive medication after 1 year of therapy. Clin Ther, 1998, 20（4）：671-681.

[20] UK Prospective Diabetes Study Group. Tight blood pressure control and risk of macrovascular and microvascular complications in type 2 diabetes：UKPDS 38. BMJ, 1998, 317（7160）：703-713.

[21] Goldstein LB, Bushnell CD, Adams RJ, et al. Guidelines for the Primary Prevention of Stroke. A Guideline for Health care Professionals From the American Heart Association/American Stroke Association. Stroke, 2011, 42（2）：517-584.

[22] Lozano JV, Llisterri JL, Aznar J, et al. Losartan reduces microalbuminuria in hypertensive microalbuminuric type 2 diabetics. Nephrol Dial Transplant,2001,16（Suppl 1）：85-89.

[23] Lacourciere Y, Belanger A, Godin C, et al. Long-term comparison of losartan and enalapril on kidney function in hypertensive type 2 diabetics with early nephropathy. Kidney Int, 2000, 58（2）：762-769.

[24] Elliott WJ, Meyer PM. Incident diabetes in clinical trials of antihypertensive drugs：a network meta-analysis. Lancet, 2007, 369（9557）：201-207.

[25] Volpe M, Tocci G. 2007 ESH/ESC Guidelines for the management of hypertension, from theory to practice：global cardiovascular risk concept. J Hypertens Suppl, 2009, 27（3）：S3-11.

（王丽晔　安莎莎）

第 28 章　高血压与外周动脉疾病

外周动脉疾病（peripheral arterial disease，PAD），又可称为慢性下肢缺血，是最常见的使人失去正常行走能力的原因。它源于动脉粥样硬化狭窄或闭塞导致的下肢血流减少，通常表现为某种类型的疼痛，从没有症状到间歇性跛行甚至严重的下肢缺血。它与其他系统性疾病密切相关，并引起较高的死亡率[1]。随着社会的发展，人民生活水平不断提高，饮食结构改变，人口老龄化，PAD 的发病率在国内呈现逐年上升之势。所以，充分认识 PAD 的临床表现，评估患者局部及全身疾病的情况，识别和控制危险因素，并为患者制订一个系统的治疗方案就显得尤为重要。

第一节　外周动脉疾病的流行病学

一、流行病学情况

在我国，PAD 的具体发病率并无一具体数字。在西方国家，由于不同文献对该疾病研究方法的不同，所得到的结果存在广泛差异。在美国，PAD 患者数量超过 1000 万，每年约有超过 10 万的患者进行某种方式的血运重建治疗。美国国家卫生和营养调查（NHANES）结果显示，PAD 的总患病率是 4.3%，男性患病率高于女性，且患病率随年龄的增长而明显增加。60 ～ 69 岁人群患病率是 7%，70 ～ 79 岁人群患病率升至 12.5%，而 80 岁以上人群患病率高达 23.2%。该研究还表明，非西班牙裔黑人男性和女性 PAD 患病率（19.2%）和墨西哥裔美国女性的 PAD 患病率（19.3%）比非西班牙裔白人的男性和女性患病率（15.6%）高。一些关于 PAD 风险的研究还表明，年龄每增加 10 岁，患病风险增加 1.5 ～ 2 倍[2]。

二、危险因素

动脉粥样硬化是一种疾病过程，它与人类衰老密切相关。但是，还有很多其他因素是诱发和加剧动脉粥样硬化的元凶。1999 年，美国心脏医师协会（AHA）预防会议将动脉粥样硬化危险因素划分为三类：①传统 / 常见的危险因素，它与动脉粥样硬化有直接的因果关系；②易感因素，通过易感因素来调节一些风险，但也有其独立的作用；③条件性危险因素，其独立作用在发病过程中的作用大小仍不明确[2]。此后，大量的临床研究提出了一些新的危险因素或"标志物"，但这些新的危险因素或"标志物"仍需要进一步验证（见表 28-1）。2007 年，泛大西洋协作组织外周动脉疾病管理意见（TASC Ⅱ）对 PAD 危险因素进行了修订，认为典型的危险因素包括高血压、糖尿病、吸烟、高脂血症，其余为不常见因素[3]（见表 28-2）。

表 28-1　动脉粥样硬化及心血管疾病危险因素分类

传统危险因素
- 吸烟
- 糖尿病
- 高脂血症
- 高血压

易感因素
- 高龄
- 超重 / 肥胖
- 活动减少
- 性别：男性或绝经后女性
- 胰岛素抵抗
- 家族史 / 遗传因素
- 行为 / 社会经济因素

条件危险因素
- 同型半胱氨酸
- 高敏 C- 反应蛋白
- 纤维蛋白原

新增危险因素
炎症标志物、感染、血管钙化标志物、凝血因子与高凝状态、基质金属蛋白酶等

表 28-2　动脉粥样硬化的危险因素
● 老年
● 种族（非西班牙裔黑人）
● 男性
● 高纤维蛋白原血症
● 糖尿病
● 同型半胱氨酸血症
● 吸烟
● 高凝
● 高血压
● 高敏 C- 反应蛋白
● 血脂异常
● 慢性肾功能不全

三、结局

由于动脉粥样硬化的全身性，PAD 患者经常伴随冠状动脉及脑血管疾病。所以，有严重肢体缺血表现的患者其心肌梗死及卒中的死亡率异常高。最近，一个为期 15 年的研究表明，间歇性跛行患者 5 年病情恶化率为 25%，截肢率为 1%～7%，5 年和 10 年的死亡率分别为 42% 和 65%。严重肢体缺血患者 1 年内截肢率为 25%，另外 25% 患者死于心血管并发症。有报道称，严重肢体缺血患者中 26% 在确诊 1 年后死亡。泛大西洋协作组织的研究证实，严重肢体缺血患者总体上 1 年内死亡率达 20%[3]。如果没有进一步治疗，大量幸存的严重肢体缺血患者也难逃截肢厄运。显然，具有高发病率和死亡率的 PAD 患者，都需要在早期进行诊断，积极控制危险因素，以减缓全身动脉粥样硬化的进展。

第二节　外周动脉疾病的病因及病理生理

动脉粥样硬化是多种因素共同作用的复杂病理变化过程，主要学说有：

1. 内膜损伤

一般情况下，内皮细胞表面受到不同程度的损伤或破裂，局部内膜裸露后很快被修复。但在损伤较广泛的情况下，修复过程伴随平滑肌细胞增殖、迁移和内膜增厚等一系列反应。内膜损伤是动脉粥样硬化发病的最初阶段。内膜损伤后剥脱使内膜下组织暴露于血液循环中，刺激血小板聚集、释放血小板获得性生长因子，使平滑肌细胞增殖，细胞外基质积聚，甚至脂质沉积和斑块形成。

2. 脂质浸润

虽然动脉壁具有一定的脂质合成能力，但是动脉粥样硬化病变中的脂质主要由血浆脂蛋白浸润而来。血浆脂蛋白是脂肪和类脂质的总称。脂蛋白中脂肪含量越高，其密度越低。在浸润动脉壁的各种脂蛋白中，与动脉粥样硬化有关的主要是低密度脂蛋白，它与高密度脂蛋白之间的平衡影响胆固醇的代谢。

3. 平滑肌细胞增生

由平滑肌细胞、弹性和胶原纤维为主组成动脉管壁的中膜。无论是内膜损伤还是脂质代谢紊乱，都可以促进动脉平滑肌细胞增生。中膜的代谢情况受到影响和平滑肌细胞增生在动脉粥样硬化的病理变化中起到重要作用。动脉粥样硬化时，内膜中增殖的平滑肌细胞可能是从动脉壁中层通过细胞移行和增殖而来。

PAD 是一种退行性病变，是大中动脉的基本病理过程，主要是细胞、纤维基质、脂质和组织碎片的异常沉积，在动脉内膜或中层发生复杂的增生病理变化。它是全身疾患，好发于腹主动脉下段、髂动脉、股动脉、腘动脉等，上肢动脉很少累及。病变动脉增厚、变硬、伴有粥样斑块和钙化，并可继发血栓形成，致使动脉管腔狭窄或闭塞，从而在肢体上出现缺血症状。狭窄或闭塞性病变有时呈节段性和多平面性，好发于动脉的分叉起始部和管腔的后壁。PAD 动脉阻塞主要有三种形式：流入道病变、流出道病变和两者合并的病变。流入道病变指的是腹股沟以上的动脉病变，最常见的是肾下腹主动脉和髂动脉病变导致股总动脉血流受限。流出道病变指的是腹股沟韧带下方的动脉病变。两者合并的病变患者可能有广泛的间歇性跛行症状，影响臀部、大腿、小腿，严重时可能导致威胁肢体的缺血。

根据病变累及动脉的范围，PAD 可分为三型。Ⅰ 型即主-髂动脉型，约占 10%，病变累及主动脉分叉段及髂总动脉，典型临床表现为 Leriche 综合征，即双下肢间歇性跛行、股动脉搏动减弱乃至消失和性功能障碍。Ⅱ 型为主-髂-股动脉型，约占 25%。病变累及主动脉分叉段、髂总（髂外）动脉及股动脉的近侧端，以患肢间歇性跛行为主要表现。Ⅲ 型为多节段闭塞型，约占 65%。病变累及自主动脉分叉段至股动脉的远侧端，甚至累及小腿动脉。患者多出现严重的间歇性跛行，甚至静息痛，进而引发肢体远端缺血性溃疡，直至坏疽[1]。

第三节 外周动脉疾病的诊断与鉴别诊断

一、诊断

1. 病史

从病史中获得的相关症状及动脉粥样硬化的危险因素可以提示诊断。无症状的 PAD 患者可能发展为间歇性跛行或疾病几乎没有进展。试图通过减少运动来控制或消除其症状的患者实际上增加了其心脑血管意外发生的概率。典型的间歇性跛行包括小腿走路时疲劳或疼痛等不同程度的表现。这些症状可以通过较短时间的休息来缓解。对于更近心端动脉闭塞的患者，臀部、腿部可能都出现疼痛。严重肢体缺血患者通常主诉位于前足或足趾的静息痛。当卧床休息时，足与心脏同高，这时静息痛明显加剧。疼痛可以通过强迫体位来缓解（如抱患足蜷曲）。

2. 体格检查

当清楚了解病史之后，应该进行全面的体格检查。下肢出现的体征可以提示 PAD 的严重程度和进度。远端汗毛的缺失、皮肤干燥增厚、甲板变厚都提示慢性进展性疾病。血管检查主要是脉搏触诊。脉搏消失意味着近端严重的狭窄或闭塞。

根据患者症状的严重程度，按 Fontaine 分期分为四期，最近的 Rutherford 分级分为 6 级[3]（见表 28-3）。

表 28-3 慢性肢体缺血分级

Fontaine 分期	Rutherford 分级	临床描述	客观标准
0	0	无症状疾病	正常的平板试验或反应性充血试验
	1	轻度跛行	能完成平板运动试验；但运动后 AP > 50mmHg，静息值至少低于 20mmHg
I	2	中度跛行	介入 1 级和 3 级之间
	3	重度跛行	不能完成平板运动试验，运动后 AP < 50mmHg
II	4	缺血性静息痛	静息时 AP < 40mmHg，踝 PVR 平稳或者几乎没有搏动，TP < 30mmHg
III	5	较小组织损失	静息时 AP < 60mmHg，踝 PVR 平稳或者几乎没有搏动，TP < 40mmHg
IV	6	较大组织损失	同 5

AP：踝压；PVR：脉搏波形记录；TP：趾动脉压

3. 主要血液学检查

（1）血脂：空腹血脂是筛查患者及危险分层的一个重要部分。应该在最初评估患者血管疾病时评价血脂。胆固醇或低密度脂蛋白升高对 PAD 患者的疾病演变过程提示作用明确。严格控制血脂可降低冠状动脉、脑动脉和外周动脉的发病和死亡风险。

（2）C- 反应蛋白（CRP）：CRP 是一种五聚体蛋白质，在组织损伤及感染时，肝细胞受细胞因子（IL-6 等）刺激而合成。有报道得出结论：①健康者若 CRP 升高，预示将来会发生 PAD；② PAD 患者若 CRP 明显升高，提示病情进展加速；③ CRP 越高，踝肱指数（ABI）越低；④ PAD 患者行腔内治疗后，若 CRP 术前及术后均升高，术后 6 个月内复发再狭窄或闭塞概率明显升高。

（3）血液高凝状态：认真询问病史是最好的筛选试验。当怀疑患者处于高凝状态时，就需进行一系列检查（见表 28-4）。

表 28-4 基于临床怀疑的进一步血液学评价

- 凝血酶，凝血酶原时间
- 部分活化凝血酶时间
- S 蛋白、C 蛋白分析
- 狼疮抗凝剂测定
- 肝素诱导的血小板抗体
- 血小板黏附、聚集能力
- 纤维蛋白原，纤溶酶原水平
- 抗凝血酶Ⅲ活性
- 抗心磷脂抗体检测

（4）同型半胱氨酸：同型半胱氨酸水平升高会对内皮细胞产生毒性，降低其产生和释放一氧化氮的能力，还可以促进平滑肌细胞增殖、动脉壁炎症，提高纤溶酶原激活物抑制物水平，从而导致动脉粥样硬化斑块形成，抗血栓物质减少。

4. 主要实验室检查及影像学检查

（1）踝肱指数（ankle/brachial index，ABI）为一侧肢体的最高踝部压力与最高的肱动脉压之比。正常时 ABI ≥ 0.97。ABI < 0.9 可出现明显的间歇性跛行、静息痛或坏疽。一般情况下，ABI 能大致反映下肢动脉的狭窄程度。但在糖尿病、PAD 患者动脉管壁广泛钙化时，ABI 仍然可表现为正常，甚

至升高。不过，因为它具有操作简便、无创、可重复、安全、准确性高、费用低廉等优点，目前仍广泛应用于临床早期诊断、患者筛选、病情评估、术后疗效评判、术后随访等多方面。

（2）彩色多普勒超声：彩色超声系统为超声血管成像系统与超声多普勒方向性血流仪的有机结合，可同时提供血管的解剖和生理两种重要信息。它评估动脉闭塞性病变主要通过彩色血流变化、二维实时超声动脉管径扫描及多普勒血流频谱分析来进行。近年来，对于彩色多普勒超声诊断不确切的患者，可在连续注射对比剂的情况下再次进行扫描检查。因其有时受到仪器本身功能及检查者自身技术的限制，现阶段尚不能完全替代动脉造影等其他检查手段。

（3）动脉造影术：传统上的动脉造影（CA）或数字减影动脉造影（DSA）曾作为首选的诊断方法，能反映血管形态改变的动态信息，图像清晰，细小血管分辨率高。其中，双平面技术可同时提供前后位和内外侧的详细信息。近年来随着影像技术的发展，单次给药多视野动脉造影、层面技术、步进技术、旋转动脉造影均大大提高了对 PAD 病变的诊断率，对评估病变部位及性质、选择适合的治疗方案起到积极作用。但是，DSA 为有创检查，具有放射性，导致的并发症和死亡风险也比其他影像技术高。常见并发症包括穿刺部位血肿、血管栓塞、假性动脉瘤、感染、动静脉瘘、对比剂过敏、对比剂肾病等。所以，PAD 患者存在需要行腔内治疗的可能时，才建议行此项检查。

（4）计算机断层成像（CT 或 CTA）：当前，多层螺旋 CT 血管成像（MSCTA）作为一成熟的非损伤血管成像技术广泛应用于临床。它因为覆盖范围较大、扫描速度快、损伤小、后期影像处理功能强大等优点在下肢动脉检查方面具有相当优势，可以准确检测下肢动脉节段性狭窄或闭塞，从而准确而及时地了解病变部位及性质，对临床手术或腔内治疗有重要指导作用。MSCTA 后期处理常见重建技术包括多平面重建（MPR）及曲面重建（CPR）、最大密度投影（MIP）、容积再现（VR）、表面遮盖显示（SSD）、仿真内镜（VE）。CTA 总体灵敏性为92%，特异性为93%[1]。

（5）磁共振血管成像（MRA）：目前比较常用的是时间飞跃法（TOF）。它采用了快速扫描技术，利用饱和效应，增强静止组织与流动血液的对比度而成像。它对于年老体弱、高危患者、肾功能不全、造影剂过敏和动脉造影困难者，具有较大的选择性。当应用 TOF 评估动脉病变时，灵敏性为 81%，特异性为 91%[1]。但因 MRA 费用相对昂贵，且不能显示动脉管壁钙化，可能会高估狭窄的程度和病变长度，所以又有一定的局限性。

（6）血管内超声（IVUS）：IVUS 最早报道于 20世纪 50 年代。它能同时显示动脉管壁内部及管壁结构的影像。近 20 年来，随着高频探头的问世、导管直径变细、频率更高，IVUS 越来越广泛地应用于临床。它为动脉造影提供了血管壁及斑块形态等重要信息，可以区分充满血液的管腔和动脉壁。它还可以分辨内膜和中膜，以评估狭窄的程度。但 IVUS 目前还不能观测较小的分支动脉，只能检查非闭塞的动脉干。另外，IVUS 的操作时间相对较长，且为有创检查，存在造成动脉内斑块脱落导致远端栓塞的风险，费用又较昂贵，所以 IVUS 并未在 PAD 检查中作为常规使用，其在影像学中的地位目前仍不确定。

二、鉴别诊断

1. 血栓闭塞性脉管炎

本病多见于 20 ～ 40 岁青壮年男性，是一种全身性中、小动脉闭塞性疾病，主要累及下肢的足背动脉、胫后动脉、腘动脉等。血栓闭塞性脉管炎患者常有吸烟史，30% ～ 50% 的患者反复发作游走性血栓性浅静脉炎，以及肢端溃疡或坏疽同时存在。

2. 急性动脉栓塞

血栓栓子主要来源于左心，尤以二尖瓣狭窄和冠心病伴心房颤动者最为多见。典型的症状表现为动脉栓塞以远的部位缺血，即 "6P" 征：疼痛（pain）、苍白（pallor）、脉搏消失（pulselessness）、麻木（paresthesia）、运动障碍（paralysis）和皮温降低（poikilothermia）。对侧肢体脉搏往往搏动正常。

3. 多发性大动脉炎

此病发病机制尚无定论。多见于年轻女性，病变部位为多发性，主要累及胸腹主动脉及其分支，出现颅脑或上、下肢的缺血症状。若病变累及肾动脉，可因肾动脉狭窄而出现肾性高血压。病变活动期常有发热、红细胞沉降率增快和免疫指标异常等现象。

第四节　外周动脉疾病的非手术治疗

由于需要考虑的因素错综复杂，例如病理基础、解剖缺陷、伴随疾病、功能状态、行动能力以及成功的血运重建所需要的解剖形态，PAD 治疗的决策极具挑战性。对以上因素的深入了解和一个好的决策是 PAD 治疗的关键。

根据症状的严重程度，PAD 患者可分为间歇性跛行（intermittent claudication，IC）和严重下肢缺血（critical limb ischemia，CLI）两种。由于两者病程进展和术后结果差异显著，治疗也有所不同。因为 CLI 如不及时治疗，最终结果往往是截肢，因此目前对此类患者的治疗决策趋向一致。

一、危险因素的控制

所有诊断为 PAD 的患者，无论其是否行进一步的治疗，均需控制危险因素，这在 PAD 的治疗中极其重要。

1. 良好的生活方式及饮食习惯

生活方式的改变可以降低血压，较好地控制高血糖、高血脂，从而降低心脑血管疾病发生的风险。规律作息、避免暴饮暴食、控制乙醇摄入、适当的体育锻炼均对预防与控制 PAD 具有重要作用。对于未合并糖尿病的 PAD 患者，饮食是控制高血压、高血脂的重要组成部分。饮食控制要包括控制食盐摄入，避免食用动物内脏，尽可能摄入较多的水果、蔬菜、豆类和全麦食品，平衡热量的摄入和支出。对于合并糖尿病的 PAD 患者，则需严格遵照建议食谱进食，严格控制血糖。

2. 戒烟

吸烟使交感神经兴奋，血管活性物质增加，引起血管痉挛，血管内皮细胞损伤，并且使血浆黏度、纤维蛋白原增加，增强血小板活性，使血小板释放平滑肌细胞活性物质，促使平滑肌细胞向血管内移行，造成动脉狭窄。所有下肢缺血的患者均应戒烟，以减少心血管事件的发生风险，并控制 PAD 的进展。对下肢血运重建术后的患者来说，戒烟同样重要。有证据表明，吸烟者血管移植物闭塞的风险是不吸烟者的 3 倍。

3. 控制糖尿病

目前美国糖尿病协会指南建议，对所有糖尿病患者治疗的目标是使糖化血红蛋白水平小于 7%，在不引起明显低血糖的前提下，尽可能地将血糖（尤其是餐后血糖）控制在正常水平[2]。

4. 控制高血压

高压血流对动脉壁产生张力性机械性损伤，内膜屏障作用降低。目前的指南建议高危人群的血压应控制在低于 140/90mmHg 水平[4]。常用降压药物包括：①血管紧张素转化酶抑制药（ACEI 类）。它较少产生高脂血症、胰岛素抵抗等副作用，能够增加胰岛素敏感性，还可以改善血管内皮功能障碍以及血管重塑，故可作为 PAD 合并其他疾病情况下控制高血压的首选药物。②钙通道阻滞药（CCB 类）。PAD 患者应用 CCB 类药物治疗，能够提高缺血组织对氧的摄取，增加无痛步行的距离。③ β 受体阻滞药。此类药物建议用于 PAD 合并有心绞痛、心房颤动、甲亢的患者，可能降低 PAD 患者的死亡率。

5. 控制高血脂症

ACC/AHA 指南[4]建议，将 PAD 患者的 LDL 水平控制在 100mg/dl（2.59mmol/L），对合并更广泛动脉硬化病变的高危患者控制在更低水平＜ 70mg/dl（1.81mmol/L）。

6. 控制同型半胱氨酸血症

B 族维生素和其他维生素补充剂能部分降低血清同型半胱氨酸水平，但目前缺乏预防心血管疾病的一级证据。

二、患肢保暖

由于患者患肢血液循环差，应注意肢体保暖，但切忌缺血肢体热敷或理疗，这将加重肢体的缺血坏死。

三、患者运动疗法（Buerger 法）

抬高患肢 1 ～ 2min，下垂 2 ～ 3min，平卧 2 ～ 3min；足部旋转、屈伸，反复锻炼 20 ～ 30min。或以步行的方式，每周 3 ～ 4 次，每次 30 ～ 45min，每个疗程不少于 12 周。在每次训练时，应鼓励患者坚持到无法忍受的程度，然后稍事休息使疼痛缓解，随后继续重复训练。随着无痛行走间歇的延长，训练的强度可逐步增加。

四、高压氧治疗

高压氧可改善组织缺氧状况以及促进溃疡的愈合。

五、跛行的间歇气压疗法

对于血管病变不适宜血管重建，或生理条件不宜介入手术的患者，或不愿做有创治疗的 IC 患者，间歇气压疗法（IPC）是可行的方法。IPC 袖口位置在足踝或腓肠肌处，反复充气-放气，每次压力可达 120mmHg，维持 2～3s 后放气。在整个治疗周期里以每分钟 3 个循环的速度维持。

六、特殊药物治疗

药物治疗的原则是：抗凝、抗血小板、祛聚、扩张血管、溶栓、镇痛，以及增加侧支循环。

1. 西洛他唑

商品名培达，为磷酸二酯酶 III 抑制剂，可以增加循环中环腺苷酸（cAMP），可抑制平滑肌细胞收缩和血小板聚集。它还可以降低平滑肌细胞的增生，降低三酰甘油水平。它还能够调节血管内皮生长因子合成，促进 PAD 患者新生血管的生成。标准剂量为 100mg，1 天 2 次。副作用包括头痛、腹泻、胃肠道不适。充血性心力衰竭患者禁用。

2. 羟甲基戊二酰辅酶 A（HMG-COA）还原酶抑制剂（他汀类）

准确的作用机制还不清楚，但理论上他汀类药物增加了血流量，还可促进血管的再生。代表药物阿托伐他汀，建议剂量 80mg，1 天 1 次。

3. 丁咯洛尔

是一种血管扩张药，它使血管扩张，抑制血小板聚集，提高红细胞的变形能力。建议剂量 300mg，1 天 2 次。

4. 前列腺素 E1（PGE_1）

它的血管扩张和抗血小板聚集作用对 PAD 患者有利，建议剂量 40ug，1 天 3 次。但目前，它还没有被 FDA 批准用于治疗间歇性跛行。

5. 抗血小板药物

代表药物为阿司匹林（建议剂量 80～100mg，1 天 1 次）和氯吡格雷（建议剂量 75mg，1 天 1 次）。

第五节 外周动脉疾病的手术治疗

无症状和轻度间歇性跛行的 PAD 患者的治疗，应当以药物治疗为首选。外科治疗的目的是改善药物治疗所无法控制的临床症状，以及挽救严重缺血的肢体，主要适应证包括重度间歇性跛行、静息痛和缺血性溃疡或溃疡。2007 年泛大西洋协作组织（TASC）对于合理选择治疗下肢 PAD 提出了 TASC II 分级，即将主-髂动脉和股-腘动脉段病变，根据影像形态分为四级[3]：A 级病变局限，建议腔内治疗；B 级病变范围稍有扩展，以腔内治疗为主；C 级病变通过开放手术治疗有较好的效果，但对伴有高危因素患者，可尝试以腔内治疗为主；D 级病变较广泛，建议开放手术。但是，TASC II 并不是指导治疗的唯一标准，目前国内外已有较多的 C 及 D 级病变腔内治疗成功的报道。具体手术方式的选择主要取决于患者的病变和全身情况、术者的操作水平和患者的意愿。

CLI 被定义为伴有缺血性静息痛或不可愈合性皮肤溃疡及坏疽等缺血性皮肤改变的慢性下肢 PAD。CLI 的预后比间歇性跛行要差得多。CLI 患者的治疗决策面临三个问题：是药物治疗还是手术干预；如需手术干预，是截肢还是血管重建；如需血管重建，是采用腔内治疗还是开放手术。有关 CLI 非血运重建肢体病程的最佳数据显示，几乎 40% 患者 6 个月内需要截肢。因此，对于肢体尚存功能的患者，进行某种方式的血运重建几乎总是优于单纯的药物治疗。对于绝大多数 CLI 患者，血运重建是干预治疗的主要手段。然而，由于不可控制的感染或不可重建的血管疾病，CLI 截肢率在 10%～40%[2]。不可重建的血管疾病使得 60% 的患者需要二次手术截肢。PAD 内科降压、降脂、抗血小板聚集等治疗，仅能延缓动脉硬化闭塞的病程进展，而不能从根本上消除 PAD 血管狭窄、闭塞。外科血管内膜剥脱、人工血管置换、旁路重建等开放性手术创伤及风险大，尤其不适宜于合并严重心脑血管病变及糖尿病的患者。PAD 的腔内治疗具有微创、操作简单、疗效确切、可重复操作的优点，是治疗 PAD 的发展方向。

一、传统外科手术治疗

1. 动脉内膜剥脱术及动脉成形术

适用于病变范围较局限的主、髂、股动脉 PAD 患者，它不需要放置支架、人造血管等材料，患者经济负担较小。术后 5 年通畅率约为 93%。

2. 动脉旁路转流术

股-腘动脉旁路术最常应用，尽量采用自体静脉，尤其是跨越关节者。选用大隐静脉者 3 年通畅率为 73%，而应用人工血管者通畅率为 47%[1]。在股浅动脉广泛闭塞时，选择股深动脉作为成形或流出道，是重建患肢血供、简化手术方法的一种有效手段。

3.解剖外途径旁路转流术

手术耐受性不佳的患者，可选择解剖外旁路术，如腋-股动脉旁路转流术或股-股动脉旁路术。腋-股动脉旁路转流术 5 年通畅率为 72%，股-股动脉旁路转流 5 年通畅率为 65%（图 28-1）。

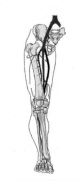 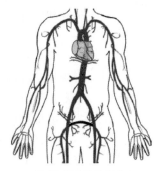 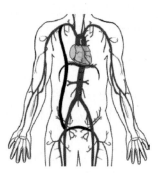

A. 股-腘动脉转流术　　　　B. 股-股动脉转流术　　　　C.腋-股动脉转流术

图 28-1　解剖外途径旁路转流式[3]

上述各种开放性手术共同的早期并发症包括患者死亡（2.7%），心肌梗死（4.7%），截肢（1.8%），伤口感染（4.8%），伤口淋巴瘘（0.8% ~ 6.4%），移植物出血（0.4%），局部神经损伤（0.04%）。而远期手术并发症包括移植物感染（0.5% ~ 3%），吻合口假性动脉瘤（1.4% ~ 4%），移植物血栓形成（5% ~ 30%），持续淋巴性水肿（< 0.5%）[1]。

二、微创外科治疗

随着腹腔镜技术在血管外科的应用、发展，传统的主-髂动脉开放性手术逐渐被腹腔镜辅助下手术所替代。与传统开放性手术比较，腹腔镜下动脉重建术具备手术创伤小、患者恢复快、呼吸道并发症少等优点。但是，只有经过严格、规范的训练和操作，才能熟练掌握此项技术。

三、腔内治疗

1.经皮腔内血管成形术（percutaneous transluminal angioplasty，PTA）

它是治疗 PAD 应用最早、最广泛的腔内治疗技术。机制为：球囊扩张能分离狭窄硬化的内膜，同时破坏中膜平滑肌弹力层和胶原纤维，使动脉粥样硬化斑块断裂，中膜扩张，导致动脉重塑。PTA 的近期及远期疗效较好，髂动脉 PTA 技术成功率高于 90%，5 年平均血管通畅率高于 70%。股-腘动脉段 PTA1 年、3 年及 5 年的累积成功率分别为 81%、61% 及 58%[5]。除病变部位外，病变性质（狭窄或闭塞）、病变的解剖与病理学特征、患者全身情况、设备情况、术者经验等，同样是影响疗效的重要因素。PTA 虽然有较好疗效，但扩张后再狭窄发生率较高（约为 30%）。所以，球囊扩张后残余狭窄率大于 30% 或出现动脉夹层时可考虑使用支架（stent）[3]。目前支架类型主要有自膨式和球扩式支架。自膨式支架是 PAD 腔内治疗中普遍使用的一种支架，具有柔性好、可通过较扭曲的病变、贴壁性佳和不易移位等优点，宜用于易受压、血管迂曲和长段病变。随着各种材料技术的不断成熟，切割球囊、动脉腔内低温成形术（C-PTA）、药物涂层支架、药物洗脱支架、覆膜支架已开始陆续用于临床。

2.内膜下血管成形术（subintimal angioplasty，SIA）

它是治疗 PAD 长段闭塞的一种较新方法，其有别于传统的血管介入治疗理念，不是在血管腔内，而是在血管壁间，形成一夹层通道重建下肢血供，它的技术成功率为 74% ~ 95%[1]；不成功的病例，大都是内膜下的导丝和导管不能再进入远端通畅的动脉管腔。

3.机械性装置

包括激光血管成形术、机械性硬化斑块切除术、超声消融术等。腔内超声消融是通过超声的机械震荡、空化作用以热效应和诱导非内皮细胞依赖的血管平滑肌舒张，使血管扩张。但是，目前的超声消融导管仍有质地较僵硬、管径较粗、超声探头扭控性较差的不足，从而限制了本技术在外周迂曲的小动脉中的应用。随着导丝、导管技术的不断发展，本技术的应用已开始减少。

腔内治疗的常见并发症包括：穿刺处血肿或腹膜后血肿（3%），穿刺处动脉闭塞（0.5%），假性动脉瘤（0.5%），动静脉瘘（0.1%～1%），动脉夹层（2%），对比剂肾病（0.5%），动脉穿孔（0.9%），远端动脉栓塞（3%～5%），支架感染（<1%），支架移位或断裂（<2%）[5]。

四、外科手术联合腔内治疗（杂交手术技术，又称 Hybrid 技术）

近年来，外科手术联合腔内治疗已经成为治疗多阶段 PAD 的重要手段。目前应用较广的为主-髂动脉腔内治疗，联合股-腘动脉旁路转流术或联合股深动脉成形术。联合治疗简化了治疗方法，减少了并发症发生率及死亡率，尤其为高危患者提供了

治疗机会。这就需要一"杂交"手术室，即同一手术室既有能完成血管造影及腔内治疗的各项硬件设备，又能满足常规血管外科手术的无菌、监护及抢救要求。

五、基因或自体外周血干细胞移植治疗

20 世纪 90 年代，国内外已在临床试用血管内皮细胞生长因子（VEGF）治疗 PAD。21 世纪初，又开展了干细胞移植的临床研究，并取得了初步成果。自体外周血干细胞移植治疗可分为自体外周血干细胞的动员和移植两个步骤。自体外周血干细胞移植治疗后，通过踝肱指数、CTA、动脉造影等进行术后评估。但是，干细胞研究还有许多问题有待解决，还需做更全面、深入的研究。

外周动脉疾病患者的处理流程参见图 28-2。

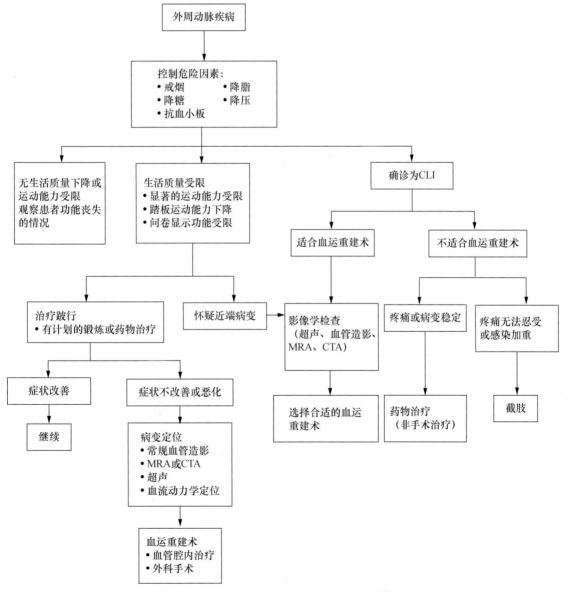

图 28-2 外周动脉疾病患者处理流程[2]

参考文献

[1] 蒋米尔, 张培华. 临床血管外科学. 3 版. 北京：科学出版社, 2011：199-273.

[2] Jack L, Cronenwett, K Wayne Johnston. Rutherford Vascular Surgery.7th ed. London：Elsevier, 2010.

[3] Norgren I, Hiatt WR, Dormandy JA, et al. Inter-Society Consensus for the management of Peripheral Arterial Disease (TASC II). J Vasc Surg, 2007, 45（Suppl S）：S5-67.

[4] Thom W, Rooke, Alan T Hirsch, et al. 2011 ACCF/AHA Focused Update of the Guideline for the Management of Patients With Peripheral Artery Disease. Circulation, 2011, 124：2020-2045.

[5] Richard R Heuser, Michel Henry. Peripheral Vascular Interventions. Second Edition. London：Informa Healthcare, 2008.

（徐龙健　李可兵）

第 29 章　代谢综合征与高血压

根据国内外的研究，特别是近年发表的前瞻性研究结果显示：①人群中缺血性心血管病发病80%以上归因于高胆固醇血症、高血压、吸烟和糖尿病等危险因素，20%归因于其他因素；②出血性卒中发病的主要危险因素是高血压和过量饮酒。危险因素之间存在相互联系和相互作用，大部分相互作用是互补关系。因此，多个危险因素并存使个体发病危险成倍增加，特别是高血压伴代谢综合征比单纯高血压患者发生心脑血管疾病的风险更高，因此二者关系的研究成为临床热点。

一、代谢综合征的概念及诊断标准

代谢综合征是以糖代谢异常（糖尿病或糖调节受损）、高血压、血脂异常、中心型肥胖等多种主要疾病或危险因素在个体聚集为特征的一组临床征候群，其基本的病理生理基础是胰岛素抵抗。代谢综合征的本质和危害性是：与代谢有关的多种疾病或致病因素同时出现在同一个体，它们互相协同作用，产生比单一病因作用强得多的致病作用，严重危害人类健康。建立健康生活方式是预防代谢综合征的主旋律这一点已取得广泛共识。

关于代谢综合征的定义、诊断标准、预测疾病的价值和临床应用等方面现在还有很多争论。目前，国际上尚无一致公认并适用于各种代谢综合征的诊断标准。1998年世界卫生组织（WHO）首次正式提出代谢综合征的概念（"工作定义"）。目前最常用的代谢综合征诊断的定义有：① WHO 定义（1998年）；②美国胆固醇教育计划定义（2002年）；③国际糖尿病联盟定义（2005年）；④中华医学会糖尿病学分会的定义（2004年）[1]；⑤中国高血压防治指南（第3版）诊断标准[2]（见表29-1）。这些定义大同小异，不同点是入选诊断的条件多少和诊断的切点。以上所有定义主要是应用于研究，特别是流行病研究中。各项标准各有优缺点，在研究工作中应根据研究目的和检测设备、经费等条件决定采用何种标准。在临床和预防实践中，不必拘泥于"标准"，即根据是否符合诊断标准才做出是否进行治疗的决定。

从早期预防角度看，高血压、血糖和血脂异常及超重/肥胖等已十分明确的危险因素中任一项不正常就应高度警惕并采取相应措施。异常项目越多，措施应越严格。为此，美国高血压学会（ASH）、美国心脏协会、美国心肺血液研究所和国际高血压学会（ISH）均提出对高血压的研究不应局限于血压的调节和高血压的控制，而应更广泛地关注导致高血压的诸多心血管和代谢危险因素。2007年欧洲心脏病学会（ESC）/欧洲高血压学会（ESH）指南对纳入的代谢危险因素做了更具体的界定，并增加了一些代谢危险因素，首次将代谢综合征列入高血压的独立危险因素，并指出即使血压不太高，只要合并代谢综合征，其分层即为高危或很高危。但2013年ESC对代谢综合征是否是一个有用的临床概念表示还存在争议，没有证据显示降压药物对正常高值血压合并代谢综合征者降低心血管风险有益[3]。

二、代谢综合征合并高血压的流行病学

欧洲流行病学研究显示，普通人群中高血压合并代谢综合征的患病率在德国、西班牙、意大利分别为36%、11%和10%。合并代谢综合征的个体心血管事件的发生率及死亡率增加2倍，而2型糖尿病患病率增加6倍。经济负担也相应增加，预计到2020年德国、西班牙、意大利分别会上升59%、179%和157%。花费主要用于心血管病及2型糖尿病的管理。合并代谢综合征的每个高血压患者平均每年花费较无代谢综合征的患者多3倍，而且代谢综合征的这一部分人群还在快速增加[4]。

在不同国家、种族，代谢综合征的发生率差异较大。美国印第安人的发生率高达55.2%；而亚洲国家的发生率相对较低，日本的一项研究显示高血压前期人群中代谢综合征的发生率为19.2%。我国代谢综合征患病率随着年龄增加而升高，至65岁达高峰，50岁之前男性高于女性，而50岁之后则相反。此外，还存在显著的地区差异，北方高于南方（14.6% *vs.* 10.9%），城市高于农村（9.7% *vs.*

表 29-1 常用的代谢综合征诊断的定义	
不同诊断标准名称	代谢综合征各组分标准
WHO代谢综合征诊断标准1998	IGT 和空腹血糖受损（IFG）和（或）存在胰岛素抵抗，同时有以下 2 项以上改变： 1. 血压≥140/90mmHg 2. 血 TG≥150mg/dl 3. 中心型肥胖，体重指数≥30kg/m² 4. 微量白蛋白尿，尿白蛋白排泄率（UAER）≥20μg/min 5. 高尿酸血症 6. Ⅰ型纤溶酶原激活物抑制剂（PAI-I）含量高
美国国家胆固醇教育计划代谢综合征诊断标准（2002 年）	1. 腰围男性＞102cm，女性＞88cm 2. 血清 TG≥1.7mmol/L（150mg/dl） 3. 男性 HDL-C＜1mmol/L（40mg/dl），女性＜1.3mmol/L（50mg/dl） 4. 血压≥130/85mmHg 5. 血糖≥6.1mmol/L（110mg/dl） 5 项中具备 3 项以上即可诊断
中华医学会糖尿病学分会的定义（2004 年）	1. 超重或肥胖 BMI≥25.0kg/m² 2. 高血糖 FPG≥6.1mmol/L（110mg/dl）和（或）2hPG≥7.8（140mg/dl），和（或）已确诊糖尿病并治疗者 3. 高血压 SBP/DBP≥140/90mmHg 和（或）已确诊高血压并治疗者 4. 血脂紊乱：空腹血 TG≥1.7mmol/L（150mg/dl），空腹血 HDL-C 男性＜0.9mmol/L（35mg/dl）、女性＜1.0mmol/L 具备 4 项组成成分中的 3 项或全部者
国际糖尿病联盟定义（2005 年）	1. 中心型肥胖：在中国人种中定义为男性腰围≥90cm，女性腰围≥80cm 2. 另加下列 4 因素中任意 2 项： ①TG 水平升高：＞150mg/dl（1.7mmol/L），或已接受针对此脂质异常的特殊治疗；②HDL-C 水平降低：男性＜40mg/dl（1.03mmol/L），女性＜50mg/dl（1.29mmol/L），或已接受针对此脂质异常的特殊治疗；③血压升高：收缩压≥130mmHg 或舒张压≥85mmHg，或此前已被诊断为高血压而接受治疗；④空腹血糖升高：空腹血糖≥100mg/dl（5.6mmol/L），或已被诊断为 2 型糖尿病；如果空腹血糖≥100mg/dl（5.6mmol/L），则强烈推荐行 OGTT；但是 OGTT 在诊断代谢综合征时并非必需
（2010 年修订版）中国高血压防治指南（第 3 版）诊断标准	1. 腰围男性≥90cm，女性≥85cm 2. 血压≥130/85mmHg，或有高血压史 3. TG≥1.7mmol/L，HDL-C＜1.04mmol/L 4. 空腹血糖≥6.1mmol/L，2hPG≥7.8mmol/L，或有糖尿病史 满足上述 3 项者即可作出诊断

2hPG：糖负荷 2h 血糖；HDL-C：高密度脂蛋白胆固醇；OGTT：口服葡萄糖耐量试验；TG：三酰甘油

4.6%）。广东地区部分人群筛查 20 岁以上成人代谢综合征的发生率为 13.26%，虽较美国人为低，但中年组为 17.48%，老年组高达 29.27%。

庞文跃等[5]按美国国家胆固醇教育计划指南（NCEP-ATP Ⅲ）推荐标准诊断代谢综合征，采用分层整群抽样对 2443 例辽宁省阜新农村地区老年高血压患者合并代谢综合征的情况进行流行病学调查和实验室检查。该地区代谢综合征患病率为 22.4%（标化率 22.2%），男性为 10.9%（标化率 11.0%），女性为 33.5%（标化率 32.5%）；女性各年龄组代谢综合征患病率均高于男性；除空腹血糖（FPG）异常男、女患病无差异外，代谢综合征相关疾病患病率女性均高于男性；Logistic 逐步回归分析显示，代谢综合征的危险因素为性别、腰围、FPG、三酰甘油（TG），而 HDL-C 为代谢综合征保护因素。苏北农村地区中老年高血压人群的代谢综合征患病率高于我国一般中老年人群的平均水平，45 ~ 75 岁期间，男性代谢综合征患病率随年龄增加而显著降低，女性变化不大。肥胖女性高血压患者是代谢综合征的极高危人群[6]。刘茜对老年高血压人群代谢综合征患病分析采用分层整群方法，将武汉市武昌区社会福利院年龄≥65 岁高血压患者 2136 例，按不同年龄、高血压分级、血糖水平和血脂进行分组，分析各组不同性别老年人代谢综合征患病情况。该组资料显示老年代谢综合征患病率随年龄增长而降低，随血糖的升高而增高。女性代谢综合征患病率明显高于男性，在高血压及血糖分层中女性患病率均高于男性[7]。

也有研究表明年龄与性别对高血压患者代谢综合征的发生无明显影响。褚建春在山西焦煤西山煤电系统范围内对 436 名原发性高血压患者进行代谢综合征的筛查及相关数据分析，以中华医学会糖尿病学分会建议的代谢综合征诊断为标准，检出代谢综合征患者 82 例；依据各项指标的不同测定值将患者分为单纯高血压组，高血压合并 1 项其他代谢综合征组及代谢综合征组，分别比较年龄、腰围、收缩压、舒张压及胰岛素抵抗指数水平，并对高血压患者中代谢综合征发生与年龄、性别、高血压病程、腰围及胰岛素抵抗指数进行 Logistic 回归分析。结果表明高血压患者中代谢综合征患病率为 18.8%，男女之间代谢综合征及其各分组的患病率无显著性差异；3 组之间年龄、收缩压及舒张压无显著性差异；3 组腰围与胰岛素抵抗指数有显著性差异，且随代谢异常个数增多而增加。Logistic 回归分析结果显示年龄与性别对高血压患者代谢综合征的发生无明显影响，而高血压病程、腰围及胰岛素抵抗指数与其成正相关。认为胰岛素抵抗为大多数代谢综合征必经的病理生理过程，从各个不同的角度控制胰岛素抵抗状态是治疗代谢综合征的关键步骤[8]。

不仅高血压患者，高血压前期人群中代谢综合征发生率也高于理想血压人群，在高血压前期人群中也有心脑血管疾病危险因素的聚集，应进一步研究代谢综合征对高血压前期人群血压转归的影响，为延缓高血压前期进展为高血压提供干预靶点[9]。

无论哪一项研究均提示大力开展高血压、代谢综合征的筛查可预防心脑血管病及糖尿病的发病。早期干预可有效地降低整个社会和医疗体系的负担，为此政府部门应引起重视。

三、高血压合并代谢综合征的机制

目前认为高血压合并代谢综合征的发病机制主要是遗传易感性和环境因素相互作用的结果，不良的生活方式是主要的环境因素。胰岛素抵抗和中心型肥胖是被公认的重要致病因素。研究认为胰岛素抵抗是代谢综合征发病的中心环节，中心型肥胖则是胰岛素抵抗的重要危险因素。在健康成人中，随着腹部脂肪含量的增加，体内胰岛素C降低，两者均有致动脉粥样硬化的作用，最终引起高血压并影响心血管疾病发展进程。这些异常导致交感系统和肾素-血管紧张素系统过度激活，肾钠处理失调，内皮功能障碍[10]。

（一）胰岛素抵抗

肥胖引起胰岛素抵抗的机制主要与脂肪细胞来源的炎性因子和炎症信号的传导通路的激活有关。胰岛素是一种抗炎激素，抑制多种促炎转录因子，因胰岛素抵抗胰岛素作用不正常，激活这些促炎转录因子，增加相应基因的表达，促成炎症发生；反过来炎症干预胰岛素信号的传导和促进胰岛素抵抗形成。促炎细胞因子 TNF-α 是胰岛素抵抗的介质。TNF-α 引起胰岛素受体底物的酪氨酸磷酸化和信号级联反应，阻碍了胰岛素受体的酪氨酸正常磷酸化，干扰胰岛素信号转导[12]。研究认为胰岛素抵抗通过下列途径导致血压增高：①引起自主神经兴奋，促进水钠潴留，增加血管平滑肌张力，使心排血量和外周阻力增加；②增加肾小管对钠的重吸收增加；③通过胰岛素生长因子刺激血管壁平滑肌细胞和中膜的增殖，刺激平滑肌细胞增生或肥大，促进动脉硬化的发展，使血管管腔狭窄，外周阻力增加；④引起

血管壁平滑肌细胞内钠和钙的潴留，增加血管对缩血管物质的反应性；⑤减少一氧化氮的生成，损伤血管内皮功能，使内皮细胞依赖的血管扩张功能减退；⑥抑制前列腺素和前列环素的合成，使外周阻力增加。

（二）肥胖及慢性炎症状态

早在 1947 年，Vague 就提出肥胖可分为中心型肥胖（内脏型肥胖）和外周型肥胖，并指出肥胖尤其是中心型肥胖与胰岛素抵抗及代谢综合征的发生密切相关。中心型肥胖一般通过腰围来测定，与代谢综合征其他的组分及胰岛素抵抗都独立相关，它是诊断代谢综合征必要的危险因子。

腹型肥胖由于存在瘦素抵抗，瘦素水平明显升高。目前瘦素在肥胖并发高血压发生机制中的作用越来越受到关注。Rhamouni 等[11]研究表明瘦素是发生肥胖性高血压的主要因素，其机制可能为瘦素通过下丘脑-促黑皮素系统增强交感神经活性而升高血压。瘦素作用于血管内皮细胞及肾上腺髓质的瘦素受体引起心血管系统交感活性升高而导致血压升高。另外有研究表明，尽管肥胖时瘦素诱导的NO 生成增加，但其生物利用度却明显下降，内皮依赖性血管舒张功能减弱。NO 功能的减弱，进一步加重血管内皮的损伤、血管收缩和促平滑肌增殖效应，使管腔变狭窄，高血压加重。总之，肥胖导致血液循环中的瘦素水平增高，继而使交感神经活性增高，使 NO 生物学活性降低，肾小管钠重吸收增加，而引发高血压的发生。

肥胖能激活炎症基因网络，所产生的慢性炎症状态可能是代谢综合征的重要病理生理基础。肥胖患者的脂肪细胞增多和过度膨胀，达到一定极限时，脂肪组织就不能有效地贮存能量，脂类代谢物将被释放到血流中，产生非脂肪细胞上脂质代谢物的堆积。这种异位堆积会引起巨噬细胞的穿透和激活，将进一步改变脂质的信号系统，激活 c-Jun 氨基末端激酶（JNK）和核转录调节因子（NF-κB）的促炎症通路，导致机体的慢性炎症状态。代谢综合征患者常出现瘦素和抵抗素升高，脂联素水平降低，白细胞介素6和纤溶酶原激活物抑制剂升高。代谢综合征患者的机体处于高炎症和高血栓形成状态必然会增加心血管病和其并发症的风险[12]。

国内祝之明等认为目前临床单纯以腰围来分析内脏脂肪与代谢综合征及其靶器官损害的关系有一定局限性。例如腰围正常、腹内脂肪超标或腰围超标、而腹内脂肪正常，他们将前者称为隐性内脏脂

肪型肥胖，后者称为假性内脏脂肪型肥胖。隐性内脏脂肪型肥胖因其腰围正常，在传统的腹型肥胖评估中往往被忽视[13]。男性隐性内脏脂肪型肥胖组代谢综合征罹患率显著高于非肥胖组，女性假性内脏脂肪型肥胖组的代谢综合征罹患率高于非肥胖组和隐性内脏脂肪型肥胖组。研究表明，不同腹型肥胖类型对代谢综合征危险有显著影响，隐性或假性内脏脂肪型肥胖患者同样有较高的心血管代谢风险。

（三）交感神经过度激活

交感神经系统是自主神经系统重要组成部分，交感神经系统在心血管系统中起着非常重要的作用。腹型肥胖患者体内儿茶酚胺增加，交感神经系统功能亢进，从而引起小动脉和静脉收缩，心排血量增加，这一病理生理改变可能与血浆容量扩张、钠潴留及交感神经过度激活有关，全身肾素-血管紧张素系统激活可能也参与了这一过程。

（四）腹型肥胖并发高血压与肾的关系

肥胖患者体内钠潴留和细胞外液量均增加，肾素-血管紧张素系统（RAS）功能亢进，且血浆肾素活性、血浆血管紧张素Ⅱ转化酶活性和血清血管紧张素Ⅱ浓度升高。升高的血管紧张素Ⅱ使肾小球出球小动脉收缩加剧，加重肾小球内压，使肾小球滤过量增加，肾小管对钠的再吸收功能亢进而使血压升高。另外，腹腔内压和腰周径成正比，腹型肥胖者腹腔内压可达35～45mmHg。肾内机械压力增高，同时由于肾包膜的顺应性较差，肾髓质也发生了组织学上的改变：间质细胞增生，细胞外基质增多进一步加重了对肾组织的压力，导致肾内流体静压升高，髓袢和肾直小管受压，肾髓质血流量减少和肾小管内血流减慢直接造成钠重吸收增加，细胞外液扩张及血压升高。

四、代谢综合征与高血压靶器官损害

我国的研究显示与非代谢综合征相比，代谢综合征可增加高血压前期人群发生心脑血管疾病的危险[14]；代谢综合征患者10年心血管病危险性增加1.85倍，缺血性和出血性卒中的危险分别增加2.41和1.63倍。在代谢综合征的各组分中，以腹型肥胖合并高血压及低HDL-C者发生心血管病的危险性最高（5.25倍），如在上述组合的基础上合并高血糖，则其脑血管病的危险性增加16.58倍[2]。

高血压患者合并代谢综合征时亚临床靶器官损害的发生率及严重程度均明显增强，尽管代谢综合征与高血压密切相关，代谢综合征各组分与高血压的关系

尚未阐明清楚，但部分证据显示代谢综合征各异常成分可能协同高血压靶器官损害的发生[14]。高血压合并代谢综合征组发生尿微量白蛋白、颈动脉中内膜增厚或斑块形成、左心室肥大的比例明显高于非代谢综合征组[15-16]；无论年龄如何合并代谢综合征的高血压患者靶器官损害增加，不同的代谢因素对应的靶器官损害亦不同[14]，进而心血管风险增加，协同效应加速青年高血压患者早期靶器官损害，并增加老年人与年龄相关的心血管改变[17]，但与性别无关[18]。

吴寿岭等研究了开滦集团职工中8306名空腹血糖≥7.0mmol/L，或<7.0mmol/L但正在使用降糖药物的患者的脉压水平对糖尿病人群新发心脑血管事件的影响，将研究对象按基线脉压水平分成<40mmHg、40～49mmHg、50～59mmHg和≥60mmHg四组，结果表明：①随着基线脉压水平的增加，总心脑血管事件累积发生率分别为3.4%、2.8%、4.5%和6.4%，脑梗死为2.1%、1.6%、2.9%和3.9%，心肌梗死为1.1%、0.7%、1.0%和1.7%；②Cox比例风险回归模型分析结果显示，校正其他危险因素后，脉压分组均为总心脑血管事件、脑梗死和心肌梗死的危险因素，且≥60mmHg（1mmHg＝0.133kPa）组发生上述事件的风险增加，与基线脉压<40mmHg相比，≥60mmHg组发生总新脑血管事件、脑梗死事件和心肌梗死事件的RR值分别为1.88（95% CI 1.34～2.65，$P<0.01$），1.92（95% CI 1.23～2.99，$P<0.01$），以及1.52（95% CI 0.82～2.81，$P>0.05$）；③随着基线脉压水平的增高，糖尿病人群的年龄、男性所占比例、体重指数、收缩压、舒张压、HDL-C、高敏C反应蛋白的水平也逐渐增高。总之，基线高脉压水平是影响糖尿病人群新发心脑血管事件的危险因素之一[19]。

研究显示代谢综合征患者尿微量白蛋白水平显著高于单纯高血压和糖尿病患者[14]，而其内生肌酐清除率低于单纯高血压和糖尿病患者，代谢综合征患者存在血脂异常时，微量白蛋白尿和肌酐改变更为明显。与高血压和糖尿病相比，在血压和血糖无显著差异的情况下，代谢综合征患者的总胆固醇、LDL-C、载脂蛋白B与微量白蛋白尿和肌酐有显著的相关性。提示代谢综合征早期肾损害较单纯高血压和糖尿病明显，血脂异常对代谢综合征早期肾损害有显著影响。代谢综合征不同组分增加尿蛋白的机制不同，长期高血压可以导致血流动力学的改变及肾基底膜的损害从而导致尿蛋白的排泄率增加；2型糖尿病中的高胰岛素血症增加尿白蛋

白和反映近端肾小管功能的蛋白质排泄增加。除了引起血压升高，随访研究表明代谢综合征加重高血压患者肾功能损害，尿白蛋白/肌酐比增高及血清高分子量脂联素降低可促进高血压患者代谢综合征的发生[20]。

目前认为脂联素在代谢综合征的发生中起重要作用。脂联素可通过直接或间接的方法增加胰岛素的敏感性，促进肌肉对脂肪酸的摄取及代谢，降低肌肉、肝、循环血液中游离脂肪酸及 TG 浓度以解除高脂血症所引起胰岛素抵抗。脂联素还可通过抑制单核细胞的前体细胞增殖及成熟巨噬细胞的功能而抑制 TNF-α 基因表达，对炎症反应起负调节作用，从而有助于受损部位内皮细胞的恢复，对心血管系统起间接保护作用。脂联素基因多态性与高血压合并代谢综合征选择性相关[21]。

多元逐步回归结果表明，腰围是导致左心室肥大的独立危险因素；空腹血糖与尿微量白蛋白独立相关；年龄、腰围是导致颈动脉中-内膜增厚的独立危险因素，颈动脉内-中膜厚度和臂踝脉搏波速度均是反映早期动脉粥样硬化的无创性指标。颈动脉内-中膜厚度每增加 0.1mm 患者发生心肌梗死的危险性增加 11%。高血压合并代谢综合征患者颈动脉内-中膜厚度和臂踝脉搏波速度均明显高于非代谢综合征组，纠正代谢紊乱有助于针对性防治高血压患者的动脉粥样硬化[22]。

研究表明原发性高血压伴代谢综合征患者存在明显的脂代谢紊乱，脂蛋白（a）水平随着伴发代谢综合征数目的增加而明显升高，而总胆固醇与三酰甘油水平无显著性差异[23]，血中游离脂肪酸水平显著升高[24]。游离脂肪酸可增加脂蛋白进入血管内膜，改变血管内膜白蛋白的保护成分，从而增加血管内皮毒性导致内皮细胞依赖性血管舒张功能受损，使动脉内膜增厚，从而启动及加速动脉粥样硬化的发生发展。近来发现，血浆游离脂肪酸浓度增加，通过阻断胰岛素信号转导的特异作用在胰岛素抵抗的发病机制中起到关键性作用。正常人血浆游离脂肪酸浓度升高至肥胖者的水平，除了引起胰岛素抵抗外，亦可能造成氧化应激、炎症、血管反应性降低。由于胰岛素抵抗还可能造成脂肪细胞的激素-敏感脂酶相对的不抑制，进一步促进溶脂和游离脂肪酸浓度升高，这样，出现了溶脂、游离脂肪酸增高、胰岛素抵抗和炎症的恶性循环。Framingham 心脏研究中心对 1990—1995 年的数据资料进行分析发现，高血压患者血脂异常的发生率明显高于血压正常的患者（男性 53% vs. 37%，女性 43% vs. 20%）；

而高胆固醇血症的男性患者中高血压的人数是血压正常者的 2 倍，女性中血压升高与正常血压者的比例为 3:1。同时，还证实高血压与血脂异常的合并存在将增加动脉粥样硬化及心血管疾病的患病率及死亡率，可以使心血管疾病的风险增加 3～4 倍。流行病学调查显示男性患者中 86% 冠状动脉事件发生于合并存在包括血脂异常在内的其他危险因素的高血压患者；在女性患者中这一比例则高达 95%。血脂异常与高血压之间协同危害作用的关键点可能是对血管内皮细胞功能的损伤及对肾素-血管紧张素系统的过度激活。

高血压和代谢因素对代谢综合征患者左心室肥大也有影响。对于代谢综合征各因素的聚集对左心室肥大的影响有无叠加作用存争议。空腹血糖是左心室肥大的独立预测因子，LVMI 与血脂、BMI 相关。Framingham 心脏研究中，肥胖是左心室肥大的一个独立危险因素。姜黔峰等研究表明高血压伴随的代谢性因素与左心室肥大密切相关，聚集的危险因素越多，对靶器官的危害越明显，表明代谢综合征代谢因素的聚集对左心室肥大的影响具有叠加效果。代谢紊乱如同时合并高血压可明显加重对左心室结构的损害[25-26]。这种损害与血压和年龄无关，提示我们应对高血压合并代谢综合征患者的心脏及心外原因的靶器官损害进行系统的研究[26]。

五、代谢综合征与高血压的治疗

代谢综合征的综合管理需要涉及多科（内分泌科、心血管科、营养科、体疗科等）合作或要求专科医生一专多能。联合门诊是理想的处置模式，有一个便于医生能全面告知、患者能得到综合指导的软件系统，将会使医患双方均获益[27]。代谢综合征的治疗兼顾降低合并代谢综合征患者的心血管及肾的风险，并降低发展为糖尿病的风险。目前尚无针对代谢综合征的特效药，胰岛素增敏剂及内源性大麻素受体 C_1 阻滞剂对代谢综合征的主要组分部分有效，但它们的总效用在于降低心血管风险、提高生活质量及改善精神状态[28]。

（一）代谢综合征合并高血压的患者治疗前评估注意要点

1. 血压测量

使用大小合适的气囊袖带，气囊至少应包裹80% 上臂。大多数成年人的臂围在 25～35cm，可使用气囊长 22～26cm、宽 12cm 的标准规格袖带。肥胖者或臂围大者应使用大规格气囊袖带。

代谢综合征患者应采用动态血压监测与家庭血压测量相结合，以尽早发现隐蔽性高血压与诊室外高血压。动态血压监测预后意义强于诊室血压；家庭血压测量与动态血压监测相比，可以提供更长时间的数据，反映几天间的血压变异，而且更便宜，更容易获得，更容易重复。隐蔽性高血压与诊室内外血压均高的患者心血管危险接近，应给予生活方式干预和药物治疗。

2. 血糖的测定

空腹血糖≥6.1mmol/L，糖负荷2h血糖≥7.8mmol/L即为代谢综合征的诊断标准之一。代谢综合征合并高血压患者要定期监测血糖或做糖耐量试验，以尽早筛查出需要治疗的糖尿病。

3. 睡眠呼吸监测

代谢综合征患者注意行睡眠呼吸监测以早期发现睡眠呼吸暂停综合征。

（二）针对生活方式的干预治疗性生活方式改变

针对生活方式的干预治疗性生活方式改变应贯穿于代谢综合征病程的始终[29]。应根据代谢综合征的发病过程和危险因素的构成确定不同的阶段目标，在代谢综合征的早期应侧重于控制各种危险因素，主要为治疗性生活方式改变，并辅以药物治疗，重在防；中期，出现靶器官异常，则以药物治疗为主，结合治疗性生活方式改变，此阶段可能逆转某些靶器官损害，重在治；晚期，已存在临床并发症，除药物和非药物治疗外，可选择介入治疗，重在救。生活方式干预是可供选择的控制代谢综合征患病率的有效治疗方法，是一项低投入、高效益的工程。研究表明除吸烟、饮酒等改善不明显外，其他在低盐、低脂饮食，控制主食量，规律运动，服药的依从性较前明显提高，代谢综合征的血压组分、空腹血糖、血脂达标率明显提高。

1. 合理饮食

过度或不良饮食是造成代谢综合征发病的重要因素之一。代谢综合征中的糖调节异常、高血压、血脂紊乱及肥胖等危险因素均与不健康的饮食成分和不良的饮食方式有关，因此合理饮食是控制代谢综合征的基础。美国糖尿病协会推荐，蛋白质占总能量的10%～20%，剩余80%～90%的能量需要由脂肪和糖类共同提供；其中，脂肪能量应小于10%，其余60%～70%的能量来自于糖类；鼓励多吃膳食纤维、粗粮、杂粮。具体每日的饮食种类和数量为"金字塔"式组成，即谷类500g，蔬菜及水果300～400g，蛋白质和奶类250g，脂类25g。

2. 减低体重

中心型肥胖在代谢综合征的发生中发挥重要作用，因此应积极对肥胖患者给予降低体重治疗。减少饮食和增加运动是实现减轻体重的主要方法。运动增加了细胞膜上胰岛素受体的数量，从而使肝、骨骼肌细胞和脂肪组织对胰岛素作用的敏感度升高、胰岛素与受体的亲和力增加，改善胰岛素抵抗，提高骨骼肌细胞膜葡萄糖运载体的功能；干预胰岛素抵抗相关的细胞信号转导途径的调节；促进肾上腺素和去甲肾上腺素分泌，提高脂蛋白脂酶的活性，促进脂肪的分解；增加了TG的表面成分向LDL-C转移，增加了LDL-C的分子量，从而形成HDL-C，同时使肝LDL受体的基因转录和蛋白质表达明显提高，促使LDL-C自体内的清除增加。有氧运动时游离脂肪酸大量利用，血清TG分解代谢增强，增加血液流动，增加血管切应力以刺激一氧化氮被释放，改善内皮功能。运动对代谢综合征的诸多异常如胰岛素抵抗、肥胖、高血压、糖耐量减退和血脂异常的改善能起到有利的作用。而且活动方式不限，如体育运动、家务劳动、场地工作和体力工作都能增加能量消耗，都是有益的。

3. 配合生活方式改变的药物治疗

对生活方式干预效果欠佳或存在心脑血管疾病高危因素的个体，应该在生活方式改善的基础上有针对性地进行药物治疗。短期～中期（6个月～3年）生活方式改善带来的体重减轻（3%～9%）可轻度降低血压，但保持长期的体重控制是最主要的挑战[30]。若饮食加运动减轻体重欠佳可适当服用减肥药，如肠道脂肪酶抑制剂（奥利司他）、5-羟色胺和去甲肾上腺素再摄取抑制剂（西布曲明）。2011年欧洲高血压学会肥胖工作组发表的关于减肥药物与心血管病风险的声明中，重点回顾了SCOUT研究（西布曲明）和CRESCENDO研究（利莫那班）中减肥药物对心血管风险的不利影响，提出对肥胖早期干预可能获益[31]。2012欧洲肥胖和难治性高血压共识声明在此基础上，进一步简要回顾了奥利司他和利拉鲁肽的研究结果，与安慰剂相比，奥利司他可降低体重2.7kg和舒张压2.2mmHg；一类新型降糖药——胰高血糖素样肽1（GLP-1）激动剂（利拉鲁肽）在非糖尿病患者中也显示出良好的减重和降压效应，但却因轻度心率增快（3次/分）受到心血管安全性方面的关注[32]。

目前的减肥手术主要还是应用于治疗重度肥胖和糖尿病，以控制血压水平或降低高血压发病率为终点的研究还很少。代谢手术应当仅仅作为一种保留手段，对严重肥胖患者且在其他常规医疗手段均已失效的情况下应用[33]。

（三）针对血脂异常的治疗

1. 治疗目标

主要治疗目的为：①减低 TG（同时降低 ApoB 和非 HDL-C）；②升高 HDL-C 水平；③降低 LDL-C 水平。

2. 治疗方法

（1）贝特类药物（PPAR2α 激动剂）：对致动脉粥样变血脂异常的所有成分都有改善作用，也能降低代谢综合征人群的冠心病风险。在已诊断冠心病的患者，使用贝特类药物升高 HDL-C 浓度，以及非 HDL-C 和 LDL-C 同时减低，可以明显降低主要冠状动脉事件的发病率。

（2）他汀类药物能减少所有含载脂蛋白 B 的脂蛋白，并达到 ATP Ⅲ（2001）所要求的 LDL-C 及非 HDL-C 标准。他汀类还与多种降压药物具有协同性，因此对于高血压合并血脂异常的患者应用他汀类治疗能够使患者多方面获益。2003 年 NHANES-Ⅲ 研究结果显示，控制血压，积极调脂使 LDL-C 及 HDL-C 水平达标将会使男性患者心血管事件的发生率下降 51%，女性患者下降 43%。

（3）贝特类及烟酸类以降低三酰甘油为主，兼有降低总胆固醇和 LDL-C，以及升高 HDL-C 的作用，对血压并无特殊影响；贝特类可以和他汀类合用，但可能会出现副作用。胆酸螯合剂和胆固醇吸收抑制剂主要降低总胆固醇和 LDL-C，与他汀类联合应用可进一步降低总胆固醇和 LDL-C。（具体药物可参见第 58 章。）

（四）针对高血压的治疗

针对高血压的治疗包括：①治疗不同级别的高血压（血压 ≥ 140/90mmHg）；②在已诊断糖尿病的患者，血压 ≥ 140/85mmHg 就应当进行抗高血压治疗。治疗方法有：①血管紧张素转化酶抑制药（ACEI）或血管紧张素 Ⅱ 受体拮抗药（ARB）是有效的抗高血压药物，一些临床研究（而不是全部）提示他们对糖尿病患者的益处优于其他药物[34]。但是，目前大多数临床研究提示抗高血压药物所带来的风险减少主要来自血压下降本身，而不是某种特定的药物类型。②尚未证明哪种特定药物特别适合于代谢综合征患者的高血压治疗。

降压药物主要推荐 ACEI 及 ARB 类[28]，也可应用二氢吡啶类钙通道阻滞药（CCB）和保钾利尿

药；慎用 β 受体阻滞药和噻嗪类利尿药。ACEI 通过干预肾素-血管紧张素-醛固酮系统（RAAS）改善胰岛素抵抗发挥其全面的心血管保护作用，因此在代谢综合征的治疗中占有重要的地位；ARB 改善胰岛素抵抗的可能机制是通过阻断 RAAS 和激活 PPARγ 而减少炎症，增加胰岛素的敏感性。该类药物氯沙坦除了有明显的降压作用外，还可缓解糖尿病合并高血压患者的胰岛素抵抗，提高胰岛素敏感性；因此除降压作用外，还具有减轻胰岛素抵抗、改善血脂异常、抗炎和降低微量蛋白尿的作用，延缓或防止糖尿病肾病的发生和发展。有关资料显示单用 ACEI 类药物对轻、中度高血压者能降低舒张压 20%，约 70% 的患者可控制血压；加用利尿药后 95% 的患者有效，对心脏、脑、肾等器官有保护作用，能减轻心肌肥厚，阻止或逆转心血管病理性重构。因此，建议糖尿病合并高血压患者应首选 ACEI 或 ARB 作为基础治疗药物，最终使血压降至目标水平。

对高血压伴血脂异常患者的降压治疗最好首选对血脂水平的控制有益或呈中性影响的降压药物，如 CCB、ACEI 或 ARB 等。大剂量的利尿药或 β 受体阻滞药有升高血清三酰甘油和总胆固醇、LDL-C 的作用，使用期间需注意复查血脂，必要时调整降脂药。

（五）针对胰岛素抵抗和高血糖的治疗

有越来越多的研究试图发现，当已经出现代谢综合征时，减低胰岛素抵抗的药物是否可以延缓 2 型糖尿病的发病和减少心血管病风险。糖尿病预防计划（DPP）显示，糖尿病前期患者使用二甲双胍治疗可预防或延缓糖尿病的发生，最近的一些噻唑烷二酮类研究也表明该药能有效延缓或预防空腹血糖升高（IGT）和胰岛素抵抗患者发生糖尿病。其他一些研究也同样发现，阿卡波糖和奥利司他能用来延缓 IGT 患者发生糖尿病。尚没有资料表明目前使用的噻唑烷二酮类能否降低代谢综合征、IGT 或糖尿病患者的心血管病风险。此外，一些新出现的治疗方法，如肠促胰岛素（incretin）、二肽基肽酶抑制剂（DPPIV）、蛋白酪氨酸磷酸酶 1B 抑制剂，以及内大麻酯受体阻断剂等，都有可能成为未来代谢综合征的治疗方法。

糖尿病与高血压均为心血管系统最重要的危险因素，当二者并存时可对心血管系统产生更大危害，因此在降糖治疗的同时还应积极干预高血压，以最大程度地降低患者发生心血管并发症的危险性。

2013 年 ESC 高血压指南对高血压合并糖尿病的治疗策略是：推荐所有糖尿病患者 SBP ≥ 160mmHg 时必须启动降压治疗，也推荐 SBP ≥ 140mmHg 者开始降压治疗，糖尿病患者目标 SBP < 140mmHg，DBP < 85mmHg；所有种类的降压药均可用于糖尿病患者，由于伴有糖尿病的高血压患者具有诸多特殊性，因而在降压药物选择方面亦有别于其他高血压患者。不同降压药物对于糖代谢的影响可能有所不同，因而在为糖尿病患者选择降压药物时，既要考虑到其降压效果和靶器官保护作用，还应注意到所选药物对于糖代谢的影响。优选 RAS 抑制药，尤其是合并蛋白尿或微量白蛋白尿者，根据合并情况个体化选择降压药物，不推荐同时应用两种 RAS 抑制药，糖尿病患者应避免应用。

（六）综合干预

心血管危险因素的评估和早期干预有助于临床医师正确认识和治疗代谢综合征合并高血压。"ABCDE"方案有助于临床医师对代谢综合征患者的识别，并且采取一个全面的、有循证医学为基础的管理计划，以降低代谢综合征患者的心血管危险[35]（表 29-2）。

表 29-2　代谢综合征综合干预的"ABCDE"方案

A	Assessment 评估	确定代谢综合征的诊断，利用 Framingham 积分评估患者危险性
	Asprin 阿司匹林	所有 Framingham 积分 10 年风险在 6% 以上的患者均应服用
B	Blood pressure 血压控制	目标血压在 130/80mmHg 以下，首选 ACEI 和 ARB 类，β 受体阻滞药和噻嗪类利尿药可能增加糖尿病的危险
C	Cholesterol management 血脂管理	空腹血 TG < 1.7mmol/L、HDL-C > 1.04mmol/L
D	Diabetes prevention 预防糖尿病	所有患者均应强化生活方式干预，药物治疗如二甲双胍和吡格列酮位于第二线
	Diet 饮食	减轻体重，地中海饮食：增加饮食中的 ω3 脂肪酸、水果、蔬菜、纤维素和坚果的摄入，减少血糖负荷的饮食
E	Exercise 运动	日常体力活动，推荐使用计步器，目标为 10 000 步 / 天

总之，健康教育、治疗性生活方式改变、个体化药物治疗等综合干预，可有效减少代谢综合征的患病率，延缓心脏、脑、肾等重要靶器官损伤的发生（表 29-3）。

表 29-3　高血压合并 MS 治疗策略

推荐	推荐强度	证据等级
所有合并 MS 者进行生活方式改变，尤其是减轻体重和体育锻炼，不仅降低血压，而且改善 MS 中的组分，延缓糖尿病的发生	I	B
降压药首选改善、至少不恶化胰岛素抵抗者，如 RAS 抑制药和 CCB。β 受体阻滞药（除具有血管扩张作用者）和利尿药仅作为联合用药，最好与保钾利尿药联用	IIa	C
生活方式干预后血压仍 ≥ 140/90mmHg 者应处方降压药物，目标血压 < 140/90mmHg	I	B
不推荐正常高值血压合并 MS 者使用降压药	III	B

注：MS：代谢综合征；CCB：钙通道阻滞药；RAS：肾素-血管紧张素系统

总结与要点

- 代谢综合征是以糖代谢异常（糖尿病或糖调节受损）、高血压、血脂异常、中心型肥胖等多种主要疾病或危险因素在个体聚集为特征的一组临床征候群。
- 在不同国家、种族及地区，代谢综合征的发生率差异较大。
- 高血压和代谢综合征的发病机制主要是遗传易感性和环境因素相互作用的结果，不良的生活方式是主要的环境因素。胰岛素抵抗和中心型肥胖是被公认的重要致病因素。
- 代谢综合征的治疗重在早期干预，治疗前要进行评估，如葡萄糖耐量及糖化血红蛋白水平，血脂指标，靶器官损害的评估等。健康膳食和合理运动甚为重要。其干预要求主要组分综合达标：可考虑 BP < 130/80mmHg、空腹血糖水平 < 6.1mmol/L、TG < 1.7mmol/L、HDL-C > 1.04mmol/L、腰围 < 90cm（男）或 < 85cm（女）。

参考文献

［1］中华医学会糖尿病学分会. 中国 2 型糖尿病防治指南（2010 年版）. 中国医学前沿杂志（电子版），2011，3（5）：54-109.

［2］中国高血压防治指南修订委员会. 中国高血压防治指南 2010. 中国医学前沿杂志（电子版），2011，3（5）：42-93.

［3］Mancia G，Fagard R，Narkiewicz K，et al. 2013 ESH/ESC Guidelines for the management of arterial hypertension：

The Task Force for the management of arterial hypertension of the European Society of Hypertension（ESH）and of the European Society of Cardiology（ESC）. J Hypertens, 2013, 31（7）: 1281-1375.

［4］Jürgen Scholze, Eduardo Alegria, Claudio Ferri, et al. Epidemiological and economic burden of metabolic syndrome and its consequences in patients with hypertension in Germany, Spain and Italy; a prevalence-based model. BMC Public Health, 2010, 10: 529.

［5］庞文跃，张心刚，孙兆青，等．辽宁省阜新农村地区老年高血压人群代谢综合征的流行病学调查．中国老年学杂志，2010，30（70）: 969-971.

［6］赵长新，周彦，张磊，等．苏北农村中老年高血压人群代谢综合征流行病学调查．安徽预防医学杂志，2010，16（6）: 441-444.

［7］刘茜．老年高血压人群代谢综合征患病分析．临床荟萃，2010，25（9）: 774-776.

［8］褚建春．高血压患者代谢综合征发病情况及其相关因素分析．中西医结合心脑血管病杂志，2010，5: 606-607.

［9］吴寿岭，阮春雨，李冬青，等．高血压前期人群中代谢综合征发生情况．中华高血压杂志，2010，18（4）: 335-338.

［10］Redon J, Cifkova R, Laurent S, et al. Mechanisms of hypertension in the cardiometabolic syndrome. J Hypertens, 2009, 27: 441-451.

［11］Rahmouni K. Obesity, Sympathetic Overdrive, and Hypertension The Leptin Connection. Hypertension, 2010, 55（4）: 844-845.

［12］Baker RG, Hayden MS, Ghosh S. NF-κB, inflammation, and metabolic disease. Cell metabolism, 2011, 13（1）: 11-22.

［13］祝之明．代谢综合征的临床特征与发病机制．第三军医大学学报，2009，31（31201）: 17-20.

［14］张蓓，钟远．代谢综合征其它组分与高血压的关系．国际内科学杂志，2008，35（2）: 93-95.

［15］吴晓红．代谢综合征对原发性高血压亚临床靶器官损害的影响．实用预防医学，2011，18（10）: 1833-1836.

［16］刘静，赵冬，王薇，等．中国11省市代谢综合征不同组分及其组合形式与心血管病发病的关系．中华流行病学杂志，2008，29（7）: 6522-6655.

［17］Cesare Cuspidi, Stefano Meani, Cristiana Valerio, et al. Age and Target Organ Damage in Essential Hypertension: Role of the Metabolic Syndrome. American Journal of Hypertension, 2007, 20（3）: 296-303.

［18］Cuspidi C, Sala C, Lonati L, et al. Metabolic syndrome, left ventricular hypertrophy and carotid atherosclerosis in hypertension: A gender-based study. Blood Press, 2013, 22（3）: 138-143.

［19］刘秀荣，吴寿岭，王丽晔，等．脉压水平对糖尿病人群新发心脑血管事件的影响．中华心血管病杂志，2013，41（006）: 514-518.

［20］黄坤玲，王立启，朱世明．伴代谢综合征高血压患者微量白蛋白尿和血清高分子量脂联素的变化．山东大学学报（医学版），2010，48（4）: 78-82.

［21］Hsin-Bang Leu, Chia-Min Chung, Shing-Jong Lin, et al. Adiponectin gene polymorphism is selectively associated with the concomitant presence of metabolic syndrome and essential hypertension. PloS one, 2011, 6（5）: e19999.

［22］陆昀，冯银波，王凌，等．代谢综合征对高血压患者颈动脉内膜中层厚度及脉搏波速度的影响．江苏医药，2010，36（8）: 906-908.

［23］荀萍，江珊．高血压病伴不同程度代谢综合征患者血浆脂蛋白（a）水平的观察．辽宁医学院学报，2010，31（1）: 45.

［24］陈风，高长征．高血压合并代谢综合征游离脂肪酸水平与颈动脉内中膜增厚的关系．实用心脑肺血管病杂志，2010，18（10）: 1414-1415.

［25］姜黔峰，王玉宝，商黔惠．高血压和代谢因素对代谢综合征患者左心室肥厚的影响．中华高血压杂志，2011，19（2）: 172-176.

［26］Cuspidi C, Valerio C, Giudici V, et al. Metabolic syndrome and multiple organ damage in essential hypertension. Blood Press, 2008, 17（4）: 195-203.

［27］田慧．代谢综合征的评估和治疗工具的应用．中华保健医学杂志，2010，12，53（6）: 418-419.

［28］Redon J, Cifkova R, Laurent S, et al. The metabolic syndrome in hypertension: European society of hypertension position statement. J Hypertens, 2008, 26（10）: 1891-1900.

［29］祝之明．对代谢综合征的再认识．岭南心血管病杂志，2010，06（1）: 427-429.

［30］Straznicky N, Grassi G, Esler M, et al. European Society of Hypertension Working Group on Obesity Antihypertensive effects of weight loss: myth or reality?. J Hypertens, 2010, 28（4）: 637-643.

［31］Jordan J, Schlaich M, Redon J, et al. European Society of Hypertension Working Group on Obesity: obesity drugs and cardiovascular outcomes. J Hypertens, 2011,

29（2）：189-193.

［32］Jordan J，Yumuk V，Schlaich M，et al．Joint statement of the European Association for the Study of Obesity and the European Society of Hypertension：obesity and difficult to treat arterial hypertension．J Hypertens，2012，30（6）：1047-1055.

［33］Poirier P，Cornier MA，Mazzone T，et al．Bariatric surgery and cardiovascular risk factors：a scientific statement from the American Heart Association．Circulation，2011，123（15）：1683-1701.

［34］Murakami K，Wada J，Ogawa D．The effects of telmisartan treatment on the abdominal fat depot in patients with metabolic syndrome and essential hypertension：Abdominal fat Depot Intervention Program of Okayama（ADIPO）．Diab Vasc Dis Res，2013，10（1）：93-96.

［35］刘莉，靳艳江．代谢综合征实用的 ABCDE 方案．长春中医药大学学报，2010，2603：365-366.

［36］吴寿岭，张颖，阮春雨，等．代谢综合征对高血压前期人群心脑血管事件的影响．中华心血管病杂志，2012，40（005）：397-401.

（彭育红　张　莉）

第30章 结缔组织病与高血压

结缔组织病（connective tissue disease，CTD）是一组多系统、多器官受累的自身免疫病，病理改变以结缔组织慢性炎症为基础。常见结缔组织病包括系统性红斑狼疮、硬皮病、皮肌炎、类风湿关节炎、系统性血管炎，以及干燥综合征等。结缔组织病具有某些临床、病理学及免疫学方面的共同点，如多系统受累（即皮肤、关节、肌肉、心脏、肾、造血系统、中枢神经等可同时受累），血清中大量自身抗体，病理特点为累及大小不等的血管炎，临床表现的共性包括病程长、病情多变，可伴发热、关节痛、血管炎、红细胞沉降率增快、γ球蛋白增高等，但又各具有特征性的表现。

随着糖皮质激素在CTD治疗中的广泛应用，患者寿命延长、心血管病危险因素增多，CTD合并高血压等心血管疾病的发病率增高，成为患者死亡的重要原因之一。CTD合并高血压主要与继发血管炎、肾受累以及大剂量、长时间使用糖皮质激素有关。发生继发性高血压的基础病理不完全相同，可分为：①由肾血管性病变引起，如系统性硬化病、结节性多动脉炎、大动脉炎、白塞病等；②由肾实质性病变引起，如狼疮肾炎、原发性干燥综合征、显微镜下血管炎、类风湿关节炎等；③非CTD本身的其他因素，如药物环孢素、肾上腺皮质激素、非甾体抗炎药等，以及因慢性炎症引起的肾淀粉样变性等。

CTD继发高血压最常见于系统性红斑狼疮（systemic lupus erythematosus，SLE）、类风湿关节炎（rheumatoid arthritis，RA）和结节性多动脉炎（polyarteritis nodosa，PAN），这些疾病都累及肾。高血压患病率在SLE中为14%～52%，RA中为3.8%～73%之间，PAN中为25%，其中儿童SLE高血压的患病率可达68%。CTD继发高血压多见于中、青年，多在疾病发展到一定阶段后出现，且肾受累在前，高血压出现在后。按高血压持续时间长短，可分为一过性和持续性两类。一过性高血压多出现在CTD活动期，血压水平一般多为（140～179）/（90～109）mmHg，部分患者也可超180/110mmHg，甚至出现高血压危象。一般患者在经过适当控制、缓解原发疾病、去除高血压诱因后，血压多可恢复正常，仅部分患者因原发疾病未控制，出现不可逆损伤，血压反复升高而发展为持续性高血压。持续性高血压多由肾病变引起，一般开始较轻，随着病情延续，肾受损加重，血压逐渐增高，预后较差。有少部分患者则因多种因素一开始血压水平就超过160/100mmHg或180/110mmHg。

第一节 系统性红斑狼疮与高血压

系统性红斑狼疮（systemic lupus erythematosus，SLE）是一种累及多系统的自身免疫病，临床表现为多器官损害。高血压也是常见的临床表现之一，是影响SLE生存率的重要因素。SLE继发高血压的患病率各家报道不一，多波动于14%～52%，最高者可达75%，半数以上的调查研究所报道的患病率超过了40%，远远高于健康对照的6%～35%[1-13]。其主要原因为肾受累和动脉粥样硬化。

一、狼疮肾炎

肾是SLE最常侵犯的器官，狼疮肾炎（LN）的发病机制尚不十分清楚，可能与循环免疫复合物在肾沉积、"原位性"免疫复合物形成、局部补体激活、自身抗体直接作用，以及激肽、缓激肽系统，单核细胞、巨噬细胞等其他因素有关。根据病理类型不同可将LN分成6型：正常肾组织（Ⅰ型）、系膜增殖性狼疮肾炎（Ⅱ型）、局灶增殖性狼疮肾炎（Ⅲ型）、弥漫增殖性狼疮肾炎（Ⅳ型）、膜性狼疮肾炎（Ⅴ型）及硬化性狼疮肾炎（Ⅵ型）。而肾性高血压多见于Ⅳ型及Ⅴ型，在Ⅲ型中很少见，而在Ⅱ型中未见。北京协和医院的资料显示，当血清肌酐＞2.0mg/dl时，76%的患者出现持续性高血压；而血清肌酐正常时，80%的高血压者的血压可以被控制而得以恢复。SLE继发高血压患者与血压正常

SLE 患者比较发现，年龄大、病程长，尿蛋白及血肌酐增高是引起高血压的重要原因，而 SLE 本身疾病活动对高血压的出现无明显作用。由此可见 SLE 的高血压与肾实质性病变的程度密切相关。

LN 最早表现为蛋白尿，随后可出现肾病综合征、肾性高血压，晚期则表现为肾功能不全。国外资料显示，早期 LN 可没有任何临床症状，但肾活检显示 80%～90% 的患者存在轻重不一的肾炎，而尸检 LN 的检出率则高达 100%。北京协和医院报道确诊 SLE 时肾受累率为 24.24%，确诊半年后受累率为 42.42%，1 年后为 61.29%，2 年后为 72.4%，4 年后达到 92.3%。说明 LN 发病率随病程延长而增多，由 LN 而来的肾性高血压患病率亦随病程而上升。不论是肾性高血压或血肌酐的异常升高均提示预后不良，持续高血压使肾血管内膜的损伤加重，管壁增厚，管腔进一步狭窄，肾功能亦进一步恶化。国内外的资料均显示肾衰竭是 SLE 患者主要死亡原因之一。

二、动脉粥样硬化

随着 SLE 诊疗的不断规范，SLE 患者的预后已明显改善，随着患者生存时间不断延长，动脉粥样硬化对 SLE 患者的危害逐渐凸显。大量的相关研究证实了 SLE 患者合并动脉硬化的概率为正常人群的数倍，甚至可高达 50 倍，且发病年龄相对年轻，大多数为绝经期前女性，这在 SLE 研究领域中已达成共识。早在 1975 年美国学者就发现早发动脉粥样硬化存在于年轻女性 SLE 患者中，发现患有 SLE 的一组 16～37 岁的女性患者中 90% 以上存在严重动脉粥样硬化。1976 年 Urowitz 最早提出 SLE 死亡率曲线呈"双峰"模式，即早期死于感染和狼疮活动，晚期则死于心血管事件。而后续的一系列基础研究证实，免疫异常在 SLE 患者动脉粥样硬化进程中扮演着重要的角色。SLE 肾损害导致尿蛋白增加，血浆白蛋白下降，从而使肝合成脂蛋白增加以及脂蛋白脂肪酶活性下降，导致血脂水平改变，引起总胆固醇和低密度脂蛋白的升高，从而导致动脉粥样硬化发生。有研究发现在努力控制传统危险因素后，SLE 患者出现心血管事件的相对危险度仍高出正常人 10 倍，故传统因素难以全面解释 SLE 早期快速发展的动脉粥样硬化。Salmon 在 2005 年欧洲风湿病防治联合会上报告 SLE 患者易早期伴发动脉硬化，不能单纯地归因于传统的危险因素和激素的治疗，SLE 本身就是动脉硬化的危险因素，SLE 的炎性介质水平是导致动脉硬化发生的重要原因。

另外，在 SLE 患者中血清同型半胱氨酸（Hcy）较正常健康人群明显增高，并与动脉硬化病情进展有密切联系[14]。SLE 患者存在着过氧化和抗氧化系统失衡，常常处于氧化应激状态，且随疾病的活动性指数增高而加剧。Hcy 容易自身氧化，产生一系列活性氧中间产物（超氧化物阴离子、过氧化氢、羟基等），抑制了一氧化氮的合成并促进其降解，进而引起血管内皮功能不全，促进动脉粥样硬化的形成。

三、抗心磷脂（ACL）抗体

在 SLE 患者中，ACL 抗体也是引起高血压的重要因素。有研究表明，在有 ACL 抗体的患者中，高血压是一种常见症状。而 SLE 的动物实验中也证实了高滴度的 ACL 抗体可导致高血压的出现。ACL 抗体可引起高磷脂综合征，其很重要的表现之一即引起血管病变，血管内膜增生，并且 ACL 抗体可导致微血栓形成，这些因素导致肾灌注减少；另外，ACL 还可使动脉硬化，ACL 对血管的这些损伤可引起继发性高血压。而国内研究也发现，合并高血压的 SLE 患者较无高血压者 ACL 抗体的检出率明显增高。

四、药物

由于需要使用皮质类固醇来控制狼疮活动，而且治疗开始期间通常需要大剂量的皮质类固醇，因此在炎症及药物的共同作用下导致总胆固醇和低密度脂蛋白的进一步升高[15]，有可能加重动脉粥样硬化。另一方面，大剂量的皮质类固醇可使血管平滑肌对儿茶酚胺敏感度增高，水钠潴留，从而使高血压患病率增高。皮质类固醇可促进糖异生，导致血糖升高，脂肪动员增加，从而促进脂质沉积和动脉粥样硬化斑块形成。当狼疮活动得到控制，皮质类固醇逐渐减量甚至小剂量长期维持过程中。先前已发生动脉粥样硬化的病变血管亦随着时间推移逐渐加重，时间越长后期发生高血压及心脑血管事件的危险度越高，因此要重视皮质类固醇的合理应用。

另外，环孢素、NSAID、来氟米特等药物均可导致血压升高，具体详见类风湿关节炎部分。

五、其他因素

随着 SLE 患者生存期的延长，高血压的传统危险因素也日益凸显，如高血脂、糖尿病、吸烟、体力活动减少等。这些因素在长期的作用过程中，导致血管内皮细胞功能失调及血管内皮功能障碍，并最终出现动脉内膜增厚、斑块形成等血管粥样硬化性改变。关于 SLE 病程是动脉硬化发生的独立危险因素已得到广泛认可，病程越长，疾病活动性越高，发生血管粥样硬化的概率越大。疾病病程对 SLE 动脉硬化起到加速作用，是导致 SLE 动脉硬化的重要因素。

SLE 是一种慢性疾病，需终身服药，糖皮质激素、非甾体抗炎药、免疫抑制剂等是非常重要的治疗药物，而这些药物在控制疾病的同时也出现了一定的不良反应。

六、诊断与治疗

2009 年系统性狼疮国际协作组（SLICC）重新修订了美国风湿病学会（ACR）SLE 分类标准[16]，见表 30-1。

患者如果满足下列条件至少 1 条，则归类于系统性红斑狼疮：①有活检证实的狼疮肾炎，伴有 ANA 阳性或抗 ds-DNA 阳性；②患者满足分类标准中的 4 条，其中包括至少 1 条临床标准和 1 条免疫学标准。在入选的患者中应用此标准，2009 年新修订的标准较 1997 年 ACR 标准有更好的敏感性（94% *vs.* 86%），并与 1997 年 ACR 标准有大致相同的特异性（92% *vs.* 93%），同时明显减少误分类（$p = 0.0082$）。

SLE 合并高血压的诊断多根据 WHO 制订的高血压诊断标准，对于 SLE 患者新发血压升高，收缩压 ≥ 140mmHg 和（或）舒张压 ≥ 90mmHg 者可诊断为 SLE 合并高血压。一过性高血压是指达到高血压标准，持续时间 < 6 个月，经去除高血压的原因或停降压药后，血压能够维持正常。持续性高血压是指血压达到高血压标准，持续时间 ≥ 6 个月，需降压药维持治疗者。

SLE 是一种高度异质性的疾病，临床医生应根据病情的轻重程度，实行个体化治疗方案。治疗目的在于迅速控制病情，阻止或逆转内脏损害，力求疾病缓解（包括血清学、症状和受损脏器功能恢复），多数患者的诱导缓解期需要超过半年至 1 年，不可急于求成。SLE 的主要治疗药物为肾上腺皮质激素，在激素治疗的基础上首选联合环磷酰胺或吗替麦考酚酯，也可选用其他药物如羟氯喹、硫唑嘌呤、雷公藤、环孢素、来氟米特、FK506，以及生

表 30-1　2009 年 SLICC 修订 ACR 系统性红斑狼疮分类标准

临床标准
1. 急性或亚急性皮肤狼疮
2. 慢性皮肤狼疮
3. 口腔／鼻溃疡
4. 不留瘢痕的脱发
5. 炎症性滑膜炎，内科医生观察到的 2 个或 2 个以上关节肿胀或伴晨僵的关节触痛
6. 浆膜炎
7. 肾：以尿蛋白／肌酐比值（或 24h 尿蛋白）表示，24h 尿蛋白 ≥ 500mg，或红细胞管型
8. 神经系统：癫痫发作，精神病，多发性单神经炎，脊髓炎，外周或脑神经病变，脑炎（急性精神混乱状态）
9. 溶血性贫血
10. 白细胞减少（至少 1 次 < 4000/mm³）或淋巴细胞减少（至少 1 次 < 1000/mm³）
11. 至少 1 次血小板减少（< 100 000/mm³）

免疫学标准
1. ANA 高于实验室参考值范围
2. 抗 ds-DNA 高于实验室参考值范围（ELISA 法另外，用此法检测，需 2 次高于实验室参考值范围）
3. 抗 sm 抗体阳性
4. 抗磷脂抗体：①狼疮抗凝物阳性；②梅毒血清学试验假阳性；③抗心磷脂抗体：至少 2 倍正常值或中高滴度；④抗 b2 糖蛋白 1 阳性
5. 低补体：①低 C3；②低 C4；③低 CH50
6. 在无溶血性贫血者，直接 coombs 试验阳性

ANA：抗核抗体；ELISA：酶联免疫吸附测定；ds-DNA：双链 DNA

物制剂如利妥昔单抗等，药物的选择及剂量和用法应据 SLE 具体病情而定[17]。对于中重度 SLE 患者应常规加用 ACEI 或 ARB 类药物，以减少尿蛋白量。对于合并高血压患者，应重视血压的控制，同样首选 ACEI 或 ARB 类降压药，而其治疗目标目前尚无统一标准。根据 Tselios 等的建议，由于 SLE 合并高血压患者心血管疾病（CVD）风险高危或极高危，所以血压控制的最佳水平应低于 130/80mmHg，并且所有的 CVD 风险以及并发症，如高脂血症、抗磷脂抗体综合征等应迅速给予控制[18]。

第二节　类风湿关节炎与高血压

类风湿关节炎（rheumatoid arthritis，RA）与过高的心血管疾病（CVD）患病率和死亡率相关已为人们广泛认可。这可能是由于多种因素所致，较常见并且重要的危险因素包括高血压、吸烟、血脂异常以及胰岛素抵抗等[19]（图 30-1）。高血压可能是 RA 患者 CVD 非常重要的危险因素。有研究显示，RA 患者与亚临床动脉硬化有关[20]，并且是一个最明显的 CVD 的独立预测因子，相对危险度为 1.49 ~ 4.3。高血压对心血管结局的影响在 RA 和非 RA 患者之间相似[21]，但 RA 患者 CVD 的死亡率

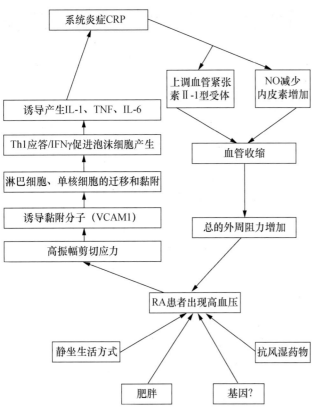

图 30-1 类风湿关节炎高血压机制[25]

高水平的 CRP 能够减少内皮细胞一氧化氮的产生，导致血管收缩、血管内皮素 -1 的增加、白细胞黏附、血小板活化、氧化，以及血栓形成。它还能导致纤溶酶原激活物抑制剂 -1（在高血压人群中增高）诱导，并且可能导致纤维蛋白溶解受损和动脉粥样硬化血栓形成。另外，CRP 可以上调血管紧张素 -1 受体的表达，影响肾素 - 血管紧张素系统进一步导致血压增高。但是，也有相反的观点提出，高血压，尤其是血流动力学处于低均值但具有高振幅剪切应力的特殊模式被认为导致黏附分子和内皮细胞的炎症基因表达增高，导致启动动脉壁的炎症瀑布效应，包括产生前炎症因子，这些可漏入全身循环并且引起急性时相反应，这也包括了 CRP 的增高。

二、体育锻炼的缺乏与高血压

一项始于 19 世纪 60 年代对哈佛大学男性校友的调查显示，缺少适度有效的体育活动、肥胖和高血压的家族史是使高血压发病率上升风险增加的独立危险因素，并且是过早死亡强有力地预测因子。而在 RA 中，该病的几种表现，如疼痛、僵硬感以及不可逆的关节破坏，可能使这些患者在体育活动和健身的活动量方面低于年龄、性别匹配的正常人群。加上担心疾病恶化以及风湿病医生经常建议的运动限制，不活动、久坐的生活方式可能在 RA 患者中占到绝大多数。缺乏体育活动又导致肥胖，这在 RA 患者中是非常普遍的，并且是高血压的独立风险因素。新进的研究表明，在普通人群中即便轻微的体育锻炼，如走路去上班，就可以降低高血压的发病率。据此建议 RA 患者改变部分生活方式以减少其 CVD 的风险。而参与特意制订的运动计划可以提供更加明显的好处[26]。在 ACR 指南更新中[27]明确指出，不管是初发 RA 患者还是慢性过程中的活动期或稳定期患者，动态运动都是安全并且有效的干预。

三、药物

多种常规治疗 RA 的药物可能导致高血压或干扰高血压的治疗效果，包括非甾体抗炎药（NSAID）、环氧化酶 -2（COX-2）抑制剂、糖皮质激素（GC）和改善病情药物（DMARD）。

1. NSAID 和 COX-2 抑制剂

非选择性 NSAID 和昔布类抗炎药是 RA 治疗中的常用药物，他们对血压和肾功能的影响应受到重视，尤其是已经存在高血压、肾损害以及老年患者中副作用最为明显。近年，对于非选择性 NSAID 或昔布类抗炎药对心血管不良事件的绝对和相对贡

高于非 RA 患者，RA 患者中由于高血压所致的死亡数量可能是增高的。

流行病学研究显示，RA 患者中高血压的患病率在 3.8% ～ 73%。而导致发病率差异如此悬殊是由于种族、样本量以及对高血压的定义不一致所致。最大的一项社区调查结果显示，RA 患者高血压的发病率在 52% ～ 73%[22]，但这似乎依赖于年龄结构，其年龄范围在 51 ～ 66 岁；另外几个稍小样本的研究与此研究具有相同的年龄结构，其发病率的范围在 62% ～ 70.5%[19, 23]。

一、炎症与高血压

高血压的发生发展与低度的系统炎症相关是近年提出的一种假设，横断面研究证实，高敏 C 反应蛋白（hsCRP）在高血压患者人群中明显升高，并且前瞻性的研究同样证实了 hsCRP 水平的增高与高血压的发生发展相关。而在有着血管功能异常的 RA 患者中，与年龄、性别匹配的人群比较发现，其大、小血管的弹性均下降并且体循环阻力上升。慢性炎性疾病，包括 RA，与动脉硬化增加相关[14, 24]，可能导致以后的动脉血压增高，并且据此解释 RA 患者中高血压的高发病率。全身炎症反应（表现为高 CRP 水平）可能通过数种机制促进高血压的进展。

献一直存在着诸多争议[28-29]。最近的一项 RCT 研究[30]对应用非选择性 NSAID 至少 4 周后对血压的影响进行了观察，结果发现相比于安慰剂组，NSAID 组平均血压明显升高（自基线至研究结束），布洛芬为 SBP/DBP3.54/1.16mmHg，吲哚美辛（消炎痛）为 SBP/DBP2.9/1.58mmHg；萘普生、舒林酸和萘丁美酮尽管 SBP 是增高的，但没有统计学上的显著差异，而双氯芬酸使用者则与安慰剂组相似。与安慰剂比较，布洛芬的高血压风险比为 2.85（95% CI 为 1.44 ~ 5.65，$P = 0.003$）。一项针对非选择性 NSAID 的共纳入 38 项安慰剂对照研究和 12 项头对头随机对照研究的 Meta 分析结果显示，就总体而言，卧位平均血压升高 5mmHg（95%CI 为 1.2 ~ 8.7）。这就足以导致缺血性心脏病的风险和脑血管意外的风险分别增加 15% 和 67%。其中以吡罗昔康、吲哚美辛、萘普生的作用最为显著，而抗炎剂量的阿司匹林、舒林酸和氟比洛芬导致血压升高的作用最小。非选择性 NSAID 致高血压的作用在正接受抗高血压治疗的高血压人群中较正常血压者更为显著。

哈佛护士健康研究队列[31]中的两项大型前瞻性研究显示，与不应用者比较，规律使用非选择性 NSAID 者以及使用对乙酰氨基酚者出现高血压的概率是不使用者的 2 倍。然而，在随后的另一项大型前瞻性队列研究——哈佛男性医生健康调查中显示，镇痛药的使用（包括非选择 NSAID、对乙酰氨基酚和阿司匹林与后续的高血压出现无关。就像性别限制一样，这些样本仅以个别职业作为入选标准而限制了其普遍性，尤其是考虑了工作状态对以后出现的 CVD 所造成的影响[32]。甚至有数种药物（如消炎痛、吡罗昔康）并不是日常临床实践中常用的药物，总体的数据提示，慎重使用这些药物，尤其是那些已经患有高血压、心力衰竭以及肾损害的老年人群。此类人群的肾素-血管紧张素和交感神经系统活性增加，并且血浆前列腺素 E2 浓度增高，因此当使用非选择性 NSAID 治疗时更易引起血压增高。在老年人群中，非选择性 NSAID 与利尿药、ACEI、ARB 同时应用时更易出现肾毒性。

多个研究表明非选择性 NSAID 可以降低利尿药、β 受体阻滞药、ACEI、ARB，以及像哌唑嗪等的其他扩血管药物的降压作用。但是，非选择性 NSAID 并不影响 CCB 类降压药的降压效果，因此，这可能是一个对于必须使用非选择性 NSAID 而又出现高血压副作用的患者比较合适的选择。

昔布类药物与高血压的关系与非选择性 NSAID 相似。一项纳入了 19 项 RCT 研究的 Meta 分析比较

了昔布类药物、非选择性 NSAID 和安慰剂之间对高血压的影响，发现昔布类药物较非选择性 NSAID 和安慰剂导致高血压的相对危险度增高，但统计学差异不显著。然而，随着昔布类药物的使用，似乎造成了 SBP 与 DBP 不成比例的增高，而这些可能使冠心病的风险增加。多个研究发现，罗非昔布较塞来昔布和依托考昔导致血压升高的现象更多。该结论在最近一项纳入 114 个 RCT 研究的 Meta 分析中进一步得到了证实[33]。仅有罗非昔布与高血压相关（RR 为 1.55，95%CI 为 1.29 ~ 1.85），而塞来昔布仅有略低的风险（RR 为 0.83，95%CI 为 0.71 ~ 0.97），而证实其他昔布类药物，如伐地考昔、帕瑞考昔、依托考昔和芦米考昔（罗美昔布）与高血压无明显相关性。但最近发表的 MEDAL（multinational etoricoxib and diclofenac arthritis long-term）试验结果显示，接受依托考昔的受试者因高血压而退出者存在较高的比例[34]。综上所述，昔布类药物（罗非昔布、依托考昔）与高血压相关，这可由这些药物具有助氧化作用而导致血管收缩和随之而来的血压增高来解释[35]。COX-2 可持续表达于肾并且在限盐时表达上调，因此提示 COX-2 在肾功能的调节作用中可能起着重要作用，尤以在像存在充血性心力衰竭、肝硬化、肾功能不全或使用利尿药这些有循环血量降低的患者中更为显著。在比较塞来昔布和萘普生的研究中，所有的受试者均出现了短暂的钠、钾排泄的下降。塞来昔布在 400mg 每日 2 次时可导致肾小球滤过率和肾血流量的下降，而萘普生则无此现象。然而，尽管塞来昔布的高血压风险看似安全，但数个研究显示以后心肌梗死（MI）风险的上升与其相关，并且符合 COX-2 抑制剂的类属效应[36-37]。

总之，现有的证据和常识均表明非选择性 NSAID 和昔布类药物对血压和肾功能影响基本类似，这些药物在有效血容量减少或水肿的情况下应避免使用，如充血性心力衰竭、肾病综合征或肝硬化以及肌酐（Cr）水平 ≥ 2.5mg/dl 等情况。最近美国心脏协会（AHA）推荐[38]，在一些 CVD 和具有 IHD 风险的患者伴有肌肉骨骼症状时应首先应用风险最小的药物，包括对乙酰氨基酚、乙酰水杨酸、曲马多、短期麻醉镇痛药等，在前者无效后再考虑升级治疗，相对于一些具有 COX-2 活性的 NSAID 和选择性 COX-2 抑制剂更倾向选择非 COX-2 选择性 NSAID，以实现在使心脑血管并发症风险增加最小的情况下有效地控制疼痛。当 NSAID 的使用不可避免时，应密切监测血压和肾功能，一旦出现新发或不能控制的高血压但仍需继续使用 NSAID 时，应予抗高

血压治疗，如 CCB 类药物。

2. 改善病情药物（DMARD）

（1）来氟米特：来氟米特相关高血压在肾功能正常的使用者中的发生率 2%～4.7%。有研究显示，在持续使用稳定剂量的 NSAID 和激素治疗的患者中，来氟米特所导致的 SBP 和 DBP 的显著升高均出现在其治疗初始的 2～4 周内。

来氟米特诱发高血压的机制包括交感神经兴奋性增加和取代双氯芬酸或布洛芬与蛋白质的绑定，致使其游离部分增加，从而使 NSAID 影响肾血流分布和水、钠潴留作用增强。后者被认为是来氟米特的活性代谢产物——丙二腈酰胺 A771726 在血浆中与蛋白高度绑定所致。

英国风湿病学会指南[39]推荐在开始来氟米特治疗后前 6 个月每 2 周监测血压 1 次，以后每 2 个月监测 1 次。尽管高血压不是来氟米特的禁忌证，但在治疗选择时应首先考虑其他的 DMARD 药物，一旦在来氟米特治疗开始后出现了高血压的问题，则可能需要使用抗高血压治疗，如果血压未被控制可能需要减量或停药。

（2）环孢素：环孢素有很多副作用，包括高血压和肾毒性，并且禁用于肾功能异常或未控制的高血压人群。其导致高血压的机制包括以下几方面：①由于广泛的内皮素相关血管收缩致外周循环阻力增加；②由于一氧化氮水平下降和扩张血管的前列腺素（前列环素）减少而导致血管舒张受损；③肾血管收缩导致肾小球滤过率下降；④钠潴留增加。

环孢素治疗开始直到剂量稳定之后 3 个月应每隔 2 周监测血压和血肌酐 1 次，以后则每月监测 1 次。有 30% 患者因肌酐浓度增高需紧急调整治疗，甚至停止治疗。环孢素治疗后新发的高血压亦需要治疗。可选择 CCB、地尔硫䓬、维拉帕米和尼卡地平（可以增加环孢素血浆浓度）进行治疗，这些药物可对抗血管收缩作用并能有效地控制环孢素诱导的高血压。在顽固高血压的患者则需减量甚至完全停用环孢素。

（3）TNF-α 抑制剂和其他 DMARD：尽管早期的报道显示对心血管的发病率有减少作用，但抗 TNF-α 生物制剂的心血管疾病风险仍尚不明确。虽然有少数患者可出现或加重心力衰竭，但到目前为止仍没有 TNF-α 抑制剂导致高血压的报道。一些 DMARD 可能对 CVD 具有有利的影响，因此特别适合 RA 合并高血压的患者。例如羟氯喹，可能与良好的血脂谱相关，从而消除 RA 患者中另一个高血压潜在的危险因素[40]，但这个尚未得到证实。

（4）糖皮质激素（GC）：在普通人群中，使用超过生理剂量的 GC（≥ 7.5mg/d）时可能使心肌梗死、卒中、心力衰竭的发病率以及全因死亡率增加。然而，所有这种类型的研究中混杂因素可能是非常重要的，所以对这种结果的判读应非常慎重。人们普遍认为，GC 治疗在正常血压和高血压人群中均可能使血压增高，但缺乏质量较好的证据，并且其可能的机制并不十分明确。研究证实，与正常人比较，高血压患者血浆和尿液中的内源性皮质醇水平增高，这就意味着口服激素治疗的人群具有潜在的高血压倾向，并且血浆皮质醇水平和"白大衣高血压"之间存在正相关关系。许多文献中在讨论使用外源性激素与高血压的关系时，关于 GC 副作用[41]或 GC 诱导高血压的机制所引用的文献均非常古老。而这些研究的方式与设计均不能提供充分的证据来支持该相关性。这种证据的缺乏也在最近颁布的欧洲抗风湿联盟（EULAR）关于全身应用 GC 治疗风湿性疾病的指南中有所提及[42]；在推荐的第五条中作者提到"没有设计合理的研究结论作为直接证据支持这一主张（证据等级Ⅳ）"。一项 19 世纪 70 年代初期的研究提到，长期使用 GC 治疗的 RA 患者踝关节区动脉硬化的发生率是没有接受 GC 治疗的 RA 患者或健康对照者的 3 倍，但该项研究没有关于 GC 剂量、使用时间，以及受试者的年龄、疾病的活动度和严重程度等相关信息。而另一项 80 年代的前瞻性纵向研究提示，接受"小剂量 GC"（其定义的小剂量为＜ 20mg/d）的患者出现高血压比例增高可由年龄和初始血压来解释，而不是 GC。但是，关于激素的低、中、高剂量的临界值最近才进行了规范的定义。在此研究中提到的所谓"小剂量"可能使其结果受到了影响。最近，一项关于 RA 使用小剂量 GC（＜ 7.5mg）治疗的小型 RCT 研究对动脉硬化、内皮功能以及传统动脉硬化的危险因素进行了评估，发现与未使用 GC 的受试者（141mmHg±28mmHg）比较，使用 GC 7.5mg 的受试者在至少 4 年后才出现血压增高的趋势（157mmHg±29mmHg，P ＝ 0.06）[43]。一项 RA 的大型横断面研究[44]显示，长期（＞ 6 个月）使用中等剂量 GC（泼尼松≥ 7.5mg/d）的患者中高血压的发病率增高，而 GC 作为高血压的危险因素的存在，依赖于其他高血压危险因素以及 RA 的活动度或严重性，但该结论尚待前瞻性纵向研究来证实。

GC 诱导的高血压可能存在多种机制。GC 通过抑制神经元外儿茶酚胺的摄取以及儿茶酚 -o- 甲基转移酶（分解去甲肾上腺素）使突触间隙的去甲肾上腺素水平增高，还可以增加 α1- 肾上腺素受体数量，通过这些作用整体增强外周血管的肾上腺素能受体的敏感性。GC 也可以增加脂肪组织产生血管紧张素原，抑制前列腺素的产生而导致肾钠潴留和血容量增加。

到目前为止，证据表明，当给予小剂量（<7.5mg/d 泼尼松）时，可能不会导致临床上明显的血压升高；但是，RA 患者使用更高剂量的泼尼松时后续应该会出现高血压，应定期筛查并给予充分的治疗。

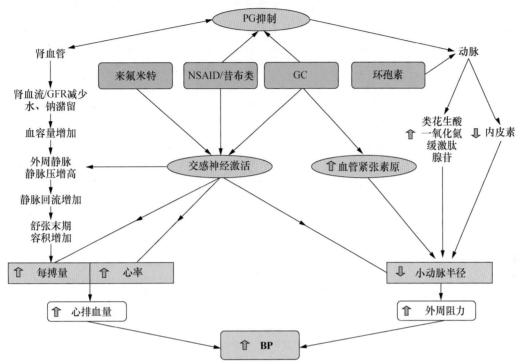

图 30-2　DMARD 药物导致高血压的机制[25]
GFR：肾小球滤过率；PG：前列腺素

四、诊断与治疗

为了解决 1987 年美国风湿病学会（ACR）关于 RA 的分类标准不适于早期 RA 的诊断情况。2009 年 ACR 与欧洲抗风湿联盟（EUALR）联合修订了新的 RA 分类标准以便更早地诊断 RA（表 30-2）。

高血压患者不一定需要治疗，在一般人群中，治疗干预的需求是按照风险分层来指导的。而对于 RA 合并高血压患者，最适合借用欧洲高血压学会/欧洲心脏病学会（ESH/ESC）[45]分层系统来改编（表 30-3）。在普通人群中，高血压与炎症之间的关系已通过前瞻性研究证实。而 RA 是一种高炎症状态的慢性疾病，与健康对照组比较可明确增加动脉硬化程度和颈动脉壁厚度[46]，尽管目前缺乏直接证据，但仍可认为 RA 是 HT 的独立危险因素。此外，CRP 水平增高（≥1mg/dl）这种几乎见于所有 RA 患者中的情况在先前的 ESC/ESH 指南中被认为是额外风险因素[47]。因此，建议按照 ESH/ESC 指南对 RA 患者高血压危险因素进行分层时，医生应在危险因素总分中加上"1"并给予相应的治疗（表 30-3）。

表 30-2　2009 年 ACR/EULAR 修订 RA 分类标准

2009 年 ACR/EULAR 修订 RA 分类标准	
受累关节数（0～5）	
1 中大关节	0
2～10 中大关节	1
1～3 小关节	2
4～10 小关节	3
>10 至少一个为小关节	5
血清学抗体检测（0～3）	
RF 或 ACPA 均阴性	0
RF 或 ACPA 至少一项低滴度阳性	2
RF 或 ACPA 至少一项高滴度阳性	3
滑膜炎持续时间（0～1）	
<6 周	0
≥6 周	1
急性期反应物（0～1）	
CRP 或 ESR 均正常	0
CRP 或 ESR 增高	1

排除其他疾病为前提，各项评分相加；积分≥6/10 则归为明确的 RA。RF：类风湿因子；ACPA：抗环瓜氨酸肽抗体；CRP：C 反应蛋白；ESR：红细胞沉降率

表 30-3　RA 患者根据血压水平和其他 CVD 风险因素制订的风险分层[25]

危险源因素与病史	正常血压 SBP120~129mmHg 或 DBP80~84mmHg	正常高值血压 SBP130~139mmHg 或 DBP85~89mmHg	1 级 SBP140~159mmHg 或 DBP90~99mmHg	2 级 SBP160~179mmHg 或 DBP100~109mmHg	3 级 SBP＞180mmHg 或 DBP＞110mmHg
无其他风险因素	极低危	极低危	中危	中危	极高危
1 项风险因素	极低危	极低危	中危	中危	极高危
2 项或更多其他风险因素	中危	高危	高危	高危	高危
3 项或更多其他风险因素或 TOD 或糖尿病或 MS	中危	高危	高危	高危	极高危
已确定的 CVD 或肾病变	高危	极高危	极高危	极高危	极高危

TOD：靶器官损害；MS：代谢综合征

RA 患者中阴影部分（粗线截止）可能需要及时治疗。虚线为一般人群中开始治疗的截止水平

危险因素：年龄（男＞55 岁，女＞65 岁），吸烟，血脂异常（TCHOL＞5mmol/L，或 LDL＞3mmol/L，或 HDL 男＜1mmol/L、女＜1.2mmol/L，或 TG＞1.7mmol/L），空腹血糖 5.6~7mmol/L，糖耐量异常，过早 CVD 家族史（男＜55 岁，女＜65 岁），腹型肥胖（腰围男＞102cm，女＞88cm）

TOD：左心室肥大、动脉壁增厚的超声证据（颈动脉内中膜厚度 0.9mm 或动脉粥样硬化斑块）、颈动脉-股动脉脉搏波速度＞12m/s、踝臂血压指数＜0.9、血清肌酐轻度上升（男 115~133mmol/L，女 107~124mmol/L）、GFR 降低［＜60ml/（min·1.73m²）］、微量蛋白尿

CVD 或肾疾病：脑血管意外，心脏疾病，肾疾病（糖尿病肾病、肾功能不全、蛋白尿），周围性血管疾病，晚期视网膜病变

10 年致死和非致死性心血管事件，低危＜15%；中危 15%~20%；高危 20%~30%；极高危＞30%

10 年致死性心血管事件（SCORE），低危＜4%；中危 4%~5%；高危 5%~8%；极高危＞8%

到目前为止，尚无关于针对 RA 患者中高血压治疗的 RCT 研究可用于其治疗指南的制订，所以具有抗高血压治疗需求时应在其抗风湿治疗的背景下制订其治疗方案（表 30-4 和表 30-5）。

表 30-4　RA 患者中 CVD 防治的治疗目标和风险因素[25]

未来 10 年 CVD 风险＜20% 正常血压（＜140/90mmHg）	血压升高（≥140/90mmHg）	未来 10 年 CVD 风险＞20% 正常血压（＜140/90mmHg）	血压升高（≥140/90mmHg）	动脉粥样硬化性心血管疾病 正常血压（＜130/80mmHg）	血压升高（≥130/80mmHg）	糖尿病 正常血压（＜130/80mmHg）	血压升高（≥130/80mmHg）
生活方式建议	生活方式建议	生活方式建议	生活方式建议	生活方式建议	生活方式建议	生活方式建议	生活方式建议
每次就诊时监测（至少每 6 个月）	降压药物 a	阿司匹林 b	阿司匹林 b	阿司匹林 b	阿司匹林 b	阿司匹林 b	阿司匹林 b
降压药物 a		他汀类药物 c 降压药物 a	他汀类药物 c 降压药物 a	他汀类药物 c ACEI/ARB d, e β 受体阻滞药 其他降压药物 g	他汀类药物 c ACEI/ARB β 受体阻滞药	他汀类药物 c ACEI/ARB e, f	他汀类药物 c ACEI/ARB f 其他降压药物 g

a：降压治疗仅遵循表 30-3 的危险分层（降压选择见表 30-5）

b：避免同时使用小剂量阿司匹林和 NSAID，如无法避免，则尽可能使用最小剂量，可考虑使用质子泵抑制剂以及根除幽门螺杆菌

c：目标为 CHOL＜4mmol/L 或下降 25% 和 LDL-C＜2mmol/L 或下降 30% 以上

d：适用于心力衰竭或左心室功能障碍人群，在左心室功能正常的冠心病患者中应予以考虑

e：根据表 30-3，这类人群属于中、高危，因此，应立即着手予以降压治疗。ACEI/ARB 类药物可作为较好的初始选择，若患者正在使用 NSAID 并且不能停用，可考虑 CCB 类药物

f：肾功能不全和微量蛋白尿的人群

g：如血压未达标，可考虑 ACEI、ARB、β 受体阻滞药

表 30-5　RA 患者高血压诊断、治疗以及预防的实用方法[25]

1. 诊断高血压
   按照新的 ESH/ESC 指南确诊高血压
2. 确定原因（原发或继发）
   筛查目前使用的非选择性 NSAID、昔布类药物、糖皮质激素、来氟米特、环孢素
3. 高血压防治的初始步骤
   A. 去除可能的原因（如 NSAID）并重新评估（3 个月内）
   B. 提供生活方式建议并重新评估（3 ～ 6 个月内）
   C. 根据危险分层（如表 30-3 所示）确定药物治疗的需求
4. 降压药物的选择
   A. 如果存在原发性高血压，首选 ACEI/ARB 类降压药。密切监测肾功能，尤其是老年人或那些使用肾毒性药物的患者
      （如 NSAID、环孢素等）
   B. 如果高血压由于非选择性 NSAID 或昔布类药物导致，并且不能停用者，初始治疗应选择 CCB 类药物。如果正使用激
      素治疗则考虑逐渐减量
   C. 如存在胰岛素抵抗，应避免使用 β 受体阻滞药或利尿药
   D. 如合并视网膜色素变性，应避免使用 β 受体阻滞药，并使用 CCB/ACEI/ARB 类作为初始降压治疗的药物
5. 在估算 10 年 CVD 风险或并发症（CVD 或糖尿病）存在的情况下确定是否需要其他治疗
   A. 按照表 30-4 治疗。如怀疑具有强适应证，如心力衰竭、心肌梗死后、卒中等，应寻求心脏科医生帮助
   B. 如必需同时使用小剂量阿司匹林和 NSAID，可考虑尽可能降低 NSAID 的剂量，使用质子泵抑制剂并根除幽门螺杆菌
6. RA 患者血压监测方式的设定
   A. 患者每次进行初级或二级保健或至少每 6 个月进行系统血压监测
   B. 若患者开始使用非选择性 NSAID、昔布类药物或 GC 时，在前 6 个月每月进行随访，以后按照 A 进行
   C. 如果患者开始使用来氟米特或环孢素治疗，前 6 个月每 2 周随访 1 次，以后每 2 个月 1 次
   D. 对于需要持续抗风湿治疗并具有血压升高潜在可能性的患者应在每次就诊时进行复审，无论患者有无高血压
      a. 如果不是必需的：停止
      b. 如果有替代方案可供选择：改变方案
      c. 如果需要继续应用：如上述进行血压监测
   E. 一旦伴发了高血压，每月进行监测直至血压达标，随后按照 A 项处理

第三节　其他结缔组织病与高血压

一、抗磷脂抗体综合征

抗磷脂抗体综合征（antiphospholipid syndrome，APS）是指由抗磷脂抗体（antiphospholipid antibody，APL 抗体）引起的一组临床征象的总称。APL 抗体是一组能与多种含有磷脂结构的抗原物质发生免疫反应的抗体，主要有狼疮抗凝物（lupus anti-coagulant，LA）、抗心磷脂抗体（anti-cardiolipid antibody，ACL 抗体）、抗磷脂酸抗体和抗磷脂酰丝氨酸抗体等。与 APL 抗体有关的临床表现，主要为血栓形成、习惯性流产、血小板减少和神经精神症状等。

APS 背景下的肾损害可能出现在肾所有部位的血管，主要由血栓形成所致。肾动脉狭窄（RAS）是 APS 常见的并发症，由此可导致肾血管性高血压的出现。一项针对 APS 患者的回顾性研究显示，在接受抗凝治疗并且达标（INR > 3.0）的 RAS 和高血压患者可获得较好的血压控制并且肾功能可以得

到逐步的改善，而未达标者的肾功能则逐渐恶化，而且血压很少能够得到控制。一项小样本长期随访研究发现，近 93% 的患者出现了高血压，严重程度轻、重比例相当，而通过肾活检证实，这些患者均归因为肾血管性高血压。而另一项小样本队列研究对继发于 SLE 的 APS 进行了观察发现，几乎所有的患者均存在严重的高血压和肾损害。在原发或继发 APS 中，尤其是那些具有循环狼疮抗凝物的患者中肾静脉和下腔静脉血栓形成一般会出现肾病所致的蛋白尿。抗磷脂综合征肾病（APSN）是指由肾内血管损伤引起的肾损害，可能为急性起病，由血栓性微血管病所致，也可为慢性，由动脉硬化、纤维内膜增生以及灶性皮质萎缩所致。血栓微血管病以微小的和超微结构改变为特征，临床表现通常包括高血压、轻度的肾病所致的蛋白尿以及肾功能损害。

原发性 APS 的诊断主要依靠临床表现和实验室检查，还必须排除其他自身免疫病和感染、肿瘤等

疾病引起的血栓。至今国际上无统一的诊断标准。目前最常用的分类标准为 2006 年悉尼 APS 国际会议修订的分类标准[48]（见表 30-6）。

诊断 APS 必须具备下列至少 1 项临床标准和 1 项实验室标准

临床标准

1. 血管栓塞

任何器官或组织发生 1 次以上的动脉、静脉或小血管血栓，血栓必须被客观的影像学或组织学证实。组织学还必须证实血管壁附有血栓，但没有显著炎症反应

2. 病态妊娠

①发生 1 次以上的在 10 周或 10 周以上不可解释的形态学正常的死胎，正常形态学的依据必须被超声或被直接检查所证实；或②在妊娠 34 周之前因严重的子痫或子痫前期或严重的胎盘功能不全所致 1 次以上的形态学正常的新生儿早产；或③在妊娠 10 周以前发生 3 次以上的不可解释的自发性流产，必须排除母亲解剖、激素异常及双亲染色体异常

实验室标准

1. 血浆中出现 LA，至少发现 2 次，每次间隔至少 12 周

2. 用标准 ELISA 在血清中检测到中‐高滴度的 IgG/IgM 类 aCL 抗体（IgG 型 aCL ＞ 40GPL；IgM 型 aCL ＞ 40MPL；或滴度＞ 99 的百分位数）；至少 2 次，间隔至少 12 周

3. 用标准 ELISA 在血清中检测到 IgG/IgM 型抗 β2‐GPI 抗体，至少 2 次，间隔至少 12 周（滴度＞ 99 的百分位数）

对原发性 APS 的治疗主要是对症处理、防止血栓和流产再发生。一般无需应用激素或免疫抑制剂治疗，除非对于继发性 APS，如继发于 SLE 或伴有严重血小板减少（＜ 50×10^9/L）或溶血性贫血等特殊情况。

控制血压是治疗 APS 相关性肾损害的关键干预方式。如果具有微血栓的证据，充分抗凝治疗在一些小样本观察中显示了令人欣喜的结果，并且可能阻止进入终末期肾病的进程。对于这些患者的免疫抑制治疗证据有限，故并不常规推荐。对于由弥漫性小血管缺血所致的严重的多器官功能障碍以及大的血栓形成影响到实质脏器的灾难性 APS 通常要给予一个联合治疗，包括抗凝、激素、静脉丙种球蛋白和血浆置换，但尽管如此，死亡率仍高居不下[49]。

二、系统性血管炎

系统性血管炎所致高血压多为继发的肾血管性高血压，常见的分别为大动脉炎、结节性多动脉炎和变应性肉芽肿性血管炎，其发生率分别为 60%、25% 和 12%。其他如显微镜下多血管炎、白塞病等出现肾性高血压的概率很低。

（一）结节性多动脉炎（PAN）

PAN 常有多系统受累，可累及全身各组织器官的血管，临床表现十分复杂而缺乏特异性，除全身症状如发热、乏力、体重下降外，尚有多个器官损害，如指（趾）缺血性坏死、皮肤网状青斑、周围神经炎、肠坏死、肠出血、肠梗阻、肾血管病变、高血压、心肌梗死等。PAN 可见于任何年龄段，但常以 40 ～ 60 岁多见，男女比例为 4∶1[50]。PAN 可隐匿或急性起病，可仅出现局部轻微症状，也可呈多脏器同时或先后受累，严重者病变进展迅速。

本病是累及中小动脉的系统性血管炎病之一。在受累动脉壁出现坏死，导致节段性狭窄或瘤样扩张的特异性病理改变。其肾损害特点为：尿异常较不明显，仅有少量蛋白质及红细胞。然而有达 25% ～ 30% 患者出现肾性高血压，有的伴有肾功能异常。肾血管造影示多发性小动脉瘤及狭窄。肾组织病理示有血管病变及梗死，而肾小球肾炎等微小血管病变不明显。

肾血管性高血压常见于 PAN 患者。如出现发热、体重下降、红细胞沉降率增快等系统症状，并伴有新出现高血压的患者，应考虑 PAN 的可能性。PAN 所致的肾损害不是肾小球肾炎，而是肾血管性高血压、肾梗死或肾微小血管瘤；如果出现急进性肾损害，提示弥漫性肾血管病变，往往伴有肾素依赖性恶性高血压。

目前均采用 1990 年美国风湿病学会（ACR）的分类标准：①体重下降≥ 4kg（无节食或其他原因所致）；②网状青斑（四肢和躯干）；③睾丸痛和（或）压痛（并非感染、外伤或其他原因引起）；④肌痛、乏力或下肢压痛；⑤多发性单神经炎或多神经炎；⑥舒张压≥ 90mmHg；⑦血尿素氮＞ 400mg/L 或肌酐＞ 15mg/L（非肾前因素）；⑧血清乙型肝炎病毒标记（HBsAg 或 HBsAb）阳性；⑨动脉造影见动脉瘤或血管闭塞（除外动脉硬化、纤维肌性发育不良或其他非炎症性病变）；⑩中小动脉壁活检见中性粒细胞和单核细胞浸润。上述 10 条中至少有 3 条阳性者可诊断为 PAN。其诊断的敏感性和特异性分别为 82.2% 和 86.6%。

药物治疗的目的是控制病情，防止并发症的发生。经激素和环磷酰胺的治疗，PAN 的病情在 12

个月内多能控制良好，因此用药时间以 12 个月为宜，最好勿超过 18 个月，此时不能增加疗效而致副作用增加。PAN 患者使用血浆置换并不能增加环磷酰胺或激素治疗的疗效。但对于难治性的 PAN、透析替代治疗的患者以及 HBV 相关的 PAN 患者，可考虑使用血浆置换。未经治疗的 PAN 预后很差，5 年存活率不超过 13%。大型的临床观察发现，大剂量的泼尼松能显著提高 5 年存活率至 55%。回顾性的研究显示糖皮质激素联合使用环磷酰胺能将 5 年存活率提高至 82%，但前瞻性的研究并未发现环磷酰胺在改善生存率方面的作用。1992 年的一项针对 78 名 PAN 患者的前瞻性研究显示，糖皮质素治疗的 7 年存活率为 81%，但单用激素治疗疾病易复发。另一项前瞻性研究显示，环磷酰胺和激素联用能降低复发率，且能提高伴有严重脏器受损患者的生存率，但对总的治疗人群而言，联合治疗并不能提高生存率。

（二）大动脉炎

大动脉炎是主要累及主动脉及其重要分支的慢性非特异性炎性疾病，肺动脉及冠状动脉亦常受累，导致节段性动脉管腔狭窄以致闭塞，并可继发血栓形成，可引起病变部位血管的狭窄或闭塞，少数引起动脉扩张或动脉瘤。多发生于年轻女性，男女比例约为 1 : 4，发病年龄为 5 ~ 45 岁（平均 22 岁），30 岁以内发病约占 90%。

部分患者在出现组织或器官缺血症状前数周至数月有较为明显的炎性症状或系统症状，如乏力、发热、食欲不振、体重下降、盗汗和月经不调等，绝大多数患者在出现缺血症状前并无明显的系统症状。在出现缺血症状后出现明显的系统炎性表现提示病情活动。部分患者有皮肤、关节症状，如皮肤结节红斑、血管神经性水肿、对称性关节肿痛等。

大动脉炎是一种肉芽肿性动脉炎，累及大、中型动脉，主要为主动脉及其大分支以及肺、冠状动脉和肾动脉的近端部分。最初在血管外膜出现单核细胞浸润，并在血管中层形成朗格汉斯细胞肉芽肿，随后出现弹力层破坏和内膜纤维化，从而导致血管节段性狭窄、闭塞、扩张，以及动脉瘤形成。

大动脉炎出现高血压的发病机制复杂，尚不明确。目前多认为是以下三种机制的后果：①机械因素，主动脉近端狭窄（非典型缩窄）所致的高阻抗使心排血量增强；②神经，狭窄动脉导致主动脉弓压力感受器调整并且为了保证狭窄动脉远端器官的血供而反馈调节血压；③一侧或两侧肾动脉或主动脉的病变致使肾灌注不足而导致血压增高[51]。另外，主动脉壁的弹性下降也可以导致血压增高。

半数或半数以上的患者可发生高血压，是本病重要临床表现之一，尤其是舒张压升高明显。其机制可能是胸降主动脉严重狭窄，使心脏排出血液大部分流向上肢而引起阶段性高血压；肾动脉狭窄引起的肾血管性高血压；主动脉瓣关闭不全所致的收缩期高血压。在单纯肾血管性高血压中，其下肢收缩压较上肢高 20 ~ 40mmHg，而单纯降主动脉狭窄则上肢血压高，下肢血压低或测不出；若上述病变同时存在时，则上、下肢血压水平相差更大。高血压可引起左心室肥大或扩张，导致心力衰竭。血管杂音为另一常见体征，杂音部位有助于判断主动脉狭窄的范围及部位。约 1/4 患者于背部脊柱两侧或胸骨旁可闻及收缩期血管杂音，约 80% 患者于上腹部可闻及 2 级以上高调的收缩期血管杂音。合并主动脉瓣关闭不全者，可于主动脉瓣区闻及舒张期杂音。

诊断标准采用 1990 年美国风湿病学会的分类标准：①发病年龄 ≤ 40 岁。40 岁前出现症状或体征。②肢体间歇性运动障碍。活动时 1 个或多个肢体出现逐渐加重的乏力和肌肉不适，尤以上肢明显。③肱动脉搏动减弱。一侧或双侧肱动脉搏动减弱。④血压差 > 10mmHg。双侧上肢收缩压差 > 10mmHg。⑤锁骨下动脉或主动脉杂音。一侧或双侧锁骨下动脉或腹主动脉闻及杂音。⑥血管造影异常。主动脉一级分支或上、下肢近端的大动脉狭窄或闭塞，病变常为局灶或节段性，且不是由动脉硬化、纤维肌发育不良或类似原因引起。符合上述 6 项中的 3 项者可诊断本病。此诊断标准的敏感性和特异性分别是 90.5% 和 97.8%。

大动脉炎的治疗原则是：在急性炎症期给予早期和有效的治疗以抑制炎症反应，避免组织和器官的明显损伤；随后，进入长期和较温和的维持期治疗以避免疾病的复发。同时，对于重要器官狭窄或闭塞者给予手术治疗。

大动脉炎目前治疗方法包括药物治疗［激素和（或）免疫抑制剂］、外科手术以及介入治疗。选择何种治疗取决于血管狭窄所致患者缺血程度和疾病活动程度，处于疾病活动期的患者首先要进行免疫治疗再决定是否手术。

三、硬皮病

硬皮病（scleroderma）是一种以皮肤炎性、变性、增厚和纤维化进而硬化和萎缩为特征的结缔组织病。此病可以引起多系统损害。其中，系统性硬化病（systemic sclerosis，SS）除皮肤、滑膜、指（趾）动脉出现退行性病变外，消化道、肺、心脏和肾等内脏器官也可受累。为了有利于预测临床病程，临床上基本分为病变局限于皮肤和病变侵犯内脏这两种类型。

此病在世界范围内呈散发性，与季节、地理和社会经济状况无关。发病年龄多在 30 ～ 55 岁，女性高发于男性，男女之比为 1：（7 ～ 12），常见于生育中、后期年龄组的女性，20 岁以下患 SS 者很少见。局灶性硬皮病多见于儿童及中年人。近 50 年来此病发病率有上升的趋势，为 0.019% ～ 0.025%。

本病是以纤维组织异常增生为特点的慢性自身免疫病。主要侵犯皮肤，但其他组织如血管、肾、肺、心脏、消化道、肌肉、关节均可累及。当血管受累时出现内皮细胞增生，管壁纤维化和坏死，管腔变狭。小动脉和微小动脉出现上述病变时很容易使管腔狭窄致局部组织的供血供氧不足。小动脉类似病变亦出现在 SS 患者肾的入球小动脉、叶间小动脉及弓形动脉，使肾小球系膜基质和细胞增多，也可出现肾小球硬化、间质纤维化。由于动脉的病变使肾供血不足，造成血管紧张素 II 的增加，血压升高。另一方面，肾缺血使肌酐清除率、血肌酐增加。因 SS 而发生的肾损率因各家标准不同而异。北京协和医院的 SS 患者肾损发生率为 19.4%。77% 的肾损易见于 SS 的弥漫型，即皮肤广泛硬化，除肢端、面、颈外，尚出现于躯干，仅 23% 见于 SS 的局限型。SS 常伴有肾受累。

硬皮病性肾危象是弥漫性 SS 的一个主要死亡原因。肾病性高血压和（或）急进性肾衰竭比较常见。80% 的肾危象发生于病初 4 ～ 5 年内，常常发生于血压高于 150/90mmHg 的弥漫性 SS 患者，无预兆即可发生恶性高血压，并有高血压脑病。实验室检查可发现血肌酐升高及蛋白尿或显微镜下血尿。年龄大的男性患者血肌酐大于 3mg/dl 为预后差的因素。肾危象相对危险因素还包括新出现不明原因的贫血、抗 RNA 多聚酶抗体阳性。肾危象的主要受损部位在弓形动脉、小叶间动脉以及小动脉。

凡是 1 项主要标准或 2 项次要标准即可诊断。其他有助于诊断的表现有：雷诺现象，多发性关节炎或关节痛，食管蠕动异常，皮肤病理学胶原纤维肿胀和纤维化，免疫检查 ANA、抗 Scl-70 抗体和着丝点抗体（ACA）阳性。

SS 的诊断目前一直沿用 ACR 1998 年硬皮病诊断标准（见表 30-7），其敏感性仅为 34%。依据此标准确诊的多数患者已有明显内脏受累（如肺纤维化），错过了最佳治疗时机。早期诊断和治疗硬皮病是改善其预后的关键，因此 EULAR 硬皮病试验研究组（EUSTAR）在 2010 年[52] 提出了"很早期硬皮病"的诊断思路和诊断标准，其诊断分为 2 个阶段。

表 30-7　ACR 1998 年 SS 诊断标准

主要标准：
　　掌指关节近端的硬皮变化，可累及整个肢体、面部、全身及躯干
次要标准：
　　1）手指硬皮病：上述皮肤改变仅限于手指
　　2）手指尖有凹陷性瘢痕和指垫消失
　　3）双肺基底纤维化

1. 疑似阶段：如患者具备雷诺现象、手指肿胀和抗核抗体（ANA）阳性这 3 种表现，应高度怀疑"很早期硬皮病"。

2. 诊断阶段：对上述患者进一步行毛细血管显微镜检查和硬皮病特异性抗体检测（抗 Scl-70 抗体和抗着丝点抗体），结果阳性者可诊断为"很早期系统性硬化病"。

SS 的肾性高血压是促使肾衰竭和心力衰竭的主要因素，因此及早降低血压是保护患者心肾的一个主要措施。目前，治疗这类型高血压可选用血管紧张素转化酶抑制剂（ACEI），并与钙通道阻滞药联合应用。SS 自身尚无理想的治疗药物，肾上腺皮质激素、免疫抑制剂对 SS 无可靠疗效。长期应用有时反而加重血压的升高。由于 SS 可能侵及多个系统器官，需定期进行相关监测。

参考文献

[1] Ahmad Y，Shelmerdine J，Bodill H，et al. Subclinical atherosclerosis in systemic lupus erythematosus（SLE）：the relative contribution of classic risk factors and the lupus phenotype. Rheumatology，2007，46：983-988.

[2] Bessant R，Duncan R，Ambler G，et al. Prevalence of conventional and lupus-specific risk factors for cardiovascular disease in patients with systemic lupus erythematosus：a case-control study. Arthritis Care Res，2006，55：892-899.

［3］Ahmad Y，Shelmerdine J，Bodill H，et al. Subclinical atherosclerosis in systemic lupus erythematosus（SLE）: the relative contribution of classic risk factors and the lupus phenotype. Rheumatology，2007，46：983-988.

［4］Chung CP，Oeser A，Avalos I，et al. Cardiovascular risk scores and the presence of subclinical coronary artery atherosclerosis in women with systemic lupus erythematosus. Lupus，2006，15：562-569.

［5］De Leeuw K，Freire B，Smit AJ，et al. Traditional and nontraditional risk factors contribute to the development of accelerated atherosclerosis in patients with systemic lupus erythematosus. Lupus，2006，15：675-682.

［6］Duarte C，Inês L，Couto M，et al. Low cardiovascular risk associated to traditional factors in a large cohort of Portuguese SLE patients. Lupus，2008，17：470.

［7］Mikdashi J，Handwerger B，Langenberg P，et al. Baseline disease activity，hyperlipidemia，and hypertension are predictive factors for ischemic stroke and stroke severity in systemic lupus erythematosus. Stroke，2007，38：281-285.

［8］Chaiamnuay S，Bertoli AM，Roseman J，et al. African-American and Hispanic ethnicities，renal involvement and obesity predispose to hypertension in systemic lupus erythematosus: results from LUMINA，a multiethnic cohort（LUMINA XLV）. Ann Rheum Dis，2007，66：618-622.

［9］Tisseverasinghe A，Lim S，Greenwood C，et al. Association between serum total cholesterol level and renal outcome in systemic lupus erythematosus. Arthritis Rheum，2006，54：2211-2219.

［10］Chung CP，Avalos I，Oeser A，et al. High prevalence of the metabolic syndrome in patients with systemic lupus erythematosus: association with disease characteristics and cardiovascular risk factors. Ann Rheum Dis，2007，66：208-214.

［11］Doria A，Shoenfeld Y，Wu R，et al. Risk factors for subclinical atherosclerosis in a prospective cohort of patients with systemic lupus erythematosus. Ann Rheum Diseases，2003，62：1071-1077.

［12］Mok CC，Tang SSK，To CH，et al. Incidence and risk factors of thromboembolism in systemic lupus erythematosus: a comparison of three ethnic groups. Arthritis Rheum，2005，52：2774-2782.

［13］Akimoto T，Kobayashi S，Tamura N，et al. Risk factors for recurrent thrombosis: prospective study of a cohort of Japanese systemic lupus erythematosus. Angiology，2005，56：601-609.

［14］Roman MJ，Crow MK，Lockshin MD，et al. Rate and determinants of progression of atherosclerosis is in systemic lupus erythematosus. Arthritis Rheum，2007，56（10）：3412-3419.

［15］Sarkissian T，Beyene J，Feldman B，et al. Longitudinal examination of lipid profiles in pediatric systemic lupus erythematosus. Arthritis Rheum，2007，56（2）：631-638.

［16］Petri，Michelle. Systemic Lupus International Collaborating Clinic（SLICC），SLICC Revision of the ACR Classification Criteria for SLE［abstract］. Arthritis Rheum，2009，60（Suppl 10）：895.

［17］Hahn BH，McMahon MA，Wilkinson A，et al. American College of Rheumatology guidelines for screening，treatment，and management of lupus nephritis. Arthritis Care Res（Hoboken），2012，64（6）：797-808.

［18］Tselios K，Koumaras C，Urowitz MB，et al. Do current arterial hypertension treatment guidelines apply to systemic lupus erythematosus patients? A critical appraisal. Semin Arthritis Rheum. 2014，43（4）：521-525.

［19］Panoulas VF，Douglas KM，Milionis HJ，et al. Prevalence and associations of hypertension and its control in patients with rheumatoid arthritis. Rheumatology，2007，46：1477-1482.

［20］Assous N，Touze E，Meune C，et al. Cardiovascular disease in rheumatoid arthritis: single-center hospital-based cohort study in France. Joint Bone Spine，2007，74：66-72.

［21］Gonzalez A，Maradit KH，Crowson CS，et al. Do cardiovascular risk factors confer the same risk for cardiovascular outcomes in rheumatoid arthritis patients as in nonrheumatoid arthritis patients?. Ann Rheum Dis，2008，67：64-69.

［22］Chung CP，Oeser A，Solus JF，et al. Prevalence of the metabolic syndrome is increased in rheumatoid arthritis and is associated with coronary atherosclerosis. Atherosclerosis，2008，196：756-763.

［23］Del Rincon I，Freeman GL，Haas RW，et al. Relative contribution of cardiovascular risk factors and rheumatoid arthritis clinical manifestations to atherosclerosis. Arthritis Rheum，2005，52：3413-3423.

［24］Arosio E，De Marchi S，Rigoni A，et al. Forearm haemod-ynamics，arterial stiffness and microcirculatory reactivity in rheumatoid arthritis. J Hypertens, 2007, 25: 1273-1278.

［25］Panoulas VF, Metsios GS, Pace AV, et al. Hypertension in rheumatoid arthritis. Rheumatology, 2008, 47: 1286-1298.

［26］Metsios GS, Stavropoulos-Kalinoglou A, Veldhuijzen van Zanten JJ, et al. Rheumatoid arthritis, cardiovascular disease and physical exercise: a systematic review. Rheumatology, 2008, 47: 239-248.

［27］Singh JA, Furst DE, Bharat A, et al. 2012 update of the 2008 American College of Rheumatology recommendations for the use of disease-modifying antirheumatic drugs and biologic agents in the treatment of rheumatoid arthritis. Arthritis Care Res (Hoboken), 2012, 64 (5): 625-639.

［28］White WB. Cardiovascular risk, hypertension, and NSAIDs. Curr Rheumatol Rep, 2007, 9: 36-43.

［29］Psaty BM, Weiss NS. NSAID trials and the choice of comparators-questions of public health importance. N Engl J Med, 2007, 356: 328-330.

［30］Morrison A, Ramey DR, van Adelsberg J, et al. Systematic review of trials of the effect of continued use of oral non-selective NSAIDs on blood pressure and hypertension. Curr Med Res Opin, 2007, 23: 2395-2404.

［31］Nurses' Health Study cohort. http: //www.channing.harvard. edu/nhs/history/index.shtml (18 April 2008, date last accessed).

［32］De Vogli R, Ferrie JE, Chandola T, et al. Unfairness and health: evidence from the Whitehall II Study. J Epidemiol Community Health, 2007, 61: 513-518.

［33］Zhang J, Ding EL, Song Y. Adverse effects of cyclooxygenase 2 inhibitors on renal and arrhythmia events: meta-analysis of randomized trials. J Am Med Assoc, 2006, 296: 1619-1632.

［34］Cannon CP, Curtis SP, FitzGerald GA, et al. Cardiovascular outcomes with etoricoxib and diclofenac in patients with osteoarthritis and rheumatoid arthritis in the multinational etoricoxib and diclofenac arthritis long-term (MEDAL) programme: a randomised comparison. Lancet, 2006, 368: 1771-1781.

［35］Ruschitzka F. Painful lessons: COX-2 inhibitors, NSAIDs, and hypertension. Curr Hypertens Rep, 2007, 9: 41-44.

［36］Caldwell B, Aldington S, Weatherall M, et al. Risk of cardiovascular events and celecoxib: a systematic review and meta-analysis. J R Soc Med, 2006, 99: 132-140.

［37］Kearney PM, Baigent C, Godwin J, et al. Do selective cyclo-oxygenase-2 inhibitors and traditional non-steroidal anti-inflammatory drugs increase the risk of atherothrombosis? Meta-analysis of randomised trials. Br Med J, 2006, 332: 1302-1308.

［38］Antman EM, Bennett JS, Daugherty A, et al. Use of nonsteroidal antiinflammatory drugs: an update for clinicians: a scientific statement from the American Heart Association. Circulation, 2007, 115: 1634-1642.

［39］BSR Guidelines for Monitoring Second Line Drugs. http: // www.rheumatology.org.uk/guidelines/guidelines_other/ dmardmonitoring/view (18 April 2008, date last accessed).

［40］Halperin RO, Sesso HD, Ma J, et al. Dyslipidemia and the risk of incident hypertension in men. Hypertension, 2006, 47: 45-50.

［41］Da Silva JA, Jacobs JW, Kirwan JR, et al. Safety of low dose glucocorticoid treatment in rheumatoid arthritis: published evidence and prospective trial data. Ann Rheum Dis, 2006, 65: 285-293.

［42］Hoes JN, Jacobs JW, Boers M, et al. EULAR evidence-based recommendations on the management of systemic glucocorticoid therapy in rheumatic diseases. Ann Rheum Dis, 2007, 66: 1560-1567.

［43］Panoulas VF, Douglas KM, Stavropoulos-Kalinoglou A, et al. Long-term exposure to medium-dose glucocorticoid therapy associates with hypertension in patients with rheumatoid arthritis. Rheumatology, 2008, 47: 72-75.

［44］Iversson LL, Salt PJ. Inhibition of catecholamine uptake 2 by steroids in the isolated rat heart. Br J Pharmacol, 2006, 40: 528-530.

［45］Mancia G, De Backer G, Dominiczak A, et al. 2007 ESH-ESC Practice Guidelines for the Management of Arterial Hypertension: ESH-ESC Task Force on the Management of Arterial Hypertension. J Hypertens, 2007, 25: 1751-1762.

［46］Arosio E, De Marchi S, Rigoni A, et al. Forearm haemod-ynamics, arterial stiffness and microcirculatory reactivity in rheumatoid arthritis. J Hypertens, 2007, 25: 1273-1278.

［47］Guidelines Committee. 2003 European Society of Hypertension European Society of Cardiology guidelines for the management of arterial hypertension. J Hypertens, 2003, 21: 1011-1053.

［48］中华医学会风湿病学分会. 抗磷脂综合征诊断和治疗指南. 中华风湿病学杂志, 2011, 15 (6): 407-410.

［49］Erkan D, Lockshin MD. New approaches for managing

antiphospholipid syndrome. Nat Clin Pract Rheumatol, 2009, 5（3）: 160-170.

[50] Gary S. Firestein, Ralph C. Budd, Sherine E. Gabriel, et al. Kelly's textbook of rheumatology. Ninth edition. Philadelphia: W. B. Saunders Company, 2011.

[51] Ogino H, Matsuda H, Minatoya K, et al. Overview of late outcome of medical and surgical treatment for Takayasu arteritis. Circulation, 2008, 118（25）: 2738-2747.

[52] Avouac J, Fransen J, Walker UA, et al. Preliminary criteria for the very early diagnosis of systemic sclerosis: results of a Delphi Consensus Study from EULAR Scleroderma Trials and Research Group. Ann Rheum Dis, 2011, 70（3）: 476-481.

（崔刘福　宋海澄）

第 31 章　高血压患者的初始评估

高血压患者的初始评估目的是通过对患者临床资料的评估，明确有无其他心血管疾病危险因素，明确是否存在靶器官损害及相关临床情况，确定危险分层，从而做出高血压病因的鉴别诊断和评估患者的心血管风险程度，以确定个体化治疗方案。对

高血压患者的初始评估应包括：①确定高血压的诊断；②寻找继发性高血压的原因；③评估心血管病风险、器官损害和伴随的临床情况。这需要测量血压、病史询问（包括家族史）、体格检查、实验室检查和进一步诊断性试验。

第一节　临床资料评估

（一）病史

病史询问包括诊断高血压的时间、既往和目前血压情况和降压药物的使用情况。尤其要注意有无继发性高血压的线索。妇女要询问妊娠相关高血压情况。所有患者均要详细询问心血管疾病史。

1. 家族史

早发心血管病家族史（男性＜ 55 岁，女性＜ 65 岁）是高血压危险因素之一。询问患者有无高血压、糖尿病、血脂异常、冠心病、卒中或肾病的家族史。大量临床资料显示高血压与遗传因素密切相关。影响血压的基因已发现有十余个，目前的研究提示高血压为多基因遗传，基因发生变异时会影响血压的变化[1-2]。沈志霞等采用聚合酶链反应-限制性片段长度多态性（PCR-RFLP）的方法检测 1224 例开滦煤矿汉族人血管紧张素原（AGT）基因 T704C 单核苷酸多态性，结合家族史分析了原发性高血压的家族遗传易感性及同 AGT 基因型之间的关系，结果表明研究人群中，有家族史的高血压患病率为 23.3%，明显高于无家族史患病率的 14.8%[3]。

2. 服药史

询问患者是否服用使血压升高的药物：①激素类药物，如泼尼松、地塞米松等，这些药物可引起水钠潴留，导致循环血量增加，发生高血压。②甲

状腺激素类药物则能兴奋神经系统，引起血压升高。③非甾体抗炎药（NSAID），如吲哚美辛（消炎痛）、吡罗昔康（炎痛喜康）、保泰松等，除了引起水钠潴留外，还可抑制前列腺素合成，使血管趋向收缩而致高血压。④避孕药，通过增进肾素-血管紧张素系统的活性及影响胰岛素敏感性、血流动力学和红细胞阳离子渗透性，可使血管收缩，并刺激肾上腺素释放而致高血压。⑤毒品，如可卡因、安非他明（又称冰毒）。可卡因的影响包括局部麻醉，血管收缩，中枢神经系统的刺激。可卡因阻止神经递质（多巴胺、去甲肾上腺素、5- 羟色胺、乙酰胆碱）在神经末端再摄取，从而增加了大量的神经递质，这些神经递质可以刺激交感神经兴奋引起血压升高[4]。⑥咖啡因，摄入 200 ～ 300mg 咖啡因使收缩压平均增加 8.1mmHg（95% CI 为 5.7 ～ 10.6mmHg）和舒张压平均增加 5.7mmHg（95% CI 为 4.1 ～ 7.4mmHg）[5]。⑦促红细胞生成素，广泛用于治疗终末期肾衰竭贫血及恶性病合并贫血。临床报道应用促红细胞生成素的患者中 20% ～ 30% 新发高血压或原有高血压加重，最早在治疗 2 周后即出现，迟者治疗 4 个月之后才发生，多数高血压不严重，但也有报道可发生高血压危象或脑病[6]。⑧其他，如甘珀酸钠（生胃酮）、滴鼻药、环孢素以及中药甘草等。

3. 饮酒史

早在 1915 年人们就认识到饮酒可引起血压升高，过量饮酒也是高血压发病的危险因素，人群高血压患病率随饮酒量增加而升高[7]。饮酒还会减低降压治疗的效果，过量饮酒可诱发急性脑出血或心肌梗死。日本一项 3900 人参与的前瞻性队列研究发现，与不饮酒者相比，每周乙醇摄入量在 300g（相当于 240ml 葡萄酒 13 杯、633ml 啤酒 13 瓶或 35ml 威士忌 26 杯）或更多者收缩压明显升高[8]。通过 24h 动态血压监测显示戒酒可使重度饮酒者收缩压下降 7.2（95% CI 4.5～9.9）mmHg，舒张压下降 6.6（95% CI 4.2～9.0）mmHg，心率下降 7.9（95% CI 5.1～10.7）次 / 分[9]。2013 年 ESC 指南建议乙醇消耗为男性每日不超过 20～30g，女性不超过 10～20g[10]。

4. 睡眠状况

询问睡眠质量、入睡时间、睡眠时间、睡眠效率、睡眠障碍、催眠药物，以及日间功能状态，观察是否存在失眠、多梦、易醒等情况。是否有睡眠期间打鼾、频繁发生呼吸暂停、白天嗜睡等症状。如每晚 7h 睡眠过程中呼吸暂停反复发作 30 次以上或者睡眠呼吸暂停低通气指数（AHI）≥ 5 次 / 小时并伴有嗜睡等临床症状，即存在阻塞性睡眠呼吸暂停低通气综合征（OSAHS）。呼吸暂停是指睡眠过程中口鼻呼吸气流完全停止 10s 以上；低通气是指睡眠过程中呼吸气流强度（幅度）较基础水平降低 50% 以上，并伴有血氧饱和度较基础水平下降 ≥ 4%。睡眠呼吸暂停低通气指数是指每小时睡眠时间内呼吸暂停加低通气的次数。OSAHS 是近年新发现的导致血压升高的一个重要原因。顽固性高血压患者是否需要系统监测夜间心血管和呼吸变化还无定论，但 ABPM 显示夜间血压异常或夜间血氧监测异常时应考虑。在中国成人中，OSAHS 的患病率在 2%～5%；约 50% 的 OSAHS 患者有高血压，反过来至少 30% 的高血压患者有 OSAHS，而在顽固性高血压患者中患病率更可高达 60% 以上。多导联睡眠监测是目前诊断 OSAHS 的标准方法，简单的鼻导管通气法及无创指尖血氧监测是提高筛查的有效方法。对于存在 AHI > 5 次 / 小时的高血压患者，发生 OSAHS 者占 76.5%，其中，中、重度者占 53.7%[11]。治疗 OSAHS 可预防高血压发生，萨拉戈萨睡眠队列研究对 1889 名无高血压并经多导联睡眠监测诊断为 OSAHS 的志愿者，经过长达 12.2 年随访，发现拒绝持续正压通气（continuos positive airway pressure，CPAP）治疗、不连续使用 CPAP 治疗及持续应用 CPAP 治疗三组发生高血压的危险

度（hazard ratio，HR）分别是 5.84、5.12 及 3.16，提示治疗 OSAHS 可以预防高血压发生[12]。

5. 饮食

人群中，钠盐（氯化钠）摄入量与血压水平和高血压患病率成正相关，而钾盐摄入量与血压水平成负相关。基于大规模人群的研究提示，饮食中盐的摄入与高血压成剂量反应关系。多项人群流行病学调查和临床试验已经证实，饮食中钠和钾的含量不仅与血压水平关系密切，而且与众多心血管危险因素密切相关，经典研究如 INTERSAIT 研究[13]。盐敏感者在血压正常人群中检出率为 15%～42%。而在原发性高血压人群中为 28%～74%。血压盐敏感性随年龄增长而升高。

膳食钠 / 钾比值与血压的相关性甚至更强。我国 14 组人群研究表明，膳食钠盐摄入量平均每天增加 2g，收缩压和舒张压分别增高 2.0mmHg 和 1.2mmHg。高钠、低钾膳食是我国大多数高血压患者发病最主要的危险因素。我国大部分地区，人均每天盐摄入量在 12～15g 以上。在盐与血压的国际协作研究（INTERMAP）中，反映膳食钠 / 钾量的 24h 尿钠 / 钾比值，我国人群在 6 以上，而西方人群仅为 2～3。过多的盐摄入会使血管紧张素转化酶抑制药（ACEI）类药物以及利尿药的效果减弱，因此，强烈建议高血压患者严格限制饮食中钠的摄入。与每日盐摄入量 < 6g 者比较，每日盐摄入量 ≥ 12g 者患高血压的风险增高 l4%，盐摄入量 ≥ 18g 者风险增高 27%。不仅如此，高钠摄入与靶器官损害有关。

Park 等在国际上首先阐明高血压人群 24h 尿钠与中心动脉压和中心动脉脉压扩增密切相关。该研究共入选 515 名未治疗的轻中度高血压患者，采用经桡动脉平面压力测定法来测定中心动脉压及相关参数，采用患者清晨空腹第 2 次尿钠 / 钾比值、身高、体重、年龄来估算 24h 尿钠钾含量。结果显示，尿钠和尿钠 / 钾比值与中心动脉脉压、增强压和增压指数成正相关，而与中心动脉压扩增成负相关。该研究进一步揭示了高血压人群中，盐负荷与中心动脉压密切相关[14]。

在限制食盐摄入的效果方面，美国 AHA2008 年高血压指南指出，限制食盐对非洲后裔以及老年人效果更好。同时，给出限制的食盐量为每 24h 总钠离子摄入小于 100mmol/L（6gNaCl）。并非常明确地指出，若仅用食盐（氯化钠）来计算，每天小于 5.855g；另外提出在计算钠离子来源时不能仅限于食盐（氯化钠），还要考虑到食物中的其他钠离子来源，例如碳酸氢钠（小苏打）。并提倡 DASH 饮

食（dietary approaches to stop hypertension diet）。DASH 饮食是一种低脂奶、高钾、高镁、高钙、低饱和脂肪酸的饮食。与普通饮食者比较，DASH 饮食平均可以降低血压 11.4/5.5mmHg[15]。2013 年 ESC 指南强调普通人群每日 6g 盐。

来自美国的一些研究表明含糖饮料摄入量与高血压直接相关，对于那些每日摄入盐分过多的人，其糖类摄入量与高血压之间的关联性就会更加明显[16-18]。但是韩国学者在分析 2003—2006 年间韩国全国营养健康数据后发现总糖的摄入与高血压的患病率无关，但摄入含糖饮料伴随着高血压的患病率增加。每日饮用过多含糖饮料的人，往往其饮食结构也不合理，会摄入过多的热量，但钾、镁和钙等矿物质的摄入却明显不足[19]。

6. 运动

大量流行病学研究表明运动水平与血压水平相关。Vissers 等的 Meta 分析结果表明超重者中度或高强度的有氧训练减少内脏脂肪组织的潜力最大。有氧运动计划可以有效减少女性 30cm^2 以上（CT 分析）和男性 40cm^2 以上的内脏脂肪组织[20]。Hagberg 等 Meta 分析后得出结论，运动训练使得大约 75% 的受试者血压下降，其中收缩压和舒张压分别平均下降 11mmHg 和 8mmHg。女性血压下降幅度高于男性，中年高血压患者的血压下降比青年人和老年人显著[21]。

应该询问患者是否坚持规律的体育锻炼，运动的种类，是否为有氧运动，运动的频率、运动强度和时间以指导个体化运动方式。

7. 工作生活环境

询问患者工作环境，是以脑力劳动为主还是以体力劳动为主，是否需久坐工作，是否需值夜班，是否属高危职业，如司机、警察、高空作业等，是否长期处于不良刺激中，如精神紧张、情绪激动、焦虑过度，是否长期受噪音影响等。噪声岗位有高血压家族史与噪声岗位无高血压家族史的工人高血压发病率的差异有统计学意义，具有高血压家族史者属于噪声对血压影响的易感人群，更易发生高血压[22]。工作环境不好加上体内生理调节不平衡，大脑皮质高级神经功能失调，容易发生高血压。住房不稳定包括住房拥挤和频繁搬家作为心理社会因素也会影响高血压的发生，特别是在白人女性群体中[23]。

（二）症状

1. 血压升高本身的症状

（1）无论是原发性高血压还是各种继发性高血压，都会使患者产生各种症状，常见症状有：①头痛，常位于头部的前额、枕部（后脑）及单侧或双侧颞部。疼痛多为持续性钝痛或搏动性胀痛，多发生于清晨睡醒或者劳累、睡眠差、心情不好时。②头晕，多数不是真正的天旋地转而是叙述脑子不清亮。颈项不适，如颈部疼痛、僵硬，枕头高低要求得非常高，可有颈部扳紧感，部分被误诊为颈椎病。③睡眠差，主要表现为睡眠程度浅、易醒、睡眠时间少或者明显增多、入睡困难等。④烦躁易怒，主要表现为鸡毛蒜皮的小事诱发患者烦躁易怒、常常迁怒于别人等。此外，还有头胀、耳鸣、胸闷、心悸、乏力，以及鼻出血、月经过多等，甚至活动能力下降、影响工作生活等。

（2）少数患者上述症状几乎全有，极少数患者尽管血压很高但却无任何不适，有些患者服降压药物后反而会出现一些不适，由于不理解或无症状而得不到及时治疗，直到出现靶器官损害或发生急性脑血管病、心力衰竭、急性心肌梗死等疾病。由于上述各种情况，为了尽早发现高血压患者，要求医务人员为患者诊治或体检时均测量一次血压，以便及时发现高血压。

2. 心血管病危险因素的症状

许多高血压患者合并多种心血管病危险因素，最常见的如高脂血症、糖尿病。

高血脂的症状多表现为头晕、神疲乏力、失眠健忘、肢体麻木、胸闷、心悸等，还会与高血压的临床症状相混淆。有的患者血脂高但无症状，常常是在体检血液检查时发现高脂血症。

糖尿病典型病例可出现多尿、多饮、多食、消瘦等表现，即"三多一少"症状，糖尿病早期可有眼睛容易疲劳，视力急剧下降。还有的糖尿病患者会出现顽固性手足麻痹、手足发抖、手指活动不灵活及阵痛感、剧烈的神经炎性足痛、下肢麻痹、腰痛、乏力、小腿抽筋、复视和双眼视物不一样清楚，还有自主神经障碍等症状。

3. 合并疾病的症状

合并疾病的症状，如合并青光眼时有眼胀、头痛、胸闷、恶心、呕吐等。伴前列腺肥大患者可有尿流变细、尿频或充盈性尿失禁等。当向患者问完高血压前四大类症状后，还要询问有无其他疾病或不舒服，通过问诊发现其他疾病后，选用降压药物要兼顾到其他疾病的治疗。

4. 继发性高血压各原发疾病的症状

继发性高血压包括很多原发疾病，具有这些疾病本身特有的症状。例如急性肾炎，青少年多见，急性起病，有链球菌感染史，发热、血尿、水肿。急性肾小球肾炎患者的症状有发热、水肿、尿少等。肾炎史或贫血史，提示肾实质性高血压。原发性醛固酮增多症患者有头痛、夜尿增多及低血钾的症状（四肢乏力甚至麻痹）等。阵发性头痛、心悸、多汗提示嗜铬细胞瘤。反复水肿、明显贫血、蛋白尿出现早而血压升高相对轻，眼底病变不明显提示慢性肾炎。女性有尿路刺激症状及尿路感染史要想到慢性肾盂肾炎。

5. 靶器官损害和心血管疾病的症状

高血压患者发生靶器官损害和心血管疾病，会表现相应的症状，如发生高血压左心衰竭时，就会发生呼吸困难（早期劳力性呼吸困难，逐渐发展到休息时也有呼吸困难，甚至夜间阵发性呼吸困难）、气短、胸闷、口唇发绀等。发生急性脑血管疾病时就会出现头晕、头痛、恶心、呕吐、四肢活动障碍等。

高血压患者病史及症状总结见表 31-1。

表 31-1 高血压患者病史及症状总结

1. 高血压的持续时间和既往血压水平	包括家测血压
2. 危险因素	a）高血压和心血管疾病的家族史和个人史 b）血脂异常的家族史和个人史 c）糖尿病的家族史和个人史（药物治疗、血糖水平、多尿） d）饮酒、吸烟 e）饮食习惯 f）近期体重改变；肥胖 g）体育锻炼数量 h）打鼾；睡眠呼吸暂停（也包括从他人处得到的信息） i）低出生体重
3. 器官损害和心血管疾病的病史和症状	a）脑和眼：头痛、眩晕、视力损伤、短暂性脑缺血发作、感觉和运动缺失、卒中、颈动脉再血管化 b）心脏：胸痛、气短、踝部水肿、心肌梗死、再血管化、晕厥、心悸、心律失常病史，特别是心房颤动 c）肾：口渴、多尿、夜尿、血尿 d）周围动脉：肢端发冷、间歇跛行、无痛行走距离、周围动脉再血管化 e）打鼾、慢性肺病或睡眠呼吸暂停史 f）认知功能障碍
4. 用药史	a）目前服用的降压药物及其他药物 b）既往服用的降压药物及其他药物 c）治疗依从性好或差的证据 d）药物有效性和不良反应
5. 继发性高血压	a）慢性肾病家族史（多囊肾） b）肾病、尿路感染、血尿史及滥用镇痛药史（肾实质疾病） c）特殊药物/物质摄入，如口服避孕药、甘草、缩血管滴鼻剂、可卡因、苯丙胺（安非他明）、糖皮质激素、盐皮质激素和环孢素 d）反复发作出汗、头痛、焦虑和心悸（嗜铬细胞瘤） e）发作肌无力和手足搐搦（醛固酮增多症） f）怕热、多汗、消瘦或畏寒、少气懒言等提示甲状腺疾病的症状

第二节　体格检查

1. 测量血压[24]

首次测量血压需测立卧位血压和四肢血压。诊室血压测量的具体方法和要求如下：测血压前，受试者应至少坐位安静休息 5min，30min 内禁止吸烟或饮咖啡，排空膀胱。至少测定 2 次，间隔 1～2min，如果 2 次测量数值相差很大，应增加测量次数；合并心律失常，尤其是心房颤动的患者，应重复测量以改善精确度。选择定期校准的汞柱血压计，或者经过验证的电子血压计，使用气囊长22～26cm、宽12cm的标准规格袖带。选择大小合适的气囊袖带，气囊至少应包裹80%上臂。大多数成年人的臂围在25～35cm，可使用标准规格袖带；肥胖者或臂围大者应使用大规格气囊袖带；儿童应使用小规格气囊袖带。测量坐位时的上臂血压，上臂应置于心脏水平。以柯氏第Ⅰ音和第Ⅴ音（消失音）确定收缩压和舒张压水平。至少间隔1～2min测量2次，若2次测量结果差别比较大（5mmHg以上），应再次测量。首诊时要测量双侧上臂血压，以后通常测量较高读数一侧的上臂血压。老年人、糖尿病患者及疑似有直立性低血压者，应测量站立位后血压。站立位血压应在卧位改为站立位后1min和5min时测量。在测量血压的同时，应测定脉率。

2. 体重

体重指数（BMI）=体重（kg）/身高^2（m^2）；测量腰围及臀围。血压和BMI密切相关，随着BMI的增加高血压的相对危险性明显增加。这种关系伴随超重和肥胖在全世界逐渐流行而日益显得重要起来。研究显示，体重每增加10%，SBP可升高6.5mmHg。Framingham的研究提示，肥胖与高血压有关，其中的可能机制包括睡眠呼吸暂停、交感神经系统的激活（心脏和肾交感活性增加）、肾素-血管紧张素系统（RAS）的异常、脂肪组织的直接效应等。因此，所有超重的高血压患者都应建议减轻体重。

3. 面容及体型

向心型肥胖、满月脸、多毛、皮肤细薄及紫纹提示库欣（Cushing）综合征，神经纤维瘤性皮肤斑提示嗜铬细胞瘤。

4. 甲状腺

突眼，触诊甲状腺有无增大，颈部有无血管杂音，双手有无震颤（甲状腺功能亢进）。

5. 心肺检查

注意检查有无肺部啰音，心尖搏动的位置、心脏大小、心率、心律、心音、杂音、附加音；有无周围水肿等。

6. 外周血管

颈部以及外周动脉（如双侧肱动脉、桡动脉、股动脉、腘动脉及足背动脉）的搏动情况；脉搏缺失、减弱或不对称、肢端发冷、缺血性皮肤病变。股动脉血压低于同时测定的上臂血压，提示存在主动脉缩窄、主动脉或下肢动脉疾病；双上臂血压差增大，提示主动脉缩窄或锁骨下动脉狭窄；胸主动脉、腹部动脉和股动脉杂音，提示主动脉缩窄、主动脉疾病、上肢动脉疾病。

7. 腹部检查

腹部有无腹主动脉搏动减弱和肿块，有无腹部血管杂音（肾血管性高血压），有无肾增大（多囊肾）或肿块（嗜铬细胞瘤）。

8. 神经系统

有无感觉、运动等神经系统损害。

9. 眼底

高血压眼底病变：Ⅰ级，视网膜动脉变细，反光增强；Ⅱ级，动脉狭窄，动静脉交叉压迫；Ⅲ级，眼底出血，棉絮状渗出；Ⅳ级，视盘水肿。

第三节　实验室检查

一、基本项目[3]

1. 血常规

全血细胞计数、血红蛋白和血细胞比容；血红蛋白测定及红细胞计数明显增加，提示真性红细胞增多症。

2. 尿液分析

尿蛋白、糖和尿沉渣镜检；尿蛋白阳性，提示肾实质性疾病。

3. 血生化

钾、空腹血糖、血清总胆固醇、三酰甘油、高密度脂蛋白胆固醇、低密度脂蛋白胆固醇和尿酸、肌酐。注意合并高脂血症，糖尿病等并发症，低钾需注意原发性醛固酮增多症，肾功能损害注意肾实质性疾病或肾动脉狭窄。

4. 心电图

左心室肥大的标准：电轴左偏 $R_I + S_{III} \geq 2.5mV$；$R_{aVL} \geq 1.2mV$；$R_{aVF} \geq 2.0mV$；$R_{V_5} + S_{V_1} \geq 3.5～4.0mV$，$R_{V_5} \geq 2.5mV$；QRS波时间延长。

二、推荐项目

推荐进行：24h动态血压监测（ABPM）、超声心动图、颈动脉超声、餐后血糖（当空腹血糖 $\geq 6.1mmol$ 时测定）、尿白蛋白定量（糖尿病患者必查项目）、尿蛋白定量（用于尿常规检查蛋白阳性者）、眼底检查、胸片、脉搏波传导速度（PWV），以及踝臂血压指数（ABI）等。

三、选择项目

对怀疑继发性高血压患者，根据需要可以分别选择以下检查项目：血浆肾素活性、血和尿醛固酮、血和尿皮质醇、血游离甲氧基肾上腺素（MN）及甲氧基去甲肾上腺素（NMN）、血和尿儿茶酚胺，动脉造影、肾和肾上腺超声、CT 或 MRI、睡眠呼吸监测等。对有合并症的高血压患者，进行相应的脑功能、心功能和肾功能检查（见表31-2）。

表31-2　鉴别诊断继发性高血压的检查

病因	症状	体征	实验室检查	一线检查	二线检查
肾实质疾病（慢性肾小球肾炎、慢性肾盂肾炎、糖尿病肾病、多囊肾）	肾病史或慢性肾病家族史、尿路感染、血尿史、滥用镇痛药史、肾功能不全的表现	肾区叩痛、腹部包块	尿常规见尿蛋白尿红白细胞肾功能不全肾小球滤过率降低	肾超声，双肾呈多发性囊肿，可合并多囊肝、胰腺囊肿	肾活检
肾血管性高血压	1. 肾动脉粥样硬化性：50岁以上患者，男性多见，血脂高，合并冠状动脉及颈动脉狭窄，高血压突然发生或恶化难控制，突发肺水肿肌无力；早发高血压家族史；40岁以前脑血管事件	腹部或双肾区听诊杂音	肾功能迅速恶化（自发或应用 RAS 抑制药），低钾血症（自发或用利尿药后）	肾动脉彩色超声检查，双肾长径差 > 1.5cm。肾上腺 CT；灵敏度更高的 CT 血管造影（CTA）检查。醛固酮/肾素比值（纠正低钾、停用影响 RAAS 的药物）	磁共振血管显像、螺旋 CT 血管造影，动脉内数字剪影血管造影，确证试验（口服钠、盐水输注、氟氢可的松抑制试验或卡托普利试验），肾上腺静脉取血
	2. 纤维肌性结构不良（FMD）：40岁以内年轻女性	肾动脉一般不发生阻塞，25%患者上腹部可闻及血管杂音		CT：病变累及肾动脉中段及分支，约30%呈串珠样改变	
	3. 大动脉炎：年轻女性，40岁以内发病，间歇跛行	臂动脉搏动减弱，双上肢收缩压差大于20mmHg（2.67kPa），上腹部可闻及血管杂音，锁骨下动脉与主动脉连接区有血管杂音	若在活动期，免疫类血清生化检查可为阳性	动脉造影异常	
原发性醛固酮增多症（PA，包括肾上腺增生和肾上腺腺瘤）	发作肌无力和手足搐搦	心律失常（严重低血钾）	平卧2h的基础值及站立2h的激发值，测定PRA。血浆醛固酮与肾素活性比值（ARR）在PA的患者中，PRA受抑制，ALD升高，故ARR比值升高	肾上腺薄层计算机断层成像（CT）	氟氢可的松抑制试验
嗜铬细胞瘤	阵发性血压升高或持续性高血压伴阵发性升高，有头痛、心悸、多汗、怕热及直立性低血压等，对一般降压药反应差，对 α 受体阻滞药效果好	神经纤维瘤病的皮肤斑	血尿中的儿茶酚胺含量，包括肾上腺素、去甲肾上腺素和多巴胺及其代谢产物	肾上腺 CT、MRI 可以发现肾上腺或腹主动脉旁交感神经节的肿瘤，若疑为异位者可行 [131]I-间碘苄胺（MIBG）闪烁扫描、生长抑素受体和 PET 显像	相关的基因监测包括 *RET* 基因、*VHL* 基因、*NF1* 基因、*SDHD* 基因和 *SDHB* 基因等

病因	症状	体征	实验室检查	一线检查	二线检查
Cushing 综合征	体重快速增长，多尿，烦渴，精神障碍	典型体貌（满月脸、水牛背、皮肤紫纹、中心性肥胖）	血糖升高	24h 尿皮质醇	地塞米松抑制试验
甲状腺功能亢进症	怕热、多汗、激动、纳亢伴消瘦	静息时心动过速、特殊眼征、甲状腺肿大等。如在甲状腺上发现血管杂音、震颤	血总 T3、总 T4 反 T3 的测定 游离 T4 和游离 T3 甲状腺摄 ^{131}I 率 T3 抑制试验 促甲状腺激素释放激素 兴奋试验 抗甲状腺球蛋白抗体和 抗甲状腺微粒体抗体		
神经源性卧位高血压并直立性低血压（OH）（糖尿病并发症）	站立后收缩压较平卧位时下降 20mmHg 或舒张压下降 10mmHg，即为直立性低血压。OH 合并卧位高血压指有直立性低血压，且卧位时 SBP ≥140mmHg 和（或）DBP > 90mmHg。2003 年 JNC7 指出收缩压下降大于 10mmHg，伴有眩晕或虚弱即可诊断				
真性红细胞增多症	多血症	①皮肤、黏膜呈绛红色，尤以两颊、口唇、眼结膜、手掌等处为著 ②脾大 ③高血压，或病程中有过血栓形成	血红蛋白测定及红细胞计数明显增加。血红蛋白男性>180g/L、女性>170g/L；红细胞计数男性 > 6.5×10^{12}L、女性 > 6.0×10^{12}L；红细胞压积增高男性 ≥ 0.54、女性 ≥ 0.5。骨髓象示增生明显活跃，粒、红与巨核细胞系均增生，尤以红细胞系为显；能除外继发性红细胞增多症		

PRA：血浆肾素活性；ALD：醛固酮

第四节 确定危险分层及相应处理

目前，各国的高血压治疗指南均是根据血压水平、危险因素、靶器官损害及相关的临床疾病来确定患者的危险度。危险度不同，其发生心脑血管事件的程度及比例也不同。因此，合理进行危险分层极为重要。

对于无任何危险因素、靶器官损害及相关疾病的单纯高血压患者，以血压的高度作为危险分层的评估指标。此时，危险度是根据血压的变化及控制情况进行相应划分的。2013ESC 欧洲高血压指南指出对无症状，无心血管疾病、慢性肾病、糖尿病的高血压患者，使用 SCORE 模型评分是最低要求

（推荐级别Ⅰ，证据水平 B）。对于已治疗的高血压患者，需根据其他危险因素及靶器官损害及相关疾病的状态进行危险度的分层。因为糖尿病及靶器官损害或冠心病一旦确定，就已明确分级定位为高危或极高危，即便血压已控制在正常水平其分级仍归类在高危或极高危。有证据显示，靶器官损害预测心血管死亡独立于 SCORE 评分，因此应寻找靶器官损害，特别是在中危患者，推荐根据最初总心血管风险决定治疗策略（推荐级别Ⅱa，证据水平 B）（见表31-3 和表 31-4）。可参照表 31-5 进行高血压患者危险因素的调查。

表 31-3　总心血管危险分层

其他危险因素、靶器官损害和疾病	血压（mmHg）			
	正常高值（SBP130～139 或 DBP85～89）	1 级高血压（SBP140～159 或 DBP90～99）	2 级高血压（SBP160～179 或 DBP100～109）	3 级高血压（SBP≥180 或 DBP≥110）
无		低危	中危	高危
1～2 个其他危险因素	低危	中危	中-高危	高危
≥3 个其他危险因素	低-中危	中-高危	高危	
靶器官损害、慢性肾病3级或糖尿病	中-高危	高危	高危	高危-很高危
症状性心血管疾病、慢性肾病 4 级或糖尿病伴器官损害或其他危险因素			很高危	

SBP：收缩压；DBP：舒张压

注：隐蔽性高血压与高血压患者有同样的心血管风险，白大衣高血压，特别是不合并糖尿病、靶器官损害、心血管疾病或慢性肾病的患者比
　　同样诊室血压水平的持续高血压患者风险低

表 31-4　血压值以外用于危险分层的其他因素

其他因素

危险因素	性别：男性 年龄：男性≥ 55 岁，女性≥ 65 岁 吸烟 血脂异常：TC > 4.9mmol/L（190mg/dl），和（或）LDL-C > 3.0mmol/L（115 mg/dl），和（或） 　　HDL-C 男性< 1.0mmol/L（40mg/dl）、女性< 1.2mmol/L（46mg/dl），和（或）TG > 1.7mmol/L 　　（150 mg/dl） 糖耐量试验异常 肥胖（BMI ≥ 30kg/m²）；腹型肥胖（腰围男性≥ 102cm，女性≥ 88cm）（高加索人） 早发心血管病家族史（男性< 55 岁，女性< 65 岁）
无症状器官损害	脉压（老年人）≥ 60mmHg 心电图或超声心动图左心室肥大 颈动脉壁增厚（IMT > 0.9mm）或斑块 颈-股动脉脉搏波速度> 10m/s 踝臂指数< 0.9 进展性视网膜病变：出血或渗出、视盘水肿 慢性肾病：eGFR30 ～ 60ml/（min·1.73m²），微量白蛋白尿（30 ～ 300mg/24h）或白蛋白肌 　　酐比 30 ～ 300mg/g（3.4 ～ 34mg/mmol）（最好是晨尿）
糖尿病	两次重复测定 GLU ≥ 7.0mmol/L（126mg/dl）和（或）HbA1c > 7%（53mmol/mol）和（或） 　　餐后血糖> 11.0mmol/L（198mg/dl）
心脑血管疾病或肾病	脑血管疾病：缺血性卒中、脑出血、短暂性脑缺血发作 冠心病：心肌梗死、心绞痛、心脏再血管化（PCI 或 CABG） 心力衰竭：包括射血分数保留的心力衰竭 症状性下肢动脉疾病 慢性肾病：eGFR < 30ml/（min·1.73m²），蛋白尿（> 300mg/24h）

GLU：空腹血糖；BMI：体重指数；HbA1c：糖化血红蛋白；HDL-C：高密度脂蛋白胆固醇；LDL-C：低密度脂蛋白胆固醇；TC：总胆固醇；
　　TG：总三酰甘油；IMT：颈动脉内膜中层厚度；PCI：经皮冠状动脉介入治疗；CABG：冠状动脉旁路移植术

表 31-5　高血压初始危险因素评估表

编号 _____　调查日期 _____

一、基本情况			
性别：男□女□	年龄：____岁		文化程度：文盲□小学□初中□高中 / 中专□大专及以上□
身高：　　　cm			
体重：　　　kg	目前血压：___ /____mmHg	直系亲属中是否有高血压患者	有□没有□不知道□

二、高血压知识	
1. 您知道高血压的诊断标准是多少吗?	140/90mmHg □　160/95mmHg □　145/95mmHg □不知道□
2. 您知道高血压是导致脑卒中、冠心病的最重要危险因素吗?	知道□不知道□
3. 您认为缺乏体育锻炼者易患高血压吗?	容易□不容易□
4. 你知道高血压有哪些并发症吗（　　）（可多选）	A. 不清楚　B. 脑血管疾病　C. 心血管疾病　D. 肾疾病 E. 其他
5. 你知道高血压有哪些危险因素吗（　　）	A. 高血压家族史　B. 饮食偏咸　C. 肥胖　D. 吸烟饮酒 E. 情绪　F. 其他

三、行为	
1. 您在日常饮食中喜欢咸食吗?	喜欢□不喜欢□无所谓□
2. 您生活规律，保证充足睡眠（7～8 小时），劳逸结合吗?	是□否□有时不是□
3. 您喜欢吃动物肝、脑、心、肾、黄油、骨髓、鱼子、乳脂 等食品吗?	喜欢□不喜欢□无所谓□
4. 您运动吗?	经常□有时□很少□从不□
5. 你多久锻炼一次	:
6. 你锻炼的方式是	:
7. 你每次锻炼的时间是多久	:
8. 你坚持锻炼有多久了	:
9. 您是否吸烟?	是□否□
10. 您饮酒吗?	每天□经常□偶尔□从不□
11. 你的睡眠状况如何（　　）（可多选）	A. 正常　B. 入睡困难　C. 多梦　D. 早醒　E. 失眠　F. 睡眠 呼吸暂停　G 其他

四、高血压疾病史	
1. 你第一次被确诊为高血压的年龄是?	岁
2. 你患高血压疾病有多久了?	年，　　月，　　天
3. 你第一次被确诊为高血压的血压值是?	mmHg
4. 曾经测得的最高血压值是?	mmHg
5. 你会测血压吗?	A. 不会　B. 会
6. 你家里有血压计吗	A. 没有　B. 有
7. 你是否自测血压	A. 否　B. 是
8. 你入院前是否使用过降压药物	A. 否　B. 是
9. 你开始使用降压药物的时间是	A. 初次确诊　B. 入院后　C. 其他
10. 你使用降压药物多久了?	年
11. 你使用的降压药物是	药物名称：

（续表）

12.你服用降压药物的频率	A.一天三次　B.一天两次　C.一天一次　D.隔天一次　E.其他
13.你是否漏服降压药物	A.否　B.是
14.你漏服降压药物后采取什么补救措施	A.不予处理　B.立即补服　C.下次服药时加量服用
15.你入院前有些什么高血压症状（　）（可多选）	A.无症状　B.头痛头晕　C.恶心呕吐　D.眼花耳鸣　E.其他
16.早发心血管病家族史（一级亲属发病，男性＜55岁；女性＜65岁）	A.否　B.是
五、靶器官损害的临床情况	
1.左心室肥大（心电图、超声心动图或X线）	是□否□不知道□
2.蛋白尿和（或）血肌酐水平轻度升高（106～177μmol/L或1.2～2.0mg/dl）	是□否□不知道□
3.超声或X线证实有动脉粥样硬化斑块（颈、髂、股或主动脉）	是□否□不知道□
4.视网膜普遍或灶性动脉狭窄	是□否□不知道□
六、并发症	
1.血管疾病：缺血性脑卒中，脑出血，短暂性脑缺血发作（TIA）	是□否□不知道□
2.心脏疾病：心肌梗死，心绞痛，冠状动脉血供重建，充血性心力衰竭	是□否□不知道□
3.肾疾病，糖尿病肾病，肾衰竭（血肌酐水平＞177/μmol/L或2.0mg/d）	是□否□不知道□
4.血管疾病：主动脉夹层，外周血管疾病	是□否□不知道□
5.重度高血压性视网膜病变：出血或渗出，视盘水肿	是□否□不知道□

第五节　制订个体化治疗方案

首先，改变生活方式对于预防高血压有重要作用，一些重要的生活方式改变可有效降低血压，例如超重或肥胖个体减重，进食富含钾和钙的食物，有氧代谢运动和少量饮酒（切忌大量饮酒，大量饮酒使血压增高）。改变生活方式本身即有一定程度降压效果；改变生活方式可增强抗高血压药物的治疗作用，可能减少用药剂量，减少药物副作用；已有临床试验证据表明，改变生活方式可降低心脑血管疾病的危险。联合采用2种或多种改变生活方式措施，效果更好。在运动种类方面建议选择一些动作节奏缓慢、速度或幅度变化不大、大肌群参与的动力性有氧运动，如步行、健身跑、骑功率车、打太极拳、做医疗体操等。高血压患者在进行运动锻炼时应注意以下几点：①运动疗法只适于轻、中度高血压及临界高血压患者，重度高血压患者在血压没得到有效控制时不宜做运动锻炼，以

免发生严重并发症；②具体运动方式可根据个人条件选择，运动强度、时间和频度也应因人而异，量力而行，以运动后不感到明显疲劳为度；③运动锻炼一定要循序渐进，运动量应逐渐加大，而不要一开始即达预定量，也不能无限或突然加大运动量；④运动锻炼贵在坚持，一定要持之以恒，长期锻炼。

对于有慢性阻塞性肺疾病的患者，最好选用钙通道阻滞药、血管紧张素转化酶抑制药，而应避免非选择性的β受体阻滞药。对前列腺肥大患者，宜选用α1受体阻滞药而避免中强效利尿药的应用，以免加重排尿困难。如果合并青光眼则适合选用利尿降压药，在用利尿药和眼部局部用药的情况下根据血压可适当加用小剂量钙通道阻滞药，而避免使用血管扩张药。

减轻体重和改善生活方式对阻塞性睡眠呼吸暂

停低通气综合征的治疗非常重要，而中、重度患者可行持续正压气道通气（continuous positive airway pressure，CPAP）治疗，有助于睡眠期间改善通气和白天嗜睡症状，提高睡眠质量，降低血压。对有鼻、咽、腭、颌等解剖结构明显异常的患者可考虑相应的外科手术治疗。

肾实质性高血压的治疗应在治疗原发疾病的基础上积极进行药物和非药物（限盐等）降压治疗；有蛋白尿的肾实质性高血压患者，降压治疗首选血管紧张素转化酶抑制药（ACEI）或血管紧张素受体拮抗药（ARB）等肾素-血管紧张素系统抑制药物。这些药物不仅可以降压，还可以保护肾功能，延缓进展为终末期肾病。中、重度肾功能不全患者也可以从这些药物治疗中获益；重度肾功能不全患者，透析治疗可显著影响血压。

肾血管性高血压的治疗原则是改善狭窄，控制血压，改善或保护肾功能。目前常用经皮肾动脉球囊扩张术或支架置入术对狭窄≥70%的患者进行治疗，但其降压及改善肾功能的作用主要取决于肾动脉狭窄所导致的肾损伤程度，而不完全取决于狭窄程度。对肾动脉狭窄＜70%的患者进行早期选择性介入治疗可能是未来重要的研究方向。

从以上可以看出，全面了解高血压患者，特别是老年患者所患疾病的情况，不仅对高血压治疗有益，而且将会影响到其他疾病的预后。

总结与要点

1. 临床资料评估，全面详细了解患者病史及危险因素

2. 通过病史，症状，体格检查及实验室检查明确是否存在继发性高血压，明确是否存在靶器官损害及相关临床情况

3. 确定危险分层及相应处理

4. 确定个体化治疗方案

参考文献

[1] Ehret GB, Munroe PB, Rice KM, et al. Genetic variants in novel pathways influence blood pressure and cardiovascular disease risk. Nature, 2011, 478（7367）: 103-109.

[2] Levy D, Ehret GB, Rice K, et al. Genome-wide association study of blood pressure and hypertension. Nature genetics, 2009, 41（6）: 677-687.

[3] 沈志霞，李宏芬，任燕，等. 开滦煤矿汉族人群原发性高血压遗传学调查. 第四军医大学学报, 2007, 28（4）: 364-366.

[4] Esse K, Fossati-Bellani M, Traylor A, et al. Epidemic of illicit drug use, mechanisms of action/addiction and stroke as a health hazard. Brain and behavior, 2011, 1（1）: 44-54.

[5] Mesas AE, Leon-Muñoz LM, Rodriguez-Artalejo F, et al. The effect of coffee on blood pressure and cardiovascular disease in hypertensive individuals: a systematic review and meta-analysis. The American journal of clinical nutrition, 2011, 94（4）: 1113-1126.

[6] 曹英杰. 药源性高血压. 国际泌尿系统杂志, 2013, 33（1）: 144-146.

[7] Chen L, Davey Smith G, Harbord RM, et al. Alcohol intake and blood pressure: a systematic review implementing a Mendelian randomization approach. PLoS Med, 2008, 5（3）: e52.

[8] Yoshita K, Miura K, Morikawa Y, et al. Relationship of alcohol consumption to 7-year blood pressure change in Japanese men. Journal of hypertension, 2005, 23（8）: 1485-1490.

[9] Aguilera MT, de la Sierra A, Coca A, et al. Effect of alcohol abstinence on blood pressure: assessment by 24-hour ambulatory blood pressure monitoring. Hypertension, 1999, 33（2）: 653-657.

[10] Mancia G, Fagard R, Narkiewicz K, et al. 2013 ESH/ESC Guidelines for the management of arterial hypertension: The Task Force for the management of arterial hypertension of the European Society of Hypertension（ESH）and of the European Society of Cardiology（ESC）. J Hypertens, 2013, 31（7）: 1281-1357.

[11] Sánchez-de-la-Torre M, Mediano O, Barceló A, et al. The influence of obesity and obstructive sleep apnea on metabolic hormones. Sleep and Breathing, 2012, 16（3）: 649-656.

[12] Marin JM, Agusti A, Villar I, et al. Association between treated and untreated obstructive sleep apnea and risk of hypertension. JAMA, 2012, 307（20）: 2169-2176.

[13] Pietinen P, Uusitalo U, Nissinen A. Intersalt: an international study of electrolyte excretion and blood pressure. Results for 24 hour urinary sodium and potassium excretion. Bmj, 1988, 297（6644）: 319-328.

[14] Park S, Park J B, Lakatta E G. Association of central hemodynamics with estimated 24-h urinary sodium in

patients with hypertension. Journal of hypertension, 2011, 29（8）：1502-1507.

［15］Appel LJ, Moore TJ, Obarzanek E, et al. A clinical trial of the effects of dietary patterns on blood pressure. New England Journal of Medicine, 1997, 336（16）：1117-1124.

［16］Jalal DI, Smits G, Johnson RJ, et al. Increased fructose associates with elevated blood pressure. J Am Soc Nephrol, 2010, 21：1543-1549.

［17］Chen L, Caballero B, Mitchell DC, et al, Reducing consumption of sugar-sweetened beverages is associated with reduced blood pressure：a prospective study among United States adults. Circulation, 2010, 121：2398-2406.

［18］Brown IJ, Stamler J, Van Horn L, et al. Sugar-sweetened beverage, sugar intake of individuals, and their blood pressure：international study of macro/micronutrients and blood pressure. Hypertension, 2011, 57：695-701.

［19］Kim YH, Abris GP, Sung MK, et al. Consumption of sugar-sweetened beverages and blood pressure in the United States：the national health and nutrition examination survey 2003—2006. Clin Nutr Res, 2012, 1（1）：85-93.

［20］Vissers D, Hens W, Taeymans J, et al. The Effect of Exercise on Visceral Adipose Tissue in Overweight Adults：A Systematic Review and Meta-Analysis. PloS one, 2013, 8（2）：e56415.

［21］Hagberg JM, Park JJ, Brown MD. The role of exercise training in the treatment of hypertension. Sports Medicine, 2000, 30（3）：193-206.

［22］孙萍，李占清. 噪声对有高血压家族史工人的血压影响. 中国医药导报, 2011, 8（001）：38-39.

［23］Vijayaraghavan M, Kushel MB, Vittinghoff E, et al. Housing Instability and Incident Hypertension in the CARDIA Cohort. Journal of Urban Health, 2013, 90（3）：1-15.

［24］中国血压测量工作组. 中国血压测量指南. 中华高血压杂志, 2011, 19（12）：1-15.

（彭育红　张　莉）

第 32 章　高血压患者动脉僵硬度的检查方法

近年来，随着对血管病变认识的深入，人们逐渐意识到血管壁病变所致的管腔狭窄才是心肌梗死、卒中及各种心血管并发症的基础。2003 年来自世界各地的 2 万多名学者参加了在维也纳召开的欧洲心脏病学年会，会上 4 位来自澳大利亚和欧洲的专家在针对动脉僵硬度的专题研讨会做学术报告，进一步阐明了动脉僵硬度是一种新的有预后价值的诊断早期血管病变的指标。动脉僵硬度的改变早于病理结构的改变，对心脑血管病高危人群进行检测，早期发现动脉僵硬度的改变，并进行重点监控和干预，可有效地预防和延缓心脑血管疾病的发生和发展。

高血压早期就可以发现动脉（包括大动脉和小动脉）结构和功能改变。通过监测高血压动脉弹性功能的改变可了解高血压疾病进展。对动脉弹性降低和僵硬度增加这一亚临床血管病变的深入认识和早期检测动脉弹性状况，有助于临床尽早采取积极有效的治疗、选择更为合理有效的药物并评价其治疗效果，从而有效地控制心血管病的发病率和死亡率。

2004 年 6 月我国卫生部（现国家卫生和计划生育委员会）批准将血管病变早期检测技术向全国推广，其主要内容是利用无创简便的方法发现亚临床血管病变，提示患者采取及时有效的干预措施，预防严重血管事件的发生。2006 年 6 月，在北京召开的第三届中国血管病变和动脉功能学术会议上，公布了国际上第一个关于血管病变早期检测技术的应用指南。指南介绍了目前可方便使用和推广，并有助于从形态和功能上综合评价血管病变的技术。指南建议血管病变早期检测应该从青少年开始，同时重点监测心血管疾病高危人群。高血压患者动脉僵硬度的评价已成为当今高血压防治的热点，本章就目前临床常用的几种动脉僵硬度检测方法做简要介绍。

第一节　脉搏波传导速度与动脉僵硬度

心脏每次向大动脉射血约 70ml，心脏的搏动沿动脉血管及血液向外周传播形成脉搏波，脉搏波在动脉壁的传导速度即为脉搏波传导速度（pulse wave velocity，PWV）。

早在 19 世纪 70 年代，研究人员已开始认识动脉脉搏波可以作为反映动脉壁弹性的信号，其后逐渐引起学术界的重视。《2003 欧洲高血压指南》指出，脉搏波传导速度（PWV）能综合反映各种危险因素对血管的损伤，是心血管事件的独立预测因子。《2007 ESH/ESC 高血压诊疗指南》再次强调 PWV 检查是评估动脉僵硬度的金标准，可用来评估亚临床器官损害[1]。PWV 也被美国心脏协会（AHA）确定为检测动脉硬化的金标准，是独立于高血压、高血脂和高血糖等的又一重要危险因素。脉搏波传导速度测定是目前比较成熟、经典的衡量动脉弹性的方法。

一、PWV 的测定方法及原理

PWV 与动脉弹性的关系，可以通 Moens and Korteweg 方程得出[6]：

$$PWV = \sqrt{\frac{E \cdot h}{2p \cdot R}}$$

式中：E 为 Yong 氏弹性系数，h 为血管壁厚度，p 为血液黏度，R 为平均血管半径。可见 PWV 取决于动脉壁弹性、血管腔径与管壁厚度以及血液黏度。由于管腔径与壁厚度、血黏度变化相对较小，因此 PWV 的大小可反映动脉壁弹性。动脉弹性又取决于动脉壁的僵硬度和动脉腔径的大小，故 PWV 可评估动脉僵硬度。

脉搏波测量系统主要有三种，分别通过光电传感器、压力传感器、超声波传感器测量记录脉搏波信号，使我们在视觉上可以看到脉搏波波形的产生。正是由于波形采集的原理不同，PWV 的算法也不尽相同。如法国康普勒（Complior）是利用波形斜率测量PWV，而日本科林公司生产的VP-1000（BP-203RPE Ⅲ）则是利用波形最低点与心音结合来测量PWV。上臂波形的波峰和踝部波形的波峰之间的时间间隔被定义为上臂到踝部的时间间隔（Δt），VP-1000可根据患者的身高自动计算出肱-踝动脉（baPWV）测量点之间的距离：从心脏到上臂的距离（Lb）＝0.2195×身高（cm）－2.0734；从心脏到脚踝的距离（La）＝0.8129×身高（cm）＋12.328；baPWV＝（La－Lb）/Δt。但测定的基本原理是相同的，均是通过测量动脉节段的体表距离（ΔL）和脉搏波传导时间（ΔT）求得，即PWV（m/s）＝ΔL/ΔT，可谓殊途同归（见图32-1）。

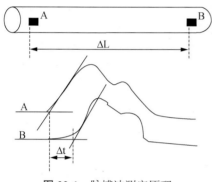

图32-1　脉搏波测定原理
A、B代表两个动脉搏动点

计算PWV需要选择两个在体表能够明显触摸到的动脉搏动点，可以选择心脏、颈动脉、肱动脉、桡动脉、股动脉、踝动脉，故而可测颈-股动脉PWV（carotid-femoral PWV，cfPWV）、肱-踝动脉PWV（brachial-ankle PWV，baPWV）、心脏-颈动脉PWV（heart-carotid PWV，hcPWV）、心脏-肱动脉PWV（heart-brachial PWV，hbPWV）、心脏-股动脉PWV（heart-femoral PWV，hfPWV）、股-踝动脉PWV（femoral-ankle PWV，faPWV）等。此外，还有基于光电容积的指端PWV。目前采用较多的为cfPWV和baPWV。

cfPWV的测定以心音作为颈动脉搏波和股脉搏波同步检测信号，测量右颈动脉和腹股沟动脉间的脉搏波传导速度。连续记录16个PWV测量值，舍弃3个最大值和3个最小值，取10个测量值的平均值，计算cfPWV。baPWV检测上下肢血压的同时对上肢脉搏波和下肢脉搏波进行数据采集，测得上臂-踝之间的脉搏波传播速度。要求检查室室温保持在22～25℃。测量前嘱受试者不吸烟，休息5min以上，嘱其穿薄衣。检测开始时受试者保持安静，去枕平卧，双手手心向上置于身体两侧；将四肢血压袖带缚于上臂及下肢踝部，上臂袖带气囊标志处对准肱动脉，袖带下缘距肘窝横纹2～3cm，下肢袖带气囊标志位于下肢内侧，袖带下缘距内踝1～2cm，心音采集装置放于受试者心前区，左右腕部夹好心电采集装置，自动对每位受试者重复测量2次。在同一个体中，cfPWV是反映主动脉僵硬度的金标准，baPWV主要反映大、中动脉系统的弹性状态，所以一般baPWV值高于cfPWV。

目前国内尚缺乏针对不同年龄组健康人所制订的统一标准，《心血管疾病防治指南和共识2008》中健康成人一般的标准是cfPWV＜900mm/s，baPWV＜1400mm/s。适用人群主要为：①年龄≥60岁的老年人；②高血压、高胆固醇血症、糖尿病、吸烟，或有2项以上其他致动脉粥样硬化的危险因素者（早发冠心病家族史、肥胖、持续精神紧张、缺乏运动者）；③已确诊的冠心病、卒中与缺血性肾病者。

二、PWV与动脉僵硬度的研究进展

已知动脉僵硬度的影响因素有不可改变的因素，如增龄、性别、管腔直径等，以及可改变的因素，如高血压、高脂血症、代谢综合征等。

1. 年龄、性别对PWV的影响

动脉僵硬度增加是随着年龄增长而不可避免的生理过程。随着年龄的增加，血管内皮功能受损，血管壁中层发生重构，弹性纤维退化，胶原纤维增加，血管硬度也随之增加。随着年龄的增加，弹性动脉可发生两种物理变化即扩张和僵硬，这种改变在主动脉近端及其主要分支（头臂干、颈动脉和锁骨下动脉）最明显。成分疲劳是指物理材料经反复弯曲或伸长后发生断裂，疲劳原理适用于机体的非活性成分尤其是弹力蛋白。在年轻人，心脏每搏跳动可引起近端弹性动脉和主动脉扩张约10%，虽然弹力蛋白是机体内最为惰性的成分，半衰期数十年，但按照10%的扩张度及心率60次/分计算，人体30岁以后主动脉即开始出现弹力纤维断裂现象。动脉弹性减退最先影响动脉的扩张性，在高血压等动脉硬化相关因素的作用下，可引起动脉中层扩展、加速动脉弹力纤维断裂的速度，导致弹力纤维断裂与周围肌纤维基质分离加速，非承受负荷成分的胶原纤维沉积，局灶中层坏死、动脉变硬。多项研究显示年龄是影响PWV的主要因素[4-5]，女性比男性发生动脉硬化的风险低。同时，这些研究似乎说明女性人群的PWV值低于男性，可为以后参考值制订提供一定的线索。

2. 血压、血脂、血糖、肥胖、代谢综合征对PWV的影响

除年龄外，已有研究表明高血压是动脉弹性降低的重要预测因子。岳晓军等研究了1914名年龄≥50岁相对健康的广州居民，发现baPWV随收缩压、舒张压、脉压的升高而升高，其中收缩压的影响最明显；研究认为即使血压在正常范围，其升高也与动脉弹性功能减退相关。PWV升高是高血压前期发展至高血压的独立危险因素。增龄、高血压对主动脉与周围动脉的影响程度不同，二者可使近端大动脉顺应性减小，但对股动脉、肱动脉、桡动脉的影响较小。

此外，代谢性因素也可对PWV造成影响，如血脂、血糖、肥胖等。研究显示LDL、TG是动脉僵硬度增加的危险因素，与baPWV成正相关。高血糖是否引起动脉粥样硬化还存在争议，但多项研究发现血糖与PWV成负相关。研究认为高血糖可促进非酶糖基化产物的产生，并可进一步形成高级糖基化终产物，使动脉管壁的弹性蛋白舒张功能减低，从而引起动脉弹性下降。

肥胖对动脉僵硬度指标PWV的影响也存在争议，主要争论点在于肥胖对PWV的影响是否独立于年龄、血压。儿童期BMI的Z评分与PWV的变化强相关。虽然动脉僵硬度会随着青春早期到晚期的过渡增加，但肥胖会加重这一过程。BMI、腰围（WC）对PWV的影响不能独立于年龄、血压。肥胖作为代谢综合征的一个异常成分，是否能够像年龄、血压一样成为PWV的独立危险因素还有待进一步研究。

除单独的代谢因素对PWV的影响外，代谢综合征亦是PWV的影响因素。研究提示baPWV在代谢综合征者中显著增加，baPWV随着代谢异常的项目增多而增加。代谢综合征对PWV的影响是否独立于血压、年龄仍争论不休。代谢综合征对PWV的影响也存在性别差异，在女性人群中代谢性因素对PWV的影响更明显。一项Meta分析认为影响PWV的最主要因素还是血压和年龄，而传统的心血管危险因素与PWV的关系不大。我们还需要大的临床试验以及动物实验来进一步说明血脂、血糖、肥胖、代谢综合征对PWV的影响，以及干预这些影响因素是否能在根本上延缓动脉硬化的发生。

3. 其他影响因素

除了代谢性因素外，炎症因子也可影响PWV。高敏C反应蛋白、IL-6、C反应蛋白等炎性因子与PWV成正相关，在男性人群中、女性代谢综合征患者中更明显[11-13]。

4. 生活方式与PWV

通过建立良好的生活方式可以降低PWV。研究发现吸烟是PWV的预测因素，戒烟后可明显改善PWV。儿童时期的运动、蔬菜水果的消费量与成人的baPWV成负相关，儿童期多吃水果蔬菜可以降低baPWV，少食水果和蔬菜与成年早期的动脉僵硬有关。运动试验发现步行的速度与PWV成负相关。良好的生活方式越多，有效影响越大。我们研究发现随着理想心血管健康行为和因素个数的增加，双侧baPWV依次降低，无理想心血管健康行为和因素者baPWV的值最高，有7项baPWV的值最低[14]。因而良好的生活方式是最佳的初级和一级预防措施，运动、健康饮食可通过降低体重、血压，减轻胰岛素抵抗，改善糖、脂代谢来起到改善动脉硬化的作用，以减少心血管疾病的发病率和死亡率并降低治疗费用。

5. 药物影响PWV

药物对大动脉僵硬度（弹性）也有影响，如对高血压患者研究表明，血管紧张素转化酶抑制药（ACEI）、血管紧张素受体拮抗药（ARB），能使动脉管径扩张，同时伴有明显的血压降低。高血压患者应用钙通道阻滞药能明显增加动脉内径。硝酸酯类药物长期以来一直用于缓解心绞痛和扩张冠状动脉，能显著改善早期高血压患者的大动脉弹性。最近的研究表明，含服硝酸甘油5min后，能改善高血压患者动脉管壁张力增高所致的PWV增高，但对晚期高血压患者伴有多个靶器官受损的患者改善效果差。钙通道阻滞药、α受体阻滞药能明显降低血压和动脉阻力，使血流增加。

降压药物如血管紧张素转化酶抑制药（angiotensin-converting enzyme inhibitors，ACEI）、血管紧张素受体拮抗药（angiotensin receptor blockers，ARB）、钙通道阻滞药（calcium-channel blockers，CCB）联合或不联合利尿药对动脉僵硬度有改善作用，若明确患者存在动脉硬化，应该使用上述药物抑制RAAS。另一项Meta分析认为，ACEI降低PWV的作用可能独立于降压的作用，但是否ACEI降低PWV的作用优于其他降压药物，还不清楚。β受体阻滞药的作用还存在争议，且选择性β1受体阻滞药可能会使动脉僵硬度恶化。同时应用他汀类调脂药治疗，可以改善患者的动脉僵硬度[9-10]。

在一些健康人群及高血压人群的研究显示cfPWV是心血管事件发生的预测指标，研究显示在一些特殊人群中如急性冠状动脉综合征、终末期肾病、心力衰竭患者中，baPWV可以作为预测预后的指标，

但在临床上尚未大规模的应用。早在 2001 年法国 Laurent S 等研究了 1980 名原发性高血压患者，平均随访（112±53）个月，首次直接证明 cfPWV 代表的动脉僵硬度是全因死亡和心血管死亡的独立预测因子[7]。在此之前虽然有小样本的研究显示了 PWV 代表的动脉僵硬度与全因死亡和心血管死亡的关系，但多数为高风险的特殊人群，如终末期肾病者。在低风险人群如高血压患者中尚未有流行病学数据证明 PWV 的增加与死亡率的直接关系。此外，大量研究显示在高血压、糖尿病、冠心病、终末期肾病及自然人群中，PWV 可以独立预测心脑血管事件的发生和死亡。动脉硬化使血管壁所受压力增大，管壁弹性成分容易疲劳、断裂，内膜易损，可致动脉粥样硬化性心脑血管疾病的发生。2010 年 JACC 上发表了一篇关于 PWV 与心血管事件和全因死亡的 Meta 分析，纳入了 17 个队列研究，共 15 877 名受检者，平均随访 7.7 年，结果表明 PWV 所代表的动脉僵硬度是心血管事件及全因死亡的强预测指标。调整年龄、性别等相关危险因素后 PWV 每增加 1m/s，总心血管事件增加 14%，心血管死亡率增加 15%，全因死亡率增加 15%。此项研究是首次以 Meta 分析的数据来支持 PWV 独立于传统心血管危险因素的预测价值，这种预测价值在高危险人群中作用更显著[8]。PWV 的预测价值也得到肯定，但我国的 PWV 检测多用于健康体检中，未在临床实践中得到更广泛的使用。针对不同人群建立正常参考值范围的工作也迫在眉睫。

三、PWV 测定主要存在的不足

PWV 不能提供关于导致血管异常或改变的确切潜在机制。PWV 改变既可能是结构如动脉壁厚度、血管内径改变，也可能是功能上的改变如灌注血压的改变。

体表测量的距离有误差，体表测量脉搏波传播距离仅仅是个估计值，若要获得精确值，只能通过有创途径。因此，有人提出根据解剖结构对测量值进行校正，例如颈-股动脉 PWV 测定时体表距离应减去锁骨上切迹到颈动脉测点的距离，因为这一段脉搏波是向相反方向传播的。另外，PWV 测定的敏感性较差，不容易发现血管弹性的轻微改变。

第二节　反射波增强指数与动脉僵硬度

血液从中心动脉流向外周的过程中，因遇到阻力形成反射波，反射波以同样的速度向近心端动脉逆向传导，与前向传导的压力波将重叠。在中心动脉（即主动脉）部位，收缩期发生重叠的反射波高度除以整个收缩期压力波高度（即中心动脉脉压），称为反射波增强指数（augmentation index，AI）。其常用的计算公式为 AI－（Ps－Pi）/（Ps－Pd）。其中，Ps－Pi 为主动脉反射波增压，Ps－Pd 为脉压。AI 也可认为是反射波高度除以整个收缩期压力波高度（见图 32-2）。AI 值越大，提示反射波增压在收缩压中的作用越大。

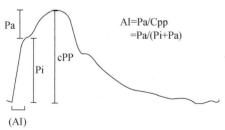

图 32-2　反射波增强指数（AI）

AI 主要反映整个动脉系统的总体弹性，能够敏感地反映因大小动脉弹性改变引起的压力波反射情况。AI 具有较合理和可信的理论依据，能具体解读收缩压和脉压增大的机制，已成为评价总体动脉弹性有价值与前景的指标，对高血压患者的心血管事件有独立预测价值。有研究显示，AI 是心脑血管事件发生和死亡的独立预测因子，随着 AI 增加，受试者的全因死亡率及心血管死亡率增加。但尚无证据显示 AI 是否可以替代 PWV，或具有独立于 PWV 的预测价值。AI 检测方便，对药物作用的反应敏感，尤其适用于观察降压药物的疗效。所以在向受试者解释结果时，应综合考虑影响因素。目前仍未有针对不同人口学特征的大型人群研究资料，尚无统一的正常值参考范围。

一、测量方法及原理

目前，常用的测量方法是通过压力传感器采集外周或颈动脉收缩晚期的波形进行分析。近十余年发展起来的平面压力波测定技术可精确记录不同部位动脉压力波形，它使用了一种高保真度压力传感的笔形探头，在很小的压力敏感区（0.5mm×1.0mm）内，从动脉体表部位即可获得不失真的连续的主动脉压力波形。一般通过记录桡动脉脉搏压力波形，计算出外周动脉的AI。

采用桡动脉压力波分析仪，记录桡动脉脉搏压力波形：受试者取坐位，右上臂平放；将笔式高保真压力探头置于桡动脉搏动最明显处，探头与动脉走行保持垂直，调整探头压力和位置直至获得稳定理想的桡动脉压力波形，连续记录10s以上。桡动脉压力波形通过公式转换可实时获得中心动脉（主动脉）压力波形，并计算AI。由于平面压力波测定方法不能直接从体表获得主动脉的压力波形，所以常使用颈动脉压力波形近似代替或使用桡动脉波形，经过一定数学公式转化为主动脉波形。经过有创检查我们可以记录主动脉压力波形直接进行计算。

有报道显示从有创途径直接测得波形和转化的波形算得的AI值之间相关系数为0.66（P < 0.001），转化波形算得的AI值略偏低，但差异没有统计学意义。这种无创检查计算得到的AI虽然偏低，但可以很好的替代直接测量值，在同等条件下进行测量，例如都通过测量桡动脉波形进行转化，所得AI值具有同样意义。

二、影响因素

在压力波传导速度正常时，反射波与前向压力波通常在舒张期相重叠。如果反射点提前或PWV增快，则重叠就可以发生在收缩晚期（见图32-3）。动脉压力波形主要受大动脉和小动脉结构和功能影响。从主动脉根部至远端动脉其形态差异很大。远端动脉收缩压峰值增大，舒张期压力衰减发生改变。简单来说，脉搏波形决定于左心室每搏射血产生的前向波，动脉分叉点和微循环产生的反射波或振荡波，血黏度以及不同动脉节段的结构和张力。

由于AI直接反映的是压力波反射情况，所以明显受到舒张压、心率、年龄、性别等的影响。AI受生理因素身高、心率的影响较大，国外不少研究也发现AI与DBP、心率、身高、性别显著相关。

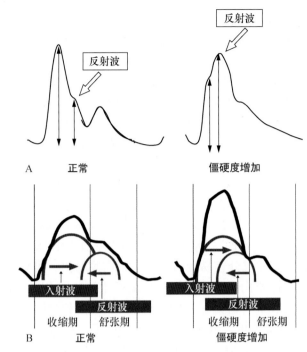

图32-3 僵硬度增加对动脉压力波形的影响

AI与身高、心率成负相关。在研究高胆固醇血症患者的动脉弹性功能时，发现AI与身材矮小、外周平均动脉压、吸烟、LDL成正相关。研究结果显示心率加快扰乱波反射，改变波反射时间，使主动脉增压降低。临床研究显示，AI的主要决定因素不仅有与反射点相关的舒张压和身高，还受年龄和主动脉PWV、阻力小动脉压力反射点位置和弹性的影响。

此外，通过检测脉搏波得到肱动脉血压，可以使用转换方程计算出中心动脉血压。与肱动脉血压相比，中心动脉血压更能预测心脑血管事件的发生。

三、AI测定的主要不足

AI测定的主要不足在于不同操作者之间误差较大，这可能与平面压力波测定时探头放置位置和探头压力难以准确控制有关，例如探头角度、施加压力大小、手的抖动等。

第三节　血压评估动脉僵硬度的方法

一、脉压（PP）与脉压指数（PPI）

收缩压与舒张压的差值即脉压，也可反映血管硬化的程度。收缩压（SBP）－舒张压（DBP）＝脉压（PP）。脉压正常为30～40mmHg。

脉压是临床上最为简单的评价动脉僵硬度的指标。脉压决定于大动脉和小动脉顺应性，其降低导

致衰老相关的收缩压升高。脉压增大表明大动脉弹性降低，僵硬度增加。高血压常被认为是机械因素引起的动脉壁改变所致，脉压的测量可检测血压的波动性，而且血压的波动性及血压的不稳定性又与急性心脑血管病变的发生与发展成正相关。

由于脉压受血压波动的影响很大，即使同一个

体也存在着可变性，所以评价血管硬化有一定的局限性。家庭血压测量是其他更昂贵动态血压监测技术的有效替代方法。而 PPI 比脉压能更好地反映血管硬化。PPI 定义为 PP 除以 SBP，即用 SBP 校正 PP 值，既能反映血管的固有顺应性，又能反映血管的动态顺性。0 < PPI < 1，越接近 1，其血管顺应性越小。

二、中心动脉脉压

中心动脉脉压（central pulse pressure，CPP）指主动脉脉压，为主动脉 SBP 与 DBP 的差值。从主动脉到外周动脉由于血管直径逐渐减小，动脉僵硬度逐渐增加，动脉 SBP 逐渐升高，而平均动脉压（MAP）和 DBP 变化不大，在主动脉和外周动脉之间出现生理性的脉压放大现象。这种放大在年轻人和非高血压个体更加明显，而随着年龄的增长，由于中心动脉的僵硬度升高加速，这种生理性放大作用逐渐减弱[2]。

以往主要是利用心导管法测量主动脉根部的压力，通过相应软件计算出相关参数，但是导管法的有创性限制了中心动脉压（CAP）在临床的广泛应用。随着科技的进步，无创性检查方法得到了快速发展和较多的应用。有效的脉搏分析技术是目前主要的无创检测方法。利用脉搏仪系统的高传真度的微型流体压力计，采用平面压力波测定法在桡动脉或颈动脉记录外周动脉的压力波形，再通过有效的普遍转化功能，产生相应的中心主动脉压力波形。主动脉 SBP、DBP、脉压、以及 AP、AI 等都可以通过脉搏波分析技术合成得到。目前已经证实这种脉搏波分析技术具有良好的可重复性。

第四节　其他评估动脉僵硬度的方法

一、通过波形分析测定血管顺应性

Goldwyn 和 Watt 于 1967 年根据改良的 Windkessel 模型分析桡动脉脉搏波中的舒张压，即进行舒张期脉搏波分析。将舒张期波形分成大动脉缓冲释放血液所致的指数样衰减和外周波反射所致的正弦样下降两部分。前者反映大动脉顺应性，后者反映外周小动脉顺应性，分别以容量顺应性和振荡顺应性表示。C1 是舒张期血流容积减少与压力下降之间的比值，又称容量顺应性。C2 是舒张期血流容积振荡变化与振荡压力变化之间的比值，又称振荡顺应性，单位都 cm³/mmHg。

C1 和 C2 分别反映大动脉和小动脉的弹性功能。C1 和 C2 数值越小，表示大动脉和小动脉的弹性越差。尽管获取的信号只是桡动脉压力波形，但 C1 和 C2 反映的是整个系统动脉内压力与容积的关系，即动脉顺应性或弹性。目前，有研究证实 C1 和 C2 能较敏感地早期发现动脉弹性功能减退，最早受到影响的是 C2。C2 较 C1 更易反映心血管疾病的早期血管功能异常，C2 数值的变化可更有效预测心血管事件。

C1 和 C2 受性别、年龄和血压水平（尤其是收缩压）的影响较大。在高血压患者，以及血压正常的糖尿病、高胆固醇血症患者都可发现 C1 和 C2 的下降。研究发现单纯收缩期高血压患者、原发性高血压患者的 C1 和 C2 显著低于正常血压健康者。其他临床研究显示 C2 还随年龄增长、糖尿病而下降。

多种心血管危险因素同时存在时，C1 和 C2 数值更低。由于血压水平在预测心血管危险方面的敏感性和特异性较差，大多数心脑血管病患者的血压并不升高，因此，C1 和 C2 有可能对心血管危险分层提供更有实际意义的依据。然而，迄今为止尚无证据显示系统动脉僵硬度或系统动脉顺应性对心血管事件具有独立预测价值。

其直观准确的特点，特别适合观察影响血管功能的药物的疗效。目前最新的检测仪器（如 HDI-D02020）已应用于临床。它有高保真度探头，将之固定在桡动脉脉搏波动最明显处，记录桡动脉波形，由计算机统计分析舒张期压力衰减，由于操作简单、耗时少，比较适合临床推广使用。

二、无创超声技术评估动脉弹性功能

原发性高血压患者的动脉顺应性和扩张性明显降低，大动脉顺应性的降低是高血压发生发展和各种并发症发生的促进因素。

目前可以使用荷兰 PieMedical 公司生产的 ArtLab 系统测量可扩张性和顺应性系数等局部动脉功能指数。该系统使用高频超声探头采集图像信号，使用其独有的射频信号分析技术，在检测动脉内中膜厚度的同时，可以测量颈动脉等浅表动脉的扩张幅度，计算出可扩张性和顺应性系数。

随着超声和多普勒技术发展，应用高分辨率超声探头可直观清楚地观察表浅动脉如颈动脉、肱动脉、桡动脉等血管形态、有无斑块形成以及心动周期过程变化情况，同时也可准确测量收缩期和舒张期动脉管径变化及血管内血流速度。利用这些指标能计算得到多个定量衡量血管弹性的指标，如动脉可扩张性系数（distensibility coefficient，DC）、动脉顺应性系数（compliance coefficient，CC）、搏动指数（pulse index，PI）。管径从舒张期到收缩期的变化，即扩张幅度。根据扩张幅度可计算出血管横截面积的变化，该变化除以脉搏压即为 CC，再除以舒张期横截面积则为 DC。

$$DC = (\Delta A/A)/\Delta P = \{[(d+\Delta d)^2 - d^2]/d^2\}/\Delta P \; (MPa^{-1})$$

$$CC = \Delta A/\Delta P = [\pi(d+\Delta d)^2 - d^2]/4\Delta P \; (mm^2/Pa)$$

扩张性反映动脉壁的机械负荷，顺应性反映血管的储备容积能力从而减轻在射血期间压力增加，它们通常被用来表示为心动周期中血管腔横截面积（A）的变化。在心动周期中，由于动脉在体内长度几乎不变。局部脉压即收缩压与舒张压之间的差别，通常表示为 Δp。在弹性动脉例如主动脉和颈动脉，A 和 Δp 之间成线性关系，而且相对于在心动周期中压力与 A 的变化，其发生的误差很小。但在肌性动脉例如肱动脉和股动脉，其误差可能较大。

该法能较准确地反映所测段血管的顺应性，但因为测量的只是一段血管弹性，因此不能准确了解其他部位的血管情况。另外，有一定的技术难度，因而测量结果的准确性可能在一定程度上受到测量者经验与技术水平的影响。因技术难度大，大样本研究较少，其临床意义仍需更进一步研究。由于不同公司生产的检测设备操作方法有所不同，具体检测方法请参照设备的产品说明。

三、袖带血压振荡信号分析

这种无创性技术使用一种脉搏压力动态变化认知方法，分析袖带血压振荡信号。这种袖带振荡信号是由动脉血压变化和袖带压力耦联在一起产生。当袖带从高于收缩压放气到低于舒张压时，袖带上的一种硅膜片压力换能器产生电信号，再经过转换器产生持续数字信号，电脑根据振荡性压力改变识别出特征性信号。该技术衡量血管顺应性的原理是将肱动脉、主动脉比作一个弹性管状物理模型，结合袖带振荡信号，通过一定数学公式计算出肱动脉顺应性和总顺应性。研究报道，袖带血压振荡信号分析与有创途径测得的血管总顺应性之间有很好的相关性。

四、β 值

在诸多动脉弹性指标中，僵硬度系数 β 值是一项独立于血压的指标，但 β 值的应用受诸多因素限制，如测量需要专用设备，计算方法繁冗等。采用高频超声探头多点测量颈动脉舒张期内径（Dd）和收缩末期内径（Ds），β 值的计算公式：$\beta = Dd/(Dd - Ds) \times \ln(Ps/Pd)$。自颈总动脉起始部至分叉处探查颈总动脉长轴及短轴切面，获清晰血管图像后，颈总动脉选择近心端距分叉部约 1cm 处，于舒张末期颈动脉最厚处测定 IMT。

五、心踝血管指数（CAVI）

近年来国外提出一项评价血管弹性的新指标——心踝指数（CAVI），由肱踝脉搏波速度和血压得出，它亦是一项独立于血压的指标。具体公式为：$CAVI = 2\rho(PWV)^2 \ln(Ps/Pd)/\Delta P$，Ps 和 Pd 分别代表收缩期和舒张期血压，PWV 为心踝脉搏波速度，ΔP 为 Ps − Pd，ρ 即血液密度。目前一般采用振荡法原理，使用全自动动脉硬化检测设备，整合心音图（PCG）、心电图、桡动脉波形图、踝动脉波形图的测量值，然后通过计算获得 CAVI 值。

1. 振荡法测量 CAVI（CAVIp）

采用日本欧姆龙公司（Omron）的全自动动脉硬化检测装置（BP 203RPE 11，VP-1000）进行 CAVI 的测量。该仪器同时记录仰卧位时 caPWV、血压、心电图和心音图。心动脉电图电极分别夹在两侧手腕上，一只测量心音的微音器放在胸骨左缘，将 4 个装有振荡压力传感器和脉搏容量体积描记传感器的箍带分别缠绕上臂和脚踝，获得肱动脉和踝动脉的脉搏容积记录，自动采样时间为 10s，10s 内的测量平均值被用于最后分析。第 2 心音（主动脉瓣关闭音）至肱动脉波形切迹的时间为 Tb，肱动脉与踝动脉波形上升支的起点间的间隔为 Tba，心踝之间的距离（L）是根据身高公式自动计算的，Ps 为收缩压，Pd 为舒张压，AP 为脉压，血压单位一律为 mmHg（1mmHg = 0.133kPa），最后 CAVIp 的计算公式：$CAVIp = 2\rho(L/T)^2 \ln(Ps/Pd)/AP$。

由于这种方法无法在体表直接探测到主动脉搏动，同时由心音标记法获得的传导时间也容易受到环境等多因素干扰，致使结果欠准确。

2. 超声技术测量 CAVI

超声为无创简便地测量 CAVI 提供了一种新的方法，用于评价大动脉弹性功能重复性好，与袖带压力振荡方法比较也有良好的相关性，且与临床上其他的主要弹性指标（如 IMT、β 值）相关良好，有望成为一种更为直观、简便、有效地检测亚临床血管病变的新方法。

使用 GE 公司 logic7.0 彩色超声诊断仪进行超声测量 CAVI。受试者左侧卧位，同步心电图。使用心脏探头（2.0～5.0MHz）于左心室长轴切面检测主动脉，获取主动脉的 M 型波形瞳线；于心尖五腔心切面将取样框置于主动脉瓣上，获取主动脉的多普勒血流频谱。使用高频体表探头（5.0～15.0MHz）探测踝动脉，记录 M 型曲线和多普勒血流频谱图，所有图像均储存以供脱机分析。心踝之间的距离（L）由身高公式计算得出，具体公式如下：L = 0.8129×患者身高（cm）+ 12.328。最后，CAVI 的计算公式：PWVm = L/Tm；PWVd = L/Td。

M 型超声法 CAVI（CAVIm）= 2ρ（PWVm）^{2} ln（Ps/Pd）/AP

多普勒法 CAVI（CAVId）= 2ρ（PWVd）^{2} ln（Ps/Pd）/AP

其中，ρ 为血液密度。CAVI 不仅在检测手段上胜出了传统的血管弹性指标——PWV，而且在对主动脉弹性评估的准确性及其与危险因素之间的关系上亦优于 PWV。CAVI 由僵硬度指数 β 值推导而来，是一项独立于血压的指标，可以更有效、简便、无创地反映大动脉的硬化情况。虽 CAVI 较为简便、廉价，适合大面积人群普查，但不够直观，亦不能直接测定主动脉的脉搏波速度，所以还不是真正意义上的心踝比。PWV 的计算方法决定检测结果显著地受血压波动影响，缺少必要的稳定性。CAVI 与 PWV 不同，CAVI 测量心脏–足踝动脉的通过时间，测量结果对血压波动的依赖性较低是其优势。

六、踝臂指数（ABI）

ABI ＝脚踝最高血压 / 上臂最高血压。随着年龄的增加，高血压伴有糖尿病及闭塞性动脉硬化（ASO）的患者增多，而 ABI 是 ASO 敏感性的检测指标。糖尿病下肢血管闭塞引起的肢体坏疽往往从末梢动脉足趾开始，ABI 通过脚踝关节来评价下肢动脉的狭窄或阻塞情况，而趾臂指数（TBI）是评价下肢动脉到足趾末梢动脉的血流状态的敏感指标。对 ABI 在正常范围之内的下述患者建议检查 TBI：糖尿病史 3 年以上；血液透析患者；间歇性跛行伴有下肢和足趾颜色变紫者；症状与 ABI 不符的患者。TBI ＝脚趾的收缩压 / 上臂的收缩压。

总结与要点

1. 目前各种无创性评价血管弹性的方法各有利弊，理论依据是否充分也存在争议，反映血管弹性和扩张性的指标也不统一。但正如 Weber 博士在一篇社论中指出，"我们不要为目前这么多检测血管弹性的方法及它们所测得的结果不一致而灰心，而应该更加熟悉理解和驾驭这些方法，使之为我们提供更多潜在有价值的心血管系统功能信息"。

2. 理想的策略是将多种评价指标综合来发现早期病变。这就意味着开发一种积分系统来分析疾病早期的生物学改变，通过前瞻性的研究证实积分系统的价值。

参考文献

［1］Mancia G，De Backer G，Dominiczak A，et al. 2007 Guidelines for the Management of arterial hypertension：the task force for the management of arterial hypertension of the European Society of Hypertension（ESH）and of the European Society of Cardiology（ESC）. J Hypertens，2007，25（3）：1105-1187.

［2］吴寿岭. 高血压病学. 第 2 版. 北京：北京大学医学出版社，2008：275-276.

［3］Schneider M，Etienne M，Milano G，et al. Hypertension：A Companion to Braunwald's Heart Disease. NewYork：slsevier，2008：300-357.

［4］Tsuchikura S，Shoji T，Kimoto E，et al. Brachial-ankle pulse wave velocity as an index of central arterial stiffness. J Atheroscler Thromb，2010，17（6）：658-665.

［5］Tomiyama H，Yamashina A，Arai T，et al. Influences of age and gender on results of noninvasive brachial-ankle pulse wave veloity measurement-a survey of 12 517 subjects. Atherosclerosis，2003，166（2）：303-309.

［6］O'Rourke MF. Principles and definitions of arterial stiffness，wave reflections and pulse pressure amplification. In Safar ME，O'Rourke MF（editors）. Handbook of Hypertension（series editors：Birkenhäger WH，Reid JL）. Arterial Stiffness in Hypertension. Philadelphia：Elsevier，2006，23：3-20.

［7］Laurent S，Boutouyrie P，Asmar R，et al. Aortic stiffness is an independent predictor of all-cause and cardiovascular mortality in hypertensive patients. Hypertension，2001，37：1236-1241.

［8］Vlachopoulos C，Aznaouridis K，Stefanadis C. Prediction of cardiovascular events and all-cause mortality with arterial stiffness：a systematic review and meta-analysis. Am Coll Cardiol，2010，55（13）：1318-1327.

［9］Raij，Leopoldo，Gonzalez-Ochoa，et al. Vascular compliance in blood pressure. Current Opinion in Nephrology & Hypertension，2011，5：457-464.

［10］Shahin Y，Khan JA，Chetter I. Angiotensin converting enzyme inhibitors effect on arterial stiffness and wave reflections：A meta-analysis and meta-regression of randomised controlled trials. Atherosclerosis，2012，221（1）：18-33.

［11］Kuang DW，Li CL，Kuok UI，et al. Risk factors associated with brachial-ankle pulse wave velocity among peritoneal dialysis patients in Macao. BMC Nephrol，2012，13：143.

［12］Zhe XW，Tian XK，Chen W，et al. Association between arterial stiffness and peritoneal fluid kinetics. Am J Nephrol，2008，28（1）：128-132.

［13］Gu Y，Cheng LT，Chen HM，et al. Strong association between nutritional markers and arterial stiffness in continuous ambulatory peritoneal dialysis patients. Blood Purif，2008，26（4）：340-346.

［14］郑晓明，刘红敏，陈冀，等．中老年人群健康行为和因素与臂踝动脉脉搏波传导速度的关系．中华高血压杂志，2012，12：1157-1162.

（刘红敏　郑　瑶）

第 33 章　高血压的靶器官损害

高血压患者动脉压持续升高，不仅损害全身血管，而且还可损害重要器官，如心脏、肾、眼及中枢神经系统等，出现高血压的并发症，即高血压的靶器官损害。

高血压引起组织器官损害的程度取决于很多因素，包括血流动力学和非血流动力学因素。其中，血压增高的程度、病程、个人易感性、家族史和种族均是最重要的因素。预防和及时识别早期器官损害是十分重要的，减少靶器官损害，可明显提高患者的生活质量，降低住院率及死亡率。在降血压过程中监测器官损害的变化，可以为抗高血压治疗提供有价值的信息，提高治疗成功率。正确选择抗高血压药物，也是预防和减少靶器官损害的主要方法之一。

第一节　高血压引起的心血管系统靶器官损害

高血压可导致心脏结构和功能的改变，包括早期左心室舒张功能减退、左心室肥大（LVH），逐步发展出现心肌收缩功能减退，最终发生心力衰竭。有研究显示 70% 的心力衰竭由高血压所致；同时，可能出现冠状动脉及外周动脉粥样硬化或闭塞、心房颤动等合并症。

一、左心室肥大

高血压是引起左心室肥大的重要因素，抗高血压治疗可以降低左心室肥大的发生。在无冠心病的 1 级高血压患者中，左心室肥大的患病率为 15% ～ 32%。患病率的差异主要取决于诊断标准和体型[1]。与诊室血压相比，24h 动态血压、家庭血压与左心室肥大的关系更为密切。部分研究发现，白大衣高血压者左心室肥大的检出率增加。与达标的高血压患者相比，难治性高血压者的左心室肥大检出率增加。

高血压引起的心脏受累可分为无心脏受累凭证阶段、左心房异常阶段、左心室肥大阶段三个阶段。在高血压形成和发展的过程中，心脏的最初反应是高动力循环状态，表现为心率加快、左心室射血增速、心排血量增加。研究发现，左心室受累的最早心电图改变是左心房增大，主要是因为左心室舒张充盈障碍导致心房充盈作用增强。当有明显证据提示左心室肥大时，多伴有静息时的心排血量降低。

左心室肥大依据引起超负荷的原因和心肌反应方式分为向心性肥大和离心性肥大。由于血压持续升高，外周阻力增加，左心室因压力负荷增加而收缩期室壁张力增加，心肌细胞肥大增粗，但数量并不增加，排列改变（心肌肌节呈并联性增生），胶原纤维增多，胶原逐步累积超过 20% 出现纤维化，以取代失去功能的细胞，从而发生向心性重塑，即向心性肥大。特点是左心室壁增厚，乳头肌和肉柱增粗变圆，但心腔容积正常甚至减小。此时，患者舒张末期容积增加，但舒张末压正常，这种改变增加了左心室收缩力。心肌细胞肥大在两方面发挥代偿作用：①增加心肌收缩力，有助于维持心排血量；②降低室壁张力，降低心肌耗氧量，有助于减轻心脏负担。但过度肥大具有不平衡生长的特性，即心肌细胞体积的增长超过神经、血管、细胞器的生长，导致心肌交感神经末梢、毛细血管、线粒体分布的密度相对下降，因此可发生不同程度的缺血缺氧、能量代谢障碍和心肌舒缩能力减弱等，心功能由代偿转为失代偿。由于左心室代偿能力很强，所以在相当长时间内，心脏不断肥厚进行代偿。长期的后负荷增加使病变继续发展，肥厚的心肌因供血不足而收缩力降低，发生失代偿，舒张期室壁张力持续增加，心肌肌节呈串联性增生，称离心性肥大。特征是心腔容积显著增大与室壁轻度增厚并存。

向心性肥大、离心性肥大主要是依据左心室后壁厚度与心腔半径之比（Th/R）来区分。向心性肥大 Th/R 增加，而离心性肥大 Th/R 正常。此外，高血压左心室肥大首先反映在室间隔增厚上，后者是心脏大小循环所共有的部分，对左、右心室收缩功能均有十分重要的作用。所以，根据二维超声心动图还可分为不对称性室间隔肥厚、对称性肥厚及扩张性肥厚。

左心室肥大早期可表现为缩短分数减低，心室舒张功能受损，以及冠状动脉储备减少。病情进展，可加重舒张功能障碍，甚至出现收缩性心力衰竭、心律失常、心脏骤停。研究显示，中心动脉僵硬（表现为脉压增宽，脉搏波传导速度增快）的患者易出现向心性左心室重构或肥大，并且同离心性肥大的患者或仅有向心性左心室重构而无肥大者相比，结局更差[2-3]。左心室肥大也是其他高血压靶器官损害的危险因素，主要包括卒中、慢性肾病及缺血性心脏病[4]。左心室肥大也与内皮功能障碍、冠状动脉储备降低相关[5-6]。高血压性左心室肥大的发生不仅与遗传及环境因素相关，从本质上讲，更主要的是心脏对血压持续升高的一种慢性适应性改变。研究显示，未接受治疗的年轻中度高血压患者，血管紧张素原825T等位基因或醛固酮合成酶基因多态性与左心室质量指数增加成弱相关[7-9]。

评估左心室肥大方法主要包含心电图及超声心动图。

心电图诊断左心室肥大的敏感性较差（仅为超声心动图和尸检的50%～60%），但特异性高，且有低消耗、实用性强、有助于评估预后的特点，建议常规应用心电图检测。心电图出现左心房负荷过重提示左心受累，还可作为左心室舒张顺应性降低的间接证据。文献报道aVL导联R波电压与左心室质量指数密切相关，可以预测心血管事件的发生。经典的心电图改变（侧胸导联ST-T异常）可以预测致死率和致残率的增加，出现心电图改变常见于男性伴较低的体重指数、多个靶器官损害、24h平均血压较高、血清肌酐增高和尿微量白蛋白增多的患者。校正的QTc间期（＞1050ms）和T波持续时间（＜150ms）提示高血压患者心血管风险增加。

心电图诊断左心室肥大的常用标准有两个：

Sokolow Lyon标准：S_{V_1}＋R_{V_5}或R_{V_6}＞3.5mV（男性＞4.0mV）

Cornell Voltage标准：S_{V_3}＋R_{aVL}＞2.8mV

心电图诊断左心室肥大应满足：①上述标准的任何一个；②额面心电轴左偏；③出现典型的ST-T左心室劳损征象：ST-T向量与QRS波平均向量相反。3项中具备包含①的2项即可确诊。

超声心动图能更可靠地诊断左心室肥大，其敏感性较心电图高7～10倍。测定计算测得的左心室质量指数（LVMI）是一项反映左心室肥大及其程度

的较为准确的指标，与尸检相比，特异性、敏感性均较高。左心室质量指数（LVMI）被认为更能确切地反映左心室的实际状态。超声心动图还可评价高血压患者的心脏功能，包括收缩功能、舒张功能及射血分数。特别是在LIFE研究中，只选择了左心室肥大的高血压患者，研究显示由于治疗引发的左心室质量降低与心血管事件的减少显著相关[26]。超声心动图左心室肥大诊断标准：

据国内张氏推荐，男性LVMI（g/m^2）＞125，女性LVMI（g/m^2）＞120即考虑存在左心室肥大。

2013年ESC指南再次强调了左心室肥大的减少与降压密切相关，降压治疗可减少左心室质量，减少事件的发生。美国超声协会推荐的Devereux校正公式是评估左心室肥大的常用方法。左心室质量LVM（g）＝0.8×1.04[（IVST＋PWT＋LVEDD）^{3}－$LVEDD^3$]＋0.6。公式中的IVST为室间隔厚度，PWT为舒张末左心室后壁厚度，LVEDD为左心室舒张末内径。左心室质量指数（LVMI）＝LVM/BAS（BAS为体表面积）。左心室肥大判定标准：男性LVMI＞$125g/m^2$，女性LVMI＞$110g/m^2$。向心性肥大应为左心室肥大＋Th/R≥0.45；离心性肥大为左心室肥大＋Th/R＜0.45。

此外，左心室肥大时胸部X线片可表现为主动脉扩张、主动脉延伸迁曲、主动脉弓上缘可达或超过胸锁关节水平、主动脉结明显向左突出、心腰显示凹陷，成为典型的"主动脉型心脏"。也可通过其他检查获得LVM，例如心脏磁共振成像（MRI）、计算机断层成像（CT）。而24h动态血压监测、血管造影、心脏同位素显像、运动试验和（或）冠状动脉造影等也可作为左心室肥大的检查方法。

二、冠状动脉循环改变和心绞痛/心肌梗死

研究发现在高血压引起的心室肥大患者中，冠状动脉血流储备受损，而冠状动脉血流储备是评估冠状动脉微循环和心肌灌注量的重要指标。在自发性高血压和自发性高血压伴心力衰竭的大鼠模型中，其毛细血管密度和心肌灌注量均明显下降。因为高血压引起的心室肥大，其毛细血管的密度并未增加，从而引起心肌缺血；此外，由于胶原蛋白沉积，心脏僵硬，顺应性下降，导致心排血量下降，使机体对缺血更为敏感，容易发生心力衰竭和猝死。冠状动脉微循环的改变在高血压靶器官损害中也发挥重要作用。

心绞痛是由于冠状动脉狭窄、心肌缺血、缺氧而引起的以心前区疼痛为主要临床表现的一组综合

征。高血压心肌缺血的主要病理生理改变是：①冠状动脉粥样硬化狭窄、闭塞，当斑块破裂后，引起血液灌注降低及心肌梗死；②也可能是由于冠状动脉的结构重构或者心脏微循环的改变引起；③长期高血压引起心室肥大，产生相对心肌缺血，继而导致冠状动脉血流储备下降；④高血压引起心脏小动脉和微动脉的结构改变，进一步增加了冠状动脉阻力，影响心肌细胞的供氧。冠状动脉毛细血管网是心脏供氧的重要部分，毛细血管密度和毛细血管间的距离是评价心肌缺血的重要参数。高血压性心脏病时，毛细血管密度降低及间距增加，从而加重心肌缺血。

高血压是缺血性心脏病的独立危险因素，中老年人群都应考虑是否存在亚临床心肌缺血。典型的心肌缺血症状及有明确病史的患者容易诊断，而一些非典型症状，尤其是伴有糖尿病的患者，易于漏诊。静息心电图及24h动态心电图监测有助于寻找心肌缺血证据，运动或药物负荷试验敏感性更高，相应导联可见明显Q波。超声心动图及放射性核素检查有利于明确有无节段性室壁运动异常。CT检查能识别是否存在冠状动脉钙化，但是不能明确血流量情况。血管内超声检查也有局限性。而非侵入性CT或核共振血管造影（MRA）检查被寄予希望，侵入性血管造影仍是诊断冠心病的金标准，核素扫描可区分存活心肌。

三、心力衰竭

高血压引起左心室舒张功能减退和（或）收缩功能减退，最终可导致心力衰竭。心力衰竭是左心室肥大及缺血性心脏病相互作用的自然结果。研究显示，左心室肥大、肥胖、女性、非裔美国人群发生心力衰竭的危险增加[10-13]。左心室功能与24h收缩压和左心室质量指数或左心室充盈率显著相关（相关系数分别是0.69和−0.60）[14]。脉压及收缩压是心力衰竭发展的高危因素，舒张压影响相对较小。有研究显示，脉压每增加16mmHg或收缩压每增加20mmHg，发生心力衰竭的风险翻倍[15]。

导致左心室收缩功能障碍的最常见原因为缺血性心脏病，如心肌梗死后导致室壁节段性运动异常，心室增大，射血分数明显降低。收缩功能障碍的患者往往伴有一定程度的舒张功能障碍，但舒张功能障碍的患者不一定伴有收缩功能障碍。伴有左心室肥大的患者也可仅有舒张功能障碍，而收缩功能正常或增强。在一些血压正常、非肥胖的男性患者，尤其是同时伴有睡眠呼吸暂停综合征的患者中，舒张功能障碍的发生要先于左心室肥大[16]。2001年《新英格兰杂志》上发表了一篇舒张功能障碍，而静息时左心室射血分数正常的研究结果[17]，也是这一观点的有力证据。

何时出现收缩性心功能不全的临床症状，最终取决于心肌细胞坏死的程度，梗死、细胞凋亡、年龄相关的退行性改变加速左心室功能不全的进程[18]。外周血压升高直接增加心肌耗氧量，增加动脉僵硬度，增加收缩末压力负荷，最终导致左心室后负荷及左心室质量增加。高血压患者左心功能不全早期可无明显的临床症状。许多高血压患者，尤其是伴有肾病者，容量负荷的增加进一步加重了心脏的前负荷。左心室扩张往往会增加左心室壁应力，从而进一步加重耗氧量，刺激左心室壁不良增厚，这一过程仍不能完全适应心脏后负荷的增加。神经激素代偿性增加，比如儿茶酚胺、血管紧张素Ⅱ、醛固酮通过增加血管收缩、液体潴留等不同的方式再次增加心脏前、后负荷。冠状动脉储备降低及心肌胶原异常沉积加剧心室僵硬。

心力衰竭的诊断仍是以临床症状及体格检查为主要依据。

四、心律失常

1. 室性心律失常

高血压左心室肥大患者室性心律失常发生的频率是非左心室肥大者的5～10倍。造成的原因主要为：①肥厚的心肌纤维化及坏死等原因形成静电区（electrically silent），促进折返机制的形成和异位激动的发生；②心肌受牵拉后心电阈值改变；③冠状动脉储备受损导致心肌缺血，形成了异位激动。

2. 心房颤动

高血压是心房颤动（房颤）重要的危险因素，且高血压也是房颤最常见的合并症。AFFIRM研究表明，房颤患者总体高血压患病率为71%，RACE、STAF及HOT CAFÉ研究显示统计的高血压患病率分别为55%、62.6%及64.4%。高血压可导致左心室肥大、左心室顺应性降低，进而造成左心房肥大并扩张，最终导致房颤发生。甚至高血压前期也与房颤的发生有关，且高血压可能是房颤的一个可逆的致病因素。ESH工作组于2013年再次讨论了高血压及抗高血压治疗与房颤的关系。

高血压引起的左心房压力上升，心房肌的小动脉管腔内膜增厚，甚至狭窄或完全闭塞，部分心肌发生缺血变化及纤维化，心房肌中形成很多无应激功能的"小岛"，为房颤的发生提供了病理基础。左心房扩大、左心房收缩功能改变、电生理活动的改变、心房异位起搏点的改变共同构成了高血压患者房颤发生的病理生理要素。Framingham 研究显示左心房增大越显著，发生房颤的危险越大。也有研究显示，高血压患者在出现左心扩大之前，就产生了心房电活动的改变，表现为心房的传导时间延长，即平均 P 波持续时间延长。

高血压合并房颤会影响患者预后。与不合并高血压的房颤患者相比，高血压增加房颤患者卒中风险 90%。此后研究进一步证实，房颤患者脑血管事件增加与血压升高有关。另有研究（LIFE）表明，与窦性心律者相比，房颤合并高血压患者的全因死亡率、心血管死亡率、猝死及卒中发病率均显著升高（分别为 50.2% *vs.* 17.1%、36.1% *vs.* 8.7%、15.5% *vs.* 3.7%，以及 35.8% *vs.* 11.2%）。一项研究的亚组分析结果表明，对于合并左心室肥大的收缩期高血压患者，收缩压每下降 1mmHg，可降低房颤发生风险 3%。2005 年发表于《美国心脏病学会杂志》（J Am Coll Cardiol）的一项 Meta 分析表明，RAS 抑制药——血管紧张素受体拮抗药（ARB）或血管紧张素转化酶抑制药（ACEI）能减少 20% ～ 30% 的房颤发生，提示 RAS 抑制药可用于房颤的一级预防（新发房颤，尤其对于高血压、心衰或心肌梗死患者）及二级预防（房颤复发，主要针对电复律或射频消融后或阵发性房颤）。2006年美国心脏病学会 / 美国心脏学会 / 欧洲心脏病学会（ACC/AHA/ESC）发表的房颤治疗指南也支持上述观点，并首次在指南中提到 ARB 或 ACEI 能减少房颤的发生或复发，具有潜在的抗心律失常作用，有望成为房颤防治的有效药物。2007 年欧洲高血压指南也将 ARB 或 ACEI 列为高血压伴非永久性房颤患者的首选降压药物。

五、血管病变

（一）主动脉僵硬度增加，反搏波增强指数（AI）增加

1. 动脉僵硬度增加

动脉僵硬度又称动脉弹性、动脉顺应性，指动脉容积随压力变化的比值，可反映动脉结构和功能的变化。动脉僵硬度增高是包括高血压在内的许多心血管危险因素导致的血管功能改变，早期检测动脉僵硬度可用以了解血管病变的程度，从而对心血管疾病的严重程度进行危险分层。此外，监测动脉僵硬度的变化还可用于评价干预性治疗的疗效和指导用药。

高血压是动脉硬化及动脉粥样硬化的危险因素，长期血压升高可以导致动脉功能及结构的变化，即动脉硬化及动脉粥样硬化，二者可相互作用。动脉硬化是一种非炎症变化导致大动脉中膜弹性成分发生僵硬，可以导致收缩期高血压，也称为动脉硬化性高血压。人体 30 岁以后主动脉即开始出现弹力纤维断裂现象。动脉弹性减退最先影响动脉的扩张性，高血压可引起动脉内膜增厚、动脉内层弹性纤维退变断裂，或通过血管内皮损伤导致周围动脉和冠状动脉内膜脂质沉积、内膜灶状纤维化、粥样斑块形成、管腔狭窄、管壁结构成分改变，均可导致动脉僵硬度增加。有研究显示在年龄 20 ～ 50 岁间收缩压及舒张压均相应升高，而血管的顺应性减低（女性与男性相比延迟 10 年）；50 岁以后舒张压和血管顺应性降低速度明显加速。临床观察表明，老年单纯性收缩期高血压患者血管顺应性减低 35% ～ 60%，会使收缩压升高 12% ～ 18%，舒张压降低 12% ～ 24%。

所有的抗高血压药物都会降低动脉僵硬度，因为血压的降低减轻了动脉壁硬化的部分负荷，导致脉搏波传导速度被动降低。一项 Meta 分析显示 ACEI 和 ARB 降低脉搏波传导速度。但目前仍缺少高质量的随机对照临床试验，还不清楚这些药物是否比其他抗高血压药物对动脉硬化的治疗效果更好。

2. 反射波增强指数增加

血液从中心动脉流向外周的过程中，因遇到阻力形成反射波，反射波以同样的速度向近心端动脉逆向传导，逆向传导与前向传导的压力波将重叠。收缩期发生重叠的反射波的高度除以整个收缩期压力波高度，称为反射波增强指数（AI）。AI 主能够敏感地反映因大小动脉弹性改变引起的压力波反射情况，能具体解读收缩压和脉压增大的机制。有研究显示，AI 是心脑血管事件发生和死亡的独立预测因子，随着 AI 增加，受试者的全因死亡率及心血管死亡率增加。AI 主要与外周血管收缩程度相关，但一些文献错误的认为 AI 是评价动脉僵硬度的可靠指标。

AI 检测方便，对药物作用反应敏感，尤其适用于观察降压药物的疗效。所以在向受试者解释结果时，应综合考虑影响因素。目前仍未有针对不同人口学特征的大型人群研究资料，尚无统一的正常值参考范围。

3. 血管评估

（1）颈动脉内膜中层厚度（IMT）和斑块：是心肌梗死和卒中重要的独立危险因素，一般用彩超检测 IMT 和斑块，增厚的标准为 IMT > 0.9mm。

（2）脉搏波传导速度（PWV）：2007 ESH/ESC 高血压诊疗方针再次强调 PWV 是评估动脉僵硬度的金标准，可用来评估亚临床器官损害。PWV 能有效筛查外周动脉疾病，动脉僵硬度增加导致心脏后负荷增加，冠状动脉灌注减少和主动脉壁的扩张。越来越多的研究表明，PWV 是心血管事件和心血管死亡的独立预测因素[11]。Laurent 等[12]发现动脉僵硬度和反射波是收缩压和脉压的最重要的决定因素。动脉僵硬度与收缩期高血压、冠心病、卒中、心力衰竭成正相关，这些疾病是发达国家死亡的主要原因。PWV 目前被认为可准确预测动脉僵硬度[23-24]。但 PWV 的检测值明显受血压波动影响，缺少必要的稳定性。心踝血管指数（cardio-ankle vascular index，CAVI）是一项评价大动脉僵硬度的新指标，测量结果对血压波动的依赖性小而具有较好的重复性。

（3）踝臂指数（ABI）：ABI ＝脚踝最高血压 / 上臂最高血压。随着年龄的增加，高血压伴有糖尿病及闭塞性动脉硬化（ASO）的患者增多，而 ABI 是 ASO 敏感的检测指标。美国 AHA 诊断标准见表 33-1。

表 33-1 ABI 的判定标准

范围	标准
1.3 ≤ ABI	动脉有钙化的可能
0.9 ≤ ABI < 1.3	正常
ABI < 0.9	有狭窄或闭塞的可能性
ABI < 0.8	有高概率的狭窄或闭塞的可能性
0.5 ≤ ABI < 0.8	有一处闭塞的可能性
ABI < 0.5	有不只一处闭塞的可能性

ABI 在外周血管疾病中期开始下降，当 ABI < 0.9 时就要考虑是否患有外周血管疾病；对于高血压伴无症状的外周血管疾病和急性冠状动脉综合征的患者，ABI < 0.9 时，患者心力衰竭的风险也随着增加；对于不伴有间歇性跛行的高血压患者，当 ABI < 0.9 时，外周血管疾病的患病率至少为 30%；当 ABI 增高（> 1.4），缺血性心脏病的风险也增加[25]。研究表明，对于绝大多数的高血压患者，ABI 检测外周血管疾病是有效可行的[19]。

（二）主动脉夹层动脉瘤

高血压在主动脉夹层动脉瘤形成中的作用不容置疑。主动脉夹层动脉瘤患者 80% 合并有高血压。Prokop 等研究显示，高血压血压波形中的等容相越大，室内压变化率（dp/dt$_{max}$）越大，主动脉夹层也就越易发生且进展越快。他们还做了一个有趣实验，非波动性高血压，即使血压高达 400mmHg 也不会引起夹层动脉瘤；波动性血压，在 120mmHg 时就可引起。故血流脉冲性冲击是夹层形成的必需条件之一。无论原发性还是继发性高血压都将导致主动脉管壁结构的破坏，造成主动脉管壁的刚性化，最终使得中膜结构异常化，而这种结构异常化又使血压进一步增高，形成一个恶性病理生理循环。

高血压患者中，腹主动脉瘤的发生率为 3% ～ 11%，这与高血压的病程和严重程度密切相关。一项关于腹主动脉瘤的 Meta 分析发现，超过 50% 的患者患有高血压，21% 患有动脉粥样硬化，11% 为吸烟患者[1]；超过 70% 的 B 型动脉夹层发生在收缩压 > 150mmHg 的患者[20]。主动脉瘤在体格检查时很难发现，临床医生的经验很重要，无法解释的后背和腹部疼痛是一个重要的但经常被忽视的症状。明显的腹主动脉瘤在腹部影像检查中容易被发现（超声，CT，MRI）。

（三）血管壁损伤

高血压可引起外周血管调节系统受损，进而引起血管壁损伤。研究结果表明，血管压力增加，可引起血管损伤，而肾素-血管紧张素-醛固酮系统（RAAS）在血压升高和血管损伤中发挥重要作用，并且在血管收缩和扩张区域伴随着凝血异常和血管病变。一些研究也发现高血压可引起内皮细胞肿胀，脱落，增殖，纤维蛋白沉积，纤维素样坏死，造成不可逆的血管破坏。常见下肢动脉粥样硬化闭塞性疾病，主要症状为跛行和勃起功能障碍，晚期症状主要为组织体温降低及溃疡和坏疽，与缺血性心脏病一样，对人体危害很大。

由于血管内皮功能失调在高血压及其靶器官损伤中的起着重要作用，因此，选择合适的血管内皮功能的评价方法对于预测高血压和心血管不良事件极其重要。内皮细胞的自分泌 / 旁分泌活动使得探讨内皮功能非常困难。许多研究已在高血压患者使用不同的技术对血管内皮细胞进行了评价，开发了数种方法来研究冠状动脉和外周血管微循环（阻力动脉和小动脉）。血管反应性测试是使用最为广泛的血管内皮功能的临床评价方法，这一测试的目的是激活或阻断内皮细胞功能的同时测量选定的血管区的血管张力变化。冠状动脉微循环可通过冠状动脉内注射内皮细胞受体激动剂，利用多普勒导丝或血管造影术对冠状动脉的血流量进行评估。孤立和灌注前臂技术是最常用对周围肌肉微循环内皮功能的评价方法，皮下小阻力动脉可以使用 Mulvany 肌动描记器装置进行研究，激光多普勒技术是对皮肤微循环进行评价的一种非侵入性的方法。然而，每种方法都有特定的限制。目前，研究内皮功能障碍的最佳方法仍然存在争议[21]。

第二节　高血压引起的其他系统靶器官损害

一、神经系统

高血压可造成动脉弹性纤维散裂和断裂，胶原沉积于动脉壁，导致动脉增厚和僵硬，还引起血管内皮功能障碍，使得动脉粥样硬化斑块易于形成。随斑块扩大和管腔狭窄加重，可发生脑缺血；斑块破裂、出血及继发血栓形成，可导致脑梗死。脑小动脉尤其是颅底动脉环是高血压动脉粥样硬化的好发部位。此外，大约半数的高血压患者合并脑小动脉微小动脉瘤，其发病机制与动脉粥样硬化不同，但也是导致脑出血的重要原因。

磁共振成像检查发现，高血压患者常合并有无症状的腔隙性脑梗死，主要分布于基底核区和大脑白质部位。这些基底核区和大脑半球白质内多发小梗死称为 Binswanger 脑病，即皮质下动脉硬化性脑病（皮质下白质脑病）。流行病学研究表明这些无症状多发脑梗死与高血压有关，并可导致进展性痴呆。此外，高血压患者，尤其是老年患者，如果白天和夜间血压波动大，夜间血压较白天下降超过 20%，也可因夜间脑灌注减少而导致发生 Binswanger 脑病。

最近，在日本进行的一项观察性研究确定了高血压在预测血管性痴呆方面的作用，但降压所起到的作用，还未进行研究。尽管已知白质病变会增加卒中、认知功能下降及痴呆的发病风险，但还没有证据可以证明降压治疗是否会改善这些疾病的进展情况。PROGRESS 的亚组研究和一前瞻性观察性研究结果显示，通过降低血压可预防白质高密度影的出现，但需要大型临床试验加以验证。（可继续参考第 34 章。）

二、肾病变

高血压可引起肾细小动脉硬化及肾小管损伤，减少肾单位的数量，限制钠的滤过，肾小球通透性改变，蛋白质滤出增加，炎症反应和瘢痕形成使肾浓缩功能发生减退或衰竭，最终引起终末期肾病。肾间质炎症和氧化应激又可促进高血压的发生和发展。高血压患者尿液中可检查到蛋白质和管型，并出现多尿、夜尿增多，最终发展为尿毒症。合并肾严重病变的高血压患者病死率增高，而肾的病理变化又增加了高血压的治疗难度。

研究发现高血压和蛋白尿是肾病的主要危险因素。原发性高血压与肾病密切相关，可引起肾小动脉增厚、肾小球纤维蛋白沉积以及蛋白尿。肾血管对高血压引起的结构和功能改变是高度敏感的，特别是高血压引起细胞外基质（ECM）在肾血管、肾小球及间质的沉积增加（主要是胶原蛋白Ⅰ型、Ⅲ型和Ⅳ型），肾小球纤维化，肾小球基底膜（GBM）增厚。血管紧张素Ⅱ（Ang Ⅱ）不仅有促进血压增高的作用，而且在启动肾小管间质纤维化上也发挥重要作用。

诊断高血压诱发的肾损害主要根据血清肌酐升高、估算的肾小球滤过率（eGFR）降低或尿白蛋白排出量（UAE）增加进行评估。一旦检出，依据 eGFR 对慢性肾病（CKD）进行分类。eGFR 可采用肾病膳食改善（MDRD）公式，或 Cockcroft-Gault 公式，或通过最近慢性肾病流行病合作（CKD-EPI）公式计算。简化 MDRD 公式为 $eGFR（ml/min/1.73m^2）=186×$ 血肌酐 $^{-1.154}×$ 年龄 $^{-0.203}×0.742$（女性）；中国人改良的 MDRD 方程为 $eGFR（ml/min/1.73m^2）=186×$ 血肌酐 $^{-1.154}×$ 年龄 $^{-0.203}×0.742$（女性）$×1.233$（中国人），其中肌酐单位为 mg/dl，年龄为岁。eGFR 并不是诊断肾疾病的完美指标，但随着发病时间延长，eGFR 随之下降。这些公式有助于在肌酐值仍处于正常范围内时检出轻度肾功能损伤。

当血清肌酐浓度升高或 eGFR 降低意味着肾功能降低时，发现尿白蛋白或蛋白排泄率增加，通常表明肾小球滤过屏障紊乱。有明显的蛋白尿通常表明存在明确的肾实质性疾病。微量白蛋白尿已被证实是心血管事件的独立预测因素。高血压患者尤其合并糖尿病患者应定期检查尿白蛋白排泄量，24h 尿白蛋白排泄量或晨尿白蛋白/肌酐比值为最佳。也有研究显示，在非糖尿病性高血压患者中的微量白蛋白尿，即使在阈值以下，也可预测心血管事件。

在高血压患者中发现肾功能受损，表现为上述异常中的任何一种，可成为未来发生心血管事件的预测因子。因此，建议所有高血压患者评估 eGFR，并进行微量白蛋白尿试验。

血清尿酸水平增高，对心血管风险可能也有一定预测价值。

三、视网膜病变

用检眼镜检查高血压视网膜病变的传统分类，始于 1939 年 Keith、Wagener 和 Barker，并且意义已得到证实。研究发现高血压患者出现视网膜病变的发生率为 5%～15%，并随着降压药物治疗而下降。高血压患者眼底改变表现为视网膜动脉痉挛、变细，进而出现动静脉交叉压迫现象及出血、渗出、视盘水肿。病变严重时，可出现视力减退或失明。

视网膜动脉病变可反映小血管病变情况，常规检眼镜检查可评估高血压的风险，眼底改变按 Backer 4 级分类法，Ⅰ级为早期视网膜动脉发生痉挛，动脉变细；Ⅱ级为小动脉硬化，动静脉交叉征阳性；Ⅲ级为后期改变，可见出血及渗出物；Ⅳ级出现视盘水肿。Ⅲ级或Ⅳ级高血压眼底对判断预后有价值。Ⅰ、Ⅱ级表示早期高血压视网膜病变，对心血管死亡率的预测价值存在争议。

研究显示视网膜小动脉与小静脉的动静脉比值可预测偶发卒中和心血管疾病的患病率，但因其管径测量的方法学受限。视网膜小动脉壁-腔比值是正在研究的新技术，可检测出早期和晚期高血压疾病的血管重塑。

四、听力损害

高血压通过影响血流动力学特性，改变血液黏滞度，形成动脉粥样硬化，导致血管栓塞或痉挛，使前庭系统缺血、缺氧，影响前庭功能，可出现眩晕、平衡障碍等。并且听力的分辨力也随着血压的增高而降低，特别是在高频听阈。因此，高血压是加重老年人听力减退的内源性因素。

第三节　高血压靶器官损害的治疗

一、治疗原则

1. 控制血压

多项高血压长期研究表明，有效地控制高血压是预防靶器官损害和心血管疾病发生、发展的关键，能明显降低卒中、心力衰竭等的发生率和死亡率。

2. 控制心血管危险因素，逆转和保护靶器官

高血压患者合并危险因素时更容易引起或加重靶器官的损害。因此，在降压治疗的同时，消除心血管疾病危险因素，可使高血压患者靶器官损害和心血管疾病的发生率明显下降。在合并吸烟、肥胖、糖尿病、血脂异常等危险因素时尤其需要注意。

3. 小剂量、长效、联合用药及个体化治疗

二、治疗方案

《中国高血压治疗指南 2010》建议，无并发症的高血压患者年龄在 18～79 岁时，降压目标为血压＜ 140/90mmHg；而对于年龄大于 80 岁的患者，建议血压维持在 140～150mmHg。对于高血压伴有冠状动脉疾病、糖尿病和慢性肾病的患者，建议降压目标为＜ 130/80mmHg。

高血压合并心衰患者应先用利尿药，待达到干体重状态，优先选择 ACEI（或 ARB）和 β 受体阻滞药。高血压合并冠心病的患者，优先考虑 β 受体阻滞药、CCB，亦可选择 ACEI 或 ARB。

高血压合并糖尿病的患者，优先考虑使用阻断 RAAS 的药物，如 ARB 或 ACEI，也可应用利尿药或 CCB。不过，利尿药不宜单独使用，也不宜大剂量使用。CCB 也不宜单独使用，但可以与 RAAS 阻断药联合应用。

高血压合并肾损害，优先考虑应用的药物为 ACEI、ARB 和 CCB，也可使用醛固酮受体拮抗药如螺内酯，单药加量或联合用药，达到减少蛋白尿的目的。

对于视网膜病变，如果血压突然急剧升高，最好使舒张压缓慢稳定下降，急剧降低血压可造成器官缺血。因为长期高血压患者小动脉已部分或完全纤维化，血管壁对血压有很高的耐力，且丧失了一定的弹性和收缩力，只有在一定高度的收缩压下，才能维持器官的末梢循环。如果血压突然降得太多，反而出现末梢血液供血不足，而使器官血管出现闭塞现象。

《中国高血压治疗指南 2010》还建议应根据患者的临床靶器官损害以及合并的临床疾患情况合理使用药物（表 33-2）。

高血压引起心脏、肾等靶器官损害，而靶器官病变进一步促进高血压的进展，降压治疗就是要改

变这种恶性循环。除了常用的降压药物，其他一些药物也逐渐引起人们的重视，如促血管生成的药物，改善内皮功能的因子，减轻超氧化物生成的药物等。降压治疗的最重要原则就是最大程度地避免或治疗高血压靶器官损害。一些非药物的方法，包括体育锻炼和饮食干预，可以改善高血压患者的内皮功能。

表 33-2　靶器官损害药物治疗适应证

适应证	CCB	ACEI	ARB	D	β 受体阻滞药
左心室肥大	＋	＋	＋	±	±
稳定型心绞痛	＋	＋[a]	＋[a]	－	＋
心肌梗死术后	－[b]	＋	＋	＋	＋[c]
心力衰竭	－	＋	＋	＋	＋
心房颤动预防	－	＋	＋	－	－
脑血管病	＋	＋	＋	＋	±
颈动脉 ITM 增厚	＋	±	±	－	－
蛋白尿 / 微量蛋白尿	－	＋	＋	－	－
肾功能不全	±	＋	＋	＋[d]	－
老年人	＋	＋	＋	＋	±
糖尿病	±	＋	＋	±	－
血脂异常	±	＋	＋	－	－

＋：适用；－：证据不足或不适用；±：可能适用

a：冠心病二级预防；b：对伴心肌梗死病史者可用长效 CCB 控制高血压；c：螺内酯；d：袢利尿药

IMT：内膜中层厚度；CCB：钙通道阻滞药；ACEI：血管紧张素转化酶抑制药；ARB：血管紧张素受体拮抗药；D：噻嗪类利尿药

总结与要点

1. 高血压是一个由多种复杂和相关因素导致的、逐渐进展的心血管综合征，易引起心脏、肾、大脑、血管和其他靶器官损害，导致过早发生心血管事件和死亡。

2. 高血压治疗目的不是使血压暂时得到控制，而是要经过长期正规治疗保持血压持续稳定，避免靶器官的损害，预防发生致命性并发症。

3. 高血压患者除检查血压外，还要进行心电图、胸部 X 线、超声心动图、尿常规、肾功能、检眼镜、血管功能等检查，重视高血压亚临床靶器官损害的评估，及早发现靶器官损害。

4. 患者必须在医生的指导下选择正确的治疗药物，坚持长期的正规治疗，保持血压稳定，控制靶器官损害，预防合并症的发生。

参考文献

[1] Liebson PR, Grandits GA, Dianzumba S, et al. Comparison of five antihypertensive monotherapies and placebo for change in left ventricular mass in patients receiving nutritional-hygienic therapy in the Treatment of Mild Hypertension Study (TOMHS). Circulation, 1995, 91: 698-706.

[2] Roman MJ, Pickering TG, Schwartz JE, et al. Relation of arterial structure and function to left ventricular geometric patterns in hypertensive patients. J Am Coll Cardiol, 1996, 28: 751-756.

[3] Cuspidi C, Macca G, Michev I, et al. Left ventricular concentric remodelling and extracardiac target organ damage in essential hypertension. J Hum Hypertens, 2002, 16: 385-390.

[4] Struijker Boudier HA, Cohuet GM, Baumann M, et al. The heart, macrocirculation and microcirculation in hypertension: A unifying hypothesis. J Hypertens, 2003, 21 (Suppl 3): S19-S23.

[5] Zeiher AM, Drexler H, Saurbier B, et al. Endotheliummediated coronary blood flow modulation in humans: Effects of age, atherosclerosis, hypercholesterolemia and hypertension. J Clin Invest, 1993, 92: 652-662.

[6] Hamasaki S, Al Suwaidi J, Higano ST, et al. Attenuated coronary flow reserve and vascular remodeling in patients with hypertension and left ventricular hypertrophy. J Am Coll Cardiol, 2000, 35: 1654-1660.

[7] Lajemi M, Gautier S, Poirier O, et al. Endothelial gene variants and aortic and cardiac structure in never treated hypertensives. Am J Hypertens, 2001, 14: 755-760.

[8] Semplicini A, Siffert W, Sartori M, et al. G protein β3 subunit gene 825T allele is associated with increased left ventricular mass in young subjects with mild hypertension. Am J Hypertens, 2001, 14: 1191-1195.

[9] Stella P, Bigatti G, Tizzoni L, et al. Association between aldosterone synthase (CYP11B2) polymorphism and left ventricular mass in human essential hypertension. J Am Coll Cardiol, 2004, 43: 265-270.

[10] Casale PN, Devereux RB, Milner M, et al. Value of echocardiographic measurement of left ventricular mass in predicting cardiovascular morbid events in hypertensive men. Ann Intern Med, 1986, 105: 173-178.

[11] Levy D, Larson MG, Vasan RS, et al. The progression from hypertension to heart failure. JAMA, 1996, 275: 1557-1562.

［12］Messerli FH. Cardiomyopathy of obesity：A not-so-Victorian isease. N Engl J Med，1986，314：378-380.

［13］Dunlap SH，Sueta CA，Tomasko L，et al. Association of body mass，gender and race with heart failure primarily due to hypertension. J Am Coll Cardiol，1999，34：1602-1608.

［14］White WB. Blood pressure load and target organ effects in patients with essential hypertension. J Hypertens，1991，9（Suppl）：S39-S42.

［15］Haider AW，Larson MG，Franklin SS，et al. Systolic blood pressure，diastolic blood pressure，and pulse pressure as predictors of risk for congestive heart failure in the Framingham Heart Study. Ann Intern Med，2003，138：10-16.

［16］Aeschbacher BC，Hutton D，Fuhrer J，et al. Diastolic dysfunction precedes myocardial hypertrophy in the development of hypertension. Am J Hypertens，2001，14：106-113.

［17］Gandhi SK，Powers JC，Nomeir AM，et al. The pathogenesis of acute pulmonary edema associated with hypertension. N Engl J Med，2001，344：17-22.

［18］Williams RS. Apoptosis and heart failure. N Engl J Med，1999，341：759-760.

［19］Morillas P，Cordero A，Bertomeu V，et al. Prognostic value of low ankle-brachial index in patients with hypertension and acute coronary syndromes. J Hypertens，2009，27（2）：341-347.

［20］Prisant LM，Nalamolu VR. Aortic dissection. J Clin Hypertens（Greenwich），2005，7（6）：367-371.

［21］Virdis A，Taddei S. How to evaluate microvascular organ damage in hypertension：assessment of endothelial function. High blood pressure & cardiovascular prevention. the official journal of the Italian Society of Hypertension，2011，18：163-167.

［22］Cohen DL，Townsend RR. Hypertension and kidney disease：what do the data really show?. Current hypertension reports，2012，14：462-467.

［23］Palatini P，Casiglia E，Gasowski J，et al. Arterial stiffness，central hemodynamics，and cardiovascular risk in hypertension. Vascular health and risk management，2011，7：725-739.

［24］Mitchell GF，Hwang SJ，Vasan RS，et al. Arterial stiffness and cardiovascular events：the Framingham Heart Study. Circulation，2010，121：505-511.

［25］Ix JH，Katz R，Peralta CA，et al. A high ankle brachial index is associated with greater left ventricular mass MESA（Multi-Ethnic Study of Atherosclerosis）. J Am Coll Cardiol，2010，55（4）：342-349.

［26］Devereux RB，Wachtell K，Gerdts E，et al. Prognostic significance of left ventricular mass change during treatment of hypertension. JAMA，2004，292：2350-2356.

（刘红敏　杨　光）

第34章　高血压与神经系统损害

第一节　高血压与急性脑血管病

卒中，是指由于急性脑循环障碍所致的局限或全面性的脑功能缺损综合征或称急性脑血管事件。2013年世界卫生组织（WHO）统计人类最新的十大死因中，卒中以11.4%仅次于冠心病位于全世界人类死因第二位。而在中国，2010年统计得出卒中已超过冠心病成为中国第一大致死疾病。卒中的寿命损失年也在2010年跃居至所有疾病的第一位，伤残调整生命年则是冠心病的2倍[1]。

卒中一般分为缺血性卒中和出血性卒中两种，无论何种卒中，高血压都是一个不可忽视的严重病因和影响预后的因素。建国以来，中国人群中不仅高血压患病率在逐步上升，而且其他主要危险因素水平也在逐渐升高，提示我国卒中的发生仍处于非常严峻的时期。因此，对高血压与卒中的研究具有重要意义。

脑血管病的病理基础是动脉粥样硬化和高血压。在中国卒中的病死率尤其高，其发病与高血压成正相关。有研究表示，高血压患者卒中发生率比正常血压者高6倍，且与血压升高的程度、持续时间长短、年龄和高血压类型有着密切的关系[2]。

中枢神经系统是高血压性疾病的主要靶器官，它可能通过加速动脉粥样硬化或启动在小动脉和微动脉产生有卒中倾向的一系列病理改变，从而直接损害脑；又可能通过引起心脏、肾等主要脏器病变而间接损害脑。一般来说，缓进型高血压10～20年才出现靶器官损害的并发症，而急进型高血压或恶性高血压在1～2年内就可以产生严重的并发症[3]。

一、高血压对脑部结构、血液供应及功能的影响

1.高血压对脑部结构的影响

高血压对多个脑区结构都会产生影响，包括脑血管、血脑屏障、海马CA1区、纹状体、齿状回等。出现多种病理改变，可表现为脑室增大，脑重量下降，海马区功能紊乱，CA1神经元丢失加重，神经胶质细胞数目及体积也逐渐增加，且改变随高血压程度的加深而逐渐加重。高血压可引起脑的亚临床形态学改变包括无症状脑梗死、脑白质损害、神经纤维缠结，以及毛细血管超微结构损害等[4]。

2.高血压对脑血液循环的影响

血压的变化直接影响着包括脑在内的全身组织器官的供血供氧。但脑循环对血压的变化有一定范围的自动调节能力，脑小动脉的管腔会随着血压的改变而进行自我调节以达到维持脑血流量的相对恒定不变，即Bayliss效应。正常范围内的血压变化一般不对脑循环产生不良影响。但当血压的变化超过生理性的限定范围时，在急性者可出现脑血液循环的病理生理过程[4]。

3.高血压对脑部功能的影响

慢性高血压可直接引起广泛的脑小动脉硬化和脑底主要动脉的粥样硬化，严重损害维持脑血流稳定最重要的动脉舒缩功能和侧支循环有效性。高血压时脑血流自动调节功能的维持通过改变血管平滑肌的功能和形态来调节脑血流的稳定。动脉血压上升初期，血管平滑肌收缩程度明显增加；而动脉血压上升中期，主要通过血管平滑肌增生或肥大导致病理形态改变代偿血压的升高，代价是自动调节范围的明显改变。动脉血压上升晚期，血压升高到一定程度后，平滑肌的收缩程度再次明显增大，微动脉中膜厚度却相对稳定，平滑肌增生肥大到一定程度后发生玻璃样变性、纤维素样坏死，阻止了进一步地增生和肥大，只有通过残余平滑肌的加强收缩代偿动脉血压的明显升高[4]。

二、高血压与卒中

（一）脑梗死

1.定义

脑梗死（cerbral infarct）又称缺血性卒中，是指各种原因所致脑部血流供应障碍，导致脑组织缺血、缺氧性坏死，出现相应神经功能缺损。脑梗死是脑血管病的最常见类型，约占全部脑血管

病的 70%。依据脑梗死的病因和发病机制,世界上有各种不同的分型方法。我国以 TOAST 病因分型为基础,采纳韩国改良 TOAST 的某些理念,结合穿支动脉病理及近年来大动脉粥样硬化梗死发病机制研究的进展,设计了包括病因和发病机制分型的中国缺血性卒中分型(China ischemic stroke subclassification,CISS),其主要分为大动脉粥样硬化、心源性、穿支动脉疾病、其他和病因不确定五大类型,为脑梗死的诊断、治疗和预后都做出了非常大的贡献。

2. 病因及发病机制

不同分型卒中的病因及发病机制不尽相同。大动脉粥样硬化性卒中中动脉硬化是其基本病因,特别是动脉粥样硬化,常伴有高血压,两者互为因果。而心源性卒中中心房颤动、心脏瓣膜病导致附壁血栓脱落形成栓塞则是主要的病因。在穿支动脉疾病,尤其是腔隙性梗死中,目前认为主要病因为高血压导致小动脉及微小动脉壁脂质透明变性,管腔闭塞产生腔隙性病变;有资料认为舒张压增高对于多发腔隙性梗死的形成更为重要。高血压性小动脉硬化引起管腔狭窄时,继发血栓形成或脱落的栓子阻断血流,会导致供血区的梗死,多次发病后脑内可形成多个病灶。而其他原因则包括感染性、遗传性、血液系统、血管炎等病因。

3. 临床表现与诊断

大动脉粥样硬化性脑梗死患者多见于中老年,常在安静或睡眠中发病,部分病例有短暂性脑缺血发作(TIA)前驱症状如肢体麻木、无力等,局灶性体征多在发病后 10 余小时或 1 ~ 2 日达到高峰,临床表现取决于梗死灶的大小和部位。患者一般意识清楚,当发生基底动脉血栓或大面积脑梗死时,可出现意识障碍,甚至危及生命。心源性脑梗死则可发生于任何年龄,以青壮年多见。多在活动中急骤发病,无前驱症状,局灶性神经体征在数秒至数分钟达到高峰,多表现为完全性卒中。大多数患者伴有风湿性心脏病、冠心病和严重心律失常等,或存在心脏手术等栓子来源病史。意识障碍有无取决于栓塞血管的大小和梗死面积。与大动脉粥样硬化性卒中相比,心源性卒中更易导致多发性梗死,并容易复发和出血,病情波动较大,病初严重,但因为血管的再通,部分病例临床症状可迅速缓解,有时因并发出血,临床症状可急剧恶化,有时因栓塞再发,稳定或一度好转的局灶性体征可再次加重。穿支动脉疾病脑梗死多见于中老年患者,男性多于女性,半数以上的病例有高血压病史,突然或逐渐

起病,出现偏瘫或偏身感觉障碍等局灶症状。通常症状较轻、体征单一、预后较好,一般无头痛、颅高压和意识障碍表现,许多患者并不出现临床症状而由头颅影像学检查发现。常见的腔隙综合征包括纯运动性轻偏瘫、纯感觉性卒中、共济失调性轻偏瘫、构音障碍—手笨拙综合征和感觉运动性卒中等。

神经影像学检查可以直观显示脑梗死的范围、部位、血管分布、有无出血、病灶的新旧等。发病后应尽快进行 CT 检查,虽早期有时不能显示病灶,但对排除脑出血至关重要。多数病例发病 24h 后逐渐显示低密度梗死灶,发病后 2 ~ 15 日可见均匀片状或楔形的明显低密度灶。大面积脑梗死有脑水肿和占位效应,出血性梗死呈混杂密度。MRI 可清晰显示早期缺血性梗死,脑干、小脑梗死,静脉窦血栓形成等。梗死灶 T1 呈低信号,T2 呈高信号,出血性梗死时 T1 相有高信号混杂。弥散加权成像(DWI)可早期显示缺血病变(发病 2h 内),为早期治疗提供重要信息。DSA、CTA、MRA 可发现血管狭闭塞或其他血管病变,如动脉炎、脑底异常血管网病、动脉瘤和动静脉畸形等,可以为卒中的血管内治疗提供依据。

在脑梗死的诊断过程中,不同病因患者起病和发病过程可能不尽相同。中年以上患者突发持续存在的局灶性神经功能缺损的症状和体征时,应考虑急性脑梗死的可能。CT/MRI 发现与症状相对应的新发梗死灶可明确诊断。既往有高血压、糖尿病、高血脂等脑梗死危险因素或者有心房颤动等病史则更支持脑梗死及其病因的诊断[5]。

(二)脑出血

1. 定义

脑出血(intracranial hemorrhage,ICH)是指原发性非外伤性脑实质内出血,在我国约占全部卒中的 20% ~ 30%。通常按照 ICH 的部位、稳定与否及病因等分为不同类型脑出血。

2. 病因及发病机制

ICH 中大约 60% 是因高血压合并小动脉硬化所致,其他病因包括动脉瘤、动静脉畸形、脑动脉粥样硬化、血液病、脑淀粉样血管病变等。

颅内动脉具有中层肌细胞和外层结缔组织少、外弹力层缺失的特点,长期高血压可使脑细小动脉发生通透性增加、玻璃样变性、纤维素样坏死,甚至形成微动脉瘤或夹层动脉瘤,在此基础上血压骤然升高时易导致血管破裂出血。豆纹动脉和旁正中动脉等深穿支动脉,自脑底部的动脉直角发出,承

受压力较高的血流冲击，易导致血管破裂出血，故又名出血动脉。

3.临床表现与诊断

ICH的好发年龄是50～70岁，男性稍多于女性，冬春两季发病率较高，多有高血压病史，多在情绪激动或活动中突然发病，发病后病情常于数分钟至数小时内达到高峰。ICH患者发病后多有血压明显升高，由于颅内压升高，常有头痛、呕吐和不同程度的意识障碍，如嗜睡或昏迷等。患者局灶性的定位表现取决于出血量和出血部位，如壳核出血可有病灶对侧偏瘫、偏身感觉缺失和同向性偏盲，还可出现双眼球向病灶对侧同向凝视不能，优势半球受累可有失语。

CT检查是诊断ICH首选的重要方法，可清楚显示出血部位、出血量大小、血肿形态、是否破入脑室以及血肿周围有无低密度水肿带和占位效应等。病灶呈圆形或卵圆形均匀高密度区，边界清楚，脑室大量积血时多呈高密度铸形，脑室扩大。1周后血肿周围有环形增强，血肿吸收后呈低密度或囊性变。MRI和MRA对发现结构异常、明确脑出血的病因很有帮助，对检出脑干和小脑的出血灶和监测脑出血的演进过程优于CT，而对急性脑出血的诊断不及CT。

总之，中老年患者活动中或情绪激动时突然发病，迅速出现局灶性神经功能缺损症状，以及头痛、呕吐等高颅压症状应考虑脑出血的可能，结合头颅CT检查，可以迅速明确诊断[5]。

（三）蛛网膜下腔出血

1.定义

蛛网膜下腔出血（subarachnoid hemorrhage，SAH）通常为脑底部或脑表面的病变血管破裂，血液直接流入蛛网膜下腔引起的一种临床综合征。

2.病因及发病机制

颅内动脉瘤是最常见的病因。粟粒样动脉瘤可能与遗传和先天性发育缺陷有关，随年龄增长由于动脉壁粥样硬化、高血压和血涡流冲击等因素影响，动脉壁弹性减弱，管壁薄弱处逐渐向外膨胀突出，形成囊状动脉瘤。

3.临床表现与诊断

SAH临床表现差异较大，轻者可没有明显临床症状和体征，重者可突然昏迷甚至死亡。以中青年发病居多，起病突然，数秒或数分钟内发生，多数患者发病前有明显诱因（剧烈运动、过度疲劳、用力排便、情绪激动等）。一般症状主要包括头痛，动脉瘤性SAH的典型表现是突发异常剧烈全头痛，

患者常将头痛描述为一生中经历的最严重的头痛，多伴发一过性意识障碍和恶心、呕吐。脑膜刺激征的出现以颈强最多见，而老年、衰弱患者或小量出血者，可无明显脑膜刺激征。20%患者眼底可见玻璃体下片状出血，发病1h内即可出现，是急性颅内压增高和眼静脉回流受阻所致。此外，患者可能还会伴有精神症状、脑心综合征、消化道出血、急性肺水肿等症状。SAH的常见并发症有再出血、脑血管痉挛和急性或亚急性脑积水。

临床疑诊SAH首选CT检查。出血早期敏感性高，可检出90%以上的SAH，显示大脑外侧裂池、前纵裂池、鞍上池、脑桥小脑脚池、环池和后纵裂池高密度出血征象，并可确定有无脑实质出血或脑室出血，以及是否伴脑积水或脑梗死。另外，还可对病情进行动态观察。CT显示15%的患者仅中脑环池少量出血，称中脑周围非动脉瘤性蛛网膜下腔出血。头颅MRI可检出脑干小动静脉畸形，但需注意SAH急性期MRI检查可能诱发再出血。一旦SAH诊断明确后需行全脑DSA检查，以确定动脉瘤位置、大小、与载瘤动脉的关系、侧支循环情况及有无血管痉挛等，同时有利于发现烟雾病、血管畸形等SAH病因，为SAH病因诊断提供可靠证据，也是制订合理外科治疗方案的先决条件。

如患者突发剧烈头痛、呕吐、脑膜刺激征阳性、伴或不伴意识障碍，检查无局灶性神经系统体征，应高度怀疑SAH。同时，CT证实脑池和蛛网膜下腔高密度征象或腰椎穿刺检查示压力增高和血性脑脊液，可临床确诊SAH[5]。

（四）相关研究

关于卒中与高血压关系的研究早有报道。数个队列研究结果提示血压和卒中发病的风险都成线性相关且是连续的[6]。具体的临界血压值还没有明确的证据，但有研究提示当个体血压高于115/75mmHg时，卒中的风险就会增加，低于该数据，所谓的线性关系可能就不再存在[7-8]。亚太平洋队列研究提示，收缩压和舒张压与致命性卒中都密切相关[9]。血压对卒中的影响在不同年龄组中均明显且特异，在卒中发病百分比比较中，老龄患者较年轻患者对血压的改变不敏感。另外，没有证据提示血压对卒中发病和严重程度的影响在不同性别当中有区别。校正年龄后发现，亚洲血压与卒中的关系与其他地区基本相似，且提示有轻微的更强的关系存在[7-8]。

随着对血压和脑血管病研究的深入，一些研究表明血压同卒中的发病之间存在着一个J型曲线，

提示血压过低会导致脑血流量的退化，从而导致缺血事件发生。类似于随着血压降低和心血管事件的发生，健康退化一般。但是该结论尚未得到统一的认可，一些研究通过分析不同灌注压组患者卒中事件的发生比例，并未得出其发病率与血压的 J 型关系。目前多数研究仍认为血压与卒中事件间存在着对数线性关系[1-2]。

在卒中患者中，有 2/3 血压控制不理想（高于 115/75mmHg）[13]。在对南美和西欧人群的研究中发现，经过几年的降压治疗，舒张压降低 5mmHg，卒中的风险就会降低 30% ～ 40%[14]。通过对不同研究的结果进行分析，平均 63 岁的患者，收缩压降低 10mmHg，卒中的风险就会降低 31%；且该类患者十余年间不会经历卒中事件的发生。提示降低血压对卒中事件的获益可能在数年间就会出现[6]。

关于血压与卒中事件的关系目前仍有许多不明确的地方，在今后的研究中，需要更多的精力投入之中。

第二节　高血压和慢性认知功能障碍

认知功能下降是大脑老化和血管性疾病最具毁灭性的表现。认知功能下降已经成为全世界致残率的主要原因，并且明显增加了死亡率。认知功能下降因病情的严重性可能以不同的形式出现，从生理上的认知老化到轻度认知功能障碍（认知功能下降不影响患者的日常生活活动），渐至痴呆状态（认知功能障碍影响日常生活活动）。越来越多的研究发现，高血压是进展认知功能下降和痴呆的血管危险因素。然而，高血压造成认知下降的病理机制并非十分明确，已有的研究结果认为，高血压引起大脑小血管和大血管病变，导致脑损伤和痴呆；脑血管储备量的下降和退行性血管壁的改变增加导致了完全的和不完全的脑梗死、出血和白质高信号，这些改变多已证实与认知功能下降相关。本节主要介绍高血压与认知功能障碍相关的研究证据，它们关联的潜在机制，以及抗高血压药物治疗在预防认知功能下降中的作用。

一、高血压与认知功能障碍的相关研究

在年轻的患者中，血压增高与认知功能障碍相关。最近的一项研究评估了认知功能与白大衣高血压和临界高血压的关系。这项队列研究的患者较年轻［平均（38.2±10.8）岁］，临床和 24h 门诊血压监测与认知表现参数的分析显示，与对照组相比，白大衣高血压（记忆障碍）和临界高血压（反应速度变慢）的患者存在较低的认知表现[15]。

Mahoney 等[16] 最近的研究显示，在 > 70 岁的患者中，与正常或高收缩压的患者相比，收缩压较低的患者表现出更差的执行注意力。舒张压没有影响。作者指出理想收缩压水平在老年患者中可能对依赖额叶的理想认知功能更重要。

在更高龄患者的研究中（澳大利亚中心，平均年龄 101 岁），低收缩压和较低的脉压与更差的认知状态（简易智能状态量表评估）和功能状态（使用 Katz 指数评估日常生活能力）相关[17]。Polish 患者的队列研究中也发现类似的结果[18]。

这些结果提示，正常血压与独立于年龄的最佳的认知表现相关。在老年人中，高血压和认知功能障碍的横断面关系，可能受脑萎缩、神经元死亡以及胆碱能神经递质障碍的影响，或者反映与年轻患者中发现高血压相关的卒中死亡相反的流行病学。老年患者中，近期更低血压与更差的认知功能在既往有高血压病史的患者中更为明显。因此，血压和痴呆的关系可能类似于血压和充血性心力衰竭的关系。高血压可能导致在疾病的早期阶段出现认知功能下降和心力衰竭。血压的下降反映了代偿机制的衰竭，提示疾病的严重阶段，并且可能与不可逆性病程相关。

（一）血管性痴呆

中年人群基线高血压与未来认知下降、轻度认知障碍及痴呆相关。这种关系在研究血管性痴呆（vascular dementia，VaD）的研究中更为明显[19-20]。在不同的血压元素中，大部分研究发现收缩压似乎是认知功能下降的最强预测因素[21]。

目前，许多重要的研究重新评估了中年高血压对进展认知功能下降的作用。在诊断为 MCI［记忆和（或）执行功能受损］的患者中，血压增高与更快的认知功能下降相关。通过 2 年观察 1385 名诊断为 MCI 的患者，结果发现血压增高（主要为收缩压）与视觉运动顺序、设置转移和命名障碍相关[22]。

在 Hoom 研究中，Reijmer 等在一项包含 380 名非痴呆患者［基线年龄（58±6）岁］，随访 15 年的研究中调查了血管危险因素和晚期认知表现的关系。结果发现信息处理速度差的患者在基线时有更高的收缩压，并且这种关系随着年龄的增长而减弱[23]。

在檀香山心脏研究 / 檀香山亚洲老年研究中，观察研究中年患者（平均年龄 54 岁）25 年，结果提示，27% 的痴呆患者可能与未治疗的中年收缩压（systolic blood pressure，SBP）> 120mmHg 水平相关，发生概率为 17/1000。这个研究的新发现是 17.7% 的患者可能是由于高血压前期水平（SBP120 ~ < 140mmHg）导致[24]。

中年高血压和认知下降的关系再一次被证实。这项研究是基于人群的乌普萨拉成年男性的纵向队列研究，随访 40 年。在早期入组的 2268 例中，349 例出现痴呆。收缩压增加了血管和所有类型痴呆的风险。这种风险进一步被其他心血管因素增强[25]。这个结果与另一个有关肥胖相关代谢异常对认知影响的研究结果一致[26]。

更重要的是，高血压经常与脂代谢紊乱并存（在超过 55 岁的人群中 > 50% 的患者出现）[27]。因此，高血压和认知功能的联系可能被并存的脂代谢紊乱及他汀类药物治疗所影响，这会增加认知障碍的风险，尤其在老年患者中。虽然上述提到的证据支持中年高血压对认知下降的影响逐渐增加，晚年高血压的影响更具有争议性。早期评估晚年高血压对认知的影响的研究十分费解。有些研究发现高血压对认知下降的影响，而其他的研究却未发现，或者提示血压和认知功能的 U 型曲线。最近许多研究重提了这个问题。

Yasar 等在一项老年非痴呆的女性健康和老年研究 II 的队列研究中分析了晚年（> 70 岁）血压对认知的影响。分别在基线和随访第 9 年评估了认知能力。在 70 ~ 75 岁组，脉压（pulse pressure，PP）≥ 71mmHg 与语言学习障碍相关，而在 76 ~ 80 岁组，SBP ≥ 160mmHg 或 PP ≥ 84mmHg 与执行功能下降相关。这些结果提示不仅中年高血压，晚年高血压也可能与认知下降相关[27]。

在韩国年龄 40 ~ 95 岁患者的研究中发现，高血压增加了男性和女性 VaD 的风险约 2 倍；这种关系在 65 岁以上的患者中减弱，但是在男性中仍然有意义。这个研究并没有发现高血压和糖尿病在痴呆风险方面的相互作用[28]。

在 Hisayama 研究中，共入组了 668 名非痴呆日本患者，年龄在 65 ~ 79 岁，随访 17 年发现 76 名患者发生了血管性痴呆。在调整混杂因素后，与正常高血压患者相比，高血压前期和高血压 I 期或高血压 II 期的患者，血管性痴呆风险分别增加了 3 倍、4.5 倍和 5.6 倍[29]。

Oveisgharan 和 Hachinski[30] 评估了 MCI 和进展为痴呆的风险的关系。990 名（平均年龄 83 岁）诊断为 MCI 的患者，随访至少 5 年。进展为痴呆概率在执行功能障碍的患者中最高（57.7% 有高血压的患者进展为痴呆，而血压正常的患者中仅 28% 进展为痴呆）。

有趣的是，在老年和更年老患者的研究中发现，血压下降出现在临床表现的痴呆之前。正如前述，神经元死亡和胆碱能神经递质的障碍影响了大脑的自主神经系统。而且，认知功能下降所致的进展性体力活动缺失可能是导致血压下降的一个因素。

（二）阿尔茨海默病

虽然血压增加与未来进展 VaD 强烈相关已经详述过，但是高血压和阿尔茨海默病（Alzheimer disease，AD）的研究很少。最经发表的乌普萨拉成年男性纵向队列研究显示，经过随访（至少 40 年）不能发现中年高血压和 AD 风险的关系。其他的研究也未发现血压增高与 AD 的关系。事实上，舒张压增高与 AD 进展下降有关[31]。

二、高血压导致认知功能下降的潜在机制

（一）脑血管功能障碍

脑血管功能障碍是认知和行为障碍的重要原因。随着年龄的增长，脑血管结构、功能和组织改变明显。首先，大脑皮质的毛细血管减少，渐而出现基底膜变厚和纤维化。同时，随着年龄的增长白质病变也更为常见。这些变化导致静息脑血流量减少，脑血管储备减少以及脑循环调节机制的功能障碍。高血压能够增强这些与年龄相关的改变。

高血压相关的认知功能下降是功能性脑血流重组和脑血管病变相互作用的结果。局灶和区域性的脑血流及功能不匹配导致白质和灰质的病变，主要表现为完全的或不完全的微小梗死、出血和白质高信号（WMH）。

1. 脑血管调节功能障碍

脑的新陈代谢旺盛、生理功能复杂，所以人脑的血液供应必须十分丰富。由于脑的耗氧量很大，又无能源物质的贮备，所以脑对血液供应的依赖性很强。脑血管自动调节指在血压，或者更准确来说是脑灌注压（CPP）发生变化时，脑血管维持血流量稳定的内在能力。脑血流量（CBF）取决于脑灌注压和脑血管阻力两个因素。二者的比值就是脑血流量。而脑灌注压等于平均动脉压与颅内压的差；生理情况下，颅内压是很小的，可以忽略不计，故脑灌注压近似等于平均动脉压。因此，脑血流量就

等于平均动脉压（MAP）与脑血管阻力（CVR）的比值（即 CBF ≈ MAP/CVR）。脑血流自动调节也可以理解为脑血管阻力能够随着血压的变化而成比例地变化，从而保持脑血流量恒定的能力。高血压早期，小动脉收缩以增加阻力来维持血流的稳定。但如果血压未加控制，小动脉则长期持续收缩，进而出现结构改变，导致阻力持续增高，此时因自动调节功能的障碍而出现脑灌注不足。长期脑灌注不足可导致认知功能损害。

高血压患者脑血管自动调节功能受损，当血压下降过多时，CBF 减少，特别是在两条动脉的交界区更易引起局部脑缺血。这或许可解释为什么在高血压患者血压降至正常后 1 ～ 2 年反而出现痴呆，提示抗高血压治疗应适度，过度降压可能加速认知功能损害。

2. 脑结构的改变

高血压可引起脑灰质和白质结构的改变，这些改变已证实与认知功能减退及痴呆有关。

（1）灰质改变：人类年龄和高血压的研究均发现年龄与高血压及脑萎缩相关。在 MCI 的患者中，脑结构的改变主要位于近中和外侧颞叶区域、扣带回、顶叶和额叶中部区域。早期改变也出现在海马和内嗅皮质。随着年龄的增长和高血压的出现，脑结构改变的区域可能累及到额叶前部皮质、海马、颞叶皮质下部和顶下小叶。虽然，补充运动区只随着年龄的增加而改变，但是楔叶、丘脑和内嗅皮质却受高血压的影响。因此，高血压影响灰质的结果可能不仅通过加强年龄依赖的改变，而且也通过高血压特异以及独立于年龄的机制影响。

（2）白质改变：大脑年龄增长最常见的表现是白质完整性的减少，影像表现为白质病变——CT 的区域密度下降或者 MRI 的 T2/FLAIR 上提示区域高信号。白质高信号（white matter hyperintensity，WMH）与未来卒中的风险、认知下降、痴呆和死亡相关。尽管 WMH 的病因尚不清楚，但是它们普遍是脑小血管病的表现。

高血压与脑 WMH 进展以及梗死风险增加相关。最近的研究评估了在相对短的时间里 WMH 的进展，结果显示高血压或高血压病史与更多的深部额叶 WMH 容量相关，这提示额叶是易受高血压影响的白质退变的区域。高血压可能不仅与可见的病变相关，同时还与白质微结构的改变相关[32]。这提示血压在年龄相关的脑组织损伤中的重要作用[33]。

高血压患者中更大的 WMH 容量还与炎性因子、内皮功能障碍以及更差的分水岭区域灌注相

关。与未治疗的高血压组患者相比，高血压治疗对照组的患者 WMH 容量的增加更少见，基线白质病变（white matter lesions，WML）负荷量更高。因此，有效的高血压治疗可能能够降低 WML 的进展。

越来越多的证据显示，血压增高对终身认知年龄的负性影响可能主要由 WMH 介导。WMH 容量的增加与情景记忆和执行功能下降相关。更有趣的是，WMH 的进展较新发病变影响更大。视网膜病变作为小血管病变的标志物，最近的研究发现其与认知障碍有关。另外，另一种脑小血管病变的形式－脑微出血（cerebral microbleed，CMB）也与高血压和认知下降相关。然而，CMB 作为疾病预测的作用仍需进一步研究。

3. 血管功能障碍

目前的研究显示，动脉僵硬度标志物——脉压（PP）可能与认知功能下降、阿尔茨海默病（AD）、Aβ 清除障碍以及 WMH 的发生相关。PP 的升高增加了认知功能下降的风险，以及非痴呆老年患者语言能力障碍[34]。在另外一项中年健康人群的研究中发现，PP 是情景记忆和记忆处理速度的独立预测因素[35]。

Nation 等[36]最近评估了晚年 PP 与尸检证实的 AD 患者的尸检病理学，提示脑血管病和脑淀粉样病变严重性的相关性。高 PP 与更严重的脑血管疾病相关，但是并不与脑淀粉样血管病变或 AD 的严重性相关，这提示晚年的 PP 与脑血管病变相关，而非 AD 本身。

脉压是动脉僵硬度的间接指标，而脉搏波传导速度（pulse wave velocity，PWV）的评估更准确。Rabkin 和 Jarvie 在 PWV 与认知功能的关系的分析中发现 PWV 和认知成负相关[37]。而且，与对照组和 AD 患者相比，PWV 在血管性痴呆患者中更多见。这些结果与 zhong 等的横断面研究结果一致，即在老年人群中（平均年龄 75 岁），增高的颈动脉-股动脉 PWV（＞ 12m/s）与更差的认知功能相关[38]。

动脉僵硬度的增加可能阻止了血管壁的适当缓冲，即连续灌注。大脑高静息血流量可能提示小血管比其他血管床扩张更明显；因此，脉搏可能在小血管中更明显。动脉僵硬度的增加造成收缩压的明显增加以及相对的舒张压降低，进而，在任何平均动脉压的水平时，脉压增加可能引起大血管损伤和微血管破坏。生理机制上来说，大脑自动调节机制允许在一定的血压范围内（80 ～ 200mmHg）持续的大脑血流量保持稳定。随着年龄增长，大脑自动调节渐渐重塑，从以前的 S 型曲线变为直线。这提

示，血压的任何突然改变会导致快速的、明显的脑血流量改变。因为动脉硬化暗示着动脉缓冲功能下降，任何血流动力学变化均会导致血压水平的过度改变，并且在老年高血压患者中，高血压与低血压一样危险。而且，高血压可能加剧脑白质病变，但是白质病变在血压过度降低后也加剧。

血管出现平滑肌的退化，逐渐被透明纤维化的胶原蛋白取代，进而导致小管腔闭塞。这些动脉病变在非高血压性脂透明膜病和高血压性动脉硬化疾病中的特点一样，并且会随着高血压的出现而改变。从解剖学上来说，更小的血管阻力经历退行性改变，包括中膜（肌型动脉）和内膜的变厚和纤维化，以及导致管腔狭窄和血管阻力增加的血管平滑肌斑块状退化。尽管静息 CBF 在正常血压和高血压组患者中一样，但是这些结构的改变限制了阻力血管最大舒张的能力以及更低血压的耐受量。而这些血管通过血管收缩改善高血压的耐受力。长期的抗高血压治疗能够逆转这些适应性的改变和转移自动调控曲线至正常值，但是仅仅限制了老年高血压患者的逆转能力。

（二）肾素-血管紧张素系统

近期的研究支持肾素-血管紧张素系统在脑年龄和痴呆进展中的作用[39]。血管紧张素 II 对血管和代谢平衡、淀粉样蛋白代谢以及学习和认知的影响可能能够解释这种联系。血管紧张素在孤束核及延髓背外侧腹侧血压调控区域更活跃。血液中的血管紧张素通过外周器官同样影响神经内分泌系统和大脑。

（三）代谢改变

在氟代脱氧葡萄糖正电子发射计算机断层扫描（FDG-PET）的研究中发现，痴呆患者的脑代谢明显改变。脑代谢糖的速率降低——中枢代谢活性和密度的指标，能够预测痴呆的发生。最终，PET-淀粉样追踪能够区分 AD 高风险和低风险人群，患者淀粉样追踪剂保留的正常是晚期出现认知下降的风险因素[40]。

（四）基因因素

近期许多研究评估了基因风险因素与痴呆（*ApoE* ε4）、WML 和高血压的关系。Yasuno 等发现高血压和 *ApoE* ε4 等位基因的协同作用加剧了老年患者的认知下降。Schuur 等显示，与没有 *ApoE* ε4 等位基因的患者相比，这些有 *ApoE* ε4 纯合子的患者更易出现 WML、腔隙性梗死和微出血[41]。

（五）心理社会压力

高血压这个词本身提示其与某种"压力"有关，高血压与更高的心理社会压力相关。外部环境 / 内部情感刺激 / 失眠导致交感神经系统过度活跃，促进心血管调节功能障碍（压力感受器敏感性降低），导致血压变异、动脉重塑，进而导致脑循环功能障碍 / 脑血流量下降和 WMH/ 无症状性脑损伤，最终导致卒中和认知功能障碍 / 痴呆。

三、抗高血压药物治疗与认知功能

在许多纵向研究中已经评估了抗高血压药物治疗对痴呆风险的影响作用。到 2010 年 6 月共有 6 项主要的随机试验结果公布。基于这些试验结果及 Meta 分析，美国心脏协会 / 美国卒中协会（AHA/ASA）推荐抗高血压治疗以预防痴呆。AHA/ASA 提出：①卒中患者降低高血压对于预防卒中后痴呆是有效的（I 类，B 级证据）；②在中年或老年前期患者中，降低高血压对预防晚期痴呆是有效的（II a 类，B 级证据）；③对 > 80 岁的老人，降低血压预防痴呆的证据还不确定（II b，B 级证据）[42]。

总之，高血压是导致认知功能减退的危险因素，早期积极合理地控制高血压，对预防痴呆可能有积极的作用。

参考文献

［1］Yang G，Wang Y，Zeng Y，et al. Rapid health transition in China，1990—2010：findings from the Global Burden of Disease Study 2010. Lancet，2013，381（9882）：1987-2015.

［2］中国高血压防治指南专题组. 中国高血压防治指南. 高血压杂志，2006，8（2）：103.

［3］王维治. 神经病学. 5 版. 北京：人民卫生出版社，2006：126-161.

［4］谢良地，林志鸿. 高血压与脑. 北京：科学出版社，2003：129-135.

［5］贾建平. 神经病学. 北京：人民卫生出版社，2008：171-198.

［6］Carlene MM，Derrick A，Valery L Feigin，et al. Blood Pressure and Stroke：An Overview of Published Reviews. Stroke，2004，35（4）：1024.

［7］Prospective Studies Collaboration. Age-specific relevance of usual blood pressure to vascular mortality：a meta-analysis of individual data for one million adults in 61 prospective studies. Lancet, 2002, 360: 1903-1913.

[8] Asia Pacific Cohort Studies Collaboration. Blood pressure and cardiovascular disease in the Asia Pacific region. J Hypertens, 2003, 21: 707-716.

[9] Lawes CM, Bennett DA, Parag V. Blood pressure indices and cardiovascular disease in the Asia Pacific region: a pooled analysis. Hypertension, 2003, 42 (1): 69-75.

[10] Kannel WB, D'Agostino RB, Silbershatz H. Blood pressure and cardiovascular morbidity and mortality rates in the elderly. Am Heart J, 1997, 134: 758-763.

[11] Sleight P. Lowering of blood pressure and artery stiffness. Lancet, 1997, 349: 955-956.

[12] Hansson L, Lindholm LH, Ekbom T, et al. Randomised trial of old and new antihypertensive drugs in elderly patients: cardiovascular mortality and morbidity: the Swedish Trial in Old Patients with Hypertension-2 study. Lancet, 1999, 354: 1751-1756.

[13] World Health Organisation. The World Health Report 2002: Reducing Risks, Promoting Healthy Life. Geneva, Switzerland: World Health Organisation, 2002.

[14] MacMahon S, Peto R, Cutler J, et al. Blood pressure, stroke, and coronary heart disease, part I: prolonged differences in blood pressure: prospective observational studies corrected for the regression dilution bias. Lancet, 1990, 335: 765-774.

[15] Shehab A. Cognitive and autonomic dysfunction measures in normal controls, white coat and borderline hypertension. BMC Cardiovasc Disord, 2011, 11: 3.

[16] Mahoney JR. Alerting, orienting, and executive attention in older adults. J IntNeuropsychol Soc, 2010, 16 (5): 877-889.

[17] Richmond R. Higher blood pressure associated with higher cognition and functionality among centenarians in Australia. Am J Hypertens, 2011, 24 (3): 299-303.

[18] Szewieczek J. Better cognitive and physical performance is associated with higher blood pressure in centenarians. J Nutr Health Aging, 2011, 15 (8): 618-622.

[19] Launer LJ. The association between midlife blood pressure levels and late-life cognitive function. The Honolulu-Asia Aging Study. JAMA, 1995, 274 (23): 1846-1851.

[20] Elias MF. Untreated blood pressure level is inversely related to cognitive functioning: the Framingham Study. Am J Epidemiol, 1993, 138 (6): 353-64.

[21] Launer LJ. Midlife blood pressure and dementia: the Honolulu-Asia aging study. Neurobiol Aging, 2000, 21 (1): 49-55.

[22] Goldstein FC. High blood pressure and cognitive decline in mild cognitive impairment. J Am Geriatr Soc, 2013, 61 (1): 67-73.

[23] Reijmer YD. Development of vascular risk factors over 15 years in relation to cognition: the Hoorn Study. J Am Geriatr Soc, 2012, 60 (8): 1426-33.

[24] Launer LJ. Lowering midlife levels of systolic blood pressure as a public health strategy to reduce late-life dementia: perspective from the Honolulu Heart Program/ Honolulu Asia Aging Study. Hypertension, 2010, 55 (6): 1352-1359.

[25] Ronnemaa E. Vascular risk factors and dementia: 40-year follow-up of a populationbased cohort. Dement Geriatr Cogn Disord, 2011, 31 (6): 460-466.

[26] Banach M. Lipids, blood pressure, kidney-what was new in 2012?. Int J Pharmacol, 2012, 8 (8): 659-678.

[27] Yasar S. Evaluation of the effect of systolic blood pressure and pulse pressure on cognitive function: the Women's Health and Aging Study Ⅱ. PLoS One, 2011, 6 (12): e27976.

[28] Kimm H. Mid-life and late-life vascular risk factors and dementia in Korean men and women. Arch Gerontol Geriatr, 2011, 52 (3): e117-122.

[29] Ninomiya T. Midlife and late-life blood pressure and dementia in Japanese elderly: the Hisayama study. Hypertension, 2011, 58 (1): 22-28.

[30] Oveisgharan S. Hypertension, executive dysfunction, and progression to dementia: the canadian study of health and aging. Arch Neurol, 2010, 67 (2): 187-192.

[31] Yang YH. Relationship between late-life hypertension, blood pressure, and Alzheimer's disease. Am J Alzheimers Dis Other Demen, 2011, 26 (6): 457-462.

[32] Raz N. White matter deterioration in 15 months: latent growth curve models in healthy adults. Neurobiol Aging, 2012, 33 (2): 429, e1-5.

[33] Salat DH. Inter-individual variation in blood pressure is associated with regional white matter integrity in generally healthy older adults. Neuroimage, 2012, 59 (1): 181-192.

[34] Weller RO. Microvasculature changes and cerebral amyloid angiopathy in Alzheimer's disease and their potential impact

on therapy. Acta Neuropathol, 2009, 118（1）: 87.

［35］ Pase MP. Healthy middle-aged individuals are vulnerable to cognitive deficits as a result of increased arterial stiffness. J Hypertens, 2010, 28（8）: 1724-1729.

［36］ Nation DA. Antemortem pulse pressure elevation predicts cerebrovascular disease in autopsy-confirmed Alzheimer's disease. J Alzheimers Dis, 2012, 30（3）: 595-603.

［37］ Rabkin SW. Comparison of vascular stiffness in vascular dementia, Alzheimer dementia and cognitive impairment. Blood Press, 2011, 20（5）: 274-283.

［38］ Zhong W. PulseWave Velocity and Cognitive Function in Older Adults. Alzheimer Dis Assoc Disord, 2014, 28（1）: 44-49.

［39］ Diz DI. Dahl memorial lecture: the renin-angiotensin system and aging. Hypertension, 2008, 52（1）: 37-43.

［40］ Berti V. Early detection of Alzheimer's disease with PET imaging. Neurodegener Dis, 2010, 7（1-3）: 131-135.

［41］ Chuang YF. Association between APOE epsilon4 allele and vascular dementia: the Cache County study. Dement Geriatr Cogn Disord, 2010, 29（3）: 248-253.

［42］ Gorelick PB. Vascular contributions to cognitive impairment and dementia: a statement for healthcare professionals from the American heart association/american stroke association. Stroke, 2011, 42（9）: 2672-2713.

（赵性泉　张　倩）

第 35 章　高血压患者的眼部检查

原发性高血压是以血压升高为主要临床表现伴或不伴有多种心血管危险因素的综合征，常可导致心脏、脑、肾和眼部血管的并发症。视网膜血管是唯一方便于活体内直接观察，并能分辨动静脉的血管，其管径为 63 ～ 134μm。组织学上，视盘内的视网膜中央动脉及邻近的大分支主干，管壁有连续的肌肉层，其管径大于 125μm，称为视网膜动脉，其他管径小于 125μm 者则称为视网膜小动脉。高血压视网膜病变发生率为 23.5% ～ 30.2%[1-3]，因此对眼底视网膜动脉的检测对高血压的诊断、预后均具有重要意义。

第一节　眼球的解剖与生理

1. 眼球结构

眼球壁有外、中、内三层膜构成，外层包括角膜和巩膜，中层为葡萄膜，内层是视网膜。其中，视网膜上的动脉作为人体唯一可无创肉眼观察的动脉，在全身性血管疾病的监测及预后方面有着非常重要的意义（图 35-1）。

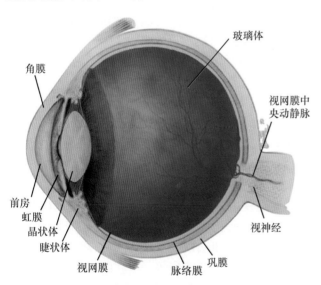

图 35-1　眼球结构图

视网膜是一层透明的膜，来自胚胎的原始视杯，是脑的一部分，由内层的神经上皮和外层的色素上皮组成。其内侧为玻璃体，外侧为脉络膜。

位于眼底鼻侧大小约 1.5mm×1.75mm，境界清楚，橙红色的圆盘状结构称为视盘，曾称为视乳头，是视神经穿出眼球的部位。视盘上有视网膜中央动

静脉通过，并分布于视网膜上。后极部中央称黄斑区，位于视盘颞侧距离约 2DD（一个视盘直径为 1DD），是视力最敏锐之处。视网膜中央动脉供应视网膜内层的是眼动脉的分支，后者在颅腔内，在颈内动脉刚刚离开海绵窦时分出；当其阻塞时其所供应的视网膜内层组织立即缺氧乃至变性坏死。视网膜中央静脉汇入眼下静脉，最后进入海绵窦。视网膜中央动静脉于视盘中心部穿入眼球，向眼底四个象限分布，其主干基本平行，有很多分支，形成动静脉交叉处的动静脉同时被结缔组织鞘包裹，当长期持续血压升高时血管随之改变，尤其以动静脉交叉处明显，是检查眼底血管病变的重点（图 35-2）。

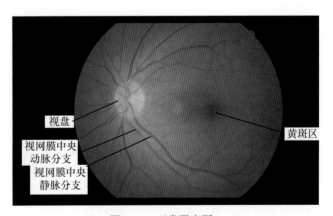

图 35-2　正常眼底图

2. 血-视网膜屏障

血-视网膜屏障由视网膜血管和视网膜色素上皮共同组成。视网膜毛细血管内皮形成血-视网膜

屏障内屏障，并有周细胞防止血液有形成分外渗。视网膜色素上皮形成血-视网膜屏障外屏障，可阻止大分子物质由脉络膜通向视网膜，并具有生理泵的作用，将视网膜下液输入毛细血管并向外排出。

高血压时，血-视网膜屏障受损，血浆及血液有形成分漏入视网膜层间，呈现为视网膜出血及渗出、血管阻塞、机化、增生等晚期高血压性视网膜病变表现。

第二节　眼部检查方法

（一）眼底形态检查

眼底形态检查直观观察受检者眼底情况，也为常用的检查手段。检查需在暗室中进行，必要时应用药物散大瞳孔，眼压高者除外。眼底检查需利用直接检眼镜、间接检眼镜或裂隙灯显微镜配置前置镜或三面镜检查。另有眼底彩色照相检查，即利用摄像装置快速记录眼底情况，图片可作为眼底病变的形态学存证。有研究[4-5]发现眼底动脉硬化分级与颈动脉硬化及脑动脉造影阳性结果间均具有正相关，因此，高血压患者的眼底镜检查分级对判断全身血管硬化具有较高的临床价值。

（二）视觉功能检查

1. 视力与视野

视力分为中心视力与周边视力。中心视力分为远、近视力，是形觉的主要标志，具有分辨二维物体形状大小和位置的能力，代表视网膜黄斑中心凹的视觉敏锐度。周边视力又称视野，代表全视网膜的视觉敏锐度。高血压性视网膜病变后期影响视网膜神经细胞功能的同时必然会影响视力与视野，作为评判病变发展的指标，努力恢复患者视力与视野情况改善其预后及生活质量也是我们临床工作治疗的重点。

2. 视觉电生理检查

视觉电生理检查是通过视觉系统的生物电活动检测视觉功能。视觉电生理检查是无创性的，并可分层定位从视网膜至视皮质的病变。根据其观察的侧重不同，包括眼电图（electrooculogram，EOG）、视网膜电图（electroretinogram，ERG）以及视觉诱发电位（visual evoked potential，VEP）。其中，ERG及VEP在评估及了解视网膜功能及视路功能时较为常用。ERG检查可对视网膜电活动提供定量和客观依据。张怡红等[6]研究发现早期高血压视网膜病变中ERG的改变与血液黏稠度相关，也说明高血压患者中早期的血液黏稠度升高是微循环恶化的重要因素。在高血压性视网膜病变Ⅳ期损伤视神经或继发的缺血性视神经病变等影响视神经血供时，视神经造成损害甚至萎缩的患者中，VEP具有阳性结果。

（三）影像学检查

1. 荧光素眼底血管造影

荧光素眼底血管造影（fundus fluorescein angiography，FFA）用于观察视网膜的血管及血液循环状态。其基本原理是将能够发出荧光的物质如荧光素钠快速注入受检者静脉内，循环至眼底血管中，受蓝光的激发而产生黄绿色光，利用配有特殊滤光片的高速眼底摄影机连续拍摄其在眼底血液循环的动态过程，及在组织中扩散的形态。此项检查能反映出活体眼视网膜大血管至毛细血管水平的生理与病理情况，可以观察到普通肉眼及检眼镜观察不到的病变。

2. 吲哚青绿脉络膜血管造影

吲哚青绿脉络膜血管造影（indocyanine green angiography，ICGA）是利用大分子结构的吲哚青绿进行的脉络膜造影技术，以了解脉络膜的血循环特点。

3. 光学相干断层成像

光学相干断层成像（optical coherence tomography，OCT）对眼透光组织做断层成像，是近年来快速发展起来的一种非侵入性、高分辨率的生物组织成像技术。如今，频域OCT的分辨率可达 $5\mu m$，能够发现视网膜组织的微小病变，同时，OCT图像能够显示所检查部位的断面图像，清晰显示病变所在的部位和层次，并对组织和病变部位进行测量[7]。马进、童毓华等[8]应用频域相干光断层扫描对视网膜大血管的各个层面进行连续的截面分析，对视网膜血管的腔内直径和腔外直径进行定量检测，视网膜动静脉腔内直径比值对舒张压的变化更为敏感，提示舒张压可能对末梢血管的病理性损害较大。高血压血管重建在高血压患者中普遍存在，血管壁结构改变和功能变化既是高血压维持和恶化的结构基础，又可能是某些高血压相关疾病的主要病理基础，于是小血管腔内直

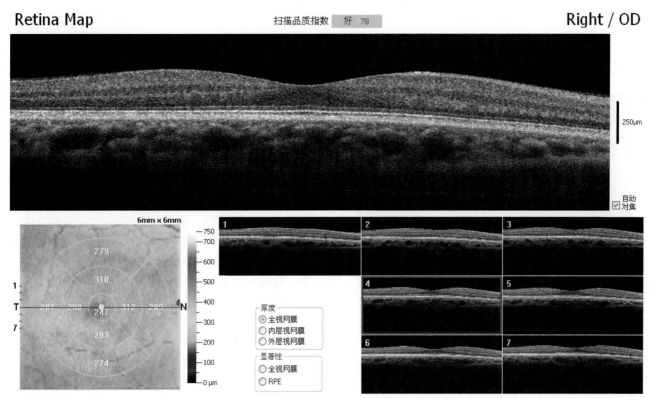

图 35-3 OCT 示黄斑区结构图

径变化是判断高血压病理状态及预后转归的重要信号。

OCT 检查为非接触的无创检查，容易为患者接受，可作为高血压及高血压性视网膜病变的评价和随访工具（图 35-3）。

4. 彩色多普勒血流成像

彩色多普勒血流成像（color Doppler flow imaging，CDFI）是利用多普勒原理即通过波的频率改变测量其传播速度，观察眼部血流动力学变化的技术，通过测量高血压患者眼部血管的血流速度，可了解眼部的灌注状态。范传峰等[9]研究显示在高血压早期，即无高血压视网膜改变时，眼动脉的收缩期血流呈高速高阻型；当出现高血压视网膜改变时，眼动脉的血流表现为低速高阻型。同时，视网膜中央动脉的血流学指标显示了高血压视网膜病变由代偿期向失代偿期发展的临床病程，其血流参数的变化能较准确反映高血压视网膜病变病程的变化。特别是当视网膜中央动脉血流由高速向低速逐渐转变时，临床上应引起

高度重视，应用相应的治疗措施改善视网膜的血供状态，防止出现较为严重的视网膜病变和视力损伤。

同时判定结果应结合患者的各项因素，如年龄、眼内压、红细胞计数和血细胞比容、吸烟习惯等。如果眼部 CDFI、FFA、ICGA 检查异常，还需明确某一血管异常还是全部血管异常，如全部血管的血流均下降，则应加查颈内动脉的血流量、血流速度、血管管径，综合判断血管狭窄率、收缩峰值及阻力指数。

对于屈光间质混浊、心肾功能异常、超敏体质等不适宜行双眼 FFA 检查的患者来说，CDFI 对早期诊断、评估、治疗及时机的选择仍具有重要意义。

当高血压视网膜病变发展到后期阶段或并发眼底视网膜动静脉的阻塞，前部缺血性视神经病变，玻璃体积血甚至视网膜脱离等时，眼部的其他检查如眼部超声学检查，视网膜厚度分析、眼眶 CT 及 MRI 等检查均可表现相应的异常。

第三节 动脉硬化的眼底改变

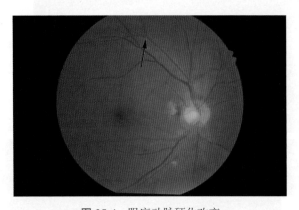

图 35-4 眼底动脉硬化改变
箭头所指可见动脉分支成锐角，彩色眼底像可见视网膜动脉走行僵直变细，反光增强

老年性动脉硬化（senile arteriosclerosis）的眼底一般表现为视网膜动脉普遍变细，走行平直，分支成锐角（图 35-4）。

亦有研究发现在青年、老年两组视网膜动脉分支角大小与眼底动脉硬化无统计学差异[10]。年龄变化引起的视网膜血管改变主要体现在血管壁中层纤维样变、玻璃样变，导致弹力层和肌层受损，血管弹性和收缩性降低，动静脉交叉处一般没有病理改变。这种改变是老年人慢性血管变化，改变遍布全身，与血压关系不大[11]。钱波、张艳[12]对中老年健康体检人群调查显示，有相当比例的患有眼底动脉硬化的中老年人并无血压升高。

第四节 原发性高血压的眼底改变

原发性高血压（primary hypertension）是一种常见的心血管系统疾病，我国群体发病率较高。原发性高血压可分为缓进型与急进型两类，前者又称良性原发性高血压，后者又称恶性原发性高血压。缓进型原发性高血压血压升高比较温和，病程较长，视网膜硬化就比较明显。急进型则血压升高急剧，发病后有严重的靶器官损害，几乎 100% 见到眼底病变[13]（图 35-5）。两者眼底所见，总的来说，由于视网膜动脉硬化程度常能反映血压升高的时限；而白斑、出血、水肿等视网膜病变和视盘水肿，一般出现于血压明显升高之际。因此，视网膜病变与视神经视网膜病变，常标志着血压升高的严重程度，

特别是与脉压关系更加密切[14]。眼底改变对高血压的预后：Ⅰ～Ⅳ级高血压眼底改变者，如不予以治疗，5 年生存率分别为 85%、50%、13% 及 0%；Ⅲ～Ⅳ级眼底是急进型和恶性高血压诊断的重要依据。总的来说，眼底改变愈严重，预后亦愈差。眼底改变以动脉硬化为主者，容易发生心室肥大[15]，造成充血性心力衰竭、冠状动脉硬化性心脏病等。以视网膜病变或视神经视网膜病变为主者，容易发生肾损害，甚至尿毒症[16]。

一、发病机制

视网膜血管来自颈内动脉的分支，颈内动脉的病理改变可能会影响眼部的视觉功能，如颈内动脉的粥样硬化性狭窄导致的血流减少、变慢导致眼部供血的减少，若脂质栓子脱落则会导致一系列眼部并发症，最常见的有视网膜中央动脉及分支动脉的阻塞，患者会出现突发无痛性全眼黑矇或部分象限的视野缺损。

系统性高血压可影响眼部的结构和功能，血压的缓进型升高可导致视网膜毛细血管的硬化及管腔变细，增加血流阻力、减少灌注，造成相应部位视网膜神经细胞水肿坏死，形成棉绒斑。特别指出的是，高血压能够减少脉络膜血流、增加眼内压、影响视网膜毛细血管的病理化改变、增加视网膜静脉阻塞的发生。在高血压作用下视网膜内皮细胞凋亡

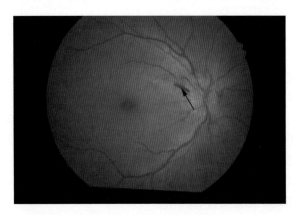

图 35-5 高血压眼底改变
彩色眼底像可见视盘轻度水肿，盘缘欠清可见放射状出血，视网膜动脉变细，走行僵直，静脉迂曲扩张，视网膜轻度水肿。箭头所指视网膜浅层放射状出血

变性，血管内皮生长因子是新生血管生成的重要因子并导致管腔内血液物质的渗漏，形成视网膜硬性渗出、出血甚至渗出性网膜脱离，严重影响视力及生活质量。

二、眼底表现

（一）视网膜血管改变

所有高血压患者的眼底改变中，以视网膜血管方面的改变最常见。视网膜动脉病变是高血压各种眼底病变发生的基础。

1.视网膜动脉管径狭窄

当血压持续上升，则视网膜颞侧、鼻侧动脉支的较大分支亦见变细，动静脉管径比例由正常的2：3变成1：2、1：3甚至1：4（图35-6和图35-7）。

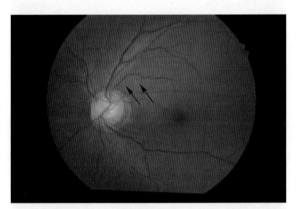

图35-6 视网膜动静脉管径比例1：2
箭头所指动脉及静脉管径比1：2

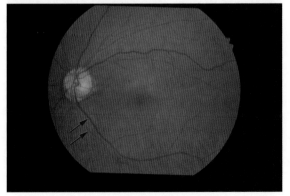

图35-7 视网膜动静脉管径比例1：3
箭头所指动脉及静脉管径比1：3

视网膜动脉狭窄分为功能性狭窄（痉挛）和器质性狭窄。前者是可逆的，与血压升高的程度成正比，亦能随血压下降而消失；后者则血管已发生不可逆的病生理变化。

2.视网膜动脉硬化

视网膜动脉因持续痉挛血管内膜进一步发生玻

璃样变，管壁重构，最后血管纤维化，管壁增厚、管腔变窄，根据程度不同可以呈现铜丝样或银丝样。

（1）管壁反射光增强：正常年轻人的视网膜动脉管壁完全透明，检眼镜下所见为其血柱反射光；老年人已完全不能见到血柱反射时，则为病理的增强，见于Ⅱ期、Ⅲ期高血压患者[18]（图35-8）。

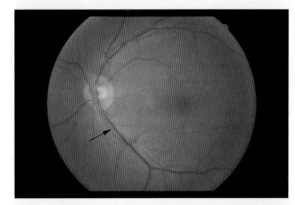

图35-8 可见老年性高血压视网膜动脉血管壁反射光增强
箭头可见动脉未见血柱反光，管壁反光增强

（2）铜丝样征：随着血管管腔进一步狭窄，检眼镜下动脉呈金黄色，构成铜丝样，此时还有血流。铜丝样征多见于Ⅲ期原发性高血压，偶见于Ⅱ期，一般不见于急性进行性高血压（图35-9）。

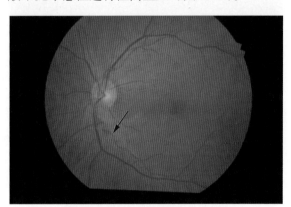

图35-9 视网膜动脉铜丝样改变
箭头可见视网膜动脉迂曲，反光呈金黄色

（3）银丝样征：随着病情继续进展，管腔闭塞，血管内完全见不到血柱，只见一条白色线条，且行走僵直并带有光泽，是视网膜动脉硬化最严重结果，常见于Ⅲ期原发性高血压（图35-10）。

（4）血管白鞘：视网膜动脉的血柱两侧各伴有一条白线，可能是神经胶质血管周膜和外膜之间的间隙处有变性脂质沉着所致。与银丝样征不同，管状白鞘的血管内腔并无阻塞（图35-11）。

3.视网膜动脉阻塞

血管内脱落的栓子可随血运进入视网膜动脉内，

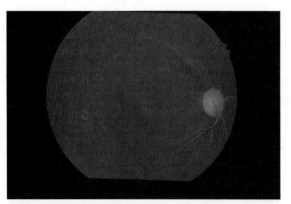

图 35-10　视网膜动脉银丝样改变
箭头可见视网膜动脉管径细，反光呈银白色

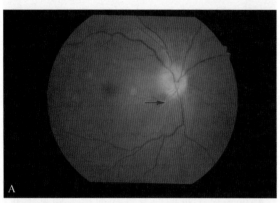

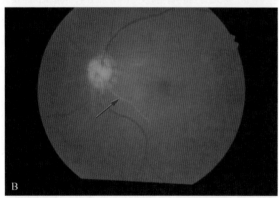

图 35-11　视网膜动脉血管白鞘
箭头可见视网膜动脉血管壁外被白鞘

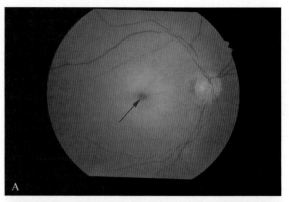

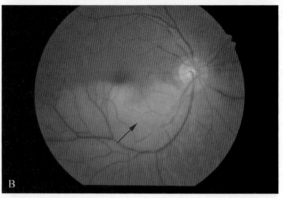

图 35-12　视网膜动脉阻塞
A. 视网膜中央动脉阻塞。箭头所指可见黄斑中心呈樱桃红色，视网膜中央动脉所属视网膜苍白、水肿，视盘略水肿。B. 视网膜颞下分支动脉阻塞。箭头所指颞下动脉所属下部视网膜苍白、水肿，黄斑中心凹反光消失，视盘下半部边界欠清、略水肿

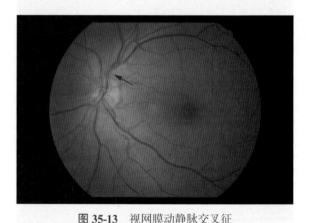

图 35-13　视网膜动静脉交叉征
箭头所指可见动脉管壁纤维化反光强，静脉血管隐匿其下，称"单纯静脉隐匿现象"

因栓子大小不同阻塞的范围也不同，可有视网膜中央动脉阻塞和分支动脉阻塞（图 35-12）。

4. 动静脉交叉改变

正常的视网膜动静脉交叉处，老年人因动脉管壁透明度减低，已不能透见横于其下的静脉血柱，称为单纯静脉隐匿现象，但该处静脉管径与行走径路仍无变异（图 35-13）。

（1）动静脉交叉征：又称 Salus 交叉征。检眼镜下可见动脉与静脉交叉处静脉隐匿，动脉两侧的静脉管径瘦削，静脉向视网膜深层移位或侧位偏斜等改变。此项改变，可按其轻重程度分为静

脉 S 状、静脉变尖、静脉隐匿不见（图 35-14）。

动静脉交叉征为视网膜动脉硬化的指征之一。动静脉交叉征对高血压心脏情况的估计有重要意义。眼底发现动静脉交叉征，特别见有二级交叉征者，大多已伴有左心室损害[19]。

急性进行性高血压的眼底病变中，动静脉交叉征少见，程度亦轻。如见有二级或三级交叉征者，为原发性高血压后期的恶化阶段，而不是急性进行

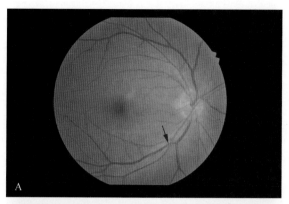

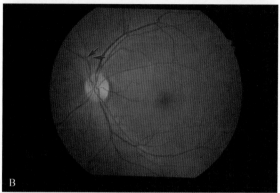

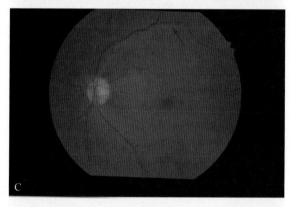

图 35-14　视网膜动静脉分叉征不同分级
A. 第一级：位于交叉处动脉下的静脉隐匿不见，检眼镜下静脉在紧靠动脉两侧的管径变细并离开其正常径路而呈 S 状弯曲。箭头所指可见动脉下静脉变细呈 S 状屈曲。B. 第二级：动脉两侧的静脉管径瘦削如笔尖状。同时也可见静脉呈弧形弯曲。箭头所指可见动脉下静脉受压处血柱呈相对笔尖状。C. 第三级：动脉下的静脉隐匿不见，故在检眼镜下，两侧静脉似已中断。箭头所指可见动脉下静脉隐匿受压似中断

性高血压。

（2）静脉驼背：在视网膜动静脉交叉处，静脉位于动脉之上，可见静脉在越过硬化的动脉时，呈驼背状弯曲，称为静脉驼背（图 35-15）。

（3）动静脉绞扼现象：或称 Gunn 交叉征。因交叉处的静脉与动脉牢固结合，静脉无法移位，在交叉处动脉之下管径变窄，靠近交叉处的静脉末梢端（即其上流端）呈壶腹状扩张，有明显血液回流障碍（图 35-16）。

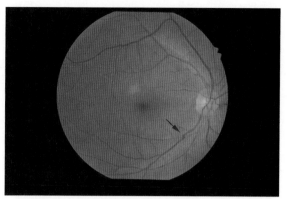

图 35-15　静脉驼背
箭头所指可见静脉于硬化的动脉上，静脉隆起呈拱背样

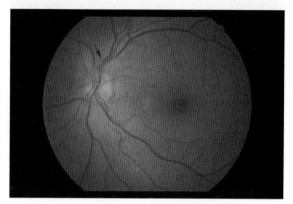

图 35-16　动静脉绞扼现象
箭头所指可见动静脉交叉处远端静脉扩张呈壶腹状

（4）视网膜静脉充盈迂曲和静脉血栓：①静脉充盈迂曲。因动脉血流量减少，血流通过毛细血管后，流速突然变慢，静脉血回流淤滞，引起静脉过度充盈和行走迂曲。在发现动静脉绞扼现象的下端分支可见静脉充盈迂曲。黄斑部静脉螺旋状迂曲称 Guist 征（图 35-17）。②视网膜静脉阻塞。当视网膜静脉回流进一步淤滞，可导致视网膜静脉阻塞。部位不同可有视网膜中央静脉阻塞和视网膜分支静脉阻塞（图 35-18）。

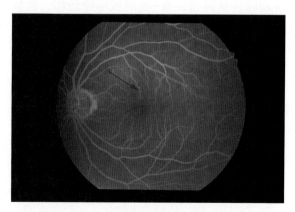

图 35-17　黄斑部静脉螺旋状迂曲：Guist 征
箭头所指可见高血压患者 FFA 检查示黄斑区小静脉迂曲

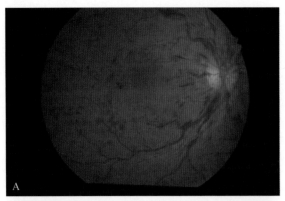

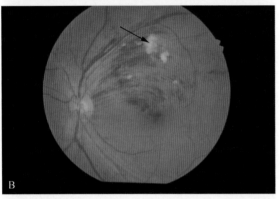

图 35-18　视网膜静脉阻塞

A. 视网膜中央静脉阻塞。彩色眼底像示视网膜中央静脉迂曲怒张，所属范围视网膜可见弥漫点片状及火焰状出血，视网膜弥漫水肿，视盘略水肿。B. 视网膜颞上分支静脉阻塞。彩色眼底像示视网膜颞上分支静脉迂曲怒张，所属范围视网膜可见弥漫火焰状出血及棉绒斑，颞上部视网膜弥漫水肿。箭头所指为静脉闭塞处远端可见棉绒斑

（二）视网膜病变

急进型或缓进型高血压患者血压明显升高时，视网膜血管不规则收缩或扩张，导致局部区域内血流障碍，视网膜神经细胞水肿可出现视网膜的水肿、混浊、出血和不同性质、形态的白色病灶，称为视网膜病变。视网膜病变是原发性高血压恶化和急性进行性高血压的重要标志。由于血压急剧增高，视网膜动脉管壁损害，血-视网膜屏障破坏，血浆和血液有形成分从血管进入视网膜所致，局部神经细胞水肿。

（1）白斑：高血压眼底常可见到各种形态和大小的硬性渗出或棉绒斑（图 35-18B 可见棉绒斑）。棉绒斑为局部缺血所致的无灌注区。

硬性渗出为一种脂肪变性沉积，常以黄斑中央窝为中心，沿 Henle 纤维呈放射状排列，类似于星芒状（图 35-19）。

（2）出血斑：根据出血位于视网膜深浅层的不同，出血斑可呈圆点状、片状或火焰状。如位于视网膜前和玻璃体内界膜之间时，则出现视网膜前大片出血，上方常形成黄白色、半透明的液平面（图 35-20）。

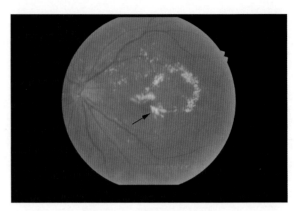

图 35-19　视网膜硬性渗出
箭头所指为视网膜黄斑部硬性渗出

若突破内界膜进入玻璃体则造成玻璃体积血，影响视力。此时，若积血持续不吸收，则需要行眼部玻璃体切除术。当出血机化成纤维条索后则可造成牵拉性视网膜脱离、脉络膜脱离，重者患者视力丧失并发新生血管性青光眼，需要行眼部抗新生血管药物注射治疗并降眼压治疗，严重影响患者的生活质量。

高血压的视网膜出血，与血压波动幅度有关。波动幅度越大，出血的机会越多。急剧上升和突然下降均可引起出血（图 35-21）。

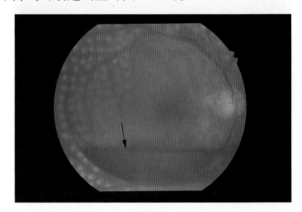

图 35-20　视网膜前"舟状"出血
患者系高血压合并糖尿病患者，右眼已行视网膜激光光凝治疗，血压及血糖控制欠佳，眼底再次出血。箭头为视网膜前出血液平面似"舟状"

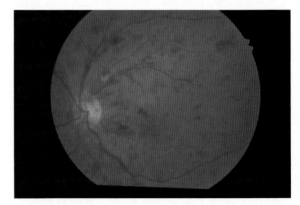

图 35-21　高血压性视网膜出血
彩色眼底像示高血压性视网膜改变，视网膜弥漫点片状出血

（三）脉络膜病变和视神经病变

1. 脉络膜病变

血压急剧升高使脉络膜毛细血管发生纤维蛋白样坏死，管腔内有纤维蛋白和血小板聚集导致毛细血管闭塞，视网膜色素上皮层屏障损害，视网膜下与外丛状层出现富含蛋白质的渗出、产生Elschnig斑。脉络膜血管硬化出血时，可发现视网膜下脉络膜的大片紫黑色出血（图35-22）。

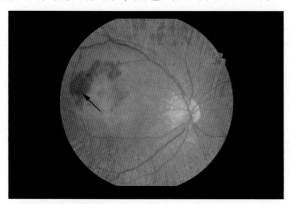

图35-22　高血压脉络膜出血
箭头所指为视网膜下脉络膜层紫黑色出血

2. 视神经病变

当血压急剧升高并引起颅内压升高时可出现视盘水肿。双侧视盘均水肿且程度一致，且视网膜可有水肿、出血、渗出等改变。此种眼底改变的出现，表示心脏、脑、肾等机体重要器官的受害程度已极为严重，预后不良。长期视盘水肿可引起继发性萎缩，患者视野严重受损或盲（图35-23）。

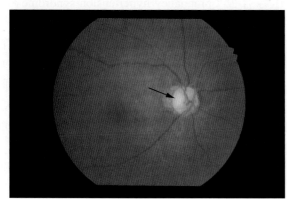

图35-23　视神经萎缩
箭头所指为视神经颜色苍白变淡

三、荧光素眼底血管造影检查

在高血压视网膜病变早期可见动静脉充盈延缓，血管变细狭窄，棉绒斑处表现为荧光遮蔽。当病程迁延，棉绒斑及无灌注区周边可见新生的微血管瘤或新生血管。当视网膜动脉阻塞时，可见阻塞血管无充盈或充盈延迟，有时可见到阻塞栓子。视网膜静脉阻塞可见静脉充盈迟缓，静脉迂曲扩张。其中，视网膜动脉阻塞是眼科的急症，需急行扩血管治疗及溶栓治疗。

四、光学相干断层成像

当高血压性视网膜病变发展到三期以上时，若并发黄斑水肿，可行OCT测量黄斑部厚度及形态。视网膜黄斑部对应中心视力，若并发黄斑水肿的患者应及早行眼部治疗，这对患者的生活质量影响巨大。

五、高血压性眼底病变分级及临床意义

（一）Keith-Wagener法

Keith及Wagener将原发性高血压的眼底改变分成四级。

第一级：视网膜小动脉痉挛或合并轻度硬化。此种改变主要发生于第二分支及其以下的分支，患者虽有高血压，但血压升高程度较轻，如果不予治疗，5年生存率约85%。

第二级：视网膜动脉的硬化程度比第一级明显。有动静脉交叉征，动脉管径狭窄而不均匀。患者血压较前升高，但多无自觉症状，心肾功能良好。如果不予治疗，5年生存率为50%。

第三级：除视网膜动脉狭窄与硬化外，尚有视网膜水肿、棉绒斑、硬性白斑、出血斑等视网膜病变。患者血压持续升高，有心、肾功能损害。如果不予治疗，5年生存率为13%。

第四级：除第三级改变外，还有视盘水肿，即高血压性视神经视网膜病变，有的还有Elschnig斑。患者心脏、脑、肾有较严重损害。如果不予治疗，5年生存率为0%。

（二）Scheie法

Scheie将视网膜动脉硬化及高血压眼底改变分别分级，各分为四级。

1. 高血压眼底改变

第一级：二级分支以下的视网膜动脉痉挛性管径狭窄，但程度较轻，在未加注意的情况下常被忽略。

第二级：上述动脉狭窄程度已较明显。在同一分支各段之间，管径粗细不等。

第三级：除动脉痉挛性狭窄及管径不均匀的程度更为严重外，尚有视网膜水肿、出血、棉绒斑。

第四级：除第三级所见外，见有视盘水肿。

2. 视网膜动脉硬化

第一级：动脉管壁反射光轻度增强，动静脉交叉处有轻度改变。

第二级：小动脉光反射增宽，有动静脉交叉征。

第三级：小动脉铜丝样变，显著的动静脉交叉征。

第四级：小动脉银丝样变，更明显的动静脉交叉征。

治疗高血压时，区别高血压引起的小血管改变（Ⅰ期和Ⅱ期）和高血压视网膜病变（Ⅲ期和Ⅳ期）则是十分必要的，有高血压视网膜病变的患者属发生心脑血管意外的高危人群。有研究发现未被控制的高血压患者，其视网膜动脉缩窄、交叉压迫征及视网膜病变的发生率分别增加 2.04、1.88 和 2.34 倍[20]。对于高血压视网膜病变的患者积极控制原发病对改善眼底情况非常必要。

第五节　继发性高血压视网膜病变

继发性高血压或称症状性高血压（symptomatic hypertension），可见于多种疾病，高血压是主要症状之一。继发性高血压眼底改变的发病机制，与原发性高血压大致相同。原发病治愈后血压亦随之稳定下降；原发病迁延不愈或反复发作，眼底可呈现高血压与原发病共同作用的表现。同时，对脉络膜损害的概率及严重程度亦大于原发性高血压。

一、肾性高血压视网膜病变

肾疾病引起的高血压，是最常见的一种继发性高血压，常见于肾实质性病变、肾血管性病变、肾周围病变。

许多继发性肾病变等均可有症状性高血压，最常见于慢性肾小球肾炎。眼底病变主要由继发性高血压所致。

眼部多有眼睑水肿，严重贫血者可见球结膜水肿和球结膜下出血。眼底常呈高血压性视网膜病变和贫血性眼底改变。病变早期视网膜动脉呈功能性狭窄，日久也可以发生视网膜动脉硬化。由于慢性肾炎有贫血，故视盘颜色浅淡。如血压急骤升高，毛细血管收缩，缺血严重，可出现较多棉絮斑。病情急性发展可出现高血压性视网膜病变。病变晚期，也可出现渗出性视网膜脱离等眼底改变。本病特异之处在于，因本病有严重贫血，故整个眼底褪色；视网膜水肿比原发性高血压时严重；视网膜出血除神经纤维层的火焰状出血外，还可以见到位于深层的散在圆点状出血；棉绒斑亦相对多见；当出现视盘水肿时，颜色亦比原发性高血压者显得苍白。

尿素氮增高患者眼底改变常较明显，血红蛋白低者视盘病变发生率高。慢性肾衰竭者的眼底改变与尿毒症毒素增高有关。

有研究表明，球结膜微循环异常是慢性肾炎的表现，即使在眼底正常及血压正常情况下亦可见。

其改变以细小静脉弯曲度增加为主，占 84.3%，其次为细动脉变直变细，毛细血管瘤、囊状扩张，血柱不均，出血点及血管稀疏等。因此，在屈光间质混浊无法观察眼底的情况下，球结膜循环异常可作为疾病的观察指标之一[19]。

眼底出现视网膜动脉功能性收缩，视网膜水肿渗出，提示高血压的急骤程度。视网膜动脉硬化表示病变已长期存在。慢性肾炎出现视网膜病变，一般说明预后严重。有的患者在降低血压后，视网膜病变可以改善或逐渐消退。如长期黄斑受累时，视力将难以恢复。慢性期如伴有视盘水肿，常为预后不良之兆[20]。

二、妊娠高血压综合征视网膜病变

高血压是妊娠期间最常见的内科疾病，妊娠高血压综合征（pregnancy hypertension syndrome）发生于妊娠 24 周之后及存在于产后短期内，出现高血压、蛋白尿及血浆内皮素增高。目前可分为慢性高血压、妊娠期高血压、子痫前期/子痫和慢性高血压并发子痫四类。妊娠高血压综合征的病情越重，眼底病变的发生率越高。主要影响视网膜及脉络膜血供，眼底表现与高血压性视网膜病变相似，但很少合并永久性视力丧失。

其眼征可见眼睑及球结膜水肿，严重者球结膜水肿呈堤状，并有球结膜小动脉痉挛毛细血管弯曲，及球结膜贫血等症状。血压越高，球结膜微循环改变越严重。可见微动脉变窄并有局限性出血及小出血灶等。

妊娠高血压综合征眼底改变可分下列三级：

第一级：视网膜动脉功能性（痉挛性）狭窄，动静脉管径之比一般均超过 1∶2。这种眼底改变的出现，应引起产科医师注意。在适当处理及严密观察下，妊娠可以继续，常可缓解。

视网膜动脉功能性狭窄（痉挛），在妊娠高血压综合征患者中最为多见，占眼底病变的 67% ～ 86%。

第二级：视网膜动脉硬化（即器质性狭窄）。表现为动脉管壁反射光增强，管径狭窄，出现动静脉交叉征。

第三级：即视网膜病变。视网膜水肿、渗出、出血，或因严重的渗出而引起渗出性视网膜脱离，或合并有视盘水肿。有蛋白尿则其视网膜病变严重，有研究表明黄斑水肿情况与蛋白尿成直接正相关而与血压情况无关[21]。也有研究发现严重的视网膜病变与胎盘功能不全及宫内胎儿发育迟缓有关，同时也发现与血压情况无关[22]。

当出现视网膜病变时原则上必须终止妊娠。特别是出现视盘水肿时，则不论胎儿情况如何特殊，亦不应继续妊娠。

妊娠期高血压累及枕叶皮质可导致暂时性皮质盲，视力通常在 1 周内完全恢复，甚至在光感完全丧失的病例也是如此。也有报道称缺血性颅内视神经病变可引起暂时性复视[19]。

妊娠高血压综合征视网膜病变通常有良性的自然病程，大部分患者的视觉症状和异常眼底表现可在胎儿产出后不久自行消退，视力亦能恢复或略低于原有水平。有时黄斑局部遗有一些色素紊乱而影响视力。

三、糖尿病视网膜病变

随着生活水平的提高和饮食结构的改变，我国糖尿病患者患病率呈增加趋势。很多患者会同时罹患糖尿病和高血压，或是糖尿病引起的肾损害继发高血压，两者相互影响加重视网膜病变。因此，定期检查眼底对预防和治疗眼部并发症至关重要。

国内糖尿病视网膜病变分期为两期：单纯性糖尿病视网膜病变和增生性视网膜病变（1985 年中华医学会眼科学分会）。

（1）单纯性糖尿病视网膜病变：眼底出现微血管瘤、小出血点、黄白色渗出及出血斑。患者视力大多不受影响。

（2）增生性视网膜病变：眼底视网膜缺血区内增生新生血管，新生血管易于破裂出血同时伴发纤维组织增生。大量出血可导致玻璃体积血，严重影响视力，并且高血压的存在会使出血风险增加，玻璃体积血形成机化条索还可以伴发视网膜脱离及脉络膜脱离，患者视力受损甚至全盲，生活质量严重受损。

国际糖尿病视网膜病变分级见表 35-1。

表 35-1 国际糖尿病视网膜病变分级（2001 年美国眼科学会）

疾病的严重程度	充分散瞳后检眼镜下表现
无明显视网膜病变	无异常
轻度非增生性 DRP	仅有微动脉瘤
中度非增生性 DRP	比仅有微动脉瘤重，但比重度者轻
重度非增生性 DRP，有以下任一：	（1）4 个象限每个都有 20 处以上的视网膜内出血 （2）2 个以上象限有确定的静脉串珠状 （3）1 个以上象限有明显的 IRMA （4）无增生性视网膜病变体征
增生性 DRP，有以下一种或更多：	新生血管，玻璃体积血，视网膜前出血

DRP：糖尿病性视网膜病变；IRMA：视网膜内微血管异常

糖尿病肾病见于长期血糖控制不良的糖尿病患者，此时眼底已有糖尿病性视网膜病变。若继发高血压，眼底病变会受糖尿病、肾病及高血压的综合因素的影响，绝大多数导致渗出性视网膜病变，故眼底损害严重，预后欠佳。

总结与要点

● 动脉病变是高血压最重要的病理改变，也是高血压致心脏、脑、肾等靶器官损害的主要机制。而眼底视网膜动脉是人体唯一可无创肉眼观察的动脉。

● 高血压发病时限越长，眼底改变阳性率越高；而且高血压程度越重，眼底改变也越严重。随着病情的演变，眼底血管会逐渐发生一系列血管管径及管壁的改变，以致形成动脉硬化及相应的视网膜、脉络膜及视神经病变。

● 眼底检查对诊断以及明确高血压分期、分级具有重要的临床价值，可作为心血管危险分层中靶器官损害的证据之一。

参考文献

[1] Klein R, Klein BE, Moss SE, et al. Heypertension and retinopathy, arteriolar narrowing, and arteriovenous nicking in a population. Arch Ophthalmol, 1994, 112：92-98.

[2] Wong TY, Hubbard LD, Klein R, et al. Retinal microvascular abnormalities and blood pressure in older people：the cardiovascular health study. Br J Ophthamol, 2002, 86：1007-1013.

［3］Wong TY，Klein R，Couper DJ，et al. Retinal microvascular abnormalities and incident stroke：the atherosclerosis risk in communities study. Lancet，2001，358：1134-1140.

［4］从波，邓文华，潘延飞，等．高血压病人眼底动脉硬化与颈动脉硬化关系的临床研究．实用临床医学，2007，8：21-22.

［5］于浩，李东野，李英，等．眼底动脉，颈动脉硬化与高血压病关系的流行病学调查．中国临床医学，2006，13：22-23.

［6］张怡红，刘丹岩，王振东，等．高血压早期视网膜电图改变和血液动力学的关系．中国综合临床，2003，19：922-923.

［7］魏文斌．发挥光相干断层扫描技术优势，选择多种影像检查技术最佳组合，提高眼底病诊断治疗水平．中华眼底病杂志，2012，28：317-320.

［8］马进，童毓华，欧会林，等．频域相干光断层扫描定量分析视网膜大血管腔内直径变化及其与原发性高血压病的相关性．中华眼科杂志，2012，48：718-724.

［9］范传峰，王玉，栗映梅，等．高血压视网膜病变的彩色多普勒超声检查．中华眼底病杂志，2012，28：410-411.

［10］赵菊莲，毛新帮，陈大复，等．高血压患者视网膜动脉分支角差异性分析．中华眼底病杂志，2008，24：62-64.

［11］Masaoka N，Nakaya K，Kaura Y，et al. Hemodynamic changes in two patients with retina circulatory distrurbance shown by fluorescein angiography using a scaning laser ophthalmocope. Retina，2001，21：155-160.

［12］钱波，张艳．中老年健康体检人群眼底动脉硬化与高血压相关性分析．心血管康复医学杂志，2012，21：45-46.

［13］黄叔仁，张晓峰．原发性高血压病的眼底病变．眼科，2010，19：368-371.

［14］雷光明，孙华．高血压患者收缩压、舒张压和脉压差与眼底动脉硬化的相关性．中国老年学杂志，2011，31：2952-2953.

［15］魏玲，张崇德，齐峰，等．高血压患者眼底血管改变与主动脉根内径及左室肥厚的关系．高血压杂志，2000，8（2）：127-128.

［16］黄叔仁．眼底病诊断与治疗．北京：人民卫生出版社，2008：265-280.

［17］L Schmetterer，JW Kiel. Ocular Blood Flow. Berlin Heideblberg，2012：433-449.

［18］张承芬．眼底病学．北京：人民卫生出版社，1997：511-528.

［19］葛坚．眼科学．北京：人民卫生出版社，2005：98-121.

［20］Klein R，Klein BE，Moss SE. The relation of systemic hypertension to changes in the retinal vasculature：the Beaver Dam Eye Study. Trans Am Ophthamol Soc，1997，95：329-348.

［21］Caroline Gooding，David R Hall，Martin Kidd，et al. Macular thickness measured by optical coherence tomography correlates with proteinuria in pre-eclampsia. Pregnancy hypertension：An International Journal of Women's Cardiovascular Health，2012，2：387-392.

［22］Arvind Gupta，Subashini Kaliaperumal，Sajita Setia，et al. Retinopathy in preeclampsia：association with birth weight and uric acid level. Retina，2008，28（8）：1104-1110.

（卢爱东 刘欣欣）

第36章 高血压患者的综合危险评估

第一节 概　述

对已明确诊断的高血压患者应综合评估其心血管疾病危险，既要评定其生活方式，确定可能影响预后的其他心血管危险因素及合并症并指导治疗；同时应评价是否存在靶器官损害和已明确的心血管疾病（CVD）。所需的数据来自病史采集、体格检查、常规实验室检查以及其他诊断程序。

高血压的危害性除与患者的血压水平相关外，还取决于同时存在的其他心血管病危险因素、靶器官损伤以及合并的其他疾病的情况。各国高血压防治指南均认为对高血压患者进行系统的心血管风险评估非常重要，应尽早寻找是否存在靶器官或亚临床靶器官损害，在临床合并症出现之前尽早启动治疗，预防心血管事件发生。因此，在高血压的诊断中，除去根据血压水平分级外，还应根据危险因素、靶器官损伤和同时合并的其他疾病进行危险分层。临床实践中，应遵循我国高血压指南推荐，参照高血压患者血压水平、并存的其他心血管危险因素、靶器官损害以及相关情况，进行系统心血管风险评估，指导诊断与治疗。

依据 2005 年《中国高血压防治指南》，将高血压按危险因素、靶器官损伤及临床疾患综合评估，划分为低危、中危、高危及很高危，并依此指导医生确定治疗时机、策略与估计预后。《中国高血压防治指南》（2010 年修订版）沿用了这种分层的方法[1]。治疗高血压的主要目的是最大限度地降低心血管发病和死亡的总危险，因此要求医生在治疗高血压的同时，干预患者所有的可逆性心血管危险因素、靶器官损伤和合并存在的临床疾病。

第二节 传统心血管风险因素

血压水平与心血管病发病和死亡的风险之间存在密切的因果关系。随着人口老龄化，如不广泛有效地采取措施预防高血压，高血压患者的数量将会进一步增加。Framingham 心脏研究指出，在 55 岁血压正常的人中，有 90% 的可能一生中发展为高血压。血压和心血管疾病（CVD）事件危险性之间的关系连续一致，持续存在，并独立于其他的危险因素[2]。我国人群监测数据显示，心脑血管死亡占总死亡人数的 40% 以上，其中高血压是首位危险因素，每年 300 万心血管死亡中至少一半与高血压有关。卒中是我国高血压人群最主要的心血管风险。

（一）心血管危险因素

心血管病危险因素最早由美国 Framingham 研究提出并定义。目前比较认同的定义是存在于机体的一种生理生化或社会心理特征（因素），由于它的存在使个体发生某病的危险（概率）增加，减少或去除该因素后个体发生某病的危险就减少或消失。这样的特征（因素）称为某病的危险因素。自 1961 年公布的 Framingham 随访 6 年报告首次提出"危险因素"概念以来，欧洲、美国和亚洲开展的多项前瞻性队列研究一致证明了 CVD 的三大危险因素：高血压、高血清总胆固醇（或低密度脂蛋白胆固醇）及吸烟。

心血管病有许多共同的危险因素，目前已知的心血管危险因素有近 300 种，但最重要的有十几种。危险因素的分类方法各家意见不一，大体上有三种。第一种分类是分为"传统的"和"新的"两大类，第二种是分为"可改变的"和"不可改变的"两大类，第三种是分为"遗传"和"环境"两大类。《中国心血管病预防指南》将危险因素归为三大类（表 36-1）。

1. 家族史

成员亲缘关系越近，家庭中患 CVD 的成员比例越高，患 CVD 家庭成员患病时间越早，个体患 CVD 的危险性也越高。早发家族史是指一级亲属中有＜55岁男性发生冠心病，有＜65岁女性发生冠心病。有早发家族史者患心血管疾病的风险增加。

2. 年龄和性别

首发心血管事件与年龄和性别有关。心绞痛是女性最常见的首发心血管事件，其次是心肌梗死和心血管病死亡。心肌梗死是男性最常见的首发心血管事件，其次是心绞痛和冠心病死亡。女性心血管疾病常在绝经期后发生，因而曾被认为是失去了雌激素的保护作用所致，但补充雌激素并未使绝经女性的心血管事件下降。目前不建议使用雌激素预防女性的心血管事件[3]。

3. 脂质

高脂血症是高血压患者中常常并发的一种疾病。在美国一项5100万名高血压患者中进行的调查发现，40%的高血压患者血清总胆固醇水平＞6.2mmol/L；而血清总胆固醇水平＞6.2mmol/L的高胆固醇血症患者中，46%患有高血压。美国波士顿Brigham和妇女医院的Ruben Halperin领导的研究小组研究了14年来受试者的基线血脂特点与高血压发生之间的关系，受试者是来自内科医生健康研究（physicians' health study，PHS）的3110名男性，他们在入选试验时没有高血压、心血管疾病或癌症。在校正了生活方式和临床危险因素后的分析中，与以下测定值分别位于最低四分位值的人群相比，总胆固醇（＞243mg/dl）、非高密度脂蛋白胆固醇（＞201mg/dl）、总胆固醇对高密度脂蛋白胆固醇比值（＞6.79）处于最高四分位值的男性发生高血压的危险分别升高了23%、39%和54%。另外，与高密度脂蛋白胆固醇水平处于最低四分位值的人群相比，该值处于最高四分位值的男性发生高血压的危险降低了32%[4]。

近年来的研究认为，高血压不仅是单纯的血流动力学异常疾病，而且也是代谢病，与脂肪、糖等代谢紊乱共存，称为代谢紊乱综合征。高血压与血脂异常都是动脉粥样硬化的易患因素，它们既彼此独立，又密切联系相互作用，在促进冠心病、卒中、肾损害及大动脉疾病的发生与发展中，具有重要的病因学及预后意义。

降低血压和降低血清总胆固醇水平，可以减少冠心病的危险。盎格鲁-斯堪的那维亚心脏结局试验（Anglo-Scandinavian cardiac outcomes trial，ASCOT）对19 342名40～79岁的高血压并有三种以上危险因素的患者随机给予两种降压药治疗，其中10 305例随机给予他汀类药物每天10mg，其血TC＜6.48mmol/L（250mg/dl），LDL-C平均3.45mmol/L。

计划治疗5年，但在3.3年发现两组终点事件已有显著差别，提前终止。与安慰剂组比较，他汀组卒中减少27%（$P = 0.024$）；总冠状动脉事件减少6%（$P = 0.0005$）。他汀类药物对高血压合并多危险因素的患者能有效地减少心血管事件。

4. 血压

大量研究表明血压水平与CVD密切相关，高血压是死亡、卒中、心肌梗死、充血性心力衰竭、慢性肾衰竭的主要原因。50岁以上成人，与舒张压（DBP）相比，收缩压（SBP）更显重要。单纯收缩期或单纯舒张期高血压者发生心血管事件的风险增加1.6倍，双期高血压者发生心血管事件的风险增加2倍。不仅收缩期和舒张期高血压与心血管事件有关，脉压增宽也与心血管事件有关，特别是在老年人群。长期观察发现，正常高值血压者发生心血管事件的风险增加。有效的抗高血压治疗能降低发生心血管事件风险。

5. 吸烟

吸烟是心血管病的主要危险因素之一。研究表明吸烟与心血管病发病和死亡相关，吸烟者血管事件的风险倍增，吸烟与心血管疾病有明显的剂量-反应关系。被动吸烟也会增加患心血管病的危险，暴露于二手烟者颈动脉内膜中层厚度增加。戒烟的益处已得到广泛证实，且任何年龄戒烟均能获益。临床研究证据提示，戒烟是冠心病最有力的干预方法之一，且在CVD患者中开展戒烟最有成效。此外，吸烟还可与其他危险因素产生协同效应。

吸烟是心血管病的独立危险因素之一。中国多省市心血管危险因素队列研究，对35～64岁的3万人10年的随访结果显示，吸烟是急性冠心病事件、急性缺血性卒中的独立危险因素之一，19.9%的急性冠心病事件和11.0%的急性缺血性卒中事件归因于吸烟。多因素分析显示，吸烟者急性冠心病事件、缺血性卒中事件和出血性卒中事件的发病危险分别是不吸烟者的1.75倍、1.37倍和1.21倍。中美队列对近1万人长达15年的随访研究也取得了相似的结果。

吸烟加重高血压患者的血压对心血管死亡风险和全因死亡风险的效应。为验证吸烟对高血压患者心血管病死亡和全因死亡的危险性，研究者对中国36 493名40岁以上高血压患者的前瞻性队列研究（1991—2000年，平均随访8.2年）资料进行分析，结果与从不吸烟者相比，吸烟量0.1～19包/年与至少20包/年的患者，其多因素调整的心血管病死亡相对危险（MRRs）分别为1.19（95%CI为

1.07 ～ 1.31）和 1.33（95%CI 为 1.23 ～ 1.45）（线性趋势检验，$P < 0.001$）；全因死亡相对危险呈现相似趋势。心血管病和全因死亡风险，在不同吸烟量（包 / 年）组与不同 SBP 水平组（140 ～ 159、160 ～ 179、≥ 180mmHg）、不同 DBP 水平组（< 90、90 ～ 94、100 ～ 109mmHg）、不同脉压水平组（50 ～ 59、60 ～ 69、≥ 70mmHg）之间均存在剂量 - 反应关系（各 $P ≤ 0.01$）。此外，与血压处于Ⅰ期高血压水平且从不吸烟的患者相比较，年吸烟量 2 包以上且血压处于Ⅲ期高血压水平的患者，其心血管病死亡及全因死亡相对危险分别是 3.06 倍（95%CI 为 2.64 ～ 3.54）和 2.51 倍（95%CI 为 2.24 ～ 2.80）。

自 1984 年以来，中国一直是世界上男性吸烟率最高的几个国家之一。1966—2010 年间，男性吸烟率有所下降。2010 年的全球成人烟草调查（GATS）-中国项目覆盖全国 28 省人群，结果显示中国 15 岁及 15 岁以上男性总吸烟率为 62.8%，现在吸烟率为 52.9%，男性吸烟者总数达 3.4 亿，现在吸烟者 2.9 亿；女性总吸烟率为 3.1%，现在吸烟率为 2.4%，女性吸烟者总数为 1639 万，现在吸烟者 1046 万。与 1966 年及 2002 年相比，男性吸烟率虽略有下降，但标化吸烟率没有变化。据此推算，中国 15 岁以上总吸烟人数为 3.56 亿，较 2002 年有所上升，现在吸烟人数近 3.1 亿，变化不大。1966—2002 年间，除低年龄组人群外，多数年龄组人群吸烟率均出现不同程度的下降。2002—2010 年间，男性 40 ～ 59 岁年龄组人群现在吸烟率出现了上升趋势。虽然女性总体吸烟率仍相对较低，但年轻女性吸烟率呈上升趋势。全人群吸烟率农村明显高丁城市（29.8% vs. 26.1%）；男性吸烟率农村高于城市（56.1% vs. 49.2%），女性吸烟率城市高于农村（2.6% vs. 2.2%）。中国青少年吸烟率不容乐观，2005 年全国调查发现，11 ～ 23 岁的大、中学生中，男女生尝试过吸烟的比例分别为 50.9% 和 23.0%，男女生现在吸烟率分别为 22.4% 和 3.9%。男生吸烟率随年龄增长而迅速升高。青少年吸烟呈低龄化倾向。在曾吸过烟的男女生中，第一次吸完一整支烟时小于 13 岁的比例分别为 55.9% 和 57.0%。2010 年 GATS 调查的数据显示，20 ～ 34 岁的现在吸烟者中，52.7% 在 20 岁以前就成为每日吸烟者。

2009 年，在杭州、太原、贵阳三城市 11 171 名中学生中进行的随机调查结果显示，总尝试吸烟率为 26.2%（95%CI 为 23.6 ～ 29.1），男性为 39.9%，女性为 12.5%；现在吸烟率为 12.5%（95%CI 为 11.1 ～ 14.2），男性为 21.9%，女性为 3.2%。不同类型的学校和城市的学生吸烟率存在差异，职业中学最高（25.8%），高中次之（7.9%），初中最低（6.3%）；城市的经济状况越差，吸烟率越高。中学生开始吸第一支烟的平均年龄为 11.9 岁；近半数吸烟学生没有戒烟打算。

被动吸烟，也称二手烟（SHS）暴露，指不吸烟者在家中或工作场所暴露于他人吸烟时的烟草烟雾。1996 年、2002 年、2010 年三次调查结果显示，中国十余年二手烟暴露水平增加。2002 年中国非吸烟者被动吸烟的比例高达 51.9%，被动吸烟者 5.4 亿。根据 GATS 调查数据估计，2010 年共有 7.38 亿不吸烟的中国人遭受二手烟的危害。

被动吸烟者心血管病发病与死亡风险亦增加。对 18 项流行病学研究的 Meta 分析结果显示，被动吸烟者冠心病的发病危险增加 25%（RR = 1.25，95%CI 为 1.17 ～ 1.32）。SHS 预测慢性阻塞性肺疾病（COPD）和其他烟草相关死亡率来自对西安 910 名被动吸烟者 17 年（1994 年 1 月—2011 年 7 月）的队列研究，结果表明 SHS 使被动吸烟者的冠心病死亡（RR = 2.15，95%CI 为 1.00 ～ 4.61）、缺血性卒中死亡（RR = 2.28，95%CI 为 1.10 ～ 7.55）、肺癌、COPD 等病因别死亡和全因死亡的风险增加。家庭和工作场所 SHS 累积暴露量与病因别死亡和全因死亡之间存在明显的剂量 - 效应关系（线性趋势检验 P 值在 0.045 ～ < 0.001 范围）。此结果为被动吸烟与 COPD 和缺血性卒中之间存在因果关联提供了新证据[5-6]。

6. 糖尿病

Framingham 研究的三十余年随访结果证实，与非糖尿病者相比，糖尿病患者的冠心病、卒中、心力衰竭危险增加 2 ～ 10 倍。中美队列随访到 1997 年的分析显示，糖尿病是中国中年人群冠心病和卒中的独立危险因素，危害仅低于高血压，高于吸烟和总胆固醇升高。有学者认为糖尿病的危害不亚于经济危机。

2013 年 9 月发表的 2010 年中国慢性病调查研究数据，反映了最近中国糖尿病和糖尿病前期的患病率及糖尿病控制现状。该研究数据来自 2010 年全国 31 个省、自治区和直辖市的 162 家疾病控制中心系统的观察点，样本量为 98 658 人，检查对象为 18 岁以上的中国成人。这些调查对象均被检测了 HbA1c、空腹血糖和餐后 2h 血糖。该研究估计的中国成人糖尿病患病率为 11.6%，男性为 12.1%，女性为 11.0%；新诊断的糖尿病患病率为 8.1%，男性为 8.5%，女性为 7.7%；以往患糖尿病的患病率为 3.5%，男性为 3.6%，女性为 3.4%。该研究估算，中国成人糖尿病前期检出率是 50.1%，男性是 52.1%，女性是 48.1%。农村要比城市糖尿病前期检出率略高，特别是男性。糖尿病前期检出率随着年龄增加而增加，年龄小于 50 岁者中男性高于女性。糖尿病前期在经济不发达地区和超重肥胖人群中检出率更高。该项调查样本量大，覆盖面广，具有代表性。同时给出了全国性调查的糖尿病知晓率、治疗率和治疗控制率水平。这次调查证实，糖尿病、糖尿病前期与其他心血管病危险因素如血脂异常和高血压密切相关。该调查显示 1/3 的中国成人患中心型或全身型肥胖，肥胖者中 1/2 有糖尿病前期，1/5 有糖尿病。该调查提示，在中国人群中联合采用空腹血糖和 HbA1c 诊断能够获得更高的诊断率，而餐后 2h 血糖值对于诊断糖尿病的贡献最低。这点有别于以往的调查[5, 7]。

7. 肥胖

近三十年来，随着经济的发展和生活方式的改变，超重和患病率呈持续上升趋势，2010 年中国慢性病检测项目显示我国成年人超重、肥胖及超重＋肥胖的比例分别达 30.6%、12% 和 42.6%。WHO 资料表明，超重和肥胖是冠心病和缺血性卒中的独立危险因素，一项前瞻性研究对 2.6 万基线年龄 35 岁及 35 岁以上的研究对象进行了长达 11 年的随访，结果表明超重和肥胖是缺血性卒中发病的危险因素。有资料表明，近年来缺血性卒中发病率及缺血性卒中占总卒中的比例呈上升趋势，此种变化可能与肥胖的流行日趋严重有关[5, 8]。

8. 静息心率增加

静息心率（resting heart rate，RHR）指在安静、无活动状态下，每分钟心搏的次数。既往研究证实 RHR 与血压之间存在正相关关系，并且与其他心血管疾病危险因素（如肥胖、胰岛素抵抗、脂代谢异常）之间亦有着内在关联，它们相互作用加剧动脉粥样硬化病程进展。在中国人群中发现，随着 RHR 升高，高血压、代谢综合征、糖尿病风险逐渐增加。

近年来，CASS、INVEST、BEAUTIFUL 等大型研究证明 RHR 升高与心血管疾病关系密切，RHR 增快可使心血管疾病风险增加，是心血管疾病的独立危险因素。Aronow 等发现在高龄人群中，RHR 每升高 5 次 / 分，新发心血管疾病的风险增高 14%；CASTEL 研究则提示 RHR 超过 80 次 / 分者的心血管病因死亡风险会增高 38%。RHR 升高导致心血管疾病发病及死亡风险升高的机制大致可概括为：① RHR 升高代表交感神经系统已经激活；② RHR 升高对心血管具有直接损害作用。在血容量、基础能量代谢等全身状态基本稳定的条件下，RHR 的改变可以反映机体交感神经系统活性的变化情况；RHR 还能够反映或直接影响心肌作功、动脉壁压强、平均血压、大动脉顺应性、心室易损性、不稳定斑块破裂等因素，在心血管事件的发生发展过程中发挥重要作用[9-10]。

9. 缺乏体力活动

2010 年进行的中国慢性病监测项目调查了居民参加体育锻炼的情况，结果表明成人经常参加体育锻炼率仅为 11.9%，青壮年组参加体育锻炼的比例更低。体力活动不足是心血管疾病的危险因素，可导致超重和肥胖、高血压、血脂异常、血糖升高，并增加心血管病发生的风险。2004—2008 年在中国 10 个地区进行的一项包括 50 万人的横断面调查发现，体力活动量与体重指数、腰围和体脂含量成显著负相关，而静坐时间与体重指数、腰围和体脂含量成显著正相关。上海男性研究探讨了体育锻炼情况与死亡的关系。该研究于 2002—2006 年对 6 万余名 40 ～ 74 岁的研究对象进行了基线调查，随访至 2009 年底，结果表明基线体育锻炼量与总死亡和心血管病死亡成负相关，体育锻炼量达到或超过 13.9 代谢工作小时 / 周（MET-h/w）者，总死亡减少 21%，心血管病死亡的危险减少 24%[5, 11]。

（二）理想心血管健康行为和因素

我们在关注心血管病危险因素的同时，更应关注理想心血管健康行为和因素，以促进人群健康，实现初级或零级预防。为实现到 2020 年美国人心血管疾病下降 20% 的战略目标，美国心脏病协会（American Heart Association，AHA）于 2010 年提出了 7 项心血管健康指标的定义[12]，并将每一项分为理想、一般、差三个等级。在此基础上结合中国的实际情况，我们制订了自己的理想心血管健康行为和因素，基本内容同 AHA 制订的标准。

1. 健康行为

（1）吸烟情况：①理想，不吸；②一般，曾吸，已戒；③差，目前正在吸。

（2）BMI：①理想，＜ 25kg/m^2；②一般，25 ～ 29.9kg/m^2；③差，≥ 30kg/m^2。

（3）体育锻炼：①理想，经常（每周≥ 3 次，每次持续时间≥ 30min）。②一般，偶尔；③差，从不。

（4）健康饮食：①理想，喜淡；②一般，一般；

③差：喜咸。

2. 健康因素

（1）总胆固醇（total cholesterol，TC）：①理想，非药物治疗情况下 TC ＜ 5.18mmol/L；②一般，TC 在 5.18 ～ 6.21mmol/L 或服调脂药情况下 TC ＜ 5.18mmol/L；③差，TC ≥ 6.22mmol/L。

（2）血压：①理想，非药物治疗情况下收缩压（systolic blood pressure，SBP）＜ 120mmHg 和舒张压（diastolic blood pressure，DBP）＜ 80mmHg；②一般，SBP 120 ～ 139mmHg 或 DBP 80 ～ 89mmHg 或服降压药情况下血压 ＜ 140/90mmHg；③差，SBP ≥ 140mmHg 或 DBP ≥ 90mmHg。

（3）空腹血糖（fasting blood glucose，FBG）：①理想，非药物治疗情况下 FBG ＜ 6.1mmol/L；②一般，FBG 6.1 ～ 6.9mmol/L 或服降糖药情况下 FBG ＜ 6.1mmol/L；③差，FBG ≥ 7.0mmol/L。

为了评估人群中个体心血管健康水平情况，Mark D.Huffman 等根据 AHA 提出的心血管健康指标定义，分别对心血管健康指标的三个等级做了相应赋值，创建了一个简易的复合式评分系统——心血管健康评分（cardiovascular health score）。其中，差 = 0 分，一般 = 1 分，理想 = 2 分；分值范围为 0 ～ 14 分。

理想心血管健康行为和因素对新发高血压和心脑血管事件具有保护作用。开滦研究证实，增加理想心血管健康行为和因素能够降低高血压发病及心脑血管事件的发生风险[13-14]，以 0 ～ 1 项为对照，5 ～ 7 项发生高血压的风险降低 63%；5 ～ 7 项者 4 年累计心血管事件明显低于 0 ～ 1 项者，分别为 0.8% 和 3.3%。

虽然理想心血管健康行为和因素对心脑血管事件具有保护作用，但世界范围内的理想心血管健康行为和因素均处于低流行状态。Bambs 等[15] 报道美国人群中具备 7 项理想心血管健康行为和因素者不足 0.1%；开滦研究人群具备 7 项者占研究人群的 0.1%（3/91 698）；而 Wu 等[16] 关于中国 24 个省份、自治区 1 012 418 人的研究显示，具备 7 项的男性为 0.6%，女性为 2.6%。

第三节　诊断性评估

诊断性评估的内容包括以下三方面：①确定血压水平及其他心血管危险因素；②判断高血压的原因，明确有无继发性高血压；③寻找靶器官损害以及相关临床情况。从而做出高血压病因的鉴别诊断和评估患者的心血管风险程度，以指导诊断与治疗。

Framingham 危险评分来自于弗明汉心脏病研究（Framingham Heart Study），是根据胆固醇水平和非胆固醇因素计算个体未来 10 年冠心病发作概率。非胆固醇因素又分为高危因素、主要危险因素和其他因素。

高危因素包括：糖尿病；已经具有冠心病的证据，例如有过心脏病发作，做过旁路移植术等；心脏外的动脉已经发生动脉硬化；动脉硬化可以导致末梢血液循环障碍、腹主动脉瘤和卒中等。

主要危险因素包括：男性 ＞ 45 岁，女性 ＞ 55 岁；吸烟；高血压（＞ 140/90mmHg 或正在接受高血压治疗）；高密度脂蛋白 ＜ 40mg/dl；一级亲属中男性 ＜ 55 岁发生冠心病，女性 ＜ 65 岁发生冠心病。

具有高危因素中任何 1 项者在 10 年中发生心脏病或心脏病复发的可能性 ＞ 20%（即 10 年心脏病危险 ＞ 20%）。具有 0 ～ 1 个主要危险因素者 10 年心脏病危险 ＞ 10%；具有 2 项，或 2 项以上主要危险因素者 10 年心脏病危险可以为 ＜ 10%，10% ～ 20%，或 ＞ 20%。

其他危险因素包括：肥胖、高饱和脂肪酸和高胆固醇饮食、运动少和高半胱氨酸和脂蛋白 a 水平升高。虽然在弗明汉危险评分计算公式中不包括这些因素，但其仍被认为是冠心病的危险因素。

一、病史

应全面详细了解患者病史，包括以下内容：①家族史。询问患者有无高血压、糖尿病、血脂异常、冠心病、卒中或肾病的家族史。②病程。患高血压的时间，血压最高水平，是否接受过降压治疗及其疗效与副作用。③症状及既往史。目前及既往有无冠心病、心力衰竭、脑血管病、外周血管病、糖尿病、痛风、血脂异常、支气管哮喘、睡眠呼吸暂停综合征、性功能异常和肾病等症状及治疗情况。④有无提示继发性高血压的症状。例如肾炎史或贫血史，提示肾实质性高血压；有无肌无力、发作性软瘫等低血钾表现，提示原发性醛固酮增多症；有无阵发性头痛、心悸、多汗，提示嗜铬细胞瘤。⑤生活方式。膳食脂肪、盐、酒摄入量，吸烟支数，体力活动量，以及体重变化等情况。⑥药物引起高血压。是否服用使血压升高的药物，例如口服避孕药、甘珀酸钠（生胃酮）、滴鼻药、可卡因、苯丙胺（安非他明）、类固醇、非甾体抗炎药、促红细胞生成素、环孢素，以及中药甘草等。⑦心理社会因素。包括家庭情况、工作环境、文化程度及有无精神创伤史。

二、体格检查

仔细的体格检查有助于发现继发性高血压线索和靶器官损害情况。体格检查包括：正确测量血压和心率，必要时测定立卧位血压和四肢血压；测量体重指数（BMI）、腰围及臀围；观察有无库欣面容、神经纤维瘤性皮肤斑、甲状腺功能亢进性突眼征或下肢水肿；听诊颈动脉、胸主动脉、腹部动脉和股动脉有无杂音；触诊甲状腺；全面的心肺检查；检查腹部有无肾增大（多囊肾）或肿块，检查四肢动脉搏动和神经系统体征。

三、实验室检查

1. 基本项目

血生化（钾、空腹血糖、血清总胆固醇、三酰甘油、高密度脂蛋白胆固醇、低密度脂蛋白胆固醇和尿酸、肌酐）；全血细胞计数，血红蛋白，血细胞比容；尿液分析（尿蛋白、糖和尿沉渣镜检）；心电图。

2. 推荐项目

24h 动态血压监测（ABPM）、超声心动图、颈动脉超声、餐后血糖（当空腹血糖 ≥ 6.1mmol 时测定）、尿白蛋白定量（糖尿病患者必查项目）、尿蛋白定量（用于尿常规检查蛋白阳性者）、眼底检查、胸片、脉搏波传导速度（PWV），以及踝臂指数（ABI）等。

3. 选择项目

对怀疑继发性高血压患者，根据需要可以分别选择以下检查项目：血浆肾素活性、血和尿醛固酮、血和尿皮质醇、血游离甲氧基肾上腺素（MN）及甲氧基去甲肾上腺素（NMN）、血和尿儿茶酚胺、动脉造影、肾和肾上腺超声、CT 或 MRI、睡眠呼吸监测等。对有合并症的高血压患者，进行相应的脑功能、心功能和肾功能检查。

第四节　高血压综合危险分层

一、亚临床型靶器官损害

高血压患者一旦发生心脏、血管和肾水平的靶器官损害，其未来心血管事件将显著增加，这些患者不论血压水平高或正常，均应迅速启动药物治疗。因此，仔细的亚临床靶器官检测在高血压患者的管理中至关重要。

2007 年《欧洲高血压指南》提出高血压相关的亚临床靶器官损害包括：左心室肥大（LVH）、颈 − 股动脉脉搏波传导速度（cf PWV）、内膜中层厚度（IMT）、踝臂指数（ABI）、估算的肾小球滤过率（eGFR）及尿微量白蛋白。

LVH 是强有力的心血管死亡率的独立预测因子，常规可通过超声检测，具有较高的敏感性。颈动脉斑块或 IMT 也是心肌梗死或卒中的重要的独立预测因素。早在 1999 年，美国老年人心血管健康研究即评价了 5858 名 65 岁以上老年人的颈总动脉与颈内动脉 IMT 对心肌梗死和卒中的预测价值。在平均 6.2 年的随访中，研究者共观察到 267 例新发心肌梗死及 284 例新发卒中。无论是颈总动脉还是颈内动脉，最大 IMT 值均可预测心肌梗死与卒中的发生。颈总动脉 IMT 每增加 200μm（1 个标准差），心肌梗死的风险便增加 24%，卒中的风险增加 28%。颈内动脉 IMT 有相似的预测价值，该数值每增加 550μm（1 个标准差），心肌梗死和卒中的风险便分别增加 24% 和 25%。联合应用颈内和颈总动脉 IMT 可将心肌梗死和卒中的预测值分别提高到 36% 和 33%。微量白蛋白尿不仅能反映肾损伤，还能反映血管内皮功能的损害，与心血管疾病发生率的增加相关，并且使患者发生大量蛋白尿的风险增加。

2009 版 ESC[17] 指南强调高血压患者的诊断和治疗不能只根据血压水平，还要进行总体心血管风险的评估并分层，以更好地确定降压治疗的最佳启动时机、优化治疗方案，以及确定更合适的控制目标等。在进行总体心血管风险评估时，必须包括对亚临床靶器官损害的筛查和评估，亚临床型靶器官损害是高血压患者预后的独立预测因子，应作为心血管总体风险评估的重要指标。指南更新的对亚临床靶器官损害评估的推荐也更为具体，推荐高血压患者将尿蛋白（包括尿微量白蛋白）、肾小球滤过率（MORD 方程评估）、心电图作为常规检查内容，心脏超声、颈动脉超声和脉搏波传导速度（PWV）、踝

表 36-1　影响高血压患者心血管预后的重要因素

心血管危险因素	靶器官损害（TOD）	伴临床疾患
高血压（1～3级） 男性＞55岁，女性＞65岁 吸烟 糖耐量受损（2h血糖7.8～11.0mmol/L） 和（或）空腹血糖异常（6.1～ 6.9mmol/L） 血脂异常： TC≥5.7mmol/L（220mg/dl）或 LDL-C＞3.3mmol/L（130mg/dl）或 HDL-C＜1.0mmol/L（40mg/dl） 早发心血管病家族史： 一级亲属发病年龄＜50岁 腹型肥胖： 男性腰围≥90cm，女性腰围≥85cm 或肥胖（BMI≥28kg/m²）	左心室肥大： 心电图：Sokolow-Lyons＞38mV或Cornell ＞2440mm·mms 超声心动图LVMI： 男≥125g/m²，女≥120g/m² 颈动脉超声IMT＞0.9mm或动脉粥样斑块 颈-股动脉脉搏波速度＞12m/s（*选择使用） 踝/臂血压指数＜0.9（*选择使用） 估算的肾小球滤过率降低：eGFR＜ 60ml/min/1.73m²或血清肌酐轻度升高： 男性115～133μmol/L（1.3～1.5mg/dl）， 女性107～124μmol/L（1.2～1.4mg/dl） 微量白蛋白尿：30～300mg/24h或白蛋白/ 肌酐比≥30mg/g（3.5mmol）	脑血管病： 　脑出血 　缺血性卒中 　短暂性脑缺血发作 心脏疾病： 　心肌梗死史 　心绞痛 　冠状动脉血运重建史 　充血性心力衰竭 肾疾病： 　糖尿病肾病 　肾功能受损 血肌酐： 　男性＞133μmol/L（1.5mg/dl） 　女性＞124μmol/L（1.4mg/dl） 蛋白尿（＞300mg/24h） 外周血管疾病 视网膜病变： 　出血或渗出 　视盘水肿 糖尿病： 　空腹血糖≥7.0mmol/L（126mg/dl） 　餐后血糖≥11.1mmol/L（200mg/dl） 　糖化血红蛋白（HbA1c）≥6.5%

TC：总胆固醇；LDL-C：低密度脂蛋白胆固醇；HDL-C：高密度脂蛋白胆固醇；LVMI：左心室质量指数；IMT：内膜中层厚度；BMI：体重指数

臂指数（ABI）均可用作高血压患者风险评估的检测手段，并且在初始治疗和治疗过程中，要对亚临床靶器官损害进行动态评估。2009版ESC指南心血管风险评估和靶器官损害部分推荐所有的高血压患者常规检查清蛋白/肌酐比值、有无血尿；血糖、电解质、肌酐、估算的肾小球滤过率（eGFR）、血脂，眼底检查，心电图等。

《中国高血压防治指南》（2010年修订版）根据以往高血压防治指南实施情况和有关研究进展，将糖耐量受损和（或）空腹血糖异常列为影响分层的心血管危险因素；将判定腹型肥胖的腰围标准定为男性≥90cm，女性≥85cm；将eGFR＜60ml/（min·1.73m²）、颈-股动脉脉搏波传导速度＞12m/s和踝臂指数＜0.9等列为影响分层的靶器官损害指标。

二、高血压患者心血管风险综合分层

卒中、心肌梗死等严重心脑血管事件是否发生、何时发生难以预测；但发生心脑血管事件的风险水平不仅可以评估，也应当评估。高血压及血压水平是影响心血管事件发生和预后的独立危险因素，但并非唯一决定因素。大部分高血压患者还有血压升高以外的心血管危险因素。因此，高血压患者的诊断和治疗不能只根据血压水平，必须对患者进行心血管风险的评估并分层。高血压患者的心血管风险分层，有利于确定启动降压治疗的时机，有利于采用优化的降压治疗方案，有利于确立合适的血压控制目标，有利于实施危险因素的综合管理。

2005年《中国高血压防治指南》，将高血压患者按心血管风险水平分为低危、中危、高危和很高危四个层次。2010年版《中国高血压防治指南》也沿用了这个分层原则和基本内容（表36-2）。不同危险分层的患者10年中发生主要心血管事件的百分率不同，低危者低于15%，中危为15%～20%，高危为20%～30%，而很高危者大于30%。临床上可依据患者的总体危险，并在危险分层的基础上做出

表 36-2　高血压患者心血管风险水平分层

其他危险因素和病史	血压（mmHg）		
	1 级高血压 SBP140～159 或 DBP90～99	2 级高血压 SBP160～179 或 DBP100～109	3 级高血压 SBP≥180 或 DBP≥110
无	低危	中危	高危
1～2 个其他危险因素	中危	中危	很高危
≥3 个其他危险因素，或靶器官损害	高危	高危	很高危
临床并发症或合并糖尿病	很高危	很高危	很高危

治疗决策。对评估为很高危的患者，应立即开始对高血压及并存的危险因素和临床情况进行综合治疗；而对于中危患者，可以先对其血压及其他危险因素进行为期数周的观察，评估靶器官损害情况，然后决定是否以及何时开始药物治疗；对低危患者则可进行较长时间的观察，反复测量血压，尽可能进行24h 动态血压监测，评估靶器官损害情况，然后决定是否以及何时开始药物治疗。

三、新的危险因素

（1）高尿酸血症：正常男性空腹血清尿酸＞420μmol/L，女性＞360μmol/L，称为高尿酸血症（HUA）。证据表明 HUA 可与高血压、胰岛素抵抗、肥胖、高脂血症、糖耐量异常等协同作用，促进心脑血管疾病发生。而且长期使血尿酸控制在低于一般正常值水平能明显减少心血管事件及再入院率，改善预后[18]。

（2）C 反应蛋白：大量流行病学研究显示健康人群 C 反应蛋白（CRP）升高与冠心病、脑血管病、周围血管疾病等事件危险成正相关，因此CRP 是动脉粥样硬化严重程度及心血管意外的预测因子[19]。

（3）同型半胱氨酸血症：流行病学资料证实半胱氨酸增加是心血管疾病的独立因素，但针对性治疗能否预防心血管事件还有待研究。

（4）心理因素：引起心理压力增加的原因主要有抑郁症，焦虑症，A 型性格（一种以敌意、好胜和妒忌心理及时间紧迫感为特征的性格），社会孤立，以及缺乏社会支持。少量的可控制的心理应激对人体无害，是人类适应环境和生存所必需的生理功能；但过量的心理反应，尤其是负性的心理反应会增加心血管疾病的患病危险（是心血管病的危险因素）。

（5）牙周疾病：美国一项全国健康和营养调查结果显示，牙周炎患者患心血管疾病的危险与没有牙周疾病者相比要高出 24%。牙周炎可能是独立危险因素。

根据危险因素可以定量评估高血压个体未来发生心血管病事件的风险，更为重要的是，针对这些危险因素的生活方式改变和药物治疗可以有效地减少事件的发生。预防心血管病危险因素，即增加理想心血管健康行为和因素可有效预防包括高血压在内的心血管事件的发生，因而评估的目的是通过干预减少危险因素和增加理想心血管健康行为和因素，最终达到减少和预防心血管事件的目的。

总结与要点

- 根据血压升高水平，将高血压分为 1 级、2 级和3 级。
- 一般需要非同日测量 2～3 次来判断血压升高及其分级，尤其对于轻、中度血压升高。
- 心血管风险分层根据血压水平、心血管危险因素、靶器官损害、临床并发症和糖尿病，分为低危、中危、高危和很高危四个层次。
- 3 级高血压伴 1 项及 1 项以上危险因素，合并糖尿病，临床心脑血管病或慢性肾病等并发症患者，属于心血管风险很高危患者。

参考文献

［1］中国高血压防治指南修订委员会．中国高血压防治指南（2010 年修订版）．北京：人民卫生出版社，2012：10-25.

［2］Aram V. Chobanian，George L. Bakris，Henry R. Black，et al. Seventh Report of the Joint National Committee on Prevention，Detection，Evaluation and Treatment of High Blood Pressure. Hypertension，2003，43：1206-1252.

［3］Henry R. Black，William J. Elliott. Hypertension：A Companion to Braunwald's Heart Disease. New York：Saunders，2012：144.

［4］Ruben O. Halperin，Howard D. Sesso，Jing Ma，et al. Dyslipidemia and the Risk of Incident Hypertension in Men. Hypertension，2006，47：45-50.

［5］国家心血管病中心．中国心血管病报告 2013. 北京：中国大百科全书出版社，2014，4：45-52.

［6］Yao He，Bin Jiang，Liangshou Li，et al. Secondhand Smoke exposure predicted COPD and other tobacco-related mortality in a 17-year cohort study in China. Chest，2012，142（4）：909-918.

［7］Xu Y，Wang L，He J，et al. Prevalence and control of diabetes in Chinese adults. JAMA，2013，310（9）：948-959.

［8］Wang C，Liu Y，Yang Q，et al. Body mass index and risk of total and type-specific stroke in Chinese adults：results from a longitudinal study in China. Int J Stroke，2013，8（4）：245-250.

［9］Seabra-Gomes R. Increased heart rate as a cardiovascular risk factor. Rev Port Cardiol，2010，29（7-8）：1121-1128.

［10］Palatini P，Julius S. Elevated heart rate：a major risk factor for cardiovascular disease. Clin Exp Hypertens，2004，26（7-8）：637-644.

［11］Wang N，Zhang X，Xiang YB，et al. Association of tai chi，walking，and jogging with mortality in Chinese men. Am J Epidemiol，2013，178（5）：791-796.

［12］Lloyd-Jones DM，Hong YL，Labarthe D，et al. Defining and setting national goals for cardiovascular health promotion and disease reduction：the American heart association's strategic impact goal through 2020 and beyond. Circulation，2010，121：586-613.

［13］张彩凤，施继红，黄喆，等. 理想心血管健康行为和因素对新发高血压的影响. 中华流行病学杂志，2014，35（5）：494-499.

［14］Wu S，Huang Z，Yang X，et al. Prevalence of ideal cardiovascular health and its relationship with the 4-year cardiovascular events in a northern Chinese industrial city. Circ Cardiovasc Qual OuTComes，2012，5（4）：487-493.

［15］Bambs C，Kip KE，Dinga A，et al. Low prevalence of "ideal cardiovascular health" in a community-based population：the heart strategies concentrating on risk evaluation（Heart SCORE）study. Circulation，2011，123（8）：850-857.

［16］Wu HY，Sun ZH，Cao DP，et al. Cardiovascular health status in Chinese adults in urban areas：analysis of the Chinese Health Examination Database 2010. Int J Cardiol，2013，168（2）：760-764.

［17］Mancia G，Fagard R，Narkiewicz K，et al. 2013 ESH/ESC Guidelines for the management of arterial hypertension：The Task for the management of arterial hypertension of the European Society of Hypertension（ESH）and of the European Society of Cardiology（ESC）. J Hypertens，2013，31：1281-1357.

［18］E. Manzato. Uric acid：an old actor for a new role. Intern Emerg Med，2007，2：1-2.

［19］Fabrizio Montecucco，Francois Mach. New evidences for C-reactive protein（CRP）deposits in the arterial intima as a cardiovascular risk factor. Clinical Interventions in Aging，2008，3（2）：341-349.

（孙家安　汝磊生）

第 37 章　高血压患者的心电图与超声心动图检查

第一节　高血压患者的心电图检查

高血压是一种心血管疾病，对心脏是一种全方位的损害。在心脏力学上，高血压对心脏功能损害可包括收缩功能和舒张功能损害，早期以舒张功能损害为主；在形态学上的主要改变有心肌肥大、心肌纤维的增生及后期的心肌劳损。另外，高血压可造成心脏电学的改变，它要早于心脏形态学的改变；当早期高血压控制不理想时，心电图（ECG）便会发生一系列变化，首先表现为心电轴左偏或左心房负荷过重，部分人表现为左心室高电压，若在此阶段采取干预措施，上述改变有可能逆转。当血压达正常高限时或随着血压升高，临床心电图异常发生率显著升高。高血压对心脏的影响可在心电图上表现出来。

一、高血压常见的心电图改变

1. 心电轴改变

约 65% 的患者有电轴左偏，原因是肥厚的心肌纤维化损伤了左前分支以及心脏转位。

2. QRS 间期

可以出现 QRS 间期延长。QRS 间期多数在 0.06～0.10s，高血压者可达 0.10～0.11s。

3. 左心室肥大及左心室高电压

此是高血压患者最常见的心电图改变，它与左心室质量增加、心室肌表面积增加、心脏至胸壁距离改变及心腔内血容量增加有关。

4. 心肌损伤的改变

出现某些导联 ST 段的下降和 T 波的倒置等，考虑有心肌受损。

如既有左心室高电压，又有心肌损伤，则诊断为左心室肥厚、劳损。

5. 左心房负担加重

心电图显示 P 波增宽、切迹等表现，说明高血压已累及了左心房。

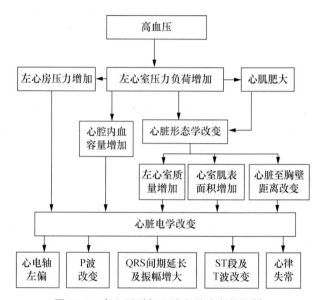

图 37-1　高血压引起心脏电学改变的机制

6. 各种心律失常

如心房颤动、各种期前收缩、房室及束支传导阻滞等。

总之，高血压患者出现明显心电图异常，说明心脏已受到明显损害，需引起重视（见图 37-1）。

二、左心室肥大的心电图表现

左心室肥大（left ventricular hypertrophy，LVH）是结构性心脏病的重要诊断指标，是增加心血管病发病率和死亡率的重要预报因子[1]。常规 12 导联心电图是临床初步诊断 LVH 的常用方法之一。目前，有关 LVH 的心电图诊断标准，包括传统常用诊断标准及国内、国外研究中的新标准已数十条。但与超声左心室定量法比较，心电图检出 LVH 的准确性不够理想，尤其是敏感性较低[2]。但其意义有所不同，不仅有量的问题，更重要的是其能反映质的改变。QRS 波电压增大，量的成分多一些，而 ST-T 异常，则表示有心肌和冠状动脉循环受损。Framingham 流行病学研究显示，QRS 波电压增大，表示左心室有向心性肥大，而出现 ST-T 异常，则表示有心肌缺血和左心室离心性肥大；若再合并 P 波异常，意义就更大，反映左心室功能受损。ECG 联合其他几个诊断标准（Comell 计量法、Romih-Estes 计分法和 ST-T 改变）诊断 LVH，可提高其敏感性和特异性。因此，心电图检查对 LVH 者仍有重要意义，心电图异常对心血管事件具有预测价值[3-4]。

（一）LVH 心电图改变的产生机制

1. QRS 波振幅增大　左心室高电压是诊断 LVH 必备的条件。LVH 者，心肌细胞增粗、增长，左心室表面积增加；产生的电偶数目增多，粗大的心肌细胞的内部电阻减少，致使左心室除极产生的电动力增大。投影在左心室面导联上，QRS 波振幅异常增大。LVH 时，心室激动顺序依然与正常相同，只是左心室室壁除极方向和向量大小发生变化，QPS 波最大向量环改变为偏向左后。从水平面看，QRS 波环中部及终末部分均向左方明显增大；从额面看，向量环稍偏左上方。反映在胸导联上，QRS 波电压增大更明显；在额面上，QRS 波向量增大不明显。由此可知，如果肢体导联上 QRS 波电压增大，尤其是标准 Ⅰ 导联的电压增高，诊断心室肥大的敏感性较低，但特异性较高。

2. QRS 波时限延长

LVH 时心室除极时间延长，QRS 波时限增宽。

3. QRS 电轴左偏

单纯 LVH，常有 QRS 波最大向量指向左后上，额面 QRS 波电轴可正常或仅有轻度及中度左偏，但一般不超过－30°。

4. ST 段及 T 波的改变

ST 段和 T 波的改变在方向上与 QRS 波的最大向量方向相反（在 R 波为主的导联，其 ST 段可下斜型压低 0.05mV 以上，T 波呈低平、双向或倒置；在以 S 波为主的导联，如 V_1 导联则反而可见直立的 T 波），在水平面和额面引起 QRS/T 角增宽。QRS 波振幅的增加和 QRS/T 角的增大，形成一个典型的左心室劳损心电图表现。

5. P 波改变

若长期的高血压未得到控制，左心室的功能出现失代偿，最终累及左心房而导致左心房的压力负荷过重，甚至出现左心房肥大，此时在心电图可出现 P 波的改变：① P 波增宽，其时限 ≥ 0.12s，P 波常呈双峰型，两峰间距 ≥ 0.04s，以 Ⅰ 、Ⅱ 、aVL 导联明显；② PR 段缩短，P 波时间与 PR 段时间之比 > 1.6；③ V_1 导联上 P 波常呈先正而后出现深宽的负向波。将 V_1 导联负向 P 波的时间乘以负向 P 波的振幅，称为 P 波的终末电势。当左心房肥大时，终末电势（绝对值）≥ 0.04mm · s。

（二）心电图诊断 LVH 的标准

国内、外众多学者提出多种 LVH 的心电图诊断标准[5]。

1. 单项诊断标准

（1）Sokolow 及 Lyon 提出的诊断标准（包括肢体导联和胸导联）：① $R_Ⅰ$ + $S_Ⅲ$ > 2.5mV；② R_{aVL} > 1.1mV；③ R_{aVR} > 2.0mV；④ S_{aVR} > 1.4mV；⑤ R_{V_5} 或 R_{V_6} > 2.6mV；⑥ R_{V_5} 或 R_{V_6} + S_{V_1} > 3.5mV；⑦最大 R 波＋最大 S 波 > 4.5mV。

（2）Cornell 标准：R_{aVL} + S_{V_3} > 2.0mV（女）或 > 2.8mV（男）。

2. 复合诊断标准

（1）Romhilt-Esters 计分法诊断 LVH 的标准：

1）QRS 波电压达到下列任何一项记 3 分：①任何肢体导联的最大 R 波或 S 波 ≥ 2.0mV；② V_1 或 V_2 导联最深的 S 波 ≥ 3.0mV；③ V_5 或 V_6 导联的 R 波 ≥ 3.0mV。

2）劳损型 ST-T 改变（见前述）合并使用洋地黄者记 1 分，无使用洋地黄者记 3 分。

3）左心房增大（见前述）记 3 分。

4）电轴左偏 > 30°记 2 分。

5）QRS 波时限 ≥ 90ms 记 1 分。

6）V_5 或 V_6 导联 R 波的室壁激动时间（VAT）> 50ms 记 1 分。

若总分达到 5 分肯定为 LVH，4 分为可能 LVH。

（2）Peter 等提出以 12 导联 QRS 波总振幅（∑QRS）判断 LVH：男性 > 185mm，女性 > 175mm 作为诊断 LVH 的标准，同时分别计算 6 个胸导联和 6 个肢体导联 QRS 波振幅总和及其比值。

（3）Cornell 指数诊断 LVH：QRS 波电压和 QRS 间期时间的乘积增高：（R_{aVL} + S_{V_3}）· QRS 间期时间 > 2440mV · ms（男），（R_{aVL} + S_{V_3} + 6）· QRS 间期时间 > 2440mV · ms（女）。

（4）Sokolow 指数诊断 LVH：S_{V_1} + R_{V_5}（或 R_{V_6}）> 4.0mV（男性）或 3.5mV（女性）。

总之，目前随着各种研究的进行，临床上出现了各种新的诊断标准，各有优缺点，敏感性及特异性亦都有所不同，在实际的临床操作中最好采取综合评估，以提高诊断的正确性。

三、影响心电图诊断的因素

各种资料表明，与超声心动图相比，心电图在诊断LVH上存在很高的假阳性及假阴性。主要原因是其诊断原理存在一定缺陷。心电图所提供的常常是心肌实际产生电位差的近似值，心室肌的除极和复极综合向量的大小和方向，可受到许多心外因素和心脏本身因素的影响。

（1）心外因素主要包括：①年龄。每增加10岁，其QRS波最大向量减少6.5%。②种族。非洲裔美国人比白人QRS波的电压高。③性别。性别对QRS波的振幅有明显的影响，男性QRS波的幅度均比女性高，在胸导联特别明显。④体型。肥胖及乳房丰满者的QRS波的电压减低，左侧乳房切除后$V_1 \sim V_5$导联R波的振幅增加，右侧乳房切除后V_{3R}和V_1导联R波的幅度明显增加，常被误诊为LVH。⑤解剖结构的差异。胸壁厚度、心脏在胸腔的位置，各层胸壁结构和肺组织含气量的个体差异均可致QRS波改变。⑥常见心肺疾病。临床上常见心肺疾病如慢性阻塞性肺疾病、胸腔积液、心包积液、全身水肿或气胸等均可致QRS波电压减低从而降低诊断的敏感性。

（2）心脏本身因素包括：心室肌群的分布以及心脏在各种因素刺激下，发生肥大、扩大时心肌组织的各种成分的增长比例不同。严重LVH时，约1/3心肌细胞被胶原与纤维组织取代，约1/4的心内膜发生纤维化，胶原及纤维组织不构成心电向量。故凡超声心动图发现LVH，心电图无相应改变者，则提示心肌胶原及纤维组织增生，心肌硬化严重，顺应性下降。严重心肌疾病如冠心病、心肌淀粉样变、与硬皮病有关的心肌病变所致心肌电活动异常、不同步或室内传导阻滞，也可导致心电图异常，影响诊断。

心电图作为LVH的检测评估手段之一，具有一定的可靠性。在高血压靶器官受损的筛查中简便易行。但是，心电图诊断有一定的局限性，毕竟是心肌电活动的反映，是间接反映心肌解剖变化，受许多心内外因素的影响。因此，心电图只能作为诊断心室肥大的辅助诊断方法。近些年来，超声心动图等影像学技术迅猛发展，已成为诊断心脏结构改变的金标准。

第二节　高血压患者的超声心动图检查

高血压可引起心脏的结构及功能改变，正确评价和随访患者的心脏结构和功能异常对高血压的预防、治疗及预后具有重要的临床意义。超声心动图是无创性评价心功能的主要技术，可用于评价高血压患者的心脏结构改变和左心收缩舒张功能。《2008年中国超声心动图专家共识》认为，超声心动图检查在高血压患者的评估作用包括：①静息状态下左心室功能，左心室肥大，或向心性重构对临床决策非常重要的患者；②合并冠心病的患者；③左心室功能不全者，临床症状和体征有变化时左心室大小和功能的随访；④左心室舒张功能异常伴有或不伴有左心室收缩功能异常；⑤ECG无左心室肥大的临界高血压患者决策时，左心室肥大的评估。

一、高血压心脏结构改变的超声心动图表现

高血压心脏结构改变的超声心动图表现包括：左心室室壁增厚，心室壁运动可增强；左心房增大；左心室内径正常或稍增大；主动脉内径增宽，搏动幅度减低，主动脉重搏波低平或消失。

1. 左心房结构及功能异常

左心房结构及功能异常被认为在许多高血压患者病情进展的早期即可出现。利用超声心动图评价左心房结构与功能，可帮助临床医师进行治疗选择、疗效评价和预后估计，指导心脏病患者的病情随访。左心房扩大可发生在左心室肥厚、扩大之前，主要原因是心脏左心室后负荷加重，左心室充盈压升高，左心房后负荷增加，房内残余血量增加，心房肌收缩性加强，房肌初长度增加，以致出现左心房扩大。高血压患者左心房重构，进展到一定时期可出现心房颤动、肺淤血等情况。故早期诊断高血压患者左心房结构、功能改变，具有重要意义。

超声心动图评价左心房功能的方法包括了左心房内径、左心房构型指标、左心房射血分数等评价左心房功能的传统指标，以及声学定量技术、应变及应变率、斑点追踪技术等新技术指标，为临床心房功能的评价和进一步全面深入研究提供了新方法[6]。

超声心动图评价左心房结构和功能时左心房构型指标包括：

（1）左心房内径增大：为高血压患者的超声心动图常见表现。临床中采用左心室长轴切面测量左心室收缩末期的左心房前后径，通常以测得值＞

40mm 作为左心房增大的诊断标准。

（2）左心房面积增大：有学者在左心室收缩末期，于心尖四腔观描记左心房内膜边界，用单平面面积法测量左心房面积、左心房面积指数等指标，发现高血压心房结构重构、左心房内径增大的同时，左心房面积增大，并认为左心房面积增大是高血压病心脏早期损害的重要指标。

（3）左心房容积增大：通过双平面法、三平面法描记左心房边界获取左心房容积、左心房容积指数、左心房射血量、射血分数、左心房射血力、左心房排空指数、左心房短轴缩短率，以及左心房充盈分数等，结合多普勒超声可以提供左心房射血前期、左心房射血时间、左心房充盈前期时间等参数指标，均可用于对左心房功能的评价，是轻度原发性高血压导致心脏疾病的最早期指标。

2. 左心室肥大

左心室肥大是高血压性心脏病的主要超声表现，超声检出室壁肥厚早于心电图，敏感性大于心电图。左心室肥大首先是一个有效的代偿过程，它代表着心室对增加的室壁应力的适应性。Framingham 研究表明，以心电图作为检测手段，一般人群样本的 LVH 患病率约 3%。运用超声心动图技术检测证实 Framingham 研究对象中 LVH 患病率 30 岁以下人群约 5%，70 岁以上人群的约 50%。Framingham 研究数据显示，由超声心动图发现的 LVH 发病率在轻度高血压患者中为 15% ～ 20%，在中重度高血压患者中有进一步的增加。

高血压的室壁肥厚可分为三种类型：①对称性向心性肥厚。为大多数，室间隔与左心室后壁增厚，室间隔肥厚发生较早，程度也大于后壁，两者厚度均超过 11mm，但厚度之比 < 1.3 : 1。②非对称性肥厚。室间隔增厚明显，与左心室后壁之比 ≥ 1.3 : 1，左心室腔偏小，也称为高血压性肥厚型心肌病样改变，乳头肌厚度与室壁厚度一致。对称性和非对称性肥厚两型在病理上都表现为向心性肥厚。③扩张性离心性肥厚。在室壁中等肥厚基础上伴有体积增大，其病理特点是离心性心肌肥厚伴肌源性心腔扩张，常见于高血压性心脏病失代偿期。

3. 左心室心肌重量增加

左心室心肌重量增加是高血压的早期表现，高血压患者心肌重量增加的检出率高于肥厚检出率。临床流行病学调查和临床药物试验工作中，超声心动图检查应用最多的指标是左心室质量（LVM），特别是在高血压的治疗效果判断中。左心室质量指数（LVMI）是一个非常重要的指标[7]。左心室心肌质量与心功能关系非常密切，是判断左心室重构和研究左心功能的重要指标。

超声心动图左心室质量公式（Devereux 校正公式）：

$$LVM(g) = 0.8 \times 1.04 [(LVST + PWT + LVDd)^3 - LVDd^3] + 0.6。$$

$$LVMI (g/m^2) = LVM/BSA。$$

其中，PWT 为左心室后壁厚度，LVST 为室间隔厚度，LVDd 为左心室舒张末期直径，BSA 为体表面积。LVH 判断标准为男 > 125g/m²，女 > 120g/m²。超声心动图诊断 LVH 敏感性为心电图诊断的 7 ～ 10 倍，超声心动图测量的 LVMI 反映 LVH 与尸检符合率最高。

4. 室壁运动

高血压性心脏病患者早期呈高动力型的心脏运动，室壁的运动幅度增强。合并心力衰竭时，左心室室壁运动可普遍减弱；合并冠心病和（或）心肌梗死时，左心室室壁可呈节段性运动异常。超声检查室壁运动，对高血压患者远期追踪观察，早期检出冠心病及其合并症，对判断预后有重要意义。

5. 鉴别高血压性肥厚型心肌病与梗阻性肥厚型心肌病

老年高血压患者，可有重度的心肌肥厚，并有左心室流出道梗阻，酷似肥厚型心肌病。应与梗阻性肥厚型心肌病鉴别（表 37-1）。

表 37-1 高血压性肥厚型心肌病（HHCM）与梗阻性肥厚型心肌病（HOCM）的鉴别

特点	HHCM	HOCM
好发年龄	老年 > 60 岁	中青年 30 ～ 40 岁
性别	女性多见	男性多见
家族史	无	有
高血压史	有	无
肥厚类型	对称性多见	非对称性多见
左心室腔	缩小呈小管状	缩小呈新月状
SAM 显像	少见	多见
收缩功能	明显增强	增强
舒张功能	明显下降	下降

二、超声心动图评价高血压左心功能改变

1. 超声心动图评价高血压左心室舒张功能

当前临床上尚缺乏标准的评价左心室舒张功能

的指标，而超声心动图作为简便、易行、价廉的无创方法已广泛应用于临床评价左心室舒张功能[8]。二维超声和多普勒超声可提供心脏的基本信息，如心脏大小、室壁厚度和运动，左心室收缩功能，瓣膜、心包结构等。多普勒超声用于评价左心室舒张功能者通常有二尖瓣脉冲式多普勒血流频谱，肺静脉冲式多普勒血流频谱，以及组织多普勒二尖瓣环心肌舒张期速度。

（1）多普勒二尖瓣血流频谱：可以反映左心室舒张功能。二尖瓣血流频谱由舒张早期快速充盈 E 峰和舒张晚期充盈 A 峰组成，正常时 E/A > 1；左心室松弛异常时，舒张早期快速充盈速度（E）降低，舒张晚期充盈速度（A）代偿性增加，使 E/A < 1，E 峰减速时间 DT 延长。如果左心室顺应性降低或左心房压力明显增加，则快速充盈 E 峰的减速时间 DT 缩短。等容舒张时间（IVRT）是主动脉瓣关闭至二尖瓣开放的间期。IVRT 的变化一般和 DT 平行，在松弛异常时 IVRT 延长；当充盈压力增加时 IVRT 缩短。二尖瓣血流舒张早期速度 E 峰减速时间（DT）和肺毛细血管楔压（PCWP）存在很好的负相关。DT 小于 130ms 时提示 PCWP 超过 20mmHg。疾病进展时，左心室顺应性降低，左心房压力升高，促使左心室舒张早期充盈增加，E 峰增加，E/A 比值正常化，称为假性正常。在严重舒张功能不全时，舒张早期左心室充盈增加，E 峰明显增加，A 峰降低，产生 E/A 比值 > 2 的限制性充盈受损改变，而 E 峰的减速时间 DT 缩短。E 峰和 A 峰受年龄、心脏的前后负荷、血容量、心率及二尖瓣解剖结构和功能的影响。由于存在假性正常化类型，二尖瓣血流频谱评价左心室舒张功能有一定的局限性。

（2）肺静脉血流速度评价左心室舒张功能：正常肺静脉血流的脉冲式多普勒可记录到正向的收缩期和舒张期血流速度 PVs 和 PVd。在舒张晚期记录到逆向的 PVa。肺静脉逆向血流峰值速度（PVa）和间期（PVa dur）是重要的测量参数，当 LVEDP 增加时，两者均增加。

（3）组织多普勒（TDI）二尖瓣瓣环速度评价左心室舒张功能：组织多普勒是记录二尖瓣瓣环纵轴速度的方法。在心尖四腔心切面，将 2 ～ 5mm 大小取样容积置于侧壁或内侧二尖瓣瓣环处。正常时，可以记录到三种不同的速度：收缩期速度（S′）、舒张早期速度（E′）和舒张晚期速度（A′）。E′ 是舒张期充盈类型分类和估测充盈压的必要参数。E′ 反映了心肌的松弛。正常人活动或前负荷增加引起

二尖瓣跨瓣压差增加时，E′ 随之增加。然而，在心肌松弛受损的患者，基础状态时 E′ 减低，且其不像正常人一样随前负荷增加而增加。因此，E′ 降低是舒张功能不全的最早期指标之一，且 E′ 降低存在于舒张性功能不全的所有阶段。E′ 随年龄增加而降低，甚至比二尖瓣流入道血流速度（E）降低更早出现。因为在充盈压增加时，E′ 仍降低而 E 增加，因此 E/E′ 比值与左心室充盈压及肺毛细血管楔压相关性良好[6]。从内侧瓣环记录 E′，E/E′ ≥ 15 时表明 PCWP ≥ 20mmHg；E/E′ ≤ 10 表明 PCWP ≤ 15mmHg。正常情况下，侧壁二尖瓣瓣环的速度 E′ 大于内侧二尖瓣瓣环的速度 E′（正常值分别为 ≥ 15cm/s 与 ≥ 10cm/s）。

高血压左心室舒张功能不全根据严重程度分为三种：①松弛受损（DD Ⅰ 型，轻度舒张功能不全）。E 峰下降，A 峰增高，E/A 比值减小，IVRT 延长，DT 延长。②假性正常化充盈（DD Ⅱ 型，中度舒张功能不全）。E/A 比值和 DT 正常，IVRT 较 DD Ⅰ 型时缩短。③限制型充盈（DD Ⅲ、Ⅳ 型，重度舒张功能不全）。E/A 比值显著增加（2：1），IVRT 和 DT 缩短，当 DT < 130ms 时，可能 PCWP > 20mmHg。组织多普勒显示，舒张功能不全时，二尖瓣环 E′ /A′ < 1。E/E′ = 8 时 PCWP 正常，E/E′ > 15 时 PCWP > 20mmHg。

2. 超声心动图评价高血压左心室收缩功能

高血压时，早期左心室心肌代偿性加强收缩，晚期左心室收缩功能减弱。临床表现为心室腔扩大、心室收缩末容积增大、心室射血分数降低等。相关研究发现，在射血分数正常的高血压患者中，存在舒张功能不全患者的左心室收缩功能指标低于舒张功能正常者，提示在所谓单纯舒张功能不全的高血压患者中收缩功能也存在不同程度的减低[9]。

常用于评价左心室收缩功能的超声参数主要有左心室舒张末内径（LVDd）、左心室收缩末内径（LVDs）、左心室舒张末容积（EDV）、左心室收缩末容积（ESV）、左心室射血分数（LVEF）、左心室缩短分数（LVFS）。临床上 LVEF 是评价绝大多数患者左心室收缩功能的首选指标。

随着超声心动图学的不断发展，越来越多的新技术用于早期评价高血压患者的舒张收缩功能。例如，定量组织速度成像技术、声学定量技术、彩色室壁运动技术、斑点追踪技术、速度向量技术测量左心室扭转与解旋运动及心肌应变与应变率可以同时评价左心室收缩与舒张功能；实时三维超声心动图采用全容积成像模式进行在线容积定量分析，具

有较二维超声测量更高的准确性，并从三维甚至四维空间真实展现心脏的结构和功能。Tei指数是一种简单可靠的定量综合评价心脏收缩和舒张功能的新指标，它不受心脏几何形态、心率、二维图像质量及角度的影响，具有较好的可靠性和重复性[10]。

三、高血压并发主动脉夹层的超声心动图表现

可以发现夹层撕裂的内膜片，主动脉真假双腔，主动脉根部扩张，主动脉壁增厚，主动脉瓣关闭不全，心包积血、胸腔积血等。

参考文献

［1］Sullivan，Vander Zwaag RV，el-Zeky F，et al. Left ventricular Hypertrophy：effect on survival. J Am Coil Cardiol，1993，22：508-513.

［2］陈业鹏，谢礼全，林桢智，等．心电图与心脏超声诊断左心室肥厚的相关性．内科杂志，2009，20：99-105.

［3］何秉贤．高血压心电图左室肥厚及其意义．高血压杂志，2005，13：455-456.

［4］Jisshos，Shi mada K，Taguchi H，et al. Impact of electrocardiographic left ventricular hypertrophy on the occurrence of cardiovascular events in elderly hypertensive patients. Che J，2010，74：938-945.

［5］DSC Ang，CC Lang. The prognostic value of the ECG in hypertension：where are we now？. J Hum Hyperten，2008，22：460-467.

［6］张静秋，倪锐志．超声心动图评价高血压病左心房功能改变的研究进展．医学综述，2010，16（7）：1105-1107.

［7］Gottdiener JS，Bednarz J，Devereux R，et al. American Society of Echocardiography recommendations for use of echocardiography in clinical trials. J Am Soc Echocardiogr，2004，17（10）：1086-1119.

［8］Slama M，Susic D，Varagic J，et al. Diastolic dysfunction in hypertension. Curr Opin Cardiol，2002，17（4）：368-373.

［9］Sciarretta S，Paneni F，Ciavarella GM，et al. Evaluation of Systolic Properties in Hypertensive Patients With Different Degrees of Diastolic Dysfunction and Normal Ejection Fraction. Am J Hypertens，2009，22（4）：437-443.

［10］尹燕，孙纬善．Tei指数在高血压患者左室收缩和舒张功能评价中的临床应用．实用医学影像杂志，2009，10（1）：52-54.

（赵玉英　王毅晖　丁　超）

第 38 章　高血压的影像学表现

影像学检查是高血压诊治的重要组成部分，概括起来包括两个方面作用：一是高血压对靶器官损害和并发症的诊断及程度评估，包括①检测左心室肥大和心脏增大及其程度，以及并发冠心病的诊断；②检测颅脑并发症，如卒中（出血性、缺血性）和蛛网膜下腔出血等；③根据临床需要，检测继发的肾损害及相关的鉴别诊断等；④结合临床，检测除冠状动脉之外的外周血管疾病如主动脉夹层等。二是对引起继发性高血压的原发疾病进行定位、定性和定量诊断。本章对上述两方面涉及的超声检查、普通放射学检查、计算机断层成像（CT）、磁共振成像（MRI）及血管造影检查做简要介绍。

第一节　继发性高血压病因影像学诊断

多种情况如精神神经因素和妊娠，某些药物和化学物质等均可造成继发性高血压。而作为继发性高血压的原因，以下列三大类疾患最常见：①主动脉疾病；②肾疾病；③肾上腺疾病。

一、主动脉疾病

（一）先天性主动脉缩窄

即主动脉弓降部（峡部）狭窄所致的机械性血流障碍，导致上肢血压增高、下肢血压降低。缩窄多为中重度局限性狭窄，少数呈节段性狭窄。

【影像学表现】

（1）超声心动图：可显示主动脉缩窄的部位，并可探测远近段的压力阶梯。

（2）X 线检查：成人主动脉缩窄的胸片上可表现为①升主动脉扩张而致上纵隔影像增宽，主动脉峡部缩窄部位的内收与左锁骨下动脉的近心端扩大和狭窄后的降主动脉扩张，可在影像上形成一个"3"字征或主动脉下缘双弓影；②扩张的肋间动脉压迫、侵蚀骨质可显示"肋骨下缘虫蚀样切迹"，以第 4～8 肋最为多见；③狭窄程度不同所致不同程度的左心室增大。婴儿出现充血性心力衰竭时，X 线胸片可表现为心脏影像明显增大与肺淤血。心影形态的变化取决于伴发心血管畸形的类型。

（3）CT 检查：主动脉 CT 血管成像（CTA）能够清晰显示狭窄部位、程度、长度、缩窄前后血管的扩张情况及侧支循环血管的情况，在主动脉缩窄诊治中有重要的临床应用价值。①明确诊断，CT 尤其是双源 CT 可作为主动脉缩窄影像学的一线检查方法；②指导制订合理的治疗方案，CTA 在明确主动脉缩窄诊断的同时，还能预测预后，为临床医生制订合理的治疗方案提供有价值的信息；③随访。

（4）MRI 检查：① MRI 能够清晰显示狭窄部位、程度、长度，显示主动脉弓部分支血管受累、缩窄前后血管的扩张情况及侧支循环血管的情况，左心室肥厚的程度，并在主动脉缩窄前后进行血流测量；② MR 血管成像（MRA）可满意地观察主动脉缩窄，一般认为在大多数病例可替代血管造影。

（5）主动脉造影：可明确缩窄段的部位、长度、主动脉腔狭窄程度、狭窄远近侧压力、侧支循环血管情况及动脉导管闭合情况。

【各种检查比较】

根据临床需要，超声、CT、MRI 为首选检查方法，特别是 CTA。

（二）主动脉弓闭锁或离断

尤其离断时，主动脉弓通过未闭动脉导管与降主动脉相连，因其通常合并室间隔缺损，故常称为主动脉弓离断三联征。根据"离断"部位四肢血压有所不同，一般与升主动脉相连的肢体侧有高血压。另外，主动脉弓褶曲畸形，及主动脉弓的弯褶部分管腔可有一定程度的狭窄，但血流不受阻，不引起上肢血压增高。

【影像学表现】

（1）X 线检查：X 线平片显示患者心脏扩大，有充血性心力衰竭者特别明显；肺动脉段突出可呈瘤样扩张；纵隔窄，升主动脉小，主动脉结显示不清；服钡时在食管上缺少正常的主动脉压迹；有时还可以见到肋骨切迹。

（2）CT及MRI检查：CTA及MRA均可显示主动脉局部不连续（见图38-1），多发侧支血管形成，有时可见闭锁末端瘤样扩张。多平面重组能清晰显示复杂部位解剖细节，显示狭窄、闭锁段与头臂干和左颈总动脉及锁骨下动脉的位置关系，观察狭窄程度和范围。

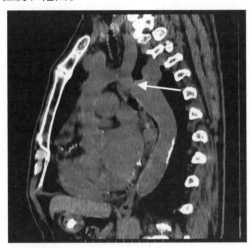

图38-1 胸部CT平扫多平面重组，箭头所指显示主动脉弓局部狭窄闭锁

（3）心导管检查与造影：①对合并动脉导管未闭的患者，心导管很容易从主肺动脉进入降主动脉；室间隔缺损的存在使在心室水平出现血氧差，降主动脉/股动脉的血氧饱和度偏低，测压可示下肢血压偏低而肺动脉压力升高；②当造影剂注入患者的右心室时，可迅速经动脉导管到达降主动脉。

【各种检查比较】

由于该病患者病情严重多伴有肾功能不良，因此，近年来越来越多地应用无创的MRI及MRA检查。MRI及MRA检查能够提供完整的主动脉弓闭锁或离断解剖和功能的评估，通常可替代诊断性血管造影。

（三）多发性大动脉炎

多发性大动脉炎是继发性高血压的主要病因之一，是一种主要累及主动脉及其重要分支的慢性非特异性炎症。以青年女性多见，病因迄今不明，多数学者认为本病是一种自身免疫病。常累及胸降主动脉（多为中下段）和（或）腹主动脉上段，导致管腔狭窄，因可引起与先天性主动脉缩窄相同的血流动力学异常和高血压等临床表现，故称为大动脉炎主动脉缩窄综合征。本综合征以降主动脉弥漫性狭窄最常见，

有时可伴有局限性缩窄区；其次是降主动脉的节段性狭窄，有些狭窄与扩张混合存在；局限性狭窄则罕见，位于降主动脉下段或降主-腹主动脉交界处，尚未见到发生于主动脉峡部者。这类主动脉病变常伴有主脉主支的狭窄-阻塞性病变，为大动脉炎特征性表现。

【影像学表现】

（1）X线检查：胸部平片显示降主动脉中下段或全段普遍内收，内收段常伴有搏动减弱以至消失；降主动脉边缘不规则，明显者呈波纹状，或见于内收段或单独存在；主动脉弓降部扩张，边缘不规则；大动脉炎病变部位钙化，见于青少年者意义大；心脏可有不同程度的增大，多为以左心室为主的轻至中度增大；大动脉炎累及肺动脉及分支者，可见受累一侧或区域性肺缺血征象。

（2）CT及MR检查：平扫对多发性大动脉炎的诊断意义不大。CTA和MRA是诊断的首选检测方法，可明确显示受累血管管壁增厚。管壁一般呈环形增厚，增厚较均匀，多累及血管全周（见图38-2）。正常主动脉及其一级分支管壁常显示不清或

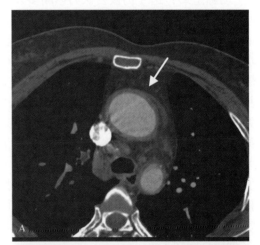

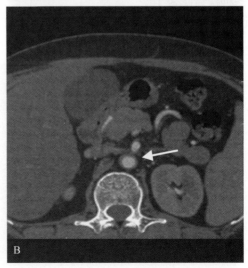

图38-2 CT胸主动脉增强扫描动脉期显示胸主动脉壁均匀增厚

厚度＜1mm。主动脉血管壁＞1.5mm，分支血管管壁＞1.0mm应视为异常增厚[1]。CTA和MRA能清晰显示狭窄的部位、程度、长度、大的分支血管受累情况及侧支循环情况（见图38-3）。

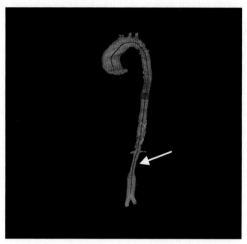

图38-3 胸主动脉CTA显示胸主动脉降段局部狭窄（箭头所指）

（3）动脉造影：迄今仍被公认为诊断多发性大动脉炎的重要方法，也是手术治疗的必要依据，可清晰而准确地显示病变部位及其范围。早期患者可见主动脉管壁有多发局限性不规则改变；晚期可见管腔狭窄或闭塞，少数呈动脉扩张，主动脉分支病变常见于开口处，呈节段性。胸降主动脉狭窄多始于中段，逐渐变细表现为特征性"鼠尾巴"形状，侧支循环丰富。锁骨下动脉近端闭塞可见锁骨下动脉窃血现象。在肠系膜动脉闭塞或肠系膜上、下动脉间的腹主动脉缩窄，可见肠系膜血管弯曲等特异性动脉造影像。在心绞痛患者冠状动脉造影常可显示冠状动脉缺如和多支病变。

【各种检查比较】

近年来由于多层螺旋CT血管成像（MSCTA）、MR血管成像（MRA），尤其三维对比增强（3D

CE-MRA）技术的成熟，作为无创性技术基本可达到与常规血管造影同样的诊断效果。与常规血管造影相比，避免了动脉腔内操作，减轻了痛苦，现已逐步取代动脉血管造影。

二、肾性高血压

（一）肾血管性高血压

肾血管性高血压是一种比较常见的继发性高血压。根据国内外资料，大动脉炎、肾动脉纤维肌性发育不良和动脉粥样硬化是常见而主要的病因。

【影像学表现】

（1）超声：肾动脉主干某一节段血管壁增厚，不光滑，管腔狭窄，内径小于3.5mm。

（2）X线表现：肾影缩小，两肾长径相差1.5cm以上即有诊断意义。肾外形轮廓不规则，肾动脉可出现圆形或卵圆形钙化，动脉粥样硬化可出现斑点状钙化。

（3）CT及MR表现：CTA和MRA是肾血管性病变的首选检查方法，能显示肾血管病变情况，不仅能识别肾动脉狭窄，更重要的是判定狭窄的程度，同时显示狭窄的部位、范围及邻近腹主动脉有无受累，患侧肾的侧支血供及对侧肾内血管有无异常（见图38-4）。

（4）肾血管造影：是诊断肾血管性病变的金标准，可清晰显示肾血管病变的部位、范围、程度、侧支循环形成情况，为病因诊断提供帮助。大动脉炎及动脉粥样硬化时肾动脉病变多累及开口部及近段，也可波及肾动脉全长，多呈局限性，且常伴有腹主动脉病变；纤维肌性发育不良则多侵犯肾动脉中段，狭窄与囊性扩张间混存在，以及串珠样改变为特征性征象。

【各种检查比较】

MSCTA、MRA均能识别肾动脉狭窄及判定狭

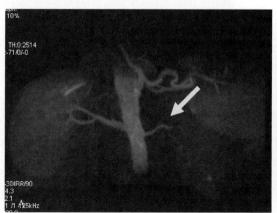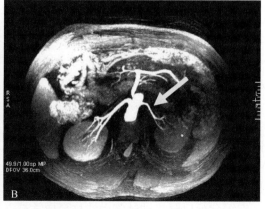

图38-4 肾MRA显示左肾动脉狭窄

窄的程度，对于临床怀疑肾血管性高血压而有肾功能障碍者建议行普通 MRA。

及其形态变化效果更好（见图 38-6），尤其 MRI 应用 T1 和 T2 加权脉冲序列，有助于观察囊内出血等。

（二）肾实质性高血压

多种肾实质性疾病可引起继发性高血压，如肾小球肾炎、间质性肾炎、肾盂肾炎、多囊肾和肾肿瘤等。

【影像学表现】

1. 多囊肾

多囊肾通常累及双肾，肾明显增大，轮廓清楚而隆凸不平，肾内充满多个含液囊肿。超声作为简易无创性技术，一般可作出明确诊断（见图 38-5）。CT（平扫＋增强）和 MRI 对显示多囊肾

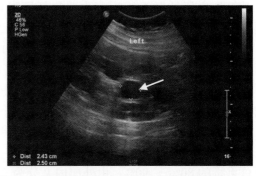

图 38-5　肾超声图像显示肾实质内多发囊性回声

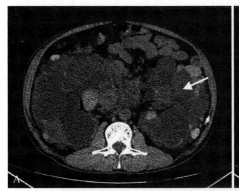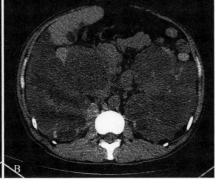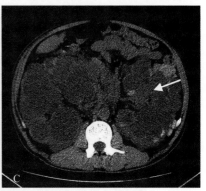

图 38-6　平扫均显示双侧肾实质内多发大小不等囊性病变（箭头所指）

2. 肾肿瘤

如肾细胞癌、肾母细胞瘤和肾泌素瘤等均可引起高血压。肾细胞癌是最常见的肾恶性肿瘤，多见于中老年。肾母细胞瘤多发于婴幼儿，又称肾胚胎瘤。二维超声可显示肾内占位病灶，根据回声强度不同，还可分析癌灶内的出血坏死、钙化病灶，同时对肾母细胞瘤鉴别肾内和肾外肿物以及周围淋巴结转移等具有良好的诊断效果。CT 平扫和增强，MRI 应用不同脉冲序列对显示肿瘤全貌，如形态和组织结构等效果更好。肾泌素瘤（又称肾球旁肿瘤）少见，为具有包膜的良性瘤，直接分泌肾素引起高血压、高肾素血症等为其特征。超声、CT 和 MRI 均可显示肾皮质处肿瘤，增强 CT 扫描、轻度强化诊断明确。

3. 慢性肾盂肾炎

X 线表现为肾轮廓不规则，肾影缩小，两侧肾表现程度不一致，单侧肾受累，对侧肾代偿性增大。

超声显示肾体积两侧大小不等，表面不光滑。肾盏多种形态扩张积液，间隔回声增高。皮质内瘢痕为斑点状或条带状高回声；瘢痕严重者皮质回声

高，分布不均（见图 38-7）。

CT 及 MRI 表现：①平扫见肾萎缩，表面不平，肾皮质瘢痕，肾实质厚薄不均，肾盂肾盏变形、扩张，肾窦增大，脂肪充填等；②增强见肾内瘢痕和萎缩，凹陷的皮质缘相连，瘢痕内残留的肾组织增强可呈假肿瘤状。

【各种检查比较】

多囊肾、肾肿瘤及慢性肾盂肾炎的影像学诊断主要依赖于超声和 CT 检查，诊断不明确时可行

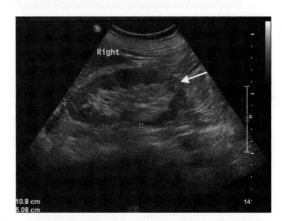

图 38-7　慢性肾盂肾炎患者，超声显示肾实质厚薄不均，肾盏有多种形态的扩张积液（箭头所指）

MRI 检查。

三、肾上腺疾病

引起高血压的肾上腺疾病主要包括原发性醛固酮增多症、库欣（Cushing）综合征及嗜铬细胞瘤。肾上腺位于腹膜后、肾前筋膜内，第11、12胸椎～第1腰椎水平，位置较固定，当肾下垂或异位时，肾上腺在原位。正常情况下，肾上腺左侧呈椭圆或半月形，右侧呈锥形或三角形，长（上下径）4～6cm，宽2～4cm，厚0.3～0.6cm，重4g左右[2]。肾上腺由皮质层和髓质层组成。皮质层占肾上腺总重量的80%～90%，由外向内又分为三层，外层为球状带，约占皮质的15%，主要分泌盐皮质激素，以醛固酮为主；中层为束状带，约占皮质的78%，主要分泌糖皮质激素，以皮质醇为主；内层为网状带，约占皮质的9%，分泌性激素，如雄激素、雌激素和孕酮。CT可检出直径为0.5cm或0.5cm以上的肾上腺实性病变。CT图像上正常肾上腺形态基本可分成三角形、人字形、线形及倒V字形，少数呈Y字形、逗点形、蝌蚪形。肾上腺断面厚度不超过同层同侧膈肌脚的厚度，宽不超过椎体

前后径，边缘内凹、清楚；若肢体变圆或椭圆则为异常；厚度＞10mm为异常。

（一）原发性醛固酮增多症

原发性醛固酮增多症又称Conn综合征，多见于20～40岁女性。临床表现为高血压，低血钾，周期性软瘫，失钾性肾病。实验室检查可见血、尿醛固酮增高，血钾低，肾素水平下降。病因为肾上腺皮质腺瘤（Conn腺瘤）占65%～95%，肾上腺皮质增生（特发性或假性醛固酮增多症）占5%～35%，肾上腺皮质腺癌少见。

【影像学表现】

1. 肾上腺皮质腺瘤（Conn腺瘤）

（1）超声：Conn腺瘤为发生于肾上腺皮质球状带的腺瘤[3]，肿瘤较小，直径大小多为1～2cm，球体感强，边界清楚，包膜完整，回声明亮，内部呈较均匀的低回声[4]。

（2）CT：常为单侧，肿块较小，最大直径一般不超过2cm[1]，大多有包膜，密度均匀偏低，轻度强化，可出现薄纸样环状强化，动态增强扫描肿块强化较明显且轮廓清晰为其特征（见图38-8）。

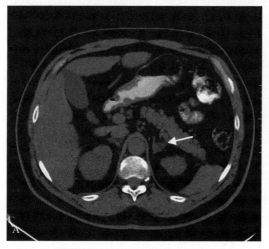
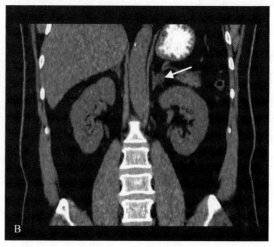

图 38-8 左侧肾上腺腺瘤 CT 平扫。箭头所示左肾上腺外侧肢小的类圆形低密度病变

（3）MRI：病灶呈圆形或卵圆形，单侧常见。其信号强度均匀，T1加权像（T1WI）等于或低于肝信号，边缘光滑；T2加权像（T2WI）近乎肝信号，其中可有高信号的脂肪影。声像图特征为瘤体类圆形，呈实性低回声，分布均匀，边界清晰，呼吸活动度与肾一致。

2. 肾上腺皮质增生

（1）超声：表现为肾上腺增大，回声均匀，但对发现轻度肾上腺增大的敏感性较低。

（2）CT：多数病例显示一侧或双侧肾上腺弥漫

性增大，增生的腺体较正常为大，边缘饱满，肢体较粗，密度不均（见图38-9）。但CT未发现肾上腺异常者仍不能除外肾上腺皮质增生。

（3）MRI：一侧或双侧肾上腺弥漫性增大，增大的肾上腺信号强度与正常肾上腺相似。

【各种检查比较】

（1）对于肾上腺皮质增生CT是首选的影像检查方法，超声和MRI由于空间分辨力较低和容易受到伪影的影响，对肾上腺体积的评估有误差。应当强调肾上腺功能亢进也可表现肾上腺正常，因而无

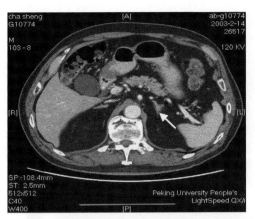

图 38-9 肾上腺增生增强 CT 表现。箭头所指左肾上腺内侧肢弥漫性增厚

肾上腺增大，并不能否定临床上肾上腺功能亢进的诊断。此外，肢端肥大症、甲状腺功能亢进等其他内分泌异常也可造成肾上腺弥漫性增大。

（2）对于 Conn 腺瘤 CT 动态增强扫描及 MRI 检查有利于诊断和鉴别诊断。

（二）库欣（Cushing）综合征

库欣综合征又称皮质醇增多症，由于肾上腺皮质分泌过多糖皮质激素所致。多为肾上腺增生，少数为肾上腺肿瘤，女性多于男性，多见于中青年。其中，肾上腺皮质增生占 75%～80%，肾上腺皮质腺瘤占 10%～15%，肾上腺皮质腺癌占 5%，垂体瘤占 5%。

【影像学表现】

1. 肾上腺皮质增生

（1）超声：常为双侧，增生明显者，肾上腺前后径增厚大于 1cm，轮廓清晰，形态饱满；皮质结节性增生可出现直径数毫米、无分界的小结节状弱或等回声。

（2）CT：双侧肾上腺肢体增粗、延长，轮廓圆钝，形态无明显改变，肢体密度均匀，无明显强化，少数结节状增生表现为肢体轮廓轻度不规则，密度略增高。

（3）MRI：T1 加权像显示肾上腺增粗，边缘光滑，信号强度常无改变；T2 加权像信号强度近似肝实质，可有降低。

2. 肾上腺皮质腺瘤

（1）超声：多为单侧性，大多直径 2～3cm，呈现圆形或椭圆形，有完整包膜。内部为较均匀的实质性低回声。

（2）CT：圆形或类圆形低密度肿块，边缘光整，偶见钙化，瘤体小者密度均匀，低于肌肉组织密度；

轻中度强化，瘤体大者可有出血或坏死，密度欠均。直径常为 2～3cm，有同侧残部和对侧肾上腺萎缩。

（3）MRI：边缘一般光滑，T1 加权像信号类似肝，等于或低于正常肾上腺；T2 加权像信号大多等于或高于肝。T1 和 T2 加权像均为环形低信号。

3. 肾上腺皮质腺癌

少见，常伴有严重的肾上腺皮质功能亢进。肿瘤常较大，伴出血、坏死或囊变等，侵犯包膜和血管。

（1）超声：肿块大，回声不均匀，以低回声多见，其内偶见强回声钙斑。

（2）CT：瘤体密度不均匀，强化亦不均匀，突破包膜者边缘模糊。

（3）MRI：病灶形态不规则，常累及周围组织。T1 加权像大多为低信号；T2 加权像病灶为高于肝实质的高信号，且不均匀，可见小片状更高信号，偶见低信号的钙斑。

4. 垂体腺瘤

（1）X 线平片检查：传统的普通蝶鞍 X 线检查缺乏特异性和敏感性；蝶鞍侧位片可以了解蝶鞍的大小、骨质破坏情况，费用低廉；但因只能观察间接征象，对于微腺瘤和体积较小病灶不能作出早期诊断，诊断阳性率较低。

（2）CT 检查：CT 平扫及增强后，可以进行薄层冠状及矢状位重建，可以清楚地了解垂体的形态、大小，垂体柄的位置，蝶鞍的骨质情况，以及病灶的强化程度，为垂体微腺瘤的早期诊断提供直接及间接征象；对于手术定位和确定病灶范围有较大帮助（见图 38-10）。但对于较小的病灶，可能存在周围骨质伪影影响，敏感性较 MR 低[3]。

（3）MRI 检查：MRI 对检测脑垂体瘤有其优势。MRI 可以进行横断、冠状位（见图 38-11）、矢状位扫描（见图 38-12），不受骨质伪影影响，对比度好，不但能了解垂体的形态、大小，还可观察视交叉、鞍上池等周围组织结构，了解病灶与周围大血管关系。对于诊断及鉴别诊断意义较大。垂体微腺瘤的诊断主要依靠 MRI，增强扫描可以进一步明确诊断。但 MRI 对于骨质情况的反映不及 CT 扫描。

【各种检查比较】

（1）对肾上腺疾患的检测和诊断，超声为首选技术，具有较高的诊断价值。CT 结合增强扫描诊断效果更好。MRI 常应用自旋回波（SE）序列的 T1 和 T2 加权图像，必要时结合脂肪抑制技术，可获得更好的诊断效果，但空间分辨率不如 CT。

（2）对于垂体瘤尤其是垂体微腺瘤 MRI 为首

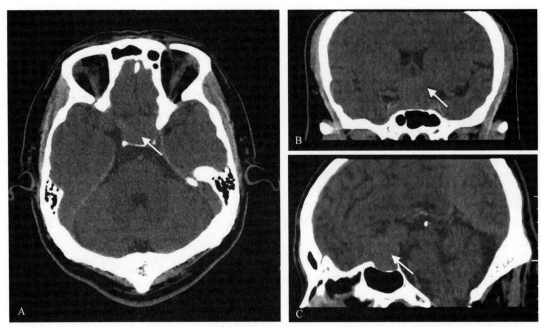

图 38-10 脑垂体瘤患者。图 A、B、C 分别为 CT 平扫横断面、冠状面及矢状面图像，均显示蝶鞍内及鞍上池内软组织密度肿块影（箭头所指）

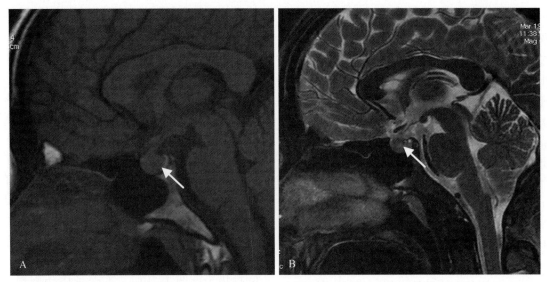

图 38-11 垂体瘤 MR 表现，矢状位 T1 及 T2 加权像，显示垂体增大及垂体内异常信号影（箭头所指）

选检查方法。

（三）嗜铬细胞瘤

嗜铬细胞瘤为嗜铬组织肿瘤，主要发生于肾上腺髓质，体内含嗜铬组织的部位均可发生。90% 为良性肿瘤，多见于青壮年，无明显性别差异，主要临床表现为阵发性高血压和由儿茶酚胺升高引起的代谢紊乱[5]。该肿瘤具有 10% 异位，10% 恶性，10% 多发，10% 发生于双侧肾上腺的特点。

【影像学表现】

（1）超声：肿块呈类圆形实性回声，内部为中等均匀回声，可合并囊变或出血的不规则无回声区。

其边界清晰，球体感良好，位于肾上极内侧，随呼吸改变的活动度与肾一致。

（2）CT：瘤体多较大，圆形或卵圆形，可不规则，边界清晰，病灶密度均匀或不均匀，大者有出血、坏死或囊性变为其特征之一（见图 38-13）。恶性嗜铬细胞瘤形态不规则，密度不均匀，分界不清。

（3）MRI：T1 加权像瘤体大部分呈低信号，少数为等信号；T2 加权像呈高信号，信号强度接近脑脊液（CSF）信号，为其特征性 MRI 表现。多数肿瘤信号强度较均匀，少数因出血、坏死信号

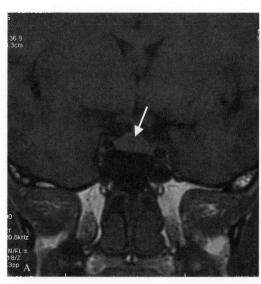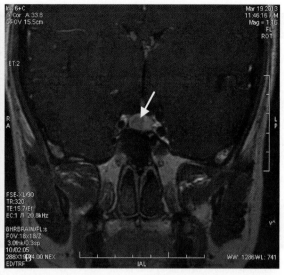

图 38-12　垂体瘤 MRI 表现，MRI 颅脑平扫及增强扫描冠状位。箭头所指显示垂体内相对低信号病变

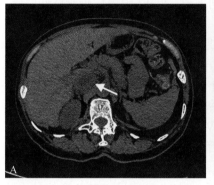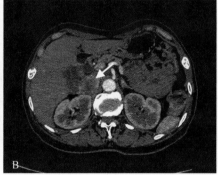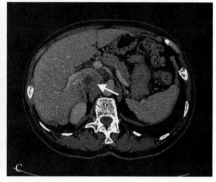

图 38-13　肾上腺嗜铬细胞瘤，A 为 CT 平扫，B、C 为 CT 增强扫描动脉期及静脉期，箭头所指显示右侧肾上腺不均匀异常密度团块影

不均。

【各种检查比较】

临床拟诊嗜铬细胞瘤时，应首选超声检查肾上腺，以确定是否有肿瘤。当怀疑异位嗜铬细胞瘤时，应选用 CT 或 MRI 检查，有利于找出异位嗜铬细胞瘤的所在部位。

第二节　高血压靶器官损害的影像诊断

高血压患者由于动脉压持续性升高，引发全身小动脉硬化，从而影响组织器官的血液供应，造成各种严重的后果，成为高血压的并发症。在高血压的各种并发症中，以心脏、脑、肾的损害最为显著。在我国，最常见的高血压损害是脑血管意外，其次为高血压性心脏病、心力衰竭，再次是肾衰竭；严重但是比较少见的并发症是主动脉夹层动脉瘤。

一、脑血管损害及并发症

（一）高血压性脑出血

高血压是成人脑出血中最常见的非创伤性病因，也是导致老年患者死亡的主要原因。大多数老年患者的非创伤性"自发性"脑出血都与高血压有关。一些病例与微小动脉瘤或深部的穿通血管破裂，特别是外侧豆纹动脉破裂有关。持续高血压使血管壁产生类纤维蛋白坏死、脂透明变性和中层变性，导致血管易于破裂。发生在壳核、丘脑、脑桥或小脑的脑出血常常与高血压有关。一般在出血后 24～48h 就会有脑水肿的快速出现和进展。大约有 25% 的患者在发病 48h 之内死亡。

【影像学表现】

1. CT 表现

（1）急性期（3天）：肾形、类圆形或团块形

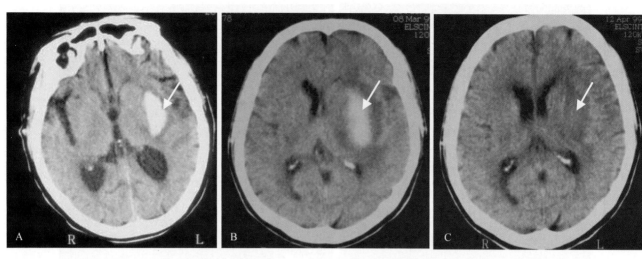

图38-14 左侧基底核区脑出血的 CT 表现。图 A、B、C 中箭头所指分别显示急性、亚急性及慢性不同时期脑出血 CT 表现

高密度病灶（血红蛋白），边界清楚，密度均匀，周围有环形或半环形水肿带，占位效应明显，可破入脑室系统。

（2）吸收期（3～7天～3周）：血肿周边模糊，从外缘起密度逐渐减低，高密度区缩小，水肿带增宽，此时可与脑组织密度接近。占位效应明显，可见环形强化。

（3）囊变期（1～2月后）：血肿吸收形成脑脊液密度囊腔。与陈旧性脑梗死无法鉴别（见图38-14）。

2. MRI 表现

（1）超急性期脑出血：时间 < 24h，成分为红细胞内氧合血红蛋白，抗磁性，含水量较脑白质多。T1WI 等或稍低信号，T2WI 稍高信号（见图38-15）。

（2）急性期脑出血：时间 1～3 天，成分为细胞内脱氧血红蛋白（Fe^{2+}），为顺磁性。T1 时间不缩短；由于红细胞浓缩、血块收缩以及血纤维蛋白，导致 T2 时间缩短。T1WI 中等信号或略低信号，T2WI 低信号。

（3）亚急性期出血：

1）亚急性早期：时间 3～7 天，成分为细胞内高铁血红蛋白（Fe^{3+}），强顺磁性，分布不均匀（脱氧血红蛋白氧化为高铁血红蛋白）。T1、T2 时间显著缩短。T1WI 高信号，T2WI 低信号。

2）亚急性后期：时间 7～14 天，成分为细胞外高铁血红蛋白（均匀分布），强顺磁性。T1 时间缩短，T2 时间延长。T1WI 高信号，T2WI 高信号（见图38-16）。

（4）慢性脑出血：时间 > 14 天，成分为铁蛋白和含铁血黄素。T1 时间延长、T2 时间缩短。T1WI 低信号，T2WI 明显低信号（见图38-17）。

【各种检查比较】

CT 和 MRI 对脑出血的检查有很强的互补作用。急性期脑出血适合行 CT 检查，亚急性期出血可行 MRI 检查。

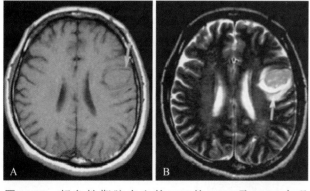

图38-15 超急性期脑出血的 MRI 的 T1WI 及 T2WI 表现（箭头所指）

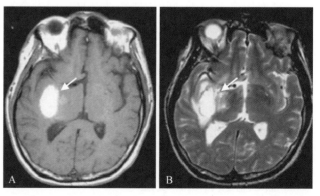

图38-16 亚急性期脑出血的 MRI 的 T1WI 及 T2WI 表现（箭头所指）

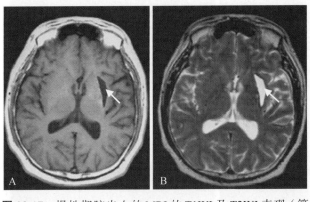

图 38-17 慢性期脑出血的 MRI 的 T1WI 及 T2WI 表现（箭头所指）

（二）脑梗死（cerebral infarction）

【影像学表现】

1. 缺血性脑梗死

（1）CT：

1）24h 内：①平扫显示正常，CT 灌注扫描（CTP）显示病变区有异常灌注。CTA 可显示责任血管狭窄或闭塞（见图 38-18 和图 38-19）。②早期征像如致密动脉症，豆状核灰白质分界不清，受累脑沟变窄等，但不可靠。

2）24h ～ 1 周：楔形低密度病灶，基底面向颅骨，边界不清，密度不均匀，可有不同程度的占位效应（见图 38-20A、B、C）。

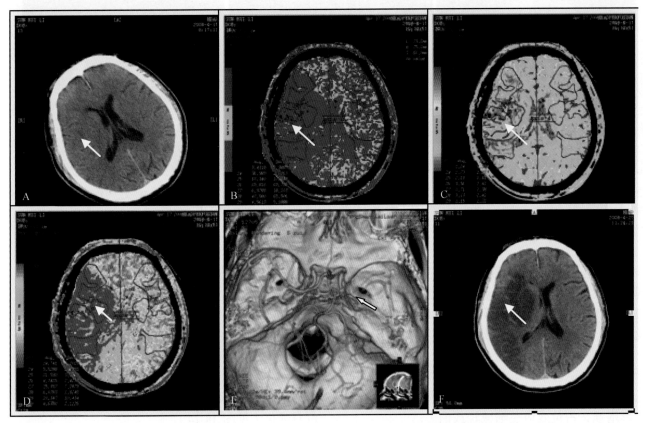

图 38-18 发病 3h 患者 CT、CTP、CTA 及复查后 CT 平扫。图 A 显示 CT 平扫未见明显异常。图 B、C、D 为 CTP 显示右侧额、颞、枕叶异常灌注区。图 E 为 CTA 显示右侧大脑中动脉水平段闭塞。图 F 为 CT 复查显示右侧额、颞、枕叶大面积低密度区（箭头所指）

3）2 ～ 3 周：模糊效应，梗死灶密度相对增高，成为等密度。由于侧支循环建立及大量巨噬细胞浸润，与正常脑组织分界不清。并见脑回样增强，少数为斑片、团块样强化。

4）3 周～ 2 个月：病灶密度进一步降低，最后成为等同于脑脊液的囊腔，可有负占位效应（见图38-20D）。

（2）MR：

1）超急性期梗死：时间＜ 12h。表现为①缺乏正常的"流空效应"；②脑沟消失，脑回水肿，脑灰、白质分界消失；③弥散加权成像（DWI）高信号（见图 38-21）。

2）急性期脑梗死：时间 12h ～ 7 天。组织学为细胞毒性水肿。表现为①早期脑沟消失，脑回水肿，

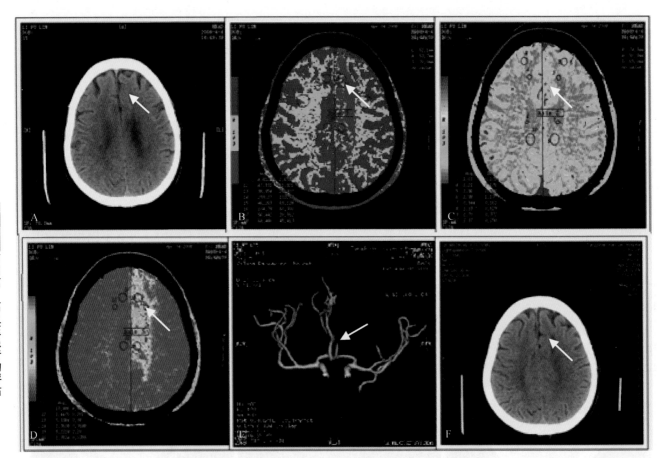

图 38-19　发病 3h 患者 CT、CTP、CTA 及复查后 CT 平扫。图 A 显示 CT 平扫未见明显异常。图 B、C、D 为 CTP 显示左侧额叶异常灌注区为缺血半暗带。图 E 为 CTA 显示左侧大脑前动脉升段闭塞。图 F 为溶栓治疗后 CT 复查显示左额叶正常（箭头所指）

脑灰、白质分界消失，梗死附近出现脑膜强化，出现占位效应。DWI 高信号。②后期出现典型表现，楔形或扇形长 T1 长 T2 信号（见图 38-22），同时累及脑灰、白质，DWI 高信号。

3）亚急性期脑梗死：时间 7～30 天。组织学出现血管源性水肿（由于血脑屏障破坏）。T1WI 低信号；T2WI 高信号，可有出血征象，常常仍有造影增强，占位效应逐渐减轻或消失。

4）慢性脑梗死：时间 > 30 天。组织学为脱髓鞘性改变以及神经胶质增生。8 周之后出现局部脑萎缩。MRI 表现为脑软化改变，受累及的区域脑萎缩，出血残留（含铁血黄素／铁蛋白），沃勒（Wallerian）变性。

2. 出血性脑梗死

（1）CT：在低密度梗塞灶中出现点、片状高密度出血灶。可有脑回样或斑片样强化（见图 38-23）。

（2）MRI：长 T1、长 T2 信号病灶内有不同的出血信号。

3. 腔隙性脑梗死

脑深部穿支小动脉闭塞引起的脑缺血性梗死，多发生于基底核、丘脑、小脑及脑干，中老年多见。其特点为病灶直径小于 1.5cm。

（1）CT：基底核、丘脑、脑干、小脑等区域单发或多发的卵圆形低密度病灶，可发生均匀或斑片状强化（2～3 周明显），4 周以后成为脑脊液密度，没有强化（见图 38-24）。

（2）MRI：以上部位的多发或单发的卵圆形长 T1、长 T2 信号（T1WI 上为低信号，T2WI 上为高信号），可有强化。

【各种检查比较】

对于急性期脑梗死，CT 平扫不敏感，其主要是为了排除脑出血，CTP 可发现超急性期脑梗死，并能显示可逆的半暗带（见图 38-19）以指导临床确定治疗方案。而 MRI 对脑梗死灶发现早、敏感性高，尤其是 DWI 对超急性期脑梗死敏感性高（见图 38-25 和图 38-26）。CTA 及 MRA 均能显示脑动脉较大分支的闭塞。

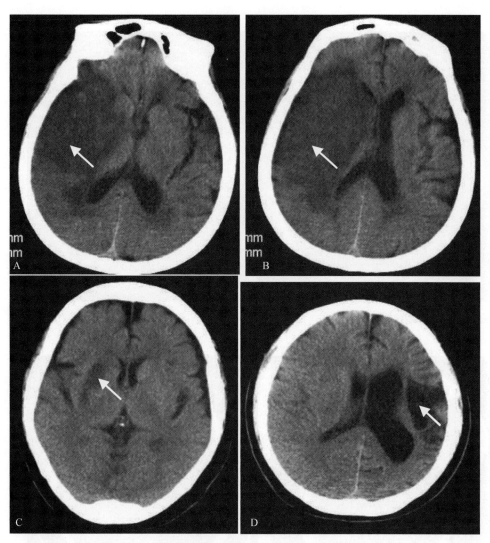

图 38-20 缺血性脑梗死不同时期的 CT 表现（箭头所指）

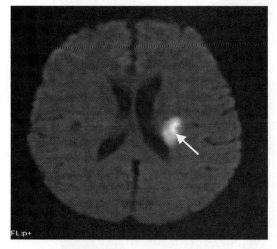

图 38-21 超急性期脑梗死 DWI 表现为高信号（箭头所指）

二、心血管损害

（一）高血压心脏损害

高血压心脏病是由于血压长期升高使左心室负荷逐渐加重，左心室因代偿而逐渐肥厚和扩张而形成的结构性心脏病，包括左心室肥大、心力衰竭、冠心病、心律失常、主动脉瓣或二尖瓣关闭不全等[6]。

【影像学表现】

（1）超声：可以实时动态显示心脏、血管的解剖结构和运动。还可以对心功能和血流进行测量和分析（图 38-27）。

（2）X 线胸片：①心脏代偿功能良好时，肺血正常；左心衰竭及二尖瓣关闭不全时可出现肺淤血、肺水肿等肺静脉高压表现；②心型多呈"主动脉型"心影形态；③左心室增大早期以心肌肥厚为主，仅表现为左心室的圆隆、突出，多为轻度增大，合并心力衰竭时左心室显著增大；④主动脉结明显向左突出，降主动脉迂曲。

（3）MRI：①心脏形态，普通 MRI 扫描于心脏长轴、短轴位电影及横断面扫描层面上可清晰显示

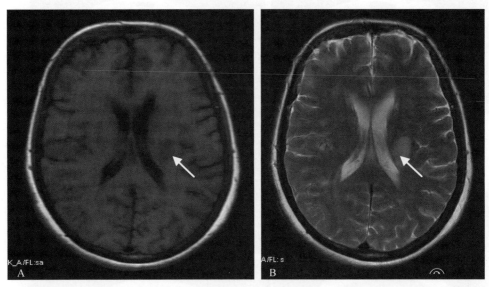

图 38-22　急性期脑梗死 MRI 表现。箭头所指显示左基底核区片状长 T1、长 T2 异常信号

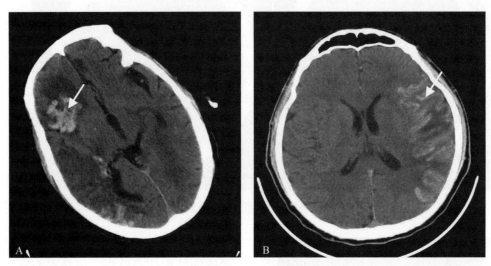

图 38-23　出血性脑梗死 CT 平扫表现，显示脑回状及不规则状高密度影（箭头所指）

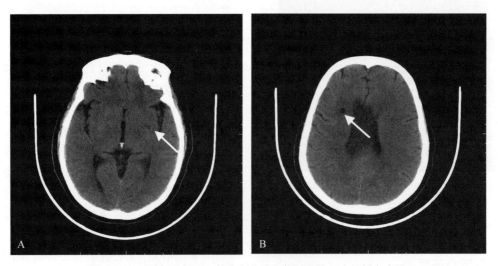

图 38-24　腔隙性脑梗死，箭头所指为双侧基底核区小的低密度灶

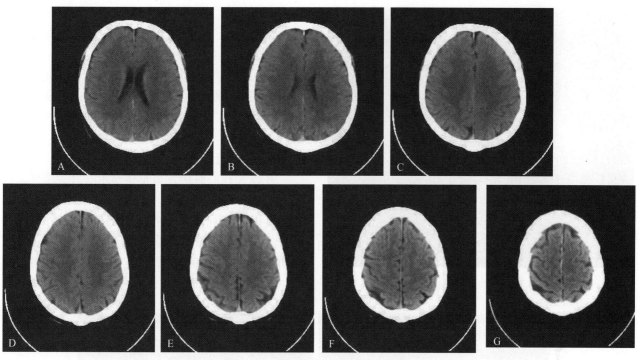

图 38-25 急性脑梗死，CT 扫描未发现异常

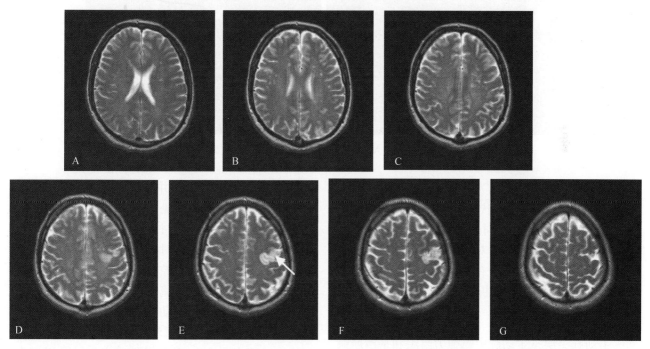

图 38-26 T2WI 示急性脑梗死（箭头所指），与图 38-25 为同一患者即刻行 MRI 扫描

心肌厚薄程度，心肌的运动，心包，心包外脂肪垫的形态、厚度等（见图 38-28）；②心脏功能，可测量心肌的增厚率，对心室容积、心脏射血分数、每搏量等心脏功能状态定量分析；③半定量分析瓣膜反流程度，于心脏长轴位电影见通过瓣膜口与生理血流方向相反的条束状无信号区；④静息及负荷状态下心肌灌注显像，心肌缺血区灌注减低，可定量分析心肌缺血的部位、范围和程度；⑤心肌活性检

查，心肌梗死于此序列上呈心肌内高信号，可定量分析心肌梗死的部位、范围和程度，可区分透壁性和非透壁性心肌梗死、可逆和非可逆心肌损伤，用于预测血运重建术的疗效；⑥血流测量，冠状动脉血流测量可评价心肌储备功能，瓣膜的血流测量可评价瓣膜反流及狭窄程度。

（4）多层螺旋 CT 血管成像（MSCTA）：①可检出冠状动脉管腔狭窄，尤其是中度或中度以上

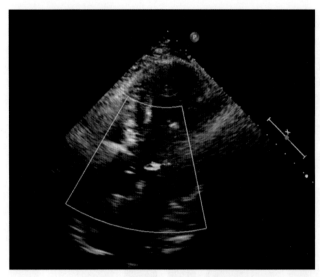

图 38-27　超声显示主动脉瓣反流

狭窄以及闭塞，并可评估硬化斑块的类型和稳定性（见图 38-29A 和 B）；②心肌缺血，缺血的心肌在心脏收缩期室壁增厚率减低或消失，正常心室壁的厚度代偿性增加；③缺血坏死的心肌 CT 值低于正常心肌；④可准确显示心肌的厚度；⑤可用于冠状动脉支架及旁路移植术后随访（见图 38-29C 至 F）。

【各种检查比较】

普通 X 线心脏摄片可整体显示心脏的位置、形态、大小、边缘和轮廓，并能全面评价肺血循环的变化，但无法观察心脏各房室壁和腔内解剖结构，故常作为多数心脏疾病基本筛选方法。心脏超声检查由于操作简便、费用低廉，可以实时动态显示心脏、血管的解剖结构和运动，还可以对心功能和血

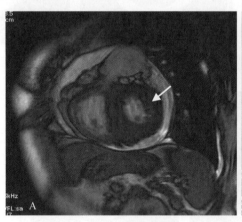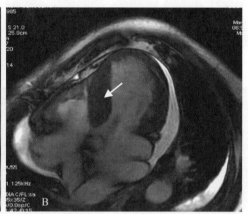

图 38-28　MRI 显示心室肌增厚（箭头所指）

流进行测量和分析，已成为心血管疾病的首选检查方法。MSCTA 在评价冠状动脉斑块、冠状动脉狭窄、支架开放、桥血管走行、心肌肥厚等方面有很高的临床应用价值。MRI 对评价心脏形态、心脏功能、心肌活性和心肌灌注有很高的准确性。冠状动脉造影目前仍为冠心病诊断的金标准。

（二）主动脉夹层

主动脉夹层是主动脉中膜弹力组织和平滑肌病变，二者在高血压或血流动力学变化促发下出现裂缝，主动脉腔与中膜间发生交通，血液流入中膜层，内膜与中膜分离，形成真、假两个腔隙或夹层内血肿。撕裂入口常位于主动脉瓣上方或主动脉峡部；远端出现另一破口，即出口；入口和破口可为一个也可为多个；入口和出口间形成一通道，即假腔；撕裂的管道由于受血流的冲击作用常常为螺旋形剥离。

【影像学表现】

（1）超声：①增宽的主动脉内可见撕裂的内膜片，呈纤维膜样回声，并将主动脉分为真假两腔；②撕裂的内膜上有时可见连续性中断，为真假腔相交通的破口，多位于升主动脉和降主动脉弓降部；在夹层病变的远端，有时可见再破口；③假腔内有时可见血栓形成；④真腔内血流速度相对较快，假腔内血流速度缓慢或血流回声延迟出现或无血流显示；⑤夹层病变累及主动脉根部时，彩色多普勒血流成像可探及主动脉瓣反流。

（2）X 线胸片：①上纵隔或主动脉弓影增大，纵隔及主动脉增宽、主动脉壁钙化内移、主动脉外形不规则，有局部隆起；②升主动脉与降主动脉管腔直径差异大；③可出现心影增大、胸腔积液、气管移位等征象。如见主动脉内膜钙化影，可准确测量主动脉壁的厚度；正常在 2 ～ 3mm，增到 10mm 时则提示夹层分离可能性，若超过 10mm 则可肯定为本病。

（3）CT：平扫帮助不大，CTA 可直观显示主动脉夹层的全貌和范围，显示内膜瓣及其走行、真

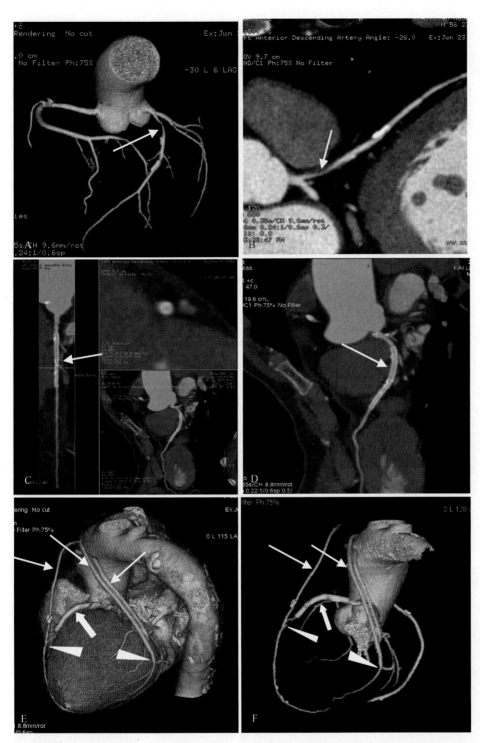

图 38-29 冠状动脉 CT 血管成像

A. 容积再现技术（VR）图显示左前降支近段局部血管狭窄（细箭头所指）；B. MPR 显示左前降支近段低密度斑块并血管狭窄（细箭头所指）；C、D. MPR 图显示血管内支架置入术后（细箭头所指）；E、F. VR 图显示旁路移植术后血管行吻合术后（细箭头分别指示三支旁路血管，三角箭头指示吻合口，粗箭头指示支架）

假腔及破口位置、大小及其与重要分支血管的空间解剖关系，从而准确、全面地诊断主动脉夹层，为外科手术治疗或介入治疗提供重要的信息。对其并发症（如主动脉夹层破裂、心包积血、纵隔血肿、胸腔积血、内脏缺血等）有重要的诊断价值（见图 38-30）。

（4）MRI：MRI 对主动脉夹层判断的准确性高于 CT，能直接显示主动脉夹层的真假腔，清楚显示内膜撕裂的位置和剥离的内膜片或血栓（见图 38-

31）。能确定夹层的范围和分型，以及与主动脉分支的关系。明确夹层的范围、内膜瓣及其走行、真假腔及内膜破口位置，对于主动脉瓣关闭不全、主要分支血管受累等并发症均能获得理想的评估。典型 MRI 图像可见破口处假腔侧异常血流信号形成的喷射征。

（5）血管造影：是诊断本病的可靠方法，确诊率为 90% ～ 99%，不仅可显示夹层的范围、破口和再破口的部位，还可估测主动脉血流反流的严重程

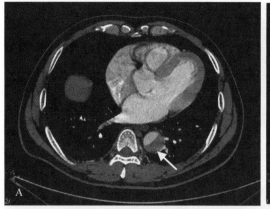
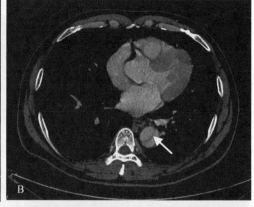

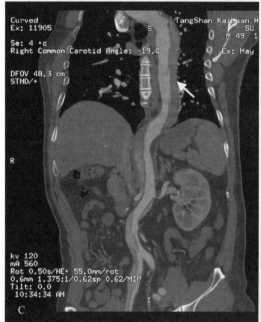
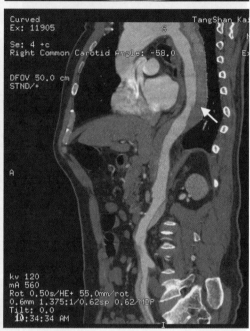

图 38-30 主动脉夹层 CTA 显示主动脉夹层的全貌和范围，显示内膜瓣及其走行、真假腔（箭头所指）

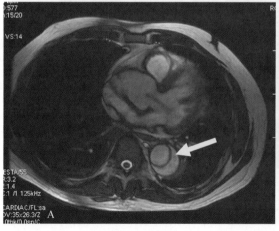
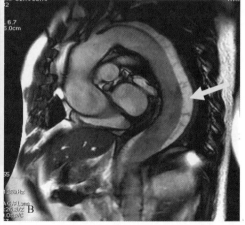

图 38-31 MRI 显示主动脉夹层的真假腔，清楚显示内膜撕裂的内膜片及血栓（箭头所指）

度和内脏分支及冠状动脉的状态。主动脉夹层的造影征象有内膜瓣征，主动脉双腔，主动脉真腔压缩，主动脉壁增厚，主动脉大分支不充盈，以及主动脉血液反流。

【各种检查比较】

DSA 虽然被认为是血管疾病诊断的金标准，但目前已很少用作主动脉病变的首选检查，常用

于主动脉夹层带膜支架置入及球囊扩张等介入治疗技术。超声能显示动脉夹层的内膜片、真假腔及病变范围，彩色多普勒血流成像可了解主动脉瓣的反流情况。CT 和 MRI 除能对主动夹层作出诊断外，还能了解如主动脉夹层破裂、心包积血、纵隔血肿、胸腔积血、内脏缺血等并发症。因此，超声、CT 和 MRI 为首选检查方法，特别是 CTA。

但存在一定的辐射性损伤，对比剂有一定的肾毒性等不足。

总结与要点

- 影像学检查是高血压诊治的重要组成部分，包括两个方面作用：一是对高血压靶器官损害和并发症的诊断及程度进行评估，二是对继发性高血压的病因学进行诊断和鉴别诊断。
- 靶器官损害和并发症的诊断及程度评估包括：①检测左心室肥大和心脏增大及其程度，以及并发冠心病的诊断；②检测颅脑并发症，如卒中（出血性、缺血性）和颅内出血等；③根据临床需要，检测继发的肾损害及相关的鉴别诊断等；④结合临床，检测主动脉夹层等。

参考文献

［1］张龙江，卢光明．全身 CT 血管成像诊断学．北京：人民军医出版社，2012.

［2］周康荣，唐敖荣．腹部 CT．上海：上海医科大学出版社，1996.

［3］白人驹，徐克．医学影像学．北京：人民卫生出版社，2013.

［4］白人驹，张雪林．医学影像诊断学．北京：人民卫生出版社，2012.

［5］吴寿岭，宁田海，林金秀．Suzanne Oparil 高血压病学．2 版．北京：北京大学医学出版社，2008.

［6］胡大一，祝之明．高血压防治．北京：北京大学医学出版社，2010.

（郭庆乐　张文艳）

第 39 章　高血压患者的实验室检查

对于高血压患者，除完成病史采集和全面的体格检查外，还需要根据情况完善各种实验室检查。其目的在于：①明确高血压病因，判断有无继发性高血压；②明确是否有靶器官损害及损害程度；③明确是否合并其他疾病；④指导制订治疗方案。关于高血压患者要做哪些实验室检查一直存在不同意见。按使用频率，将实验室检查分为常规检查、进一步确诊检查、继发性高血压筛查三部分。对初诊的高血压患者应尽可能完善常规检查，选择性进行进一步检查；对接受治疗的高血压患者，应定期行常规检查和必要的进一步检查；对怀疑继发性高血压的患者要做相应的筛查和确诊检查[1]。检查频度取决于患者心血管危险分层等级的高低和接受治疗的情况。

第一节　常规检查项目

多数基层的医疗单位都有条件开展常规检查项目。因此，对所有初诊的高血压患者都应进行常规检查。这些检查项目包括：尿常规、血常规、血生化等。

一、尿常规检查

尿常规检查是一项十分重要的实验室检查，不仅能确定高血压对肾是否造成损害，而且对肾实质性高血压的发现有提示作用。该检查价格低廉、简单易行，几乎所有医院都能开展。

（一）尿沉渣及尿比重

正常情况下，红细胞不能透过肾小球滤过膜，所以尿液中不含或仅含极少量红细胞，一般检测不到。若尿液中出现红细胞，则需区别是肾性还是非肾性。若镜下红细胞大小不一，形态多样，应考虑肾性血尿；若镜下红细胞形态单一，为均一型血尿，则提示为非肾性。高血压患者肾损伤时，尿中可检出红细胞，细胞形态异常，畸形红细胞增多。白细胞大量出现，则需考虑尿路感染。管型的出现常提示存在肾实质性病变。健康人尿比重在 $1.015 \sim 1.025$，当高血压患者夜尿次数增多，比重固定在 1.010 左右时，提示肾小管浓缩功能可能受损，导致尿液稀释。

（二）尿蛋白的检测

正常人肾小球滤过膜通透性较为稳定，一般只允许分子量小于 69 000 的物质通过。肾小球病变早期，只有中小分子量的蛋白质（以白蛋白为主，含有其他少量的小分子蛋白）从尿中排出，而大分子量蛋白质（如 IgA、IgG 等）排出较少，此种蛋白尿称为选择性蛋白尿。当肾小球毛细管壁有严重破裂损伤时，尿中可出现大分子蛋白质，免疫球蛋白 / 清蛋白比值 > 0.5，称为非选择性蛋白尿。高血压患者早期可正常，若仅有少量尿蛋白，可能由于原发性高血压所致的肾损害；若尿中出现大量蛋白质、红细胞、白细胞、管型，需考虑慢性肾炎或肾盂肾炎等疾病所导致的继发性高血压。尿蛋白检查结果常采用半定量方式："微量""+"～"++++"。无慢性肾病的高血压患者，应至少每半年检查 1 次；突然发现尿蛋白阳性，特别是有明确剧烈活动或发热者应立即复查以排除生理性蛋白尿；对高血压伴蛋白尿患者要定期复查，特别是初次服用血管紧张素转化酶抑制药（ACEI）或血管紧张素 Ⅱ 受体拮抗药（ARB）的患者，应早期密切观察，既可追踪治疗效果，又能及时发现药物不良反应。

（三）尿糖

正常人尿液中可有极微量葡萄糖，用普通方法检测不到，当血糖超过肾糖阈（$8.9 \sim 10\text{mmol/L}$）时，尿中出现葡萄糖，尿糖阳性。被检者是否出现尿糖取决于血糖浓度、肾血流量和肾糖阈。妊娠时肾糖阈可降低，会出现尿糖阳性，注意与糖尿病相鉴别，应进一步检查血糖水平。

二、血常规检查

（一）红细胞

红细胞的主要功能是运输氧和二氧化碳，此外在调节血液酸碱平衡的过程中发挥重要作用。红细胞增多可引起血容量增加、血液黏稠度增高，而导致血压升高，此情况可见于原发性红细胞增多症、长期吸烟、高原生活及过多使用促红细胞生成素等；高血压患者可有相对红细胞增多，降低血压可使之缓解。急进型高血压时可出现 Coombs 试验阴性的微血管病性溶血性贫血，易见畸形红细胞；高血压合并慢性肾功能不全时，肾促红细胞生成素不足，并导致肾性贫血。目前，血常规检测多采用仪器法（电阻抗原理）。参考范围：①成年男性（$4.09 \sim 5.74$）$\times 10^{12}$L；②成年女性（$3.68 \sim 5.13$）$\times 10^{12}$L；③新生儿（$5.2 \sim 6.4$）$\times 10^{12}$L；④儿童（$4.0 \sim 4.5$）$\times 10^{12}$L。

（二）白细胞

有研究表明，白细胞计数增高与原发性高血压发病相关，可能是其危险因素。同时，高血压患者白细胞计数越高，未来发生心血管病并发症的风险越大，这可能与慢性低度炎症有关。参考范围：①成人（$4 \sim 10$）$\times 10^9$L；②儿童（$15 \sim 20$）$\times 10^9$L；③6个月~ 2岁（$11 \sim 12$）$\times 10^9$L；④新生儿（$15 \sim 20$）$\times 10^9$L。

（三）血小板

血小板数量过高，可使血液聚集，血流减慢，外周阻力增加，对舒张压有一定的影响。参考范围：（$100 \sim 300$）$\times 10^9$L。有研究发现血小板功能变化与高血压患者靶器官损害有关，高血压患者血小板的聚集和黏附功能明显高于正常人，部分高血压患者的血小板平均体积（MPV）增大，可能是血小板的活化表现[2]。

1. 血小板聚集

聚集功能是指血小板之间互相黏附，是血小板的一种重要的止血功能。聚集功能试验常采用两种方法：

（1）肉眼或镜下检查法：观察聚集颗粒出现的时间及其大小，以判断血小板的聚集活性，但是只能粗略地评价血小板的聚集活性。操作方法是将全血以恒定的速度通过微孔金属网，若血小板聚集成团，则阻止血流通过，测定过滤前后的压力差来表示血小板聚集活性。

（2）富含血小板血浆（PRP）比浊法：特定的搅拌条件下，在富含血小板血浆（PRP）中加入诱导剂，血小板激活后暴露出纤维蛋白原的受体并与其结合而导致血小板聚集，血浆浊度降低，透光率增加，光电池迅速将光浊度的信号转换为电讯号，在记录仪上记录下电讯号的变化。PRP 比浊法是目前应用最广泛的一种测定法，临床上对于血小板无力症、原发性血小板增多症及血栓前状态和血栓性疾病的诊断具有重要意义。该项检查未标准化，各实验室使用自己的参考值。

2. 血小板黏附

血小板黏附是指血小板能够在血小板膜糖蛋白Ⅰb、血浆血管性血友病因子（vWF）、内皮成分（胶原或微纤维）的作用下黏附于伤口、血管、异物表面的生理功能。上述任何一种因子发生异常，其结果就会增高或减低。

操作方法主要有以下 2 种：

（1）玻球法：①取静脉血 4.5ml，置于含 0.129mol/L 枸橼酸钠溶液 0.5ml 的离心管中，轻轻混匀；②立即用微量注射器取血标本 1.5ml，置球形瓶内，将球形瓶置于转动装置上，以 3r/min 的速度转动 15min，使血液与瓶壁充分接触；③再用 2 个微量注射器分别从离心管中（接触前）和球形瓶中（接触后）准确地吸取血 1.0ml，分别置于 2 个大试管中，然后各加入 0.109mol/L 枸橼酸钠溶液 19ml，以塑料膜覆盖管口，反复倾倒 3 次，使其混匀，室温下置 2h；④取上清液精确计数血小板。

（2）玻璃珠柱法：①将玻珠柱两端分别与针头和注射器连接；②行肘静脉穿刺；③当血液接触玻珠柱时，立即开动秒表，掌握好血液通过玻珠柱的速度，在四等分的玻珠柱中，血液通过每段速度为 5s，共 20s；④而后以同样速度再抽 6 ~ 7s，然后拔出针头；⑤采集通过玻珠柱前、后塑料管内的血液，分别做血小板计数。

参考范围：①玻球法，52.6% ~ 71.4%；②玻璃珠柱法，男性为 28.9% ~ 40.9%，女性为 34.2% ~ 44.6%。

血常规检查一般要求采用抗凝的静脉血，尽可能不用末梢血，这是因为末梢血结果误差大，重复性较差，除非少数不易取静脉血者可用末梢血。随着检验结果精密度的要求越来越高，以往的显微镜计数法逐渐被分析仪法所取代。

三、血生化检查

（一）肌酐和内生肌酐清除率

肌酐（Cr）是肌肉组织中肌酸的终末代谢产物，可作为诊断急、慢性肾功能不全的主要指标，但血肌酐测定不敏感，无法评价早期轻微肾损害，只有在肾功能不全失代偿期，肾小球滤过率下降至正常人的1/3时，血肌酐才明显上升。而内生肌酐清除率（Ccr）能较早地反映肾小球滤过功能并评估损伤程度，因干扰因素较少，敏感性高，为目前临床常用的较好的肾功能试验之一。

标本采集时，为排除外源性肌酐的干扰，试验前患者无肌酐饮食3天，并限制蛋白质入量，避免剧烈运动，使血中内生肌酐浓度达到稳定。留取24h尿，其间保持适当的水分入量，禁服利尿药、咖啡、茶等利尿性物质。

计算：$Ccr = U \times V/P \times 1.73/A$

其中，U为尿肌酐（$\mu mol/L$）。V为每分钟尿量（ml/min）＝全部尿量（ml）÷（24×60）min。P为血肌酐（$\mu mol/L$）。A值计算：$lgA（m^2）= 0.425lg$（体重kg）＋0.725lg（身高cm）－2.144。

参考范围（苦味酸速率法）：①男性血清肌酐$62 \sim 115\mu mol/L$；②女性血清肌酐$53 \sim 115\mu mol/L$；③尿肌酐$8.8 \sim 17.6\mu mol/L$；④男性Ccr（102 ± 20）ml/min；⑤女性Ccr（95 ± 20）ml/min。

（二）血尿酸

尿酸是嘌呤类终末代谢产物，肝是尿酸生成的主要场所，血清尿酸除少部分由肝分解或随胆汁排泄，主要由肾排出。尿酸可通过肾小球滤过膜，但大部分被肾小管重吸收，最后仅排出滤过量的8%，当肾功能减退时，血尿酸增高。

高尿酸血症与心血管疾病密切相关[3]，可作为该类疾病的一项独立危险因子，同时又是高血压患者合并代谢异常的表现之一，在未经治疗的高血压患者中约50%有高尿酸血症，曾患痛风者比例远高于正常人。利尿药可促进肾近曲小管对尿酸的重吸收，导致血尿酸水平升高；阿司匹林会竞争性抑制尿酸排泄；肾功能不全也常伴尿酸增高。首诊高血压患者都应查尿酸，尿酸正常的高血压患者需1年复查1次，高尿酸者则需2～3个月复查1次。

参考范围（酶法）：①男性$150 \sim 420\mu mol/L$；②女性$90 \sim 360\mu mol/L$。

（三）血钾

血钾过高或过低都会产生极大危害，可导致心电生理紊乱，甚至危及生命。因此，血钾的检查至关重要。

1. 低血钾（$K^+ < 3.5mmol/L$）

最常见的原因是钾离子经肾丢失过多，如服用排钾类利尿药（噻嗪类或袢利尿类）。如患者无相关服药史，无钾摄入不足，无呕吐和腹泻等情况，而临床表现为顽固性高血压和低钾血症，尿钾排泄25～40mmol/24h，则应怀疑原发性醛固酮增多症的可能，需进一步检查肾素活性和醛固酮水平，并结合肾上腺B超、CT定位确定病变类型。高血压患者中自然发生或利尿药诱导产生的低血钾往往是发现原发性醛固酮增多症最重要的线索。皮质醇增多症，尤其腺癌和异位促肾上腺皮质激素（ACTH）综合征所致的皮质醇增多症、Liddle综合征、$11-\beta$及$1-7\alpha$羟化酶缺乏症等单基因遗传性疾病，可出现高血压伴低血钾的临床表现，但较为罕见。继发性醛固酮增多症中的多种疾病可出现高血压伴低血钾，临床上可根据相关病史和其他相关检查来明确诊断。此外，甲状腺功能亢进和药物可引起高血压、低血钾，因此询问病史和用药史有助于鉴别诊断。

2. 高血钾（$K^+ > 5.3mmol/L$）

肾功能不全时可发生高血钾，但由于肾对钾的排泄有很强的代偿能力，一般直到肾小球滤过率（GFR）$< 5 \sim 10ml/min$时才会出现高血钾。高血钾常见的原因是肾钾清除降低，当肾功能不全、肾严重受损、集合小管功能受损时可出现肾钾清除降低。长期使用ACEI、ARB和保钾利尿药（螺内酯）等药物应警惕高血钾的发生，尤其是肾功能不全的高血压患者。钾的测定方法有火焰光度法、离子选择电极法、酶法等。参考范围为$3.5 \sim 5.5mmol/L$。

（四）血糖

血液中的葡萄糖称为血糖，血糖是糖在体内的运输形式，其主要来源是食物及糖原分解，去路是氧化分解、合成糖原、转化为脂肪或糖类物质。肝是体内调节血糖浓度的重要器官，此外，血糖浓度还受神经，内分泌因素的调节。检测方法有葡萄糖氧化酶法、己糖激酶法等。依据《中国2型糖尿病防治指南》（2010年版）规定，正常血糖定义为空腹血糖（FBG）$< 6.1mmol/L$（110mg/dl）和餐后2h血糖（2hFBG）$< 7.8mmol/L$（140mg/dl）。糖尿病的诊断标准为：①糖尿病症状（典型症状包括多饮、多尿和不明原因的体重下降）加随机血糖≥

11.1mmol/L（200mg/dl），随机血糖是指不考虑上次用餐时间，一天中任意时间的血糖；② FBG≥7.0mmol/L（126mg/dl），空腹状态指至少 8h 没有进食热量；③ 75g 葡萄糖负荷 2h 血糖≥11.1mmol/L（200mg/dl）[4]。

（五）血脂

血脂是指血清中各类脂质，如胆固醇、三酰甘油、磷脂等的总称，脂质不溶于水，在体内与载脂蛋白结合形成可溶性的脂蛋白颗粒随血液循环运送到各组织器官以完成其生理功能。脂蛋白是一类运输脂质的大分子物质，根据脂蛋白密度高低，通过超速离心法可将脂蛋白分为乳糜微粒（CM），极低密度脂蛋白（VLDL），低密度脂蛋白（LDL），以及高密度脂蛋白（HDL）四类。高血压和高血脂都是导致动脉硬化的危险因素，两者之间关系密切，二者并存危害加大，协同治疗则疗效显著。血脂标本的采集，要注意以下内容：

1. 禁食 12h 以上晨间采血。

2. 采血前的最后一餐忌高脂食物，不饮酒。

3. 不要服用某些药物，如避孕药、β 受体阻滞药（如普萘洛尔）、噻嗪类利尿药（如氢氯噻嗪、氯噻酮）、激素类药物。

4. 在生理和病理状态比较稳定的情况下进行。血脂水平可随一些生理及病理状态变化，如创伤、急性感染、发热、心肌梗死、妇女月经、妊娠等。

各类血脂成分常用的检测方法和参考范围见表 39-1。

表 39-1　各类血脂成分常用的检测方法和参考范围

检测项目	常用检测方法	参考范围
胆固醇（TC）	酶法	成人 2.8～5.2mmol/L 儿童＜4.4mmol/L
三酰甘油（TG）	酶法	0.56～1.7mmol/L
低密度脂蛋白胆固醇（LDL-C）	酶法	2.1～3.1mmol/L
高密度脂蛋白胆固醇（HDL-C）	选择性抑制法	男 1.14～1.76mmol/L 女 1.22～1.91mmol/L
极低密度脂蛋白胆固醇（VLDL-C）	酶法	＜0.78mmol/L

第二节　进一步检查

在常规检查基础上，必要时对高血压患者做进一步检查，通过进一步检查可确定是否有高血压靶器官损害及损伤程度。另外，依据常规检查结果对患者进行心血管危险分层时，可能会将部分高危患者低估为中低危者，通过进一步检查可及时纠正。

一、尿微量白蛋白

微量白蛋白尿是指在尿中出现极少量白蛋白，其用常规方法难以检出，需要采用高灵敏度的检测技术。尿微量蛋白的检测是早期发现肾病最敏感、最可靠的诊断指标。当尿微量白蛋白在 20～200mg/L 范围内，尿常规中蛋白显示为阴性（－）或（±），说明肾已经损伤；而当尿中微量白蛋白超过 200mg/L 时，尿蛋白阳性（＋）～（＋＋＋），就应该警惕了，此时表明机体已有大量白蛋白漏出，可能出现低蛋白血症。

尿微量白蛋白是高血压、糖尿病引起肾损伤的敏感指标，高血压合并糖尿病的患者必须做该项检查。而且尿微量白蛋白对疾病进展、预后及治疗效果的评价也具有重要参考价值，对存在微量白蛋白尿的患者，应定期进行复查[5]。

尿微量白蛋白的测定方法包括放射免疫法、ELISA 法等。应用较多的是免疫透射比浊法，报告方式常采用白蛋白 / 肌酐比值形式。这是因为尿白蛋白和尿肌酐的排出量均受相同因素影响而产生波动，所以单独观察某一指标会产生一定片面性，但在不同个体中，尿白蛋白 / 肌酐比值则保持相对恒定，能更加准确地诊断早期肾损害。

参考范围为＜30mg/g 肌酐。

二、尿蛋白定量

尿蛋白定性阳性者均应做定量检查，通常采用 24h 尿蛋白定量法。具体方法是：晨 7 时将尿液排出，弃去不要，7 时后将尿液收集在一个大的容器里，直至第二日晨 7 时，将最后一次尿液收集在容器内，量取尿总量（体积）记录在化验单上。采用免疫比浊法测定尿蛋白的浓度，再乘以总尿量，最后得出 24h 蛋白总量。参考范围为 0～0.13g/24h。

三、尿 β 2- 微球蛋白

β 2- 微球蛋白（β 2-MG）是由淋巴细胞、血小板、多形核白细胞产生的一种内源性低分子蛋白质。进入血循环的 β2-微球蛋白可从肾小球自由滤过，约 99.9% 被近端小管重吸收，仅 0.1% 由终尿排出体外。当肾小管重吸收能力下降时，可引起尿 β2-微球蛋白增加，因此 β2-微球蛋白是评价肾功能尤其是肾小管功能的灵敏指标[6]。β2-微球蛋白在体内产生速率恒定，不受年龄、性别、机体肌肉组织多少的影响。因此，在评价肾功能方面比血清肌酐更敏感，常作为糖尿病和高血压肾损害的早期指标。由于 β2-微球蛋白在 pH < 6.0 的酸性尿中易水解，而正常人在普通膳食条件下尿液的 pH 在 5.5 ~ 6.5，所以尿标本保存的时间越长，β2-微球蛋白被分解就越多，检测到的 β2-微球蛋白就越少。为了保证结果的真实性和准确性，尽量在接到标本时将 pH 调至 7 ~ 9，并在最短的时间内完成检测。β2-微球蛋白测定常采用放射性免疫法。

参考范围：血中 < 0.03mg/L，尿中 < 0.03mg/L。

四、口服葡萄糖耐量试验（OGTT）

高血压患者常伴有糖代谢异常，仅检查空腹血糖可能会漏诊糖耐量异常或以餐后 2h 血糖升高为主的糖尿病患者，这些患者如不做 OGTT，有可能被误认为血糖正常，尤其对空腹血糖 ≥ 6.1mmol/L 者。方法为：早晨空腹采血一次，然后口服 75g 葡萄糖，随后 0.5、1、2、3h 各采血一次。结果判定：

1. 当静脉空腹血糖 < 6.1mmol/L，OGTT 2h 血糖 < 7.8mmol/L，说明人体对进食葡萄糖后的血糖调节能力正常，为糖耐量正常。

2. 当静脉空腹血糖 ≥ 7.0mmol/L 或 OGTT 2h 血糖 ≥ 11.1mmol/L，尿糖＋~＋＋＋＋，说明人体处理进食后葡萄糖的能力明显降低，已达到糖尿病的诊断标准。

3. 当静脉空腹血糖 < 7.0mmol/L 并且 OGTT 2h 血糖介于 7.8 ~ 11.1mmol/L，说明人体对葡萄糖的调节能力轻度下降，已达到糖耐量减低的诊断标准。

4. 当静脉空腹血糖介于 6.1 ~ 7.0mmol/L，且 OGTT 2h 血糖 ≤ 7.8mmol/L，说明人体对进食葡萄糖后的血糖调节能力尚好，但对空腹血糖调节能力轻度减退，已达到空腹血糖受损的诊断标准。

五、胰岛素释放试验

胰岛素是降低血糖最重要的一种激素，它通过促进葡萄糖的转化和糖原的生成，抑制糖原的异生，维持血糖的恒定。胰岛素释放试验是患者空腹

口服 75g 葡萄糖后，分别测定空腹及服糖后 0.5、1、2、3h 的血浆胰岛素水平，以此了解胰岛 β 细胞的储备功能，鉴定糖尿病的分型，并指导治疗（表 39-2）。方法同 OGTT 采血，放射分析法测定胰岛素水平。成年人空腹胰岛素参考范围为 5 ~ 20mU/L。餐后胰岛素峰值为空腹时的 5 ~ 10 倍，峰值一般出现在餐后 30 ~ 60min，3h 后接近空腹值。

表 39-2　各人群胰岛素释放试验结果比较

组别	空腹血浆胰岛素浓度	胰岛素浓度达峰值时间（min）	胰岛素分泌达峰值浓度
正常人	5 ~ 20mU/L	30 ~ 60	约 8 ~ 10 倍于基础值
1 型糖尿病患者	稍低于正常人	90 ~ 120	低于正常人的分泌量
2 型糖尿病患者	稍高或接近正常人	> 120	高于正常人的分泌量
胰岛素瘤患者	明显高于正常人	胰岛素生理调节失常	分泌过多

六、同型半胱氨酸

同型半胱氨酸（homocysteine，Hcy）是蛋氨酸代谢的中间产物，高同型半胱氨酸血症（hyperhomocysteinemia，Hhcy）是心血管疾病的独立危险因素[7]。Hhcy 通过损伤血管内皮细胞，引起一氧化氮代谢障碍、氧化应激、刺激平滑肌增生、改变管壁弹性蛋白，导致血管壁重构，收缩舒张功能异常，大动脉的僵硬度增加。我国学者将伴有血浆 Hcy 升高的原发性高血压称为"H 型高血压"，建议控制高血压同时降低 Hcy 水平。降压同时补充叶酸被作为一个综合干预措施。Hcy 的检测方法有多种，如同位素法、色谱法、免疫法、酶法等。由于酶法具有无需样本预处理、适合于生化分析仪等特点，在国内被广泛应用。参考范围：Hcy 正常值为 6 ~ 15μmol/L，理想值 < 10μmol/L，Hhcy 可分为轻度（15 ~ 30μmol/L）、中度（31 ~ 100μmol/L）和重度（> 100μmol/L）。

七、超敏 C 反应蛋白

C 反应蛋白是由肝合成的一种急性时相反应蛋白。超敏 C 反应蛋白（hs-CRP）是临床实验室采用超敏感检测技术，可检测到的低浓度 C 反应蛋白。近年来越来越多的证据表明，hs-CRP 与心血管疾病的危险因素密切相关，如高血压、高脂血症[8]；同时，hs-CRP 升高可增加高血压患者缺血性心脏病、

卒中的发病风险。欧洲高血压防治指南（ESH/ESC）正式推荐，高血压患者需检测 hs-CRP 水平。hs-CRP 的检测常采用胶乳增强免疫透射比浊法，参考范围为 0～5mg/L。

第三节　继发性高血压的检查

一、肾素-血管紧张素-醛固酮系统的实验室检查

肾素-血管紧张素-醛固酮系统（RAAS）是由肾素，血管紧张素原，血管紧张素 I、II，醛固酮和血管紧张素酶，血管紧张素 I 转化酶等一系列激素及相应的酶组成，通过调节人体血压、水和电解质平衡，来维持机体内环境恒定[9]。

（一）肾素活性（plasma renin activity，PRA）和血管紧张素 I、血管紧张素 II

1. 原理

肾素是由肾球旁器分泌的分子量为 40 000 的一种羧基蛋白水解酶，它作用于血管紧张素原产生血管紧张素 I（A I），A I 在血管紧张素 I 转化酶的作用下形成血管紧张素 II（A II）。A II 是目前已知的人体内最强升压物之一。检测血浆中肾素和 A I、A II 浓度已成为肾性高血压、内分泌型高血压的诊断所必需的，也是高肾素低血容量型高血压、低肾素高血容量型高血压、正常肾素正常血容量型高血压分类的依据。A I、A II 可直接检测，而肾素难以直接检测，通常以 PRA 表示肾素的水平，PRA 是指单位时间内肾素作用于血管紧张素原产生 A I 的生成速率。

2. 样本采集方法

（1）基础状态（卧位）：受试者进普通饮食，采血前卧位 1.5～2h，静脉采血。

（2）激发状态（速尿＋立位）：基础状态下采血后，给受试者注射呋塞米（速尿），按 0.7mg/kg 体重，最大剂量不超过 50mg，保持立位，活动 2h，2h 后采血。

3. 肾素的生理影响因素

（1）体位：肾素活性一般卧位是立位的 50%，坐位是立位的 75%。

（2）生物钟节律：清晨 2～8 时肾素分泌量最高，下午 12～18 时分泌量达低限。

（3）女性生理：排卵期肾素活性最低，黄体期最高；妊娠中，血浆肾素浓度升高。

4. 临床应用

（1）增加：

1）肾性高血压：肾性高血压分肾血管性和肾实质性两种，如肾动脉狭窄、肾动脉硬化症、肾动脉血栓形成的栓塞、肾小球肾炎和肾盂肾炎等，使肾皮质血流量减少，肾小球滤过率下降，刺激肾素分泌引起高血压。文献报道约 50% 的肾血管性高血压患者肾素活性（RPA）增多。

2）原发性高血压（高肾素性）：原发性高血压按肾素水平高低分为高肾素型、低肾素型和正常肾素型 3 类。临床上以高肾素型多见，一般认为这类患者存在发生卒中或心肌梗死的高度危险。

3）病理性血容量降低：大量失血、休克、过量利尿和出汗等导致血容量减少，肾灌注不足，刺激 RAAS 亢进。

4）心功能不全（冠心病、风心病、肺心病、心衰等）可激活交感神经，使 RAAS 亢进。

5）甲亢、钠丢失综合征、雌激素治疗等亦可引起 RAAS 亢进。

6）肾素瘤：是肾小球球旁细胞良性肿瘤，可大量分泌肾素而引起严重的高肾素型高血压。

（2）降低：

1）病理性血容量增高：过量输血、水、钠等，以及低肾素型高血压；由于血容量增多，兴奋血管压力感受器，RAAS 水平下降。

2）17-α 羟化酶缺乏症：该酶缺乏使皮质醇合成减少，反馈性引起 ACTH 分泌增多，激活促进盐皮质类固醇的合成，患者出现高血压、低血钾，随 PRA 水平下降，大多数患者醛固酮（ALd）水平也因此减少。

3）肾上腺皮质功能减退：直接导致醛固酮（ALD）分泌减少。

PRA 及 A II 的参考范围见表 39-3。

表 39-3　肾素活性（PRA）及血管紧张素 II（A II）参考范围

项目	参考范围
PRA 普食	卧位：0.07～1.51ng/（ml·h）；立位：0.33～5.15ng/（ml·h）
低钠	卧位：0.92～1.65ng/（ml·h）；立位：1.75～7.42ng/（ml·h）
A II 普食	卧位：15～97pg/ml；立位：19～115pg/ml
低钠	卧位：36～104pg/ml；立位：45～240pg/ml

（二）醛固酮测定

1. 原理

醛固酮（ALD）是肾上腺皮质球状带合成和分泌的盐皮质激素，分子量360.4。它是一个非常强的电解质排泄调节因子，通过作用于肾远曲小管和集合管，发挥保钠排钾和泌氢作用。醛固酮分泌主要受肾素-血管紧张素系统的调节，ACTH对醛固酮的调节也有十分重要的作用。此外，醛固酮分泌还受到血钾的调节。

2. 标本采集方法

普食3天、睡眠9h以上，清晨6～8时起床前，卧位取静脉血。低温离心后血清或乙二胺四乙酸（EDTA）抗凝血浆，测血醛固酮含量，或留取24h尿样，测定醛固酮含量。参考范围（放射免疫分析法RIA）：卧位时，男（218.8±94.2）pmol/L，女（254.8±110.8）pmol/L；立位时，男（537.4±177.3）pmol/L，女（631.6±246.5）pmol/L。

3. 生理影响因素

（1）增加：低盐饮食、大量钠离子丢失、钾摄入过多可致醛固酮分泌增加；妇女月经的黄体期，妊娠后期可见醛固酮增高；体位改变，立位时升高，卧位时降低，故测定醛固酮时要固定采血方式。长期口服避孕药、雌激素类药物，可促进醛固酮分泌。

（2）降低：服用某些药物，如普萘洛尔、甲基多巴、利血平、可乐定、甘草和肝素等，以及过多输入盐水等情况可抑制醛固酮分泌。

4. 临床应用

醛固酮水平是否正常，需要结合血尿电解质予以评估。正常人尿钾排出量是反映机体钾平衡状态的可靠指标，但是对于高醛固酮血症的患者则不然，即使钾摄入和血钾水平已经很低，由于醛固酮的排钾作用，每天仍从尿液中排出而丢失大量的钾。临床上，当血钾＜3.5mmol/L而尿钾＞40mmol/L时，即表示尿钾排出过多，是支持醛固酮增多症的有力证据。此时，需要结合PRA以鉴别是原发性还是继发性醛固酮增多症。

（1）增高：原发性醛固酮增多症，如肾上腺瘤、双侧肾上腺皮质增生、分泌醛固酮的异位肿瘤等。由于醛固酮分泌增加，导致水、钠潴留，血容量增加，临床表现为高血压和低血钾综合征。继发性醛固酮增多症，见于充血性心力衰竭、肾病综合征、肝硬化腹水、Bartter综合征、肾血管性高血压、肾素瘤和利尿药使用等。原发性醛固酮增多症（原醛）的特征性改变是血、尿醛固酮水平增加和肾素活性

降低，有研究发现，采用血浆醛固酮与肾素活性比值（ARR）可提高原醛诊断率，是目前运用最广泛的筛查原醛的方法。在测定过程中应严格控制影响ARR测定的因素，如降压药、体位、昼夜节律变化等。ARR筛查后，还应对ARR升高患者进行原醛确诊试验。判断标准：APR＞30，且血醛固酮＞554pmol/L（20ng/dl）时，应进行其他确诊检查。

（2）降低：肾上腺皮质功能减退，如阿狄森病；选择性醛固酮减少症、先天性原发性醛固酮减少症。

二、皮质醇检测

1. 原理

皮质醇作为肾上腺皮质功能的指标，是循环中含量最多的类固醇，也是由肾上腺皮质分泌的主要糖皮质激素，皮质醇除维持血压的生理作用外，还与糖异生、钙的吸收以及胃酸和胃蛋白酶的分泌有关。血皮质醇水平检测对于鉴别诊断Addison病和Cushing病、垂体功能减退症、肾上腺增生和癌症有重要价值[10]。

分泌入血循环中的皮质醇以游离型和蛋白结合型存在，称为血浆总皮质醇。蛋白结合型占90%以上，无生物活性，不被肾小球滤过；游离型有生物活性，经肝代谢失活，可经肾小球滤过进入尿中，尿中游离皮质醇含量与血浆中游离皮质醇含量成正比。当血浆中游离皮质醇水平增高时，尿中游离皮质醇的排泄也急剧升高。

2. 标本采集方法

采集空腹静脉血或动脉血的血清或血浆标本均可作为检测标本（抗凝剂可用肝素钠、枸橼酸钠或EDTA）；其他体液如尿液、羊水、胸水、腹水等可以作为检测标本。明显溶血的标本不宜采纳，留取的标本最好在3h内检测。皮质醇的检测方法有荧光光度法、高效液相色谱法（HPLC）、放射免疫法等。放射免疫法具有快速、简便、灵敏等特点，为目前最常用的方法。放射免疫测定成人血清（浆）皮质醇参考范围：早8时为165.5～441.6nmol/L，午夜为55.2～165.6nmol/L。

3. 生理影响因素

（1）增高：妊娠、应激状态血浆皮质醇升高，但节律正常；药物影响，摄入苯丙胺、促肾上腺皮质激素、乙醇、口服避孕药等。

（2）减低：摄入地塞米松、左旋多巴和金属锂等药物。

4. 临床应用

皮质醇测定用于诊断库欣综合征。库欣综合征

的病因分为非 ACTH 依赖性和 ACTH 依赖性两种。前者因肾上腺分泌大量皮质醇（肾上腺腺瘤、肾上腺癌、结节样增生）或医源性（应用皮质类固醇）而引起；后者包括库欣病（由垂体肿瘤分泌大量 ACTH）或异位 ACTH 综合征。

血浆游离皮质醇增高及昼夜节律失常见于肾上腺皮质增生和肿瘤、单纯性肥胖、部分重症糖尿病和黏液水肿患者；减低见于肾上腺皮质结核及萎缩、垂体功能减退、甲状腺功能减退和一些慢性消耗性疾病。

三、儿茶酚胺及其代谢物的测定

（一）血浆儿茶酚胺的测定

1. 原理

儿茶酚胺由肾上腺髓质分泌。有生物活性的儿茶酚胺包括肾上腺素、去甲肾上腺素、多巴胺和多巴（儿茶酚丙氨酸），以肾上腺素为主。正常情况下，人体血液中儿茶酚胺浓度很低。

2. 标本采集方法

取静脉血采用气相色谱法及高效液相色谱法等进行测定。当嗜铬细胞瘤的肿瘤分泌大量儿茶酚胺入血时，血中儿茶酚胺及代谢物增加，但血浆中儿茶酚胺代谢迅速。因为影响儿茶酚胺的因素较多，所以单次采血测定儿茶酚胺在临床中受到很大限制，因此主张多次采血。血浆 2～8℃可存放 6h，−20℃可存放 6 个月。标本避免反复冻融，严重溶血、黄疸和脂血标本不可用。参考范围：肾上腺素 109～437pmol/L，去甲肾上腺素 0.616～3.240pmol/L。

3. 生理影响因素

儿茶酚胺浓度可因运动、寒冷、激动、疼痛、高温而增高。因此，采血应在安静状态下进行。

许多因素会影响实验结果，抽血前 3h 内喝咖啡或吸烟，或突然停用可乐定或米诺地尔（长压定）扩血管治疗可使儿茶酚胺增高达嗜铬细胞瘤水平。

4. 临床应用

（1）增高：嗜铬细胞瘤[11]、交感神经母细胞瘤、神经节神经母细胞瘤、神经节瘤、副神经节瘤、心肌梗死、应激状态、原发性高血压、慢性肾功能不全、甲状腺功能减退、糖尿病酮症酸中毒等。

（2）降低：甲状腺功能亢进、帕金森病、自主神经病变等。营养不良，家族性自主神经功能失常者；胶原病（如风湿热）、营养不良、肾上腺全切除；神经节药物封闭，其次利血平、哌替啶等药物也能起抑制作用。

（二）儿茶酚胺代谢物的测定

1. 原理

4- 羟基 -3- 甲氧基 -4 羟基 - 苦杏仁酸（VMA）是儿茶酚胺代谢产物中最重要的化合物。这些产物经尿排出。可用来估计内源形成的儿茶酚胺，其升高见于嗜铬细胞瘤及肾上腺髓质增生。

2. 样本采集方法

收集 24h 尿，记录总尿量，−20℃可存放 6 个月，避免阳光直接照射。

参考范围：10～35μmol/ 24h 尿。

3. 生理影响因素

尿液必须新鲜。试验前 48h 内禁饮茶、咖啡、食茄子，另外奎宁等药物也可导致假阳性。

4. 临床应用

（1）增高：嗜铬细胞瘤，成纤维细胞瘤、神经母细胞瘤、神经节瘤、心肌梗死、重症肌无力，以及剧烈运动后。

（2）降低：胶原病（如风湿热）、营养不良、家族性自主神经功能失常、肾上腺全切除和神经节药物封闭；利血平、哌替啶（杜冷丁）等药物也能起抑制作用。

原发性高血压、肾性高血压、妊娠性高血压等非嗜铬细胞瘤引起的高血压时，尿中儿茶酚胺及其代谢产物基本正常，可用以鉴别诊断。

总结与要点

- 实验室检查可帮助原发性高血压的诊断和分型，了解靶器官的功能状态。
- 高血压的实验室检查，有助于继发性高血压的鉴别诊断，是减少继发性高血压漏诊和误诊的关键。

参考文献

[1] 中国高血压防治指南修订委员会. 中国高血压防治指南 2010. 中华高血压杂志，2011，19（8）：701-743.

[2] Elbasan Z，Gür M，Sahin DY，et al. Mean platelet volume and abnormal left ventricle geometric patterns in patients with untreated essential hypertension. Platelets，2013，24（7）：521-527.

[3] Fievet P，Pleskov L，Desailly I，et al. Plasma renin activity，blood uric acid and plasma volume in pregnancy-induced hypertension. Nephron，1985，40（4）：429-432.

[4] 中华医学会糖尿病学分会. 中国 2 型糖尿病防治指南

（2010 年版）. 中国医学前沿杂志（电子版），2011，3
（6）：54-103.

［5］Forman JP，Scheven L，de Jong PE，et al. Association
between sodium intake and change in uric acid，urine
albumin excretion，and the risk of developing hypertension.
Circulation，2012，125（25）：3108-3116.

［6］Ye P，Wu C，Sheng L，et al. Effect of xuezhikang on
alpha1-and beta2-microglobulin in patients with essential
hypertension. J Hum Hypertens，2009，23（1）：72-74.

［7］Narayan SK，Firbank MJ，Saxby BK，et al. Elevated
plasma homocysteine is associated with increased brain
atrophy rates in older subjects with mild hypertension.
Dement Geriatr Cogn Disord，2011，31（5）：341-348.

［8］Shafi Dar M1，Pandith AA，Sameer AS，et al. hs-CRP：
A potential marker for hypertension in Kashmiri population.
Indian J Clin Biochem，2010，25（2）：208-212.

［9］Takeda Y. Role of cardiovascular aldosterone in hypertension.
Curr Med Chem Cardiovasc Hematol Agents，2005，3（3）：
261-266.

［10］Reynolds RM，Walker BR，Phillips DI，et al. Programming
of hypertension：associations of plasma aldosterone in
adult men and women with birthweight，cortisol，and
blood pressure. Hypertension，2009，53（6）：932-
936.

［11］Andrews D. Pheochromocytoma induced hypertension.
J Natl Black Nurses Assoc，2010，21（2）：44-48.

（常延河　李宏芬）

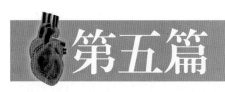

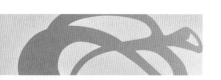

原发性高血压的治疗

第 40 章　高血压治疗的目的和意义

高血压是心脑血管疾病的重要危险因素，它可以引起脑、心脏、肾及血管的损害，临床上可导致卒中、冠心病、心律失常、心力衰竭、肾功能不全、动脉栓塞等相关疾病，其病死率及致残率较高。同时，高血压也是可以预防和控制的疾病。控制高血压患者的血压到目标水平，能最大限度地降低其心脏、脑、肾和血管等靶器官损害及其病残率和病死率，从而改善患者的生存质量，有效降低疾病负担。

第一节　高血压与死亡

高血压是导致死亡的重要因素。据世界卫生组织（WHO）估计[1]在导致死亡的危险因素中高血压列居第一位（见图 40-1）。早在 20 世纪 20 年代保险精算研究显示血压升高与死亡危险增加有明确的关系[2]，但是直到 60～70 年代退伍军人管理合作研究有关高血压治疗的结果[3-4]公布后才引起人们的足够重视。发现血压升高是心血管事件的危险因素并研发出安全有效降压药，这是 20 世纪

在预防医学领域取得的重要成功之一。1976—1980 年至 1999 年间，美国高血压的知晓率由 51% 提高 70%，治疗率也由 31% 提升到 59%，控制率（血压小于 140/90mmHg）由 10% 上升至 34%。伴随这些变化，高血压相关的死亡率也发生了戏剧性的变化。自 1972 年来校正年龄后的冠心病死亡率下降了约 50%，卒中死亡率下降了约 60%。

血压升高是冠心病、心血管疾病死亡以及全

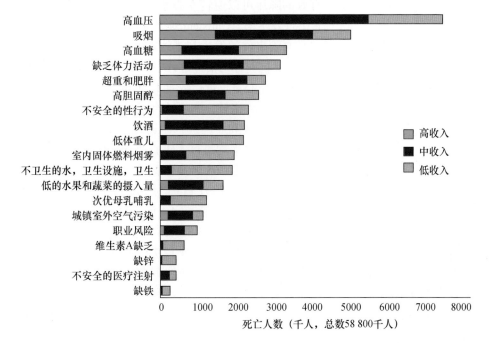

图 40-1　世界卫生组织报告：主要危险因素对全球健康风险死亡率和疾病负担影响 MATHERS C, STEVENS G, MASCARENHAS M. Global health risks：mortality and burden of disease attributable to selected major risks. Geneva：World Health Organization，2009.

因死亡的危险因素。对全球 61 个人群（约 100 万人，40～89 岁）的前瞻性观察 Meta 分析[5] 发现，在血压 ≥ 115/75mmHg 的范围内，血压与卒中死亡、冠心病死亡及其他死亡成直接正相关，而未发现所谓的下线转折点。Linsay Gray 等[6] 对 18 881 名男性学生（基线时平均年龄 18 岁）随访到 1998 年底（平均年龄 46 岁），校正基线的年龄、体重指数、吸烟状况和体力活动水平后发现，与正常血压（< 120/90mmHg）者相比，正常高值血压［(120～139)/(80～89) mmHg］、1 级高血压［(140～159)/(90～99) mmHg］和 2 级高血压（≥ 160/≥ 100mmHg）的受试对象死于冠心病的风险显著增加［校正后风险比（HR）分别为 1.89、1.46 和 1.21］，发生心血管死亡（校正后 HR 分别为 1.13、1.28 和 1.51）和全因死亡（校正后 HR 分别为 1.03、1.09 和 1.19）的风险也增加。

根据 2004 年《中国卫生统计年鉴》中提供的死亡数据及 1998 年第二次国家卫生服务调查报告、2003 年第三次国家卫生服务调查报告提供的慢性病患病率数据以及就诊费用相关数据和国家统计局 2000 年人口普查公布的中国人口学数据，王建生等[7] 通过计算去死因寿命结果显示，高血压导致城市和农村 65 岁以上老年人期望寿命损失分别为 0.26 岁和 0.31 岁，全国合计为 0.30 岁。最近 Lancet 发表论文[8] 在中国大约 211 万心血管死亡由高血压引起，其中 115 万人为过早死亡。此外，22 万心血管死亡归因于高血压前期，其中 12 万人为过早死亡。我国高血压相关的死亡率高可能与高血压的血压控制率低有关。2002 年中国居民营养与健康状况调查显示，我国成人高血压患病率为 18.8%[9]，我国人群高血压知晓率为 30.6%，治疗率为 24.7%，控制率为 6.1%，对于接受治疗的患者，控制率到 25%[10]。Wu 等[11] 估计大约有 15 300 万中国成年人患有高血压，但是只有 24% 的人知晓其患病，只有 19% 的人正在接受抗高血压药物。更遗憾的是，只有 24% 接受治疗的高血压患者能够完全控制血压，所有高血压患者中只有不足 5% 的人能够完全控制血压。

第二节　高血压与心脏并发症

高血压最常损害的靶器官之一是心脏，通过血流动力学与遗传等因素之间复杂的相互作用引起心脏结构和功能异常，表现出舒张功能不全、左心室肥大、心律失常、冠状动脉粥样硬化，最终导致心力衰竭、冠心病、猝死、心血管死亡等的危险增加。积极降压治疗是预防高血压心脏并发症的关键。

一、高血压与左心室肥大

左心室肥大是心脏在长期压力负荷增加下维持心排血量的适应性反应。华琦等[12] 发现原发性高血压中 30%～40% 的患者能够检测出左心室肥大，而正常成人左心室肥大检出率是 2.5%～5%。大量的流行病学资料显示收缩压、舒张压、脉压水平与左心室肥大相关；血压的昼夜节律变化、血压变异性等亦与左心室肥大相关。Framingham 研究[13-15] 发现左心室肥大是心血管事件的独立危险因素。李岩等[16] 对北京地区高血压患者 2240 例（基线时有左心室肥大 330 例，无左心室肥大 1910 例，年龄 25～64 岁）的 10 年心血管病事件和死亡进行观察，发现高血压人群左心室肥大阳性与左心室肥大阴性比较，冠心病、卒中、总心血管病事件和总死亡 RR 分别为 1.47、1.79、1.65 和 1.70。张娜等[17]

发现高血压合并左心室肥大组的尿微量白蛋白、血管紧张素 II 及氨基末端脑钠肽前体水平均高于无左心室肥大组。陈莉等[18] 研究发现左心室肥大的高血压患者 24h 室性期前收缩的数量明显多于无左心室肥大的高血压患者。

目前，已经有大量临床循证医学依据表明长期有效的降压可以逆转左心室肥大和改善患者的心血管事件发生率。Christian 等研究证明高血压治疗过程中心血管事件的发生与基线左心室重量指数水平密切相关；同时亦与治疗过程中左心室肥大是否逆转有关，基线左心室重量指数 ≥ 125g/m² 与左心室重量指数 < 125g/m² 比较，每百人年心血管事件发生绝对数量分别是 3 和 6 例次，而通过治疗左心室肥大逆转的受试对象平均每百人年心血管事件数 < 2 例次。金智敏等[19] 把 763 名高危高血压患者随机分为目标治疗组（血压治疗目标为 140/90mmHg）及常规治疗组（对照组），随访 4.4 年后目标治疗组平均收缩压/舒张压为（133.8±6.6）/（79.7±5.5）mmHg，明显低于对照组（151.7±12.7）/（87.7±8.0）mmHg（P < 0.001）。其中，基线时目标治疗组 142 例存在左心室肥大；对照组 91 例存在左心室肥大，治疗结束时与基线时对比，目标治疗组左心室重量指

数降低 14.8g/m²（10.1%，$P < 0.0001$）；对照组左心室重量指数下降 2.9g/m²（1.8%，$P = 0.53$）。目标治疗组 66 例左心室肥大消失，左心室肥大逆转率为 46.5%，高于对照组的 31.9%（91 例中 29 例左心室肥大消失，$P = 0.03$）。最近，Pierdomenico[20] Meta 分析了高血压患者 2449 例（1900 例基线时存在左心室肥大），5 年间超声随访 969 例有左心室肥大逆转，其中 304 例有出现心血管事件；结果显示左心室肥大逆转或持续正常者与持续左心室肥大或左心室肥大进展者比，校正后总的心血管事件 HR 为 0.54，$P < 0.05$。高血压患者基线时左心室肥大的预后主要决定于治疗过程中能否有效逆转，能否逆转左心室肥大主要决定于是否能够有效降压，能否使血压水平长期维持在目标水平（140/90mmHg）以下。

不同药物对左心室肥大的逆转作用不同。LIVE 研究认为利尿药吲达帕胺治疗 12 个月后的疗效优于 ACEI 依那普利。PRESERVE 研究随机双盲对照了依那普利和硝苯地平控释片逆转左心室肥大的疗效，结果显示两药均有明显逆转左心室肥大的作用，彼此无显著性差异。LIFE 研究的亚组资料显示，氯沙坦降低左心室质量指数的作用优于阿替洛尔，左心室质量指数的降低伴有临床终点的减少，并且独立于血压和其他危险因素，左心室质量指数每降低一个标准差（25.3g/m²），心血管死亡、心肌梗死和卒中的复合终点事件减少 22%，总死亡率降低 28%。

二、高血压与冠心病

高血压在冠心病的发生发展过程中起着极为重要的作用。长期血压升高，机械压力，血管内皮功能受损以及血管紧张素 II、儿茶酚胺、内皮素、血栓素等血管活性物质共同作用，促使冠状动脉内膜损伤、血管壁增生肥厚、脂质沉积、致动脉粥样硬化斑块形成，导致冠心病的发生。另外，血压持续升高，左心室肥大，高血压患者心肌中冠状动脉阻力小血管及微小血管再生不足，平滑肌迁移重组，导致血管壁增厚，管腔变小，再加上血管内皮依赖血管舒张异常，表现为冠状动脉小动脉或微小血管病变，均会使冠状动脉血流储备下降，引起心肌缺血症状发作。

流行病学研究显示高血压患者患冠心病的危险是非高血压患者的 2～3 倍，而且血压升高水平与冠心病发生率呈线性相关。在全球 61 个人群（约 100 万人，49～89 岁，每 10 岁作为一个年龄段）的前瞻性观察 Meta 分析中[5]，收缩压 115～180mmHg、舒张压 75～110mmHg 范围内，各年龄段冠心病死亡率均与收缩压、舒张升高相关（见图 40-2）。如冠心病患者合并高血压，高血压对冠状动脉粥样硬化病变产生加速及恶化作用，高血压可因心肌耗氧量的增加加剧冠心病的发展，可发生心绞痛，重者可致急性心肌梗死、心脏性猝死的发生。有人对冠状动脉造影分析[21-22]发现，单支冠状动脉病变发生率明显高于未合并高血压的冠心病患者，而多支血管病变者大多数均合并有高血压，并发现血压水平越高，发生 2 支或 3 支血管病变、慢性闭塞性血管病变及左主干病变也越多，说明血压水平直接影响冠状动脉狭窄程度及范围。

有效降压可显著减少冠心病心血管事件发生率。

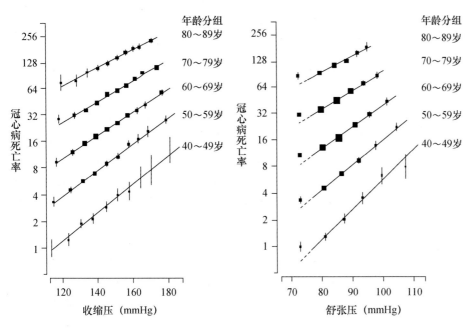

年龄分组
80～89岁
70～79岁
60～69岁
50～59岁
40～49岁

图 40-2 不同年龄段血压水平与冠心病死亡率

COLLABORATION P S. Age-specific relevance of usual blood pressure to vascular mortality: a meta-analysis of individual data for one million adults in 61 prospective studies. Lancet（London, England），2002，360（9349）：1903-1913.

ALLHAT 临床试验是一项大规模、双盲的以高危（年龄 55 岁、伴有至少 1 个其他心血管危险因素）高血压患者作为研究对象的降压临床试验，其目的是以利尿药氯噻酮为对照，比较氨氯地平、赖诺普利、多沙唑嗪在降低主要终点（冠心病死亡和非致死性心肌梗死）及次级终点（总病死率、卒中、冠心病事件及心血管事件）上的差异性。此临床试验入选轻中度高血压患者 42 418 例。试验观察 4 ～ 8 年，主要终点及次要终点的总病死率在达标的患者显著低于未达标的患者，而危险性的降低与使用何种药物无关。对 HOPE 研究的再分析表明，患者的临床获益与其基线收缩压的高低相关。INSIGHT 研究中，高血压患者的平均收缩压从 173mmHg 降到 138mmHg，舒张压从 99mmHg 降到 82mmHg，患者持续获益。可见，高危冠心病患者心血管事件的降低首先受益于血压降低本身，无论患者选用 ACEI 还是长效 CCB。

三、高血压与心力衰竭

收缩压和（或）舒张压升高是心力衰竭进展的主要危险因素，持续的高血压促进了病理性心肌细胞肥厚和心肌损伤，后者又引起肾素-血管紧张素-醛固酮系统（RAAS）和交感神经系统的过度兴奋，导致一系列神经内分泌因子的激活，从而产生心肌重构，而心肌重构反过来又使 RAAS 和交感神经系统兴奋性进一步增加，加重心肌重构，形成恶性循环，最终发生心力衰竭。血压升高也是冠状动脉粥样硬化病变的主要危险因素，后者又是引起心力衰竭的主要因素之一。而且，高血压还增加血管的抵抗和阻力，降低血管的顺应性，并损伤血管内皮的功能，此种高血压性血管病变也在心力衰竭发生中起了一定的作用。

Framingham 研究[23-25]表明高血压是心力衰竭的重要危险因素。Daniel 等[25]发现 15.7% 的高血压患者在随访期间出现心力衰竭，而高血压患者一旦发生心力衰竭则预后不良，5 年存活率男性为 24%，女性则为 31%。1999 年 WHO/ISH 高血压的治疗指南中指出，有高血压病史的患者心力衰竭的危险性至少增加 6 倍。中华医学会心血管病学分会对我国部分地区 42 家医院 1980—2000 年的住院病历进行回顾性分析，共入选 10 714 名心力衰竭患者，结果显示心力衰竭的病因依次为冠心病、风湿性心瓣膜病（风心病）以及高血压。而且 1980—2000 年间，冠心病发生率从 36.8% 增至 45.6%，高血压从 8.0% 升至 12.9%，风心病则由 34.4% 降至 18.6%[26]。

降压治疗可降低高血压患者心力衰竭的发生率，也可减少伴心力衰竭患者的心血管事件，降低病死率和改善预后。Gueyffier 等对 INDIANA 研究中 1670 名高龄老年受试者的数据进行了分析，结果显示，降压治疗可以使心力衰竭减少 39%。HYVET 研究中心力衰竭发生率减少 64%（$P < 0.001$），心力衰竭死亡减少 23%（$P = 0.06$）。以利尿药为基础的降压治疗已被证明可在广泛的目标人群中预防心力衰竭的发生，ACEI 和 β 受体阻滞药同样有效，而钙通道阻滞药和 α 受体阻滞药效果较差。在合并糖尿病或其他心血管并发症的患者中，ACEI 降低新发心力衰竭和新发糖尿病的效果最为显著。血管紧张素 II 受体拮抗药氯沙坦和厄贝沙坦可显著降低 2 型糖尿病和肾病患者心力衰竭的发生率。因此，积极治疗高血压患者，控制整个人群的血压水平，对减少高血压心力衰竭的发生、发展有着重要的临床意义。

第三节　高血压与卒中

高血压是卒中的最重要危险因素之一。特别是高血压晚期阶段，易发生全身各器官小动脉硬化，使小动脉平滑肌变性、动脉壁变薄，局部可在高血流压力下膨出，形成微动脉瘤，当血压骤然上升时引起破裂出血。脑动脉粥样硬化时，由于血管壁受损，管腔狭窄、闭塞，加上高脂血症以及血流动力学异常等因素，容易形成血栓，造成局部缺血、缺氧，导致脑软化、坏死。大量的研究结果表明，高血压是卒中持续和独立的危险因素，即血压水平越高，卒中的危险性越大。在全球 61 个人群（约 100 万人，年龄在 40 ～ 89 岁）的前瞻性观察 Meta 分析中[5]，在收缩压 115 ～ 180mmHg、舒张压 75 ～ 110mmHg 范围内，各年龄段冠心病死亡率均与收缩压、舒张压升高相关（见图 40-3）。

亚洲人群血压升高与卒中、冠心病事件的关系更强，出血性卒中在我国比欧美人群中比例更高。SHEP（美国）[27]与 SYST-Eur（英国）[28]两项大型临床试验中高血压所致心肌梗死和卒中的发生率相近，分别为 4.4% *vs.* 5.2%，10.3% *vs.* 8.1%。而 SYST-China（中国）[29]和 Nice-EH（日本）[30]的

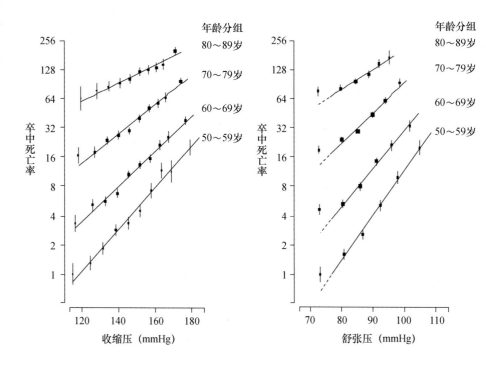

年龄分组
80～89岁
70～79岁
60～69岁
50～59岁

图 40-3 不同年龄段血压水平与卒中死亡率

COLLABORATION P S. Age-specific relevance of usual blood pressure to vascular mortality: a meta-analysis of individual data for one million adults in 61 prospective studies. Lancet (London, England), 2002, 360 (9349): 1903-1913.

两项研究中显示高血压患者心肌梗死和卒中发生率分别是 2.5% *vs.* 12.9% 和 4% *vs.* 16%。包括 13 个人群的亚太队列研究（APCSC）发现收缩压每升高 10mmHg，亚洲人群卒中与致死性心肌梗死的风险分别增加 53% 与 31%，而澳大利亚与新西兰人群只分别增加 24% 和 21%。

降压达标是预防卒中发生的重要手段。Framinghan 队列人群研究中，血压超过 160/95mmHg（1mmHg = 0.133kPa）的个体相对卒中风险度明显增加（男性为 3.1、女性为 2.9），降低 10/6 ～ 12/6mmHg 则可以减少卒中风险 38%。HOT 研究显示，舒张压降至 83mmHg 心脑血管风险可以降低 31%。国际高血压降压治疗试验（INSIGHT）的结果发现高血压患者采用硝苯地平控释片（拜新同）30 ～ 60mg/d 治疗 4 年，血压从治疗前 177/99mmHg 降至 4 年后的 138/82mmHg，并使心脑血管事件的发生率降低 50%。血压水平（不论是收缩压还是舒张压）在相当大的测值范围内与卒中的危险性有连续的正相关关系，Turnbull[31] 报道收缩压降低 10 ～ 12mmHg、舒张压降低 5 ～ 6mmHg，可使卒中相对危险度降低 38%。PROGRESS 试验显示无论有无高血压，血压的降低均会使卒中复发率减低。Wang 等[32] 对 11

个随机对照试验、总共 26 000 名患者进行了 Meta 分析，发现降压治疗能够降低所有心血管事件及卒中的风险，这种获益在高龄患者中更加显著（舒张压较低的群体）；经过有效治疗，在收缩压得到了中高幅度下降的患者中，所有的不良后果发生率均会降低。即使当舒张压平均水平低于 70mmHg 时，这些获益仍然能被观察到。

不同降压药物体现其降压以外的脑器官保护作用，特别是对那些高危老年高血压人群获益更大。将雷米普利（ACEI）与安慰剂比较（HOPE 研究），钙通道阻滞药（地尔硫䓬）与 β 受体阻滞药（美托洛尔）比较（NORDIL 研究），血管紧张素受体拮抗药（氯沙坦）与 β 受体阻滞药（阿替洛尔）比较（LIFE 研究）中发现，在减少卒中方面，ACEI、ARB 及 CCB 可进一步降低卒中发生率分别为 32%、25% 和 20%。此外，益格鲁-斯堪的纳维亚心脏终点试验降压分支研究（ASCOT-BPLA）结果进一步证实，以氨氯地平（需要时加用培哚普利）的降压方案比以阿替洛尔（需要时加用苄氟噻嗪）的方案，其卒中下降 23%，推断 CCB 与 ACEI 组合治疗高血压预防心脑血管事件的效果优于 β 受体阻滞药和利尿药组合。

第四节　高血压与肾损害

长期高血压可导致肾入球小动脉阻力下降，从而使肾自我调节能力下降，收缩压与肾小球内压成正相关。这种肾内机械压力刺激可引发代谢、血流动力学及炎症机制，最终导致细胞外基质增加过多。

同时，肾内压力增加可通过兴奋 RAS 及对上皮足突细胞的损害而造成蛋白尿。肾内局部肾素-血管紧张素系统活化又可进一步促进代谢异常并使肾疾病进一步恶化，最终可导致慢性肾衰竭。根据美国肾脏数据登记系统（USRDS）2011 年的资料[33]显示，美国终末期肾病患者中约有 24% 的原发病是高血压肾损害，居第 2 位；自 2000 年以来该比例增长了 8.7%。欧洲肾脏学会-欧洲透析和移植学会（ERA-EDTA）数据[34]显示，高血压肾损害占全部终末期肾病的 17%。我国全国性透析登记 CNRDS 数据显示，2011 年新导入的透析患者中，由高血压肾损害引起的终末期肾病患者占 9.9%，仅居原发性肾小球疾病和糖尿病肾病之后。这些数据显示，高血压肾损害已成为当前国内外终末期肾病的重要病因构成。

早期进行降血压治疗，并将血压降至目标值是预防良性小动脉性肾硬化症发生的关键。UKPDS、MDRD、MRFIT 等研究表明，控制血压可延缓慢性肾功能不全患者肾小球滤过率的下降，对于延缓慢性肾病的进展、减少心脑血管并发症方面具有重要作用。据统计，在慢性肾病患者中，如果收缩压下降 4.9mmHg，则终末期肾病的危险降低 26%；如果收缩压下降 4.6mmHg，则终末期肾病的危险降低 23%；如果收缩压下降 1.5mmHg，则终末期肾病的危险降低 10%。

降压药的选择应在把血压降至目标值的前提下，尽可能选用对肾有保护作用的降压药。目前认为在降压药物中，ACEI 是最有效的肾保护药物，应予首选。BENEDICT、DETAIL、AIRPD、RENNAL、LIFE 等研究均显示 ACEI 和 ARB 抑制局部 RAS，对于延缓肾功能恶化、减少蛋白尿有明显作用。该类药物能通过血流动力学效应及非血流动力学效应两种途径延缓肾损害进展。贝那普利对肾功能不全有效性（ESBARI）研究提出[35]，即使对于 4 期慢性肾病患者（Scr 为 265 ～ 442μmol/L），也可以安全使用较大剂量的贝那普利治疗。

第五节　高血压的自然进展及控制

2005 年美国高血压学会（ASH）提出高血压是一个由许多病因引起的处于不断进展中的心血管综合征，将血压读数与危险因素、疾病早期标记物和靶器官损伤有机地结合在一起，可以更准确地表述高血压所引起的心血管系统和其他器官的病理异常。高血压经历了危险因素聚集到靶器官损害直至临床事件最终死亡的过程（图 40-4）。改善不良生活方式，合理膳食、增加运动、戒烟、控制体重、减少应激等在高血压预防与治疗中有着不可替代的作用。美国心脏协会（AHA）专家组 2006 年曾发表专题报告，指出膳食因素是血压稳定的主要决定因素，在非高血压或高血压前期患者中可使血压更低或防止高血压，若在广泛人群加以控制可降压及减少相关并发症，在整体人群即使收缩压仅减少 3mmHg，也将减少 8% 的卒中，减少 5% 的冠心病死亡率[36]。规范持续体力活动是促进健康的最好处方，一般中等强度的活动可以减少身体脂肪组织，促进神经、肾、心血管系统功能，可逆转伴随脂肪累积所伴有的血压增加，减少血压 4 ～ 9mmHg。在一次急性中-高强度运动停止后，降压效果可维持 22h，有氧与耐力训练均对高血压患者有益，但不同类型运动的效果不全相同。张京等[37]对国内 1989 年以来发表的 16 篇有关吸烟与高血压关系的

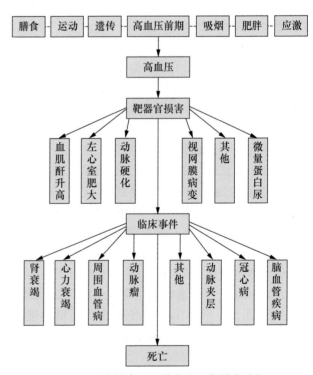

图 40-4　原发性高血压的发生、发展及死亡

病例对照研究论文进行 Meta 分析发现，吸烟与高血压相关（OR 为 1.62，95%CI 为 1.15 ～ 2.28）。美国 AHA、肥胖专家委员会评估 2/3 的高血压与肥胖有关。BMI > 25kg/m² 时，每减重 10kg 可降

血压5～10mmHg，同时，可防止和减轻高血压。Albright等[38]发现职业应激与高血压之间有明显关联。Schroeder等[39]的研究结果提示，具有A型行为和焦虑等个性特征的个体血压水平较高。

高血压作为代谢综合征的一部分，常与其他心血管危险因素并存。控制其他心血管疾病危险与有效降压同样重要。ASCOT试验对无明显血脂异常伴至少3种心血管危险因素的19 342名高血压患者进行降压（氨氯地平±ACEI及阿替洛尔±利尿药）联合降脂治疗。其中10 305例胆固醇＜6.5mmol/L者随机接受阿托伐他汀（10mg/d）或安慰剂治疗。在降压幅度相同情况下，降脂治疗组较安慰剂组非致死性心肌梗死及致死性心肌梗死的相对危险下降36%，所有冠心病事件下降29%，致死性及非致死性卒中危险下降27%。此试验提前2年结束。ASCOT试验表明降压联合降脂治疗比单纯降压获益更大。

随着降压获益的大量临床依据的出现，血压"越低越好"的理念成为了部分医生治疗患者高血压的中心思想。但大量研究证实，当血压，尤其是舒张压下降到一定程度后，心血管事件发生的风险反而增加。Boutitie等[40]在2002年对7个随机临床试验40 233名原发性高血压患者进行Meta分析，发现降压治疗的患者若舒张压低于80mmHg，则全因死亡和心血管死亡增加，事件的发生率与所使用的药物和收缩压无关。2006年的INVEST研究[41]对22 576名50岁以上同时合并有冠心病的高血压患者平均随访2.7年，发现无论是舒张压还是收缩压，其与全因死亡、非致死性心肌梗死和卒中组成

的主要终点之间均有J型曲线关系（见图40-5）。最近公布的ACCORD研究显示，强化降压组收缩压平均为119.3mmHg，标准组为133.5mmHg，年主要终点发生率在强化组和标准组分别是1.87%和2.09%（强化组HR为0.88，95%CI为0.73～1.06，P＝0.20）。死亡率在两组间同样无统计学差异，强化治疗组总的心血管终点事件并未获益。Messerli[42]曾发表评论指出，当血压为0mmHg时，患者的死亡率将会是100%。尽管目前对J型曲线存在与否尚有争论，但也应考虑J型曲线的存在，即降压治疗中不宜将血压，尤其是舒张压降得过低，以免造成重要脏器的灌注减少而增加病死率。因此，我们面临的一个重要挑战就是确定不同患者的最佳目标血压。

一、一般高血压患者的血压控制目标

一般高血压患者是指没有合并临床疾患的高血压患者。现有的临床试验显示与对照组收缩压＞140mmHg相比，收缩压降低到＜140mmHg心血管事件显著下降。我国FEVER研究表明，高血压患者血压水平降至＜140/90mmHg者比≥140/90mmHg者卒中及心脏病发生风险显著减少。但进一步降低血压是否可以进一步获益并没有证据支持。各指南对于一般高血压患者降压目标值基本一致。2003年欧洲第1版指南提出，一般患者降压目标值为＜140/90mmHg；2007年欧洲指南、2010年我国高血压防治指南中，一般人群降压目标值为＜140/90mmHg；2013欧洲指南则提出不同危险度患者收缩压的目标值均为＜140mmHg。JNC8也指

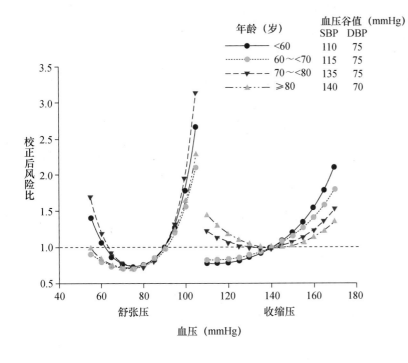

年龄（岁）　血压谷值（mmHg）
　　　　　　SBP　DBP
＜60　　　　110　　75
60～＜70　　115　　75
70～＜80　　135　　75
≥80　　　　140　　70

图40-5 各血压水平发生主要终点事件的风险比
MESSERLI F H, MANCIA G, CONTI C R, et al. Dogma disputed: can aggressively lowering blood pressure in hypertensive patients with coronary artery disease be dangerous?. Annals of internal medicine, 2006, 144（12）: 884-893.

出 60 岁以下人群血压目标值为 140/90mmHg。

二、高血压伴冠心病患者的血压控制目标

对于合并冠心病的高血压患者，严格控制血压可以减少心血管事件的发生。但必须明确的是，降低血压并非越低越好。正常心肌血供主要在舒张期，其灌注压取决于舒张期冠状动脉和右心房 / 左心室间的压差，当冠状动脉灌注压低至 40 ～ 50mmHg 时，被称为"零灌注"，此时冠状动脉内血流停止。高血压患者在出现左心室肥大时毛细血管网相对减少，心肌细胞更容易处于缺血状态。Rabkin 等[43] 对 101 名稳定型心绞痛或疑似冠心病患者进行冠状动脉造影，在冠状动脉狭窄病变的近端和远端分别测定血压值。以冠状动脉狭窄远端的收缩压为心肌灌注压力。选择每个患者狭窄病变最严重处作为测量点。在系统舒张压与心肌灌注压之间存在显著的线性相关关系。在测试条件下，当心肌灌注压为 50mmHg、舒张压为 40mmHg 时，冠状动脉血流接近零。以此研究为基础，如系统舒张压为 80、70、65 和 60mmHg 时，分别有 1.4%、7.1%、15.7% 和 54.3% 的患者心肌灌注压小于 50mmHg。由此，研究者认为，在合并中等程度冠状动脉狭窄的患者，目标舒张压低于 60mmHg 将导致不能接受的低心肌灌注压力。所以，当舒张压降得过低时会进一步加重心肌缺血。

2006 年公布的 INVEST 研究[41] 发现当舒张压降至 70 ～ 60mmHg 时，主要终点事件的发生率增加了近 1 倍；当舒张压继续降至 60mmHg 以下时，主要终点事件的发生率增高了 2 倍之多。2009 年公布的 TNT 研究[44] 发现在对血脂严格控制的前提下，与收缩压 > 130 ～ 140mmHg 和舒张压 > 70 ～ 80mmHg 相比，收缩压 < 110mmHg 时患者发生包括冠心病死亡、非致死性心肌梗死、心脏骤停和卒中的风险增加了 3 倍，而舒张压 < 60mmHg 时风险增加了 3.3 倍。随后公布的 VALUE 试验的一项研究成果和最新公布的 ACCORD 试验研究结果也显示，对于高危患者而言，强化降压不但不能显著降低心血管事件风险，反而提高了严重不良事件的发生率。

2010 年我国高血压防治指南建议合并冠心病患者降压目标值为 < 130/80mmHg，如患者冠状动脉严重病变或年龄大于 65 岁，舒张压尽量维持在 60mmHg 以上。2013 欧洲指南明确提出合并冠心病患者收缩压目标值均为 < 140mmHg。

三、高血压伴慢性肾病患者的血压控制目标

降压治疗可以给多数慢性肾疾病患者带来益处，可以延缓肾病进展，减少心脑血管并发症[45]。MRFIT 研究表明，不但要控制 3 ～ 4 级高血压患者的血压，对 1 ～ 2 级轻症高血压患者，乃至血压正常偏高的患者也应积极治疗。血压宜降至 130/85mmHg，降低收缩压及脉压尤其重要。肾疾病饮食改变（MDRD）研究表明对于尿蛋白超过 1g/d 的肾病患者，平均动脉压必须控制达 92mmHg 才能有效延缓肾损害进展，而尿蛋白 < 1g/d 的肾病患者应将平均动脉压降至 97mmHg。

然而，慢性肾病降压治疗时也应该考虑到，过低的血压除了可能导致肾小球滤过压过低、肾小球滤过率下降从而发生肾功能恶化以外，还可能影响其他组织器官的灌注，产生不利影响。IDNT 试验的再分析结果显示，对于肾功能减退的 2 型糖尿病伴高血压患者，当收缩压降至 120 ～ 130mmHg 时，肾保护作用已达极限。雷米普利与氨氯地平对高血压肾动脉硬化患者预后的影响（AASK）试验仍是高血压肾损害领域最具影响的临床研究。该研究结果显示，与标准降压（低于 141/85mmHg）相比，严格的血压控制（低于 128/78mmHg）并未给蛋白尿小于 300mg/d 的高血压肾损害患者的肾功能保护带来益处[46]。当收缩压继续下降而 < 120mmHg 时，则可能因种种原因而导致死亡增加。MDRD 和 REIN2 研究均显示包括蛋白尿亚组，血压目标值定为 <（125 ～ 130）/（75 ～ 80）mmHg 和 140/90mmHg，心血管终点事件未进一步改善。ACCORD 研究中强化降压组 eGFR < 30ml/（min·1.73m²）者几乎加倍。ONTARGET 研究也警示我们，过多地降低血压可能导致肾损害事件的增加。

目前，包括 JNC7[47]、2005 年中国高血压防治指南和 2007 年欧洲高血压诊疗指南在内的多个指南中，公认慢性肾病的血压应该控制在 130/80mmHg[平均动脉压（MAP）< 97mmHg]以下。如果尿蛋白 ≥ 1g/d 时，则应该控制在 125/75mmHg（MAP < 92mmHg）以下，并尽可能减少蛋白尿到最低水平。2012 年 12 月全球改善肾脏病预后组织（KDIGO）发布了基于不同原发病、年龄、蛋白尿及肾功能水平的最新慢性肾疾病降压治疗指南[48]。JNC8[37] 推荐在 ≥ 18 岁的慢性肾病（CKD）患者中，在收缩压 ≥ 140mmHg 或舒张压 ≥ 90mmHg 时开始药物治疗，将血压降至收缩压 < 140mmHg 和舒张压 < 90mmHg 的目标值。在 ≥ 18 岁的 CKD

患者中，初始（或增加）降压治疗应包括 ACEI 或 ARB，以改善肾预后。该推荐适用于所有伴高血压的 CKD 患者，无论其人种以及是否伴糖尿病。

四、高血压伴糖尿病患者的血压控制目标

糖尿病已成为我国主要公共健康问题之一。调查显示我国[49]2007—2008 年全国 20 岁以上成人糖尿病患病率已达到 9.7%，患者总数已逾 9200 万。糖尿病、高血压均为心血管疾病危险因素，常相互伴发，约 75% 的 2 型糖尿病患者有高血压。中国 11 省市心血管病危险因素队列研究（CMCS 研究）显示，总的调查人群中糖尿病患者合并高血压比非糖尿病患者高 59%。糖尿病合并高血压患者的心肌梗死、卒中及全因死亡率均明显增加，同时也可增加心力衰竭、肾病及其他微血管事件的风险。大量研究证实糖尿病患者降压治疗可降低其心血管事件风险。故制订合理的血压控制目标对糖尿病合并高血压患者非常必要。

近期 ACCORD 及 INVEST 试验发表后，有关糖尿病的血压目标争议较大。INVEST 研究亚组随访分析了 6400 名高血压伴糖尿病和 CAD 患者，普通控制组（130mmHg ≤收缩压< 140mmHg）与非控制组（收缩压≥ 140mmHg）相比，心血管事件发生率分别为 12.6% 与 19.8%（P < 0.01）；但普通控制组（130mmHg ≤收缩压< 140mmHg）与严格控制组（收缩压< 130mmHg）则无显著差别（12.6% vs. 12.7%，P = 0.24），而且在延长随访时发现，严格控制组比普通控制组的全因死亡率更高（22.8% vs. 21.8%，P = 0.04）。本研究结果表明，在糖尿病合并 CAD 患者中严格控制血压并未明显减少心血管终点事件的发生，收缩压< 110mmHg 时全因死亡风险反而增加。在 ONTARGET 研究中也有类似发现。ACCORD 试验中收缩压< 120mmHg 与< 140mmHg 相比，并未明显降低心血管事件的发生。在我们的观察中血压过低人群心血管事件增多。

《中国高血压指南 2010》[51]建议年龄小、无严重血管病变的一般糖尿病患者血压目标为< 130/ 80mmHg，但对老年人、病程长、伴严重血管病变的糖尿病患者血压目标应放宽至< 140/90mmHg。2013 版 ADA 指南建议[52]，糖尿病合并高血压患者血压控制目标应< 140/80mmHg，对部分患者（如年轻患者）可在不增加治疗负担的同时，制订较低收缩压目标，如< 130mmHg。2013 年版 ESC[53]建议糖尿病患者舒张压小于 85mmHg，并且提到舒张压值为 80 ～ 85mmHg 是安全并且可以良好耐受的。ADA 与 ESH/ESC 指南，关于糖尿病合并高血压患者舒张压控制目标均以 HOT[54]研究为依据。HOT 研究认为，糖尿病合并高血压患者舒张压≤ 80mmHg 具有显著心血管获益，但其实际平均值为 81.1mmHg，且平均血压值 138.5/82.6mmHg 时主要心血管事件风险最低。因此，ESH/ESC 高血压指南关于舒张压 80 ～ 85mmHg 的建议更为合理。JNC8[37]推荐在≥ 18 岁糖尿病患者中，在收缩压≥ 140mmHg 或舒张压≥ 90mmHg 时开始药物治疗，将血压降至收缩压< 140mmHg 和舒张压< 90mmHg 的目标值。

五、高血压伴卒中患者的血压控制目标

脑组织供血主要取决于脑灌注压，脑灌注压与平均动脉压成正相关。正常情况下，由于脑自动调节机制的存在，脑血流量始终能够保持相对稳定状态，但自身调节系统只在一定范围内（平均动脉压 50 ～ 160mmHg）发挥作用；平均动脉压高于 160mmHg 或低于 50mmHg，可引起脑水肿（脑出血 / 高血压脑病）和脑缺血。由于长期高血压患者的脑灌注压长期处于较高水平，脑自动调节曲线右移，致使调节范围内平均动脉压的上限和下限均高于正常。当血压较低时，患者极易出现脑缺血改变，不能耐受快速降压引发头晕、眩晕，甚至晕厥。同样，卒中患者的脑血流自动调节系统受损，脑灌注更依赖于平均动脉压，过高可引起脑水肿和颅内出血，过低导致脑缺血。由此，无脑血管意外患者的降压治疗不应操之过急，短期降压幅度不宜过大。

卒中这一终点事件，很多研究，如 HOT、ONTARGET、PROGRESS 等，并未发现降压获益拐点的存在。ACCORD 研究中糖尿病患者强化血压控制与常规血压控制相比，只有卒中事件风险降低。Messerli 等对 13 个糖尿病临床试验进行 Meta 分析显示，糖代谢异常患者强化降压组（收缩压< 135mmHg）与常规降压组（收缩压< 140mmHg）相比，全因死亡降低 10%，卒中降低 17%，但严重不良事件增加了 20%。如进一步将收缩压降至 130mmHg 甚至 120mmHg 以下，卒中的发生仍可明显降低，但严重不良事件的发生可增加 40%。我国高血压最主要的并发症是卒中。考虑降压目标时，需要结合患者合并的其他危险因素、靶器官损害和疾病的情况，是卒中的一级预防还是二级预防，将其整体风险降到最低，并不是一味将血压降到更低。以往指南提示合并卒中的高血压患者降压目标值是< 130/80mmHg。

急性脑血管意外患者的降压幅度更不宜过低，以防加重脑血管损伤。高血压在急性缺血性卒中患者身上很常见。根据美国全国非卧床患者医疗护理调查显示，76.5%的患者发生急性缺血性卒中时，收缩压达到了140mmHg，在刚到达急诊科时也许更高。INWEST、BEST、NAIS、TRUST、ANS 等临床试验表明，脑梗死（缺血性卒中）急性期血压下降有潜在危险。此时，动脉压升高可提高脑梗死缺血区血流灌注从而改善预后，降低血压则会使缺血区血流量进一步下降，从而导致预后更差。但另一方面，血压升高的同时也可诱发脑水肿和卒中早期再发使预后更差，而降压则可通过减少复发而改善预后。因此，脑梗死急性期血压的处理一直存在着矛盾之处。

目前国际上脑梗死急性期启动降压治疗的血压标准不太一致，欧洲卒中促进会（EUSI）[55]标准为 > 220/120mmHg，德国标准为 > 200/110mmHg，中国标准则为 > 220/120mmHg。2007 年美国心脏学会（AHA）和美国卒中学会（ASA）联合发布的《成人缺血性脑卒中早期治疗指南》[56]中指出，血压急剧升高者应积极治疗，目标为 24h 内血压降低15%，一般认为，当收缩压 > 220mmHg 或平均血压 > 120mmHg 时，应给予降压治疗，对适合重组组织型纤溶酶原激活剂（rtPA）溶栓且存在高血压的患者，治疗前应使血压控制在 ≤ 185/110mmHg，并在溶栓后至少 24h 内将血压平稳控制在 180/105mmHg水平以下。因此，对于卒中急性期的患者应该充分认识维持脑灌注压的重要性，既往有高血压者血压应维持在（160 ~ 180）/（100 ~ 105）mmHg，既往无高血压者应维持在（100 ~ 180）/100mmHg。除非血压急骤升高、对症处理无效，一般应在 1 周后才加用降压药物；降压应缓慢进行，24h 血压下降应< 25%；特定情况下，如需要溶栓、合并主动脉夹层、心力衰竭等，应及时降压。

六、老年高血压患者的血压控制目标

老年人有更高的高血压患病率，我国流行病学调查 60 岁以上人群高血压患病率为 49%。且老年人容易合并多种临床疾病，并发症多，血压波动大，容易出现直立性低血压及餐后低血压，血压昼夜节律异常，白大衣高血压、假性高血压相当多见。高血压人群中，50 岁以下的患者以平均动脉压升高为主，而在老年患者中，由于动脉结构及功能的改变，约 65% 的 60 岁以上者、约 90%70 岁以上者为单纯收缩期高血压。单纯收缩期高血压较普通高血压更

易发生靶器官损害、心血管病变及新发心血管事件。对老年高血压患者的目标血压提出新的挑战。

《中国高血压防治指南 2010》提出 65 岁以下的老年人的降压目标为 140/90mmHg。2011 年发表的"老年高血压诊断与治疗专家共识"[57]推荐将收缩压 < 150/90mmHg 作为老年高血压患者的血压控制目标值，若患者能够耐受可将血压进一步降低至 140/90mmHg 以下。对于高血压合并心脏、脑、肾等靶器官损害的老年患者，共识建议采取个体化治疗、分级达标的治疗策略，对于年龄 < 80 岁且一般状况良好、能耐受降压的老年患者，可在密切观察下将血压进一步降低到 130/80mmHg，应避免出现收缩压 < 120mmHg，舒张压 < 65mmHg 的情况。新版欧洲指南结合现有证据，采用了更加宽松的降压目标，即收缩压 ≥ 160mmHg 的 80 岁以下的老年人，目标收缩压为 140 ~ 150mmHg，80岁以下健康老年人可以考虑将血压降至 140mmHg以下，但身体虚弱者目标血压以患者能够耐受为宜。JNC8[58]推荐在 ≥ 60 岁的一般人群中，在收缩压 ≥ 150mmHg 或舒张压 ≥ 90mmHg 时开始药物治疗，将血压降至收缩压 < 150mmHg 和舒张压< 90mmHg 的目标值。

高龄老年（80 岁）患者的血压控制，由于该类患者年龄更大、合并疾病更多、对降压药物反应更复杂，更需关注。基于 HYVET 等试验数据[59]显示对高龄患者进行血压控制能明显减少心血管事件的发生率及死亡率，2011 年发表的《老年高血压诊断与治疗专家共识》[57]建议 80 岁以上的患者平均收缩压应控制在 140mmHg，应避免出现收缩压< 120mmHg，舒张压 < 65mmHg 的情况。降压药物的选择主要根据合并疾病决定，小剂量噻嗪类利尿药、钙通道阻滞药及 RAAS 拮抗药均可作为备选药物。在用药物期间，应密切监测血压水平，特别是立位血压，警惕直立性低血压。为了保证重要器官的血流灌注，应避免使收缩压 < 130mmHg，舒张压 < 65mmHg。《中国高血压防治指南 2010》提出对于 80 岁以上的高龄老年人，降压的目标值仍应是 150/90mmHg。新版欧洲指南建议身体和精神状态良好的 80 岁以上老年人，目标收缩压为140 ~ 150mmHg。

参考文献

[1] World Health Organization. Global health risks: mortality and burden of disease attributable to selected major risks.

Geneva：World Health Organization，2009.

[2] Society of Actuaries. Blood Pressure：Report of the Joint Committee on Mortality of the Association of Life Insurance Medical Directors and the Actuarial Society of America. New York：Society of Actuaries，1925.

[3] GROUP V A C S. Effects of treatment on morbidity in hypertension. Ⅱ. Results in patients with diastolic blood pressure averaging 90 through 114mmHg. JAMA：the journal of the American Medical Association，1970，213：1143-1152.

[4] Effects of treatment on morbidity in hypertension. Results in patients with diastolic blood pressures averaging 115 through 129mmHg. JAMA：the journal of the American Medical Association，1967，202（11）：1028-1034.

[5] COLLABORATION P S. Age-specific relevance of usual blood pressure to vascular mortality：a meta-analysis of individual data for one million adults in 61 prospective studies. Lancet（London，England），2002，360（9349）：1903-1913.

[6] GRAY L，LEE I-M，SESSO H D，et al. Blood Pressure in Early Adulthood，Hypertension in Middle Age，and Future Cardiovascular Disease Mortality HAHS（Harvard Alumni Health Study）. Journal of the American College of Cardiology，2011，58（23）：2396-2403.

[7] 王建生，姜垣，金水高. 2002 年我国高血压的疾病负担分析. 中国慢性病预防与控制，2007，15（3）：194-196.

[8] HE J，GU D，CHEN J，et al. Premature deaths attributable to blood pressure in China：a prospective cohort study. The Lancet，2009，374（9703）：1765-1772.

[9] 王陇德. 中国居民营养与健康状况调查报告之一 2002 综合报告. 北京：人民卫生出版社，2005.

[10] 李立明. 中国居民营养与健康状况调查报告之四 2002 高血压. 北京：人民卫生出版社，2008.

[11] WU Y，HUXLEY R，LI L，et al. Prevalence，awareness，treatment，and control of hypertension in China data from the China National Nutrition and Health Survey 2002. Circulation，2008，118（25）：2679-2686.

[12] 华琦. 高血压左心室肥厚与心肌肥厚逆转. 中国医刊，2002，37（10）：590.

[13] LEVY D，GARRISON R J，SAVAGE D D，et al. Prognostic implications of echocardiographically determined left ventricular mass in the Framingham Heart Study. New England Journal of Medicine，1990，322（22）：1561-1566.

[14] KANNEL W B，GORDON T，CASTELLI W P，et al. Electrocardiographic left ventricular hypertrophy and risk of coronary heart disease The Framingham Study. Annals of internal medicine，1970，72（6）：813-822.

[15] KANNEL WB，GORDON T，OFFUTT D. Left ventricular hypertrophy by electrocardiogram Prevalence，incidence，and mortality in the Framingham study. Annals of internal medicine，1969，71（1）：89-105.

[16] 李岩，赵冬，刘静. 北京地区 25-64 岁人群高血压左心室肥厚与心血管事件和死亡的关系. 中华心血管病杂志，2008，36（11）：1037-1042.

[17] 张娜，黄振文，张菲斐. 高血压患者左心室肥厚与尿微量白蛋白，血管紧张素Ⅱ及氨基末端脑钠肽前体的关系. 中华高血压杂志，2010，6：592-594.

[18] 陈莉，马礼坤. 高血压左室肥厚与室性心律失常的研究进展. 心血管病学进展，2006，27（4）：434-437.

[19] 金智敏，赵晓薇，杨宏仁，等. 有效控制血压对高危高血压患者左室肥厚的长期影响. 高血压杂志，2005，13（6）：341-344.

[20] PIERDOMENICO S D，CUCCURULLO F. Risk reduction after regression of echocardiographic left ventricular hypertrophy in hypertension：a meta-analysis. American journal of hypertension，2010，23（8）：876-881.

[21] 董玉梅，李学奇. 高血压病对冠状动脉病变的影响. 心脏杂志（Chin Heart J），2006，18（2）：222-224.

[22] 韩雅玲，张剑，荆全民，等. 慢性完全闭塞病变 2051 例的临床及影像学分析. 中国介入心脏病学杂志，2006，14（2）：86-89.

[23] HAIDER AW，LARSON MG，FRANKLIN SS，et al. Systolic blood pressure，diastolic blood pressure，and pulse pressure as predictors of risk for congestive heart failure in the Framingham Heart Study. Annals of internal medicine，2003，138（1）：10-16.

[24] LLOYD-JONJAMAES DM，LARSON MG，LEIP EP，et al. Lifetime risk for developing congestive heart failure The Framingham heart study. Circulation，2002，106（24）：3068-3072.

[25] LEVY D，LARSON MG，VASAN RS，et al. The progression from hypertension to congestive heart failure. JAMA，1996，275（20）：1557-1562.

[26] 程康安，吴宁. 中国部分地区 1980，1990，2000 年慢性心力衰竭住院病例回顾性调查. 中华心血管病杂志，2002，30（8）：450-454.

[27] PROBSTFIELD J. Prevention of stroke by antihypertensive drug-treatment in older persons with isolated systolic

hypertension-final results of the Systolic Hypertension in the Elderly Program（SHEP）．JAMA：the journal of the American Medical Association, 1991, 265（24）：3255-3264.

［28］STAESSEN JA, FAGARD R, THIJS L, et al. Randomised double-blind comparison of placebo and active treatment for older patients with isolated systolic hypertension. The Lancet, 1997, 350（9080）：757-764.

［29］LIU L, WANG JG, GONG L, et al. Comparison of active treatment and placebo in older Chinese patients with isolated systolic hypertension. Journal of hypertension, 1998, 16（12）：1823-1829.

［30］OGIHARA T, KURAMOTO K. Effect of long-term treatment with antihypertensive drugs on quality of life of elderly patients with hypertension：a double-blind comparative study between a calcium antagonist and a diuretic. NICS-EH Study Group. National Intervention Cooperative Study in Elderly Hypertensives. Hypertension research：official journal of the Japanese Society of Hypertension, 2000, 23（1）：33.

［31］TRIALISTS' COLLABORATION B P L T. Effects of different blood-pressure-lowering regimens on major cardiovascular events：results of prospectively-designed overviews of randomised trials. Lancet（London, England）, 2003, 362（9395）：1527-1535.

［32］WANG JG, STAESSEN JA, FRANKLIN SS, et al. Systolic and diastolic blood pressure lowering as determinants of cardiovascular outcome. Hypertension, 2005, 45（5）：907-913.

［33］COLLINS AJ, FOLEY RN, CHAVERS B, et al. United States Renal Data System 2011 Annual Data Report：Atlas of chronic kidney disease & end-stage renal disease in the United States. American journal of kidney diseases：the official journal of the National Kidney Foundation, 2012, 59（1 Suppl 1）：A7, e1.

［34］GRASSMANN A, GIOBERGE S, MOELLER S, et al. ESRD patients in 2004：global overview of patient numbers, treatment modalities and associated trends. Nephrology Dialysis Transplantation, 2005, 20（12）：2587-2593.

［35］HOU FF, ZHANG X, ZHANG GH, et al. Efficacy and safety of benazepril for advanced chronic renal insufficiency. New England Journal of Medicine, 2006, 354（2）：131-140.

［36］APPEL LJ, BRANDS MW, DANIELS SR, et al.

Dietary approaches to prevent and treat hypertension a scientific statement from the American Heart Association. Hypertension, 2006, 47（2）：296-308.

［37］张京，郭永梅，张莹莹，等．中国居民吸烟与原发性高血压关系 Meta 分析．中国公共卫生, 2006, 22（11）：1344-1345.

［38］ALBRIGHT CL, WINKLEBY MA, RAGLAND DR, et al. Job strain and prevalence of hypertension in a biracial population of urban bus drivers. American Journal of Public Health, 1992, 82（7）：984-989.

［39］SCHROEDER KE, NARKIEWICZ K, KATO M, et al. Personality type and neural circulatory control. Hypertension, 2000, 36（5）：830-833.

［40］BOUTITIE F, GUEYFFIER F, POCOCK S, et al. J-shaped relationship between blood pressure and mortality in hypertensive patients：new insights from a meta-analysis of individual-patient data. Annals of internal medicine, 2002, 136（6）：438-448.

［41］MESSERLI FH, MANCIA G, CONTI CR, et al. Dogma disputed：can aggressively lowering blood pressure in hypertensive patients with coronary artery disease be dangerous？. Annals of internal medicine, 2006, 144（12）：884-893.

［42］MESSERLI FH, PANJRATH GS. The J-Curve Between Blood Pressure and Coronary Artery Disease or Essential Hypertension Exactly How Essential？. Journal of the American College of Cardiology, 2009, 54（20）：1827-1834.

［43］RABKIN SW, WAHEED A, POULTER RS, et al. Myocardial perfusion pressure in patients with hypertension and coronary artery disease：implications for DBP targets in hypertension management. Journal of hypertension, 2013, 31（5）：975-982.

［44］WAGNER M, GOETGHEBEUR M, MERIKLE E, et al. Cost-effectiveness of intensive lipid lowering therapy with 80 mg of atorvastatin, versus 10 mg of atorvastatin, for secondary prevention of cardiovascular disease in Canada. Can J Clin Pharmacol, 2009, 16（2）：e331-e345.

［45］APPEL LJ, WRIGHT JR J T, GREENE T, et al. Intensive blood-pressure control in hypertensive chronic kidney disease. New England Journal of Medicine, 2010, 363（10）：918-929.

［46］WRIGHT JR J T, BAKRIS G, GREENE T, et al. Effect of blood pressure lowering and antihypertensive drug class on progression of hypertensive kidney disease. JAMA: the journal of the American Medical Association, 2002, 288 (19): 2421-2431.

[47] CHOBANIAN A V, BAKRIS G L, BLACK H R, et al. Seventh report of the joint national committee on prevention, detection, evaluation, and treatment of high blood pressure. Hypertension, 2003, 42 (6): 1206-1252.

[48] GROUP KDIGO KBPW. KDIGO Clinical Practice Guideline for the Management of Blood Pressure in Chronic Kidney Disease. Kidney inter, 2012, 2 (Suppl): 337-414.

[49] YANG W, LU J, WENG J, et al. Prevalence of diabetes among men and women in China. The New England journal of medicine, 2010, 362 (12): 1090-1101.

[50] WU S, CHI H, JIN C, et al. The association of blood pressure with survival rate and cardiovascular events in Chinese patients with type 2 diabetes. Int J Cardiol, 2013, 168 (4): 4514-4515.

[51] 刘力生. 中国高血压防治指南 2010. 中华高血压杂志, 2011, 19 (8): 701-708.

[52] ASSOCIATION A D. Standards of medical care in diabetes--2013. Diabetes care, 2013, 36 (Suppl 1): S11-66.

[53] MANCIA G, FAGARD R, NARKIEWICZ K, et al. 2013 ESH/ESC guidelines for the management of arterial hypertension: the Task Force for the Management of Arterial Hypertension of the European Society of Hypertension (ESH)and of the European Society of Cardiology(ESC). Eur Heart J, 2013, 34 (28): 2159-2219.

[54] HANSSON L, ZANCHETTI A, CARRUTHERS S G, et al. Effects of intensive blood-pressure lowering and low-dose aspirin in patients with hypertension: principal results of the Hypertension Optimal Treatment (HOT) randomised trial. The Lancet, 1998, 351 (9118): 1755-1762.

[55] RINGLEB P, BOUSSER M, FORD G, et al. Guidelines for management of ischaemic stroke and transient ischaemic attack 2008. Cerebrovascular diseases (Basel, Switzerland), 2007, 25 (5): 457-507.

[56] ADAMS H P, DEL ZOPPO G, ALBERTS M J, et al. Guidelines for the Early Management of Adults With Ischemic Stroke A Guideline From the American Heart Association/American Stroke Association Stroke Council, Clinical Cardiology Council, Cardiovascular Radiology and Intervention Council, and the Atherosclerotic Peripheral Vascular Disease and Quality of Care Outcomes in Research Interdisciplinary Working Groups: The American Academy of Neurology affirms the value of this guideline as an educational tool for neurologists. Circulation, 2007, 115 (20): e478-e534.

[57] ARONOW WS, FLEG JL, PEPINE CJ, et al. ACCF/AHA 2011 expert consensus document on hypertension in the elderly: a report of the American College of Cardiology Foundation Task Force on Clinical Expert Consensus Documents. Circulation, 2011, 123 (21): 2434-2506.

[58] JAMES P A, OPARIL S, CARTER B L, et al. 2014 Evidence-Based Guideline for the Management of High Blood Pressure in Adults: Report From the Panel Members Appointed to the Eighth Joint National Committee (JNC 8). JAMA: the journal of the American Medical Association, 2014, 311 (5): 507-520.

[59] BECKETT NS, PETERS R, FLETCHER AE, et al. Treatment of hypertension in patients 80 years of age or older. New England Journal of Medicine, 2008, 358 (18): 1887-1898.

（金 成 张 静）

第41章 抗高血压治疗的 J 型曲线

高血压是心脑血管事件风险最重要的危险因素之一，大量人群研究数据显示，较低的血压总是伴随较低的心血管风险[1-2]。2013 年 ESC 指南[3] 推荐，对于 > 80 岁的高血压患者，收缩压（systolic blood pressure，SBP）控制在 140 ~ 150mmHg（1mmHg = 0.133kPa）。对于 < 80 岁的老年患者，在患者可以耐受的情况下，可以考虑将 SBP 控制在 140mmHg 以下。最新的 JNC8 指南[4] 则直接建议，在 ≥ 60 岁人群中，在 SBP > 150mmHg、舒张压（diastolic blood pressure，DBP）> 90mmHg 时开始药物治疗，目标是 SBP < 150mmHg、DBP < 90mmHg。2010 年我国高血压防治指南[5] 建议一般人群降压目标值为 < 140/90mmHg。

但是临床和流行病学调查结果表明，在校正了其他危险因素的情况下，即使高血压患者的血压下降到上述范围以内，发生心血管事件的危险仍高于正常人。同时，随着降压获益的大量临床证据的出现，许多学者认为 140/90mmHg 的目标血压不足以达到最大获益，因此在患者能耐受的情况下，力争最大限度地降低患者的血压——"降压治疗越低越好"。但同时也有报道，当血压尤其是 DBP 下降到一定程度后，心血管事件发生的风险反而会增加，即所谓的抗高血压治疗的 J 型或 U 型曲线。在过去 30 多年里，关于血压与心血管事件之间的 J 型曲线一直都是备受关注的话题。

第一节 高血压 J 型曲线发现及进展

早在 1979 年，Stewart[6] 对 169 名无并发症的原发性高血压患者平均随访 6.25 年后发现，治疗后 DBP < 90mmHg 的患者相对 DBP 在 100 ~ 109mmHg 之间的患者，前者发生心肌梗死的相对危险性是后者的 5 倍之多。1987 年，Cruickshank 等[7] 首次提出 J 型曲线现象，他们回顾性分析了 902 名接受阿替洛尔治疗的中重度高血压患者，发现 DBP 在 85 ~ 90mmHg 内时发生致死性心肌梗死的危险性最低，高于或者低于此范围时心肌梗死的死亡率明显增高。然而，这种现象仅仅在高血压合并有冠心病的患者中被观察到，且与 SBP 无关。在随后的若干年中，这一现象被更多的研究者加以深入探讨，成为了业界热点。

2005 年公布的厄贝沙坦治疗糖尿病肾病试验（IDNT 研究）[8] 指出，厄贝沙坦与氨氯地平相比，可以更有效地降低合并糖尿病肾病的高血压患者发生肾功能不全的风险，但心肌梗死的风险则显著高于后者。研究者进行了随访期间的血压与并发症之间关系的事后分析发现，血压低于 120/85mmHg 时，心肌梗死的风险显著增加。

2006 年的国际维拉帕米-群多普利研究（INVEST 研究）[9]，研究对象是 50 岁以上同时合并有冠心病的高血压患者，且与以往的研究相比，此研究血压下降得更低。因此，INVEST 研究的资料被认为是分析 J 型曲线的最佳模型。入选的 22 576 名合并冠状动脉疾病的高血压患者随机分为以维拉帕米或安替洛尔为基础降压治疗组，平均随访 2.7 年。研究结果表明无论是 DBP 还是 SBP，其与主要终点之间均有 J 型曲线关系，SBP 中的 J 型曲线较为平坦，J 点在 119.2mmHg；而 DBP 的 J 型曲线则陡峭得多，其 J 点在 84.1mmHg（见图 41-1）。DBP 在 80 ~ 90mmHg，心肌梗死发病率 8%；DBP 在 70 ~ 80mmHg，心肌梗死发病率 9%；DBP 在 60 ~ 70mmHg，心肌梗死发病率 16%；DBP ≤ 60mmHg，心肌梗死发病率 32%。而在 DBP 的另一端，DBP > 100 ~ 110mmHg，心肌梗死发生率达 16%。INVEST 研究提示，在高血压合并冠心病患者中过度地降低 DBP 是有害的。Bangalore 等[10] 对 INVEST 研究的最新分析结果显示，在高危高血压患者中，血压水平尤其是 DBP 水平与全因死亡、致命和非致命性心肌梗死以及卒中均呈现 J 型关系。DBP 低于 82.7mmHg 显著增加致命性和非致命性心肌梗死的危险。

2009 年公布的新靶点治疗试验（TNT 研究）[11]

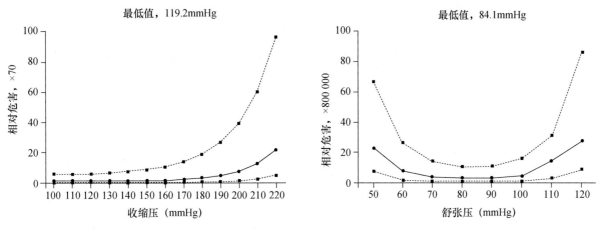

图 41-1 血压与主要终点事件的 J 型曲线关系图

MESSERLI F H，MANCIA G，CONTI C R，et al. Dogma disputed：can aggressively lowering blood pressure in hypertensive patients with coronary artery disease be dangerous?．Annals of internal medicine，2006，144（12）：884-893．

在严格控制其他心血管危险因素（血脂）的前提下，血压与心血管事件之间 J 型曲线依然存在。入选年龄在 35～75 岁，有冠心病临床证据（曾发生心肌梗死、以前或目前有心绞痛，具有冠心病客观指标或冠状动脉血运重建的病史），但病情稳定的 10 001 名冠心病患者（LDL-C ＜ 130mg/dl），随机分为常规阿托伐他汀治疗组（10mg）和强化治疗组（80mg），观察血压变化与心血管事件之间的关系。主要终点包括冠心病死亡、非致死性心肌梗死、心脏骤停和卒中。随访 4.9 年后发现，与 SBP ＞ 130～140mmHg 和 DBP ＞ 70～80mmHg 相比，SBP ＜ 110mmHg 时患者心血管事件增加了 3 倍，而 DBP ＜ 60mmHg 时心血管事件增加了 3.3 倍。该研究血压的 J 点水平为 140.6/79.8mmHg，其 SBP 的 J 点高于 INVEST 研究，而 DBP 的 J 点则相对较低。

2009 年公布的替米沙坦单用或与雷米普利联用全球终点试验（ONTARGET 研究）[12] 入选的患者为最为广泛的伴有冠心病、卒中、短暂性脑缺血发作、靶器官损伤与糖尿病病史的高危心血管疾病患者，年龄为 55 岁及 55 岁以上，探索雷米普利、替米沙坦或二者联用对心血管病高危人群转归的影响。结果显示，在试验的联合治疗组中，低血压、晕厥等不良反应发生率明显高于单用雷米普利组，SBP130mmHg 为转折点，心肌梗死、心血管病死亡率等转归指标与 SBP 水平成 J 型关系。

2009 年 6 月欧洲高血压会议也发布了缬沙坦降压治疗对高血压患者心血管事件的长期评价试验（VALUE 研究）的又一研究成果，入选 15 245 名高血压患者，其中近半数合并冠心病，结果显示 DBP ＞ 90mmHg 及 DBP ＜ 70mmHg 均增加心肌梗死、心力衰竭等的发生率。血压与心血管事件存在 J 型曲线，发生心肌梗死的 DBP 的 J 点为 76mmHg。

2010 年 3 月 ACC 会议上 William Cushman 公布的 ACCORD-BP[13] 用随机平行对照研究，对入选的 4733 名（平均年龄 62 岁）2 型糖尿病合并已知临床心血管疾病或不少于 2 项心血管危险因素的患者，对比强化治疗组 SBP 控制在 ＜ 120mmHg（n = 2362）与标准治疗组 SBP ＜ 140mmHg（n = 2371）对预防糖尿病患者心血管事件作用影响，平均随访期达 4.7 年，尽管强化治疗可预防卒中发生（降低卒中发生率 40%），却并不能降低联合心血管事件、全因死亡和致死性心肌梗死的发生率，而且低血钾及严重不良事件的发生率显著增加，强化降压并不能优化结果。开滦研究对 9489 名糖尿病患者随访约 35 个月发现，SBP ＜ 130mmHg、130～140mmHg 及 ＞ 140mmHg 者心血管事件（心肌梗死、脑梗死、脑出血和全因死亡组成的混合终点事件）累积发病率分别为 3.7%、3.0% 及 6.4%；在校正年龄、性别、SBP 与 DBP 交互项、SBP 与尿蛋白交互项后，SBP ≥ 140mmHg 和 ＜ 130mmHg 的糖尿病患者较 SBP 处于 130～140mmHg 间的患者发生心血管事件的风险分别增加了 1.47 倍和 1.52 倍。

第二节 "血压降得越低越好" 的临床证据

当然，也有部分研究证明，在高血压患者的降压治疗中，SBP 下降带来的获益并没有被同时发生的 DBP 下降所抵消。一项收集了 61 个前瞻性高血压和死亡率相关的临床研究[2]，入选了既往无心血管病史的 100 万人。Meta 分析结果显示，在中年和老年人群，血压升高与死亡率明显相关，但未发现血压 ≤ 115/75mmHg 与死亡率相关的证据，支持降压 "越低越好" 的理念。

Wang 等[15]对 11 个随机对照试验、总计 26 000 名患者数据进行 Meta 分析，发现降压治疗能够降低所有心血管事件及卒中的风险，这种获益在高龄患者中更加显著（DBP 较低的群体）；经过有效的治疗，在 SBP 得到了中高幅度的下降的患者中，所有的不良后果发生率均会降低。即使当 DBP 平均水平低于 70mmHg 时，这些获益仍然能被观察到。另外，此项 Meta 分析提示，降压治疗能将 SBP 的降低幅度最大化，也能将 DBP 的降低幅度最小化，这种效应与年龄相关的大动脉硬化程度成正比。

1998 年的高血压最佳治疗试验（HOT 研究）入选 18 790 名患者，随机分为 DBP ≤ 90mmHg、≤ 85mmHg、≤ 80mmHg 三组。结果显示，三组的平均 DBP 并没有达到设计的 5mmHg 的差异，分别是 85.2mHg、83.2mmHg 和 81.1mmHg。事后分析发现 DBP 在 82.6mmHg 时，发生心脑血管不良事件率最低，但 DBP 降至 70mmHg 时不良事件发生率并未增加。

第三节 高血压 J 型曲线的可能机制

（一）组织器官对血流的自动调节受损

人体血压是一个连续变量，适度的血压水平是维持生命健康的基本保证。血压水平持续增高（即高血压）是心血管疾病的重要危险因素，而血压水平过度降低同样会因重要脏器血流灌注不足而对机体造成不良影响。冠状动脉循环的独特之处在于它主要在心脏舒张期接受灌注。而在心脏收缩期，由于收缩的左心室心肌压缩心肌内血管，所以妨碍了其自身的血流量。当心脏收缩达到峰值时，甚至会有冠状动脉内的血液反流，尤其是在室壁内和小型心外膜动脉中。冠状动脉的灌注压即舒张期左心室压力与冠状动脉内压力的差值。在以犬为模型的血流动力学实验中研究者发现，一旦冠状动脉灌注压低于 40 ～ 50mmHg 的水平，则可以认为冠状动脉无灌流[16]。

冠状动脉本身具有的自身调节功能可以在灌注压变动幅度较大的状态下（45 ～ 125mmHg）维持较为恒定的冠状动脉灌注。但是，合并糖尿病或其他心血管病的患者存在血管内皮功能损伤，动脉僵硬度增加，血压的自我调节曲线右移。通过冠状动脉内注射极量硝酸甘油使血管极限扩张的试验中发现，正常血压个体的冠状动脉灌注压一般维持在 60mmHg 左右，而在高血压患者中，由于左心室舒张期内压较高，其冠状动脉通过动脉自身调节机制将冠状动脉灌注压增加到 70mmHg，存在左心室肥大的部分患者则维持在 8 ～ 90mmHg 的水平上[17]。一旦低于此压力值，则冠状动脉灌注开始减少，而心肌氧耗也随之增加。

但是对于冠心病患者而言，由于冠状动脉狭窄，使得冠状动脉远端的血管灌注区域的灌注压相对较低，导致自身反馈调节的生理效应被相应削弱，一旦低于灌注压的下限，则可能导致心肌缺血的发生。INVEST 研究观察到，经过血运重建的患者相比于没有接受血运重建的患者，能够更好地耐受较低的 DBP 水平。RABKIN 等[18]对 101 名稳定型心绞痛或疑似冠心病患者进行冠状动脉造影，在冠状动脉狭窄病变的近端和远端分别测定血压值。以冠状动脉狭窄远端的 SBP 为心肌灌注压力。选择每个患者狭窄病变最严重处作为测量点。在系统 DBP 与心肌灌注压之间存在显著的线性相关关系。在测试条件下，当心肌灌注压为 50mmHg 时，DBP 为 40mmHg 时冠状动脉血流接近 0。以此研究为基础，如系统 DBP 为 80、70、65 和 60mmHg 时，分别有 1.4%、7.1%、15.7% 和 54.3% 的患者心肌灌注压 < 50mmHg。由此研究者认为，在合并中等程度冠状动脉狭窄的患者，目标 DBP 低于 60mmHg 将导致不能接受的低心肌灌注压力。因此，基于上述研究结论我们可以认为，在同样较低的舒张期血压水平下，患冠心

病及左心室肥大的患者具有较普通高血压患者而言更高的发生"J型曲线效应"的风险。

与冠状动脉相同，脑血管同样具有在体循环血压变化较大时维持恒定血流灌注的生理功能。既往大量研究发现脑血管自身调节的范围高于冠状动脉，可在血压介于 60～150mmHg 时维持较为恒定的灌注压。但是其与冠状动脉主要依赖舒张期血流的特点有所不同，脑血管的灌注主要依赖收缩期灌注压。最近一项研究通过经颅多普勒超声检查发现脑血管可在平均动脉压介于 40～125mmHg 时通过自身调节维持灌注压[19]。上述研究的结论均提示即使 DBP 处于极低的水平，脑血管的灌流也基本不受影响。这也可以解释为何"J型曲线效应"对冠状动脉缺血性事件的发生率影响较为显著而对卒中的发生率影响不大。INVEST 研究未发现低 DBP 者的卒中增加。

但是 Qiu 等[20]对 1270 名基线均无认知障碍的老年人随访 6 年后发现，低 DBP（DBP ≤ 65mmHg）与阿尔茨海默病及痴呆的发生相关，相对危险系数分别为 1.7（95%CI 为 1.1～2.4）和 1.5（95%CI 为 1.0～2.1），且多见于使用降压药物的人群中。因此，学者认为，对于老年人血压的过度下降，尤其是血压下降太快，或产生直立性低血压，可能导致脑血流灌注不足，脑组织缺血，会进一步引起脑神经组织易损区域的缺血性病变，尤其是 watershed 区，导致白质脱髓鞘病变，这可能是低 DBP 导致认识功能障碍及痴呆的发病机制。

（二）不良健康状况与高血压 J 型曲线

对于 J 型曲线现象学术界一直存在不同的观点，有学者认为 J 型曲线的存在或许归因于不良的健康状况。一项为期 16 年的多重危险因素干预研究（MRFIT）随访了 5440 名合并心肌梗死的患者，研究者认为低血压组患者较高的死亡率并非因为 DBP 降低，而是因左心室功能减退、心排血量下降引起的血压下降、死亡率升高[21]。部分观点认为，由于某些长期的慢性疾病状态会导致 DBP 处于较低的状态，J 型曲线现象的产生与纳入该类人群有关。Satish[22]通过 3 年的研究发现 DBP 明显下降组的全因死亡率增加 1.5 倍，心血管事件死亡率增加 1.6 倍，心血管事件的发生率增加 1.4 倍，但进一步控制患者疾病状态及机体功能情况的混杂因素后发现，DBP 下降并不会明显增加终点事件的发生。有研究证实[23]，老年高血压患者在接受降压治疗时，血压降低是伴随体重和血红蛋白的下降，这种血压降低导致死亡率增加可以用机体一般状况恶化来解释 J

型曲线与脉压。INDANA[24]研究是一项直接讨论 J 型曲线的 Meta 分析，共入选 40 233 名患者，平均随访 3.9 年，治疗组和对照组不良事件的增多都与血压过低相关，说明 J 型曲线与降压治疗无关，而与患者本身的健康状况有关。低 DBP 只是不良健康状况（如心力衰竭等）的表现，而不是心脏不良事件的原因。Boutitie 等[24]对 7 组随机试验中 40 233 名高血压患者进行的 Meta 分析也表明，DBP 和 SBP 与心血管疾病死亡率和非心血管疾病死亡率之间均有明确的 J 型曲线关系。

（三）脉压与高血压 J 型曲线

脉压增高已被证实是大动脉硬化的标志，也是心血管事件风险的一个独立危险因素。DBP 的下降和 SBP 的上升均能引起脉压的增高。老年收缩期高血压（SHEP）研究是一项对老年高血压患者进行的降压研究，虽然 1991 年发表的结果显示降压治疗后 DBP < 85mmHg 时，并未发现心血管疾病死亡率的增加[25]，但在 1999 年再次对资料分析[26]后进一步发现，降压治疗组中，当 DBP 降至 70mmHg 时心血管事件风险明显增加，当 DBP 降至 60mmHg 以下时风险增加更甚。DBP 的下降引起了脉压的增加，脉压每增加 10mmHg，心力衰竭发生率增加 32%。同样，Blacher 等[27]从包含了约 8000 名患者的 3 个大型试验中获取了个别患者的资料，在对这些资料进行汇总分析后指出，增大 10mm 的脉压会使主要心血管并发症的风险增高。而在 SBP 的任何水平上，终点事件同样会伴随着 DBP 的下降而增加。

Frangham 队列研究提出，对血压各组进行综合评价（如 SBP 与 DBP，PP 和 MAP）相比于对各组进行单独分析，更能够提高 CVD 的风险预测；而引人侧目的是，研究结果中只有 DBP 呈现出了与 CVD 风险之间非线性的二次关系[28]。即在任何给定的 SBP 水平下，CVD 事件发生的概率均随着 DBP 的降低以"J型曲线"的方式增长；而在任何给定的 DBP 水平下，CVD 事件发生的概率则随着 SBP 的升高单调地增长。Franklin 等[29]指出，年龄因素对于 CVD 风险预测中的 J 型曲线是否出现具有重要作用。在 < 50 岁的较年轻的人群中，DBP 是强于 SBP 或 PP 的预测因子，但它与 CVD 风险的关系表现为线性或对数相关；另一方面，在 60 岁以上的人群中，PP 则成为了最佳的预测因子，所以此时的 DBP 和 CVD 风险之间显现出了 J 型曲线关系。而这些转变，无疑都是基于随年龄增长出现的动脉硬化的发生。Frangham 队列里，Kannal 等[30]在

无 CVD 的患者中发现，DBP < 80mmHg 时的 CVD 自然发病率和对年龄及其他风险因素进行校正后的 CVD 发病率均有增加。研究者推断，低 DBP 时带来的额外 CVD 风险和死亡率归因于这些个体同时伴发了 SBP 的增高（也引起脉压增高）。在脉压＞45mmHg 时，CVD 的风险是极大的，而脉压较低时，非致命性 CVD 风险并未增加。由此带来这样一个疑问：导致 CVD 风险增加的原因是低 DBP 本身，是动脉硬化，还是脉压的增大？Franklin 等[29]通过类别分析后提出，在没有 CVD 和未接受降压治疗的患者中，如果没有伴发随之而来的脉压增高，那么低 DBP 本身并不会增加 CVD 的风险。故 DBP 中的 J 型曲线可被视为动脉硬化程度增加的标志。

（四）高血压 J 型曲线证据的不足

实际上，J 型曲线效应的依据大部分是大型临床试验的事后分析（post hoc analyses）结果，这些分析方法并不能解决安全降压达标区间这个关键问题，"事实上我们真正需要的是个体患者数据分析（individual patient data analyses）"，即将高血压高危个体随机分为积极降压或安慰剂两组进行比对，以明确是否降压治疗导致冠状动脉事件，这才是彻底解决 J 型曲线问题以及确定低 DBP 患者安全降压达标值的唯一途径。此外，发现高血压 J 型曲线的人群多合并有冠心病、糖尿病或发生心血管事件风险高，且样本量较少，并不能代表一般人群。

第四节　高血压 J 型曲线与降压策略

临床实践中，我们应正确理解血压"J 型曲线"。关于高血压的危害性以及降压与心血管获益之间的关系已经过大量流行病学和临床研究论证，J 型曲线并非是对降压获益的否定，而是对个体化降压治疗的补充。在高危患者中实施过于激进的降压治疗策略可能会导致冠状动脉与脑动脉的血流灌注不足，从而危害其生命健康。

但是，据估计，2006 年我国高血压患者达 2 亿，每 10 个成人中有 2 人是高血压患者。每年新增高血压患者 1000 万，《2013 中国心血管病报告》估算现患高血压 2.7 亿人。目前，我国高血压具有高患病率、低知晓率、低治疗率、低控制率的特点。50 岁后很多低 DBP 的患者 SBP 却很高，高血压的 J 型曲线不应阻止高 SBP 的患者降压的步伐，更不能引发医生对单纯 SBP 升高的患者治疗不足的危机。

高血压的治疗理念旨在最大限度地降低心脑血管疾病的发病率和病死率。由于不同的人群有不同的 J 点，降压治疗遵循个体化治疗原则就显得尤为重要。整体评估患者心血管危险因素，在对部分高血压患者尤其是高龄、有潜在单纯收缩期高血压、合并冠心病或脑血管狭窄等患者进行降压治疗时需格外谨慎。另外，在降压药物的选择上，能够降低脉压、减慢心率、改善左心室肥大和高血压性血管疾病类的降压药物应该被优先考虑。

参考文献

[1] ZANCHETTI A，HANSSON L，CLEMENT D，et al. Benefits and risks of more intensive blood pressure lowering in hypertensive patients of the HOT study with different risk profiles：does a J-shaped curve exist in smokers？. Journal of hypertension，2003，21（4）：797-804.

[2] COLLABORATION PS. Age-specific relevance of usual blood pressure to vascular mortality：a meta-analysis of individual data for one amillion adults in 61 prospective studies. Lancet（London，England），2002，360（9349）：1903-1913.

[3] MANCIA G，FAGARD R，NARKIEWICZ K，et al. 2013 ESH/ESC guidelines for the management of arterial hypertension：the Task Force for the Management of Arterial Hypertension of the European Society of Hypertension（ESH）and of the European Society of Cardiology（ESC）. Eur Heart J，2013，34（28）：2159-2219.

[4] PAUL A. JAMES M，SUZANNE OPARIL M，BARRY L. CARTER P，et al. 2014 Evidence-Based Guideline for the Management of High Blood Pressure in Adults：Report From the Panel Members Appointed to the Eighth Joint National Comttee（JNC 8）. JAMA：the journal of the American Medical Association，2013 December 18，2013. doi：10. 1001/jama. 2013. 284427.

[5] 刘力生. 中国高血压防治指南 2010. 中华高血压杂志，2011，19（8）：701-708.

[6] STEWART I. Relation of reduction in pressure to first myocardial infarction in patients receiving treatment for severe hypertension. The Lancet，1979，313（8121）：

861-865.

［7］CRUICKSHANK J, THORP J, ZACHARIAS FJ. Benefits and potential harm of lowering high blood pressure. The Lancet, 1987, 329（8533）: 581-584.

［8］BERL T, HUNSICKER LG, LEWIS JB, et al. Impact of achieved blood pressure on cardiovascular outcomes in the Irbesartan Diabetic Nephropathy Trial. Journal of the American Society of Nephrology, 2005, 16（7）: 2170-2109.

［9］MESSERLI FH, MANCIA G, CONTI CR, et al. Dogma disputed: can aggressively lowering blood pressure in hypertensive patients with coronary artery disease be dangerous?. Annals of internal medicine, 2006, 144（12）: 884-893.

［10］BANGALORE S, MESSERLI FH, FRANKLIN SS, et al. Pulse pressure and risk of cardiovascular outcomes in patients with hypertension and coronary artery disease: an INternational VErapamil SR-trandolapril STudy（INVEST）analysis. European heart journal, 2009, 30（11）: 1395-1401.

［11］WAGNER M, GOETGHEBEUR M, MERIKLE E, et al. Cost-effectiveness of intensive lipid lowering therapy with 80 mg of atorvastatin, versus 10 mg of atorvastatin, for secondary prevention of cardiovascular disease in Canada. Can J Clin Pharmacol, 2009, 16（2）: e331-e345.

［12］VERDECCHIA P, SLEIGHT P, MANCIA G, et al. Effects of telmisartan, ramipril, and their combination on left ventricular hypertrophy in individuals at high vascular risk in the Ongoing Telmisartan Alone and in Combination With Rapril Global End Point Trial and the Telmisartan Randozed Assessment Study in ACE Intolerant Subjects With Cardiovascular Disease. Circulation, 2009, 120（14）: 1380-1389.

［13］CUSHMAN WC, EVANS GW, BYINGTON RP, et al. Effects of intensive blood-pressure control in type 2 diabetes mellitus. The New England journal of medicine, 2010, 362（17）: 1575.

［14］WU S, CHI H, JIN C, et al. The association of blood pressure with survival rate and cardiovascular events in Chinese patients with type 2 diabetes. Int J Cardiol, 2013, 168（4）: 4514-4515.

［15］WANG JG, STAESSEN JA, FRANKLIN SS, et al. Systolic and diastolic blood pressure lowering as determants of cardiovascular outcome. Hypertension, 2005, 45（5）: 907-913.

［16］BELLAMY RF. Diastolic coronary artery pressure-flow relations in the dog. Circulation Research, 1978, 43（1）: 92-101.

［17］FAGARD RH, STAESSEN JA, THIJS L, et al. On-treatment diastolic blood pressure and prognosis in systolic hypertension. Archives of internal medicine, 2007, 167（17）: 1884-1891.

［18］RABKIN SW, WAHEED A, POULTER RS, et al. Myocardial perfusion pressure in patients with hypertension and coronary artery disease: implications for DBP targets in hypertension management. Journal of hypertension, 2013, 31（5）: 975-982.

［19］LUCAS SJ, TZENG YC, GALVIN S D, et al. Influence of changes in blood pressure on cerebral perfusion and oxygenation. Hypertension, 2010, 55（3）: 698-705.

［20］QIU C, VON STRAUSS E, FASTBOM J, et al. Low blood pressure and risk of dementia in the Kungsholmen project: a 6-year follow-up study. Archives of neurology, 2003, 60（2）: 223-228.

［21］FLACK JM, NEATON J, GRIMM R, et al. Blood pressure and mortality among men with prior myocardial infarction. Circulation, 1995, 92（9）: 2437-2445.

［22］SATISH S, ZHANG DD, GOODWIN JS. Clinical significance of falling blood pressure among older adults. Journal of clinical epideology, 2001, 54（9）: 961-967.

［23］COX J, O'BRIEN E, O'MALLEY K. The J-shaped curve in elderly hypertensives. Journal of hypertension Supplement: official journal of the International Society of Hypertension, 1992, 10（2）: S17-23.

［24］BOUTITIE F, GUEYFFIER F, POCOCK S, et al. J-shaped relationship between blood pressure and mortality in hypertensive patients: new insights from a meta-analysis of individual-patient data. Annals of internal medicine, 2002, 136（6）: 438-448.

［25］GROUP SCR. Prevention of stroke by antihypertensive drug treatment in older persons with isolated systolic hypertension. JAMA: the journal of the American Medical Association, 1991, 265（24）: 3255-3264.

［26］SOMES GW, PAHOR M, SHORR RI, et al. The role of diastolic blood pressure when treating isolated systolic hypertension. Archives of internal medicine, 1999, 159（17）: 2004-2009.

［27］BLACHER J, STAESSEN JA, GIRERD X, et al. Pulse pressure not mean pressure determes cardiovascular risk in older hypertensive patients. Archives of internal medicine, 2000, 160 (8): 1085-1089.

[28] FRANKLIN SS, LOPEZ VA, WONG ND, et al. Single versus combined blood pressure components and risk for cardiovascular disease the frangham heart study. Circulation, 2009, 119 (2): 243-250.

[29] FRANKLIN SS, LARSON MG, KHAN SA, et al. Does the relation of blood pressure to coronary heart disease risk change with aging? The Frangham Heart Study. Circulation, 2001, 103 (9): 1245-1249.

[30] KANNEL WB, WILSON PW, NAM BH, et al. A likely explanation for the J-curve of blood pressure cardiovascular risk. The American journal of cardiology, 2004, 94 (3): 380-384.

（朱　婕　李志芳）

第42章　如何提高患者对治疗的依从性

高血压是最常见的慢性病，也是心脑血管病最主要的危险因素，不仅致残、致死率高，也给家庭和国家造成沉重的负担。我国目前约有高血压患者2亿人，患病基数巨大，且目前我国高血压防控的形式非常严峻。相比于欧美发达国家，我国高血压人群的知晓率、治疗率和控制率水平均较低。近年来，虽然经过全社会的共同努力，我国高血压患者的控制率有改善的趋势，但是仍只有20%左右，远远低于欧美发达国家[1]。患者对治疗的依从性不佳是血压水平不达标的重要原因[2-3]。如何提高高血压患者对治疗的依从性，是高血压治疗管理中亟待解决的关键问题。

第一节　高血压患者治疗依从性的定义

旧有的观念中高血压患者的治疗依从性大多仅限于药物治疗的依从性。既往的研究中评价患者依从性大多采用Moriky-Green测评表，在过去的1个月里，通过提问4个问题确定研究对象的服药依从性：①你是否有忘记服药的经历？②你是否有时不注意服药？③当你自觉症状改善时，是否停药？④当你服药自觉症状更坏时，是否曾停药？四个问题回答均为"否"即为依从性佳，否则为依从性不佳。而随着高血压防治理念的进步，高血压的治疗已经从单纯的生物学范畴升级到社会学范畴。目前的高血压治疗已经进入了生活方式改善、药物治疗、血压监测、定期随访等"多管齐下"的综合管理时代，因此高血压患者的治疗依从性应该是指高血压患者对包括改善生活方式、药物治疗、血压监测、定期随访等一系列综合管理措施在内的治疗依从性。

第二节　影响高血压患者治疗依从性的因素

造成目前高血压患者依从性较差的原因错综复杂，简单说来可总结为如下几个方面。

一、疾病的认识不足

对高血压疾病本身的认识不足是影响患者治疗依从性的关键因素之一。研究显示，血压控制水平较好的人群中高血压相关知识的熟悉程度显著优于控制水平较差的人群[4]。有无症状会影响治疗依从性和血压控制水平，而大部分高血压患者无任何症状[5]。相当部分高血压患者不了解高血压的病程特点和病理机制，也不知晓高血压治疗的关键不在于消除症状，而在于降低长期血压升高造成的心血管靶器官损害，常常在血压降至正常或自我感觉症状消失后就自行停药，造成血压的显著波动从而会对心血管系统产生更大的危害。张云庆对重庆市某辖区内高血压患者的一项药物依从性调查显示，有27.19%的患者在治疗过程中曾自行减、停药[6]。定期血压监测和随访是高血压管理中的重要内容，可以显著提高高血压患者的自我管理效能。我国高血压患者中能坚持血压监测和随访的患者比例仍较低，张云庆的研究显示有高达65.79%的患者没有按时定期随访和进行血压监测[6]。高血压的发病与不良生活方式关系密切，高血压的治疗首先应该是生活方式的改善。但是目前这一理念尚未在广大医务工作者和患者当中普及，部分临床医师和多数患者对于降压治疗的理解仍仅限于服用降压药物而忽略了生活方式的全面改善，夸大药物治疗的价值，从而造成患者对高血压非药物治疗的依从性较差。

高血压患者缺乏正规、便捷的疾病信息来源是造成患者对高血压认识不足的重要原因。目前我国对包括高血压在内的一些常见心脑血管疾病在社区一级的防治宣传教育重视不足，社区医师对健康宣教的意识和知识也相对落后。高水平医院的医疗资源相对稀缺，患者到医院就诊时常常由于就诊时间短或者医生缺乏宣传教育意识也无法获得足够的高血压相关知识和健康教育。再加之我国医疗市场管理混乱，药品广告监督管理缺失，不法厂家和个人利用患者心理通过电视、网络、手机短信等途径大肆鼓吹所谓"不吃药治好高血压"的电磁治疗、红外治疗，以及其他的"保健品"或"祖传秘方"，混淆视听，致使很多高血压患者中断正规药物治疗。2010年轰动一时的"张悟本事件"就是这一现状的典型缩影。以上因素均促进和导致了高血压患者对自身疾病的认识不足甚至认识错误，造成患者容易停服、漏服降压药物，血压控制不佳。

二、医患沟通和随访

高血压患者在长期的治疗过程中，由于药物不良反应、合并疾病、生活事件应激等原因常导致患者对原有治疗方案耐受不良，需要及时就诊，调整治疗方案。但因卫生资源相对不足，患者就医不便，或医师停诊等原因导致患者无法及时就医时，则常导致患者自行停药或减药。在高血压的起始治疗阶段或者更换药物种类和剂量时，这一情形较为突出。临床医师应该增强这类患者的随访，保证医患沟通的顺畅，及时发现和解决降压治疗过程中的问题，解答患者对降压方案的疑问，对于提高高血压患者的依从性具有重要意义。加拿大的一项大型临床研究显示，临床医师增加随访次数，尤其是做到早期调整降压药物能显著提高患者降压治疗的依从性[7]。临床医师的个人沟通能力和意愿也是能够影响患者依从性的因素之一。研究发现，被患者认为容易沟通的医师诊治的患者中，高血压药物治疗的依从性较高[8]。

三、药物相关因素

首先，药物的不良反应是影响很多高血压患者服药依从性的重要因素。一线高血压药物均具有一定的不良反应的发生率，如利尿药导致的水电解质紊乱、高尿酸血症，钙通道阻滞药导致的下肢水肿、心率增快，血管紧张素转化酶抑制药（ACEI）导致的干咳和血管神经性水肿等常可导致患者不能耐受而无法坚持用药，尤其是由于患者合并有其他疾病或者所在的地区和医院可供选择的药品种类较少，可导致医师在为患者调整药物时选择受限。其次，药物剂量把握不当也是造成患者依从性不佳的常见原因。由于患者对降压药物的反应性不同或者临床医师处方的起始药物治疗的剂量过大，抑或是对降

压目标急于求成，造成患者血压下降过快而产生一系列不适症状是高血压患者停服、漏服高血压药物的常见原因。再次，来自于患者的对长期口服降压药物安全性的担忧也值得重视。部分患者曲解"是药三分毒"的传统观念，认为长期口服降压药会产生毒副作用，对长期服用药物有抵触心理，常常在血压降至正常后即停服或减服降压药物造成血压水平波动。这种情况在临床中并不少见。第四，服药程序的复杂和繁琐是造成患者非主动性依从不佳的重要原因。有研究显示，患者的依从性和服药的种类和数量成反比。许多患者由于单药疗效不佳而需要联合服用两种或更多的降压药物控制血压，或者因为合并其他心脑血管疾病或其他系统疾病需要同时服用多种药物，各种药物服用的时间、剂量、注意事项不同使服药过程复杂，造成漏服、错服，长此以往也减弱了患者坚持服药的意愿。

四、年龄

传统观点认为年龄会影响患者的依从性。随着年龄的增长或者伴发的其他疾病，老年患者的记忆力和理解力会逐渐下降。遗忘是导致老年高血压患者中药物漏服比例较高的重要原因。其次，由于理解和识记能力的下降，在需要换用其他降压药或调整药物剂量时，老年患者常常会对药品名称和剂量产生混淆，如果医师的笔记潦草、患者文化水平低或者无人从旁提醒时，便会让患者无所适从，无法正确服用。但是也有研究发现，年龄和服药依从性并无明显关联。波兰的一项前瞻性研究应用Morisky-Green问卷的对1467名高血压患者进行服药依从性调查，结果显示依从性的高低与年龄和性别均无相关性[9]。究其原因，可能是老年患者具有的心血管危险因素较多，因而相比于心血管危险分层较低的患者，对降压治疗的重视程度较高，在一定程度上抵消了记忆力或者理解力下降造成的依从性减弱。

五、合并的疾病状态

慢性非传染性疾病（慢病）如高血压、糖尿病等的发病常与不良生活方式关系密切，具有共同的危险因素，部分高血压患者也合并有其他心脑血管疾病和代谢性疾病。患者在接受高血压治疗和健康教育的同时，也在接受其他慢病的相关治疗和教育，从而使坚持药物治疗和改善生活方式的意识得到强化。再加之同时患有多种疾病会使患者对自身的健康状况更加重视，从而使依从性得到了提高。研究显示，已经患有糖尿病的患者再发生高血压后，药

物治疗的依从性显著高于单纯高血压患者；同样，已经患有高血压的患者再发生糖尿病时，治疗依从性也高于单纯糖尿病的患者[10]。

六、患者的情绪状态

高血压患者易合并情绪障碍，尤其是在血压控制不佳的人群中[11]。高血压患者最容易合并的情绪障碍为焦虑和抑郁。情绪障碍引起的身体不适常常与高血压的症状混淆，焦虑患者由于交感张力增大和儿茶酚胺水平升高可使头晕、头痛等症状更加明显。单纯降压治疗对躯体症状缓解不明显时可导致患者对症状控制不满意从而降低依从性。而中重度抑郁患者由于求治欲望不强，自我效能减低，也会导致依从性下降。一项纳入了 178 名患者的研究显示，具有中度以上焦虑［心理学一般性健康问卷调查表（PGWB）焦虑得分＜ 22］和抑郁（贝克抑郁量表 - Ⅱ得分＞ 14）症状的患者在 3 个月的随访中，不能坚持服用降压药的概率分别升高 2.48 和 1.59 倍[12]。2005 年胡大一教授对北京 10 家二、三级医院的 2274 名高血压患者进行调查发现，其中有 39% 合并焦虑，9% 合并不同程度的抑郁。情绪障碍对高血压患者依从性的影响不容小觑。另外，患者的性格特点也会对高血压的治疗依从性造成影响[13]。

七、社会支持

有否良好的社会支持也是影响患者依从性的重要因素。波兰的一项大型研究显示 30% ～ 40% 的高血压人群社会支持水平较低，与社会支持水平较高的人群相比，其服药依从性下降了 5.6% ～ 8.3%；血压监测状况也较差，尤其是在男性中，缺乏血压监测的比例显著升高（39.4% vs. 9.2%）[14]。此外，社会支持水平较低的人群中焦虑、抑郁等情绪障碍的患病率更高，导致该人群缺乏积极向上的生活态度和健康的生活方式，不良生活行为方式如缺乏体力活动、大量饮酒、吸烟等比例高于社会支持水平高的人群。良好的社会支持如配偶或子女的关心、提醒或监督能显著提高高血压患者对疾病的重视程度，提高治疗依从性。

八、社会经济地位和医疗保障

大多数研究显示，社会经济地位较高的群体相比于较低的群体血压控制更好[15-17]。经济状况对于高血压治疗依从性的影响是多方面的。首先，对于经济状况较差尤其是医疗保障欠佳的患者而言，长期服用降压药物会显著增加患者的医疗负担，尤其是患者无法耐受副作用较多但价格较为低廉的降压药，而需要服用价格更加高昂的新型降压药时，这会直接影响患者对降压治疗的依从性。其次，经济状况较差的患者一般受教育水平也相对较低，获取高血压相关知识的渠道较少，对疾病的认识程度和重视水平也相对不足。

第三节　如何提高患者对治疗的依从性

影响高血压患者治疗依从性的原因是多方面的，不仅仅涉及医患双方，更与目前我国心脑血管疾病乃至慢病防治体系的整体架构和工作方针、政府的医疗保障政策、医疗市场的规范管理等关系密切。改善患者对高血压治疗的依从性，提高我国高血压患者的达标率，降低远期的致残、致死率，有赖于政府和社会各个层面和领域的通力合作，以及全社会健康和慢病防治意识的觉醒。这需要一个漫长的过程，不可能一蹴而就。但就目前的情况来看，笔者认为做好如下工作或许能在一定程度上提高高血压患者的治疗依从性，缓解目前高血压控制率低下的严峻局面。

一、倡导高血压患者的综合管理

新版欧洲高血压指南已经明确提出，高血压的社会化管理在提高血压的整体控制水平中有着举足轻重的作用。时至今日，高血压的控制早已不仅仅是关注血压数值本身，它已经进入了强调疾病管理和全方位参与的全新的血压管理时代。建立以患者为核心，包括医生、护士、社区、患者家属在内的全方位血压管理模式已经成为目前高血压防治工作的新的发展趋势。与常规血压管理方式相比，基于团队的血压管理模式能进一步降低收缩压达 10mmHg，同时血压达标率提高 22%[18]。我国部分地区在这一领域也进行了一些有益的尝试。上海市普陀区对 4 个社区的 977 名患者进行了 1 年的规范社区管理，包括设立健康管理专员进行血压测量、健康教育，定期随访，以及调整治疗方案等，人群的总体血压治疗率和控制率分别提高了 6.9% 和 20.5%，生活方式也有了显著的改变[19]。唐山开滦集团对井下和井下辅助单位在岗职工中的原发性高血压患者进行综合管理，包括免费发放药物、宣传教育和行政干预后，总体血压达标率达到39.7%[20]。有条件的地区甚至可以采用包括电话、网络、远程监测等现代通讯设备来督导血压监测和药物治疗，也能取得不错的效果[21-22]。

二、需要政府政策的支持和引导

包括高血压在内的慢病的发生不仅仅是个人行为的后果，同样也是社会发展所致环境和生活方式改变的副产品。政府在高血压防控方面的主导作用至关重要。除了切实有力的做好高血压防控的宣传教育诸如倡导使用替代盐、发动全民健身运动、提倡健康饮食外，在医疗政策的制订上也应该有所侧重。国外有研究显示政府通过制订相关政策诸如免费提供高血压药物等方式，可以显著提高高血压的控制率[23]。另外，英国保健系统曾尝试对包括高血压在内的慢病给出恰当诊断和护理的医护人员进行奖励，研究显示这项政策的实施与全科医师的血压监测率和控制率提高有关[24]。结合我国的具体国情，开滦研究在这一领域做出了有益的尝试。通过制订集团内高血压防控政策，免费向高血压人群提供四组价格低廉的降压药物并配合健康教育等方式，显著提高了高血压患者的治疗依从性，以较低的经济投入获得了显著的健康和经济效益[25]。这一成果值得借鉴。

三、加强对患者的健康教育

临床心血管医师在诊治高血压患者的过程中，除了处方降压药物外，尤其应该强调和注重对于高血压患者的健康教育。只有使患者对于高血压疾病本身有了正确的认知，才能在根本上改变患者的行为依从性，改善血压控制水平。一项纳入了453名高血压患者的研究发现，仅通过发送健康宣传手册和每月1次的电话随访，就能显著提高患者在半年内的药物治疗的依从性，在新发高血压患者当中这一效果更为显著[26]。对于改善高血压患者的非药物治疗依从性，健康教育则更加具有不可替代的作用。

在欧美国家，社区已经成为包括高血压在内的慢性非传染性疾病（慢病）的主要防治场所。在我国，随着慢病防控意识的提高和慢病防控工作的开展，慢病防治的重心也逐渐向社区医院和社区医生转移。社区医生在不远的将来会成为健康教育的实施主体。但目前情况下，我国社区医生健康教育的意识、理论水平和实施技术仍非常薄弱。因此，迅速提高社区和基层医生的心血管疾病防治技术，转变其对高血压管理的陈旧观念，增强其对高血压健康宣教的意识将会对改善高血压患者的依从性发挥重要的影响。

健康教育活动可由社区卫生服务中心和居委会或者社区办事处协商，共同计划、组织和实施。其形式可多样化，如分发健康教育材料、宣传画、板报、健康展览、举办健康教育讲座、广播电台或电视台讲座等。组织高血压自我管理小组是一种提高患者依从性的有效方式。此外，在诊疗活动中，社区医生也可以对患者进行面对面的健康教育。应该重视发挥社区护士在健康教育中的作用，由护士来作为健康教育的主体，同样也能明显改善患者的行为方式，有助于血压达标[27-28]。

高血压患者的健康宣教，应着重从以下方面进行：

1. 高血压是一种慢性疾病，多数患者需要终身治疗和监测。在治疗过程中，患者不可随意停服药物。停服和漏服药物均可造成血压水平的较大波动，严重危害心脑血管健康。

2. 多数高血压患者无相关症状，降压治疗的目的不在于消除症状。要反复向患者宣教长期血压控制不良可能导致的心脑血管及眼部并发症，如脑出血、心肌肥厚、高血压性肾病等。

3. 高血压的发生与不良生活方式密切相关，改善生活方式是降压治疗的基础。部分轻、中度高血压患者甚至仅通过生活方式改善就可以将血压控制在理想水平，可避免服用高血压药物。对不愿服用降压药或者对一线降压药物有禁忌证或不良反应严重的患者，改善生活方式尤为重要。生活方式的改善主要包括限盐，增加运动和减重，戒烟，限酒（最好不饮酒），增加蔬菜、水果以及坚果的摄入等，具体内容可参阅本书相关章节。

4. 目前大多数药物虽然具有一定的副作用，但是通过改变剂量和配伍，可以在很大程度上消除。大量研究已经证实，长期口服降压药物对人体是安全的，而且大有裨益。

四、合理用药

临床医师应该熟悉和掌握降压药物使用的基本原则，各类常用降压药的适用人群、常见不良反应以及禁忌证，强调个体化用药和简化用药，为患者选择最佳的药物和配伍，在平稳有效降压的同时，提高患者对降压药物的耐受性和依从性。相对来讲，我国高血压患者对钙通道阻滞药和肾素-血管紧张素-醛固酮系统（RAAS）阻断药的耐受性较好，而对β受体阻滞药和利尿药的耐受性较差[8, 29]。患者经过生活方式改善后单药治疗血压控制不佳时，应考虑联合两种或更多的作用机制不同的药物，而不是继续增加原有药物的剂量。任何两种高血压药物联用都能增加血压的降低幅度，并远大于增加任何一种药物剂量所降压的幅度[30]。而且研究显示，初始联合治疗的依从性高于任何单药治疗，尤其是对血压值较高的患者[31]。联合药物治疗中要强调固定配比复方制剂的使用。该类药物由不同作用机制的两种小剂量降压药组成，也称为单片固定复方制剂。与分别处方的降压联合治疗相比，其优点是使用方便，可改善治疗的依从性，是联合治疗的新趋势。多数每天口服1次，每次1片，使用方便，改善依从性。目前我国上市的新型的固定配比复方制剂主要包括：ACEI＋噻嗪类利尿药，血管紧张素受体拮抗药（ARB）＋噻嗪类利尿药，二氢吡啶类钙通道阻滞药＋ARB，二氢吡啶类钙通道阻滞药＋β受体阻滞药，噻嗪类利尿药＋保钾利尿药等。临床医师应根据患者的具体情况合理选用。

特别需要注意的是，对于高血压患者"降压才是硬道理"。对于经济条件较差的患者，选择药物时不能盲目选择降压效果更优良、心血管保护更全面的新型降压药，而应该结合患者的经济承受能力，优先选择价格较为低廉的药物。同时，通过仔细调整药物种类、优化药物剂量、配伍和调整服药时间，给患者带来最佳的血压控制和最大的心血管获益。

五、督促患者进行血压监测

鉴于诊室血压测量时有可能引起患者的神经内分泌反应而导致"白大衣高血压"，现在高血压指南中均强调诊室外血压监测如动态血压监测（ABPM）和家庭血压测量（HBPM）的重要性，尤其是后者在预测心血管疾病的发病率和死亡率方面优于诊室血压[32-33]。临床医师应当叮嘱患者坚持定时、定期自测血压，并将测量结果记录下来以备复诊时供医师参考。采用远程监控和智能手机软件进行家庭血压监测可能会有更大的优势，是目前该领域内发展的新趋势[34]。

六、注重改善患者的情绪和心理状态

情绪和心理状态应该成为高血压患者治疗中需要干预的靶点。国外在数十年前即开始关注心理因素在心血管疾病发生发展中作用，国内胡大一教授等数年前也开始呼吁心血管医师关注患者的心理状态，倡导开展心血管疾病和心理疾病同诊同治的"双心医学"模式[35]。心血管医师应主动学习精神心理疾病相关的基本知识，能在日常工作中识别出患者可能合并的心理障碍，并能对其中的轻症患者进行干预或推荐其进行专业心理咨询，做到有的放矢。具体方法请参阅本书其他相关章节。

七、为患者寻求更多的社会支持

临床医师应该发动患者的亲属和朋友加入到患者的治疗方案，尤其是非药物治疗当中来。医师或者护士在对患者进行健康教育的同时，也应该对其亲属和朋友宣传健康生活方式的益处，督促其共同建立和维持良好的生活行为，如减少膳食中的盐摄入量（每日小于6g），多吃蔬菜和水果，戒烟限酒等，并监督和提醒按时服用降压药物，定期监测血压水平等。同时，鼓励患者的亲属和朋友为患者提供有力的情感支持，疏解患者的不良情绪。

八、兼顾患者症状的改善

部分高血压患者常常合并有头晕、头痛、颈强直等一系列非特异性症状。对某些高血压患者而言，对症状的重视程度常超过降压治疗本身。临床医师在关注血压管理的同时也应该兼顾改善患者的伴随症状，因为后者的改善往往能刺激患者对降压治疗方案的信任从而提高依从性。但是该类患者的症状常常病因不确切，多与神经精神因素相关，临床效果较差。中医药强调整体调制，以改善症状和生活质量见长，但降压效果不确切且循证依据不足，可与西药相辅相成。临床医师在遵照指南，规范西药降压治疗的基础上，可适当搭配中药或中成药，缓解相关症状，对于提高患者的依从性有一定价值。

我国高血压的防控已经进行了半个多世纪，广大的医务工作者为我国高血压事业的防控做出了卓有成效的贡献，但是当前我国高血压防控的形式依然非常严峻。高血压患者的治疗依从性是影响高血压控制率的重要因素之一，广大医务工作者应当增强高血压防控的意识，克服自身的惰性[36]，运用有效手段，通过多种途径和方式改善高血压患者对非药物以及药物治疗的依从性，切实改善我国高血压防控不利的面貌。

总结与要点

- 高血压患者的治疗依从性是影响高血压控制率的重要因素之一。
- 对高血压疾病的认识不足、医患沟通不通畅和药物相关因素是影响高血压治疗依从性的主要因素。另外，年龄、患者合并的疾病状态、情绪状态和社会支持、经济状况和医疗保障也在一定程度上影响患者的治疗依从性。
- 改善高血压患者的治疗依从性，宏观上需要加强高血压的综合管理以及政府的政策引导，临床医师则需要切实加强患者的健康教育、掌握合理用药的原则，督促患者进行血压监测，注重改善患者的情绪状态和提供社会支持，并兼顾患者主观症状的改善。

参考文献

[1] 中国高血压防治指南修订委员会. 中国高血压防治指南2010. 中华高血压杂志，2011，19（8）：701-743.

[2] Corrao G, Zambon A, Parodi A, et al. Discontinuation of and changes in drug therapy for hypertension among newly-treated patients：a population-based study in Italy. J Hypertens, 2008, 26（4）：819-824.

[3] Lee JK, Grace KA, Taylor AJ. Effect of a pharmacy care program on medication adherence and persistence, blood pressure, and low-density lipoprotein cholesterol：a randomized controlled trial. JAMA, 2006, 296（21）：2563-2571.

[4] Almas A, Godil SS, Lalani S, et al. Good knowledge about hypertension is linked to better control of hypertension; a multicentre cross sectional study in Karachi, Pakistan. BMC Res Notes, 2012, 5：579.

[5] Rajpura JR, Nayak R. Role of Illness Perceptions and Medication Beliefs on Medication Compliance of Elderly Hypertensive Cohorts. J Pharm Pract, 2014, 27（1）：19-24.

[6] 张云庆. 对某社区老年高血压患者服药依从性调查分析. 重庆医学，2009. 38（6）：751-752.

[7] Tamblyn R, Abrahamowicz M, Dauphinee D, et al. Influence of physicians "management and communication ability on patients" persistence with antihypertensive medication. Arch Intern Med, 2010, 170（12）：1064-1072.

[8] Schoenthaler A, Chaplin WF, Allegrante JP, et al. Provider communication effects medication adherence in hypertensive African Americans. Patient Educ Couns, 2009, 75（2）：185-191.

[9] Wilinski J, Dabrowski M. Medication adherence in hypertensive patients of different cardiovascular risk treated in primary health care. Przegl Lek, 2013, 70（6）：377-380.

[10] An J, Nichol MB. Multiple medication adherence and its effect on clinical outcomes among patients with comorbid type 2 diabetes and hypertension. Med Care, 2013, 51（10）：879-887.

[11] Schmieder RE, Grassi G, Kjeldsen SE. Patients with treatment-resistant hypertension report increased stress and anxiety：a worldwide study. J Hypertens, 2013, 31（3）：610-615, discussion 615.

[12] Bautista LE, Vera-Cala LM, Colombo C, et al. Symptoms of depression and anxiety and adherence to antihypertensive medication. Am J Hypertens, 2012, 25（4）：505-511.

[13] Zugelj U, Zupancic M, Komidar L, et al. Self-reported adherence behavior in adolescent hypertensive patients：the role of illness representations and personality. J Pediatr Psychol, 2010, 35（9）：1049-1060.

[14] Piwonski J, Piwonska A, Sygnowska E. Is level of social support associated with health behaviours modifying cardiovascular risk? Results of the WOBASZ study. Kardiol Pol, 2012, 70（8）：803-809.

[15] Harhay MO, Harhay JS, Nair MM. Education, household wealth and blood pressure in Albania, Armenia, Azerbaijan and Ukraine：findings from the Demographic Health Surveys, 2005-2009. Eur J Intern Med, 2013, 24（2）：117-126.

[16] Khan RJ, Stewart CP, Christian P, et al. A cross-sectional study of the prevalence and risk factors for hypertension in rural Nepali women. BMC Public Health, 2013, 13：55.

[17] Rolnick SJ, Pawloski PA, Hedblom BD, et al. Patient characteristics associated with medication adherence. Clin Med Res, 2013, 11（2）：54-65.

[18] Walsh JM, McDonald KM, Shojania KG, et al. Quality improvement strategies for hypertension management：a systematic review. Med Care, 2006, 44（7）：646-657.

[19] 钱岳晟，张怡，张瑾，等. 上海市普陀区高血压社区规范管理的模式和效果探讨. 中华高血压杂志，2012，20（1）：26-30.

[20] 吴寿岭，刘星，秦天榜，等. 工作场所高血压综合干预效果分析. 中华高血压杂志，2011，19（5）：425-429.

[21] Parati G, Omboni S, Albini F, et al. Home blood pressure

telemonitoring improves hypertension control in general practice. The TeleBPCare study. J Hypertens, 2009, 27 (1): 198-203.

[22] Melnyk BM. The future of evidence-based health care and worldviews: a worldwide vision and call for action to improve healthcare quality, reliability, and population health. Worldviews Evid Based Nurs, 2013, 10 (3): 127-128.

[23] Adedapo AD, Sikuade O, Adeleke S, et al. Drug utilization and blood pressure control in a population where antihypertensives are given free: effect of policy change. Afr J Med Med Sci, 2012, 41 (4): 349-356.

[24] Ashworth M, Medina J, Morgan M. Effect of social deprivation on blood pressure monitoring and control in England: a survey of data from the quality and outcomes framework. BMJ, 2008, 337: a2030.

[25] 邓彩云，汪远征，刘星，等. 工作场所 4 种高血压干预措施的成本效果分析. 中华高血压杂志，2013，21 (2): 148-152.

[26] Sclar DA, Chin A, Skaer TL, et al. Effect of health education in promoting prescription refill compliance among patients with hypertension. Clin Ther, 1991, 13 (4): 489-495.

[27] Morak J, Kumpusch H, Hayn D, et al. Design and evaluation of a telemonitoring concept based on NFC-enabled mobile phones and sensor devices. IEEE Trans Inf Technol Biomed, 2012, 16 (1): 17-23.

[28] Canzanello VJ, Jensen PL, Schwartz LL, et al. Improved blood pressure control with a physician-nurse team and home blood pressure measurement. Mayo Clin Proc, 2005, 80 (1): 31-36.

[29] Wong MC, Jiang JY, Griffiths SM. Factors associated with antihypertensive drug compliance in 83, 884 Chinese patients: a cohort study. J Epidemiol Community Health, 2010, 64 (10): 895-901.

[30] Wald DS, Law M, Morris JK, et al. Combination therapy versus monotherapy in reducing blood pressure: meta-analysis on 11, 000 participants from 42 trials. Am J Med, 2009, 122 (3): 290-300.

[31] Corrao G, Parodi A, Zambon A, et al. Reduced discontinuation of antihypertensive treatment by two-drug combination as first step. Evidence from daily life practice. J Hypertens, 2010, 28 (7): 1584-1590.

[32] Stergiou GS, Siontis KC, Ioannidis JP. Home blood pressure as a cardiovascular outcome predictor: it's time to take this method seriously. Hypertension, 2010, 55 (6): 1301-1303.

[33] Ward AM, Takahashi O, Stevens R, et al. Home measurement of blood pressure and cardiovascular disease: systematic review and meta-analysis of prospective studies. J Hypertens, 2012, 30 (3): 449-456.

[34] Parati G, Omboni S. Role of home blood pressure telemonitoring in hypertension management: an update. Blood Press Monit, 2010, 15 (6): 285-295.

[35] 胡大一. 心血管疾病和精神心理障碍的综合管理——"双心医学"模式的探索. 中国临床医师，2006，34 (5): 2-4.

[36] Banegas JR, Segura J, Ruilope LM, et al. Blood pressure control and physician management of hypertension in hospital hypertension units in Spain. Hypertension, 2004, 43 (6): 1338-1344.

（丁荣晶　高竞生）

第43章 城市社区高血压管理

城市社区是一个很有渊源的命题。首先是"社区"的定义。作为社会学的一个专门术语，"社区"这个概念最早源自于德国社会学家滕尼斯于1887年出版的《Gemeinschaft und Gesellschaft》一书。该书后来由美国学者查尔斯·罗密斯（C.P.Loomis）翻译成英文，书名为《Community and Society》。而中文的"社区"一词就是在20世纪30年代由英文"Community"转译而来。

源自于德文"Gemeinschaft"的社区概念，与城市社区居民关系更为密切。与我国近年来应用比较多的"功能社区"概念更为接近。笔者曾在2007年开展高血压日主题宣传活动中，接受《健康报》记者采访时，特别解释了"社区"分为地域社区和功能社区两类的概念。功能社区主要指相同职能、相似处境人群构成的社群，如学校、企业、机关等。为了教书育人，各种类型的儿童青少年聚集的学校是教育功能社区；为了治病救人，各种类型的医院是医疗功能社区；为了管理国家财富的财政、银行等，是金融功能社区等，不一而足。功能社区主要是职业劳动力人群聚集的场所。

地域社区则是在德文"Gemeinschaft"翻译成"Community"之后，才有了地域或是区域的概念。在我国，由于行政力量的作用，社区被更多地赋予了行政地域社区的色彩。尤其是2009年以来，国家医改推出重大公共卫生服务项目"高血压患者健康管理服务规范"以来，社区的概念更多地与行政地域社区相关联，包括城市社区也是这样。因此，目前一般所说的社区，往往会被理解为行政地域社区。

但在城市社区高血压防控或是高血压管理工作中，我想特别强调功能社区的概念。因为城市功能社区是高血压等生活方式疾病综合防治的前沿和主战场，非但是因为城市功能社区具备更为明显的高血压防控优势所在，包括利用定期健康体检、发挥团体干预方式等，而且可挖掘和可利用的资源量更大。

问题的关键恐怕不仅仅是可挖掘和可利用的资源，更多的是与现代城市居民的生活方式密切相关。

现代城市居民，虽然居住在城市的某一地域社区，但与政府配置的地域社区公共卫生服务机构几乎"老死不相往来"。至少是，城市社区的卫生服务中心工作人员白天工作时间找不到住户居民，就是晚上时间上门也难以入户。社区，本来是一个交流、交往的群体，但城市社区居民在居住社区内部，甚至是邻居都很少见面或是往来。实际上，城市社区居民的地缘属性是缺失的。为此，在城市地域社区开展高血压防治工作，包括均等化的国家医改公共卫生服务项目，聚集的都是退休人员，难以实现国民均等化服务。结果，在高血压防控领域更加具有公共卫生学意义的职业年龄居民成为了高血压防控的"盲区"。为此，我们必须强调最初的社区概念。在城市社区高血压防控或是高血压管理工作，更多地采纳或是应用到功能社区的范畴中来。

我们不是要溯本求源，而是想强调城市社区高血压管理工作，要认清我们的目标人群所在，要准确定位我们的工作方向。在城市社区高血压防治工作中，我们绝不能疏忽职业人群。有必要强调职业人群聚集的场所——功能社区。要认清城市人群，尤其是城市职业人群的居住区域与工作活动区域是分离的现状。

开展城市社区高血压管理，职业劳动力人群是真正的目标人群。因为他们是高血压患病的高危人群，是高血压患者的庞大后备军，是高血压防控领域最具公共卫生服务意义的重点人群。

一、城市社区居民高血压患病现象日趋严重

劳动力人群是上班族，他们是国家财富的缔造者，更是家庭的脊梁。可这副脊梁在背负责任的同时，还扛着心血管疾病的沉重负担。

目前的状况是，劳动力人群正暴露在高血压患病风险的高度聚集状态。许多人是烟不离手、酒不离口，日日大餐是工作，以车代步当享受，体育锻炼则成为奢侈。最近针对上海市15 516名成年人慢性病相关行为危险因素调查中发现[1]，不但慢性病行为危险因素高度流行，而且居民缺乏体育锻炼、吸烟、过量饮酒、不健康饮食各类行为危险

因素流行水平呈现青壮年高于老年，男性高于女性的特征。高血压、高血脂、高血糖这些"三高"现象过去被认为是老年人的专利，现在更多地缠上了中青年人。四五十岁的人患卒中或心肌梗死也非常常见。

城市社区职业人群是高文化素养，特别是高专业素养的群体，但由于教育体制等多方面原因，城市社区职业居民的知识结构不尽合理，与社会和个人生存和发展密切相关的健康素养处于相当低的水平。2013 年 11 月 11 日，国家卫生与计划生育委员会公布了 2012 年中国居民健康素养监测报告，在 2011 年 8 ～ 12 月开展的全国 31 个省市 336 个监测点，调查 12 985 名 15 ～ 69 岁居民的监测分析显示，只有 8.8% 的居民具备健康素养。这比较 2008 年调查结果已呈现提升状态。换个角度解读，100 名成人居民，约有 91 位不具备健康素养，是否可以解读为基本不具备健康素养？确实是这样，这个现象并不仅仅存在于全体国民。笔者近两年在高专业素养、高学科素养（多数是硕士、博士毕业）的所谓"白领""金领"团队问卷调查显示，基本健康素养状况同样不容乐观，许多人不知道要多吃蔬菜水果，也不知道多吃盐的坏处，更不知道正常血压值是多少，平均每人每天控制盐的摄入量应该是多少。

调查显示，高血压已经成为城市社区居民的主要慢性疾病，笔者曾于 2007 年开展的全国高血压日十周年主题宣传活动（健康膳食、健康血压促进行动）中，在北京城市社区调查 73 个功能社区单位（其中部级单位 21 家，企事业单位 52 家），共调查 18 ～ 65 岁（平均年龄 40 岁）的职业人群 30 681 人，分析资料完整的有 29 274 人，结果显示高血压患病率高达 28.73%[2]。这次调查还有一个重要提示，北京城市职业人群有 81.39% 的人参与了至少 2 年 1 次的定期健康体检，这是一种高概率行为，其中半数以上每年 1 次，部分单位进行每年 2 次健康体检。针对参与定期健康体检的人群调查显示，高血压控制率也只有 25.06%。特别令人遗憾的是，参加定期健康体检的职工中，有近一半的高血压职工仍处于不知晓状态。这提示我们，职业人群尽管有众多的高血压防控资源优势，包括定期健康体检，良好的就医条件和健康教育环境等，尤其投入巨大的定期健康体检，应该是发现高血压人群的有效途径和方法，但如果不开展有效的血压健康管理，健康体检还是只能事倍功半。

作为首善之区的北京是这样，那么全国情况又如何？估计情况会更差。至少从我们 2007 年 8 ～ 9 月通过搜狐网开展的网民高血压有奖问卷调查的情况来看，结果令人遗憾。我们知道，网民知识结构比较丰富，绝大多数是城市居民，而且是年轻人群。为期 6 周的网络调查共收到 9327 份调查问卷，有 4818 人患高血压（51.66%），其中 3298 人在接受药物治疗（服药率 68.45%），而高血压控制率只有 19.51%。

近两年，我们在北京 2 个功能社区，开展职业人群心血管健康管理项目发现，2 个项目单位职工平均年龄仅 37 岁，但高血压患病率高达 31.31%[3]。

以上的调查警示我们，城市居民患高血压现象非常普遍，约 3 人之中有 1 人正患高血压。尤其应该引起我们高度重视的是，城市社区患高血压的居民往往是青壮年。相比较老年人，他们有更长的生命周期，同样遭受了高血压的严重危害。如果从我们这样一个计划生育国家的角度去考虑，后果，很可能是灾难性。高血压是导致居民过早死亡的第一位原因，是一种高致残率、高致死率的疾病，也是一种高经济负担的疾病。高血压导致的残疾看护和昂贵的医疗费用是难以承受之重。说这话可能很多人不理解或是不接受。普普通通的高血压怎么是高经济负担的疾病？国家心血管病中心 2006 年发布的《中国心血管病报告 2005》，就有这样的疾病经济负担排序，高血压导致的直接医疗费用排在各种心脏疾病的第一位。

你可能小看了非常普通的高血压，每天的几片药片可能很不经意，但这往往是伴随终身的疾患。但我告诉你这样一个案例，一位年轻人给我算了一个账，他是我项目点上的一位 30 多岁的"金领"高血压患者，他通过项目组设置在职场健康小屋内部的自助式血压监测与评估系统发现高血压，并且处于中度心血管危险状态，项目专家建议他采取药物和非药物同步干预。这位金领可真不是凡人，细算了这么两笔账，第一笔账是自己人生期望寿命期间的 40 多年里，每天服药花费的医疗费用可以购买一套比较像样的住房；第二笔账是 40 多年每天要一片一片地吃完塞满屋子的药盒的药量。医疗费用可能政府或单位能够买单，而面对着满屋的药盒他害怕了，怀疑自己怎么能吃下。这时，他采纳了项目专家给他的建议，还有非药物治疗方法可以求救。哪怕必须服药，健康的生活方式也可以减少一半以上的药量。项目专家鼓励他利用身边的血压测量评价工具，自助监测血压变化，观察生活方式干预效果。

他监测发现运动前后的血压变化情况，约1h的运动能维持他6h的血压达标水平。此后，他定期运动像规律服药一样，结果维持住了健康的血压。但是，像他这样的职业人还真是不多，可能的原因一个是没有他这样的健康意识，一个是没有适宜和有效的工具加以利用。

现代职场，提供了越来越优越的办公环境和医疗福利条件，但也提供了越来越"优越"的患病风险。职业人群优越的医疗福利并不能代表健康的改善。我们更多见到的是企业老总和单位领导面对一年比一年更加恶化的团体健康体检报告而叹息，单位提供的体检指标越来越多，同一指标每年统计的异常比例人数也是越来越高。

导致这一现象的出现是疾病预防和健康管理缺失的结果。尤其是在职场，呈现为临床医疗过度和健康管理缺失的矛盾现象。

我们都知道，职业人健康太重要了，职业人工作也太忙了。结果是职业人的健康"说起来重要，做起来不重要，忙起来多不要"的怪现象。

城市居民，无论他们有多好的医疗条件（相比于农村居民），血压控制率同样很低，大多数城市高血压居民的血压没有得到有效控制。这启发我们思考，即不缺医疗资源，而且，又投入巨大的职工定期健康体检活动，为什么城市居民高血压知晓情况及控制状况同样不容乐观？这至少提示我们，仅仅开展职工健康体检是远远不够的，城市居民高血压防控的出路在于血压健康管理。

血压健康管理工作，实际上自2009年我国推出医改重大公共卫生服务项目以来，已经纳入政府的公共卫生服务范畴。从此，我们不再争论高血压是不是公共卫生的问题，政府投入巨资开展均等化的居民血压健康管理行动。

但我们必需清醒认识到，我国是一个13亿人口的大国，是一个约有3亿多高血压患者的国度[4]。在高血压防治层面，我国的地区之间、城乡之间存在巨大差异。国家推行的医改政策，必须要有普适性，要充分考虑广大的农村地区，尤其是一些边远地区相关工作的可操作性。为此，国家推行的健康血压维护行动（高血压患者健康管理服务规范），是一些非常基础性的工作。

在我国，广大的基层社区公共卫生服务的基础和能力都比较薄弱，同时还存在城市居民不信任基层社区卫生服务中心提供的健康管理服务的现象。国家的基本公共卫生服务措施中，有些也不一定完全适合城市居民。如居住地域和工作区域明显分离的城市社区居民，定期上门随访的可操作性非常差，实施难度很大。实际上，城市社区职业人群的高血压防控几乎还是国家公共卫生服务的"盲区"，或者说是处于"边缘化"状态。为此，城市社区高血压管理有自己的路要走。等待国家的均等化公共卫生服务惠及城市居民，今天恐怕还不是很现实和可行。

城市居民高血压还有一种特殊现象，我们称之为"白领高血压""金领高血压"，特指城市社区"白领"，尤其是"金领"等高收入居民好发的高血压现象。由于不健康生活方式盛行，表现为高收入居民肥胖现象普遍，与肥胖相伴随的是一种以舒张压增高为特征的高血压类型。这种舒张期高血压非但在城市居民中多发，而且，这种类型的高血压，药物控制难度非常大。其根本原因还是导致血压升高的肥胖问题，或是说是导致舒张期高血压的病因——肥胖难以消除。"白领高血压"更需要采纳强化生活方式干预才能见效，这样的治疗方式，正是大医院、高等级专家力不从心的领域，它需要一种持续的健康管理和综合达标行动才能实现。

职业人群具备文化素质高、电子信息利用度高、定期健康体检参与率高、健康意识强等诸多优势，但同样存在个人维护健康技能缺乏、家庭和事业重担一肩挑、无暇参与健康管理活动等弊端。在职业人群中还普遍存在临床医疗过度与健康管理缺失、健康风险高度暴露与健康状况私密性要求等矛盾现象。由于我国的体制特点，职业人是"单位人"，行政地域社区常住居民高血压健康管理公共卫生服务项目很难惠及"单位人"。

我们经常看到城市居民英年早逝的现象，高血压就是罪魁祸首。约2/3的过早死亡与高血压密切相关。职业人群的健康状况又直接影响社会发展的进程，他们身负工作和生活的重担，社会和家庭责任一肩挑，终日忙碌，他们的健康非但重要，而且需要社会的呵护。

二、开展城市居民健康血压维护与管理行动

我国40多年来的社区人群防治试点和防治模式探索，已证明预防和控制高血压的技术成熟并富有成效，其中核心环节是开展社区人群高血压持续管理。

早在1969年，北京阜外医院在首都钢铁公司建立了第一个职业人群高血压防治基地，是我国功能社区职业人群防治工作的典范，被世界卫生组织

（WHO）定义为"首钢模式"[5-6]。

"首钢模式"是当年社会背景下探索的科研与生产劳动相结合的疾病防控行动，但遵循了严谨的科学方法，根据调查得出的首钢工人高血压患病现状，在厂区人群中开展卫生宣教和健康促进，通过提高职工自我防病意识和技能，开展高血压患者的管理，并在高危人群中实施以减盐为重点的健康生活方式干预，以期降低心脑血管病的发病风险。干预效果显示干预厂膳食钠盐由 16.0g 降至 10.6g，包括高血压患者在内的干预人群平均收缩压下降 5.3mmHg，舒张压下降 2.9mmHg。干预和非干预厂人群相比，收缩压净下降 3.4mmHg，舒张压净下降 1.9mmHg。在 1974—2001 年首钢社区连续 28 年的疾病监测结果显示，卒中标化发病率由 138/10 万人降至 64/10 万，卒中死亡率由 52/10 万下降至 18/10 万，取得了非常好的心脑血管病防治效果。

但是，随着社会经济发展和城市居民生活方式的改变，"首钢模式"并没有得到推广应用。今天，城市功能社区职业人群的高血压防控几乎成了工作"盲区"。

经过多年的探索，我们认为，高血压防治的关键出路在于健康血压管理。这从国家心血管病中心 2005 年以来启动的"全国高血压患者社区规范化管理"项目和最近美国报道的 KPNC 高血压管理项目都得到了非常明确的实证。我国开展的社区规范化管理项目，管理高血压患者 57 万人，管理的高血压患者血压控制率由基线时的 22% 提高到 71%[7]。美国 KPNC 高血压管理项目管理 65 万余人，高血压控制率从 2001 年时的 43.6% 提升到 2009 年的 80.4%[8]。这些都是大人群高血压管理服务的成功典范。

近年来，我国针对职业人群开展高血压健康管理服务，做了许多新的探索，值得推崇的是唐山开滦煤矿企业于 2009 年启动的井下单位近 5000 名职工高血压综合干预项目。在健康教育与行政干预基础上，提供非常普通而廉价的尼群地平、卡托普利、氢氯噻嗪等高血压药物免费发放，高血压患者治疗率由干预前的 12.8% 达到了 100%，血压控制率更是从干预前的 0.9% 大幅提升到 39.7% 的水平，收到了明显的降低血压水平和提高高血压达标率的综合干预效果[9]。

在社会和经济已经得到高度发展的今天，在城市社区，无论是职业单位还是个人，已经具备购买健康的能力，但投资健康的意识仍非常淡薄，健康人文环境和健康管理理念仍未真正形成。开展以职业人群健康促进为主导的高血压健康管理工作已经迫在眉睫。

目前，维护职业人群健康血压的管理技术和应用工具已趋成熟，无论是定期健康体检、工间操活动、健康食堂、营养餐厅、健康小屋、自我血压管理等都非常适宜职业人群。应用防治指南规范技术、风险评估技术、网络信息传播技术等，帮助职业人群开展高血压健康管理。针对性地解决职业人群工作忙碌、技能缺乏、健康信息私密性等问题，笔者在职业人群"心健康·新生活"专项中开发的高血压健康管理系统和监测评估终端技术[10]，将管理系统与血压监测、移动健康等紧密结合，创建了网络干预指导平台、短信平台、自我管理平台等，较好地解决了个性化健康教育、人人知晓血压和心血管健康风险评估以及血压动态监测等问题。将以往大量的教育指导和血压监测等人力资源活动通过智能化和"傻瓜"式的工具加以实现，开发的自助服务和闭路自动监测管理系统，使参与健康管理职工的血压监测、评估、随访干预实现了自动、自助、自我动态管理，将有限的人力资源集中应用在提高依从性、扩展性服务领域，实现了健康管理成本效益最大化。

三、城市社区职业人群血压健康管理解决方案

具有明显资源优势和环境条件的城市功能社区职业人群高血压防控，应充分挖掘和利用各种有利资源，开展职业人群高血压健康管理，通过健康促进等综合干预行动，维护职业人群的健康血压。高血压社区防治工作必须开辟新的防治战线，城市社区高血压防控的主要目标，必须非常明确地指向功能社区职业人群。

面对职业人的健康挑战，我们就束手无策了吗？不是的，笔者近年来开展的职业人群心血管健康管理项目，开发了许多健康管理适宜工具和自我管理技术，为职业人维护健康血压提供了解决方案。如人人知晓健康风险解决方案、人人知晓血压解决方案、真实稳定血压值解决方案和高血压患者心血管危险警示解决方案，在这个项目中得到了很好的解决。应用现代科学技术，创建以高血压防控为主要"抓手"的职业人群心血管健康管理整体解决方案（见图 43-1），是值得借鉴和推广的适宜技术之一[11]。

健康管理是对个体或群体整体健康状况及影响健康的危险因素进行全面监测、评估、干预与连续跟踪服务的医学行为和过程。其目的是以最小的投

入获取最大的健康效益。通俗地说就是科学寻找和去除健康风险的过程。

下面，就城市社区居民健康血压管理工作中的几个重点领域，尤其是四个解决方案做一简单讨论：

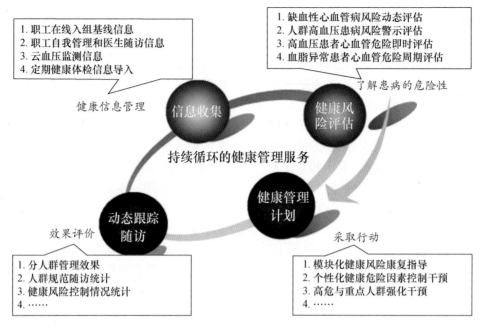

图 43-1 健康管理运行模式图

（一）人人知晓健康风险解决方案即个性化健康教育解决方案——风险暴露即时提醒与康复指导

维护城市社区居民健康血压的一个有效途径，是开展高血压预防健康促进和健康血压持续管理。但在此领域还存在诸多难点，如劳动力人群的健康教育就有切实的难度。我们认为重要的是要找到适合城市功能社区职业人群健康教育的工作模式。

职业人群虽然文化和专业知识素养高，但同样存在健康素养不足和健康风险普遍暴露的问题。面对城市社区职业人群，高收入居民（高级白领和高级知识分子）的高血压、高血糖、高血脂和肥胖等健康风险暴露更是突显。控制健康风险要以健康教育为先导和基础，但职业人群的一个共同特点是事业繁忙，无暇参与健康教育活动。而且，泛泛而谈的一般性健康教育他们自认为都懂而不感兴趣，甚至感觉与己无关。为此，针对城市社区职业人群的健康教育和健康促进，一定要遵循针对性教育原则。如果他不吸烟，你教育他认识吸烟的危害和戒烟的重要性，恐怕是"牛头不对马嘴"。何况，城市居民工作事业忙碌，大课堂式的健康讲座内容，他们也大致了解，不会有特别浓厚的兴趣参与听课。我们应该充分利用职业人群的可利用资源，开发适宜的个性化健康教育与康复指导服务工具，开展有针对性的健康教育和康复指导服务。

1. 短信教育平台

职业人群工作繁忙，外出工作任务多，组织集体健康教育活动非常困难。如我们开展的一个项目单位，1000多名职工活跃在全国50多个工作现场，集中教育宣传几乎没有可能。但每个职工都配备有手机等通讯工具，完全可以利用移动通讯技术，开发健康教育短信指导平台，开展短信语健康教育活动。将一些健康核心信息和防治知识要点编辑成短信语，经常性或是定期通过健康管理系统或短信平台发布，使健康教育常态化。目前，国内已经出版发行的《健康生活方式核心信息》《中国高血压患者教育指南》大众读本、《中国血压测量指南》等，都是非常好的健康教育素材，可以将这些素材的要点内容转化成短信传播给职工。

如果能够根据职工健康风险状况，依据风险级别不同，选择不同强度的健康教育短信频率，可以收到投入少、收效佳的健康教育效果。如根据管理系统评估，依据每个职工健康风险状况，针对高血压患者每周发布一条，高血压易患人群每半月一条，健康人群则每月一条。节假日或是某些集体健身活动等，更是强化健康生活方式教育和指导的机会。

2. 模块化针对性的健康教育与康复指导平台

信息化利用是职业人群的特点和优势。针对心血管病高危人群，建议开发健康管理系统，开展持续性的健康管理服务。这种健康管理系统社会上可以应用的已经很多。评估这些管理系统的一个关键内容，是评估这个系统是否完善和有适宜的职工自我健康管理的模块。

心血管病、高血压健康管理，仅仅靠医生或是配备健康管理专员支撑是没有出路的。因为，医生的服务模式是间断性的临床诊疗服务，不可能做到持续健康管理。健康管理专员是一种持续健康管理服务的支持者角色，但这项工作在我国还处于起步阶段。就是到了发展和成熟阶段，面对庞大的高血压人群，健康管理专员也无法完成全面健康管理任务，他们更多的任务或是角色作用，是帮助职工学会自我健康管理。

高血压等慢性病的有效防控，非常明确的一个做法，就是发挥个人维护自身健康的自我能动性，或是叫作"自我效能"的发挥。开展自我健康管理或是发挥自我效能，最好能有适宜的工具可以利用。目前来看，这种适宜工具，健康管理系统的自我应用就是一种好的做法。一个好的健康管理系统要开发出适宜个人自我健康管理的模块。

有了这样的模块，就可以在持续的健康管理服务中，动态监测个人健康风险的暴露情况，开发出具有明确针对性的健康风险暴露时干预指导，即健康教育康复指导模块。这个模块完全是针对个体存在的健康问题而提出的。也就是利用健康管理系统的监测功能，在管理全程中，发现个体任何一次健康风险的暴露，无论是吸烟、超重肥胖、高血压、血脂异常、糖尿病等，系统立即发出干预健康风险留言。内容应该包括暴露的健康风险因素、可能导致的健康危害、干预康复目标、建议采取的康复措施和技能指导。

这种健康风险提示和康复指导完全是针对性的，不是泛泛而谈的"空谈阔论"，而是针对个人暴露或是存在的健康风险进行有针对性的干预指导。在个人健康管理系统发出留言的同时，系统最好能自动发出短信提示语，提醒职工关注存在的健康问题。为此，参与健康管理的职工，任何一次的健康风险暴露或是持续存在都能得到揭示和康复指导。同时，系统在持续动态监测个人的健康风险控制状况及评估中，有任何趋向于改善的变化，系统都能动态展示，这本身就是对自我健康管理的激励和嘉奖。

如果某些职工个体健康风险因素反复暴露或是持续存在未予纠正，则系统在反复留言干预指导的同时，提醒后台健康管理专员采取行动，包括面对

面的干预指导等。因为这个职工已经处于高危状态或是依从性不好的健康风险暴露者，有必要进行强化的健康干预。这样做，我们就可以节省非常有限的健康管理人力资源，将重点资源应用在关键部位，实现人群健康状况的整体改善。

3.健康管理专员的强化干预指导

面对面的强化干预指导被证明是最有效的健康教育和康复指导策略和做法。但问题是没有这么多的人力资源，在高血压防控面前，可利用的资源极为欠缺，这也是导致目前高血压形成大流行趋势的原因之一。

开展"一对一"的私人医生式的健康管理服务是任何管理系统或是管理方案中必须包含的工作内容，最好是每个参与职工均能指定专门的基层全科医生或是健康管理专员提供健康管理和疾病康复服务。但无论如何配置，1名这样的责任医生或是健康管理专员，必须面对成百甚至上千个服务对象和方方面面的工作。为此，我们必须将这种面对面的强化指导服务放在重点环节，针对个别依从性不好或是自动干预效果不佳的个体开展强化干预指导，而大量的风险监测和针对性的健康教育与指导工作，主要通过系统的信息化服务来自动实现。如果职工依从性好，健康风险控制良好，则健康管理专员通过系统监测掌握健康变化状况即可，无需提供过多而又力不从心的干预活动。如此可以使他们非常有限的工作时间，应用在高危个体层面，开展面对面强化干预指导服务。

（二）人人知晓血压解决方案——血压测量自动提醒和自助测量

健康管理的核心环节，也是基础性的工作就是知晓健康风险，在每个个体暴露于健康风险时就能得到及时的揭示并加以干预是最佳的健康管理策略。解决"人人知晓健康风险"是最重要的公共卫生问题。

在高血压管理工作中，维护健康血压的核心环节是知晓血压。在出现高血压之前，做到"人人知晓血压"，明确知道自己的血压水平、血压升高趋势及其风险评估警示，是防治高血压的根本解决途径。如果是高血压患者，定期监测血压，动态掌握和评估血压控制效果，更是维护健康血压的重中之中。医疗条件比较优越的职业人群，高血压防治更应该提前到知晓血压水平的层面。

针对职业人群存在工作繁忙和不便更多就医检查的特点，尤其是没有疾病的职工更是很少就医等

问题，开展城市职业人群健康血压管理工作，非常需要有一套完善的血压测量与监测评估解决方案。

笔者前面提到自助式血压测量与评估技术[10]，可能是有效解决人人知晓血压的有利工具之一。其解决方案是将短信指导平台和血压测量终端形成闭路监测系统，包括二个组成部分：管理系统血压监测短信提醒和便利的自助式血压测量评估终端。

血压监测短信提醒是根据职工血压健康状况开发的不同测量频次要求的血压监测自动短信提醒系统，如果管理系统没有在规定的时间内收到血压测量数据，将自动发出血压测量要求短信提醒。而且，系统将自动逐渐加大提醒密度，直到获得血压测量结果为止。举例来说，对于一个健康血压的职工，要求每年至少测量一次血压，系统设定在上一次血压测定后半年时发出第一条血压监测提醒短信，如果系统跟踪没有获得血压测量数据，则自动逐渐加密到每月提醒和最后的每周提醒。如果职工完成血压测量，则系统自动开始新的监测周期。该职工一直没有测量血压，在 1 年周期到来前的一个月，系统自动提醒健康管理专员或是责任医生通过电话、上门等方式了解存在的问题，开展血压监测教育指导并实现血压定期监测。如果是高血压易患人群，则系统要求至少半年监测一次血压水平；如果是高血压人群，则根据心血管危险程度高低，要求至少每月或是每 2 个月、每季度测量血压。而且，都是提前发出血压测量短信提醒，以实现规范的周期性血压监测。

为便于职工血压测量，我们的做法是在职工的办公场所设立"职工健康小屋"，小屋内配备"云血压评估——自助式血压测量评估系统"，血压测量数据将自动传入管理系统获得血压监测数据。

在整个健康血压管理服务期间，还有必要通过课堂讲座、宣传标语、挂网课件、专家视频等各种健康教育与促进活动，让职工逐渐认识到维护健康血压的重要意义，不断灌输重在预防的疾病防控理念。通过这种循环闭路系统的自动血压测量提醒和自助式血压测量评估，真正实现参与健康管理职工的人人知晓血压目标。

（三）真实稳定血压值解决方案——云血压测量评估

高血压防治工作中目前仍亟待解决的是血压规范测量问题，尽管《中国高血压防治指南》早在 1999 年即已出台，但能遵循指南开展规范血压测量的少之又少。临床和防治工作普遍存在的是"血压

单次测量""血压测量 0 偏好"、血压测量数据准确性和真实性等实际问题。产生这些问题的原因是多方面的，如医护人员工作繁忙没有更多时间多次测量、多次测量取平均数计算麻烦、汞柱血压测量放气过快或是没有认真听取或读取血压测定值等，甚至有人为利益驱动或懒惰而编造数据等。从长期参与科研和防治工作中体会到，完全依靠医护人员的自觉性去完成日常如此繁琐的工作，以上不良现象难以杜绝。为此，开发适宜工具是解决血压测量问题的途径。

要解决"真实数据"问题，其中包含两层内容。一个是在准确血压测量基础上获得人体安静休息状态下的稳定血压值。我们知道人体的血压是波动变化的，高血压防治指南要求测量个体安静休息状态下的血压值，而不是高低波动，尤其是激动状态下的血压测定值。另一个是血压测量数据准确读取并真实记录，不发生任何人为因素造成数据记录的偏差。

为此，笔者带领的团队创新性地开发出了一套全新的解决方案："云血压评估——自助式血压测量评估系统"[10]。其原理是基于多次测量，对每次测量值进行计算和评估最终获取稳定血压值。这个血压值的波动范围不超过 5mmHg。测量时为获取这样的血压值，被测者需要在安静休息状态下，任何的激动、说话等状态下测量都难以获得稳定血压值。这样，也使防治指南的血压规范测量要求得以实现。

我们的研究也发现，在人群中约有 1/3 的人在连续多次血压测量时，血压值呈现逐渐波动下降的态势。约有 1/3 的人不存在这种现象。这很可能是由于个体差异，如有的人在血压测量过程中，可能存在自我不能控制的心理或生理变化过程，为此，他（她）的血压测定值总是波动变化的。如果不通过多次测量与评估，这种人有可能会"被高血压"。

我们开发的"云血压评估——自助式血压测量评估系统"设计成被测者自助测量，测量全过程自动完成，包括测量前的准备提示，测量过程中通过语音和图示及文字指引完成自助血压测量，测量值通过云计算获得稳定测定值，并结合健康管理系统完成心血管危险评估，最后将血压测定值和危险评估结果通过移动短信方式告知被测者。在整个测量和评估过程中没有任何人为干扰因素，完全是在信息化和自动化过程中实现的血压测量与实时评估和报告。而且，在整个管理系统中，有关云血压测量记录数值不允许在任何环节可以做任何修改，彻底解决了血压测量的"真实数据"问题。

（四）高血压患者心血管危险警示解决方案——即时评估

高血压防治指南的技术要点或是核心环节就是高血压患者的心血管危险评估。依据高血压患者血压水平、存在的心血管危险因素情况、靶器官损害情况及伴随的临床疾患，做出心血管风险评估，以期达到控制血压的同时，降低高血压患者的心血管综合风险，有效防治心脑血管疾病。

高血压防治，虽然有了科学的技术指南，但如何实现指南技术的应用转化是一个很现实的问题，或者说是困难。面对几百万的医生培训和几亿的高血压患者教育，绝不是短时期能够得到解决的。而且，在全国数亿的高血压患者面前，高血压专科医生极为缺乏，健康管理专员更是没有相应的队伍配备。非专科医生或是全科医生又没有精力很好地掌握心血管危险分层技术。解决的最好办法是开发适宜工具将指南的风险评估技术加以推广应用。

为此，高血压管理系统，其核心技术之一是将高血压防治指南的心血管健康风险评估方案，用信息化途径加以解决。管理系统必须包含高血压患者的心血管风险评估，而且应该实现高血压患者的心血管风险动态评估。实现这个目标可以有多种解决方案。目前，各地政府或健康管理公司开发的管理系统，许多已经有了这样的评估工具或是应用软件。这里，笔者介绍一种与每次血压测量结果捆绑实现的高血压患者心血管风险评估工具：

我们的实现方式是，云血压评估终端获取高血压患者稳定血压测定值的同时，通过移动通讯将血压测定值上传至管理系统，系统即时调取该个体的健康信息数据，包括存在的心血管危险因素情况、靶器官损害情况和是否并存临床疾患，进行心血管危险综合评估。最为核心的是这个评估结果，结合本次稳定血压值测量结果用一条短信语方式发送给被测者，实现了高血压患者任何一次血压测量都被即时告知血压水平分级与心血管危险分层情况，同时被告知依据个体心血管危险水平要求的血压监测时间周期。真正实现了高血压防治指南技术的应用转化。

在高血压患者心血管风险评估指标中，一个重要的指标是血压分级，仅仅就血压本身，分属于1、2、3级高血压水平，就会使高血压患者处于心血管低、中、高危状态。我们知道，人体的血压是波动变化的，许多血压测定值只能代表当时状态下的血压值。而且，这个状态有许多影响因素。前面介绍

的云血压测量仅仅解决了一次稳定血压值测量问题。但人体血压波动存在于不同季节、不同时间段、不同环境状态下，这些状态导致的血压波动同样经常困扰高血压患者或是诊疗医生，尤其是严重影响或是干扰高血压患者的心血管风险水平评估。为此，该管理系统特别开发了一套计算评估方法实现参与风险评估的稳定血压值计算问题，即通过多阶段多次测量计算日平均值、旬平均值，最后获得月平均血压值。系统对高血压患者的心血管风险评估采集的是这种稳定状态的月度平均血压值，彻底避免了血压一时的波动导致的心血管危险水平的假性变化。

"云血压评估——自助式血压测量评估系统"通过多次测量获取稳定值的做法，非但解决了稳定血压值的测量问题，而且，手机指导短信和管理系统都是个性化和隐私性的自我管理过程，彻底解决了职业人群健康管理过程中的信息隐私性要求。特别适宜城市功能社区职业人群的血压健康管理。

总的来说，开展城市社区高血压管理，从1969年的"首钢模式"开始，我国已经历了四十多年的探索。可以说，项目研究和局部区域工作都很成功，但推而广之的成效还很少见到。

面对城市居民严峻的高血压流行态势，职业人群健康血压维护管理必须尽早纳入议事日程。在我们这样一个社会主义国家，一个以"单位人"特色的城市居民，在高血压健康管理工作中，比较其他国家应该是更具有行政资源和管理优势的。如定期健康体检，开发健身场所，搭建职工健康小屋，开展工间操，强制休假等城市居民健康促进行动。但所有这些工作，都必须是职业场所、职业人群乐于接受的。为什么我们的政府和学术专家呐喊了这么多年，也有成功的范例可以借鉴，高血压防治问题还是照样存在并且越来越严重？

问题的症结恐怕是我们还没有非常好的解决方案。职业人群是有其特点的，不能套用地域社区的成功方法。我们要努力开发一些适宜职业人群健康血压干预管理的工具，让职业人群愿意使用并乐于应用。

目前，一个可行的解决方案，恐怕就是尽早将功能社区职业人群的健康体检向健康管理方向转化[2]。只有向健康管理转化才是常态化的管理，要推行终身服务理念。一句话，要实施持续的健康管理。

同时，要整合城市功能社区的可利用资源，如单位医务室、工会组织等部门的人员，都可以通过适当培训充当功能社区健康管理专员。有条件的功

能社区，建议引入健康管理部门，为维护职工的健康开展血压测量和康复辅导等健康管理服务。

在国家策略角度，也是到了必须解决目前存在的职业人群高血压健康管理服务"盲区"现象的时候了，采取行政地域社区和城市功能社区共同行动，形成纵横交错、条块结合的高血压网格化健康管理局面，以维护全体国民的心血管健康。

参考文献

［1］徐继英，李新建，姚海宏，等．上海市成年人慢性病相关危险因素行为特征研究．中华预防医学杂志，2013，47（9）：821-825.

［2］陈伟伟，朱曼路，何新叶，等．发挥健康体检在功能社区高血压防治中的作用．中华健康管理学杂志，2010，4（2）：71-73.

［3］陈伟伟．开展功能社区职业人群高血压健康管理．中华健康管理学杂志，2013，7（2）：80-81.

［4］李镒冲，王丽敏，姜勇，等．2010年中国成年人高血压患病情况．中华预防医学杂志，2012，46：409-413.

［5］胡盛寿，孔灵芝．中国心血管病报告2005.1版．北京：中国大百科全书出版社，2006：124.

［6］吴锡桂，曹天秀，朱燕．人群膳食结构干预对血压均值的影响．中华心血管病杂志，1999，27（1）：22-25.

［7］王增武，王馨，张林峰，等．社区高血压控制：血压控制效果的评价．中华流行病学杂志，2010，31（1）：1-4.

［8］Marc G，Grace A，Joseph D，et al．Improved Blood Pressure Control Associated With a Large-Scale Hypertension Program．JAMA，2013，310（7）：699-705.

［9］吴寿岭，刘星，秦天榜，等．工作场所高血压综合干预效果分析．中华高血压杂志，2011，19：425-429.

［10］陈伟伟．自助式血压测量与评估//林曙光．心脏病学进展．北京：人民卫生出版社，2012：183-186.

［11］陈伟伟，刘华，陆迎，等．功能社区职业人群心血管健康管理整体解决方案．中华高血压杂志，2013，21（9）：813-815.

（陈伟伟　王　洋）

第 44 章　功能社区（工作场所）高血压管理

第一节　功能社区（工作场所）高血压管理的背景及现状

从世界范围来看，心脑血管疾病的发病率和死亡率一直呈上升趋势，在死因构成中的比例也呈上升趋势，占 35%～40%，是威胁人类健康和生命的"头号杀手"。据世界卫生组织（WHO）统计，1992、1997、2002 和 2005 年全世界每年死于心脑血管疾病的人数分别高达 1200 万、1530 万、1670 万和 1750 万，居各种死因首位。卒中和心肌梗死患者中分别有 3/4 和 1/2 存在不同程度的残疾或丧失劳动能力。心脑血管疾病具有"发病率高、致残率高、死亡率高、复发率高、并发症多"即"四高一多"的特点。其中，高血压、高血脂、高血糖、吸烟、肥胖等均是心脑血管事件的主要危险因素。而在我国高血压是最重要的危险因素之一。从 115/75mmHg 开始，随着血压水平升高，心血管病发生的危险相应增加，50%～75% 的卒中和 40%～50% 的心肌梗死发生与血压升高有关[1]。

随着我国工业化、城镇化、老龄化进程加快，我国高血压的患病率呈持续上升趋势，近年来更是呈"井喷"状快速增长，从 1959 年的 5.1% 上升到 2002 年的 18.8%，估计目前至少有 2.6 亿高血压患者，成年人中每 10 人就有高血压患者 2 人[2]。因此，我国高血压的防控工作任务艰巨。尽管众多有识之士早在多年前就提出了对高血压进行规范化管理的方案，也制订了很多相应的管理细则和措施，并一直在不懈地践行，但目前我国高血压防控仍面临两个严峻的问题，一是知晓率低，二是达标率低。1991 年我国高血压知晓率、治疗率和控制率分别为 26.3%、12.1% 和 2.8%，2002 年分别为 30.2%、24.7% 和 6.1%[3]，均处于极低水平。虽然近年来三率均有所上升，但仍分别低于 50%、40% 和 10%[4]，也不容乐观。中国高血压控制状况调查显示，近年来心脑血管疾病导致的直接医疗费用极速增长，每年高达 1300 亿元，其中高血压每年的直接医疗费用可高达 366 亿元，

国民经济遭受巨大损失。因此，高血压防控工作成为重中之重，而提高高血压防控工作效果的关键是提高三率。

高血压防控的场所包括区域、医院、居民社区、功能社区（工作场所）、学校等，可根据不同场所的特点制订和实施高血压的防治计划。2005 年在 23 个省（区、市）开展的全国社区高血压规范化管理工作到目前已管理高血压患者 57 万，并取得明显成效，患者干预管理满 1 年时，血压控制率达到 60%～70%。我国工作场所高血压防治工作已有一定基础，早在 1969—1971 年间就建立了北京首钢心血管病防治示范点，自 20 世纪 90 年代后，首钢职工高血压发病率显著下降，平均血压水平未随生活水平的提高而上升，反而略有下降，卒中标化死亡率降低 40%～50%，这被 WHO 称为中国的"首钢模式"，并推广到全球。1997 年中国大庆地区通过 6 年的生活方式干预，糖耐量降低进展成为糖尿病的发生率下降了 46%，而且在 20 年后仍可见在干预组糖尿病发生率有 43% 的下降，该研究被誉为糖尿病防治的里程碑。2009 年美国心脏协会（AHA）发表了《工作场所预防心血管病健康计划》[5]，强调工作场所健康计划是预防心血管病和卒中主要危险因素行之有效的策略，作为心脑血管疾病危险因素的高血压，在产业工人中的患病率也高于其他人群。世界高血压联盟也已经发起工作场所高血压防治的国际协作倡议，将工作场所高血压管理作为近期的二项重要工作之一。开滦集团公司自 2009 年建立起四级员工安全健康保障体系，以工作场所作为一个功能社区，对开滦在职职工进行以高血压干预为主的综合管理，高血压知晓率，治疗率和控制率显著提高，分别达到 100%、100% 和 39.7%，从而降低了这一人群心脑血管事件的发生率和死亡率，取得了显著的社会效益和经济效益。

中国现有产业工人约 2.25 亿，产业人群数量也

呈现直线上升的趋势,其年龄在 20 ～ 60 岁之间。据 2002 年全国营养与膳食调查显示,这一年龄段人群的高血压患病率高达 22.6%,其高血压知晓率、治疗率、控制率仅为 60 岁以上人群的 50%。因此,这一年龄段人群高血压防治的需求更大。而且企事业单位人员一生中大部分时间是在工作单位度过的,这也为在工作场所进行高血压防治提供了大量的人群。另外,居民社区主要筛查离退休和无固定职业的高血压人群进行管理,而忽略了日间在单位工作的企事业单位人员高血压的防治。工作场所中高血压不仅危害本人健康,而且由此可引起一系列疾病,造成职工工作能力下降、劳动力缺乏,从而对企事业单位造成直接的经济损失。因此,在工作场所对产业工人进行高血压防治不仅可降低这一人群心脑血管疾病的发病率,保护劳动力,同时还可带动家人一同防治心脑血管疾病。总之,在工作场所这一功能社区进行高血压防治降低血压水平对于提高国民的健康水平具有重大意义。

第二节　功能社区(工作场所)高血压人群特点

功能社区(工作场所)高血压人群由产业工人构成,具有以下特点:①以男性为主,大约占 3/5。②青壮年人群。根据劳动法,就业年龄为 18 周岁,男职工退休年龄为 60 周岁,女职工为 55 周岁的规定,这一人群年龄在 20 ～ 59 岁,正是高血压一级预防的黄金时期。③企业职工文化及收入水平较低。④人群规模大且较稳定。根据我国现有产业工人约 2.25 亿估算,其高血压人群总数达 6750 万,占全国高血压人数的 1/3 左右,而且这部分人流动性较小,工作单位固定。⑤长期处于粉尘、有毒气体、噪声、振动、微波、射线、高温、高热、高湿、低温或寒冷的工作环境中。⑥工作时间长、压力大。我国目前实行每日 8 小时工作制,但由于一些生产过程和性质需要,存在超时的可能,而且激烈的市场竞争、日新月异的技术挑战、繁重的工作任务等各种因素造成职工工作压力相对较大。⑦高血压患病率约为 30%,高于一般人群。⑧具有特有的组织性和纪律性,易于组织管理。

第三节　功能社区(工作场所)高血压发病的重要危险因素及其所带来的医疗费用流失

一、高血压发病的重要危险因素

(一)不可改变的危险因素

1.年龄和性别

高血压患病率随年龄增长而增加,35 岁以上时,年龄每增加 10 岁,患病率增加 10%,男性高血压患病率高于女性[6]。功能社区(工作场所)高血压职工年龄范围在 20 ～ 59 岁,以男性为主。

2.遗传因素

高血压患者多有家族史,其直系亲属的血压水平比同龄非直系亲属的高。

(二)可改变的危险因素

1.高钠、低钾膳食

高钠、低钾膳食是我国高血压发病的主要危险因素之一。钠盐摄入量与血压水平和高血压患病率成正相关,而钾盐摄入量与血压水平成负相关。14 组人群研究表明人群膳食中平均每人每日摄入食盐增加 2g,收缩压和舒张压均值分别增高 2.0mmHg 及 1.2mmHg[7]。INTERSALT 研究对中国 3 组(北京、天津、广西)人群数据的分析表明,中国人群摄入的钠盐高和(或)摄入的钾盐不足,可以使收缩压升高的风险较一般人群高出 45%。我国 3 组人群研究显示,在膳食钙摄入量低于中位数的人群中,膳食钠 / 钾比值与血压成显著正关联;而在膳食钙摄入量高于中位数的人群中,则此种关联不显著,说明我国膳食低钙可能促进钠的升血压作用。功能社区(工作场所)高血压人群大部分时间是在职工食堂就餐,饭菜往往含盐量高,而且常包括某些腌制食品,造成职工每天盐摄入量增加,因此高血压患病率增加。

2.超重和肥胖

超重和肥胖已成为我国高血压患病率增长的一个重要危险因素,同时也是冠心病和卒中发病的独立危险因素。中国居民营养与健康状况调查[8]结果显示,成人超重率 22.8%,肥胖率 7.1%,比 1992

年分别增加了 39% 和 97%，估计人数分别为 2.0 亿和 6000 多万。衡量超重和肥胖最简单和常用的生理测量指标是体重指数（BMI）和腰围。BMI 与血压水平成正相关，BMI ≥ 24kg/m² 者发生高血压的风险是体重正常者的 3 ~ 4 倍[9-10]。体重每增加 10kg，收缩压升高 2 ~ 3mmHg，舒张压升高 1 ~ 3mmHg。我国 10 组人群的前瞻性研究表明，基线时 BMI 每增加 1kg/m²，5 年内发生高血压的危险增高 9%。中美心血管病流行病学合作研究显示，基线时 BMI 每增加 3kg/m²，4 年内发生高血压的危险女性增加 57%，男性增加 50%。近年来的研究还发现，不仅超重的人容易患高血压，而且身体脂肪的分布特点也与高血压有关。身体的脂肪过多地集中于腹部，形成向心性肥胖者患高血压的危险性远远高于一般人群，腰围男性 ≥ 90cm 或女性 ≥ 85cm 者发生高血压的风险是腰围正常者的 4 倍以上。功能社区（工作场所）高血压人群由于不良的饮食习惯和缺乏体育锻炼，往往超重或者肥胖，从而增加高血压的患病率。

3. 吸烟

烟草中的尼古丁等有害物质进入血液后会使周围血管收缩，致使血压升高。长期大量吸烟可以引起小动脉持续收缩，时间一久，小动脉的动脉壁上的平滑肌就会变性，损害血管内膜，使小动脉的血管壁增厚，而引起全身小动脉硬化。因此，吸烟不但使高血压的发病率增加，而且使高血压的并发症如冠心病、卒中的发病率明显上升。相反，高血压患者戒烟 1 年后，其心血管疾病的危险性降到接近不吸烟的水平，且血压亦有不同程度的下降，说明吸烟是高血压的危险因素。功能社区（工作场所）高血压职工为缓解紧张的工作压力，吸烟人数比普通人群多，增加了高血压的患病率。

4. 饮酒

过量饮酒是高血压发病的危险因素，随乙醇摄入量增加，高血压患病率升高。如以每周至少饮酒 1 次为饮酒，我国中年男性人群的饮酒率为 30% ~ 66%，女性饮酒率为 2% ~ 7%。中美心血管病流行病学合作研究表明男性持续饮酒与不饮酒者比较，4 年内发生高血压的危险增高 40%。功能社区（工作场所）高血压人群男职工比例较大，而且由于工作性质和工作压力的影响，形成长期饮酒嗜好和饮烈度酒的习惯，使高血压患病率明显增加。

5. 精神紧张

长期精神过度紧张是高血压发病的危险因素，研究已证实职业紧张与血压水平密切相关[11]。功能社区（工作场所）高血压人群长期从事精神高度紧张的工作，而且工作压力大、劳累和睡眠不足，这种工作相关压力包括工作负担、劳动-报酬不平衡、长时间工作和轮班工作[12]，造成精神长期过度紧张，高血压患病率增加。

二、医疗费用的流失

据估计，雇主每年为职工支付的医疗费用中，25% ~ 30% 的费用是针对心脑血管疾病危险因素支付的。职工每减少一个心脑血管疾病危险因素，可减少 9% 的赖工和 2% 的缺勤[13]，每增加或减少一个危险因素可相应改变 1.9% 的生产力，每减少一个危险因素估计每年可节省数千元的医疗费用[14]。一项 Meta 分析[15]结果显示，工作场所心血管病预防计划可减少 28% 的平均病假缺勤，26% 的健康保健费用，和 30% 的工伤赔偿和因残索赔。工作场所中缺乏体育锻炼和肥胖使工人生产力降低、缺勤增加、工伤赔偿增加[16-17]，随之而来的医疗费用显著增加[18-21]。通过工作场所控制体重计划可改善这些危险因素，降低医疗费用，给雇主带来巨大的经济回报和投资。一项随机对照试验显示[22]，通过对夏威夷旅馆职工肥胖预防和干预的经济评价，医疗费用有所降低。Milani 等[23]研究也显示，通过心脏康复和体格锻炼等工作场所健康干预，研究人群在生活质量评分、行为症状、体脂肪、高密度脂蛋白胆固醇、舒张压、卫生习惯和全面健康风险等方面均有显著改善，医疗索赔费用下降 48%。促进体力活动、健康饮食、压力管理、健康普查的工作场所政策和环境支持不仅有利于心血管疾病的预防，而且可降低雇主成本费用的支出[24]。

第四节　功能社区（工作场所）高血压人群管理的前提条件

功能社区（工作场所）高血压人群管理的条件是企事业单位领导同意和在组织及资金上的大力支持，并对整体管理工作进行部署和决策。这一点在国有企业容易做到。企业内部的安监部、人力资源部、工会可共同参与组织协调管理工作（图 44-1）。企业内部有完善的卫生服务网络资源。有可利用的内部或外部卫生资源，历史上许多国有大中型企业均有自己的医院，分离企业社会职能后企业医院交给地方政府，但企业保留了为职工服务的保健站，而且一些特殊行业，如煤炭、钢铁行业目前仍保留了本系统的卫生保健体系。无内部卫生资源的企业单位则可利用其附近的社区卫生服务中心来完成此项工作。

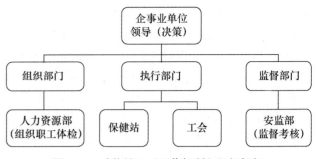

图 44-1　功能社区（工作场所）组织框架

第五节　功能社区（工作场所）高血压管理模式

在功能社区（工作场所）高血压管理过程中，不同部门应承担不同的职能（见图 44-2）。首先由人力资源部确认员工身份并免费组织健康体检，医院按人力资源部提供的个人信息确认职工身份后进行信息收集，按企业要求的项目进行体检，根据体检信息进行人群筛查和建立健康档案，然后移交给保健站（纸质和电子档案）进行管理。保健站对高血压人群开展健康教育，为高血压人群提供控制高血压危险因素的知识和技能，促进高血压人群全面掌握高血压防治知识，并对其进行重点监控、跟踪管理、定期投药，进行阶段性健康评估及干预效果评估。保健站应定期将高血压人群健康信息及服药情况反馈给工会，由工会辅助督导被监控人群按照要求定期服药和监测血压。安监部组织督查小组对参与高血压管理工作的各部门进行检查考核和奖惩。

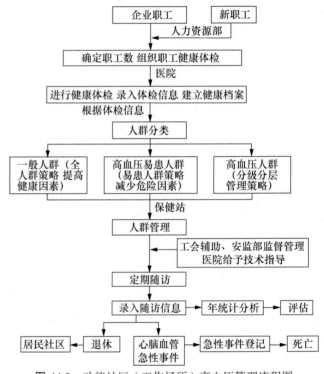

图 44-2　功能社区（工作场所）高血压管理流程图

第六节　功能社区（工作场所）高血压患者管理方法

一、定期体检及人群分类

企业单位可根据职工年龄、性别、工种、健康状况和经费承受能力定期组织职工进行健康体检。青壮年人群可每 1～2 年进行 1 次体检。对于接触有毒、有害物质的职工应按《中华人民共和国职业病防治法》规定的期限进行体检。开滦集团的做法是职工每 2 年进行 1 次健康体检，另外接尘职工和育龄女职工每年体检 1 次。体检项目根据企业具体情况而定，一般职工体检项目主要应包括：①身高、体重、腰围、腹围及血压的测量；②血、尿常规及生化检查；③胸片、心电图、肝胆 B 超检查。另外，女职工还应包括宫颈刮片、乳腺及双附件 B 超检查等。有条件的单位可加做颈部血管超声、头颅 CT、肿瘤系列检查等项目。保健站医生根据体检结果，全面掌握职工健康状况，对于筛查出的高血压人群进行重点跟踪管理。

二、综合降压干预

1. 宣传教育

随访医生每个月到所管辖单位，向职工进行健康宣传和教育，如定期举办健康知识讲座，利用宣传栏、黑板报、多媒体、工会活动场所等多种方式进行宣教。宣教的内容包括：高血压的危害，心脑血管疾病的危险因素，改变生活方式（包括低盐、低脂饮食、戒烟限酒、适度锻炼、劳逸结合、保持健康的心理、主动减轻工作和生活压力），对心脑血管疾病的影响，以及坚持定期检查服药的重要性。

2. 生活方式干预

Maryam 等[25]研究表明，工作场所干预计划对心血管病危险因素具有保护效应。一项对工作场所健康促进干预效果的综合性评估分析表明，职工对高血压定义、高血压和冠心病防治措施的知晓率显著提高，生活方式、吸烟、饮酒显著改善[26]。SHIMSCO 研究也证实[27]，工作场所干预计划可有效降低职工血压水平。工作场所生活方式干预包括以下几方面措施：

（1）减少钠盐摄入：企业职工每天至少在职工食堂就餐1次，而且大部分是在中午正餐时间，因此职工食堂是采取措施限制职工钠盐摄入的主要场所。职工食堂尽可能减少烹调用盐及味精、酱油等含钠盐调味品的用量；少提供含钠盐量较高的各类加工食品，如咸菜、火腿、香肠以及各类炒货，可为职工增加一些除主食以外的蔬菜和水果；也可使用含钾低钠的烹调用盐。有条件的单位可免费为职工食堂提供低钠盐或将低钠盐作为奖品发放给职工。

（2）控制体重：肥胖和高血脂均是心脑血管疾病的危险因素。一项关于工作场所肥胖干预的随机分组试验显示[28]，干预可减慢或逆转随年龄增加体重增加的趋势。Christensen 等[29]研究也证实，通过3个月在饮食、体育锻炼、认知行为训练等方面的联合干预后卫生保健工作者的体重和血压明显下降，需氧适应性明显增加。控制能量摄入和增加体力活动是控制体重的最有效方法。在饮食方面要遵循平衡膳食的原则，控制高热量食物（高脂肪食物、含糖饮料及酒类等）的摄入，适当控制主食（碳水化合物）用量，职工食堂可为职工提供低脂肪高纤维、清淡的饭菜；减少久坐时间，可为职工提供免费的健身房进行规律、适当的体育运动。

（3）不吸烟：禁止在工作场所，尤其在危险工作环境内吸烟，设立禁止吸烟警告牌，在安全通风地点专门设立吸烟区；严禁在工作单位小卖部出售香烟；随访医生鼓励职工进行戒烟规划，并指导职工寻求药物辅助戒烟（使用尼古丁替代品、安

非他酮缓释片和伐尼克兰等），有条件的单位可免费提供上述辅助药物；同时随访医生也应对戒烟成功者进行随访和监督，避免复吸；工会组织戒烟比赛，对成功戒烟者可给予一定的精神和物质奖励。

（4）限制饮酒：减少工作聚餐，聚餐时限制饮酒量或用红茶、绿茶代替。

（5）体育运动：对于白领工作者，每天可利用空闲时间进行适当的体育锻炼，如步行、慢跑、骑车、游泳、做健美操、跳舞等；上下班时可鼓励职工爬楼梯而不是乘坐电梯；由于白领工作者的工作环境是静坐工作，因此可集中办公资源以使职工必须步行取用这些资源，鼓励职工站着打电话、步行传递消息或与同事直接进行交流而不是用电子邮件和电话；在工作场所适当增加体育锻炼设施。对于蓝领工作者，由于繁重的工作任务使他们没时间或不愿再做一些长时间的户外体育运动，因此可为他们提供体育锻炼的场所，做些简单运动，如打乒乓球，羽毛球，篮球等。

（6）减轻精神压力，保持心理平衡：心理社会因素对心血管病死亡率和发病率也有很大的影响，工作压力可直接导致不健康的生活方式或间接影响自主神经系统和动脉压力而使心血管病风险增加。研究证实，通过调整认识和放松训练等压力管理方法可以减轻压力症状，恢复由压力引起的自主神经功能失调，降低动脉压力。

企业领导在工作及生活上应给予职工关心和帮助，与职工做好良好的沟通；尽可能避免加班加点，增加工资报酬和福利；鼓励职工参与政策制订和管理；举办心理健康知识讲座，开展人际沟通技巧的训练和减压技术的学习。

3. 药物干预

对于高血压人群，有条件的企业单位可免费为职工发放降压药物，在药物选择上尽可能给予价格低廉且降压疗效肯定的药物。对于高血压人群开滦集团免费发放的降压药物包括四组：①尼群地平5mg，2次/天＋卡托普利12.5mg，2次/天；②尼群地平5mg，2次/天＋螺内酯20mg，1次/天；③氢氯噻嗪12.5mg，1次/天＋卡托普利12.5mg，2次/天；④氢氯噻嗪12.5mg，1次/天＋螺内酯20mg，1次/天。根据企业经济条件和所处地域特色，可按个体化原则选用适合高血压职工的降压治疗方案。

对于高血压前期人群，根据体检信息及 AHA 对理想心血管健康行为和因素的定义给予健康教育处方，改变不良生活方式。具体内容包括，对吸烟、

体重指数、体育锻炼、饮食情况及总胆固醇、血压、空腹血糖控制情况的指导。

4. 行政干预

（1）工会参与：工会主要协调保健站对高血压人群进行管理与监控，经常与保健站保持联系、沟通，交换高血压人群健康信息，督导被监控人群按照保健站的要求定期服药和监测血压，对不按规定时间接受随访及服药的职工进行耐心细致的教育说服，对不适应岗位工作的人员提出调换申请。

（2）奖励：对坚持血压测量、按时服药及血压控制达标的职工，工会给予其一定的物质奖励。

（3）补助：对因高血压休息而致家庭生活困难者可按城镇居民最低生活保障标准给予补助。

5. 定期随访

保健医可根据所负责高血压职工的班次与其商定随访时间，对因工作需要不能到保健站进行随诊的，保健医应到其工作地点进行随访。对拒绝随诊的职工，保健医应与单位领导配合，共同做好职工的思想工作。

对于高血压人群，每2周随访1次，随访内容包括：①测量血压；②健康宣教，与高血压员工做好沟通；③询问服药依从性；④通过委婉的询问，了解高血压职工有无所服药物的副作用，并做详细记录。随访期间根据血压控制情况和出现的不良反应调整药物种类及剂量或加用其他药物。对于高血压易患人群，每月随访1次，进行健康宣教、血压测量、生活方式改善情况调查。

第七节　功能社区（工作场所）高血压管理成效的评估

每年对功能社区（工作场所）高血压管理成效进行1次评估。高血压患者管理的主要考核指标：

1. 管理率

管理率是指保健站管理的高血压患者人数占功能社区（工作场所）高血压患病总人数的比例。计算公式：管理率＝已管理高血压人数/功能社区（工作场所）高血压患病总人数×100%。功能社区（工作场所）高血压患病总人数估算＝功能社区（工作场所）员工总数×产业工人高血压患病率。

2. 管理人群血压控制率

接受管理的高血压患者中血压达标的人数占管理高血压患者人数的比例。计算公式：管理人群血压控制率＝血压达标人数/管理的高血压人数×100%。高血压的血压控制是指SBP＜140mmHg

和DBP＜90mmHg，即SBP和DBP同时达标。血压达标可分为时点达标和时期达标二种评估方法：①时点达标指高血压患者最近1次血压控制在140/90mmHg以下；②时期达标指选定时期（一般选用1年）不同时段测量的血压值，同一患者70%以上血压值控制在140/90mmHg以下。

3. 功能社区（工作场所）高血压管理考核评价指标体系

最重要的指标：①高血压知晓率＝知道自己患有高血压的人数/功能社区（工作场所）高血压人数×100%；②高血压服药率＝已服降压药的高血压人数/功能社区（工作场所）高血压人数×100%；③血压控制率＝血压达标患者数/功能社区（工作场所）高血压患者总数×100%。

第八节　功能社区（工作场所）高血压管理经验

首先，要制订科学合理、切实可行的高血压管理流程，并在实践中不断充实和完善，做到管理持之以恒，服务落到实处，效果逐步显现，这将有助于功能社区（工作场所）高血压防治的顺利和有效实施。

其次，要提高职工对高血压的认识。这一社区高血压管理人群为产业工人，文化程度相对较低，对心脑血管疾病知识缺乏，为此要把开展高血压健康教育与适宜的高血压治疗方案有机结合，才能调动职工参与管理的积极性，提高其配合治

疗的依从性。

最后，要得到企业单位领导的支持。领导层决策在功能社区高血压管理中发挥了重大作用，使高血压管理的各个层面相互协同、相互监督，形成专职团队专管，兼职团队配合，职工团队支持的大好局面，使高血压管理做实、做细、做到位有了充分的保障。

一个有效的功能社区（工作场所）高血压管理模式不仅能够显著降低职业人群血压水平及心脑血管疾病的发生和发展，还可以通过职工直接影响其

家庭成员，使工作场所高血压管理的社会效益得到进一步扩大，进而降低全人群心脑血管疾病的发病风险，减轻医疗保险负担，使国家和企业经济得到更好的发展。

第九节　开滦高血压管理成效

近几年，开滦煤矿作为一个功能社区，在开滦集团公司各级领导的支持及安监部、人力资源部、工会共同参与组织协调管理下，利用开滦医疗体系中 30 余所保健站、10 所二级甲等医院、1 所三级甲等医院等卫生资源，对企业在职职工进行高血压筛查、建档、综合干预管理并取得了显著的成效。开滦煤矿高血压人群管理自 2009 年开始，目前干预的高血压职工总数已达 12 351 人。其中，井上单位高血压人群正在相继纳入管理；井下及井下辅助单位高血压职工已经过三年多的综合降压干预，这一人群总体血压值均较服药前下降，其中收缩压和舒张压分别由（147.0±17.2）mmHg 和（96.1±11.0）mmHg 下降至（136.4±14.5）mmHg 和（88.6±9.4）mmHg，收缩压和舒张压分别下降（10.6±16.4）mmHg 和（7.5±11.0）mmHg；治疗显效率和有效率分别为 28.1% 和 22.6%，总有效率达 50.7%；高血压治疗率及达标率明显改善，分别从 12.8% 和 0.9% 提高到 100% 和 39.7%。

开滦集团免费为煤矿高血压职工提供降压药物，部分高血压职工拒绝服用免费药物，但自己选择了其他种类的降压药物。对于服用发放的四组药物的高血压人群，无论何组抗高血压药物联合均能使血压明显下降，总有效率分别达 67.0%、62.9%、68.5% 和 77.3%。另外，虽然不同药物组合均可使血压明显下降，但以氢氯噻嗪/螺内酯组的降压效果最为明显，血压下降值为 15/12mmHg。而且在四种高血压干预措施的成本效果分析中，每位患者的年药品成本分别为 53.36 元（0.1462 元/人/天）、53.76 元（0.1473 元/人/天）、27.08 元（0.0742 元/人/天）和 45.48 元（0.1246 元/人/天）。从经济学和药物治疗学角度进行综合分析，氢氯噻嗪/螺内酯组干预措施的成本效果最佳。

自对高血压人群管理以来不仅职工的高血压得到了良好控制，而且在职职工猝死率也明显下降。猝死事件已由 2009 年的每年 19 例下降至 2011 年的 6 例，猝死率由 0.2% 下降至 0.07%。截止 2012 年 9 月中旬，2012 年猝死事件仅为 2 例，取得了良好的社会效益和经济效益。另外，职工中的心肌梗死例数由 2009 年的 131 例降至 2010 年的 79 例，心肌梗死发病率由 1.6% 降至 1.0%；脑出血例数由 2009 年的 134 例降至 2010 年的 37 例，脑出血发病率由 1.7% 降至 0.5%，但脑梗死的发病率未见下降。

总之，开滦煤矿高血压管理成效显著，不仅显著降低职业人群血压水平，而且降低心脑血管疾病的发生和发展。

参考文献

［1］卫生部心血管病防治研究中心. 中国心血管病报告 2011. 北京：中国大百科全书出版社，2012：1-54.

［2］王文，朱曼璐，王拥军，等.《中国心血管病报告 2012》概要. 中国循环杂志，2013，28（6）：408-412.

［3］中华人民共和国卫生部，中华人民共和国科学技术部，中华人民共和国国家统计局. 中国居民营养与健康状况调查报告 2002- 高血压. 北京：人民卫生出版社，2002：150-171.

［4］王增武，王馨，李贤，等. 中年人群高血压患病率及控制情况的演变趋势. 中华高血压杂志，2008，16（11）：1033-1036.

［5］Carnethon M，Whitsel LP，Franklin BA，et al. Worksite wellness programs for cardiovascular disease prevention：a policy statement from the American Heart Association. Circulation，2009，120（17）：1725-1741.

［6］中华人民共和国卫生部，中华人民共和国科学技术部，中华人民共和国国家统计局. 中国居民营养与健康状况调查报告 2002- 综合报告. 北京：人民卫生出版社，2002：53-57.

［7］周北凡. 膳食与心血管病 // 周北凡，吴锡佳. 心血管病流行病学及人群防治. 北京：人民卫生出版社，1993：49-60.

［8］李立明，饶克勤，孔灵芝，等. 中国居民 2002 年营养与健康状况调查. 中华流行病学杂志，2005，26（7）：478-484.

［9］Yu D，Huang J，Hu D，et al. Prevalence and risk factors of prehypertension among Chinese adults. J Cardiovasc Pharmacol，2008，52（4）：363-368.

［10］Pang W，Sun Z，Zheng L，et al. Body mass index and the prevalence of prehypertension and hypertension in a Chinese rural population. Intern Med, 2008, 47: 893-897.

［11］范琳波，刘苹，尚莉，等. 1244 名高校教职工职业紧张与血压的关系. 环境与职业医学，2009，26（4）：345-348.

［12］LaMontagne AD, Keegel T, Vallance D, et al. Job strain-attributable depression in a sample of working Australians: assessing the contribution to health inequalities. BMC Public Health, 2008, 8（2）: 181-186.

［13］Pelletier B, Boles M, Lynch W. Change in health risks and work productivity over time. J Occup Environ Med, 2004, 46（7）: 746-754.

［14］Burton WN, Chen CY, Conti DJ, et al. The association between health risk change and presenteeism change. J Occup Environ Med, 2006, 48（3）: 252-263.

［15］Aldana SG. Financial impact of health promotion programs: a comprehensive review of the literature. Am J Health Promot, 2001, 15（5）: 281-288.

［16］Ostbye T, Dement JM, Krause KM. Obesity and workers' compensation: results from the Duke Health and Safety Surveillance System. Arch Intern Med, 2007, 167（8）: 766-773.

［17］Proper KI, Hildebrandt VH. Physical activity among Dutch workers--differences between occupations. Prev Med, 2006, 43（1）: 42-45.

［18］Goetzel RZ, Jacobson BH, Aldana SG, et al. Health care costs of worksite health promotion participants and non-participants. J Occup Environ Med, 1998, 40（4）: 341-346.

［19］Bungum T, Satterwhite M, Jackson AW, et al. The relationship of body mass index, medical costs, and job absenteeism. Am J Health Behav, 2003, 27（4）: 456-462.

［20］Cawley J, Rizzo JA, Haas K. Occupation-specific absenteeism costs associated with obesity and morbid obesity. J Occup Environ Med, 2007, 49（12）: 1317-1324.

［21］Gates DM, Succop P, Brehm BJ, et al. Obesity and presenteeism: the impact of body mass index on workplace productivity. J Occup Environ Med, 2008, 50（1）: 39-45.

［22］Meenan RT, Voqt TM, Wlilliams AE, et al. Economic evaluation of a worksite obesity prevention and intervention trial among hotel workers in Hawaii. J Occup Environ Med, 2010, 52（Suppl 1）: s8-13.

［23］Milani RV, Lavie CJ. Impact of worksite wellness intervention on cardiac risk factors and one-year health care costs. Am J Cardiol, 2009, 104（10）: 1389-1392.

［24］Brissette I, Fisher B, Spicer DA, et al. Worksite characteristics and environmental and policy supports for cardiovascular disease prevention in New York state. Prev Chronic Dis, 2008, 5（2）: A37.

［25］Boshtam M, Sarafzadegan N, Zare K, et al. Effects of 5-year interventions on cardiovascular risk factors of factories and offies employees of isfahan and najafabad: worksite intervention project-isfahan healthy heart program. ARYA Atheroscler, 2010, 6（3）: 94-101.

［26］Li S, Li T, Li JG, et al. A comprehensive evaluation of intervention effects on workplace health promotion in a pharmaceutical company. Zhonghua Lao Dong Wei Sheng Zhi Ye Bing Za Zhi, 2012, 30（2）: 115-118.

［27］Khosravi AR, Rowzati M, Gharipour M, et al. Hypertension control in industrial employees: findings from SHIMSCO study. ARYA Atherosclerosis, 2012, 7（4）: 191-196.

［28］Siegel JM, Prelip ML, Erausquin JT, et al. A Worksite Obesity Intervention: Results From a Group-Randomized Trial. Am J Public Health, 2010, 100（2）: 327-333.

［29］Christensen JR, Faber A, Ekner D, et al. Diet, physical exercise and cognitive behavioral training as a combined workplace based intervention to reduce body weight and increase physical capacity in health care workers-a randomized controlled trial. BMC Public Health, 2011, 11: 671.

（刘秀荣　梁　洁）

第 45 章　高血压前期人群的管理

高血压是全球重大可控性慢性疾病，已成为卒中、冠心病和心肾功能衰竭的主要原因。为了强调高血压的一级预防，2003 年美国高血压防治指南 JNC7[1] 提出"高血压前期"这一概念，从而使心脑血管病的预防关口进一步前移。据报导高血压前期患病率在 13.3%～47.4%，为数众多的高血压前期人群是进展为临床高血压患者的极为重要的来源。就理论角度而言，高血压干预措施前移至高血压前期，不但延缓或阻止高血压发生，减少心脑血管事件，而且有利于减轻全社会的高血压疾病负担，是一项非常有意义的疾病预防策略。

第一节　高血压前期概念的提出及争议

高血压作为心脑血管病的一个重要而可控的危险因素已经得到公认，众多国内外流行病学资料证实人群心血管风险随血压水平升高而显著升高。Lewington 等[2] 的 Meta 分析纳入近 100 万人、61 项前瞻性血压观察研究表明，40～89 岁人群中，血压从 115/75mmHg 开始，收缩压每增加 20mmHg 或舒张压每增加 10mmHg，包括冠心病和卒中等心血管疾病的死亡风险将增加 2 倍。2001 年发表的美国 Framingham 心脏研究[3] 对 6859 名基线时不合并高血压及心血管疾病（CVD）者的 10 年随访结果表明，与基础血压理想组（＜120/80mmHg）相比，血压（120～129）/（80～84）mmHg 组和（130～139）/（85～89）mmHg 组的 CVD 风险比（RR）分别为 1.3～1.5 及 1.6～2.5。

2003 年《美国预防、检测、评估与治疗高血压全国联合委员会第七次报告》（JNC7）第一次将收缩压在 120～139mmHg 和（或）舒张压在 80～89mmHg 这一血压水平定义为"高血压前期（prehypertension）"，并指出此类人群通过改变生活方式可以减少高血压及心脑血管事件的发生率[1]。因此，"高血压前期"概念的提出对于早期甄别心血管高危人群具有重要价值。

但是，高血压前期这一概念并未被欧洲所接受。欧洲高血压协会/欧洲心脏协会（ESH/ESC）高血压指南（2003 年）[4] 沿用 WHO/ISH（1999 年）分类，保留了理想血压、正常血压和正常高值血压的定义，认为高血压阈值应有一定的灵活性，强调危险分层的重要性。针对此概念的讨论，欧洲有学者认为高血压前期者不一定发展为高血压，如加上这一帽子，将增加患者的心理负担，助长真正高血压的发生。

我国在 1999 年第 5 次修订《中国高血压防治指南》时，提出了"正常高值"[（130～139）/（85～89）mmHg] 这一概念[5]。随后我国学者开始对正常高值血压做相关研究。经过对"高血压前期"概念的反复论证后，为了避免引起这部分人群的精神恐慌，2005 年重新修订《中国高血压防治指南》时[6]，将"正常血压"[（120～129）/（80～85）mmHg] 与"正常高值"[（130～139）/（85～89）mmHg] 统一为"正常高值"，等同于美国所提出的"高血压前期"。2010 年《中国高血压防治指南》[7] 沿用 2005 版正常高值定义。JNC8[8] 指出高血压是一种常见疾病，若不能早期发现和治疗，则容易引发心血管事件、卒中、肾衰竭甚至死亡。但是没有对高血压和高血压前期进行定义。

第二节　高血压前期的流行病学

近年来，国内外学者对高血压前期进行了流行病学和趋势研究，目前高血压前期患病率在 13.3%～47.4%。Quieshi 等分析了美国 1999—2000 年全国健康和营养检查调查（NHANES）、1976—1980 年

NHANES Ⅱ 和 1988—1994 年 NHANES Ⅲ 三组数据共 54 625 人，高血压前期患病率约 31%（7000 万），男性为 39%、女性为 23.1%，其中 1988—1994 年、1999—2000 年分别为 32.3%±0.6% 和 37.4%±1.1%，（P< 0.05），呈现上升趋势。Ramos 等对葡萄牙 2023 名 13 岁在校青少年进行了标准问卷调查及血压检查，其中高血压前期患病率为 13.3%，高血压患病率为 22%，且血压值随体重指数增加而增高。Grotto 等通过对 36 424 名军人的研究发现，男性高血压前期患病率约为 50.6%，大于女性的 35.9%。Ferguson 等[9] 根据 2000—2001 年生活方式调查的数据，分析了年龄在 15 ～ 74 岁人群的资料，结果显示高血压前期的患病率为 30%，其中男性（35%）大于女性（25%）。Chockalingam 等对印度 18 岁以上城市人群进行了横断面流行病学调查，结果显示高血压前期患病率为 47.4%（男性 46.6%、女性 49.8%）。

在国内，高血压前期的患病率并不一致，孙佳艺等对国内 11 个省份 35 ～ 64 岁人群进行了研究，结果发现中国人群正常高值血压的患病率为 32.2%，其中男性约为 34.2%，大于女性的 30.2%。北京阜外医院、北京安贞医院等的流行病学调查显示我国人群高血压前期的患病率为 38.9% ～ 41.3%，10 年前正常血压和高血压前期的亚组人群 10 年后发生高血压的比例分别为 22.2% 和 52.6%，后者是前者的 2 倍多。开滦研究[10] 发现高血压前期患病率为 28.7%，其中女性为 33.6%，男性为 26.6%。按年龄分组后，40 ～ 59 岁高血压前期患病率最高，为 32.5%。重庆中青年高血压患病率为 36.55%，其中，男性为 44.23%，女性为 26.71%[11]。而在甘肃居民中，其患病率为 33.7%，男、女患病率分别为 35.9% 和 32.0%。浙江省成年居民总体患病率为 34.39%，男性为 38.57%，女性为 30.70%。山东省患病率为 37.1%，其中男性为 44.1%，女性为 30%。台湾学者研究发现，台湾成人高血压前期患病率约为 34%，其中男性患病率高于女性[12]。

第三节 高血压前期的危险因素

目前认为，高血压前期的危险因素有：男性、年龄、高盐饮食、肥胖、脂代谢异常、胰岛素抵抗、炎症等。

高血压前期人群中男性多于女性，且进展为高血压的速度与年龄成正比。高盐饮食可以使血压升高。高血压前期血压与体重指数（BMI）成正相关，并随着 BMI 的增加危险性增大。Rache 等对 15 540 名中国成年人的研究发现，腰围越大高血压前期的风险越高。高胆固醇血症可以增加血管紧张素 Ⅱ -1 型受体密度及加强受体对血管紧张素 Ⅱ 的反应，对高血压的发展起重要作用[13]。高血压前期人群与正常血压人群相比，总胆固醇、低密度脂蛋白胆固醇和三酰甘油均升高[14]。

高血糖增强交感神经活性、增快心率、提高心排血量、增加外周血管阻力，从而使血压升高。Player 等[15] 发现高血压前期人群存在胰岛素抵抗。我国学者发现高血压前期人群与正常血压人群相比胰岛素抵抗指数显著升高，胰岛素敏感性指数降低，且高血压前期人群的胰岛 β 细胞功能已处于受损代偿阶段[16]。

血清 C 反应蛋白（CRP）是机体组织受到各种损伤或炎症刺激后产生的一种急性期蛋白。希腊进行的 ATTICA 研究发现，校正多种混杂因素后，高血压前期人群与正常血压人群相比 CRP 水平增高 31%，肿瘤坏死因子 α 增高 32%，淀粉样蛋白 -α 增加 9%[17]。由于超敏 C 反应蛋白（hsCRP）比 CRP 灵敏度更高，吴寿岭等[18] 研究发现 hsCRP 是高血压前期进展至高血压的独立危险因素，对高血压前期进展至高血压具有一定的预测价值。校正基线年龄、性别、三酰甘油、总胆固醇、低密度脂蛋白胆固醇、空腹血糖、收缩压、舒张压、腰围后，hsCRP 仍是进展至高血压的独立危险因素，最高四分位数组进展至高血压的风险是最低四分位数组的 1.10（95%CI 为 1.02 ～ 1.19，P< 0.05）倍。

陈涛等发现高血清尿酸水平与高血压前期有关，且独立于其他代谢指标，随着血清尿酸水平的增高，高血压前期的发病风险增加。开滦研究同样发现血清尿酸增加是高血压前期人群进展至高血压的独立危险因素，血清尿酸四分位第 2、第 3 和第 4 组进展至高血压的风险（RR）分别是第 1 组的 1.26、1.49 和 1.83 倍。校正体重指数、吸烟史、饮酒史、基线收缩压、基线舒张压后，血清尿酸第 4 四分位组进展至高血压的风险有所降低（RR ＝ 1.24，95%CI 为 1.14 ～ 1.35），但仍有统计学意义。

第四节　高血压前期与代谢综合征

代谢综合征是多种心脑血管疾病危险因素聚集于个体的现象，高血压前期通常与多种心血管危险因素相关。PLAYER 对 19 041 名工人进行流行病学调查，表明高血压前期与胰岛素抵抗的相关性，它可能是导致心脑血管病的重要原因。Liszka 等认为高血压前期者大多至少合并另一种危险因子。Grotto 等发现高血压前期人群的血糖、BMI 均较正常血压人群高，HDL-C 较正常血压人群低，指出高血压前期与高血压具有共同的危险因素。Ferguson 等[9]也指出高血压前期人群比正常血压人群具有更多的诸如肥胖、超重、高胆固醇血症等心脑血管病高危因素。Lin 等[12]对台湾成人研究发现年龄、腰臀比、BMI、腰围、三酰甘油等均与高血压前期的发生显著相关。

开滦研究分析了影响高血压前期进展至高血压的危险因素依次是基线收缩压、腰围、年龄、BMI、性别（男性）、舒张压、总胆固醇、空腹血糖、三酰甘油、低密度脂蛋白胆固醇，上述因素每增加一个单位进展至高血压的 RR（95% 可信区间）分别为 1.052（1.048 ～ 1.056）、1.009（1.006 ～ 1.013）、1.023（1.021 ～ 1.026）、1.063（1.052 ～ 1.074）、1.554（1.442 ～ 1.675）、1.036（1.029 ～ 1.043）、1.064（1.037 ～ 1.093）、1.043（1.024 ～ 1.062）、1.041（1.021 ～ 1.062）、1.035（1.000 ～ 1.072）。 开滦研究显示，女性高血压前期组中 MS 的发生率为 19.7%，高于男性的 14.1%，差异有统计学意义（$P < 0.101$）。无论男性、女性，MS 的发生率均随年龄增加而升高。男性发病高峰出现在 60 ～ 69 岁组，女性出现在 > 70 岁组。男性在 > 70 岁组开始下降，在 < 29 岁组、30 ～ 39 岁组男性发生率高于女性，但在 < 29 岁组差异无统计学意义。自 40 ～ 49 岁组开始，女性发生率高于男性，且差异有统计学意义。且在高血压前期范围内，代谢综合征的患病率与血压水平成正相关。吴寿岭等进一步分析发现高血压前期人群代谢综合征阳性组总心脑血管事件、心肌梗死、脑梗死的累积发病率均高于代谢综合征阴性组，分别为 1.80% vs. 1.28%、0.35% vs. 0.29%、1.10% vs. 0.57%，其中总心脑血管事件、脑梗死事件组间差异有统计学意义（$P < 0.01$）；校正相关因素后，与代谢综合征阴性组相比，代谢综合征阳性组总心脑血管事件和脑梗死事件的相对危险度（RR）分别为 1.45（95%CI 为 1.10 ～ 1.92）、1.84（95%CI 为 1.27 ～ 2.67）。

第五节　高血压前期的病理改变

一、高血压前期血管的损害

（一）大动脉顺应性下降

高血压前期的血管损害主要表现为大动脉顺应性下降、小动脉硬化及血管重构。脉搏波传导速度（PWV）是反应大动脉僵硬度的重要指标，一般来说，PWV 越快，动脉的弹性越差，僵硬度越高；反之，PWV 越慢，动脉弹性越好，血管硬度越低。欧洲高血压指南[19]推荐以颈-股动脉 PWV 作为评估患者心血管病风险和决定治疗方案的检测指标。孙刚等研究显示在高血压前期的患者中已经存在显著动脉顺应性的改变，PWV 随血压的升高而加快，颈-桡动脉 PWV、颈-股动脉 PWV 在正常血压组、高血压前期组及轻型高血压组 3 组人群的比较中有显著的统计学差异。动脉硬度增加和血压升高是互为因果且相互作用的，因此，对于高血压前期动脉硬度的评价是预测高血压进展的可靠方法。Yambe 等在高血压前期（$n = 475$）、正常血压（$n = 581$）与最佳血压（$n = 702$）的中年人群中观察动脉硬度与高血压进展的关系。3 年观察期间，100 名高血压前期患者进展为高血压，175 名正常血压和 249 名最佳血压者分别进展到更高的血压级别。在调整了已知危险因素后，Logistic 回归分析显示肱-踝脉搏波传导速度（BaPWV）的最高与最低四分位数相比，可以显著预测高血压的进展（调整比值比为 9.4，95%CI 为 3.0 ～ 29.8，$P < 0.01$），并且在高血压前期其预测价值较在正常血压更为明显。Tomiyama 等[20]对 777 名高血压前期的中年人进行了为期 3 年的前瞻性研究发现，BaPWV 与 BMI、收缩压变化成显著且独立相关，提出 BaPWV > 15.5m/s 和 BMI > 25kg/m^2 是高血压前期日后进展为高血压的危险预测指标。

（二）颈动脉粥样硬化

颈动脉可以作为反映全身动脉硬化的窗口而常常用于临床研究。越南学者 Lee 等[21] 在 2007—2008 年对 50 岁以上的 2635 名正常血压者、高血压前期者以及高血压者的颈总动脉内膜中层厚度（CCA-IMT）与血压水平的关系进行了研究，结果表明高血压前期者比正常血压者的 CCA-IMT 明显增厚，经多因素校正后，高血压前期者发生颈总动脉增厚的危险性为 1.78（95%CI 为 1.36 ～ 2.32）。Manios 等[22] 对人群 896 例通过 24h 动态血压监测、颈动脉超声和超声心动图对比分析正常血压、高血压前期两组人群的临床资料发现，与正常血压组相比，高血压前期组颈动脉内膜–中膜厚度更厚（$P = 0.04$）。

王薇等对北京地区 1331 人基线血压水平、10年血压变化和颈动脉粥样硬化的研究发现，45 ～ 74岁血压正常高值人群中颈动脉粥样硬化是普遍存在的，颈动脉 IMT 增厚与斑块的发生率分别为46.3% ～ 51.0% 和 32.8% ～ 33.3%。印小荣等研究显示，与正常血压组比较，血压正常高值组的颈动脉 IMT 增厚（0.58mm vs. 0.75mm），肱动脉 IMT增厚（0.45mm vs. 0.57mm），氧化低密度脂蛋白（ox-LDL）水平增高。颈动脉 IMT 与 24h 收缩压（$P < 0.001$）及 ox-LDL（$P = 0.002$）相关。Femia等以 1536 名墨西哥糖尿病患者为研究对象，于基线期以及 3.5 年后分别测量 CCA-IMT。在 136 名高血压前期患者中，颈总动脉平均厚度（0.72mm）介于正常血压（0.615mm）和高血压（0.725mm）之间。校正性别、年龄、BMI、总胆固醇、降压治疗和糖尿病等诸多因素后，正常高值血压水平仍独立相关于更高的 CCA-IMT。在 3.5 年的随访中，CCA-IMT平均增加了 0.035mm，性别、年龄、血压和糖尿病，是 CCA-IMT 增厚的显著独立预测因素。以上研究均证实在高血压前期颈动脉 IMT 已开始发生改变，随血压的升高 IMT 逐渐增加，动脉粥样斑块增多。

二、高血压前期与肾损害

（一）高血压前期与肾动脉硬化相关

Hisayama 研究对 652 例尸检报告进行分析，所有个体生前未曾接受降压治疗，高血压及高血压前期个体肾动脉硬化的发生率明显增加（正常为11.9%、高血压前期为 28.5%、1 级高血压为 32.9%、2 级高血压为 58.2%，$P < 0.01$）。调整危险因素后高血压前期与肾动脉硬化、微血管透明样变仍具有显著关联（OR 为 5.99，95%CI 为 2.20 ～ 15.97）。研究者将个体分为有或无合并靶器官损伤，两组中高血压前期对肾动脉硬化程度的影响相当（无靶器官损伤 OR 为 5.04，95%CI 为 1.36 ～ 18.62; 有靶器官损伤 OR 为 6.42，95%CI 为 1.29 ～ 32.04）。该研究提示，无论高血压前期者是否合并其他靶器官损伤表现，均可能存在着明显的肾动脉硬化情况。

（二）高血压前期与微量白蛋白尿相关

微量白蛋白尿最初是作为慢性肾功能损害的敏感指标，近年来流行病学调查发现其影响高血压和糖尿病患者预后，并且在非糖尿病非高血压人群中也存在一定的异常检出率，因而对微量白蛋白尿及其意义的研究备受关注。血管内皮功能减退是心血管疾患的共同作用环节，同时也是微量白蛋白尿产生的病理学基础。高血压通过对微循环及血流动力学的作用导致肾微血管的结构发生改变，促进白蛋白穿过肾小球基底膜，从而加速糖尿病肾病的发生与发展。Kim 等使用免疫放射法检测受检者清晨尿，2678 名高血压前期患者均无糖尿病或高血压病史，高血压前期组微量白蛋白尿发生率高于正常血压组（4.9% vs. 2.8%，$P = 0.009$）；多因素回归分析显示正常高值血压与微量白蛋白尿成显著独立关联（OR 为 1.692，95%CI 为 1.097 ～ 2.611）。美国第三次国家卫生和营养调查也得到类似结果，正常高值血压（OR 为 2.13，95%CI 为 1.51 ～ 3.01）、平均动脉压（OR 为 1.41，95%CI 为 1.15 ～ 1.74/ 增加 10mmHg）、收缩压（OR 为 1.27，95%CI 为 1.09 ～ 1.48/ 增加 10mmHg）和舒张压（OR 为 1.29，95%CI 为 1.06 ～ 1.57/ 增加 10mmHg）均与尿微量白蛋白显著相关。

三、高血压前期与心脏损害

（一）心脏结构及功能

血压持续维持在较高的水平使心脏长期在高负荷下工作，势必造成心脏结构和功能的改变。对于高血压前期人群，心脏的这种改变是否存在，国内外进行了众多的研究。Markus 等[23] 对 1005 名研究对象进行跟踪调查，10 年后对高血压前期组与正常血压组对比分析发现，左心室壁平均厚度增加（11.9% vs. 4.7%，$P < 0.01$），左心室重量增加（15.7% vs. 8.6%，$P < 0.01$），射血分数下降（15.7% vs. 7.7%，$P < 0.01$），进一步说明高血压前期人群的左心室结构已经发生相应的变化，而左心室收缩功能也受到了轻微的损伤。Strong 心脏研究显示，在 14 ～ 39 岁的青年中，高血压与高血压前期具有更大的左心室壁厚度（0.83cm，0.78cm vs. 0.72cm）、

左心室质量（182g，161g vs. 137g）以及相对室壁厚度（0.30cm，0.29cm vs. 0.28cm），左心室肥大的发生率为血压正常者的 2～3 倍。

Doğru 等[24] 将 291 名 16～75 岁非高血压人群分为正常血压组和高血压前期组，利用超声多普勒技术来评估两组心脏参数，结果与正常血压相比左心室收缩末内径 LVSDs（1.25cm vs. 1.08cm）、左心室舒张末内径 LVIDs［（3.03±0.48）cm vs.（2.88±0.53）cm］、FS%（35.9 vs. 37.6）的比较差异有统计学意义（$P < 0.05$）；两组间 EF%（66.45±6.01 vs. 67.70±5.35）、E/A（1.16±0.33 vs. 1.22±0.29）值比较差异无统计学意义（$P > 0.05$）。因此，认为高血压前期人群已有左心室结构、左心室室壁中层缩短率的改变，而收缩和舒张功能的改变不是很大。

陈广胜等对 80 名研究对象做了盲法对比研究，结果显示高血压前期组左心室重量指数、平均室壁厚度、相对室壁厚度［（93±16）g/mm，（8.9±0.8）mm，（0.38±0.04）mm］（t = 3.21～4.25，$P < 0.01$），左心室室壁中层缩短率较正常血压组降低［17.8%±1.4%，18.9%±1.9%，（t = 4.16，$P < 0.01$）］。这一结果表明高血压前期人群已经有左心室结构和功能的改变，表现为左心室重量的增加、左室构型的向心性变化趋势，以及心肌收缩功能的减低。

（二）心脏电生理异常

高血压前期者不仅交感神经活性增强及左心室收缩舒张功能轻微受损，还存在显著的 QT 间期分布异常，从而引发自律性的改变，并且这些改变独立于左心室质量变化[24]。QT 变异度指数（QTVI）是表示单位心率变异下的 QT 变异，为心室自身电生理紊乱指标。QTVI 增加，表示心室复极变异性增加，易诱发心律失常。心脏压力反射敏感性（BRS）是指动脉内血压变化导致反射性心率变化敏感程度，主要反映心脏迷走神经反射功能。BRS 的降低，对心源性猝死及总死亡率有预测意义。Myredal 等的研究显示，高血压前期 QTVI 显著增高［高血压前期（-1.23±0.37），正常血压（-1.52±0.26），$P < 0.05$］，而 BRS 则降低［高血压前期（8.2±4.1）ms/mmHg，正常血压（10.8±3.5）ms/mmHg，$P < 0.05$］。可见，高血压前期者心脏电生理等特性也可发生改变，可能导致心律失常增加。如何通过测量高血压前期个体 QTVI 和 BRS 的变化来预测高血压进展与晚期靶器官损害，未来仍有待更多的研究。

（三）冠状动脉粥样硬化与血流储备受损

高血压前期同样增加冠状动脉粥样硬化的风险。

日本研究者 Washio 等[16] 对 705 名可疑或确诊冠心病的患者（男性 417 名和女性 288 名，年龄在 30 岁以上）进行冠状动脉造影，在调整了其他危险因素后，高血压前期者仍较正常血压者的冠状动脉粥样硬化发生率更高。CARDIA 研究[17] 纳入 18～30 岁无高血压的年轻人 3560 名，在 20 年的随访过程中，635 例（18%）在 35 岁前进展为高血压前期。分析显示 35 岁前出现高血压前期状况，尤其是收缩压升高，与日后冠状动脉钙化的概率成等级相关（以毫米汞柱 / 年为单位计算，血压上升程度为 0 毫米汞柱 / 年、1～30 毫米汞柱 / 年和 > 30 毫米汞柱 / 年的冠状动脉钙化发生率分别为 15%、24% 和 38%，$P < 0.001$），调整其他冠心病相关危险因素后结果仍相似。冠状动脉钙化被视作冠心病的强预测指标，该研究提示年轻人的高血压前期状况明显增加日后患冠心病的可能。因此，应于 35 岁前保持收缩压在 120mmHg 以下，对降低患病率意义重大。

高血压前期冠状动脉血流储备（CFR）受损。CFR 是指冠状动脉最大扩张时血流量与静息状态血流量的比值，反映冠状动脉循环最大供血潜在能力。Erdogan 等采用经食管超声多普勒发现，高血压组（60 例）、高血压前期组（40 例）和正常血压组（50 例）CFR 分别为 2.23、2.54 和 2.91，前两组CFR 显著降低。校正其他因素后，高血压及正常高值血压是 CFR 降低的强预测因子，提示高血压前期者冠状动脉血流储备受损。

（四）高血压前期与心脑血管事件

危险因素并存明显增加心血管疾病风险。然而，在调整了并存的危险因素后，高血压前期仍然增加了心血管疾病的风险。美国 Framingham Heart Study 对 6859 名无高血压及心血管病者随访 10 年，结果显示血压 < 120/80mmHg 和（121～129）/（81～84）mmHg 及（130～139）/（85～89）mmHg 组男性 10 年累积心脑血管事件发病率分别为 5.8%（9% CI 为 4.2～7.4）、7.6%（95%CI 为 6.0～9.1）和 10.1%（95%CI 为 0.81～12.1）；女性分别为 1.9%（95% CI 为 1.1～2.7）、2.8%（95% CI 为 1.9～3.8）和 4.4%（95%CI 为 3.2～5.5）。亚组分析的数据表明，与血压 < 120/80mmHg 者比较，高血压前期［（120～139）/（80～89）mmHg］增加了心肌梗死（MI）的风险（RR 为 3.5，95%CI 为 1.6～7.5）和冠心病风险（RR 为 1.7，95%CI 为 1.2～2.4），但不增加卒中风险。Mainous 等通过研究表明，与正常血压者相比，高血压前期者未校正的总死亡 RR 为 1.27（95%CI 为 1.02～1.58），心血

管病死亡 RR 为 1.66（95%CI 为 1.21～2.26），高血压前期人群的病死率较正常血压人群的病死率高，但是 90% 的高血压前期人群及 85% 的正常血压人群均有其他 CVD 危险因素，调整危险因素后两组心血管病死亡率无差别。因此认为对于高血压前期的人群，伴随 CVD 危险因素比血压本身更可怕，针对 CVD 多危险因素进行生活方式干预可能是目前有效的治疗措施。

Liszka 等对 8986 名研究对象追踪随访 18 年，结果显示高血压前期人群中充血性心力衰竭、心肌梗死、卒中的发病率分别是 0.05%、2.37% 和 0.34%，校正后的高血压前期组 [（120～139）/（80～89）mmHg]、高血压前期 1 组 [（120～129）/（80～84）mmHg]、高血压前期 2 组 [（130～139）/（85～89）mmHg] 心脑血管发生的危险度分别为 1.32（95%CI 为 1.05～1.65）、1.24（95%CI 为 0.96～1.59）和 1.42（95%CI 为 1.09～1.84），指出人群血压水平与心脑血管事件发生率成连续性正相关，特别是血压在（130～139）/（85～89）mmHg 的人群。Kshirsagar 等进一步指出，高血压前期合并糖尿病或者糖耐量异常人群心血管事件发生的危险性显著增加。

国家"十五"攻关课题选择 35～59 岁 11 155 人，平均随访 15 年，其中发生心血管病 474 例，冠心病事件 105 例，卒中事件 382 例（缺血性卒中 266 例）。发现收缩压水平与缺血性心血管事件（冠心病、缺血性卒中）有关，收缩压 <120、120～139、140～159、160～179 和 ≥180mmHg 的男性 15 年缺血性心血管病的发病率分别为 0.97/1000 人年、2.86/1000 人年、7.89/1000 人年、21.46/1000 人年和 19.33/1000 人年，女性分别为 1.83/1000 人年、4.74/1000 人年、10.32/1000 人年、30.71/1000 人年和 69.23/1000 人年。说明高血压前期是心脑血管事件发生的一项高危因素。

王微等[25] 通过对多省市 35～64 岁人群进行研究，以正常血压组作为对照分析正常高值血压 [（130～139）/（85～89）mmHg] 与心脑血管病发病危险的关系。通过多因素分析显示，正常高值血压较正常血压组卒中发病危险增加 56%，冠心病发病危险增加 44%，总的心血管病发病危险增加 52%；在总的心血管病事件中，14.4% 归因于正常高值血压（12.4% 的冠心病事件和 15.2% 的卒中事件归因于正常高值血压）。提示正常高值血压可增加人群卒中和心血管病发病的危险，并且正常高值血压对出血性卒中的作用大于对缺血性卒中的作用。

Gu 等[26] 对 40 岁以上人群 169 871 例研究表明，与正常血压者相比，高血压前期者心血管病发病危险性为 1.34（95%CI 为 1.27～1.24）、相关的死亡危险性为 1.22（95%CI 为 1.15～1.30）、卒中发病危险性为 1.72（95%CI 为 1.27～1.24）、相关的死亡危险性为 1.67(95%CI 为 1.27～1.24)；另外，有 10.6% 的心血管事件及 7.1% 的相关死亡归因于高血压前期，19.9% 的卒中及 18.7% 的相关死亡归因于高血压前期，从而指出高血压前期和心脑血管事件密切相关。

开滦研究对人群 101 510 例（其中高血压前期 30 027 例，理想血压 15 614 例）随访 38～53 个月（随访期间每半年收集 1 次新发心脑血管事件情况）研究发现，高血压前期人群的总心脑血管事件、脑梗死和脑出血累积发病率高于理想血压人群，认为高血压前期是心脑血管事件和脑梗死的独立危险因素。在国际健康和营养调查研究 I 中，通过对参与者 18 年的随访发现高血压前期与心血管疾患（包括卒中、心肌梗死和心力衰竭）发生的危险性增加相关，而且高血压前期与主要心血管事件发生率的增加具有相关性并且独立于另外的心血管危险因子。

第六节　高血压前期的转归及其影响因素

Framingham 研究发现高血压前期患者比血压正常者心脏病发作的风险高出 3 倍；高血压前期进展为临床高血压的概率（49.5%）显著高于理想血压人群（25.5%），而 75 岁以上的高血压前期患者进展为临床高血压的比例接近 90%。TROPHY 研究的另一重要结果说明从高血压前期进展到高血压的比例高，777 名高血压前期男性 3 年后进展至高血压的比例为 7.5%。饶伟华等[27] 研究发现高血压前期男性 2 年后进展至高血压的比例为 35.34%（346/979），高血压前期女性 2 年后进展至高血压的比例为 23.82%。

开滦研究[28] 2008—2009 年对观察队列 25 474 例高血压前期者随访 2 年，男性中，15.30% 血压降为理想血压（3089 例），49.4% 维持在高血压前期（9965 例），35.3% 进展至高血压（7125 例）；在 5295 例女性中，32.0% 血压降为理想血压（1692 例），44.7% 维持在高血压前期（2367 例），23.3%

进展至高血压（1236例）。有、无危险因素的人群进展至高血压的比例分别为 34.3% 和 19.9%。新的

研究显示超敏 C 反应蛋白及血尿酸均与高血压前期的转归相关。

第七节　高血压前期的处理原则

高血压前期人群接受必要的干预措施，以预防高血压及 CVD 的发生已被广泛认可并采纳。2010版《中国高血压防治指南》指出，改善生活方式在任何时候对任何患者（包括血压为"正常高值"和需要药物治疗的患者）都是合理的，其目的在于降低血压，控制其他危险因素及其并存的临床情况。然而，在多数情况下，单纯生活方式干预无法达到干预目标，此时有必要结合药物治疗。

一、非药物干预

目前指南推荐高血压前期患者生活方式的改善如低盐饮食、运动和减轻体重。随机对照研究均表明低盐饮食、富含水果、蔬菜和高钾饮食、运动和减轻体重能有效降低高血压患者的血压和防止高血压前期进展为高血压。合理饮食防治高血压计划（DASH）研究了富含蔬菜、水果和低脂饮食对高血压前期和 1 级高血压个体血压值的影响。给予收缩压＜ 160mmHg 和舒张压 80 ～ 95mmHg 的人群对照组标准美国饮食，即高脂饮食、牛奶、水果和蔬菜较少的饮食 3 周。然后参与者随机接受 8 周的控制饮食，即富含水果和蔬菜的饮食，或复合饮食（富含水果、蔬菜和低脂奶，减少了饱和脂肪酸和总体脂肪）。食盐摄入和体重均维持在固定的水平。结果复合饮食总体降低血压 5.5/3.0mmHg，在血压＜ 140/90mmHg 人群血压降低 3.5/2.1mmHg，表明复合饮食使高血压前期人群和 1 级高血压患者获益。在 DASH 基础上控制盐的摄入，能进一步降低血压。在这项随机、交叉设计的研究中，参与者随机接受 DASH 饮食或对照饮食，然后接受高盐饮食（150mmol/d）、中等盐（100mmol/d）或低盐（50mmol/d）30 天。食盐摄入从高至中、再至低，阶梯状地降低了 DASH 饮食和对照饮食人群的收缩压和舒张压。最重要的是，DASH 饮食中的复合饮食加低盐饮食与对照饮食加高盐饮食比较，高血压患者的收缩压降低了 11.5mmHg，无高血压人群收缩压降低了 7.1mmHg［（120 ～ 140）/（80 ～ 90）mmHg］。

PREMIER 试验[29] 进一步评估了多种行为干预联合 DASH 饮食对高血压前期或 1 级高血压个体的影响。参与者随机被分为 3 个干预组：确定的一种行为干预组、行为干预加 DASH 饮食组，只给予建议的对照组。在所有的参与者中（有或无高血压），确定的行为干预组和行为干预加 DASH 饮食组与只给予建议的对照组比较，均明显降低了收缩压和舒张压。与基线高血压患病率为 38% 比较，6 个月后高血压患病率在只给建议的对照组为 26%，确定的一种行为干预组为 17%，行为干预加 DASH 饮食组为 12%。理想血压（＜ 120/80mmHg）在只给建议的对照组为 19%，在确定的一种行为干预组为 30%，在行为干预加 DASH 饮食组为 35%。PREMIER 试验的一个随访观察也表明多种行为干预加或不加 DASH 饮食均明显减少了 10 年的冠心病风险。

除 DASH 饮食外，其他一些富含碳水化合物、蛋白质或不饱和脂肪酸的健康饮食也能降低血压，减少心血管危险因素和心血管疾病总体风险。低钾饮食与高血压发病率增加相关，而增加钾盐摄入（通过增加水果和蔬菜摄入或补充钾盐）则可降压。在一项纳入 33 项随机对照研究的 Meta 分析中，补充钾盐可明显降低血压 3.1/2.0mmHg，其降压效果在高钠盐摄入的患者中更明显。虽然明确的证据和指南强力推荐健康的生活方式，但长期维持生活方式改变却存在困难。Elmer 等观察 18 个月行为干预对高血压前期及 1 级高血压患者的影响，结果表明对高血压前期患者进行多重行为干预可改善血压水平，并能延缓临床高血压的发生。Svetkey 等提出高血压前期的处理是：促进健康的膳食（包括限盐），增加体力活动，减重，适度饮酒。这种生活方式的改变不止调控一种危险因子，它可能直接作用于西方社会肥胖、糖尿病、高血压前期、高血压等的流行机制。

二、药物干预

近年来多项大型临床研究对药物治疗高血压前期的可行性进行了探索。大量临床试验清楚地表明降压药可降低血压≥ 140/90mmHg 患者的心血管病发病率和死亡率。然而，无论高血压前期进展为高血压和心血管疾病的风险如何，药物治疗高血压前期的结果却很不一致。部分研究显示能获益，而另一些研究却无获益。

TROPHY 研究纳入 772 名高血压前期患者〔(130～139)/(85～89)mmHg〕，在努力改良生活方式的基础上，患者随机分别接受血管紧张素受体 II 拮抗药（坎地沙坦）和安慰剂 2 年，终点为出现 1 级高血压（血压超过 139/89mmHg）或出现高血压并需要开始抗高血压药治疗。2 年后坎地沙坦治疗组出现高血压人数少于安慰剂组，2 组相差26.8%，4 年后 2 组相差 9.8%。坎地沙坦组 4 年后发展为高血压的相对危险性较安慰剂组下降 15.6%，在不同血压水平、年龄、性别和体重指数等亚组中进行的分析也一致显示，坎地沙坦组患者发生高血压的相对危险显著低于安慰剂组。安慰剂组和坎地沙坦组患者发展成为高血压的时间分别为 2.2 年和3.3 年。因此，认为对高血压前期人群给予坎地沙坦可延缓高血压出现。

基于以上研究结果，TROPHY 研究的调查者认为高血压前期的药物治疗是安全的，至少可部分有效地减少高血压风险。重要的是，大多数发生终点事件的个体（69%）是基于终点事件中的第一项（研究全程中任何 3 次临床访视的平均血压≥ 140/90mmHg）。然而，如果参与者服用了降压药，则任意 1 天血压 > 140/90mmHg 的概率减少。有争论认为在研究的前 2 年中，坎地沙坦不能预防，只是替代，甚至掩盖了高血压。此外，心血管事件发生率无差异也警告临床医生避免过度地使用降压药治疗高血压前期人群。PHARAO 研究[30]也有类似的结果。PHARAO 研究是一项前瞻性随机对照研究，分析血管紧张素转化酶抑制药雷米普利预防和延缓高血压的疗效。在这项研究中，1008 名高血压前期参与者随机接受雷米普利或安慰剂治疗，随访3 年结束时，雷米普利治疗组减少了 34% 的高血压发生，心血管事件也减少并有显著性差异。

三、合并其他临床疾病的高血压前期的治疗

高血压是心脑血管疾病的始动因素，且多种临床疾病均可合并血压升高。目前多项临床研究探讨了合并糖尿病、冠心病和脑血管病的高危高血压前期人群接受血压干预对心血管事件的影响，探讨了药物治疗对上述高危高血压前期人群的合理性及有效性。

（一）合并糖尿病

入选 1.1 万余例 2 型糖尿病患者的大型临床研究（ADVANCE）表明，与安慰剂组相比，RAS 阻滞药与利尿药的复方制剂治疗血压水平处于"高血压前期"的患者，可降低复合终点事件 9%。另有研究（HOT）的糖尿病亚组结果也表明，糖尿病患者 DBP 降至 80mmHg 以下，可进一步降低主要心血管事件 51%。上述结果均提示，2 型糖尿病患者积极进行血糖控制固然重要，但强化血压控制才能更有效地减少大血管及微血管事件，对于血压水平处于"高血压前期"的患者亦是如此。

ACCORD 血压研究[31]探讨了 2 型糖尿病患者中，目标收缩压 < 120mmHg（强化降压）与目标收缩压 < 140mmHg（标准降压）对主要心血管事件的影响。在 4.7 年的随访中，强化降压组一级终点事件的发生率（心血管死亡、心肌梗死和卒中）比标准降压组低 12%，但无显著性差异。因为研究中的事件发生率低于预计值，因此降低了研究的统计学效率。在 3 个次级终点〔全因病死率、微血管病变（视网膜病变、肾病变及神经病变）、健康生活质量和费用防治效益〕中，与标准治疗组相比，强化降压组的心肌梗死发生率略有减少，但卒中的发生率明显减少（41%，$P = 0.01$）。然而，强化降压组中降压药引起的严重不良事件增加。这项研究遭到质疑，因其既未证明、也未否定 2 型糖尿病患者强化降压是否获益。更积极的降压，尤其是舒张压，与减少的冠状动脉灌注和增加的心血管风险相关（J型曲线）。Bangalore 等[32]近期发表的一项 Meta 分析纳入 13 项随机对照的降压研究也关注到糖尿病患者或糖耐量异常患者靶器官的异质性和不利心血管事件的增加相关。

（二）合并冠心病

CAMELOT 研究的亚组分析对有冠心病的 274 名患者进行了冠状动脉内超声检查，结果发现血压正常者（参照 JNC7 的定义，< 120/80mmHg）粥样斑块容积平均减少 4.6mm^3，高血压前期者〔(120～139)/(80～89)mmHg〕粥样斑块容积无明显变化，而高血压患者（≥ 140/90mmHg）粥样斑块容积平均增加了 12.0mm^3。基于 CAMELOT 研究的结果，美国心脏协会和美国心脏学院近期发表了一项声明，推荐合并冠心病或冠心病等危症（颈动脉疾病、外周动脉疾病、腹主动脉瘤）和高危（即合并糖尿病、慢性肾病），或 10 年 Framingham 危险评分≥ 10% 的患者目标血压 < 130/80mmHg。

欧洲培哚普利治疗稳定性冠状动脉疾病降低心脏事件研究（EUROPA 研究）表明，ACEI 培哚普利治疗 4.2 年可使主要终点事件（心血管死亡、非致死性心肌梗死或可复苏的心脏骤停）减少 20%。

亚组分析进一步证实，基线血压不高的患者长期接受治疗后，可获得同样疗效。替米沙坦单用或与雷米普利联合用全球终点研究（ONTARGET）[33]认为，高危患者血压正常也应该给予降压治疗。

2010年ACC会议期间公布的国际维拉帕米群多普利研究（INVST）[34]的新数据，对入选伴冠心病的2型糖尿病（T2DM）患者使用维拉帕米和阿替洛尔治疗，血压控制目标值为<130/80mmHg，结果表明两种治疗方案对心脏终点事件发生率无显著影响，进一步将患者分为血压未控制组（SBP≥140mmHg）、一般控制组（SBP130～140mmHg）和强化控制组（SBP≤130mmHg），分析发现在随访期间血压未控制组患者发生死亡/心肌梗死/卒中复合终点的危险性较一般控制组增高50%，与血压一般控制组相比强化控制组患者全因死亡的风险显著增高，这一现象在随访30个月时开始出现，并一直持续至研究结束。对强化控制组患者血压按5mmHg阶差分组分析，发现SBP<115mmHg后，随SBP降低患者死亡率逐渐增高。

近年来，降压治疗过程中的"J型曲线"现象重新引起重视。迄今已有多项研究提示较低的舒张压水平与心肌梗死密切相关。Meta分析则显示，随着血压的明显升高或明显降低，患者心血管事件均增高。虽然目前尚不能确定不同基础特征患者的最佳血压水平，但激进的降压治疗可能会增加已经存在严重大血管病变者的不良事件发生率。专家们在对出现上述情况的原因分析时指出，一定水平的血压是维持组织器官有效血流的基本保障，对于已经发生严重动脉粥样硬化性心血管疾病的患者，过低的血压水平可能会因重要脏器血流灌注不足而导致不良后果。因此，对于病程短、一般健康状况良好、无明确心血管病变，且较年轻的患者降压可稍严格些（<130/80mmHg，但尚缺乏足够依据），而对于已经存在严重靶器官损害的患者血压控制可适当放宽些（130～140mmHg，同样也缺乏足够依据）。

（三）合并脑血管病

PROGRESS研究随访了6105名既往有卒中或短暂性脑缺血发作（TIA）史的患者近4年，经ACEI联合或不联合利尿药降压治疗，可显著降低不合并高血压患者的卒中及主要血管事件风险达27%及24%，在高血压和非高血压亚组卒中的风险减少程度相似。美国俄亥俄州克利夫兰市哈林顿-麦克劳林心血管研究所心力衰竭和心脏移植中心副主任，Llke Sipahi教授[35]及同事分

析了70 664名平均基础血压水平在高血压前期（120/80～139/89mmHg）范围内的患者服用降压药物和安慰剂对比的资料，并对16项相关研究进行了Meta分析，发现服用降压药物的患者卒中风险降低22%（所有降压药物均有类似作用），心血管死亡率呈现降低趋势。

更多随机对照研究需设立血压靶目标和更长随访期来建立降压治疗模式，特别是通过药物干预安全降压和减轻高血压前期人群的靶器官损害、心血管疾病的发病率和死亡率。2007年颁布的欧洲高血压学会/欧洲心脏病学会（ESH/ESC）指南强调，对于明确患有心血管合并症或肾病变的患者，即使血压处于高血压前期范围，也应立即进行药物治疗以降低心血管事件风险，并将130/80mmHg作为上述人群的血压控制目标。

鉴于我国国情，改善生活方式仍然是高血压前期患者最基本的预防和治疗措施。应提倡戒烟，改变久坐的生活方式，坚持适量体力活动，适当限制盐和脂肪的摄入；增加蔬菜、水果，节制饮酒；控制体重；改脾气，学放松，讲究心理卫生。对合并多种心血管疾病危险因素、糖尿病、心肌梗死、卒中或肾疾病的患者，应在非药物治疗的基础上进行药物治疗，把血压降到130/80mmHg或以下。对于未合并严重重要脏器供血动脉血管粥样硬化证据的年轻高血压前期患者，改善生活方式后血压仍未达130/80mmHg，可以考虑在非药物治疗的同时适当选择ACEI、ARB、CCB等副作用少而临床证据较多的药物进行治疗，以防止血压进一步升高而发展为临床高血压，或降低其心脑血管事件的发生率。但是，由于高血压前期人群数量庞大，让这么庞大的高血压前期人群来接受长期药物治疗，难免让人会出现病态心理，况且药物治疗的效果尚未肯定，药物长期应用的副作用，合适人群、合适品种、合适剂量等都有待确立。药物治疗的价/效比也是一个值得思考的问题。

参考文献

[1] CHOBANIAN AV，BAKRIS GL，BLACK HR，et al. The Seventh Report of the Joint National Committee on Prevention，Detection，Evaluation，and Treatment of High Blood Pressure：the JNC 7 report. JAMA：the journal of the American Medical Association，2003，289（19）：2560-2572.

[2] COLLABORATION PS. Age-specific relevance of usual blood pressure to vascular mortality：a meta-analysis of

individual data for one million adults in 61 prospective studies. Lancet（London, England），2002，360（9349）：1903-1913.

［3］VASAN RS, LARSON MG, LEIP EP, et al. Impact of high-normal blood pressure on the risk of cardiovascular disease. New England Journal of Medicine, 2001, 345（18）：1291-1297.

［4］COMMITTEE G. 2003 European Society of Hypertension European Society of Cardiology guidelines for the management of arterial hypertension. Journal of hypertension, 2003, 21（6）：1011-1053.

［5］刘力生，龚兰生. 中国高血压防治指南（试行本）. 中国医药导刊，2000，8（1）：94-102.

［6］刘力生. 2004年中国高血压防治指南（实用本）. 高血压杂志，2005，12（6）：483-486.

［7］中国高血压防治指南修订委员会. 中国高血压防治指南2010. 中华心血管病杂志，2011，39（7）：579-616.

［8］PAUL A. JAMES M, SUZANNE OPARIL M, BARRY L. CARTER P, et al. 2014 Evidence-Based Guideline for the Management of High Blood Pressure in Adults：Report From the Panel Members Appointed to the Eighth Joint National Committee（JNC 8）. JAMA：the journal of the American Medical Association, 2013. doi：10. 1001/jama. 2013. 284427.

［9］FERGUSON TS, YOUNGER NO, TULLOCH-REID MK, et al. Prevalence of prehypertension and its relationship to risk factors for cardiovascular disease in Jamaica：analysis from a cross-sectional survey. BMC cardiovascular disorders, 2008, 8（20）doi：10. 1186/1471-2261-8-20.

［10］许继波. 高血压前期患病率及相关因素分析. 实用医学杂志，2008，24（18）：3171-3173.

［11］邱蕾，钟晓妮，宋文丰，等. 重庆市中青年人高血压前期流行现状. 重庆医学，2012，41（16）：1619-1622.

［12］LIN SJ, LEE KT, LIN KC, et al. Prevalence of prehypertension and associated risk factors in a rural Taiwanese adult population. International journal of cardiology, 2010, 144（2）：269-273.

［13］BORGHI C, VERONESI M, COSENTINO E, et al. Interaction between serum cholesterol levels and the renin-angiotensin system on the new onset of arterial hypertension in subjects with high-normal blood pressure. Journal of hypertension, 2007, 25（10）：2051-2057.

［14］GROTTO I, GROSSMAN E, HUERTA M, et al. Prevalence of prehypertension and associated cardiovascular risk profiles among young Israeli adults. Hypertension, 2006, 48（2）：254-259.

［15］PLAYER MS, MAINOUS III AG, DIAZ VA, et al. Prehypertension and insulin resistance in a nationally representative adult population. The Journal of Clinical Hypertension, 2007, 9（6）：424-429.

［16］CHEN G, LAI X, JIANG Q, et al. Cardiovascular disease（CVD）risk, insulin resistance and beta-cell function in prehypertension population of China. Atherosclerosis, 2011, 217（1）：279-285.

［17］CHRYSOHOOU C, PANAGIOTAKOS DB, PITSAVOS C, et al. The association between prehypertension status and oxidative stress markers related to atherosclerotic disease：the ATTICA study. Atherosclerosis, 2007, 192（1）：169-176.

［18］吴寿岭，王娜，赵海燕，等. 高敏C反应蛋白对高血压前期人群进展至高血压的预测价值. 中华高血压杂志，2010，18（4）：390-394.

［19］HYPERTENSION TFFTMOAHOTESO. 2013 ESH/ESC Guidelines for the Management of Arterial Hypertension. Blood pressure, 2013, 22（4）：193.

［20］TOMIYAMA H, MATSUMOTO C, YAMADA J, et al. Predictors of progression from prehypertension to hypertension in Japanese men. American journal of hypertension, 2009, 22（6）：630-636.

［21］LEE YH, KWEON SS, CHOI JS, et al. Association of blood pressure levels with carotid intima-media thickness and plaques. Journal of Preventive Medicine and Public Health, 2009, 42（5）：298-304.

［22］MANIOS E, TSIVGOULIS G, KOROBOKI E, et al. Impact of prehypertension on common carotid artery intima-media thickness and left ventricular mass. Stroke；a journal of cerebral circulation, 2009, 40（4）：1515-1518.

［23］MARKUS M R P, STRITZKE J, LIEB W, et al. Implications of persistent prehypertension for ageing-related changes in left ventricular geometry and function：the MONICA/KORA Augsburg study. Journal of hypertension, 2008, 26（10）：2040-2049.

［24］DOGRU MT, GUNERI M, TIRELI E, et al. QT interval and dispersion differences between normal and prehypertensive patients：effects of autonomic and left ventricular functional and structural changes. Anadolu kardiyoloji dergisi：AKD = the Anatolian journal of cardiology, 2009, 9（1）：15-22.

［25］王薇，赵冬，孙佳艺，等．中国正常高值血压人群的心血管病发病危险．中华高血压杂志，2008，15（12）：984-987.

［26］GU D，CHEN J，WU X，et al. Prehypertension and risk of cardiovascular disease in Chinese adults. Journal of hypertension，2009，27（4）：721-729.

［27］饶伟华，陈诗权，管绿香，等．高血压前期人群血压转归及其影响因素的调查分析．现代临床护理，2011，10（6）：6-8.

［28］吴寿岭，张子强，宋胜斌，等．高血压前期人群血压转归及其影响因素．中华心血管病杂志，2010，38（5）：415-419.

［29］MARUTHUR NM，WANG NY，APPEL LJ. Lifestyle interventions reduce coronary heart disease risk results from the premier trial. Circulation，2009，119（15）：2026-2031.

［30］L DERS S，SCHRADER J，BERGER J，et al. The PHARAO study：prevention of hypertension with the angiotensin-converting enzyme inhibitor ramipril in patients with high-normal blood pressure-a prospective，randomized，controlled prevention trial of the German Hypertension League. Journal of hypertension，2008，26（7）：1487-1496.

［31］CUSHMAN WC，EVANS GW，BYINGTON RP，et al. Effects of intensive blood-pressure control in type 2 diabetes mellitus. The New England journal of medicine，2010，362（17）：1575.

［32］DEEDWANIA PC. Blood Pressure Control in Diabetes Mellitus Is Lower Always Better，and How Low Should it Go?. Circulation，2011，123（24）：2776-2778.

［33］MANCIA G，PARATI G，BILO G，et al. Ambulatory Blood Pressure Values in the Ongoing Telmisartan Alone and in Combination with Ramipril Global Endpoint Trial（ONTARGET）. Hypertension，2012，60（6）：1400-1406.

［34］COOPER-DEHOFF RM，GONG Y，HANDBERG EM，et al. Tight blood pressure control and cardiovascular outcomes among hypertensive patients with diabetes and coronary artery disease. JAMA：the journal of the American Medical Association，2010，304（1）：61-68.

［35］SIPAHI I，SWAMINATHAN A，NATESAN V，et al. Effect of Antihypertensive Therapy on Incident Stroke in Cohorts With Prehypertensive Blood Pressure Levels A Meta-Analysis of Randomized Controlled Trials. Stroke；a journal of cerebral circulation，2012，43（2）：432-440.

（吴云涛　阮春雨）

第 46 章　高血压患者护理

如今，高血压已成为世界范围的重点可防、可控性疾病。2013 年，世界卫生组织首次把高血压防控作为世界卫生日的主题。但整体高血压人群中血压并未得到有效的控制，尤其我国高血压人群中的知晓率、治疗率及控制率明显低于欧美国家。结合我国高血压流行特点，如高钠低钾饮食、超重/肥胖、过量饮酒、吸烟、体力锻炼不足等，进行积极有效的高血压防治宣教，做到早发现、早治疗，更有利于降低高血压所致的心脑血管风险。因此，对高血压人群进行正规的护理显得尤为重要。

第一节　医疗环境对血压的影响

一、诊室环境对血压的影响

随着高血压诊断及防治研究的进展、家庭自测血压和 24h 动态血压监测（ABPM）的广泛应用，人们发现，一些患者在诊室内血压增高，而家庭自测血压及 ABPM 均为正常，于是把这一现象称为白大衣高血压。事实上，白大衣高血压在临床上并不少见，约占高血压患者总数的 20%，在老年人中可高达 40%[1]；在一部分所谓的难治性高血压中，也有属于白大衣高血压者。近年的研究表明，白大衣高血压可以发展为持续性高血压，与持续性高血压一样可以导致靶器官损害。因此，白大衣高血压越来越受到临床医师的重视。

二、住院环境对患者血压的影响

1. 住院一般环境

患者因病住院，就处于疾病的折磨、痛苦以及焦虑的心态之中，加之陌生的住院环境影响安静休息，目睹周围的患者病程及生死，将导致紧张、恐惧进而引起血压升高。

2. 医护人员举止

在患者处于心态焦虑的情况下，需要医护人员凭着自己的语言内容、表情流露、态度举止去感染和改变患者的感受和情绪，减轻他们的病苦，使他们心灵上得到关怀和照顾，尽量减轻他们精神上的负担和忧虑。反之，将导致血压升高的不良后果。

3. 住院后的行为约束

因住院后环境生活的改变，工作、家庭、对亲属的牵挂，再加上医院的各种规章制度的约束、将对患者的饮食及睡眠习惯造成很大的影响，这些不利影响也可导致血压升高。

第二节　血压测量

血压测量是高血压诊断、评估、治疗和科学研究的重要方法；规范化、标准化操作是准确测量血压的关键。诊室血压测量（OBPM）、动态血压监测（ABPM）、家庭血压测量（HBPM）和无创血压监测是血压测量的 4 种方法。OBPM 是目前高血压诊断、治疗评估常用的较为客观、传统的标准方法，准确性好。ABPM 可测量日常生活状态下的血压，获得 24h、白昼、夜间的血压信息，有助于鉴别"白大衣高血压"和发现隐蔽性高血压；有助于评估降压疗效。HBPM 可监测常态下白天血压、获得短期和长期的血压信息。无创血压监测用于危重患者的持续血压测量。电子血压计操作简便，有利于提高患者治疗的依从性。积极推荐所有高血压患者和老年人定期进行家庭血压测量。医护人员应尽可能培训和指导患者进行 HBPM。

血压测量基本要求：规范操作、准确测量血压是高血压诊断、分级及疗效评估的关键[2]。

（一）测量前准备[3]

包括：①受测者。测血压前 30min 内不喝咖啡或酒，不剧烈活动，心绪平稳。排空膀胱，静坐休息 5 ~ 10min。②仪器。采用经过国家计量部门批准和定期校准的合格台式汞柱血压计、其他款式的血压计，或经欧洲高血压协会、英国高血压协会或美国医疗器械促进协会验证合格的动态血压计、电子血压计等。③测量条件。坐位测量需要准备适合受测者手臂高度的桌子，以及有靠背的椅子；卧位测量需准备受测者肘部能外展 45° 的诊疗床。④环境条件：适当空间，适宜温度，环境安静，无噪声。

1. 测量设备

（1）血压计：建议采用合格的台式汞柱血压计、电子血压计、动态血压计。台式汞柱血压计用于诊室血压测量（OBPM），上臂式电子血压计用于家庭血压测量（HBPM），动态血压计用于 24h 动态血压监测（ABPM）。有条件的地区可用上臂式电子血压计测量诊室血压。无创动态血压监测仪用于重症患者持续不间断监测。

（2）听诊器：应使用高质量的短管听诊器，常规采用膜式胸件，当听低频率柯氏音时建议采用钟式胸件。

（3）血压单位：一般临床和研究计量的血压单位用 "mmHg" 表示，在正式出版物中注明 "mmHg" 与 "kPa" 的换算关系，1mmHg ＝ 0.133kPa。

2. 测量人员

经过血压测量培训的医生、护士及技术人员实施诊室血压和动态血压测量。经过培训的患者、家属或其他人员实施家庭血压测量。

3. 测量要求

常规测量上臂血压；不建议常规测量手腕血压、手指血压。

（1）建议初次测量双上臂血压（肱动脉处），以血压高的一侧作为血压测量的上肢。

（2）当左右上臂血压（收缩压）差值 > 20mmHg 时，建议进行四肢血压测量。

（3）老年人及糖尿病或某些疾病患者易出现直立性低血压，建议测量多种体位血压。需要时可以测量卧位或站立位血压，站立位血压测量应在卧位改为站立 3min 后进行。

（二）特殊人群、特殊状态下的血压测量

1. 少年儿童

通常推荐使用传统的袖带血压测量方法，成人测量血压的一般要求同样适用于少儿。采用标准的临床医用血压计测量，柯氏音第 1 音作为收缩压。儿童舒张压读数取柯氏音第Ⅳ时相（K4）还是第Ⅴ时相（K5），国内外尚不统一。成人取 K5 为舒张压，考虑到我国儿科教学和临床一直采用 K4 为舒张压，以及相当比例的儿童柯氏音不消失的状况，建议实际测量中同时记录 K4 和 K5。也有认为没有消失音者用 K4，有消失音者用 K5。目前，国际上统一采用 P_{90}、P_{95}、P_{99} 作为诊断 "正常高值血压" "高血压" 和 "严重高血压" 的标准。对个体而言，只有经过 3 次及 3 次以上不同时机测量的血压水平 ≥ P_{95} 方可诊断为高血压。随后要进行高血压程度的分级[4]：①高血压 1 级，P_{95} ~ P_{99} ＋ 5mmHg；②高血压 2 级，≥ P_{99} ＋ 5mmHg。儿童中 "白大衣高血压" 现象较为常见，可通过 ABPM 或 HBPM 予以鉴别。目前，国际上多采用美国心肺中心推荐的方法测量儿童血压[5]。

（1）测前准备：测量前 30min 避免激烈活动、进食及饮水以外的饮料，安静休息 5min 以上。婴儿血压易变，进食、直立体位、吃奶时血压均升高，准备应更充分。

（2）血压计：较大儿童仍采用台式汞柱血压计，袖带宽度相当于上臂长度的 2/3。先充气达柯氏音第 1 音以上约 30mmHg 处，缓缓放气。

（3）测量姿势和手臂：在大多数儿童只需要手臂与心脏保持同一水平。临床上儿童常取坐位，婴幼儿取仰卧位。一般卧位或坐位保持 3min，而站立保持 1min。不论采用何种姿势，在测量血压时手臂必须得到支撑，尤其是肘部，否则收缩压会因为肌肉等长收缩升高 10% 左右。建议在第一次测量时测两侧手臂。

（4）袖带尺寸：选择合适的袖带非常重要，袖带的气囊应该环绕上臂周径的 80% ~ 100%，气囊的宽度应该是上臂围的 40%。根据少儿手臂大小来选择袖带比根据年龄选择更为重要。通常有 3 种尺寸的充气性气囊袖带可供选择：① 4cm×13cm；② 8cm×18cm；③ 12cm×26cm。

2. 老年人

老年人中单纯收缩期高血压、白大衣高血压、直立性低血压和餐后低血压有更高的发生比例，同时老年人血压的变异较大，因此 ABPM 和 HBPM 在老年患者中尤为重要。

老年人血压测量时还需注意以下几种情况：

（1）自主神经功能衰退：可能显示出明显的血压变异性并在 ABPM 中间断有低血压现象，应注意识别这类低血压现象。

（2）假性高血压：假性高血压是动脉顺应性下降及动脉僵硬度增高的结果，周围肌性动脉由于动

脉粥样硬化进展，袖带内必须有更高的压力去压迫动脉，从而表现为袖带测压和直接测量血压之间有很大的差异性。

（3）直立性低血压：常见于立位时出现明显血压下降，因此初次测量血压以及调整用药后，应注意立位血压的测量[6-7]。

3. 心律失常

高血压患者常见的心律失常主要包括心动过缓、心动过速和异位节律（心房颤动及期前收缩等）。传统的血压测量是根据袖带压力下降时在外周血管听到的血管搏动音来判断，这种血压测量方法在心律失常患者可能会产生一定的误差。因而，心律失常患者在血压测量时注意以下几个方面：

（1）对于严重心动过缓患者（心室率 < 40 次 / 分），测量血压时放气速度要比正常心率时减慢，通常放气速度应为每搏汞柱下降不超过 2mmHg，这样可以避免放气过快导致的收缩压偏低和舒张压偏高的现象。

（2）对于节律不齐，特别是心房颤动时由于心室律绝对不齐，RR 间期差异很大，血压测量只能获得较为粗糙的数值。这种情况下，只有通过重复测量来克服心脏逐跳变异较大带来的问题。而对于心动过缓又伴有严重节律不齐者，血压测量时上述两个方面均应注意。

4. 肥胖

肥胖患者通常臂围较粗，用适合臂围大小的袖带测量血压尤为重要。肥胖患者进行血压测量时，除了需要注意患者的体位、手臂的位置、心理情绪、袖带和听诊器的位置等因素外，还要特别注意袖带的大小是否合适。准确的血压测量需要根据不同的臂围选用不同的袖带（常需成人大号袖带，甚至用大腿袖带）。但在实践中仅有成人标准袖带，缺少成人大号袖带。而血压测量的误差，恰恰是由于袖带应用不规范造成。

（1）异常肥胖患者上臂粗而且短，对极少数患者臂围 > 50cm，推荐使用较长的袖带（16cm×42cm）。

（2）在使用大腿袖带也不合适时，可将合适的袖带包在前臂，使之位于心脏水平，听诊桡动脉搏动音以确定血压，或者用一个验证合格的腕部血压计。测定桡动脉压力方法还有听诊桡动脉柯氏音，但这种方法可高估舒张压。使用成人标准袖带测量臂围较粗患者的血压，可造成舒张压过高的偏差。

5. 妊娠

正常妊娠早中期期间，收缩压和舒张压较妊娠前下降 5 ～ 10mmHg，晚期逐渐恢复到妊娠前水平。在妊娠期间有 > 10% 的孕妇患有临床相关性高血压。

大多数产科医生达成的共识是：女性妊娠期间，血压测量以收缩压为准，柯氏音第 1 音（第 I 时相柯氏音）为收缩压。而舒张压受妊娠的影响变异较大，妊娠者的舒张压仍以完全消失音（第 V 时相柯氏音）确定，特殊时可以变音（第 IV 时相柯氏音）确定。在妊娠期间主要用 ABPM 来识别白大衣高血压，白大衣高血压在孕妇中的发生率约为 30%，但 ABPM 预测先兆子痫的证据尚不充分[8]。推荐妊娠妇女进行 HBPM，无高血压者每月测量 1 次，一般高血压者每周测量 2 ～ 3 次，严重高血压者至少每天早晚各测量 1 次。

6. 使用降压药

服用降压药物将影响患者的血压水平。在降压药物疗效的判定中，要注意血压测量的时间及方法。就降压药物本身对血压水平的影响而言，需注意以下几点：

（1）如需了解患者不服药时真实的血压状况，对能够停用降压药物的患者，建议在密切观察下停药 5 个半衰期以上再测量血压。

（2）血压测量时间：如要了解降压药物的疗效，应根据降压药物的峰值及谷值时间测量血压，一般应当测量降压药物的谷值时的血压。为了明确所测压是处在药物的降压谷值水平抑或峰值水平，可以标注出患者服用降压药物的时间。

（3）血压测量方法：某些降压药物可引起直立性低血压。对这类患者，需加测站立位血压。为了更加全面地了解已服用降压药物患者的血压水平，在测量诊室血压的基础上，可加测动态血压或家庭血压。

（三）诊室血压测量

OBPM 通常指在诊室或医院内由医生、护士或技术人员采用台式汞柱血压计、自动或半自动血压计测量上臂肱动脉的血压值。这种方法已有 100 多年的临床应用历史，是所有医护人员必须掌握的重要测量方法之一，但因影响因素甚多，需要系统评估及规范测量。

1. 优点和缺点

由经过训练的医护人员用台式汞柱血压计和袖带柯氏音技术测量的血压读数是目前 OBPM 的标准值。OBPM 简便、实用，所得血压数据较可靠；血压计也易于维护。但有一些缺点：①诊室血压不能反映 24h 血压情况，只提供当时血压水平；②因血压固有的变异性，一次测量血压即决定患者的血压值，可能过多诊断"高血压"或漏诊隐蔽性高血压[9-10]；③白大衣高血压的概率较高，存在警觉反应性血压升高的倾向；④诊室血压可预测高血压患者的靶器官损害及发生心血管病风险，但其预测能力可能不及 HBPM 和 ABPM[11-12]。

2. 血压计

目前用于 OBPM 的主要有台式汞柱血压计，也有气压式血压计、混合式血压计和医用自动电子血压计。各种血压计均有其优缺点，必须了解其原理和性能，才能减少测量误差。

（1）台式汞柱血压计：用台式汞柱血压计测量血压比较精确。这些血压计有某些共同的特点，都有充气、放气装置和袖带，并且通过听诊器听诊来测量血压，在临床工作中均为人工操作。由于橡皮管老化和裂缝漏气会使汞柱下降的速度难以控制，降低血压测量的精确度。橡皮管应该保持质量良好不漏气，袖带和压力计之间的橡皮管长度不能短于 70cm，袖带不能短于 30cm。连接处应当密不透气，控制阀容易调节。阀门失灵容易漏气并增加控制释放气压的难度，会低估收缩压并高估舒张压。医院中使用的台式汞柱血压计至少每半年需要进行清洗和校准 1 次。检修制度在所用医院中应当强制执行，同时医护人员在临床测量血压过程中也应重视对台式汞柱血压计的观察，检查台式汞柱血压计有无问题以及袖带是否合适。

影响台式汞柱血压计精确性的因素：①在没有外压下，汞柱的凸面应与 0 刻度线平行，如果低于刻度线，则需要增加汞。②汞柱刻度表从 0 ~ 300mmHg，以 2mmHg 为一格。③汞槽的直径至少是垂直管直径的 10 倍。④如果在测压过程中血压计没有保持垂直，就会出现测量误差，立式血压计可通过平衡血压计水平来调整。在医院推荐使用台式汞柱血压计，这种血压计可以让测压者自己调整血压计的水平，而不需要在床边平衡血压计水平来测量血压。⑤血压计顶部的通风口必须保持开放状态，避免因堵塞引起汞柱对气压变化的反应不够敏感，导致高估血压水平。⑥血压计的控制阀是最容易引起血压测量误差的因素之一，如果控制阀有问题，应及时更换。

（2）医用自动电子血压计：经过国际标准（BHS、AAMI 和 ESH）验证的医用自动电子血压计可以自动提供收缩压、舒张压、平均动脉压、心率和测量

时间，从而减少血压数值尾数选择偏好和主观偏倚。更重要的是，不需要复杂详细的血压测量强化训练。医用自动电子血压计的另外一个优点是能够储存数据供以后分析使用。目前，医用自动电子血压计正在逐渐代替传统台式汞柱血压计，许多国内外大型临床研究已经使用医用自动电子血压计代替台式汞柱血压计来测量血压。虽然医用自动电子血压计应用越来越广泛，但它仍有不足，如示波技术不能在所有情形下测定血压，尤其是对心律失常的患者，如快速型心房颤动；有医生怀疑部分患者报告的血压测量数值的可靠性。

3. 测量方法

听诊方法：适用于汞柱、气压式和混合式血压计。将袖带缠绕上臂并且充气到收缩压 30mmHg 以上，将肱动脉血流阻断，当逐渐缓慢放气时血液重新流过肱动脉，这时在袖带下方肱动脉之上的听诊器即可闻及声音（也称为柯氏音），传统上柯氏音分 5 个时相。

（四）家庭血压测量

HBPM 是指患者自己或家属在医疗单位外（一般在家庭）测量血压，也称为自测血压（SBPM）。

1. 特点

HBPM 已成为高血压诊断和治疗效果评价的重要方法之一，其主要特点如下：

（1）可靠性：与 OBPM 相比，HBPM 的可靠性强。一是能提供大量血压信息，二是翔实地记录患者血压。因此，建议使用有存储功能的血压计。HBPM 由电子仪器自动测量，避免人为的误差。

（2）真实性：初诊或需要改变治疗方案的高血压患者应用 HBPM 至少 7 天，取后 6 天血压平均值作为治疗参考的血压值，能真实反映患者某段时间的血压水平。HBPM 可筛查"白大衣高血压"和发现隐蔽性高血压。

（3）简便性：HBPM 在家庭进行，不需到医院或诊室，方便测量，尤其是方便老年患者或工作忙的职业人群。

2. 仪器

电子血压计使用方便，操作简单，越来越受到重视。《中国高血压防治指南 2010》推荐使用经国际标准化认证的上臂式电子血压计[13]。因此，建议使用认证的电子血压计进行 HBPM。

3. 家庭血压测量的方法

（1）一般原则：HBPM 与 OBPM 的一般原则是一致的[14-16]。

（2）家庭血压测量频率：①初始阶段。初诊高血压或初始家庭血压测量者，应该每天早（6:00～9:00）和晚（18:00～21:00）各测1次，每次测量2～3遍，连续自测7天，第1天血压值去除，计算后6天血压平均值作为评估治疗的参考。最好在早上起床后，服降压药前，固定时间自测坐位血压。对少数无法连续测量7天者，至少连续测量3天，后2天血压平均值作为治疗评估的参考。②治疗阶段。如血压稳定且达标则每周自测1～2天；如血压不稳定或未达标，则增加次数，每日2次或每周数天。HBPM数据应该作为治疗的参考。如果要改变治疗，应该参考HBPM 2周的平均数值去评估治疗的效果。③随访阶段。如高血压已控制，HBPM应当每周测1天，早晚各1次。如怀疑高血压未控制或治疗的依从性差，则应增加HBPM的频率。长期观察，每3个月重复第1周HBPM的频率，即每天早晚各1次，连续7天。

4.适用范围

适用于"白大衣高血压"、隐蔽性高血压、老年人、妊娠、糖尿病、难治性高血压、改善治疗的依从性、预测预后、抗高血压用药的指导、临床研究、长时血压变异的检测评估。

第三节　高血压患者护理

无论在研究及社区中心，护理人员及其他社区卫生服务人员为高血压患者的筛查和治疗发挥了重要作用。在认识到与高血压相关问题重要性的今天，护理人员在高血压患者的筛查、诊断、指导、随访及教育工作中的作用也逐渐加大。

管理无症状的疾病，如无症状的高血压，是极富挑战性的。一旦高血压的个体意识到血压升高时，第一个挑战是在筛查、诊断后让他们开始接受并依从长期治疗。为了使高血压患者得到更好的支持，应把对高血压的护理带至其家庭或社区及其工作场所。由经过培训的护士进行护理、治疗和随访，随访的次数和频率根据患者的需要和血压控制程度而定。因此传统的内科医生-患者一对一接诊模式应该由更系统的以患者为中心的团队接诊模式来代替[17]。

一、护士在管理高血压患者团队中的重要作用

治疗高血压的目标是降低血压，减少高血压患者发生心脑血管事件的风险。而高血压的诊治可以在专科诊室、私人诊室、工作单位、初级医疗保健诊室或社区诊室内进行。包括医生、护士、社区卫生工作人员在内的团队协作较传统的内科治疗疗效更佳。根据指南和由医生修订的方案，执业护士可完全独立的管理高血压患者[18]。通过护士标准的血压测量技术，可以发现血压持续升高的患者，并为个体建立基础数据库以便必要时进行复查。这种方法有助于护士根据多次血压测量结果确定那些需要改变生活方式以降低血压的患者。通过护士在不同场所测量血压可以避免误诊为高血压和不必要的治疗[19]。另外，护士根据患者在家庭自测血压值或者在诊室里多次测量血压可以排除在诊室里由医生发现的"白大衣高血压"[19]。

护士在高血压患者的综合干预中起着重要作用。改变生活方式的干预措施包括：评估个体的基本行为、教育患者如何正确的改变生活方式、帮助制订短期目标和确保维持生活方式改变的自我监测措施、经常检查个体是否依从建议并消除障碍，以及鼓励向目标行为的努力。上述改变的实现需要和患者做经常性的接触。除了交流信息以评估达到目标的程度外，通过电话、传真、电子邮件、家庭访问和面对面的临床就诊等方式，提供反馈和鼓励也是必要的。这些事情通常由健康护理的提供者——护士来完成，而患者可通过接受教育和关于高血压治疗方面咨询而提高坚持治疗的依从性。

在很多场所，护士也负责发放抗高血压药物的工作，有效合理的药物治疗，可以使血压控制率不断提高。

护士的另外一个作用是指导和协调团队中的其他成员的工作。在典型的医院门诊，内科医生和护士共同工作。其他健康服务者，如营养师、药剂师和社区健康护理工作者，也在团队里为控制患者的血压进行工作。护士能够及时获取各种数据，使相应的内科医生及时收到患者治疗的反馈情况。

二、高血压患者的护理评估

为了更好地护理高血压患者、减少并发症的发生，对患者进行准确、有效的护理评估尤为重要。

（一）询问病史

1.了解并知晓患者确诊高血压的时间，是否有头晕、头痛、耳鸣、心慌、烦躁、恶心、呕吐等症

状，症状持续的时间、诱发因素、缓解方法，有无心前区憋闷、疼痛、一过性失语、肢体麻木、无力、晕厥等症状。

2. 了解患者日常血压水平，服用降压药的种类和剂量，是否坚持服药及服药效果。

3. 了解患者饮食情况，如摄入热量、钠盐、脂肪的情况，有无吸烟、饮酒史。

4. 了解患者日常运动情况。

5. 了解患者家族史，有无高血压、糖尿病、冠心病、高脂血症、卒中、肾疾病等家族史。

6. 了解患者其他非降压药物的服药史，是否为药物引起的高血压。

7. 了解患者个性特征、文化程度、职业、家庭情况、自我保健知识，有无精神创伤史。还应了解家属对高血压的认识及对患者给予的理解和支持情况。

（二）体检检查

1. 按要求规范测量血压。

2. 患者对活动的反应：活动后是否出现心悸、呼吸困难、虚弱、疲乏等。

3. 休息后体力是否容易恢复，头痛、头晕是否减轻。

4. 评估心脏大小、心率、节律，肺部有无干湿啰音，双下肢有无水肿。

（三）相关实验室检查及留取标本的方法

1. 尿液标本的留取

（1）尿常规（RT）：取清洁干燥一次性尿杯1个（如在家中留取，容器应清洁干燥，不含任何药物），留取新鲜中段尿（连续排尿不中断，截取中段尿10～12ml）作为送检样品。标本以清晨第一次尿为宜，清晨第一次尿液为浓缩尿，各种有形成分及激素（如儿茶酚胺）含量较高，易于检出。标本留取前最好清洁尿道口及外阴，同时避免经血、白带、精液、粪便等混入污染；容器中应尽量避免药物和各种消毒剂的存在，防止破坏标本中各种有形成分的形态及激素活性。

住院患者将尿管加盖，用透明胶带粘贴化验单；门、急诊标本无需加盖，随申请单同时送检避免引起患者信息丢失。标本送达最佳时间为半小时以内，最长不要超过2h。

（2）24h尿标本：24h尿标本可用于检测24h尿生化检测（U-K、U-Na、U-Cl、U-Urea、U-Cr）和24h尿蛋白（U-Pro）定量，需添加防腐剂。

准备清洁干燥大容器（最好有盖）。对于需要添加防腐剂的标本应在第一次留尿时将防腐剂倒入容器中，并与尿液混匀。患者于清晨7时排尿弃去，以后每次排尿的尿液均收集于容器中，至次日晨7时最后一次所排尿液也收入容器中。测量尿液总量，以毫升（ml）或升（L）表示，并记录在化验单正面明显位置。将全部尿液充分混匀后，取4ml左右倒入5ml带盖小试管内，并用透明胶带粘贴化验单立即送检。

标本留取过程中应避免混有血、脓或阴道分泌物等可引起"假性蛋白尿"的成分。24h尿标本收集过程中最好放置在2～8℃冰箱中冷藏保存，以减少微生物生长，维持尿液pH的恒定，如无条件也可放置于阴凉通风处。

2. 血液标本的采集

（1）静脉血标本是医护人员采用一次性注射器（推荐使用真空采血技术），从患者肘静脉或其他部位采集的静脉血液标本。抽取静脉血标本时应注意：①在肌内注射或静脉输注含有葡萄糖或电解质（钾、钠、氯离子）的液体时，建议3h以后采集静脉血标本进行上述项目的检验，以防止因输液引起的假性升高。②止血带使用时间应少于1min（建议在针头穿刺进入血管后立即放松止血带），以免引起血液淤滞，局部组织缺氧，造成某些血液成分的改变。③应防止血标本溶血。引起溶血的原因有注射器采血时抽吸力太大；血液与抗凝剂比例失调；混匀标本时过度振荡；注射器或盛血容器带水或容器污染；全血放置时间长或突然受冷或受热；注射器中的血沫注入试管；真空采血时如未采满至相应刻度，可由于残存负压造成红细胞破裂；不拔针头直接注入采血管；标本离心时离心力过大等。④正确选择采血管。通常情况下临床检验多采用血清为标本（不抗凝），但一些特殊检验项目需要使用抗凝剂时，应注意选择合适的抗凝剂并注意抗凝剂与血液的比例，以防止标本凝血或红细胞形态的改变；抗凝血标本采集后立即轻轻摇匀（上下颠倒8次），以防凝血发生。⑤注意标本存放环境温度最好在15～25℃。未经离心的标本不要冷藏，因为骤冷骤热可能引起标本溶血或细胞形态改变。标本应避免日光直接照射，防止如胆红素、尿酸等对紫外线敏感的物质因曝光而含量降低；标本采集后应尽快送检。

采集静脉血标本前患者应注意的问题：①避免剧烈运动，强烈肌肉运动影响体内代谢，引起血中某些成分浓度的改变，一般主张抽血前24h内不做剧烈运动。清晨取血，住院患者可在起床前取血，匆忙赶到门诊的人应至少休息15min后取血。②注意合理饮食，一般主张正常饮食3天后采血，应避免暴饮暴食及刻意控制饮食。应在空腹 10～14h 后第二天清晨采血。餐后或延长空腹时间（饥饿）均可引起血液成分的改变。餐后血糖、血钾、碱性磷酸酶及三酰甘油通常升高，无机磷降低；饥饿时血糖及蛋白质降低、胆红素升高；另外，饮食的量及质对检验结果也有影响，如高蛋白饮食可使血清尿素氮、尿酸升高；高脂肪饮食引起乳糜微粒血症，导致血清脂血（混浊）；饮水过多或过少可使血清稀释或浓缩；含咖啡因的饮料可使儿茶酚胺释放。③饮酒的影响，饮酒后即刻导致血清乳酸、尿酸升高；连续饮酒导致天冬氨酸氨基转移酶（AST）、丙氨酸氨基转移酶（ALT）上升，而 γ-谷氨酰转移酶（GGT）上升最为明显。长期饮酒者往往有高三酰甘油血症，GGT 也会长期异常。④情绪影响，避免紧张、情绪激动，否则可能影响神经-内分泌功能。急促呼吸可使血清乳酸升高。⑤药物影响，某些药物可导致体内一些生化指标增高或降低，如咖啡因可使血糖和胆固醇增高。⑥取血时体位的影响，体位（站立、坐位、卧位）改变可以引起某些生化指标的变化，故建议坐位 5min 后取血为宜。

（2）特殊部位血标本采集：肾上腺静脉采血（AVS）是运用 Seldinger 技术穿刺股静脉，选择性插管至肾上腺静脉后取血，通过检测标本中某些指标来判断肾上腺功能异常的一种介入检查方法[20]。

（3）方法：

1）术前准备：术前停服抗高血压药至少 2 周，停用利尿药 4～6 周，对不能停用抗高血压药物者可使用钙通道阻滞药、α 受体阻滞药。为避免影响肾素和醛固酮水平，条件允许下停 β 受体阻滞药，血管紧张素转化酶抑制药（ACEI）。

2）激发试验：术前、术中行促肾上腺皮质激素（ACTH）激发后取血[21-22]。

3）导管的选择：选择右肾上腺静脉时，可选择 5FC2 导管，距导管头端 3mm 处有一侧孔，当端孔嵌顿时，可经侧孔采样。当下腔静脉狭窄时，常采用 C1 导管。极少情况下，需要反弧导管如 Simmons Ⅰ 或 Mikaelsson 导管，左肾上腺静脉可用 C2 导管或专门设计的 MK1B 导管，有人建议左侧用 6.5F 预成形的肾上腺静脉导管，右侧用 5F sidewinder 导管[23]。

三、高血压患者的临床护理

（一）护理诊断 / 问题

1. 依从性差，与缺乏健康饮食、药物治疗等方面知识有关。

2. 营养失调，高于机体需要量，与摄入过多、缺少运动有关。

3. 焦虑，与血压控制不满意、担心预后或并发症发生有关。

4. 有受伤的危险，与血压增高致头晕、失平衡有关。

5. 疼痛，与血压升高，引起头痛有关。

6. 潜在并发症，包括高血压急症、脑血管意外、心力衰竭及肾衰竭。

（二）护理目标

1. 患者血压控制在达标范围内。

2. 患者能坚持遵医嘱合理用药。

3. 患者能说出非药物疗法对高血压控制的作用。

4. 患者每日膳食中食盐量不超过 6g。

5. 患者情绪稳定。

6. 患者无合并症发生。

（三）护理措施

1. 一般护理

（1）减少热量摄取及糖、盐、脂肪的摄取，少吃肥肉、鸡蛋、动物内脏。

（2）应避免热水浴，防止因血管扩张而使血压突然下降，发生意外。

（3）按医嘱或根据患者病情给予氧气吸入。

（4）密切观察血压的变化及心率，定时测体重，测血压每日早晚 2 次并记录（清晨未起床活动前，晚上睡觉静卧 20min 后）。

（5）向患者讲清按时服药的重要性，不能突然停用降压药物，以免引起反跳性血压升高而导致严重的并发症。提示患者抗高血压药物的副作用，如头晕、头痛、恶心、呕吐等，若出现上述症状应告知医生。

2. 危重症护理

（1）环境要求：高血压急症（高血压脑病、高血压危象、恶性高血压）患者需安置于抢救室，病情平稳者可安置于普通病房。

（2）进行心电持续监测、血压持续监测。

（3）意识障碍者，严密观察意识、瞳孔变化、膀胱排空情况。

（4）卧位护理：头晕、头痛、视物模糊症状较明显者嘱其适当卧床休息，卧床休息时抬高床头 15°～30° 以减轻脑水肿，入睡困难者可遵医嘱给予镇静药。

（5）建立静脉通路，必要时建立两条静脉通路，按医嘱给予快速降压药、脱水剂等药物。静脉给予降压药物时，要严密观察血压，特别是当调整滴速时要随时观测血压，同时应注意观察头痛、头晕缓解情况。

（6）抽搐、躁动者，可根据病情给予约束并按医嘱给予镇静药。

四、高血压患者的健康指导

改变不健康的生活方式和服用降压药是治疗高血压的主要方法，二者缺一不可。改善生活方式是基础，合理用药是血压达标的关键。只有配合健康的生活方式，降压药才能有好的效果。

（一）长期坚持健康的生活方式

所有的高血压患者都要坚持健康的生活方式，主要包括合理饮食、控制体重、戒烟限酒、适度运动、心理平衡。

1. 合理膳食（详见营养章节）

2. 控制体重，避免超重和肥胖

对高血压患者而言，在体重控制上应有三方面的"关注"，即一方面是关注实际体重和理想体重的差异；第二方面是关注总体脂肪量；第三方面是关注脂肪在全身的分布状况（体型）。

减重的方法推荐低能量饮食＋适量运动，寻求能量"负平衡"。减轻体重有益于高血压的治疗。每减少 1kg 体重，收缩压可降低 4mmHg。对很多超重或肥胖的中老年高血压患者而言，虽然不容易达到理想体重，但合理降低体重，哪怕仅是小幅度的降低，都能对高血压的控制和临床预后产生益处。

减重的根本原则是建立能量"负平衡"。为保证身体健康，饮食、营养要均衡，采用低能量平衡膳食控制能量摄入，加上适当的有氧运动使体内脂肪燃烧分解而减重。

减重应循序渐进，通常每周减重 0.5 ～ 1kg，在 6 个月 ～ 1 年内减轻原体重的 5% ～ 10% 为宜。不提倡快速减重，因为一是容易反弹，二是摄取的热量过低会有损健康，尤其是极端控制饮食会导致营养不良、电解质紊乱等副作用。

对于非药物措施减重效果不理想的肥胖患者，可选择减肥药物作为控制体重的辅助措施。因为减肥药物有一定的副作用，必须在医生指导下使用。

3. 戒烟限酒

（1）戒烟：我国目前 15 岁以上的烟民有 3.5 亿，且有吸烟低龄化倾向，被动吸烟者 5.4 亿。吸烟的高血压患者，降压药的疗效降低；长期吸烟的高血压患者，远期预后差。每年死于吸烟相关疾病者达 140 万[24]。戒烟可以显著降低心血管疾病、恶性肿瘤的发病风险。戒烟不仅是一种生理矫正，更是一种行为心理矫正。烟草依赖是一种慢性成瘾性疾病，自行戒烟率低，复吸率高，必须将烟草依赖作为一种慢性病对待，进行长期评估并反复干预才能取得成效。复吸率高还与社会环境和风气有关。对戒烟成功者要不断进行随访和督促，使他们不再重蹈覆辙。教育青少年终身不吸烟是根本大计。

合理戒烟治疗可使戒烟成功率增加，复吸率降低。戒烟技巧如下：①戒烟从现在开始，下决心，定计划，并写下来随身携带，随时提醒和告诫自己。②丢弃所有烟草、烟灰缸、火柴、打火机，避免一见到这些就条件反射地想要吸烟，并且要避免参加与习惯吸烟有关的活动。③坚决拒绝烟草诱惑，随时不忘提醒自己只要再吸一支就足以令之前所有的努力前功尽弃。④烟瘾发作时，做深呼吸活动或咀嚼无糖口香糖，尽量不用零食代替烟草以免引起血糖升高，体重增加。用餐后吃水果或散步来代替饭后一支烟的习惯。⑤把要戒烟的想法告诉家人和朋友，取得他们的鼓励、支持和配合。⑥为自己安排一些体育活动，如游泳、跑步、钓鱼、打球等，一方面可以缓解压力和精神紧张，一方面还有助于把注意力从吸烟上引开。⑦戒烟咨询和戒烟热线相结合使用可提高戒烟成功率。用药时要有医师指导。

（2）限酒：长期过量饮酒是高血压、心血管病发生的危险因素，饮酒还可对抗药物的降压作用，使血压不易控制；戒酒后，除血压下降外，患者对药物治疗的效果也大为改善。

尽管有报道少量饮酒可能减少冠心病发病的危险，但"少量饮酒"的定义不同，不同饮酒量与健康的关系很难达成共识，故不提倡少量饮酒预防冠心病。高血压患者最好不饮酒。如饮酒，建议少量。乙醇的计算方法为：白酒中所含乙醇的比例略低于酒的度数，如 39° 白酒的乙醇含量为 32.5%，葡萄酒的乙醇含量约 13%，啤酒的乙醇含量在 4% 左右。按此计算，男性饮酒的乙醇量不超过 25g，即葡萄酒小于 100 ～ 150ml（相当于 2 ～ 3 两），或啤酒小于 250 ～ 500ml（半斤 ～ 1 斤），或白酒小于 25 ～ 50ml（半两 ～ 1 两）；女性减半，孕妇不饮酒。

不得不饮时，要尽量放慢饮酒速度，避免"干杯"或"一口饮"，饮酒要伴餐，减缓乙醇的吸收速度，减轻乙醇对胃的刺激。不饮高度烈性酒。

4.适量运动

运动中的收缩压随运动强度增加而升高，中等强度运动时收缩压可比安静状态升高 30～50mmHg，舒张压有轻微变化或基本维持稳定。运动可降低安静时的血压，一次 10min 以上、中低强度运动的降压效果可以维持 10～22h，长期坚持规律运动，可以增强运动带来的降压效果。高血压患者应注意增加运动。但安静时血压未能很好控制或超过 180/110mmHg 的患者暂时禁忌运动。

运动的方式包括：有氧运动、力量练习、柔韧性练习及综合功能练习。

（1）有氧运动：是高血压患者最基本的运动方式，常见运动形式有快走、慢跑、骑自行车、秧歌舞、广播体操、有氧健身操、登山、登楼梯。建议每周至少进行 3～5 次、每次 30min 以上中等强度的有氧运动，最好坚持每天运动。

运动强度：中、低强度运动较高强度运动在降低血压上更有效、更安全。可选用以下方法评价中等强度：①主观感觉。运动中心跳加快、微微出汗、自我感觉有点累。②客观表现。运动中呼吸频率加快、微喘，可以与人交谈，但是不能唱歌。③步行速度。每分钟 120 步左右。④运动中的心率 = 170－年龄。⑤在休息后约 10min 内，锻炼所引起的呼吸频率增加应明显缓解，心率也恢复到正常或接近正常，否则应考虑运动强度过大。

（2）力量练习：可以增加肌肉量和肌肉力量，减缓关节疼痛，增加人体平衡能力，防止跌倒，改善血糖控制。建议高血压患者每周进行 2～3 次力量练习，2 次练习间隔 48h 以上。可采用多种运动方式和器械设备，针对每一个主要肌群进行力量练习。生活中的推、拉、拽、举、压等动作都是力量练习的方式。力量练习时应选择中低强度，每组力量练习以重复 10～15 次为宜，练习时应保持正常呼吸状态，避免憋气。

（3）柔韧性练习：可以改善关节活动度，增加人体的协调性和平衡能力，防止摔倒。建议每周进行 2～3 次柔韧性练习。在做柔韧性练习时，每次拉伸达到拉紧或轻微不适状态时应保持 10～30s；每一个部位的拉伸可以重复 2～4 次，累计 60s。

（4）综合功能练习：可以改善人体平衡、灵敏、协调和步态等动作技能，可以改善身体功能，防止老年人跌倒。包括太极、瑜伽，以及太极柔力球、乒乓球、羽毛球等。

（5）生活中的体力活动：适当增加生活中的体力活动有助于血压控制和促进健康。高血压患者可以适当做些家务、步行购物等活动，使每天活动的步行总数达到或接近 10 000 步。

（6）运动的适宜时间：高血压患者清晨血压常处于比较高的水平，清晨也是心血管事件的高发时段，因此最好选择下午或傍晚进行锻炼。

5.心理平衡

预防和缓解心理压力是高血压和心血管病防治的重要方面。包括构建和谐社会，创造良好的心理环境，培养个人健康的社会心理状态；纠正和治疗病态心理。

预防和缓解心理压力的主要方法为：①避免负性情绪，保持乐观和积极向上的态度；②正确对待自己和别人，大度为怀，处理好家庭、同事间关系；③增强承受心理压力的抵抗力，培养应对心理压力的能力；④寻找适合自己的心理调适方法，有困难主动寻求帮助；⑤心理咨询是减轻精神压力的科学方法；⑥避免和干预心理危机（一种严重的病态心理，一旦发生必须及时求医）。

6.关注睡眠

24h 动态血压监测发现大多数睡眠质量差者的血压无昼夜节律，夜间血压不低于白天，夜间血压高使机体得不到充分休息，靶器官易受损。高血压患者失眠后，次日血压必定升高。睡眠是最好的养生，良好的睡眠有助于降压。睡眠质量差者应找医生帮助调理，服用催眠药或助眠药，提高睡眠质量。

7.高血压患者生活中的注意事项

应尽量避免需暂时屏气一蹴而就的运动，如搬重物等，因为这些运动可使血压瞬间剧烈上升，引发危险。排便时用力过度也会引起血压巨大波动，引起心肌梗死或卒中。平时要注意吃含粗纤维的食物，避免便秘。

急剧的温度变化会引起血压的剧烈波动，有致命的危险，寒冷的日子不要用凉水，尽可能用温水。洗澡前后及洗澡时环境和水温差别太大，会使血压波动增加。浴盆较深，水压升高会造成血压上升，建议只浸泡到胸部以下。

（二）用药护理

药物治疗是高血压的主要治疗手段。正常人血压 24h 呈动态变化，动态血压监测呈明显两峰一谷的杓型曲线，而高血压患者昼夜节律变化则呈非杓型改变。在选择降压药物时，一般选用长效、稳定降压的抗高血压药物，且从小剂量开始服药，在医生指导下调整剂量，不可擅自改变剂量或中途停药，护理人员应定期为患者测量血压，密切关注血压的变化情况。用药前详细了解药物作用及副作用，服药过程中避免突然改变。

说服患者坚持定时、定量服药，根据血压的变化情况在医生指导下确定服药时间，一般以清晨给药为宜；若清晨血压很高，下午及傍晚不高，则提倡晚上服长效药物，或在服用长效制剂的基础上于次日清晨加服1次短效制剂。

五、社区高血压患者护理

高血压是社区人群中发病率较高的慢性疾病之一，是心脑血管疾病死亡的重要可控危险因素。国家卫生和计划生育委员会（原卫生部）已经把高血压的控制正式列入社区服务内容，使其成为社区服务的重要工作任务。

高血压是一种群体现象，应该用群体的方法来防治，其最有效的方法就是社区防治。社区防治常采用"高危人群策略"和"全人群策略"，三级预防相结合的措施。

（一）高危人群策略

社区高危人群策略主要是强调早发现、早干预血压升高的危险因素，预防高血压并发症的发生。高危人群策略内容包括：

1. 健康查体，要包括护理评估和完善相关检查。

2. 干预并控制危险因素的水平：对体检发现的高危个体进行干预，通过干预降低危险因素水平。

（二）全人群策略

全人群策略是采用健康促进理论对全人群进行干预，减少发病。社区全人群策略的主要内容包括：

1. 健康教育，即对社区人群进行不同层面的高血压预防、控制、治疗和康复的教育。

2. 改变不良饮食习惯，特别是强调减少食盐的摄入、控制体重、戒烟限酒。

3. 场所干预，高血压的干预策略必须落实到场所中才能实现。

（三）社区高血压患者的筛查

社区高血压患者的筛查有以下几个途径：

1. 社区建立居民档案，档案内容包括个人一般情况、家族史、现病史、生活方式等。将健康档案与社区常规的诊疗信息系统连接起来，开展持续性保健服务。

2. 体检发现高血压患者。

3. 常规门诊就诊的患者通过测量血压发现新的高血压患者。

4. 其他途径的机会性筛查，如流行病调查等。

5. 场所提供测量血压的装置，职工可随时测量血压。以及时发现血压升高。

6. 家庭自测血压，自我测量血压以及时发现血压升高。

（四）高血压的社区规范化管理

1. 高血压分级随访管理的内容

根据危险分层为低危、中危、高危/很高危，将高血压患者分为一级、二级、三级管理（见表46-1）。

表 46-1 社区高血压分级管理内容[25]

项目	一级管理	二级管理	三级管理
管理对象	低危患者	中危患者	高危/很高危患者
建立健康档案	立即	立即	立即
非药物治疗	立即开始	立即开始	立即开始
药物治疗（初诊者）	可随访观察3个月，仍≥140/90mmHg即开始	可随访观察1个月，仍≥140/90mmHg即开始	立即开始药物治疗
血压未达标或不稳定，随访测血压	3周1次	2周1次	1周1次
血压达标且稳定后，常规随访测血压	3个月1次	2个月1次	1个月1次
测BMI、腰围	2年1次	1年1次	6个月1次
检测血脂	4年1次	2年1次	1年1次
检测血糖	4年1次	2年1次	1年1次
检测尿常规	4年1次	2年1次	1年1次
检测肾功能	4年1次	2年1次	1年1次
心电图检查	4年1次	2年1次	1年1次
眼底检查	选做	选做	选做
超声心动图检查	选做	选做	选做
转诊	必要时	必要时	必要时

注：随访监测记录说明：①血压监测。医院、社区站（中心）测量或患者自测血压均可，血压不稳定者增加随访和测压次数，鼓励患者自测血压。②其他检测项目。社区站（中心）或医院检测均可。③辅助检测的频率为基本要求，根据需要可增加监测次数

2.随访的方式

高血压社区随访可采用多种方式同时进行，常用的方式有：

（1）患者定期到医院或诊室复查随访。

（2）社区护士定期到居民相对集中的社区站点随访。

（3）电话随访、入户随访以及网络随访。

3.高血压社区防治的效果评价指标

社区高血压防治考核评价指标体系中最重要的指标为高血压"三率"的水平，即"高血压知晓率、服药率和血压控制率"。

参考文献

[1] Strandberg TE, Salonma V. White coat effect, blood pressure and mortality in men: prospective cohort study. Eur Heart J, 2000, 21: 1714-1718.

[2] 中国高血压防治指南修订委员会. 中国高血压防治指南 2010. 中华高血压杂志, 2011, 19 (8): 701-743.

[3] Pickering TG, Hall JE, Appel LJ, et al. Recommendations for blood pressure measurement in humans and experimental animalspart1: blood pressure measurement in humans. Hypertension, 2005 (45): 142-161.

[4] Lurbe E, Cifkova R, Cruickshank JK, et al. Management of high blood pressure in children and adolescents: recommendations of the European society of hypertension. J Hypertens, 2009, 27 (9): 1719-1742.

[5] Sinaido AR. Hypertension in children. N Engl J Med, 1996, 335 (26): 1968-1973.

[6] Vagaonescu TD, Sadia D, Tuhrim S, et al. Hypertensive cardiovascular damage in patients with primary autonomic failure. Lancet, 2000, 355 (9205): 725-726.

[7] Low PA, Opfer-Gehrking TL, Mcphee BR, et al. Prospective evaluation of clinical characteristics of orthostatic hypotension. Mayo Clin Proc, 1995, 70 (7): 617-622.

[8] Penny JA, Halligan AWF, Shennan AH, et al. Automated, ambulatory, or conventional blood pressure measurement in pregnancy: which is the better predictor of severe hypertension? . Am J Obstet Gynaecol, 1998, 178 (3): 521-526.

[9] Betty KB, Jugoslav B, Slaven K, et al. Comparison between continuous ambulatory arterial blood pressure monitoring and standard blood pressure measurements among patients of younger and older age group. Coll Antropol, 2009, 33 (1): 65-70.

[10] Sega R, Facchetti R, Bombelli M, et al. Prognostic value of ambulatory and home blood pressures compared with office blood pressure in the general population: follow-up results from the Pressioni Arteriose Monitorate e Loro Associazioni (PAMELA) study. Circulation, 2005, 111 (14): 1777-1783.

[11] Niiranen TJ, Jula AM, Kantola IM, et al. Home blood pressure has a stronger association with arterial stiffness than clinic blood pressure: the Finn-Home study. Blood Press Monit, 2009, 14 (5): 196-201.

[12] Velvie P, Mahboob R, Michael L, et al. Disparate estimates of hypertension control from ambulatory and clinic blood pressure measruements in hypertensive kidney disease. Hypertension, 2009, 53 (1): 20-27.

[13] 中国高血压防治指南修订委员会. 中国高血压防治指南 2010. 中华高血压杂志, 2011, 19 (8): 701-743.

[14] Parati G, Stergiou GS, Asmar R, et al. European Society of Hypertension practice guidelines for home blood pressure monitoring. J Hum Hypertens, 2010, 24 (12): 779-785.

[15] 胡继宏，赵连城，武阳丰，等. 家庭自测血压的可靠性. 中华高血压杂志, 2008, 16 (2): 136-139.

[16] Zhuo S, Wen W, Li-Yuan M, et al. Home blood pressure measurement in prehypertension and untreated hypertension: comparison with ambulatory blood pressure monitoring and office blood pressure. Blood Press Monit, 2009, 14 (6): 245-250.

[17] Hall PS, Hill MN, Roary MC, et al. A look at hypertension in young African-American men. Nurse Pract, 2003, 28 (1): 59-60.

[18] Sox HC. Quality of patient care by nurse practitioners and physician's assistants: a ten-year perspective. Ann Intern Med, 1979, 91: 459-468.

[19] La Batide AA, Chatellier G, Bobrie G, et al. Comparison of nurse and physician-determined clinic blood pressure levels in patients referred to a hypertension clinic: implications for subsequent management. J Hypertens, 2000, 18: 391-398.

[20] Nicolis GL, Mitty HA, Modlinger RS, et al. Percutaneous adrenal venography: a clinical study of 50 patients. Ann Intern Med, 1972, 76: 899-910.

[21] Dunnick NR, Doppman JL, Mills SR, et al. Preoperative diagnosis and localization of aldosteronomas by measurement of corticosteroids in adrenal venous blood. Radiology, 1979, 133: 331-333.

［22］Doppman JL，Gill JR. Hyperaldosteronism：sampling the adrenal veins. Radiology, 1996, 198: 309-312.

［23］Harper R，Ferrett CG，McKnight JA，et al. Accuracy of CT scanning and adrenal vein sampling in the pre-operative localization of aldosterone-secreting adrenal adenomas. QJM, 1999, 92: 643-650.

［24］吴寿岭. 高血压病学. 北京：北京大学医学出版社, 2008: 17.

［25］包家明. 高血压病的护理与康复. 北京：人民卫生出版社. 2008.

（齐艳红　杜艳英）

第**46**章　高血压患者护理

第47章 饮食治疗高血压

第一节 营养素与高血压危险因素的关系

导致血压升高的因素有环境和遗传因素以及这些因素的交互作用。环境因素包括：饮食、缺乏运动、心理社会因素等。在上述对血压有影响的因素中，饮食可能扮演着主要角色。我国目前高血压常见的危险因素有超重、肥胖、过量饮酒和高盐低钾膳食。而膳食营养素对这些危险因素都有或多或少的影响，合理饮食可以预防高血压的发生或者降低高血压并发症的发生率。减少钠的摄入、减肥和限制饮酒可以有效地降低血压。在过去的十年里，控制高血压饮食疗法（dietary approaches to stop hypertension，DASH）已经成为一个降低血压的有效的策略。

本章的目的是阐明饮食、营养素与高血压的关系，并从医学营养学的角度探讨高血压的防治策略。

（一）能量

体重指数（body mass index，BMI）是评价18岁以上成人群体营养状况的常用指标，世界卫生组织（World Health Organization，WHO）建议，18岁以上成人 BMI $>$ 25kg/m^2 为超重，$>$ 30kg/m^2 为肥胖[1]。我国肥胖问题工作组建议，$>$ 24kg/m^2 为超重，$\geq$ 28kg/m^2 为肥胖[2]。大部分肥胖患者是由于摄入的能量过剩，导致体内脂肪增加，发生肥胖。肥胖者高血压发病率比正常体重者显著增高，现有研究证明，减肥确实能降低血压，即使没有达到理想体重，血压也会下降。定期运动及规范能量摄入是减肥的重要手段。总体来说，现有的证据强烈支持减肥作为一个有效的方法来预防和治疗高血压。

（二）蛋白质

国际合作研究（INTERMAP）[3]以及芝加哥西部电气公司研究[4]证明了蛋白质摄入量和血压之间成负相关。这两个研究显示植物蛋白质能降低血压，而动物蛋白质对血压没有明显的影响。但是20世纪90年代进行的14组人群对比研究表明，人群膳食中的蛋白质摄入每增高2%，收缩压均值降低

2.3mmHg（0.307kPa），舒张压均值降低 1.7mmHg（0.27kPa）。动物蛋白质每增高1%，收缩压均值降低 0.9mmHg（0.12kPa），舒张压均值降低 0.7mmHg（0.093kPa）[5]。植物蛋白质和动物蛋白质对血压影响的差异性已成为近年研究的焦点。有人提出特殊氨基酸，如精氨酸、酪氨酸、色氨酸、蛋氨酸和谷氨酸是影响神经介质或影响血压的激素因子。一项我国中年人群的营养素摄入状况与高血压发病关系的前瞻性研究表明，膳食动物蛋白质摄入量、尿中硫酸盐排出量（反映膳食中含硫氨基酸）以及血中牛磺酸、赖氨酸的浓度和它们在尿中的排出量都与血压成显著负相关。现有流行病学研究和动物实验资料表明，蛋白质及其所含的某些氨基酸对血压调节有重要作用。目前认为鱼类蛋白质有降压的功效，而大豆蛋白质有预防卒中发生的作用。

蛋白质氨基酸对高血压和卒中的预防作用主要通过三个环节：①控制血管壁的蛋内质合成，保护血管壁防止破裂；②氨基酸及其代谢物有利尿排钠作用；③通过中枢神经系统直接作用于交感神经，使血压下降。

（三）脂肪酸和胆固醇

1. 饱和脂肪酸（saturated fatty acid，SFA）

SFA 和血压成正相关，将总脂肪摄入量从占总能量的38% ~ 40%降至20% ~ 25%，或将多不饱和脂肪酸与 SFA 的比值从 0.2 增加到 1.0，能降低血压。SFA 可以显著升高血浆总胆固醇（TC）和低密度脂蛋白胆固醇（low-density lipoprotein cholesterol，LDL-C）的水平，但是不同长度碳链的 SFA 对 TC 的作用不同。碳原子 $<$ 12 和碳原子 $\geq$ 18 的 SFA 对 TC 无影响，而含 12 ~ 16 个碳原子的 SFA，如月桂酸（C12：0）、肉豆蔻酸（C14：0）、软脂酸（即棕榈酸，C16：0）可明显升高男性和女性的 TC、LDL-C 水平。含 18 个碳的硬脂酸（C18：0）不升高 TC、LDL-C。中国营养学会推荐 SFA $<$ 10% 总能量。SFA 主要来源于动物性食品中的脂肪，故对

肉类的摄入要加以限制。

2. 多不饱和脂肪酸（polyunsaturated fatty acid，PUFA）

PUFA 根据其第一个双键在碳链上所处的位置而划分为 ω-3、ω-6 和 ω-9。食物中最常见的 PUFA 有 ω-6 的亚油酸和亚麻酸。亚麻酸则分为 α-亚麻酸（ω-3）和 γ-亚麻酸（ω-6）。

研究表明，用亚油酸和亚麻酸替代膳食中 SFA，可使血清中 TC、LDL-C 水平显著降低，并且不会升高三酰甘油（triglyceride，TG）。临床研究表明低 SFA、高 PUFA（占总能量 16%～20.7%）的膳食使血浆胆固醇降低 17.6%～20.0%（与基础水平相比），更重要的是 TC 的降低与心血管疾病发病率降低（降低 16%～34%）有关。然而有研究表明，高 PUFA 的膳食可以使高密度脂蛋白胆固醇（high density lipoprotein-cholesterol，HDL-C）水平降低、增加某些肿瘤的危险，体外实验发现 PUFA 增加低密度脂蛋白（low-density lipoprotein，LDL）氧化的作用，可能会增加心血管疾病的危险性。

α-亚麻酸含量最多的是亚麻油，豆类及坚果中含量也较多。亚油酸则存在于各种植物油中。膳食亚油酸和 α-亚麻酸在体内可分别转化为 ω-6 PUFA（如花生四烯酸）和 ω-3 PUFA（EPA、DHA）。二十碳五烯酸（EPA）和二十二碳六烯酸（DHA）主要来源为深海鱼油。较多的研究表明，DHA 和 EPA 可以升高高密度脂蛋白，降低极低密度脂蛋白（very low-density lipoprotein，VLDL），EPA 还可以抑制血小板形成。在高血压实验模型中，亚油酸（ω-6 长链 PUFA）和鱼油（富含 EPA 和 DHA，两者都是 ω-3 脂肪酸）都能减少血管紧张肽原酶依赖性高血压的发生。而 α-亚麻酸也有降低冠心病危险性的作用，但其作用比 EPA 和 DHA 的作用要弱得多。

3. 单不饱和脂肪酸（monounsaturated fatty acid，MUFA）

MUFA 高的膳食可降低血压。动物实验和人群研究均证实 MUFA 有降低血清 TC 和 LDL-C 水平的作用，同时可升高血清 HDL-C。实验研究发现 MUFA 还能抗血小板凝集，减少主动脉粥样斑的形成[6]。膳食中单不饱和脂肪酸主要是油酸（C18:1），橄榄油中油酸含量达 84%，茶油中油酸含量达 80%，花生油、玉米油及芝麻油中油酸的含量也很丰富，分别为 56%、49% 及 45%。美国在膳食推荐量中建议，MUFA 应增加到总能量的 13%～15%。

4. 总胆固醇（total cholesterol，TC）

TC 与血压有显著的正相关关系。多重危险因素干预试验的观测分析中[7]，TC 摄入（mg/d）和收缩期、舒张期血压有显著关联。人们对膳食 TC 的反应存在很大的个体差异，有些人很敏感，有些人则反之。人们每天从膳食中摄入的外源性 TC 在 300～500mg。流行病学研究发现膳食 TC 与 SFA 与 LDL 还有协同作用，它们共同降低 LDL 受体的合成与活性，增加所有的脂蛋白，并减少乳糜微粒的体积，这些都与冠心病危险有关。

世界卫生组织和联合国粮食及农业组织（Food and Agriculture Organization of the UN，FAO）建议，膳食中 SFA：MUFA：PUFA 应等于 1:1:1。亚油酸和 α-亚麻酸的比例应为（5～10）:1，ω-6 与 ω-3 的比例应为（4～6）:1 为宜。

5. 反式脂肪酸（trans fatty acid）

按空间结构，脂肪酸又可分为顺式脂肪酸和反式脂肪酸。反式脂肪酸不是天然产物，膳食中反式脂肪酸大多数来自氢化的植物油。在植物油加工过程中温度越高，时间越长，产生的反式脂肪酸比例越高。典型的西餐含反式脂肪酸较多，我国传统的膳食中反式脂肪酸的含量较低。最近进行的评估反式脂肪酸对血脂和脂蛋白影响的研究一致表明，增加反式脂肪酸的摄入量，可使 LDL-C 水平升高，HDL-C 降低，使 TC/HDL-C 比值增高，LDL-C/HDL-C 比值增加，以及脂蛋白的升高，明显增加心血管疾病危险性。反式脂肪酸致动脉粥样硬化的作用比 SFA 更强。目前认为反式脂肪酸摄入应小于总能量的 1%。

（四）碳水化合物

碳水化合物的摄入数量和类型会对血压产生影响，但是目前证据尚不确切。在世界范围内，那些有着高碳水化合物低脂肪膳食结构的人群比西方国家人群血压普遍低[4]。但是观察研究的结果是不一致的[4]。在早期小型试验中，增加碳水化合物减少总脂肪的膳食通常不会降低血压。相比之下，OmniHeart 完成的喂养试验[8]证明，部分替换碳水化合物与蛋白质（约一半来源于植物蛋白质）或不饱和脂肪的膳食方案会降低血压。一个新的但不确定的证据表明增加糖的摄入量会使血压升高。研究包括大鼠饲喂高剂量果糖的动物实验，美联储的关于人不同高剂量糖的急性摄取研究和最近的流行病学研究[9]。前瞻性观察性研究表明每天摄入超过 1 杯软饮料［1 杯饮料的定义为 12 盎司的常规啤酒，5

盎司白酒（12%乙醇）和1.5盎司的蒸馏酒，1盎司=28.35g]明显增加发展成为高血压的概率[10]。试验的因果分析表明含糖饮料摄入减少与血压下降之间有直接的关联[11]。然而，人类随机试验结果并不一致[12]。但是可以肯定，碳水化合物摄入过多，特别是双糖或单糖类，可使糖代谢加强，脂肪合成增加，同时血清 VLDL-C、TG、TC、LDL-C 水平升高。高碳水化合物还可使血清 HDL-C 下降，膳食碳水化合物摄入量占总能量的百分比与血清 HDL-C 水平成负相关。我国膳食中碳水化合物的含量较高，人群中高三酰甘油血症较为常见。

（五）钠

到目前为止，超过50个随机试验已经证实，血压随着膳食钠摄入的增加而增高。相关证据还包括动物研究、流行病学研究、临床试验、试验的 Meta 分析等。在一个12例顽固性高血压患者的试验中[13]，减少钠的摄入约4500mg/d 降低收缩压和舒张压血压为22.7mmHg 和9.1mmHg。研究发现24h 尿钠每增加100mmol/d（2300mg 钠），收缩压增加3～6mmHg，舒张压增加0～3mmHg。一些干预研究证实，钠摄入量每降低100mmol/d，高血压患者的收缩压下降5.8mmHg，舒张压下降2.5mmHg；血压正常者，收缩压和舒张压各下降2.3mmHg 和1.4mmHg。钠摄入过多还会对血压变异性产生不利影响，国内一项探讨慢性盐负荷及补钾对健康成人血压和血压变异性的影响的研究结果[14]显示，钠、钾摄入量与血压变化密切相关，其中低盐饮食后血压下降，高盐饮食后血压升高，高盐饮食可增大血压变异性，限盐可降低血压变异性。动物实验还表明，长期高盐膳食，不仅可诱发大鼠高血压，而且可导致血液高度黏滞。高盐膳食还可使血浆胆固醇升高，脂肪清除率降低及小血管脂质沉着等。由此可见，减少钠的摄入量对预防高血压有重要意义。《中国高血压防治指南2010》[15]指出，高钠、低钾膳食是我国大多数高血压患者发病的主要危险因素之一，在盐与血压的国际协作研究中反映膳食钠、钾量的24h 尿钠/钾值西方人群仅为2～3，而我国人群则在6以上。

钠摄入过多引起血压升高的机制可能是：①水钠潴留使心脏负担加重，高流量血液对血管壁的压力加大，易损伤血管内膜；②过多钠使血管内皮细胞内水分增加，引起血管壁肿胀，管腔变小，血流阻力加大；③过多钠可改变血压昼高夜低的规律，是老年高血压患者发生卒中的危险因素之一。

（六）钾

高钾摄入可以降低血压。可用证据包括动物实验、观察性研究、临床试验，以及这些试验的 Meta 分析。三项 Meta 分析显示在高血压患者和非高血压个体中钾摄入量和血压之间都有显著的反向关系[16]。1997年的一项 Meta 分析显示[17]，净增加尿钾排泄50mmol/d，可使高血压患者的收缩压和舒张压平均降低4.4mmHg 和2.5mmHg，可使非高血压个体的收缩压和舒张压平均降低1.8mmHg 和1.0mmHg。

正常人摄入钾后排钠增加，钾可以拮抗钠的升压作用，每1mmol 钾的降压作用为每1mmol 钠的升压作用的近3倍[18]。钾和钠的交互作用表现在钾对血压的影响取决于钠的摄入，反之亦然。具体来说，当钠的摄入量大且固定时，钾的摄入量越大降血压效果越强，当钠摄入量较小时钾的降压效果也很弱。

钾的降压机制可能是：①扩血管，促进尿钠排除；②激活钠泵；③减低对交感性应激或去甲肾上腺素的升压作用；④改善压力感受器功能。

（七）钙

多数流行病学研究表明，膳食钙摄入量和血压成负相关。研究表明每增加摄入100mg 钙，平均收缩压下降2.5mmHg，舒张压下降1.33mmHg。关于膳食钙可能影响血压的机制有许多推测。动物实验表明，高钙饲料可促进肾多巴胺生成，从而增加肾排钠，而使血压降低。这就解释了为什么盐敏感型高血压患者对钙降低血压的作用较为明显。盐敏感型高血压患者可以是失钙状态，从而引起继发性甲状旁腺功能亢进。补钙可以通过纠正钙缺乏和与之相关的甲状旁腺功能亢进，降低血压。还有人认为缺钙引起的甲状旁腺功能亢进可引起血管收缩而致血压升高。此外，钙摄入量不足时，细胞外液中钙含量降低，导致血管壁平滑肌细胞膜的通透性增加，细胞外钙内流，细胞内钙增高，导致平滑肌细胞收缩，血管阻力增高，血压升高。钙摄入量低可以增强高盐膳食对血压的作用。

（八）镁

膳食镁与血压成负相关。素食者通常摄入的镁和膳食纤维含量高，其血压比非素食者低，镁可以降压的机制为降低血管弹性和收缩力，这可能是由于降低了细胞内的钙。

（九）乙醇

观察和实验研究已经证实了乙醇与血压的直接

剂量相关性，尤其是每天摄入 2 杯酒以上时[19]。这种关系是明确的，它不同于年龄、肥胖和钠的摄入等那些潜在的混杂因素[20]。虽然一些研究表明，乙醇与血压的关系也延伸到"轻饮"的范围。即每天摄入少于 2 杯酒时，乙醇可能会减少冠心病的风险。15 例随机试验的 Meta 分析[19] 报道，减少乙醇摄入（平均减少 76% 的乙醇摄入，范围 16% ～ 100%）能降低血压 3.3/2.0mmHg。非高血压个体和高血压患者降压程度相似。并出现剂量依赖性。总体来说，现有的证据支持适度的乙醇摄入（在那些喝酒的人当中），可以作为一种有效的降压策略。普遍的共识是，应该限制乙醇摄入，男性每天不超过 2 杯含乙醇饮料，女性每天不超过 1 杯含乙醇饮料。

据推测，乙醇在低剂量时是血管扩张药，而在剂量较高时则为血管收缩药。乙醇与血压相关的确切机制尚不清楚，可能包括刺激了交感神经系统，抑制了血管松弛物质，钙和镁耗竭，以及血管平滑肌中细胞内钙增加。

（十）膳食纤维

纤维来源于难消化的植物性食物成分。从观察性研究和一些试验得出证据表明增加纤维摄入量可能降低血压。流行病学调查表明膳食纤维摄入量高与高血压并发冠心病的危险性大幅度下降有关。干预研究证实，平均每天补充 14g 膳食纤维，收缩压和舒张压降低约 1.6mmHg 和 2.0mmHg。其作用机制可能是膳食纤维增加胆酸分泌，引起胆酸盐模式的改变，加速胆固醇转化为胆酸；如果胆固醇合成的速度不足以补偿其转为胆酸，则胆固醇浓度会下降。还有人认为膳食纤维可延缓脂肪的消化与吸收，减轻体重，间接辅助降压。也有推测认为可能是膳食纤维发酵产物，如乙酸、丙酸、丁酸等影响肝脂质代谢。在一些研究中，以可溶性和不溶性膳食纤维混合物作为来源，仅可溶性膳食纤维影响胃肠道功能并间接地影响胰岛素代谢，这可能是膳食纤维降低血压的机制。可溶性膳食纤维比不溶性膳食纤

维的作用更强，可溶性纤维的食物来源有燕麦、大麦、豆类、富含果胶的水果。

（十一）植物固醇

植物固醇是构成细胞膜的重要成分，其分子结构与 TC 相似，竞争性抑制肠内胆固醇酯的水解以及肠壁内游离胆固醇的再酯化，促使从粪便中排泄。植物固醇竞争性地占据微粒内 TC 的位置，影响 TC 与肠黏膜细胞接触的机会，因此妨碍其吸收。摄取 2.6g/d 植物固醇能降低 10% 左右的血 TC，对 HDL-C 与 TG 没有影响；但摄入量 > 3g/d，没有进一步降低 TC 的作用[16]。食物来源有黑麦、燕麦、芝麻、葵花籽、玉米、胡萝卜、苹果等。

（十二）茶叶提取物

乌龙茶和绿茶被认为对心血管系统有益。动物试验结果表明，在高脂饲料条件下，饮用乌龙茶的动物形成动脉粥样硬化斑块较轻。临床研究还表明，乌龙茶有防止红细胞聚集、降低血液黏度、降低红细胞沉积等作用，并能降低毛细血管脆性，改善血液流动，防止血栓形成，具有活血化瘀的良好作用。绿茶提取物具有良好的抗凝血、促纤维蛋白原溶解和显著抑制血小板聚集的作用，从而可能帮助抑制主动脉及冠状动脉内壁粥样硬化斑块的形成，达到防治心血管疾病的目的。有临床观察报告，绿茶多酚有预防冠心病的保健作用，冠心病和高血压患者连服 30 天绿茶多酚后，冠心病患者自觉症状、微循环流态和心电图等得到改善，血中胆固醇显著降低，高密度脂蛋白胆固醇明显增加，高血压患者收缩压及舒张压均低于试验前。流行病学调查也证明，饮绿茶者血胆固醇低密度脂蛋白明显低于不饮茶者。

还有很多膳食成分可以影响血压，如香菇、木耳里的多糖类物质有降 TC 和 TG 的作用，洋葱、大蒜、生姜中的二硫化物可使主动脉脂类沉着减少。牛奶含有一种能降低胆固醇的因子，能明显抑制胆固醇的肝内合成，其机制尚不清楚。

第二节　高血压的医学营养治疗

高血压可以说是一种生活方式病，它与饮食及生活习惯密切相关。在非高血压个体中，营养治疗可以预防高血压和减少高血压相关心血管疾病的发病风险。高血压在初期阶段（收缩压 140 ～ 159mmHg 或舒张压 90 ～ 99mmHg），可以

将营养治疗作为治疗手段替代药物治疗。对于已经服用药物的高血压患者，营养治疗可以进一步降低血压，并有可能减少药物使用的数量和剂量。一般来说，高血压患者营养治疗的降压效果要比非高血压患者的效果好。

DASH 试验是一项美国预防高血压饮食的随机多中心研究，试验对象为血压正常偏高和轻度高血压成年人，收缩压 < 160mmHg 和舒张压在 80 ~ 95mmHg，共 459 例，分别食用 8 周的 3 种膳食[21]。初期 3 周是美国人的典型饮食，即低水果、蔬菜和高乳制品脂肪含量。之后参与者被随机分配到三个不同的组。第一组对照组，继续原来的饮食 8 周；第二组是富含水果和蔬菜的饮食；第三组饮食中富含水果、蔬菜和低脂乳制品，并减少饱和脂肪摄入（DASH 饮食）。研究期间，三组的体重和钠摄入量稳定。在研究结束时，相比于对照组，DASH 饮食组降低血压 5.5/3.0mmHg，而水果和蔬菜组降低血压 2.8/1.1mmHg。在高血压（收缩压 ≥ 140mmHg 或舒张压 ≥ 90mmHg）亚群中 DASH 饮食组比对照组效果更突出，血压降低了 11.4/5.5mmHg。

在亚群分析中[22]，DASH 饮食在所有亚群中都有显著降压效果（男性，女性，非裔美国人、非非裔美国人，高血压和非高血压个体）。同时，DASH 饮食对非裔美国人的影响比白种美国人更显著（非裔美国人血压下降 6.9/3.7mmHg，非非裔美国人血压下降 3.3/2.4mmHg），对高血压患者的影响（血压减少 11.6/5.3mmHg）有明显的临床意义。非高血压个体的相应效果（血压下降 3.5/2.2mmHg）则对公共卫生有重大意义。

现在，越来越多的人接受了营养治疗的概念，它已经成为预防和降低血压的有效策略[22]。

DASH 饮食安全，广泛适用于一般人群。然而，由于其相对较高的钾、磷和蛋白质含量，对于晚期的慢性肾病患者则不推荐。

一、饮食原则

（一）限制总热能

保持理想体重是防治高血压的关键策略。除了极少数的例外，减重确实能降低血压。即使没有达到一个理想的体重，血压也会下降。最近的一项 25 个试验的 Meta 分析得出[23]，平均减重 5.1kg 收缩压下降 4.4mmHg，舒张压下降 3.6mmHg。在子群分析中，体重减轻越多，血压下降越明显。在试验中，剂量反应分析[24]和观察性研究也提供了证据表明减重越多血压降得越多。

其他的研究已经证明，在超重的非高血压个体中，不管有没有钠的减少，适度的减重都可以预防大约 20% 的高血压。并且可减少药物使用的数量和剂量。行为干预试验主要是通过减少能量摄入达到短期减重的效果，体重每周减轻 0.5 ～ 1kg 为宜。总能量可根据患者的理想体重，每千克体重给予能量 20 ～ 25kcal，或每日能量摄入比平时减少 500 ～ 1000kcal（2.1 ～ 4.2MJ）。能量减少可采取循序渐进的方式。避免进食高热能、高脂肪、高胆固醇的"三高"食物。老年高血压患者，应根据本人工作和生活情况按标准算出应摄入的热能，再减少 15% ～ 20%。儿童期肥胖者及至成人时仍肥胖者患心脑血管疾病的危险性相应增加，故控制体重应从早期开始。一旦步入中年，再去改变饮食习惯减重，不但难度大，效果也差。

美国"全国健康和营养调查"在 1988—1994 和 1999—2000 年间进行的调查[25]表明，儿童和青少年的血压水平和肥胖率增加，基于在悉尼人群的调查数据，澳大利亚检查幼儿（3 ～ 6 岁）的体重指数和血压之间的联系[26]，肥胖儿童高血压患病率大约是 21.3%，而且随着 BMI 值变大，血压也随之升高。这就突出了儿童期努力减重的重要性。

（二）适量蛋白质

调配饮食时应考虑蛋白质的生理作用，选高生物价优质蛋白质，每日按照每公斤体重 1g 蛋白质补给，其中植物蛋白质可占 50%，动物蛋白质选用鱼肉、鸡肉、牛肉、鸡蛋白、牛奶、猪瘦肉等。可常吃豆腐及豆制品。高血压患者不伴发高脂血症者则每日可食 1 个鸡蛋。

（三）限制脂类

有流行病学资料显示，即使不减少膳食中的钠和不减体重，如能将膳食脂肪控制在占总能量的 25% 以下，食物中多不饱和脂肪和 SFA 的比值（P/S 比值）维持在 1，连续 40 天可使男性收缩压和舒张压下降 12%，女性下降 5%[1]。鱼类特别是海产鱼所含不饱和脂肪酸有降低血脂和防止血栓的作用。肥肉和荤油为高能量和高脂肪食物，摄入过多往往会引起肥胖，并且是某些慢性病的危险因素，应当少吃。中国人绝大多数以食猪肉为主，而猪肉蛋白质含量较低，脂肪含量较高，因此，应调整以猪肉为主的肉食结构，提倡多吃鱼、鸡、兔、牛肉，在营养学上有重要意义。

全天脂肪供给 40 ～ 50g，除椰子油外，豆油、菜油、花生油、芝麻油、玉米油、红花油等植物油均含维生素 E 和较多的亚油酸，对预防血管破裂有一定作用。同时高胆固醇膳食可促使脂质沉积引起高脂蛋白血症，加重高血压。饮食胆固醇应在

300～400mg/d。胆固醇含量高的食物有动物内脏、脑髓、蛋黄、肥肉、贝类、动物脂肪等。

（四）进食多糖类碳水化物

如前所述，前瞻性观察性研究在试验的因果分析中发现，含糖饮料摄入减少与血压下降之间有直接的关联[11]。然而，人类随机试验结果并不一致[12]。总体而言，多糖类碳水化合物在预防和治疗高血压及其并发症方面要优于单糖类碳水化合物。如粗粮、杂粮糙米、玉米等含膳食纤维高的食物，可促进肠蠕动，加速胆固醇排出，对防治高血压有利。除了少吃精制的米和面，烹饪中应少用或不用绵白糖、白砂糖。

（五）矿物质和微量元素

1. 限制钠摄入

严格控制剂量的反应研究提供了关于钠的摄入影响血压的最具说服力的证据[27-28]。该试验的主要结果是：当摄入钠在100mmol/d以上时，每天减少钠的摄入大约0.9g（40mmol）降压程度比较大；当摄入钠在100mmol/d以下时，每天减少钠的摄入大约0.9g（40mmol）降压程度比较小。在这组分析试验中[21, 29]，减少钠摄入量能显著降低血压，这在每个主要的亚组研究（即非裔美国人、非非裔美国人，男性、女性）中都是如此。重要的是，在非高血压个体中也是如此。

除了降低血压，试验已经证明了限制钠盐可以预防高血压（不管是否减重，高血压的风险都相对降低约20%），即使在服用降压药物组也可以降低血压[30]，改善高血压控制。观察性研究中，减少钠的摄入还可以延缓年龄老化带来的高血压。

有三个试验评估了钠减少与临床心血管事件的关系[30-32]，两个试验[30, 32]测试钠减少的生活干预方式，一个试验[31]评估低钠/高钾食盐替代品的效果。那些接受了钠减少生活干预方式的人群临床心血管疾病事件发生率减少了21%～41%（两个研究都显著减少了）[31-32]。因此，尽管从试验得出的直接证据有限，但是都证明钠减少对健康有好处[33]。

钠摄入很重要，当钠减少到低于20mmol/d可能会影响血脂和胰岛素抵抗；然而，适度的钠减少并没有什么危害[34-35]。钠摄入减少的潜在不利影响是血浆肾素活性（plasma renin activity，PRA）增加。与降低血压的好处相比，钠摄入减少和其他抗高血压治疗造成的PRA增加是不确定的。

现有证据支持全民低钠，这也是美国2005和2010年膳食指南向美国人和许多其他居民推荐的。当前膳食指南推荐一般人口钠摄入上限为2300mg/d，非裔美国人、中年和老年人，患有高血压、糖尿病或慢性肾病（chronic kidney disease，CKD）患者的钠摄入上限为1500mg/d。这些群体代表了超过50%的美国成年人[36]。美国心脏协会为所有美国人设定了每日钠摄入的上限是1.5g（65mmol）[37]。调查数据表明，大多数的儿童和成年人均超过了这个限制。

中国居民膳食指南提出，每人每日食盐用量不超过6g为宜。对老年高血压患者，每日摄盐量应限制在4g左右。除食盐外，还要考虑其他钠的来源，包括用盐腌制的食物；如咸蛋、咸鱼、腊肉、酱菜、食物本身所含的钠；烹调时添进去的钠，如味精、发酵粉、食用碱、磷酸二氢钠等。低钠饮食时，全天钠摄入至少应保持500mg以维持机体代谢，防止低钠血症。

2. 补钾

限钠同时应注意补钾，相对地增加钾的摄入量能对抗高钠的不利作用。通过饮食可以增高钾的摄入量，因为食物中含钾也含其他营养物质。增加钾的摄入量首选策略是通过食物如富含钾的水果和蔬菜。在DASH试验中，通过水果和蔬菜增加钾摄入量的两组血压均有下降[28, 38]。DASH饮食提供了大约4.7g/d（120mmol/d）的钾。另一试验证明，增加蔬菜和水果的摄入可以降压，但没有指定钾的数量[39]。

钾和钠的交互作用表现在钾与钠的摄入比值（即K因子）对血压的影响。具体来说，当钠的摄入量大且固定时，钾的摄入量越大降血压效果越强，当钠摄入量较小时钾的降压效果也很弱。试验显示，在非高血压的非裔美国人中高钾摄入（120mmol/d）减弱了高钠对血压的影响，但是在非非裔美国人中这种效果要差一些。一个澳大利亚2×2阶乘试验[40]入选了212名高血压患者，发现单独减少钠的摄入或单独增加钾的摄入，其降压效果相同；而减少钠的摄入同时增加钾的摄入的降压效果也并不明显。总的来说，这些数据表明减少钠的摄入和增加钾的摄入对血压的影响符合加性效应。

改善膳食中的钾/钠比值可使部分高血压患者免除使用药物之苦。现代医学研究表明，K因子保持在3以上，才能使人体各器官、组织发挥良好的功能。当K因子降低到3以下时，甚至低至1～1.5时，高血压的患病率就会增加。一般植物的钾/钠比值都在20以上，实验研究表明，K因子≥10的食物对高血压都有较好的防治作用，如香蕉、柿子、苹果、红枣等食物的 K 因子均高于 50[41]（见表47-1）。补钾膳食中除高钾食物外还可以在烹调时用钾盐代替钠盐。有些利尿药可使钾大量从尿中排出，故在供给高钾膳食外还可补充钾制剂。

表 47-1 常见食物中钾的含量	
食物	每 100g 中钾含量（mg）
稻米	103
标准粉	190
玉米面	276
冬菇（干）	1155
豆腐干	140
黄豆（干）	1503

通常有健康肾功能的人群，从食物中摄取钾大约 4.7g/d（120mmol/d）不会造成任何威胁，因为过量的钾是容易排出。然而，在尿钾排泄障碍时，钾摄入应少于 4.7g/d（120mmol/d），因为血钾过高会对心脏有不良影响（心律失常）。常见影响钾排泄的药物是血管紧张素转化酶抑制药、血管紧张素受体拮抗药、非甾体抗炎药和保钾利尿药。使肾排钾功能受损的疾病包括糖尿病、慢性肾病、终末期肾病、严重心力衰竭、肾上腺功能不全。老年人高钾血症的危险增加。现有证据不足以确定肾功能水平的慢性肾病患者摄入高钾膳食就很有可能得高钾血症。在这种背景下，一个专家小组针对慢性肾病患者设定一个广泛的钾推荐摄入量范围，即2000 ～ 4000mg/d[42]。

3. 补钙

钙有"除钠"作用，可使血压保持稳定。有资料报道，高血压患者每天补充 1000mg 钙，连用 8周，就可使血压明显下降。部分人不给降压药，亦可使血压恢复正常。含钙丰富的食物有黄豆及其制品、葵花籽、核桃、牛奶、花生、鱼、虾、红枣、韭菜、柿子、芹菜、蒜苗等。奶和奶制品是钙的主要来源，其含钙量丰富，吸收率也高。发酵的酸奶更有利于钙的吸收。奶还是低钠食品，对降低血压亦有好处。奶制品还能降低血小板凝集和胰岛素抵抗。

（六）补充足量维生素 C

大剂量维生素 C 可使胆固醇氧化为胆酸排出体外，改善心脏功能和血液循环。橘子、大枣、番茄、芹菜叶、油菜、小白菜、莴笋叶等食物中，均含有丰富的维生素 C。多吃新鲜蔬菜和水果，有助于高血压的防治。

（七）节制饮食

定时定量进食，不暴饮暴食，食物种类齐全，营养素比例合理，不挑食不偏食。宜少量多餐，每天 4 ～ 5 餐为宜，避免过饱。同时，这种生活方式应持之以恒，通过长期的饮食干预以期达到预防和治疗高血压的效果。

（八）烟、酒和茶

（1）卷烟中尼古丁可刺激心脏使心跳加快、血管收缩，造成血压升高。促使钙盐、胆固醇等在血管壁上沉积，加速动脉粥样硬化的形成。

（2）传统医药认为少量饮酒可扩张血管、活血通脉，助药力增食欲，消疲劳。长期饮酒危害大，可诱发酒精性肝硬变，并加速动脉硬化。从 15 例随机试验的 Meta 分析[19] 报道来看，减少乙醇摄入可以作为一种有效的降压策略。普遍的共识是，应该限制乙醇摄入，男性每天不超过 2 杯含乙醇饮料，妇女和瘦弱者每天不超过 1 杯含乙醇饮料。高血压患者要严格控制饮酒，其饮酒量每日必须限制在50ml 以内。同时饮酒会增加患高血压卒中等危险，而且饮酒可增加服用降压药物的抗性，故提倡高血压患者应戒酒。

（3）茶叶含有多种防治高血压的有效成分，如茶多酚，叶绿素，维生素 A、B、C、E 等。高血压患者可适量饮用。

（九）食物选择

1. 对高血压具有一定预防和治疗功效的食物。大致概括起有以下几类：

（1）叶菜类：芹菜、茼蒿、苋菜、韭菜、黄花菜、荠菜、菠菜等。

（2）根茎类：茭白、芦笋、萝卜、胡萝卜、荸荠等。

（3）瓜果、水果类：西瓜、冬瓜、蕃茄、山楂、柠檬、香蕉、苹果、红枣、桑椹、茄子。

（4）花、种子、坚果类：菊花、芝麻、绿豆、玉米、荞麦、花生、核桃、葵花籽、莲子心。

（5）水产类：海带、紫菜、海蜇、海参、海藻、牡蛎、鲍鱼、虾皮、银鱼。

（6）其他：牛奶（脱脂）、蜂蜜、食醋、黑木耳、白木耳、香菇。

2. 禁忌食物，如所有过咸食物及腌制品、蛤贝类、虾米、皮蛋，烟、酒、浓茶、咖啡，以及辛辣的刺激性食品，均在禁忌之列。

（十）科学饮水

水的硬度与高血压的发生有密切的联系。研究证明，硬水中含有较多的钙、镁离子，它们是参与血管平滑肌细胞舒缩功能的重要调节物质，缺乏易使血管发生痉挛，最终导致血压升高。因此，对高血压患者要尽量饮用硬水，如泉水、深井水、天然矿泉水等。

二、中医的药食同源

中医的饮食疗法源远流长，中医学充分运用了"民以食为天"这一原则，对许多慢性病症主张"食治未愈，然后命药"的观点。中医传统上还以食物直接用于疾病的治疗，下面介绍一些简单的高血压中医"食疗"方法。

（1）莲子心：有降压、强心作用，适用于高血压、心悸、失眠等症，用法是取莲子心1～2g，开水冲泡代茶饮。

（2）菊花茶：应选甘菊，其味不苦，尤以苏杭一带所生的大白菊或小白菊最佳，每次用3g左右泡茶饮用，每日3次。

（3）山楂茶：山楂所含的成分可以助消化、扩张血管、降低血糖、降低血压。每天数次用鲜嫩山楂果1～2枚泡茶饮用。

（4）荷叶茶：荷叶的浸剂和煎剂具有扩张血管、清热解暑及降血压之效。用鲜荷叶半张洗净切碎，加适量的水，煮沸放凉后代茶饮用。

（5）玉米须茶：玉米须不仅具有很好的降血压之功效，而且也具有止泻、止血、利尿和养胃之疗效。泡茶饮用每天数次，每次25～30g。在临床上应用玉米须治疗因肾炎引起的水肿和高血压的疗效尤为明显。

三、医学营养治疗

医学营养治疗（medical nutrition therapy，MNT）是指用特定的营养干预来治疗疾病与创伤，是使疾病康复的重要手段，也是治疗某种疾病的一项基本措施。此外，诊断试验用膳食还是协助诊断的一种方法。因此，医学营养治疗应作为临床治疗的一个组成部分。医院治疗膳食种类很多，常将其分为：

（1）医院常规膳食是根据不同疾病的病理和生理需要将各类食物用改变烹调的方法或改变食物质地而配制的膳食，包括普通饭、软饭、半流食和流食。

（2）特殊治疗膳食是在常规膳食基础上采取调整膳食中营养成分或制备方法而设置的膳食，如高蛋白质、低蛋白质、低脂肪、低纤维（少渣）、低盐等膳食。

（3）为治疗某种疾病而制备的膳食，如贫血、糖尿病、痛风病膳食，以及诊断用的试验膳食和代谢膳食。

由于各个医院的具体情况不同，医院膳食种类也略有不同，下面将大多数医院所使用的有关高血压及其并发症的特殊营养治疗膳食及试验膳食做简略介绍。

1. 限脂肪膳食

（1）性质和特点：限制膳食中脂肪的摄入，用于治疗或改善由于脂肪水解、吸收、运转及代谢不正常所引起诸疾患的症状。结合临床实际情况，建议脂肪限量可分为4种：①完全不含脂肪的纯糖类膳食；②严格限脂肪膳食：限制膳食的脂肪总量，包括食物所含脂肪及烹调油，不超过20g；③中度限脂肪膳食：限制膳食的脂肪总量，不论其来源如何，不超过40g；④轻度限脂肪膳食：限制膳食的脂肪总量，不论其来源如何，不超过50g。

（2）适应证：适用于急、慢性胰腺炎，胆囊疾患，肥胖症，高脂血症，与脂肪吸收不良有关的其他疾患如胃切除和短肠综合征等所引起的脂肪泻。

（3）膳食原则和要求：①限制脂肪摄入，除选用含脂肪少的食物外，还应减少烹调用油，烹调时可选用蒸、炖、煮、熬、卤、拌等方法，禁用油炸、油煎食物。食物应清淡，易于消化，必要时少食多餐。②脂肪泻可导致多种营养素的丢失，包括能量、必需氨基酸及脂溶性维生素A、D、E、K，以及钙、铜等元素，应注意进行必要的补充。

2. 限脂肪限胆固醇膳食

（1）性质和特点：主要目的是要降低血清胆固醇和血脂，以期降低冠心病的危险因素。主要通过控制总能量，减少SFA、PUFA和胆固醇的摄入，同时适量增加MUFA的摄入。

（2）适应证：主要适用于高胆固醇血症、冠心病以及冠心病的危险因素。

（3）膳食原则和要求：①控制总能量，目的是达到或维持理想体重，避免肥胖。因为肥胖常伴有高血压、高脂血症，会显著增加冠心病的危险性。反之，肥胖得到纠正，有利于血脂和血压的降低，糖耐量的改善。②限制脂肪总量，不论脂肪来源如何，由脂肪提供的能量不应超过总能量的20%～25%，或全日供给量不超过50g为宜。③减少SFA的摄入。SFA可使血胆固醇含量增高，以这种形式提供的能量，最大限度不超过总能量的10%。④膳食中胆固醇量限制在每日300mg以下。在限制胆固醇时要保证摄入充足的蛋白质，可用优质植物蛋白质代替部分动物性蛋白质。

3. 高纤维膳食

（1）性质和特点：高纤维膳食又称多渣膳食，是一种增加膳食纤维数量的膳食。每日所供膳食纤维的数量为20～35g。膳食纤维与胆汁酸结合，增加粪便中胆汁酸的排出，有利于降低血清胆固醇。

（2）适应证：适用于无张力便秘、无并发症的憩室病等需要增加膳食纤维的情况。富含膳食纤维的食品有燕麦片、魔芋制品及植物纤维素等。

（3）大量进食膳食纤维的不良反应：可能产生腹泻并增加胃肠胀气，影响食物中如钙、铁及一些维生素的吸收利用。

4. 限钠（盐）膳食

（1）性质和特点：食盐是钠的主要来源，因此限钠实际是以限食盐为主。1g食盐含钠约393mg。限钠（盐）膳食适用于肝硬化腹水、高血压、缺血性心力衰竭、肾疾病、用肾上腺皮质激素治疗的患者。

（2）限钠（盐）膳食一般分为三种：①低盐膳食。全日供钠2000mg左右。饮食中忌用一切咸食，如咸菜、甜面酱、咸肉、腊肠，以及各种荤素食罐头等，但允许在烹制或食用时加食盐2～3g或酱油10～15ml。②无盐膳食。全日供钠1000mg左右，除限制低盐膳食中的食盐和酱油外，其他同低盐膳食。③低钠膳食。全日钠供给量控制在500mg内。除无盐膳食的要求外，还要限制一些含钠量高的蔬菜（100g蔬菜含钠100mg以上），如油菜、芹菜、茴香，以及用食碱制作的发面蒸食等（可以用酵母代替食碱发酵）。

（3）膳食原则和要求：①膳食中钠的供给量应随病情变化及时调整。②对于60岁以上的贮钠能力低的患者、心肌梗死的患者、回肠切除手术后的患者等，应根据24h尿钠排出量、血钠、血压等临床指标来决定是否需要限制。③烹调方式应予改进，可采用番茄汁、芝麻酱等调料以改善口味，或用原汁蒸、炖法以保持食物本身的鲜美味

道。此外，在配膳方法上，注意菜肴的色香味使之能引起食欲。目前，市售的低钠盐要根据说明适当选用。

5. 高钾膳食

（1）性质和特点：钾是人体细胞内液的主要阳离子，有维持体内水、电解质平衡、渗透压以及加强肌肉兴奋性和心搏规律性等方面的生理功能。我国成人适宜摄入量为每日2000mg。

调整钾的膳食分高钾和低钾两种：①高钾膳食，用于纠正低钾血症（血清钾＜3.5mmol/L），其临床表现为食欲缺乏、恶心、呕吐、四肢乏力、嗜睡、神志不清、心动过速等症状。高钾膳食的钾含量应超过80mmol/L（3120mg/L），适用于因服用利尿药而引起的低钾血症。②低钾膳食，用于纠正高钾血症（血清钾＞5.5mmol/L），其临床表现为四肢苍白、寒冷、疼痛、脸舌手足感觉异常等症状。低钾膳食的钾含量应低于40～60mmol/L（1560～2340mg/L）。适用于因肾排钾功能障碍而引起的高钾血症。

（2）食物选择：①可根据食物成分表中钾的含量加以选择。②除含量外，食物中的钾多集中在谷皮、果皮和肌肉中，且钾易溶于水。细粮中钾的含量低于粗粮，去皮的水果含量低于带皮水果，肥肉的钾含量低于瘦肉，罐头水果或煮水果的钾含量低于新鲜水果。浓菜汤、果汁和肉汤中均含有较多的钾。

（3）膳食原则和要求：①高钾膳食应选择富含蛋白质的瘦肉、鱼、虾和豆类食品（低蛋白质饮食除外）、粗粮、鲜水果和蔬菜类。可用马铃薯、芋头代替部分主食，高钾食物还有浓肉汤、菜汤和鲜果汁饮料等。②低钾膳食应少用富含蛋白质的瘦肉、鱼、虾、豆类食品和浓的汤汁、果汁。尽量选用含钾250mg以下的食物，可将食物置水中浸泡或水煮去汤以减少钾含量。

6. 嗜铬细胞瘤试验膳食

（1）目的：香兰苦杏仁酸分泌试验用来进行有不明原因高血压的嗜铬细胞瘤的诊断。

（2）试验要求：试验前和收集尿样的过程中需要有选择的进食。禁止进食咖啡、茶、巧克力、坚果、香蕉、葡萄干、香草，以及柑橘属水果，以免受到香兰素或其代谢产物的影响。高特异性的荧光方法已经取代了老的特异性较差的测定尿中儿茶酚胺法，老方法通常会将膳食源的酚酸计入香兰苦杏仁酸（VMA）总量。3，4-二羟基苯基葡萄糖（DHPG）的测定是当前最好的测定尿中儿

茶酚胺浓度的方法。新方法不受膳食影响，也无需膳食控制。

7.醛固酮增多症的钾、钠代谢膳食

（1）目的：诊断醛固酮增多症。

（2）试验要求：用试验膳食10天。前3～5天为适应期，后5～7天为试验期。适应期结束，测血钾、钠、二氧化碳结合力与尿钾、钠、pH值。然后服螺内酯，每天300mg，分5次口服。于最后2天，再测上述生化检查，如血钾上升，症状有所缓解，可诊断为醛固酮增多症，但不能鉴别原发与继发。

每天膳食中的钾含量约为50mmol/L，钠含量约为150mmol/L，禁用加碱和含发酵粉制作的面食。根据食物成分表，安排食谱（表47-2）。

表47-2	食谱举例			
餐次	食物	数量（g）	钾（mg）	钠（mg）
早餐	牛奶	牛奶200	220	75
	烙甜饼	标准粉100	190	3
午餐	白米饭	稻米150	154	6
	猪肉炒圆	猪肉50	152	29
	白菜	圆白菜200	250	54
晚餐	白米饭	稻米150	154	6
	猪肉炒西	猪肉50	152	29
	红柿菜花	西红柿150	245	8
		菜花150	300	48
用盐		盐8		3144
总计			1667	3349

第三节　营养素与高血压药物的相互作用

药物进入人体后，可不同程度地影响营养素的吸收和代谢，同时某些营养素也对药物在体内的代谢产生影响，使药物的药效和不良反应增强或减弱。这种药物与营养素在体内彼此发生药代动力学和药效学变化的作用，或药物引起营养状况减低的现象，称为药物营养素相互作用（drug-nutrient interactions）[41]。目前药物营养素相互作用的问题已引起关注，很多医务人员对患者所用的药物与食物、患者的营养状况进行密切观察监测，避免食物与药物之间的不利影响，并进行正确药食配伍的健康教育，指导患者安全合理地用药，以期达到有效的防治疾病的目的。

一、机制

1.个体因素

同样的药食组合在不同的个体或同一个体不同的身体状况下，所出现的相互作用也不尽相同。机体的主要影响因素有年龄、性别、体形、体重、身体组成、遗传、生活方式、潜在疾病等。而老年人由于生理功能下降，脂肪成分增多而蛋白质和水分减少，同时用药概率和数量也较其他人群多，因此这种相互作用的发生率也明显增高。

2.药物与营养素的因素

取决于药物的物理特性和化学特性。即使是同一类药物，不同的药品或同一药物的不同剂型也具有不同的理化性质，从而产生不同的相互作用。药食相互作用的发生还可能依赖于给药剂量、时间、途径和进食的量及其组成，以及摄入两者的间隔时间。通过改变给药途径或改变摄入药物和食物的间隔时间等方法，可以避免许多这类因素导致的不良后果。

3.药代动力学效应与药效学改变

药物与营养素相互作用的重要药代动力学参数是生物利用度（bioavailability，BA）。BA依赖于药物的吸收和首关代谢。最重要的药代动力学相互作用是由于两者之间的化学反应（如整合作用）或进餐引起的生理学应答（胃酸度、胆汁分泌或胃肠运动）所导致的药物吸收的改变，仅影响药物吸收的相互作用虽常见但很少有临床意义。然而，某些药物的吸收加快所造成的高峰浓度可导致浓度依赖性不良反应的发生（如米索前列醇和硝苯地平胶囊）；另一些药物（包括许多抗菌药）的疗效依赖于血中超过其阈浓度的时间，而其吸收率发生改变就会影响疗效。最明显的例子是葡萄柚汁。因葡萄柚汁含有细胞色素P450（CYP）体系的强效抑制剂，可显著增强被CYP3A4进行系统前代谢的药物的BA。药效学方面的作用通常表现在药物与营养素在受体水平上的协同或拮抗，使药效增强或者降低[43]。

二、高血压药物与营养素的相互影响

某些药物可使矿物质、维生素的排出增加，有时还可造成氨基酸、脂肪酸及电解质从体内排出增多。最常见的就是利尿药引起钙、钾、镁、锌等矿物质的排出量增多，从而出现缺乏病。氨苯蝶啶抑制二氢叶酸还原酶，长期服用可导致叶酸缺乏。另外，使用排钾性降压药时，患者不宜服用天然甘草或含甘草的食物、药物，如甘链片；因甘草酸可引起低钾血症和钠潴留。用利尿药时易引起电解紊乱，应注意调整食物中钠、钾、镁含量。茶叶易和药物结合沉淀，降低药物效果，故服药时忌用茶水送服。

食物可以通过与药物发生理化反应而影响药物的吸收，也可通过其他途径影响药物的吸收，如改变胃肠道的 pH、胃排空速率。另外有研究发现，很多药物的口服吸收是否受到食物的影响，还取决于剂型因素。如普萘洛尔速释剂与食物同服，生物利用度可增加。而当用普萘洛尔缓释制剂时，则观察不到食物对其吸收有明显影响。

食物对药物代谢的影响主要是通过影响肝药酶的活性而起作用。高蛋白质低糖类食物可加速肝药物代谢，而低蛋白质高糖类饮食则大大降低肝药物代谢能力。研究表明，常用量的葡萄柚汁（250ml）就能显著增加非洛地平的 BA，但静脉给予非洛地平后葡萄柚汁对它无影响。这说明葡萄柚汁能通过抑制首关代谢，很可能抑制肠道或肝的 CYP3A4，而使非洛地平的吸收及进一步代谢受到抑制，其药理作用和不良反应均增强。受葡萄柚汁影响的其他心血管药物还有胺碘酮，维拉帕米，卡维地洛，尼莫地平。

膳食还可以通过影响尿液的酸碱性来影响某些心血管药物的排泄速率。如服用奎尼丁时吃橘子或者葡萄，同时服抗酸药，会因尿液碱化抑制奎尼丁排泄而致中毒。

某些高血压药物与营养素具有特殊的相互作用，如单胺氧化酶抑制剂（优降宁）可与某些食物发生酪胺反应：酪胺能刺激交感神经系统，使血压升高。在进食富含酪胺的饮食又服用单胺氧化酶抑制剂时，由于酪胺受到抑制而不能被代谢，在体内积聚，造成中枢神经系统去甲肾上腺素和儿茶酚胺水平迅速上升，出现头痛、幻觉、面色潮红等症状，严重时可出现高血压急症，甚至发生脑血管破裂而死亡，此即酪胺反应。因此，使用单胺氧化酶抑制剂的患者一定要注意饮食，尽量不吃酪胺含量较高的食物，如扁豆、蘑菇、腌肉、腌鱼、干酪、酸牛奶、香蕉、葡萄干、啤酒、红葡萄酒等。

总结与要点

- 我国目前常见的高血压的主要危险因素为超重、肥胖、过量饮酒和高盐低钾膳食。各种膳食营养素与危险因素的关系。
- 高血压饮食治疗原则：适量控制热能及食盐量，降低脂肪和胆固醇的摄入水平，控制体重，防止或纠正肥胖，利尿排钠，调节血容量，保护心脏、脑、肾血管功能。采用低脂低胆固醇、低钠、高维生素、适量蛋白质和热能饮食。
- 一些常见的中医降压食疗。
- 有关高血压及其并发症的特殊治疗膳食。
- 药物进入人体后，可不同程度地影响营养素的吸收和代谢，同时某些营养素也对药物在体内的代谢产生影响，使药物的药效和不良反应增强或减弱。这种药物与营养素在体内彼此发生药动学和药效学变化的作用，或药物引起营养状况减低的现象，称为药物营养素相互作用。需要注意高血压药物与营养素的相互作用。

参考文献

[1] 葛可佑. 中国营养师培训教材. 北京：人民卫生出版社. 2005：393-410.

[2] 中国肥胖问题工作组. 我国成人体重指数和腰围对相关疾病危险因素异常的预测价值：适宜体重和腰围切点的研究. 中华流行病学杂志，2002，23（1）：5-10.

[3] Elliott P, Stamler J, Dyer AR, et al. Association between protein intake and blood pressure：the INTERMAP study. Arch Intern Med, 2006, 166：79-87.

[4] Stamler J, Liu K, Ruth KJ, et al. Eight-year blood pressure change in middle-aged men：relationship to multiple nutrients. Hypertension, 2002, 39：1000-1006.

[5] 张林峰，赵连成，周北凡，等. 我国中年人群的营养素摄入状况与高血压发病关系的前瞻性研究. 中华心血管病杂志，2005，33（9）：848-852.

[6] 陈梅芳，顾景范，孙明堂，等. 茶油延缓动脉粥样硬化形成及其机理的探讨. 营养学报，1996，18（1）：13-19.

[7] Stamler J, Caggiula A, Grandits GA, et al. Relationship to blood pressure of combinations of dietary macronutrients：findings of the multiple risk factor intervention trial（MRFIT）. Circulation, 1996, 94：2417-2423.

[8] Appel LJ, Sacks FM, Carey VJ, et al. Effects of protein, monounsaturated fat, and carbohydrate intake on blood pressure and serum lipids：results of the Omni Heart

randomized trial. JAMA, 2005, 294: 2455-2464.

[9] Bremer AA, Auinger P, Byrd RS. Sugar-sweetened beverage intake trends in US adolescents and their association with insulin resistance-related parameters. J Nutr Metab, 2010, pii: 196476. doi: 10. 1155/2010/1967476.

[10] Dhingra R, Sullivan L, Jacques PF, et al. Soft drink consumption and risk of developing cardiometabolic risk factors and the metabolic syndrome in middle-aged adults in the community. Circulation, 2007, 116: 480-488.

[11] Chen L, Caballero B, Mitchell DC, et al. Reducing consumption of sugar-sweetened beverages is associated with reduced blood pressure: a prospective study among United States adults. Circulation, 2010, 121: 2398-2406.

[12] Visvanathan R, Chen R, Horowitz M, et al. Blood pressure responses in healthy older people to 50-gram carbohydrate drinks with differing glycaemic effects. Br J Nutr, 2004, 92: 335-340.

[13] Pimenta E, Gaddam KK, Oparil S, et al. Effects of dietary sodium reduction on blood pressure in subjects with resistant hypertension: results from a randomized trial. Hypertension, 2009, 54: 475-481.

[14] 蒋伟，牟建军，廉秋芳，等. 慢性盐负荷及补钾对健康成人血压变异性的影响. 心脏杂志, 2012, 24（2）: 197-199.

[15] 中国高血压防治指南修订委员会. 中国高血压防治指南2010. 中华高血压杂志, 2011, 19（8）: 704.

[16] Geleijnse JM, Kok FJ, Grobbee DE. Blood pressure response to changes in sodium and potassium intake: a meta-regression analysis of randomised trials. J Hum Hypertens, 2003, 17: 471-480.

[17] Whelton PK, He J, Cutler JA, et al. The effects of oral potassium on blood pressure: a quantitative overview of randomized, controlled clinical trials. JAMA, 1997, 227: 1624-1632.

[18] 顾景范，杜寿玢，郭长江. 现代临床营养学. 2版. 北京: 科学出版社, 2009: 585.

[19] Xin X, He J, Frontini MG, et al. Effects of alcohol reduction on blood pressure: a meta-analysis of randomized controlled trials. Hypertension, 2001, 38: 1112-1117.

[20] Okubo Y, Miyamoto T, Suwazono Y, et al. Alcohol consumption and blood pressure in Japanese men. Alcohol, 2001, 23: 149-156.

[21] Vollmer WM, Sacks FM, Ard J, et al. Effects of diet and sodium intake on blood pressure: Subgroup analysis

of the DASH-sodium trial. Ann Intern Med, 2001, 135: 1019-1028.

[22] Appel LJ, Moore TJ, Obarzanek E, et al. A clinical trial of the effects of dietary patterns on blood pressure. DASH Collaborative Research Group. N Engl J Med, 1997, 336: 1117-1124.

[23] Neter JE, Stam BE, Kok FJ, et al. Influence of weight reduction on blood pressure: a meta-analysis of randomized controlled trials. Hypertension, 2003, 42: 878-884.

[24] Stevens VJ, Obarzanek E, Cook NR, et al. Long-term weight loss and changes in blood pressure: results of the Trials of Hypertension Prevention, Phase II. Ann Intern Med, 2001, 134: 1-11.

[25] Muntner P, He J, Cutler JA, et al. Trends in blood pressure among children and adolescents. JAMA, 2004, 291: 2107-2113.

[26] Gopinath B, Baur LA, Garnett S, et al. Body mass index and waist circumference are associated with blood pressure in preschool-aged children. Ann Epidemiol, 2011, 21: 351-357.

[27] Johnson AG, Nguyen TV, Davis D. Blood pressure is linked to salt intake and modulated by the angiotensinogen gene in normotensive and hypertensive elderly subjects. J Hypertens, 2001, 19: 1053-1060.

[28] Sacks FM, Svetkey LP, Vollmer WM, et al. Effects on blood pressure of reduced dietary sodium and the dietary approaches to stop hypertension（DASH）diet. DASH-sodium collaborative research group. N Engl J Med, 2001, 344: 3-10.

[29] Bray GA, Vollmer WM, Sacks FM, et al. A further subgroup analysis of the effects of the DASH diet and three dietary sodium levels on blood pressure: results of the DASH-sodium trial. Am J Cardiol, 2004, 94: 222-227.

[30] Appel LJ, Espeland MA, Easter L, et al. Effects of reduced sodium intake on hypertension control in older individuals: results from the Trial Of Nonpharmacologic interventions in the Elderly（TONE）. Arch Intern Med, 2001, 161: 685-693.

[31] Chang HY, Hu YW, Yue CS, et al. Effect of potassium-enriched salt on cardiovascular mortality and medical expenses of elderly men. Am J Clin Nutr, 2006, 83: 1289-1296.

[32] Cook NR, Cutler JA, Obarzanek E, et al. Long term effects of dietary sodium reduction on cardiovascular

disease outcomes: observational follow-up of the trials of hypertension prevention (TOHP). BMJ, 2007, 334: 885.

[33] Strazzullo P, D'Elia L, Kandala NB, et al. Salt intake, stroke, and cardiovascular disease: meta-analysis of prospective studies. BMJ, 2009, 339: b4567.

[34] He FJ, MacGregor GA. Effect of modest salt reduction on blood pressure: a meta-analysis of randomized trials. Implications for public health. J Hum Hypertens, 2002, 16: 761-770.

[35] Harsha DW, Sacks FM, Obarzanek E, et al. Effect of dietary sodium intake on blood lipids: results from the DASH-sodium trial. Hypertension, 2004, 43: 393-398.

[36] Centers for Disease Control and Prevention (CDC). Application of lower sodium intake recommendations to adults—United States, 1999-2006. MMWR Morb Mortal Wkly Rep, 2009, 58: 281-283.

[37] Lloyd-Jones D, Hong Y, Labarthe D, et al. Defining and setting national goals for cardiovascular health promotion and disease reduction. The American Heart Association's strategic impact goal through 2020 and beyond. Circulation, 2010, 121: 586-613.

[38] Appel LJ, Moore TJ, Obarzanek E, et al. A clinical trial of the effects of dietary patterns on blood pressure. DASH collaborative research group. N Engl J Med, 1997, 336: 1117-1124.

[39] John JH, Ziebland S, Yudkin P, et al. Effects of fruit and vegetable consumption on plasma antioxidant concentrations and blood pressure: a randomised controlled trial. Lancet, 2002, 359: 1969-1974.

[40] Chalmers J, Morgan T, Doyle A, et al. Australian National Health and Medical Research Council dietary salt study in mild hypertension. J Hypertens Suppl, 1986, 4: S629-S637.

[41] 顾景范, 杜寿玢, 郭长江. 现代临床营养学. 2版. 北京: 科学出版社, 2009: 360.

[42] National Kidney Foundation. K/DOQI clinical practice guidelines on hypertension and antihypertensive agents in chronic kidney disease. Am J Kidney Dis, 2004, 43 (suppl 1): S1-S29.

[43] 顾景范, 杜寿玢, 郭长江. 现代临床营养学. 2版. 北京: 科学出版社, 2009: 361.

（孟小茹　安　杰）

第48章 运动处方与高血压

随着现代生活方式的改变，人们规律运动越来越少，取而代之的是越来越多的久坐。因此带来的包括糖尿病、冠心病、动脉粥样硬化以及骨质疏松等多种疾病对人们的健康造成了不可忽视的影响。同时，对高血压的流行和治疗影响也十分显著。

第一节 运动与血压的关系

1. 循证医学证据

"生命在于运动"，自古以来，人们就已经认识到运动对健康的重要性。我国秦代的《吕氏春秋》中就提出了"动以养生"的观点。而现代循证医学证据表明，适当的运动能够改善血压、血糖、脂代谢，从而能够系统地调整人体循环，预防和治疗多种疾病，达到延长寿命、改善生活质量的目的。

运动能够预防高血压的发生。早在 20 世纪 80 年代就有学者通过大量的流行病学调查证实，缺乏运动的人群高血压的发生率明显高于长期坚持运动的人群。针对哈佛大学男毕业生的研究发现，在 12 ~ 16 年随访期内，和运动量正常者相比，久坐者发生高血压的相对危险度是 2.18，后者明显高于前者。

多项研究已经验证，适度的规律运动会降低血压，并能改善血糖、血脂和 RAS 活性，降低心血管病风险，降低心血管病死亡率和全因死亡率。1995 年松浦秀夫[1] 得出结论：每周 3 ~ 4 次，每次 30 ~ 60min，运动强度以 60% ~ 70% 的最大耗氧量（VO_{2max}），持续运动训练 90 ~ 180 天可以使血压下降。2003 年 Wallace[2] 的研究表明，老年男子进行 14 周递增负荷的有氧运动训练后，其收缩压（SBP）、舒张压（DBP）、平均动脉、脉压均有下降，尤其 SBP 和脉压明显下降，提示运动可有效降低血压。Kelley 等[3] 发现进行了相同的有氧耐力运动训练计划后，成年高血压患者的安静 SBP/DBP 绝对值的降低（6/5mmHg）明显大于血压正常的成年人（2/1mmHg）。D.Lovell[4] 报道 70 ~ 80 岁老年人进行 16 周的有氧运动后不但有效降低了血压，而且心血管功能得到了改善。Collier 等[5] 对 1 级高血压、临界高血压患者分别进行为期 4 周的阻抗运动和有氧运动两种训练，结果显示与有氧运动相比，女性在阻抗运动后 SBP 和 DBP 下降更明显；而男性在两种运动模式下，血压下降相当。与男性相比，女性 DBP 出现显著下降，血流介导的血管扩张功能提高且不伴有动脉僵硬度增加。因此，中等强度的阻抗运动训练可能更有利于女性高血压患者。在降低血压同时，适当的运动还能减轻体重、降血脂、改善胰岛素抵抗。Lamina 等[6] 研究表明，间歇训练使得 SBP、DBP、TC（总胆固醇）显著下降，VO_{2max} 和高密度脂蛋白（HDL）水平显著增加。始于 1997 年 的 the National Runners' and Walkers' Health Studies 是一项大型前瞻性研究[7]，观察了不同强度的跑步和步行对 10880 名服用降压药物的高血压患者的影响。平均 10.2 年的随访证实：与运动量 < 1.07 代谢当量·小时 / 天（MET·h/d）相比，跑步或步行的运动量在 1 8 ~ 3.6MET·h/d 之间的患者全因死亡率以及心脑血管疾病、节律异常和心力衰竭导致的死亡均显著减少。

2002 年 Whelton 等[8] 对 1986—2001 年 9 月 之前的 54 项，共计 2419 人的研究做了 Meta 分析，得出结论：有氧运动对 SBP 的总影响为 − 3.84mmHg（95% IC 为 − 4.97 ~ − 2.72，$P < 0.001$），使 DBP 下降 2.58mmHg（95% IC 为 − 3.35 ~ − 1.81，$P < 0.001$），有氧运动既可以降低高血压患者的血压，也可以降低正常人的血压，而高血压患者血压的下降要大于正常血压者。Rossi 等[9] Meta 分析了 1985—2012 年以来多项研究、共涉及 48 448 名男性和 47 625 名女性的试验结果，证实运动不但降低血压，还降低了心血管疾病以及全因死亡率。而久坐者更容易发生高血压，心血管相关死亡率也更高。该结论已得到 WHO 心血管疾病专家组的认可，在全球范围内逐渐得到重视并推广。

因此，1989 年 WHO 和国际高血压学会首次推荐运动作为非药物降压方法之一。随着研究的深入，更多人认识到运动降压的益处，并对其适应证、运动方式、强度、时间有了更多的了解，包括美国、加拿大、欧洲多国的高血压指南也先后推荐适当运动作为非药物降压的一线治疗方式。

2. 运动形式与血压

运动按肌肉伸缩形式分为等张运动和等长运动。等张运动包括运动时不同肌群的缩短和伸长。通常包括跑步、骑车、游泳、太极拳、慢跑等。属于有氧运动。在做阻抗运动时，若身体的某一部分在对抗阻力时发生位置的改变，则为等张运动；反之，若身体的某一部分在对抗阻力时是静止不动的，不引起骨骼肌缩短的肌肉收缩，则为等长运动。阻抗运动比如举重，很大程度属于等长运动，也有部分等张运动成分。

目前有关高血压的运动形式主要是有氧运动与阻抗运动两种。有氧运动是指运动强度相对较低，持续时间较长，大肌群参加的，以有氧代谢为主要代谢形式的运动，这种运动往往是全身性的，以提高人体心肺功能为主要目的。因此，有氧运动能显著降低血压，并能够控制高血压危险因素，减少高血压和心脑血管事件的发生。上述大多数关于运动降压的研究都是通过有氧运动进行的，只是在运动形式、强度等方面有所差别。

阻抗运动是力量训练的一种形式，也是克服或对抗某种特定阻力（这种阻力可以是推力、握力、伸展力或者弯曲力）而进行的运动。作为全面身体运动训练的一部分，阻抗运动可以显著增加肌肉力量和体积，还可以提高肌肉耐力及协调性，通过调整动作重复次数和负荷阻力来调整运动强度，发挥慢性病防治作用。过去认为高血压患者进行阻抗运动有可能产生过强的心血管反应，一度被视为高血压患者运动的禁忌证。而近年研究表明，在一定范围内中小强度的阻抗运动也可产生良好的降压作用[10]。2007 年陈松娥等[11]对年龄 50 ～ 65 岁，自然绝经 1 年以上的绝经后妇女进行 12 周的循环阻抗训练。试验结果显示，训练后安静 SBP 显著降低，平均下降 7 ～ 13mmHg，提示循环阻抗运动对绝经后妇女有降压作用。2009 年 Kevin S. 等[12]发现阻抗运动能降低中心动脉压并改善外周动脉内皮功能。而有学者研究表明二者结合较单独一种方式降压效果更佳。2005 年一项由 9 个研究（其中 3 项研究对象是高血压患者）汇总的 Meta 分析[13]表明，中等强度的阻抗运动能降低血压（SBP/DBP）3.5/3.2mmHg。2009 年 D.Lovell 等[14]对 70 ～ 80 岁老年男性进行力量训练，发现该训练能显著降低老年人在次级量有氧运动中血压的反应，并改善了患者心血管功能。2010 年 Cornelissen V[15]对 26 项研究所做 Meta 分析表明，阻抗运动能降低血压（SBP/DBP）2.2/3.0mmHg，并能改善冠心病危险因素。国内关于阻抗运动的研究报道比较局限，多数研究是观察静力性收缩训练对血压的影响，动力性肌肉阻抗训练的研究较少。Nelson Sousa[16]将老年患者分为单纯有氧运动、有氧运动结合阻抗运动和对照组，进行每周 3 天的运动训练，共持续 9 个月，证实与单纯有氧运动（△BP ＝－ 15/6mmHg）相比，结合阻抗运动（△BP ＝－ 24/12mmHg）能更好地降低血压，并能减少脂肪。目前运动医学界权威机构认定的有关高血压运动处方的内容中建议单纯有氧运动，或结合阻抗运动降压，而未推荐阻抗运动作为首选运动形式。

第二节　运动降压的机制

平均动脉压取决于心排血量和总的外周血管阻力。通常有氧运动不会导致静息时心排血量的减少，因此其对总的外周血管阻力的影响是其降低静息时血压的主要机制。总的血管外周阻力与血管的长度和血液的黏滞度成正比，与血管半径的 4 次方成反比，而血管长度在运动训练后不会发生显著的变化，所以此时的外周血管阻力的下降主要与血液黏滞度和血管口径的变化有关。运动训练后血管阻力的下降由神经介质和结构适应引起，运动训练可以改变血管对活性物质的反应性，可以通过降低交感神经活性或上调局部舒血管物质浓度而使周围血管舒张，并改变血液黏滞性，进而降低血压。

1. 有氧运动降压机制

（1）神经调节：高血压的发病可能与大脑皮质功能紊乱有关，其对皮质下血管舒缩中枢的调节失调。运动训练可以调节大脑皮质及皮质下运动中枢，使其紧张度趋于正常，促使血压下降；而且运动训练可调节自主神经功能，降低交感神经兴奋性，提高迷走神经兴奋性，缓解小动脉痉挛，降低血压。有学者发现运动训练在使血压下降的同时，也使静息心率下降，而且安静时交感神经活动降低[17]。

（2）改善血液流变性：高血压患者多数伴有血液流变性异常和血黏度升高。规律的有氧运动可以相对增加血浆容量，增加红细胞变形能力并增强血浆纤维蛋白溶解作用，这些变化都使血黏度降低，改变血流变性。血黏度下降可使血流流变性和微循环改善，外周阻力减少，血压下降，特别是 DBP 下降。国内毕业等[18]把 83 名轻、中度高血压患者分为运动组和对照组进行 6 个月有氧运动训练，结果显示高血压患者的多项血液流变学指标（全血黏度、全血还原黏度、低切变率黏度）得到改善，与对照组相比有显著性差异。

（3）调整激素分泌水平：有规律的运动可以使升高血压的激素分泌下降，如儿茶酚胺类、5-羟色胺水平下降。过去的研究表明运动后静脉血浆中去甲肾上腺素浓度下降，而且发现适宜的运动可降低血浆肾素和醛固酮浓度，减少了 RAAS 的钠水潴留作用，降低 RAAS 活性。前列腺素有舒张血管作用，可以促进血管平滑肌松弛，外周血管阻力降低，促进钠从肾排泄。早在 1993 年 Ikeda[19]就发现运动训练可以使前列腺素升高，可以促进尿钠排泄，相对降低血容量，同时抑制去甲肾上腺素在神经末梢的释放，都利于降低血压。瘦素（leptin）能够介导一些细胞因子引起交感神经兴奋、血浆肾素活性增强。研究表明，进行规律的有氧运动可使超重成人 leptin 水平下降 10%[20]。

（4）改善内皮功能，调整影响内皮细胞的活性物质分泌：高血压的早期，内皮功能障碍以血管内膜水肿为主要表现。内皮细胞损伤会使血管的舒张功能下降，损伤后的内皮合成舒血管物质明显减少，如一氧化氮（NO）、前列环素（PGI2），而缩血管物质的生成显著增多，如内皮素-1（endothelin-1，ET-1）、血栓素（thromboxane，TXA2），血管的紧张性增加，处于高度的收缩状态。NO 即内皮舒张因子（EDRF），为内皮细胞产生的最主要的、强大的舒血管因子。研究证实在高血压病理条件下，机体 NO 水平降低。而且，随着病情的加重会进一步降低，说明 NO 参与高血压的发生和发展。ET-1 有强大的缩血管作用，还参与中枢调节血压，促进血管平滑肌增生。高血压时血中 ET 升高，机体对 ET-1 的敏感性增加，可高于正常 1～3 倍，呈现强烈的升压效应。NO 和 ET-1 是体内一对重要的血管活性物质，存在负反馈调节机制，它们之间的动态平衡维持着血管正常的张力，相互协调共同参与保持机体的正常生理功能，特别在维持血压中起重要

的作用。

大量研究表明，运动对血管内皮细胞有直接的影响，并可通过释放舒张因子和收缩因子调节血管紧张度，如调节血浆内皮素和一氧化氮水平。长期运动训练可影响 NO 水平，并上调 NOS mRNA 的表达，这是运动降低血压的重要机制。有氧运动能够提高血管内皮依赖性和 NO 的生物学利用率，这主要与有氧运动提高内皮型一氧化氮合酶（eNOS）基因和蛋白的表达以及提高 eNOS 蛋白和促进丝氨酸磷酸化有关[21]。有氧运动还能有效降低高血压患者的血浆 ET-1 水平，Van Guilder GP 等[22]研究表明，中等强度的有氧运动可有效地降低由 ET-1 介导的血管收缩张力。S.Maeda 等[23]报道，运动能够诱发血管内皮型一氧化氮合酶表达上调。12 周的有氧运动训练可以使动脉血管顺应性增加，同时血浆 ET-1 水平降低。国内刘向辉等[24]探讨不同强度有氧运动对高血压患者血压及 ET-1 的影响，显示中等强度及较高强度的运动均可降低 ET-1，但较高强度运动效果更明显。另外，Roque 等[25]观察到自发的高血压大鼠（SHR）通过运动训练改善了血管内皮功能和小肠系膜动脉的血管硬化。Fernandesdens 等[26]发现，SHR 大鼠通过运动训练后，内皮祖细胞（EPCs）的数量得到恢复，可能与外周血管再生有关。

（5）血管结构适应性改变：有资料表明运动训练后肌肉的血管会发生结构性的改变，其中包括血管长度的延长、血管横截面积或血管直径的增大和血管生成。这种结构性改变可以改善高血压病理性血管重塑，通过降低外周阻力而起到降压作用。F.P.Leung 等[27]证实有规律的耐力运动可以使血管顺应性改变，提高机体压力感受器的敏感性，从而使得总外周阻力下降，血压降低。Agarwal 等[28]在对长期运动干预下的 SHR 研究中发现：运动干预缓解高血压病症，维持抗氧化状态，防止氧化应激和炎症反应，抑制了循环系统中的血管紧张素 II 的增加，维持 SHR 的肾血流动力学和结构的稳定，并在超微结构和功能水平上对肾起着一定的保护作用。Garcia[29]观察低强度运动干预的 SHR 得出结论：运动后 SHR 的 SBP 降低 26%，肾小球的滤过屏障、近曲小管和远曲小管的基底膜都出现结构性的改善。

（6）改善高血压发病的危险因素：运动训练可以控制体重，降低血脂，改善机体胰岛素敏感性，促进机体代谢。超重和肥胖是血压升高的重要危险因素，质量或体重指数均与血压成正相关。研究显示：约有 60% 的成年肥胖者合并原发性高血压，肥胖者发生高血压的危险性增加 3～4

倍。Kanai 等[30]的一项包括 26 例高血压肥胖妇女的研究表明，内脏脂肪含量的下降、内脏与皮下脂肪比值的变化都与血压下降的均值密切相关。肥胖可致肥胖性肾小球硬化，增加瘦素、血管紧张素和胰岛素抵抗因子的分泌，导致高血压。Sipetie[31]等研究认为肥胖患者随着体重减轻，SBP 和 DBP 均明显降低，相关性分析表明，在女性体重减轻比例与 DBP 降低成正相关。运动后的血脂水平也明显改善，包括三酰甘油的下降和高密度脂蛋白的升高[32]。胰岛素抵抗 / 高胰岛素血症可能与高血压有共同的遗传基因，导致糖尿病肾病，加重血压升高。代偿性高胰岛素血症能导致血压明显升高，改善机体胰岛素敏感性可纠正代偿性高胰岛素血症。近几年，国内外许多学者认为高胰岛素血症或胰岛素抵抗在高血压的发病机制中有着重要作用。而有氧运动能显著降低胰岛素抵抗，并增加机体的胰岛素敏感性。Katharine E.Hall 等[33]报道：6 周的运动训练可以使糖尿病模型大鼠的糖耐量和胰岛素敏感性得到明显改善。陈文鹤等[20]发现，适宜运动可以提高胰岛

素信号转导过程中的关键蛋白的活性，从而使得胰岛素的敏感性提高；运动减肥后，男性肥胖青少年血液胰岛素水平下降非常明显，胰岛素敏感指数也有非常显著的提高。

（7）调节情绪：紧张情绪可以使人的交感神经产生兴奋，同时释放大量儿茶酚胺，促使血压升高。运动可以舒缓心情，改善不良情绪，减轻焦虑、紧张，促进心理健康，改善血压调节功能，从而改善高血压。

2. 阻抗运动的降压机制

目前，阻抗运动降压的具体机制尚不清楚，有研究表明主要是通过调整压力感受器，重新分布血液，对肾素－血管紧张素轴进行调节等多因素而实现的。适宜的阻抗运动既可增加心排血量，又不会发生明显的血液重新分配，使内脏器官血流量增加，大量开放骨骼肌的血管床，可以明显降低心脏收缩的后负荷，从而使 DBP 得以降低。Kevin S.Heffernan 等[34]发现阻抗运动不仅能降低中心动脉血压，还能改善内皮功能。

第三节　运动处方

1. 定义

运动处方（exercise prescription）最早是在 20 世纪 50 年代由美国生理学家卡波维奇提出的概念。1969 年世界卫生组织（WHO）使用了运动处方（prescribed exericise）术语，从而在世界上得到确认。我国对运动处方的应用推广和研究工作起步于 20 世纪 80 年代。

运动处方类似医生给患者开的医疗处方，由医生或体育工作者给运动训练者按其年龄、性别、健康状况，身体运动经历和心肺或运动器官的功能水平等，用处方的形式，规定适当的运动内容、运动方法和运动量的大小形成运动处方。

2. 运动处方内容

制订运动处方时，对运动量的把握非常重要。过量的运动不但达不到降压效果，而且会升高血压，增加心脑血管事件的发生。而由于高血压患者的个体差异性，对于运动方案的制订需根据患者的年龄、身体状况和高血压分级因人而异。个性化的运动处方是以运动参与者的个人兴趣、健康需求和临床表现为前提的。运动处方的基本要素包括运动形式、运动强度、运动时间、运动频率等。

（1）运动形式选择：目前常见的运动方式是有氧运动。有氧运动国内外多项研究报道，包括步行、慢跑、骑车、体操、游泳、打门球等多项有氧运动均能对血压产生良好影响。可以根据个人条件和爱好进行选择。

阻抗运动（小强度阻抗运动）：多采用器械训练，已报道的方式包括手臂摇车、活动平板、等长握力训练等。

2001 年 Green 等[35]对患有慢性心血管疾病的患者进行有氧运动和循环阻抗运动比较，发现两者对平均血压、DBP 的影响没有差异，而循环阻抗运动组的 SBP 显著低于有氧运动组。Collier 等[5]也发现女性接受中等强度的阻抗运动训练后 DBP 下降较男性更明显。2005 年 Cornelissen 等[13]的 Meta 分析表明阻抗训练可以作为非药物抗高血压治疗方法中的一种。因此，循环阻抗训练与等长收缩训练的阻抗运动已被纳入心脏康复程序，作为有氧训练的补充。

（2）运动强度：是指一定时间内的运动量。评定有氧运动强度的指标有最大心率（maximal heart rate，HR_{max}），心率储备（heart rate reserve，HRR），最大摄氧量储备（VO_2R）等。预计最大心率可以用

（220－年龄）来计算。心率储备是最大心率与静息心率之差（HRR＝HR_{max}－HR_{rest}）。VO_2R 是最大摄氧量（VO_{2max}）与静息摄氧量之差（$VO_2R＝VO_{2max}－VO_{2rest}$）。美国运动医学学院将有氧运动依据强度划分为低、中和高三种类型，低强度有氧运动定义为运动时心率达到预计最大心率的 35%～59% 或达到 30%～49% VO_{2max}，中等强度的有氧运动定义为运动时心率达到预计最大心率的 60%～79%，或达到 50%～74% VO_{2max}，引起更大反应的有氧运动为高强度的有氧运动。对于应用心率抑制药物（如 β 受体阻滞药）的患者来说，则用最大强度耐力运动时所达到的心率来代替预计最大心率作为衡量强度的标准。

中等强度的运动与高强度的运动在降低血压上有类似效果，但高血压患者运动高血压发生率高达 53.45%[36]，而且高强度运动患者的运动高血压发生率显著高于中、小强度患者，中等强度运动引起心脏并发症的危险性更低。因此，适合高血压患者的运动形式以中、低强度的运动为主。多数研究中关于运动强度的范围集中在 40%～85% VO_{2max}。国外有报道称强度低于 70% VO_{2max} 的运动比强度高于 70%VO_{2max} 的运动降压效果好[37]。40%～60% 摄氧量储备（VO_2R）范围内的中强度有氧耐力训练的运动能够使高血压患者获益最大，不良影响最小。简单的办法是采用靶心率（target heart rate，THR）：靶心率（次/分）=170（或 180）－年龄（岁），170 适用于体质弱者且以前没有任何规律运动习惯，年龄偏大或有明确心脏病史的患者，反之则用 180；也可以先确定最高心率：即 220 年龄，再计算有氧运动的最佳范围，即靶心率＝最高心率 ×（60～80）%。一般认为，对于 1 级高血压患者，运动心率应控制在 102～125 次/分或运动后心率增加不超过运动前的 50% 为宜；对 2 级高血压者，运动后心率增加不超过运动前的 30%，尽可能进行缓慢运动。

评定阻抗运动强度的指标多采用静态肌肉最大抗阻能力（MVC）。McGowan 等[38]采用 30% 的 MVC 进行 8 周，每周 3 次，每次 4 个 2min 的等长握力练习，结果表明中等强度的等长握力训练能引出低血压反应。还有研究证实中老年人采用约 30% 最大随意收缩力的运动强度进行阻抗练习，可以达到降压的效果[39]。

因此，对中老年高血压患者的推荐是：有规律地参加目标心率能够维持在 40%～85% HR_{max} 或 60%HRR 的中等强度耐力运动。

（3）运动时间：在一定范围内运动时间与降压效果相关。普遍认为运动时间的最低起点是每次 30min，随着运动时间增加到 60min，降血压的反应会有改善。但是在 60min 以后，降血压反应却比较小。Ishikawa-Takata 等[40]的研究就发现每周运动 61～90min 的受试者比每周运动 31～60min 受试者的 SBP 降低得更多，但对于 91～120min 组与＞120min 组，却没有发现随时间增长而降压效果增大的现象。

另外，不管是连续运动或间歇运动，每天只要坚持 30min 或更多时间，都会有降压效果。Emmanuel G.Ciolac 等[41]用动态血压对持续 40min 和多次持续 1～2min 的有氧运动进行检测，活动量均达到 60%HRR，发现两种方法降压效果相当。说明运动时间可以灵活掌握，如果中老年患者不能持续完成 30～60min 最佳运动时间的话，可小量、短时、多次、累计完成总的运动时间和运动量，同样可取得较好的降血压效果。

运动时间可选择在温度适宜的下午或黄昏。因为研究证实进行相同强度运动，早晨比下午脱水更严重。因此，建议早晨不宜进行大负荷、长时间的耐力运动，以免造成更多体液丢失。中老年人最好规定运动时间和运动量，坚持不懈。

（4）运动频率：运动疗法的降压效果持续时间大约 2～3 天，而且其效果是可逆的。如果停止运动，已取得的降压效果将在 2 周内完全消失。30～60min 的运动时间必须反复、规律地进行，所以对中老年人推荐每周至少 3 次的运动频率。

较短的运动训练周期（1～10 周）就可使人多数人 SBP 和 DBP 均出现显著下降，更长周期的训练（11～20 周或 20 周以上）会使 SBP 下降更多，但是 DBP 不随运动周期的延长继续下降；而且女性通过运动获得的血压下降要比男性明显，中年人通过运动获得的血压下降幅度要比青年人和老年人大[42]。

3.各国运动处方简介

（1）2000 年美国运动医学学院为高血压患者提供如下运动指南，为患者个体化运动处方的制订提供了依据。

1）运动方式：目前比较一致地认为有氧运动为高血压患者的主要运动方式，对于老年人可采取步行、慢跑、太极拳、游泳等运动方式。

2）运动持续时间：要连续从中获益。每天运动时间累积为 30～60min 为最佳，对于难以每次坚持较长时间运动的人来说，也可以每天在不同时间分次进行（每次至少 10min），较长持续时间的运动可以带来更多的益处。但是，对于心肺功能低下的个体来说，超过 60min 的运动益处大打折扣。此时，可采取分次运动（从每次持续 5min 开始），且中间设休息时间，循序渐进，坚持不懈，直至获得理想效果。当然，具体情况还应具体分析。

3）每周应尽量安排时间进行运动，高血压患者每周至少安排 3 次，且适当交替运动和不运动日期。

4）运动强度最好控制在中度，运动时心率接近预计最大心率的 50% ～ 80% 即可。

（2）2004 年，美国运动医学学院再次修订了高血压的运动指南，大部分与上述 2000 年的指南相同，同时提出了高血压患者进行运动疗法应该注意的一些问题。

1）运动的类型、频率和持续时间很重要，高血压患者每天进行 30min 以上的中等水平的运动才能从中获益。

2）使用药物治疗的患者，例如 β 受体阻滞药，在运动过程中，应该警惕心脏疾病恶化，因为这些药物和利尿药可能破坏机体的体温调节能力。

3）高血压患者在每次运动末期，应该逐渐停下来，若突然结束运动，一些抗高血压的药物，如 α 受体阻滞药、钙通道阻滞药和血管扩张药可能使血压过分下降。

4）为获得静息时血压的有效控制，超重或肥胖的高血压患者应该把规律的运动和减肥结合起来。

5）相信一次运动也能降压将激发群众投身运动的热情，医生应该使患者进一步认识到运动对控制血压起到的重要作用。

6）在开始进行运动前，医生对患有严重且难以控制高血压的患者进行评估是非常有必要的，高危人群（例如冠脉疾病或慢性心力衰竭）应该降低运动强度。

（3）2013 年欧洲高血压学会（ESH）/ 欧洲心脏病学会（ESC）也建议规律运动：至少中度运动每周 5 ～ 7 天，每天至少 30min，并建议每周 2 ～ 3 次的阻抗运动。因证据过少，并未建议单纯的等长运动训练。

（4）我国 2010 年高血压指南建议每天应进行适当的 30min 左右的体力活动；而每周则应有 1 次以上的有氧运动训练，如步行、慢跑、骑车、游泳、做健美操、跳舞和非比赛性划船等。典型的体力活动计划分为 3 个阶段：① 5 ～ 10min 的轻度热身运动；② 20 ～ 30min 的耐力运动或有氧运动；③放松阶段，约 5min，逐渐减少用力。运动形式和运动量根据个人兴趣、身体状况等条件自行选择。

4. 服药对运动降压的影响

运动疗法对用药状态下高血压患者的影响研究很少，不同种类抗高血压药物与运动之间的关系研究较少。有研究发现[43]，坚持有规律的运动，并配合服用 β 受体阻滞药比钙通道阻滞药、利尿药和血管紧张素转化酶抑制药降压效果更好。但也有报道[44]，利尿药和 β 受体阻滞药不推荐作为竞赛性和高强度运动的一线降压药。利尿药在用药第一周会影响运动效果和耐力，长期治疗时会逐渐恢复，但因其可造成体液和电解质失衡而对耐力型运动员疗效不满意。

由于能降低最高心率，β 受体阻滞药可使最大需氧量平均下降 7%，而且最大每搏量和外周氧摄取的升高无法完全代偿。另外需注意的是，β 受体阻滞药和利尿药能损害在热和（或）潮湿环境下运动的体温调节能力，并可以引起低血糖[45]。因此，使用这些药物的人在运动时应加以关注。另外，服用降压药物或血管扩张药的患者要在运动前后监测血压，根据运动规律调整药物剂量，以免运动后低血压和药物峰值叠加造成血压过低或波动过大。

5. 适应证和禁忌证

（1）适应证：运动疗法主要适用于 1 ～ 2 级高血压以及部分病情稳定的 3 级高血压患者。

（2）禁忌证：对继发性高血压病因未除、急进性高血压、重症高血压或高血压危象、病情不稳定的 3 级高血压，或高血压伴有其他严重并发症，如严重心律失常、心动过速、脑血管痉挛、心力衰竭、不稳定型心绞痛、运动中血压过度增高（＞ 220/110mmHg）的患者均不宜进行运动疗法。

6. 推荐运动处方

根据上述理论知识，结合我国实际情况，我们推荐如下运动处方：

（1）运动形式：步行、慢跑、骑车、游泳、健美操、跳舞和划船等，也可辅以哑铃、单杠等健身器械进行阻抗训练。

（2）运动强度：运动时的心率控制在 100 ～ 135 次 / 分（根据年龄计算），如以前未经训练、体质差、合并其他疾病、高龄、血压不稳定的患者可酌减 10 ～ 20 次 / 分。

（3）运动时间：选择下午或黄昏，每次累计 30 ～ 60min，可分段进行，运动前进行 5 ～ 10min 的热身，运动最后 5min 内逐渐减量停止。循序渐进，持之以恒。

（4）运动频率：每周不少于3次。

运动疗法的关键是科学运动，掌握好强度和适应证。在运动处方日益规范化、标准化的前提下，应在专业人员的规范指导，根据患者的年龄、病情严重程度给出具体的运动消耗量，制订相应的运动计划，使运动疗法个性化，并根据个人状态、环境及时调整，保证患者安全稳定的降压效果。还应注意量力而行，循序渐进，如在运动过程中出现任何不适，应立即中止运动，并采取相应措施，避免发生意外。

高血压不是影响心血管系统的唯一因素。要全面改善心脑血管功能，不但需要控制血压，还要控制体重、血糖、血脂等危险因素，运动疗法作为非药物治疗的重要组成部分，能够有效预防心脑血管疾病，降低死亡率，而且经济实用，简便易行，已经日益受到人们重视。越来越多的人加入了全民健身的大军。

总结与要点

- 适度的规律运动能预防高血压的发生，并能降低血压、改善血糖、血脂和RAS活性，降低心血管病风险，降低心血管病死亡率和全因死亡率。
- 治疗高血压的运动形式主要是有氧运动与阻抗运动两种。有氧运动能显著降低血压，并能够控制高血压危险因素，减少高血压和心脑血管事件的发生。阻抗运动也能降低血压，并改善冠心病危险因素。降压的主要方式是有氧运动，也可以结合阻抗运动进行。
- 运动降压的机制包括：调节神经、改善血液流变性、调整激素分泌水平、改善内皮功能，调整影响内皮细胞的活性物质分泌、改善血管结构、改善高血压发病的危险因素和调节情绪等。
- 运动处方的内容包括：运动形式、运动强度、运动时间和运动频率等。关键是科学运动，掌握好强度和适应证，采用个性化方案。

参考文献

［1］松浦秀夫．非药物疗法效果．内科，1995，75（7）：45-48.

［2］Wallace JP. Exercise in hypertension. A Clinical review. Sports Med，2003，33：585-598.

［3］Kelley GA，Kelley KA，Tran ZV，et al. Aerobic exercise and resting blood pressure：a meta-analytic review of randomized，controlled trials. Prev Cardiol，2001，4：73-80.

［4］D Lovell，R Cuneo，G Gass，et al. Strength training can reduce the blood pressure response of older men during submaximum aerobic exercise Abstracts. Journal of Science and Medicine in Sport，2010，12：e232.

［5］Collier SR，Frechette V，Sandberg K，et al. Sex differences in resting hemodynamics and arterial stiffness following 4 weeks of resistance versus aerobic exercise training in individuals with pre-hypertension to stage 1 hypertension. Biol Sex Differ，2011，25（1）：1186-1190.

［6］Lamina S，Okoye GC. Therapeutic effect of a moderate intensity interval training program on the lipid profile in men with hypertension：a randomized controlled trial. Niger J Clin Pract，2012，15（1）：42-47.

［7］Williams，Paul T. Walking and Running Produce Similar Reductions in Cause-Specific Disease Mortality in Hypertensives. Hypertension，2013，62（3）：485-491.

［8］Whelton SP，Chin A，Xin X，et al. Effect of aerobic exercise on blood pressure：A meta analysis of randomized controlled trails. Ann Intern Med，2002，136：493-503.

［9］Amanda Rossi，Anastasia Dikarevad，Simon L Bacona，et al. The impact of physical activity on mortality in patients with high blood pressure：a systematic review. J Hypertens，2012，30：1277-1288.

［10］Cornelissen VA，Fagard RH，Coeckelberghs E，et al. Impact of resistance training on blood pressure and other cardiovascular risk factors. A Meta-Analysis of Randomized，Controlled Trials. Hypertension，2011，58：950-958.

［11］陈松娥，彭峰林．循环抗阻训练干预12周后中老年绝经后妇女体质指标及血糖和血脂的变化．中国组织工程研究与临床康复，2007，11（17）：3333-3335.

［12］Kevin S. Heffernana，Christopher A. Fahsa，Gary A. Iwamotob，et al. Resistance exercise training reduces central blood pressure and improves microvascular function in African American and white men. Atherosclerosis，2009，207：220-226.

［13］Cornelissen VA，Fagard RH. Effect of resistance training on resting blood pressure：a meta-analysis of randomized controlled trials. J Hypertens，2005，23：251-259.

［14］Lovell DI，Cuneo R，Gass GC. RT reduces the blood pressure response of older men during submaximum aerobic exercise. Blood Press Monit，2009，14：137-144.

［15］Cornelissen V，Fagard RH，Vanhees L. The impact of dynamic resistance training on blood pressure and other cardiovascular risk factors：a meta-analysis of randomized controlled trials. Oslo, Norway: the 20th European Meeting on Hypertension, 2010.

[16] Nelson Sousa, Romeu Mendes, Catarina Abrantes, et al. A randomized 9-month study of blood pressure and body fat responses to aerobic training versus combined aerobic and resistance training in older men. Experimental Gerontology, 2013, 48: 727-733.

[17] Lin Y-C, Horvath SM. Autonomic nervous control of cardiac frequency in the exercise trained rat. J Appl Physiol, 1972, 33: 796-799.

[18] 毕业, 陈文鹤. 太极拳运动对高血压患者血液流变性的研究. 中国运动医学杂志, 2005, 24 (5): 606-607.

[19] Ikeda M. Heath and exercise: Effects of Exercise on High Blood Pressure. SangyoIkaDaigakaIasshi, 1993, 15 (3): 227-226.

[20] 陈文鹤, 郭吟. 运动减肥. 北京: 人民体育出版社, 2011.

[21] Spier S A, Delp M D, Meininger C J, et al. Effects of ageing and exercise training on endothelium dependent vasodilatation and structure of rat skeletal muscle arterioles. J Physiol, 2004, 556 (3): 947-958.

[22] Van Guilder GP, Westby CM, Greiner JJ, et al. Endothelin-1 vasoconstrictor tone increases with age in healthy men but can be reduced by regular aerobic exercise. Hypertension, 2007, 50 (2): 403-409.

[23] S. Maeda, J. Sugawara, M. Yoshizawa, et al. Involvement of endothelin-1 in habitual exercise-induced increase in arterial compliance. Acta Physiologica, 2009, 196 (2): 223-229.

[24] 刘向辉, 郝选明. 不同强度有氧运动对原发性高血压患者血压及血浆内皮素 1 的影响. 邵阳学院学报, 2010, 7 (3): 65-70.

[25] Roque FR, Briones AM, García-Redondo AB, et al. Aerobic exercise reduces oxidative stress and improves vascular changes of small mesenteric and coronary arteries in hypertension. British journal of pharmacology, 2012, 21: 1341-1344.

[26] Fernandes T, Nakamuta JS, Magalhães FC, et al. Exercise training restores the endothelial progenitor cells number and function in hypertension: implications for angiogenesis. Journal of hypertension, 2012, 30 (11): 2133-2143.

[27] F. P. Leung, L. M. Yung, I. Laher, et al. Exercise, vascular wall and cardiovascular diseases: an update.

SportsMedicine, 2008, 38 (12): 1009-1024.

[28] Agarwal D, Elks CM, Reed SD, et al. Chronic exercise preserves renal structure and hemodynamics in spontaneously hypertensive rats. Antioxid Redox Signal, 2012, 16 (2): 139-152.

[29] Garcia-Pinto AB, de Matos VS, Rocha V, et al. Low-Intensity physical activity beneficially alters the ultrastructural renal morphology of spontaneously hypertensive rats. Clinics (Sao Paulo), 2011, 66 (5): 855-863.

[30] Kanai H, Tokunaga K, Fujioka S, et al. Decrease in intra abdominal visceral fat may reduce blood pressure in obese hypertensive women. Hypertension, 1996, 27 (1): 125-129.

[31] Sipetic S, Belojevic G. Effet of a reducing diet and Physical activity in obese individuals with arterial hypertension. Vojnossanit Pregl, 1997, 51 (3): 229-232.

[32] 吴寿岭, 宁田海, 林金秀. 高血压病学. 北京: 北京大学医学出版社, 2008.

[33] Katharine E. Hall, Matthew W. McDonald, Kenneth N. Grisé, et al. The role of resistance and aerobic exercise training on insulin sensitivity measures in STZ-induced Type 1 diabetic rodents. Metabolism, 2013, 62 (10): 1485-1494.

[34] Kevin S. Heffernan, Christopher A. Fahsa, Gary A. Iwamoto, et al. Resistance exercise training reduces central blood pressure and improves microvascular function in African American and white men. Atherosclerosis, 2009, 207 (1): 220-226.

[35] Green DJ, Watts K, Maiorana AJ, et al. A Comparison of ambulatory oxygen consumption during circuit training and aerobic exercise in patients with chronic heart failure. J Cardiopulm Rehabil, 2001, 21 (3): 167-174.

[36] 周锡平, 彭永权, 杜文玉. 高血压病患者运动量与运动高血压的关系及运动指导. 泸州医学院学报, 2007, 30 (4): 298-300.

[37] Hagberg JM, Park JJ, Brown MD. The role of exercise training in the treatment of hypertension: an update. Sports Medicine, 2000, 30 (3): 193-206.

[38] McGowan CL, Visocchi A, Faulkner M, et al. Isometric handgrip training improves local flow-mediated dilation in medicated hypertensives. Eur J Appl Physiol, 2007, 99 (3): 227-234.

[39] Melo CM, Alencar Filho AC, Tinucci T, et al. Postexercise hypotension induced by low-intensity resistance exercise in hypertensive women receiving captopril. Blood Press

Monit, 2006, 11（4）: 183-189.

[40] Ishikawa-Takata K, Ohta T, Tanaka H. How much exercise is required to reduce blood pressure in essential hypertensives: a dose-response study. Am J Hypertens, 2003, 16（8）: 629-633.

[41] Ciolac EG, GuimarÃes GV, D Avila VM, et al. Acute effects of continuous and interval aerobic exercise on 24-h ambulatory blood pressure in long-term treated hypertensive patients. Int J Cardiol, 2009, 17: 133（3）: 381-387.

[42] Hagberg JM, Park JJ, Brown MD. The role of exercise training in the treatment of hypertension: an update. Sports Medicine, 2000, 30（3）: 193-206.

[43] MAM de Queiroz Carreira MA, Ribeiro JC, Caldas JA, et al. Response of blood pressure to maximum exercise in hypertensive patients under different therapeutic programs. Arq Bras Cardiol, 2000, 75（4）: 281-288.

[44] O'Connor FG, Meyering CD, Patel R, et al. Hypertension, athletes and the sports physician: implications of JNV VII, the Fourth Report, and the 36th Bethesda Conference Guidelines. Curr Sports Med Rep, 2007, 6: 80-84.

[45] Baster T, Baster-Brooks C. Exercise and hypertension. Aust Fam Physician, 2005, 34（6）: 419-424.

（杜　鑫　李俊娟）

第 49 章　利 尿 药

应用利尿药降压治疗开始于 20 世纪 50 年代[1]，作为一类传统降压药物，因其降压疗效快而平稳，故始终作为临床一线降压药物[2]。近年来，利尿药相关的大规模临床试验的研究结论显示[3]：利尿药不仅可以很好地控制血压，还可以减少心血管、脑血管疾病的发病率和死亡率[4]。这使得利尿药在降压中的地位进一步得到巩固和提升。

第一节　利尿药的分类

一、根据其作用强度分为三类[5]

临床上根据其利尿效能将利尿药划分为高效能、中效能和低效能 3 个等级：①高效能利尿药，代表药物呋塞米（呋喃苯胺酸）、利尿酸等；最常用的是呋塞米（速尿）；②中效能利尿药，代表药物氢氯噻嗪，噻嗪类药物效价从弱到强依次为：氢氯噻嗪＜氢氟噻嗪＜苄氟噻嗪＜环戊噻嗪；③低效能利尿药，代表药物氨苯蝶啶、螺内酯（又称安体舒通）、阿米洛利（氨氯吡咪）。

二、根据其作用部位不同分为四类[6]

（1）主要作用于肾髓袢升支皮质部的利尿药：氢氯噻嗪（HCTZ）、氯噻酮、吲达帕胺、环戊氯噻嗪、苄氟氯噻嗪等。

（2）主要作用于肾髓袢升支髓质部的利尿药：呋塞米、托拉塞米及布美他尼等。

（3）主要作用于远曲小管的利尿药：如螺内酯、氨苯蝶啶、氨氯吡咪。

（4）主要作用于近曲小管的利尿药：如醋氮酰胺、甲醋唑胺、二氯磺胺。

三、按利尿药对电解质的影响分类[7]

（1）排钾利尿药：髓袢利尿药和作用于远曲小管近端的制剂。主要药物有：噻嗪类、呋塞米等。

（2）保钾利尿药：作用于远曲小管远端和集合管的制剂。主要药物有：螺内酯、氨苯蝶啶、阿米洛利、依普利酮等。

第二节　利尿药作用机制

一、噻嗪类利尿药作用机制

噻嗪类利尿药通过两种机制发挥利尿降压作用：①作用于远曲小管，阻断 Na^+-Cl^- 共同转运体，减少 Na^+ 和 Cl^- 重吸收，促进 Na^+、Cl^- 和水的排出[8]，由于使远曲小管的钠负荷增高，促进 Na^+-K^+ 交换，减少血容量从而达到降压目的；②抑制磷酸二酯酶活性，减少肾小管对脂肪酸的摄取和线粒体耗氧，从而抑制肾小管对 Na^+、Cl^- 的主动重吸收。降压作用是通过减少 Na^+ 在血管平滑肌中的含量，导致细胞内 Ca^{2+} 下降，从而减弱了血管平滑肌对加压物质的反应，致外周血管阻力降低，血管扩张而降压[9]。

该类药物又可分为噻嗪型（thiazide-type）和噻嗪样（thiazide-like）利尿药。噻嗪型药物的基本化学结构由苯并噻二嗪核和磺酰胺基组成，包括氢氯噻嗪（HCTZ）和苄氟噻嗪（bendroflumethiazide）等。噻嗪样利尿药的化学结构不同于噻嗪型，但含有磺酰胺基，同样作用于远曲小管，包括氯噻酮（chlortalidone）、吲哒帕胺（indapamide）和美托拉宗（metolazone，该药还作用于近曲小管）[10]等。另有少数观点认为噻嗪类利尿药可下调 AT1 受体，使血管平滑肌细胞钾通道部分开放，导致血压下降[11]。

二、袢利尿药作用机制

主要作用于肾髓袢升支粗段皮质部，阻断

$Na^+-K^+-Cl^-$ 共同转运体，抑制对 NaCl 的主动重吸收[12]，由于使肾髓质间液渗透压降低，影响肾浓缩功能，利尿作用强大。代表药物有呋塞米、托拉塞米、布美他尼等。

三、保钾利尿药作用机制

氨苯蝶啶（triamterene）和阿米洛利（amiloride）抑制远曲小管和集合管的 Na^+-H^+ 共同转运体[13]，抑制 Na^+ 再吸收和减少 K^+ 分泌，其作用不依赖醛固酮，利尿作用弱。螺内酯（spironolactone）和依普利酮（eplerenone）可与醛固酮受体结合，竞争性拮抗醛固酮的排钾保钠作用，称为醛固酮受体拮抗药。

第三节　利尿药降压同时在心脑血管保护方面循证医学证据

大多数以利尿药为基础降压药物的研究均在老年高血压人群（年龄 > 60 岁）中进行，其中包括老年收缩期高血压研究（the Systolic Hypertension in the Elderly Program，SHEP）、老老年高血压研究（Hypertension in the Very Elderly Trial，HYVET）、医学研究评议会轻型高血压治疗试验（the Medical Research Council Trial in the treatment of older adults，MRC-2）、美国卫生研究所的降血压降脂预防心脏病发作的研究（Antihypertensive and Lipid-Lowering Treatment to Prevent Heart Attack Trial，ALLHAT）、随机评价螺内酯研究（Randomized Aldactone Evaluation Study，RALES）、依普利酮治疗心肌梗死后心力衰竭疗效和生存研究（Eplerenone Post-AMI Heart Failure Efficacy and Survival Study，EPHESUS）等等。

SHEP 是一项大规模、多中心、随机双盲的安慰剂对照试验[13]。该研究入选了 4736 名年龄 ≥ 60 岁的老年收缩期高血压患者，平均随访 4.5 年，目的是评价氯噻酮对卒中及其他重要临床事件的预防作用，结果发现氯噻酮治疗可显著降低老年收缩期高血压患者卒中、非致死性心力衰竭和心肌梗死的发生率[14]。HYVET 结果则显示[15]，以吲达帕胺缓释片为基础，必要时加用培哚普利的降压方案，在降压同时显著降低高龄高血压患者的全因死亡率和致死性卒中发生率，并显著降低致死性和非致死性心力衰竭发生率[16]。在 MRC-2[17] 研究中，舒张压轻度升高患者，利尿药组（苄氟噻嗪）与安慰剂相比，治疗组卒中的发病率减少了 67%，该研究给予 HCTZ 25mg，阿米洛利 2.5mg，与安慰剂及阿替洛尔组相比，结果发现治疗组（氯噻酮）卒中的危险性分别减少了 31% 和 44%。为利尿药治疗提供证据的最大的临床研究即为 ALLHAT[18] 试验，其样本量达 42 448 例，此试验是以噻嗪类利尿药（氯噻酮）与 ACEI（赖诺普利）、钙通道阻滞药（氨氯地平）及 α 受体阻滞药（多沙唑嗪）做比较，经过 5 年治疗随访结果显示：氯噻酮组降压最优、最达标，为此 JNC-7 以及之后的 JNC-8 均将噻嗪类利尿药列为心力衰竭、高血压等患者预防卒中的首选药物。RALES 研究发现，在血管紧张素转化酶抑制药（ACEI）与祥利尿药治疗基础上加用螺内酯，可进一步改善中重度心力衰竭［美国纽约心脏病学会（NYHA）心功能分级 Ⅲ ～ Ⅳ］患者的症状，降低死亡率，延长生存期[19]。EPHESUS 研究入选了 6642 名高危心力衰竭患者（急性心肌梗死后 3 ～ 14 天，LVEF ≤ 40%）伴或不伴心力衰竭临床症状。在标准治疗基础上，加用依普利酮（起始剂量为 25mg/d，最高剂量增至 50mg/d），结果发现依普利酮组全因死亡、心血管病死亡或因心血管事件住院率明显下降，原因主要与依普利酮降低心源性猝死、减少心力衰竭恶化住院有关[21]。因此，醛固酮受体拮抗药在高血压合并心力衰竭，特别是 NYHA Ⅲ ～ Ⅳ 级的心力衰竭治疗中具有重要的作用。

上述研究均证明了利尿药降压治疗降低心脑血管事件及死亡的作用，且在 MRC-2 研究中报道了利尿药较 β 受体阻滞药仍可进一步降低心血管事件发生。

第四节　利尿药降压方面的指南证据

2005 年《中国高血压防治指南》推荐噻嗪类利尿药尤适用于充血性心力衰竭、老年高血压、单纯收缩期高血压；祥利尿药的适应证为肾功能不全及充血性心力衰竭等，保钾利尿药用于充血性心力衰竭及心肌梗死后。2008年美国心脏协会公布的《顽固性高血压诊治建议》[22]推荐，噻嗪类利尿药对多数患者降压显著，氯噻酮的疗效优于氢氯噻嗪，推荐在治疗中首选。2010年欧洲高血压协会（ESH）和欧洲心脏病学会（ESC）推荐[23]，噻嗪类的强适应证仅限于单纯收缩期高血压、心力衰竭及黑人高血压；祥利尿药仅限于终末期肾病、心力衰竭。

2010年《加拿大高血压教育计划及诊治建议》推荐如下[24]：无合并症高血压患者，初始抗高血压单药治疗应包括噻嗪类利尿药（A级证据）[25]；对于合并心力衰竭的高血压患者（纽约心功能Ⅲ～Ⅳ级），可使用醛固酮受体拮抗药（B级证据）[26]，如需要可加用噻嗪类利尿药（B级证据）及祥利尿

药（D级证据）；对于合并脑血管疾病的高血压患者，可联用利尿药及ACEI；合并左心室肥大者，可选用噻嗪类（D级证据）；合并非糖尿病肾病时，可选用噻嗪类利尿药，当容量过剩时，可选用祥利尿药（D级证据）；合并糖尿病且无蛋白尿时，可选用噻嗪类利尿药（55岁及55岁以上时A级证据，55岁以下时B级证据），合并蛋白尿且降压未达目标值时可加用噻嗪类利尿药（C级证据）[27]。美国JNC-7建议利尿药应作为无合并症的高血压患者首选用药。2013年12月18日最新发布的《2014年美国成人高血压管理指南（JNC-8）》中，噻嗪类利尿药仍为一线降压药，可作为降压治疗首选。

第五节　利尿药剂型、用法及作用

常用利尿药的名称、剂量、用法及作用[28]参见表49-1。

表49-1　常用利尿药的名称、剂量、用法及作用

药物名称	剂量（mg）	用法（每日）	作用机制及部位
氢氯噻嗪	12.5	1～2次	作用于肾髓祥升支皮质部，排钾利尿
氯噻酮	25～50	1次	作用于肾髓祥升支皮质部，排钾利尿
螺内酯	20～40	1～2次	作用于远曲小管远端和集合管，保钾利尿
氨苯蝶啶	50	1～2次	作用于远曲小管远端和集合管，保钾利尿
阿米利洛	5～10	1次	作用于肾髓祥升支粗段皮质部，排钾利尿
呋塞米	20～40	1～2次	作用于肾髓祥升支粗段皮质部，排钾利尿
吲达帕胺	1.25～2.5	1次	作用于远曲小管近端，排钾利尿

- 利尿降压药适合于各级高血压患者的治疗，

大规模的临床试验研究表明，老年高血压患者适当选用利尿药治疗，能收到良好的效果。因此，世界卫生组织推荐利尿药作为老年性高血压治疗的主要药物[29]。

- 噻嗪类利尿药单独用于轻、中度高血压可获得良好降压疗效，可降低老年高血压的卒中并发症，尤适用于盐敏感性高血压、合并心力衰竭者。
- 剂量应从小量开始，根据病情适当加量，尤其老年患者用强效降压利尿药时，初始剂量应小，以防排钠过多、血压过低。
- 慢性肾衰竭患者宜选用强效利尿药。
- 用利尿降压药时不需限钠，但勿进高盐饮食。
- 保钾利尿药是弱降压药，单独应用效果不佳，常与其他利尿药合用，以防丢失钾，所以用该药时补钾量可适当减少。利尿药和血管紧张素转化酶抑制药合用时无需补钾，与氢氯噻嗪合用以减少低血钾的发生。
- 祥利尿药的利尿作用最强、最快，也最易引起低血钾，常用于较急的情况或肾功能不良而对其他利尿药不敏感的患者。

第六节　利尿药的常见不良反应及治疗措施

（一）低电解质紊乱

电解质紊乱（低钾、低钠、低氯、低钙、低镁）

是利尿药常见的副作用，在大剂量、长疗程、应用祥利尿药的情况下尤其容易发生，且低钾和低钠血

症最常见[30]。低钾血症可以引起乏力、心律失常、肠蠕动紊乱（甚至肠麻痹）、洋地黄过量；低钠血症引起倦怠、嗜睡、烦躁，甚至昏迷；低钙血症引起心律失常、肌肉痉挛、抽搐等；低镁血症引起心律失常[31]。临床上通过下列方法避免或减少利尿药引起的电解质紊乱。

1. 补充电解质

为了避免电解质紊乱的发生，临床上最常用的方法是适当补充。口服或静脉补钾是最常采用的方法。为避免口服补钾药物对胃的刺激，常采用缓释钾口服。根据利尿的程度决定补钾的剂量，在补充过程中应注意复查电解质。在应用利尿药时对其他的电解质并非常规补充，但在以下情况下必须予以补充：生化测定时发现存在低钠、低镁或低钙血症；洋地黄过量时一般常规补镁；出现身体某部位的肌肉抽搐考虑存在低钙血症时。以往认为小剂量的噻嗪类利尿药如氢氯噻嗪或吲哒帕胺不会引起低钾血症，但实践证明，在老年、进食不佳时，同时少量补钾是明智的做法。

2. 与保钾利尿药或血管紧张素转化酶抑制药（ACEI）合用

小剂量的噻嗪类利尿药与保钾利尿药或 ACEI 合用时一般可以不用额外补钾，但由于个体差异较大，故在用药早期应注意复查血钾。相反，大剂量利尿药尤其是袢利尿药与上述药物合用时，应根据情况减少补钾的剂量，并注意复查电解质。

（二）直立性低血压或血压下降

利尿药引起血压的变化常见于老年人、血容量不足、同时应用血管扩张药或大剂量静脉应用袢利尿药的情况下。在心力衰竭患者应用利尿药情况下加用 ACEI 时，为避免首剂低血压的发生，需要从小剂量开始，必要时在停用利尿药 1～2 天后加用 ACEI。

（三）血尿酸升高、痛风[32]

噻嗪类利尿药能引起高尿酸血症，诱发痛风，减低肾功能，故有痛风及肾功能不全者，慎用噻嗪类利尿药。血尿酸升高是大剂量长期应用利尿药的不良反应。在心力衰竭患者比较常见。应定期测定血尿酸水平，必要时加用降尿酸药物如别嘌呤醇。

（四）糖耐量减低[33]

利尿药对糖代谢的影响是使胰岛素分泌受抑制，对胰岛素感受性低下，致使血糖升高。也是大剂量长期应用利尿药的不良反应。应尽量减少用药剂量以避免之，对于剂量不能降低的患者，应注意适当减轻体重、增加活动量。

（五）脂质代谢紊乱[33]

利尿药可使低密度脂蛋白和三酰甘油升高，高密度脂蛋白降低。为大剂量长期应用利尿药的不良反应。表现为三酰甘油和胆固醇升高，必要时采用调脂药物治疗。

（六）氮质血症

常见于药物引起循环血容量不足的情况下，如大剂量使用利尿药或与其他血管扩张药合用时。在心力衰竭患者，与利尿药有关的氮质血症比较常见[34]，治疗的方法包括适当减少利尿药或 ACEI 的剂量，必要时适当扩容。在现代高血压治疗中，利尿药占有重要的地位。但在绝大多数情况下，均推荐采用小剂量的噻嗪类，主要是氢氯噻嗪；在这种剂量下较少引起电解质紊乱，很少引起明显的代谢异常。袢利尿药仅用于高血压伴肾功能不全的患者。

（七）反射性引起肾素活性升高

应用利尿药可导致血管紧张素 Ⅱ 升高，引起醛固酮增加，产生不利于降压的效果。可以合用 β 受体阻滞药来对抗。

第七节　联合用药

因利尿药存在一定的副作用，故与其他药物联合应用，一方面通过机制互补增强降压效果，另一方面抵消利尿药的某些不良反应[35]。

1. 噻嗪类利尿药与 RAAS 抑制药联合

噻嗪类利尿药与直接肾素抑制药（DRI）、ACEI 或 ARB 联合，一方面通过减少水钠潴留、松弛外周血管、抑制 RAAS 等多重机制增强降压效果[36]，另一方面 RAAS 抑制药还可减少噻嗪类利尿药所致的 RAAS 激活和低血钾等不良反应，是较理想的联合降压治疗方案[37]。一项纳入 2776 名高血压患者的随机双盲对照研究结果显示，HCTZ 与直接肾素抑制剂阿利吉仑联用，降压作用明显优于 HCTZ 或阿利吉仑单用，同时阿利吉仑能有效抑制噻嗪类利尿药所致血浆肾素活性增强[38]。噻嗪类利尿药与

ACEI/ARB 联合用药，是目前公认可优先选择的联合降压治疗方案[38]。

2. 噻嗪类利尿药与 CCB 联合

CCB 能够促进肾钠离子排泄，而噻嗪类利尿药通过血管扩张作用发挥长期降压效应，二者降压作用机制部分重叠，都能导致交感神经系统和 RAAS 激活[39]。因此，噻嗪类利尿药与 CCB 联合更适于低肾素型高血压如多数老年高血压患者。在 FEVER 研究[40]中，HCTZ 联合非洛地平组降低收缩压和舒张压的幅度明显大于 HCTZ 单药治疗组。

3. 噻嗪类利尿药与 β 受体阻滞药联合

β 受体阻滞药通过降低心排血量和减少肾素分泌发挥降压作用，能够抑制噻嗪类利尿药所致的交感神经系统和 RAAS 激活[41]。氯沙坦干预降低高血压患者终点事件研究（LIFE）和盎格鲁-斯堪的那维亚心脏终点试验降压部分（ASCOT-BPLA）分别对噻嗪类利尿药联合 β 受体阻滞药与噻嗪类利尿药联合 ARB[42]、ACEI 联合 CCB 与噻嗪类利尿药联合 β 受体阻滞药的疗效进行对比研究发现，噻嗪类利尿药联合 β 受体阻滞药降压幅度与其他组合方案相当，但代谢相关不良反应更多见，新发糖尿病发生率更高。不推荐该组合用于伴代谢综合征、糖耐量异常或糖尿病的高血压患者。

4. 噻嗪类利尿药与保钾利尿药联合

低钾血症是噻嗪类利尿药剂量相关不良反应之一，严重时可导致恶性心律失常甚至心脏性猝死。噻嗪类利尿药与氨苯蝶啶或阿米洛利等保钾利尿药合用能够减少低钾血症发生，防止镁经肾丢失[43]，部分增强降压效果。伴肾功能不全高血压患者使用保钾利尿药需注意高钾血症风险。

5. 噻嗪类利尿药的多药联合及单片复方制剂

约 1/5 的高血压患者联用 2 种降压药物时血压仍不能达标，常需更多降压药物联合。2009 年 ESC/ESH 高血压指南更新意见推荐噻嗪类利尿药、RAAS 抑制剂和 CCB 三药联合[44]。有研究显示，中重度高血压患者采用 HCTZ、缬沙坦和氨氯地平三药联合可使收缩压平均降低 40～50mmHg[44]，三药联合与 HCTZ 联合氨氯地平、HCTZ 联合缬沙坦或氨氯地平联合缬沙坦方案相比，收缩压和舒张压达标率远高于两药联合，耐受性与两药联合方案无明显差异[45]。

总结与要点

高盐饮食与高血压有密切关系，利尿药通过排钠利尿，减少体内循环中钠和水的含量，使血容量下降而降低血压。利尿药的降压作用温和、无耐药性而且价格低廉，是世界卫生组织最早推荐的一线降压药物之一，用于治疗轻、中度高血压，特别适用于老年人、合并心力衰竭的高血压患者。我国是发展中国家，社会基本医疗保险的费用还远远满足不了需要，既然大规模的临床试验证实利尿药在降压方面已得出明确的结论，疗效与其他降压药相当，更应该首先考虑应用价廉物美的利尿药；另一方面给国家减少经济负担，要使高血压的治疗率提高，使每个高血压患者都能服药治疗，可首先考虑应用利尿药。这样对国家、对患者均有利。

参考文献

[1] Moser M，Sica D，Cushman W，et al. Diuretics as monotherapy or as part of combination therapy for hypertension：an update. J Clin Hypertens（Greenwich），2008，10：726-734.

[2]《中国高血压防治指南》修订委员会. 中国高血压防治指南（2005 年修订版）. 北京：人民卫生出版社，2006.

[3] Ernst MH，Moser M. Use of Diuretics in Patients with Hypertension. N Engl J Med，2009，361：2153-2164.

[4] Ernst ME，Carter BL，Zheng S，et al. Meta-Analysis of Dose-Response Characteristics of Hydrochlorothiazide and Chlorthalidone：Effects on Systolic Blood Pressure and Potassium. Am J Hypertens，2010，23：440-446.

[5] Wald DS，Law M，Morris JK，et al. Combination therapy versus monotherapy in reducing blood pressure：meta-analysis of 11000 participants from 42 trials. Am J Med，2009，122：290-300.

[6] Wald DS，Law M，Morris JK，et al. Combination therapy versus monotherapy in reducing blood pressure：meta-analysis of 11000 participants from 42 trials. Am J Med，2009，122：290-300.

[7] Calhoun DA，Jones D，Textor S，et al. Resistant Hypertension：diagnosis, evaluation, and treatment. hypertension（AHA scientific statement）. Hypertens，2008，51：1403-1419.

[8] Jansen PM，Danser JAH，Spiering W，et al. Drug mechanisms to help in managing resistant hypertension in obesity. Curr Hypertens Rep，2010，12：220-225.

[9] Gradman AH, Basile JN, Carter BL, et al. Combination therapy in hypertension. J Am Soc Hypertens, 2010, 4: 90-98.

[10] American Diabetes Association. Standards of medical Care in diabetes—2010. Diabetes Care, 2010, 32 (Supp 1): S11-S61.

[11] Calhoun DA, Jones D, Textor S, et al. Resistant Hypertension: diagnosis, evaluation, and treatment. hypertension (AHA scientific statement). Hypertens, 2008, 51: 1403-1419.

[12] Liu L, Zhang Y, Liu G, et al. FEVER Study Group. The Felodipine Event Reduction (FEVER) Study: a randomized long-term placebo-controlled trial in Chinese hypertensive patients. J Hypertens, 2005, 23: 2157-2572.

[13] Julius S, Kjeldsen SE, Weber M, et al. Outcomes in hypertensive patients at high cardiovascular risk treated with regimens based on valsartan or amlodipine: the VALUE randomised trial. Lancet, 2004, 363: 2022-2031.

[14] Dahlöf B, Sever PS, Poulter NR, et al. Prevention of cardiovascular events with an antihypertensive regimen of amlodipine adding perindopril as required versus atenolol adding bendroflumethiazide as required, in the Anglo-Scandinavian Cardiac Outcomes Trial-Blood Pressure Lowering Arm (ASCOT-BPLA): a multicentre randomised controlled trial. Lancet, 2005, 366: 895-906.

[15] Jamerson K, Weber MA, Bakris GL, et al. ACCOMPLISH Trial Investigators. Benazepril plus amlodipine or hydrochlorothiazide for hypertension in high-risk patients. N Engl J Med, 2008, 359: 2417-2428.

[16] Pitt B, Zannad F, Remme WJ, et al. The effect of spironolactone on morbidity and mortality in patients with severe heart failure. N Engl J Med, 1999, 341: 709-717.

[17] Pitt B, Remme W, Zannad F, et al. Eplerenone, a selective aldosterone blocker, in patients with left ventricular dysfunction after myocardial infarction. N Engl J Med, 2003, 348: 1309-1321.

[18] Jansen PM, Danser JAH, Spiering W, et al. Drug mechanisms to help in managing resistant hypertension in obesity. Curr Hypertens Rep, 2010, 12: 220-225.

[19] Chapman N, Dobson J, Wilson S, et al. Effect of spironolactone on blood pressure in subjects with resistant hypertension.

J Hypertens, 2007, 49: 839-845.

[20] Novartis. CVEA489A2302: An 8-week, multicenter, randomized, double-blind, parallel-group study to evaluate the efficacy and safety of the combination of valsartan/HCTZ/amlodipine compared to valsartan/HCTZ, valsartan/amlodipine, and HCTZ/amlodipine inpatients with moderate to severe hypertension. Novartis Clinical Trials Results Database, 2009. http: //www. novctrd. com/ctrdWebApp/clinicaltrial repository/public/login. jsp.

[21] Funder JW, Carey RM, Fardella C, et al. Case Detection, Diagnosis, and Treatment of Patients with Primary Aldosteronism: An Endocrine Society Clinical Practice Guideline. J Clin Endocrinol Metab, 2008, 93: 3266-3281.

[22] Franse LV, Pahor M, Di Bari M, et al. Serum uric acid, diuretic treatment and risk of cardiovascular events in the Systolic Hypertension in the Elderly Program (SHEP). J Hypertens, 2000, 18: 1149-1154.

[23] Villamil A, Chrysant SG, Calhoun D, et al. Renin inhibition with aliskiren provides additive antihypertensive efficacy when used in combination with hydrochlorothiazide. J Hypertens, 2007, 25: 217-226.

[24] PROGRESS Collaborative Group. Randomised trial of a perindopril-based blood-pressure-lowering regimen among 6, 105 individuals with previous stroke or ransient ischaemic attack. Lancet, 2001, 358: 1033-1041.

[25] Arroll B, Kenealy T, Elley CR. Should we prescribe diuretics for patients with prediabetes and hypertension? . BMJ, 2008, 337: a679-a679.

[26] Jamerson K, Weber MA, Bakris GL, et al. ACCOMPLISH Trial Investigators. Benazepril plus amlodipine or hydrochlorothiazide for hypertension in high-risk patients. N Engl J Med, 2008, 359: 2417-2428.

[27] Gradman AH, Basile JN, Carter BL, et al. Combination therapy in hypertension. J Am Soc Hypertens, 2010, 4: 90-98.

[28] GLiu L, Zhang Y, Liu G, et al. The Felodipine Event Reduction (FEVER) Study: a randomized long-term placebo-controlled trial in Chinese hypertensive patients. J Hypertens, 2005, 23: 2157-2572.

[29] Ernst ME, Carter BL, Goerdt CJ, et al. Comparative antihypertensive effects of hydrochlorothiazide and chlorthalidone on ambulatory and office blood pressure. J Hypertens, 2006, 47: 352-358.

[30] Iseki K, Ikemiya Y, Inoue T, et al. Significance of

hyperuricemia as a risk factor for developing ESRD in a screened cohort. Am J Kidney Dis, 2004, 44: 642-650.

［31］Ernst MH, Moser M. Use of Diuretics in Patients with Hypertension. N Engl J Med, 2009, 361: 2153-2164.

［32］Borges RL, Hirota AH, Quinto BM, et al. Uric acid as a marker for renal dysfunction in hypertensive women on diuretic and nondiuretic therapy. J Clin Hypertens (Greenwich), 2009, 11: 253-259.

［33］谭静, 华琦, 刘荣坤, 等. 动态血压监测比较北京降压 0 号和氢氯噻嗪的降压疗效. 首都医科大学学报, 2006, 27: 222-225.

［34］Messrli FH, Bangalore S, Julius S, et al. Risk/benefit assessment of beta-blockers and diuretics prcludes their use for first-line therapy in hypertension. Circulation, 2008, 117: 2706-2715.

［35］Kaplan NM. The choice of thiazide diuretics: Why chlorthalidone may replace hydrochlorothiazide?. Hypertension, 2009, 54: 951-953.

［36］Law MR, Morris JK, Wald NJ. Use of blood pressure lowering drugs in the prevention of cardiovascular disease: meta-analysis of 147 randomised trials in the context of expectation from prospective epidemiological studies. BMJ, 2009, 338: b1665.

［37］Wald DS, Law M, Morris JK, et al. Combination therapy versus monotherapy in reducing blood pressure: meta-analysis of 11000 participants from 42 trials. Am J Med, 2009, 122: 290-300.

［38］姜红, 柯元南. 比索洛尔/氢氯噻嗪复方片治疗中国轻中度原发性高血压的临床疗效和安全性研究. 中华心血管病杂志, 2006, 12 (07): 12-13.

［39］朱鼎良, 蔡洒绳, 何奔, 等. 奥美沙坦酯/氢氯噻嗪复方片剂用于奥美沙坦酯单药治疗血压未达标的原发性轻中度高血压患者的临床研究. 中华高血压杂志, 2011, 12 (02): 13-16.

［40］Chapman AB, Schwartz GL, Boerwinkle E, et al. Predictors of antihypertensive response to a standard dose of hydrochlorothiazide for essential hypertension. Kidney Int, 2002, 61: 1047-1055.

［41］Chobanian AV, Bakris GL, Black HR, et al. The seventh report of the Joint National Committee on Prevention, Detection, Evaluation, and Beckett NS, Peters R, Fletcher AE, et al. the HYVET Study Group. Treatment of Hypertension in Patients 80 Years of Age or Older. N Engl J Med, 2008, 358: 1887-1898.

［42］Mancia G, Laurent S, Agabiti-Rosei E, et al. Reappraisal of european guidelines on hypertension management: a European Society of Hypertension Task Force document. J Hypertens, 2010, 27: 2121-2158.

［43］Hackam DG, Khan NA, Hemmelgarn BR, et al. The 2010 Canadian hypertension programme recommendation for the management of hypertension-Part2. Can J Cardiol, 2010, 26: 249-258.

［44］Hackam DG, Khan NA, Hemmelgarn BR, et al. The 2010 Canadian hypertension programme recommendation for the management of hypertension-Part2. Can J Cardiol, 2010, 26: 249-258.

［45］Arima H, Anderson C, Omae T, et al. Perindopril-based blood pressure lowering reduces major vascular events in Asian and Western participants with cerebrovascular disease: the PROGRESS trial. J Hypertens, 2010, 28: 395-400.

（王希柱　姚艳敏　张瑞荣）

第50章　β 受体阻滞药

β 受体阻滞药问世四十多年来，已作为高血压病、心力衰竭、冠心病和快速型心律失常的基础药物治疗之一。然而，在临床评价中对于其良好疗效和不良反应都存有争议，尤其是在高血压治疗中的地位一直受到质疑，认为 β 受体阻滞药并不适合作为高血压治疗的一线药物，需对适用人群作出较严格的限定。实际上，β 受体阻滞药的安全性不逊于其他类降压药，且多数不良反应是可以预防和适当处理的。本章主要结合临床实践，探讨 β 受体阻滞药用于高血压患者的个体化规范治疗。

第一节　β 受体阻滞药的分类

β 受体阻滞药是能选择性地与 β 肾上腺素受体结合，从而拮抗神经递质和儿茶酚胺对 β 受体的激动作用的一种药物类型。肾上腺素受体分布于大部分交感神经节后纤维所支配的效应器细胞膜上，其受体分为 3 种类型，即 β_1 受体、β_2 受体和 β_3 受体。β_1 受体主要分布于心肌，可激动引起心率和心肌收缩力增加；β_2 受体分布于支气管和血管平滑肌，可激动引起支气管扩张、血管舒张、内脏平滑肌松弛等；β_3 受体分布于脂肪细胞上，可激动引起脂肪分解。这些效应均可被 β 受体阻滞药所阻断和拮抗。

1. 心脏的选择性

根据 β 受体阻滞药作用于受体的不同，分为四大类：① I 类，非选择性阻滞 β 受体，阻断 β_1、β_2 受体，如普萘洛尔、索他洛尔、吲哚洛尔等；② II 类，选择性阻滞 β_1 受体，如美托洛尔、比索洛尔、阿替洛尔、艾司洛尔等；③ III 类，双重阻滞 α_1、β 受体，具有外周扩血管活性，如卡维地洛、阿罗洛尔、拉贝洛尔、奈比洛尔等；④ IV 类，β_1 受体阻滞＋ β_2 受体激动，常用药有塞利洛尔。

研究显示，鉴于不同组织和脏器内 β_1 和 β_2 受体分布不一，β_1 受体选择性越高的 β 受体阻滞药对糖脂代谢及肺功能的影响越小。其中，奈比洛尔对受体亲和力 β_1：β_2 为 352：1，比索洛尔为 119：1，美托洛尔为 74：1，卡维地洛为 7.3：1，在常规剂量下对 β_2 受体阻滞作用很弱，乏力、糖脂代谢异常等副作用不明显。

2. 半衰期　β 受体阻滞药可分为脂溶性和水溶性，脂溶性 β 受体阻滞药（如美托洛尔、普萘洛尔）的血浆半衰期较短，容易口服吸收，受肝首过效应的影响，生物利用度低，主要经肝代谢，当肝血流量下降（心力衰竭、肝硬化）时，半衰期延长。水溶性 β 受体阻滞药（如阿替洛尔）的血浆半衰期较长，胃肠道吸收不完全，主要经肾排泄，当肾小球滤过率下降（老年、肾功能障碍）时，半衰期延长。半衰期方面，最长的是琥珀酸美托洛尔缓释片（为 20h），其次是奈比洛尔（为 12 ～ 19h）和比索洛尔（为 10 ～ 12h），均适于 1 天 1 次给药，而卡维地洛为 4 ～ 6h，故适于 1 天 2 次给药。

3. 膜稳定作用

即奎尼丁样作用：抑制 Na 离子快速进入细胞膜内，使跨膜动作电位 0 相位上升速度减慢，幅度降低，而对静息电位和动作电位时间无影响。但这种作用与它的临床抗心律失常作用无关，仅表现为一种对神经及其他细胞膜的局部麻醉作用。

4. 内源性交感活性

有些 β 受体阻滞药与 β 受体结合后除能阻断受体外，对受体具有部分激动作用，具有内在拟交感活性（intrinsic sympathomimetic activity，ISA），如吲哚洛尔、拉贝洛尔、塞利洛尔等。而理想的 β 受体阻滞药应具有较高的 β_1 受体选择性、脂溶性，并且无内在的拟交感活性。

5. α 受体阻滞作用

目前临床上三种 α、β 受体阻滞药分别是阿罗洛尔、卡维地洛和拉贝洛尔。α 受体的阻断作用克服了 β 受体阻滞药引起的糖脂代谢异常，同时能够扩张冠状动脉，抵消了 β 受体阻滞药引起的冠状动脉痉挛，并且 α 受体阻滞药能够扩张周围血管、肾血管等，消除末梢循环障碍。

6. NO 扩血管作用

第三代 β 受体阻滞药奈必洛尔通过抗氧化作用，使血管 NO 释放增加，能够增强 $β_3$ 受体水平，使心肌释放 NO 增加，并且提高 NO 的生物利用度，改善血管内皮功能，从而降低动脉血管的硬化[1]。

第二节　β 受体阻滞药在高血压治疗中的地位

一、降压机制

在高血压的形成和维持过程中交感神经系统过度激活起了重要作用。β 受体阻滞药的降压作用主要继发于 β 受体阻断，包括：①作用于心脏 $β_1$ 受体，减弱心肌收缩力，引起心排血量降低；②作用于肾小球旁器的 $β_1$ 受体，减少肾素释放，从而抑制肾素 - 血管紧张素系统（renin angiotensin system, RAS）活性，但具有 ISA 的药物在降压时并不影响肾素的活性；③能通过血脑屏障进入中枢，阻断中枢 β 受体，使外周交感神经活性降低；④阻断外周去甲肾上腺素能神经末梢突触前膜 $β_2$ 受体，抑制正反馈作用，减少去甲肾上腺素的释放；⑤促进前列环素的生成，扩张小血管，降低血管张力；⑥减少外周血管阻力，改善血管顺应性；⑦重新设定压力调定点；⑧弱化运动和应急时压力感受器对儿茶酚胺的反应。因此，β 受体阻滞药用于高血压的治疗有坚实的理论基础。

二、循证医学证据

1. 短期降压疗效研究

抗高血压治疗的效益主要来自于降低血压本身，β 受体阻滞药用于治疗高血压已经四十多年，降低血压的效果与其他类别降压药物相似。Meta 分析[2]比较五大类降压药物，如血管紧张素转化酶抑制药（angiotensin converting enzyme inhibitor, ACEI）、血管紧张素 II 受体拮抗药（angiotensin receptor blocker, ARB）、β 受体阻滞药（β-blocker, BB）、钙通道阻滞药（calcium channel blocker, CCB）和噻嗪类利尿药，分别可使收缩压平均降低 8.5mmHg、10.3mmHg、9.2mmHg、8.8mmHg 和 8.8mmHg，舒张压平均降低 4.7mmHg、5.7mmHg、6.7mmHg、5.9mmHg 和 4.4mmHg。BRIGT 研究[3]指出 2161 名高血压患者使用标准剂量的比索洛尔单药治疗，随访 12 周平均收缩压下降 25.29mmHg，平均舒张压下降 14.14mmHg，显示 β 受体阻滞药的降压疗效是确切的。

2. 长期降压预后研究

早在 1988 年，MAPPY 研究发现对于年龄在 40 ～ 60 岁的高血压患者，与利尿药相比，美托洛尔可进一步降低总死亡率 22%，心血管猝死率下降 30%，冠状动脉事件危险下降 24%，二组间卒中发生率无显著差异。HAPPY 研究对比了 β 受体阻滞药和利尿药治疗 40 ～ 64 岁男性 2 级高血压患者，随访 8 年，未发现两药对总死亡率有明显差别。同样，IPPPSH 研究也是对 40 ～ 64 岁高血压患者进行一级防治，随访 3 ～ 5 年，β 受体阻滞药和利尿药两组血压下降及 CVD 事件均无差异，亚组分析发现，对吸烟者，β 受体阻滞药更优。纳入 147 项随机双盲临床试验的 Meta 分析显示[4]，β 受体阻滞药与其他四大类降压药比较，在同等程度降低血压的情况下，组内心血管病死亡率和主要心血管病事件的发生率与其他四组无统计学差异，但 CCB 组的卒中发生率降低。然而，纳入 LIFE 研究和 ASCOT-BPLA 研究的一项 Meta 分析[5]显示 β 受体阻滞药在防治卒中方面存在不足，与其他类降压药相比，β 受体阻滞药发生卒中的相对危险性高，分析原因可能与 β 受体阻滞药对中心动脉压的影响较小相关。CAF 亚组研究[6]显示在降低肱动脉收缩压方面，阿替洛尔组较氨氯地平组降低 0.7mmHg，但在降低中心动脉收缩压方面，氨氯地平较阿替洛尔明显降低 4.3mmHg，而中心动脉压的增加与血管事件风险增加相关，特别是卒中。近期发表的 Meta 分析[7]也显示传统的 β 受体阻滞药由于减慢心率导致反射的压力波提前，中心动脉压增加，不利于卒中的减少。

非阿替洛尔组的研究支持 β 受体阻滞药的心血管保护作用，尤其是有血管扩张作用的 β 受体阻滞药。纳入 12 个临床试验、94 492 名高血压患者的 Meta 分析[8]指出，传统的 β 受体阻滞药（阿替洛尔、美托洛尔、普萘洛尔）与利尿药相比，新发糖尿病的风险下降 26%；与 CCB 或 ACEI 或 ARB 相比，新发糖尿病风险增加 21% ～ 23%。但具有血管扩张作用的 β 受体阻滞药，如卡维地洛和奈比洛尔，在糖尿病合并高血压患者的代谢方面显示了中性或有益的结果，在血糖方面无不良影响。Kampus 等[9]研究比较奈比洛尔与美托洛尔，随访 1 年两组心率与外周血压下降相似，但奈比洛尔组明显降低了中心动脉压、中心脉压并改善了左心室肥大。

三、β 受体阻滞药的一线降压地位受到质疑

2006 年英国临床优化研究所（NICE）指出，β 受体阻滞药不再是治疗高血压的一线用药，十余项临床试验表明（其中大多数研究使用阿替洛尔和普萘洛尔），接受 β 受体阻滞药治疗的高血压患者发生卒中的危险比接受 ACEI、CCB 和利尿药者高 16%，但在总病死率方面 β 受体阻滞药与其他类降压药无显著性差异。而 2011 年 NICE 指南再次坚持 2006 年改动，β 受体阻滞药不再作为高血压初始治疗一线药物，推荐年龄 < 55 岁的高血压患者首选 ACEI 或 ARB，年龄 ≥ 55 岁的高血压患者首选 CCB。JNC-8 也未将 β 受体阻滞药作为治疗高血压的一线用药。

β 受体阻滞药是一大类药物，在不同患者人群中的临床效益可能不尽相同。分析 2006 年和 2011 年 NICE 关于 β 受体阻滞药不再作为高血压初始治疗一线药物的依据，目前比较清楚的有两点：第一，临床研究多采用阿替洛尔研究，虽然阿替洛尔能够降低血压，但缺乏心血管保护作用。其他一些 β 受体阻滞药有显著减少心血管病事件的循证医学证据，例如美托洛尔高血压一级预防试验（MAPHY），将 3234 名 40 ～ 60 岁的男性高血压患者随机分组，接受美托洛尔或氢氯噻嗪治疗平均 4.2 年。在血压降低程度相似的情况下，美托洛尔组的总死亡率比利尿药组降低 22%（$P = 0.028$），冠心病事件减少 24%（$P = 0.001$），心血管病死亡率降低 27%（$P = 0.012$）。因此，阿替洛尔疗效不佳的结论，不能武断地推广至所有的 β 受体阻滞药。第二，研究入组人群多为老年高血压患者，老年患者的血浆肾素活性偏低，同时剔除了心肌梗死、心绞痛、快速性心律失常（如心房颤动）和心

力衰竭等患者，这些入选患者原本就不是 β 受体阻滞药的适宜人群，因此疗效不佳。Carlbery 等对阿替洛尔临床研究的分析已经指出，阿替洛尔不应再作为抗高血压研究的活性参照药物。NICE 指南仅根据以阿替洛尔为主要研究药物的汇总分析，就指责 β 受体阻滞药的临床疗效不如其他类别的降压药物是有失公平的。

四、欧洲指南力挺 β 受体阻滞药

《2007 年欧洲高血压指南》再次强调：包括 β 受体阻滞药在内的五大类降压药物都可以作为降压治疗的起始用药和维持用药，单独使用或与其他药物联合使用。β 受体阻滞药对心血管系统有明确的保护作用，尤其适用于有心肌梗死史、心绞痛、心力衰竭及交感神经活性增高的患者，但是 β 受体阻滞药与噻嗪类利尿药联合应用可能增加代谢异常或新发糖尿病的危险，故不应用于代谢综合征患者或易患糖尿病的高危患者。

《2010 年中国高血压指南》明确提出，交感神经过度激活是高血压重要的发病机制之一，循证医学证据表明对 β_1 受体有较高选择性的 β 受体阻滞药具有明确的降压疗效和心血管保护作用，与其他类降压药相当。高血压治疗应根据患者具体情况和耐受性，遵循个体化原则选择适合的降压药物，β 受体阻滞药、利尿药、CCB、ACEI 和 ARB 均可推荐作为初始并维持治疗的药物，尽可能使用 1 天 1 次给药而有持续 24h 降压作用的长效药物，以有效控制夜间血压与晨峰血压，更有效预防心脑血管并发症发生。《2012 年加拿大高血压治疗指南》推荐 β 受体阻滞药作为中青年高血压患者一线选择，而不作为老年高血压患者的一线药物，除非有 β 受体阻滞药的强适应证，如合并冠心病、心肌梗死、心力衰竭、快速性心律失常等。

第三节　β 受体阻滞药的临床应用

一、适应证

β 受体阻滞药是高血压患者的初始及长期使用的降压治疗药物之一，适用于血浆肾素水平升高，交感活性增强的轻、中度血压升高的中青年患者，而老年单纯收缩期高血压患者通常不首选 β 受体阻滞药。合并下列情况的高血压患者优先考虑应用 β 受体阻滞药：①快速性心律失常如窦性心动过速、

心房颤动；②冠心病如心绞痛、心肌梗死后；③慢性心力衰竭；④交感神经活性增高，如高血压发病早期伴心率增快的患者、焦虑紧张等精神压力增加的患者、围术期高血压患者、高循环动力状态如甲状腺功能亢进的患者。

推荐应用脂溶性、无内在拟交感活性、β_1 受体选择性较高或兼有 α_1 受体阻滞扩血管作用的 β 受体阻滞药，如美托洛尔、比索洛尔、卡维地洛和阿罗洛

尔。这些药物对糖脂代谢、胰岛素抵抗、支气管和外周血管等的不利影响相对较小，可较安全地应用于合并有糖尿病、慢性阻塞性肺疾病及外周血管疾病的高血压患者。

β受体阻滞药与长效二氢吡啶类CCB合用，是目前推荐的降压药物联合方案之一。高血压合并冠心病的患者应联合使用β受体阻滞药和ACEI（或ARB），合并慢性心力衰竭（HF）的患者应联合使用β受体阻滞药、利尿药和ACEI（或ARB），合并代谢综合征或易患糖尿病的患者，不推荐β受体阻滞药作为初始治疗药物，尤其应避免β受体阻滞药与大剂量噻嗪类利尿药联合使用。

二、剂量及用法

β受体阻滞药的用法与用量参见表50-1。

表50-1 β受体阻滞药的用法与用量

种类	内在拟交感活性	脂溶性	扩张外周血管	口服剂量范围
卡替洛尔	+	低	0	2.5～20mg，1～2次/日
纳多洛尔	0	低	0	40～320mg，1次/日
喷布洛尔	+	中	0	20～80mg，1～2次/日
吲哚洛尔	++	高	0	10～40mg，2次/日
普萘洛尔	0	高	0	40～180mg，2次/日
索他洛尔	0	低	0	40～160mg，2次/日
噻吗洛尔	0	高	0	5～40mg，2次/日
美托洛尔	0	高	0	50～100mg，1～2次/日
醋丁洛尔	+	中	0	200～800mg，1～2次/日
阿替洛尔	0	低	0	25～100mg，1次/日
倍他洛尔	0	中	0	5～20mg，1次/日
比索洛尔	0	中	0	2.5～10mg，1次/日
塞利洛尔	+	中	+	200～600mg，1次/日
艾司洛尔	0	低	0	只能静脉给药
萘比洛尔	+	0	+	2.5～10.0mg，1次/日
卡维地洛	0	中	+	3.125～50mg，2次/日
拉贝洛尔	+	低	+	200～800mg，2次/日
阿罗洛尔	0	中	+	5～15mg，2次/日

+：作用强度；0：无作用

三、不良反应

总体而言，β受体阻滞药耐受较好，但也可发生一些严重不良反应，尤见于大剂量应用时。

1. 循环系统

β受体阻滞药减慢心率、减慢传导和增加房室结不应期，可造成严重心动过缓和房室传导阻滞。

变异型心绞痛患者可出现心绞痛加重，系因冠状动脉痉挛加重所致。严重心功能不全初期，应自小剂量开始使用β受体阻滞药，逐渐加量，达到目标剂量后继续维持治疗。

2. 对血糖的影响

应用后可掩盖震颤、心动过速的低血糖症状，但低血糖的其他症状（如出汗）依然存在。非选择性β受体阻滞药可增加新发糖尿病的发生率，这可能与β受体阻滞药减少肌肉组织对葡萄糖的利用、诱发或加重胰岛素抵抗有关。选择性β₁受体阻滞药如美托洛尔、比索洛尔和卡维地洛，影响血糖作用可能较轻，卡维地洛还可减少心力衰竭患者的新发糖尿病比例。

3. 对血脂的影响

β受体阻滞药影响脂代谢，延长了三酰甘油（TG）的清除时间，使TG水平升高，同时降低肝产生高密度脂蛋白（HDL）。而兼有α、β受体阻滞作用的拉贝洛尔对脂代谢无影响。

4. 呼吸系统

偶见支气管痉挛、喘息。无选择性β受体阻滞药禁用于哮喘或支气管痉挛性慢性阻塞性肺疾病（COPD）患者。但COPD不是心脏选择性β₁受体阻滞药的禁忌证，短期应用不会恶化COPD患者的症状，也不会使住院人数及死亡率增加，使用β受体阻滞药利大于弊。故COPD并非禁忌证，除非有严重的反应性气道疾病。

5. 外周血管痉挛

β受体阻滞药阻断血管β₂受体，α受体失去β₂受体拮抗从而减少组织血流，可出现肢端发冷、雷诺综合征，伴严重外周血管疾病者病情恶化等。然而，对有外周血管疾病的冠心病患者而言，β受体阻滞药的临床益处更为重要。应用选择性β₁受体阻滞药和具有ISA药物者则不良反应会少一些。

6. 中枢神经系统

脂溶性高的β受体阻滞药如普萘洛尔可引起中枢神经系统不良反应，包括疲劳、头痛、睡眠紊乱、失眠、多梦以及压抑等，因为它们较易透过血脑屏障。患者的疲劳可能与骨骼肌血流减少有关，也可能与中枢作用有关。

7. 性功能

一些患者可出现或加重性功能障碍。

8. 停药综合征

长期治疗后突然停药可发生反跳现象，即原有的症状加重或出现新的表现，表现为心绞痛加剧、高血压和心律失常，伴头痛、焦虑等，称之为撤药综合征，与长期治疗中 β 受体敏感性上调有关。突然撤除 β 受体阻滞药是危险的，特别在高危患者，可能会使慢性 HF 病情恶化并增加心肌梗死和猝死的危险。因此，如需停药，应逐步撤药，整个撤药过程至少 2 周，每 2～3 天剂量减半，停药前最后的剂量至少给 4 天。一旦发生停药综合征，要立即给予原先使用过的 β 受体阻滞药，剂量可比停药前的剂量小一些，并根据临床表现给予相应处理。若手术前要停用本品，必须至少在 48h 前，除非有特殊情况，如毒性弥漫性甲状腺肿（Graves 病）和嗜铬细胞瘤。

四、禁忌或慎用的情况

1. 禁用于下列情形

支气管痉挛性哮喘、症状性低血压或休克、严重心动过缓（< 50 次 / 分）、二度 Ⅱ 型以上房室传导阻滞、糖尿病酮症酸中毒、严重充血性心力衰竭、变异型心绞痛等。

2. 慎用于下列情况

HF 合并显著水钠潴留需要大剂量利尿、血流动力学不稳定需要静脉使用心脏正性肌力药物、雷诺综合征、间歇性跛行等。

嗜铬细胞瘤患者，不能单独使用 β 受体阻滞药，应与 α 受体阻滞药合用，以防病情恶化或诱发急性 HF。

根据 COMMIT（氯吡格雷和美托洛尔心肌梗死试验）/CCS-2（第二个中国心脏研究）的结果显示，心肌梗死早期静脉注射 β 受体阻滞药没有改善患者的预后，反而增加了某些患者（包括年龄较大、存在低血压、心率较快或 Killip 分级大于 1 级者）的心脏事件风险。2007 年美国 ACC/AHA 建议 STEMI 患者口服 β 受体阻滞药为 Ⅰ 类推荐；但是对于一些特殊的患者，如存在心力衰竭征象、存在心源性休克的高危因素或者存在使用 β 受体阻滞药禁忌证的患者，不建议使用。

五、高血压合并慢性心力衰竭注意事项

所有 NYHA 心功能 Ⅱ、Ⅲ 级患者病情稳定，LVEF < 40% 者，均必须应用 β 受体阻滞药，除非有禁忌证或不能耐受。病情不稳定的或 NYHA 心功能 Ⅳ 级的心力衰竭患者，一般不用 β 受体阻滞药；但 NYHA 心功能 Ⅳ 级患者，如病情已稳定，无明显液体潴留，达到干体重状态或能平卧后可开始应用。应在 ACEI 和利尿药的基础上加用 β 受体阻滞药，洋地黄亦可应用。

（1）目标剂量的确定：一般以心率为准，清晨静息心率 55～60 次 / 分（不低于 55 次 / 分）即为达到目标剂量或耐受剂量。

（2）起始和维持：需从极低剂量开始，美托洛尔缓释片 12.5mg 每日 1 次，美托洛尔 6.25mg 每日 2～3 次，比索洛尔 1.25mg 每日 1 次，或卡维地洛 3.125mg 每日 2 次。如患者能耐受前一剂量，每隔 2～4 周将剂量加倍。如在 β 受体阻滞药用药期间，心力衰竭有轻或中度加重，首先应加大利尿药用量，以达到临床稳定，仍可继续使用 β 受体阻滞药。如心力衰竭恶化较重，可酌情暂时减量或停用 β 受体阻滞药，待临床状况稳定后，再加量或继续应用，否则将增加死亡率。应尽量避免突然撤药，以免引起反跳和病情显著恶化。

（3）临床试验每日的最大剂量：美托洛尔缓释片 200mg，美托洛尔 150mg，比索洛尔 10mg，卡维地洛 50mg。

参考文献

［1］Judy WM，Cheng BS，Pharm D.Nebivolol：A Third-Generation β-Blocker for Hypertension.Clinical Therapeutics，2009，31（3）：447-462.

［2］Davidov ME，Singh SP，Vlachakis ND，et al.Bisoprolol，a once-a-day beta-blocking agent for patients with mild to moderate hypertension.Clin Cardiol，1994，17：263-268.

［3］Channaraya V，Marya RK，Somasundaram M，et al.Efficacy and tolerability of a β-1 selective β blocker，bisoprolol，as a first line antihypertensive in indian patients diagnosed with essential hypertension（BRIGHT）：an open-label，multicentric observational study.BMJ Open，2012，2（3）：e000683.

［4］Law MR，Morris JK，Wald NJ.Use of blood pressure lowering drugs in the prevention of cardiovascular disease：meta-analysis of 147 randomised trials in the context of expectations from prospective epidemiological studies.BMJ，2009，338：1665-1683.

［5］Lindholm LH，Carlberg B，Samuelsson O.Should beta blockers remain first choice in the treatment of primary hypertension？ A meta-analysis.Lancet，2005，366（9496）：1545-1553.

［6］WilliamsB，LacyPS，ThomSM，et al.Differential impact of blood pressure-lowering drugs on central aortic pressure and clinical out-comes：principal results of the Conduit Artery Function Evaluation（CAFE）study.Circulation，2006，

113（9）：1213-1225.

［7］ Ding FH，Li Y，Li LH，et al.Impact of heart rate on central he-modynamics and stroke：a meta-analysis of β -blocker trials.Am J Hypertens，2013，26（1）：118-125.

［8］ Bangalore S，Parkar S，Grossman E，et al. A meta-analysis of 94，492 patients with hypertension treated with beta blockers to determine the risk of new-onset diabetes mellitus.Am J Cardiol，2007，100（8）：1254-1262.

［9］ Kampus P，Serg M，Kals J，et al.Differential effects of nebivolol and metoprolol on central aortic pressure and left ventricular wall thickness.Hypertension，2011，57（6）：1122-1128.

（林金秀　彭　峰）

第51章 血管紧张素转化酶抑制药

第一节 概 述

血管紧张素转化酶抑制药（ACEI）化学结构见图 51-1。

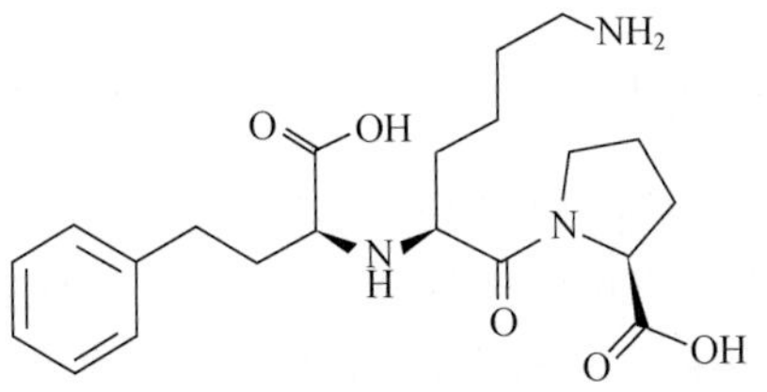

图 51-1 血管紧张素转化酶抑制药化学结构图

肾素-血管紧张素-醛固酮系统（RAAS）在高血压发生、发展中起重要作用，其中血管紧张素 II 是主要的效应肽。ACEI 抑制血管紧张素 I 转化为血管紧张素 II，不灭活缓激肽，产生降压效应。机制如下：①抑制循环中 RAAS；②抑制组织中的 RAAS；③减少神经末梢去甲肾上腺素的释放；④减少内皮细胞形成内皮素；⑤增加缓激肽和扩血管性前列腺素的形成；⑥醛固酮分泌减少和（或）肾血流量增加，以减少钠潴留。

过去 10 年中获得的大量循证医学证据充分证明了 ACEI 治疗心血管病的价值。ACEI 已被推荐用于高血压、心力衰竭、冠心病、心肌梗死的治疗及高危人群的二级预防，并写入国内外指南之中。但是，在临床实践与指南之间仍存在不小的差距。在指南明确列为 I 类适应证的情况下，ACEI 在日常临床实践中应用仍远远不够，且剂量不足。

第二节 药理学

一、定义

ACEI 是通过竞争性地抑制血管紧张素转化酶（ACE）而发挥作用的一类药物。ACE 是一种非特异的酶，除可使血管紧张素 I（Ang I）转化成血管紧张素 II（Ang II）外，还催化缓激肽等肽类扩血管物质的降解。因此，在 ACE 的作用下，循环和组织中的 Ang II 浓度增高、缓激肽水平降低。

Ang II 的作用非常广泛，包括收缩血管，刺激去甲肾上腺素、肾上腺素、醛固酮、加压素、内皮素 -1 和促肾上腺皮质激素等的释放，增加交感神经活性，刺激血小板黏附和聚集，增加黏附分子（如 P- 选择素）、趋化蛋白、细胞因子（如白介素 -6）和纤溶酶原激活剂抑制物 -1（PAI-1）的表达，抑制内皮细胞的一氧化氮合酶，促进心肌细胞肥大，刺激血管平滑肌细胞移行和增生，增加细胞外基质蛋白及金属蛋白酶的合成，增加多种生长因子的生成，加速动脉粥样硬化等。

二、分类

ACEI 可根据其与 ACE 分子表面锌原子相结合的活性基团而分成巯基类、羧基类和膦酸基类等三类（表 51-1）。

表 51-1 常用 ACEI 的药理学特性

药物	半衰期（h）	经肾排泄（%）	剂量及标准给药方法	肾衰竭时的剂量及给药方法[a]
巯基类				
卡托普利	2	95	12.5～100mg，3 次/日	6.25～12.5mg，3 次/日
佐芬普利	4.5	60	7.5～30mg，2 次/日	7.5～30mg，2 次/日
羧基类				
贝那普利	11	88	5～40mg，1 次/日[b]	2.5～20mg，1 次/日[b]
西拉普利	10	80	1.25～5mg，1 次/日	0.5～2.5mg，1 次/日

（续表）

药物	半衰期（h）	经肾排泄（%）	剂量及标准给药方法	肾衰竭时的剂量及给药方法[a]
依那普利	11	88	5～40mg，1次/日[b]	2.5～20mg，1次/日[b]
咪达普利	8		2.5～10mg，1次/日	1.25～5mg，1次/日
赖诺普利	12	70	5～40mg，1次/日	2.5～20mg，1次/日
培哚普利	3～10	75	4～8mg，1次/日	1～2mg，1次/日
喹那普利	2～4	75	10～40mg，1次/日[b]	2.5～5mg，1次/日[b]
雷米普利	13～17	60	2.5～10mg，1次/日[b]	1.25～5mg，1次/日[b]
螺普利	1.6	50	3～6mg，1次/日	3～6mg，1次/日
群多普利	16～24	33	1～4mg，1次/日[b]	0.5～1mg，1次/日[b]
膦酸基类				
福辛普利	12	50	10～40mg，1次/日	10～40mg，1次/日

[a]：肌酐清除率（CrCl）= 10～30ml/min 时

[b]：也可将每日剂量等分成 2 次服用

三、药代动力学特点

各种 ACEI 的吸收率变化很大（25%～75%），食物不影响吸收，或可减慢吸收速率，但不影响吸收量；口服后血药浓度达峰时间为 1～10h。大多数 ACEI 及其代谢产物主要经肾排泄，故肾功能异常时（肌酐清除率≤ 30ml/min）需要调小剂量；福辛普利、佐芬普利和螺普利平衡地经肝和肾排泄，肾功能异常时一般无需调整剂量。表 51-1 中的半衰期数据仅供参考，因为文献中有不同报道，且 ACEI 吸收后与组织 ACE 结合，以后又可逐渐脱离出来，形成较长的终末相半衰期。

依那普利、贝那普利、福辛普利、培哚普利、雷米普利等都是长效的。卡托普利为短效 ACEI，多在血压增高时为了较快降低血压使用，长期服用需 1 天 2～3 次。

四、作用机制

ACEI 能竞争性地阻断 Ang Ⅰ 转化为 Ang Ⅱ，从而降低循环和局部的 Ang Ⅱ 水平。ACEI 可增高缓激肽（BK）的水平，增加一氧化氮和有血管活性的前列腺素（前列环素和前列腺素 E_2）的释放。ACEI 还能阻断血管紧张素 1-7 的降解，使其水平增加，从而通过加强刺激血管紧张素 1-7 受体，进一步起到扩张血管及抗增生作用（图 51-2）。

各种 ACEI 制剂的作用机制相同，故在总体上可能具有类效应。但是各种制剂与组织中 ACE 结合的结合力不同、药代动力学特性也有差别，因此有人认为会导致组织浓度的明显差异和不同的临床效果。但是，这些差异的临床相关性还没有得到证实，对 ACEI 制剂的选择和剂量应当以临床试验结果为基础。

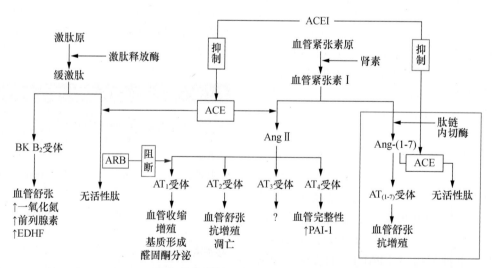

图 51-2 ACEI 同时作用于 RAS 和胰舒血管素–激肽系统（KKS）发挥双系统保护作用。ACEI 可同时作用于 RAAS 和 KKS。ACEI 可直接抑制 ACE，减少缓激肽的降解，使得体内缓激肽水平升高，从而增加一氧化氮、前列腺素、内皮源性超极化因子（EDHF），促使血管舒张；其次，抑制 ACE 还可阻断血管紧张素 Ⅰ 转化为血管紧张素 Ⅱ，减少血管紧张素 Ⅱ 与受体结合后所产生的血管收缩、增殖等作用；此外，还可降低 Ang-（1-7）的降解，使得 Ang-（1-7）水平升高，达到血管舒张、抗增殖的作用

五、ACEI 的作用

1. 血流动力学作用

ACEI 降低总体外周血管阻力，促进尿钠排泄，但是对心率几乎无影响。在血压正常人群和无慢性心力衰竭的高血压患者中，ACEI 对心排血量或肺毛细血管楔压几乎没有影响。ACEI 能逆转高血压患者的心脏肥厚，改善血压正常的冠心病患者、高血压、2 型糖尿病和心力衰竭患者的内皮功能异常。

在慢性心力衰竭患者中，ACEI 可诱导静脉和动脉的血管舒张。静脉舒张可增加外周静脉容量，降低右心房压力、肺动脉压力、毛细血管楔压，以及左心室充盈容量和压力，从而迅速减轻肺充血；动脉舒张则减少外周血管阻力，并增加心排血量。

2. 神经激素作用

短期应用 ACEI 治疗会伴随 Ang Ⅱ 和醛固酮水平的下降，降低血浆肾上腺素、去甲肾上腺素和垂体后叶素的水平。长期应用 ACEI 时，由于通过非血管紧张素介导的替代途径（例如糜酶）被激活，Ang Ⅱ 和醛固酮水平有恢复至治疗前的趋势（醛固酮"逃逸"现象）。另一方面，ACEI 能增加缓激肽、血管紧张素 1-7、前列环素和一氧化氮的水平，这可部分解释其扩张血管、抗血栓以及抗增生作用的持续存在。

3. 抗增生作用

ACEI 有抗增生作用（减轻血管和心脏的肥厚以及细胞外基质的增生），还可以减轻心肌梗死后的心室重构。ACEI 逆转心室重构主要通过以下机制：降低心室前、后负荷，抑制 Ang Ⅱ 的增生作用和交感神经活性，抑制醛固酮诱导的心脏肥厚、间质和血管周围纤维化。对肥厚的心脏，ACEI 可以减轻肥厚程度，并改善舒张功能。ACEI 还能够预防压力负荷过重心脏的心肌细胞凋亡。

4. 对胰岛素作用

ACEI 能用于治疗胰岛素依赖或非依赖性高血压糖尿病患者，已发现卡托普利可增加胰岛素敏感性，但其临床意义尚未确定。

5. 对肾的作用

ACEI 能降低肾血管阻力，增加肾血流，促进钠和水的排泄。其扩张肾小球出球小动脉的作用超过扩张入球小动脉的作用，因此肾小球滤过率保持不变或者轻度下降。有几项研究证实卡托普利、赖诺普利、培多普利及雷米普利均可降低高血压患者及正常血压而有糖尿病肾病患者的微量蛋白尿。ACEI 能减缓此种患者肌酐清除率的下降。长期的临床试验亦显示可使糖尿病患者减缓慢性肾衰竭的进展。ACEI 能够预防糖尿病患者微量白蛋白尿进展成为大量蛋白尿并延缓肾功能损害的进展，对各种非糖尿病肾病患者也有类似作用。

6. 对纤维蛋白溶解平衡的影响

ACEI 能降低 PAI-1 的浓度以及 PAI-1 与组织纤溶酶原激活剂的摩尔比值，增加一氧化氮和前列环素的生成，拮抗 Ang Ⅱ 诱导的血小板凝集。

7. 其他作用

在动物模型中，ACEI 能延缓动脉粥样硬化的进展，使血管平滑肌细胞的迁移与增生下降，炎症细胞的积聚与活性下降，氧化应激减轻，内皮功能改善。

随机临床试验显示，ACEI 能降低左心室功能异常或慢性心力衰竭患者的病死率和复发性心肌梗死危险。在心脏后果预防评估研究（HOPE）中[2]，雷米普利能够降低心血管病高危患者的死亡率和病残率。HOPE 和抗高血压及降脂治疗预防心肌梗死试验（ALLHAT）等研究还显示[3]，ACEI 可减少新发糖尿病。近年来有专家对一些随机临床试验的患者在试验结束后继续进行随访，发现 ACEI 减少临床终点事件的效益可以维持多年，绝对效益还有增大的趋势[4-6]。

六、不良反应

大多数患者对 ACEI 耐受良好，但也可发生几种不良反应。

1. 咳嗽

咳嗽最常见，国外临床试验中 5% ～ 10% 的患者发生干咳，国内患者咳嗽的发生率可能更高一些，但常与肺部充血或伴随的疾病如呼吸道疾病难以区别。咳嗽并非剂量依赖性，通常发生在用药 1 周至数月之内，程度不一，夜间更为多见。咳嗽较重的患者有时需要停药，停药后干咳一般在 1 周内基本消失。

2. 低血压

低血压常见，多数无症状。少数患者发生有症状的低血压，特别是在首剂给药或加量之后。低血压最常见于使用大剂量利尿药后、低钠状态、慢性心力衰竭等高血浆肾素活性的患者。

3. 高钾血症

ACEI 抑制醛固酮分泌，可使血钾浓度升高，较常见于慢性心力衰竭、老年、肾功能受损、糖尿病、补充钾盐或合用保钾利尿药、肝素或非甾体抗炎药的患者。

4. 急性肾衰竭

ACEI 用药最初 2 个月可增加血尿素氮或肌酐水平，升幅 < 30% 为预期反应，可继续治疗；肌酐上升过高（升幅 > 30% ~ 50%）为异常反应，提示肾缺血，应停药，寻找缺血病因并设法排除，待肌酐正常后再用[7]。肾功能异常患者使用 ACEI，以选择经肝肾双通道排泄的 ACEI 为好。肌酐 > 265 μmol/L（3mg/dl）的患者宜慎用 ACEI。

急性肾衰竭多发生于心力衰竭患者过度利尿、血容量低下、低钠血症、双侧肾动脉狭窄、孤立肾而肾动脉狭窄以及移植肾。老年心力衰竭患者以及原有肾损害的患者特别需要加强监测。

5. 蛋白尿

ACEI 对肾病伴有蛋白尿，例如糖尿病性肾病具有明显的肾保护作用，可改善肾小球内高压、高灌注和高滤过，可减少蛋白尿；但 ACEI 也可引起蛋白尿。

6. 血管性水肿

罕见，但有致命危险。症状不一，从轻度胃肠功能紊乱（恶心、呕吐、腹泻、肠绞痛）到发生喉头水肿而呼吸困难及死亡，多发生在治疗第 1 个月内。停用 ACEI 后几小时内消失。

7. 胎儿畸形

妊娠中晚期孕妇服用 ACEI 可引起胎儿畸形，包括羊水过少、肺发育不良、胎儿生长延缓、肾发育障碍、新生儿无尿及新生儿死亡等。新近报道提示，妊娠前 3 个月中服用 ACEI 也有可能引起胎儿畸形[8]。

七、禁忌证

血管性水肿、ACEI 过敏、妊娠和双侧肾动脉狭窄为 ACEI 绝对禁忌证。

育龄妇女可以使用 ACEI，但一旦怀疑妊娠或诊断妊娠即应停用。

ACEI 治疗期间发生低血压（收缩压 < 90mmHg，1mmHg = 0.133kPa）时，若患者无症状仍可使用。

血钾升高到 > 6.0mmol/L，或者血肌酐增加 > 50% 或高于 265 μmol/L（3mg/dl）时应停用 ACEI。轻度肾功能不全（肌酐 < 265 μmol/L）、轻度高钾血症（血钾 ≤ 6.0mmol/L）或相对低血压（收缩压低至 90mmHg）不是 ACEI 治疗的禁忌证，但应注意监测肾功能。

左心室流出道梗阻（如主动脉瓣狭窄及梗阻性肥厚型心肌病）的患者不宜使用 ACEI。

八、药物相互作用

1. 不利的药物相互作用

抗酸药物可降低 ACEI 生物利用度，非甾体抗炎药可减少 ACEI 的血管扩张效应。保钾利尿药、钾盐或高钾的低盐替代品可加重 ACEI 引起的高钾血症，故应避免此类组合。但 ACEI 与螺内酯合用对严重心力衰竭治疗有益，需临床紧密监测。ACEI 可增加血浆地高辛浓度或血钾水平；与促红细胞生成素并用时，可能影响促红细胞生成疗效。

有研究显示，心力衰竭患者同时服用水杨酸盐会降低 ACEI 的有效性，但也有汇总分析表明阿司匹林并不减少 ACEI 效益。大多数专家认为，在急性心肌梗死（AMI）、慢性冠心病和缺血性心肌病所致心力衰竭等患者中，联合使用 ACEI 和阿司匹林的总获益远远超过单独使用其中一种药物。

2. 有利的药物相互作用

ACEI 常与其他降压药物联用治疗高血压，尤其是与噻嗪类利尿药联用，除增强降压效果外，还可减少利尿药引起的高肾素血症以及对血尿酸及血糖的不良影响，而排钾利尿药则可拮抗 ACEI 的高钾倾向。ACEI 与二氢吡啶类钙通道阻滞药联用治疗高血压，可加强降压作用并增加抗动脉粥样硬化和靶器官保护作用。治疗慢性心力衰竭时，ACEI 和 β 受体阻滞药有协同作用。

第三节　临床疗效与实际应用

ACEI 在多种心血管疾病中的效益和临床适应证已经明确。ACEI 适用于包括慢性肾病（需除外严重肾功能不全）、慢性心力衰竭、无症状的左心室功能异常、急性心肌梗死、高血压和心血管病事件的高危患者。上述疾病的患者如合并糖尿病，则获益将更多。服用 ACEI 的一般建议为注意监测血压、血钾、肾功能和血清肌酐，从小剂量开始、逐渐上调剂量，血压较低或心力衰竭的患者须尤其注意；个别人，特别是老年人，第一次服药剂量过大可能引起"首剂低血压"反应。

一、循证医学证据

第二次瑞典老年高血压试验（STOP-2）[9]平均随访 5 年结果显示，与传统药物组相比，ACEI 组各项终点事件的发生率差异均无统计学意义；与钙通道阻滞药组相比，ACEI组的主要终点事件和主要心血管病事件发生率相似，但心肌梗死及心力衰竭发生率显著降低。卡托普利预防研究（CAPPP）和ALLHAT试验也显示，ACEI、利尿药或钙通道阻滞药长期治疗能同等程度地降低主要终点事件和死亡率[3, 10-11]。

第二次澳大利亚血压研究（ANBP-2）[12]入选6083名老年高血压患者，依那普利治疗平均4.1年后死亡或心血管病终点事件的发生率比利尿药降低11%。培哚普利预防卒中复发研究（PROGRESS）[13]入选6105名有卒中或者短暂性脑缺血发作病史的高血压和非高血压患者，结果显示培哚普利和吲达帕胺的联合治疗能显著降低卒中的发生率。

降压治疗试验协作组的汇总分析共列入29项试验、162 341名患者的资料，比较了不同类别降压药物对主要心血管病事件的影响[14]。与安慰剂组相比，ACEI治疗使高血压患者的卒中发生率降低28%，冠心病事件发生率降低20%，心力衰竭发生率降低18%，主要心血管病事件发生率降低22%，心血管病死亡率降低20%，总死亡率降低18%，差别均非常显著。以ACEI、钙通道阻滞药或利尿药、β受体阻滞药为基础的治疗方案，在降低主要心血管病事件方面差异无统计学意义。

2006年发表的一项汇总分析提示[15]，ACEI预防卒中的效益不如利尿药、β受体阻滞药，相对危险增加10%。另有作者汇总分析28项试验、179 112名患者的资料[16]，发现ACEI预防冠心病事件的效益优于钙通道阻滞药，而钙通道阻滞药预防卒中优于ACEI。但是，降低血压仍然是减少冠心病事件和卒中的关键。

二、ACEI用于高血压患者的建议——Ⅰ类适应证

ACEI用于高血压患者的Ⅰ类适应证包括：
（1）控制血压（证据水平A）。
（2）伴有心力衰竭、左心室收缩功能异常、糖尿病、慢性肾病、心肌梗死或卒中病史，或冠心病高危患者（证据水平A）。

治疗高血压可采用ACEI或ARB、钙通道阻滞药、利尿药、β受体阻滞药，长期使用这些药物治疗能减少心血管病事件。许多临床试验显示，血压降低的水平可能比采用哪一类特定药物更为重要，许多患者需要联合用药才能控制血压。

根据高血压、心力衰竭、心肌梗死等领域中的临床研究结果，高血压患者可以根据各自的临床特

点来选择降压药物。在美国的高血压指南（JNC-7）中，提出了考虑优先使用某些类别降压药物的六种强适应证，包括心力衰竭、心肌梗死后、高危冠心病、糖尿病、慢性肾病和预防卒中再发；ACEI是适用于全部六种强适应证的唯一的降压药物[55]（图51-2）。

表51-2　ACEI囊括全部六项强适应证

	利尿药	β受体阻滞药	ACEI	ARB	钙通道阻滞药	醛固酮受体拮抗药
心力衰竭	●	●	●	●		●
心肌梗死后		●	●	●		●
冠心病高危	●	●	●		●	
糖尿病	●	●	●	●	●	
慢性肾病			●	●		
预防再发卒中	●		●			

三、ACEI与其他降压药的联合应用

联合用药的方法：两药联合时，降压作用机制应具有互补性，因此，具有相加的降压作用，并可互相抵消或减轻不良反应。联合用药方案推荐见表51-3。

表51-3　联合治疗方案推荐参考

优先推荐	一般推荐	不常规推荐
ACEI/ARB＋D-CCB	利尿药＋β受体阻滞药	ACEI＋β受体阻滞药
ACEI/ARB＋噻嗪类利尿药	α受体阻滞药＋β受体阻滞药	ARB＋β受体阻滞药
D-CCB＋噻嗪类利尿药	D-CCB＋保钾利尿药	ACEI＋ARB
D-CCB＋β受体阻滞药	噻嗪类利尿药＋保钾利尿药	中枢作用药＋β受体阻滞药

ACEI：血管紧张素转化酶抑制药；ARB：血管紧张素受体拮抗药；
D-CCB：二氢吡啶类钙通道阻滞药

1. ACEI＋二氢吡啶类钙通道阻滞药

前者通过阻断RAAS，既扩张动药，又扩张静脉；后者具有直接扩张动脉的作用，故两药有协同降压作用。二氢吡啶类钙通道阻滞药常见产生的踝部水肿，可被ACEI或ARB消除。CHIEF研究表明，小剂量长效二氢吡啶类钙通道阻滞药加ARB初始联合治疗高血压患者，可明显提高血压控制率。此外，ACEI也可部分阻断钙通道阻滞药所致反射性交感神经张力增加和心率加快的不良反应。

益格鲁-斯堪的纳维亚心脏结果试验的降压部分研究（ASCOT-BPLA）[17]显示，与阿替洛尔-苄氟噻嗪组合相比，氨氯地平-培哚普利组合虽然未能显著减少主要终点事件（冠心病死亡或非致死性心肌梗死），但可使总死亡率降低11%，心血管病死亡率降低24%，卒中减少23%，新发糖尿病减少30%。在国际维拉帕米-群多普利研究（INVEST）[18]中，与单用阿替洛尔相比，单用维拉帕米、加用群多普利2mg/d和4mg/d的患者新发生糖尿病的危险比分别为0.95、0.86和0.77，表明维拉帕米-群多普利组合能减少新发糖尿病。这些研究提示，ACEI和钙通道阻滞药合用可能是一种较好的降压药物联用方案。2009年Schmieder[19]等的研究再次证明了这一点。

2. ACEI＋噻嗪类利尿药

利尿药的不良反应是激活RAAS，可造成一些不利于降低血压的负面作用。而与ACEI合用则抵消此不利因素。此外，ACEI由于可使血钾水平略有上升，从而能防止噻嗪类利尿药长期应用所致的低血钾等不良反应。ACEI加噻嗪类利尿药联合治疗有协同作用，有利于改善降压效果[20]。

2008年Jamerson等[21]将11 506名心血管事件高危的高血压患者随机分为两组。分别给予贝那普利＋氨氯地平和贝那普利＋氢氯噻嗪，随访观察3年两组高血压患者的血压控制率均为80%左右，且心脑血管事件均明显下降。

3. ACEI＋CCB＋利尿药

三药联合的方案：在两药联合方式中加上另一种降压药物便构成三药联合方案，其中ACEI（或ARB）＋二氢吡啶类钙通道阻滞药＋噻嗪类利尿药组成的联合方案最为常用[22]。

四、ACEI在特殊高血压人群中的应用

1. 儿童高血压

儿童高血压与成年后高血压密切相关，防治高血压应当从儿童期开始。儿童高血压通常没有不适感觉，除非定期体检，否则不易发现。对儿童高血压应该早发现、早诊断、早治疗[23]。儿童体检必须选择合适的袖带才能准确测量儿童的血压。

导致儿童原发性高血压的主要危险因素是肥胖[24]。50%以上的儿童高血压伴有肥胖。肥胖儿童患高血压的风险是正常体重儿童的6倍，儿童肥胖除影响儿童健康，还延续到成人，是高血压、糖尿病、冠心病发病的危险因素。治疗重在生活方式改善，对于生活方式改善后血压仍高者，从预防靶器官损害的角度出发，应该开始服用降压药。考虑到降压药物对儿童生长发育的影响，要从小剂量药物开始。ACEI适用于高肾素性高血压，对正常肾素性和低肾素性高血压也有效，因可增加肾血流量，也适用于肾衰竭的患儿，降压作用迅速，可用于高血压急症的治疗，与利尿药合用效果更好，代表药物为卡托普利、依那普利。

2. 围术期高血压

血压升高是非心脏外科手术前的患者最常见的健康问题，总体发生率为20.25%，众多研究显示1级和2级高血压（＜180/110mmHg）并不是围术期心血管并发症的独立危险因素。

围术期高血压是指外科手术住院期间（包括术前、术中和术后，一般3～4天）伴发的急性血压增高（收缩压、舒张压或平均动脉压超过基线20%以上）。术后高血压常开始于术后10～20min，可能持续4h。如果不及时治疗，患者易发生出血、脑血管意外和心肌梗死。在围术期中出现短时间血压增高，并超过180/110mmHg时称为围术期高血压危象，其发生率为4%～35%。既往有高血压病史特别是舒张压超过110mmHg者易发生围术期血压波动。易发生高血压的手术类型有：颈动脉、腹部主动脉、外周血管、腹腔和胸腔手术。严重高血压易发生在以下手术过程中：心脏，大血管（颈动脉内膜剥脱术、主动脉手术），神经系统头颈部手术，此外还有肾移植以及大的创伤等（烧伤或头部创伤）。围术期高血压药物的使用见表51-4和表51-5。

表51-4　抗高血压药物的围术期使用

药物	围术期使用	注释
ACEI/ARB	最后剂量在术前1天给予	患者容量正常后再次谨慎地开始使用ACEI/ARB
CCB	—	在冠心病中地尔硫䓬有效，室上速中维拉帕米有效
β受体阻滞药	从低剂量并在术前开始，在患者血压、心率允许情况下逐渐上调剂量	中危和低危患者慎用
利尿药	不在手术当天使用	注意可能的低血钾，容量缺失
可乐定	持续原剂量	撤药可能引起血压反跳
艾司洛尔	—	可能引起心动过缓和肺水肿
拉贝洛尔	—	可能引起心动过缓，心脏传导阻滞，以及延迟的低血压

表 51-5	抗高血压药物的初始剂量
药物	**注释**
依那普利	间断静脉：0.625～1.25mg（如果有高钠血症、可能的容量缺失、联合使用利尿药治疗或肾衰竭时应使用低剂量），给药时间超过 5min，然后每隔 4～6h 加倍直至达到所需，单剂最大剂量 1.25～5mg、出现毒性，或 24h 内累积剂量 20mg
艾司洛尔	静脉泵入：250～500μg/（kg·min），随后 50～100μg/（kg·min）泵入4min，然后按照同样的顺序逐步加量直到要求的效应、最大剂量 300μg/（kg·min），或出现毒性
肼屈嗪	间断静脉：每20～60min，3～20mg缓慢静脉输入
拉贝洛尔	间断静脉：20mg超过2min给药，然后以 10min 间隔加倍直到要求的反应，单剂量最大 80mg，或最大累积剂量 300mg
硝酸甘油	静脉泵入：最初 5μg/min，然后每 3～5min 逐步增加 5μg/min 剂量，直到出现要求的反应或毒性
硝普钠	静脉泵入：初始 0.25～0.5μg/（kg·min），然后每 12min 逐步加量直到出现要求的反应，最大剂量 10μg/（kg·min）或出现毒性

五、ACEI 在心力衰竭中的应用

（一）慢性收缩性心力衰竭

心力衰竭是由于任何原因的初始心肌损伤（如心肌梗死、炎症或血流动力学负荷过重），引起心肌结构和功能的变化以及心肌重构，最后导致心室射血和（或）充盈功能低下，在临床上表现为收缩性和（或）舒张性心力衰竭。实验研究表明，慢性收缩性心力衰竭（以下简称心力衰竭）时，肾素-血管紧张素系统的各个组分在心肌的表达均有增加，在心肌重构中起重要作用。ACEI 是第一类证实能降低心力衰竭患者死亡率的药物，是治疗心力衰竭的基石[25-27]。美国心脏病学会和美国心脏协会（ACC/AHA）的新版指南，根据疾病的发生和发展过程（从有心力衰竭高危因素、有结构性心脏病、出现心力衰竭症状到难治性心力衰竭），将心力衰竭分成 A、B、C、D 四个阶段，ACEI 是唯一的在每个阶段都推荐应用的药物[27]。所有 LVEF < 45% 的左心室收缩功能异常患者（不论有或无心力衰竭症状），都有可能通过 ACEI 长期治疗得到降低死亡率、减少再住院率和减慢心力衰竭进展的临床效益。

1. ACEI 用于心力衰竭患者的建议

（1）Ⅰ类适应证：①所有左心室收缩功能异常的有症状心力衰竭患者（证据水平 A）；②心肌梗死后左心室收缩功能异常的患者（证据水平 A）；③其他左心室收缩功能异常的患者（证据水平 A）。

（2）Ⅱa 类适应证：①有心力衰竭高发危险的患者（证据水平 A）；②舒张性心力衰竭（证据水平 C）。

说明：①所有慢性收缩性心力衰竭患者，包括无症状的左心室收缩功能异常患者，都必须使用 ACEI，而且需要无限期地终身使用，除非有禁忌证或不能耐受；②对目前尚无心脏结构和（或）功能异常、但有心力衰竭高发危险的患者，如动脉粥样硬化性血管疾病、糖尿病或伴有其他心血管病危险因素的高血压患者，可考虑用 ACEI 来预防心力衰竭[2, 27-29]；③应该告知患者，应用 ACEI 的主要目的是减少死亡和住院；ACEI 不能明显改善症状，或在治疗数周或数月后才出现症状改善。

2. 禁忌证

（1）使用 ACEI 后曾发生血管性水肿或无尿性肾衰竭的患者、双侧肾动脉狭窄患者以及妊娠妇女，绝对禁用 ACEI。

（2）以下情况须慎用：①血肌酐显著升高（> 3mg/dl）；②高钾血症（> 5.5mmol/L）；③有症状性低血压（收缩压< 90mmHg）。这些患者应先接受其他抗心力衰竭药物治疗，待上述指标改善后再决定是否应用 ACEI。

3. 制剂和剂量

（1）制剂：ACEI 可能有类效应。然而，仍应尽量选用临床试验中证实有效的制剂。

（2）剂量：根据临床试验的结果，高剂量虽可进一步降低心力衰竭住院率，但对症状与死亡率的益处则与低、中等剂量相似[22-23]。因此在临床实践中，可根据患者的具体情况，采用临床试验中所规定的目标剂量（例如卡托普利为 50mg，3 次 / 日）或能够耐受的最大剂量。

4. 给药方法

（1）ACEI 应尽早开始使用。一旦诊断明确，确定无禁忌证后，即应给药。

（2）从小剂量开始，逐步上调剂量，每 1～2 周将剂量加倍。无症状左心室功能异常、轻度心力衰竭、高血压患者，以及住院患者，可较快上调剂量。

（3）目前或以往有液体潴留的患者，ACEI必须与利尿药合用，且ACEI起始治疗前需注意利尿药已维持在最合适剂量。如无液体潴留时亦可单独应用。

（4）ACEI一般与β受体阻滞药合用，因二者有协同作用。

（5）起始治疗后1～2周内应监测肾功能和血钾，以后定期复查。并告知患者报告可能的不良事件如咳嗽和直立性低血压症状（如视物模糊、眩晕等）。

5. ACEI与ARB的比较及合用问题

心力衰竭的实验研究表明，ACEI改善心肌重构的效益优于ARB，可能与缓激肽水平增高有关。一些临床研究比较了ACEI与ARB的效益。在以总死亡率作为主要终点的氯沙坦心力衰竭生存研究（ELETE-2）[30]和氯沙坦心肌梗死最佳治疗试验（OPTIMAL）[31]，均未能证明氯沙坦不次于卡托普利。在坎地沙坦心力衰竭降低死亡率和病残率试验的替代部分（CHARM-alternative）[32]中，对不能耐受ACEI的心力衰竭患者采用坎地沙坦治疗，使心血管病死亡或心力衰竭恶化住院率降低23%。在AMI后心力衰竭患者中进行的缬沙坦试验（VALIANT）[33]显示，缬沙坦与卡托普利有相同的降低死亡率的效益。总之，现有临床试验表明ARB不优于ACEI。因此，ACEI仍是治疗心力衰竭的首选药物。当患者不能耐受ACEI时，可用ARB代替（Ⅰ类推荐，A级证据）。ARB作为轻、中度心力衰竭患者的一线药物也是合理的（Ⅱa类推荐，A级证据）。

关于ACEI加用ARB的问题，现有临床试验的结论并不一致。在缬沙坦心力衰竭试验（Val-HeFT）[34]中，缬沙坦和ACEI合用不能降低死亡率，但使死亡和病残联合终点事件的发生率降低13%。在坎地沙坦心力衰竭试验的相加部分（CHARM-added）[35]中，坎地沙坦与ACEI合用使心血管病死亡或心力衰竭恶化住院率降低15%。在VALIANT[27]试验中，缬沙坦与卡托普利合用的效益并不优于单用其中一种药物，而不良反应却增加。因此，ARB是否能与ACEI合用以治疗心力衰竭，目前仍有争论（Ⅱb类推荐，B级证据）。AMI后并发心力衰竭的患者，不宜联合使用这两类药物。

关于ACEI、ARB与β受体阻滞药三类药物的合用问题，ELITE-2和Val-HeFT试验曾经发现，在已经使用ACEI和β受体阻滞药的患者中，加用ARB反而增高死亡率[30, 34]。但是VALIANT和CHARM试验均未重复上述发现[33, 35]。因此，这三类药物的合用问题有待进一步研究。

ACEI、ARB与醛固酮受体拮抗药三药合用会进一步增加肾功能异常和高钾血症的危险，故不推荐合用[27]。

7. 关于ACEI和β受体阻滞药的使用顺序

目前，心力衰竭的治疗一般是在ACEI的基础上加用β受体阻滞药，这是由于：①ACEI是最早被证明能降低心力衰竭病死率的药物，此后的心力衰竭临床试验，均以ACEI作为基础治疗；②ACEI既是神经内分泌抑制剂，又是血管扩张药，易于使血流动力学稳定，而能加用β受体阻滞药。但有学者认为应该首先使用β受体阻滞药。理由是：①心力衰竭时交感神经的激活早于肾素-血管紧张素系统；②轻、中度心力衰竭患者的主要死亡原因是猝死，而β受体阻滞药预防猝死的作用最强。第三次心功能不全比索洛尔研究（CIBIS Ⅲ）[36]探讨了两类药物中何者先用效益更好的问题，对1010名老年慢性心力衰竭患者随机分组，先接受比索洛尔或依那普利单药治疗6个月，然后合用这两种药物治疗，平均随访1.22年。结果显示，两组的疗效或安全性均相似。

事实上，ACEI与β受体阻滞药孰先孰后并不重要，两类药物联合使用才能取得最大效益。因此，在大多数心力衰竭患者中，没有必要改变目前先用ACEI、后用β受体阻滞药的顺序，但是β受体阻滞药不一定要等到ACEI剂量"达标"之后才开始使用。应用低、中等剂量ACEI，及早加用β受体阻滞药，既易于使患者病情稳定，又能早期发挥β受体阻滞药降低猝死的作用和两药的协同作用。在选择性的患者中，可以首先使用β受体阻滞药。

（二）无症状左心室收缩功能异常

如前所述，SOLVD-P[18]和SAVE[19]试验表明，无症状的左心室收缩功能异常患者能够在ACEI长期治疗中得到降低病残率和死亡率的效益。因此，只要没有禁忌证，就应使用ACEI。

（三）舒张性心力衰竭

采用ACEI治疗舒张性心力衰竭的随机临床研究迄今只有一项，即老年心力衰竭患者培哚普利研究（PEP-CHF）[37]。该研究入选850名≥70岁的舒张性心力衰竭患者，随机分组接受培哚普利或安慰剂治疗平均2.1年，培哚普利未能显著减少主要终点事件（死亡或心力衰竭住院），但仍有某些益处，包括显著改善心功能、增加 6min 步行距离、减少最初 1 年治疗期间的主要终点事件。ACEI 可减轻心室肥大，改善心室顺应性，同时有利于调节、逆转心力衰竭过程中神经内分泌活性的过度激活。因此，可推荐用于心室收缩功能无明显异常而有心力衰竭症状的患者。

（四）瓣膜性心脏病心力衰竭

瓣膜性心脏病患者，主要问题是瓣膜本身有机械性损害，任何内科治疗或药物均不能使其消除或缓解。因而治疗瓣膜性心脏病的关键是修复瓣膜损害[25]。

国际上较一致的意见是，有症状的瓣膜性心脏病心力衰竭（心功能 II 级及以上），以及重度主动脉瓣病变伴有晕厥或心绞痛的患者，均必须进行手术或介入治疗，因为有充分证据表明手术或介入治疗是有效和有益的，可提高长期生存率。

迄今为止，应用神经内分泌拮抗剂如 ACEI、β 受体阻滞药或醛固酮受体拮抗药治疗心力衰竭的长期临床试验，均未将瓣膜性心脏病心力衰竭患者纳入研究。因此，没有证据表明，上述治疗可以改变瓣膜性心脏病心力衰竭患者的自然病程或提高生存率，更不能用来替代已有肯定疗效的手术或介入治疗。ACEI 有血管扩张作用，应慎用于瓣膜狭窄的患者，以免引起低血压、晕厥等。

血管扩张药包括 ACEI 主要适用于慢性主动脉瓣关闭不全患者，目的是减轻后负荷、增加前向心排血量而减少瓣膜反流，可应用于：①因其他因素而不能手术的有症状的重度主动脉瓣关闭不全患者；②重度心力衰竭患者，在换瓣手术前短期治疗以改善血流动力学异常；③无症状重度主动脉瓣关闭不全患者，已有左心室扩大，而收缩功能正常，可长期应用，以延长其代偿期；④已经手术置换瓣膜，但仍有持续左心室收缩功能异常。

LVEF 正常的无症状慢性二尖瓣关闭不全患者，通常并无后负荷增加，应用降低后负荷的药物使患者长期处于低后负荷状态是否有利目前尚不清楚，因此扩血管药物仅适用于伴有高血压的患者。此外，在左心室收缩功能异常的功能性或缺血性二尖瓣关闭不全患者中，ACEI 有助于减轻反流程度[32]。

六、ACEI 在 ST 段抬高型心肌梗死（STEMI）中的应用

现有 ACEI 用于 AMI 的临床试验，主要入选了 ST 段抬高型 AMI（STEMI）患者。

1. ACEI 用于 STEMI 患者的建议

（1） I 类适应证：① AMI 最初 24h 内的高危患者（心力衰竭、左心室功能异常、无再灌注、大面积心肌梗死）（证据水平 A）；② AMI 超过 24h 的心力衰竭或无症状左心室功能异常患者（证据水平 A）；③ AMI 超过 24h 的糖尿病或其他高危患者（证据水平 A）；④所有心肌梗死后患者带药出院并长期使用（证据水平 A）。

（2） II a 类适应证：AMI 最初 24h 内的所有患者（证据水平 A）。

2. 临床应用中的几个问题

（1）尽早口服：临床研究表明，AMI 早期口服 ACEI 可降低死亡率，这种效益在 AMI 发生后最初 7 天内特别明显。因此，ACEI 应在发病 24h 内开始应用。在无禁忌证的情况下，溶栓治疗后病情稳定即可开始使用 ACEI。合并心力衰竭、左心室功能异常、心动过速或前壁心肌梗死等高危患者获益最大。

CONSENSUS-2 试验在发病第 1 天即采用静脉注射依那普利的方案，未能显示有益。因此，AMI 早期 24h 内不应静脉注射 ACEI。

（2）是否长期用药：AMI 后 ACEI 长期治疗的临床试验，入选的是合并心力衰竭或左心室收缩功能异常的患者。关于 ACEI 长期治疗对非选择性心肌梗死后患者的确切效益，目前还缺乏研究，曾经认为只有合并心力衰竭等高危患者才需长期用药[38]。但是在 HOPE 试验结果发表之后，大多数专家认为，所有 AMI 后的患者都需要长期使用 ACEI[39]。AMI 早期因各种原因而未使用 ACEI 的患者，应该带药出院并长期使用。

（3）给药方法：ACEI 治疗应从小剂量开始，逐渐增加剂量。早期干预方案通常在 24 ~ 48h 内用到足量。例如在 ISIS-4 研究中，卡托普利的用法为首剂 6.25mg，能耐受者 2h 后给 12.5mg，10 ~ 12h 后 25mg，然后 50mg，2 次 / 天，治疗 28 天。在 GISSI-3 研究中，赖诺普利首剂 5mg，24h 后再给 5mg，如能耐受，以后 10mg，1 次 / 天治疗 6 周。血压偏低者最初几天的剂量为 2.5mg/d，维持量可用 5mg/d。

后期干预方案同样采用剂量逐渐递增的方法。例如在 SAVE 研究中，卡托普利的起始剂量为 6.25 ~ 12.5mg，住院期间上调到 25mg，3 次 / 日，出院后再逐渐增加到目标剂量 50mg，3 次 / 日。在 AIRE 研究中，雷米普利起始剂量为 2.5mg，2 次 / 日，能耐受者 2 天后改为 5mg，2 次 / 日，不能耐受者用

2.5mg，2 次 / 日维持。不能耐受初始剂量 2.5mg 者先予 1.25mg，2 次 / 日，2 天后改为 2.5mg，2 次 / 日，最后酌情增加到 5mg，2 次 / 日。

七、ACEI 在非 ST 段抬高型心肌梗死（NSTEMI）中的应用

在 NSTEMI 患者中缺乏评价 ACEI 的随机临床试验[40]。但是大多数 AMI 试验入选了部分 NSTEMI 患者，对冠心病高危患者的二级预防研究也证实了 ACEI 的效益。因此，ACEI 适用于 AMI 最初 24h 内的患者[41]。ACEI 可在急诊室内开始使用，也可稍后开始使用[42]。

ISIS-4 研究[43]的亚组分析资料显示，NSTEMI 患者未得益于短期 ACEI 治疗。但是最近 Borghi 等[44]对 SMILE 试验中的 526 名前壁 NSTEMI 患者进行了事后分析，佐芬普利组治疗 6 周使主要终点事件发生率降低 65%，1 年死亡率降低 43%，提示 NSTEMI 患者早期使用 ACEI 是有益的。

ACEI 用于 NSTEMI 患者的建议：

（1）Ⅰ类适应证：①伴有左心室收缩功能异常或慢性心力衰竭、使用硝酸甘油和 β 受体阻滞药后仍有高血压的 NSTEMI 患者（证据水平 B）；②伴有糖尿病的 NSTEMI 患者（证据水平 B）；③伴心力衰竭、左心室收缩功能异常、高血压或糖尿病的 NSTEMI 患者出院时带药及出院后长期使用（证据水平 A）。

（2）Ⅱa 类适应证：①所有 NSTEMI 患者（证据水平 B）；②所有 NSTEMI 患者出院时带药及出院后长期使用（证据水平 B）。

八、二级预防及心血管疾病高危患者

ACEI 用于慢性冠心病和其他动脉粥样硬化性血管疾病患者的建议：

（1）Ⅰ类适应证：伴有左心室收缩功能异常或有使用 ACEI 的其他适应证，如高血压、心肌梗死病史、糖尿病或慢性肾病的患者（证据水平 A）。

（2）Ⅱa 类适应证：①所有确诊的冠心病或其他动脉粥样硬化性血管疾病患者（证据水平 B）；② LVEF 正常的低危患者，若其各种心血管疾病危险因素得到良好控制、接受了当前最佳的治疗包括适当的血管重建治疗，使用 ACEI 可作为一种选择（证据水平 B）。

（3）Ⅲ类适应证：左心室功能正常患者冠状动脉旁路移植术后 7 天内（证据水平 B）。

总结与要点

血管紧张素转化酶抑制药的降压作用主要通过抑制循环和组织中 ACE，使 AT Ⅱ 生成减少，同时抑制激肽酶使缓激肽降解减少。降压起效缓慢，3 ~ 4 周时达最大作用，限制钠盐摄入或联合使用利尿药可使起效迅速、作用增强。ACEI 具有改善胰岛素抵抗和减少尿蛋白作用，对肥胖、糖尿病和心脏、肾靶器官受损的高血压患者具有相对较好的疗效，特别适用于伴有心力衰竭、心肌梗死、房颤、蛋白尿、糖耐量减退或糖尿病肾病的高血压患者。不良反应主要是刺激性干咳和血管性水肿。干咳发生率为 10% ~ 20%，可能与体内缓激肽增多有关，停用后可消失。高钾血症、妊娠妇女和双侧肾动脉狭窄患者禁用。血肌酐超过 265μmol/L（3mg/dl）的患者使用时需谨慎，应定期监测血肌酐及血钾水平。

参考文献

[1] Lopez-Sendon J，Swedberg K，McMurray J，et al. Expert consensus document on angiotensin converting enzyme inhibitors in cardiovascular disease. The Task Force on ACE-inhibitors of the European Society of Cardiology. Eur Heart J，2004，25（16）：1454-1470.

[2] The Heart Outcomes Prevention Evaluation Study Investigators. Effects of an angiotensin-converting-enzyme inhibitor，ramipril，on cardiovascular events in high-risk patients. N Engl J Med，2000，342（3）：145-153.

[3] The ALLHAT Officers and Coordinators for the ALLHAT Collaborative Research Group. Major outcomes in high-risk hypertensive patients randomized to angiotensin-converting enzyme inhibitor or calcium channel blocker vs diuretic：the Antihypertensive and Lipid-Lowering Treatment to Prevent Heart Attack Trial（ALLHAT）. JAMA，2002，288（23）：2981-2997.

[4] Liu L，for the Chinese Cardiac Study（CCS-1）Collaborative Group. Long-term mortality in patients with myocardial infarction：impact of early treatment with captopril for 4 weeks. Chin Med J，2001，114（2）：115-118.

[5] Jong P，Yusuf S，Rousseau MF，et al. Effect of enalapril on 12-year of survival and life expectancy in patients with left ventricular systolic dysfunction：a follow-up study. Lancet，2003，361（9372）：1843-1848.

[6] Bosch J，Lonn E，Pogue J，et al. Long-term effects of

ramipril on cardiovascular events and on diabetes: results of the HOPE study extension. Circulation, 2005, 112 (9): 1339-1346.

[7] 专家协作组. 血管紧张素转换酶抑制剂在肾脏病中正确应用的专家共识. 中华肾脏病杂志, 2006, 22 (1): 57-58.

[8] Cooper WO, Hernandez-Diaz S, Arbogast PG, et al. Major congenital malformations after first-trimester exposure to ACE inhibitors. N Engl J Med, 2006, 354 (23): 2443-2451.

[9] Hansson L, Linholm LH, Ekbom T, et al. Randomised trial of old and new antihypertensive drugs in elderly patients: cardiovascular mortality and morbidity the Swedish Trial in Old Patients with Hypertension-2 study. Lancet, 1999, 354 (9192): 1751-1756.

[10] Hansson L, lindholm LH, Niskanen L, et al. Effect of angiotensin-converting-enzyme inhibition compared with conventional therapy on cardiovascular morbidity and mortality in hypertension: the Captopril Prevention Project (CAPPP) randomised trial. Lancet, 1999, 353 (9153): 611-616.

[11] Leenen FH, Nwachuku CE, Black HR, et al. Clinical event in high-risk hypertensive patients randomly assigned to calcium channel blocker versus angiotensin-converting enzyme inhibitor in the Antihypertensive and Lipid-Lowering Treatment to Prevent Heart Attack Trial (ALLHAT). Hypertension, 2006, 48 (3): 374-384.

[12] Wing LMH, Reid CM. Ryan P, et al. A comparison of outcomes with angiotensin-converting-enzyme inhibitors and diuretics for hypertension in the elderly. N Engl J Med, 2003, 348 (7): 583-592.

[13] PROGRESS Collaborative Group. Randomised trial of a perindopril-based blood-pressure-lowering regimen among 6, 105 individuals with previous stroke or transient ischaemic attack. Lancet, 2001, 358 (9287): 103-1041.

[14] Turnbull F, for the Blood Pressure Lowering Treatment Trialists' Collaboration. Effects of different blood-pressure-lowering regimens on major cardiovascular events: results of prospectively-designed overviews of randomised trials. Lancet, 2003, 362 (9395): 1527-1535.

[15] Zhang H, Thijs L, Staessen JA. Blood pressure lowering for primary and secondary prevention of stroke. Hypertension, 2006, 48 (2): 187-195.

[16] Verdecchia P, Reboldi G, Angeli F, et al. Angiotensin-converting enzyme inhibitors and calcium channel blockers for coronary heart disease and stroke prevention. Hypertension, 2005, 46 (2): 386-392.

[17] Daholf B, Sever P, Poulter NR, et al. Prevention of cardiovascular events with an antihypertensive regimen of amlodipine adding perindopril as required versus atenolol adding bendroflumethiazide as required, in the Anglo-Scandinavian Cardiac Outcomes Trial-Blood Pressure Lowering Arm (ASCOT-BPLA): a multicentre randomized controlled trial. Lancet, 2005, 366 (9489): 895-906.

[18] Pepine CJ, Handberg EM, Cooper-Dehoff RM, et al. A calcium antagonist vs a non-calcium antagonist hypertension treatment strategy for patients with coronary heart disease. The International Verapamil-Trandolapril Study (INVEST): a randomized controlled trial. JAMA, 2003, 290 (21): 2805-2816.

[19] Schmieder RE, Schwertfeger M, Bramlage P. Significance of initial blood pressure and comorbidity for the efficacy of a fixed combination of an angiotensin receptor blocker and hydrochlorothiazide in clinical. Vasc Health Risk Manag, 2009, 5: 991-1000.

[20] Wang W, Ma L, Zhang Y, et al. The combination of amlodipine and angiotensin receptor blocker or diuretics in high-risk hypertensive patients: rationale, design and badeline charscteristics. J Hum Hypertens, 2011, 25: 271-277.

[21] Jamerson K, Weber MA, Bakris GL. Benazepril plus ampldipine or hydrochlorothiazide for hypertension in high-risk patients. N Engl J Med, 2008, 359 (23): 2417-2428.

[22] 中国高血压防治指南修订委员会. 中国高血压防治指南2010. 中华心血管病杂志, 2011, 39 (7): 579-615.

[23] 米杰, 王天有, 孟玲慧, 等. 中国儿童青少年血压参照标准的研制. 中国循证儿科杂志, 2010, 5: 1-14.

[24] Chen X, Wang Y. Tracking of blood pressure from childhood: a systematic review and meta-regression analysis. Circulation, 2008, 117 (25): 317-380.

[25] 中华医学会心血管病学分会, 中华心血管病杂志编辑委员会. 慢性收缩性心力衰竭治疗建议. 中华心血管病杂志, 2002, 30 (1): 7-23.

[26] Swedberg K, Leland J, Dargie H, et al. Guidelines for the diagnosis and treatment of chronic heart failure:

executive summary (update 2005). The Task Force for the Diagnosis and Treatment of Chronic Heart Failure of the European Society of Cardiology. Eur Heart J, 2005, 26 (11): 1115-1140.

[27] Hunt SA, Abraham WT, Chin MH, et al. ACC/AHA guideline update for the diagnosis and management of chronic heart failure in the adult—summary article: a report of the American College of Cardiology/American Heart Association Task Force on Practice Guidelines (Writing Committee to Update the 2001 Guidelines for the Evaluation and Management of Heart Failure). Circulation, 2005, 112 (11): 1825-1852.

[28] The European trial on reduction of cardiac events with perindopril in stable coronary artery disease investigators. Efficacy of perindopril in reduction of cardiovascular events among patients with stable coronary artery disease: randomised, double-blind, placebo-controlled, multicentre trial (the EUROPA study). Lancet, 2003, 362 (9386): 782-788.

[29] The PEACE Trial Investigators. Angiotensin-converting-enzyme inhibition in stable coronary artery disease. N Engl J Med, 2004, 351 (20): 2058-2068.

[30] Pitt B, Poole-Wilson PA, Segal R, et al. Effect of losartan compared with captopril on mortality in patients with symptomatic heart failure: randomized trial-the Losartan Heart Failure Survival Study ELITE II. Lancet, 2000, 355 (9215): 1582-1587.

[31] Dickstein K, Kjekshus J, the OPTIMAAL Steering Committee, for the OPTIMAAL Study Group. Effects of losartan and captopril on mortality and morbidity in high-risk patients after acute myocardial infarction: the OPTIMAAL randomized trial. Lancet, 2002, 360 (9335): 752-760.

[32] Granger CB, McMurray JJV, Yusuf S, et al. Effects of candesartan in patients with chronic heart failure and reduced left-ventricular systolic function intolerant to angiotensin-converting-enzyme inhibitors: the CHARM-Alternative trial. Lancet, 2003, 362 (9386): 772-776.

[33] Pfeffer MA, McMurray JJV, Velazquez EJ, et al. Valsartan, captopril, or both in myocardial infarction complicated by heart failure, left ventricular dysfunction, or both. N Engl J Med, 2003, 349 (20): 1893-1906.

[34] Cohn JN, Tognoni G, for the Valsartan Heart Failure Trial Investigators. A randomized trial of the angiotensin-receptor blocker valsartan in chronic heart failure. N Engl J Med, 2001, 345 (23): 1667-1675.

[35] McMurray JJV, Ostergren J, Swedberg K, et al. Effects of candesartan in patients with chronic heart failure and reduced left-ventricular systolic function taking angiotensin-converting-enzyme inhibitors: the CHARM-Added trial. Lancet, 2003, 362 (9386): 767-771.

[36] Willenheimer R, van Veldhuisen DJ, Silke B, et al. Effect on survival and hospitalization of initiating treatment for chronic heart failure with bisoprolol followed by enalapril, as compared with the opposite sequence: results of the randomized Cardiac Insufficiency Bisoprolol Study (CIBIS) III. Circulation, 2005, 112 (16): 2426-2435.

[37] Cleland JGF, Tendera M, Adamus J, et al. The perindopril in elderly people with chronic heart failure (PEP-CHF) study. Eur Heart J, 2006, 27 (19): 2338-2345.

[38] 中华医学会心血管病学分会, 中华心血管病杂志编辑委员会, 中国循环杂志编辑委员会. 急性心肌梗死诊断和治疗指南. 中华心血管病杂志, 2001, 29 (12): 710-725.

[39] Antman EM, Anbe DT, Armstrong PW, et al. ACC/AHA guidelines for the management of patients with ST-elevation myocardial infarction—executive summary: a report of the American College of Cardiology/American Heart Association Task Force on Practice Guidelines (Writing Committee to Revise the 1999 Guidelines for the Management of Patients with ST-Elevation Myocardial Infarction). J Am Coll Cardiol, 2004, 44 (3): 671-719.

[40] Gluckman TJ, Sachdev M, Schulman SP, et al. A simplified approach to the management of non-ST-segment elevation acute coronary syndromes. JAMA, 2005, 293 (3): 349-357.

[41] Braunwald E, Antman EM, Beasley JW, et al. ACC/AHA 2002 guideline update for the management of patients with unstable angina and non-ST-segment elevation myocardial infarction: a report of the American College of Cardiology/American Heart Association Task Force on Practice Guidelines (Committee on the Management of Patients With Unstable Angina). 2002. http: //www. acc.org/clinical/guidelines/unstable/unstable.pdf.

[42] Gibler, WB, Cannon CP, Blomkalns AL, et al. Practical implementation of the guidelines for unstable angina/non-ST-segment elevation myocardial infarction in the emergency department: a scientific statement from the American Heart Association Council on Clinical Cardiology (Subcommittee on Acute Cardiac Care),

Council on Cardiovascular Nursing, and Quality of Care and Outcomes Research Interdisciplinary Working Group, in Collaboration With the Society of Chest Pain Centers. Circulation, 2005, 111 (20): 2699-2710.

[43] Cannon CP, Braunwald E. Unstable angina and non-ST elevation myocardial infarction//Zipes DP, Libby P, Bonow RO, et al. Braunwald's Heart Disease. 7 ed. Philadelphia: Elsevier Saunders, 2005: 1243-1279.

[44] Borghi C, Bacchelli S, Esposti DD, et al. Effects of early angiotensin-converting enzyme inhibition in patients with non-ST-elevation acute anterior myocardial infarction. Am Heart J, 2006, 152 (3): 470-477.

（李冬青　赵洪涛）

第51章　血管紧张素转化酶抑制药

第52章　血管紧张素Ⅱ受体拮抗药

第一节　肾素–血管紧张素系统

一、肾素–血管紧张素系统（RAS）的生理功能

肾素由肾小球入球小动脉的近球细胞合成释放[1]，作用于肝合成的血管紧张素原（angiotensinogen），产生十肽的血管紧张素Ⅰ（angiotensinⅠ，AngⅠ），后者经血管紧张素转化酶（angiotensin converting enzyme，ACE）作用分解为血管紧张素Ⅱ（angiotensinⅡ，AngⅡ）。AngⅡ也可以由非肾素非ACE依赖的途径产生。组织纤溶蛋白激活因子、组织蛋白酶G与ACE等可将血管紧张素原直接转化为AngⅡ，而胰蛋白酶、糜酶、组织蛋白酶G则能促使AngⅠ转化为AngⅡ。

血管紧张素Ⅱ（AngⅡ）是已知的作用最强的血管收缩物质之一，几乎所有AngⅡ的生理作用均是通过细胞表面膜受体介导完成的，它通过与各种靶器官细胞膜上的特异性受体（AngⅡ受体）结合引起各种生物学效应。目前，在许多哺乳类动物的心脏中已鉴定出有高亲和力AngⅡ受体结合点。人的心脏，无论是衰竭还是正常都含有高亲和力的AngⅡ受体。

血管紧张素Ⅱ至少有四种亚型受体，即AT1、AT2、AT3、AT4，后两种的研究资料较少，其功能效应尚不清楚。AT1和AT2是均含360氨基酸的多肽，两者氨基酸序列大约有30%同源，但激活后有着根本不同的生理学效应。细胞膜表面的AT1结合位点显著多于AT2，约4:1。AngⅡ的主要生理作用和对心血管的作用是通过AT1受体（AT1-R）来

介导的。AT1可再分为AT1a和AT1b，两者有98%氨基酸的同源性。AT1b基因表达限于胎盘、肺和肝。AT1a受体基因是一个单克隆，在人类的重要器官，如脑、心脏、血管、肾均有表达。AT1受体的效应包括血管收缩、醛固酮释放、水钠潴留、体液调节、交感神经的激动、细胞的生长和增殖。AT2主要分布于人胚胎组织，少量分布于成人的心、脑、肾、肾上腺、生殖器官，其生理效应与AT1相反，有调节细胞凋亡、血管扩张、生长抑制作用。

二、肾素–血管紧张素系统在原发性高血压发病中的作用

原发性高血压表现为三种类型，即高肾素型（20%）、正常肾素型（50%）和低肾素型（30%）。高肾素型高血压患者的特点为血压升高与肾素活性有关，利尿药无效而血管紧张素转化酶抑制药（ACEI）降压作用明显；正常肾素型和低肾素型高血压主要由于醛固酮增加、水钠潴留及细胞外液容量过多所致，利尿药降压作用明显。

RAS是一种循环的内分泌系统，但随着分子生物学技术的应用，发现许多组织器官（如心脏、肾、血管壁）有独立存在的RAS。组织RAS的调节主要通过自分泌和旁分泌的方式进行。目前研究发现，循环和组织中的RAS是两个完全独立的系统，高肾素型高血压与循环中RAS的活性有关，正常肾素型和低肾素型高血压除与醛固酮增加、水钠潴留有关外，组织中RAS也起着重要的作用。

第二节　血管紧张素Ⅱ受体拮抗药的作用机制及研究进展

一、AngⅡ受体阻滞剂的作用机制

血管紧张素Ⅱ受体拮抗药（angiotensin receptor blocker，ARB）通过与组织的AT1-R结合，完全阻断AngⅡ直接收缩血管（包括非ACE途径生成的

AngⅡ）的作用，减低外周血管阻力；通过抑制醛固酮的分泌，减少肾小管的水钠重吸收，使血压下降；通过抑制AngⅡ的促血管平滑肌细胞增殖，心肌细胞的肥大作用，防止血管壁增厚和心肌肥厚。与ACEI相比，其作用选择性更强，不影响ACE

介导的激肽降解；对 AT2 效应的拮抗作用更完全，因为体内除 ACE 外，还存在着其他亦可产生 AT2 的非 ACE 酶类。它们不仅拮抗 ACE 途径产生的 Ang Ⅱ，而且对非 ACE 途径，如糜酶（chymases）产生的 Ang Ⅱ 也有拮抗作用；也能拮抗 Ang Ⅱ 的促生长作用，故能预防及逆转心血管的重构。其作用与 ACEI 相似，亦能降低慢性心力衰竭（CHF）者的病死率和再住院率。不良反应较少，不易引起咳嗽、血管神经性水肿等。可能与 ARB 较少影响缓激肽途径有关。ARB 的优点还不仅如此，它通过选择性阻断 AT1 受体介导 Ang Ⅱ 的有害效应，同时也就增加了 Ang Ⅱ 和 AT2 受体的结合，加强 Ang Ⅱ 的有益效应。AT1 受体拮抗药是至今耐受性最好的抗高血压药，副作用少，可以提高顺应性，直接增加抗高血压治疗的效果。

现有的 AT Ⅱ 受体拮抗药均系选择性 AT1 受体拮抗药（ARB），其 AT1：AT2 的作用比值在 1000 倍以上。初期的 ARB 多为肽类物质，无法口服，新近开发出一系列非肽类 ARB，目前应用于临床的有氯沙坦（losartan）、缬沙坦（valsartan）及厄贝沙坦（irbesartan）、坎地沙坦（candesartan）、替米沙坦（telmisartan）等。以前以为 ARB 与激活剂 Ang Ⅱ 竞争性抑制，是具有阻断向 AT1-R 信号传导的竞争性阻断剂。目前已经证明部分 ARB 在没有激活剂存在的情况下也有抑制受体活化的反向激动作用。

一般认为受体能够维持活化型和非活化型之间平衡的状态，具有某种自主程度的基础活性。通常的竞争性抑制剂能够竞争性抑制激动剂依赖性的受体激活，但不能抑制受体的基础活性和非激动剂依赖的受体激活。与此相反，反向激动剂不仅能抑制激动剂依赖性的受体激活，还能抑制非激动剂依赖的受体激活和受体的基础活性。反向激动剂是一种直接作用于受体并使受体处于一种非活性状态的药物。反向激动剂的概念中包括抑制非激动剂依赖的受体激活。

目前，临床上使用的各种 ARB 的人体吸收率、血浆半衰期、是否有活性代谢产物、AT1-R 的选择性、AT1-R 拮抗形式和化学结构多样性，以及引起药理学特性各异，这些因素影响着降压效果和脏器保护作用。

二、Ang Ⅱ 受体拮抗药分类

ARB 可分为三类：①二苯四咪唑类，以氯沙坦为代表，还有厄贝沙坦、坎地沙坦等；②非二苯四咪唑类，以 Arbesartan 为代表，还有 B1AR-2771 等；③非杂环类，以缬沙坦为代表。目前国内应用较多的有氯沙坦、缬沙坦、替米沙坦、厄贝沙坦，近年来，坎地沙坦及奥美沙坦也在临床应用中取得了一定的经验。

ARB 在选择方面存在着差异，氯沙坦对 AT1 受体的亲和力比对 AT2 受体的亲和力大约高 1000 倍，替米沙坦对 AT1 受体的亲和力比对 AT2 受体的亲和力大约高 3000 倍，厄贝沙坦这两种受体的亲和力差异在 8500 倍以上，坎地沙坦为 10 000 倍，对 AT1 受体亲和力最高的缬沙坦为 30 000 倍。由于不同的受体亲和力及阻滞特异性，因此不同的 ARB 临床降压效果不同。氯沙坦无剂量依赖性地使血压下降，而厄贝沙坦、坎地沙坦及缬沙坦在降压中存在随着剂量增加降压疗效增加的特点，临床治疗高血压时应当关注这个特点。

第三节　血管紧张素 Ⅱ 受体拮抗药在高血压中的应用

一、降压作用机制

AT1 受体阻滞药的降压机制包括：抑制 Ang Ⅱ 介导的血管收缩、降低外周阻力；通过直接抑制 Ang Ⅱ 介导的肾小管钠重吸收和（或）间接抑制 Ang Ⅱ 介导的醛固酮释放而抑制钠的吸收；通过压力感受器反射抑制中枢的肾素-血管紧张素系统，促进压力感受器的敏感性。通过拮抗 Ang Ⅱ 对血管交感神经的刺激作用而抑制中枢及外周神经系统；抑制 Ang Ⅱ 介导的血管重塑（增生及肥厚）。

二、临床药物应用

目前研究结果显示，高血压的发病呈现日夜节律变化。因此，认识血压的节律性变化规律及其与心脑血管事件的关系，对临床上进行高血压的治疗具有重要的指导意义。理想的降压药物，应能在 24h 内平稳降压，降低整体血压水平；显著降低患者清晨血压，阻遏清晨觉醒后的血压骤升，使高血压患者安全度过心脑血管事件高发时段；同时能够维持夜间血压适度下降，恢复正常的血压模式，有效保护靶器官功能。目前的 ARB 反映降压长效指标的谷／峰（T/P）比值均＞50%，且有较高的平滑指数，说明降压平稳，长期应用避免了血压的过度波动及过度变异造成的器官损害。因此，ARB 是抗高血压药物中符合时间治疗学的特征，具有长效、平稳及强效等特征的一类降压药物。

（一）氯沙坦

于 1994 年上市，第一个可口服并具有良好降压作用的 AT1 受体阻滞药。口服迅速吸收，受胃中食物影响较少，生物利用度 33%，口服后约有 14% 在体内代谢成其活性代谢物 EXP3174。氯沙坦及其活性代谢产物的血药浓度分别在 1h 及 3～4h 达到峰值，半衰期分别为 2h 和 6～9h。对 AT1 受体的作用活性代谢产物比氯沙坦强 10～40 倍。氯沙坦对高血压患者的收缩压、舒张压均有降压作用，服药后也不改变 24h 血压的昼夜规律，降压的谷峰比值为 60%～87%。老年患者及肾损害患者包括做血液透析的患者，不必调整起始剂量，有肝功能损害病史的患者应考虑使用较低剂量。许多观察都发现氯沙坦能促进尿酸的排泄，而这种现象在其他 ARB 中尚未观察到，氯沙坦被证实可以减少噻嗪类药物导致的高血压人群中的高尿酸血症，而且氯沙坦的利尿酸作用几乎无副作用，因为它可以同时使尿 pH 值增加[2]。氯沙坦具有独特的降尿酸作用，能够平衡小剂量利尿药对血尿酸的影响，利尿药可抑制尿酸排泄，引起血清尿酸升高，而氯沙坦与利尿药合用不仅不升高血清尿酸浓度，还具有降低尿酸的作用。同时氯沙坦还可减少利尿药造成的低血钾的出现。

近期的一项研究针对合并心房颤动（房颤）的高血压患者进行了观察，房颤患者在常规使用胺碘酮的基础上随机分为两组，分别使用氯沙坦和氨氯地平治疗。在血压控制相当的前提下，1 年后氯沙坦组房颤复发率为 12%，氨氯地平组为 35%；氯沙坦房颤再发时间为 140 天，氨氯地平组为 82 天，提示 ARB 类药物氯沙坦在房颤预防方面优于钙通道阻滞药[3]。同时研究显示，随着氯沙坦剂量的增加，房颤复发率逐渐下降，氨氯地平组则无此现象。提示氯沙坦减少房颤复发的作用具有剂量-效应关系。

LIFE 研究[4]对 9193 名合并左心室肥大（LVH）的高血压患者分别给予氯沙坦或阿替洛尔为主的治疗，平均随诊 4.8 年，在整个随访期间，两组血压均有下降，且血压平均值几乎相等（氯沙坦组收缩压略低 1.3mmHg，舒张压略高 0.4mmHg）。氯沙坦较阿替洛尔逆转 LVH 更显著（P ＜ 0.0001），一级

终点（心血管死亡、卒中、心肌梗死）发生率也显著降低（减少 13%，P = 0.021），而其中降低卒中发生率尤为显著（减少 24.9%，P = 0.001）；在单纯收缩期高血压（ISH）亚组中，卒中的危险降低达 40%（P = 0.02）；新的亚组分析又进一步发现，氯沙坦组新发房颤概率显著低于对照组（减少 33%，P ＜ 0.001），伴发的心血管事件、卒中均有显著降低。二组新发房颤患者，在随后致命或非致命性卒中发生率上较窦性心律者增加约 3 倍，但氯沙坦组卒中事件发生率较阿替洛尔组降低了 51%（P = 0.01）。对于入组时已有房颤的患者（共 1471 人年）也显示，以氯沙坦为主的治疗较阿替洛尔组更显著降低卒中发生（减少 42%，P = 0.039）。

RENAAL 试验[5]是 ARB 治疗 2 型糖尿病肾病的大型临床试验，也是唯一有亚洲人群参加的此类试验（亚裔占 17%）。共入选 1513 名（252 名为亚洲患者）2 型糖尿病和蛋白尿患者，在现有常规降压药物治疗（CT）的基础上随机接受氯沙坦（n = 751）或安慰剂（n = 762）治疗，随访 4 年。结果显示氯沙坦可使血清肌酐（Scr）翻倍的危险性下降 25%；终末期肾病（ESRD）的危险性下降 28%；ESRD 或死亡的危险性下降 20%。氯沙坦组与对照组相比，蛋白尿（proteinunia）下降 35%，综合终点的危险性下降 16%。

（二）缬沙坦

缬沙坦 1996 年上市，是一种口服有效的、特异性的 ARB，它选择性地作用于 AT1 受体亚型，阻断 Ang Ⅱ 与 AT1 受体的结合（其特异性拮抗 AT1 受体的作用约是拮抗 AT2 受体作用的 20 000 倍），从而抑制血管收缩和醛固酮的释放，产生降压作用。本品不作用于血管紧张素转化酶、肾素和其他受体，不抑制与血压调节和钠平衡有关的离子通道，不影响体内缓激肽水平，因而导致咳嗽的副作用少于 ACEI。缬沙坦 80mg 口服 1 次，降压疗效确切。单剂口服 2h 内产生降压效果，4～6h 达高峰，可持续 24h。在开始治疗后 4 周内出现最好的降压效应，以后可保持较稳定的血压水平。本药的降压作用不影响血压正常的昼夜规律，24h 降压的谷峰比值为 69%。本药对不同年龄、性别、种族均有降压作用。其降压疗效也呈剂量依赖性，当需要进一步降低血压时，剂量可加至 160～320mg/d；加用利尿药也可加强其降压疗效。

2004 年公布的 VALUE[6]试验入选 15 313 名原发性高血压、年龄 50 岁或以上、具有冠状动脉事

件高危因素（如糖尿病、卒中史和冠状动脉疾病）的患者（亚洲地区有中国和印度尼西亚两个国家共441名患者参与）。这些患者被随机分组，分别接受缬沙坦和氨氯地平治疗，平均随访4.2年。结果显示两种治疗方案都能达到很好的血压控制效果，但氨氯地平组血压降低更显著，尤其是在试验早期。尽管血压控制水平有差异，但两组主要事件发生率——心源性死亡率和发病率无显著差异，说明了缬沙坦降压以外具有保护作用。氨氯地平组非致死性心肌梗死发生率显著降低，卒中发生率降低，但不显著；缬沙坦组有更好的减少心力衰竭的趋势，但不显著，新发糖尿病显著减少23%。将其中10 012名患者按照血压水平、年龄、性别和既往有无冠心病等病史进行连续中值配对后分析发现，在血压控制水平相同时，缬沙坦组心力衰竭发生率比氨氯地平组显著降低19%，对其他心血管终点的影响与氨氯地平组相似。

1999年发表的Val-HeFT[7]试验入选5010名心力衰竭患者，年龄≥18岁，纽约心脏病协会（NYHA）心功能分级Ⅱ～Ⅳ级，左心室射血分数（LVEF）<40%，有左心室扩张，分别给予缬沙坦或安慰剂。结果显示两组各种原因所致的死亡率基本相似。缬沙坦组心力衰竭所致的联合死亡率和致残率较安慰剂组明显降低（$P = 0.009$）。与安慰剂组相比，缬沙坦可改善NYHA心功能分级、射血分数、心力衰竭症状和体征，以及生活质量（$P < 0.01$），同时能减缓心力衰竭的进展，减轻患者呼吸困难、疲劳、水肿和肺部啰音。

（三）替米沙坦

替米沙坦1999年上市，是特异性的非肽类ARB，其与AT1亚型有高亲和力，可通过选择性与AT1结合抑制血管紧张素Ⅱ，并降低血醛固酮水平，从而产生降压作用。本药可使收缩压及舒张压均降低，而不影响心率，受体位点无部分激动剂效应，也无抑制血浆肾素及阻断离子通道作用。与ACEI相比，其干咳的发生率明显降低。本药口服吸收迅速，生物利用度42%，可随剂量增加而增加，其生物利用度可达100%。口服药物后3h起降压作用，应用4～8周后才能发挥最大药效。单次给药作用可持续24h以上，连续用药4周后停药，降压作用可持续1周左右。本药可引起腹泻，极少数发生血管性水肿、瘙痒、皮疹、荨麻疹等。

2004年11月发表了DETAIL试验[8]，直接比较ACEI/ARB的肾保护作用，它入选了272名伴有早期糖尿病肾病患者，在研究入选之前应用ACEI至少3个月。分为依那普利组和替米沙坦组，平均随访5年。结果显示初始阶段两组肾小球滤过率（GFR）均快速下降。替米沙坦在糖尿病肾病（DN）患者中应用具有较好的安全性，不仅延缓了肾病进展，同时还降低了病死率以及心血管并发症。另外，从安全性角度看，替米沙坦优于依那普利。替米沙坦与依那普利均具有肾保护作用，对于不同的心血管高危因素，大量数据显示ACEI与ARB临床等效，对于伴有高血压、2型糖尿病、早期肾病患者，替米沙坦是有效的一线治疗药物。

2008年公布的ANTARGET研究[9]，以心血管系统疾病高危人群为研究对象，共25 620例纳入该研究。分别选择了一种ACEI和ARB，ACEI类药物是经HOPE研究证实对心血管高危患者具有保护作用的雷米普利，ARB类药物选择了替米沙坦。替米沙坦在ARB类药物中有较为突出的药理学特性，如它是半衰期最长的ARB，也是与血管紧张素AT1受体的解离速度最慢的ARB，其80mg单剂量的效果可维持24h以上。同时，替米沙坦亲脂性很强，具有较高的组织穿透性，在ARB中具有最大的表观分布容积。替米沙坦几乎不经肾排泄，肾损害患者无需调整剂量。结果显示：替米沙坦对于广泛的心血管高危患者与当前金标准药物雷米普利具有相当的降低心血管死亡、心肌梗死、卒中和充血性心力衰竭的作用，并且耐受性更好。联合使用替米沙坦和雷米普利并无额外的保护益处，临床不良事件却有所增加。

（四）厄贝沙坦

厄贝沙坦1997年上市，是一种有效的、口服活性的选择性AT1亚型阻滞药。不管血管紧张素Ⅱ的来源或合成途径如何，它均能阻断所有由AT1受体介导的血管紧张素Ⅱ的作用。其对AT1选择性拮抗作用导致了血浆肾素和血管紧张素Ⅱ水平的升高和血浆醛固酮水平的降低。厄贝沙坦的活性不需要代谢激活。厄贝沙坦在10～600mg范围内显示线性的剂量相关性。口服后1.5～2h可达血浆峰浓度，终末清除半衰期为11～15h。按每日1次给药，3天能达到血浆稳态浓度。建议初始剂量和维持剂量为每日150mg，对于年龄超过75岁和进行血液透析的患者，初始剂量可考虑用75mg。使用150mg/d不能有效控制血压的患者，可将剂量增加至300mg/d，或者加用其他抗高血压药物，尤其加用氢氯噻嗪类利尿药已经显示出具有附加效应。

2000 年发表的 IDNT 试验[10]，入选 1715 名患有高血压病和糖尿病肾病患者。分成三组：厄贝沙坦组、氨氯地平组及安慰剂组，平均随访 2.6 年。结果显示：厄贝沙坦组血清肌酐浓度加倍的风险比安慰剂组降低 33%（P = 0.003），比氨氯地平组降低 37%（P < 0.001）；厄贝沙坦组终末期肾病的相对风险比安慰剂组和氨氯地平组降低 23%（P = 0.07）。这些差别与血压水平的变化无关。厄贝沙坦组的血清肌酐浓度的增长速度比安慰剂组慢 24%（P = 0.008），比氨氯地平组慢 21%（P = 0.02），降低血清肌酐浓度加倍、进展至肾病晚期等导致终点事件的发生率。

2001 年发表的 IRMA Ⅱ 试验[11]，入选 590 名患高血压、2 型糖尿病和持续的微量白蛋白尿患者，分为厄贝沙坦 150mg、300mg 及安慰剂组，随访 2 年。结果显示：三组主要终点事件即糖尿病肾病的发生率分别为 9.7%（P < 0.08）、5.2%（P < 0.001）以及 14.9%。厄贝沙坦可以降低糖尿病肾病的发生率。

（五）坎地沙坦

坎地沙坦 1997 年上市，其对血管平滑肌和肾小球 AT1 受体具有强烈的特异性拮抗作用，阻断 AT1 受体的血管收缩作用，降低外周血管阻力；此外，坎地沙坦可通过抑制肾上腺分泌醛固酮而进一步发挥降血压的作用。高血压患者多次服用坎地沙坦后，收缩压和舒张压均降低，左心室重量、外周血管阻力减少，而对心排血量、射血分数、肾血管阻力、肾血流量、肾小球滤过率无明显影响，对有脑血管障碍的高血压患者不影响其脑血流量，同时血浆肾素活性、血管紧张素 Ⅰ 和血管紧张素 Ⅱ 浓度升高。成人推荐初始剂量 4mg/d，维持剂量 8mg/d，最大剂量 16mg/d。口服坎地沙坦后 4 ～ 6h 血药浓度达高峰，以后缓慢下降，主要通过肝代谢，老年人、肾功能障碍者无药物蓄积现象。

2000 年发表的 CALM 试验，入组 199 名舒张压 90 ～ 110mmHg，尿白蛋白/肌酐比 2.5 ～ 25mg/mmol 的患者，分为坎地沙坦组、赖诺普利组及二药联合组，随访 24 周。结果显示：坎地沙坦组和赖诺普利组患者的收缩压和舒张压均有显著下降，但是两组间的变化没有统计学差异。坎地沙坦与赖诺普利联合应用的效果较任一药物单独应用为佳，与基线水平相比，可使收缩压下降 25.3mmHg，舒张压下降 16.3mmHg。坎地沙坦组使尿白蛋白/肌酐比下降 24%，赖诺普利组为 39%，联合治疗组为 50%。

2002 年发表的 CATCH 试验，入组 239 名血压（150 ～ 200）/（95 ～ 115）mmHg，左心室质量指数女性 > 100g/m²、男性 > 120g/m² 的患者，分为坎地沙坦组和依那普利组。结果显示：坎地沙坦和依那普利显著降低左心室质量指数（分别为 10.9% ± 15.5% 和 8.4% ± 17.4%，P < 0.001）。心脏偏心性肥大患者中，坎地沙坦组有 38% 患者左心室质量指数正常化，依那普利组为 28%。

（六）奥美沙坦

奥美沙坦酯 2002 年上市，是一种前体药物，经胃肠道吸收水解为奥美沙坦。奥美沙坦为选择性 AT1 受体阻滞药，通过选择性阻断 Ang Ⅱ 与血管平滑肌 AT1 受体的结合而阻断 Ang Ⅱ 的收缩血管作用，因此它的作用独立于 Ang Ⅱ 合成途径之外。奥美沙坦与 AT1 的亲和力比与 AT2 的亲和力大 12 500 倍。无论奥美沙坦酯单次给药或多次给药，奥美沙坦均呈线性药代动力学特征。口服给药 1 ～ 2h 之后即达血药峰值浓度，进食不影响奥美沙坦的生物利用度。在 3 ～ 5 天之内可达到稳态血药浓度，每日 1 次给药血浆内无蓄积。奥美沙坦推荐起始剂量为 20mg/d，对经过 2 周治疗后仍需进一步降低血压的患者，剂量可增至 40mg。剂量大于 40mg 未显示出更大的降压效果。日剂量相同时，每日 2 次给药与每日 1 次给药相比并没有显示出优越性。药物过量最可能的表现是低血压和心动过速，如果副交感神经系统兴奋可能出现心动过缓。如果出现症状性低血压，应该给予适当治疗及支持治疗。奥美沙坦是否可以通过血液透析清除尚未知。

2011 年发布的 ROADMAP 试验[12]，入组 4447 名患有 2 型糖尿病且至少有一种其他心血管疾病危险因素的患者，分为奥美沙坦组（40mg，1 次/日）和安慰剂组，中位随访时间 3.2 年。结果显示：与安慰剂对照组比较，奥美沙坦治疗组患者的目标血压即血压 < 130/80mmHg 达标率接近 80%，而安慰剂组为 71%；奥美沙坦治疗组患者的门诊测量血压值比安慰剂组低 3.1/1.9mmHg。奥美沙坦治疗组中，8.2% 的患者出现微量蛋白尿，而安慰剂组为 9.8%；奥美沙坦治疗组首次出现微量蛋白尿的时间延后了 23%。奥美沙坦治疗组比安慰剂组发生非致死性心血管事件的患者略少，发生率分别 3.6% 和 4.1%；但是发生致死性心血管事件的人数较多，分别为 15 例（0.7%）和 3 例（0.1%），P = 0.01。出现这种差异部分是因为在有冠心病病史的患者中，奥美沙

坦治疗组患者的心血管病死亡率高于安慰剂组患者，$P = 0.02$。

在一项与氨氯地平比较的研究中，采用 24h 动态血压监测，结果显示奥美沙坦酯 20mg/d（171 例）与氨氯地平 5mg/d（172 例）降低平均收缩压和舒张压的作用几乎相同；前者的降幅分别为 12.2mmHg 和 7.7mmHg，后者分别为 12.3mmHg 和 7.0mmHg。奥美沙坦酯组达到动态收缩压 < 130mmHg 或动态舒张压 < 85mmHg 的积极降压目标比例分别为 33.9% 和 48.0%，显著高于氨氯地平组的 17.4% 和 34.3%。

（七）依普沙坦

依普沙坦是一种非联苯非四唑类 ARB，能高度选择性地与 AT1 受体结合，呈现可逆 / 竞争性抑制。已证实依普沙坦有双重抑制 RAS 和交感神经系统（SNS）的作用。有别于其他 ARB，它还能阻断交感神经元末梢上的 AT1 受体，使去甲肾上腺素释放减少从而减弱 SNS 对血管的收缩效应，因此对以收缩压升高为主的高血压患者尤其有效，并能抑制肾功能不全患者中过度兴奋的交感活性，起到肾保护作用。此外它还能使高血压患者血小板功能正常化，增加纤溶活性，从而降低动脉粥样硬化性疾病风险。依普沙坦口服吸收快，空腹服药 1 ~ 2h 后血药浓度达峰值，口服给药的终末消除期为 5 ~ 9h，长期服用无蓄积作用。药物主要以原形从胆道和肾排出，老年、肝肾功能不全患者不需要调整给药剂量。在血容量正常患者，作为单一治疗的药物，通常推荐起始剂量为 600mg/d，通常在治疗 2 ~ 3 周后达到最大降压效果。

三、与其他药物联合应用

许多国际临床试验表明，降压达标是减少心脑血管病发生及死亡的关键。由于高血压是多重机制产生的疾病，而降压药物往往是单机制发挥降压效果，因此在降压过程中许多患者使用单药物不足以将血压完全控制到理想水平，由此提出联合用药的治疗原则。降压药物（利尿药、β 受体阻滞药、钙通道阻滞药、血管紧张素转化酶抑制药、血管紧张素受体拮抗药及低剂量复方制剂）均可作为启动和维持治疗药物。1 级高血压可用单药治疗，单药治疗不能控制者和 2 级以上高血压患者应采用联合治疗，即大多数高血压患者需要 2 种或 2 种以上的降压药来达到目标血压（< 140/90mmHg）；如血压超过目标血压 20/10mmHg 以上，应考虑同时选用 2 种降压药作为初始用药。

联合用药有两种方式，一种为处方的临时联合，另一种为固定复方制剂，是小剂量的固定组合。ARB/ 氢氯噻嗪（低剂量）就是这样一种固定复方制剂。氯沙坦 50mg/ 氢氯噻嗪 12.5mg（海捷亚）降压的起效时间从单药氯沙坦的 3 周提前到 1 周，T/P 比值从单药的 67% 增加到 85%，降压幅度也明显增加。厄贝沙坦 150mg/ 氢氯噻嗪 12.5mg（安博诺）从厄贝沙坦单药的起效 2 周提前到 1 周，T/P 比值 > 80%，血压降到 < 90mmHg 的反应率由单药的 71% 上升到 86%，明显提高了达标率。合理的药物结合由于降压机制上的互补，明显提高了降压疗效并减轻了副作用，目前在中国已用于高血压患者的降压治疗。

（一）ARB 联合利尿药

噻嗪类利尿药通过减少血浆容量、降低外周血管阻力从而降低血压，但利尿药减少血浆容量的同时会反射性激活 RAAS，导致血管收缩和醛固酮分泌增加，从而削弱利尿药本身的降压作用；而 ARB 通过阻断 AT1 受体从而阻断 Ang Ⅱ 引起的血管收缩，达到降压目的。ARB 与噻嗪类利尿药在降压机制上具有较好的协同作用。一方面 ARB 在有效降压的同时，可阻断利尿药引起的反射性 RAAS 激活这种负向调节作用，从而增强利尿药的降压疗效；另一方面，利尿药可增强 ARB 抑制 RAAS 的敏感性，增强其降压疗效。

ARB 联合利尿药可使血压显著下降而获得更高的降压达标率，从而减少高血压带来的心血管临床事件终点的发生，改善高血压患者的预后。ARB ＋噻嗪类利尿药可减少不良反应的发生，Meta 分析显示 ARB ＋氢氯噻嗪总体因不良反应停药率与 ARB 单药治疗及安慰剂相似。研究还显示 ARB 联合利尿药还具有除降压外的心肾保护作用。

（二）ARB 联合钙通道阻滞药

钙通道阻滞药（CCB）与 ARB 联合治疗方案是指南推荐的抗高血压药物组合之一。CCB 类药物是目前认为的抗动脉粥样硬化、预防卒中较好的抗高血压药物，也是目前报道最多的对内皮功能有良好改善作用的药物，且其不影响体内的糖、脂代谢，尤其适用于老年高血压患者。近年来，ARB 的地位明显上升，不再是对 ACEI 不能耐受时的替代药物。JNC-8 和欧洲高血压指南均推荐 ARB 与 CCB 联合应用。此两种药物联合应用，可发挥各自的药物优势，增加降压效果，增强抗动脉粥样硬化作用，改善代谢异常，使心血管事件发生率明显降低。

临床研究表明，老年高血压患者常伴有较高的大动脉顺应性及大动脉弹性下降。这些患者在降压的同时，应注意动脉弹性的改善。长效CCB联合ARB的治疗方案，在改善血管结构及功能方面具有较好的优势。

三、对高血压患者器官损害的保护、治疗作用及应用前景

（一）血管的保护作用

动物实验发现，ARB可逆转动脉的内皮功能障碍，改善冠状动脉血流并防止粥样硬化斑块形成。研究表明，氯沙坦和雷米普利一样可改善非胰岛素依赖性糖尿病以及高血压患者的内皮功能。Ang Ⅱ与AT1受体结合后，引起血管收缩。此结合被ARB阻断后，Ang Ⅱ与AT2受体结合，引起内皮细胞释放一氧化氮（NO），而NO的释放可抗粥样硬化；此外，Ang Ⅱ与AT2受体的结合还可刺激超氧化离子产生而起保护作用。Ang Ⅱ与炎症有重要联系，它与AT1受体结合后，依赖于NADPH氧化酶产生O^-_2，刺激平滑肌细胞、巨噬细胞合成IL-6，引起动脉内的粥样斑块的炎症，使斑块破裂。此外，Ang Ⅱ还增加脂质的氧化，使纤维帽的压力增加，使斑块易于破裂。ARB阻断Ang Ⅱ与AT1的结合，使Ang Ⅱ介导的炎症消失，有利于斑块的稳定。

（二）左心室肥大

当Ang Ⅱ水平升高时，它与存在于血管、心脏、脑等组织上的Ang Ⅱ受体AT1亚型结合，一方面，它促进动脉血管的收缩及血管平滑肌的增殖，使血管张力增加，血压增高，另一方面，它可在三磷酸肌醇和甘油二酰酯的作用下，激活蛋白激酶C，使一些必需的转录因子磷酸化，促发转录和合成新的收缩蛋白，促使心室肥大。因此，Ang Ⅱ有促生长因子作用，能使细胞增生，组织重塑，导致靶器官功能障碍。虽然ARB使血浆和组织中的Ang Ⅱ水平升高，但ARB选择性阻滞了Ang Ⅱ与AT1受体的结合，故可阻断这一病理生理过程，抑制细胞增生，防止心室肥大。

（三）心力衰竭

局部组织的RAS在心力衰竭的病理机制中起重要作用。当心肌受到急性损伤时循环的RAS激活，血浆中Ang Ⅱ水平增高；当心肌处于相对稳定状态时，循环中的RAS活性降低，但心肌组织的RAS仍处于持续激活状态；心力衰竭时，心肌组织中的ACE活性增加，血管紧张素原mRNA水平上升，同时Ang Ⅱ受体密度增加。Ang Ⅱ对心脏重塑及心肌基因的改变与AT1表达水平高度相关，阻断Ang Ⅱ的病理生理作用被认为是治疗充血性心力衰竭的一项重要突破。然而，心脏组织内大约近20%的Ang Ⅱ通过ACE途径生成，而约80%的Ang Ⅱ是通过糜酶、肽链内切酶等非ACE途径产生，故ACEI不能完全阻断组织中Ang Ⅱ的生物学作用，即Ang Ⅱ逃逸现象。由此进一步引起醛固酮逃逸。ARB可阻断经ACE和非ACE途径产生的Ang Ⅱ和AT1受体结合，与ACEI比较可更直接、更安全、更具选择性地阻断RAS的末端，抑制肾上腺、心脏、血管的醛固酮合成和基因表达，不引起明显醛固酮逃逸。应用ARB后血清Ang Ⅱ水平上升与AT2结合相对加强，可发挥有利的效应。

（四）肾保护作用

肾损害是原发性高血压常见的并发症之一，原发性高血压早期可引起肾血管收缩。1998年国际高血压治疗协作组织的研究表明，血压控制在139/83mmHg能有效防止高血压导致的器官损害。动物实验表明，ARB对全身血流动力学的影响与ACEI相似，氯沙坦应用于不同程度的肾功能不全的原发性高血压患者，可使其肌酐清除率、肾小球滤过率（GFR）、肾血流量（RPF）均维持稳定。蛋白尿是肾早期损害的重要标志，减少蛋白尿对延缓肾病变的发展有益。在厄贝沙坦对老年原发性高血压患者尿白蛋白排泄量（UAER）与内生肌酐清除率（CrC）的影响研究中发现，厄贝沙坦口服后具有较长的半衰期和恒定的血药浓度，通过拮抗Ang Ⅱ受体扩张出入球小动脉，使肾小球血流量保持相对恒定，有效松弛系膜细胞，改善肾小球基底膜通透性，从而使GFR、肾小管重吸收功能增加，使UAER减少以及CrC提高。动物实验证实，ARB和ACEI对改善肾小球硬化的作用相似，并且发现ARB有可能具有独特的改善肾间质纤维化、延缓肾小球硬化进展的作用。研究表明，缬沙坦可下调转化生长因子β表达，减少糖蛋白、胶原等细胞外蛋白的表达和沉积，延缓肾肥大过程。

（五）对高血压患者胰岛素抵抗的影响

胰岛素抵抗是冠心病、原发性高血压的独立危险因子，是引起心脑血管病的重要危险因素。高胰岛素血症是导致动脉硬化及高血压等心血管并发症

的重要因子。ARB 可能通过扩张微血管和使新血管床开放，骨骼肌血流量和血流速度增加，使胰岛素介导的骨骼肌葡萄糖摄取和利用增加，胰岛素水平降低。因此，对糖尿病合并高血压患者，ARB 有良好的适应证。

总结与要点

> 作为高血压患者的一线用药，ARB 能够有效地控制血压；ARB 有较好的耐受性和依从性，具有一系列降压之外的临床功效。

参考文献

［1］吴立玲，张幼仪．心血管病理生理学．2 版．北京：北京大学医学出版社，2009：183-185.

［2］王海燕．肾脏病学．3 版．北京：人民卫生出版社，2008：1448.

［3］王鲁燕，孙宁玲．血管紧张素 Ⅱ 受体拮抗药（ARB）氯沙坦在高血压治疗中的作用及地位．中华高血压杂志，2007，15（7）：11.

［4］潘磊，韩永鹏．4 种 ARB 类药物研究进展．中国老年保健医学，2010，8（5）：63-64.

［5］Brenner BM，Cooper ME，de zeeuw D，et al. Effects of losartan on renal and cardiovascular outcomes in type 2 diabetes and nephropathy．N Engl J Med，2001，345：861-869.

［6］Julius S，Kjeldsen SE，Weber M，et al. Outcomes in hypertensivepatients at high cardiovascular risk treated with regimens based on valsartan or amlodipine：the VALUE randomised trial. Lancet，2004，363：2022-2031.

［7］Cohn JN，Toghoni G. A randomised trial of the angiotensin-receptorblocker valsartan Chronic heart falfure．N Engl J Med，2001，345：1667-1675.

［8］Barnett AH，Bain SC，Bouter P，et al. Angiotensin-Receptor blockade versus converting-enzyme inhibition in type 2 diabetes and nephropathy．N Engl J Med，2004，351：1952-1961.

［9］Salim Yusuf，DPhil，Koon K Teo，et al. Telmisartan，ramipril，or both in patients at high risk for vascular events. N Engl J Med，2008，358：1547-1559.

［10］Sica DA，Bakris GL. Type 2 diabetes：RENAAL and IDNT—the emergence of new treatment options. J Clin Hypertens，2002，4：52-57.

［11］Parvingh H，Lehnert H，Brochner-Mortensen J，et al. The effect of irbesartan on the development of diabetic nephrophthy in patients with type 2 diabetics. N Engl J Med，2001，345（12）：870-878.

［12］Haller H，Ito S，Izzo JL，et al. Olmesartan for the delay or prevention of microalbuminuria in type 2 diabetes. N Engl J Med，2011，364：907-917.

（史琳影　季春鹏）

第 53 章　钙通道阻滞药

钙离子通道是细胞膜上的一种蛋白质，称为载体。该通道感应所在细胞膜两侧的电位变化，通过通道的开闭，完成细胞内递质释放和突出传递，这种离子通道属于电压门控钙离子通道（VGCC）。钙离子通道遍布于全身各系统组织，但其特点和功能却存在很大差异。

早在 20 世纪八九十年代，研究共发现 5 种不同的钙离子通道，分为 L、T、N、P/Q 及 R 型。在心肌细胞、窦房结、房室结、骨骼肌、血管平滑肌和神经元等组织中存在大量 L 型钙离子通道。该通道由相对较大的膜电位改变得以激活，它们介导长时间的钙离子内流并且失活缓慢。通道激活可使心脏完成兴奋-收缩耦联及冲动的传导，作用于血管平滑肌使血管扩张，降低动脉血压。另外，L 型钙离子通道还存在于神经内分泌细胞，激活后能够抑制醛固酮分泌。

T 型钙离子通道也具有多种生理功能，广泛存在于肾小球出、入球小动脉，阻断该通道活性可使肾小球出、入球小动脉同时扩张，降低肾小球囊内压，对肾起到保护作用。另外，T 型钙离子通道控制自主活性细胞（如心脏起搏细胞、丘脑神经元）的激活、激素分泌的调节。

N、P/Q 及 R 型通道主要分布于外周神经和中枢神经系统，可以阻断交感活性物质释放。其中，N 型通道起到主要作用。有研究发现，通过药物选择性阻断 N 型通道，可以降低血压，而且不会增加心率。N 型通道也分布于肾出、入球小动脉，药物阻断该通道后，可同时使出、入球小动脉扩张，降低肾小球囊内压，对肾起到保护作用。

钙通道阻滞药（calcium channel blockers，CCB）就是通过阻断细胞膜上的各种钙离子通道，抑制钙离子内流，从而达到扩张血管、降低心肌细胞兴奋性和传导性的一类药物。1969 年由拜耳公司首次合成，即现在的硝苯地平（nifedipine）。该药物 1975 年用于心绞痛的治疗，1980 年作为抗高血压药物得以应用于临床。近 40 年来，CCB 在临床上广泛应用，积累了很多循证医学证据，使我们对这类药物作用机制的认识也越来越清晰。

第一节　钙通道阻滞药分类

目前 CCB 剂型非常丰富，临床上常根据药物阻断钙离子通道的类型、药物与离子通道结合位点和药代动力学特点对其进行分类。

（一）1987 年世界卫生组织按药物选择性阻断钙离子通道类型进行分类

1. 选择性 CCB

是指选择性作用于细胞膜上的 L 型钙离子通道，分为：

（1）二氢吡啶类（DHP s）：二氢吡啶类药物品种多，具有相同的骨架结构，代表药物有硝苯地平、氨氯地平、非洛地平等（见图 53-1 至图 53-4）。该类药物主要通过阻断血管平滑肌上的 L 型钙离子通道，起到舒张血管和降低血压的作用。

（2）苯烷胺类：代表药物有维拉帕米。

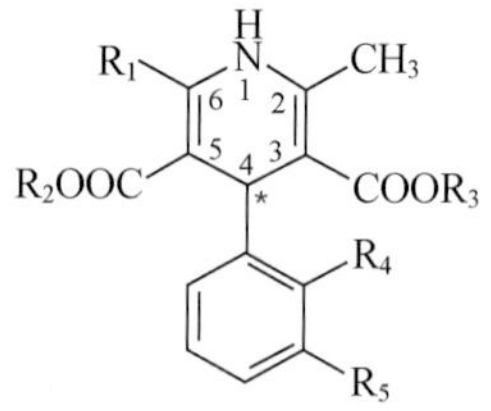

图 53-1　二氢吡啶类药物骨架结构

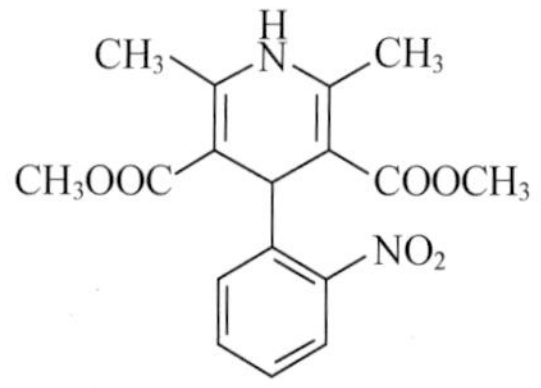

图 53-2　硝苯地平分子结构

（3）硫苯䓬类：代表药物有地尔硫䓬。

其中将苯烷胺类和硫苯䓬类又称为非二氢吡

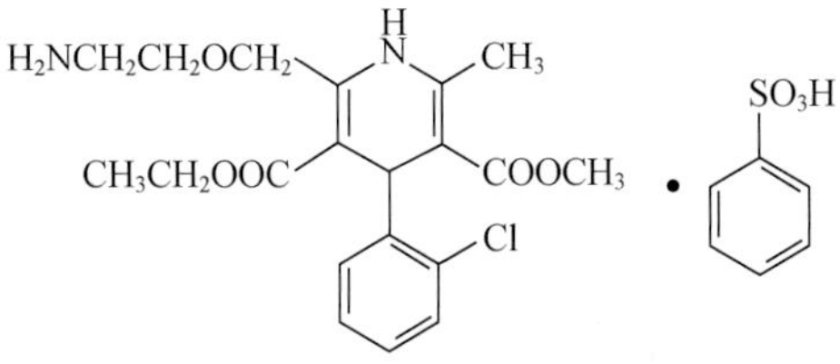

H₂NCH₂CH₂OCH₂ 结构...

图 53-3 氨氯地平分子结构

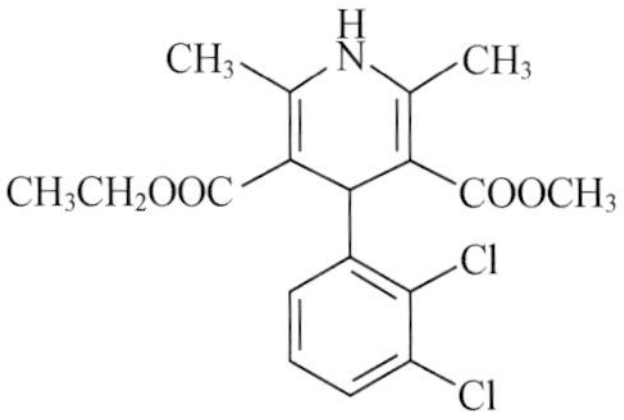

图 53-4 非洛地平分子结构

啶类。

2. 非选择型 CCB

代表药物为氟桂利嗪类。

（二）1992 年国际药理学联合会按照药物分子与钙离子通道结合位点分类

1. Ⅰ类

选择性与细胞膜上的 L 型钙离子通道结合，又

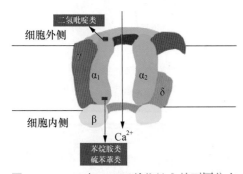

图 53-5 CCB 与 α1 业单位结合的不同位点

根据与 α1 亚单位结合位点的不同细分为Ⅰa类即二氢吡啶类、Ⅰb类即硫苯䓬类、Ⅰc类即苯烷胺类，见图 53-5。

2. Ⅱ类

选择性作用于细胞膜上其他电压依赖性钙离子通道，如作用于 T 型通道的米贝地尔、作用于 N 型通道的芋螺毒素（conotoxin）、作用于 P 型通道的蜘蛛毒素等。

3. Ⅲ类

非选择性 CCB，如氟桂利嗪、贝尼地平等。

（三）根据药物的药代动力学特点、与血管和心脏亲和力分类

根据药物药代动力学特点、与血管和心脏亲和

表 53-1 钙通道阻滞药的药代动力学分类

第一代	第二代		第三代
	Ⅱa	Ⅱb	
硝苯地平	硝苯地平缓释/控释	贝尼地平	氨氯地平
	非洛地平缓释	非洛地平	左旋氨氯地平
	尼卡地平缓释	尼卡地平	拉西地平
		伊拉地平	
		马尼地平	
		尼莫地平	
		尼群地平	
维拉帕米	维拉帕米缓释		
地尔硫䓬	地尔硫䓬缓释		

力将 CCB 划分为三代（见表 53-1），该方法在临床实际工作中常用。

1. 第一代为短效 CCB

代表药物为硝苯地平、尼卡地平、地尔硫䓬等。该类药物主要特点：①量效关系难以预测，该类药物生物利用度低，个体内和个体间的药物血浆浓度波动大；②该类药物达峰时间较短（1h），由于快速的血管扩张和交感神经系统激活引起反射性心动过速、心悸和头痛，尤以硝苯地平最为明显；③该类药物半衰期短、清除率高，很难实现 24h 的有效覆盖；④血管选择性差，如维拉帕米和地尔硫䓬具有明显心脏作用，包括负性变时、负性传导和负性变力作用。第一代 CCB 对充血性心力衰竭都有不利影响，使预后恶化。

2. 第二代 CCB

与第一代 CCB 相比，该类药物代谢动力学特性有所改善，血管选择性有所提高、性质稳定、疗效确切。①Ⅱa类，代表药物为硝苯地平控释片，其血浓度达峰时间延长，起效较慢，作用持续的时间延长；②Ⅱb类，代表药物为尼群地平片，该药物血管选择性提高，对心脏的负性变力性、负性变时性和负性传导作用减弱，药代动力学也有所改善，但生物利用度仍很低，峰谷血浆浓度波动较大。

3. 第三代 CCB

以氨氯地平为代表。该类药物能与钙通道特异性结合，稳态后谷峰血浆浓度波动小，血浆半衰期长达 35 ～ 50h，口服后生物利用度高（64%）。该类药物可每天服用 1 次，目前已广泛应用于临床。

第二节　钙通道阻滞药的作用机制

目前，CCB主要作为降压药物和抗心律失常药物而广泛应用于临床，人们对其降压和抗心律失常的机制均已熟悉。但随着研究的不断深入，发现CCB还有许多降压、抗心律失常之外的作用。全面了解其作用机制，有利于在选择药物时取其益而避其弊。

一、降压机制

CCB的降压作用是指对血管的舒张作用。血管平滑肌的收缩、舒张受细胞内钙离子调控。细胞内钙离子通过钙调蛋白激活肌凝蛋白轻链激酶催化肌凝蛋白轻链的磷酸化，触发肌丝、肌凝蛋白的相互作用而引起血管收缩。CCB能够选择性与血管平滑肌细胞上处于失活状态的钙离子通道蛋白结合，并且阻碍其恢复，从而抑制钙离子从细胞外进入细胞内，显著舒张血管平滑肌，使外周血管扩张，导致血压下降。尤其是改变分子结构的新型CCB，其与血管选择更强，主要影响小动脉和前毛细血管括约肌，而对静脉平滑肌影响很小，并不会对静脉容量造成影响。不同种类的二氢吡啶类药物对心脏、血管平滑肌的选择能力也各不相同，如非洛地平与硝苯地平比较，非洛地平选择血管与心脏钙离子通道的比例达到118∶1，而后者仅为4∶1。这种高选择性的突出作用使降压效果更好，而对心脏自律性、传导性及心肌收缩性影响小。另外，亲脂的二氢吡啶类CCB如尼莫地平，则以对脑血管的作用更为明显，在全身降压效应尚不明显时即可起到改善脑血流量的作用。

二、对心脏作用

1.负性肌力作用

心肌细胞与平滑肌细胞不同。正常的心肌兴奋主要涉及两种性质不同的内向电流：一种为Na^+通过细胞膜上的钠通道迅速内流形成动作电位0相，另外一种钙离子通过细胞膜上的钙通道内流形成心肌除极过程中的0相和2相（见图53-6）。2相期钙离子内流进一步触发细胞内贮存库中的钙离子释放。钙离子与肌钙蛋白结合引起肌钙蛋白分子构象改变，这种改变传递给原肌凝蛋白，使其双螺旋结构发生扭转，暴露出肌动蛋白与横桥结合，发生相对滑行，导致心肌收缩（见图53-7）。CCB阻断心肌细胞内钙离子内流，阻断了心肌兴奋收缩脱耦联过程，

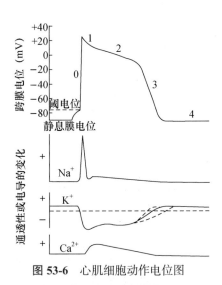

图53-6　心肌细胞动作电位图

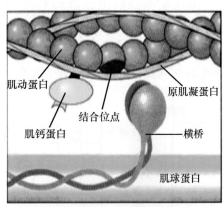

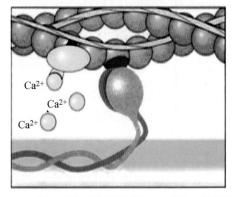

图53-7　钙离子与肌钙蛋白结合，诱发心肌收缩

对心肌产生负性肌力作用。

2.负性频率和负性传导作用

CCB对心脏的负性频率和负性传导作用，主要体现其对窦房结和房室结的作用。窦房结和房室结细胞不仅在动作电位0相有钙离子参与，而且在4相也因钙离子的缓慢内流形成自动除极，表现为心脏的自律性。参与0相除极的钙离子通道多为L型，

而参与 4 相自动除极的钙离子通道为 T 型。CCB 通过对钙离子的阻断，降低窦房结细胞的兴奋性，减慢房室结传导。非二氢吡啶类 CCB 主要阻断 T 型钙离子通道，因此可减慢心率、延缓房室结传导，主要作为抗心律失常药物使用。二氢吡啶类药物虽然也部分阻断 T 型钙离子通道，但因其能使交感神经活性反射性增强，部分患者服用后表现为心率增快。

三、抗动脉硬化作用

动脉内钙离子超负荷、血管内皮细胞功能不良和血管平滑肌细胞（VSMC）增殖是动脉粥样硬化形成的重要因素。CCB 可通过以下机制起到抗动脉粥样硬化的作用：①抑制 VSMC 增生作用。血管紧张素 Ⅱ（Ang Ⅱ）、血小板生长因子（PDGF）、内皮素（ET）等参与 VSMC 肥厚、增生的病理过程，而细胞内钙离子不仅参与和介导了这些生长因子的合成，而且参与 VSMC 向内皮的迁移过程。CCB 通过阻断钙离子内流，减少 VSMC 生成，抑制内膜增厚。②直接抑制动脉内钙离子跨膜转运，减少其内流。③保护血管内皮细胞的结构完整和功能正常，改善和预防氧化应激所致的损伤。④减少细胞外基质的合成和沉积，增加富含胆固醇脂蛋白的清除和降解，减少低密度脂蛋白的氧化，抑制血小板激活。

四、其他作用

1. 抑制支气管平滑肌

对于合并支气管哮喘的高血压患者，β 受体阻滞药、ACEI 类药物都可能引起病情加重。尤其哮喘发作时大量乙酰胆碱释放，导致支气管平滑肌上的

钙离子专用通道开放，钙离子内流增加。同时细胞内环鸟苷酸（cGMP）水平升高，后者促进肌膜及肌浆网释放钙离子进入肌浆，进一步使钙离子内流增加，支气管平滑肌的兴奋-收缩耦联加强引起支气管平滑肌强烈收缩。CCB 阻止钙离子内流，能明显抑制支气管平滑肌收缩，并可阻止肥大细胞释放组胺等介质。因此，对于合并支气管哮喘的高血压患者，CCB 应作为首选药物。

2. 抑制子宫平滑肌

子宫平滑肌细胞质内的游离钙离子浓度主要受两个方面调节，一是细胞外钙池，另一是细胞内钙库。CCB 阻滞经膜转运的钙离子流动，不但阻止钙离子从细胞外钙池进入胞浆，而且可以阻止细胞内钙库的钙离子释放，能有效抑制非妊娠子宫平滑肌自发性或用缩宫素引起的收缩。研究证实 CCB 有延迟分娩、安宫保胎的作用，但并不建议发生前兆流产后服用[1]。《中国高血压防治指南》（2010 年修订版）[2] 推荐 CCB 可作为妊娠高血压患者的首选药物。

3. 抑制血小板聚集

钙离子参与血小板聚集过程中的第一相可逆性聚集和第二项的不可逆聚集。CCB 通过阻断钙离子通道，减少血小板内钙离子浓度，抑制血小板聚集，改善了血管内皮功能，使一氧化氮、前列环素合成增加，血栓素 B_2 合成受到抑制。

4. 增加红细胞变形能力，减低血液黏滞度

红细胞内钙离子增多，其变形能力降低，血液黏滞度增高，容易引起血流缓慢。CCB 通过减少红细胞内钙离子浓度，起到增加红细胞变形能力和减低血液黏滞度的作用。

第三节　钙通道阻滞药降压及靶器官保护作用

20 世纪 80 年代，硝苯地平作为首剂 CCB 降压药物应用于临床。当时，因该药物起效迅速、降压疗效确切等特点广泛应用于临床。随着临床应用的增多，该类药物本身存在的药代动力学缺点逐渐显现，如起效快导致血压波动，半衰期短而需要每日服用 3～4 次，血管选择性差导致心悸、头痛、踝部水肿等不良反应。近几十年来，研究者不断对该类药物的剂型和释放技术进行改进，新型 CCB 层出不穷。同时，研究者设计了许多科学、严谨的大型前瞻性随机对照临床试验，使得人们对 CCB 有了更全面、清晰的认识。在强调个体化治疗的今天，CCB 在降压作用、应用人群和靶器官保护方面更具优势。

一、降压优势

从 20 世纪 90 年代至今，CCB 在降压领域的优势得到了循证医学证据支持。评价一种抗高血压药物优秀的降压品质不仅体现在降压幅度，而且更应关注降压平稳性、对晨峰血压和对血压变异性的影响的大小。早期研究如 STOP-2[3]、INSIGHT[4]、HOT-China[5]、FEVER[6]、ALLHAT[7] 等将 CCB 与传统的利尿药、β 受体阻滞药和新型的 ACEI、ARB 进行了比较，试验结论均证实 CCB 与以上降压药物降压疗效相似。目前经过剂型和释放技术改革，新型的第 2 代、第 3 代 CCB，更加重视剂型的药代

动力学特性，保证了释放缓慢、作用时间长、谷/峰比值高的特点，使降压更趋于平稳。例如氨氯地平口服后 6 ～ 12h 血压浓度达到峰值，起效时间为 24 ～ 96h，谷/峰比值达到 88%（舒张压）和 82%（收缩压）[8]。VALUE 试验把氨氯地平与缬沙坦进行了"头对头"比较，观察两种药物对患者晨峰血压的影响。治疗 12 周后发现两组诊室血压下降幅度相似；但对动态血压监测的结果进行分析，发现氨氯地平组在清晨（4 ～ 9 时）血压显著低于缬沙坦组。2010 年的一项 Meta 分析，纳入 1327 项随机试验，比较了 CCB、利尿药、ACEI、ARB 及 β 受体阻滞药治疗高血压时对收缩压变异性的影响，结果发现 CCB 明显降低 SBP 变异性［变异比（VR）0.81，95% CI 为 0.76 ～ 0.86，$P < 0.0001$］，利尿药次之，而其他三种降压药物对 SBP 变异性的影响无统计学意义[9]。但并非所有 CCB 降低血压变异性的能力均相似，在不同种类的 CCB 中进行选择时，仍建议选用第 2 代或第 3 代 CCB[10]。

二、应用人群优势

1. 应用人群广泛

临床上主要将二氢吡啶类 CCB 作为降压药物使用，因该药物对糖脂代谢、血尿酸、电解质无明显影响，而且高盐饮食、嗜酒和非甾体抗炎药物并不干扰其降压疗效，无绝对禁忌证[11]，因此使得此类降压药物应用人群更为广泛，是临床医师普遍处方的抗高血压药物[12-13]。

2. 老年单纯收缩期高血压患者首选药物

单纯收缩期高血压是高血压分类的一种，老年人群常见。我国 60 岁以上人群单纯收缩期高血压占所有高血压的 60%[2]。此类高血压患者肾素水平低、醛固酮水平升高[14]，动脉硬化更为突出[15]，且可能合并糖尿病、肾功能不全、脑血管疾病等多种疾病。CCB 已明确的适应证之一即包括老年高血压人群。较早进行的中国老年收缩期高血压验[16]（Syst-China）、欧洲收缩期高血压试验[17]（Syst-Eur）等试验均证实了 CCB 卓越的心、脑血管保护作用。2010 年《中国高血压防治指南》[2]、2013 年《ESC 高血压指南》[11] 仍推荐 CCB 作为老年收缩期高血压患者首选用药。

3. CCB 适合于国人

对比 Syst-China[16] 和 Syst-Eur[17] 试验，中国高血压患者卒中发生率是心肌梗死率的 4 ～ 8 倍，因此对于中国高血压人群来说，降压治疗最多的获益在于降低卒中患者的风险，另外国人高血压患病

年龄偏大、饮食结构为高盐低钾。CCB 从预防卒中还是适应人群和饮食结构对降压药物的影响等方面恰恰解决了我国高血压防治中所存在的问题。中国系列研究如 Syst-China[16]、FEVER[6] 等临床研究也均证实以 CCB 为基础的治疗方案可显著降低国人高血压患者卒中的发生和死亡率。

三、靶器官保护作用

（一）心脏保护作用

1. 冠心病

20 世纪 90 年代，Furbery、Psaty 的研究[18-19] 发现硝苯地平显著增加冠心病患者死亡率、增加心肌梗死的危险，CCB 曾一度受到了质疑，而且对于不稳定型心绞痛、急性心肌梗死患者禁止使用 CCB。研究者们分析，短效 CCB 增加冠心病风险的主要原因在于血压快速下降导致交感神经活性增强，增加血浆去甲肾上腺素水平，使心率增加，诱发或加重心肌缺血。2004 年 ACTION（A Coronary disease Trial Investigating Outcome with Nifedipine）[20] 和 CAMELOT（The Comparison of Amlodipine vs Enalapril to Limit Occurrences of Thrombosis）[21] 研究结果表明，长效 CCB 能有效减少心绞痛发作、显著降低心血管事件的发生。随着临床研究证据不断积累，CCB 在冠心病治疗中的地位不断提高，2010 年《中国高血压防治指南》推荐长效 CCB 为伴有稳定型心绞痛的高血压患者的首选药物[2]。2012 年《二氢吡啶类钙通道阻滞药在慢性稳定性冠心病中应用中国专家共识》[22] 建议如下：①慢性稳定型心绞痛合并高血压的患者（特别是老年患者）可应用长效二氢吡啶类 CCB 作为初始治疗药物之一；血压正常的慢性稳定型心绞痛患者首选 β 受体阻滞药，必要时可换用或加用二氢吡啶类 CCB；②当冠心病患者不能耐受 β 受体阻滞药或 β 受体阻滞药作为初始治疗药物疗效欠佳时，可使用 CCB 作为减轻症状的治疗药物；当 β 受体阻滞药作为初始治疗药物效果不满意时，可联合使用长效二氢吡啶类 CCB；③推荐使用具有明确临床研究证据的长效二氢吡啶类 CCB，避免使用短效制剂；④除血管痉挛性心绞痛以外，急性冠状动脉综合征患者一般避免使用 CCB。

2. 改善左心室肥大

左心室肥大（LVH）是原发性高血压病程进展中的一种常见并发症，高血压患者发生 LVH 后，其卒中、心血管疾病、心力衰竭和心律失常的发病率

明显增加。细胞内钙离子浓度增加，在心肌肥厚中起重要作用，CCB通过减少心肌细胞内钙离子浓度而阻断Ang Ⅱ对心肌蛋白的刺激作用，从而逆转LVH。另外，CCB增加钠盐的排泄，从而抵消了肾上腺素能的活性，减轻血液黏度和红细胞的积聚反应，改善LVH。

试验证实，二氢吡啶类CCB如非洛地平、尼群地平、氨氯地平、尼卡地平、依拉地平等用于抗高血压治疗的同时均能不同程度逆转LVH[23-24]。1996年Schmieder等[25]汇总了截至1995年公开发表的关于抗高血压药物逆转LVH的文章共471篇，以双盲、随机、对照的临床研究作为入选标准，汇总分析发现各类抗高血压药物对LVH的消退效应不同，校正用药时间（平均治疗25周），结果发现ACEI降低左心室重量指数的效果最佳（－13%），其次为CCB（－9%）。

3. 对心功能的影响

CCB化学本质为钙离子通道阻断剂，该药物对心脏的负性肌力、负性传导作用不能被人们忽视。ALLHAT研究是一项多中心随机双盲对照研究，纳入了来自北美623个医学中心的33 357名高血压患者，随机分为氨氯地平（5864）、氯噻酮（9914）、赖诺普利（5845）组，平均随访8.8年。2012年[26]研究结果显示氨氯地平组发生致死和（或）非致死性心力衰竭人数明显高于氯噻酮组［风险比（HR）为1.12，95% CI为1.02～1.22］，尤其黑人人群这种差异更为明显（黑人HR为1.26，95% CI为1.09～1.46；非黑人：HR为1.04，95% CI为0.93～1.17），见图53-8。而且将ALLHAT研究人群按性别分层进行分析，最新结果显示这种差异仍然存在[27]。2010年《中国高血压防治指南》也将心力衰竭列为CCB的相对禁忌证[2]。

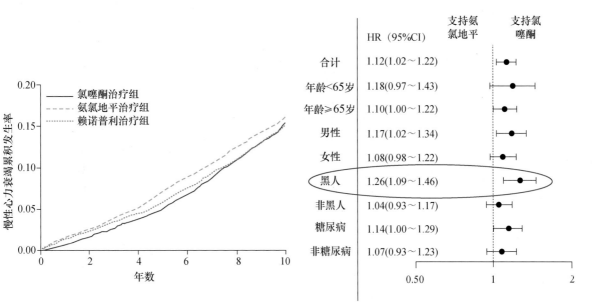

图 53-8 药物对致死性及非致死性心力衰竭的影响

（二）神经系统保护作用

1. 预防卒中

一项Meta分析共纳入147项随机临床试验[28]，其中46项为药物干预，比较了CCB、利尿药、ARB、ACEI及β受体阻滞药5种降压药物对心脑血管的保护作用，结果表明收缩压下降10mmHg、舒张压下降5mmHg，冠心病风险降低22%，卒中风险降低41%。5种降压药物对冠心病预防作用组间并无差异，而对卒中预防方面CCB的优势更为突出，与其他药物相比相对风险为0.92（95%CI为0.85～0.98，P＜0.05），见图53-9。

2. 神经元保护作用，减少老年痴呆

年龄大于80岁的老年人群老年痴呆患病率为13%～32.2%[30]。老年痴呆的病因为阿尔茨海默病（AD）和血管性痴呆。AD主要是由于神经元细胞β-淀粉样变导致细胞内钙离子稳态受到破坏，最终导致神经元退行性改变。血管性痴呆是由脑缺血引起的神经元退行性改变，神经元受损后钙离子通道开放，大量钙离子从内质网涌入细胞内，促进谷氨酸释放至突触间隙，导致谷氨酸介导的神经元损害。另外，细胞内钙离子浓度增加通过活化蛋白酶、脂肪酶、核酸内切酶、促细胞基因、一氧化氮合酶和促进氧自由基合成加重

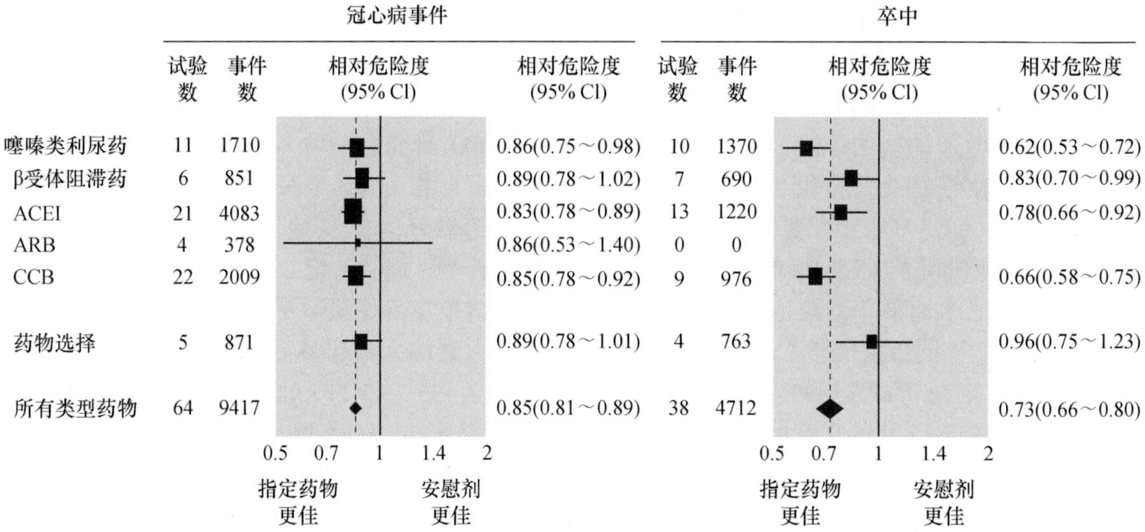
冠心病事件
卒中
试验数
事件数
相对危险度（95% CI）
相对危险度（95% CI）
试验数
事件数
相对危险度（95% CI）
相对危险度（95% CI）
噻嗪类利尿药 11 1710 0.86(0.75～0.98) 10 1370 0.62(0.53～0.72)
β受体阻滞药 6 851 0.89(0.78～1.02) 7 690 0.83(0.70～0.99)
ACEI 21 4083 0.83(0.78～0.89) 13 1220 0.78(0.66～0.92)
ARB 4 378 0.86(0.53～1.40) 0 0
CCB 22 2009 0.85(0.78～0.92) 9 976 0.66(0.58～0.75)
药物选择 5 871 0.89(0.78～1.01) 4 763 0.96(0.75～1.23)
所有类型药物 64 9417 0.85(0.81～0.89) 38 4712 0.73(0.66～0.80)
0.5 0.7 1 1.4 2
0.5 0.7 1 1.4 2
指定药物更佳
安慰剂更佳
指定药物更佳
安慰剂更佳

图 53-9　Law 等 Meta 分析结果

对神经元损害。研究者[29]比较了不同钙通道阻滞药桂利嗪（T 型）、氟桂利嗪（T 型）和尼莫地平（L 型）对大鼠海马神经元的保护作用，结果显示 T 型 CCB（氟桂利嗪）对由谷氨酸诱导的凋亡细胞有保护作用，且能减少神经元坏死（桂利嗪）；而 L 型 CCB（尼莫地平）仅对由谷氨酸诱导的坏死细胞有保护作用，但同时又加剧神经细胞的凋亡。早期的 SYS-EUR[31]临床研究也发现尼群地平与依那普利和利尿药联用，可使老年痴呆发病率减少 50%，但至今为止，尚无“头对头”研究对不同种类的降压药物减少老年痴呆的发生情况进行比较。

（三）肾保护作用

CCB 能降低肾血管阻力，增加肾血流量（R B F）、肾小球滤过率，降低肾血管阻力及血肌酐。它对肾小球前、后阻力血管可能均有扩张作用，从而降低肾小球高滤过，同时由于肾血管扩张，RBF 增加，有助于抑制肾素生成、减轻肾单位的损伤，从而限制肾硬化的发展，保护肾功能。研究表明，贝尼地平用在治疗慢性肾功能不全方面较其他 CCB（氨氯地平）更具优势，贝尼地平不但能减少白蛋白尿，而且能够提高肾功能分期[32]。分析贝尼地平区别于其他 CCB 的这一显著优势主要是由其药理学特性决定的。肾小球入球小动脉具有 L 型钙离子通道，出球小动脉具有 T 型钙通道。而贝尼地平具有 L、T 型双通道阻断作用，能同等程度地对肾小球入、出球小动脉同时扩张，在改善肾血流同时能显著降低肾小球囊内压，对肾起到保护作用。该药物这一特性对高血压合并肾损害患者的降压治疗有重要意义。

（四）血管保护作用

大量的临床试验证实，CCB 具有抗动脉硬化的作用。CAMELOT[33]、欧洲拉西地平动脉粥样硬化研究（European Lacidipine Study on Atherosclerosis，ELSA）[34]等研究均在评估 CCB 降压疗效同时，也评估了 CCB 对颈动脉内膜中层厚度的影响。上述研究得出了一致结论，CCB 与其他降压药物降压效果相同情况下，能更好地延缓颈动脉内膜中层增厚，有优秀的抗动脉粥样硬化作用。最近一项研究发现[35]，地尔硫䓬除具有降压作用之外，还具有抗炎作用。地尔硫䓬通过抑制血管紧张素Ⅱ介导的促炎症因子，减少血管局部巨噬细胞的浸润，抑制主动脉瘤形成。2013 年《欧洲高血压指南》[11]和 2010 年《中国高血压防治指南》[2]均将颈动脉粥样硬化列入二氢吡啶类 CCB 的适应证。

四、非二氢吡啶类钙通道阻滞药

二氢吡啶类 CCB 的剂型丰富，且降压疗效得到各国循证医学证据肯定，故目前很少将非二氢吡啶类 CCB 应用于抗高血压治疗。非二氢吡啶类代表药物为地尔硫䓬和维拉帕米。其主要降压机制是通过阻断电压依赖的 L 型钙离子通道进入细胞内，促使血管平滑肌舒张，从而使外周血管阻力降低，血压下降。但是非二氢吡啶类 CCB 对血管选择性与心脏负性比值为 1∶1，所以其对心脏的负性肌力、负性频率、负性传导的作用也更为明显。尽管非二氢吡啶类药物对心脏的作用明显，但对于伴有心室率较快的心绞痛患者而言也是一种很好的选择。但由于该类药物抑制心脏收缩和传导功能，首次使用该类药物前应详细询问病史并行心电图检查，且在服药 2～6 周内复查。对于存在二度、三度房室传导阻滞和心力衰竭的患者禁止使用[2]。

第四节　钙通道阻滞药在联合治疗中的地位

目前我国约有 2 亿高血压患者，约占全球高血压总人数的 1/5。但我国高血压患者的总体控制率仍不理想，2004—2005 年高血压治疗者中控制率仅为 24%[2]。如此庞大的高血压人群成为心脑血管疾病的"后备军"，也将会给医疗卫生领域甚至整个社会带来巨大的压力。目前单药治疗血压控制率不足 60%，且增加单药剂量血压不降低反而副作用增加，所以大多数高血压患者需 2 种或 2 种以上的降压药物才能使血压达到目标水平。两种药物联合的原则是有合理的药理学机制，药物间能相互协同降压且其不良反应可以相互抵消或至少不重叠或叠加。CCB 降压疗效可靠，对盐敏感型或盐不敏感型高血压都有作用，且对糖、脂代谢无不良影响，无绝对禁忌人群，与其他各类降压药物均可联合应用。在2010 年《中国高血压防治指南》[2] 推荐联合治疗方案中，对二氢吡啶类 CCB 作为联合药物治疗的基础药物进行了推荐（表 53-2）。

表 53-2　联合治疗方案推荐参考

优先推荐	一般推荐	不常规推荐
D-CCB＋ARB	利尿药＋β 受体阻滞药	ACEI＋β 受体阻滞药
D-CCB＋ACEI	α 受体阻滞药＋β 受体阻滞药	ARB＋β 受体阻滞药
ARB＋噻嗪类利尿药	D-CCB＋保钾利尿药	ACEI＋ARB
ACEI＋噻嗪类利尿药	噻嗪类利尿药＋保钾利尿药	中枢作用药＋β 受体阻滞药
D-CCB＋噻嗪类利尿药		
D-CCB＋β 受体阻滞药		

D-CCB：二氢吡啶类 CCB；ACEI：血管紧张素转化酶抑制药；ARB：血管紧张素受体拮抗药

CCB 与血管紧张素转化酶抑制药联合治疗方案是"强强联合"，联合方案中 CCB 多为三代长效药物，保证降压平稳、持续降压。另外，CCB有内在的利钠效应，能够诱导产生负钠平衡状态，进一步增加血管紧张素转化酶抑制药的降压作用，而且能够减轻 CCB 导致的剂量依赖性交感神经的激活。

ASCOT-BPLA 研究[36] 是一项冠心病一级预防性研究。纳入 9639 名不合并冠心病的高血压患者，随机分入氨氯地平组（必要时加用培哚普利）和阿替洛尔组（必要时加用苄氟噻嗪），随访 3.5 年后发现氨氯地平为基础的方案致死性和非致死性卒中风险比为 0.77（95%CI 为 0.66～0.89，P ＝ 0.0003），总的心血管事件风险比 为 0.84（95%CI 为 0.78～0.90，P ＜ 0.0001），全因死亡风险比为 0.89（95%CI 为 0.81～0.99，P ＝ 0.025），新发糖尿病风险比为 0.70（95%CI 为 0.63～0.78，P ＜ 0.0001）。结果的明显差异导致试验提前终止。试验最终也对氨氯地平为基础组比阿替洛尔为基础组降压上存在轻微差异，而终点事件发生的相对风险显著降低给出了解释，认为氨氯地平与培哚普利联用可能存在降压之外的获益，是真正的强强联合。

CCB 与噻嗪类利尿药联合应用能够协同降压，而且噻嗪类利尿药能够减轻 CCB 踝部水肿的不良反应。尽管 CCB 的利钠效应可以取代噻嗪类利尿药的作用，但两者同时应用使容量 / 血管扩张保持平衡，未能激活肾素–血管紧张素–醛固酮系统。在评价两种药物联合应用的降压疗效时，发现存在服药的顺序效应。如果先服用噻嗪类利尿药，然后加用CCB，则降压作用有明显增强；反之，则降压作用没有明显增强。

CCB 与 β 受体阻滞药联合应用可以相互弥补各自的不足。CCB 可减轻 β 受体阻滞药引起的相对 α 受体兴奋所致的血管收缩，而 β 受体阻滞药可以减轻 CCB 引起的心率增快。特别是短效的二氢吡啶类药物这种作用更为明显，一方面可协同降压，另一方面也使患者耐受性增强，提高服药的依从性。而非二氢吡啶类药物因其本身可抑制窦房结和房室结传导作用，其与 β 受体阻滞药联用对窦房结和房室结的抑制作用加强，出现窦性心动过缓或房室传导阻滞。因此，不推荐非二氢吡啶类 CCB 与 β 受体阻滞药联合应用。

第五节　钙通道阻滞药的不良反应及适应证、禁忌证

一、CCB 主要不良反应

1. 水肿

水肿为 CCB 的常见不良反应，多发生于踝部，但亦可发生于手部。常静坐工作的患者容易发生外周水肿，晚间尤为明显。外周水肿与 CCB 扩张血管作用有关。血管扩张致使组织毛细血管压力增高，从而加速血管内液体滤出、组织间液增加，导致外周水肿。处理方法：减少剂量、停用药物或联合应用其他药物，给予利尿药治疗可减轻。

2. 反射性心动过速

二氢吡啶类 CCB 可引起交感神经活性上升，导致心动过速，ACEI 类药物对交感神经的抑制效应有助于降低二氢吡啶类对交感神经的激活作用，合用不会导致直立性低血压。β 受体阻滞药可防止二氢吡啶类 CCB 引起的心动过速和交感神经活化。

3. 神经系统不良反应

神经系统的常见不良反应为头痛、头晕。有学者应用 β 受体阻滞药可减少 CCB 引起的头痛、头晕。

4. 牙龈增生

服用 CCB 2～3 个月可能发生牙龈增生（见图 53-10）。总体来说其发生率是其他降压药物的 2 倍左右，且与服用该药物的剂量明显相关[37]。但不同种类的 CCB 牙龈增生的发生率并不相同，其中硝苯地平为 6.3%[38]，维拉帕米为 4.1%[39]，氨氯地平最低，为 1.3%～3.3%[40]。

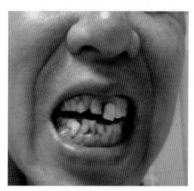

图 53-10　牙龈增生

5. 便秘

常见于苯烷胺类 CCB，如维拉帕米、甲氧维拉帕米，亦可见于地尔硫䓬。为药物影响肠道平滑肌钙离子的转运所致，为 CCB 比较常见的副作用，可以同时使用缓泻中药制剂以减轻症状，必要时换用其他药物。该不良反应与所用 CCB 剂量成正相关，剂量越大，发生程度越重。连续长期使用时便秘症状可逐渐减轻。

6. 头痛、颜面潮红、多尿

头痛、颜面潮红、多尿为 CCB 扩血管作用所致，随用药时间延长，症状可以减轻或消失。如症状明显或患者不能耐受，可以换用另一类的降血压药物。

7. 心动过速或心悸

常见于二氢吡啶类 CCB，系血管扩张所致的反射性心动过速。临床应用较大剂量时易于发生。与 β 受体阻滞药合用能控制该类不良反应，但应避免将非二氢吡啶类 CCB 与 β 受体阻滞药合用，以免加重或诱发对心脏的抑制作用。

8. 直立性低血压

并非很常见，主要在与其他降血压药物合用时发生，且多发生于老年患者。嘱患者用药后变换体位时速度应缓慢，可以减少这种不良反应的发生，必要时降低药物剂量。

9. 抑制心肌收缩力

多见于非二氢吡啶类 CCB。由于 CCB 用于治疗心力衰竭的疗效不肯定，故目前不推荐心力衰竭患者使用任何 CCB，除非患者存在难以控制的高血压。

10. 心动过缓或传导阻滞

多见于非二氢吡啶类 CCB，常在与 β 受体阻滞药合用，或存在基础的窦房结、房室结功能障碍时发生，一旦出现应停药或减少用药剂量。对存在窦房结、房室结病变的患者，禁止使用非二氢吡啶类 CCB。另外，大量应用 CCB，尤其经静脉途径给药时，其固有的负性频率作用、负性传导作用及负性肌力作用可引起心率减慢、房室传导延缓。

11. 皮疹和过敏反应

此反应为个体体质原因，发生率罕见。

12. 胃肠道出血

与 ACEI、噻嗪类利尿药比较，CCB 并不增加胃肠道出血的概率[41]。

（二）CCB 适应证和禁忌证

2010 年《中国高血压防治指南》推荐 CCB 适应证和禁忌证[2]见表 53-3。

表 53-3　CCB 适应证和禁忌证

分类	适应证	禁忌证	
		绝对禁忌证	相对禁忌证
钙通道阻滞药（二氢吡啶类）	老年高血压 周围血管病 单纯收缩期高血压 稳定型心绞痛 颈动脉粥样硬化 冠状动脉硬化	无	快速性心律失常 心力衰竭
钙通道阻滞药（非二氢吡啶类）	心绞痛 颈动脉粥样硬化 室上性心动过速	二至三度房室传导阻滞	心力衰竭

总结与要点

　　目前，CCB 作为抗高血压药物备受临床医生青睐。该类药物不仅剂型种类多、不良反应少、循证医学证据丰富，尤其对清晨血压、肾性高血压、老年性收缩期高血压的控制以及抗动脉粥样硬化、减少卒中、联合用药等方面的优势，使得临床医生常将其作为首选抗高血压药物进行处方。但往往也正是因为新剂型 CCB 不断涌现，且对血管选择性更强，使得临床医师忽视了 CCB "天生" 的不足，如反射性引起心率加快、对心脏负性肌力作用。因此，建议临床医生应遵循指南、结合实践来选择 CCB，尤其对于急性冠状动脉综合征、心力衰竭患者更应慎重。

参考文献

［1］Roos C, Spaanderman ME, Schuit E, et al. APOSTEL-II Study Group. Effect of maintenance tocolysiswithnifedipine in threatened preterm labor on perinatal outcomes. JAMA, 2013, 309（1）：41-47.

［2］中国高血压防治指南修订委员会. 中国高血压防治指南 2010. 中华高血压杂志, 2011, 19（8）：701-743.

［3］Hansson H, Lindholm LH, Ekbom T, et al. Randomised trial of old and new antihypertensive drugs in elderly patients：cardiovascular mortality and morbidity the Swdish Trial in Old Patients with Hypertension-2 study. Lancet, 1999, 354（9192）：1751-1756.

［4］Pedersen OL, Mancia G, Pickering T, et al. Ambulatory blood pressure monitoring after 1 year on valsartan or amlodipine-based treatment：a VALUE substudy. Hypertension, 2007, 25（3）：707-712.

［5］Brown MJ, Palmer CR, Castaigne A, et al. Morbidity and mortality in patients randomized to doulble-blind treatment with a long-acting calcium-channel blocker or diuretic in the International Nifedipine GITS study：Intervention as a Goal in Hypertension Treatment（INSIGHT）. Lancet, 2000, 356（9227）：366-372.

［6］Liu Lisheng, Zhang Yuqing, Liu Guozhang, et al. The Felodipine Event Reduction（FEVER）study：A randomized long-term placebo controlled trial in Chinese hypertensive patients—design and principle results. Hypertension, 2005, 23（suppl 2）：S118.

［7］The ALLHAT officers and coordinators for the ALLHAT Collaborative research group. Major outcomes in high-risk hypertensive patients randomized to angiotensin-converting enzyme inhibitors and enzyme inhibitor or calcium channel blocker vs. diuretic. JAMA, 2002, 288（23）：2981-1997.

［8］Lefebvre J, Poirier L, Archambault F, et al. Comparative effects of felodipine ER, amlodipine and nifedipine GITS on 24h blood pressure control and trough to peak tatios in mild to moderate ambulatory hypertension：a forced titration study. Can J Cardiol, 1998, 14（5）：682-688.

［9］Webb AJ, Fischer U, Mehta Z, et al. Effects of antihypertensive-drug class on interindividual variation in blood pressure and risk of stroke：a systematic review and meta-analysis. Lancet, 2010, 375（9718）：906-915.

［10］刘星, 吴寿岭, 梁洁, 等. 短效联合与长效单药抗高血压治疗对随诊间收缩压变异性的影响. 中华高血压杂志, 2012, 20（6）：575-578.

［11］The Task Force for the management of arterial hypertension of the European Society of Hypertension（ESH）and of the European Society of Cardiology（ESC）. 2013 ESH/ESC Guidelines for the management of arterial hypertension. European Heart Journal, 2013, 34：2159-2219.

［12］Psaty BM, Manolio TA, Smith NL, et al. Time trends in high blood pressure control and the use of antihypertensive medications in older adults：The Cardiovascular Health Study. Arch Intern Med, 2002, 162：2325-2332.

［13］李彬, 林勇. 某院 2009 至 2011 年钙离子拮抗剂口服制剂应用分析. 中国处方药, 2012, 10（4）：46-48.

［14］Durukan M, Guray U, Aksu T, et al. Low plasma renin activity and high aldosterone/renin ratio are associated with untreated isolated systolic hypertension. Blood press, 2012, 21（5）: 320-325.

［15］O'Rorke MF, AdjiA. Guidelines on guidelines: focus on isolated systolic hypertension in youth. J Hypertens, 2013, 31（4）: 649-654.

［16］中国老年收缩期高血压临床试验协作组. 中国老年收缩期高血压临床试验总结报告. 中华心血管病杂志, 1998, 26（5）: 329-333.

［17］Fagard RH, Staessen JA. Treatment of isolated systolic hypertension in the elderly: the Syst-Eur trial. Systolic Hypertension in Europe（Syst-Eur）Trial Investigators. ClinExp Hypertens, 1999, 21（5-6）: 491-497.

［18］Fubery CD, Dsaty BM, Meyer JV, et al. Nifedipine does-related increase in mortality in patients with coronary heart disease. Circulation, 1995, 92: 1326-1331.

［19］Psaty BM, Heckbert SR, Koepsell TD, et al. The risk of myocardial infarction association with antihypertensive drug therapies. JAMA, 1995, 274: 620-625.

［20］Poole-Wilson PA, Lubsen J, KirwanBA, et al. effect of long-acting nifedipine on mortality and cardiovascular morbidity in patients with stable and in a requiring treatment（ACTION trial）: randomized controlled trial. Lancet, 2004, 364: 849-857.

［21］Nissen SE, Tuzcu EM, Libby P, et al. Effect of antihypertive agents on cardiovascular events in patients with coronary disease and normal blood pressure: the CAMELOT study: a randomized controlled trial. JAMA, 2004, 292: 2217-2225.

［22］孙宁玲, 吴兆苏, 王文, 等. 二氢吡啶类钙通道阻滞剂在慢性稳定性冠心病中应用中国专家共识. 中华心血管杂志, 2012, 17（4）: 241-244.

［23］Liebson PR, Grandits GA, Diamzumba S, et al. Comparison of five antihypertensive monotherapies and placebo for change in left ventricular mass in patients receiving nutritional-hygienic therapy in the Treatment of Mild Hypertension Study（TOMHS）. Circulation, 1995, 91: 698-706.

［24］Bignotti M, Gandio G, Gorini G, et al. Effects of sustained-release isradipine on left ventricular anatomy and function in systemic hypertension. Am J Caridol, 1993, 72（17）: 1301-1304.

［25］Schmieder RE, Martus P, Klingheil A. Reversal of left ventricular hypertrophy in essential hypertension. A meta-analysis of randomized double blind studies. JAMA, 1996, 275（19）: 1507-1513.

［26］Cushman WC, Davis BR, Pressel SL, et al. Mortality and Morbidity During and After the Antihypertensive and Lipid-Lowering Treatment to Prevent Heart Attack Trial. Clin Hypertens, 2012, 14（1）: 20-31.

［27］Opoaril S, Davis BR, CushmanWC, et al. Mortality and morbidity during and after Antihypertensive and Lipid-Lowering Treatment to Prevent Heart Attack Trial: results by sex. Hypertension, 2013, 61（5）: 977-986.

［28］Law MR, Morris JK, Wald NJ. Use of blood pressure lowering drugs in the preven-tion of cardiovascular disease: meta-analysis of 147 randomised trials in the context of expectations from prospective epidemiological studies. BMJ, 2009, 338: b1665.

［29］Sendrowski K, Rusak M, Sobaniec P, et al. Study of the protective effect of calcium channel. blockers against neuronal damage induced by glutamate in cultured hippocampal neurons. Pharmacological Reports, 2013, 65（3）: 730-736.

［30］Hofman A, Rocca WA, Brayne C, et al. The prevalence of dementia in Europe: a collaborative study of 1980—1990 findings. Eurodem Prevalence Research Group. Int J Epidemiol, 1991, 20（3）: 736-748.

［31］Forette F, Seux ML, Staessen JA, et al. Prevention of dementia in randomised double-blind placebo-controlled SystolicHypertension in Europe（Syst-Eur）trial. Lancet, 1998, 352（9137）: 1347-1351.

［32］Abe M, Okada K, Suzuki H, et al. T/L-type calcium channel blocker reduces thecomposite ranking of relative risk according to new KDIGO guidelines in patients with chronickidney disease. BMC Nephrology, 2013, 14（1）: 135.

［33］Nissen SE, Tuzcy EM, Libby P, et al. Effect of anti hypertensive agents on cardiovascular events inpatients with coronary disease and normal blood pressure: theCAMELOT study. JAMA, 2004, 292（18）: 2217-2225.

［34］Zanchetti A, Bond MG, Henning M, et al. Absolute and relative changes in carotid intima-media thickness and atherosclerotic plaques during long-term antihypertive treatment: further results of the European Lacidipine Study on Atherosclerosis（ELSA）. J Hypertens, 2004, 22（6）: 1201-1212.

［35］Mieth A, Revermann M, Babelova A, et al. L-Type Calcium Channel Inhibitor Diltiazem Prevents Aneurysm Formation by Blood Pressure-Independent Anti-Inflammatory effects. Hypertension, 2013, 62（6）: 1098-1004.

［36］Dahlöf B，Sever PS，Poulter NR，et al．Prevention of cardiovascular events with an antihypertensive regimen of amlodipine adding perindopril as required versus atenolol adding bendroflumethiazide as required，in the Anglo-Scandinavian Cardiac Outcomes Trial-Blood Pressure Lowering Arm（ASCOT-BPLA）：a multicentrerandomised controlled trial．Lancet，2005，366（9489）：895-906．

［37］Sanz M．Current use of calcium channel blockers（CCBs）is associated with an increased risk of gingival hyperplasia．J Evid Based Dent Pract，2012（suppl 3）：147-148．

［38］Ellis JS，Seymour RA，Steele JG，et al．Prevalence of gingivalover-growth induced by calcium channel blockers：a community-based study．Periodontol，1997：63-67．

［39］Miller CS，Damm DD．Incidence of verapamil induced gingival hyperplasia in a dentalpopulation．J Periodontol，1992，63（5）：453-456．

［40］Pepine CJ，Handbeng EM，Cooper-DeHoff RM，et al．Acalci antagonist vs a non-calcium antagonist hypertension treatment strategy for patients with coronary artery disease．The international verapamil-trandolaprilstudy（INVEST）：A randomized controlled trial．JAMA，2003，290（21）：2805-2819．

［41］Phillips W，Piller LB，Williamson JD，et al．Risk of Ho spitalizedGastrointestinal Bleeding in Persons Randomized to Diuretic，ACE -Inhibit or，or Calcium-Channel Blocker in ALL HAT．Clin Hypertens，2013，15（11）：825-832．

（邢爱君　崔　凯）

第 54 章　α 受体阻滞药

一、交感神经系统对血压的影响

人类的血管系统中存在着 α 和 β 两类肾上腺素受体，对这些受体的研究发现，α-肾上腺素能受体已被公认为在血管阻力、生理调节血压中起主要作用[1-2]，动脉血压的调节是通过改变心排血量和（或）全身血管阻力来实现的，血管阻力的主要调节因素是平滑肌的张力，平滑肌张力主要由两个神经内分泌系统调节：自主神经系统（ANS）和肾素-血管紧张素-醛固酮系统（RAAS）。血管平滑肌细胞可以调节决定血流阻力最重要的因素，即血管横截面积。其中，α 受体为传出神经系统的受体，根据其作用特性与分布不同分为两个亚型：α1、α2。α1 受体主要分布在血管平滑肌（如皮肤、黏膜血管，以及部分内脏血管），激动时引起血管收缩；α1 受体也分布于瞳孔开大肌，激动时瞳孔开大肌收缩，瞳孔扩大。α2 受体主要分布在去甲肾上腺素能神经的突触前膜上，受体激动时可使去甲肾上腺素释放减少，对其产生负反馈调节作用，间接影响效应器官的反应，调节神经和组织的反应；但是在肝细胞、血小板、脂肪细胞和血管平滑肌上α2 受体则存在于突触后膜。除血管平滑肌外，膀胱、阴茎和前列腺中存在受交感及副交感神经系统支配的平滑肌，因此交感神经系统也影响下尿路的功能。除了重要的位于血管平滑肌的 α-肾上腺素能受体，血管内皮细胞至少有两个不同的亚型 α-肾上腺素能受体（α2a、α2C）和三个不同的 β-肾上腺素受体亚型（β1、β2 和 β3）。这些受体通过直接或间接释放一氧化氮参与调节血管张力，在血压调节中这些不同的受体亚型的确切作用目前尚不明确，有待于进一步临床研究[3]。高血压患者的 α 和 β 两类肾上腺素受体均增强，特别是在 1 级高血压或高血压前期或年轻人，增加心脏 β-肾上腺素能活性通常使心排血量增加和心率增快。同时，α-肾上腺素活性增强，导致血管阻力升高和血管收缩增强。

二、α-肾上腺素受体激活的分子学机制

血液循环中的去甲肾上腺素与 α1-肾上腺素受体（α1AR）结合时，激动该受体，交感神经末端的神经细胞膜与平滑肌细胞相距较近，二者之间的突触间隙只有在电子显微镜下才能看见，交感神经冲动沿神经下传，使神经末端去极化，刺激去甲肾上腺素以出胞方式释放入突触间隙，去甲肾上腺素就能够与位于突触后膜上的肾上腺素受体相结合。位于突触后膜上的 α1AR 结构复杂，占据平滑肌细胞膜的一定空间，其外表面具有特定的局部特征，可以"识别"和结合最新释放的去甲肾上腺素。α1AR 复合体包括：① α1AR；②换能亚单位，鸟嘌呤核苷酸释放蛋白（GNRP）；③ "催化"亚单位，磷脂酶 C（PLC）；④双"第二信使"，即 1,4,5-三磷酸肌醇（IP_3）和二酰甘油（DAG）。当血液循环中的去甲肾上腺素与跨膜 α1AR 结合后，受体就此激活，由此产生一系列反应。已活化的 α1AR 与 GNRP 一起共同激活 PLC，PLC 则水解磷脂酰肌醇-4,5-二磷酸（PIP_2）生成 IP_3 和 DAG。新合成释放出的 IP_3 促使细胞内 Ca^{2+} 库中的 Ca^{2+} 迅速进入胞质中，大量 Ca^{2+} 一过性升高激活氯离子通道，致使细胞膜去极化，其上的电压门控 Ca^{2+} 通道开放，Ca^{2+} 进入细胞内，导致平滑肌细胞收缩。其次，另一个"第二信使"DAG 可暂时性激活蛋白激酶 C，由此引起磷酸化过程使 Ca^{2+} 通道开放的可能性增加[4]。

三、α 受体阻滞药的药理作用

α 受体阻滞药可以选择性地与 α-肾上腺素受体结合，并不激动或减弱激动肾上腺素受体，竞争性阻断神经递质或 α 受体激动剂与 α 受体结合，抑制节后神经末梢释放的去甲肾上腺素与效应器受体的作用，从而拮抗 α 受体激动所产生的一系列效应。由于其单纯作用于 α1 受体而很少影响 α2 受体，保留了血管平滑肌突触前负反馈机制，阻滞血管平滑肌突触后膜 α1 受体，使小动脉及小静脉舒张，降低外周阻力，对心排血量及心率影响不大，具有不增加心率、不影响肾血流量和肾小球滤过率的优点。

根据药物作用持续时间的不同，可将 α 受体阻滞药分为两类。一类是能与儿茶酚胺互相竞争受体而发挥 α 受体阻滞作用的药物，因为与 α 受体结合不甚牢固，起效快而维持作用时间短，称为短效 α 受体阻滞药，又称竞争性 α 受体阻滞药。常用的有酚妥拉明（立其丁）。酚妥拉明是竞争性拮抗药，其作用可以通过重复注射激动剂拮抗；该药物为胃肠外用药，主要用于控制嗜铬细胞瘤患者。如同所有的 α 受体阻滞药，快速或大剂量应用可导致严重的低血压，尤其是直立性低血压。另一类则与 α 受体以共价键结合，结合牢固，具有受体阻断作用强、作用时间长等特点，称为长效类 α 受体阻滞药，又称非竞争型 α 受体阻滞药，如酚苄明（苯苄胺）。酚苄明是口服的非选择性 α 受体阻滞药，酚苄明主要用于准备外科手术的嗜铬细胞瘤患者，或血压波动影响手术时。常见副作用是直立性低血压及鼻塞，尤其是服用药物 2 周以上的患者。

用于治疗高血压的选择性 α1 受体阻滞药有三种：哌唑嗪，盐酸特拉唑嗪，以及多沙唑嗪。后者在几个欧洲国家作为长效制剂[5]，提供了一个真正的 24h 释放方式，减少首剂低血压的风险，尽管美国食品和药物管理局（FDA）已经批准，但尚未在美国上市。哌唑嗪具有相对短的半衰期，每日用药 2 或 3 次。特拉唑嗪的半衰期约 12h，通常是每日 1 次。多沙唑嗪半衰期较长，大约 20h，其降压作用持续 24h 以上[6]。

用于治疗有泌尿系统症状的良性前列腺增生症的 α1 受体阻滞药有三种，分别为阿夫唑嗪、坦洛新和西洛多辛。大约 70% 的 α- 肾上腺素受体分布在前列腺。一些研究表明，在治疗有良性前列腺增生的男性高血压患者，直立性低血压的发生有明显的剂量依赖性。1991 年一项临床试验对 40 名意大利高血压患者予阿夫唑嗪（2.5～10mg）或普萘洛尔，研究表明两组之间降压无显著差异，现该药物国内已有应用。西洛多辛对 α1 受体选择性更强，血清半衰期为 13h，良性前列腺增生（BPH）患者中应用，发生眩晕或直立性低血压报道很少，但三种 α1 受体阻滞药均未用于治疗高血压[7]。

目前市场第三代 β 受体阻滞药，也有一些 α1 受体阻滞药活性，如卡维地洛与拉贝洛尔。拉贝洛尔分子具有两个手性中心，成品是所有四个异构体的等分子混合物。其中，一个对映体是选择性 α1 受体阻滞药，大约占酚妥拉明活性的 10%。有两个异构体无活性，但第四个是一种非选择性 β 受体阻滞药，具有非常弱的内在拟交感活性。拉贝洛尔对 β 受体的阻滞作用大于 α 受体阻滞作用（口服剂型约 3∶1），但其静脉注射时 α 受体阻滞作用增加（约 7∶1）。卡维地洛是一个只有一个手性中心的分子，使用产品是外消旋体。一种具有非选择性 β 受体阻滞药 β 活性和选择性 α1- 肾上腺素受体阻滞药活性的对映体；另一种只有受体活性。在人体中，卡维地洛相对效价约为 10∶1（β∶α）。该药物有更多的 β 受体阻断活性，降低血管阻力，降低动脉压，同时可降低交感神经张力，且不具有内在拟交感活性，为目前较理想的降压药。近年国外报道卡维地洛在降压的同时具有显著降低尿微量白蛋白的作用，进一步保护了心血管系统及肾。

四、α 受体阻滞药的临床作用

自 20 世纪 70 年代初以来，已经在高血压患者中进行了 α1 受体阻滞药的许多临床试验，在这些研究中，α1 受体阻滞药一般对心率、心排血量及血流动力学指标无明显影响。在血压正常人群，交感神经张力和肺血管阻力也正常，α1 受体阻滞药仅有轻微的降压作用，因此建议该药物应用于合并其他条件，包括前列腺增生和雷诺现象。通常，在 α 受体阻滞药对照试验中，约 50% 的患者基础血压在（140～179）/（90～119）mmHg。α1 受体阻滞药降压作用，不受患者的年龄、种族、性别和血浆肾素活性的影响，因此对老年人应用该药物后直立性低血压的倾向增加有些夸大。

（一）药物方案

哌唑嗪、盐酸特拉唑嗪和多沙唑嗪是有效的抗高血压药物，无论是作为单药治疗或与其他降压药物联合应用。因为哌唑嗪具有作用时间短，必须采取一天几次服用，这很大程度上决定了其被其他两种药物所取代，其他两种药物可有效控制 24h 血压。α 受体阻滞药单药治疗，有时伴随着水钠潴留，这种由于直接的血管扩张作用而引起的情况，可通过联合应用利尿药拮抗（如米诺地尔或肼屈嗪）。这就是美国市场中曾经将哌唑嗪与泊利噻嗪相结合的理论基础。

定位 α- 肾上腺素受体主要用于治疗高血压，对心力衰竭和冠心病的疗效没有被证实。α 受体阻滞药不作为一般高血压治疗的首选药，而最适用于高血压伴有前列腺增生的患者，也用于难治性高血压患者的治疗[8]。开始给药应在入睡前，以预防直立性低血压的发生，使用中注意测量坐、立位血压，最好使用控释剂型。其优点为降压效果肯定，起效快，作用强，对脂代谢产生有益的影响，对糖代谢无不良影响，改善胰岛素抵抗，降低胆固醇、三酰甘油及低密度脂蛋白胆固醇，升高高密度脂蛋白胆固醇，适合血脂异常的高血压患者应用。此外，老年高血压患者并前列腺肥大者可选用，亦适用于对β受体阻滞药或其他抗肾上腺素药物存在不良反应的患者，如支气管痉挛、心脏负性变时和变力、房室传导阻滞等患者，及应用其他药物引起代谢障碍的患者。该类药物的副作用主要为直立性低血压，老年人更易发生，尤其是开始服用时首剂低血压较明显，严重可出现眩晕，甚至晕厥。一般主张与β受体阻滞药或利尿药等一线降压药物合用治疗高血压效果更好。至今未见应用该类药物为基础治疗的大规模临床试验的报道，目前缺乏循证医学证据评价该类药物对高血压患者长期预后的影响。

多种药物的合用：①三药联合的方案。在上述各种两药联合方式中加上另一种降压药物便构成三药联合方案。其中，二氢吡啶类钙通道阻滞药＋ACEI（或ARB）＋噻嗪类利尿药组成的联合方案最为常用。②四药联合的方案。主要适用于难治性高血压患者，可以在上述三药联合基础上加用第四种药物如β受体阻滞药、螺内酯、可乐定或α受体阻滞药等。

（二）循证医学-ALLHAT 试验

ALLHAT 试验是通过抗高血压和降脂治疗预防心脏病发作的大型、随机双盲临床试验，共有42 448 名患者参与，以发生致命性和非致命性心肌梗死为主要终点。研究对象为 ≥ 55 岁的高血压患者，这一人群代表了患者群中的重要部分。研究比较了标准治疗药物噻嗪类利尿药（氯噻嗪）与血管紧张素转化酶抑制药（赖诺普利）、长效钙通道阻滞药（氨氯地平，商品名络活喜）和 α 受体阻滞药（多沙唑嗪）的疗效。2000 年提前终止了多沙唑嗪组，因为该组的心血管事件，尤其是充血性心力衰竭较其他组多（增高 25%），其对终点的效果已不可能优于对比的其他传统抗高血压药物组。ALLHAT 试验公布后，α 受体阻滞药不再推荐作为高危患者治疗高血压的一线药物。最近的几项临床试验包括肾疾病和高血压的研究（AASK），厄贝沙坦糖尿病肾病试验（IDNT），血管紧张素 Ⅱ 受体拮抗药氯沙坦减少非胰岛素依赖型糖尿病的研究（RENAAL），斯堪地纳维亚心脏结果试验（ASCOT）[9]。这些试验数据表明，α 受体阻滞药治疗高血压是安全和有效的，且不伴糖尿病的风险

增加、心力衰竭或其他不良心血管事件。

（三）α 受体阻滞剂对清晨高血压的控制

在未经治疗的高血压患者，清晨 6 ～ 10 时收缩压平均升高 14mmHg，甚至可上升 80mmHg，国内外把这种清晨血压急剧上升的现象称为血压晨峰。临床研究已经证实，心脏性猝死、心肌梗死、不稳定型心绞痛和出血性、缺血性卒中等心脑血管事件特别容易发生在清晨，与凌晨血压增高密切相关，独立于 24h 平均血压。与一天中其他时间相比，清晨时心脏病发作的危险度高 40%，心脏性猝死的危险度高 29%，各型卒中的危险度高 49%。因此，有效控制血压晨峰，有助于减少触发心脑血管事件。血压晨峰的治疗，现在认为可以把给药时间改在临睡前，使用作用较强而且持续时间较长又平稳的降压药物，是目前最佳的控制血压晨峰的治疗途径。目前医学界的共识是优先选用 1 天 1 次给药、具有持续 24h 降压作用的长效降压药物。α 受体阻滞药多于睡前服用，可有效减轻清晨高血压的程度，要注意不要使夜间血压过低，还需注意该药物直立性低血压的副作用。

（四）α1 受体阻滞药的代谢的影响

高血压患者的实验室研究中，α1 受体阻滞药对高血压患者没有严重的不良反应。在大型的安慰剂对照研究中，已观察到血红蛋白、红细胞、白细胞计数、血清总蛋白和白蛋白水平有非常轻微的下降，归因于轻度液体潴留和由此产生的稀释，目前尚无长期使用的研究数据。

另外，α1 受体阻滞药对血脂水平具有显著的改善作用。降低总胆固醇（约 5%）、低密度脂蛋白胆固醇（LDL）（约 5%）和三酰甘油（约 5%），并增加高密度脂蛋白胆固醇（HDL）（约 4%）[9, 20-21]。这些变化发生在治疗不久后，服药期间作用持续。认为有多种机制参与，包括：①低密度脂蛋白胆固醇受体数量增加与脂蛋白脂肪酶的活性增加；②低密度脂蛋白胆固醇和极低密度脂蛋白胆固醇合成减少；③饮食中胆固醇的吸收减少[10-11]。此外，多沙唑嗪通过两个不同的羟基化代谢产物抑制低密度脂蛋白胆固醇氧化。

同样，α1 受体阻滞药治疗可以改善原发性高血压患者胰岛素敏感性[12]；在 ALLHAT，接受多沙唑嗪治疗组葡萄糖显著降低（$P < 0.001$），空腹葡萄糖（4 年由 122mg/dl 下降至 117mg/dl）；而氯噻酮治疗组增加，4 年从基线的 123mg/dl 升高至125mg/dl。在高血压合并糖尿病患者和（或）代

谢综合征患者中，这些代谢的影响更明显[2]。一些研究表明，应用 α1 受体阻滞药治疗后，血脂异常和血管内皮功能障碍得到改善[13-14]。在 ALLHAT 研究中，服用多沙唑嗪后，这些中间终点得到改善，但糖尿病患者和糖尿病前期患者心血管事件增加（与氯噻酮相比），因此，α 受体阻滞药不再推荐作为高危患者治疗高血压的一线药物。

（五）α 受体阻滞药在其他疾病中的应用

1. 前列腺增生

人体前列腺对 α 受体激动药的敏感性比膀胱高，交感神经兴奋刺激可以导致前列腺肥大（前列腺增生）患者的急性尿潴留。而 α 受体阻滞药可以选择性松弛前列腺组织和膀胱平滑肌而不影响膀胱逼尿肌的收缩，从而缓解阻塞，使排尿畅通。它适用于改善前列腺增生所致的尿频、尿急、排尿困难等症状，使残余尿量减少。前列腺内虽有 α1、α2 两种受体，但前列腺及膀胱细胞内主要是 α1 受体的作用，且前列腺内含有 98% 的 α1 受体，并存在于前列腺基质内，故临床上 α 受体阻滞药类药物治疗前列腺增生更有针对性。其代表药品有哌唑嗪、曲马多嗪、特拉唑嗪等。目前特拉唑嗪应用较广，副作用有直立性低血压，因此一般首次从小剂量开始。《退伍军人事务部合作良性前列腺增生的研究》（1996 出版）中，随机双盲试验选择 1229 名尿流改变的患者，给予服用特拉唑嗪或非那雄胺或安慰剂治疗 1 年，特拉唑嗪组症状显著改善，非那雄胺组与安慰剂组接近。最近研究中，3047 例患者服用多沙唑嗪、非那雄胺或联合应用至少 4.5 年，初级终点是"整体风险的临床进展"（评分有 4 点：急性尿潴留，尿失禁，肾功能不全，或复发性尿路感染）[15]。所有疗法优于安慰剂：多沙唑嗪 39%，非那雄胺 34%，联合应用 66%。而多沙唑嗪的主要作用是改善症状。基于这些相似的研究结果，FDA 已批准坦索罗辛和非那雄胺联合用于治疗 BPH。

2. 心力衰竭

《α1 受体阻滞药的政府退伍军人管理局合作研究》（1986 年出版）中，随机令 642 名心力衰竭患者服用安慰剂、哌唑嗪或硝酸异山梨酯和肼屈嗪。平均随访 2.3 年后，哌唑嗪和安慰剂组死亡率无明显差异，但较肼屈嗪组及硝酸异山梨酯组低。在 8 周和 1 年随访左心室功能的变化大致相同，哌唑嗪和安慰剂组无差异，但在硝酸异山梨酯和肼屈嗪组

显著改善。α 受体阻滞药治疗并不能改善心衰患者的死亡率，这明显地减少了 α 受体阻滞药在心衰患者中的应用。

3. 勃起功能障碍

在西地那非使用前，对勃起功能障碍，α 受体阻滞药是唯一有益的药物。试验证实[16]，对泌尿系统有选择作用的 α1 受体阻滞药似乎也有男性性功能方面的有益作用[17]。

五、α 受体阻滞药的不良反应

直立性低血压是这类药物的主要不良反应，在首次给药时、老年患者中更容易发生。为避免首剂低血压的发生，建议首次给药放在睡前，并且首剂减半。乌拉地尔引起首剂低血压的机会相对较少。在给药过程中，应嘱患者在体位变化时动作应慢，必要时减少给药剂量或换用其他种类的降压药物。

心动过速为药物扩血管作用反射性激活交感神经系统所致，临床上为减轻这种副作用的发生，常将 α 受体阻滞药和 β 受体阻滞药合用治疗高血压。

水钠潴留：长期应用 α 受体阻滞药可能引起这种不良反应，同时药物的降血压作用减弱。合用利尿药可以减轻或避免其发生。一般反应包括头晕、头痛、乏力、口干、恶心、便秘、皮疹等。

在特拉唑嗪与安慰剂对照试验中，19.3% 出现头晕（安慰剂组 7.5%），16.3% 出现头痛（安慰剂组为 15.8%），11.3% 出现虚弱（安慰剂组为 4.3%），5.9% 出现鼻塞（安慰剂组为 3.4%），5.5% 出现周围性水肿（安慰剂组为 2.4%）。这些不良反应一般轻微，继续应用药物后消失。停药率均为 2%～3%，1%～2% 因头晕、头痛停药。头晕是否与直立性低血压相关，其机制尚不明确。用于泌尿系统的 α1 受体阻滞药与安慰剂相比，仍有下列不良影响，有更多的射精异常（8%～27%）、头晕（1%～17%）、头痛（1%～21%）、疲劳（3%～8%）和上呼吸道感染症状（2%～10%）。

直立性低血压（多为头晕）通常发生在服药第一个剂量后 90min，或当剂量增加时发生。为了避免这个问题，任何 α 受体阻滞药首次用药（通常在最低有效剂量）于睡前服用；多沙唑嗪控释片发生这一问题的风险较低，可能是因为多沙唑嗪是缓慢地从片剂释放[5]。与 α 受体阻滞药治疗相关的晕厥、直立性低血压和头晕发生后，最可怕的并发症是髋部骨折。相关研究显示发生晕厥、眩晕、骨折或其他损伤的概率，在服用 α1 受体阻滞药初的 4 个月后，与处方前的 4 个月相比，更多

的人有不利的事件[18]。一项英国的病例对照研究[22]显示，任何 α1 受体阻滞药应用均可增加髋骨骨折风险（调整的 OR 值＝ 1.9，95% CI 为 1.1 ～ 3.4），且首次应用风险更高，尽管在另一个英国进行的包含 6540 例骨折病例的研究[23]中未见到 α1 受体阻滞药应用增加髋骨骨折风险的作用，但在一项韩国人群中的研究见到剂量依赖性的风险增加[24]。

与 α 受体阻滞药应用相关的眼科问题，是服用该药物的患者在白内障摘除手术中出现"虹膜松弛综合征"，择期手术前几周停止 α 受体阻滞药可明显减少这一不良反应[19]。

总结与要点

α 受体阻滞药通过选择性地与 α-肾上腺素受体结合，抑制节后神经末梢释放的去甲肾上腺素与效应器受体的作用，从而拮抗 α 受体激动所产生的一系列效应，使小动脉及小静脉舒张，降低外周阻力，血压下降。除常用降压药物钙通道阻滞药、血管紧张素转化酶抑制药（ACEI）、血管紧张素受体拮抗药（ARB）、利尿药和 β 受体阻滞药五类外，α 受体阻滞药或其他种类降压药有时亦可应用于某些高血压人群。因为 ALLHAT，本药一般不作为高血压治疗的首选药，但适用高血压伴前列腺增生患者，也用于难治性高血压中需要多个抗高血压药物治疗的患者。开始用药应在入睡前，以防直立性低血压发生，使用中注意测量坐、立位血压，最好使用控释制剂。头晕，直立性低血压，上呼吸道感染症状是主要关注的问题。

参考文献

[1] Heran BS, Galm BP, Wright JM. Blood pressure lowering efficacy of alpha blockers for primary hypertension. Cochrane Database Syst Rev, 2009, 7: CD004643.

[2] Chapman N, hen CY, Fujita T, et al. Time to re-appraise the role of alpha-1 adrenoceptor antagonists in the management of hypertension. J Hypertens, 2010, 28: 1796-1803.

[3] Piascik MT, Perez DM. Alpha-1 adrenergic receptors: new insights and directions. J Pharmacol Exp Ther, 2001, 298: 403-410.

[4] 吴寿岭. 高血压病学. 北京：北京大学医学出版社，2008：682-683.

[5] Lund-Johansen P, Kirby RS. Effect of doxazosin GITS on blood pressure inhypertensive and normotensive patients:

[6] a review of hypertension and BPH studies. Blood Press, 2003, 1 (suppl): 5-13.

[6] Hermida RC, Calvo C, Ayala DE, et al. Administration-time-dependent effects of doxazosin GITS on ambulatory blood pressure of hypertensive subjects. Chronobiol Internat, 2004, 21: 277-296.

[7] Lepor H, Hill LA. Silodosin for the treatment of benign prostatic hyperplasia: pharmacology and cardiovascul arolerability. Pharmacotherapy, 2010, 30: 1303-1312.

[8] 中国高血压防治指南修订委员会. 中国高血压防治指南 2010. 中国高血压杂志，2011，19（8）：718.

[9] Chapman N, Chang CL, Dahlöf B, et al. for the ASCOT Investigators. Effect of doxazosin gastrointestinal therapeutic system as third-line antihypertensive therapy on blood pressure and lipids in the Anglo-Scandinavian Cardiac Outcomes Trial. Circulation, 2008, 118: 42-48.

[10] Hirano T, Yoshino G, Kashiwazaki K, et al. Doxazosin reduces prevalence of small dense low-density lipoprotein and remnant-like particle cholesterol levels in nondiabetic and diabetic hypertensive patients. Am J Hypertens, 2001, 14: 908-913.

[11] Kinoshita M, Shimazu N, Fujita M, et al. Doxazosin, an alpha1-adrenergic antihypertensive agent, decreases serum oxidized LDL. Am J Hypertens, 2001, 14: 267-270.

[12] Hobbs FR, Khan T, Collins B. Doxazosin versus bendrofluazide: a comparison of the metabolic effects in British South Asians with hypertension. Br J Clin Pract, 2005, 55: 437-443.

[13] Dell'Omo G, Penno G, Pucci L, et al. The vascular effects of doxazosin in hypertension complicated by metabolic syndrome. Coronary Artery Dis, 2005, 16: 67-73.

[14] Inukai T, Inukai Y, Matsutomo R, et al. Clinical usefulness of doxazosin in patients with type 2 diabetes complicated by hypertension: effects on glucose and lipid metabolism. J Internat Med Res, 2004, 32: 206-213.

[15] McConnell JD, Roehrborn CG, Bautista OM, et al. The long-term effect of doxazosin, finasteride, and combination therapy on the clinical progression of benign prostatic hyperplasia. N Engl J Med, 2003, 349: 2387-2398.

[16] Flack JM. The effect of doxazosin on sexual function in patients with benign prostatic hyperplasia, hypertension, or both. Int J Clin Pract, 2002, 56: 527-530.

[17] Rosen RC, Wei JT, Althof SE, et al. for the BPH

Registry and Patient Survey Steering Committee. Association of sexual dysfunction with lower urinary tract symptoms of BPH and BPH medical therapies: results from the BPH Registry. Urology, 2009, 73: 562-566.

[18] Chrischilles E, Rubenstein L, Chao J, et al. Initiation of nonselective alpha-1 antagonist therapy and occurrence of hypotension-related adverse events among men with benign prostatic hyperplasia: a etrospective cohort study. Clin Ther, 2001, 23: 727-743.

[19] Yaycioglu O, Allan-Yaycioglu R. Intraoperative floppy iris syndrome: facts for the urologist. Urology, 2010, 76: 272-276.

[20] The ALLHAT Collaborative Research Group. Major cardiovascular events in hypertensive patients randomized to doxazosin vs. chlorthalidone: the Antihypertensive and Lipid-Lowering Treatment to Prevent Heart Attack Trial (ALLHAT). JAMA, 2000, 283: 1967-1975.

[21] ALLHAT Officers and Coordinators for the ALLHAT Collaborative Research Group. Diuretic versus alpha-blocker as first-step antihypertensive therapy: final results from the Antihypertensive and Lipid-Lowering Treatment to Prevent Heart Attack Trial (ALLHAT). Hypertension, 2003, 42: 239-246.

[22] Souverein PC, van Staa TP, Egberts AC, et al. Use of alpha-blockers and the risk of hip/femur fractures. J Intern Med, 2003, 254: 548-554.

[23] Hall GC, McMahon AD. Comparative study of modified release alpha-blocker exposure in elderly patients with fractures. Pharmacoepidemiol Drug Saf, 2007, 16: 901-907.

[24] Lee J, Choi NK, Jung SY, et al. The risk of fracture with taking alpha-blockers for treating benign prostatic hyperplasia [in Korean]. J Prev Med Public Health, 2009, 42: 165-170.

（刘春荣　贾洪娟　杨玉梅）

第55章　醛固酮受体拮抗药

醛固酮是肾素-血管紧张素-醛固酮系统（RAAS）的终末效应物，在原发性高血压、顽固性高血压的发生、发展中起重要作用。近十年来人们对醛固酮及其受体拮抗药的生理和病理生理作用进行了一系列研究，并有了新的发现。醛固酮受体拮抗药在高血压治疗方面的作用越来越受到重视。本章主要针对醛固酮的生物合成，醛固酮在高血压中的病理生理作用，醛固酮受体拮抗药的药理作用机制及分类、醛固酮受体拮抗药的降压机制及其副作用进行介绍。

第一节　醛固酮的结构及生物合成

醛固酮是肾上腺皮质分泌的类固醇激素之一，属盐皮质激素，能促进远曲小管对钠离子及水的重吸收。醛固酮的结构特点是具有甾体母核，在 C18 位上具有独特的醛基。醛基的化学特性非常活跃，在溶液中 C18 位醛基与 C11 位的羧基环化形成 11，18- 半缩醛。醛固酮是由血液中的胆固醇经过一系列的酶促反应生成的，主要由肾上腺皮质球状带合成及分泌，其合成主要是以脱氧皮质酮（DOC）为底物，经过多步酶促反应，最终经醛固酮合酶（cYP11B2）催化生成。此外，心脏、血管等组织也能合成醛固酮，并以自分泌和（或）旁分泌的形式发挥作用。

第二节　醛固酮的生理作用

（一）对肾钠钾离子移动的调节

醛固酮的主要作用是加强肾小管对钠离子的再吸收，主要表现在祥段的升支、远曲小管和集合管。在醛固酮作用下肾每天回收滤过钠的20%，约30g，超过正常人钠的摄入总量。当机体分泌醛固酮增多时，进入远曲小管的钠离子几乎可全部被再吸收。由此可见，醛固酮对钠的平衡调节有重要作用。

（二）钠-钾交换与钠-氢交换

钠-钾交换是一种耗能过程，醛固酮能增加细胞内 ATP 的含量，提高钠-钾泵 ATP 酶的活性，加速了这种吸收交换过程。但当钾离子缺乏时，钠-钾交换减少，便由钠-氢交换所代替，从而促进钠的重吸收，减少钾的排出。

（三）HCO_3^- 与水的重吸收

HCO_3^- 在集合管中以盐的形式存在，如 $NaHCO_3$。Na 被重吸收后，HCO_3^- 与 H^+ 结合形成 H_2CO_3，H_2CO_3 又可以分解成 CO_2 和水。当钠被重吸收的同时，水也被重吸收。且醛固酮具有抗利尿激素的作用，有利于水分子穿越上皮细胞而被吸收。

第三节　醛固酮在高血压中的作用

一、原发性高血压

醛固酮最主要的生理效应是促使肾小管保钠泌钾。保钠效应可以引起水钠潴留，出现水肿；泌钾作用可以引起排钾增多，出现血钾降低。无论是外源性还是内源性的醛固酮升高，早期均能使肾远曲小管对钠重吸收增加、尿钠减少，引起水钠潴留和体重增加。但人体会对这种改变做出反应，一些排钠利尿的激素合成和释放会增加，从而恢复钠平衡和容量稳定，但排钾作用依然存在。

诸多研究证实，醛固酮在原发性高血压发生、发展中起重要作用。血压正常、醛固酮水平在生理范围内上升者，高血压罹患风险增加[1]。在醛固酮/盐慢性灌注的大鼠模型中，大鼠血压升高，肾损害主要表现为肾重/体重比值增加，24h尿蛋白排泄率显著增加。选择性醛固酮受体拮抗药依普利酮显著降低了醛固酮/盐慢性灌注引起的大鼠血压升高，使肾重/体重比值下降，尿蛋白排泄率减少。

研究发现，醛固酮可不依赖于Ang Ⅱ和升高的血压而独立地在高血压和其他心血管疾病中扮演一个重要的角色。许多研究提示，除了维持水、电解质平衡和内环境稳定之外，醛固酮还是血管损伤的一个重要的调节因子。醛固酮可直接作用于血管系统，与血管平滑肌细胞肥大、内皮功能异常、心肌纤维化、蛋白尿和肾血管损伤等有关。在动物实验和临床研究中都证明，阻断醛固酮受体对这些损伤有保护作用[2-3]。醛固酮受体广泛存在于肾、心脏、脑和血管组织。RAAS过度激活可导致血管纤维化、高血压、内皮功能紊乱、纤维蛋白溶解减弱、左心室肥大、心力衰竭、心律失常等。近年来研究发现，醛固酮在脏器纤维化中发挥重要作用。有高血压家族史但血压正常的年轻人，其醛固酮对盐负荷的抑制不足，可能导致液体超负荷，并进展为高血压[4]。Vasan等[5]经过了为期4年的研究，发现血浆醛固酮水平可预测高血压的发生及风险。其结果显示，血浆醛固酮最高四分位水平者与最低四分位水平者比较，发展为高血压的风险为1.61倍。Grim等[6]通过横断面研究证实，血浆醛固酮水平和未服用降压药24h动态血压水平存有明显相关性，由于醛固酮具有扩张血管容量作用，可能比肾素、血管紧张素更易导致高血压的发生。美国黑人原发性高血压患者醛固酮水平与昼夜血压水平相关；法国、加拿大患者站立位醛固酮水平与昼夜血压水平紧密相关，但仰卧位醛固酮水平与夜间收缩压关系更密切，认为血压水平与血浆肾素水平无关，是醛固酮而非血管紧张素Ⅱ导致血压上升[7]。

二、原发性醛固酮增多症

原发性醛固酮增多症是继发性高血压最常见的原因，并且患者的血压常常难以控制。原发性醛固酮增多症（原醛）因肾上腺皮质肿瘤或增生致醛固酮分泌增多，以血浆醛固酮水平升高进而引起顽固性、难治性高血压为特点。该类患者可无低血钾症状，而血浆醛固酮水平并非常规检测项目，故多数

患者未被发现。由于低钾血症和肾上腺腺瘤不再是诊断原醛的必需条件，原醛的患病率比以往想象的要高。实际上，相当一部分确诊原醛的患者血钾正常[8]。许多研究证实一般高血压人群中原醛患病率将近10%，并且和高血压的严重程度成正相关。在重度高血压患者（>180/110mmHg）中原醛患病率为13%[9-10]，难治性高血压患者中其患病率更高，达17%～23%。因此，对于难治性高血压患者，甚至血钾正常者，都应筛查以确诊或排除原醛。

既往观点认为，原醛主要病因是肾上腺腺瘤，也可能是肾上腺增生以及其他原因。但目前资料显示引起原发性醛固酮增多症的首要病因是肾上腺双侧增生，其次是肾上腺腺瘤。近期澳大利亚昆士兰大学Michael Stowasser教授总结其医院高血压科患者的资料后报道，双侧肾上腺增生的患者约占原发性醛固酮增多症的70%，为原发性醛固酮增多症的首要病因；其次为腺瘤，约占原发性醛固酮增多症的30%[11]。难治性高血压患者如果应用常规降压药物效果不佳，同时伴有多饮、夜尿多，特别伴有自发性低血钾及周期性瘫痪等临床表现时，高血压患者使用排钾利尿药易诱发低血钾者，应高度怀疑原醛，做进一步检查予以确诊或排除。采用醛固酮/肾素比值（ARR）筛查高血压患者中原醛的患病率发现，基层中约4.3%高血压患者及9%转诊患者被证实为原醛[12]。目前认为，高醛固酮血症是高血压常见的原因，许多研究结果发现，醛固酮受体拮抗药用于利尿药、ACEI和ARB多种药物联合效果不佳时的高血压是适宜的。

三、"醛固酮逃逸"现象

高血压患者使用血管紧张素转化酶抑制药（ACEI）、血管紧张素Ⅱ受体拮抗药（ARB）阻断RAAS，二者均可以抑制肾上腺素分泌醛固酮，早期常伴随着血浆醛固酮水平下降；但经过一段时间（一般3个月以上）治疗后，醛固酮的释放量有所恢复，即使是高剂量ACEI，也不能抑制血浆醛固酮水平，其血浆浓度甚至可能超过基线水平，这种现象称为"醛固酮逃逸"或者"醛固酮突破"。在出现醛固酮逃逸现象的患者有着更差的临床预后，如何避免"醛固酮逃逸"是目前心血管领域研究的热点。醛固酮逃逸可使ACEI、ARB类药物降压效果降低，导致"治疗抵抗"、持续高血压。Young等[13]回顾分析发现，ACEI或ARB治疗慢性心肾疾病时，10%～53%患者存在"醛固酮逃逸"现象，血压无法降至正常水平，联用醛固酮受体拮抗

药（ARA）后可使血压稳定、持续下降，从而改善心、肾损害结果。ARA 治疗心力衰竭、心肌肥厚、心肌梗死等疗效比常规药物疗效好，提示组织可能也存在醛固酮逃逸现象，目前尚不清楚。螺内酯作为醛固酮受体拮抗药，可以减少钠水潴留，降低血压，特别是和噻嗪类利尿药合用，可以增强降压效果，减少血钾紊乱，阻断醛固酮逃逸现象[14]。

四、介导靶器官损害

诸多证据显示，醛固酮通过升高血压或直接对心血管系统产生不利影响。醛固酮介导血管炎症、心脏和外周血管纤维化进展到终末器官损害阶段[15]。原醛较原发性高血压患者的心血管并发症发生率高，这用血压差异无法解释，提示醛固酮可能介导产生心血管并发症[16]。Strauch 等[17]发现，原醛患者卒中、非致命性心肌梗死、心房颤动发生率比原发性高血压患者分别高 4.2、6.5 和 12.1 倍。原醛患者的动脉硬度高于原发性高血压患者[18]。已证实原发性高血压患者 ARR 和动脉硬度成正相关，原醛患者可能存在类似情况，需更多研究证实。

五、顽固性高血压

美国心脏学会（AHA）将顽固性高血压定义为：同时服用 3 种不同作用机制的降压药（其中包含利尿药），血压仍高于目标水平，或至少需 4 种药物才能控制的高血压[19]。顽固性高血压是全科医生和高血压专科医生面临的常见临床问题，这些患者预后不清，常合并多种其他心血管病危险因素。顽固性高血压可能由不同因素所致，现缺乏降压治疗抵抗的整体机制。目前对顽固性高血压的药物治疗仍然是基于以往的经验，缺乏 3 或 4 种降压药物联合治疗的系统评价，且顽固性高血压的研究受多种因素制约，所以现阶段，对顽固性高血压的了解还很局限。近期研究认为，原醛是顽固性高血压的常见继发原因，17%～22% 原醛患者存在顽固性高血压，高于普通人群顽固性高血压的患病率，揭示醛固酮水平和顽固性高血压之间存在相关性[20]。卡托普利抑制试验证实，醛固酮相关高血压患者（非原醛患者）血浆醛固酮、ARR 水平明显增加；与原发性高血压相比，此类患者虽经长期治疗血压控制率仍较低[21]。顽固性高血压患者体内醛固酮水平较高的原因尚不明。

第四节 醛固酮受体拮抗药的药理作用机制及分类

一、药理作用机制

1. 利尿、排泄尿钠

醛固酮受体拮抗药的大部分降压效果归功于其利尿作用。醛固酮受体拮抗药通过竞争性抑制醛固酮与肾远曲小管上的盐皮质激素受体结合，抑制醛固酮上调钠通道（eNaC）和 Na^+-K^+-ATP 酶，导致尿排钠增加、钾重吸收增加并减少循环血量，降低血压。

2. 利尿以外的作用

研究已经证实醛固酮作为一种人体内最重要、作用最强的盐皮质激素，除了与其受体结合调控机体水盐代谢以外，还通过非基因途径促进炎症与氧化应激等的发生，而这种非基因效应在难治性高血压的发病机制中举足轻重[22-24]。因此，减少醛固酮合成的药物开辟了治疗难治性高血压的新领域。

（1）中枢神经系统作用（减少交感神经张力）：侧脑室注入醛固酮可引起大鼠血压上升；对醋酸去氧皮质酮和盐负荷造成的高血压大鼠模型行侧脑室注射选择性盐皮质激素受体拮抗药，致血压下降，尿钠及水排泄增加[25]。研究显示，螺内酯（醛固酮

受体拮抗药）改善扩张型心肌病患者因醛固酮致突触水平肾上腺素再摄取引起的损害，抑制交感活性而改善病情[26]。

（2）心血管系统作用：①抑制心肌细胞肥大。醛固酮对心肌细胞有直接作用，引起钙内流增加，通过钙调蛋白引起去磷酸转录因子与锌指转录因子的转录，最终导致心肌细胞肥大。②调节血管张力。醛固酮增加使血管壁血管紧张素Ⅱ 1型受体（AT1R）表达上调、血管紧张素Ⅱ反应性增加；醛固酮还可作用于冠状动脉，使其对血管紧张素Ⅱ的收缩反应加强。动物实验证实醛固酮能诱导血管周围纤维化的发生，同时伴有炎性介质如细胞黏附分子 1、单核细胞趋化蛋白 1 和肿瘤坏死因子 α mRNA 的表达增加。慢性醛固酮增多可增加还原型辅酶Ⅱ氧化酶的表达，降低一氧化氮合成，抑制内皮依赖的血管扩张，给予还原型辅酶Ⅱ氧化酶抑制药可预防醛固酮诱发大鼠高血压的发生[27]。③减轻动脉僵硬度。动脉僵硬度是收缩压的重要影响因素，是高血压患者心血管事件的独立预测因素[28]。研究证实，醛固酮对动脉僵硬度尤其是脉搏波速率和增强指数起决定作用；螺内酯使原发性高血压患者的

脉搏波速率和增强指数下降，从而间接持久降低收缩压，并且醛固酮受体拮抗药减轻动脉僵硬度具有血压依赖效应[29]。

二、分类

1. 非选择性醛固酮受体拮抗药

临床常用的非选择性 ARA 为螺内酯（安体舒通）。螺内酯与醛固酮结构相似，可竞争结合肾远曲小管和集合管细胞中的醛固酮受体，阻断 Na^+-K^+ 和 Na^+-H^+ 交换，从而阻滞醛固酮保钠排钾和水钠潴留作用。口服易吸收，因原型药无明显药理活性，需经肝代谢为有活性的坎利酮后才能发挥作用，口服后 1 天左右起效，2～4 天出现最大效应。因坎利酮的半衰期约 18h，所以作用时间长，停药后作用可持续 2～3 天。

2. 选择性醛固酮受体拮抗药

临床常用的选择性 ARA 是依普利酮，商品名为 inspra，作为第一个获准上市的选择性醛固酮受体拮抗药，其作用机制与螺内酯相似，但抗肾上腺盐皮质激素受体的活性是螺内酯的 2 倍，而对雄激素和孕酮受体的亲和力比螺内酯低，故性激素不良反应比螺内酯小。其次，依普利酮还可逆转左心室肥大，显著减轻肾小球的超滤作用，减轻高血压患者的蛋白尿，对合并糖尿病的高血压患者，这种肾保护作用更为明显。再次，依普利酮降压作用不依赖于肾素水平，对低肾素型高血压患者靶器官保护作用更强。有研究表明对血管紧张素转化酶抑制药

和血管紧张素Ⅱ受体拮抗药反应不佳的低肾素水平的原发性高血压患者，依普利酮有良好的降压效果。另外，对单纯收缩期高血压及饮食所致肥胖相关的高血压也有良好的降压作用。最后，醛固酮受体拮抗药与 ACEI 或 ARB 合用或单独用于治疗高血压和其他抗高血压药物同样有效，并降低心血管和肾疾病的终点事件[30]。在降压的同时，醛固酮受体拮抗药还具有改善血管内皮功能，减缓心肌纤维化，改善心室重构，减少心律失常，预防血栓形成，治疗心力衰竭等作用。对高血压合并严重心力衰竭和心肌梗死者，本品与 ACEI 和 β 受体阻滞药联用可提高生活质量和降低死亡率。

该药已获美国食品和药品管理局（FDA）的批准，可单独应用或与其他药物合并使用以治疗高血压。推荐起始剂量为 1 次 50mg，1 日 1 次，4 周后若降压效果不理想可调整剂量为 1 次 50mg，1 日 2 次。对老年患者或轻至中度肝功能损害的患者不需调整推荐起始剂量。对患者接受低效 CYP3A4 抑制剂，如红霉素、沙奎那韦、维拉帕米和氟康唑，其起始剂量应调整为 1 次 25mg，1 日 1 次。依普利酮 50mg、100mg、400mg 降压效应呈剂量依赖性，对心率无影响。每天 400mg 的依普利酮相当于每天 100mg 的螺内酯，其半衰期较长，每日口服 1 次就可有效控制高血压；但每日 2 次的依普利酮优于每天 1 次的给药方式。每天 100～400mg 的依普利酮与每天 2.5～10mg 的氨氯地平降压作用相当。

第五节　醛固酮受体拮抗药降压治疗的临床试验证据

（一）降压作用

实践证明，螺内酯和依普利酮，无论是单独应用还是与其他降压药物联合，均可有效抑制醛固酮，表现出较好的降压作用。Nishizaka 等[31]进行相关试验中，入选的 76 名难治性高血压（RH）患者在联合原有多种降压药物（包括 ACEI/ARB 和利尿药）基础上加用小剂量螺内酯（12.5～25mg/d），患者的平均血压于 6 周、3 个月及 6 个月后分别降低 21/10mmHg、23/10mmHg 和 25/12mmHg，且几乎不受患者血浆、24h 尿醛固酮水平及血浆肾素活性等的影响。Mahmud 等[32]研究表明，69 名原发性高血压患者中 30 名从未接受降压药物治疗的患者单独加用 50mg/d 螺内酯，4 周后平均血压下降（18±3）/（11±1）mmHg。2007 年 ASCOT-

BPLA 的研究结果更令人信服[33]，它是一项多中心随机对照研究，1411 名患者参与了对螺内酯治疗 RH 的评估。患者在联合平均 3 种降压药无效时采用螺内酯（平均剂量 25mg/d）作为第四种降压药，平均随访 1.3 年，平均收缩压和舒张压分别下降 21.9mmHg 和 9.5mmHg，且不受年龄、吸烟、性别等影响。

也有类似研究证实依普利酮有很好的降压效果。Burgess 等[34]对 385 名轻、中度高血压患者的多中心、开放标签、非对照研究，给予依普利酮 50～200mg/d，治疗 14 个月。74.4% 的患者血压控制达标（＜140/90mmHg），其中，44.8% 单用依普利酮，30% 需加用其他抗高血压药。Saruta 等[35]进行的多中心、双盲、安慰剂对照、平行组和剂量校正研究，

在 193 例原发性高血压患者中评价了依普利酮的疗效和安全性。患者接受安慰剂或依普利酮 50mg/d、100mg/d 或 200mg/d，8 周后，与安慰剂组比较，依普利酮组的收缩压显著降低（$P \leqslant 0.0022$），而且耐受良好。上述研究结果表明，新型选择性醛固酮受体拮抗药依普利酮的单药降压效果显著，其安全性和耐受性均良好。诸多研究证实，依普利酮和其他降压药［ARB、ACEI、钙通道阻滞药（CCB）］疗效相当，有效降低血压水平。Flack 等对 551 名轻中度高血压患者随机双盲给予依普利酮 50mg/d 或氯沙坦 50mg/d 或安慰剂治疗 16 周，研究发现，在高肾素患者中依普利酮的降压效果与氯沙坦相仿，而在低肾素患者中依普利酮则比氯沙坦更有效[36-37]。Williams 等在 499 名 1～2 期高血压患者中比较了依普利酮和依那普利的降压效果和耐受性，舒张压为主要终点，该研究表明，依普利酮及依那普利对 1、2 级高血压患者降压效果相同[38]。Krum 等[39]对血管紧张素转化酶抑制药（ACEI）或血管紧张素 II 受体拮抗药（ARB）难以控制的 341 名高血压患者，加用依普利酮 50～100mg/d 或安慰剂治疗 8 周后，平均收缩压降低，依普利酮加 ARB 组为（16.0±1.37）mmHg，安慰剂加 ARB 组为（9.2±1.41）mmHg；依普利酮加 ACEI 组为（13.4±1.35）mmHg，安慰剂加 ACEI 组为（7.5±1.31）mmHg。平均舒张压降低，依普利酮加 ARB 组为（12.7±0.81）mmHg，安慰剂加 ARB 组为（9.2±1.41）mmHg；依普利酮加 ACEI 组为（9.9±0.88）mmHg，安慰剂加 ACEI 组为（9.3±0.83）mmHg。两组的不良反应发生率差异无显著性。依普利酮、氨氯地平降低老年收缩期高血压患者收缩压、脉压的疗效相似[40]。依普利酮单药治疗 1～2 期高血压与依那普利一样有效，且耐受良好，在减轻蛋白尿方面依普利酮的效果更佳。与安慰剂比较，两种剂量的依普利酮均能显著降低坐位和立位血压（$P < 0.05$）和平均 24h 动态血压（$P < 0.05$）。副作用发生率与安慰剂相似，其安全性和耐受性均良好。

（二）并发疾病影响

对某些并发疾病的影响方面，有研究提示，依普利酮加优化内科治疗可显著降低伴有左心室功能障碍和心力衰竭的急性心肌梗死患者的住院率和病死率。临床试验代表是依普利酮、依那普利、依普利酮 / 普利 4E 研究，该试验通过磁共振成像来评估左心室肥大，而用尿蛋白分泌来评估肾功能。其结果发现，醛固酮受体拮抗药能明显降低血压，减少左心室肥大和降低尿微量白蛋白，从而对高血压患者靶器官有保护作用[41]。近年的大量临床研究证实，依普利酮还可逆转或减轻醛固酮对心血管系统的许多不利影响。此外，依普利酮既无钙通道阻滞药常见的踝部水肿、ACEI 常见的持久干咳等副作用，亦无螺内酯常见的雌激素样副作用。目前的研究表明醛固酮可以促使心肌细胞肥大、成纤维细胞增殖以及胶原产生，导致心肌及血管周围纤维化，阻断心肌对肾上腺素的摄取，增加纤维蛋白溶酶原激活剂抑制物水平，同时可以导致血管损伤、内皮功能障碍，降低血管顺应性。醛固酮受体拮抗药除了保钾利尿作用外，可以阻止心肌和血管周围的纤维化，但不影响心肌组织的修复及瘢痕形成，在降压治疗的同时还可以改善舒张和收缩功能，改善心脏重构。依普利酮的这些优点，对于增加高血压患者的治疗顺从性，提高生活质量大有益处。

由于高血压患者左心室肥大可以降低左心室顺应性导致心功能减退，可以引起复杂性心律失常或猝死，是心血管疾病独立的危险因素；醛固酮受体拮抗药在强化 ARB 降压的同时，可以增加 ARB 对左心室肥大的逆转作用，还可以减少蛋白尿[42]。因此，在应用 ARB 降压效果欠佳的情况下，联合应用醛固酮受体拮抗药，对于高血压的治疗是一个良好选择方案。

第六节　不良反应

醛固酮受体拮抗药的不良反应通常较轻，螺内酯主要不良反应是乳房肿胀，约为 10%（与抗雄性激素有关）；久用可引起高血钾，肾功能不良者尤易发生，治疗期间应检查肾功能，可表现为嗜睡、极度疲乏、心率减慢及心律失常等。此外，螺内酯还可有性激素样作用，如慢性乳腺发育、女性多毛、月经不调等，停药后可消失。少数患者可见胃肠道反应，如恶心、呕吐、腹痛、便秘、腹泻及胃溃疡。极少数患者可见中枢神经反应，如头痛、倦怠及口渴、皮疹、粒细胞缺乏及痉挛等其他不良反应。应对患者进行密切监测，防止出现高钾血症和肾功能不全。若出现性激素相关的不良反应可选用高选择性醛固酮受体拮抗药依普利酮，其与性激素相关的副作用比螺内酯少，副作用发生率与安慰剂相似，耐受良好。且高血钾及外周水肿等副作用均较少。相同克分子量依普利酮的降压作用是螺内酯的50%～75%[43]。White等[44]研究认为依普利酮更具安全性、有效性。依普利酮使1～3级原发性高血压患者收缩压、舒张压明显下降，且呈剂量依赖性。

总结与要点

- 醛固酮是肾素-血管紧张素-醛固酮系统（RAAS）的终末环节，在高血压发生发展中起重要作用。
- 醛固酮受体拮抗药通过利尿作用及降低交感神经张力、减轻动脉僵硬度等肾外机制降低血压。
- 醛固酮受体拮抗药在高血压的治疗中有着重要地位，尤其适用于原醛、顽固性高血压、低血钾性高血压等患者。
- 传统的醛固酮受体拮抗药螺内酯有乳腺发育、高血钾等副作用，而近年来高选择性醛固酮受体拮抗药依普利酮因其副作用相对轻微可考虑应用于临床降压。
- 对于醛固酮受体拮抗药治疗高血压的机制及时机仍有许多问题尚未明了，例如哪些高血压患者是醛固酮受体拮抗药治疗的优势人群？哪些原醛患者可采用醛固酮受体拮抗药治疗而无需手术？需要更多研究证实。

参考文献

[1] Vasan RS, Evans JC, Larson MG, et al. Serum aldosterone and the incidence of hypertension in nonhypertensive persons. N Engl J Med, 2004, 351（1）: 33-41.

[2] Calhoun DA, Jones D, Textor S, et al. Resistant hypertension: diagnosis, evaluation, and treatment. A scientific statement from the American Heart Association Professional Education Committee of the Council for High Blood Pressure Research. Hypertension, 2008, 51（6）: 1403-1419.

[3] Gaddam KK, Nishisaka MK, Pratt-Ubunama MN, et al. Characterization of resistant hypertension: association between resistant hypertension, aldosterone, and persistent intravascular volume expansion. Arch Intern Med, 2008, 168（11）: 1159-1164.

[4] Schlaich MP, Klingbeil AU, Jacobi J, et al. Altered aldosterone response to salt intake and angiotensin Ⅱ infusion in young normotensive men with parental history of arterial hypertension. Hypertension, 2002, 20（1）: 117-124.

[5] Vasan R, Evans JC, Larson MG, et al. Serum aldosterone and the incidence of hypertension in nonhypertensive persons. N Eng JMed, 2004, 351（1）: 333-341.

[6] Grim CE, Cowley AW, Hamet P, et al. Hyperaldosteronism and hy2 pertension: ethnic differences. Hypertension, 2005, 45（4）: 766-772.

[7] Pimenta E, Calhoun DA. Resistant hypertension and aldosteronism. Curr Hypertens Rep, 2007, 9（5）: 353-359.

[8] Pimenta E, Calhoun DA. Primary aldosteronism: diagnosis and treatment. J Clin Hypertens（Greenwich）, 2006, 8: 887-893.

[9] Stowasser M. Update in primary aldosteronism. J Clin Endocrinol Metab, 2009, 94: 3623-3630.

[10] Mosso L, Carvajal C, Gonzalez A, et al. Primary aldosteronism and hypertensive disease. Hypertension, 2003, 42: 161-165.

[11] Stowasser M, Gordon RD. Primary aldosteronism. Best Pract Res Clin Endocrinol Metab, 2003, 4: 591-605.

[12] Jansen PM, Boomsma F, van den Meiracker AH. Aldosterone-to-renin ratio as a screening test for primary aldosteronism: the Dutch ARRAT Study. Neth Med, 2008, 66（5）: 220-228.

[13] Young MJ. Mechanisms of mineralocorticoid receptor-mediated cardiac fibrosis and vascular inflammation. Curr Opin Nephrol Hypertens, 2008, 17（2）: 174-180.

[14] Ubaid-Girioli S, Adriana de Souza L, Yugar-Toledo JC, et al. Aldosterone excess or escape: Treating resistant hypertension. J Clin Hypertens（Greenwich）, 2009, 11（5）: 245-252.

[15] Catena C, Colussi G, Nadalini E, et al. Cardiovascular outcomes in patients with primary aldosteronism after treatment. Arch Intern Med, 2008, 168（1）: 80-85.

[16] Matsumura K, Fujii K, Oniki H, et al. Role of aldosterone in left ventricular hypertrophy in hypertension. Am J Hypertens, 2006, 19（1）: 13-18.

[17] Strauch B, Petrak O, Wichterle D, et al. Increased arterial wall stiffness in primary aldosteronism in comparison with essential hypertension. Am J Hypertens, 2006, 19（9）: 909-914.

[18] Mahmud A, Feely J. Aldosterone-to-renin ratio, arterial

stiffness, and the response to aldosterone antagonism in essential hypertension. Am J Hypertens, 2005, 18 (1): 50-55.

[19] Gaddam KK, Nishisaka MK, Pratt-Ubunama MN, et al. Characterization of resistant hypertension: association between resistant hypertension, aldosterone, and persistent intravascular volume expansion. Arch Intern Med, 2008, 168 (11): 1159-1164.

[20] Sartori M, Calo LA, Mascagna V, et al. Aldosterone and refractory hypertension: a prospective cohort study. Hypertension, 2006, 19 (4): 373-379.

[21] Bomback AS, Klemmer PJ. The incidence and implications of aldosterone breakthrough. Nat Clin Pract Nephrol, 2007, 3 (9): 486-492.

[22] Laurent S, Schlaich M, Esler M. New drugs, procedures, and devices for hypertension. Lancet, 2012, 380 (9841): 591-600.

[23] Clark D, Ahmed MI, Calhoun DA. Resistant hypertension and aldosterone: an update. Can J Cardiol, 2012, 28 (3): 318-325.

[24] Shibata H, Itoh H. Mineralocorticoid receptor-associated hypertension and its organ damage: clinical relevance for resistant hypertension. Am J Hypertens, 2012, 25 (5): 514-523.

[25] Rahmouni K, Sibug RM, de Kloet ER, et al. Effects of brain mineralocorticoid receptor blockade on blood pressure and renal functions in DOCA-salt hypertension. Eur J Pharmacol, 2002, 436 (3): 207-216.

[26] Kasama S, Toyama T, Kumakura H, et al. Effect of spironolactone on cardiac sympathetic nerve activity and left ventricular remodeling in patients with dilated cardiomyopathy. J Am Coll Cardiol, 2003, 41 (4): 574-581.

[27] Farquharson CA, Struthers AD. Aldosterone induces acute endothelial dysfunction in vivo in humans: evidence for an aldosterone-induced vasculopathy. Clin Sci, 2002, 103 (4): 425-431.

[28] Duprez DA, Cohn JN. Arterial stiffness as a risk factor for coronary atherosclerosis. Curr Atheroscler Rep, 2007, 9 (2): 139-144.

[29] Calhoun DA, Jones D, Textor S, et al. Resistant hypertension: diagnosis, evaluation, and treatment. A scientific statement from the American Heart Association Professional Education Committee of the Council for High Blood Pressure Research. Hypertension, 2008, 51 (6): 1403-1419.

[30] Rudolph AE, Rocha R, McMahon. Aldosterone target organ protection by eplerenone. Mol CellEndocrinol, 2004, 217 (1/2): 229-238.

[31] Nishizaka MK, Zaman MA, Calhoun DA. Efficacy of low-dose spironolactone in subjects with resistant hypertension. Am J Hypertens, 2003, 16 (11 pt 1): 925-930.

[32] Mahmud A, Mahgoub M, Hall M, et al. Does aldosterone-to-renin ratio predict the antihypertensive effect of the aldosterone antagonist spironolactone? Am J Hypertens, 2005, 18 (12 pt 1): 1631-1635.

[33] Chapman N, Dobson J, Wilson S, et al. Effect of spironolactone on blood pressure in subjects with resistant hypertension. Hypertension, 2007, 49 (4): 839-845.

[34] Burgess ED, Lacourciere Y, Ruilope-Urioste LM, et al. Long-term safety and efficacy of the selective aldosterone blocker eplerenone in pa-tients with essential hypertension. Clin Ther, 2003, 25 (9): 2388-2404.

[35] Garuta T, Kageyama S, Ogihara T, et al. Efficacy and safety of the selec-tive aldosfterone blocker eplerenone in Japanese patients with hyperten-sion: a randomized, double-blind, placebo-controlled, dose-ranging study. J Clin Hypertens (Greenwich), 2004, 6 (4): 175-185.

[36] Burgess ED, Lacourciere Y, Ruilope-Urioste LM, et al. Long-term safety and efficacy of the selective aldosterone blocker eplerenone in patients with essential hypertension. Clin Ther, 2003, 25 (9): 2388-2404.

[37] Flack JM, Oparil S, Pratt JH, et al. Efficacy and tolerability of eplerenone and losartan in hypertensive black and white patients. J Am Coll Cardiol, 2003, 41 (7): 1148-1155.

[38] Weinberger MH, White WB, Ruilope LM, et al. Effects of eplerenone versus losartan in patients with low renin hypertension. Am Heart J, 2005, 150 (3): 426-433.

[39] Krum H, Nolyy H, Workman D, et al. Eficacy of eplerenone added to renin-angiotensin blockade in hypertensive patients. Hypertension, 2002, 40 (2): 117-123.

[40] Williams GH, Burgess E, Kolloch RE, et al. Efficacy of eplerenone versus enalapril as monotherapy in systemic hypertension. Am J Cardiol, 2004, 93 (8): 990-996.

[41] Pitt B, Reichek N, Willenbrock R, et al. Effects of eplernone, enalap ril, and eplerenone/enalapril combination therapy in patients with left ventricular hypertrophy: the 4E2left ventricular hypertrophy study.

Circulation, 2003, 108（15）：1831-1838.

［42］Kum H，Nolly H，Workman D，et al. Efficacy of eplerenone added to rennin-an-giotensin blockade in hypertensive patients. Hypertension, 2002, 40：117-123.

［43］Pratt JH，Eckert GJ，Newman S，et al. Blood pressure responses to small doses of amiloride and spironolactone in normotensive subjects. Hypertension, 2001, 38（5）：

1124-1129.

［44］White WB，Carr AA，Krause S，et al. Assessment of the novel selective aldosteroneblocker eplerenone using ambulatory and clinical blood pressure in patients with systemic hypertension. Am J Cardiol, 2003, 92（1）：38-42.

（陈荣花　肖四海　朱艳辉）

第55章　醛固酮受体拮抗药

第56章　联合用药降压治疗

第一节　降压达标为先，临床获益为终

百年来，高血压防治成绩斐然，高血压治疗观念发生重大转变，原先认为血压升高是机体的一种适应性代偿反应，不需治疗，逐渐认识到血压升高是心血管病的重要危险因素，有效降压能显著降低心脑血管病[1-2]。收缩压降低 10 ～ 12mmHg 或舒张压下降 5 ～ 6mmHg，卒中发生率降低 35% ～ 40%，心肌梗死发生率降低 20% ～ 25%，心力衰竭发生率下降 50%[3]。尤其是近十年，高血压治疗理念呈三阶段变化，血压达标→靶器官保护→降低心脑血管事件。无论是降低心脑血管事件"为终"，还是靶器官保护"为本"，血压达标均是先决条件。

只有高质量降压达标，才能更有效地保护靶器官，更大临床获益。VALUE 研究是比较氨氯地平和缬沙坦防治高危高血压患者的一个前瞻性随机对照研究[4]，结果发现无论是缬沙坦还是氨氯地平，与血压不达标组相比，血压达标组（治疗 6 个月，SBP ＜ 140mmHg）心脑血管事件风险显著降低，致死和非致死性卒中风险下降 45%，心力衰竭再入院率下降 36%，心脏事件减少 25%，全因死亡减少 21%，心肌梗死减少 14%。因此，对于高血压患者，有效控制血压并高质量达标已成为现代降压治疗的核心。

第二节　中国高血压防治，任重而道远

据《中国心血管病报告 2012》报道，2012 年我国高血压发生率为 24%，估算全国高血压患者人数为 2.66 亿，每 5 个成年人中至少有 1 人患高血压。然而，我国人群高血压知晓率不高是导致治疗率和控制率低的主要原因。2012 年我国人群高血压知晓率为 35%，治疗率为 30%，控制率仅为 10%，即使接受降压药物治疗的高血压患者，血压控制率也只有 19%[5]。也就是说有近 1.8 亿高血压人群血压仍高于目标血压，这就为心脑血管病提供了庞大的后备军。因此，除了提高知晓率、治疗率外，提高降压达标率是医务人员的当务之急。

造成达标率低的原因很多[6]，包括①降压药物的数量：2007 年 ESH/ESC 指南已经明确指出，无论使用何种降压药物，单一用药只在有限的高血压患者能够有效降低血压，多数患者需 2 种或 2 种以上的药物达到血压控制。与使用 1 种降压药相比，接受 2 种降压药治疗的人群血压达标率提高 40%。任何种类药物单独治疗，患者血压达标率不超过 20% ～ 30%。②依从性：有研究对高血压患者进行随访时发现，2 年后坚持服药的患者

≤ 60%，10 年后能够坚持服药的治疗者 ≤ 39%。男性治疗依从性差的高血压患者，血压不达标的危险比是依从性好者的 2.14 倍，约半数患者治疗失败的原因是未能坚持药物治疗[7]。③患者负面情绪：对高血压感到没有希望的人群，血压控制不佳的危险增加 2.16 倍；对治疗有挫败感的患者血压不达标比例增加 50% ～ 80%；与测量血压不紧张者相比，感到血压测量很紧张者血压控制不达标的风险增加 60%。④医生治疗惰性：医生治疗惰性（TI）是指当患者出现异常临床指标时，应使用新的治疗或增加现有药物剂量时，医生却没有做相应改变。出现 1 次这样的情况，TI 分数为 1 分[8]。TI 分值越高，表明治疗过程中，医生应加强治疗而没有执行的比例越高，这种情况在临床中越来越明显。据报道，在患者血压超过目标值的所有随访记录中，改变药物治疗者仅占 13.1%，而且发现 TI 评分越高，患者达标率越低。有研究报道，医生们对高血压等慢性疾病未给予积极的抗高血压的三个主要原因为：高估了高血压患者的治疗达标率；假设有些患者不会接受更多的抗高血压药物（软理由）；缺乏以达到治疗

目标为目的的教育、训练，以及有组织的医疗管理。因此，医生应采取更为"激进"的治疗方法，改善患者负面情绪，优化、简化治疗方案，提高达标率。

第三节 初始联合治疗，显著提高达标率

众所周知，高血压是多种因素参与的，涉及肾素-血管紧张素-醛固酮系统（RAS）、交感神经系统、盐调节机制以及体液、激素调节机制等多个方面。单一药物只能对其中某个机制进行干预，因而很难达到血压控制的目标。更重要的是，单一降压药物使用时会触发一系列的代偿机制，而这些代偿效应会减少单一降压药物的抗高血压作用。而联合治疗作用于多种病理生理学机制，因此较单药治疗可以更好地控制血压。大量研究证实联合治疗在降压中的优势，最近一篇 Meta 分析[9] 涉及 42 项研究近 11 000 名患者，无论是利尿药（D）、β 受体阻滞药（β-B）、ACEI 或钙通道阻滞药（CCB），单药剂量增加一倍，降压疗效仅增加 22%，副作用明显增加。而增加另一类降压药物联合治疗，可使降压幅度增加 1 倍（即"1＋1＞2"的效应）。越来越多的循证证据表明，单药治疗高血压患者的血压达标率仅有 40%～50%，而两种药物联合应用可使 70%～80% 的高血压患者达标[10]。INVEST 研究中为达到血压小于 140/90mmHg 的目标值，只有 15% 的患者使用一种降压药，而 82% 患者需要采用 2 种或 2 种以上的抗血压药物联合治疗才能使血压达标，这就提示多种药物联合治疗是高血压治疗策略未来发展的方向。

《2013 年 ESH/ESC 高血压指南》指出初始联合治疗的优点在于大量患者有较快的反应，对于血压值较高的患者有更大可能性达到目标血压，因治疗改变过多使患者依从性受挫的可能性较小，因此在基线血压显著升高或高心血管风险的患者，可以考虑两种降压药物联合启动降压治疗[11]。最新美国 JNC-8 也明确指出，如果收缩压＞160mmHg 或舒张压＞90mmHg，或者要达到血压目标降低＞20/10mmHg 以上，可以考虑初始使用 2 种以上降压药物或者单片复方制剂[12]。初始联合降压治疗优势主要体现在以下方面：①联合治疗可以更快速和更大程度降低血压；②对于高危以上的高血压患者，联合治疗可以快速显现保护效应；③固定单片联合降压制剂优势突出，表现在疗效增加；服用方便；患者依从性增加；不良反应减少，安全性增加，节省费用；正面心理影响[13]。尤其是不同作用机制的降压药联合应用时，可相互抵消不良反应，如 RAS 抑制药（ACEI/ARB）通过扩张微小静脉，降低毛细血管静水压，减少 CCB 的水肿副作用。

最近的一系列临床试验同样证实初始联合治疗临床获益。EX-STAND 研究比较氨氯地平/缬沙坦与氨氯地平单药治疗在 2～3 级黑人高血压患者的疗效和安全性，发现氨氯地平/缬沙坦较氨氯地平单药治疗不论在降压速度和降压程度方面均能更有效地控制黑人中度至严重的高血压[14]。TALENT 研究是一项随机、双盲、平行组设计的临床研究，受试者为未经治疗的高血压患者或者虽经治疗但血压未满意控制的患者（收缩压＞135mmHg），并且所有患者均伴有糖尿病、代谢综合征或靶器官损害等危险因素。研究结果显示初始硝苯地平控释片与替米沙坦联合治疗较各自的单药治疗能更好控制 24h 血压和早期的临床获益[15]。ACCELERATE 研究同样显示肾素抑制剂阿利吉仑与氨氯地平联合治疗较各自的单药治疗能显著提高 6 个月后的血压控制率[16]。可以预见上述这些临床狭益能够最终转化为降低心血管事件，最近两项在欧洲和北美的研究已经证实这一点。第一项研究回顾分析在意大利北部 200 000 名接受抗高血压药物治疗的患者，研究显示启动和维持 2 种或 2 种以上的降压药物治疗较单一药物治疗的患者心血管事件发生率明显降低[17]。而另一项北美研究入选 1762 名患者，根据起始降压药物选择，分为单药组和联合治疗组。研究显示联合治疗组心血管事件发生率显著低于单药组，并且早期血压控制与低的心血管事件发生率显著相关[18]。

第四节 不同的降压联合方案

合理的联合降压药物选择的根本要求：联合治疗的降压幅度远远大于相应的单一药物剂量加倍，例如 ACEI/ARB 联合利尿药/CCB 的降压效果超过将原有的 ACEI 或 ARB 剂量翻倍的降压幅度。合理

的降压组合不仅同时干预多个高血压发病机制，而且可互相抵消或减轻不良反应。联合治疗另一个重要要求是安全性，即使一种降压药物组合能产生良好的降压效果，但其潜在的副作用会阻止这种组合在临床中的应用。《2010年中国高血压防治指南》所列举的联合治疗方案推荐见表53-2，图56-1为最新《ESH/ESC动脉高血压管理指南》推荐联合治疗方案。

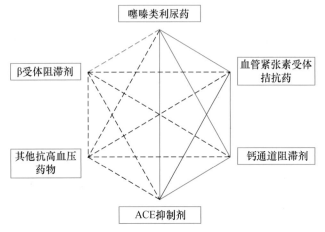

图56-1 《ESH/ESC动脉高血压管理指南》推荐联合治疗。绿色实线：优选联合；绿色虚线：有用的联合；黑色虚线：可能但未经很好验证的联合；红色实线：不推荐的联合

优化联合治疗方案有：

（1）ACEI/ARB与钙通道阻滞药（CCB）的联合用药。CCB和ACEI/ARB均可扩张外周血管，减少血管阻力，ACEI/ARB还可抵消CCB引起的交感神经活性增加及踝部水肿，二者联用有协同降压作用。CCB与ACEI/ARB联用，除降压外，对心脏、脑、肾靶器官有保护作用，且对糖、脂代谢无不良影响。多项大规模临床研究（ASCOT研究、INVEST研究、ACCOMPLISH研究等）显示，CCB与ACEI/ARB合用无论在控制血压还是在逆转左心室肥大和重构、抗动脉粥样硬化、保护血管内皮功能、减少蛋白尿等方面都有大量的循证医学证据。对高危高血压患者、合并糖尿病、代谢综合征、血管疾病或慢性肾病的高血压患者，是CCB＋ARB/ACEI的优先适合人群。

（2）ACEI/血管ARB与利尿药的联合用药。由于ARB（ACEI）与利尿药通过不同机制发挥降压作用，使其降压效果较单药治疗显著提高。而与此同时，二者的不良反应可能互相抵消。例如，ARB（ACEI）类药物最常见不良反应之一是升高血钾，而利尿药可降低血钾，因此ARB（ACEI）/利尿药联合治疗一般对血钾无显著影响。利尿药通过减少血容量发挥降压作用，但同时可能会兴奋交感神经并进一步激活肾素-血管紧张素系统，可能会对心血管系统产生不良影响。但ARB或ACEI可以有效阻滞肾素-血管紧张素系统，抑制血管紧张素的活性，使得ARB/利尿药成为目前高血压临床中较受推崇的优化治疗方案之一。

（3）钙通道阻滞药加噻嗪类利尿药：传统观念认为，利尿药降压作用与利钠有关，而CCB亦有轻度利钠及扩血管作用，理论上无叠加作用，且二者均有激活RAAS作用，因此过去指南均未推荐此种联合作用。但是我国的FEVER研究[19]证实，二氢吡啶类钙通道阻滞药加噻嗪类利尿药治疗，可降低高血压患者卒中发生的风险。因此，钙通道阻滞药加噻嗪类利尿药是我国和欧洲高血压指南优先推荐的组合。

（4）β受体阻滞药与二氢吡啶类钙通道阻滞药（CCB）的联合用药。尽管HOT研究显示β受体阻滞药与二氢吡啶类CCB联合治疗具有良好的耐受性和有效性，目前美托洛尔和非洛地平固定复方已在许多国家广泛应用，但是β受体阻滞药与CCB组合心血管获益的研究不多，因而《2013年欧洲高血压指南》将其视为可以联合但缺乏证据的组合方案。

（5）β受体阻滞药与利尿药的联合用药。β受体阻滞药与利尿药联合在LIFE与ASCOT研究中，降低心血管事件的效果不及ARB-利尿药联合及CCB-ACEI联合。而在其他几个临床试验（如ALLHAT、STOP-H2、NORDIL等）中与其他用药组合同样有效，在包含SHEP、STOP等三项临床试验中，与安慰剂相比更加有效。然而，噻嗪类利尿药和β受体阻滞药相比肾素-血管紧张素系统阻滞剂和CCB联合可能会促发糖尿病的发生。因此《2009年欧洲高血压指南》明确指出，噻嗪类利尿药和β受体阻滞药联合治疗可能进一步增加患糖尿病的风险，因此不推荐用于合并多个代谢危险因素的高血压患者，包括代谢综合征。相比之下，美国高血压指南则认为利尿药/β受体阻滞药组合是可接受的。大多数的表明β受体阻滞药和利尿药对代谢有不良影响的研究，多选用老一代、非选择性β受体阻滞药和大剂量利尿药；而第三代高选择性β受体阻滞药（卡维地洛）和噻嗪样利尿药（吲达帕胺）所参与的临床试验显著减少心血管事件，而对代谢的影响较小。在临床上许多高血压患者必须使用利尿药和β受体阻滞药，所以在某些情况下应考虑利尿药和β受体阻滞药的组合。

（6）避免使用ACEI＋ARB：ONTARGET和ALTITUDE研究结果表明，ACEI＋ARB联合治疗较单用ACEI或ARB不仅不能进一步降低心血管事件，还明显增加肾脏事件风险，因此2013年欧洲高血压指南和美国JNC-8均不推荐联合ACEI＋ARB治疗。

（7）三药联合的方案：在上述各种两药联合方式中加上另一种降压药物便构成三药联合方案，其中二氢吡啶类钙通道阻滞药＋ACEI（或ARB）＋噻嗪类利尿药组成的联合方案最为常用。

（8）四药联合的方案：主要适用于难治性高血压患者，可以在上述三药联合基础上加用第四种药物如β受体阻滞药、螺内酯、可乐定或α受体阻滞药等。

（9）固定配比复方制剂：是常用的一组高血压联合治疗药物。通常由不同作用机制的两种小剂量降压药组成，也称为单片固定复方制剂。与分别处方的降压联合治疗相比，其优点是使用方便，可改善治疗的依从性，是联合治疗的新趋势。

总结与要点

　　联合应用降压药物已成为降压治疗的基本方法，许多高血压患者为了达到目标血压水平需要应用2种以上降压药物。合理的降压联合治疗不仅降压作用机制具有互补性，还可互相抵消或减轻不良反应，最大程度地减少心血管事件风险。ARB/ACEI＋CCB或者ARB/ACEI＋利尿药是目前各国指南所推荐的最佳联合治疗方案，适用于大多数的高血压人群。虽然目前仍在研发一些降压新药和新治疗方法，如双效受体拮抗药（同时阻断AT1受体及内皮素受体），抗高血压疫苗及硫化氢缓释化合物；应用Rheos压力反射机制，肾动脉内交感神经导管消融等方法治疗难治性高血压；但这些新的降压药和治疗方法的疗效及安全性，仍有待进一步临床验证。因此，初始两种降压药物联合治疗或固定单片联合，提高降压达标率，是高血压治疗的必由之路。

参考文献

［1］中国高血压防治指南修订委员会. 中国高血压防治指南（2010年修订版）. 中国高血压杂志，2011，08：701-743.

［2］Mancia G，De Backer G，Dominiczak A，et al. 2007 ESH-ESC Practice Guidelines for the Management of Arterial Hypertension：ESH-ESC Task Force on the Management of Arterial Hypertension. J Hypertens，2007，25（9）：1751-1762.

［3］MR Law. Use of blood pressure lowering drugs in the prevention of cardiovascular disease：meta-analysis of 147 randomised trials in the context of expectations from prospective epidemiological studies. BMJ，2009，338：1665-1684.

［4］Weber MA，Julius S，Kjeldsen SE，et al. Blood pressure dependent and independent effects of antihypertensive treatment on clinical events in the VALUE Trial. Lancet，2004，363：2049-2051.

［5］孙灵芝，胡盛寿. 中国心血管病报告2006. 北京：中国大百科全书出版社，2006.

［6］Morgan TO，Anderson AI，MacInnis RJ. ACE inhibitors，beta-blockers，calcium blockers，and diuretics for the control of systolic hypertension. Am J Hypertens，2001，14：241-247.

［7］Bangalore S，Shahane A，Parkar S. Compliance and fixed-dose combination therapy. Curr Hypertens Rep，2007，9（3）：184-189.

［8］Okonofua EC，Simpson KN，Jesri A，et al. Therapeutic inertia is an impediment to achieving the Healthy People 2010 blood pressure control goals. Hypertension，2006，47（3）：345-351.

［9］Wald DS，Law M，Morris JK，et al. Combination therapy versus monotherapy in reducing blood pressure：meta-analysis on 11，000 participants from 42 trials. AM J Med，2009，122：290-300.

［10］Gradman AH，Basile JN，Carter BL，et al. on behalf of the American Society of Hypertension Writing Group. Combination therapy in hypertension. J Am Soc Hypertens，2010，4：90-98.

［11］Taylor J. 2013 ESH/ESC guidelines for the management of arterial hypertension. Eur Heart J，2013，28：2108-2109.

［12］Chobanian AV，Bakris GL，Black HR，et al. The Seventh Report of the Joint National Committee on Prevention，Detection，Evaluation，and Treatment of High Blood Pressure. The JNC 7 Report. JAMA，2003，289：2560-2572.

［13］Feldman RD，Zou GY，Vandervoort MK，et al. A simplified approach to the treatment of uncomplicated hypertension：a cluster randomized，controlled trial. J Hypertens，2009，53：646-653.

[14] Flack JM, Calhoun DA, Satlin L, et al. Efficacy and safety of initial combination therapy with amlodipine/valsartan compared with amlodipine monotherapy in black patients with stage 2 hypertension: the EX-STAND study. J Hum Hypertens, 2009, 23: 479-489.

[15] Mancia G, Parati G, Bilo G, et al. Blood pressure control by the nifedipine GITS-telmisartan combination in patients at high cardiovascular risk: the TALENT study. J Hypertens, 2011, 29: 600-609.

[16] Brown MJ, McInnes GT, Papst CC, et al. Aliskiren and the calcium channel blocker amlodipine combination as an initial treatment strategy for hypertension control (ACCELERATE): a randomised, parallel-group trial. Lancet, 2011, 377: 312-320.

[17] Corrao G, Nicotra F, Parodi A, et al. Cardiovascular protection by initial and subsequent combination of antihypertensive drugs in daily life practice. J Hypertens, 2011, 58: 566-572.

[18] Gradman AH, Parisé H, Lefebvre P, et al. Initial combination therapy reduces the risk of cardiovascular events in hypertensive patients: a matched cohort study. J Hypertens, 2013, 61: 309-318.

[19] Soucek M, Plachy M. The FEVER (Felodipine EVEnt Reduction) trial; a randomised, double-blind, placebo-controlled trial in Chinese hypertensive patients. Vnitr Lek, 2007, 53 (1): 63-70.

（林金秀　彭　峰）

第57章 单片复方制剂

根据《中国心血管病报告 2012》以及 2010 年《新英格兰医学杂志》发表的中国糖尿病大规模流行病学调查，我国目前高血压患病人数已达 2.66 亿人[1]。据世界卫生组织预测，至 2020 年，非传染性疾病将占我国死亡原因的 79%，其中心血管疾病将占首位[2]。我国高血压的防治面临着严峻的形势，高血压的知晓率、治疗率和控制率很低。众所周知，高血压是卒中和心血管疾病的主要危险因素，我国 70% 的卒中和 50% 的心肌梗死与高血压有关，每年 300 万人死于心血管疾病，其中一半以上是高血压[3]。年龄在 40 ~ 70 岁之间血压在 115/75 ~ 185/115mmHg 范围内的人群，收缩压每增加 20mmHg 或者舒张压每增加 10mmHg，心血管疾病的危险增加一倍。因此，积极有效地进行降压治疗，提高高血压治疗的达标率，才能有效地减少心脑血管事件的发生。欧洲高血压学会 / 欧洲心脏病学会（ESH/ESC）[4] 所修订的《高血压治疗指南》作为全球主要的血压管理文献，2013 年版对高危和低危高血压患者的血压达标值均推荐为全部患者的收缩压 < 140mmHg，舒张压除糖尿病患者为 85mmHg 外，其他患者的达标值均为 < 90mmHg。尽管血压达标值有所放宽，但是更强调了对初始联合、早期达标、减少死亡和致残率以及改善预后的重视，而不再是以往的在各个人群高血压患者的小剂量及小剂量联合的方案作为初始治疗的推荐。合用药物时在每种药物剂量不增加的情况下，治疗作用有协同或至少相加的效果，而不良反应可以相互抵消或至少不叠加或相加。因此，药理机制互补药物联合的个体化治疗方案是目前国内外高血压防治的基本共识，但药物联合势必来药物数量与服药次数增加、医疗费用增长及服药依从性下降。为克服联用药的上述不足，单片复方制剂应运而生。

第一节 单片复方制剂的临床试验及循证医学证据

印度的 TIPS 研究[5] 显示，入组 2053 例年龄在 45 ~ 80 岁、无心血管疾病，但至少合并一个危险因素者，分入服用复方制剂（主要包含噻嗪类药物 12.5mg、阿替洛尔 50mg、雷米普利 5mg、辛伐他汀 20mg、阿司匹林 100mg）以及其他 8 个分组（单独使用阿司匹林、辛伐他汀、氢氯噻嗪，包含前 3 种降压药物中 2 种的 3 个药物组合，3 种降压药物加阿司匹林）。观察随访 12 周，平均基线血压值为 134/85mmHg，低密度脂蛋白胆固醇为 3.0mmol/L，并且所有受试者均接受改善生活方式的建议。结果发现单片复方制剂组收缩压和舒张压分别下降了 7.4 和 5.6mmHg，与 3 种降压药物加或不加阿司匹林组降压的幅度相似。HOPE-3 研究[6] 纳入了 256 个中心、22 个国家、12 500 例低危人群（男性年龄 > 55 岁，女性年龄 > 65 岁合并一个危险因素，或女性 > 60 岁合并 2 个危险因素），随机分入单独应用瑞舒伐他汀 10mg 组，联合应用坎地沙坦 16mg 和氢氯噻嗪 12.5mg 组，或单独一种应用或二者均不应用组（安慰剂组），随访 5 年主要结局事件包括心血管事件和肾功能变化。结果发现与安慰剂组相比，单独应用调脂或降压药物组可使主要结局事件风险下降 25% ~ 30%，而联合应用组可使风险下降 35% ~ 40%。Wald 和 Law[7] 关于低剂量联合治疗高血压的随机对照试验也显示 3 种降压药物联合应用剂量减半可使收缩压和舒张压分别降低 20mmHg 和 11mmHg，并且血压水平的降低使卒中风险减少 63%，缺血性心脏病风险减少 46%。来自 29 个临床试验对高血压患者（大部分是 > 160/100mmHg）的 Meta 分析[8] 显示，使用不同降压药物联合应用的方案，随访 4 ~ 5 年，缺血性心脏病风险减少 20%，卒中减少 28%，主要的心血管事件减少 22%。在 INCLUSIVE 研究中，使用厄贝沙坦 / 氢氯噻嗪（安博诺）治疗 8 周，如果血压仍不达标，安博诺剂量增倍再治疗 8 周。观察结果显示，固定剂量复方制剂获得了显著的治疗效果，且耐受性好。SURGE-2 试验[9] 纳入了 8193 名高血压的社区患者，其研究人群选择先前接受或未接受抗高血压治疗者，血压 > 140/90mmHg，通过监测家庭血压评估替米沙坦/氢氯噻嗪（美嘉素）80/12.5mg 与单用替米沙坦或与氢氯噻嗪联合比较，结果发现美嘉素可使平均清晨血压自基线明显降低 22/12mmHg，使血压达标率（135/85mmHg）明显高于单药治疗。

第二节　单片复方制剂的降压原理

目前在影响血压的各个方面，包括血管、血液容量和神经内分泌调节系统，都已经开发了安全有效的降压药物，包括噻嗪类利尿药、β 受体阻滞药、钙通道阻滞剂、血管紧张素转化酶抑制药（ACEI）与血管紧张素受体拮抗药（ARB）等 5 大类指南推荐使用的降压药物。这些降压药物不仅可以有效地控制血压，还可有效地保护靶器官，预防心脑血管并发症。它们各具特点，相辅相成，又可联合使用，适用于各种类型的高血压患者。联合使用这些降压药物特别是使用单片复方制剂可实现以下目标：降压作用更强，而不良反应和副作用更少、更轻微，提高依从性，减少治疗费用。

1. 协同降压、减少不良反应

与单药治疗相比，固定复方制剂具有明显优势，多种药物通过不同机制降压，疗效叠加，显著增加了血压降低的比例，可使更多的患者达到目标水平。如 ARB 与噻嗪类利尿剂联用可对高血压 RAAS 机制与容量机制进行双重阻断，降压方面具有协同作用：利尿药减少血浆容量从而降低血压，但是血浆容量降低会激活 RAAS，由此导致的血管收缩和醛固酮分泌增加会部分抵消利尿药的降压作用，而 ARB 可以抑制 RAAS，从而与利尿药产生降压的协同作用；同时，ARB 还可抵消利尿药因醛固酮增加引起的不良反应，如低血钾等。因此，二者合用既加强了降压作用又减少不良反应，获得单药无法比拟的效果。

2. 提高依从性

高血压患者的过于复杂的药物治疗方案常常影响患者的依从性。HOT 试验证实血压下降至 130/83mmHg 对心脑血管的保护作用最佳，但 JNC-7[10] 明确指出为了达到目标血压，大部分患者需用一种以上的降压药物的联合治疗。若血压能在治疗数周，而不是数月内达标，患者的信心和服药的顺应性增加，血压较快达标减少患者处于持续高血压状态的不良影响。固定复方制剂具有协同降压、服用方便的特点，能够提高患者的依从性。

3. 减少治疗费用

研究发现若患者采用按顺序单药治疗的方案，换用一种单药降压治疗，每年的药费将增加 20%。而固定复方制剂对不同机制导致的高血压人群均有效，同时相互协同、相互补充，提高了疗效、减少了副作用，降低了治疗费用。

复方制剂属于联合用药，联合治疗是降压达标的关键。2003 年美国预防、检测、评估与治疗高血压全国联合委员会第七次报告（JNC-7）推荐将噻嗪类利尿药作为大多数高血压患者的基础治疗药物，可单药使用或与其他降压药物联合使用治疗高血压[10]。2007 年欧洲高血压学会/欧洲心脏病学会（ESH/ESC）联合发布的高血压指南[11]以及 2009 年 ESH 高血压指南再评价[12]均指出，ARB ＋噻嗪类利尿药是首选的联合降压方案之一，在各种类型的高血压患者中均可达到较好的血压控制率，并减少亚临床靶器官损害。在 2010 年美国高血压学会（ASH）高血压联合治疗声明中，ARB ＋低剂量噻嗪类利尿药同样是首选的联合降压治疗方案之一，原因在于这两种药物在机制上具有完全协同作用，可更有效地降低血压，而且在安全性方面能够减少不良反应的发生，改善耐受性，在长期试验中获益显著。此外，在中国及日本高血压指南中，该联合降压方案同样是推荐首选的方案之一。

当然，单片复方制剂也有一定的局限性，最为突出的一点是其灵活性较差，调整剂量不方便。复方制剂成分固定、剂量固定，也使得其在实际应用过程中很难顾及高血压患者的个体差异，并且复方制剂不易调整剂量。另外，如果不能很好地将单片复方制剂的信息提供给医生和患者，也可能造成患者在使用单片复方制剂的同时，不合理地加用复方制剂中的组分药物。例如，在使用含噻嗪类利尿药复方的基础上进一步加用噻嗪类利尿药，这样有可能因使用较大剂量的噻嗪类利尿药出现较严重的不良反应。因此，在推广使用复方降压药物时，应提供准确、全面的信息，让医生和患者既了解复方制剂的组成药物，也了解这些组分药物的剂量。在基层推广使用这些药物时，应更加注意这一点。

第三节 单片复方制剂的组方原则

高血压复方制剂的组方原则，可以归纳以下几点：①小剂量不同类药物联合，机制互补、增加疗效及减少不良反应，这是复方制剂应用的核心原则。合理组方使用不同种类的药物，不仅能使各类药物药理、药效作用相加或增强，还可减少不良反应和服药次数。②相同作用药物不予联合：有些药物虽然其化学结构不相同，但产生的药理作用却相仿，这些药物不应制成复方制剂使用。例如β受体阻滞药与非二氢吡啶类药物如缓释维拉帕米、缓释硫氮酮，他们不是同类的降压药，因都抑制房室传导而不予组合；β受体阻滞药与中枢激动药可乐定同时应用会造成心跳减慢，应予注意。③同类药物不合用，一般不主张同类药物联合应用。选择药物还应注意药物的化学成分，避免使用药名不同，但化学成分相同的药物。④兼顾控制多重高血压危险因素。高血压患者常常合并冠心病等其他危险因素，如高血脂、糖尿病、肥胖等，这些危险因素也严重影响高血压病预后，因此必须同时控制。此外，高血压患者50%以上合并其他内科疾病，或本身易导致靶器官损害，在使用复方制剂时必须考到这一点。

第四节 单片复方制剂的种类与适应证

一、单片复方制剂的种类

现有的高血压复方制剂总体分为三类，即传统复方制剂、现代复方制剂及新型复方制剂。我国传统复方降压制剂以小剂量复方出现，通常由中枢性降压药利血平、血管扩张药双肼屈嗪、利尿药氢氯噻嗪及少量镇静药等组合而成，主要代表有北京降压0号、复方降压片等。现代复方制剂开始于20世纪90年代，主要以目前各高血压指南推荐的常用降压药物为基础组合而成，常用的组合方案为肾素-血管紧张素-醛固酮系统（RAAS）阻滞药联合钙通道阻滞药（CCB）和（或）利尿药，由于血管紧张素受体拮抗药（ARB）较血管紧张素转化酶抑制药（ACEI）副作用更少，所以目前多以ARB为基础进行复方制剂组合，如缬沙坦/氨氯地平（倍博特）、氯沙坦/氢氯噻嗪（海捷亚）等。随着对高血压认识的逐步加深，"高血压是一种进行性的心血管综合征，需要综合治疗"的理念逐步成为一种共识，降压药物联合抗血小板、调脂等药物的新型复方制剂得以产生。新型复方制剂的研究重点已不单纯是几种降压药物的合理搭配，而是考虑到整个高血压的综合治疗。

（一）传统单片复方制剂

我国传统复方制剂的研制始于20世纪60年代，以小复方制剂出现，1964年首先由上海市高血压研究所研制出复方降压片，后来不断出现许多小复方制剂。目前，我国常用的高血压传统复方制剂有：复方降压片、北京降压0号、复方罗布麻片、珍菊降压片及降压片。这些小复方制剂，都含2～3种降压药，其中一种都是利尿降压药氢氯噻嗪。有些含有中药的制剂就以中药命名，例如珍菊降压片，复方罗布麻片等；有些片剂还含有镇静药和维生素等，例如复方降压片，能帮助患者改善睡眠。这类小复方制剂降压作用缓和，适用于血压轻度升高的高血压患者，且降压效果明显、价格低廉，曾在我国的高血压防治过程中发挥重要作用。然而，大部分传统复方制剂中均含有中枢性降压药物，如可乐定、利血平，并且传统复方制剂成分多而复杂，很多成分都不具备靶器官保护功能。更重要的是，传统复方制剂临床应用相关方面的循证医学证据较少，因此，高血压传统复方制剂的应用受到了质疑。

1. 复方降压片与北京降压0号

复方降压片由利血平、双肼屈嗪及氢氯噻嗪组成。利血平为肾上腺素能神经抑制药，可阻止肾上腺素能神经末梢内介质的贮存，将囊泡中具有升压作用的介质耗竭；双肼屈嗪为血管扩张药，可松弛小动脉平滑肌，降低外周阻力；氢氯噻嗪则为利尿降压药。三药联合应用有协同降压作用，并且氢氯噻嗪还能减少利血平和硫酸双肼屈嗪的水钠潴留反应。但要注意，利血平可能引起抑郁、消化道出血等严重副作用。

北京降压0号在复方降压片的基础上加用了氨苯蝶啶与氯氮䓬。多数高血压患者存在焦虑与精神紧张，氯氮䓬具有稳定患者情绪与辅助降压的作用；氨苯蝶啶为保钾型利尿药，可缓解氢氯噻嗪引起的低钾血症，并与氢氯噻嗪进一步减少了利血平和硫酸双肼屈嗪的水钠潴留反应。因此，利血平、双肼屈嗪、氢氯噻嗪、氨苯蝶啶及氯氮䓬五药联合具有协同降压作用。但是，北京降压 0 号也含有利血平，其安全性有待检验。孙宁玲等在全国 10 家医院的二百多名患者中进行的有关北京降压 0 号与氨氯地平多中心随机、双盲、对照临床试验发现，北京降压 0 号使用患者 1 年内血压控制在 140/90mmHg 以下的比例为 86%、血压控制在 130/85mmHg 的比例为 53%，且并未发现北京降压 0 号有诱发抑郁症、消化道出血等不良反应[13]。

2. 珍菊降压片与降压片

珍菊降压片由可乐定与氢氯噻嗪组成。可乐定通过刺激脑干 α2- 肾上腺素受体、减少交感神经从中枢神经系统的传出，引起外周血管扩张、心率减慢及血压下降。可乐定与氢氯噻嗪降压机制不同，因此具有协同降压效果。然而，JNC-7 指出复方制剂中可乐定可引起大脑认知障碍，不建议作为一线降压药物[14]。

降压片是在珍菊降压片基础上加用了肼屈嗪。肼屈嗪与双肼屈嗪作用相似，均通过扩张外周血管降低血压，但前者起效快、降压更显著。降压片组分中含可乐定也限制了它的临床应用。

3. 复方罗布麻片

复方罗布麻片由胍乙啶、双肼屈嗪及氢氯噻嗪组成。胍乙啶通过阻止肾上腺素能神经元神经递质合成释放与直接扩张血管发挥降压作用。胍乙啶、双肼屈嗪及氢氯噻嗪联合具有协同降压作用。但应注意胍乙啶与双肼屈嗪都具有直接扩张血管的作用，因此复方罗布麻片主要不良反应为直立性低血压，忌用于充血性心力衰竭、高血压危象及嗜铬细胞瘤患者。

传统复方制剂是以"拼盘"的方式出现的，在 20 世纪 70～80 年代曾被广泛应用于高血压的治疗，目前在社区和农村仍在广泛应用，它为我国的高血压防治事业做出了巨大的贡献。但是随着循证医学的发展，其弊端也逐渐显现。总之，传统复方降压药物中各组成成分（除利尿药氢氯噻嗪）均非医学会指南推荐的一线降压药物（ACEI、ARB、钙通道阻滞药、β 受体阻滞药和利尿药）。传统复方降压药物缺乏心脑血管获益方面的循证医学证据，不推荐作为高血压患者的长期治疗药物，尤其老年患者应慎用。

（二）现代单片复方制剂

现代复方制剂以高血压常用治疗药物为基础组合而成，强调降压机制互补、疗效叠加及降低不良反应，是目前国内外高血压指南重点推荐之一。RAS 阻滞药联合利尿药和（或）CCB 是目前常用的组合方案。RAS 阻滞药具有心、肾及脑等脏器保护功能，其与利尿药联合可以减轻利尿药诱发的 RAS 激活与电解质紊乱，而与 CCB 联合可以改善 CCB 引起的踝关节水肿与肾小球高滤过状态。目前常用的现代复方制剂包括了以下几种。

1. RAS 阻滞药联合利尿药的复方制剂

RAS 阻滞药联合利尿药的复方制剂是目前所有降压复方制剂中最多见的一类。RAS 阻滞药主要有 ACEI、ARB 及肾素抑制药，该类复方制剂一般由这三种制剂联合氢氯噻嗪组成。常用的复方制剂有卡托普利 / 氢氯噻嗪、依那普利 / 氢氯噻嗪、替米沙坦 / 氢氯噻嗪、氯沙坦 / 氢氯噻嗪、阿利吉仑 / 氢氯噻嗪等。以氢氯噻嗪为基础联合 ACEI、ARB 及肾素抑制药组成的不同复方制剂之间的降压疗效各报道不一。目前，ARB/ 氢氯噻嗪复方制剂相对应用较多，如厄贝沙坦 / 氢氯噻嗪（安博诺），因 ACEI 制剂容易引起刺激性干咳，ACEI/ 氢氯噻嗪复方制剂相对应用较少，而肾素抑制药 / 氢氯噻嗪复方制剂由于上市时间相对较短，其临床应用更少。

2. RAS 阻滞药联合 CCB 复方制剂

RAS 阻滞药抑制 RAS 活性，在降压过程中具有很强的心、肾、脑等脏器保护功能，而 CCB 降压幅度大且不受钠盐摄入影响，RAS 阻滞药与 CCB 组成复方制剂往往被认为具有更大的降压前景。然而，可能由于商业原因，目前市场上所拥有的 RAS 阻滞药联合 CCB 复方制剂只有氯沙坦 / 氨氯地平、阿利吉仑 / 氨氯地平，并且这两种复方制剂由于上市时间短，其安全有效性仍需更多的循证医学验证。

3. RAS 阻滞药联合利尿药与 CCB 复方制剂

RAS 阻滞药、氢氯噻嗪及 CCB 制剂分别具有不同的降压作用途径，且作用机制之间具有互补性，由三者组成的复方制剂降压疗效理应更安全有效。目前此类复方制剂中只有阿利吉仑（肾素抑制药）/ 氨氯地平 / 氢氯噻嗪复方制剂在欧美应用。2012 年美国 FDA 警告由阿利吉仑与 ACEI 或 ARB 组成的复方制剂禁止应用于糖尿病或肾损伤患者。

（三）新型单片复方制剂

高血压是一种进展性的心血管综合征。控制血压是高血压治疗的重要目标之一，但高血压的治疗绝不仅限于血压控制，调脂、抗凝及改善靶器官功能等在高血压防治过程中亦不容忽视。在这种背景下，新型复方制剂应运而生。英国研制出一种新的复方制剂，包括一种降脂药、三种降压药、叶酸和阿司匹林，美国也研制出了用于防治心脑血管病的"多药片"。尽管这些以调脂药、抗血小板药及降压药等组成的新型复方制剂目前仍停留在论证阶段，但是综合控制多重的心血管病危险因素这一理念已获得心血管医学界的广泛认同。

二、不同单片复方制剂的适应证与禁忌证

掌握复方制剂中各种成分的副作用对于了解不同复方制剂的适应证与禁忌证非常重要。在传统复方制剂中，利血平容易引起头晕、凌晨失眠、抑郁、肌肉颤抖、消化道出血、男性性功能障碍及血脂异常；可乐定影响大脑认知功能；胍乙啶容易引起直立性低血压；肼屈嗪/双肼屈嗪及利尿药久用可致RAS激活、水钠潴留，并且利尿药容易引起低钾与诱发痛风。传统复方制剂应根据其所含不同成分的副作用选择性地避免使用到相关高血压人群。几乎所有的传统复方制剂都含有利尿药，因此对于高血压伴血脂异常、高血糖、高尿酸血症及低钾患者要慎用。

（1）CCB＋ACEI/ARB：ACCOMPLISH研究[15]首次比较了两种联合治疗方案作为初始治疗对收缩期高血压高危患者心血管事件和死亡的影响，结果显示：ACEI＋氨氯地平联合方案平均血压控制率达80%，是所有国际多中心临床试验中最高的。二者联用，可抵消CCB引起心动过速和踝部水肿的副作用。CCB联合ARB，对靶器官保护作用显著[16]，同时可明显减少尿蛋白[17]，更好地保护肾。本组方案适用于高血压肾病、高血压合并冠心病、高血压伴动脉粥样硬化的患者。

（2）利尿药＋ACEI/ARB：利尿药降低收缩压优于舒张压。二者联用时，ACEI/ARB抑制利尿药激活RAAS所带来的负效应，避免噻嗪类利尿药排钾所引起的低钾血症。Joanne等[18]也提出：固定剂量ACEI＋利尿药联合应用与单一疗法相比，会是更好的选择。本组方案适用于高血压合并心力衰竭、高血压伴左心室肥大的患者。

（3）CCB＋利尿药：二者联用对肝肾功能无影响，副作用小，尤其对降低卒中危险有良效。但二者均可兴奋交感神经系统，易诱发和加重心力衰竭，故心力衰竭患者慎用。

（4）CCB＋β受体阻滞药：二者联用降压有叠加效应，并中和彼此触发的反调节机制，具有较高的血压控制达标率和良好的安全性及耐受性[19]。此方案在HOT-CHINA的临床治疗中得到了体现。该研究中入组了5005名ISH患者，其中60～79岁患者占66.6%，＞80岁患者占11.7%，经过CCB＋β受体阻滞药的联合治疗，89%的患者在治疗的10周内血压达标[20]。

（5）利尿药＋β受体阻滞药：这一组合一般不作为降压治疗的首选方案，尤其是对于心血管疾病的高危人群，以减少糖、脂代谢紊乱的可能性。但二者小剂量联用，可用于无并发症、无靶器官损害的交感活性增高的ISH患者。

（6）ACEI＋β受体阻滞药：二者均作用于RAAS，理论上合用无明显协同作用，但在高肾素型高血压、合并冠心病或心力衰竭的高血压患者中是首选方案。

（7）ACEI＋ARB：理论上，二者联合更彻底地阻断RAAS及拮抗Ang Ⅱ收缩血管、水钠潴留、细胞增殖的不良反应，但临床研究结果并不支持。ONTARGET研究[21]显示，ACEI和ARB在心血管疾病或高危糖尿病患者中联合应用，并不增加疗效，主要终点事件发生率也未见额外的明显获益，相反却引起了低血压症状、晕厥及肾功能异常等不良反应。但该组合方案可益于某些重度心力衰竭和伴有蛋白尿的高血压肾病患者，其减少蛋白尿的作用优于单药治疗。

（8）氢氯噻嗪＋螺内酯：开滦研究[22]工作场所4种高血压干预措施的成本效果分析入组4090名高血压患者，分四组给予不同的降压方案，包括尼群地平（5mg，2次/日）＋卡托普利（12.5mg，2次/日），尼群地平（5mg，2次/日）＋螺内酯（20mg，1次/日），氢氯噻嗪（12.5mg，1次/日）＋卡托普利（12.5mg，2次/日），以及氢氯噻嗪（12.5mg，1次/日）＋螺内酯（20mg，1次/日），干预1年，从经济学和药物治疗学角度分析，氢氯噻嗪＋螺内酯组干预措施成本效果最佳。

目前关于新型复方制剂的使用尚缺乏大量循证医学证据的支持，在国内研究尚少，是否能够得到临床认可，使广大高血压患者获益，还需要进一步研究。

三、我国单片复方制剂的治疗建议

（1）新诊断的2级以上高血压患者（收缩压≥160mmHg，或舒张压≥100mmHg），可在初始

治疗时即使用单片复方制剂。目前正在接受降压药物治疗但尚未使用单片复方制剂者，可根据患者血压水平换用或加用复方降压药物。血压水平在（140～159）/（90～99）mmHg的1级高血压患者，可直接换用单片复方制剂；而血压水平在160/100mmHg以上的2级或2级以上的高血压患者，也可选择在单药治疗的基础上加用合适的复方降压药物。

（2）应根据患者病情选择复方降压药物的种类。这时，既要考虑到患者的血压升高的类型，也要充分考虑患者的合并症等情况。已经接受降压治疗的患者，治疗过程中出现过的各种不良反应是选择复方降压药物的重要依据。例如，服用ACEI出现过咳嗽的患者，应选择ARB复方制剂；使用钙通道阻滞药出现脚踝部水肿的患者，则应选择利尿药组成的复方制剂；相反，如果有痛风、肌酐较高或有明显低血钾倾向者，则应尽可能避免选择由噻嗪类利尿药组成的复方制剂。

（3）在使用单片复方制剂后血压仍不能控制时，可以选择增加复方制剂的剂量，也可以加用第三种降压药物，即把肾素系统阻滞药、钙通道阻滞药与噻嗪类利尿药三种药物联合使用。这三类药物所组成的三组分复方制剂在欧美国家已进入临床应用。我国是否需要这样的三药复方制剂仍需进行更多的研究工作。

四、单片复方制剂的发展前景

我国是高血压发病率较高的国家，并且一直以来呈上升趋势。由于单一加大剂量的损害，大多数患者应采用联合用药或复方制剂，因此这种固定剂量的复方制剂备受青睐。临床研究表明，高血压的发生发展与高脂血症密切相关，许多高血压患者伴有脂质代谢紊乱，而许多高脂血症者也合并高血压。因此，许多高血压患者在治疗高血压的同时也需要降低血脂，降血压与降血脂复方制剂的产品也就不断推向市场，如苯磺酸氨氯地平＋阿托伐他汀，前景非常可观。降压药物联合抗血小板药的新型复方制剂也是单片复方制剂组合的新趋势。高血压用药的复方制剂以其增强疗效，减少不良反应，有效抵御并发症和依从性好等诸多优点，成为治疗高血压的一个新趋势、新方法。我们完全有理由相信高血压用药的复方制剂将会在今后的高血压防治中发挥越来越重要的作用，并在今后的新药开发和研制中占有重要地位。

总之，单片复方制剂具有良好的降压效果。尽

管高血压药物自由联合治疗具有优势降压与靶器官保护等多重功能，但高血压治疗获益主要来源于降压本身；并且药物自由联合治疗需要较强的技术支撑，而我国高血压与心血管专业人才目前还相当缺乏。因此，传统复方制剂在我国，尤其是基层医院可能仍然具有较大的应用价值。目前很多研究表明，与传统单药降压治疗相比，现代复方制剂具有更好的血压达标率，如替米沙坦/氢氯噻嗪复方制剂降压疗效强于替米沙坦、氢氯噻嗪单药治疗，氨氯地平/缬沙坦复方制剂降压疗效强于氨氯地平、缬沙坦单药治疗，阿利吉仑/氨氯地平/氢氯噻嗪复方制剂降压疗效强于各成分的单药治疗等等。不仅如此，与单药自由联合相比，现代复方制剂具有更好的患者依从性与更低的治疗成本；更有趣的是，Egan等[23]通过对2004—2009年180个治疗地区106 621名高血压患者进行调查发现，现代复方制剂较单药自由联合治疗具有更好的血压达标率与更强的心血管保护作用。但是，目前关于各种复方制剂中不同成分的剂量比例如何优化仍缺乏相关循证医学证据，并且围绕不同复方制剂之间的药物疗效比较所进行的研究仍然较少。新型复方制剂虽然能满足高血压综合治疗要求，但目前还没有新型复方制剂应用于高血压治疗的疗效与安全性的相关临床研究报道。

总结与要点

- 中国高血压控制形势严峻，单片复方制剂应运而生。
- 单片复方制剂临床试验和循证医学证据充分。
- 单片复方制剂可以加大降压达标率，减少不良反应，降低成本。
- 单片复方制剂种类繁多，组合机制不同，适应证广泛。
- 单片复方制剂具有可观的发展前景。

参考文献

［1］国家心血管病中心．中国心血管病报告2012．北京：中国大百科全书出版社，2013．

［2］刘力生，龚兰生．中国高血压防治指南（试行本）．中国医药导刊，2000，01：3-25．

［3］刘力生．中国高血压防治指南2010．中华高血压杂志，2011，08：701-743．

［4］Mancia G，Fagard R，Narkiewicz K，et al. 2013 ESH/ESC Guidelines for the management of arterial hypertension：the Task Force for the management of arterial hypertension of the European Society of Hypertension（ESH）and of the European Society of Cardiology（ESC）. J Hypertens, 2013, 31（7）: 1281-1357.

[5] Yusuf S, Pais P, Afzal R, et al. Effects of a polypill（Polycap）on risk factors in middle-aged individuals without cardiovascular disease（TIPS）: a phase Ⅱ, double-blind, randomised trial. Lancet, 2009, 373（9672）: 1341-1351.

[6] Sleight, P. Heart Outcomes Prevention Evaluation-3（HOPE-3）. J Renin Angiotension Aldosterone Syst, 2001, 1（1）: 18-20.

[7] Law MR, Wald NJ, Morris JK, et al. Value of low dose combination treatment with blood pressure lowering drugs: analysis of 354 randomised trials. BMJ, 2003, 326（7404）: 1427.

[8] Turnbull F. Effects of different blood-pressure-lowering regimens on major cardiovascular events: results of prospectively-designed overviews of randomised trials. Lancet, 2003, 362（9395）: 1527-1535.

[9] Redon J, Bilo G, Parati G. The effects of telmisartan alone or in combination with hydrochlorothiazide on morning home blood pressure control: the SURGE 2 practice-based study. Blood Press, 2013, 22（6）: 377-385.

[10] Chobanian AV, Bakris GL, Black HR, et al. The Seventh Report of the Joint National Committee on Prevention, Detection, Evaluation, and Treatment of High Blood Pressure: the JNC 7 report. JAMA, 2003, 289（19）: 2560-2572.

[11] Mancia G, De Backer G, Dominiczak A, et al. 2007 Guidelines for the Management of Arterial Hypertension: The Task Force for the Management of Arterial Hypertension of the European Society of Hypertension（ESH）and of the European Society of Cardiology（ESC）. J Hypertens, 2007, 25（6）: 1105-1187.

[12] Mancia G, Laurent S, Agabiti-Rosei E, et al. Reappraisal of European guidelines on hypertension management: a European Society of Hypertension Task Force document. Blood Press, 2009, 18（6）: 308-347.

[13] 孙宁玲, 吴彦, 洪昭光, 等. 北京降压 0 号与氨氯地平治疗原发性高血压的临床对比试验. 中国临床药理

学杂志, 2002, 03: 171-173.

[14] Chobanian AV, Bakris GL, Black HR, et al. The Seventh Report of the Joint National Committee on Prevention, Detection, Evaluation, and Treatment of High Blood Pressure: the JNC 7 report. JAMA, 2003, 289（19）: 2560-2572.

[15] Jamerson K, Weber MA, Bakris GL, et al. Benazepril plus amlodipine or hydrochlorothiazide for hypertension in high-risk patients. N Engl J Med, 2008, 359（23）: 2417-2428.

[16] Pimenta E, Oparil S. Fixed combinations in the management of hypertension: patient perspectives and rationale for development and utility of the olmesartan-amlodipine combination. Vasc Health Risk Manag, 2008, 4（3）: 653-664.

[17] 付新, 黄振文, 张菲斐, 等. 3 种药物（氨氯地平, 坎地沙坦, 咪达普利）小剂量联合治疗明显减少高血压糖尿病患者的尿微量白蛋白释出. 中华高血压杂志, 2008, 08: 696-699.

[18] Ferguson J M, Minas J, Siapantas S, et al. Effects of a fixed-dose ACE inhibitor-diuretic combination on ambulatory blood pressure and arterial properties in isolated systolic hypertension. J Cardiovasc Pharmacol, 2008, 51（6）: 590-595.

[19] Ong HT. Beta blockers in hypertension and cardiovascular disease. BMJ, 2007, 334（7600）: 946-949.

[20] 孙宁玲. 老年收缩期高血压的诊断及治疗. 中国医师进修杂志, 2006, 01: 7-9.

[21] Messerli FH, Bangalore S, Ram VS. Telmisartan, ramipril, or both in patients at high risk of vascular events. N Engl J Med, 2008, 359（4）: 426-427.

[22] 邓彩云, 汪远征, 刘星, 等. 工作场所 4 种高血压干预措施的成本效果分析. 中华高血压杂志, 2013, 02: 148-153.

[23] Egan BM, Bandyopadhyay D, Shaftman SR, et al. Initial monotherapy and combination therapy and hypertension control the first year. Hypertension, 2012, 59（6）: 1124-1131.

（宋巧凤　刘小雪　王晓玲）

第58章 高血压患者的血脂管理

高血压患者多伴发脂代谢紊乱，本书以前的章节对高血压的流行病学、发病机制等方面已经进行了详细的阐述，故本章将不再赘述。本章将以高血压伴高血脂的流行病学、高血压伴脂代谢紊乱对靶器官的影响、高血压患者的血脂管理为重点分别论述，希望能为临床工作者提供有价值的参考文献。

第一节 高血压伴高脂血症的流行病学

高血压和脂代谢紊乱是目前公认的两大可控制的心脑血管疾病的重要危险因素，二者常常合并存在，不仅有家族聚集性，而且常常同时存在于同一个体，显著影响心脑血管疾病的发病率和病死率。

一、高血压的流行病学

2013 年 8 月 9 日，国家心血管病中心发布《中国心血管病报告 2012》[1] 指出，按以往 15 岁以上人群高血压患病率平均年增长 3% 推算，2012 年我国高血压患病率为 24%，估算全国高血压患者为 2.66 亿，每 5 个成年人中至少有 1 人患高血压。到 2025 年，我国成人高血压患病人数将达 3 亿。目前，我国约有 3 亿人为正常高值高血压。正常高值血压者较正常血压者发生高血压或心血管疾病的危险分别高 3.2 倍和 1.74 倍。再过 10 年，正常高值血压人群中将有一半成为高血压患者。另外，近年来，少年儿童高血压发病率以年均 0.58% 的速度增加。

二、高血脂的流行病学

《2002 年全国营养与健康调查血脂在人群中的水平及分布状况》[2] 显示，总胆固醇和低密度脂蛋白胆固醇升高率在男性和女性都随年龄增高，50 ～ 69 岁组出现高峰，70 岁以后略有降低；50 岁以前男性高于女性，50 岁以后女性明显增高，甚至高于男性。

2012 年 5 月杨文英等[3] 在《Circulation》上发表的文章为我国成人血脂和脂蛋白水平提供了最新数据。该研究对 46 239 名成年人（≥ 20 岁）的血脂水平进行了分析，结果显示，中国人平均总胆固醇（TC）、低密度脂蛋白胆固醇（LDL-C）和三酰甘油（TG）水平显著高于既往调查数据；我国年龄

≥ 20 岁成人中，31.5%（3.08 亿）TC > 5.18mmol/L，20.4%（1.96 亿）LDL-C > 3.37mmol/L，22.3%（2.15 亿）高密度脂蛋白胆固醇（HDL-C）< 1.04mmol/L；与既往调查结果相比，仅经过 5 ～ 6 年时间，中国人平均 TC 和 TG 水平分别增高了 23.9% 和 42.7%。而更值得关注的是，血脂异常人群的知晓率、治疗率和控制率分别为 11.0%、5.1% 和 2.8%，显著低于西方国家。

2013 年国家心血管病中心发布的《中国心血管病报告 2012》[1] 指出，包括儿童、青少年在内的中国人群血脂水平呈现持续上升趋势。成人血脂异常的患病人数为 2.5 亿，成人血脂异常患病率为 18.6%，其中高胆固醇血症患病率 2.9%，高三酰甘油血症患病率为 11.9%，低高密度脂蛋白胆固醇血症患病率为 7.4%；其中，成人低密度脂蛋白胆固醇水平升高（4.14 ～ 4.91mmol/L）和极高（≥ 4.92mmol/L）的患病率为 3.5% 和 3.0%。

三、高血压伴脂代谢异常的流行病学

调查资料显示，2004—2006 年间我国高血压患者约 50% 合并胆固醇水平升高或临界升高，其中 16.9% 升高（≥ 6.21mmol/L），34.4% 临界升高（5.17 ～ 6.20mmol/L），其比例明显高于总体人群[4]。由此估算我国成人高血压患者中合并高胆固醇血症的患者大约有 3400 万。在未来 20 年，随着高血压患病率持续上升和人群平均血胆固醇水平的升高，上述数据还会继续显著增长。Tromso[5] 研究中分析了 8081 名 20 ～ 54 岁的男性和 7663 名 20 ～ 49 岁的女性，发现无论男性或女性，血清总胆固醇水平和非高密度脂蛋白胆固醇（non-HDL-C）水平均随血压的升高而显著增高。血压和总胆固醇

的相关性在男性随年龄增长而降低，在女性则随年龄增长而升高；舒张压＞99mmHg的男性比舒张压＜70mmHg的男性平均血清总胆固醇水平升高0.69mmol/L，并且这种差别使此人群8年罹患心肌梗死的危险性增加30%，这种危险因素间的相互作用提示在高水平的血压值时，高胆固醇血症的致动脉粥样硬化的作用更为显著。non-HDL-C水平与经

年龄校正后的舒张压成正相关。2003年在美国，同时存在高血压和高血脂的患病率是15%～31%[6-7]。2004年的调查表明，在美国31%的老年人口中，同时存在高血压和高血脂者，女性有20%，男性有16%；在20～39岁的人口中，高血压合并高血脂的发病率为1.9%；而在80岁以上的人口中，高血压合并高血脂的发病率接近56%[8]。

第二节　脂代谢紊乱、高血压对靶器官的影响

一、血脂异常对靶器官的影响

（一）血脂异常对内膜结构和功能的影响

1. 血脂异常对大中动脉内膜结构和功能的影响

血脂异常对大中动脉的影响是导致动脉粥样硬化。动脉粥样硬化是指动脉内膜由脂质（胆固醇、胆固醇脂、磷脂）、复合碳水化合物、血液成分的沉积，平滑肌细胞及纤维成分的增生，逐渐发展形成局限性斑块，动脉管壁因而增厚、变硬，斑块内部组织坏死崩解并与沉积的脂质等结合，形成"粥样"物质。脂质代谢异常是动脉粥样硬化最重要的危险因素。总胆固醇（TC）、三酰甘油（TG）、低密度脂蛋白（LDL）或极低密度脂蛋白（VLDL）增高，高密度脂蛋白（HDL）减低，载脂蛋白A（apolipoprotein-A，ApoA）降低和载脂蛋白B（apolipoprotein-B，ApoB）增高都被认为是危险因素。新近又认为脂蛋白（a）增高是独立的危险因素。

对于动脉粥样硬化的发病机制，有多种学说从不同角度进行了阐述，包括脂质浸润学说、血栓形成学说、平滑肌细胞克隆学说等。近年多数学者支持"内皮损伤反应学说"，认为本病各种主要危险因素最终都损伤动脉内膜，而粥样硬化病变的形成是动脉对内膜损伤做出的炎症-纤维增生性反应的结果。

血脂异常引起内皮细胞功能紊乱（endothelial cell dysfunction，ECD），动脉粥样硬化是脂质紊乱和内皮损伤的共同结果。ECD贯穿于从脂质紊乱向动脉粥样硬化发展的全过程，既是病变程度的重要标志，又是使病变进展的关键因素。在长期高脂血症的情况下，氧化低密度脂蛋白（oxidation-low density lipoprotein，oxLDL）和胆固醇对动脉内膜造成功能损伤，使内皮细胞和白细胞（单核细胞和淋巴细胞）表面特性发生变化，黏附因子表达增加。单核细胞黏附在内皮细胞上的数量增多，并从内皮

细胞之间移入内膜下成为巨噬细胞，通过清道夫受体吞噬oxLDL，转变为泡沫细胞，形成最早的粥样硬化病变的脂质条纹。当脂质条纹发展为动脉粥样硬化时，ECD的表现更加突出，并具有一定的特异性。主要的改变包括：①内皮细胞（EC）通透性增高；②EC上黏附分子表达增多；③EC的活化；④血管舒缩反应异常。

2. 血脂异常对微小动脉内膜的影响

最近通过微血管分离技术证实有高胆固醇血症的大鼠，其小动脉虽然无炎症细胞浸润或动脉粥样硬化病变，但有大量胆固醇堆积。研究显示，在高血脂引起肾损害动物模型中，光镜下可观察到以下早期微血管病变：肾小球毛细血管局灶性玻璃样变性，毛细血管内皮细胞出现程度不等的增生，一些毛细血管内皮细胞质中有数量不等的透亮小泡。血浆中极低密度脂蛋白（VLDL）和LDL-C浓度增高时，肾小球毛细血管内皮损害，出现毛细血管内皮窗孔径增大，脂蛋白进入肾小球系膜区，肾小球上皮细胞变性，血中单核细胞大量浸润系膜区，同时系膜细胞大量增生。浸润的单核-吞噬细胞吞噬大量脂质转化为泡沫细胞，增生的系膜细胞也吞噬脂质出现一系列病理生理变化。因此，血脂异常与高血压、高血糖一样既累及大动脉也累及小动脉和微动脉。

（二）血脂异常对中膜结构和功能的影响

血脂紊乱引起血管病变的病理学特征之一是血管平滑肌细胞（vascular smooth muscle cell，VSMC）增殖，引起VSMC发生增殖的主要原因是VSMC发生了由一系列生长因子和细胞因子引起的结构和功能改变，动脉粥样硬化早期血液中的LDL进入动脉壁后形成轻度氧化的LDL（moderate modefide-LDL，mm-LDL），后者可刺激单核细胞发生迁移并聚集在病变部位，而后转变成巨噬细胞。巨噬细胞具有极强的氧化能力，使LDL中的脂质进一步氧

化为 oxLDL，oxLDL 具有更强的细胞毒性作用和促进 VSMC 增殖的能力。另外，巨噬细胞还能合成和分泌至少 6 种细胞因子，包括血小板源生长因子（platelet derived growth factor，PDGF）、成纤维细胞生长因子（FGF）、表皮细胞生长因子样因子、白细胞介素 -1（IL-1）、巨噬细胞集落刺激因子（macrophage colony-stimulating factor，M-CSF）和转化生长因子 β（transforming growth factor，TGFβ）。PDGF 和 FGF 刺激结缔组织形成，但抑制平滑肌细胞增生。因此，平滑肌细胞增生情况取决于 PDGF 和 TGFβ 之间的平衡。

（三）血脂异常对外膜结构和功能的影响

高血脂可介导氧化应激反应，产生大量活性氧，活性氧作为一重要的胞内信号分子参与多种心血管病理生理过程。高脂血症与动脉粥样硬化均可导致血管还原型烟酰胺腺嘌呤二核苷酸磷酸（NADPH）氧化酶大量表达，超氧阴离子产生增加。超氧阴离子可失活 NO，因此使内皮依赖的舒张反应受损。

氧化应激与 Rho/Rho 激酶通路在高血脂外膜损伤中起重要作用，前者作为血管细胞损伤的始动因子，而后者在促进细胞增殖和功能异常中起重要作用。外膜中炎性介质介导的 NO 及血红素加氧酶 -1 可影响血管细胞钙信号、VSMC 增殖及抗氧化效应。

（四）血脂异常与动脉粥样硬化

血脂异常引起动脉粥样硬化的机制是目前研究的热点。现有研究结果证实，高胆固醇血症最主要的危害是易引起冠心病及其他动脉粥样硬化性疾病。以下领域的研究已证实高胆固醇血症与动脉粥样硬化间的关系：①动物实验；②人体动脉粥样斑块的组织病理学研究；③临床上冠心病及其他动脉粥样硬化性疾病患者的血脂检测；④遗传性高胆固醇血症易早发冠心病；⑤流行病学研究中的发现；⑥大规模临床降脂治疗试验的结果。

LDL 是致动脉粥样硬化的基本因素。LDL 通过血管内皮进入血管壁内，在内皮下滞留的 LDL 被修饰成氧化 LDL（oxLDL），巨噬细胞吞噬 oxLDL 后形成泡沫细胞，后者不断增多、融合，构成了动脉粥样硬化斑块的脂质核心。在动脉粥样硬化形成过程中，持续发生一系列的慢性炎症反应，而 LDL 可能是这种慢性炎症的始动和维持的基本要素。

HDL 被视为是人体内具有抗动脉粥样硬化的脂蛋白。因为 HDL 可将泡沫细胞中的胆固醇带出来，转运至肝进行分解代谢。也有研究提示，HDL 还可能通过抗炎、抗氧化和保护血管内皮功能而发挥其抗动脉粥样硬化作用。大量的流行病学资料表明，血清 HDL-C 水平与冠心病发病成负相关。流行病学资料发现血清 HDL-C 每增加 0.40mmol/L（15mg/dl），则冠心病危险性降低 2% ～ 3%。若 HDL-C > 1.55mmol/L（60mg/dl）被认为是冠心病的保护性因素。HDL-C 的高低也明显受遗传因素的影响。严重营养不良者，伴随血浆 TC 明显降低，HDL-C 也低下。肥胖者 HDL-C 也多偏低。吸烟可使 HDL-C 下降，而少至中量饮酒和体力活动会升高 HDL-C。糖尿病、肝炎和肝硬化等疾病状态可伴有低 HDL-C。高三酰甘油血症患者往往伴有低 HDL-C。

虽然继发性或遗传性因素可升高 TG 水平，但临床中大部分血清 TG 升高主要见于糖尿病和代谢综合征。TG 轻至中度升高常反映乳糜微粒（CM）和 VLDL 残粒增多，这些残粒脂蛋白由于颗粒变小，可能具有直接致动脉粥样硬化作用。也有学者认为，TG 升高很可能是通过影响 LDL 或 HDL 的结构，而致动脉粥样硬化。

Apo B 反映血液中 LDL 的数量。有研究结果提示，血清 Apo B 浓度升高与冠心病发生危险性成明显正相关。当高三酰甘油血症时（VLDL 高），sLDL（B 型 LDL）增高，与大而轻 LDL（A 型 LDL）相比，则 Apo B 含量较多而胆固醇较少，故可出现 LDL-C 虽然不高，但血清 Apo B 增高的所谓"高 Apo B 脂蛋白血症"，它反映 B 型 LDL 增多。所以 Apo B 与 LDL-C 同时测定有利于临床判断。

Apo A I 反映血液中 HDL 的数量。Apo A I 浓度与冠心病发生危险性成负相关。家族性高三酰甘油血症患者 HDL-C 往往偏低，但 Apo A I 不一定低，不增加冠心病危险；家族性混合型高脂血症患者 Apo A I 与 HDL-C 都会下降，冠心病危险性高。Apo A I 缺乏症［如丹吉尔（Tangier 病）］、家族性低 α 脂蛋白血症、鱼眼病等血清中 Apo A I 与 HDL-C 极低。

有调查资料显示，脂蛋白（a）［Lp（a）］升高者发生冠心病危险性增加，提示 Lp（a）可能具有致动脉粥样硬化作用，但尚缺乏临床研究的证据。此外，Lp（a）增高还可见于各种急性时相反应、肾病综合征、糖尿病肾病、妊娠和服用生长激素等。由于目前尚无公认的血清 Lp（a）测定的参考方法，其临床价值难以确定。

近年来非高密度脂蛋白胆固醇（non-HDL-C）受到临床重视。non-HDL-C 是指除 HDL 以外其他脂蛋白（LP）中含有胆固醇的总和，主要包括LDL-C和VLDL-C，其中LDL-C占70%以上。计算non-HDL-C的公式如下：non-HDL-C＝TC－HDL-C。non-HDL-C可作为冠心病及其高危人群防治时降脂治疗的第二目标，适用于TG水平在2.27～5.64mmol/L（200～500mg/dl）时，特别适用于VLDL-C增高、HDL-C偏低而LDL-C不高或已达治疗目标的个体。

致动脉粥样硬化脂蛋白谱是指一组血脂异常，包括TG升高、HDL-C低和sLDL颗粒增多。这3种血脂异常共同存在，常是糖尿病和代谢综合征所伴随的血脂异常的特征。由于这3种血脂异常同时存在时，发生冠心病的危险性明显增加，因而在临床上引起了重视。

二、高血压对靶器官的影响

高血压早期可仅表现为心排血量增加和（或）全身小动脉张力增加、收缩或痉挛。随着高血压持续存在和病情进展，可引起全身性小动脉和靶器官的病理改变，其病损程度不仅与血压高低有关，而且与血压波动幅度有关，也与有无其他危险因子（如同时合并糖尿病、冠心病、高脂血症等）有关。高血压不仅可引起动脉壁肥厚、管腔变窄和硬化，且可促进血小板和脂质沉积于血管壁导致血管闭塞。心脏是高血压的主要靶器官，长期血压升高可引起左心室肥大。早期心腔可不扩大，主要引起舒张功能不全，继之可血压升高。血管内皮分泌的内皮细胞舒张因子（主要是一氧化氮）和前列环素也具有强烈扩血管作用，一旦释放减少，则由内皮细胞生成的血栓素和内皮素类缩血管物质增多，也是造成血压升高的原因之一。

（一）动脉

高血压早期，小动脉主要表现为收缩和张力增高，随着时间的推移，高血压通过影响血管内皮与平滑肌细胞、内膜通透性而使动脉壁发生改变，表现为内膜表面不光滑、不平整，继之动脉壁通透性增加，循环中红细胞、血小板可进入内膜并黏附于该处，平滑肌细胞由中层游移至内膜沉积与增生，内膜变厚、结缔组织增多，于是管壁增厚、变硬、管腔变窄，甚至闭塞，可导致小动脉硬化。此外，高血压时血流的涡流增加，可加重血管内膜损伤，有利于血小板和脂质黏附和沉积于血管壁，且可引起血管伸张，刺激平滑肌细胞内溶酶体增多，使动脉壁清除胆固醇、低密度脂蛋白能力降低，易导致

动脉粥样硬化的形成，因此高血压是冠心病的重要易患因子。

（二）心脏

长期血压升高使心脏持续处于后负荷过重状态，可引起左心室肥大和扩张。高血压引起左心室肥大不仅与容量因素有密切的关系，同时与各种神经激素和某些活性物质有关，如去甲肾上腺素、血管紧张素Ⅱ、内皮素-1、胰岛素，以及来自PDGF、生长反应基因-1（EGr-1）等。左心室肥大和重塑的本质和机制与下列因素有关：①心肌细胞肥大。与高血压长期机械性牵拉和心肌内血管紧张素Ⅱ激活，以及儿茶酚胺活性增加，刺激胎儿型异构收缩蛋白合成增加有关。该类蛋白质增多使心肌耗氧和耗能增加，而心肌收缩力却增加不多，故易导致心力衰竭和心肌寿命缩短。②心肌间质纤维化。系间质成纤维细胞肥大增生，间质胶原含量增加所致。血管紧张素Ⅱ和醛固酮可激活和促进成纤维细胞增生、肥大。心肌间质纤维化使心肌顺应性降低，心室舒张功能障碍。③冠状动脉改变。高血压可引起血管外膜纤维化、中层增厚（平滑肌细胞增生）、内膜玻璃样变和内皮细胞损伤、增生，使冠状动脉狭窄和血流阻力增加，且可促进粥样硬化斑块形成。因此，左心室肥大和高血压引起冠状动脉硬化和（或）粥样病变是高血压心脏损害的病理基础。

（三）肾

原发性高血压对肾的损害主要表现为良性肾小动脉硬化，引起肾实质缺血、萎缩、纤维化和坏死，导致慢性肾功能不全，而肾病变又可加重高血压，形成恶性循环。早期和轻度高血压患者肾体积正常，中重度和晚期患者肾可轻至中度缩小，被膜下皮质表面可呈细颗粒状凹凸不平。光镜检查有弓形小动脉和小叶间动脉内膜纤维性增厚、管腔变窄，入球小动脉透明样变性。免疫荧光检查，在病变部位常有免疫球蛋白IgM、补体C3及β2微球蛋白沉积。恶性高血压时，入球小动脉和小叶间动脉发生增殖性内膜炎及纤维素样坏死，可在短期内发生肾衰竭。

（四）脑

长期高血压使脑血管发生缺血与变性，形成微动脉瘤，从而发生脑出血。高血压促使脑动脉粥样硬化，粥样斑块破裂可并发脑血栓形成。脑小动脉闭塞性病变，引起小范围梗死病灶，称为腔隙性脑梗死。高血压的脑血管病变部位，特别容易发生在

大脑中动脉的豆纹动脉、基底动脉的旁正中动脉和小脑齿状核动脉。

（五）视网膜

视网膜小动脉早期发生痉挛，随着病程进展出现硬化改变。血压急骤升高可引起视网膜渗出和出血。

三、高血压合并脂代谢紊乱对靶器官的影响

高血压合并脂代谢紊乱对血管内皮造成更严重的不良影响，减少生物可利用的 NO，增加氧化应激和炎症反应。肾素-血管紧张素-醛固酮系统可以促进动脉粥样硬化的形成，血管紧张素Ⅱ可以增加细胞对脂质的摄入，增加血管收缩和自由基产物，并促进动脉硬化。血压升高可导致血流受扰，剪切应力降低，从而增加低密度脂蛋白（LDL）在动脉血管壁的沉积和氧化，并通过氧化应激使血管内皮功能受损，增强血管炎症反应，而血脂升高可使脂质在血管内膜沉积，通过多种机制引起内皮细胞功能障碍，释放内皮衍生因子减少，内皮依赖性血管舒张功能受损进一步加重。同时血管发生炎症，血管平滑肌增生，脂质沉积于血管壁，并通过氧化应激导致与炎性反应及细胞增生有关的因子表达增加，加重动脉粥样硬化。此外，血管内皮损伤所致的炎症反应可能参与了高血压的发生和发展。所以当高血压合并脂代谢紊乱时，动脉粥样硬化的程度更加严重，导致心脑血管意外风险倍增。

当高血压伴发血脂紊乱时，胰岛素抵抗指数较单纯高血压的个体显著升高，高 TG 是导致其胰岛素抵抗的主要因素[9]。继发性高胰岛素血症使肾水钠重吸收增强，交感神经系统活性亢进，动脉弹性减退，从而进一步加重动脉粥样硬化。高血压合并脂代谢紊乱的患者，多合并糖尿病，长期的高血糖引起氧化应激，导致多元醇途径、非酶糖化、蛋白激酶 C 激活以及己糖胺途径激活，胰岛素、性激素、生长激素、儿茶酚胺等多种激素水平异常，脂肪细胞的内分泌和旁分泌功能异常，低度炎症状态，血管内皮细胞功能紊乱，血液凝固及纤维蛋白溶解系统活性异常等，进一步导致血管、神经等组织的损伤。主要累及大血管，如主动脉、冠状动脉、脑动脉、肾动脉、肢体外周动脉等，并累及管腔直径在 $100\mu m$ 以下的毛细血管及微血管网，从而导致视网膜及肾的病变。所以当高血压合并血脂紊乱时，心、肾、脑、视网膜的损伤途径更多，损伤程度更加严重。

四、调脂药物对血压的影响

高血压与脂质代谢紊乱的相关性还表现在血脂水平影响血压，强化的降脂治疗通过改善大动脉僵硬度，改善高血压患者的胰岛素敏感性，有益于高血压的治疗。文献报道，他汀类降脂药物显著降低血胆固醇水平，也有利于进一步强化降压药物的降压效果。Kanbay 等[10]报道，阿托伐他汀 20mg/d 治疗高血压伴血脂异常患者，与单纯饮食控制相比，24h 平均收缩压、舒张压、白昼平均血压和夜晚平均血压明显降低，提示他汀类药物有助于血压的控制。另有一项研究对 1500 名高胆固醇血症患者分别给予他汀类或其他降脂药物（氯贝丁酯或考来烯胺），随访 5 年。接受他汀类药物治疗的患者血压下降的幅度较其他降脂药物明显，他汀类的降压作用很大程度上独立于胆固醇水平的下降[11]。Brisighella 心脏研究中对 1365 名高胆固醇血症伴高血压患者进行前瞻性随访，给予他汀类或其他降脂药物治疗 5 年，也显示他汀类有进一步降低血压的作用[12]。

目前认为，他汀类降低血压的机制与降脂有关，还可能独立于其降脂作用，如改善内皮功能，降低血管平滑肌细胞表面的血管紧张素Ⅱ受体基因表达和密度，抗炎作用等，仍有待于深入研究。

五、降压药物对脂质代谢的影响

近年的研究表明，有的降压药物对脂质代谢可以产生不良影响，降压药物对血脂的不良影响可能会减弱降压治疗的效果，从而不利于降压药物的抗动脉粥样硬化作用。降压药物分为 6 大类，包括利尿降压药物、β 受体阻滞药、血管紧张素转化酶抑制药、钙通道阻滞药、血管紧张素受体拮抗药，以及 α 受体阻滞药。6 类降压药对血脂的影响如下。

1. β 受体阻滞药

非选择性 β 受体阻滞药和 β_1 受体阻滞药常常引起三酰甘油水平的升高和 HDL-C 的下降，总胆固醇不受影响。升高血浆三酰甘油和 VLDL-C 可达 25%，HDL-C 下降 10%～15%。非选择性 β 受体阻滞药较选择性的 β 受体阻滞药对血脂影响大，而有内源性拟交感活性的 β 受体阻滞药对血脂无明显影响，醋丁洛尔可产生有益的作用，总胆固醇和 LDL-C 下降，HDL-C 水平轻度升高。而长效 β_1 受体阻滞药美托洛尔似乎可使血三酰甘油水平下降。研究证实，非选择性 β 受体阻滞药如普萘洛尔、索他洛尔、纳多洛尔和噻吗洛尔可引起三酰甘油升高

和 HDL-C 下降。普萘洛尔可使三酰甘油分解减少，VLDL 分解减少和脂蛋白酶活性受抑制，而美托洛尔对脂蛋白酯酶无影响。

2. 利尿药

大剂量的利尿药可导致血脂紊乱、糖耐量减低、低钾低镁血症。各种利尿药对血脂的影响与剂量有关。研究证实，大剂量利尿药治疗使血清总胆固醇升高 4%，LDL-C 升高 10%。对 VLDL-C 和 HDL-C 影响较少。因此，噻嗪类利尿药可使 LDL-C/HDL-C 和 TC/HDL-CD 的比例升高，大剂量的长期利尿药治疗可使血脂紊乱并持续达 1 年，甚至一些报道中可达 6 年。MRFIT 试验表明噻嗪类利尿药治疗 5～6 年后不用利尿药时，降低总胆固醇的效果仍差。HDFP 的研究也观察到类似的结果。Framingham 的结果表明，利尿药治疗导致的血脂紊乱可减弱降压治疗的益处。

然而，血脂紊乱与噻嗪类利尿药的剂量是否相关的研究仍有矛盾之处。有文献报道大剂量的噻嗪类利尿药可引起血脂紊乱加重，也有报道不支持此结论。MIDAS 试验中，中等剂量的氢氯噻嗪（双氢克尿塞）治疗 1 年，引起较少但有明显意义的 LDL-C 升高（3.8mg/dl），HDL-C 下降（0.8mg/dl），而 3 年后无明显改变。日本学者 Toh[13] 新近的一项研究表明，高血压患者口服氢氯噻嗪 12.5mg/d 1 年，对脂代谢没有影响。Frics 认为长期的噻嗪类利尿药治疗过程中血清总胆固醇水平轻度升高是暂时的，治疗 1 年可恢复至原水平或以下。也有报道指出长期利尿药治疗较对照组血清总胆固醇水平升高趋势下降，虽然改变较少，但临床意义不能忽视。在这些试验中氢氯噻嗪的剂量 > 25mg/d。所有的祥利尿药均可使三酰甘油、总胆固醇和 LDL-C 升高，HDL-C 下降，祥利尿药与氨苯蝶啶合用时血脂紊乱加重。但只持续较短时间。安体舒通对血脂无明显影响，吲达帕胺对血脂的影响也是中性的。可是有些证据表明大剂量此类利尿药也对血脂有负性作用。

3. α₁ 受体阻滞药

α₁ 受体阻滞药可有效降压，提高胰岛素敏感性和改善血脂。TOMHS 研究表明，多沙唑嗪使总胆固醇、LDL-C、三酰甘油和胰岛素水平下降，特拉唑嗪也有类似效果。

4. 钙通道阻滞药

钙通道阻滞药对血脂代谢的影响是中性。

5. 血管紧张素转化酶抑制药

ACEI 对血脂代谢无不良影响，是中性的影响或有益的影响。

因此，对高血压伴血脂异常患者的降压治疗最好首选对血脂水平的控制或呈中性影响的降压药物，如钙通道阻滞药、ACEI 或 ARB，尤其对合并糖尿病的患者。大剂量的利尿药或 β 受体阻滞药有升高三酰甘油和总胆固醇、LDL-C 的作用，使用期间需要注意复查血脂，必要时调整降脂药物。

第三节　高血压患者的血脂管理

一、高血脂诊断标准

根据《2007 年中国成人血脂异常防治指南》[2]，中国人血清 TC 的合适范围为 < 5.18mmol/L（200mg/dl），5.18～6.19mmol/L（200～239mg/dl）为边缘升高，≥ 6.22mmol/L（240mg/dl）为升高；血清 LDL-C 的合适范围为 < 3.37mmol/L（130mg/dl），3.37～4.12mmol/L（130～159mg/dl）为边缘升高，≥ 4.14mmol/L（160mg/dl）为升高；血清 HDL-C 的合适范围为 ≥ 1.04mmol/L（40mg/dl），≥ 1.55mmol/L（60mg/dl）为升高，< 1.04mmol/L（40mg/dl）为减低；TG 的合适范围为 < 1.7mmol/L（150mg/dl），1.70～2.25mmol/L（150～199mg/dl）为边缘升高，≥ 2.26mmol/L（200mg/dl）为升高（见表 58-1）。

表 58-1　血脂水平分层标准

分层	TC	LDL-C	HDL-C	TG
合适范围	< 5.18mmol/L（200mg/dl）	< 3.37mmol/L（130mg/dl）	< 1.04mmol/L（40mg/dl）	< 1.70mmol/L（150mg/dl）
边缘升高	5.18～6.19mmol/L（200～239mg/dl）	3.37～4.12mmol/L（130～159mg/dl）		1.70～2.25mmol/L（150～199mg/dl）
升高	≥ 6.22mmol/L（240 mg/dl）	≥ 4.14mmol/L（160mg/dl）	≥ 1.55mmol/L（60mg/dl）	≥ 2.26mmol/L（200mg/dl）
降低			≥ 1.04mmol/L（40mg/dl）	

二、国内外有关血脂异常诊治指南

（一）国内指南

1. 2007 年《中国成人血脂异常防治指南》[2]指出，临床上在决定开始药物调脂治疗以及拟订达到的目标值时，需要考虑患者是否同时并存 LDL-C 以外其他冠心病的主要危险因素。高血压合并 3 项以上其他心血管危险因素（血脂异常、吸烟、老年、肥胖、早发冠心病家族史等）的高危患者，发生冠心病事件的危险相当于已经确立的冠心病，这些患者属于冠心病等危症，如果 TC ≥ 4.14mmol/L 或 LDL-C ≥ 2.6mmol/L，开始降脂药物治疗，其目标值 LDL-C < 2.6mmol/L 或 TC < 4.14mmol/L。

2.《高血压患者胆固醇管理临床指导建议》[14]指出，所有高血压患者均应进行血脂检查。对高血压伴有至少 1 个其他心血管危险因素的患者，应将颈动脉中膜厚度（IMT）作为动脉粥样硬化的早期筛查指标。高血压合并冠心病或冠心病等危症，除生活方式改变外，凡无禁忌证和能耐受治疗的患者，不论 LDL-C 水平是否升高，均应联合他汀类药物强化治疗，并根据是否达到目标值逐步调整剂量，LDL-C 控制目标值为 2.1mmol/L 或更低。高血压合并 1 项或 1 项以上靶器官损害，或合并 ≥ 3 个血压升高以外的心血管危险因素，除生活方式改变外，凡无禁忌证和能耐受治疗的患者，不论 LDL-C 水平是否升高，均应联合他汀类药物治疗，LDL-C 控制目标值为 2.6mmol/L 或更低，或在基线 LDL-C 水平上降低 30% ～ 40%。高血压合并血压升高以外 1 ～ 2 个心血管危险因素，除生活方式改变外，凡无禁忌证和能耐受治疗的患者，建议联合他汀类药物治疗，LDL-C 控制目标值为 3.4mmol/L 或更低，或在基线 LDL-C 水平上降低 20% ～ 30%。

3.《2011 年中国 2 型糖尿病合并血脂异常防治专家共识》[15]总结了 2 型糖尿病患者血脂异常的特点、2 型糖尿病患者调脂治疗时药物不良事件的监测、血脂异常的预防策略和 2 型糖尿病患者调脂治疗中应注意的若干问题等。共识还提出：① 2 型糖尿病患者的血脂干预均应以治疗性生活方式改变为基础，并应该贯穿 2 型糖尿病治疗全过程。② 2 型糖尿病患者调脂治疗的首要目标是降低低密度脂蛋白胆固醇（LDL-C）。高危患者首选他汀类调脂药，使 LDL-C 目标 < 2.6mmol/L（100mg/dl）；而极高危患者不论基线 LDL-C 水平如何，立即选用他汀类调脂药，使 LDL-C 目标 < 2.07mmol/L（80mg/dl）。若经最大耐受剂量的他汀类调脂药治疗后仍未达到上述

治疗目标，建议使 LDL-C 比基线降低 30% ～ 40%，或合用胆固醇吸收抑制剂等其他调脂药。

（二）国外相关指南

1. 鉴于血脂异常的处理是心血管疾病预防的一个基本要素，《2011 年 ESC/EAS 血脂异常指南》[17]建议采用 SCORE 系统将患者的心血管风险分为极高危、高危、中危或低危，以此指导治疗策略的制订。除了绝对风险以外，指南还针对绝对风险不高但相对风险较高（尤其是年轻人群中的血脂异常者）的情况提出了推荐意见，以促进其采取更健康的生活方式。值得注意的是，该指南首次对中重度 CKD［肾小球滤过率（GFR）15 ～ 89ml/（min·1.73m²）］患者给出明确的血脂治疗推荐。因此，对中重度 CKD 患者，指南推荐积极的他汀类药物治疗，即他汀类药物单独使用或与其他药物联合治疗使 LDL-C < 1.8mmol/L（70mg/dl）（证据级别 Ⅱ a/C），从而使患者从心脏、肾两方面获益。对高风险或有其他 CVD 表现的患者以及非心源性缺血性卒中或短暂性脑缺血发作（TIA）患者均推荐给予他汀类药物治疗（证据级别 Ⅰ /A）。

指南强调，低密度脂蛋白胆固醇（LDL-C）水平是血脂管理中最重要的，具体目标值见表 58-2。此外，指南认为非 HDL-C 和载脂蛋白 B 也是应考虑的调脂目标，对于合并 2 型糖尿病、代谢综合征的患者尤其如此。non-HDL-C 的目标值为比 LDL-C 高 0.8mmol/L（30mg/dl）以上，载脂蛋白 B 应低于 80mg/dl（极高危）或 100mg/dl（高危）。动脉粥样硬化性血脂异常（高三酰甘油、低 HDL-C）患者不论 LDL-C 水平如何，其心血管风险都较高，对于这类患者，应将 non-HDL-C 和载脂蛋白 B 列为次要目标。

表 58-2　低密度脂蛋白胆固醇管理水平

分层	LDL-C 目标值
中危	低于 3.0mmol/L（115mg/dl）
高危	低于 2.5mmol/L（100mg/dl）
极高危	低于 1.8mmol/L（70mg/dl），如果无法达标，至少应降低 50%

2. 2012 年美国临床内分泌医师协会（AACE）《血脂异常管理和动脉粥样硬化预防指南》[16]更重视危险因素的检出和整体危险评估，提高了危险分层级别，极高危患者涵盖范围增宽，在血脂异常管理策略上，推荐采取控制血脂水平的综合策略，并强调控制有关的代谢异常和可改变的危险因素，如

高血压、糖尿病、肥胖、吸烟。对血脂异常的干预仍以 LDL-C 为重点，并强调对 TG 和载脂蛋白的干预，以他汀类药物作为降低 LDL-C 的首选药物，并特别考虑到妇女和儿童的治疗。

3. 2013 年国际动脉粥样硬化学会立场报告《全球血脂异常诊治建议》虽未定位为一部新的指南，但其指导意义与指南意义完全等效。建议分为一级预防与二级预防两个部分，比以往更强调生活方式的干预，仍坚持危险分层策略。简化了干预目标，设定一级预防 LDL-C 的理想目标为 100mg/dl（2.6mmol/L），相应的 non-HDL-C 为 < 130mg/dl（3.4mmol/L）；二级预的 LDL-C 的理想目标为 70mg/dl（1.8mmol/L），相应的 non-HDL-C 为 < 100mg/dl（2.6mmol/L）。建议也指出，人群风险相对较低的国家或其他危险因素的个体，也可采用较宽松的干预目标——接近理想目标（near optimal level），即 LDL-C 在 100 ~ 129mg/dl（2.6 ~ 3.3mmol/L）或 non-HDL-C < 130 ~ 159mg/dl（3.4 ~ 4.1mmol/L）。该建议明确表态不赞同二级预防中均采用大剂量他汀类药物，而不顾基线水平。

4. 2013 年 11 月 12 日，美国心脏病学会（ACC）、美国心脏协会（AHA）发布了高心血管疾病风险患者《血脂控制指南》，不再推荐具体的血脂治疗目标值，建议同时评估 10 年和终身心血管疾病风险，以及在估算心血管疾病风险时将卒中纳入考虑范围。通过健康的生活方式联合他汀类药物来防止和控制高脂血症；推荐以下四类人群接受他汀类药物降脂治疗：①心血管疾病患者；②低密度脂蛋白（LDL）水平超过 190mg/dl 者；③年龄在 40 ~ 75 岁的 2 型糖尿病患者；④年龄在 40 ~ 75 岁 10 年心血管疾病风险预测在 7.5% 以上者。在临床治疗中，医生通过风险评估工具判断哪些患者可以从他汀类药物治疗中获益，而不单纯依赖血胆固醇水平。该指南与以往指南不同，取消了 LDL-C 目标值，不主张使用非他汀类药物降低 LDL-C，其重点不再是 LDL 是否达标，而是哪类人群通过降低 LDL 可以获得最大获益。此外，用药安全问题是决定是否强化他汀类药物治疗的关键。

三、高血压伴脂代谢异常的管理

由于血脂异常的药物治疗快速进展，诸多指南过分强调药物干预，而不重视甚至忽视生活方式改变干预，而动脉粥样硬化所致的心脑血管疾病主要是不健康的生活方式所致，所以我们更应该重新构建生活方式干预与药物干预二者间的平衡。且应优先强调生活方式干预，药物干预为次要强调。故本

部分将着重介绍生活方式治疗，内容以健康饮食为主，并涵盖运动、戒烟限酒，通过吃动两平衡控制血脂异常。

（一）生活方式干预

由于血脂异常与饮食和生活方式有密切关系，所以饮食治疗和改善生活方式是血脂异常治疗的基础措施。无论是否进行药物调脂治疗都必须坚持控制饮食和改善生活方式。

不良生活方式可加速心脑血管风险发生。目前，估计我国 15 岁以上烟民有 3.5 亿人，被动吸烟者 5.4 亿人。2002—2010 年间，40 ~ 59 岁年龄组人群吸烟率出现上升趋势。我国近 10 年的二手烟暴露水平基本没有变化。

我国 18 ~ 55 岁居民体力活动主要来源于职业活动和家务劳动，除休闲时的体力活动略有增加外，其他形式的体力活动均呈现下降趋势。我国经常参加体育锻炼的人数比例仅为 28.2%，20 ~ 49 岁青壮年参加体育锻炼的人群明显低于其他年龄组人群。

近年来，我国居民的膳食特点呈现出谷类食物摄入量明显下降，脂肪摄入量明显增加的趋势；食盐摄入量平均为每日 12g，大大超过膳食指南推荐每天小于 6g 的标准；蔬菜水果摄入量较少。

生活方式干预的主要目的是降低 LDL-C 和非 HDL-C，其次是减少其他危险因素。包含健康饮食的健康生活方式是预防和治疗高脂血症的基石。我们应该比以往更重视生活方式的干预。

国际动脉粥样硬化学会专家对一级预防提出以下建议：

（1）降低 LDL 的脂类：将不饱和脂肪酸的摄取量减少到小于总卡路里的 7%，饮食胆固醇的摄取量减少到小于 200mg/d。

（2）其他饮食因素：维持较高的水果、蔬菜和纤维摄取量。用富含纤维的碳水化合物（全谷类为主）或单 / 多元不饱和脂肪酸代替过多的饱和脂肪酸。食用一定量富含 ω-3 脂肪酸的鱼类。摄入其他具有心脏保护功能的食物，包括坚果、种子和植物油。多吃低钠高钾食物。钠摄入量每天应 < 2g，高风险患者钠的摄入量应 < 1.5g。对于饮酒的人，建议男性每天饮酒不要超过 2 份（1 份相当于 14g 乙醇），女性不超过 1 份。可考虑摄入植物固醇（2g/d）和可溶性 / 黏性纤维（10 ~ 25g/d）作为辅助饮食，进一步降低 LDL-C 水平。

（3）总脂肪：国际动脉粥样硬化学会专家建议可根据饮食传统灵活掌握总脂肪的摄取量，低摄取量可

为总卡路里的20%～25%或更低（环太平洋国家的典型水平），高摄取量可为总卡路里的30%～35%或更高（地中海国家的典型水平）。超出饱和脂肪酸和反式脂肪酸摄入量标准的脂肪应摄入不饱和脂肪酸。此外，无论膳食中的总脂肪含量多少，必须满足营养需要，能量摄取也要适合健康体重的维持。

（4）总卡路里：所有患者都应测量体重指数（BMI）。应控制总卡路里的摄入量，以达到控制或维持理想体重的目的。如采用BMI判断理想体重，可使用各国BMI的标准。

（5）体力活动：争取每日进行30min左右中等强度体力活动。有氧运动应占40%～75%，每周5～7天，每天30～60min。对于希望减肥的人，建议逐步加大运动量（如休闲时间体力活动250～300分/周或>2000千卡/周）。

（6）吸烟：临床干预的目标是戒烟。戒烟率与劝诫力度有关。有效的劝诫包括对吸烟者的问题指导和提供社会支持。更积极的做法是主动访视，评估戒烟的准备，转入戒烟诊所，"戒烟热线电话"，以及药物治疗。

（二）血脂异常的药物治疗

临床上供选用的调脂药物可分为他汀类、贝特类、烟酸类、树脂类、胆固醇吸收抑制剂5类以及其他。

1. 他汀类

他汀类（statins）也称 β-羟基-β-甲基戊二酰辅酶A（β-hydroxy-β-methylglutaryl coenzyme A，HMG-CoA）还原酶抑制剂，竞争性抑制细胞内胆固醇合成过程中限速酶（HMG-CoA）的活性，从而阻断胆固醇的合成，继而上调细胞表面LDL受体，加速血浆LDL的分解代谢。此外，在一定程度上降低TG和VLDL，轻度升高HDL-C水平。因此，他汀类药物能显著降低TC、LDL-C和Apo B，也降低TG水平和轻度升高HDL-C。此外，他汀类还可能具有抗炎、保护血管内皮功能等作用，这些作用可能与冠心病事件减少有关。

（1）他汀类药物临床应用：近20年来临床研究显示他汀类是当前防治高胆固醇血症和动脉粥样硬化性疾病非常重要的药物。各类他汀类药物对高胆固醇血症患者脂质和脂蛋白有不同的影响（见表58-3），各类他汀类药物降低LDL-C30%～40%所需的剂量亦有所不同。当前认为，使用他汀类药物应使LDL-C至少降低30%～40%，要达到这种降低幅度所需各他汀类药物剂量见表58-4。

表58-3 他汀类药物对高胆固醇血症患者脂质和脂蛋白影响的比较

他汀类药物（mg）					脂质和脂蛋白的改变水平（%）			
阿托伐他汀	辛伐他汀	洛伐他汀	普伐他汀	氟伐他汀	TC	LDL-C	HDL-C	TG
—	10	20	20	40	−22	−27	4～8	−10～−15
10	20	40	40	80	−27	−34	4～8	−10～−20
20	40	80			−32	−41	4～8	−15～−25
40	80				−37	−48	4～8	−20～−30
80	—				−2	−55	4～8	−25～−35

表58-4 现有他汀类药物降低LDT-C水平30%～40%所需剂量（标准剂量）*

药物	剂量（mg/d）	LDL-C降低（%）
阿托伐他汀	10	39
洛伐他汀	40	31
普伐他汀	40	34
辛伐他汀	20～40	35～41
氟伐他汀缓释片	80	38
瑞舒伐他汀	5～10	39～45

* 估计LDL-C降低数据来自各药说明书

（2）他汀类药物临床应用注意事项：大多数人对他汀类药物的耐受性良好，其副作用通常较轻且短暂，包括头痛、失眠、抑郁，以及消化不良、腹泻、腹痛、恶心等消化道症状。有0.5%～2.0%的病例发生肝转氨酶如谷丙转氨酶（ALT）和谷草转氨酶（AST）升高，且呈剂量依赖性。由他汀类药物引起并进展成肝衰竭的情况罕见。减少他汀类药物剂量常可使升高的转氨酶回落；当再次增加剂量或选用另一种他汀类药物后，转氨酶常不一定再次升高。胆汁淤积和活动性肝病被列为使用他汀类药物的禁忌证。

他汀类药物可引起肌病，包括肌痛、肌炎和横纹肌溶解。肌痛表现为肌肉疼痛或无力，不伴肌酸激酶（CK）升高；肌炎有肌肉症状，并伴 CK 升高；横纹肌溶解是指有肌肉症状，伴 CK 显著升高超过正常上限的 10 倍［即 10×ULN（upper limits of normal，表示酶学指标的正常上限）］和肌酐升高，常有褐色尿和肌红蛋白尿，这是他汀类药物最危险的不良反应，严重者可以引起死亡。在安慰剂对照试验中，不同他汀类药物的肌肉不适发生率不同，一般在 5% 左右。有些患者无肌肉不适而有轻至中度的 CK 升高，由于 CK 升高不具特异性，与药物的关系需仔细分析后判定。接受他汀类药物治疗的患者出现严重的肌炎（以肌肉疼痛、触痛或无力，通常伴 CK 水平高于 10×ULN 为特征），可导致横纹肌溶解、肌红蛋白尿和急性肾坏死，威胁生命。过去曾上市的西立伐他汀因严重肌炎和横纹肌溶解发生较多而不再被应用。肌炎最常发生于合并多种疾病和（或）使用多种药物治疗的患者。单用标准剂量的他汀类药物治疗，很少发生肌炎，但当大剂量使用或与其他药物合用时，包括环孢素、贝特类、大环内酯类抗生素、某些抗真菌药和烟酸类，肌炎的发生率增加。多数他汀类药物由肝细胞色素 P450（cytochrome P450，CYP450）进行代谢，因此，同其他与 CYP 药物代谢系统有关的药物同用时会发生不利的药物相互作用。联合使用他汀类和贝特类有可能会增加发生肌病的危险，必须合用时要采取谨慎、合理的方法。他汀类药物忌用于孕妇。

吉非罗齐（吉非贝齐）通过抑制 CYP450 酶升高他汀浓度，还可能抑制他汀的葡糖醛酸化，从而导致副作用发生危险增加。他汀类药物与非诺贝特联合应用发生相互作用的危险较其与吉非罗齐联合应用要小。

为了预防他汀类药物相关性肌病的发生，应十分注意可增加其发生危险的情况：①高龄（尤其大于 80 岁）患者（女性多见）；②体型瘦小、虚弱；③多系统疾病（如慢性肾功能不全，尤其由糖尿病引起的慢性肾功能不全）；④合用多种药物；⑤围术期；⑥合用特殊的药物或饮食，如贝特类（尤其是吉非罗齐）、烟酸（罕见）、环孢素、吡咯抗真菌药、红霉素、克拉霉素、人免疫缺陷病毒（HIV）蛋白酶抑制剂、奈法唑酮（抗抑郁药）、维拉帕米、胺碘酮和大量西柚汁，以及酗酒（肌病的非独立易患因素）；⑦剂量过大。

在启用他汀类药物时，要检测肝转氨酶（ALT、AST）和 CK，治疗期间定期监测复查。轻度的转氨酶升高（少于 3×ULN）并不看作是治疗的禁忌证。

无症状的轻度 CK 升高常见。

建议患者在服用他汀类药物期间出现肌肉不适或无力症状以及排褐色尿时应及时报告，并进一步检测 CK。如果发生或高度怀疑肌炎，应立即停止他汀类药物治疗。其他情况的处理如下：①如果患者报告可能的肌肉症状，应检测 CK 并与治疗前水平进行对比。由于甲状腺功能减退患者易发生肌病，因此，对于有肌肉症状者，还应检测促甲状腺素水平。②若患者有肌肉触痛、压痛或疼痛，伴或不伴 CK 升高，应排除常见的原因如运动和体力劳动。对于有上述症状而又联合用药的患者，建议其适度活动。③一旦患者有肌肉触痛、压痛或疼痛，CK 高于 10×ULN，应停止他汀类药物治疗。④当患者有肌肉触痛、压痛或疼痛，CK 不升高或中度升高（3×ULN ~ 10×ULN），应进行随访、每周检测 CK 水平直至排除了药物作用或症状恶化至上述严重程度（应及时停药）。如果患者有肌肉不适和（或）无力，且连续检测 CK 有进行性升高，应慎重考虑减少他汀类药物剂量或暂时停药。然后决定是否或何时再开始他汀类药物治疗。

他汀类药物是治疗脂代谢紊乱的重要药物，但该药物却有诸多不良反应，最新的研究显示，他汀类药物的应用与新发糖尿病有关[18]。与普伐他汀相比，采用阿托伐他汀、瑞舒伐他汀或辛伐他汀治疗均会增加使用他汀类药物治疗的老年非糖尿病患者的糖尿病发病风险，而在氟伐他汀及洛伐他汀的使用者中未发现类似现象。Carter 等发现临床糖尿病的发生与他汀类药物的效力及剂量相关[19]。尽管如此，他汀类药物治疗的总体获益明显超过其增加糖尿病发病的潜在风险。现有的研究结果促使我们回到药物治疗的基本原则，医生应当权衡利弊。就他汀类而言，医生应选择适当的使用人群。有脂代谢紊乱但总体心血管事件风险低的患者，采取生活方式干预也许可以获得最大的效益，从而避免因药物治疗而产生的不良反应[20]。如果总体心血管事件风险较高而应该使用他汀类药物治疗时，也应从低效力、小剂量开始。根据治疗效果调整药物剂量，除参考化验指标外，也要结合患者的总体心血管事件风险评分进行综合评估，以指导治疗。他汀类药物诱发糖尿病的作用机制尚不明确，但最近有研究报道称他汀类药物也许是通过抑制胆固醇内流从而影响胰岛 β 细胞来抑制胰岛素分泌的[21]。

（3）他汀类药物临床应用的具体建议：根据患者的心血管疾病和等危症、心血管危险因素、血脂水平决定是否需要用降脂治疗，如需用药，先判定治疗的目标值。根据患者血中 LDL-C 或 TC 的水平与目标值间的差距，考虑是否单用一种他汀类药物的标准剂量可以达到治疗要求，如可能，按不同他汀类药物的特点（作用强度、安全性和药物相互作用）及患者的具体条件选择合适的他汀类药物。如血 LDL-C 或 TC 水平甚高，估计单用一种他汀类药物的标准剂量不足以达到治疗要求，可以选择他汀类药物与其他降脂药合并治疗。如用他汀类药物后发生明显的不良反应，如肌痛，CK 或 ALT、AST 超越安全限度，则停用他汀类药物，改用其他降脂药。

（4）他汀类药物疗效与安全性总评价：他汀类药物治疗在降低高危患者的主要冠状动脉事件、冠状动脉手术和卒中的发生率方面所起的作用十分肯定。目前，这些作用尚未得到充分的发挥，许多高血脂患者未接受他汀类药物的治疗。国内研究显示，2010—2011 年开滦社区高血脂人群中，仅 2.28% 的男性和 2.6% 的女性根据指南推荐服用降脂药物[22]。2012 年杨文英教授的研究显示，我国血脂异常人群的知晓率、治疗率和控制率分别为 11.0%、5.1% 和 2.8%，显著低于西方国家[3]。纪立农教授在多个会议报告的中国 2 型糖尿病患者心血管疾病危险因素——血压、血脂、血糖的评估研究（CCMR-3B），是一项非干预性、观察性的横断面研究，共纳入全国华东、中南、西南、东北、华北和西北六大地区 100 多家医院的 25 450 名门诊 2 型糖尿病患者，以了解其血压、血脂以及血糖 3 项指标的达标率。结果表明，42% 的 2 型糖尿病患者伴有血脂紊乱，糖尿病人群血糖、血压和血脂 3 项指标共同达标者不足 12%，而在 LDL-C 不达标人群，不到 20% 的患者服用他汀类药物，仅仅 23.1% 的糖尿病患者接受了调脂治疗，且调脂治疗的模式都与指南推荐差距较大。HPS-THRIVE 研究提示，在有动脉闭塞性疾病的中国人群中，有高达 51.5% 的患者没有按指南推荐使用他汀类，而欧洲人群只有 3.8% 没有使用他汀类；在持续使用他汀类方面，中国人群只有 8.9% 在继续使用他汀类超过 3 年或 3 年以上，而欧洲人群有 70.3% 继续使用他汀类超过 3 年或 3 年以上[23]。相比之下，ST 段抬高型急性冠状动脉综合征的住院患者接受他汀类药物治疗的比例较高，为 51.9%～90.9%[24]。因此，应该积极在临床上推广使用他汀类药物，使该药发挥更大的作用。他汀类药物随剂量增大，降脂作用增大，但另一方面不良反应也会增多。因此，不宜为片面追求提高疗效而过度增大剂量。为了安全应用他汀类，上述的参考意见可能有帮助。我国已有个别因他汀类药物不良

反应而造成死亡的事件。这说明在积极推广应用他汀类药物的同时，需要按规定进行严格监测，谨慎使用以达到安全。作为东方人，可能治疗用合适剂量甚至药代学与西方人会有所不同，今后要继续探索不同他汀类药物在我国人群中最合适的治疗剂量，包括疗效和安全性。

2. 贝特类

亦称苯氧芳酸类药物，此类药物通过激活过氧化物酶增殖体活化受体 α（PPARα），刺激脂蛋白脂酶（LPL）、Apo A I 和 Apo A II 基因的表达，以及抑制 Apo C III 基因的表达，增强 LPL 的脂解活性，有利于去除血液循环中富含 TG 的脂蛋白，降低血浆 TG 和提高 HDL-C 水平，促进胆固醇的逆向转运，并使 LDL 亚型由小而致密颗粒向大而疏松颗粒转变。

临床上可供选择的贝特类药物有：非诺贝特（片剂 0.1g，3 次 / 天；微粒化胶囊 0.2g，1 次 / 天）；苯扎贝特 0.2g，3 次 / 天；吉非罗齐 0.6g，2 次 / 天。贝特类药物平均可使 TC 降低 6%～15%，LDL-C 降低 5%～20%，TG 降低 20%～50%，HDL-C 升高 10%～20%。其适应证为高三酰甘油血症或以 TG 升高为主的混合型高脂血症和低高密度脂蛋白血症。

此类药物的常见不良反应为消化不良、胆石症等，也可引起肝血清酶升高和肌病。绝对禁忌证为严重肾病和严重肝病。吉非罗齐虽有明显的调脂疗效，但安全性不如其他贝特类药物。由于贝特类单用或与他汀类合用时也可发生肌病，应用贝特类药时也须监测肝酶与肌酶，以策安全。

3. 烟酸类

烟酸属 B 族维生素，当用量超过作为维生素作用的剂量时，可有明显的降脂作用。烟酸的降脂作用机制尚不十分明确，可能与抑制脂肪组织中的脂解和减少肝中 VLDL 合成和分泌有关。已知烟酸增加 Apo A I 和 Apo A II 的合成。

烟酸有速释剂和缓释剂两种剂型。速释剂不良反应明显，一般难以耐受，现多已不用。缓释型烟酸片不良反应明显减轻，较易耐受。轻中度糖尿病患者坚持服用，也未见明显不良反应。烟酸缓释片常用量为 1～2g，1 次 / 天。一般临床上建议，开始用量为 0.375～0.5g，睡前服用；4 周后增量至 1g/d，逐渐增至最大剂量 2g/d。烟酸可使 TC 降低 5%～20%，LDL-C 降低 5%～25%，TG 降低 20%～50%，HDL-C 升高 15%～35%。适用于高三酰甘油血症，低高密度脂蛋白血症或以 TG 升高为主的混合型高脂血症。

烟酸类常见不良反应有颜面潮红、高血糖、高尿酸（或痛风）、上消化道不适等。这类药物的绝对禁忌证为慢性肝病和严重痛风，相对禁忌证为溃疡病、肝毒性和高尿酸血症。缓释型制剂的不良反应轻，易耐受。

4. 胆酸螯合剂

主要为碱性阴离子交换树脂，在肠道内能与胆酸不可逆结合，因而阻碍胆酸的肠肝循环，促进胆酸随大便排出体外，阻断胆汁酸中胆固醇的重吸收。通过反馈机制刺激肝细胞膜表面的 LDL 受体，加速 LDL 血液中 LDL 清除，结果使血清 LDL-C 水平降低。

常用的胆酸螯合剂有考来烯胺（4～16g/d，分3次服用），考来替泊（5～20g/d，分3次服用）。胆酸螯合剂可使 TC 降低 15%～20%，LDL-C 降低 15%～30%；HDL-C 升高 3%～5%；对 TG 无降低作用甚或稍有升高。临床试验证实这类药物能降低主要冠状动脉事件和冠心病死亡。

胆酸螯合剂常见不良反应有胃肠不适、便秘，影响某些药物的吸收。此类药物的绝对禁忌证为异常 β 脂蛋白血症和 TG ＞ 4.52mmol/L（400mg/dl）；相对禁忌证为 TG ＞ 2.26mmol/L（200mg/dl）。

5. 胆固醇吸收抑制剂

胆固醇吸收抑制剂依折麦布（ezetimibe）口服后被迅速吸收，且广泛的结合成依折麦布-葡萄糖苷酸，作用于小肠细胞的刷状缘，有效地抑制胆固醇和植物固醇的吸收。由于减少胆固醇向肝的释放，促进肝 LDL 受体的合成，又加速 LDL 的代谢。

常用剂量为 10mg/d，使 LDL-C 约降低 18%，与他汀类合用对 LDL-C、HDL-C 和 TG 的作用进一步增强，未见有临床意义的药物间药代动力学的相互作用，安全性和耐受性良好。最常见的不良反应为头痛和恶心；极少数患者可出现 CK、ALT 或 AST 升高超过 3×ULN 以上。考来烯胺可使此药的曲线下面积增大 55%，故二者不宜同时服用，必须合用时需在服考来烯胺前 2h 或后 4h 服此药。环孢素可增高此药的血药浓度。

6. 其他调脂药

（1）普罗布考：此药通过掺入到脂蛋白颗粒中影响脂蛋白代谢，而产生调脂作用。可使血浆 TC 降低 20%～25%，LDL-C 降低 5%～15%，而 HDL-C 也明显降低（可达 25%）。主要适用于高胆固醇血症尤其是纯合子型家族性高胆固醇血症。该药虽使 HDL-C 降低，但可使黄色瘤减轻或消退，动脉粥样硬化病变减轻，其确切作用机制未明。有

些研究认为普罗布考虽然降低了 HDL-C 水平，但它改变了 HDL 的结构和代谢功能，提高了 HDL 把胆固醇运载到肝进行代谢的能力，因此更有利于 HDL 发挥抗动脉粥样硬化的作用。普罗布考尚有抗氧化作用。常见的不良反应包括恶心、腹泻、消化不良等；亦可引起嗜酸性粒细胞增多，血浆尿酸浓度增高；最严重的不良反应是引起 QT 间期延长，但极为少见，因此有室性心律失常或 QT 间期延长者禁用。常用剂量为 0.5g，2 次 / 天。

（2）n-3 脂肪酸：n-3（ω-3）长链多不饱和脂肪酸，主要为二十碳戊烯酸（EPA，C20：5n-3）和二十二碳己烯酸（DHA，C22：6n-3），二者为海鱼油的主要成分，制剂为其乙酯，高纯度的制剂用于临床。n-3 脂肪酸制剂降低 TG 和轻度升高 HDL-C，对 TC 和 LDL-C 无影响。当用量为 2～4g/d 时，可使 TG 下降 25%～30%。主要用于高三酰甘油血症；可以与贝特类合用治疗严重高三酰甘油血症，也可与他汀类药物合用治疗混合型高脂血症。n-3 脂肪酸还有降低血压、抑制血小板聚集和炎症的作用，改善血管反应性。n-3 脂肪酸制剂（多烯酸乙酯）中的 EPA ＋ DHA 含量应大于 85%，否则达不到临床调脂效果。n-3 脂肪酸制剂的常用剂量为 0.5～1g，3 次 / 天。近来还发现 n-3 脂肪酸有预防心律失常和猝死的作用。

7. 调脂药物的联合应用

为了提高血脂达标率，同时降低不良反应的发生率，不同类别调脂药的联合应用是一条合理的途径。由于他汀类药物作用肯定、不良反应少、可降低总死亡率以及有降脂作用外的多效性作用，联合降脂方案多由他汀类药物与另一种降脂药组成。

（1）他汀类与依折麦布联合应用：已有较多的临床试验观察了依折麦布与他汀类药物联合应用的降脂效果和安全性。10mg/d 依折麦布与 10mg/d 阿托伐他汀或辛伐他汀联合应用，降低 LDL-C 的作用与 80mg/d 阿托伐他汀或辛伐他汀相当，使降脂达标率由单用他汀的 19% 提高到合用的 72%。依折麦布与其他他汀类药物合用也有同样效果。合用并不增加他汀类药物的不良反应。因此，依折麦布与低剂量他汀联合治疗使降脂疗效大大提高，达到高剂量他汀类药物的效果，但无大剂量他汀类药物发生不良反应的风险。因此，在大剂量使用他汀类药物仍不能达标时，加用依折麦布也不失为当前的最佳选择。依折麦布不良反应小，联合使用他汀类药物和依折麦布治疗的患者耐受性好。联合治疗不增加肝毒性、肌病和横纹肌溶解的发生。

（2）他汀类与贝特类药物联合应用：此种联合治疗适用于混合型高脂血症患者，目的为使 TC、LDL-C 和 TG 的水平明显降低，HDL-C 的水平明显升高。此种联合用药适用于有致动脉粥样硬化血脂异常的治疗，尤其在糖尿病和代谢综合征时伴有的血脂异常。联合治疗可明显改善血脂谱。由于他汀类和贝特类药物均有潜在损伤肝功能的可能，并有发生肌炎和肌病的危险，合用时发生不良反应的机会增多，他汀类和贝特类药物联合用药的安全性应高度重视。因此，开始合用时宜都用小剂量，采取早晨服用贝特类药物，晚上服用他汀类药物，避免血药浓度的显著升高。密切监测 ALT、AST 和 CK，如无不良反应，可逐步增加剂量。治疗期间继续注意肌肉症状，监测 ALT、AST 和 CK。对于老年、女性、肝肾疾病、甲状腺功能减退的患者，慎用他汀类和贝特类联合治疗，并尽量避免与大环内酯类抗生素、抗真菌药物、环孢素、HIV 蛋白酶抑制剂、地尔硫䓬、胺碘酮等药物合用。贝特类药物中，吉非罗齐与他汀类合用发生肌病的危险性相对较多，但其他贝特类如非诺贝特与他汀类合用时，发生肌病的危险性较少。

（3）他汀类与烟酸类药物联合应用：在常规他汀类药物治疗的基础上，加用小剂量烟酸是一种合理的联合治疗方法，其结果表明联合治疗可显著升高 HDL-C，而不发生严重的不良反应。高密度脂蛋白动脉粥样硬化治疗研究（HATS）发现烟酸与他汀类联合治疗可进一步降低心血管死亡、非致死性心肌梗死和血管重建术的比例。缓释型烟酸与洛伐他汀复方制剂的临床观察证实其疗效确切、安全，更利于血脂全面达标。

联合使用他汀类和烟酸缓释剂的患者中，仍有6% 因潮红难以耐受而停药。目前的研究并未发现他汀类药物和烟酸缓释剂联用增加肌病和肝毒性的发生。但由于烟酸增加他汀类药物的生物利用度，可能有增加肌病的危险，同样需要监测 ALT、AST 和 CK，指导患者注意肌病症状，一旦发现征兆，及时就诊。联合治疗较单用他汀类治疗有升高血糖的危险，但缓释制剂使这一问题大为减轻，糖尿病也并非是这种合用的禁忌证。在联合使用他汀类和烟酸类时，应加强血糖监测。

（4）他汀类与胆酸螯合剂联合应用：两药合用有协同降低血清 LDL-C 水平的作用。他汀类与胆酸螯合剂联用可增加各自的降脂作用，并且研究还表明，两者联用可延缓动脉粥样硬化的发生和发展进程，可减少冠心病事件的发生。他汀类与胆酸螯合剂合用并不增加其各自的不良反应，且可因减少用药剂量而降低发生不良反应的风险。由于胆酸螯合剂具体服用的一些不便，此种联合方案仅用于其他治疗无效或不能耐受者。

（5）他汀类与 n-3 脂肪酸联合应用：他汀类药物与鱼油制剂 n-3 脂肪酸合用可用于治疗混合型高脂血症。临床观察辛伐他汀（20mg/d）联合应用 n-3 脂肪酸可进一步降低 TG、TC 和 Apo E。他汀类药物同 n-3 脂肪酸制剂合用是临床治疗混合型高脂血症有效而安全的选择。他汀类药物与鱼油制剂联合应用并不会增加各自的不良反应。由于服用较大剂量的 n-3 多不饱和脂肪酸有增加出血的危险，并且对糖尿病和肥胖患者因增加热卡的摄入而不利于长期应用。

（三）血脂异常治疗的其他措施

其他调脂治疗措施有外科手术治疗、透析疗法和基因治疗等。外科手术治疗包括部分小肠切除和肝移植等，现已基本不用。基因治疗对单基因缺陷所致的家族性高胆固醇血症是一种有希望的治疗方法，但目前技术尚不成熟。

透析疗法是一种通过血液体外转流而除去血中部分 LDL 的方法，能降低 TC、LDL-C，但不能降低 TG，也不能升高 HDL-C。这种措施降低 LDL-C 的作用也只能维持1周左右，故需每周重复1次。每次费用昂贵，且是有创性治疗，甚至可能同时移出血液中的某些有益成分。因此，不适用于一般的血脂异常治疗，仅用于极个别的对他汀类药物过敏或不能耐受者或罕见的纯合子家族性高胆固醇血症患者。

（四）心血管病综合危险的评价

根据心血管病发病的综合危险大小来决定干预的强度，是国内外相关指南所共同采纳的原则。因此，全面评价心血管病的综合危险是预防和治疗血脂异常的必要前提。我国人群流行病学长期队列随访资料表明，高血压对我国人群的致病作用明显强于其他心血管病危险因素。建议按照有无冠心病及其等危症、有无高血压、其他心血管危险因素的多少，结合血脂水平来综合评估心血管病的发病危险，将人群进行危险性高低分类，此种分类也可用于指导临床开展血脂异常的干预（见表58-5）。

1. 冠心病和冠心病等危症

冠心病包括急性冠状动脉综合征（包括不稳定型心绞痛和急性心肌梗死）、稳定型心绞痛、陈旧性心肌梗死、有客观证据的心肌缺血、冠状动脉介入治疗（PCI），以及冠状动脉旁路移植术（CABG）后患者。

冠心病等危症是指非冠心病者10年内发生主

表 58-5　血脂异常危险分层方案

危险分层	TC 5.18～6.19mmol/L（200～239mg/dl）或 LDL-C 3.37～4.12mmol/L（130～159mg/dl）	TC ≥6.22mmol/L（240mg/dl）或 LDL-C ≥4.14mmol/L（160mg/dl）
无高血压且其他危险因素数＜3	低危	低危
高血压或其他危险因素数≥3	低危	中危
高血压且其他危险因素数≥1	中危	高危
冠心病及其等危症	高危	高危

注：其他危险因素包括年龄（男≥45岁，女≥55岁），吸烟，低 HDL-C，肥胖，以及早发缺血性心血管病家族史

要冠状动脉事件的危险与已患冠心病者同等，新发和复发缺血性心血管病事件的危险＞15%，以下情况属于冠心病等危症：①有临床表现的冠状动脉以外动脉的动脉粥样硬化。包括缺血性卒中、周围动脉疾病、腹主动脉瘤和症状性颈动脉病（如短暂性脑缺血）等。②糖尿病。过去将糖尿病列为心血管病的危险因素，当前将糖尿病列为冠心病的等危症。③有多种危险因素，其发生主要冠状动脉事件的危险相当于已确立的冠心病，心肌梗死或冠心病死亡的10年危险＞20%。

此类患者在未来10年内均具有极高的发生缺血性心血管病事件的综合危险，需要积极降脂治疗。

2. 危险评估包括的其他心血管病主要危险因素

其他心血管病主要危险因素：①高血压［血压 ≥140/90mmHg（1mmHg = 0.133kPa）或接受降压药物治疗］；②吸烟；③低 HDL-C 血症［＜1.04mmol/L（40mg/dl）］；④肥胖［体重指数（BMI）≥28kg/m²］；⑤早发缺血性心血管病家族史（一级男性亲属发病时＜55岁，一级女性亲属发病时＜65岁）；⑥年龄（男性≥45岁，女性≥55岁）。

我国已有大量研究资料显示，高血压对我国人群心血管病发病的影响远大于其他危险因素，是我国人群发生心血管病事件的首要危险因素，其独立致病的相对危险为3.4，人群归因危险百分比为35%。我国心血管病流行病学2个长期随访队列资料采用相同分析方法的研究结果表明，在任一 TC 水平，仅合并高血压时缺血性心血管病发病的绝对危险已相当于合并3项其他危险因素时的绝对危险，显示了危险因素在我国人群中致病作用的特点。

吸烟对我国人群的心血管病致病相对危险约为2

倍，但人群归因危险百分比高达32%，仅次于高血压。

HDL-C 是能够降低心血管病发病危险的因素，也称"保护性因素"。当个体的 HDL-C 水平 ≥155mmol/L（60mg/dl）时，综合危险评估时其他危险因素的数目减"1"。

肥胖对心血管病的独立致病作用，根据《2007年中国成人血脂异常防治指南》[2]，BMI ≥24kg/m² 为超重，BMI ≥28kg/m² 为肥胖。

早发缺血性心血管病家族史：男性一级直系亲属在55岁前或女性一级直系亲属在65岁以前曾发生缺血性心血管病者，为有早发缺血性心血管病家族史，参与综合危险评估。

3. 其他心血管病主要危险因素

缺乏体力活动和致粥样硬化性饮食是缺血性心血管病发病过程中的更上游的2项主要危险因素。其致病作用主要通过前述的生物学危险因素如血脂异常、高血压、超重肥胖、糖尿病等，因而不参加缺血性心血管病的综合危险评估，但并非不重要。由于其处于上游，改变其中之一往往可以使几个下游危险因素同时改善，临床上检出直接参与综合评估的危险因素时，应注意了解和评估患者的此2项危险因素，以利指导治疗性生活方式干预。

致动脉粥样硬化性饮食主要指高饱和脂肪和高胆固醇膳食模式，许多前瞻性研究表明此种膳食模式显著增加缺血性心血管病危险，我国已有的横断面流行病学调查资料也表明，此种膳食模式显著增加血脂异常。另一方面，进食蔬菜、水果、全谷类、不饱和脂肪酸较多的膳食，心血管病基础危险较低，且这种低危险不能够被传统危险因素解释。同时，国际上已有多个对膳食疗法 Meta 分析的结果表明，合理膳食具有良好的降脂、降压效果。

（五）治疗过程的监测

饮食与非调脂药物治疗3～6个月后，应复查血脂水平，如能达到要求即继续治疗，但仍需每6个月至1年复查1次，如持续达到要求，每年复查1次。药物治疗开始后4～8周复查血脂及 AST、ALT 和 CK，如能达到目标值，逐步改为每6～12个月复查1次，如开始治疗3～6个月复查血脂仍未达到目标值，则调整剂量或药物种类，或联合药物治疗，再经4～8周后复查。达到目标值后延长为每6～12个月复查1次，TLC 和降脂药物治疗必须长期坚持，才能获得临床益处。对心血管病的高危患者，应采取更积极的降脂治疗策略。

降脂药物治疗需要个体化，治疗期间必须监测

安全性。依据患者的心血管病状况和血脂水平选择药物和起始剂量。在药物治疗时，必须监测不良反应，主要是定期检测肝功能和血 CK。如 AST 或 ALT 超过 $3\times ULN$，应暂停给药。停药后仍需每周复查肝功能，直至恢复正常。在用药过程中应询问患者有无肌痛、肌压痛、肌无力、乏力和发热等症状，血 CK 升高超过 $5\times ULN$ 应停药。用药期间如有其他可能引起肌溶解的急性或严重情况，如败血症、创伤、大手术、低血压和抽搐等，应暂停给药。

在决定采用药物进行调脂治疗时，需要全面了解患者患冠心病及伴随的危险因素情况。在进行调脂治疗时，应将降低 LDL-C 作为首要目标。临床上在决定开始药物调脂治疗以及拟定达到的目标值时，需要考虑患者是否同时并存其他冠心病的主要危险因素（即除 LDL-C 以外的危险因素）。分析这些冠心病的主要危险因素将有助判断罹患冠心病的危险程度，由此决定降低 LDL-C 的目标值。不同的危险人群，开始药物治疗的 LDL-C 水平以及需达到的 LDL-C 目标值有很大的不同（表 58-6），这些数值主要结合我国人群的循证医学的证据制订。

（六）血脂异常的防治目标水平

治疗血脂异常最主要的目的在于防治缺血性心血管疾病。《2007 年中国成人血脂异常防治指南》建议：①首先根据是否有冠心病或冠心病等危症以及有无心血管危险因素，结合血脂水平来综合评估心血管病的发病风险，对人群进行血脂异常危险分层（表 58-5）；②根据血脂异常患者心血管病危险等级指导临床治疗措施及决定 TC 和 LDL-C 的目标水平（表 58-6）。此外，血清 TG 的理想水平是 < 1.70mmol/L（150mg/dl），HDL-C 的理想水平是 ≥ 1.04mmol/L（40mg/dl）。

表 58-6 血脂异常患者开始调脂治疗的 TC 和 LDL-C 值及其目标值

危险等级	TLC 开始	药物治疗开始	治疗目标值
低危： 10 年危险性 < 5%	TC ≥ 6.22mmol/L（240mg/dl） LDL-C ≥ 4.14mmol/L（160mg/dl）	TC ≥ 6.99mmol/L（270mg/dl） LDL-C ≥ 4.92mmol/L（190mg/dl）	TC < 6.22mmol/L（240mg/dl） LDL-C < 4.14mmol/L（160mg/dl）
中危： 10 年危险性 5% ～ 10%	TC ≥ 5.18mmol/L（200mg/dl） LDL-C ≥ 3.37mmol/L（130mg/dl）	TC ≥ 6.22mmol/L（240mg/dl） LDL-C ≥ 4.14mmol/L（160mg/dl）	TC < 5.18mmol/L（200mg/dl） LDL-C < 3.37mmol/L（130mg/dl）
高危： CHD 或 CHD 等危症，或 10 年危险性 10% ～ 15%	TC ≥ 4.14mmol/L（160mg/dl） LDL-C ≥ 2.59mmol/L（100mg/dl）	TC ≥ 4.14mmol/L（160mg/dl） LDL-C ≥ 2.59mmol/L（100mg/dl）	TC < 4.14mmol/L（160mg/dl） LDL-C < 2.59mmol/L（100mg/dl）
极高危： ACS 或缺血性心血管病 合并 DM	TC ≥ 3.11mmol/L（120mg/dl） LDL-C ≥ 2.07mmol/L（80mg/dl）	TC ≥ 4.14mmol/L（160mg/dl） LDL-C ≥ 2.07mmol/L（80mg/dl）	TC < 3.11mmol/L（120mg/dl） LDL-C < 2.07mmol/L（80mg/dl）

TLC：治疗性生活方式改变。血清 TG 的理想水平是 1.70mmol/L（150mg/dl），HDL-C ≥ 1.04mmol/L（40mg/dl）。对于特殊的血脂异常类型，如轻、中度 TG 升高 [2.26 ～ 5.63mmol/L（200 ～ 500mg/dl）]，LDL-C 达标仍为主要目标，non-HDL-C 达标为次要目标，即 non-HDL-C = TC － HDL-C，其目标值为 LDL-C 目标 + 0.78mmol/L（30mg/dl）；而重度高三酰甘油血症 [≥ 5.65mmol/L（500mg/dl）] 为防止急性胰腺炎的发生，首先应积极降低 TG

总结与要点

降脂药物治疗需要个体化，治疗期间必须监测安全性。依据患者的心血管病状况和血脂水平选择药物的起始剂量，首次用药 4 ～ 8 周复查安全性指标 AST、ALT 和 CK，以及血脂水平。之后每 3 ～ 6 个月再次复查上述指标；如果能达到要求，改为每 6 ～ 12 个月复查 1 次。如 AST、ALT 超过正常上限的 3 倍，应暂停给药。在用药过程中应询问患者有无肌痛、肌肉压痛、肌无力、乏力和发热等症状，血 CK 升高超过正常上限的 5 倍应停药。用药期间如有其他可能引起肌溶解的急性或严重情况，如败血症、创伤、大手术、低血压和抽搐等，应暂停给药。

总之，高血压合并血脂异常使发生动脉粥样硬化性心血管疾病的风险明显增高，积极有效地降压和降脂治疗，无疑可以显著降低心血管事件的发生率、心血管死亡率和总死亡率。虽然某些降压药物对血脂水平有不良的影响，但降压治疗降低心血管病的风险主要来源于血压的降低。因此，对于高血压合并高血脂的患者，如果在降压治疗过程中合理选择降压药物并合理调整降压药物的剂量，同样可使这些患者从降压治疗当中获得最大益处。而对于这些患者有效使用降脂药物，特别是他汀类药物，对冠心病的一级预防和二级预防均有显著的益处。

参考文献

[1] 卫生部心血管病防治研究中心. 中国心血管病报告2012. 北京：中国大百科全书出版社，2013.

[2] 中国成人血脂异常防治指南制订联合委员会. 中国成人血脂异常防治指南. 中华心血管病杂志，2007，35：390-419.

[3] Yang W，Xiao J，Yang Z. Serum lipids and lipoproteins in Chinese men and women. Circulation，2012，125（18）：2212-2221.

[4] Zhang X，Sun Z，Zheng L，et al. Prevalence of dyslipidemia and associated factors among the hypertensive rural chinese population. Arch Med Res，2007，38：432-439.

[5] Thomas F，Bean K，Guize L，et al. Combined effects of systolic blood pressure and serum cholesterol on cardiovascular mortality in young（＜55 years）men and women. Eur Hear J，2002，23（7）：528-535.

[6] Chobanian AV，Bakris GL，Black HR，et al. The Seventh Report of the Joint National Committee on Prevention，Detection，Evaluation，and Treatment of High Blood Pressure：The JNC 7 report. JAMA，2003，289：2560-2572.

[7] Eaton B，Feldman A，Assaf R，et al. Prevalence of hypertension，dyslipidemia，and dyslipidemic hypertension. J FamPract，1994，38：17-23.

[8] Johnson ML，Pietz K，Battleman DS，et al. Prevalence of co-morbidity hypertension and dyslipidemia and associated cardiovascular disease. Am J Manag Care，2004，10：926-932.

[9] 包玉倩，贾伟平，陆俊茜. 中国人高血压个体胰岛素抵抗的影响因素. 中华心血管病杂志，2002，30（8）：483-486.

[10] Kanbay M，Yildirir A，Bozbas H，et al. Statin therapy helps to control blood pressure levels in hypertensive dyslipidemic patients. Ren Fail，2005，27（3）：297-303.

[11] Graham I，Atar D，Botch-Johnsen K，et al. European guidelines on cardiovascular disease prevention in clinical practice：full text. Fourth Joint Task Force of the European Society of Cardiology and other societies on cardiovascular disease prevention in clinical practice（constituted by representatives of nine societies and by invited experts）. Eur J Cardiovase Prey Rehabil，2007，14（Suppl 2）：Sl-113.

[12] Borghi C，Dormi A，Veronesi M，et al. Association between different lipid-lowering treatment strategies and blood pressure control in the Brisighella Heart Study. Am Heart J，2004，148（2）：285-292.

[13] Toh R，Ishida T，Nishimura K，et al. Comparison of medium-dose losartan/hydrochlorothiazide and maximal-dose angiotensin II receptor blockers in the treatment of Japanese patients with uncontrolled hypertension：the Kobe-CONNECT Study. Hypertens Res，2012，35（11）：1080-1086.

[14] 高血压患者胆固醇管理临床指导建议专家组. 高血压患者胆固醇管理临床指导建议. 中华内科杂志，2010，49（2）：186-190.

[15] 中华医学会内分泌学分会. 中国2型糖尿病合并血脂异常防治专家共识（2011年）. 中华内分泌代谢杂志，2012，28（9）：700-701.

[16] AACE，American Association of Clinical Endocrinologists. American Association of Clinical Endocrinologists' Guidelines for Management of Dyslipidemia and Prevention of Atherosclerosis. Endocr Pract，2012，18（Suppl 1）：1-78.

[17] ESC. European Society of Cardiology，EAS. European Atherosclerosis Society. ESC/EAS Guidelines for the management of dyslipidemias. European Heart Journal，2011，32：1769-1818.

[18] Sattar N，Preiss D，Murray HM，et al. Statins and risk of incident diabetes：a collaborative meta-analysis of randomised statin trials. Lancet，2010，375：735-742.

[19] Preiss D，Seshasai SRK，Welsh P，et al. Risk of incident diabetes with intensive-dose compared with moderate-dose statin therapy. JAMA，2011，305：2556-2564.

[20] Task Force for the Management of Dyslipidemias of the European Society of Cardiology（ESC）and the European Atherosclerosis Society. ESC/EAS guidelines for the management of dyslipidemias. Eur Heart J，2011，32：1769-1818.

[21] Sattar N，Taskinen MR. Statins are diabetogenic-myth or reality？. Atherosclerosis Suppl，2012，13：1-10.

[22] 金成，郑晓明，吴云涛. 2010—2011年开滦社区人群血脂水平及调脂药物治疗. 中国动脉硬化杂志，2013，21（10）：935-940.

[23] HPS2-THRIVE Collaborative Group. HPS2-THRIVE randomized placebo-controlled trial in 25 673 high-risk patients of ER niacin/laropiprant：trial design，pre-specified muscle and liver outcomes，and reasons for stopping study treatment. Eur Heart J，2013，34（17）：1279-1291.

[24] 中国冠心病二级预防架桥工程研究协作组. 中国31省市ST段抬高急性冠状动脉综合征住院患者治疗现状分析. 北京大学学报（医学版），2011，43（3）：440-445.

（邢佳侬 肖雪娜）

第 59 章　高血压患者的血糖管理

第一节　高血压与糖尿病的流行病学

一、高血压人群糖尿病患病情况

高血压是糖尿病的主要危险因素，高血压患者比血压正常的人更容易发生糖尿病。高血压人群中糖尿病的患病率是正常血压者的 2.5 倍[1]，治疗过程中每年约有 2.0% 的高血压患者会新发糖尿病，85% 的高血压患者易发生糖尿病，大约 50% 的高血压患者同时有 2 型糖尿病。

北京安贞医院王薇教授的一项研究[2]发现，中国门诊高血压患者中糖尿病的患病率为 24.3%（包括已确诊和新诊断病例）。2009 年我国在三级医院的调查发现，高血压伴糖尿病占 37.2%[3]。在国家卫生和计划生育委员会（原卫生部）医疗质量万里行"降压在行动"项目的 150 个高血压专病门诊就诊的高血压患者约 70% 合并糖尿病[4]。

二、糖尿病合并高血压患病率

糖尿病人群中高血压的患病率很高，世界卫生组织（WHO）报道在糖尿病患者中，高血压的患病率为 20% ～ 40%，中国 2 型糖尿病指南（2010 年版）报道有 30% ～ 80% 的糖尿病合并高血压[5]。

目前，国内外 1 型糖尿病合并高血压患病率的大型流行病学研究并不多见。在 2 型糖尿病，英国糖尿病前瞻性研究（UKPDS）[6]发现，初诊 2 型糖尿病患者 38% 合并高血压。糖尿病高血压研究（Hypertension in Diabetes Study，HDS）发现，45 岁左右的 2 型糖尿病患者中 40% 患有高血压，75 岁左右的糖尿病患者中高血压患病率上升至 60%。中国糖尿病协会（CDS）慢性病调查组报告，我国三甲医院住院的 2 型糖尿病患者合并高血压的患病率为 34.2%。我国的几份研究资料显示住院 2 型糖尿病患者中合并高血压患病率分别为 45.3%[7]、41.8%[8]、50.6%[9]；在开滦研究中 1477 名女性 2 型糖尿病患者中合并高血压者 897 例，患病率为 60.73%，平均年龄（58.64±10.21）岁[10]。

总之，糖尿病合并高血压者还缺乏大样本的流行病学研究，所以其患病率还有待进一步观察。

第二节　糖尿病患者高血压的发病机制

一、1 型糖尿病患者高血压发病机制

1 型糖尿病存在两种不同类型的高血压，即糖尿病肾病高血压和原发性高血压。

在 1 型糖尿病，高血压绝大部分为糖尿病肾病所致的肾性高血压，主要是由于肾单位大量丢失，导致水钠潴留和细胞外容量增加，以及肾 RAAS 激活与排钠激素减少所致。高血压又进一步升高肾小球内囊压力，形成恶性循环，患者往往在发现血压升高时已经有蛋白尿、血尿和贫血，肾小球滤过功能减退，肌酐清除率下降。在原本无高血压的 1 型糖尿病患者，其病程中出现血压明显升高或高血压，为发现糖尿病肾病的一条重要线索，如果条件允许，肾穿刺组织学检查有助于确定诊断。一般而言，除了恶性高血压，原发性高血压很少出现明显蛋白尿，血尿罕见，直到最后阶段才有肾小球滤过率降低，血肌酐上升。

在伴微量白蛋白尿的 1 型糖尿病患者中，平均动脉压每年约升高 3%；在血压正常的微量白蛋白尿患者中，24h 动态血压监测显示患者的夜间血压下降的幅度减少，血压的平均水平高于尿白蛋白正常的糖尿病患者。一旦出现大量白蛋白尿，则绝大多数患者常伴有肾性高血压，但在尿白蛋白正常的 1 型糖尿病患者中，高血压的患病率是低的，有报告为 3.9% ～ 19%，与非糖尿病人群原发

性高血压的患病率相似。在伴高血压而无糖尿病肾病的患者中，其血压常高于伴早期糖尿病肾病患者的血压。

二、2型糖尿病患者高血压发病机制

如高血压发生在糖尿病之前，多为原发性高血压；如高血压发生在糖尿病病程中，则有三种可能性，即原发性高血压，动脉粥样硬化所致的收缩期高血压，并发糖尿病肾病所致的肾性高血压。

糖尿病合并高血压的发生机制目前仍未完全明了。可能与以下几个方面有关：

（1）胰岛素抵抗：在生理情况下，胰岛素通过磷酸化 [308]Thr 和 [473]Ser 而激活 PI3K/Akt 通路，刺激 NO 的释放，减轻血管平滑肌及肌球蛋白轻链钙离子内流，扩张血管，增加骨骼肌血流量和葡萄糖转运。胰岛素抵抗是指必须以高于正常的血胰岛素水平来维持正常的糖耐量，表示机体组织对胰岛素处理葡萄糖的能力减弱。RAAS 在胰岛素抵抗中起重要作用，血管紧张素 II 是胰岛素抵抗和高血压的共同致病因素，其收缩血管、拮抗 NO 的血管扩张、减轻胰岛素及胰岛素样生长因子在心血管系统和骨骼肌中的作用。单纯持续高血糖可引起血管舒张功能增强，2 型糖尿病的血管功能损害可能由于高胰岛素血症而非高血糖所致；高血压可造成血管内膜严重损害伴有大量炎症细胞浸润；高血压合并高血糖时血管内膜功能与形态损伤均有所减轻，说明高血糖与高血压共同发生时并不加重高血压的血管损害。以上结论表明高血糖并非慢性糖尿病时血管损伤的主要原因。临床上见到的 2 型糖尿病严重的动脉硬化，可能与患者自身的高胰岛素血症，或使用过多胰岛素降糖而促进粥样硬化有关[11]。

（2）内皮功能失调：高血糖本身抑制血管内皮舒张，增加细胞内游离钙，刺激作用于血管平滑肌的生长因子基因转录。胰岛素除了参与代谢外，还促进 NO 的合成，调节内皮素 1 的分泌。胰岛素抵抗时，血管扩张与收缩平衡被打破，导致内皮功能失调，血管收缩，发生高血压。

（3）钠潴留：在 2 型糖尿病，高血压的发生机制与钠潴留及细胞外液容量增加有关。

（4）交感神经兴奋：有实验证实了胰岛素抵抗和高胰岛素血症状态下，血管压力感受器敏感性下降，导致高血压的发生[12]。

第三节　糖尿病的危害

糖尿病的慢性并发症可遍及全身各重要器官，发病机制极其复杂，尚未完全阐明，可能与遗传易感性、胰岛素抵抗、高血糖、氧化应激等多方面因素的相互影响有关。高血糖引起的氧化应激是重要的共同机制，进一步引起多元醇途径激活、非酶糖化、蛋白激酶 C 激活以及己糖胺途径激活，导致组织损伤。此外，胰岛素、儿茶酚胺、生长激素等多种激素水平异常；脂代谢异常、脂肪细胞的内分泌和旁分泌功能变化；低度炎症状态、血管内皮细胞功能紊乱、血液凝固及纤维蛋白溶解系统活性异常等也为其发病机制。大多数糖尿病患者死于心脑血管动脉粥样硬化或糖尿病肾病。

一、死亡

1999 年美国心脏协会提出了"糖尿病是心血管病"的概念。糖尿病是心脑血管事件的危险因素，80% 以上的糖尿病患者死于心脑血管疾病；合并心脑血管疾病后，死亡增加 2 ～ 4 倍，合并高血压的糖尿病患者心脑血管事件及全因死亡的风险进一步增加，

其归因危险度分别为 25% 和 30%[13]。目前，多数指南建议将糖尿病人群的血压目标值定为 130/80mmHg，但 2010 年发表的控制糖尿病患者心血管疾病风险性行动（ACCORD）试验[14]对此建议提出了质疑，强化降压治疗并不能使 2 型糖尿病患者的复合终点事件发生率降低，而相关不良事件发生率却高于标准治疗组。高血压组总心脑血管事件、脑梗死事件分别是血压正常组的 2.66 倍和 2.96 倍[15]。开滦研究显示，与基线收缩压 130 ～ 139mmHg 组相比，糖尿病合并高血压组发生总心脑血管事件的危险度（RR）为 2.43，发生脑梗死事件的 RR 为 2.65，研究结果显示总心脑血管事件、脑梗死事件及心脑血管死亡事件发生率在收缩压 ≥ 140mmHg 组最高，血压值控制在 130 ～ 140mmHg 较为适宜[16]。

二、心肌梗死

Framingham 研究对 1145 例糖尿病人群进行了 4 年的随访，125 例死亡，其中心血管事件死亡 58 例，糖尿病伴高血压组人群的全因死亡和心血管事

件死亡率高于单纯糖尿病组。开滦研究显示，糖尿病伴高血压患者全因死亡率和心血管事件死亡率均高于单纯糖尿病组，糖尿病人群中 23.8% 的心肌梗死由高血压引起[17]。

三、猝死

糖尿病猝死国内罕有报道，国外报道糖尿病是猝死的独立危险因素，糖尿病前期和糖尿病患者发生猝死的相对危险度分别为 1.59 和 2.96[18-19]。李树法等对收治的 11 390 名糖尿病患者住院期间死亡的 410 例进行统计分析，其中猝死 56 例（占 13.7%），研究显示住院糖尿病患者猝死率显著高于非糖尿病患者[20]。

四、肾衰竭

糖尿病肾病是糖尿病最常见的微血管并发症，早期表现为肾小球高滤过、肾小球肥大，晚期肾小球系膜区细胞外基质增生，肾小管间质纤维化，最终导致肾小球硬化为其特征。病情迅速进展，如果不采取干预治疗，常导致肾功能不全，是糖尿病的主要死亡原因之一。在发达国家糖尿病所致的终末期肾病已成为肾衰竭的首位原因，我国也有这种趋势。多数研究认为，30%～50% 的糖尿病患者合并有糖尿病肾病，国内发病率：1 型糖尿病中 5～10 年糖尿病肾病的发病率为 30%～50%，2 型糖尿病 10～20 年糖尿病肾病的发生率为 15%～20%。

五、心力衰竭

与正常人群相比，糖尿病患者发生心力衰竭（心衰）的危险性更高。有研究明确指出糖尿病是心衰的一个独立危险因素（HR1.74）[21]。UKPDS 研究结果提示，每增加一个单位的糖化血红蛋白（HbA1c），患心衰的危险性增加 10%～15%[22-23]。在对 4585 名新诊断糖尿病患者进行为期 10 年的随访过程中发现，每年每千名患者中有 2.3%～11.9% 发生心衰。与不伴有心衰的糖尿病患者相比，此类患者的临床预后更差，糖尿病患者伴有和不伴有心衰者 5 年死亡率分别是 45% 和 24%[21]。

六、外周血管

1. 大血管病变

与非糖尿病人群相比，糖尿病人群中动脉硬化的患病率较高，发病年龄较轻，病情进展较快。作为代谢综合征的重要组分，已知动脉粥样硬化的易患因素如肥胖、高血压、脂代谢异常等，在糖尿病人群中的发生率均明显增高。动脉粥样硬化主要侵犯主动脉、冠状动脉、脑动脉、肾动脉和肢体外周动脉等，引起冠心病、缺血性或出血性脑血管病、肾动脉硬化、肢体动脉硬化等。

2. 微血管病变

糖尿病肾病和糖尿病视网膜病变是糖尿病最严重的微血管并发症，也是糖尿病患者主要的死亡原因。糖尿病微血管病变的发生、发展与高血糖毒性、高脂毒性、细胞代谢异常及细胞因子分泌异常相关。高血糖是糖尿病微血管并发症发生发展的重要危险因素，且慢性高血糖是糖尿病肾病和糖尿病视网膜病变的共同病因。高血压是动脉粥样硬化的主要危险因素，高血压在糖尿病大血管和微血管并发症中起到重要作用。糖尿病并发高血压会使发生慢性并发症的危险性增加，并加速糖尿病肾病和糖尿病视网膜病变的进展。

第四节　高血压糖尿病患者的血糖管理

糖尿病是一种高发病率、高死亡率、低生活质量、高经济成本的非传染性疾病。糖代谢异常（糖尿病前期与糖尿病）与心血管疾病之间存在着密切的内在联系，两种患者互为高危人群。心血管病和 2 型糖尿病患者常有多种危险因素聚集的倾向，这些危险因素包括遗传、年龄、超重或肥胖、体力活动减少、吸烟、应激、高盐饮食等。各种危险因素之间相互影响，促进心血管病与 2 型糖尿病共同的发生与发展。约有 2/3 的冠心病患者伴有糖耐量受损或者糖尿病，2 型糖尿病患者 50%～60% 死于心血管病。为此美国心脏病学会 1999 年就提出，从心血管疾病医疗的角度出发，可以认为"糖尿病就是心血管病"[24]。

近年一些针对严格降糖治疗与心血管预后的大型临床研究，如控制糖尿病患者心血管疾病风险性行动（Action to Control Cardiovascular Risk in Diabetes，ACCORD），强化降压和强化降糖治疗对 2 型糖尿病高危患者血管疾病预防作用的析因随机研究（the Action in Diabetes and Vascular Disease-preterax and Diamicron MR Controlled Evaluation，

ADVANCE），以及退伍军人糖尿病研究（Veterans Affairs Diabetes Trial，VADT）报道，在已经患有明确的大血管病变及病程较长的2型糖尿病患者中，严格控制血糖不能有效地改善大血管病变及总死亡率。因此，糖尿病管理早已不是单纯的降糖治疗，综合控制多重危险因素联合改善生活方式已成为核心策略。

一、一般原则

糖尿病治疗的近期目标是通过控制高血糖和相关代谢紊乱来消除高血糖的急性症状和防止出现急性代谢并发症；远期目标是通过良好的代谢控制达到预防慢性并发症，提高糖尿病患者的生活质量和延长寿命。

二、糖尿病高危人群的筛查

（一）高危人群

糖尿病的高危人群包括：①高血压（血压 ≥ 140/90mmHg），或正在接受降压治疗；②有糖调节受损史；③年龄 ≥ 45 岁；④超重、肥胖（BMI ≥ 24kg/m²），男性腰围 ≥ 90cm，女性腰围 ≥ 85cm；⑤2 型糖尿病患者的一级亲属；⑥血脂异常（HDL-C ≤ 0.91mmol/L 及 TG ≥ 2.22mmol/L，或正在接受调脂治疗）；⑦心脑血管疾病患者；⑧有巨大儿（出生体重 ≥ 4kg）生产史，妊娠糖尿病史；⑨BMI ≥ 28kg/m² 的多囊卵巢综合征患者；⑩有一过性糖皮质激素诱发糖尿病病史者；⑪严重精神病和（或）长期接受抗抑郁症药物治疗的患者；⑫高危种族；⑬静坐生活方式。

如果筛查结果正常，3 年后应重复检查。糖耐量减低（IGT）者是最重要的 2 型糖尿病高危人群，每年有 1.5% ～ 10% 的 IGT 患者进展为 2 型糖尿病。

（二）筛查方法

推荐采用口服葡萄糖耐量试验（OGTT）查空腹血糖和糖负荷后 2h 血糖）。进行 OGTT 有困难的情况下可仅监测空腹血糖，但仅监测空腹血糖会有漏诊的可能性。

三、糖尿病的诊断

糖尿病的临床诊断应该根据静脉血糖的结果，而不是毛细血管血糖检测结果。我国目前采用 WHO（1999 年）糖代谢状态分类标准和糖尿病诊断标准，见表 59-1 和表 59-2。

表 59-1　糖代谢状态分类（WHO 1999）

糖代谢分类	静脉血浆葡萄糖（mmol/L）	
	空腹血糖（FPG）	糖负荷后 2h 血糖（2hPPG）
正常血糖（NGR）	< 6.1	< 7.8
空腹血糖受损（IFG）	6.1 ～< 7.0	< 7.8
糖耐量减低（IGT）	< 7.0	7.8 ～< 11.1
糖尿病（DM）	≥ 7.0	≥ 11.1

表 59-2　糖尿病的诊断标准（WHO 1999）

诊断标准	静脉血浆葡萄糖水平（mmol/L）
（1）糖尿病症状（高血糖所导致的多饮、多食、多尿、体重下降、皮肤瘙痒、视物模糊等急性代谢紊乱表现）加随机血糖	≥ 11.1
或（2）空腹血糖（FPG）	≥ 7.0
或（3）葡萄糖负荷后 2h 血糖	≥ 11.1
无糖尿病症状者，需改日重复检查	

注：空腹状态指至少 8h 没有进食热量；随机血糖指不考虑上次用餐时间，一天中任意时间的血糖，不能用来诊断空腹血糖受损（IFG）或糖耐量异常（IGT）

四、血糖控制目标

确定患者的血糖控制目标水平时应全面考虑预期寿命、病程、微血管或大血管并发症、心血管危险因素、合并症以及重度低血糖风险等因素，然后对糖尿病患者采取个性化治疗。

1. 中华医学会糖尿病学分会 2010 版《中国 2 型糖尿病防治指南》[25] 中推荐

空腹血糖 3.9 ～ 7.2mmol/L，非空腹血糖 ≤ 10.0mmol/L，HbA1c ≤ 7.0%。

2. 美国糖尿病学会（ADA）[26] 推荐

空腹血糖为 3.9 ～ 7.2mmol/L；餐后血糖高峰 < 10.0mmol/L，HbA1c < 7.0%。

3. 美国内分泌医师协会（AACE）指南中推荐

空腹血糖 ≤ 6.1mmol/L，餐后 2h 血糖 ≤ 7.8mmol/L，HbA1c ≤ 6.5%。对于初发且无严重心血管疾病的成人 2 型糖尿病患者，血糖尽量控制在正常范围内，以避免微血管和大血管并发症的发生，但是强调在无低血糖及其他严重并发症的情况下达到上述目标。

五、监测指标

（一）HbA1c 的监测

HbA1c 是评价长期血糖控制的金指标，也是临床调整治疗方案的重要依据之一。标准的 HbA1c 检测方法的正常值范围为 4%～6%，在治疗初期建议每 3 个月检测 1 次，一旦达到治疗目标可每 3～6 个月检查 1 次。

（二）自我血糖监测

1. 采用便携式血糖仪进行毛细血管血糖监检测是最常用的方法，但如条件所限不能检测血糖，尿糖的检测包括尿糖定量检测也是可以接受的。

2. 自我血糖监测时间点　目前常采用的方法有四点法（三餐前和睡前），七点法（三餐前和三餐后 2h 血糖及睡前血糖），必要时加测凌晨血糖以了解夜间是否有低血糖。出现低血糖症状或怀疑低血糖时应及时检测血糖。血糖监测的频率应根据病情决定，在疾病治疗初期、血糖控制较差或不稳定者，应每日监测血糖；血糖控制满意而稳定者，每 1～2 周监测 1 次；出现发热、腹泻、进食差及病情加重等应激情况下应增加监测次数。

（三）慢性并发症及其他心血管疾病风险因子的监测

糖尿病慢性并发症是糖尿病患者致残和致死的主要原因。糖尿病患者的自我监测包括血糖监测、尿糖监测、尿蛋白监测、眼底监测、血脂监测、膀胱功能监测、糖尿病足监测、血压和体重的监测。

血压和血脂的控制对减少糖尿病并发症的发生风险具有重要作用。血压和血脂是两个重要且可干预的心血管疾病风险因子。糖尿病患者应每月监测 1 次血压；每年应至少检查 1 次血脂（包括 LDL-C、总胆固醇、三酰甘油和 HDL-C），用调脂药物者还应在用药后定期评估疗效和副作用。

六、糖尿病的干预治疗

（一）强化生活方式干预预防 2 型糖尿病

糖尿病前期患者通过饮食控制和运动来减少发生糖尿病的风险，并定期随访以确保患者能坚持下来；定期检查血糖；同时密切关注心血管疾病危险因素（如吸烟、高血压和血脂紊乱等），并给予适当治疗。具体目标是：①使肥胖或超重者 BMI 达到或接近 24kg/m²，或体重至少减少 5%～10%；②至少减少每日饮食总能量 400～500kcal；③饱和脂肪酸摄入占总脂肪酸摄入的 30% 以下；④体力活动增加到 250～300 分 / 周。

（二）药物干预预防 2 型糖尿病

在糖尿病前期人群中进行的药物干预试验显示，降糖药物二甲双胍、α- 糖苷酶抑制剂、噻唑烷二酮类（TZDs）、二甲双胍与 TZDs 联合干预，以及减肥药物奥利司他等可以降低糖尿病前期人群发生糖尿病的危险性。

七、高血压糖尿病患者降糖药物选择

（一）口服降糖药物

1. 二甲双胍

临床上使用的双胍类药物主要是盐酸二甲双胍。双胍类药物主要药理作用是增加外周组织（例如肌肉）对葡萄糖的摄取和利用，降低肝葡萄糖的产生，改善外周胰岛素抵抗而达到降糖的作用。单独使用二甲双胍不导致低血糖，但二甲双胍与胰岛素或促胰岛素分泌剂联合使用时可增加低血糖发生的危险性。许多国家和国际组织制订的糖尿病指南中推荐二甲双胍作为 2 型糖尿病患者控制高血糖的一线用药和联合用药的基础用药。二甲双胍可使 HbA1c 下降 1%～2%，可降低体重。二甲双胍不经肝代谢，以原型由尿排泄，易于清除。UKPDS 研究证实，二甲双胍可显著降低 2 型糖尿病患者的致死性或非致死性心血管事件风险，并使全因死亡率、糖尿病相关死亡率、糖尿病相关终点发生率分别降低 36%、42% 和 32%。二甲双胍的主要副作用为胃肠道反应，罕见的严重副作用是诱发乳酸性酸中毒。因此，双胍类药物禁用于肝功能不全、肾功能不全、缺氧、严重感染或接受大手术的患者。在行造影检查使用碘化剂时，应暂时停用二甲双胍。

2. 磺脲类药物

磺脲类口服降糖药物包括：第一代有甲苯磺丁脲（D₈₆₀）和氯磺丙脲等；第二代有格列苯脲（优降糖）、格列齐特及其缓释片（达美康）、格列吡嗪及其控释片（美吡达）、格列喹酮（糖适平）、格列美脲（第三代也有称为磺脲类、亚莫利）等。临床上应用的基本上为第二代磺脲类降糖药。磺脲类药物属于促胰岛素分泌剂，主要药理作用是通过刺激胰岛 β 细胞分泌胰岛素，增加体内的胰岛素水平而降低血糖。临床试验显示，磺脲类药物可以使 HbA1c 下降 1%～2%，是目前许多国家和国际组织制订的糖尿病指南中推荐的控制 2 型糖尿病患者高血糖的主要用药。经饮食和运动控制 1～2 个月后血糖控制仍不理想的非肥胖的 2 型糖尿病患者可作为首选。选用药物原则：①老年患者或餐后血糖升高为主者，宜选用短效类制剂，如格列吡嗪、格列喹酮等；②轻、中度肾功能不全患者可选用格列喹酮；③空腹血糖水平较高和病程较长者，可选用中-长效类药物，如格列苯脲、格列美脲、格列齐特缓释片、格列吡嗪控释片等。磺脲类药物的副作用主要是低血糖，尤其多见于肝、肾功能不全和老年患者；磺脲类药物可以使体重增加。

3. 格列奈类药物

格列奈类为非磺脲类的胰岛素促泌剂，我国上市的有瑞格列奈、那格列奈和米格列奈。主要药理作用是直接改善胰岛素早相分泌缺陷，从而降低餐后血糖，具有吸收快、起效快和作用时间短的特点，可降低 HbA1c0.3%～1.5%。此类药物应在主餐前服用（即餐前服用），需要多次服用，可单独使用或与除磺脲类以外的其他降糖药联合应用。格列奈类药物的常见副作用是低血糖和体重增加，但低血糖症的发生率较少。

4. α-糖苷酶抑制剂

临床上应用的 α-糖苷酶抑制剂主要有阿卡波糖、伏格列波糖和米格列醇。α-糖苷酶抑制剂的作用部位在小肠上段，通过抑制碳水化合物在小肠上部的吸收而降低餐后血糖。适用于餐后血糖升高和以碳水化合物为主要食物成分的糖尿病患者，在美国和欧洲不经常使用此类药物，它妨碍肠道碳水化合物吸收。α-糖苷酶抑制剂可以使 HbA1c 下降 0.5%～0.8%，不增加体重，并且有使体重下降的趋势，可与胰岛素、磺脲类、双胍类和 TZDs 合用。α-糖苷酶抑制剂的常见不良反应为胃肠道反应，如腹胀、排气增多等。服药时应从小剂量开始，逐渐增加剂量。单独服用此药不会发生低血糖，合用 α-糖苷酶抑制剂的患者如果出现低血糖症状，治疗时需使用蜂蜜或葡萄糖纠正，而食用淀粉类或蔗糖食物纠正低血糖的效果差。

5. 噻唑烷二酮类药物

目前临床上应用的噻唑烷二酮类药物（TZDs）有吡格列酮和罗格列酮。TZDs 可提高骨骼肌对胰岛素的敏感性，并降低肝的葡萄糖生成。TZDs 可以使 HbA1c 下降 1.0%～1.5%。TZDs 单独使用不增加低血糖的风险，但与胰岛素或胰岛素分泌剂联合使用时可增加低血糖发生的风险。吡格列酮似乎对大血管病变患者减少心血管事件有益，最近被认为可能会增加患膀胱癌的风险。罗格列酮由于有增加心肌梗死的风险，不再被广泛使用。TZDs 常见副作用是体重增加，在易损患者中液体潴留可导致水肿，这种副作用在与胰岛素联合使用时表现更加明显。TZDs 的使用还与骨折和心力衰竭风险增加相关。有心力衰竭［纽约心脏学会（NYHA）心功能分级Ⅱ级以上］、活动性肝病或转氨酶升高超过正常上线 2.5 倍，以及严重骨质疏松和骨折病史的患者应禁用本类药物。

6. 二肽基肽酶-4 抑制剂

二肽基肽酶-4（DPP-4）抑制剂通过抑制 DPP-4 而减少胰高糖素样多肽 1（GLP-1）在体内的失活，增加 GLP-1 在体内的水平。GLP-1 以葡萄糖浓度依赖的方式增强胰岛素分泌，抑制胰高血糖素分泌。目前在国内上市的 DPP-4 抑制剂为西格列汀、沙格列汀和维格列汀。西格列汀可降低 HbA1c1.0%。单独使用 DPP-4 抑制剂不增加低血糖发生的风险，也不增加体重。

（二）胰高糖素样多肽 1 受体激动剂

胰高糖素样多肽 1（GLP-1）受体激动剂通过激动 GLP-1 受体而发挥降低血糖的作用。GLP-1 受体激动剂以葡萄糖浓度依赖的方式增强胰岛素分泌、抑制胰高血糖素分泌，并能延缓胃排空，通过中枢性的食欲抑制来减少食量。目前上市的 GLP-1 受体激动剂为艾塞那肽和利拉鲁肽，均需皮下注射。艾塞那肽可以使 HbA1c 降低 0.8%，利拉鲁肽的疗效和格列美脲相当。GLP-1 受体激动剂可以单独使用或与其他降糖药物联合使用，单独使用不增加低血糖发生的风险。GLP-1 受体激动剂的常见胃肠道不良反应（如恶心、呕吐等）多为轻到中度，尤其在治疗初期，副作用可随治疗时间延长逐渐减轻。关于其增加胰腺炎的风险仍未解决，有胰腺炎病史的患者禁用此类药物。

（三）胰岛素

众所周知，2 型糖尿病患者胰岛 β 细胞功能随病程进展逐渐恶化。由此推论，随病程进展，为取得血糖最佳控制，大部分 2 型糖尿病患者似乎最终均需要胰岛素治疗。

目前临床应用的胰岛素包括动物胰岛素、人胰岛素和胰岛素类似物。其中，人胰岛素具有免疫原性低、长期使用安全可靠、效价比高等优点，在临床中应用最为广泛，在糖尿病血糖管理中作用突出。胰岛素分为超短效胰岛素类似物、常规胰岛素、中效胰岛素、长效胰岛素和预混胰岛素。

1. 合理选择胰岛素治疗时机

对于 2 型糖尿病患者而言，尽早启动胰岛素治

疗能减轻 β 细胞的负荷，尽快纠正高血糖状态，迅速解除高糖毒性，改善胰岛素抵抗，保护残存 β 细胞功能。亚裔人群不仅胰岛 β 细胞胰岛素分泌储备能力较西方白种人低，糖脂毒性及氧化应激等对 β 细胞毒害作用亦更为显著。因此，中国 2 型糖尿病患者应适时启动胰岛素治疗。

《成人 2 型糖尿病胰岛素临床应用的中国专家共识》[27]建议，对于 2 型糖尿病患者，以下情况应给予胰岛素治疗：①急性并发症或严重慢性并发症；②应激情况（感染、外伤、手术等）；③严重合并症，肝肾功能不全；④妊娠期间。

以下情况可给予胰岛素单药治疗，亦可给予口服药和胰岛素联合应用：①新诊断 2 型糖尿病患者，HbA1C ≥ 9.0% 且糖尿病症状明显；②在采用有效的生活方式干预及 2 种或 2 种以上口服降糖药物次大剂量治疗 3 个月后，血糖仍不达标（HbA1C ≥ 7.0%）的患者；③病程中出现无明显诱因的体重下降者。

2. 初始胰岛素治疗方案的确定

在制订胰岛素治疗方案、剂量调整和设定糖尿病控制目标时，除考虑病理生理因素外，还必须考虑社会经济因素，并考虑安全性、可行性和科学性。

（1）制订个体化的治疗目标：长期的血糖控制目标，以 HbA1C 为主要目标，兼顾空腹和餐后血糖达标（具体可参照《中国成人 2 型糖尿病 HbA1c 控制目标的专家共识》，表 59-3）；短期血糖控制目标，一般住院患者降糖治疗以即时血糖达标为主要目标，推荐为 7.8 ～ 10mmol/L。

表 59-3　中国成人 2 型糖尿病 HbA1c 目标值建议

HbA1c 水平	适用人群
< 6.0%	新诊断、年轻、无并发症及伴发疾病，降糖治疗无低血糖和体重增加等不良反应；无需降糖药物干预者；糖尿病合并妊娠；妊娠期新发现的糖尿病
< 6.5%	< 65 岁，无糖尿病并发症和严重伴发疾病；计划妊娠
< 7.0%	< 65 岁，口服降糖药物不能达标，合用或改用胰岛素治疗；≥ 65 岁，无低血糖风险，脏器功能良好，预期生存期 > 15 年；胰岛素治疗的糖尿病计划妊娠人群
≤ 7.5%	已有心血管疾病（CVD）或 CVD 极高危
< 8.0%	≥ 65 岁，预期生存期 5 ～ 15 年
< 9.0%	≥ 65 岁或恶性肿瘤预期生存期 < 5 年；低血糖高危人群；执行治疗方案困难者如精神或智力或视力障碍者；医疗等条件太差

（2）各种治疗方案的特点：目前临床中常见的胰岛素治疗方案有 1 天 1 次或 2 次基础胰岛素联合口服药方案，1 天 2 次预混胰岛素方案，以及基础加餐时胰岛素方案。各种方案的选择应根据患者的治疗意愿、能力、生活方式和血糖状态作出选择。总体而言，预混胰岛素治疗达标率更高，基础胰岛素治疗低血糖发生率较低。亚裔糖尿病患者中以餐后血糖增高更常见，餐后血糖在血糖控制中的作用尤为重要。《中国 2 型糖尿病防治指南》（2010 年版）指出，每日 1 次基础胰岛素或每日 1 ～ 2 次预混胰岛素均可作为胰岛素起始治疗方案，如基础或预混胰岛素与口服药物联合治疗控制血糖不达标则应将治疗方案调整为多次胰岛素治疗（基础胰岛素加餐时胰岛素或每日 3 次预混胰岛素）。

3. 胰岛素应用中应注意的问题

（1）在积极使用胰岛素的同时，应注意合理使用，避免过度应用。对于肥胖（BMI > 28kg/m^2）的患者，应在口服药充分治疗的基础上起始胰岛素治疗。

（2）合理的联合用药，避免药物不良反应的发生和叠加。单独应用胰岛素的主要不良反应是低血糖和体重增加。二甲双胍与胰岛素联用可减少体重增加，减少胰岛素用量。α- 葡萄糖苷酶抑制剂与胰岛素联用在有效改善血糖的同时，减少胰岛素的用量，减少体重增加的趋势。因此，在无禁忌证的 2 型糖尿病患者中均可采用二甲双胍或 α- 糖苷酶抑制剂与胰岛素联用。促泌剂有增加低血糖和体重增加的不良反应，因此，除基础胰岛素外，不建议胰岛素和促泌剂联合使用。

（3）对于已合并心脑血管疾病或危险因素的 2 型糖尿病患者，或老年糖尿病患者，在使用胰岛素时，应采取更为宽松的降糖治疗策略与目标值，以避免低血糖的发生。

（4）肾功能不全时肾对胰岛素的降解明显减少，同时胰岛素排出速率下降，胰岛素可在体内蓄积，患者出现氮质血症，即血尿素氮达 9mmol/L 以上、肌酐达 178μmol/L 以上时，应根据血糖的监测及时减少和调整胰岛素的用量，使血糖维持在合理的范围。胰岛素应优先选择短效、速效剂型。

（5）对于注射胰岛素的患者，必须进行自我血糖监测。

（四）2 型糖尿病的手术治疗

中华医学会糖尿病学分会和中华医学会外科学分会于 2011 年 6 月联合发布了《手术治疗糖尿

病专家共识》[28]中手术治疗的适应证：① BMI ≥ 35kg/m²的有或无合并症的2型糖尿病亚裔人群；② BMI 在 32 ~ 35kg/m²且有2型糖尿病的亚裔人群中，生活方式和药物治疗难以控制血糖或合并症，尤其具有心血管危险因素时；③ BMI 在 28.0 ~ 29.9kg/m²的亚裔人群中，如果其合并2型糖尿病，并有向心性肥胖且至少额外符合2条代谢综合征标准；④ BMI ≥ 40kg/m²或 ≥ 35kg/m²伴有严重合并症；且年龄 ≥ 15 岁、骨骼发育成熟，按 Tanner 发育分级处于4或5级的青少年，并取得患者知情同意情况下；⑤ BMI 在 25.0 ~ 27.9kg/m²的2型糖尿病患者，应在患者知情同意的情况下进行手术，严格按研究方案进行；但是这些手术的性质应被视为纯粹只作为伦理委员会事先批准的试验研究的一部分，而不应广泛推广；⑥年龄 < 60 岁或身体一般状况较好，手术风险较低的2型糖尿病患者。

八、糖尿病患者的血脂管理

血脂异常是糖尿病并发症大血管病变的主要危险因素之一。糖尿病血脂异常特点为三酰甘油增高、LDL-C 升高和 HDL-C 降低。越来越多的循证医学研究证据表明，伴发于糖尿病的血脂异常可以进一步恶化患者预后，增加心血管终点事件的发生率，而积极使用他汀类药物控制胆固醇水平，则有助于预防大血管事件。他汀类药物降脂疗效显著，安全性及耐受性好，应作为首选，若血脂不能达标可以考虑联合使用烟酸或贝特类药物。治疗中应以降低 LDL-C 为首要目标。对于未合并冠心病的糖尿病患者，LDL-C 水平降低至 2.6mmol/L 以下；既有冠心病又有糖尿病的高危患者，LDL-C 水平降低至 2.07mmol/L 以下，以逆转其动脉粥样硬化病变的进程，使患者更多获益。即使糖尿病患者 LDL-C 已经较低或者达标，仍应适量使用他汀类药物。糖尿病患者具有较高心血管风险，不论其年龄大小，均应应用他汀类药物治疗。治疗越早，获益越多。

九、糖尿病患者的体力活动

体力运动在2型糖尿病患者的管理中占重要地位。适当的运动可增加胰岛素敏感性，更好地控制血糖，改善血脂，减轻体重，预防疾病。

1. 运动频率和时间　最好每天运动，每次运动 30 ~ 60min，每周运动3 ~ 5次以上，每次间隔不超过 48h，每周至少 150min。

2. 运动强度

（1）中等强度的体育运动：打羽毛球、快走、打太极拳、骑车、爬楼梯和园艺活动。

（2）较强体育运动：舞蹈、做健美操、跳绳、慢跑、游泳、骑车上班等。

（3）每周最好进行2次阻力性肌肉运动，训练时阻力为轻或中度。联合进行阻抗运动和有氧运动可获得更大程度的代谢改善。

3. 注意事项

（1）运动项目的选择要根据患者的年龄、病情以及身体的承受能力来决定。

（2）血糖 > 14 ~ 16mmol/L、有糖尿病急性代谢并发症以及各种心肾等脏器严重并发症者，血糖水平波动较大、有明显的低血糖症状者，暂不适宜运动。

（3）为防止低血糖，不要空腹运动，激烈运动或运动量较大时患者应调整食物及药量。

（4）运动中感觉不舒服，立即停止运动，原地休息，尽可能到附近的医院就诊。

十、糖尿病的医学营养治疗

（一）营养治疗总则

糖尿病前期及糖尿病患者都需要依据治疗目标接受个体化治疗策略，应合理控制总能量，平衡膳食，选择多样化、营养合理的食物。

（二）医学营养治疗的目标

1. 达到并维持理想的血糖水平。

2. 减少心血管疾病的危险因素，包括控制血脂异常和高血压。

3. 提供均衡分配各种营养物质。

4. 减轻胰岛 β 细胞负荷。

5. 维持合理体重，超重 / 肥胖患者减少体重的目标是在3 ~ 6个月减轻 5% ~ 10% 的体重。消瘦患者应通过均衡的营养计划恢复并维持理想体重。

（三）营养素

1. 脂肪

脂肪占总能量的 30%，应限制动物脂肪和饱和脂肪酸的摄入，植物油至少占总脂肪的 1/3 以上。不宜摄入反式脂肪酸，食物中胆固醇摄入量 < 300mg/d。

2. 碳水化合物

碳水化合物占总能量的 50% ~ 60%，低升糖指数食物有利于血糖控制。每日定时进三餐，碳水化合物要均匀分配。严格限制蜂蜜、蔗糖、麦芽糖和果糖等纯糖制品；甜点、高糖分水果等尽量不食用；如一定要吃甜食可用甜叶菊、木糖醇、阿斯巴糖等甜味剂代替蔗糖。

3. 蛋白质

肾功能正常的糖尿病个体，推荐蛋白质的摄入量占总供能的 10%～15%；有显性蛋白尿的患者蛋白摄入量宜限制在每日 0.8g/kg 体重，从肾小球滤过率（GFR）下降起，即应实施低蛋白饮食，推荐蛋白质摄入量每日 0.6g/kg 体重，并同时补充 α-酮酸制剂。

4. 饮酒

不推荐糖尿病患者饮酒，饮酒时需把饮酒中所含的热量计算入总能量范围内。每日不超过 1～2 份标准量（一份标准量为啤酒 285ml，清淡啤酒 375ml，红酒 100ml 或白酒 30ml，各约含乙醇 10g）。乙醇可能诱发使用磺脲类或胰岛素治疗的患者出现低血糖。

5. 膳食纤维

豆类、富含纤维的谷物类（每份食物≥5g 纤维）、水果、蔬菜和全麦食物均为膳食纤维的良好来源。提高膳食纤维摄入量对健康是有益的，建议糖尿病患者首先达到为普通人群推荐的膳食纤维每

日摄入量。

6. 盐

食盐摄入量限制在每日 6g 以内，高血压患者更应严格限制摄入量，限制摄入含盐量高的食物，例如酱油、味精、调味酱、加工食品等。

2 型糖尿病的控制目标见表 59-4。

表 59-4　2 型糖尿病的控制目标[25]

检测指标	目标值
血糖（mmol/L）空腹	3.9～7.2
非空腹	≤10.0
HbA1c（%）	<7.0
血压（mmHg）	<130/80
HDL-C（mmol/L）男性	>1.0
女性	>1.3
三酰甘油（mmol/L）	<1.7
LDL-C（mmol/L）未合并冠心病	<2.6
合并冠心病	<2.07
体重指数（kg/m²）	<24
尿白蛋白/肌酐比值（mg/mmol）	<2.5（22mg/g）
男性	<3.5（31mg/g）
女性	
或：尿白蛋白排泄率	<20μg/min（30mg/24h）
主动有氧运动（分/周）	≥150

第五节　高血压糖尿病患者的血压管理

对于伴有糖尿病的高血压患者，不仅要降糖，更要降压，降糖与降压治疗同样重要，二者联合治疗能提供更多的保护作用。现有证据显示，积极严格控制糖尿病患者的血压（目标值<130/80mmHg）可以有效预防心血管事件的发生。

1. 筛查和诊断

糖尿病患者每次就诊均应常规测量血压。当发现有血压升高时应该在另一天确认血压是否升高。隐蔽性高血压在糖尿病患者中也不少见，因此，24h 动态血压监测对糖尿病患者是有价值的诊断方法。

2. 高血压糖尿病患者血压目标

（1）中华医学会糖尿病学分会《中国 2 型糖尿病防治指南》（2010 年版）[25] 中推荐为血压<130/80mmHg。

（2）《中国高血压防治指南》（2010 年版）中指出，一般糖尿病患者的血压应该控制在收缩压<130mmHg 和舒张压<80mmHg，老年或伴严重

冠心病患者的血压目标是<140/90mmHg。

（3）《ESH/ESC 动脉高血压管理指南》（2013 年版）[29] 推荐，收缩压<140mmHg，舒张压<85mmHg。

（4）2013 年 ADA 推荐，糖尿病合并高血压的患者应该将收缩压控制在 140mmHg 以下，较年轻患者，可能不需要过多治疗就可以实现将收缩压降至 130mmHg 以下。糖尿病患者舒张压应该控制在 80mmHg 以下。

3. 高血压糖尿病患者的治疗建议

（1）2013 年 ADA 建议：血压>120/80mmHg 的患者应该改变生活方式来降低血压。健康的行为和生活方式包括：如果超重应减轻体重，膳食模式的治疗方案包括减少钠的摄入、增加钾的摄入，少量饮酒和增加体力劳动。确诊血压≥140/80mmHg 的患者，除了生活方式治疗，应该立即开始采取药物治疗以达到血压控制。

（2）2013 年 ESH/ESC 建议：当糖尿病患者的收缩压＞ 140mmHg 时开始治疗，使血压降低并维持在 140mmHg 以下。对于所有合并糖尿病的患者，在平均收缩压＞ 160mmHg 时启动降压药物治疗。

4. 高血压糖尿病患者的药物选择

对于高血压糖尿病患者来说，所有类别的降压药物都是有用的，应当根据患者的合并症、疗效及耐受性来个性化选择降压治疗方案。高血压糖尿病患者的血压控制是比较困难的，绝大多数患者需要采用联合治疗。

（1）血管紧张素转化酶抑制药（ACEI）或血管紧张素受体拮抗药（ARB）：常用的 ACEI 类药物有卡托普利、依那普利、贝那普利、赖诺普利、培哚普利、雷米普利、福辛普利等；ARB 类药物有氯沙坦、缬沙坦、厄贝沙坦、替米沙坦、坎地沙坦和奥美沙坦。此类药物可作为糖尿病高血压患者的首选用药。由于 RAS 阻滞药对尿蛋白排泄的影响更显著，比较合理的选择是在联合治疗的药物中应该包括一种 ACEI 或一种 ARB。联合用药时，常选择其中一种作为基础用药，如果患者不能耐受，二者可以互换。然而，对于高危患者应避免同时使用两种 RAS 阻滞药（包括肾素抑制药阿利吉仑），因为 ALTITUDE 研究和 ONTARGET 研究都报道了这种联合方案会增加风险。ACEI 或 ARB 在降压的同时，有较强的抗蛋白尿作用，可有效预防糖尿病肾病，并降低心血管终点事件的发生率。高血压患者应重视早期干预糖代谢异常，ACEI 或 ARB 最大幅度降低新发糖尿病的风险，缬沙坦是目前唯一以主要终点被证实可预防糖尿病的降压药物[30-32]。应用 ACEI 或 ARB，低血压危险发生率很低。因此，糖尿病肾病患者即使血压正常，ACEI 或 ARB 类药物仍应作为首选用药。使用 ACEI 或 ARB 的患者，应当定期检查血钾和肾功能，血肌酐超过 3mg 患者使用时需谨慎。ACEI 类药物不良反应主要是刺激性干咳和血管性水肿，干咳发生率为 10%～ 20%，可能与体内缓激肽增多有关，停用后可消失。高钾血症、妊娠妇女和双侧肾动脉狭窄患者禁用。

（2）钙通道阻滞药：已被证实是有用的，通常钙通道阻滞药与 RAS 阻滞药联合是最合理的降压组合。临床常用长效钙通道阻滞药，如氨氯地平；缓释或控释制剂，如非洛地平缓释片、硝苯地平控释片。此类药物降压起效迅速，降压疗效和降压幅度相对较强，对血脂和血糖等代谢无明显影响。主要不良反应是开始治疗阶段有反射性交感活性增强，引起心率增快、面部潮红、头痛、下肢水肿等。

（3）利尿药：有噻嗪类、袢利尿药和保钾利尿药三类。噻嗪类利尿药和噻嗪样利尿药是有用的，通常与 RAS 阻滞药联合使用，但需要注意噻嗪类利尿药可能增加电解质及脂代谢紊乱的风险，在血糖正常者还可能增加新发糖尿病发生率。对于糖尿病并发高尿酸血症或痛风的患者应慎用利尿药。糖尿病合并肾功能不全患者多使用袢利尿药。保钾利尿药可引起高血钾，不宜与 ACEI、ARB 合用，肾功能不全者禁用。

（4）β 受体阻滞药：常用的药物有美托洛尔、阿替洛尔、比索洛尔、卡维地洛，以及拉贝洛尔。虽然糖尿病不是 β 受体阻滞药使用的禁忌证，但它增加胰岛素抵抗，还可能掩盖糖尿病治疗过程中可能出现的低血糖症状，尤其对于反复发作低血糖的 1 型糖尿病患者，使用时应加以注意。如果必须使用，应使用高度选择性 β_1 受体阻滞药。β 受体阻滞药有增加体重的倾向[33]，尤其与利尿药联合使用时，在易患个体中促进新发生糖尿病[34]。目前更为广泛应用噻利洛尔、卡维地洛和萘比洛尔，它们没有传统 β 受体阻滞药的这些局限性，降低中心动脉脉压和主动脉硬度优于阿替洛尔和美托洛尔[35-37]，对胰岛素敏感性的影响小于美托洛尔，可使低密度脂蛋白胆固醇（LDL-C）升高，高密度脂蛋白胆固醇（HDL-C）降低。因此，联合降压治疗应避免大剂量联合应用此类药物，将 β 受体阻滞药的不良影响降至最低。

总结与要点

- 高血压人群中糖尿病的患病率是正常血压者的 2.5 倍。
- 糖尿病管理早已不是单纯的降糖治疗，综合控制多重危险因素联合改善生活方式已成为核心策略。
- 高血压糖尿病患者的药物治疗应首选血管紧张素转化酶抑制药（ACEI）或血管紧张素受体拮抗药（ARB），最合理的联合治疗方案是联合钙通道阻滞药或利尿药。

参考文献

[1] Gress TW, Nieto FJ, Shahar E, et al. Hypertension and antihypertensive therapy as risk factors for type 2 diabetes mellitus. Atherosclerosis Risk in Communities Study. N Engl J Med, 2000, 342: 905-912.

[2] Liu J, Zhao D, Liu J, et al. Prevalence of diabetes mellitus in outpatients with essential hypertension in China: a cross-sectional study. BMJ Open, 2013, 3 (11): e003798.

［3］胡大一，刘力生，余金明，等．中国门诊高血压患者治疗现状登记研究．中华心血管病杂志，2010，38：230-238.

［4］孙宁玲，王鸿懿，霍勇．我国高血压专病门诊患者血压控制及糖代谢调查现状分析．中华内科杂志，2013，52（8）：654-658.

［5］中华医学会糖尿病学分会．中国2型糖尿病防治指南（2010年版）．中国糖尿病杂志，2012，20：s1-s37.

［6］UK Prospective Diabetes Study Group. Tight blood pressure control and risk of macrovascular and microvascular complication in type 2 diabetes：UKPDS 38. BMJ，1998，317：703.

［7］广东省糖尿病流行病学调查协作组．2型糖尿病与高血压关系的研究．广东医学，2001，22（6）：468.

［8］张斌，向红丁，毛微波，等．北京、上海、天津、重庆四城市住院2型糖尿病患者糖尿病慢性并发症及相关大血管疾病的流行病学分析．中国医学科学院学报，2002，24（5）：452.

［9］庞媛尹．2型糖尿病中高血压病分布的研究．医学文选，2002，21（5）：613.

［10］刘秀荣，吴寿岭，孙月秋，等．女性2型糖尿病患者合并高血压对新发心脑血管事件影响的观察．中国糖尿病杂志，2013，21（6）：527-530.

［11］沈伟利，钟梅芳，陈红．高血糖在糖尿病心血管预后中作用与争议．中华高血压杂志，2012，20（3）：203-207.

［12］Chapman MJ，Sposito AC. Hypertension and dyslipidaemia in obesity and insulin resistance；pathophysiology，impact on atherosclerotic disease and pharmacotherapy. Pharmacool Ther，2008，117：354-373.

［13］Chen G，McAlister FA，Walker RL，et al. Cardiovascular outcomes in framingham participants with diabetes：the importance of blood pressure. Hypertension，2011，57：891-897.

［14］The ACCORD Study Group. Effect of Intensive Blood-Pressure Control in Type 2 Diabetes Mellitus. N Engl J Med，2010，362：1575-1585.

［15］刘秀荣，吴寿岭，孙月秋，等．女性2型糖尿病患者合并高血压对新发心脑血管事件影响的观察．中国糖尿病杂志，2013，21（6）：527-530.

［16］刘秀荣，吴寿岭，王亭君，等．基线收缩压水平对糖尿病人群新发心脑血管事件的影响．中华高血压杂志，2011，19（9）：878-882.

［17］陈永刚，李云，安利杰，等．高血压对糖尿病人群心脑血管事件的影响．中华高血压杂志，2013，21（4）：346-351.

［18］Balkau B，Jouven X，Ducimetibre P，et al. Diabetes as a risk factor for sudden death. Lancet，2010，53（9）：1968-1969.

［19］Curb JD，Rodriguez BL，Burchfiel BL，et al. Sudden death，impaired glu cose tolerance，and diabetes in Japanese American men. Circulation，1995，91（10）：2591-2595.

［20］李树法，欧亚萍，张喜，等．贵阳市糖尿病住院患者死亡原因分析．中国老年学杂志，2011，31（6）：2325-2327.

［21］Baliga V，Sapsford R. Diabetes mellitus and heart failure-an overview of epidemiology and management. Diabetes & Vascular Research，2009，6（3）：164-171.

［22］Stratton IM，Adler AL，Neil HA，et al. Association of glycaemia with macrovascular and microvascular complications of type 2 diabetes（UKPDS 35）：prospective observational study. Bri Med J，2000，321：405-412.

［23］Gregory A，Sara A，Christina M，et al. The incidence of congestive heart failure in type 2 diabetes. Diabetes Care，2004，27：1879-1884.

［24］Grundy M，Benjamin IJ，Burke GL，et al. Diabetes and cardiovascular disease. A statement for healthcare professionals from the American Heart Association. Circulation，1999，100（8）：1134-1146.

［25］中华医学会糖尿病学分会．2010年版中国2型糖尿病防治指南．中华内分泌代谢杂志，2010，27：增录12b-1～增录12b-36.

［26］American Diabetes Association. Standards of medical care in diabetes—2011. Diabetes Care，2011，34（Suppl 1）：S11-S61.

［27］中华医学会内分泌学分会．成人2型糖尿病胰岛素临床应用的中国专家共识．中华内分泌代谢杂志，2013，29：1-6.

［28］中华医学会糖尿病学分会，中华医学会外科学分会．手术治疗糖尿病专家共识．中华糖尿病杂志，2011，6：205-208.

［29］Mancia G，Fagard R，Narkiewicz K，et al. 2013 ESH/ESC Guidelines for the Management of Arterial Hypertension. Blood Press，2013，22（4）：193-278.

［30］Sawada T，Yamada H，Dahlof B，et al. Effects of valsartan on morbidity and morbidity and mortality in uncontrolled hypertensive patients with high cardiovascular risks：KYOTO HEART Study. Eur Heart J，2009，30（20）：2461-2469.

［31］Julius S，Kieldsen SE，Weber M，et al. Outcomes in hypertensive patients at high cardiovascular risk treated with regimens based on valsartan or amlodipine：the VALUE randomized trial. Lance，2004，363：2022-2031.

［32］NAVIGATOR Study Group，McMurray JJ，Holman RR，et al. Effect of valsartan on the incidence of diabetes and cardiovascular events. N Engl J Med，2010，362（16）：1477-1490.

［33］Sharma AM，Pischon T，Hardt S，et al. Hypothesis：Beta-adrenergic receptor blockers and weight gain：A systematic analysis. Hypertension，2001，37：250-254.

［34］Elliott WJ，Meyer PM. Incident diabetes in clinical trials of antihypertensive drugs：a network meta-analysis.

Lancet，2007，369：201-207.

［35］Boutouyrie P，Bussy C，Hayoz D，et al. Local pulse pressure and regression of arterial wall hypertrophy during long-term antihypertensive treatment. Circulation，2000，101：2601-2606.

［36］Dhakam Z，Yasmin，McEniery CM，et al. A comparison of atenolol and nebivolol in isolated systolic hypertension. J Hypertens，2008，26：351-356.

［37］Kampus P，Serg M，Kals J，et al. Differential effects of nebivolol and metoprolol on central aortic pressure and left ventricular wall thickness. Hypertension，2011，57：1122-1128.

（周艳茹　刘业强）

第60章 抗血小板药物在高血压患者中的应用

第一节 高血压治疗概述

高血压是最常见的慢性心血管系统疾病，是当今世界的重大公共卫生问题，也是可控的心脑血管病的主要危险因素。高血压的发病率和致残率高，其卒中、心肌梗死、心力衰竭及慢性肾病等是高血压主要并发症，不仅致残、致死率高，而且严重消耗医疗和社会资源，给家庭和国家造成沉重负担。欧美国家由于几十年的不懈努力，尤其是一级预防措施的有效实施，其心脑血管病的发病率和病死率逐年下降，而我国则呈逐年上升趋势，其中尤以卒中的发病率和致残率上升为突出表现[1]。2012中国心血管病报告显示，近年来我国高血压患病率呈明显升高的趋势，我国15岁以上高血压患病率24%，估计2012年高血压患者2.66亿，约占全球高血压总人数的1/5[2-3]。国内外的实践证明，高血压是可以预防和控制的疾病，降低高血压患者的血压水平，可明显减少卒中及心脏病事件，显著改善患者的生存质量，有效降低疾病负担。就高血压本身而言，有效地降低血压是防治心血管事件的最有效的治疗手段。众多资料表明，只要将收缩压降低10～12mmHg（1mmHg＝0.133kPa）或舒张压降低5～6mmHg，则卒中风险下降35%～40%，心肌梗死风险下降20%～25%，充血性心力衰竭风险下降50%[2]。然而亦有资料表明，即使将血压降至达标水平，高血压患者的冠心病发病率是其年龄匹配正常血压者的2倍，卒中的发病率是其年龄匹配正常血压者的3倍[4-5]。降压治疗可有效降低各种类型的高血压患者发生心脑血管并发症的风险。药物治疗是治疗高血压的主要途径，CCB、ACEI、ARB、噻嗪类利尿药、β受体阻滞药之间的总体差别较小，但对特定的并发症或联合治疗方案而言，可能有较大差别。CCB或利尿药预防卒中的作用较强。CCB与ACEI联合与其他联合治疗方案相比，可更有效预防各种心脑血管并发症发生。ACEI或ARB对靶器官保护作用较好。β受体阻滞药则对预防心脏事件作用较强些。

但是，欲更有效地预防高血压患者的心血管事件单靠降压治疗是不够的，应结合高血压的发病机制并借鉴现有临床试验治疗中的有效手段，进而制订针对多种危险因素的一级预防策略方为上策，包括抗血小板和他汀治疗等措施。近年来多项随机对照临床试验已经证实，抗血小板药物阿司匹林可以有效预防血栓性事件。但抗血栓治疗是否应成为高血压患者的常规治疗措施尚存在争议。本章将深入探讨抗血小板治疗在高血压治疗中的地位。

第二节 高血压患者血小板功能变化

一、高血压患者血小板激活的证据

人们早就观察到在高血压患者体内存在血小板的自发性聚集[6]，血小板的自发性聚集可预示血栓形成乃至血管闭塞的发生[7]。激活的血小板会发生形态学改变，体积增大，由原来正常的盘子形状变为带有伪足状突起的球形，这有利于血小板的黏附。活化的血小板内颗粒增多，释放的颗粒内容物，会进一步促进其他血小板聚集和黏附，导致血小板的自动激活，促进血栓形成过程。激活的血小板会发生功能改变，如高血压患者血小板黏附、聚集作用增强，P-选择素的膜表达能力增强。在生化水平上，激活的血小板会发生各种生化改变，如血小板内游离钙增加和钙调素下降，对儿茶酚胺敏感性增加等，这些反应会导致血小板发生形状、功能的变化、代谢内分泌的变化和细胞膜糖蛋白的变化，血小板胞质内α颗粒上的膜糖蛋白（CD62P）与溶酶体膜糖蛋白（CD63）是血小板活化的分子标志物，在高血压患者这些血小板活性指标增高。因此，测定血小板功能和激活的方法很多，例如：①形态学方法；②功能学方法（如血小板黏附试验、血小板聚集试验）；③检测血小板激活的标志物：用 ELISA 法检测血小板激活的分子标志物，如测定血浆 β-血小板球蛋白（β-TG），血小板第 4 因子（PF4），P-选择素（p-selectin）或称血小板 α-颗粒膜蛋白-140（GMP-140），血浆血栓素 B2（TXB2）等；用流式细胞仪技术（FCM）检测活化血小板标志物，如检测血小板质膜和（或）颗粒膜糖蛋白（GP），包括 Gp Ib（CD42b）、GP IIb（CD41a）、GP IIIa（CD61）、P-选择素（CD62p）等。然而这些标志物的水平与高血压程度、治疗效果之间的关系仍不清楚，有待于进一步深入研究和探讨。

二、高血压患者血小板激活的机制

1. 血流动力学和血管因素

由于血压高，血小板暴露在较高的血流剪切力中，这本身就可导致血小板的激活。体外试验发现血小板暴露在高压流体中出现释放颗粒增强。血小板激活后会释放微小颗粒，这些颗粒有促凝血作用，可以促进血小板黏附到血管壁及促进凝血酶的形成，尽管相关的报道很少，但是这些颗粒在血栓性并发症中起着很大作用。有人报道血小板颗粒数量与高血压患者的血压水平相关。高血压易合并动脉粥样硬化，动脉粥样硬化造成的血管病变同样也可以促进血小板激活，可能是由于动脉粥样硬化斑块造成内皮功能异常（如促凝血作用、组织因子的表达），并会产生局部血流紊乱。有很多证据表明内皮功能与血小板活化之间的关系密切，相互作用。血管损伤后血管内皮下富含的胶原暴露，组织因子和 von Willebrand 因子在异常内皮作用下上调，促进血栓形成。内皮损伤的进一步结果可能是内皮产生 NO 减少，NO 是有效的血小板抑制剂，因此高血压患者血管内皮 NO 生成减少会导致血小板激活增加。

2. 神经内分泌激活

高血压患者常伴有交感神经系统和肾素-血管紧张素-醛固酮系统的过度激活，内源性儿茶酚胺类物质增加，系统和组织中血管紧张素 II 增加，血小板对这些物质的敏感性增高。肾上腺素能 β 受体激动药可以促进血小板的激活和聚集，观察体外实验中血小板对肾上腺素的聚集反应的确是一项重要的实验方法。高血压患者血小板上肾上腺素能 α2 受体数量增加，这可以产生更强的儿茶酚胺反应。血小板膜上具有丰富的血管紧张素 II 受体，血管紧张素 II 对血小板膜上血管紧张素 II 受体具有强烈的

刺激作用，可促进血小板激活。

3. 伴随的其他发病因素

常与高血压伴随的一些发病因素和危险因素可以对血小板的变化产生影响，而与高血压本身无关。例如心房颤动在高血压患者中很常见，它可以促使血小板激活，导致血液高凝状态，这可能是由于心房内血流紊乱造成的。糖尿病常与高血压相伴，糖尿病患者也会有不同的血小板激活状态。

三、高血压患者血小板激活的逆转

根据前面提到的证据，高血压患者血小板会发生很多代谢上和生理上的变化，这成为采用药物治疗的理论依据。确实有许多研究表明，高血压患者在治疗高血压后，其体内反映血小板活性的各种参数可恢复正常。血管紧张素转化酶抑制药（ACEI）和血管紧张素 II 受体拮抗药（ARB）是临床常用的降压药，在生理上，血管紧张素 II 可诱导血小板激活，促进血小板聚集，因此理论上，用 ACEI 或 ARB 可阻断血管紧张素 II 的作用，产生直接抗血小板作用。氯沙坦和缬沙坦发挥抗血小板聚集和抗黏附作用的另外机制可能是 NO，这些药物可使血小板释放较多的 NO，比其他内皮细胞释放的 NO 要多 70%。药物的这种作用与其抑制血小板黏附、聚集的强度相关。然而，尽管实验室和动物实验均证实了这种作用，但是在临床试验中由于研究设计不同、入选患者类型不同，用各种不同 ARB 药物后，产生了不同的临床试验结果。如 Akdemir 等报道氯沙坦对 ADP 诱导的血小板聚集没有影响，而 Levy 等报道氯沙坦可降低血小板聚集率，Pathansali 等报道氯沙坦可延长出血时间，对血小板聚集没影响，Kalinowski 等报道氯沙坦和缬沙坦可降低胶原诱导的血小板聚集，Li-Saw-Hee 等报道氯沙坦对可溶性 P-选择素没有影响，Victor 等报道缬沙坦可明显抑制高血压患者的血小板功能。总之，ARB 对高血压患者的血小板功能影响目前还没有最后结果，研究认为 ARB 可抑制高血压患者的血小板功能。

四、高血压患者抗血小板治疗的理论基础

高血压以动脉血管壁的侧压力增高为其临床特征，但其本质是血管性病变。高血压持续和进展引起全身小动脉玻璃样变、中层平滑肌细胞增殖、管壁增厚、管腔狭窄，即血管壁重构。同时，高血压可促进大、中动脉的动脉粥样硬化的形成和发展。可见，高血压导致心血管事件的病理基础既有小血管重构，造成对心、脑、肾等靶器官的损害；又有

促进大、中动脉粥样硬化发生、发展的病理改变，进而引发冠状动脉和脑血管事件。尽管高血压患者的血管处于较高压力冲击状态，但其血栓形成相关性事件（如心肌梗死、脑梗死）的发生明显多于由血管破裂所致的出血性并发症。这一现象在1994年最先被描述[8]，后来被称为"高血压血栓形成悖论（thrombotic paradox of hypertension）"或"伯明翰悖论（Birmingham paradox）"。众多基础研究结果表明，血小板于血管壁的黏附、激活和聚集并释放多种细胞因子和炎症因子参与动脉粥样硬化的发生和发展及其事件的发生。首先，多种危险因素均能损伤血管内皮，血小板黏附于受损的血管内皮并释放血栓素A2（TXA2）、血小板源性生长因子（PDGF）、转化生长因子-B（TGF-B）和纤溶酶原激活物抑制剂（PAI）等，进一步引起内皮损伤和平滑肌细胞的迁移和增殖，参与动脉粥样硬化的发生与发展[9]。继之，动脉粥样硬化进程中斑块

的不稳定是心脑血管事件发生最重要的病理生理机制。新近研究表明，血小板通过释放细胞趋化因子（chemokine）诱导单核细胞、巨噬细胞和内皮细胞分泌肿瘤坏死因子和细胞趋化因子，同时这些因子又作用于血小板表面的各自受体促使血小板分泌更多的细胞趋化因子和炎症因子，从而参与不稳定斑块的形成，即血小板与炎症细胞间形成的恶性循环是不稳定斑块形成的重要机制之一[10-11]。最后，由于斑块的不稳定进一步激活血小板形成白血栓并进而激活凝血系统形成大的红血栓而堵塞血管，从而导致临床上的急性心脑血管事件的发生。由此不难看出，血小板参与从动脉粥样硬化的形成到急性心脑血管事件发生的全过程。长期控制不佳的高血压所继发的一些并发疾病，如心房颤动、充血性心力衰竭、左心室肥大等，也能激活这一促血栓形成状态[12]。因此，高血压患者的抗血小板治疗有其坚实的理论基础。

第三节　高血压患者服用抗血小板药物后心血管疾病减少

一、高血压患者服用抗血小板治疗的循证医学证据

在过去的二十余年，高血压患者的抗血小板治疗及效果评价的循证医学研究层出不穷，阿司匹林不仅已被证明有效应用于心血管疾病的二级预防，对于进行心血管疾病危险分层的一级预防，也具有一定的可行性[13-15]。对于合并高血压等心血管危险因素、但是没有心血管病史的患者，低剂量（80～100mg）的肠溶阿司匹林能够大大降低心血管事件的风险[16]。对于女性的高危妊娠高血压患者抗血小板治疗可改善患者预后[17]。抗血小板治疗能够预防由高血压引起的红细胞生成素的增加[18]。小剂量阿司匹林治疗原发性高血压患者，可以防止血小板昼夜活化[19]。高血压患者血小板活化水平较高，而且细胞质内游离钙浓度增加，应用阿司匹林能够降低血小板聚集性[20]。高血压合并卒中的患者血小板更加激活，有效的抗血小板治疗能够使患者获益[21]。二氢吡啶类降压药物[19-20]、氯沙坦[22]、缬沙坦[23]具有独立于降压作用的抗血小板聚集作用。缬沙坦的抗血小板作用没有剂量和时间依赖性，在亚组分析中，缬沙坦对糖尿病合并轻至中度高血压患者往往有更强的血小板抑制作用[23]。高血压合并缺血性卒中患者应用氯沙坦和替米沙坦具有抗血小板效应[24]。糖尿病合并高血压的高危患者中，西

洛地唑有利于预防腔隙性脑梗死及心血管事件的发生[25]。高血压患者应用阿司匹林进行心血管疾病的一级预防，能够降低心肌梗死的发生率，但是出血风险与获益相当；二级预防的获益显著大于风险[26]。华法林单独应用或与阿司匹林合用进行心血管疾病的一级预防并没有发现获益，噻氯匹定、氯吡格雷和新型抗血小板药物如普拉格雷和替卡格雷等在高血压患者中的应用还没有被充分评估，新的口服抗血栓药物如达比加群、利伐沙班和阿哌沙班等尚未在高血压患者进行心血管疾病一级预防的研究[27-30]。现有的证据表明，具有心血管危险因素的患者使用氯吡格雷联合阿司匹林进行心血管疾病的一级预防，与单独应用阿司匹林相比，能够降低心血管事件，但是伴随的出血风险增加，只有在急性非ST段抬高型冠状动脉综合征患者中获益大于风险[31]。目前心血管疾病防治的药物治疗（包括抗血小板治疗在内）中，心脑血管疾病的危险因素的一级、二级预防的应用尚不充分[32]，我们需要进一步加强控制心脑血管疾病的危险因素，强化抗血小板治疗[33]，使高血压患者从规范的抗血小板治疗中获益。

二、高血压患者抗血小板治疗中的益处

综合国内外循证医学证据及抗血小板治疗指南，对高血压患者进行规范的抗血小板治疗，将会降低

高血压患者心脑血管事件及外周血管事件的发生，主要体现在：

1. 高危患者长期使用抗血小板治疗可使非致死性心肌梗死、非致死性卒中或血管死亡的联合终点减少 25%。

2. 长期使用抗血小板药物阿司匹林可以使非致死性心肌梗死的危险性降低 1/3，非致死性卒中危险性降低 1/4，血管事件死亡率降低 1/6。

3. 对于高危人群，如急性心肌梗死、急性缺血性卒中、不稳定型心绞痛、稳定型心绞痛、心房颤动、先前卒中或短暂性脑缺血发作（TIA）患者，绝对获益比大出血的风险要大。

4. 慢性稳定型心绞痛患者，每日 75mg 阿司匹林可使心肌梗死或心脏性猝死减少 34%。

5. 在随机研究中，阿司匹林与噻吩吡啶衍生物（噻氯匹定与氯吡格雷）均可使心肌梗死与死亡发生率降低 50%，阿司匹林在很大剂量范围，75～1300mg/d，均可使患者获益。

6. 对于急性冠状动脉综合征（非 ST 段抬高型），阿司匹林与噻吩吡啶衍生物合用可使心血管死亡、非致死心肌梗死或卒中比单用阿司匹林时降低 20%。

7. 急性心肌梗死患者抗血小板药联合应用策略的有效性与安全性已被证实。

第四节　抗血小板药物的分类

抗血小板治疗是指通过药物抑制血小板活化从而阻止血小板参与血栓形成。理想的抗血小板药物应具有：①在体外及体内均有抑制血小扳黏附、聚集和释放的作用；②能抑制血小板血栓形成；③能延长病理状态下寿命缩短的血小板的生存时间；④能延长出血时间但不引起过度出血；⑤口服有效，无明显副作用。抗血小板药物可以从多步骤干扰血小板的激活，抑制血小板聚集的过程，包括附着、释放和（或）聚集，在治疗和预防动脉栓塞方面的作用已很明确。抗血小板药物种类较多，但有些药物因为其安全性、有效性和可行性等问题限制了它们的临床应用。抗血小板药物在应用过程中的预防动脉栓塞的作用与增加出血的风险是密不可分的。主要的抗血小板药物[34-36]有：

1. 阿司匹林（aspirin）

阿司匹林又名乙酰水杨酸（acetylsalicylic acid, ASA），可使花生四烯酸在环氧化酶（COX）丝氨酸位点乙酰化从而阻断催化位点与底物的结合，导致 COX 永久失活，血小板生成血栓素 A_2（TXA_2）受到抑制。血小板产生 TXA_2 与内皮细胞产生前列腺素 G_2（PGI_2）之间的动态平衡是机体调控血栓形成的重要机制。ASA 的抗血小板机制包括 3 个方面：①抑制 PG 合成酶，从而减少 PGI_2 与 TXA_2 的合成；②抑制环氧化酶 1（COX-1）；③抗炎作用。血小板没有细胞核不能重新合成酶，血小板的 COX 一旦失活就不能重新生成，虽然阿司匹林从循环中快速清除，但血小板的抑制作用持续血小板的整个生命周期。因此，ASA 对血小板的抑制是永久性

的，直到血小板重新生成。血小板的寿命为 7～10 天，每天约有 10% 的血小板重新生成，每天 1 次的 ASA 足以维持对血小板 TXA_2 生成的抑制。ASA 口服生物利用度为 70% 左右，1～2h 内血浆浓度达高峰，血浆半衰期是 15～20min，半衰期随剂量增加而延长。非肠溶阿司匹林在胃和小肠上段快速吸收，吸收后 30～40min 达血浆峰浓度，1h 后对血小板功能有明显的抑制作用；而肠溶阿司匹林在给药 3～4h 后血浆浓度达峰。如果是肠溶片剂，又需快速起作用时药片须嚼服。有学者研究发现，早晨服药组的 PGI_2 水平夜间高于白天，晚间服药则夜间低于白天。夜间为心脑血管事件高发时段，为保证夜间 PGI_2 处于较高水平，ASA 早晨服较晚间服有助于预防心脑血管事件的发生。由于 ASA 主要是抑制 COX-1 而发挥作用，所以较大剂量的 ASA 虽然能抑制血小板的 TXA_2 生成而降低血小板聚集，但同时也使血浆中 PGI_2 浓度下降，然而内皮细胞的 COX-1 对 ASA 的敏感度较血小板弱 50～200 倍，采用小剂量 ASA（50～75mg/d）就能充分抑制 TXA_2 的生成，而对 PGI_2 几乎无影响。所以，近年来国际上又把小剂量 ASA（M-ASA）作为防治心脑血管病的首选药物。它的主要不良反应是诱发消化性溃疡及消化道出血。

2. 噻氯匹定

噻氯匹定（ticlopidine, TCPD）又名抵克立得（ticlid），与氯吡格雷（clopidogrel）作用机制为抑制凝血因子 I 与血小板膜 ADP 依赖性结合而阻碍血小板聚集。TCPD 为噻吩吡啶衍生物，是一种强效血小板抑制剂，主要通过与 ADP 受体 P2Y12 发

生不可逆结合而竞争性抑制 ADP 所诱导的血小板聚集，还可以抑制由磷脂酶 A（AA）、胶原和血小板活化因子（PAF）等所引起的血小板聚集和释放，其最终作用是干扰血小板膜糖蛋白 Ⅱ b/ Ⅲ a 受体与纤维蛋白原（Fib）结合，从而抑制血小板激活。噻氯吡啶口服吸收良好，24 ～ 48h 起作用，3 ～ 5d 达高峰，半衰期为 24 ～ 33h，生物利用度为 80% ～ 90%。开始服用的剂量为每次 250mg，2 次 / 日，1 ～ 2 周后改为 250mg，1 次 / 日维持。主要不良反应为出血、恶心、腹泻（约 10%），约有 1% 的概率可引起骨髓抑制，包括各类血细胞减少症。不良反应多在用药 3 个月内发生，故在用药前 3 个月内应经常查血常规，一旦出现上述反应，应立即停药。氯吡格雷是新型 ADP 受体拮抗剂，其化学结构

与 TCPD 十分相似，但口服后起效快，副作用明显低于前者，不需要查血象，现已成为 TCPD 的替代药物。初始剂量为 300mg/d，后以 75mg/d 维持，也适用于不能耐受 ASA 的患者。

3. 其他抗血小板药物

包括：①血小板膜糖蛋白（GP）Ⅱ b/ Ⅲ a 受体拮抗剂；②西洛他唑（Cilostazol）；③双嘧达莫；④磺吡酮；⑤前列环素 E1 及其衍生物；⑥竞争性抑制剂：GR 32193、人工合成 RGDS、酮色林（ketanserin）和磺曲班（sulotroban）四种；⑦传统医学中川芎、红花、赤芍、五灵脂、薄黄、炙甘草、吴茱萸、大蒜、洋葱、郁金、益母草、黑木耳、葛根、三七等活血化瘀药也具有一定的抗血小板治疗作用。

第五节　高血压患者抗血小板药物的临床应用

高血压不仅是心脑血管疾病的重要危险因素，而且高血压患者往往同时合并各种心脑血管疾病，所以能够从抗血小板治疗中获益。

一、阿司匹林的临床应用

（一）高血压患者阿司匹林抗血小板治疗的一级预防[34-35]

高血压作为各种心脑血管疾病的危险因素，已得到众多循证医学的证实，为预防血栓性心脑血管疾病的发生，美国心脏协会（AHA）指出对于部分高血压患者应予以阿司匹林进行一级预防，如不能耐受、对阿司匹林过敏等因素，应用氯吡格雷替代进行抗血小板治疗。

我国高血压指南对于以下尚未发生心血管事件的高危人群，建议应用阿司匹林（75 ～ 100mg/d）进行一级预防：①血压控制满意（< 150/90mmHg），合并下列至少一项高危因素者：糖尿病，靶器官损害，年龄≥ 50 岁，血脂异常；② 10 年缺血性心血管病风险≥ 10% 的人群。

（二）高血压患者阿司匹林抗血小板治疗的二级预防[34-35]

阿司匹林在心脑血管疾病二级预防中的作用有大量临床研究证据支持，且已得到广泛认可，可有效降低严重心血管事件风险 25%，其中非致命性心肌梗死减少 1/3，非致命性卒中减少 1/4，所有血管事件减少 1/6。

1. 高血压合并稳定型冠心病、心肌梗死、缺血性卒中或 TIA 史，以及合并周围动脉粥样硬化疾病患者，需应用小剂量阿司匹林（100mg/d）进行二级预防。

2. 合并血栓症急性发作如急性冠状动脉综合征、缺血性卒中或 TIA、闭塞性周围动脉粥样硬化时，应按相关指南的推荐使用阿司匹林，通常在急性期可给予负荷剂量（300mg/d），后应用小剂量（100mg/d）作为二级预防。

3. 高血压合并心房颤动的高危患者宜用口服抗凝剂如华法林，对同时合并有其他危险因素，如心肌梗死、左心房扩大、左心室射血分数降低等，建议同时联合应用小剂量阿司匹林。中低危患者或不能应用口服抗凝剂者，可给予阿司匹林；阿司匹林用于非瓣膜性心脏病心房颤动的中低危患者或不宜应用华法林者；心脏瓣膜置换术患者必须停用华法林时，建议使用低分子量肝素和阿司匹林治疗。

4. 高血压伴糖尿病、心血管高风险者可用小剂量阿司匹林（75 ～ 100mg/d）进行一级预防。

5. 高血压合并冠状动脉旁路移植术的患者建议术前不必停用阿司匹林，术后开始口服阿司匹林并长期应用。

6. 高血压合并外周血管疾病，慢性肢体缺血患者无论是否接受介入治疗，颈动脉狭窄患者无论是否接受介入治疗或颈动脉内膜切除术，建议长期服用阿司匹林。

7. 阿司匹林不能耐受者可以试用氯吡格雷

（75mg/d）代替。

（三）高血压患者应用阿司匹林的注意事项

高血压患者长期应用阿司匹林应注意[34-35]：

1. 需在血压控制稳定（＜150/90mmHg）后开始应用，未达良好控制的高血压患者，阿司匹林可能增加脑出血风险。

2. 服用前应筛查有无发生消化道出血的高危因素，如消化道疾病（溃疡病及其并发症史）、65 岁以上、同时服用皮质类固醇或其他抗凝药或非甾体抗炎药等。如果有高危因素应采取预防措施，包括筛查与治疗幽门螺杆菌感染，预防性应用质子泵抑制剂，以及采用合理联合抗栓药物的方案等。

3. 合并活动性胃溃疡、严重肝病、出血性疾病者需慎用或停用阿司匹林。

（四）阿司匹林最佳剂量[34-35]

适当的阿司匹林治疗剂量一直是人们争论的问题。极小剂量的阿司匹林（20 ～ 40mg/d）就能抑制 78% 以上 TXA_2 的生成。许多临床试验对不同的阿司匹林剂量，从 30mg/d 至 3900mg/d 进行了比较，除一个试验证明 3900mg/d 大剂量的治疗效果优于 975mg/d 外，其他试验均未能证明血栓发生率在不同剂量之间的差异有统计学意义。其中，有 7 项研究直接对比了大剂量（500 ～ 1500mg）与小剂量（50 ～ 325mg）阿司匹林的效应，结果发现血管性死亡、心肌梗死和卒中联合终点比值在大剂量组为 14.1%，小剂量组为 14.5%，两者之间差异无统计学意义；剂量＜ 325mg/d 时不良反应较少，尤其是胃肠道出血少。5 个小剂量阿司匹林随机试验表明，75 ～ 160mg/d 的效果类似于 160 ～ 325mg/d 的效果。总之，阿司匹林作用机制的生化研究结果及评价阿司匹林抗栓作用的临床研究均发现阿司匹林缺乏明显的剂-效关系，而不良反应的发生与剂量增加有关，这些均支持选择较低剂量的阿司匹林（75 ～ 325mg/d）。因为在该剂量组已达到对血小板 COX 的最大抑制，再增加剂量和增加服药次数对血小板以外有核细胞的 COX 抑制增强，表现为抗炎作用增强，但不良反应也增加，而抗栓作用没有明显增加。急性冠状动脉综合征患者首次可嚼服 160 ～ 325mg 阿司匹林，长期维持剂量为 75 ～ 100mg。

（五）阿司匹林抵抗[34-35]

阿司匹林抵抗这个词汇被用来描述许多不同的现象，包括阿司匹林不能保护个体免受血栓并发症，

不能导致出血时间延长，不能减少 TXA_2 产生，在体外血小板功能检测中不能达到预期的作用。从治疗学的角度来看，确定阿司匹林抵抗是否能被增加剂量所克服是非常重要的。但遗憾的是，没有多少直接针对此问题的研究数据。事实上有些患者虽然长期服用阿司匹林，但反复发作血管事件应称为治疗失败而不是阿司匹林抵抗。治疗失败是所有药物治疗中常见的现象，如降脂药物或抗高血压药物。动脉血栓的形成有多重影响因素，并且血小板血栓并非引起所有血管事件的全部原因，因而一种单一的预防措施仅能够预防所有血管事件中的一部分（常为 1/4 或 1/3）。

阿司匹林抵抗的机制及相关临床问题，像以血小板聚集率的检测来定义阿司匹林抵抗一样，目前都尚未确定。没有一种检测血小板功能的方法可以作为全面反映阿司匹林在个体中抗血小板效果的指标。虽然越来越多的研究显示，对阿司匹林反应性差的患者血栓事件增加，但仅仅依靠单次的血小板聚集率的测定就判断阿司匹林抵抗并改变抗栓策略，不仅缺乏循证医学证据且带有一定风险。关于阿司匹林抵抗的定义、机制及临床处理对策均需要更进一步的研究。

二、氯吡格雷的临床应用

阿司匹林联合氯吡格雷是目前临床上治疗心脑血管疾病中抗血小板治疗的标准组合[34]。大量临床试验证实，阿司匹林联合氯吡格雷双重抗血小板治疗对动脉血栓事件的预防作用显著优于单用阿司匹林，对心脑血管疾病的预防和治疗具有积极作用[35]。

（一）阿司匹林和氯吡格雷抗血小板作用的机制

阿司匹林与环氧化酶（COX-1）氨基酸序列第 530 位丝氨酸残基结合使之乙酰化，不可逆地抑制血小板上的 COX-1 的活性，并阻止花生四烯酸转化成前列腺素 H2，进而阻止血栓素 A_2（TXA_2）的合成，进一步阻止了血栓的形成[36-37]。氯吡格雷在肝内经过细胞色素 P450 生物转化的活性代谢产物能够选择性地、不可逆地阻断血小板膜表面的 ADP 受体，使与此受体相偶联的血小板糖蛋白 II b/ III a 受体的纤维蛋白原结合位点不能暴露，从而间接地抑制了纤维蛋白原与糖蛋白 II b/ III a 受体的结合，使血小板不能进一步相互聚集[38]。阿司匹林通过抑制血小板代谢过程中的 COX-1 起到抗血小板的作用，而氯吡格雷能选择性及特异性干扰 ADP 介导的血小板活化；且研究证实，阿司匹林不改变氯吡格雷对由 ADP 诱

导的血小板聚集的抑制作用，但氯吡格雷增强了阿司匹林对胶原诱导的血小板聚集的抑制作用，二者联合使用具有协同作用[35, 39]。

（二）阿司匹林联合氯吡格雷治疗在高血压合并心脑血管疾病中的临床研究

1.急性冠状动脉综合征（ACS）

抗血小板治疗在 ACS 治疗中有着重要地位和作用。CURE 研究等大量研究[40-45]结果显示，阿司匹林与氯吡格雷联用可减少 ACS 患者心脏病发作、卒中和心血管病死亡。阿司匹林和氯吡格雷联用是有效防治动脉粥样硬化性血栓形成的抗血小板药物[46]。氯吡格雷联合阿司匹林治疗急性心肌梗死（AMI）疗效优于单纯应用阿司匹林，对于阿司匹林抵抗患者尤其适用[47]；而且阿司匹林联合氯吡格雷用于AMI 是安全、有效的[48-49]。

2.辅助介入治疗

阿司匹林联合氯吡格雷能减少冠状动脉介入（PCI）术后心血管事件的发生和防止血栓形成，且能降低血管径路并发症和出血的发生率[50]。出血并发症无明显增加[51]。氯吡格雷使心血管死亡、心肌梗死事件发生率下降31%，可持续、有效地防止部分患者支架阻塞，降低心脏死亡、心肌梗死等缺血事件的发生率[52]。阿司匹林联合氯吡格雷的双联抗血小板治疗（DAT）是决定 PCI 治疗成败的关键因素[53]。避免过早或随意停用 DAT，是此类患者的防护重点[54]。同样，对于颈动脉支架成形术后联用

阿司匹林和氯吡格雷组心脑血管事件发生率（如心肌梗死、卒中、心脏死亡）能够较单用阿司匹林组降低20%[56-58]。

3.脑血管疾病

短暂性脑缺血发作（TIA）发病后最初 7 天发生脑梗死的危险高达 10% 以上[59]。阿司匹林联合氯吡格雷对控制 TIA 及预防复发、防止其恶化为永久性脑梗死均有明显疗效[60]，在调节 TIA 患者凝血、纤溶系统方面较单用阿司匹林效果好，且不增加不良反应发生率[61]。故调节凝血、纤溶系统平衡可从根本上改善疾病预后[62]。《中国急性缺血性卒中诊治指南》（2010 年版）[63]指出，卒中发生 48h 内应用抗血小板聚集药物，能显著降低随访期末的病死或残疾率，减少复发，仅轻度增加症状性颅内出血的风险，其推荐的常用抗血小板聚集药物为阿司匹林联合氯吡格雷。阿司匹林联合氯吡格雷抗血小板聚集治疗进展性卒中，可明显改善卒中患者的神经功能缺损，减轻致残程度，且安全性高[64]。阿司匹林联合氯吡格雷治疗脑梗死疗效更佳，对于高危组缺血性脑血管病患者症状减轻明显[65]。

4.其他

稳定型心绞痛伴糖尿病患者联合用药组比单用阿司匹林显著改善心绞痛患者的症状，降低心血管不良事件的发生率，降低血小板聚集率，无严重出血等不良反应发生，是安全、有效的[66]。

第六节　抗血小板药物的副作用

一、阿司匹林

（一）阿司匹林副作用[67-70]

随着阿司匹林的广泛应用，其不良反应也逐渐增多，因此，在使用阿司匹林治疗各种疾病时，要严密监视其不良反应。

1.不良反应

（1）胃肠道症状：胃肠道症状是阿司匹林最常见的不良反应，较常见的症状有恶心、呕吐、上腹部不适或疼痛等。口服阿司匹林可直接刺激胃黏膜引起上腹不适及恶心呕吐。长期使用易致胃黏膜损伤，引起胃溃疡及胃出血。长期使用应经常监测血象、大便潜血试验及必要的胃镜检查。应用阿司匹林时最好饭后服用或与抗酸药同服，溃疡病患者应慎用或不用。增强胃黏膜屏障功能的药物，如米索

前列醇等，对阿司匹林等非甾体抗炎药引起的消化性溃疡有特效。

（2）过敏反应：特异性体质者服用阿司匹林后可引起皮疹、血管神经性水肿及哮喘等过敏反应，多见于中年人或鼻炎、鼻息肉患者。系阿司匹林抑制前列腺素的生成所致，也与其影响免疫系统有关。哮喘大多严重而持久，一般用平喘药多无效，只有激素效果较好。还可出现典型的阿司匹林三联症（阿司匹林不耐受、哮喘与鼻息肉）。

（3）中枢神经系统：神经症状一般在服用量大时出现，出现所谓水杨酸反应，症状为头痛、眩晕、耳鸣、视听力减退；用药量过大时，可出现精神错乱、惊厥甚至昏迷等，停药后 2～3 天症状可完全恢复。大剂量时还可引起中枢性的恶心和呕吐。

（4）肝损害：阿司匹林引起肝损伤通常发生于

大剂量应用时。这种损害不是急性的作用，其特点是发生在治疗后的几个月，通常无症状，有些患者出现腹部的右上方不适和触痛。血清肝细胞酶的水平升高，但明显的黄疸并不常见。这种损害在停用阿司匹林后是可逆的，停药后血清转氨酶多在1个月内恢复正常，全身型类风湿病儿童较其他两型风湿病易出现肝损害。阿司匹林引起肝损害后，临床处理方法是停药，给予氨基酸补液、维生素C及肌苷等药物，口服泼尼松，症状一般在1周后消失。

（5）肾损害：长期使用阿司匹林可发生间质性肾炎、肾乳头坏死、肾功能减退。长期大量服用该品可致氧化磷酸化解偶联，钾从肾小管细胞外逸，导致缺钾、尿中尿酸排出过高，较严重损害时尿中可出现蛋白、细胞、管型等。有人认为，部分肾盂癌是滥用阿司匹林等镇痛药的继发性并发症。

（6）对血液的影响：阿司匹林通常不改变白细胞和血小板的数量及血细胞比容、血红蛋白的含量。但长期应用阿司匹林可导致缺铁性贫血。

（7）心脏毒性：治疗剂量的阿司匹林对心血管没有重要的直接作用。大剂量可直接作用于血管平滑肌，而导致外周血管扩张。中毒剂量可通过直接和中枢性血管运动麻痹作用而抑制循环功能。

（8）瑞氏综合征：阿司匹林应用于儿童流感或水痘治疗时可能引起瑞氏综合征。瑞氏综合征是一种急性脑病和肝脂肪浸润综合征，常常发生于某些急性病毒性传染病以后。目前病因尚不明确，但普遍认为与下列因素有关：如病毒（流感病毒和水痘病毒）、水杨酸盐、外源性病毒（如黄曲霉素）、内在代谢缺陷等，各因素可相伴存在或各因素间相互影响而造成。临床上病毒性感冒时不主张使用阿司匹林。

2. 禁忌证

下列情况应禁用阿司匹林：①有出血症状的溃疡病或其他活动性出血时；②血友病或血小板减少症；③溃疡病或腐蚀性胃炎；④葡萄糖-6-磷酸脱氢酶缺陷者（该品偶见引起溶血性贫血）；⑤痛风（该品可影响其他排尿酸药的作用，小剂量时可能引起尿酸滞留）；⑥肝功能减退时可加重肝毒性反应，加重出血倾向，肝功能不全和肝硬化患者易出现肾不良反应；⑦心功能不全或高血压，大量用药时可能引起心力衰竭或肺水肿；⑧肾衰竭时可有加重肾毒性的危险。

有哮喘及其他过敏性反应时慎用阿司匹林。

（二）阿司匹林与其他药物的相互作用 [67-70]

1. 与其他非甾体抗炎药同时应用

与吲哚美辛、苄达明、布洛芬等非甾体抗炎药

同用时疗效并不加强，而胃肠道副作用（包括溃疡和出血）增加；此外，由于对血小板聚集的抑制作用加强，还可增加其他部位出血的危险。该品与对乙酰氨基酚长期大量同用有引起肾病变的可能。

2. 与任何可引起低凝血酶原血症、血小板减少、血小板聚集功能降低或胃肠道溃疡出血的药物同时应用

有加重凝血障碍，引起出血的危险。

3. 与抗凝药同时应用

与抗凝药（双香豆素、肝素等）、华法林、溶栓药（链激酶、尿激酶）同用，可抑制血小板功能，增加出血危险。

4. 与尿碱化药同时应用

长期大量应用碳酸氢钠等尿碱化药可增加该品自尿的排泄，使血药浓度下降。但当该品血药浓度已达稳定状态而停用碱性药物，又可使该品血药浓度升高到毒性水平。碳酸酐酶抑制药可使尿碱化，但可引起代谢性酸中毒，不仅能使血药浓度降低，而且使该品透入脑组织中的量增多，从而增加毒性反应。

5. 与尿酸化药同时应用

尿酸化药可减低该品的排泄，使其血药浓度升高。该品血药浓度已达稳定状态的患者加用尿酸化药可能导致该品血药浓度升高，毒性反应增加。

6. 与糖皮质激素同时应用

糖皮质激素可增加水杨酸盐的排泄，同用时为了维持该品的血药浓度，必要时应增加该品的剂量。该品与激素长期同用，尤其是大量应用时，当激素减量或停药时可出现水杨酸反应，甚至有增加胃肠溃疡和出血的危险。泼尼松、地塞米松、泼尼松龙引起的消化道溃疡，不仅局限于胃、十二指肠，还可发生于大肠。阿司匹林既对胃黏膜有刺激性，又可降低血小板的黏聚性，当黏膜受损后易发生隐性出血。阿司匹林还可减少胃壁黏液形成，使胃壁失去屏障作用。

7. 与胰岛素或口服降糖药物同时应用

胰岛素或口服降糖药物的降糖效果可因与大量该品同用而加强、加速。甲苯磺丁脲、苯乙双胍、格列本脲及氯磺丙脲等，均不宜与阿司匹林合用。一是会增强降糖作用，并减慢降血糖药的代谢与排泄；二是阿司匹林也有降血糖的作用，同用可能会酿成低血糖昏迷。

8. 与氨甲蝶呤同时应用

氨甲蝶呤进入人体后，70%与血浆蛋白结合；如果同时应用阿司匹林，则可有较多的氨甲蝶呤从血浆蛋白中被置换出来，减少氨甲蝶呤与蛋白质的结合，减少其从肾的排泄，使血药浓度增高，增加

毒性反应。

9. 与丙磺舒或磺吡酮同时应用

丙磺舒、磺吡酮、保泰松等均为促进尿酸排泄药，用于痛风可获良效。而阿司匹林却会促使尿酸浓度升高，导致痛风发作，故不能联用。

丙磺舒或磺吡酮的排尿酸作用，可因同时应用该品而降低；当水杨酸盐的血药浓度 > 50μg/ml 时降低即明显，> 100 ~ 150μg/ml 时更甚。此外，丙磺舒可降低水杨酸盐自肾的清除率，从而使后者的血药浓度升高。

10. 与其他药物同时应用

阿司匹林可降低卡托普利的降压作用。用碳酸酐酶抑制剂治疗青光眼时，阿司匹林可促使发生代谢性酸中毒。乙醇可加强阿司匹林所致的出血时间延长及胃出血。苯巴比妥、健脑片及催眠药等可促使肝细胞内的药酶活性增强，加速阿司匹林的代谢而降低疗效，故不宜联用。考来烯胺不宜与阿司匹林并用，否则会形成复合物而妨碍吸收，降低疗效。螺内酯的利尿作用会受到阿司匹林的对抗，使疗效明显降低。呋塞米（速尿）与阿司匹林合用，在排泄时会发生竞争现象，使药物蓄积体内，加重毒性反应。乙酰唑胺与阿司匹林合用血药浓度会增高，引起毒性反应。阿司匹林能减少维生素 C 在肠道吸收且促进其排泄，使疗效降低；维生素 B1 能促进阿司匹林分解，加重对胃黏膜的刺激，不宜合用。抗结核药对氨基水杨酸钠的代谢会受到阿司匹林的干扰，既影响治疗效果，又增加毒性反应，故两者禁忌配伍。

（三）如何预防阿司匹林的副作用 [67-70]

1. 识别高危人群

危险因素包括年龄、胃肠道病史、幽门螺杆菌感染，任何程度的吸烟和饮酒，合并应用 NSAID 或皮质类固醇，联合应用多种抗血小板或抗凝药，联合应用螺内酯、抗抑郁药物、钙通道阻滞药。对于 65 岁以上的老年人，尤其应用双重抗血小板治疗时，建议长期使用阿司匹林的剂量不要超过 100mg/d，急性期抗血小板药物的首次负荷剂量应酌情降低。

2. 合理联合应用抗栓药物

阿司匹林与抗凝治疗（包括普通肝素、低分子肝素和华法林）联合明显增加严重出血的危险，主要以消化道出血为主。氯吡格雷与华法林联合应用也会明显增加严重出血的发生率。因此，抗栓药物的联合应用必须有明确的适应证，且应该同时给予质子泵抑制剂（proton pump inhibitor，PPI）。尤其是长期联合口服抗凝药物华法林与抗血小板药物阿司匹林和（或）氯吡格雷时，应严格掌握适应证，将抗栓药物剂量调整至最低，阿司匹林 < 100mg/d，氯吡格雷 < 75mg/d，国际标准化比值（INR）应控制在 2.0 ~ 2.5；但是对于机械瓣膜置换术后的患者可能需要更高强度的 INR。

3. 筛查幽门螺杆菌（Helicobacter pylori，Hp）

长期服用小剂量阿司匹林的病例对照研究提示，幽门螺杆菌感染是胃肠道出血的独立危险因素。因此，对于合并消化性溃疡病史和消化道出血史而同时需要服用阿司匹林的患者，应进行幽门螺杆菌检测，对于幽门螺杆菌（＋）的患者应给予根除治疗，并加用 PPI 治疗。

4. 预防性应用 PPI

服用阿司匹林的患者进行预防性治疗以减少胃肠道并发症时，需评估患者的危险因素和合并疾病。合并 1 项以上危险因素（年龄 > 65 岁、合用类固醇、消化不良或反流性食管炎症状），双重抗血小板治疗，抗血小板联合抗凝治疗，有溃疡并发症或溃疡性疾病病史的患者，应考虑给予预防性治疗。PPI 是预防阿司匹林相关的胃肠道损伤的首选药物，优于米索前列醇、H1 受体拮抗药。内镜研究和流行病学研究均发现，PPI 能明显降低服用阿司匹林（300mg/d）或氯吡格雷患者胃肠道病变和并发症的发生率。关于 H1 受体拮抗药预防阿司匹林相关胃肠道并发症的证据较少，H1 受体拮抗药的疗效优于安慰剂，不如 PPI，但费用较低，不能使用 PPI 时仍可考虑。

5. 高危人群 PPI 治疗的疗程

鉴于在长期应用低剂量的阿司匹林前 3 个月内胃肠道副作用的发生率最高，故建议在此期间联合应用 PPI；此后应注意随访，按需服用。

二、氯吡格雷

（一）氯吡格雷常见的不良反应 [72-76]

1. 血液系统

氯吡格雷所致不良反应，血液系统发生最多，包括中性粒细胞减少症 [77]、血栓性血小板减少性紫癜 [78]、自身免疫性血小板减少症 [79]、获得性血友病等 [80-81]。这些罕见的不良反应大部分是临床报道和上市后（Ⅳ期临床试验）调研中发现的。

2. 皮肤及附件

服用氯吡格雷期间，无论是初始还是长期服用，都有引起皮肤不良反应的报道 [82-83]，可以表现为身体发痒，并出现皮疹、皮肤发红，随即发展成水瘤，遍布面部和背部。停用氯吡格雷并应用抗组胺药苯海拉明后，症状和体征逐渐消失。

3. 消化系统

（1）胃肠道出血：氯吡格雷本身并不直接引起消化道损伤，但它可能通过抗血小板作用延迟溃疡愈合时间甚至引发出血。单独应用氯吡格雷替代阿司匹林治疗，以减少胃肠道出血不是一个安全的策略；要减少高危患者复发性溃疡出血，最好将阿司匹林与 PPI 联合使用[84]。

（2）肝功能损害：有研究报道[85]冠心病患者服用氯吡格雷致肝功能受损，13 名患者服用氯吡格雷 3 天至 6 个月期间发现肝功能相关指标升高，其中 9 例属于混合型的肝细胞性和胆汁阻塞性肝损伤，3 例以肝细胞性损伤为主，1 例有系统性炎症反应（皮疹、白细胞减少、心动过速和肝损伤），而大部分患者的肝功能在停药 1 周至 6 个月后恢复正常。

4. 其他

包括鼻出血[86]、双下肢水肿、关节疼痛、口腔溃疡、眼结膜出血、反复过敏反应[87]等不良反应，提示医师和患者应该加强对氯吡格雷不良反应的关注。

（二）氯吡格雷不良反应的防治措施

1. 定期监测血常规

定期监测血常规变化，特别是在开始治疗后 2～3 个月内严密监测，一旦发现血细胞计数异常，患者出现乏力、发热或白细胞下降等异常情况，应及时停药并积极治疗。如诊断为中性粒细胞减少，应立即停药，定期监测血细胞计数至正常为止；如有持续性的中性粒细胞减少，应用重组人粒细胞集落刺激因子予以治疗。如诊断为获得性血友病，临床表现主要是较重的挫伤和软组织出血，治疗以类固醇为首选，如果存在类固醇使用禁忌，硫唑嘌呤可作为替代治疗药物。自身免疫性血小板减少症在停用氯吡格雷后会逐渐痊愈，对严重者可以用甲泼尼龙治疗，当发生出血并且血小板数量减少到不足 50 000/L 时，应该考虑输注血小板成分[84]。

2. 联合用药

为减少胃肠道出血风险，目前较一致的指导建议是联合应用 PPI。研究证实[88-89]奥美拉唑的胃肠道保护作用可以明显减少胃肠道出血风险。唐栩等[90]研究报道，PPI 会影响氯吡格雷抗血小板作用，使心血管不良事件发生而再次入院的危险性增加。根据现有的研究，2009 年 FDA 和 EMEA 更新了其指导用药建议，不推荐氯吡格雷与某些 PPI 类药物联合应用[91]。其中，泮托拉唑可能是一个比奥美拉唑更合适与氯吡格雷联用的药物，发现泮托拉唑不与氯吡格雷相互作用而降低其抗血小板的效果[92]。

3. 替代治疗

考虑到抗血小板药物的重要性，当患者使用氯吡格雷可能发生严重不良反应时，可选择其他抗血小板药物来替代治疗，如西洛他唑、坎格雷洛、普拉格雷、替卡格雷等[93]。服用双联抗血小板药物治疗的高危心血管疾病患者（包括介入术后患者）可以进行内镜检查，心血管科和胃肠科相互合作，以决定何时对患者停用抗血小板治疗。氯吡格雷抗血小板作用疗效确切，但其不良反应一定程度上限制了其在临床的应用，加强治疗时的安全性监测、合理选择联合用药以减少药物间相互作用带来的药效降低，以及替代治疗，可有效防范不良反应的发生。

第七节　抗血小板药物疗效评价与实验室检测方法[94-97]

一、非特异性实验室检测方法

指在体外模拟体内的血小板聚集和活化的实验，其与单个抗血小板药物的作用机制不具特异性，主要检测血小板受抑制的情况。

1. 血小板聚集度检测（light transmission aggregometry，LTA）和出血时间检测。血小板聚集度检测（LTA）[98]大多采用比浊法，在富含血小板血浆中加入胶原或二磷酸腺苷（ADP）等激动剂以刺激血小板聚集，根据透光度的改变来判断血小板聚集程度。该检测方法具有很大的局限性，受具体操作的影响，很难做到统一标准化。实验结果还受到个体其他因素的影响，重复性差。在体外进行的实验与体内实际所发生的血小板聚集和活化的相关性并不是十分肯定。

2. 阻抗式全血聚集度检测（impedance whole blood aggregometry，WBA）[99]是研究全血中的血小板在传统的激动剂作用下黏附和聚集时，检测在两个电极间阻抗改变。WBA 优点是样本需求量小，分析速度快，操作简单，耗时短，离心过程中不会出现血小板亚群的丢失及血小板激活。

3. Helena Biosciences 公司的 Platelet works 血小板聚集分析仪[100]比较 EDTA 试管内 ADP 或胶原诱导的血小板聚集和无激活剂的血小板计数。优点是快速、简单、可在床边进行。缺点是间接检测血小板聚集后的血小板计数，且相关研究较少。

4. 血栓弹性描记血小板分析仪（platelet mapping system，TEG）能够从血小板纤维蛋白相互反应开始记录血小板和纤维蛋白凝固级联反应，包括血小板聚集、血凝块强化、纤维蛋白交叉连接，最后到血凝块溶解的整个过程。通过检测各种激活剂诱导的血凝块强度来定量分析血小板功能。如加入花生四烯酸（AA）作用于阿司匹林的环氧合酶途径，形成血凝块[101]。优点是同时检测血小板功能和凝血功能，属于全血检测。缺点是由于检测中需要移液操作故并非真正意义上的床旁检测，且相关研究较少。

5. 血小板聚集分析仪，试图在体外模拟与体内血管壁损伤后所发生的血小板聚集和活化过程[102-103]。该仪器易于操作，只需少量血（0.12ml），并在6min内可显示结果。可对在培养基上粘连和聚集的血小板进行染色和图像分析。优点是检测全血、快速、简单、小样本量、可在床边进行。缺点是许多变量（如速度波形水平，血小板计数、血管假性血友病因子和血细胞比容等）都会影响凝血时间。

6. 流式细胞仪检测血小板活化相关标志物。流式细胞仪技术广泛用于抗血小板药物研究，主要包括P-选择素（CD 62p）、溶酶体蛋白（CD 63）、GP Ⅱ b/ Ⅲ a复合物、血小板白细胞聚集体（platelet leukocyte aggregate，PLA）检测等[104-105]。流式细胞仪血小板活化相关标志物检测的优点是所需血量少且是全血检测，易标准化，可重复性好。缺点则是要求专业技能人员来操作实验，且设备和试剂均较为昂贵，因此现多在研究机构中进行研究使用而很难在临床中推广应用。

二、特异性实验室检测方法

是指根据阿司匹林和氯吡格雷的作用机制选定的特异性激活物来观察血小板聚集受抑制情况或检测相关的体内药物代谢产物。

1. Verify Now 检验仪

美国FDA认证Accumetrics公司研发的Verify Now检验仪是一种全自动化的床旁检测仪，分别观察阿司匹林和氯吡格雷对血小板抑制情况。Verify Now是一种快速（仅需三分多钟）检测血小板活性的方法。Verify Now-阿司匹林检测主要观察阿司匹林对血小板抑制作用。基本原理为花生四烯酸是血小板聚集的诱导剂，其诱导作用是通过激活环氧合酶-1（COX-1）而实现的，而阿司匹林则可明显抑制该反应。以阿司匹林反应单位ARU值来表示。测量结果低于550 ARU代表阿司匹林治疗达到满意的效果，而高于此值则代表服用的阿司匹林没有达到应有的疗效[106]。

Verify Now-P2Y12检测氯吡格雷对血小板抑制作用，是联合应用ADP和PGE_1测量氯吡格雷对P2Y12受体的影响[107]。其基本原理包括：ADP是血小板聚集的诱导剂，其诱导作用是通过同时激活血小板受体P2Y12和P2Y1而实现的，ADP与血小板受体P2Y12和P2Y1结合能最大限度地活化血小板，而PGE1则抑制ADP诱导的P2Y12介导的胞内钙离子水平的增加。以P2Y12反应单位PRU值来表示Verify Now-P2Y12检测结果。这种实验是全自动的床旁检测，不需要样本的转运，不耗时，不需要专门的实验室，并且能立即得到结果。

2. 血清 TXB_2 和尿 11- 脱氢血栓素 B_2 检测

阿司匹林能抑制COX-1，在血清和尿液中检测TXA_2的量将是一个相对简单的检测阿司匹林治疗的方法。在体内，TXA_2迅速被转化成相对稳定的、惰性的代谢产物TXB_2，TXB_2随后被代谢成在尿中的主要产物11- 脱氢TXB_2[108]。此检测的优点是无创性、易标准化。

大多数传统的血小板功能检测方法不仅操作困难，还很昂贵费时，需要相对大量的新鲜血液。因此，这些实验通常是在专门的实验室中进行，与临床联系不紧密。随着抗血小板药物种类的增多和药物在患者身上生物学作用的不均一性，检测个体对抗血小板治疗的反应是非常有意义的，可以据此调节个体的用药类型和剂量达到最优化，来控制和减少发生血栓和出血的风险。而针对这些问题，上述的实验室方法还均未能提供有力临床研究证据来予以回答，因此还仍然仅限于研究阶段而不能广泛用于临床。

第八节 结 语

高血压常合并多种心血管危险因素或心血管疾病，血小板活化在疾病的发生发展中起到重要的作用。在治疗高血压的同时常常需要同时治疗这些并存疾病，阿司匹林和氯吡格雷是经循证医学证实可常规应用的抗血小板聚集药物。阿司匹林不可逆地抑制血小板的COX-1活性，氯吡格雷选择性地阻断血小板膜表面的ADP受体，因其不同的抗血小板作用机制，二者具有协同抗血小板治疗作用。

阿司匹林联合氯吡格雷用于 ACS、辅助介入治疗和脑血管疾病等方面具有确切的预防和治疗作用，且长期应用可明显降低心脑血管事件的发生率和病死率。尽管有一部分患者存在阿司匹林和氯吡格雷抵抗，但通过二者联用或增加剂量，可避免抗血小板聚集药物抵抗的发生。抗血小板药物的研发已成为心脑血管疾病治疗学进展的标志之一。现有的抗血小板药物只能抑制引起血小板激活的部分通路，而针对血小板激活的其他途径（如凝血酶途径）研发的抗血小板药物与现有双重抗血小板药物联合应用时，可能会提供更广泛的对血小板聚集的抑制作用。与此同时，如何在更有效抑制血小板聚集的同时不增加出血并发症的发生率和克服抗血小板药物因个体差异存在的低反应性，将是相关领域研究的重要方向。

总结与要点

- 近年来多项随机对照临床试验已经证实，抗血小板药物阿司匹林可以有效预防血栓性事件。但抗血栓治疗是否应成为高血压患者的常规治疗措施尚存在争议。
- 高血压患者血小板激活的主要机制包括：血流动力学和血管因素、神经内分泌激活、伴随其他发病因素。
- 高血压患者服用抗血小板治疗具有一定的循证医学证据，高血压患者能够从抗血小板治疗中获得益处。
- 主要的抗血小板药物包括：阿司匹林、噻氯匹定与氯吡格雷、血小板膜糖蛋白（GP）Ⅱb/Ⅲa受体拮抗剂、双嘧达莫、苯吡酮、前列环素、氯贝丁酯等。
- 阿司匹林联合氯吡格雷治疗在高血压合并心脑血管疾病的防治中广泛应用，主要用于急性冠状动脉综合征、辅助介入治疗、脑血管病治疗等。
- 抗血小板药物疗效评价与实验室检测方法，包括非特异性和特异性实验室检测方法，仍然仅限于研究阶段而不能广泛用于临床。

参考文献

［1］卫生部心血管疾病防治研究中心. 中国心血管病报告 2008—2009. 北京：中国大百科全书出版社，2010：1.

［2］中国高血压防治指南修订委员会. 中国高血压防治指南 2010. 中华心血管病杂志，2011，39（7）：579-616.

［3］卫生部心血管病防治研究中心. 中国心血管病报告 2012 概要. 北京：中国大百科全书出版社，2012.

［4］VasanRS，BeiserA，SeshadriS，et al. Residual lifetime risk forde-veloping hypertension in middle-aged wemon and men. JAMA，2002，287：1003-1008.

［5］Junga K，Merlo J，Gullberg B，et al. Residual risk for acute stroke in patientswith type 2 diabetes and hypertension in primary care：SkaraborgHypertension and Diabetes Project. Diabetes Obes Metab，2006，8：492-500.

［6］Pravenec M，Kunes J，Zieha J，et al. Platelet aggregation in spontaneous hypertension：genetic determination and correlation analysis. J Hypertens，1992，10：1453-1456.

［7］Breddin HK，Lippold R，Bittner M，et al. Spontaneous platelet aggregation as a Predictive risk factor for vascular occlusions in healthy volunteers：results of the HAPARG study：haemostatic parameters as risk factors in healthy volunteers. Atherosclerosis，1999，144：211-219.

［8］Go AS，Hylek EM，Phillips KA，et al. Prevalence of diagnosed atrial fibrillation in adults：National implications for rhythm management and stroke precaution：The Auticoagulation and Risk Factors in Atrial Fibrillation（ATRIA）study. JAMA，2001，285：2370-2375.

［9］Ross R. Atherosclerosis-an inflammatory disease. N Eng J Med，1999，340：115-126.

［10］Aukrust P，Torgun WE，Damas JK，et al. Inflammatory role of platelets in acute coronary syndromes. Heart，2001，86：606-606.

［11］Andreas EM，Seizer P，Gawaz M. Platelets：Inflammatory firebugs of vascular walls. Arterios Throm Vascu Biol，2008，28：s5-s10.

［12］Nattel S. New Ideas about Atrial Fibrillation 50 Years. Nature，2002，415（6868）：219-226.

［13］Antiplatelet Trialists' Collaboration. Collaborative overview of randomised trials of antiplatelet therapy-I：prevention of death myocardial. infarction stroke by prolonged antiplatelet therapy in various categories of patients. BMJ，1994，308：81-106.

［14］Antithrombotic Trialists' Collaboration. Collaborative meta-analysis of randomised trials of antiplatelet therapy for prevention of death，myocardial infarction，and stroke in high risk patients. BMJ，2002，324：71-86.

［15］Ridker PM，Cook NR，Lee IM，et al. A randomized trial of low-dose aspirin in the primary prevention of cardiovascular disease in women. N Engl J Med，2005，352：1293-1304.

［16］Robert Gluckman. Aspirin but not vitamin E prevented

cardiovascular events in patients at risk. ACP Journal Club, 2001, 135（1）: 8-12.

［17］Azar R, Turpin D. Effect of antiplatelet therapy in women at high risk for pregnancy-induced hypertension. EBM Reviews-Cochrane Central Register of Controlled Trials. Perugia, Italy: 7th World Congress of Hypertension in Pregnancy, 1990.

［18］Caravaca F, Lopez-Minguez JR, Arrobas M, et al. Antiplatelet therapy for preventing hypertension-induced by erythropoietin: a prospective study. EBM Reviews-Cochrane Central Register of Controlled Trials. Nephrology Dialysis Transplantation, 1994, 9（7）: 1028-1029.

［19］Tison P, Ulicna L, Jakubovska Z, et al. Effects of dihydropyridines and their combination with aspirin on blood pressure and circadian platelet activity in patients with essential hypertension. EBM Reviews-Cochrane Central Register of Controlled Trials. American journal of hypertension, 1994, 7（7 Pt 2）: 46S-49S.

［20］Rostagno C, Colella A, Chiarantini E, et al. Effects of amlodipine on platelet aggregation in hypertensive patients: A controlled ex vivo study. EBM Reviews-Cochrane Central Register of Controlled Trials. Clinical Drug Investigation, 1995, 9（5）: 255-259.

［21］Puranen J, Laakso M, Riekkinen PJ, et al. Efficacy of antiplatelet treatment in hypertensive patients with TIA or stroke. EBM Reviews-Cochrane Central Register of Controlled Trials. Journal of cardiovascular pharmacology, 1998, 32（2）: 291-294.

［22］Levy PJ, Yunis C, Owen J, et al. Inhibition of platelet aggregability by losartan in essential hypertension. EBM Reviews-Cochrane Central Register of Controlled Trials. Am J Cardiol, 2000, 86（11）: 1188-1192.

［23］Serebruany VL, Pokov AN, Malinin AI, et al. Valsartan inhibits platelet activity at different doses in mild to moderate hypertensives: Valsartan Inhibits Platelets（VIP）trial. EBM Reviews-Cochrane Central Register of Controlled Trials. American heart journal, 2006, 51（1）: 92-99.

［24］Yamada K, Hirayama T, Hasegawa Y. Antiplatelet effect of losartan and telmisartan in patients with ischemic stroke. EBM Reviews-Cochrane Central Register of Controlled Trials. Journal of stroke and cerebrovascular diseases. the official journal of National Stroke Association, 2007, 16（5）: 225-231.

［25］Matsuda T, Sawada T, Yamaguchi T, et al. Antiplatelet cilostazol is beneficial in diabetic and/or hypertensive ischemic stroke patients. Subgroup analysis of the cilostazol stroke prevention study. EBM Reviews-Cochrane Central Register of Controlled Trials. Cerebrovascular diseases（Basel, Switzerland）, 2008, 26（1）: 63-70.

［26］The Cochrane Collaboration Group. Antiplatelet agents and anticoagulants for hypertension（Review）. NewYork: John Wiley & Sons, 2011.

［27］Antiplatelet Trialists' Collaboration. Collaborative overview of randomised trials of antiplatelet therapy. I. Prevention of death, myocardial infarction, and stroke by prolonged antiplatelet therapy in various categories of patients. BMJ, 1994, 308: 81-106.

［28］Baigent C, Collins R, Peto R. Article makes simple errors and could cause unnecessary deaths. BMJ, 2002, 324（7330）: 167.

［29］Sudlow C, Sandercock P, Warlow C. Antiplatelet therapy and atherosclerotic events. Commentary is inaccurate. BMJ, 2002, 324（7342）: 917.

［30］Mant J, Hobbs FD, Fletcher K, et al. Warfarin versus aspirin for stroke prevention in an elderly community population with atrial fibrillation（the Birmingham Atrial Fibrillation Treatment of the Aged Study, BAFTA）: a randomised controlled trial. Lancet, 2007, 370（9586）: 493-503.

［31］The Cochrane Collaboration Group. Clopidogrel plus aspirin versus aspirin alone for preventing cardiovascular disease（Review）. NewYork: John Wiley & Sons, 2011.

［32］Bond CM, Fish A, Porteous TH, et al. A randomised controlled trial of the effects of note-based medication review by community pharmacists on prescribing of cardiovascular drugs in general practice. EBM Reviews-Cochrane Central Register of Controlled Trials. International Journal of Pharmacy Practice, 2007, 15（1）: 39-46.

［33］Vesin C, Galan P, Gautier B, et al. Control of baseline cardiovascular risk factors in the SU-FOL-OM3 study cohort: does the localization of the arterial event matter? EBM Reviews-Cochrane Central Register of Controlled Trials. European journal of cardiovascular prevention and rehabilitation. official journal of the European Society of Cardiology, Working Groups on Epidemiology & Prevention and Cardiac Rehabilitation and Exercise Physiology, 2010, 17（5）: 541-548.

［34］严晓伟. 抗血小板药物的研发进展. 中国循环杂志, 2011, 26（1）: 4.

［35］胡君茹, 姜华, 刘效栓. 阿司匹林联合氯吡格雷抗

血小板治疗的研究进展．中国药房，2013，24（8）：750-753.

［36］杨宝峰．药理学．7版．北京：人民卫生出版社，2008：289.

［37］张亚梅，陈庆伟．老年冠状动脉粥样硬化性心脏病抗血小板药物治疗的临床评价．心血管病学进展，2011，32（2）：220.

［38］范岚，张伟，周宏灏．抗血小板药物的遗传药理学研究进展．中国药理学通报，2010，26（4）：421.

［39］中华医学会心血管病学分会，中华心血管病杂志编辑委员会．不稳定性心绞痛和非 ST 段抬高心肌梗死诊断与治疗指南．中华心血管病杂志，2007，35（4）：299.

［40］Yusuf S，Zhao F，Mehta SR，et al. Effects of clopidogrel in addition to aspirin in patients with acute coronary syndromes without ST-segment elevation. N Engl J Med，2001，345（7）：494.

［41］Gerschutz GP，Bhatt DL. The clopidogrel in unstable angina to prevent recurrent events（CURE）study：to whatextent should the results be generalizable. Am Heart J，2003，145（4）：595.

［42］陈力，何敏滢．阿司匹林联合氯吡格雷治疗不稳定性心绞痛的临床分析．临床和实验医学杂志，2011，10（5）：369.

［43］黄建雄，刘晓凯．氯吡格雷联合阿司匹林治疗不稳定型心绞痛的疗效观察．中国药房，2011，22（24）：2270.

［44］张鸿举，梁毅，尚咏琦，等．氯吡格雷联合阿司匹林治疗不稳定性心绞痛的疗效及安全性．徐州医学院学报，2008，28（9）：590.

［45］卢阳．阿司匹林联用氯吡格雷治疗不稳定型心绞痛70例临床观察．中国临床实用医学，2010，4（3）：133.

［46］Bowry A，Brookhart M，Choudhry NK. Meta analysis of the efficacy and safety of clopidogrel plus aspirin as compared to antiplatelet monotherapy for the prevention of vascular events. Am J Cardial，2008，101（7）：960.

［47］张攀，汪明慧．氯吡格雷联合阿司匹林治疗急性心肌梗死的疗效研究．现代预防医学，2011，38（6）：1177.

［48］杨平．急性心肌梗死溶栓后联合使用阿司匹林及氯吡格雷的疗效和安全性研究．内科，2009，4（5）：707.

［49］吴荣辉．氯吡格雷联合阿司匹林与单用阿司匹林治疗急性心肌梗死的临床疗效比较．中国实用医药，2010，5（26）：10.

［50］苏海明．大剂量氯吡格雷在冠心病介入治疗中的应用效果观察．现代中西医结合杂志，2011，20（7）：827.

［51］章祎．阿司匹林联合氯吡格雷对冠脉支架术后患者的疗效性与安全性研究．中华全科医学，2011，9（7）：1053.

［52］Mehta SR，Yusuf S，Peters RJ，et al. Effects of pretreatment with clopidogrel and aspirin followed by long-term therapy in patients undergoing percutaneous coronary intervention：the PCI-CURE study. Lancet，2001，358（9281）：527.

［53］Mehta SR，Bassand JP，Chrolavicius S，et al. Design and rationale of CURRENT-OASIS 7：a randomized，2×2 fac-torial trial evaluating optimal dosing strategies for clopidogrel and aspirin in patients with ST and non-ST-elevation acute coronary syndromes managed with an early invasive strategy. Am Heart J，2008，156（6）：1080.

［54］黄桂梅，李性天．药物洗脱支架术后的抗血小板治疗进展．中国药房，2011，22（10）：927.

［55］King SB，Smith SC，Hirshfeld JW，et al. 2007 Focused update of the ACC/AHA/SCAI 2005guideline update for percutaneous coronary intervention. J Am Coll Cardiol，2008，51（2）：172.

［56］Amarenco P，Bogoussvsky I. The SPARCL（the Stroke Prevention by Aggressive Reduction in Cholesterol Levels）Investigators. N Engl J Med，2006，355（6）：549.

［57］Sacco RL，Adams R，Albert G，et al. Guidelines for prevention of stroke in patients with ischaemic attack. Stroke，2006，37（2）：577.

［58］Mehta SR，Yusuf S. The Clopidogrel in Unstable angina to Prevent Re-current Events（CURE）trial programme；rationale，design an baseline characteristics including a meta analysis of the effects of the thienopy-ridines in vascular disease. Eur Heart J，2000，21（24）：2033.

［59］Hill MD，Yiannakoulias N，Jeerakat hil. The high risk of stroke immediately after transient ischemic attacks. A population based study. Neurology，2004，62（11）：2015.

［60］许风雷，李翠萍，热依汗，等．阿斯匹林联合氯吡格雷治疗短暂性脑缺血发作疗效观察．中国实用神经疾病杂志，2010，13（1）：32.

［61］侯广春，郭传智．氯吡格雷联合阿司匹林对 TIA 患者凝血及纤溶指标的影响．山东医药，2011，51（3）：46.

［62］Kawanami D，Maemura K，Takeda N，et al. Direct reciprocal effects of resist in and adiponectin on vascular endothelial cells：a new insight into adipocytokine endothelial cell interactions. Biochem Biophys Res Commun, 2004, 314（2）：415.

［63］中华医学会神经科学会. 中国急性缺血性卒中诊治指南（2010）. 中华神经科杂志, 2010, 43（2）：2.

［64］陈章洲, 吴水生. 拜阿司匹林联合氯吡格雷抗血小板聚集治疗进展性脑卒中临床观察. 中外医学研究, 2011, 9（12）：37.

［65］张东亚, 胡亚妮, 姜超. 阿司匹林联合氯吡格雷治疗脑梗死 98 例疗效分析. 延安大学学报：医学科学版, 2011, 9（2）：7.

［66］魏立业, 张庆文, 冯倩, 等. 氯吡格雷联合阿司匹林治疗稳定型心绞痛伴糖尿病的疗效及安全性研究. 实用医学杂志, 2011, 27（3）：502.

［67］史瑞林. 阿司匹林的临床应用及常见不良反应. 中国现代药物应用, 2010, 4（13）：130-131.

［68］博恩. 阿司匹林配伍禁忌多. 中国医药报, 2008, B07：1-2.

［69］李春晓, 杨志宏, 李成建. 阿司匹林少见不良反应. 中国误诊学杂志, 2011, 11（7）：1686.

［70］朱晓明, 田洁. 阿司匹林预防卒中的最佳剂量及不良反应. 中国杜区医师, 2005, 7（116）：13-14.

［72］张庆翔, 刘剑刚, 史大卓. 氯吡格雷的不良反应及其防治研究进展. 中国药房, 2013, 24（16）：1526-1527.

［73］Savi P, Pereilio JM, Uzabiaga MF, et al. Identification and biological activity of the active metabolite of clopidogrel. Thromb Hcemost, 2000, 84（5）：891.

［74］抗血小板药物消化道损伤的预防和治疗中国专家共识组. 抗血小板药物消化道损伤的预防和治疗中国专家共识. 中华内科杂志, 2009, 48（7）：607.

［75］赵助飞, 王飞. 氯吡格雷治疗急性冠脉综合征的临床疗效及其对血小板 P 选择素和 C 反应蛋白的影响. 中国药房, 2011, 22（36）：3411.

［76］胡爱虹, 李小明. 33 例氯吡格雷致不良反应文献分析. 海峡药学, 2011, 23（5）：260.

［77］CAPRIE Steering Committee. A randomized blinded trial of clopidogrel versus aspirin in patients at risk of ischemic events（CAPRIE）. Lancet, 1996, 348（9038）：1329.

［78］Bennett CL, Connors JM, Carwile JM, et al. Thrombotic thrombocytopenic purpura associated with clopidogrel. N Engl J Mecl, 2000, 342（24）：1773.

［79］Elmi F, Peacock T, Schiavone J. Isolated profound thrombocytopenia associated with clopidogrel. J Invasive cardiol, 2000, 12（10）：532.

［80］Balamuthusamy S, Arora R. Hematologic adverse effects of clopidogrel. Am J Ther, 2007, 14（1）：106.

［81］Haj M, Dasani H, Kundu S, et al. Acquired haemophilia may be associated with clopidogrel. BMJ, 2004, 329（7461）：323.

［82］Khambekar SK, Kovac J, Gershlick AH. Clopidogrel induced urticarial rash in a patient with left main stem percutaneous coronary intervention：management issues. Heart, 2004, 90（3）：e14.

［83］Gowda RM, Misra D, Khan IA. Hypersensitivity skin rash：an adverse drug reaction to clopidogrel loading dose. Int J cardiol, 2004, 95（2/3）：333.

［84］Bhatt DL, Scheiman J, Abraham NS, et al. ACCF/ ACC/AHA 2008 expert consensus document on reducing the gastrointestinal risks of antiplatelet therapy and NSAID use：a report of the American College of Cardiology Foundation Task Force on Clinical Expert Consensus Documenu. Circulation, 2008, 118（18）：1894.

［85］Goyal RK, Srivastava D, Lessnau KD. Clopidogrel-induced hepatocellular injury and cholestatic jaundice in an elderly patient：case report and review of the literature. Pharmcacotherapy, 2009, 29（5）：608.

［86］Jura-Szoltys E, Chudek J. Epistaxis as the reason for premature discontinuation of clopidogrel after percutaneous coronary angioplasty with stmt implantation. Kardiol Pol, 2011, 69（8）：817.

［87］常佩芬, 郭远林, 李建军. 氯吡格雷多次过敏 1 例. 临床心血管病杂志, 2010, 26（10）：796.

［88］Siller-Matula JM, Jilma B, Schror K, et al. Effect of proton inhibitors on clinical outcome in patients treated with clopidogrel：a systematic review and meta-analysis. J Thromb Haemost, 2010, 8（12）：2624.

［89］Siller-Matula JM, Delle-Karth G. Addition of omeprazole to dual antiplatelet therapy with clopidogrel plus aspirin lowers the risk of upper gastrointestinal bleeding. Evid Based Med, 2011, 16（5）：144.

［90］唐栩, 毕绮丽, 范柳媚. PCI 术后患者联合使用质子泵抑制剂对氯吡格雷疗效的影响. 中国药房, 2010, 21（32）：3029.

［91］EMEA. Public Stcatement Intercaction Between Clopidogrel and Proton Pump Inhibitors.［2009-11-17］. http：//www.ema.europa.eu/humandocs/PDFs/EPAR/ Plavix/17494810en.pdf

［92］Fontes-Carvalho Ricardo, Albuquerquea A, Araujo C. Omeprazole, but not pantoprazole, reduces the antiplatelet effect of clopidogrel: a randomized clinical crossover trial in patients after myocardial infarction evaluating the clopidogrel-PPIs drug interaction. Eur J GcastroenterolHepcatol, 2011, 23（5）: 396.

［93］ Ji X, Hou M. Novel agents for anti-platelet therapy. J Hemcatol Oncol, 2011（4）: 44.

［94］ 吴帅, 朱萱, 郝勇, 等. 抗血小板药物治疗的实验室检测. 中华脑血管病杂志, 2009, 3（6）: 303-308.

［95］ 王燕, 史敏, 刘永春, 等. 抗血小板药物及其实验室监测方法的研究进展. 河北医药, 2010, 32（22）: 3217-3219.

［96］ Gum PA, Kottke-Marchant K, Poggio ED, et al. Profile and prevalence of aspirin resistance in patients with cardiovascular disease. Am J Cardiol, 2001, 88: 230-235.

［97］ Haubelt H, Anders C, Hellstern P. Can platelet function tests predict the clinical efficacy of aspirin. Semin Thromb Hemost, 2005, 31: 404-410.

［98］ O Brien JM. Platelet aggregation: Some results from a new method of study. J Clin Pathol, 1962, 15: 452-481.

［99］ Cardinal DC, Flower RJ. The electronic aggregometer: a novel device for assessing platelet behavior in blood. J Pharmacol Methods, 1980, 3: 135-158.

［100］ Craft RM, Chavez JJ, Snider CC, et al. Comparison of modified Thrombelastograph and Platelet works whole blood assays to optical platelet aggregation for monitoring reversal of clopidogrel inhibition in elective surgery patients. J Lab Clin Med, 2005, 145: 309-315.

［101］ Bouchard BA, Butenas S, Mann KG, et al. Interactions between platelets and the coagulation system. 2nd ed. San Diego: Elsevier/Academic Press, 2007: 377-402.

［102］ Spectre G, Brill A, Gural A, et al. A new point of care method for monitoring antiplatelet therapy: application of the cone and platelet analyzer. Platelets, 2005, 16: 293-299.

［103］ Harrison P. The role of PFA-100 testing in the investigation and management of haemostatic defects in children and adults. Br JHaematol, 2005, 130: 3-10.

［104］ Chen Y, Davis Gorman G, Watson R, et al. Platelet CD62P Expression and Mi croparticle Formation in Murine Acquired Immune Deficience Syndrome and Chronic Ethanol Consumption. Alcoho & Alcoholism, 2003, 38: 25.

［105］ Ritter L S, Stempel KM, Coull BM, et al. Leukocyte-platelet aggregates inratperipheral blood after ischemic stroke and repeffusion. Bid Res, 2005, 6: 281.

［106］ Malinin A, Sperg ling M, Muhlestein B, et al. Assessing aspirin responsiveness in subjects with multiple risk factors for vascular disease with a rapid platelet function analyzer. Blood Coagul Fibrinolysis, 2004, 15: 295-301.

［107］ Savi P, Herbert JM. Clopidogrel and ticlopidine P2Y12 adenosine diphosphate-receptor antagon is ts for the prevention of atherothrom bos is. Sem in Thromb Hemost, 2005, 31: 174-83.

［108］ Eikelboom JW, Hirsh J, Weitz JI, et al. Aspirin-resistant throm boxane biosynthesis and the risk of myocardial infarction, stroke, or cardiovascular death in patients at high risk for cardiovascularevents. Circulation, 2002, 105: 1650-1655.

（王志军　绍仲达）

第61章　降压治疗临床试验

近二十多年来，临床医学模式发生了重大变化，由过去以经验为基础的医疗模式逐渐转变为以证据为基础的医疗模式，这种医疗模式被称为循证医学。大规模临床研究为循证医学提供了坚实的基础，而作为循证医学中证据级别最高的大样本随机对照试验（randomized controlled trials，RCT），则被认为是治疗性研究的"金标准"。

半个多世纪以来，全世界开展了数十项以心脑血管并发症为主要研究目标的高血压随机对照临床试验，这些临床试验为高血压的治疗与管理建立了理论基础。早期的高血压临床试验一般采用安慰剂对照或无药物治疗作为对照，这些研究一致显示高血压患者进行积极降压治疗可以明显降低心脑血管并发症的危险。在此基础上，几乎所有接下来进行的临床试验都是对多个不同药物之间进行对比，主要探讨较新的降压药物与传统的降压药物相比，是否能够更有效地减少心脑血管事件。ESH/ESC 指南在回顾了大量降压药物随机试验后认为，降压治疗的主要获益来源于血压本身的降低，大部分独立于所使用的药物。但就某些终点事件而言，某类药物可能优于另一类药物。例如收缩期高血压患者联合治疗避免心血管事件（Avoiding Cardiovascular Events Through Combination Therapy in Patients Living with Systolic Hypertension Trial，ACCOMPLISH）结果表明，ACEI 与 CCB 联合与 ACEI 与利尿药联合相比，可显著降低心血管复合事件[1]；北欧心脏结局研究（Anglo Scandinavian Cardiac Outcome Trial，ASCOT）显示，氨氯地平 / 培哚普利在降低心血管事件方面优于阿替洛尔 / 苄氟噻嗪钾[2]。

20 世纪 80 年代中期以来，我国也陆续开展了多项大规模、多中心降压治疗预防心血管事件的随机对照临床试验，并获得了研究结果。中国曾开展过 3 项应用钙通道阻滞药治疗高血压的临床试验：中国老年收缩期降压治疗临床试验（Systolic Hypertension in China，Syst-China）、上海老年人群硝苯地平研究（Shanghai Trial Of Nifedipine in the Elderly，STONE）和成都硝苯地平临床试验。这些研究均表明，与安慰剂相比，CCB 积极降压治疗可明显减少卒中和其他

心血管终点事件。"九五"期间，我国还进行了"非洛地平减少心脑血管并发症研究"（Felodipine Event Reduction study，FEVER）。FEVER 研究结果表明，虽然两组血压仅相差 4/2mmHg，与单用利尿药的患者相比，加用小剂量的非洛地平能明显降低心血管事件发生率。我国"十一五"科技支撑项目"高血压综合防治研究"（Chinese Hypertension Intervention Efficacy Study，CHIEF）结果表明，初始低剂量氨氯地平与替米沙坦或复方阿米洛利联合治疗，可明显降低高危高血压患者的血压水平，二组高血压控制率超过 80%，提示以钙通道阻滞药为基础的联合治疗方案适用于中国高血压患者[3-4]。

不同药物之间进行疗效比较的 RCT，经历了单药间比较到联合用药比较的发展过程。2007 年 ESH/ESC 指南强调，多数患者需要至少两种药物联合治疗才可以使血压达标。2013 年 ESH/ESC 指南再次对 2007 年指南的建议加以确认，强调对高危高血压患者或基线血压显著升高者初始就应采用联合治疗[5]。这也是指南制订者们根据大量降压药物治疗的 RCT 得出的结论。下面重点介绍我国人自己进行的大规模联合降压 RCT——高血压综合防治研究（Chinese Hypertension Intervention Efficacy Study，CHIEF），并就近几年开展的比较重要的联合降压治疗的主要临床试验 ACCOMPLISH 和 ASCOT 进行阐述。最后陈述迄今规模最大的对比不同类型降压药物对研究终点影响的多中心临床研究"抗高血压和降脂预防心肌梗死试验"（Antihypertensive and Lipid Lowing Treatment to Prevent Heart Attack Trial，ALLHAT）[6-7]，以及中国较早进行的随机双盲对照临床研究 Syst-China[8]。

一、CHIEF 研究

这是迄今为止在我国进行的最大规模的高血压随机对照开放临床研究，也是国际上第一个初始低剂量 CCB 联合 ARB 以心血管事件为主要终点的研究。CHIEF 主要观察综合干预对高血压患者血压达标和心血管事件的影响。综合干预包括初始用小剂量氨氯地平为基础的联合降压药、小剂量他汀类调

脂治疗及不良生活方式强化干预，以期提高高血压控制率，降低心血管事件发生危险，改变不良生活方式，改善患者生活质量。最终用循证医学标准评估和总结出一个优化综合治疗方案。

1. 入选标准

同时具备以下4项条件者方可进入研究：①原发性高血压患者；②年龄50～79岁；③伴有1项或1项以上心血管危险因素；④有提供知情同意的能力。心血管病发生的危险因素包括以下一项或几项者：有卒中病史、有心肌梗死史、稳定型心绞痛、外周血管病、2型糖尿病、超重或肥胖、血脂异常、早发心血管病家族史、吸烟、左心室肥大等。排除标准：继发性高血压、急性心脑血管事件发作、伴有严重肝或肾疾病或有研究药物禁忌证等。

2. 随机治疗方法

本研究为全国多中心前瞻性大规模随机开放对照盲终点评估（PROBE）的临床研究。初筛患者进入导入期，停用降压药2周，门诊复查坐位收缩压140～179和（或）舒张压90～109mmHg者进入随机期。按2×2析因方式分配随机号码。将全部患者随机分为降压治疗的氨氯地平＋复方阿米洛利组（A组）或氨氯地平＋替米沙坦组（T组）；其中，血总胆固醇水平4.0～6.1mmol/L的患者随机分为他汀调脂治疗组（辛伐他汀10mg/d）或常规处理组。A组初始用氨氯地平2.5mg和复方阿米洛利半片，每日1次。T组初始用氨氯地平2.5mg和替米沙坦40mg，每日1次。随机后第2周、4周、8周门诊各随访1次，根据血压目标及耐受性调整药品及剂量（见图61-1）。8周血压未达标的可加其他合适的降压药。

3. 研究终点

主要终点：重要心血管复合事件（非致死性卒中、非致死性心肌梗死、心血管死亡）。次要终点：总心血管事件；冠心病、卒中、心肌梗死、心血管死亡、夹层动脉瘤、心力衰竭、总死亡、新发生心房颤动、新发生糖尿病等。其他指标：血压变化，血压控制率（收缩压＜140mmHg和同时舒张压＜90mmHg），眼底变化，MMSE变化，心电图变化，生活质量变化，生活方式变化（限盐量，减重量，运动量，戒烟率，高血压知识知晓率）。

4. 研究结果

本课题于2007年10月29日开始随机选入第一例患者，全国180家协作单位参加研究，至2008年10月29日完成最后一例随机选入受试者，共随机纳入受试者13 542例，9913名患者进入降脂分支研究。2011年12月31日停止随机治疗。本项研究已经通过中国医学科学院阜外心血管病医院伦理委员会批准，所有患者均已签署知情同意书。有关研究方案、基线资料以及降压疗效和安全性的文章已在国外杂志上发表[3-4]。

（1）患者基线临床特征（表61-1）：随机分配到氨氯地平＋复方阿米洛利联合治疗组6776例，氨氯地平＋替米沙坦联合治疗组6766例。两组患者基线临床特征相似。氨氯地平＋阿米洛利和氨氯地平＋替米沙坦组平均年龄均为（61.5±7.7）岁，男性均占48%；60岁以上老年人均占50%；两组未治疗的高血压患者均占8%，单药治疗血压未达标的均为46%，正在联合治疗的均为45%。两组患者伴

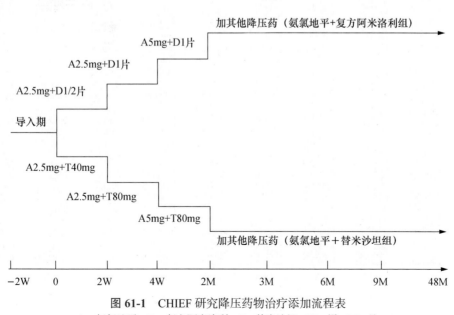

图 61-1 CHIEF 研究降压药物治疗添加流程表

A：氨氯地平；D：复方阿米洛利；T：替米沙坦；W：周；M：月

表 61-1　高血压患者基线临床特征			
	氨氯地平＋阿米洛利	氨氯地平＋替米沙坦	P
患者人数	6776	6766	—
性别：　女（n·%）	3486（51.5）	3480（51.4）	
男（n·%）	3290（48.5）	3286（48.6）	0.93
年龄　（x±SD，岁）	61.5±7.7	61.5±7.7	0.98
＜60（n·%）	3268（49.6）	3291（50.2）	
60～69（n·%）	2108（32.0）	2089（31.9）	
≥70（n·%）	1216（18.5）	1175（17.9）	0.68
高血压分类（n·%）			
未治疗	569（8.4）	567（8.4）	0.95
单药治疗未达标	3150（46.5）	3142（46.4）	0.81
正在联合治疗	3057（45.1）	3057（45.2）	0.85
危险因素（n·%）			
脑血管病史	1256（18.5）	1274（18.8）	0.66
冠心病	849（12.5）	829（12.3）	0.62
血脂异常	2738（42.1）	2722（41.9）	0.86
糖尿病	1143（17.9）	1209（19.0）	0.12
正在吸烟	1195（18.5）	1188（18.4）	0.91

发心血管危险因素均相近：脑血管病病史占19%，冠心病病史占12%，血脂异常占42%，糖尿病占19%，正在吸烟占19%。

（2）随机治疗前后血压水平变化：随机时氨氯地平＋阿米洛利和氨氯地平＋替米沙坦组两组血压为（157.3±10.8）/（93.1±8.0）mmHg和（157.0±10.7）/（93.2±8.0）mmHg，随机治疗后第2、4、8、12、48和96周与随机时比较，氨氯地平＋阿米洛利组血压分别下降17.0/8.2mmHg、21.4/10.5mmHg、24.0/12.1mmHg、25.6/12.7mmHg、27.0/14.0mmHg和27.4/14.3mmHg；氨氯地平＋替米沙坦组分别下降17.1/9.0mmHg、21.1/10.9mmHg、24.1/12.6mmHg、25.5/13.4mmHg、26.9/14.3mmHg和27.1/14.5mmHg。48个月研究结束时，A组和T组血压分别为131.1/78.4mmHg和130.5/78.4mmHg，显著下降26.2/14.7mmHg和26.5/14.8mmHg。

（3）血压控制率（图61-2）：随机治疗2周，氨氯地平＋阿米洛利与氨氯地平＋替米沙坦组血压控制率［血压＜140和（或）＜90mmHg］分别为42.7%和45.2%；第4、8和12周控制率分别为57.9%、58.5%、72.1%和72.6%、78.1%、78.9%。96周时，两组的血压控制率分别为87.5%和86.1%；48个月时，分别为85.7%和86.8%，两组之间血压控制率无显

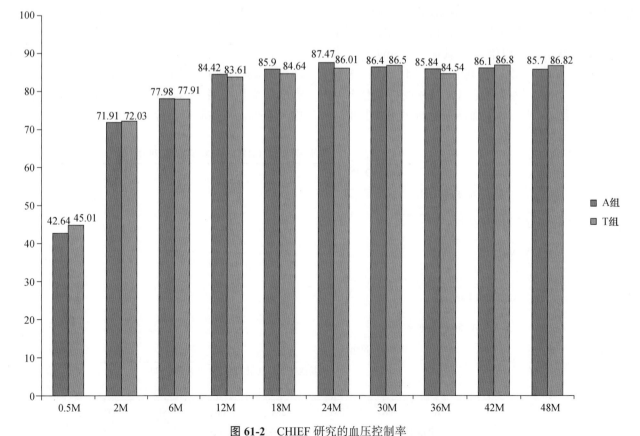

图 61-2　CHIEF 研究的血压控制率

A组：氨氯地平＋复方阿米洛利组；B组：氨氯地平＋替米沙坦组；M：月

著性差异。

（4）安全性：二组中与药物有关的不良反应发生率非常低，因各种原因停用研究药物者约为5%，A组略高于T组，但二组相比并没有显著差异。说明研究依从性高，药物耐受性好。停药原因见表61-2。

表61-2　停用研究药物原因

	A组（例）	T组（例）
头晕、头痛	12	20
咳嗽	1	4
低血钾	2	1
外周水肿	29	26
SBP＞200或DBP＞120mmHg	3	1
失访	36	44
撤出知情同意书	66	60
研究者意愿	27	21
其他	177	159
合计	353（5.21%）	336（4.97%）

（5）研究终点事件：一级终点事件为复合心血管事件，包括非致死性卒中、非致死性心肌梗死、心血管死亡。主要终点事件共发生349例次，其中卒中258例，心肌梗死56例，心血管死亡78例。二组间的事件发生率无显著差异，进一步证明，降压治疗的获益主要与血压本身的下降有关。有关数据正在分析中。

5. 本研究在中国高血压治疗中的意义

CHIEF研究采用初始小剂量钙通道阻滞药氨氯地平为基础的联合治疗方案，分别加低剂量利尿药复方阿米洛利或ARB替米沙坦，治疗2周，两组血压即较前下降了17/（8～9）mmHg，治疗4、8、12周，血压下降（21～25）/（10～13）mmHg。治疗2周两组血压控制率超过43%。在未加其他降压药的情况下，治疗8周血压控制率超过70%，说明本研究药物联合降压疗效好。治疗4年，两组血压控制率均达到85%。初始小剂量联合降压适合国人高血压治疗。

本研究早期血压控制率均高于以往氨氯地平的两项联合降压试验ACCOMPLISH[1]和ASCOT[2]的报道。我国为高盐饮食地区，高盐饮食对钙通道阻滞药的降压作用影响较少。我国以往完成的大型高血压随机临床试验如Syst-China和STONE及FEVER研究均表明，应用钙通道阻滞药治疗高血压

患者可明显降低卒中事件。中国高血压患者对钙通道阻滞药的治疗反应较好，副作用少，国产制剂价格相对便宜。本研究药品苯磺酸氨氯地平、替米沙坦、复方阿米洛利均为国产上市药品。复方阿米洛利包含阿米洛利2.5mg（保钾利尿药）及氢氯噻嗪25mg（排钾利尿药），二者合用，有利于提高降压疗效和减少不良反应。氨氯地平是长效钙通道阻滞药，多个大型试验提示长期应用可减少心血管事件。本研究入选对象平均血压157/93mmHg，多数为心血管中危或高危患者。初始用小剂量联合治疗，取得很好的降压效果。

CHIEF研究是国际上第一个规模最大的钙通道阻滞药＋ARB联合降压治疗的随机临床试验，是首次在国内开展的对高血压伴心血管危险因素患者联合降压、调脂治疗和生活方式干预的综合防治研究。综合干预有利于提高高血压的治疗率和控制率，有利于改善患者生活质量，从整体上遏制心血管病增长态势。他汀调脂组治疗后血总胆固醇水平较常规对照组下降。生活方式干预组的限盐、戒烟、运动等指标有所改善。中国有2.66亿高血压患者，约半数伴血脂异常，相当一部分人群（本研究为73%）的胆固醇水平处于4.0～6.1mmol/L之间。CHIEF研究所采用的综合干预方案有良好的推广应用前景，可使广大高血压患者受益，有利于控制高血压及其他心血管危险因素；有利于提高血压达标率，有利于进一步降低心血管事件危险。

CHIEF研究在高血压领域有很大影响，专家评估本研究方案是符合国情的高血压优化治疗方案，为《2010年中国高血压防治指南》[9]的修订提供了证据。这对全面控制高血压有很重要的意义，提升了我国在循证医学领域的地位。本研究方案验证的固定复方制剂正在研发中。

CHIEF研究是根据高血压领域迫切需要解决的重要问题而设立的，有广泛的需求。高血压治疗不仅要考虑血压水平，也要考虑血脂、血糖、生活方式等问题。本课题正是基于全面干预危险因素的考虑，对高血压进行综合干预。小剂量联合治疗不仅能提高药物治疗的效果，提高患者顺从性，而且能减少副作用的发生。对于胆固醇水平与试验中相近的高血压患者，即使小剂量的他汀治疗也会获得莫大的益处。

二、ACCOMPLISH研究

2008年，ACCOMPLISH研究结果在《新英格兰医学杂志》全文发表[1]。此研究入选11 506

名伴心血管病危险因素的高危高血压患者，随机分配至 ACEI 联合 CCB 复合片组（贝那普利 / 氨氯地平）或 ACEI 联合利尿药复合片组（贝那普利 / 氢氯噻嗪）。主要终点为复合终点，包括心血管死亡、非致死性心肌梗死、非致死性卒中、心绞痛住院、心搏骤停复苏及冠状动脉血运重建，平均随访 36 个月。结果显示，尽管两组的血压仅相差 0.9/1.1mmHg（ACEI＋CCB 组平均血压为 131.6/73.3mmHg，ACEI＋利尿剂组为 132.5/74.4mmHg），但 ACEI 与 CCB 联合在减少心血管事件方面明显优于 ACEI 与利尿药的联合，前者主要终点事件 522 例，发生率 9.6%；后者为 679 例，发生率 11.8%，主要终点的相对危险下降 20%（$P < 0.001$）。此研究结果出人意料，因为在此之前，以 CCB 为基础治疗和与利尿药为基础治疗的比较研究中，从未显示 CCB 更优。

为什么这两组药物联合方案结果血压只相差 0.9/1.1mmHg，而主要终点的危险相对下降达到 20%（$P < 0.001$），似乎难以用血压差别来解释。ACCOMPLISH 结果可能是由于肾素-血管紧张素系统（renin angiotensin system，RAS）阻滞药联合钙通道阻滞剂能更有效降低中心动脉压所致。当然，这种可能还需要进一步确证。无论如何，ACCOMPLISH 研究是高危高血压患者联合治疗的里程碑，是首个直接比较两种联合治疗的抗高血压临床试验，开创了固定复方联合治疗的先河。而且，在此研究中，经过药物联合治疗后，两组患者的血压达标率分别达到 81.7% 与 78.5%，是当时高血压试验中血压控制率最高的研究。

三、ASCOT 研究

本研究是由研究者独立组织启动的大规模、前瞻性、国际多中心随机双盲临床试验，入选 19 342 名无冠心病、但具有心血管危险因素的高血压患者。患者随机接受长效 CCB 苯磺酸氨氯地平治疗，必要时加用 ACEI 培哚普利；或阿替洛尔治疗，必要时加用噻嗪类利尿药苄氟噻嗪钾。其中 10 305 名非空腹血清总胆固醇≤ 6.5mmol/L、未使用过他汀类或贝特类药物治疗的患者进入降脂治疗组，随机分为阿托伐他汀组或安慰剂组。入选患者的年龄在 40 ～ 76 岁，女性 1942 名，占 18.8%，白人占 94%，基线平均血压为 164/95mmHg，血清总胆固醇平均值 5.51mmol/L。主要终点为非致死性心肌梗死和致死性冠心病。

ASCOT 研究最初设想 5 年完成，但在经过 3 年的研究后，发现降压联合降脂治疗可显著减少冠心病事件和卒中事件，因此提前终止了该研究中阿托伐他汀降脂治疗分支，此分支研究随访中位时间为 3.3 年。而降压分支研究在平均随访了中位时间 5.4 年后也提前结束。

该研究结果显示，与阿替洛尔为基础治疗相比，以氨氯地平为基础治疗的总死亡率和总冠状动脉事件均显著下降 14%；致死性和非致死性卒中显著减少 23%；心血管死亡显著减少 24%；新发糖尿病显著减少 32%；非致死性心肌梗死和致死性冠心病减少 10%，二组未有统计学差异（$P = 0.12$）。由于广泛使用了他汀类药物，并且研究提前结束，主要终点事件为 869 例，相对较少，组间未见显著的统计学差异。

在整个试验过程中，氨氯地平 / 培哚普利组的血压控制略优于阿替洛尔 / 苄氟噻嗪钾组，两组血压的平均差异为 2.9/1.8mmHg，这也许可以部分解释造成两组事件差异的可能原因。ASCOT 是第一个显示总死亡率有显著差异的抗高血压临床试验，并且与传统组合相比，新组合大幅度减少了新发糖尿病。

2002 年年底提前结束的 ASCOT 血脂分支研究结果显示，血脂正常或轻度升高的高血压患者在降压的同时，与安慰剂对比，常规剂量的阿托伐他汀 10mg/d 降脂治疗可以使非致死性心肌梗死和致死性冠心病显著降低 38%，卒中事件显著降低 27%，所有冠心病事件显著降低 29%。

ASCOT 研究结果令人振奋，有力证明了高血压患者在降压的同时，采用阿托伐他汀降脂治疗能进一步显著降低心肌梗死和卒中事件。从而也提示，对于高血压患者，应注重总体危险因素的控制。具有心血管危险因素的高血压患者，即使血脂正常或轻度升高，降脂治疗也可额外获益。

四、ALLHAT 研究

ALLHAT 是迄今为止最大规模的降压治疗随机双盲多中心临床试验，旨在确定与利尿药（氯噻酮）相比，钙通道阻滞药（氨氯地平）、ACEI（赖诺普利）或 α 受体阻滞剂（多沙唑嗪）是否能够降低冠心病和其他心血管疾病的危险性。试验纳入了空前规模的大量年龄在 65 岁以上的患者（平均年龄 67 岁）、女性患者（47%）、非裔美国人（35%）和糖尿病患者（36%）。该试验在美国、波多黎各、维尔京群岛和加拿大的 623 个中心进行，共入选高血压患者 42 418 例，均伴至少一项心血管危险因素。患者被随机分为利尿药组、钙通道阻滞药组、ACEI 组，或 α 受体阻滞药组，主要终点为致死性冠心病和非致死性心肌梗死联合终点。研究开始于 1994 年，于 2002 年 3 月结束。多沙唑嗪组由于充血性心力衰竭多于其他组，于 2000 年提前终止。保留下的 33 357 例患者完成试验，平均随访 4.9 年，整个试验历时 8 年。

在 ALLHAT 研究中，共发生了 2956 例主要终点事件，三组间无显著差异。这一结果在不同性别、有无糖尿病和不同种族亚组间高度一致。就某些特定的次要终点而言，组间比较具有差异：与氯噻酮组相比，氨氯地平 6 年心力衰竭的发生率明显增加 38%；赖诺普利组 6 年联合心血管事件、卒中和心力衰竭事件发生率明显高于氯噻酮组。从降压效果来看，氨氯地平组和赖诺普利组的 5 年收缩压水平显著高于氯噻酮组，分别显著升高 0.8mmHg 和 2mmHg，而氨氯地平组 5 年舒张压水平显著低于氯噻酮组 0.8mmHg。在 ALLHAT 研究中，为将血压降至低于 140/90mmHg 的目标值，63% 的患者联合使用了 2 种或更多的不同种类降压药物。

ALLHAT 研究结果表明，噻嗪类利尿药的综合效果最好，而且费用较低，适合作为第一步降压治疗中的首选药物。该研究还证明了严格控制血压的重要性，降压药物对心血管事件预后的影响主要来自于有效的血压下降。为使血压达标，大多数患者需要一种以上药物治疗。

ACEI 对黑人的降压作用不如白人有效。在 ALLHAT 研究中，也许是因为入选了过多的黑人患者（占 35%），ACEI 赖诺普利未达到人们期望的效果，但不能由此否定 ACEI 的作用与优势。ACEI 在减少新发糖尿病及代谢方面的影响优于利尿药，且对肾具有保护作用。

ALLHAT 还对其中血压控制良好的部分患者进行了降脂分支研究（ALLHAT-LLT）。入选 ALLHAT 研究的 10 355 例空腹低密度脂蛋白胆固醇（low-density lipoprotein cholesterol，LDL-C）水平为 120 ～ 189mg/dl（无冠心病）或 100 ～ 129mg/dl（冠心病）患者，被随机分配接受开放式普伐他汀 40mg/d 或常规治疗。主要终点为全因死亡，次要终点包括致死性冠心病和非致死性心肌梗死联合事件、死亡和癌症。平均随访 4.8 年。

随访 4 年时，普伐他汀组和常规治疗组的总胆固醇分别下降 17% 和 8%；LDL-C 分别下降 18% 和 11%。与 ASCOT 研究结果不同，与常规治疗组相比，普伐他汀组并未见总死亡率或冠心病事件的显

著降低，其他如卒中、心力衰竭发生率二组间也相似。这两项大规模临床试验研究结果差异的可能原因为：第一，ALLHAT-LLT 常规治疗组 32% 冠心病患者和 29% 非冠心病患者在试验期间服用了他汀类降脂药，致使二组间总胆固醇和 LDL-C 差幅不大；其次，ALLHAT-LLT 针对的是血压控制良好的高血压患者，也可能部分解释其阴性结果。

最近，ALLHAT 研究协作组在《临床高血压杂志》上发表了降脂分支研究的延长随访结果[7]。观察在停止研究治疗后 8 ～ 13 年，二组间是否仍然存在终点事件方面的差异，或者是出现了新的不同，也就是确定普伐他汀降脂治疗是否具有延续效应。主要终点为全因死亡率，次要终点为心血管死亡、冠心病、卒中、心力衰竭、心血管疾病和终末期肾病。研究结果表明，二组间死亡率或次要终点无显著差异。与 ALLHAT-LLT 试验内结果相似，普伐他汀组对黑人冠心病患者仍存在显著的治疗效应；不同的是，ALLHAT-LLT 试验内存在的种族间治疗效应的显著性在延长随访期间并没有持续。同其他大规模研究一致，ALLHAT-LLT 延长随访结果表明，他汀类药物可以预防冠心病的发生，并对他汀预防黑人冠心病增添了新的证据。

五、Syst-China

这是中国较早开展的随机、安慰剂对照临床研究，旨在观察 CCB 尼群地平降压治疗能否减少中国老年收缩期高血压患者卒中和其他心血管并发症的发生和死亡率。本研究开始于 1988 年 5 月，1991 年 4 月病例入选结束，1996 年 5 月研究结束。中国 31 个协作中心共入选病例总数为 2394 例，1253 例被随机分配到尼群地平组，服用尼群地平 10 ～ 40mg/d，必要时加用卡托普利和（或）氢氯噻嗪；1141 例分到对照组，给予相应的安慰剂。入选患者的平均年龄 66.5 岁，入选时的平均血压为 170.5/86mmHg。经过 4 年的随访，二组血压均明显下降，二组收缩压和舒张压的差值分别为 8mmHg 和 3.2mmHg。研究结果显示，经过降压治疗，总死亡率和心血管死亡率均显著下降 39%，卒中死亡率显著下降 58%，所有类型卒中的发生率降低了 38%（P = 0.01），所有致死和非致死性心血管事件发生率降低了 37%（P = 0.12）。由此，研究者得出的结论是：治疗组与对照组相比，每治疗 1000 例中国老年收缩期高血压患者 5 年，可减少 55 例死亡、39 例卒中或 59 例主要心血管事件。总死亡率和心血管死亡率的降低主要决定于致死性卒中的降低。

总结与要点

- 随机对照降压临床试验为高血压的治疗提供了循证医学依据。
- 积极降压治疗可以明显降低高血压患者发生心脑血管并发症的风险。
- 降压治疗的主要获益来源于血压本身的降低，大部分独立于所使用的药物，药物之间的总体差异很小。
- 对于伴有心血管风险的高血压患者，降脂治疗可额外获益。应注重对这些患者的综合干预，即降压的同时，还需采取降脂治疗，并改变不良的生活方式。
- 以CCB为基础的联合治疗方案，适合国人高血压的治疗。

参考文献

[1] Jamerson K, Weber MA, Bakris GL, et al. Benazepril plus amlodipine or hydrochlorothiazide for hypertension in high-risk patients. N Engl J Med, 2008, 359 (23): 2417-2428.

[2] Dahlöf B, Sever PS, Poulter NR, et al. Prevention of cardiovascular events with an antihypertensive regimen of amlodipine adding perindopril as required versus atenolol adding bendroflumethiazide as required, in the Anglo-Scandinavian Cardiac Outcomes Trial-Blood Pressure Lowering Arm (ASCOT-BPLA): a multicentre randomised controlled trial. Lancet, 2005, 366 (9489): 895-906.

[3] W Wang, L Ma, Y Zhang, et al. The combination of amlodipine and angiotensin receptor blocker or diuretics in high risk hypertensive patients: rationale, design and baseline characteristics. J of Human Hypertens, 2011, 25: 271-277.

[4] Liyuan Ma, Wen Wang, Yong Zhao, et al. Combination of Amlodipine plus Angiotensin Receptor Blocker or Diuretics in High-Risk Hypertensive Patients: A 96-week efficacy and safety study. Am J Cardiovasc Drugs, 2012, 12 (2): 137-142.

[5] European Society of Hypertension-European Society of Cardiology Guidelines Committee. 2003 European Society of Hypertension-European Society of Cardiology guidelines for the management of arterial hypertension. J Hypertens, 2003, 21 (6): 1011-1053.

[6] ALLHAT Officers and Coordinators for the ALLHAT Collaborative Research Group. Major outcomes in high-risk hypertensive patients randomized to angiotensin-converting enzyme inhibitor or calcium channel blocker vs diuretic: The Antihypertensive and Lipid-Lowering Treatment to Prevent Heart Attack Trial (ALLHAT). JAMA, 2002, 288 (23): 2981-2997.

[7] Margolis KL, Davis BR, Baimbridge C, et al. Long-term follow-up of moderately hypercholesterolemic hypertensive patients following randomization to pravastatin vs usual care: the Antihypertensive and Lipid-Lowering Treatment to Prevent Heart Attack Trial (ALLHAT-LLT). J Clin Hypertens, 2013, 15 (8): 542-554.

[8] Liu L, Wang JG, Gong L, et al. Comparison of active treatment and placebo in older Chinese patients with isolated systolic hypertension. Systolic Hypertension in China (Syst-China) Collaborative Group. J Hypertens, 1998, 16 (12 Pt 1): 1823-1829.

[9] 中国高血压防治指南修订委员会. 中国高血压防治指南2010. 中华高血压杂志, 2011, 19 (8): 701-743.

（王　文　马丽媛）

第62章　抗高血压药物的不良反应及防治

药物不良反应（adverse drug reactions，ADR）是指正常剂量的药物用于预防、诊断、治疗疾病或调节生理功能时出现的有害的和与用药目的无关的反应。主要包括副作用、毒性反应、变态反应、继发性反应、后遗效应和致畸作用。不良反应在治疗过程中无法避免，有些是可预测的、发生率高、死亡率低的毒副作用，也可以是不可预测、发生率低、死亡率高的过敏或特异性反应，而且不同患者间出现不良反应的概率和程度也不尽相同，存在很大的个体差异。

目前，抗高血压药种类繁多，作用机制大相径庭，其不良反应也是多种多样。而且，高血压是终身性疾病，需长期坚持用药才能维持血压处于正常水平，加之高血压常与其他心脑血管疾病以及危险因素合并发生，如冠心病、糖尿病等，因此，降压药的不良反应对患者健康的影响具有长期性和复杂性，并且对如何正确选择合适的降压药也有指导意义。

第一节　利　尿　药

（一）常用药物概述

临床上应用的抗高血压利尿药主要有噻嗪类和非噻嗪类[1]，其代表药物分别为氢氯噻嗪和吲达帕胺。此外，其他利尿药如呋塞米、氨苯蝶啶、螺内酯，一般用于各种类型的水肿，也可用于高血压的辅助治疗。

（二）作用机制

噻嗪类利尿药氢氯噻嗪短期服用主要通过排钠，减少细胞外容量，降低外周血管阻力而降压[2]。长期服用降压机制为通过减少血管壁细胞 Na^+ 的含量，影响 Na^+-Ca^{2+} 交换，降低 Ca^{2+} 浓度，舒张血管平滑肌；并可诱导血管壁产生扩血管物质，如缓激肽、前列腺素等。

（三）不良反应

1.噻嗪类利尿药

（1）代谢：对代谢影响较为常见，尤其是在大剂量给药后。以氢氯噻嗪为例，当日剂量超过50mg时，超过50%的患者会出现轻微的低钾血症，并可由此导致心律失常。代谢性碱中毒、低钠血症、低镁血症、低磷酸血症、高钙血症、高血糖症和高尿酸血症，影响葡萄糖耐受性以及脂质代谢，所以推荐初始剂量为12.5～25mg/d[3]。

临床证据表明，血钾水平可随剂量增加而显著降低，出现低血钾的风险也随之升高[4]。达到相同的降压效果时，高剂量给药比低剂量更易诱发低血钾以及高尿酸血症等不良反应[5]。噻嗪类可增加总胆固醇，低密度脂蛋白，尤其是极低密度脂蛋白的含量，并可抑制胰岛素分泌，所以高血脂以及糖尿病患者慎用。出现葡萄糖耐受不良后，一般停药6个月可恢复。低磷酸血症和低镁血症除对营养不良的患者有临床意义外，对其他类型患者影响不大。

（2）骨骼肌系统：少见肌痛、寒战，老年人可见骨密度保留（preservation of mineral bone density）。

（3）过敏反应：少见过敏反应，包括恶心、呕吐、腹泻、皮疹。此外，还可引发一些罕见过敏症状如急性肺水肿、间质性膀胱炎、间质性肾炎。

（4）肾：噻嗪类降低血管内容量的作用可增加肾功能不全者的血清肌酐和血尿氮素水平，有罕见间质性肾炎的报道。

（5）心血管系统：噻嗪类引发的低钾血症和低钠血症可导致心律失常，包括室性异位和完全性房室传导阻滞，以及横纹肌溶解[6]。另外，48h动态心电图监测显示，由血钾浓度降低而引发的室性期前收缩不受心室结构的影响。

（6）呼吸系统：有罕见非心源性肺水肿的报道，在接触药物数分钟内出现呼吸困难、缺氧、喘息、咳嗽、呼吸急促、头晕、恶心、呕吐、腹泻、低血压的症状，可能与特异体质或超敏反应机制有关。

（7）消化道系统：由于可升高血清胆固醇和三酰甘油，胆固醇结石形成的风险也随之增加。此外，还少见恶心、胰腺炎和急性胆囊炎。

（8）眼科：可引发急性暂时性近视和急性闭角性青光眼。

（9）神经系统：包括脑血管功能不全，与降低血容量有关，有认知和神经损伤的报道，如意识混乱、嗜睡、头晕的感觉，但停药后此不良反应随即消失。

（10）血液系统：较罕见，但有免疫复合物性溶血性贫血、再生障碍性贫血和血小板减少的报道。

2. 非噻嗪类利尿药

以吲达帕胺为例，作用机制除与排钠利尿有关外，还可直接舒张小动脉降低血管壁张力和血管对升压药物的敏感性，不良反应轻且短暂。

（1）代谢：比较广泛而常见，可引发低血钾、低血钠、高血糖、高尿酸血症，但一般临床意义不大。在推荐剂量下，只有少数几例老年妇女低血钾合并低血钠的报告。与噻嗪类利尿药不同，本品对脂质代谢几无影响。

（2）肾：副作用主要是氮质血症，罕见间质性肾炎。

（3）消化道系统：消化不良、便秘、腹泻、肠胃胀气和口干。

（4）神经系统：眩晕、头晕、头痛、疲劳。

（5）心血管系统：直立性低血压，对心率无影响。

（6）过敏反应：对磺胺类药物过敏者服用本品时可见中毒性表皮坏死松解症、多形性红斑和重症多型红斑（Stevens-Johnson 综合征）。

（7）内分泌系统：显著降低甲状旁腺激素水平。

（8）骨骼肌系统：肌肉痉挛。

（9）其他：罕见可逆性肝炎，血小板减少和舌黏膜出血。

（四）不良反应的防治

1. 低血钾

本类药品比较常见低血钾，且氢氯噻嗪（噻嗪类）发生低血钾的概率和程度都比吲达帕胺（非噻嗪类）要高。减少剂量、进食含有充足钾的食物、常规补钾或改用其他降压药，或与保钾降压药物合用可减少此种不良反应[7]。另有研究比较吲哒帕胺小剂量（1.25mg）与常规剂量（2.5mg）对老年高血压的疗效，发现降压作用相同，而小剂量组的不良反应比常规剂量组更少、更轻微[8]。

2. 高尿酸血症

血管紧张素转化酶抑制药（ACEI），可促进尿酸排泄，与本类药品合用可降低血尿酸、肌酐，并可预防低血钾的发生。

3. 高血脂

α_1 受体阻滞药有降血脂作用，可用特拉唑嗪对抗。

4. 禁忌

患有糖尿病、高血脂、痛风的高血压患者慎用。

第二节　β 受体阻滞药

（一）常用药物概述

临床上常用的有 β 受体阻滞药普萘洛尔、纳多洛尔，以及选择性 β_1 受体阻滞药美托洛尔和阿替洛尔。

（二）作用机制

作用机制：①阻断心脏 β_1 受体，降低心排血量；②阻断肾小球旁器 β_1 受体，抑制肾素分泌，阻碍肾素-血管紧张素-醛固酮系统对血压的影响；③阻断中枢 β 受体，抑制交感神经兴奋，降低血管阻力。

（三）不良反应

（1）心血管系统：最为常见，主要有低血压、心动过缓、雷诺现象恶化、房室传导阻滞、充血性心力衰竭（CHF）。此外，本类药品具有"反跳现象"，长期用药突然停药可导致高血压、心肌梗死以及心绞痛。

患有嗜铬细胞瘤的患者如不加服 α 受体阻滞药可能会出现血压反常升高。

（2）神经系统：常见疲劳、头晕、睡眠障碍、多梦，尤以大剂量服药者多见，此外还罕见感觉异常和重症肌无力。选择性 β_1 受体阻滞药阿替洛尔不经过血脑屏障，从而避免各种对中枢神经系统的副作用[9]。

（3）消化道系统：可出现短暂性的恶心、呕吐、上腹部疼痛、腹部绞痛、腹泻、便秘，还可罕见肠系膜动脉血栓、缺血性结肠炎。

（4）呼吸系统：非选择性 β 受体阻断药可抑

制支气管舒张，引发支气管痉挛，哮喘和慢性阻塞性肺疾病患者禁用。

（5）血液系统：较罕见，主要有粒细胞缺乏症，血小板或非血小板减少性紫癜。

（6）皮肤和黏膜系统：较罕见，可出现 Stevens-Johnson 综合征、中毒性表皮坏死松解症、眼睛干涩、表皮脱落、皮疹、荨麻疹。

（7）代谢：升高 VLDL 和 TC，降低 HDL 以及罕见体重增加。众多长期以及短期研究显示阿替洛尔可使 TC 升高 18%～36%，HDL 升高 6%～13%[10]。

（四）不良反应防治

1. 支气管哮喘

β 受体阻滞药可引发支气管哮喘，有支气管哮喘者禁用。而选择性 β₁ 受体阻滞药（如美托洛尔

和阿替洛尔），对支气管的作用明显减轻，但也有引发支气管痉挛的报道，哮喘发作时可选用 β₂ 受体激动药（如沙丁胺醇）予以缓解。

2. 心动过缓及传导阻滞

此不良反应一般较轻，停药后即可恢复。

3. 停药反应

长期用药突然停药可导致高血压、心肌梗死以及心绞痛，因此在停药前应逐渐减少剂量，不可突然停药。

4. 手术期间用药

手术前不可停药，心脏对肾上腺素反射作用的缺失会给手术带来风险。

5. 其他禁忌

心源性休克、窦性心动过缓患者禁用。

第三节　钙通道阻滞药

（一）常用药物概述

目前应用的钙通道阻滞药主要包括二氢吡啶类和非二氢吡啶类，分别以硝苯地平和维拉帕米为代表，可单独或与其他药物合用治疗轻、中和重度高血压。

（二）作用机制

抑制血管平滑肌和心肌细胞 Ca^{2+} 内流，舒张小动脉平滑肌，发挥降压作用。二氢吡啶类钙通道阻滞药尚能引起血管内皮 NO 释放而间接发挥降压作用[11]。

（三）不良反应

1. 神经系统

神经系统的不良反应最为常见，主要有头痛、虚弱、眩晕和震颤。也可能出现感觉异常、失眠、嗜睡、共济失调、偏头痛、肌张力障碍等不良反应。

2. 心血管系统

心血管副作用较为明显，常见有外周性水肿、低血压、心悸、充血性心力衰竭和非心源性水肿。也可能出现心动过速、晕厥、心房颤动、心动过缓、心搏骤停、期外收缩、静脉炎、直立性低血压等。

3. 消化道系统

比较常见恶心、胃灼热、便秘、腹痛、腹泻、口干、消化不良、肠胃气胀和腹部绞痛。也可见牙龈增生或出血、呕吐、吞咽困难、食管炎、胃肠道出血等症状。

4. 肝

偶见谷氨酰转肽酶升高，肝炎、过敏性肝炎以及黄疸。其中过敏性肝炎为剂量依赖型，常伴有发热、皮疹、嗜酸性粒细胞增多和关节炎。另有研究表明硝苯地平可致肝门静脉高压，所以患有或潜在肝疾病的患者服用硝苯地平期间应定期检查肝功能。

5. 肾

偶见肾结石，出现肾功能不全或加重。老年人和肾血管或动脉血管硬化者更易出现此类症状。

6. 过敏反应

偶见过敏反应，如神经性水肿、荨麻疹和多形性红斑。

7. 血液系统

偶见紫癜、嗜酸性粒细胞增多症、淋巴结病变，以及血小板减少症、贫血和白细胞减少症。

8. 皮肤系统

常见皮疹和瘙痒，少见皮炎、荨麻疹和出汗，还可偶见血管性水肿、瘀斑和光敏性反应等不良反应。

9. 精神病学

常见神经过敏、情绪波动，还可能出现焦虑、抑郁、噩梦等症状。

10. 呼吸系统

可见呼吸困难、咳嗽、鼻塞、喉咙痛、喘息。尚有鼻出血、鼻炎、肺水肿、胸闷的报道。

11. 骨骼肌系统

常见肌肉痉挛、关节疼痛或僵硬。

（四）不良反应防治

1. 外周水肿

常见于脚踝，可减少剂量、停药，或联用利尿药。血管紧张素转化酶抑制药可扩张静脉血管，亦可用于缓解二氢吡啶类药物所致的踝部水肿。

2. 反射性心动过速

硝苯地平此类不良反应较为明显，可选用 ACEI 或 β 受体阻滞药降低其交感神经的活化作用，减慢心率。另外，还可选用其他对心肌收缩或传导影响较小的二氢吡啶类药物，如氨氯地平、伊拉地平等。

3. 肝不良反应

有研究表明硝苯地平可致肝门静脉高压，用药物期间肝功能不全者应定期检查肝功能。

4. 牙龈增生

牙龈增生的程度与用药剂量有关，停药 1 周牙龈增生情况明显好转。如条件允许，可停药或改用其他药品。另外，经常清洁牙齿，保持口腔卫生也有益于控制牙龈增生[12]。

第四节 血管紧张素转化酶抑制药

（一）常用药物概述

血管紧张素转化酶抑制药（ACEI）常用药物按化学结构可分为三类：①含有巯基（SH），如卡托普利；②含有羧基（COO⁻），如依那普利、雷米普利、培哚普利、贝那普利等；③含有膦酸基（POO⁻），如福辛普利。其中，含羧基的如依那普利、贝那普利耐受性较好，不良反应大多轻微、温和。

（二）作用机制

抑制血管紧张素转化酶（ACE）活性，使血管紧张素 II（Ang II）生成减少，减少缓激肽水解，扩张血管，降低血压。

（三）不良反应

1. 心血管系统

常见低血压、头晕，偶见心悸、心绞痛和神经性水肿。患有充血性心力衰竭、低钠血症或服用利尿药的患者更易出现低血压以及晕厥先兆。本类药品可能出现首剂效应，必要时首剂低剂量给药，逐步递增。

2. 呼吸系统

其最常见的不良反应为持续性干咳[13]，罕见哮喘，并有间质性肺浸润的报道。另有一项回顾性研究表明，因咳嗽而停药者的百分比黑人（9.6%）明显高于非黑种人（2.4%）。

3. 血液系统

可见中性粒细胞减少、粒细胞缺乏症、再生障碍性贫血、溶血性贫血、嗜酸性粒细胞增多症和血小板减少症。

4. 过敏反应

罕见肠道、脸部、四肢、唇、舌和咽喉神经性水肿，另有肝炎、过敏性脉管炎以及程度不等的皮疹的报道。上述症状停药后可自行消退。

5. 肝

罕见黄疸、胆汁淤积、肝坏死。出现肝不良反应者多为老年人，多出现胆汁淤积性黄疸，一部分患者伴有发热、皮疹或嗜酸性粒细胞增多，此机制可能与超敏反应有关。

6. 皮肤

由于卡托普利含有巯基，对皮肤系统可产生一定的刺激。常见的不良反应有牛皮癣样皮疹、天疱疮样病变、面部和黏膜神经性水肿、糠疹样皮疹、脱发、剥脱性皮肤炎、光敏性、水疱、青苔样皮疹和红斑疹。罕见卡波西肉瘤病变恶化、瘤细胞溶解、寻常天疱疮、过敏性紫癜（Henoch-Schonlein purpura）以及中毒性表皮坏死松解症。

7. 神经系统

常见眩晕、头痛、疲乏，少见嗅觉障碍，罕见感觉异常、短暂性脑缺血发作、脑梗死、耳鸣、味觉障碍、睡眠障碍，另有 Guillain-Barre 精神病以及帕金森病的报道。

8. 消化道系统

少见恶心、腹痛、腹泻、味觉障碍、口干。罕见食管炎、胰腺炎、吞咽困难、腹胀、便秘、胃灼热、食欲和体重变化。此外，卡托普利还有灼口综合征（舌头、喉咙、嘴唇有灼烧感）的报道。

9. 肾

少见肾功能不全和蛋白尿。罕见过敏肾炎、膜性肾小球肾炎和肾病综合征。

血容量减少、低血压、低钠血症、肾动脉狭窄以及联用其他具有潜在肾毒性的药物都可以增加发生肾不良反应的风险。本类药品的降压作用可减少部分患者的肾血流量和肾小球滤过率，并有可能到出现间质性肾炎或膜性肾小球肾炎，肾动脉狭窄特别是双侧肾动脉狭窄时出现急性肾衰竭[14]。

10. 精神病学

可见记忆障碍、震颤、混乱、行为和情绪变化、抑郁。还可见焦虑、性欲减退、张力亢进、失眠、紧张、感觉异常、躁狂。

11. 代谢

可见高血钾，少见低血钠，罕见低血糖。

12. 免疫系统

罕见淋巴结病、系统性红斑狼疮和过敏性紫癜。

（四）不良反应防治

1. 干咳

干咳持续剧烈者应停药，可改用血管紧张素Ⅱ受体拮抗药。

2. 高钾血症

低钾饮食，必要时可给予排钾利尿药，并定期监测血钾水平，当血钾≥5.5mol/L时，应停药[15]。

3. 血液系统不良反应

中性粒细胞减少和粒细胞缺乏症通常在用药后3～12周出现，停药3周后一般可恢复正常。粒细胞缺乏症大多出现在大剂量用药时，可用粒细胞集落刺激因子对抗。

4. 肾功能恶化

本类药品在肾功能正常或轻度损害时有保护肾的作用，在肾功能已有损伤时使用可加重肾损害。因此，本类药品不可与有肾毒性的药物联用，并应监视其他危险因子如血容量减少、低血压、低钠血症、肾动脉狭窄等。

5. 血管神经性水肿

常见于首次用药24h以内，以卡托普利多见。停药症状可自行消退，如认定过敏反应与用药有关，应避免使用。

第五节　血管紧张素Ⅱ受体拮抗药

（一）常用药品概述

临床中常用的血管紧张素Ⅱ受体拮抗药（ARB）有氯沙坦、缬沙坦、厄贝沙坦、替米沙坦、坎地沙坦和奥美沙坦。本类药品耐受性良好，直接不良反应少[16]。在对照试验中，大多数本类药品心血管系统不良反应发生率与安慰剂组相似[17]。不良反应的发生与性别、年龄、种族无关。

（二）作用机制

选择性阻滞血管平滑肌以及肾上腺中AT_1受体，使血管紧张素Ⅱ无法与之结合，并抑制醛固酮分泌，产生降压作用。

（三）不良反应

1. 神经系统

神经系统不良反应较为常见，与给药剂量有关，大剂量服药的患者更容易出现头痛、疲乏和眩晕的症状。另外，还可见失眠、焦虑、抑郁等不良反应。

2. 心血管系统

可能出现首剂效应，可见由直立性低血压引起的眩晕。血容量不足或低钠饮食的患者更易出现直立性低血压。还可罕见急性血管神经性水肿、胸痛、心悸。亦有致心力衰竭、肺水肿和外周局部缺血的报道。有试验表明，缬沙坦较坎地沙坦更易引发心肌梗死[18]。

3. 呼吸道系统

可见咳嗽和上呼吸道感染。亦有咽炎、鼻炎、气管支气管炎、肺充血、呼吸困难的报道。在对照试验中，呼吸道不良反应发生率低于或接近安慰剂组。与ACEI不同，本类药物不影响缓激肽和P物质，有研究表明，ARB可抑制服用ACEI产生的刺激性干咳，但在上市后研究中，依然有出现咳嗽的报道。

4. 消化道系统

少见腹泻、消化不良、上腹不适、恶心、呕吐，罕见味觉障碍、味觉丧失和口腔溃疡，停药后症状可消失。此外，还有出现急性胰腺炎的报道。

5. 骨骼肌系统

少见背部或腿部疼痛、肌肉痉挛、肌无力、关节疼痛或僵直、外周性水肿。上市后不良反应有罕见横纹肌溶解的报道。

6. 肾

罕见肾功能不全或使已患有肾功能不全者加重。影响肾以及肾血流动力学的机制与ACEI类似，可使血肌酐、血尿素氮以及血醛固酮略微升高。如有心排血量下降、肾动脉狭窄、先前存在肾功能不全等可导致肾血流量减少的病症都可能引发急性肾衰竭，包括急性少尿性肾衰竭。对稳定性肾功能不全高血压和肾血管性高血压患者的多剂量给药研究表明，缬沙坦对肾小球滤过率、滤过分数、肌酐清除率或肾血浆流量无临床意义上的影响。

7. 精神病学

偶见噩梦、幻觉、焦虑、失眠、感觉异常、嗜睡，但发生率在对照试验中与安慰剂组相似，所以尚无法确定因果关系。另有1例服用氯沙坦出现精神病的报道，但因果关系尚不明确，作用机制可能为氯沙坦抑制脑啡肽酶，减少自然生成的脑啡肽分解，抑制初级感觉神经元释放P物质。

8. 代谢

常见高钾血症，也有低钠血症的报道。氯沙坦还可促进尿酸排泄和降低血清尿酸水平。

9. 皮肤

罕见皮炎、皮肤干燥、瘀斑、红斑、发红、瘙痒、皮疹、出汗、荨麻疹、脱发等症状。另有诱发或恶化牛皮癣的报道。

10. 过敏反应

过敏反应较为罕见，可出现面部、咽喉、唇的血管神经性水肿。

11. 肝

偶见可逆性肝酶和胆红素升高，罕见胆汁淤积性黄疸、肝炎。另有乙型肝炎表面抗原（HBs-Ag）阳性患者服用缬沙坦出现肝中毒的报道。

12. 血液系统

少见中性粒细胞减少症，偶见血红蛋白和血细胞比容小幅下降。此外，上市后不良反应报道氯沙坦可能会导致免疫性血小板减少症。

13. 免疫系统

氯沙坦尚有过敏性紫癜的报道。

（四）不良反应防治

不良反应与ACEI类相似，但多轻微、柔和。用药早期可能会出现头晕、干咳等症状，但可随用药时间延长而减轻或消退。

第六节 抗去甲肾上腺素能神经药

一、交感神经阻滞药

（一）常用药品概述

代表药物为 α_1 受体阻滞药，常用药物有哌唑嗪、特拉唑嗪和多沙唑嗪。

（二）作用机制

选择性阻断血管突触后 α_1 受体，扩张阻力血管和容量血管，降低外周血管阻力和回心血量，使血压下降。

（三）不良反应

1. 心血管系统

最常见的不良反应为"首剂效应"，由于可发生严重的直立性低血压，应在睡前或首剂小剂量服用。大剂量给药、合用 β 受体阻滞药以及低血钠都可成为发生"首剂效应"的危险。此外，还可常见眩晕、心悸、疲乏、外周水肿、四肢冰冷和胸痛。罕见晕厥，尚有心绞痛和窦性心动过缓的报道。

2. 眼科

部分服用 α_1 受体阻滞药的患者在进行超声乳化白内障手术后出现虹膜松弛综合征（IFIS）。多数患者的IFIS出现在用药期间，但也有一部分患者在手术前就已停药。所以，在进行白内障手术前，医生应询问患者是否正在服用 α_1 受体阻滞药，以便做好充足准备。

3. 神经系统

常见头痛（有偏头痛史者尤易发生）、嗜睡、疲乏和视物模糊。偶见幻觉、易怒、意识混乱。另哌唑嗪尚有罕见体温降低的报道。

4. 泌尿生殖系统

此类不良反应多与阻断尿道括约肌的受体有关，可见尿频和尿失禁。男性偶见阳痿或阴茎持续勃起症（可能与肾功能不全有关）。

5. 消化道系统

常见恶心、便秘或腹泻。罕见大便失禁，应与阻断肛门括约肌 α_1 受体有关。

6. 过敏反应

罕见荨麻疹，以及主要症状为发热、关节痛和出冷汗的血清病样反应。

7. 呼吸系统

常见鼻塞，还可见鼻窦炎和呼吸困难。

8. 骨骼肌系统

常见四肢冰冷或疼痛。罕见急性发热性多发性关节炎，发病机制可能与免疫过敏有关。

9. 血液系统

尚有特拉唑嗪使血小板减少的报道。

（四）不良反应防治

1. 首剂效应

首剂应给予小剂量在睡前服用，并逐步增加给药量。一旦出现血压过低，可用多巴胺予以纠正。

2. 快速耐药

持续应用 α_1 受体阻滞药可出现快速耐药现象，停药数天或加大剂量都可有效缓解耐药问题。

二、抗去甲肾上腺素神经末梢药

（一）常用药物概述

代表药物有利血平和胍乙啶。利血平降压作用弱，不良反应较多，现已少用。胍乙啶作用较强，也因不良反应多而少用。

（二）作用机制

本类药物作用于去甲肾上腺素能神经末梢部位，影响递质的合成、贮存、释放及再摄取等过程，阻滞了去甲肾上腺素能神经对心脏、血管的调节，从而产生降压作用。

（三）不良反应

1. 利血平

可见呕吐、腹泻、恶心、厌食、鼻塞、心律失常、心动过缓、心绞痛样症状、焦虑、抑郁、做噩梦、锥体外系症状、肌肉疼痛、耳聋、视神经萎缩、青光眼、葡萄膜炎、结膜充血等不良反应。

2. 胍乙啶

最主要的不良反应是直立性低血压，此外还可出现心动过缓、直立性液体潴留、水肿、心绞痛、鼻塞、恶心、呕吐、口干、腹泻、头晕、疲乏等症状。

（四）不良反应防治

1. 直立性低血压

直立性低血压为胍乙啶最主要的不良反应，用药后宜平卧，必要时可减少给药剂量，准备站立或起床时动作应缓慢。

2. 禁忌

有精神抑郁、消化性溃疡者禁用利血平。

三、中枢性抗高血压药

（一）常用药物概述

此类药物主要有可乐定、甲基多巴、胍法辛、莫索尼定等。

（二）作用机制

激动中枢 α_2 受体或咪唑啉受体，或同时激动两种受体，降低血管运动中枢紧张性，抑制去甲肾上腺素释放，降低血压。

（三）不良反应

1. 可乐定

最常见的不良反应主要出现在神经系统、心血管系统和胃肠道系统，多由阻断 α_2 受体引起，与给药剂量有关，通常症状可随治疗时间延长而减轻。

（1）神经系统：最常见嗜睡、疲乏，常见头晕、头痛、易怒、失眠、做噩梦和震颤，少见体温上升。如降压幅度过大或过快可诱发脑血流自动调节功能下降者出现脑灌注不足。脊髓有创伤者可发生延迟性镇静。

（2）心血管系统：少见直立性低血压，可见低血压和心律失常，有 1 例窦性心脏停搏的报道。长期用药突然停药可引起"反跳性高血压"，常见易怒、震颤、头痛、唾液分泌增加、心悸。肾功能不全者更易出现窦性心动过缓和其他室上性心动过缓。

（3）胃肠道系统：常见口干和便秘，还可见腹痛、厌食、恶心、呕吐、腹泻、腮腺炎、结肠假性梗阻和唾液腺疼痛等症状。

（4）其他：还可见阳痿、情绪失常、肌肉痉挛、关节痛、鼻塞、哮喘、鼻咽炎、视物模糊、眼睛干涩等症状，罕见男子女性型乳房、高泌乳素血症、高血糖。

2. 甲基多巴

最常见的不良反应为镇静、疲乏，通常镇静作用持续短暂，多发生在治疗初期或给药增加剂量时。此外，尚有鼻塞、口干、头痛、低血压、腹泻、恶心、抑郁等症状，亦有阳痿、皮肤过敏、闭经、溢乳的报道。罕见免疫性疾病，如系统性红斑狼疮、免疫胚细胞淋巴结病、淋巴瘤等。长期应用可引起肝损害、溶血性贫血、血小板减少、中性粒细胞减少等。

3. 莫索尼定

为第二代中枢性降压药，对咪唑啉 I_1 受体具有高度亲和力和选择性，不良反应较少。治疗初期常见口干、嗜睡等症状。少见头痛、头晕、疲乏、失眠、恶心、呕吐、皮肤瘙痒、背痛。还可偶见精神紧张、小腿或足部肿胀、颈部疼痛、晕厥、心动过缓、低血压、循环障碍、耳鸣、焦虑、阳痿、眼睛干涩等。

四、神经节阻滞药

（一）常用药物概述

代表药物有美卡拉明和樟磺咪芬。由于本类药物降压作用迅速而强大，且易产生耐药性，临床上已少用。

（二）作用机制

阻断神经突出后膜的 N_1 受体，干扰交感神经和副交感神经的节后传导，降低外周阻力，扩张血管，降低血压。

（三）不良反应

可引起肠梗阻、便秘、恶心、呕吐、口干、直立性低血压、眩晕、抽搐、震颤、精神失常、间质性肺水肿和肺间质纤维化、尿潴留、阳痿、视物模糊等。

（四）不良反应防治

青光眼、冠状动脉病变、脑血管硬化、肾功能不全者禁用。

第七节　血管扩张药

（一）常用药物概述

血管扩张药按作用特点主要分为两类，一类主要扩张小动脉，如肼屈嗪；另一类对小动脉和小静脉均有舒张作用，如硝普钠。

（二）作用机制

直接舒张血管平滑肌，降低外周阻力，降低血压。

（三）不良反应

1. 肼屈嗪

（1）心血管系统：不良反应多与舒张血管有关，常见反射性心动过速、心悸、面红、水肿或胸痛。严重的慢性心力衰竭者服用肼屈嗪可能引起局部缺血，包括心肌梗死。肺动脉高压（PH）和慢性阻塞性肺疾病（COPD）患者，尤其是在缺氧时，可致肺动脉血压升高，可偶发严重的低血压、心动过速，甚至导致死亡。罕有心动过缓和心脏压塞的报道。另肼屈嗪尚可降低 TC 和 LDL。

（2）神经系统：包括周围神经病变在慢乙酰化患者中比较常见，通常会出现感觉异常、麻木、四肢刺痛等症状，可能与缺乏维生素 B_6 有关。还常见头痛或眩晕。

（3）呼吸系统：少见鼻塞，另可罕见药源性狼疮肺炎。

（4）血液系统：可引起狼疮样综合征、贫血、溶血、血小板减少和脉管炎。罕见白细胞减少症和粒细胞缺乏症。

（5）其他少见的不良反应：皮疹、荨麻疹、阳痿、排尿困难、关节痛、肌痛、肝炎。

2. 硝普钠

可引起低血压、氰化物毒性或硫氰酸盐中毒。

（1）代谢：代谢产生的氰化物可迅速被硫氰酸酶转换成毒性只有其 1% 的硫氰酸盐，易被肾消除。氰化物或硫氰酸盐的毒性或可危及生命，肾功能不全者易增加中毒风险。

（2）心血管系统：可见严重的可逆性低血压和心肌缺血。血压急剧下降会导致不可逆的缺血损伤或死亡。心肌缺血可能与冠状动脉血管阻力下降引起的"冠状动脉盗血现象"有关。此外，尚有心动过速、心动过缓、面部潮红、心悸、心电图变化、胸骨后不适的报道。

（3）神经系统：血压急剧下降可引起头痛、烦躁、恐惧、肌肉抽搐和头晕。氰化物中毒可引起共济失调、癫痫、卒中、意识混乱、嗜睡、昏迷、颅内压升高、双侧苍白球坏死以及死亡。

（4）肾：可致血清肌酐升高，罕见肾功能不全和急性氮质血症。

（5）其他：可见腹痛、恶心、呕吐、甲状腺功能减退、皮疹、急性静脉炎和注射部位的刺激。

（四）不良反应防治

1. 低血压

在输完本品 1～10min 内，尽量使患者处于垂头仰卧体位（特伦德伦伯卧位），以增加静脉回心血量。

2. 氰化物中毒

预防氰化物中毒，可先输注 3% 的亚硫酸钠 4～6mg/kg（约 0.2ml/kg），2～3min 内输完，然后输入 25% 的硫代硫酸钠 150～200mg/kg（约 50ml）。如有必要，可在 2h 内按一半剂量重复上述操作。

3. 禁忌

颅内压高或肝功能不全者禁用硝普钠。

总结与要点

常用抗高血压药对代谢以及心血管系统的影响

药物	血钠	血钾	血糖	血脂	尿酸	胰岛素抗性	停药反应	逆转左心室肥大	交感神经活性（反射性心动过速）	直立性低血压
利尿药（噻嗪类）	↑	↓	↑	↑	↑	↑				
β 受体阻滞药		↑	↑		↑		+			
钙通道阻滞药		↑						+		↑
ACEI		↑		↓	↓			+		
ARB		↑								
α 受体阻滞药			↓		↓					+
中枢性抗高血压药							+		↓	+
血管扩张药									↑	+

↑：明显增减；↓：明显降低；+：阳性

参考文献

［1］Boron, Walter F. Medical Physiology: A Cellular And Molecular Approach. Philadelphia, Pa: Elsevier Saunders, 2004: 875.

［2］刘丽莹，曹梅馨. 抗高血压药物药理研究进展. 中国医药指南，2011，9（15）：40-41.

［3］James PA, Oparil S, Carter BL, et al. 2014 Evidence-based guideline for the management of high blood pressure in adults: report from the panel members appointed to the eighth Joint National Committee（JNC 8）. JAMA, 2014, 311: 507-520.

［4］Franse LV, Pahor M, Di Bari M, et al. Applegate WB: Hypokalemia associated with diuretic use and cardiovascular events in the Systolic Hypertension in the Elderly Program. Hypertension, 2000, 35: 1025-1030.

［5］Bramlage P, Hasford J. Blood pressure reduction, persistence and costs in the evaluation of antihypertensive drug treatment—a review. Cardiovasc Diabetol, 2009, 8: 18.

［6］Krijthe BP, Heeringa J, Kors JA, et al. Serum potassium levels and the risk of atrial fibrillation: the Rotterdam study. Int J Cardiol, 2013, 168: 5411-5415.

［7］陈庆英，刘国树，常用抗高血压药的不良反应及处理. 药物不良反应杂志，2004，1（1）：22.

［8］贺启成，李刚. 小剂量与常规剂量对老年高血压疗效的比较. 国外医学心血管疾病分册，2000，27（2）：104.

［9］K. Viveksarathi, K. Kannan, S. Kumar, et al. Formulation Development and In-Vitro Evaluation of Gastroretentive Floating tablets of Atenolol. Journal of Pharmaceutical Sciences & Research, 2011, 3（12）: p1632.

［10］Wolinsky H. The effects of beta adrenergic blocking agents on blood lipid levels. Clinical cardiology, 1987, 10: 561-566.

［11］Olson, Kent. Calcium Channel Antagonists. Poisoning & drug overdose. 6th ed. New York: McGraw-Hill Medical, 2011: 199.

［12］R. P. Dhale, M. B. Phadnaik. Conservative management of amlodipine influenced gingival enlargement. Journal of Indian Society of Periodontology, 2009, 13（1）: 41-43.

［13］何小敏，冯绍文，容颖慈. 抗高血压药物联合用药的研究进展. 航空航天医药，2009，20（10）：107.

［14］Bertram G Katzung, Susan B. Masters, Anthony J Trevor. Basic and clinical pharmacology 11th ed. NewYork: McGraw-Hill Medical, 2009: 183.

［15］孟繁超，杨巍. 药物对心衰患者的不良反应及防治对策. 中国实用内科杂志，2002，22（12）：707.

［16］赵济忠，张贺功. 血管紧张素 Ⅱ AT1 受体拮抗剂研究进展. 齐鲁药事，2010，29（2）：100-102.

［17］Massie BM, Carson PE, McMurray JJ, et al. Irbesartan in patients with heart failure and preserved ejection fraction. N Engl J Med, 2008, 359（23）: 2456-2467.

［18］Granger CB, McMurray JJ, Yusuf S, et al. Effects of candesartan in patients with chronic heart failure and reduced left-ventricular systolic function intolerant to angiotensin-converting-enzyme inhibitors: the CHARM-Alternative trial. The Lancet, 2003, 362（9386）: 772-776.

（袁 林 白秋江）

第63章　难治性高血压

高血压是全球范围内最为常见的慢性心血管病，据估计目前患者总数已经超过 10 亿人。近年来，随着抗高血压药物的广泛应用，高血压的控制率已经得到了很大的提高。然而，虽然已应用了 3 种或 3 种以上不同作用机制的降压药物，仍然还有一部分患者未达到目标血压，临床上称为难治性高血压（refractory hypertension），占患者总数的 5% ～ 30%[1]，并且有升高趋势。因此，正确评估和治疗难治性高血压，从而降低心脑血管疾病的致残率和病死率，势在必行。

第一节　难治性高血压的定义

"难治性高血压"，其英文为 refractory hypertension 或 resistant hypertension，目前尚无统一定义。欧洲高血压学会 / 欧洲心脏病学会（ESH/ESC）和美国预防、检测、评价和治疗高血压全国联合委员会第 7 次报告（JNC-7）对难治性高血压的定义为：在使用了包括一种利尿药在内的、足够剂量而且合理搭配的 3 种或 3 种以上抗高血压药物，血压仍不能控制在 140/90mmHg 以下；对于糖尿病和肾疾病（肌酐 > 1.5mg/dl 或 24h 尿蛋白排泄 > 300mg）未能降至 130/80mmHg 以下。《中国高血压防治指南》（2010 版）[2] 将难治性高血压定义为：在改善生活方式基础上，应用了足够剂量且合理的 3 种降压药物（包括利尿药）后，血压仍在目标水平之上，或至少需要 4 种药物才能使血压达标（一般人群 < 140/90mmHg，糖尿病、冠心病和慢性肾病人群 < 130/80mmHg）时，称为难治性高血压。关于降压药物使用多长时间后才能认为是治疗失败，在我国指南规定为持续 3 个月以上，而欧美指南则未特别说明；其次，适当剂量是多少均缺乏统一标准。

在我国，"难治性高血压"常与"顽固性高血压"通用。但在英文文献中，两者的含义通常有所区别。"顽固性高血压"的含义更严格、明确，而"难治性高血压"的含义较宽泛。目前，对高血压患者降压治疗的目标血压值所达到的共识是：心血管疾病风险低中危患者，应将血压（收缩压 / 舒张压）降至 140/90mmHg 以下；65 岁及以上的老年人的收缩压应控制在 150mmHg 以下，如能耐受还可进一步降低；伴有慢性肾病、糖尿病，或病情稳定的冠心病或脑血管病的高血压患者治疗，应尽可能将血压降至 130/80mmHg 以下。达到上述标准，就是所谓"血压达标"。但实际上，几乎在世界上各个国家的高血压患者中，都只有少数能实现治疗"达标"。在我国，即使在已接受降压治疗的患者中，仍有 75% 的血压没有控制到目标水平。这些未"达标"的患者，大多数是由于药物治疗不充分或不合理，不能称为"难治性高血压"。而只有那些符合前述用药标准后，血压仍未达标者，才可以称为"难治性"或"顽固性"高血压。

第二节　难治性高血压的流行情况

目前难治性高血压的流行情况尚不清楚，我国还没有准确的流行病学数据，但可以参考近年来几个临床试验中血压未达标的比例。抗高血压和降脂治疗预防心脏病发作试验的研究结果[3]显示，在降压和降脂治疗的患者中，约有 15% 患者为难治性高血压，而收缩压未达标者高达 33%，舒张压未达标者仅 8%。因此，难治性高血压患者血压未得到良好控制的原因多为收缩压持续升高。美国国家健康与营养研究调查[4]显示，在接受治疗的成年高血压患者中，难治性高血压比例达到 13%。新近公布的一项西班牙的高血压调查[5]中发现难治性高血压比例达到

12%。ASCOT（anglo scandinavian cardiac outcomes trial-blood pressure lowering arm）试验结束时，血压未达标患者的比例为47%［糖尿病患者血压≥130/80mmHg（1mmHg = 0.133kPa），非糖尿病患者≥ 140/90mmHg］[6]；ACCOMPLISH（avoiding cardiovascular events through combination therapy in patients living with systolic hypertension）试验结束时，血压未达标患者的比例为 26%（无论是否患有糖尿病，血压≥ 140/90mmHg）[7]。这两个试验入选的都是具有高心血管病风险的高血压患者，这些患者中难治性高血压比例可能较高。据 2008 年美国心脏协会（AHA）关于难治性高血压诊断、评估和治疗的科学声明所述：小样本研究显示，难治性高血压患病率在普通门诊中约为 5%[8]。参考近几年的临床试验结果，结合来自经常就诊的高血压患者的数据以及高血压研究中心的现有数据，推算难治性高血压的患病率为 5% ~ 30%[1]。由于人口老龄化及肥胖、糖尿病、睡眠呼吸暂停综合征和慢性肾病患者的增加，预计未来难治性高血压的数量将增加[9-10]。

第三节　难治性高血压的原因

难治性高血压原因尚不完全清楚。Magen E 等[11] 比较了 Th1/Th2/Th17 细胞相关的细胞因子，发现血液循环中内皮祖细胞（endothelial progenitor cel-1,EPC）以及内皮功能在难治性高血压和可控性高血压（controlled arterial hypertension，CAH）患者中有所不同，结果表明难治性高血压患者循环中 EPC 数量下降，显著的内皮功能障碍与血浆转化生长因子 β1 水平升高相关。另一项芬兰的研究[12] 筛查了 347 名因上皮钠通道（ENaC）β 和 γ 亚基突变所致的难治性高血压患者，结果发现这两种亚基的突变可引起一种单基因型高血压，即 Liddle 综合征（假性醛固酮增多症）。与血压控制正常的患者相比，这两种基因的突变与难治性高血压的相关性更明显。同时大量研究表明，高龄、女性、非裔美国人、左心室肥大、基线收缩压水平高、难治性高血压家族史，均为难治性高血压的易患因素。糖尿病，持续精神紧张，肥胖（需要较大的降压药量），高盐摄入（特别盐敏感患者，老年、黑人、慢性肾病患者），酗酒（每周大于 30 个标准饮：每个标准饮的定义为 12g 乙醇，相当于 360g 啤酒、100g 葡萄酒、30g 白酒）。同时服用某些干扰降压作用的药物：①镇痛药，Meta 分析发现非甾体抗炎药（NSAID）平均增加动脉压 5.0mmHg。NSAID 与选择性抗氧化酶 2（COX-2）抑制剂，减弱下列降压药的疗效，即利尿药、血管紧张素转化酶抑制药（ACEI）、血管紧张素受体拮抗药（ARB）、β 受体阻滞药。②拟交感胺，滴鼻剂、减肥药、安非他命样兴奋剂、莫达非尼等。③口服避孕药。④糖皮质激素类药。⑤麻黄、甘草等中药。⑥红细胞生成激素。这些因素均可以促进难治性高血压的发生。另外，继发性高血压也是导致血压难以控制的常见原因，如主、肾动脉缩窄，肾疾病，肾上腺皮质肿瘤，嗜铬细胞瘤，原发性醛固酮增多症，以及阻塞性睡眠呼吸暂停综合征等[4]。

第四节　确立难治性高血压的诊断

在对难治性高血压患者的诊断评估中，首先应确定真性难治性高血压的诊断。应首先排除以下情况：血压测量技术错误导致血压测量不准确、患者依从性差、白大衣效应等引起的假性难治性高血压。

一、血压测量技术错误

血压测量最简单也最容易出现错误，不规范的血压测量可以造成假性血压升高，通常有以下几类：①袖带大小不合适，如上肢粗大者使用了普通袖带；②袖带置于有弹性阻力的（如毛线衣）衣服外面；③放气速度过快；④听诊器胸件置于袖带内；⑤按压听诊器胸件用力较大。而测量前未静坐、血压计袖带过小均是假性高血压中最常见的原因。因此，血压测量应遵循高血压治疗指南规定的条件和操作步骤。正确的血压测量应选择符合计量标准的水银血压计，或者经过（BHS、AAMI 和 ESH）验证的电子血压计；使用大小合适至少包裹 80% 上臂的气囊袖带；测压前受试者应至少坐位安静休息 5min，并且 30min 内禁止吸烟、饮咖啡、茶和排空膀胱；取坐位，最好坐靠背椅，裸露上臂，上臂与心脏在同一水平；快速充气，以恒定的速率（2~6mmHg/s）缓慢放气；应间隔1~2min再次测量，取2次或3次读数的平均值；首次测量应测双侧血压，采用数值较高侧手臂测量值，测值较高的手臂可用于以后测量；随访中应测量卧位和立位血压，以发现治疗中并发的直立性低血压。

二、患者治疗依从性差

患者治疗依从性差也是假性难治性高血压的一个主要原因，间断停药、减药等不能遵医嘱致血压不达标。有研究显示，新诊断为高血压的患者中将近40%在接受治疗的第1年内中断了降压药物治疗，随访5~10年，少于40%的患者仍坚持处方用药。患者依从性差在社区医疗比在专科医院更普遍。高血压专科诊所的一项回顾性分析结果显示，因依从性差引起的难治性高血压患者只占总受试者的16%[13]。血压缺乏控制不同于血压难治，这种区分有重要的临床意义，因依从性差引起的假性难治性高血压患者不需要接受降压治疗的再评估和调整。治疗的依从性通过详细询问病史不难鉴别。应该用非评价的方法专门询问患者和家属，如何成功服用所有处方药物，包括药物不良反应、价格、配药的不便利等，这些都会影响依从性。

三、白大衣高血压

白大衣高血压也是最常见的假性难治性高血压的原因。研究表明白大衣效应（诊室血压持续升高而诊室外血压值正常甚至较低）在一般高血压人群中患病率在20%~30%，而在难治性高血压患者亦常见[5]。像一般高血压患者一样，与动态血压监测中血压持续升高的患者相比，"白大衣"现象所致难治性高血压患者的靶器官损害及心血管危险相对较轻，所以每一位偶测血压符合难治性高血压的患者必须检测24h动态血压来排除"白大衣高血压"，以避免对白大衣高血压的过度治疗。

第五节　筛查引起难治性高血压的继发性因素

继发性高血压的病因明确，既往认为在高血压人群中占5%~10%，随着诊断技术的进展，越来越多的继发性高血压被诊断出来，有学者认为约为20%。在难治性高血压患者中的确切患病率还不详，但比例可能更高[14]。这类患者往往对降压药物的反应较差，当查出病因并有效去除或控制病因后，作为继发症状的高血压可被治愈或明显缓解。临床常见的继发性高血压包括：原发性醛固酮增多症、睡眠呼吸暂停综合征、慢性肾病、肾动脉狭窄、精神心理因素（抑郁、焦虑、惊恐）等；不常见的有：嗜铬细胞瘤、库欣综合征、甲状旁腺功能亢进症、主动脉缩窄、颅内肿瘤。

一、原发性醛固酮增多症

原发性醛固酮增多症（原醛）是继发性高血压最常见的原因，并且患者的血压常常难以控制。由于低钾血症和肾上腺腺瘤不再是诊断原醛的必需条件，原醛的患病率比以往想像的要高。实际上相当一部分确诊原醛的患者血钾正常。许多研究证实一般高血压人群中原醛患病率将近10%，并且和血压的严重程度成正相关。在重度高血压患者（>180/110mmHg）中其患病率为13%[15]，难治性高血压患者中，原醛患病率更高将近17%~23%。因此，对于难治性高血压患者，甚至血钾正常者，都应筛查以确诊或排除原醛。既往观点：原醛主要病因是肾上腺醛固酮腺瘤，也可能是肾上腺增生以及其他原因。但目前资料显示引起原发性醛固酮增多症的首要病因是肾上腺双侧增生，其次是肾上腺腺瘤。近期澳大利亚昆士兰大学Michael Stowasser教授总结其医院高血压科患者的资料后报道，双侧肾上腺增生的患者约占原发性醛固酮增多症的70%，为原发性醛固酮增多症的首要病因；其次为腺瘤，约占30%[16]。难治性高血压患者如果应用常规降压药物效果不佳，同时伴有多饮、夜尿多，特别伴有自发性低血钾及周期性瘫痪等临床表现时，高血压患者使用排钾利尿药易诱发低钾血者，应高度怀疑原醛，做进一步检查予以确诊或排除原醛。

血浆肾素活性和醛固酮水平及比值（ARR）在原醛的诊断中极有价值，但由于受体位、时间、钠盐摄入、血钾及合并用药等因素影响，可能会出现假阳性和假阴性结果。例如利尿药、ACEI、ARB类药可降低ARR呈假阴性而漏诊原醛。因此，在检查前须停服所有影响检测结果的药物（即洗脱期），包括螺内酯和其他利尿药和雌激素4~6周以上，ACEI、ARB、钙通道阻滞药、拟交感神经药、β受体阻滞药、赛庚啶、吲哚美辛2周以上。个别患者如果血压过高，为了确保患者安全，停用降压药需谨慎，应综合评估血压过高产生的风险，并且可在洗脱期间选用α受体阻滞药，如哌唑嗪或非二氢吡啶类钙通道阻滞药（维拉帕米）或肼屈嗪药物控制血压。ARR比值进行初步筛查，阳性者需进一步行确诊试验，包括：口服盐负荷试验、盐水输注试验或卡托普利试验等，如果证实醛固酮不被抑制则可确诊。可进一步行肾上腺薄层（2～3mm）CT扫描进行原醛亚型分类及定位，鉴别腺瘤与增生，排除肾上腺皮质癌。CT诊断肾上腺形态学改变特异性较高，尤其增强螺旋CT薄层扫描更增加了诊断的特异性，并被推荐用于鉴别原发性醛固酮增多症的类型。

二、睡眠呼吸暂停综合征

阻塞性睡眠呼吸暂停是继发性高血压的重要原因，其导致高血压的确切机制还不清楚。目前认为主要由呼吸暂停所致的间断性低氧血症及上气道阻力增加导致交感神经系统活性持续性增加有关。而后者通过增加心排血量、外周阻力及容量负荷最终导致血压升高。大量的流行病学调查显示，在打鼾及睡眠呼吸暂停患者中高血压的患病率可达50%以上，远高于人群的11%～12%。而且这种患病率与睡眠呼吸暂停严重程度相关，即睡眠呼吸暂停越严重，合并高血压的趋势也越明显。反之，在高血压人群中，睡眠呼吸暂停的患病率也显著高于非高血压人群，可达到30%～40%。这种高频率的共存关系，在50岁以下的成人中尤为明显。其次，通过同步的睡眠呼吸监测及持续血压监测发现，睡眠呼吸暂停可引起夜间血压升高，在呼吸暂停终止末期及清醒后时期，血压升高平均可达25%，而且血压增高值与睡眠呼吸暂停严重度也密切相关。血压的增高不仅呈现于夜间，也呈现于清醒后及日间。阻塞性睡眠呼吸暂停不仅影响血压的绝对水平，而且可改变24h的血压节律。表现为24h血压"非杓型"改变，夜间血压不降反升。与其他高血压患者不同的另一个特点是，他们的血压大多在早晨最高，清晨头痛、头晕明显，单纯药物治疗效果差。睡眠呼吸暂停引发高血压的更为直接的证据是，经过治疗睡眠呼吸暂停获得完全或显著缓解后，高血压也明显下降，甚或达到正常。

三、肾实质性疾病

慢性肾病是血压难以下降的常见病因及并发症。来自肾病专科随诊的慢性肾病患者的横断面研究表明：尽管已使用平均3种或3种以上不同种类的降压药物联合降压，血压控制在130/80mmHg的患者不足15%。著名的ALLHAT研究指出：若慢性肾病患者血清肌酐水平＞1.5mg/dl将预示血压很难达标。导致慢性肾病患者血压难以控制的原因主要为钠水潴留所导致的高容量负荷。

四、肾动脉狭窄

特别在老年患者中，肾动脉疾病所导致降压治疗抵抗较为普遍。对于既往病史中有过肺水肿及心脏彩超曾经提示有心脏收缩功能不全的患者，要高度怀疑可能存在双侧肾动脉狭窄。肾血管多普勒超声、肾血管磁共振、肾核素闪烁扫描及肾血管计算机断层血管造影术可以用于筛查肾动脉狭窄，但它们都不是确定诊断的"金标准"。对于临床高度怀疑此病而无上述客观证据的患者应慎重采用肾动脉造影术确诊。磁共振检查血管狭窄的敏感性高，但特异性低，特别对于程度较轻的病变有放大作用。

五、嗜铬细胞瘤

嗜铬细胞瘤代表一部分少而重要的引起难治性高血压的继发性原因。一般高血压人群中患病率为0.1%～0.6%[17]。难治性高血压人群中，嗜铬细胞瘤患病率还不详，但继发于嗜铬细胞瘤的恶性、难以控制的高血压病例常有报道。虽然嗜铬细胞瘤的临床表现多样，但将近95%的患者表现为高血压，50%的患者为持续的高血压，此外典型的阵发性"头痛、心悸、出汗"三联征也是常见的表现。除了血压升高本身之外，嗜铬细胞瘤患者具有高的血压变异性特点，这也是构成心血管病发生率和致死率升高的独立危险因素。嗜铬细胞瘤的诊断依赖于肿瘤的准确定位与功能判断。CT、MRI可发现肾上腺或腹主动脉旁交感神经节的肿瘤；对于肾上腺外嗜铬细胞瘤的诊断，可用碘苄胍（MIBG）扫描，尤其是对肾上腺外、复发或转移肿瘤的定位有重要价值。最好的筛查嗜铬细胞瘤的定性诊断方法——酶联免疫法测定血浆游离甲氧基肾上腺素（去甲氧基肾上腺素和3-甲氧基肾上腺素），其诊断的敏感性达99%，特异性为89%，大大简化了定性诊断的程序。对于临床症状可疑为嗜铬细胞瘤的患者可在任意时间进行此项检测，如果检验结果为阴性基本可排除嗜铬细胞瘤，阳性时再行MIBG定位，CT或MRI局部扫描进一步定位。

六、精神心理因素

焦虑、抑郁及惊恐等精神心理因素导致的难

治性高血压的诊断并不容易，尤其惊恐发作引起的发作性血压升高极易诊断为嗜铬细胞瘤。据统计高血压专科收治的难治性高血压患者，因精神心理因素导致的难治性高血压占 10%～20%；往往多种降压药联合应用效果不佳，给予抗抑郁、

焦虑或惊恐障碍治疗后，血压容易控制，甚至完全恢复。人们常常不把时间跨度几十年的事件或诱因进行因果联系，导致长期误诊、疗效差。因此对于此类患者，病史的询问需要全面细致而有技巧。

第六节　难治性高血压的治疗

对于难治性高血压需强调个体化治疗的原则，有效地控制血压，逆转血管重构，保护靶器官，降低心血管危险及并发症的发生。

一、生活方式干预

难治性高血压的治疗，为把血压降低达到目标值，必须强调任何治疗方案都需要考虑配合适当的生活方式干预，如限盐、减轻体重、体育活动、戒烟、戒酒等。事实上越来越多的证据表明，生活方式干预对高危患者可以提高血压控制水平，降低主要心血管事件的发生率。据报道，限盐到 24h 尿钠排泄低于 100mmol/L 以下时，能使血压下降 2～8mmHg，限酒可以下降 2～4mmHg，快步行走可以下降 4～9mmHg[18]。因此，对原发性或难治性高血压而言，生活方式干预应当作为治疗的基础。

提倡健康的生活，积极改善患者的生活方式包括以下几个方面：①减轻体重。肥胖可造成高血压更加严重，通常需要多种药物对血压进行控制。因此，肥胖是难治性高血压患者中比较常见的情况。虽然并没有在难治性高血压的患者中进行过专门的评估，但是降低体重对于降低血压以及减少控制血压所需要的药物数量都有明显的帮助。因此建议体重指数（BMI）≤24kg/m^2。②合理膳食。难治性高血压患者中饮食摄入的盐量过高也是一个普遍的现象，尤其是在典型对盐敏感的患者中，例如老年人、患有慢性肾病的患者。在患有普通高血压的患者中，减少饮食中盐的摄入量可以使收缩压降低 5～10mmHg，舒张压降低 2～6mmHg。尤其是老年高血压患者，减少盐的摄入量后获益会更加明显。因此建议每人每日盐摄入量＜5g；减少脂肪摄入，占总能量的 25% 以下；补充适量优质蛋白质，占总能量的 15% 左右；注意补充钾和钙；多吃富含维生素 C 的食物，如蔬菜、水果等；戒烟限酒，饮酒过量也会导致难治性高血压。在一项小型研究中发现，戒酒的患者 24h 动态收缩压可以降低 7.2mmHg，舒

张压可以降低 6.6mmHg，同时也会使高血压的发病率由 42% 降至 12%。建议男性每日乙醇摄入量＜25g，女性每日＜12.5g。③增加适当的体力活动和体育锻炼。④减轻精神压力，保持心理平衡，避免精神过度紧张、情绪激动，避免应激，减少熬夜，保持优质的睡眠。⑤嘱患者按时服药，增加患者的依从性。

二、减少或终止可以引起血压升高的物质或药物

研究证实多种药物可引起血压升高，进而导致难治性高血压[19-20]。临床上个体间对这些药物的易感性差别较大，大部分患者没有表现明显升高血压的效应，而有些个体可表现出血压明显升高。常见的药物有：①非甾体抗炎药（NSAID），是常见的引起血压难控制的药物。长期或大量服用布洛芬、吲哚美辛（消炎痛）等 NSAID，可引起血压升高或加重高血压的危险。这是因为 NSAID 可抑制前列腺素的合成。目前认为肾素-血管紧张素-醛固酮系统（RAAS）是体内的升压系统，而激肽-前列腺系统是体内的降压系统，二者相互制约，共同调节机体的血压平衡。所以当长期大量应用 NSAID 类药物致使前列腺合成受到抑制时，机体的血压平衡便会失调，引起血压升高。②口服避孕药。在长期服用避孕药的妇女中，发现有些人的血压呈不同程度的升高。这是由于口服避孕药的主要成分——雌激素可提高交感神经系统的兴奋性，增强 RAAS 的活性。长期大剂量使用时能升高血清三酰甘油和磷脂，引起水钠潴留，促使外周阻力增大，升高血压。③肾上腺皮质激素。长期大量使用泼尼松、地塞米松等糖皮质激素类药物，可使血压升高，甚至导致高血压危象。这主要是由于糖皮质激素类药物可引起水、钠、糖、蛋白质和脂肪代谢紊乱，水钠潴留使 RAAS 的升压效应增强，使血管平滑肌对缩血管物质的敏感性提高，促使血压增高。④促红细胞生成素。促红细胞生成素多用于急慢性再生障碍性贫血的治疗，

部分患者使用此药后出现血压升高，可能与红细胞生长过快、血黏度增加，末梢循环阻力增大有关。⑤其他。还有一些可致血压短暂升高的药物，如环孢素、左旋咪唑等免疫抑制剂。其发生机制主要与水钠潴留、交感神经的兴奋性增强有关。长期服用甘草制剂也会出现轻度血压升高。某些含乙醇的制剂（如药酒）如长期大量饮用也会使血压升高。

三、联合治疗

《中国高血压防治指南》（2010 版）[2] 推荐难治性高血压应联合选用多种不同作用机制的药物进行治疗。优先采用 3 种药的方案，例如 ACEI 或 ARB ＋钙通道阻滞药＋噻嗪类利尿药，或由扩血管药、减慢心率药和利尿药组成的 3 药联合方案能够针对血压升高的多种机制，体现平衡的高效降压特点，往往可以奏效。效果仍不理想者可再加用一种降压药如螺内酯、β 受体阻滞药、α 受体阻滞药或交感神经抑制剂（可乐定），而对于终末期肾病患者的难治性高血压，容量控制应引起高度重视。在上述努力失败后，可在严密观察下停用现有降压药，重启另一种治疗方案。在降压药物选择或联合治疗方案中应注意以下不合理选择：采用对患者有明显不良反应的降压药；峰谷比值差的药物，谷效应时血压控制不满意；不合理的联合治疗方案、剂量，疗程不足；由于降压疗效差和不良反应导致的不依从治疗。因此，尽量选择使用长效药物以及每日使用 1 次的药物进行联合治疗。通常情况下，定期去门诊检查和在家进行血压监测，都可以帮助患者坚持日常常规治疗。

四、药物治疗

（一）盐皮质激素受体拮抗药

醛固酮作为一种人体内最重要、作用最强的盐皮质激素，研究证实除了与盐皮质激素受体结合调控机体水盐代谢，还通过非基因途径促进了炎症和氧化应激等的发生。这种非基因效应在难治性高血压的发病机制中起着重要作用[21-23]。因此，一些减少醛固酮合成的药物可以应用于难治性高血压的治疗。螺内酯作为醛固酮受体拮抗药，可以减少钠水潴留，降低血压，特别是和噻嗪类利尿药合用，可以增强降压效果，减少血钾紊乱，阻断醛固酮逃逸现象。目前，有研究结果证明，难治性高血压患者在联合使用一线降压药的基础上，加用醛固酮受体拮抗药可取得较好的降压效果及保护靶器官的作用[24]。

LCI699 是一种醛固酮合成酶抑制剂，研究表明在高血压的治疗中其可替代醛固酮受体拮抗药[7]。

（二）靶向治疗

大量研究表明内皮祖细胞数量下降、内皮功能障碍与难治性高血压发生有关。内皮素 1 是一种强力的内源性血管收缩剂，对血管以及其他器官有增生、炎症和纤维化作用。内皮素 A、B 受体的刺激导致不同甚至相反的效果，有助于调节血管弹性和血压。高血压患者内皮素系统的失调可诱发或介导内皮功能失调和器官损害[25]。大量研究表明，选择性和双重内皮素受体拮抗药均降低健康人和高血压患者的血压[26]，同时可能改善内皮功能，减轻炎性纤维化和逆转血管重构，选择性内皮素 A 受体的阻滞可产生额外的肾保护作用，超出肾节-血管紧张素系统相关的作用。内皮素 A 受体拮抗药的长期治疗可降低糖尿病和慢性肾病患者的尿蛋白量，减轻肾小球损害以及预防肾功能不全[27]。选择性内皮素 A 受体拮抗药达芦生坦是一种强力的血管扩张药，对难治性高血压患者可能是一种新的治疗方法。Ⅱ期临床研究结果显示[28]，随机给予难治性高血压患者达芦生坦（10mg/d、50mg/d、100mg/d、150mg/d 或 300mg/d）或安慰剂，共用 10 周，结果显示达芦生坦对平均收缩压和平均舒张压的降低水平呈剂量依赖方式，收缩压降低的最大幅度（降低 11.5mmHg）出现在第 10 周（300mg 剂量，$P = 0.015$）。Ⅲ期临床试验结果显示[29]，入选难治性高血压患者 379 例，随机给予 3 种剂量的达芦生坦（50mg/d、100mg/d 或 300mg/d）和安慰剂，治疗 14 周。347 例患者完成试验，3 组药物治疗均降低坐位收缩压 8～9mmHg、坐位舒张压 5mmHg，与安慰剂相比，差异具有统计学意义。达芦生坦最常见的不良事件是轻到中度的液体潴留和水肿，部分患者应用该药后出现心力衰竭。合并糖尿病、肾病或冠心病的患者，可以考虑使用大剂量的氢氯噻嗪或氯噻酮及长效的袢利尿药托拉塞米等对抗该药的副作用。

（三）疫苗治疗

《柳叶刀》杂志刊登的一篇报告称，瑞士的一家制药公司一项有关高血压疫苗的临床试验研究获得进展：它具有持续将近 4 个月的降压效果。研究人员宣称这项测试高血压疫苗的安全性及耐受性的小型研究结果如果能够得到进一步试验支持的话，高血压疫苗有可能成为常规药物治疗的重要替代品。

这种疫苗以血管紧张素Ⅱ为靶点，后者是一种能够收缩血管及升高血压的物质。ACEI 可以通过减慢从血管紧张素 I 到血管紧张素 II 的转化，来减少血液中血管紧张素 II 的生成；ARB 可以阻止血管紧张素 II 与这些受体产生作用，从而阻止血管的收缩。ACEI 和 ARB 目前都是临床常用的口服降压药物。研究者介绍，他们使用了一种病毒样颗粒，在化学结构上将其与血管紧张素 II 结合，这样人体会对血管紧张素 II 产生强烈的抗体反应，从而降低血液中血管紧张素的含量。

在这项试验中，72 名轻到中度高血压患者被注射了 100μg 或 300μg 的疫苗或者安慰剂。在 0、4 及 12 周时进行疫苗注射，注射疫苗的患者对血管紧张素 II 产生了强烈的抗体反应，在那些注射较高剂量疫苗的患者中抗体反应更加明显。第 14 周的结果显示，血压控制水平与安慰剂组相比，注射 300μg 疫苗的患者白天收缩压下降了 5.6mmHg，舒张压下降了 2.8mmHg。

（四）其他药物治疗

随着对高血压研究的不断深入，降压治疗又有了新的方向。最新研究表明作为一种新的血管肽酶抑制剂（vasopeptidase inhibitor，VPI），LCZ696 能同时抑制 ARB 及中性内肽酶（neutral endopeptidase，NEP）活性，降压效果显著且无明显副作用[30]。同时，大量研究显示难治性高血压患者多合并胰岛素抵抗，而在一项临床试验中发现合并胰岛素抵抗的高血压患者中，谷胱甘肽过氧化物酶的水平明显高于正常组[31]。另外还有动物实验采用肾素的直接拮抗剂来降低氧化应激，均可以起到保护血管内皮，改善血管重构的作用[32]。通过这些研究提示我们可以通过抗氧化应激的方法改善胰岛素抵抗，从而为难治性高血压的治疗提供新的思路。目前还有一些新的非降压药物也用于难治性高血压的治疗，例如在一项以难治性高血压合并高脂血症的患者为对象的研究中，以每天 500mg 维生素 C 为对照组，每天 20mg 阿托伐他汀在一定时间内能够更好地控制难治性高血压的血压水平，同时改善血管内皮功能[33]。该研究也提示在应用降压药物的同时应用抗氧化应激的药物可以更好地控制血压。

五、非药物治疗

目前对于难治性高血压的非药物治疗，主要包括两种介入治疗方法，一种是刺激颈动脉窦压力感受器，另一种是肾交感神经射频消融术。大量研究证明这些方法对难治性高血压总体来说是一种疗效好、副作用低的降压方案，也是能降低心血管事

件的方法[34]。

（一）内脏神经切除术

在 20 世纪四五十年代，外科医生试图通过采用胸腰部交感神经切除术、肾动脉环切术等治疗难治性高血压。这种手术方法可以移除交感神经干，去除内脏神经支配，可以明显降低患者的动脉血压，且降压作用可持续 10 年以上。Peet MM[35] 对接受内脏神经切除术患者进行 5 ～ 12 年的随访，结果显示 81.3% 患者的收缩压和舒张压均明显降低。血压回落后，视网膜出血或渗出比例减少 82%，并使得 45% 的患者肾功能得到改善，而且心绞痛、心悸、呼吸困难等不适症状发作亦明显减少。更值得一提的是，在当时的医疗条件下，内脏神经切除术将恶性高血压 1 年死亡率由 78% 降至 36%。根据不同研究，这些侵入性手术方法在围术期存在 1% ～ 2% 死亡率，并且长期随访中有较高的肠道、膀胱、勃起功能障碍以及直立性低血压、晕厥等并发症发生率[36]。因而以外科手术治疗难治性高血压的方法逐渐被日益发展的新型口服药物所替代。

（二）颈动脉窦刺激器（BAT）治疗难治性高血压

最近这些年，人们越来越关注非药物方法治疗难治性高血压。人体颈动脉及主动脉外膜存在压力感受器，接受来自血管的机械牵张力信号，信号经神经传入，在延髓孤束核换元后调控交感、迷走神经功能。颈动脉窦是重要的人体自主血压调节器。正常人血压升高时，压力感受器信号增强，从而抑制交感活性、上调迷走神经活性，通过减慢心率、减弱心肌收缩力、舒张血管、促进尿钠排泄等负反馈作用下调血压；而高血压患者动脉压力反射功能下降，不能有效地负调控血压。颈动脉窦刺激器利用上述原理，通过人为干预，纠正高血压患者动脉压力反射功能而达到降压的效果。目前已有一些临床研究表明，植入压力感受反射刺激器是可行的，并且有明确的疗效[37]。DEBUT-HT[38] 是多中心、前瞻性非随机研究，表明了这种脉冲发射器的安全性和有效性。研究入选了 45 名难治性高血压患者，植入后随访研究长达 2 年。结果提示基线患者平均口服 5 种降压药物后，血压水平仍达 179/105mmHg；植入颈动脉窦刺激装置后，3 个月血压降低 21/12mmHg（$P < 0.001$），1 年时降低 30/20mmHg（$P < 0.001$）。而到达 2 年时，仍在随访的 17 名患者血压进一步降低达到 33/22mmHg（$P < 0.001$）。1 年时，6min 步行试验明显增加 48m（$P < 0.01$），

且患者无直立性低血压、晕厥等发作。Rheos Pivotal Trial[39] 的一期临床随机、双盲、平行设计研究，将 265 名高血压患者植入颈动脉窦刺激器。按 2∶1 比例随机分为即刻启动治疗组和延迟启动治疗组（6 个月后启动）。即刻治疗组 6 个月和 12 个月后收缩压分别降低 26mmHg 和 35mmHg；而延迟治疗组 6 个月时收缩压降低 17mmHg 和 33mmHg。随后 Rheos Pivotal Trial[40] 的二期临床试验进一步研究，对 322 名难治性高血压患者植入颈动脉窦刺激器治疗。245 名（76%）临床反应良好者 22 ~ 53 个月随访血压降低 35/16mmHg，并能使 55% 患者血压达标；但仍有 24% 患者对该治疗方法反应欠佳，其中有超过 10% 患者则完全无效。最近的 Rheos pivotal trial[41] 三期临床试验结果显示，尽管延缓刺激治疗组初期出现较大的安慰剂反应，压力反射激活治疗法在持续降低难治性高血压受试者收缩压方面仍体现出显著性差异。通过个体化装置编程，临床医生可以使 54% 受试者在接受 12 个月 BAT 治疗后血压成功达标（BP ＜ 140mmHg）。

植入颈动脉窦刺激器虽然有良好降压效果，但手术相关并发症是该装置临床应用的主要限制因素。并且，不同患者对压力感受器反射刺激的疗效不一，有待于进一步研究。

（三）肾动脉射频消融治疗难治性高血压

肾是血压长期调节的重要器官，其功能受多种因素影响。研究表明，肾交感神经活动调节血压的直接作用是通过支配肾小管活动减少尿钠排泄，间接作用是通过神经反射增加肾素释放和肾血管阻力[42]。动物研究证实，长期肾交感神经刺激和肾动脉去甲肾上腺素灌注，可引发持续性高血压。而高血压患者发病初期，肾交感神经活动可引起肾血管阻力增加，导致肾血流减少[43]。从解剖学与生理学基础来看，一方面肾接受交感神经的支配，肾小球系膜区、肾小球旁器和肾小管，特别是近曲小管和髓袢，均有丰富的交感神经纤维分布。另一方面，肾通过肾传入神经与中枢神经系统的联系，而中枢交感激活不仅进一步增高肾交感传入神经活性，而且诱导不良代谢因素，如胰岛素抵抗，常见于伴有代谢综合征的高血压患者，而高胰岛素血症恰恰又是交感激活和血压升高的重要诱因。继而，改变全身交感神经系统的兴奋性[44]。高血压时脑皮质、延髓交感神经冲动增强，使肾交感神经冲动增加，引起长期水钠潴留，细胞外液增加使得血压持续在高水平。以上理论基础与实验成果，都促使学者们将对难治性高血压患者的肾交感神经活性的干预作为一个重要靶点加以考虑。

2009 年澳大利亚的 Krum 教授[45] 首次以此为理论基础将成熟的肾动脉造影技术与心脏射频消融技术相结合，创立经导管肾动脉消融去神经治疗技术，并将其成功应用于顽固性高血压的临床治疗。入选 50 名难治性高血压的患者，45 例接受肾去交感神经治疗并随访 1 年，患者血压在术后 1 个月、3 个月、6 个月、9 个月和 12 个月分别下降 14/10mmHg、21/10mmHg、22/11mmHg、24/11mmHg 和 27/17mmHg；而在 5 名未接受该手术的患者，平均血压在 1 个月、3 个月、6 个月和 9 个月分别上升 ＋ 3/ － 2mmHg、＋ 2/ ＋ 3mmHg、＋ 14/ ＋ 9mmHg 和 ＋ 26/ ＋ 17mmHg。总体结果显示收缩压和舒张压的平均下降幅度为 27/17mmHg，其中 1 例出现肾动脉夹层，未见其他并发症，肾功能未见下降。Krum 在随后进行的长达 2 年的随访中，更进一步证实了这种新技术降低血压的有效性，同时也表明了术后不存在肾交感神经纤维的修复和再生。Krum 研究同时指出，肾交感神经切除术理论上不仅可用于难治性高血压人群，也可用于其他交感神经过度激活的疾病，如慢性肾病、左心室肥大，包括收缩期和舒张期慢性心力衰竭等。2010 年报道的一项国际多中心随机对照研究（the Symplicity HTN-2 Trial）入选 106 名难治性高血压患者，在药物治疗的基础上分为去交感神经组和对照组。随访 6 个月时手术组血压较前明显下降，两组间血压差异达 33/11mmHg[46]；在 6 个月内，去交感神经组收缩压下降超过 10mmHg，与对照组产生显著性差异，并且没有严重的操作相关的并发症，且不良反应的发生率没有组间差异，其中 1 例可能出现了动脉硬化病变，但不需要治疗。在接下来的 24 个月随访中发现，这种技术的降压作用仍然存在，同时没有操作相关的并发症的报道，且在随访期间没有肾动脉狭窄、动脉瘤扩张、肾功能损伤或恶化的报道。

另外，研究显示肾动脉射频消融治疗除有效降低血压水平外，还有潜在改善胰岛素抵抗、纠正睡眠呼吸低通气等作用。有动物实验研究表明，射频消融后肾血流灌注未受损害，Mahfoud F 等[47] 的研究也提出了这种肾交感神经射频消融技术在 6 个月内除了不影响肾小球滤过率，还具有降低肾素分泌，保护肾功能，提高糖耐量，减少左心室肥大等作用。但是，这种改善效应似乎与药物治疗作用无关。因此，该新型治疗方法可能可用于保护有高心血管风险的难治性高血压患者，并改善其代谢紊乱状态。

蒋雄京教授指出，肾动脉射频消融对于顽固性高血压的治疗的近中期降压效果都是有效的，直观地说，患有慢性肾病和终末期肾病的患者可能从这项技术中获益最多，因为这些患者是由于交感神经活动的增加导致顽固性高血压的。Hering D 等[48]对晚期肾功能不全合并难治性高血压的患者进行交感神经射频消融术，结果依然有良好的降压疗效，且肾功能未见明显恶化，进一步说明了这项技术的安全性和有效性。有研究者还发现，应用此项技术还可以减慢心率和 PR 间期，还明显减少血压 24h 的变异性。Pokushalov E 等[49]研究发现，肾交感神经射频消融联合肺静脉隔离消融技术可以对难治性高血压合并顽固性心房颤动患者产生更好的降压效应。以上研究均提示，肾动脉交感神经丛消融可作为一种安全有效的手段，选择性地应用于治疗药物难以满意控制的高血压患者。但有学者认为这种安全性还有待于大型的临床试验证实。Pathak A 等[50]于专家共识中提到，肾去交感神经技术是一个复杂的介入操作，有很多潜在的动脉并发症，且要求操作者经过一定的训练；手术后仍然不能立即停止降压药物治疗，因为这项技术会有降压效应的延迟；且最高峰效应是在术后 3 个月，需要在术后 12 个月和 36 个月监测血压、肾功能及肾动脉解剖结构。同时，这项共识也需要对更多做过这项手术的患者进行观察研究和随访。令人遗憾的是，美敦力公司于 2013 年 1 月 9 日宣布，其在美国开展的一项关于肾动脉射频消融术治疗难治性高血压的重要临床研究——ymplicity HTN-3 研究未能达到主要疗效终点。

通过以上研究结果我们得出，介入治疗是否有效，需进一步大规模临床试验，最终不能作为高血压治疗的一线选择而替代药物，应作为储备的治疗手段用于药物确实无效的难治性高血压患者。

第七节　挑战与展望

难治性高血压患者常合并心血管病高危因素及并发多种疾病，使其研究受到限制。我们需要更多的专业知识识别和治疗难治性高血压。虽然横向和临床预后评价性研究可确定难治性高血压患者的特征，但降压治疗抵抗的内在机制，尤其是潜在的基因遗传机制未曾进行广泛的研究。特定的多种药物联合治疗方案的有效性评价研究仍需进行。随着对难治性高血压原因的不断认识以及各种治疗措施的开发，更多难治性高血压患者的血压将达标，临床预后也将改善。

总结与要点

- 难治性高血压，占高血压患者总数的 20% ～ 30%，并且有升高趋势。
- 应确立真性难治性高血压诊断，筛查继发因素。
- 在改善生活方式下优化药物组合，提高达标率。
- 非药物治疗提供了崭新前景。

参考文献

[1] Schmieder RE, Redon J, Grassi G, et al. ESH position paper: renal denervation an interventional therapy of resistant hypertension. J Hypertens, 2012, 30（5）: 837-841.

[2] 中国高血压防治指南修订委员会. 中国高血压防治指南 2010. 中华高血压杂志, 2011, 19（8）: 701-742.

[3] ALLHAT Officers and Coordinators for the ALLHAT Collaborative Research Group. Major out comes in high-risk hypertensive patients randomized to angiotensin converting enzyme inhibitor or calcium channel blocker vs diuretic. The Antihypertensive and lipid lowering treatment to prevent heart attack trial（ALLHAT）. JAMA, 2002, 288（23）: 2981-2997.

[4] Persell SD. Prevalence of resistant hypertension in the United States, 2003—2008. Hypertension, 2011, 57（6）: 1076-1080.

[5] Dela Sierra A, Segura J, Banegas JR, et al. Clinical features of 8295 patients with resistant hypertension classified on the basis of ambulatory blood pressure monitoring. Hypertension, 2011, 57（5）: 898-902.

[6] Dahlof B, Sever PS, Pouletr NR, et al. Prevention of cardiovascular events with an antihypertensive reginen of anlodine adding perindopril as required versus atenolol adding bendroflunethiazide as required, in the Anglo-Scandinaviac Cardiac Outcomes Trial-Blood Pressure Lowering Arm（ASCOT-BPLA）: a multicentre randomised kconteolled trial. Lancet, 2005, 366（9489）: 895-906.

[7] Jamerson K, Weber MA, Bakris GL, et al. Benazepril plus amlodipine or hydrochlorothiazide for hypertension

in high risk patients. N Engl JMed, 2008, 359（23）: 2417-2428.

[8] Calhoun DA, jones D, Textor S, et al. Resistant hypertension: diagnosis, evaluation, and treatment. A scientific statnent from the American Heart Association Professional Education Committee of the Council for High Blood Pressure Research. Hypertension, 2008, 51（6）: 1403-1419.

[9] Calhoun DA, Jones D, Textor S, et al. Resistant hypertension: diagnosis, evaluation, and treatment: A scientific statement from the American heart association professional education committee of the council for high blood pressure research. Hypertension, 2008, 51（6）: 1403-1419.

[10] Sarafidis PA, Bakris GL. Resist ant hypertension: an overview of evaluation and treatment. J Am Coll Cardiol, 2008, 52（22）: 1749-1757.

[11] Magen E, Feldman A, Cohen Z, et al. Circulating endothelial progenitor cells, Th1/Th2/Th17-related cytokines, and endothelial dysfunction in resistant hypertension. Am J Med Sci, 2010, 339（2）: 117-122.

[12] A study to evaluate the effects of LCI699 on safety and efficacy in subjects with resistant hypertension receiving combination therapy with three or more antihypertensive drugs, including a diuretic. Clinical Trials. Gov identifier: NCT00817635.

[13] Van Wijk BLG, Klungel OH, Heerdink ER, et al. A Rate and determinants of 10-year persistence with antihypertensive drugs. J Hypertens, 2005, 23: 2101-2107.

[14] Pimenta E. Update on Diagnosis and Treatment of Resistant Hypertension. Iran J Kidney Dis, 2011, 5: 215-227.

[15] Stowasser M. Update in primary aldosteronism. J Clin Endocrinol Metab, 2009, 94: 3623-3630.

[16] Stowasser M, Gordon RD. Primary aldosteronism. Best Pract Res Clin Endocrinol Metab, 2003, 4: 591-605.

[17] Omura M, Saito J, Yamaguchi K, et al. Prospective study on the prevalence of secondary hypertension among hypertensive patients visiting a general outpatient clinic in Japan. Hypertens Res, 2004, 27: 193-202.

[18] Lings S. Increased driving accident frequencies in Danish patients with epilepsy. Neurology, 2001, 57（3）: 435-439.

[19] Fagard RH. Resistant hypertension. Heart, 2012, 98: 254-261.

[20] Makris A, Seferou M, Papadopoulos DP. Resistant hypertension workup and approach to treatment. Int J Hypertens, 2011: 598-694.

[21] Laurent S, Schlaich M, Esler M. New drugs, procedures, and devices for hypertension. Lancet, 2012, 380（9841）: 591-600.

[22] Clark D, Ahmed MI, Calhoun DA. Resistant hypertension and aldosterone: an update. Can J Cardiol, 2012, 28（3）: 318-325.

[23] Shibata H, Itoh H. Mineralocorticoid receptor-associated hypertension and its organ damage: clinical relevance for resistant hypertension. Am J Hypertens, 2012, 25（5）: 514-523.

[24] Vaclavik J, Sedlak R, Plachy M, et al. Addition of spironolactone in patients with resistant arterial hypertension（ASPIRANT）—study protocol. Biomed Pap Med Fac Univ Palacky Olomouc Czech Repub, 2011, 155（2）: 143-148.

[25] Enseleit F, Lscher TF, Ruschit zka F. Darusent an: a new perspective for treatment of resistant hypertension. Expert Opin Investig Drugs, 2008, 17（8）: 1255-1263.

[26] Prasad VS, Palaniswamy C, Frishman WH. Endothelin as a clinical target in the treatment of systemic hypertension. Cardiol Rev, 2009, 17（4）: 181-191.

[27] Wenzel RR, Littke T, Kuranoff S, et al. SPP301（Avosentan）endothel in ant agonist evaluation in diabetic nephropathy study investigators. avosent an reduces albumin excretion in diabetics with macroalbuminuria. J Am Soc Nephrol, 2009, 20（3）: 655-664.

[28] Black HR, Bakris GL, Weber MA, et al. Efficacy and safety of darusent an in patients with resist ant hypertension: results from arandomized, double-blind, placebo-controlled dose-ranging study. J Clin Hypertens（Greenwich）, 2007, 10: 760-769.

[29] Weber MA, Black H, Bakris G, et al. A selective endothelin-receptor ant agonist to reduce blood pressure in patients with treatment-resistant hypertension: a randomised, double-blind, placebo-controlled trial. Lancet, 2009, 374（9699）: 1423-1431.

[30] Efficacy and safety of LCZ696A inpatients with essential hypertension. Clinical Trials. gov Identifier: NCT00549770.

[31] Selvaraj N, Sathiyapriya V, Bobby Z, et al. Elevated Glutathione Peroxidase in Newly Diagnosed Hypertension: Its Relation to Insulin Resistance. Clin Exp Hypertens, 2013, 35（3）: 195-199.

[32] Chou CL, Pang CY, Lee TJ, et al. Direct renin inhibitor

prevents and ameliorates insulin resistance, aortic endothelial dysfunction and vascular remodeling in fructose-fed hypertensive rats. Hypertens Res, 2013, 36 (2): 123-128.

[33] Magen E, Viskoper R, Mishal J, et al. Resistant arterial hypertension and hyperlipidemia: atorvastatin, not vitamin C, for blood pressure control. Isr Med Assoc J, 2004, 6 (12): 742-746.

[34] Alnima T, de Leeuw PW, Kroon AA. Baroreflex activation therapy for the treatment of drug-resistant hypertension: new developments. Cardiol Res Pract, 2012, 2012: 587194.

[35] Peet MM. Results of bilateral supradiaphragmatic splanchnicectomy for arterial hypertension. N Engl J Med, 1947, 236 (8): 270-277.

[36] Smithwick RH, Thompson JE. Splanchnicectomy for essential hypertension; results in 1, 266 cases. J Am Med Assoc, 1953, 152 (16): 1501-1504.

[37] Illig KA, Levy M, Sanchez L, et al. An implantable carotid sinus stimulator for drug-resistant hypertension: surgical technique and short-term outcome from the multicenter phase Ⅱ Rheos feasibility trial. J Vasc Surg, 2006, 44 (6): 1213-1218.

[38] Scheffers IJ, Kroon AA, Schmidli J, et al. Novel baroreflex activation therapy in resistant hypertension: results of a European multicenter feasibility study. J Am Coll Cardiol, 2010, 56 (15): 1254-1258.

[39] John D, George B, Mitra K, et al. Baroreflex Activation Therapy Lowers Blood Pressure in Patients With Resistant Hypertension Results From the Double-Blind, Randomized, Placebo-Controlled Rheos Pivotal Trial. J Am Coll Cardiol, 2011, 58 (7): 765-573.

[40] Bakris GL, Nadim MK, Haller H, et al. Baroreflex activation therapy provides durable benefit in patients with resistant hypertension: results of long-term follow-up in the Rheos Pivotal Trial. J Am Soc Hypertens, 2012, 6 (2): 152-158.

[41] Papademetriou V, Doumas M, Faselis C, et al. Carotid baroreceptor stimulation for the treatment of resistant hypertension. Int J Hypertens, 2011, 2011: 964394.

[42] Parati G, Esler M. The human sympathetic nervous system: its relevance in hypertension and heart failure. Eur Heart J, 2012, 33 (9): 1058-1066.

[43] 王平, 杜昕, 马长生. 肾交感神经活动及导管消融术治疗高血压研究进展. 中华心血管病杂志, 2010, 38 (6): 569-570.

[44] 邵春来, 陈建昌. 肾脏交感神经消融术治疗难治性高血压的研究进展. 心血管病学进展, 2012, 33 (1): 77-80.

[45] Kapelak B, Walton A, Sievert H, et al. Catheter-based renal sympathetic denervation for resistant hypertension: A multicentre safety and proof-of-principle cohort study. Lancet, 2009, 373: 1275-1281.

[46] Granada JF, Buszman PP. Renal denervation therapies for refractory hypertension Curr Cardiol Rep, 2012, 14 (5): 619-625.

[47] Burke GM, Sica DA, Frishman WH. Renal Sympathetic Denervation for the Treatment of Systemic Hypertension. Cardiol Rev, 2012, 20 (6): 274-278.

[48] Hering D, Mahfoud F, Walton AS, et al. Renal denervation in moderate to severe CKD. J Am Soc Nephrol, 2012, 23 (7): 1250-1257.

[49] Pokushalov E, Romanov A, Corbucci G, et al. A Randomized Comparison of Pulmonary Vein Isolation With Versus Without Concomitant Renal Artery Denervation in Patients With Refractory Symptomatic Atrial Fibrillation and Resistant Hypertension. J Am Coll Cardiol, 2012, 60 (13): 1163-1170.

[50] Pathak A, Girerd X, Azizi M, et al. Expert consensus: Renal denervation for the treatment of hypertension Diagn Interv Imaging, 2012, 93 (5): 386-394.

（江文艳　汪玉君　郑　军）

第 64 章　神经危重症患者的血压管理

血压是指血液在血管内流动时对血管壁产生的侧压，动脉血压可以反映全身的组织灌注和氧输送情况。人体对血压的调节十分复杂，涉及神经调节、反射性调节、体液调节、自身调节等，其调节中枢广泛分布于从脊髓、延髓、下丘脑到大脑皮质和小脑等各个水平，但主要是延髓血管运动中枢及延髓以上的中枢结构对于血压的调节及整合。脑动脉对血压存在自动调节机制，血压在一定限度内升高或者下降，脑血管相应地收缩和舒张，维持脑血流量不变，脑血流量与脑灌注压（平均动脉压-颅内压）成正比，与脑血管阻力成反比。由于脑被限制在颅腔内，基础状态下对血氧摄取量已达最大值，一旦自身调节功能丧失，将很快受到损害。在各种不良因素的诱导下，如血压升高突破自身调节的上限（平均动脉压 > 180mmHg）时，将出现心、脑、肾等的急性损害症候群，其中脑循环受损严重时可出现严重缺血性或出血性卒中以及高血压脑病等病症；而如果血压下降到调节下限（平均动脉压 < 60mmHg）以下的水平，就会出现脑灌注不足。

另一方面，各种重症脑血管病、重度中枢神经系统感染、严重脑病等神经危重症患者，可能直接或间接损伤血压的调节中枢导致血压的改变而加重病情。这些重症患者大多存在明显的脑水肿，导致颅内压增高，脑血流量下降，脑缺血、缺氧，这就需要更高的血压来维持一定的脑灌注压。此时如处理不当，使血压下降过快或过度将引起局部或全身灌注不足，转而加重脑水肿。发展到一定程度时，可使脑组织发生功能和结构上的损害，甚至并发脑疝导致患者死亡。同时，多数神经重症患者急性期的应激、膀胱充盈、疼痛、呕吐或躁动等也可能导致血压增高。

由此可见，神经危重症患者的综合管理过程中，在控制原发病的基础上血压管理尤为重要。高血压的处理应以起效迅速、可控、平稳降压为原则，既要适度控制血压，预防或延缓由血压升高所致的靶器官进一步损害，又要防止过度降压导致的脑部低灌注而加重病情。与此同时，还应注意处理神经重症患者的膀胱充盈、疼痛或躁动等情况以减少血压的波动。

第一节　意识障碍的血压管理

意识是大脑功能活动的综合表现，即人们对自身和周围环境的感知状态，包括"觉醒状态"及"意识内容与行为"。觉醒状态有赖于所谓"开关"系统——脑干网状上行激活系统的完整，意识内容与行为有赖于大脑皮质的高级神经活动的完整。正常人意识清晰，定向力正常，感应敏锐精确，思维和情感活动正常，语言准确流畅，表达能力良好。当脑干网状上行激活系统抑制或两侧大脑皮质广泛性损害时，觉醒状态减弱，意识内容减少或改变，导致人们对周围环境以及自身状态的识别和觉察能力出现障碍则出现意识障碍。意识障碍可以分为两大类，以兴奋性降低为特点的表现为嗜睡、昏睡直至昏迷；以兴奋性增高为特点的则可表现为高级中枢急性活动失调的状态，包括意识模糊、定向力丧失、感觉错乱、躁动不安、言语杂乱等。

意识障碍是神经危重症患者的常见临床表现，是一些疾病发展过程的一个阶段，最终可能发展为清醒、持续植物生存状态或死亡。可导致意识障碍的疾病包括中枢神经系统疾病，心、肺、肝、肾等重要脏器疾病，代谢及内分泌疾病，以及中毒等，其中尤以脑部疾病多见，如重症脑血管病、颅脑损伤、脑肿瘤、颅内感染等。意识障碍患者脑干可能直接或间接受到损伤，而脑干延髓血管运动中枢对缺血和缺氧非常敏感。所以，当颅内压增高时，机体为了维持脑的血液供应，特别是延髓的血液供应而被动提高血压。一般颅内压增高越快血压上升越高，到后期延髓功能衰竭时血压下降。

因此，在意识障碍患者的治疗中，合理的血压管理以维持有效的循环功能尤为重要。同时，对于不同疾病所致意识障碍的作用机制不同，其预后也不尽相同，在临床上要根据患者的病因制订相应的治疗方案，如中枢神经系统感染者予相应抗感染药物，脑肿瘤者行手术切除，糖尿病高渗性昏迷者应用胰岛素降糖，低血糖昏迷者及时静脉注射高糖，一氧化碳中毒者行高氧压治疗等。如病因一时未明者应予对症治疗，如给氧，保持呼吸道通畅，必要时气管切开或插管辅以人工呼吸；颅压增高者给予脱水、降颅压药物；亚低温脑保护；纠正水、电解质平衡紊乱，补充营养；胞磷胆碱等脑代谢促进剂及醒脑静等促醒剂处理；以神经兴奋性增高而躁动不安或是反复抽搐的意识障碍患者常伴有血压增高，应给予适当镇静或控制抽搐治疗；同时，应常规保留胃管、尿管，防止窒息、憋尿导致的血压波动。

一、卒中所致意识障碍的血压管理

卒中又称急性脑血管病，其中缺血性卒中即脑梗死约占80%；出血性卒中又分为脑出血和蛛网膜下腔出血，占20%左右，虽较缺血性卒中少见，但病死率及致残率较高。卒中患者80%以上在发病急性期血压＞140/90mmHg，其中约1/4患者收缩压＞180mmHg，这可能与既往高血压病史、神经内分泌系统被激活、急性应激反应、病灶部位、卒中类型、病情严重程度以及颅内压增高等因素有关；有研究显示，脑出血后患者的收缩压明显高于发病前的基础血压水平，而严重缺血性脑血管病患者发病后的收缩压接近其发病前的基础水平。在脑血管病急性期，对血压进行科学的管理有助于控制病情恶化，改善预后。但如何进行管理目前还没有达成共识，尤其是重症卒中如脑干卒中、大面积脑梗死、大量脑出血或蛛网膜下腔出血患者，其美国国立卫生院神经功能缺损评分（NIHSS）＞25分或Glasgow昏迷评分（GSG）≤8分，疾病发展快，血压波动极大，往往存在意识障碍，出现颅内压增高、脑水肿、多脏器衰竭等复杂情况。临床上如何调控血压、控制高颅压，亦无固定的规范可循。如积极降压治疗可减轻脑水肿、减少出血转化、预防进一步血管损害、预防卒中复发等，但同时也可能减少缺血处的灌注，扩大梗死面积。目前更强调基于患者发病前的血压水平、颅内压监测结果、年龄、卒中病因、距卒中发病时间等因素进行个体化管理，且降压应缓慢进行，尽量避免血压波动，降压时心、脑、肾等重要器官的保护尤为重要[1-4]。而当患者存在高血压脑病、主动脉夹层、急性肾衰竭、急性肺水肿、急性心肌梗死等情况时，应积极降压。

（一）重症缺血性卒中的血压管理

重症缺血性卒中主要指颈部与颅内较大动脉或重要脑区供血动脉急性阻塞，导致大面积或重要脑区梗死，如大脑半球大面积脑梗死、脑干梗死、基底动脉尖综合征等。多为栓塞性病变，可出现严重脑水肿、梗死区出血、脑再灌注损伤、缺血区瀑布效应等情况，临床起病急剧，常伴有意识障碍，严重神经功能缺失，病情凶险。缺血性卒中脑组织缺血3h后，多数患者出现血压反射性增高，这是机体维持缺血区域脑灌注的保护性生理反应，与交感神经激活有关。正常情况下，脑血流的维持主要依赖平均动脉压，发生脑梗死尤其是重症梗死患者合并有脑干功能障碍时，脑血管自动调节机制严重受损甚至消失。缺血区的血管丧失自主调节功能，其血流维持依赖脑灌注压，脑血流量与血压的关系几乎成线性关系，血压的任何波动都直接对脑血流量产生明显的影响。如盲目降低血压，将导致脑血流量下降引起梗死面积加大，进而导致预后不良[5-8]。

因此，在缺血性卒中患者，对于无能量储备的脑组织，维持适宜的血压水平、保持足够的脑血流量非常重要；而重症缺血性卒中患者，临床医师应根据其年龄、脑血管的危险因素、脑血管病的类型、脑水肿的情况、病前的血压水平、是否存在颅内外血管的狭窄及其程度，细致分析血压的影响因素，权衡利弊，进行有效的个体化血压管理，防治脑水肿，以保证全脑有足够的血液灌注，改善患者的神经功能[9-10]。

1. 血压管理

目前，尚无证据显示缺血性卒中急性期血压升高有害，也无证据表明降压治疗对其有利。稍高的血压有利于缺血区灌注，降低血压可能会加重脑缺血和坏死。因此，缺血性卒中患者一般不进行降压治疗，应依据平均动脉压合理调控血压，在1周内维持相对较高的水平，保持足够的脑部血液灌流，直到侧支循环建立。美国和欧洲卒中指南均指出，在急性缺血性卒中患者收缩压＞220mmHg、舒张压＞120mmHg或平均动脉压＞130mmHg时（中国指南建议血压持续≥200/100mmHg时），或合并严重心力衰竭、主动脉夹层、高血压脑病时，才考虑降压治疗。其降压幅度在最初24h内不超过20%，以免导致神经功能恶化。动脉溶栓过程中，血压与血管再通程度成负相关，因此如考虑紧急溶栓治疗，为防止高血压所致出血，血压达185/110mmHg就应降压治疗，其目标为180/105mmHg以下。多数重症缺血性卒中患者存在脑水肿、颅内压增高，此时患者即便血压较高，在经过脱水和利尿治疗后，血压水平会有所下降，可暂时不必使用降压药物。但是经过上述积极处理或是躁动患者及时给予吸痰、导尿、镇静等处理后，血压仍然处于不能耐受的高水平时应考虑使用降压药物。总之，应个体化看待患者的血压水平，疾病急性期进行实时监测，尽可能获得准确、有效的血压参数，以指导临床的血压管理。建议使用短效可控的静脉降压药物。拉贝洛尔安全有效，尼卡地平或者非诺多泮也是优先选择的药物；虽然较多使用硝普钠，但硝普钠会增加脑内压力，且在肾功能不全患者容易出现氰化物中毒，应短期慎重应用；对于 ACEI 类药物、舌下含服的硝苯地平降压效果难以预测和控制，不容易调定降压水平，应避免应用。

理论上低血压可以减少血脑屏障破坏、血管性水肿、出血转化、卒中进展的发生，但低血压造成缺血半暗带的低灌注又可以进一步加剧梗死灶的程度和范围。有研究表明，存在严重的颈内动脉、大脑中动脉狭窄或阻塞的患者从升压治疗中获益更大，原因可能是这类患者在发病早期就表现出明显的脑部灌注不足和弥散失调；有学者应用去甲肾上腺素治疗急性脑梗死，发现可升高脑灌注压但没有明显升高颅内压。因此，血压过低者应给予升压治疗，以维持脑灌注压。

2. 其他治疗

在有效血压管理的同时，应酌情给予患者抗凝、抗血小板及神经保护剂治疗；注意保持呼吸道通畅，控制血糖，及时防治感染等并发症；维持水、电解质平衡，给予足够营养物质；及时康复治疗；并应针对患者发病的危险因素进行治疗及预防；对于颅内压调节失代偿而危及生命的大面积脑梗死者可考虑去骨瓣减压术挽救患者生命；除此之外，亚低温治疗及渗透疗法也极为关键。

亚低温已于 20 世纪 50 年代应用于心血管手术当中，以保护脑和其他重要器官功能。20 世纪 90 年代后，研究发现亚低温用于重型颅脑创伤具有良好效果。近年来有应用于脑缺血和脑出血患者救治方面的报道，认为体温和卒中的预后有着很大的关联。亚低温可以抑制代谢率，维持脑血流量，保护血脑屏障；减少钙离子内流；减少脑细胞结构蛋白破坏，促进脑细胞结构和功能的修复；抑制脑损伤后内源性有害因子的生成、释放和摄取，并可通过减少氧自由基的形成和释放兴奋性神经递质，从而降低脑水肿和脑损伤后炎性反应和细胞凋亡的发生。

亚低温应在发病后 14h 内诱导，并维持 72h 以上。降温方法包括人工冬眠，物理降温如冰毯、冰帽，膀胱和胃冷浸、冲洗或保留灌肠，血管内低温治疗等，但是低体温存在许多潜在的问题，如复温后的颅内压反跳、心室异位搏动、凝血障碍、心动过缓和肺炎等。尽管如此，目前认为低体温仍是重症缺血性卒中很有希望的一种治疗手段。

重症缺血性卒中患者出现脑水肿及占位效应如恶心、呕吐、意识障碍时，应及时给予渗透疗法以减轻脑水肿、降低颅内压。Bardutzky 等认为许多药物可以预防和阻止脑水肿的发展。甘露醇、甘油果糖、高渗性盐水等渗透性药物可以降低颅内压，维持脑灌注，避免缺血恶化。但使用甘露醇脱水之前必须顾及心脏和肾功能，否则可能造成严重后果。如存在心力衰竭、肾衰竭，可选择使用袢利尿药，既有利于降压，又会减轻肺水肿和脑水肿。没有足够的证据支持巴比妥类、吲哚美辛、类固醇等具有良好的降颅压作用，甚至可能有相反的作用。有资料认为预防性的渗透疗法可能会加大梗死面积和使中线移位，应避免预防性应用高渗性药物。

（二）重症出血性卒中的血压管理

脑出血占全部卒中的 20% ～ 30%，但其致残率和致死率居各类卒中的首位，出血后形成血肿压迫局部脑组织，致神经功能受损。如出血量较大或脑干等重要部位出血时，将引起颅内压升高，脑干网状系统损伤致其功能受到抑制，患者往往会出现严重意识障碍，并可合并肺部感染、高热、肾功能不全、应激性溃疡等多脏器功能紊乱。同时，血肿在颅内形成占位性病变，导致颅内压骤然升高，产生脑水肿以及一系列病理生理变化，进而导致脑疝危及生命。高血压是脑出血最主要的危险因素，同时，脑出血后约有 3/4 的患者急性期出现血压增高。主要是由于血肿的占位效应和血肿周围水肿导致颅内压升高，通过 Cushing 反应反射性地引起血压增高，以保持脑组织稳定的脑血流量和脑灌注压，这是脑血管的自动调节机制。已有研究表明高血压与血肿扩大、二次出血及不良预后相关，当持续高血压即平均动脉压 > 140mmHg 或降颅压后收缩压仍 > 180mmHg、舒张压 > 120mmHg 时，可致脑灌流量过多，引起脑水肿，加重占位效应，死亡率明显升高；然而，在急性期降低血压也会增加致死率和致残率。因此，脑出血急性期对血压的监测和管理是影响其预后及结局的关键[11]。

重症出血性卒中患者多有意识障碍，生命体征不稳，需要在神经重症监护病房住院治疗。原则上需保持患者安静卧床，监测生命体征和神经系统体征变化，防治继续出血，加强护理，保持呼吸道通畅，防治并发症；同时，控制血压、减轻脑水肿、亚低温治疗等尤为重要。如内科保守治疗无效或有手术指征者，应依据患者病情及时予以血肿清除术、外科减压及脑室引流术等手术治疗[12-15]。

1. 血压的管理

血压控制的首要目标是降低到可以预防和阻止血肿扩大的水平，又不能影响脑灌注压。血压控制应采取个体化原则，根据患者的年龄、既往有无高血压史、有无颅内压增高、出血原因及发病时间等情况而定。目前国内外专家认为自发性脑出血患者若早期收缩压＞200mmHg或平均动脉压＞150mmHg时，可持续应用静脉降压药物，在6～12h内逐渐降压以降低血肿的扩大，降压幅度不大于25%，使血压维持在略高于发病前水平；若收缩压＞（180～200）mmHg或平均动脉压＞（130～150）mmHg，且存在颅内压增高的可能时，先予以降颅压处理，如血压仍然持续升高，再进行降压治疗以防止病情恶化，但血压不应下降过快，不应低于用药前血压的80%，并应监测颅内压，保持脑部灌注压＞（60～80）mmHg；若收缩压＞（180～200）mmHg或平均动脉压＞（130～150）mmHg，且没有颅内压增高的证据，可考虑间断或持续应用降压药物温和降压，目标血压为160/90mmHg或平均动脉压为110mmHg。宜选用半衰期短且对脑循环影响小的药物，防止出现进一步的神经症状；避免舌下含服钙通道阻滞药类降压药；条件允许的情况下，应用卒中发生前使用的有效降压药；高血压伴发脑出血同时发生应激性溃疡出血者，不宜选择长效降压药物。

2. 降低颅内压，控制脑水肿

颅内血肿、脑水肿及继发性脑积水可使颅内压升高，甚至引发脑疝危及患者生命。因此，积极控制脑水肿、降低颅内压是脑出血急性期治疗的重要环节。降低颅内压的常用药物主要有甘露醇、利尿药、高渗盐水、甘油果糖，以及人血白蛋白等。一般不应用激素，可加重感染及糖尿病，但在抢救患者生命时可短期应用。同时将床头抬高20°～30°，并应注意治疗可加重颅内压增高因素，如低氧、高碳酸血症、高热、躁动等。

3. 控制血压、预防发病

血压水平与脑出血的发生率紧密相关，随着血压的升高，脑出血发生的危险性也升高，如果血压水平得到平稳的控制，发生脑出血的可能性下降

25%。调查显示，高血压导致脑出血常与患者不知自身患病或者未遵医嘱规律服药控制、监测血压水平相关。因此，对于高血压患者而言，应积极控制血压水平，以降低脑出血的发病。

4. 蛛网膜下腔出血的血压控制

首先需去除病因，遵循不影响患者的意识和脑血流灌注量的原则。对收缩压＞180mmHg或平均动脉压＞120mmHg的患者，可在密切监测血压条件下使用短效降压药，以维持血压在正常或发病前水平；同时积极控制脑水肿、降低颅内压；防止出血加剧及血压过度下降，引起短暂性神经功能缺陷，造成迟发的弥漫性脑血管致死性痉挛[16-17]。

二、高血压脑病的血压管理

高血压脑病（hypertensive encephalopathy）是一种临床综合征，1928年由Oppenheimer及Fishberg二人提出，是一种内科急症，也是高血压危象中较常见的临床类型。因血压突然或短期内明显升高，突破了脑血流自动调节范围上限（平均动脉压＞180mmHg），脑组织血流灌注过多引起脑水肿，出现头痛、呕吐，严重时出现意识障碍、精神错乱、昏迷、局灶性和（或）全身抽搐等临床症状。各种原因所致血压突然增高皆可引起高血压脑病。如急性或新近发生的高血压，尤其是并发肾衰竭或脑动脉硬化的患者，其次为急慢性肾炎或肾盂肾炎、子痫、原发性高血压、嗜铬细胞瘤等。另外，治疗过程中突然停用降压药物，也可能导致血压突然增高[18-19]。

1. 发病机制

尚不完全明确，目前主要有如下两种学说[20]。

（1）脑血管自动调节机制崩溃：被认为是高血压脑病的主要发病机制。正常人当平均动脉压在60～120mmHg范围内时，其脑血流量保持恒定状态，脑内小动脉有自动调节功能。这种自动调节使机体在血压突然变化时保护重要器官免受缺血损害，使脑血流量在一个相当大的血压波动幅度内保持恒定。高血压患者由于血压在较长时间内缓慢升高，使小动脉壁发生适应性结构改变，即血管壁增厚，管腔狭窄。当平均动脉压超越了自身调节能力时，原先收缩的血管反而扩张，即所谓自动调节机制崩溃，结果造成脑组织血流灌注过多，体液渗到血管周围导致脑水肿和颅内高压，出现相应的临床症状。除了血压的绝对数值之外，血压升高的速率对本病的发生也起决定性作用，如急性或新近发生的高血压，尽管舒张压未达到120mmHg，亦可引起高血压脑病。由于颅内动脉系统有来自颈上节丰富

的交感神经分布，而椎基底动脉系统相对缺少交感神经，故当血压急剧升高时，交感神经的刺激可引起脑前部循环血管的收缩，起相对保护作用，以防止过度灌注，将压力转入较少交感神经支配的椎基底动脉系统，导致脑后部循环高灌注，造成血管源性脑水肿。因此，高血压脑病脑水肿发生部位多见于枕、顶叶，有时可累及脑干、小脑及间脑。

（2）小动脉痉挛学说：在血压极度且迅速升高时，脑血管的自身调节作用加强，从而引起脑部小动脉痉挛，导致进入毛细血管床的血流量减少，使毛细血管和神经元缺血，毛细血管壁通透性增加，血管内液体外渗到细胞外间隙，造成脑缺血和脑水肿。如果不能及时控制血压，尚可继发血管破裂出血，以及缺血性梗死。小动脉痉挛学说虽能说明高血压脑病的临床发病过程，但至今仍未能证实在高血压脑病发作时存在广泛的脑小动脉痉挛。

2. 临床表现

通常为急性或亚急性发病，在 12 ～ 48h 达高峰，血压急剧升高，以急性颅内压增高及脑水肿为特征性表现，引发一系列临床症状[21]。

（1）动脉压升高：通常在高血压的基础上突然出现血压急剧升高，舒张压升高较收缩压更显著，往往升至 120mmHg 以上，平均动脉压常在 150 ～ 200mmHg。一般来说，新近起病的高血压患者脑病发作时的血压水平常比慢性高血压患者脑病发作时的血压低。

（2）头痛：常为高血压脑病的早期症状，部位可限于后枕部，也可为全头性。头痛多与血压升高及颅内压增高有关，在情绪紧张、咳嗽、用力时加重，严重者可伴有恶心、呕吐，故常与舒张压和视盘水肿平行。

（3）痫性发作：高血压脑病时由于脑缺血、缺氧经常导致痫性发作。肢体抽搐多为全面性，少数患者表现为局限性，历时 1 ～ 2min 后抽搐停止。部分患者反复发作，可发展为癫痫持续状态，有些患者由于抽搐诱发心力衰竭而死亡。

（4）意识障碍：可表现为嗜睡、昏睡及昏迷，精神错乱亦时有发生，出现强笑、定向力障碍、判断力障碍、冲动行为等症状。

（5）其他：眼底检查可见视盘水肿，重症者可出现短暂性失语、偏瘫、偏身麻木、听力障碍及病理反射阳性，心率大多缓慢。

3. 辅助检查

（1）腰椎穿刺：需要慎重，脑脊液压力大多增高，偶尔正常。脑脊液蛋白质可轻微增高，这是由于脑膜和蛛网膜的通透性增高造成；细胞数正常，极少数患者有少量红细胞或白细胞。

（2）脑电图：多数显示弥漫性慢波活动，间有散在痫性放电。但异常脑电图对本病的诊断无特异性价值。

（3）影像学检查：头部 CT 和 MRI 表现为局部或弥漫性的脑白质水肿，病变以顶、枕叶白质为主，呈对称或非对称分布，边界不清，较少累及灰质，病变广泛时可累及颞叶、额叶、基底节、小脑和脑干，并可伴有点状出血征象。MRI 在发现病变、确定病灶范围及皮质累及上比 CT 更敏感。弥散加权成像可判定脑白质水肿是血管源性还是细胞毒性，血管源性脑水肿表现为等或稍高信号，而细胞毒性脑水肿为高信号，出现细胞毒性脑水肿信号意味病情加重。MRI 可以动态观察病变的发展过程，有助于高血压脑病的早期诊断、治疗及预后判断。上述这些影像学改变经积极控制血压后可在短期内完全消失[22-23]。

4. 诊断与鉴别诊断

具备以下条件时应考虑高血压脑病：①有原发或继发性高血压病史，过度疲劳、精神紧张、情绪激动等常为诱发因素，突然出现显著迅速的血压升高，尤以舒张压升高为主，收缩压 > 200mmHg 和（或）舒张压 > 120mmHg；②临床上出现以颅内压增高和脑局部损害为主的神经系统异常表现，如剧烈头痛、呕吐、黑矇、惊厥发作、偏瘫、失语和意识障碍等，常在血压显著升高 12 ～ 48h 内发生，临床症状和体征大多数可在 72h 内消失；③头颅 CT 或 MRI 显示特征性顶枕叶白质水肿；④经紧急降压治疗后，症状和体征在血压下降数小时内明显减轻或消失，不遗留任何的脑损伤后遗症。

应注意与出血性和缺血性卒中鉴别。基底动脉尖综合征也可以双侧枕叶为主，但常累及枕叶的旁正中部位，而高血压脑病常累及枕叶外侧；基底动脉尖综合征常合并小脑、脑干的异常，而高血压脑病较少累及脑干和小脑，即便影像学发现脑干和小脑受累，也往往无临床症状，呈现出"临床与影像分离"的特点。

5. 治疗

治疗原则包括紧急降压治疗、控制抽搐和治疗脑水肿，以防止不可逆性脑损害；注意保护心、肾等功能。在脑病缓解之后，要积极治疗高血压及引起高血压的原发病[24-25]。

（1）迅速降低血压：高血压脑病发病急、变化快，如不给予及时有效的治疗，可因脑疝、颅内出血或持续抽搐而死亡。因此，迅速有效地降低血压是治疗的关键。降压速度应根据不同病情而定，一般在 1h 之内将血压降至目标值，使舒张压降低 20% ～ 25%，至 110mmHg 左右，但降低幅度不能超过 50%。并应根据不同病因、年龄、高血压病程、是否合并靶器官功能障碍，选择作用快、无中枢抑制作用及毒性小的药物。原则上静脉给药，但应避免过度降压而造成低灌注和脑缺血。老年人由于器官功能多处于临界状态，抢救时血压不宜大幅度骤降。重症高血压患者脑血流的自动调节恢复通常需 12 ～ 48h，降压时应注意脑血流恢复的时间性。以往血压水平较高者，目标血压可保持较高水平。

常用的降压药有硝普钠，为强有力的血管扩张药，作用迅速，疗效确切，给药后 5 ～ 10min 见效。从小剂量开始，根据血压下降情况调整滴速，使用时间一般不超过 72h，可以配合利尿药应用。硝酸甘油作用迅速，对合并冠心病、心功能不全者较适用。乌拉地尔或酚妥拉明可直接扩张血管，尤其适用于嗜铬细胞瘤患者。美托洛尔对交感神经过度兴奋、心率过快者更合适。应避免使用有中枢神经系统副作用的药物，如可乐定、甲基多巴和利血平；也不宜使用二氮嗪，因为可降低脑血流。

（2）控制脑水肿，降低颅内压：急性颅内压增高，情况危急，随时危及生命。应迅速采取有效措施降低颅内压，增加脑血管内的渗透压，吸收脑组织中多余的水分，改善脑血循环，维持生命功能，防止发生不可逆性脑损害，如静点甘露醇、呋塞米、甘油果糖等。同时，患者应取仰卧位，头抬高 30°，并避免压迫颈部，以利于头部的静脉回流，保持呼吸道通畅。

（3）控制抽搐：可选用地西泮 10 ～ 20mg 静脉缓慢注射，应注意呼吸情况。控制抽搐发作后可予苯巴比妥肌内注射维持用药。

（4）病因治疗：能查明原因者如肾小球肾炎、子痫等，应针对原发病积极治疗。

（5）一般对症支持治疗：宜安静卧床休息，避免精神紧张、情绪激动和烦躁不安；饮食宜清淡；注意水、电解质平衡；有条件时应行颅内压检测及血流动力学监测。

6. 预后

高血压脑病的预后取决于病因和是否及时治疗。发病时虽然症状险恶，但若能及时加以紧急处理，通常预后良好，可不留后遗症。如处理不当可能出现颅内出血、脑梗死或其他不良并发症，甚至死亡。

第二节　周围性呼吸功能障碍的血压管理

神经重症加强治疗病房大部分为存在意识障碍患者，还有一部分患者如重症吉兰-巴雷综合征、重症肌无力危象、重症运动神经元病等，其神志清楚，但由于存在严重的呼吸功能衰竭，部分患者还存在自主神经功能障碍表现如心律失常、血压波动等情况，需要在重症监护室监测生命体征，并给予呼吸支持治疗。这些患者在自身重症疾病的基础上，如同时存在严重的自主神经功能障碍则可影响其临床预后。因此，在排除了其他可能影响自主神经功能的疾患如糖尿病、高血压、心脏疾病、肺及甲状腺疾病等情况后，在积极治疗原发病的同时，需要严密监测其血压、心率、呼吸等生命体征，及时给予相应的处理。现就重型吉兰-巴雷综合征、重症肌无力危象两种最常见的存在呼吸功能障碍的神经重症，对于其治疗及血压等的管理分别加以论述。

一、重型吉兰-巴雷综合征的血压管理

吉兰-巴雷综合征，又称急性炎症性脱髓鞘性多神经根神经病，年发病率为（0.6 ～ 1.9）/10 万人，是一种单相、急性、可逆的周围神经病变，以神经根、外周神经损害为主。当出现急性起病、四肢对称性迟缓性瘫痪伴 / 不伴四肢远端麻木、疼痛等感觉异常，脑脊液蛋白-细胞分离，以及神经电生理检查存在神经传导速度减慢时可诊断本病。重症者可出现广泛运动神经和（或）感觉神经损伤，累及肋间肌及膈肌而致呼吸困难，同时多合并严重的自主神经功能障碍。有报道以高血压脑病起病的重症吉兰-巴雷综合征患者，以及手术或外伤后继发者。如不能及时识别并正确处理，患者可因肺部感染、呼吸衰竭，以及合并末梢循环衰竭、高血压危象及致命的心律失常等严重自主神经功能障碍而危及生命[26-27]。

目前认为，吉兰-巴雷综合征伴有自主神经功能障碍的发病机制[28]，可能为患者周围神经组织炎症细胞浸润，节段性髓鞘脱失，病变累及脑神经（含迷走神经）、交感神经干、交感神经节等处，导致交感神经和副交感神经系统兴奋性紊乱、失调，

即可能是由于自主神经系统多部位、不同程度损害共同作用的结果。50%～60%的吉兰-巴雷综合征患者可合并自主神经功能障碍，且可能出现在典型临床症状之前，临床上主要表现为心血管系统功能障碍，如窦性心动过速、窦性心动过缓、其他心律失常、心肌缺血及血压异常等，其中少部分患者可发生严重的和可能致死的自主神经功能障碍，甚至心脏停搏。高血压是吉兰-巴雷综合征最常见的自主神经功能障碍表现，有报道发病率最高可达本病的66.7%。多发生在疾病的高峰期，与原发性高血压相比，血压轻度增高较常见，且在病程中波动较大，随着病情的好转血压亦可下降，目前认为是交感神经过度兴奋的结果，可能与血中儿茶酚胺的增多或敏感性及血浆肾素增高有关。合并的低血压多为直立性低血压，认为与交感神经性血管收缩反射功能丧失有关，即患者对血管抑制性刺激不能产生代偿性血管收缩，对 Valsalva 动作反射丧失，不能产生短暂性血压升高，而是持续性下降。其他自主神经功能障碍如多汗提示交感神经功能亢进，而面部潮红、尿潴留、肠麻痹、消化不良则提示副交感神经功能亢进或低下。如严重自主神经功能失调，则患者可突然呼吸停止或心脏停搏而危及生命，有报道吉兰-巴雷综合征伴有自主神经损害者病死率可达21.5%。因此，临床医生除注重呼吸肌麻痹及延髓性麻痹等情况外，自主神经功能障碍方面因素，尤其是心脏方面不容忽视。

重型吉兰-巴雷综合征合并自主神经功能障碍者尚无特效疗法，这类患者与原发性心脏病、高血压患者相比预后相对较好，主要应尽快纠正免疫功能紊乱，严密监测生命体征并及时给予对症处理。血压轻度增高无需特殊治疗，血压过高时可予静脉应用短半衰期降压药物，如拉贝洛尔、硝普钠等，应慎重使用 β 受体阻滞药和钙通道阻滞药，尤其是在患者高、低血压交替出现时。低血压以预防为主，应保持足够的血容量，避免应用利尿药物；避免突然改变体位；对于老年长期卧床者，应保持大便通畅，避免 Valsalva 动作；如患者低血压明显且持久，应警惕并寻找其他原因，如是否存在感染性休克、肺栓塞、心肌梗死、应用麻醉剂或正压机械通气等情况，并给予及时处理。出现窦性心动过速患者心率多维持在110～120次/分，可不予特殊处理。窦性心动过缓者可应用阿托品，但要警惕过量引起的痰液浓缩和呼吸道感染；严重窦性心动过缓或窦性停搏患者需安装心导管和起搏器以维持循环功能[29]。

二、重症肌无力危象的血压管理

重症肌无力（myasthenia gravis，MG）是由于自身免疫异常而导致骨骼肌神经肌肉接头处突触后膜上乙酰胆碱受体减少，伴随神经肌肉传递障碍，是一种乙酰胆碱受体抗体介导的细胞免疫依赖、补体参与的获得性自身免疫病。根据患者出现的获得性眼外肌和全身肌无力和病理性肌疲劳、新斯的明试验阳性和肌电图重复神经刺激递减现象，可诊断本病。重症肌无力是一种慢性迁延性、反复发作的疾病，15%～25%的患者可在疾病过程中急骤发生呼吸肌麻痹以致呼吸衰竭，即重症肌无力危象。危象多在病后2年内发生，且伴延髓性麻痹和胸腺瘤者更易和更快出现危象。重症肌无力危象主要表现为呼吸、吞咽困难，有肌无力危象、胆碱能危象和反拗性危象三种，临床上以肌无力危象最多见，如诊治不及时或救治方法不当常危及患者生命，是患者死亡的主要原因。机体的免疫力下降是危象发病的内因，而诱发危象的原因很多，其中呼吸道感染是主要原因；其次，用药不当如抗胆碱酯酶药物减量太快或过量、使用阻断神经-肌肉接头的抗生素或骤然停用抗胆碱酯酶药和激素等均可导致发病；同时，手术创伤、女性妊娠和分娩、情绪变化等也可诱发危象[30-31]。有报道在重症肌无力患者的自主神经节和胸腺上可见到乙酰胆碱受体的表达，且重症肌无力合并自主神经功能障碍的患者当中，50%左右血液标本中可检测到乙酰胆碱受体抗体。研究显示，重症肌无力危象多合并有严重自主神经功能障碍，可能与存在严重的血流动力学不稳定有关。此时患者多为副交感神经受损，导致其神经活动过强，减弱了前炎症细胞素的释放，继而交感神经反应性活动增强，相应地增加了炎性因子的释放，从而促进机体的免疫反应[32-33]。

重症肌无力危象患者应在神经重症加强治疗病房连续监测生命体征，同样也应给予足够的营养支持和高质量的气道、肺部及皮肤等处的护理，及时予以综合、持续的神经康复治疗；如早期气管插管或预防性气管切开可减少死亡的发生；同时应给予足量的丙种球蛋白静脉滴注、血液吸附或血浆置换治疗、合理应用胆碱酯酶抑制剂以缩短危象病程；对于存在胸腺瘤的患者，在患者病情允许的情况下，应予胸腺切除术。重症肌无力危象患者常伴有高血压、低血压或血压不稳定，对于伴有严重高血压的患者应予积极的降压治疗；低血压以预防为主，应保持足够的血容量，避免突然改变体位，严重者予升压治疗；其合并的其他自主神经功能障碍一般也无需特殊处理，如可能影响到患者的器官功能时则应及时予以对症处理[30, 34-37]。

重型吉兰-巴雷综合征、重症肌无力危象，以及神经重症监护室中其他呼吸衰竭但神志清晰的患者，由于患者对疾病及监护室环境的恐慌感、尿潴留等因素均可引起反射性血压升高；同时，在治疗过程中患者插管、拔管所致的应激反应，常使患者出现较高的交感神经系统活动，如心动过速、血压升高、呼吸浅快等，心肌耗氧量剧增和心肌缺血，从而导致心律失常、心力衰竭、脑血管痉挛等加重病情。针对这类患者，应给予及时适当的心理护理，尽力减少患者的烦躁、恐慌及焦虑等情绪的发生；尿潴留者立即予保留尿管。并可给予适度的镇痛、镇静等治疗。在镇痛、镇静治疗中可能出现血压变化而影响循环功能。例如苯二氮䓬类镇静药特别是咪唑安定和安定，在给予负荷剂量时可发生低血压，

在血流动力学不稳定尤其是低血容量的患者更易出现，因此，负荷剂量给药速度不宜过快。丙泊酚所致的低血压与全身血管阻力降低和轻度心肌抑制有关。老年人表现更显著，注射速度和药物剂量是导致低血压的重要因素。氟哌啶醇可引起剂量相关的QT间期延长，增加室性心律失常的危险，有心脏病史的患者更易出现。因此，在镇痛和镇静治疗期间应严密监测患者循环功能，监测血压、中心静脉压、心率等情况，尤其给予负荷剂量镇静时，应根据患者的血流动力学变化调整给药速度，并适当进行液体复苏治疗，力求维持血流动力学平稳，必要时应给予血管活性药物。如镇痛和镇静不足时，患者可表现为血压高、心率快，此时不要盲目给予药物降低血压或减慢心率，应结合临床综合评估，充分镇痛，适当镇静，并酌情采取进一步的治疗措施。近年推荐使用右美托咪定控制患者躁动以降低其心血管的应激反应，保证患者血流动力学的稳定。

第三节　癫痫持续状态的血压管理

癫痫（epilepsy）是一组由不同病因引起，脑部神经元高度同步化，常因自限性的异常放电所致，以发作性、短暂性、重复性和通常为刻板性的中枢神经系统功能失常为特征的综合征，为神经系统第二大疾病。如一次癫痫发作持续30min以上，或连续多次发作，发作间期意识未能恢复至正常水平者称为癫痫持续状态。此时，如果临床医生不能及时准确地诊断并正确使用抗癫痫药物、有效控制发作，则可能造成患者脑缺氧或持久的脑器质性损伤、周围器官或多系统的损伤等，病死率和致残率极高。研究表明，有10%～20%的癫痫患者发生过癫痫持续状态，且大多由继发性癫痫所致，如脑血管病、颅脑外伤、颅内感染、颅内肿瘤、代谢性脑病、药物中毒、变性及脱髓鞘性疾病等；另外癫痫患者如在治疗过程中突然停药或任意更换抗癫痫药，也容易导致癫痫持续状态的发生[38]。

目前认为癫痫持续状态的发生与脑内致痫灶兴奋及周围抑制失调有关，致痫灶周围区域可抑制痫性发作，使其持续一定时间后停止，当周围区域抑制减弱，痫性活动在皮质突触神经传导通路内持续循环传播，可导致部分性持续发作；痫性活动由皮质通过下行纤维投射至丘脑及中脑网状结构，可引起意识丧失，再由丘脑系统弥散性传布到整个大脑皮质，引起全面性强直-阵挛发作。Shorvon将癫痫

持续状态分为两期，即代偿期和失代偿期。在惊厥初始的代偿期，机体企图维持内环境稳定。由于惊厥活动，脑细胞的异常放电活动使脑的代谢率增高，血流量、耗氧量和葡萄糖摄取量大大增加。要满足这种应激状态下脑代谢的需要，必然导致心率加快，心排血量增加，血压升高，以增加脑的血流灌注，避免脑组织由于受缺氧或代谢障碍的影响而引起损伤。但在惊厥30min后，机体逐渐不能维持内环境的稳定。此时神经细胞的生理需要超出大脑代偿的供应能力，脑供氧和葡萄糖耗竭，细胞和组织功能衰竭，脑的血流灌注不足。如果病情得不到控制，将进入失代偿期，导致缺氧、代谢紊乱和脑及全身代谢模式的改变，持续自主神经改变和心功能进行性下降，从而导致内环境稳定的破坏，继发全身过度应激反应和心肺等重要脏器功能受损，出现高热、低氧、乳酸中毒、低血糖和低血压。目前认为，如癫痫持续发作60min可造成脑部不可逆的神经损伤，尤以海马、大脑皮质等部位最为敏感；且伴随的危险因素如缺氧、低血压、高热、低血糖和其他代谢异常会加重脑损伤，缩短脑自我保护代偿耐受时间，出现继发性难治性癫痫、智力低下、脑萎缩等严重的神经系统后遗症。有研究显示全面性发作在动物和人类都会造成全身动脉血压的变化，血压、心率在发作1min内即可升达峰值，血压1h后逐渐

恢复到基线水平，而心率只有很少的降低；随着癫痫持续状态的进程，血压降至基线水平以下，此时可能出现大脑低灌注的危险[39]。

癫痫持续状态患者首先应给予紧急综合治疗[40]，迅速终止癫痫发作。选择起效快、作用强、不良反应小的抗癫痫药物静脉给药，以维持重要生命体征稳定。控制癫痫目前多以安定为首选；也有人认为安定和苯巴比妥钠联合用药效果好于单纯使用安定，控制癫痫持续状态时间显著增快，24h 安定最大用量较少，快速短效与缓慢长效结合应用，避免了一种药物多次反复应用增加耐药性。对于安定及苯巴比妥控制不佳的多种类型难治性癫痫持续状态，静脉注射丙戊酸钠或咪唑安定作为二线、三线用药也是安全有效的。需要强调的是，在迅速控制惊厥发作的同时，还必须注意积极寻找病因，控制原发病，去除诱发因素；加强脱水，抗感染，防治各种并发症，保持呼吸道通畅，必要时给予气管插管或切开，以提高抢救成功率。若药物治疗仍不能控制癫痫发作，可考虑手术切除致痫灶以挽救患者生命。癫痫持续状态如能及时抢救，用药得当，则成功率较高，国外报道癫痫持续状态病死率高达 20%。另外，在癫痫治疗过程中，要严格根据医嘱服药或停药，避免盲目停药和减量诱发癫痫持续状态的发生。

癫痫持续状态患者的血压管理需注意：

（1）在癫痫持续状态过程中血压会有较大波动，因此应立即进行血压、呼吸、脉搏、心电等监测，并结合患者既往血压水平维持其血压在适当范围，不能盲目降压，以免影响脑灌注，加重脑部损害；如患者出现低血压情况应及时处理以保证脑部及重要脏器的血液灌注。

（2）静脉应用苯妥英钠等药物或过度镇静可能导致低血压及心电图改变，应在心电、血压监护下慎重使用。

（3）在发生癫痫持续状态的患者中，其发病和死亡的主要病因或死因多为脑出血或微出血，癫痫非持续状态患者的病因是脑梗死。因此，平日应控制血压，减少脑出血、脑梗死等脑血管病的发生，减少癫痫持续状态的发生。

参考文献

[1] William B.Owens. Blood Pressure Control in Acute Cerebrovascular Disease. The Journal of Clinical Hypertension, 2011, 13（3）：205-211.

[2] Sykora M, Diedler J, Poli S, et al. Blood pressure course in acute stroke relates to baroreflex dysfunction. Cerebrovasc Dis, 2010, 30（2）：172-179.

[3] Sully Xiomara, Fuentes Patarroyo, Craig Anderson. Blood pressure lowering in acute phase of stroke：latest evidence and clinical implications. Ther Adv Chronic Dis, 2012, 3（4）：163-171.

[4] T. G. Robinson, J. F. Potter, G. A. Ford, et al. Effects of antihypertensive treatment after acute stroke in the continue or stop post-stroke antihypertensives collaborative study（COSSACS）: a prospective, randomised, open, blinded-endpoint trial. The Lancet Neurology, 2010, 9（8）：767-775.

[5] Caso V, Agnelli G, Alberti A, et al. High diastolic blood pressure is a risk factor for in-hospital mortality in complete MCA stroke patients. Neurol Sci, 2012, 33（3）：545-549.

[6] 闫奇. 脑梗死急性期血压管理的研究进展. 中风与神经疾病杂志, 2013, 30（5）：478-480.

[7] Giantin V, Semplicini A, Franchin A, et al. Outcome after acute ischemic stroke（AIS）in older patients：effects of age, neurological deficit severity and blood pressure（BP）variations. Arch Gerontol Geriatr, 2011, 52（3）：185-191.

[8] W. J. Powers, T. O. Videen, M. N. Diringer, et al. Autoregulation after ischaemic stroke. Journal of Hypertension, 2009, 27（11）：2218-2222.

[9] 中华医学会神经病学分会脑血管病学组急性缺血性脑卒中诊治指南撰写组. 中国急性缺血性脑卒中诊治指南 2010. 中华神经科杂志, 2010, 43（2）：146-153.

[10] E. C. Jauch, J. L. Saver, H. P. Adams, et al. Guidelines for the early management of patients with acute ischemic stroke：a guideline for healthcare professionals from the American Heart Association/American Stroke Association. Stroke, 2013, 44（3）：870-947.

[11] Matthias Reinhard, Florian Neunhoeffer, Thomas A. Gerds, et al. Secondary decline of cerebral autoregulation is associated with worse outcome after intracerebral hemorrhage. Intensive Care Medicine, 2010, 3（2）：264-271.

[12] 王玮婧, 赵性泉. 自发性脑出血急性期血压管理的研究进展. 中国卒中杂志, 2012, 7（1）：71-75.

[13] Hisatomi Arima, Yining Huang, Ji Guang Wang, et al. Earlier Blood Pressure-Lowering and Greater Attenuation of Hematoma Growth in Acute Intracerebral Hemorrhage. Stroke, 2012, 43：2236-2238.

[14] Arsava EM, Kayim-Yildiz O, Oguz KK, et al. Elevated admission blood pressure and acute ischemic lesions in spontaneous intracerebral hemorrhage. J Stroke Cerebrovasc Dis, 2013, 22（3）：250-254.

[15] Honner SK, Singh A, Cheung PT, et al. Emergency department control of blood pressure in intracerebral hemorrhage. J Emerg Med, 2011, 41（4）：355-361.

[16] Beseoglu K, Unfrau K, Steiger HJ, et al. Influence of Blood Pressure Variability on short-term Outcome in Patients with Subarachnoid Hemorrhage. Cent Eur Neurosurg, 2010, 71（2）：69-74.

[17] Diringer MN, Bleek TP, Cloude Hemphill J, et al. Critical Care Management of Patients Following Aneurysmal Subarachnoid Hemorrhage：Recommendations from the Neurocritical Care Societys' Multidisciplinary Consensus Conference. Neurocrit Care, 2011, 15（2）：211-240l.

[18] Osman Y, Imam YZ, Salem K, et al. Isolated brainstem involvement in a patient with hypertensive encephalopathy. Case Rep Neurol Med, 2013, 2013：540947.

[19] Baev VM, Kozlov DB. Cardiorenal syndrome and prerenal azotemia in patients with acute hypertensive encephalopathy. Ter Arkh, 2013, 85（4）：52-55.

[20] Deguchi I, Uchino A, Suzuki H, et al. Malignant hypertension with reversible brainstem hypertensive encephalopathy and thrombotic microangiopathy. J Stroke Cerebrovasc Dis, 2012, 21（8）：915. e17-20.

[21] Baev VM, Kozlov DB. Cognitive impairment in elderly patients with acute hypertensive encephalopathy. Adv Gerontol, 2012, 25（2）：329-333.

[22] Yerdelen D, Giray S, Tan M, et al. Hypertensive encephalopathy with atypical MRI leukoencephalopathy affecting brain stem and cerebellum. Acta Neurol Belg, 2009, 109：142-145.

[23] Takeda T, Kohama A, Takahashi M, et al. Prolonged enhancement of the subarachnoid space on FLAIR imaging in hypertensive encephalopathy. Acta Neurol Belg, 2011, 111：81-82.

[24] De Nicola AF, Brocca ME, Pietranera L, et al. Neuroprotection and sex steroid hormones：evidence of estradiol-mediated protection in hypertensive encephalopathy. Mini Rev Med Chem, 2012, 12（11）：1081-1089.

[25] Oshchepkova EV. Hypertensive encephalopathy：problem of the therapist（cardiologist）or neurologist. Ter Arkh, 2009, 81（1）：79-84.

[26] Fujimura H. The Guillain-Barré syndrome. Handb Clin Neurol, 2013, 115：383-402.

[27] Tan IL, Ng T, Vucic S. Severe Guillain-Barré syndrome following head trauma. J Clin Neurosci, 2010, 17（11）：1452-1454.

[28] Lehmann HC, Jangouk P, Kierysch EK, et al. Autoantibody-mediated dysfunction of sympathetic neurons in guillain-barre syndrome. Arch Neurol, 2010, 67（2）：203-210.

[29] A. K. Meena, S. V. Khadilkar, J. M. K. Murthy. Treatment guidelines for Guillain-Barré Syndrome. Ann Indian Acad Neurol, 2011, 14（Suppl1）：S73-S81.

[30] 中国免疫学会神经免疫学分会, 中华医学会神经病学分会神经免疫学组. 重症肌无力诊断和治疗中国专家共识. 中国神经免疫学和神经病学杂志, 2012, 19（6）：401-408.

[31] Statland JM, Ciafaloni E. Myasthenia gravis：Five new things. Neurol Clin Pract, 2013, 3（2）：126-133.

[32] Chikkulikere Sivan Puneeth, Sadanandavalli Retanaswami Chandra, Ravi Yadav, et al. Heart rate and blood pressure variability in patients with myasthenia gravis. Annals of Indian Academy of Neurology, 2013, 16（3）：329-332.

[33] Shukla G, Gupta S, Goyal V, et al. Abnormal sympathetic hyper-reactivity in patients with myasthenia gravis：a prospective study. Clin Neurol Neurosurg, 2013, 115（2）：179-186.

[34] Hideya Sakaguchi, Satoshi Yamashita, Teruyuki Hirano, et al. Myasthenic crisis patients who require intensive care unit management. Muscle & Nerve, 2012, 46（3）：440-442.

[35] Wolfgang Köhler, Christoph Bucka, Reinhard Klingel. A randomized and controlled study comparing immunoadsorption and plasma exchange in myasthenic crisis. Journal of Clinical Apheresis, 2011, 26（6）：347-355.

[36] Spillane J, Hayward M, Hirsch NP, et al. Thymectomy：role in the treatment of myasthenia gravis. J Neurol, 2013, 260（7）：1798-1801.

[37] Kim JY, Park KD, Richman DP. Treatment of myasthenia gravis based on its immunopathogenesis. J Clin Neurol, 2011, 7（4）：173-183.

[38] 王学峰, 肖波, 洪震. 癫痫持续状态的诊断和治疗. 北京：人民卫生出版社, 2010：6-122.

[39] Steven L. Bealer, Jason G. Little, Cameron S. Metcalf, et al. Autonomic and Cellular Mechanisms Mediating Detrimental Cardiac Effects of Status Epilepticus. Epilepsy Res, 2010, 91（1）：66-73.

[40] Erich Schmutzhard, Bettina Pfausler. Complications of the management of status epilepticus in the intensive care unit. Epilepsia, 2011, 52（Suppl 8）：39-41.

（元小冬　王淑娟　吴宗武）

第65章 高血压与神经系统疾病

第一节 概 述

高血压是常见病、多发病，是人类心脑血管病和死亡的主要原因之一。国内外的实践证明，高血压是可以预防和控制的疾病，降低高血压患者的血压水平，可明显减少卒中的发生，显著改善患者的生存质量，有效降低疾病负担。高血压的危害性不仅与患者的血压水平直接相关，还与是否同时合并危险因素有关，因此在临床实践中不仅可以根据血压水平分为正常、正常高值血压和高血压1、2、3级，同时还根据心血管危险因素、靶器官损害、临床并发症和糖尿病，分为低危、中危、高危和极高危四个层次。目前认为，任何年龄、性别、种族和地域的人群，无论是收缩压（SBP）、舒张压（DBP）还是平均动脉压（MAP）升高，均是首次或再发出血性或缺血性卒中的可控危险因素。患者在发生卒中过程中，血压均有短时间升高，脑出血血压水平高于脑梗死，随着卒中病情的缓解，脑自动调节功能的恢复，高血压持续一段时间后趋向缓解，但仍有1/3处于高水平。

（一）高血压与神经系统疾病的国内外研究现状

卒中包括短暂性脑缺血发作（TIA）、脑出血（ICH）、蛛网膜下腔出血（SAH）和脑梗死（CI）。世界卫生组织数据显示，2002年全世界平均卒中发病率约为200/10万，导致了大约550万患者死亡。对非理想血压（BP > 115/75mmHg）人群进行的调查资料显示，全球每年有高达2780万人因卒中死亡或致残[1]。随着血压水平的升高，卒中的发生率呈增加趋势，即使在非高血压范围内（从115/75mmHg开始），卒中的发生率和死亡率也随血压水平的逐渐升高而增加。Ohasama[2]研究发现，自测SBP每升高10mmHg或DBP每升高5mmHg，发生卒中的总体风险分别增加30%和20%。

根据2012年调查数据，我国高血压患病率为24%，估算全国高血压患者为2.66亿，每5个成年人中至少有1人患高血压，约占全球高血压总人数的1/5。通常，高血压患病率随年龄增长而升高；女性在更年期前患病率略低于男性，但在更年期后迅速升高，甚至高于男性。高血压患者发生卒中的机会比血压正常者要高出3～5倍。我国降压治疗预防卒中研究协作组研究表明，无论是收缩压还是舒张压升高，发生卒中的危险性都很大，收缩压 > 150mmHg（19.4kpa）者，发生卒中的相对危险性是收缩压 ≤ 150mmHg者的28.8倍；而舒张压 > 90mmHg（12.0kpa）者，是舒张压 ≤ 90mmHg者的19倍。国内鲍贤俊等[3]研究也发现，高血压患者脉压（PP）与卒中再发有关。这些研究都说明，高血压是卒中的高危因素，控制高血压可以减少卒中的发生率。

70%～80%的急性卒中患者入院时血压是升高的，其中30%～50%的患者既往有高血压病史。大多数卒中患者升高的血压在发病1周内会自动下降，在急性卒中后10天，只有1/3的患者仍有高血压。

目前国内尚未查到较全面的有关高血压脑病患病率的资料。临床常见急进型恶性高血压引起高血压脑病，尤其并发肾衰竭或脑动脉硬化患者约占12%；原发性高血压导致高血压脑病的患病率约为1%。任何类型高血压只要血压显著升高，均可引起高血压脑病，但临床上多见于既往血压正常而突然发生高血压者。高血压脑病的发生机制相当复杂，大多数学者认为与脑血管自身调节功能失调有关[4]。

大量流行病学调查显示高血压可引起认知功能的损害。Tzourio等对1373名收缩压 ≥ 160mmHg或舒张压 ≥ 95mmHg的年龄在59～71岁的法国西部居民进行为期4年的随访，调查基线及4年后的血压水平和认知功能，评价高血压治疗组和未治疗组的认知功能状况。结果显示血压升高和认知功能下降具有明显的相关性。Framingham Heart Study通过对1702名55～88岁的无脑血管病史者进行血压均值跟踪研究，并进行包括语言能力、记忆、学习、注意力、情绪控制、警觉性等内容的认知功能检测，结果显示血压水平与逻辑记忆、数字回忆、视觉再现、延迟逻辑记忆等多个认知域得分均成负相关，其中最易受损的是记忆和注意力。

（二）高血压与神经系统疾病的病理生理学

由于长期的高血压可导致小动脉管壁发生病变，管腔变硬，内膜增厚，当脑血管管腔狭窄或闭塞时，可使脑组织缺血、缺氧而发生脑血栓。另外，高血压还可引起细小动脉壁变性和坏死，进而形成微小动脉瘤，当血压骤升时，可使这种已经变硬脆弱的血管破裂出血，发生脑出血。脑卒中后血压升高是脑卒中的原因还是结果尚不能确定[8]，其可能的机制为：颅内压增高、脑血流自动调节功能紊乱、交感神经系统过度激活，儿茶酚胺释放增多，以及膀胱充盈、持续疼痛、睡眠障碍、缺氧、血容量过多、使用激素或非甾体抗炎药等通过血压调节机制导致血压升高。

高血压脑病是因脑血管在血压持续性升高时，发生自身调节失控而导致的一种可逆性脑血管综合征。正常时脑小动脉随血压波动会发生相应的收缩和舒张，以保障脑血流相对稳定。但是，这种调节能力是有一定限度的。血压明显上升时，自动调节机制破坏，原先收缩的脑血管（血压升高时收缩）由于不能承受过高的压力而突然扩张，产生所谓被动性扩张现象，结果脑血管过度灌注，脑血流量增加，渗透性增强，渗入血管组织周围而导致脑水肿和颅内高压，从而产生一系列临床表现。高血压脑病就是在这种情况下出现的[5]。

血管性认知障碍是由脑血管危险因素（如高血压、糖尿病和高血脂等）明显的脑血管病（如脑梗死或脑出血等）或不明显的脑血管病（如白质疏松和慢性脑缺血）引起的，从轻度认知障碍到痴呆的一大类综合征[6]。其中，高血压对脑组织的损害是一个缓慢而持续进展的过程，伴随着动脉僵硬、内皮功能紊乱、氧化应激、动脉粥样硬化等，最终可能导致脑血流下降，脑萎缩，白质损害，认知功能受损。研究还发现，脑血流减退除在额叶前皮质和扣带前回皮质明显外，皮质运动区和海马区也有减退。其认知损害可以包括执行功能、思维速度、空间定向能力等，且以执行功能障碍最为明显[7]。

第二节　高血压与卒中

高血压是卒中的首要危险因素。据报道，美国高血压患者缺血性卒中的发病率是正常人的 2～3 倍。日本是世界上卒中发病率最高的国家，高血压患者卒中的发病率是正常人的 13.1 倍。中国，80% 的卒中患者与高血压有关，其中 86% 的出血性卒中和 71% 的缺血性卒中患者都有高血压病史，而无症状的高血压患者卒中的发病率是血压正常人的 4 倍，同时还发现无论是收缩压或舒张压升高，对卒中的危险性都很大。收缩压＞150mmHg 的患者，卒中的发病率是收缩压≤150mmHg 患者的 28.8 倍，而舒张压＞90mmHg 的患者卒中的发病率是舒张压≤90mmHg 患者的 19 倍。所有这些都充分说明了高血压是卒中的重要危险因素。

一、国内外现状

卒中的年发病率在世界范围内为（140～200）/10 万人口，东方人高于西方人，尤以东欧国家和前苏联的一些国家较高，中国紧随其后。我国开展大规模的卒中流行病学研究始于 20 世纪 80 年代。1986—1990 年我国先后在 6 个城市、21 省农村和少数民族地区以及军队系统完成了全国抽样调查，结果显示

我国卒中年发病率为（109.7～217）/10 万，其中男：女比为 1.3～1.7:1，死亡率为（116～141.8）/10 万。同时，卒中的发病率随年龄增长，45 岁后增长明显，65 岁以上人群增长更显著，75 岁以上人群发病率是 45～54 岁组的 5～8 倍。卒中的患病率在中国城市居民中较高，平均达 700/10 万人口，农村地区由于医疗条件差，患病后存活时间相对较短，患病率平均在（300～400）/10 万人口，其中缺血性卒中占卒中总数的 60% 左右，约 75% 患者留有不同程度的后遗症。

卒中的患病率与环境、饮食习惯和气候等因素有关，我国卒中总体分布呈北高南低、西高东低的特征，与高血压患病率的空间分布几近一致。纬度每增高 5°，卒中发病率增加 64.0/10 万，死亡率增加 6.6/10 万。

世界大多数国家和地区自 20 世纪 80 年代以来，卒中的发病率和死亡率均呈下降趋势。其中，死亡率比发病率下降明显，高发地区比一般地区下降明显，70 岁以下老人比 70 岁以上老人下降明显。但缺血性卒中的发病率下降没有出血性卒中明显，甚至还略有上升。遗憾的是，我国缺乏近期的卒中流

行病学研究数据。

几乎所有的研究均证实，高血压易引起卒中。无论何种原因引起的血压升高，无论是收缩压升高还是舒张压升高，对于卒中来说都是一个重要的、独立的危险因素。日本一项研究发现，缺血性卒中患者死亡率在高血压患者组比血压正常组约高出4倍。

互联网统计世界出血性卒中年发病率：白人发病率24.3/10万，黑人发病率22.9/10万，西班牙裔为19.6/10万，亚裔明显高于普遍水平，为51.8/10万。欧美脑出血占全部卒中10%～15%，在亚洲此比例为20%～30%，我国为21%～48%。

二、急性卒中过程中血压的变化及调节

（一）高血压对血管的影响

高血压性卒中好发部位多在大脑中动脉的豆纹动脉、基底动脉的旁正中动脉和小脑齿状核动脉区域。高血压对动脉血管的影响主要表现为动脉管壁的形态异常。长期高血压可使脑动脉发生粥样硬化和脑小动脉发生玻璃样变，出现动脉狭窄或闭塞，粥样斑块破裂可并发脑血栓形成，从而导致该动脉供血区的脑组织发生缺血或梗死[8]。其可能的机制为：高血压早期引起动脉痉挛，继而使血管内皮细胞损伤，通透性升高，脂质进入动脉管壁并使一些中膜平滑肌细胞移入血管内膜，与内膜平滑肌细胞一起继续增生，加上增生的纤维结缔组织，共同形成动脉粥样硬化的基本病变；同时高血压对动脉内膜表面产生较大的冲击力，易于造成动脉内膜表面的破溃，使其表面形态不规则，血小板等被激活黏附形成附壁血栓；另外，随着血压的升高，动脉管壁的弹力纤维承受的压力负荷随之增大，导致血管内皮的功能损害。

脑小动脉和微动脉在高血压长期作用下，发生机械性扩张，造成动脉瘤或动脉壁纤维性坏死，在此基础上，当血压突然升高如体力活动、精神激动或用力排便等时，即可引起这些小血管的破裂而出血。豆纹动脉是出血性卒中的好发血管，此外，由于组成Willis环的动脉壁先天性内膜缺乏，在高血压的作用下，也易形成动脉瘤和破裂出血。

血压控制过低则脑灌注下降，在急性期高颅压状态下，出血周围半暗带区脑组织血供下降，无氧酵解增加，炎性有害物质产生增加而排出减缓，可致脑水肿加重，这些病理变化致使脑损害进一步加剧。

卒中后脑损伤是一个复杂过程，如血肿直接破坏，血肿压迫及高颅压引发的缺血、缺氧损伤，交感神经系统及肾素-血管紧张素-醛固酮系统激活，炎性因子、自由基、金属酶、凝血酶、血红蛋白分解产物等[9]的损伤。出血后这些病理改变循环发展，产生一连串的瀑布样病理改变是导致病情恶化的根本原因。

（二）高血压对脑血流量的影响

脑血流量（cerebral blood flow，CBF）取决于脑灌注压（cerebral perfusion pressure，CPP）和脑血管阻力。当颅内压（intracranial pressure，ICP）不变时，CPP与平均动脉压（mean arterial pressure，MAP）成正相关，即CPP＝MAP－ICP。正常情况下，CPP波动范围很宽，由于脑自动调节功能的存在，CBF可保持相对稳定，该调节通过脑动脉的收缩和舒张得以实现。脑血管阻力主要取决于小动脉直径的大小，当CPP升高时，为了维持CBF在50ml/（100g·min）左右，机体通过小动脉收缩使脑血管阻力增加；相反，当CPP下降时，小动脉扩张、脑血管阻力降低。该自动调节系统只在一定的范围内起作用，当MAP在50～60mmHg到150～160mmHg之间波动时，能保证CBF相对稳定。但当MAP低于50～60mmHg，血管的舒张功能已经达到极限，这时的CPP会随着MAP的进一步降低而降低，而引起脑缺血的发生；反之，当MAP超过150～160mmHg时，血管的收缩功能达到极限，CPP会随着MAP的继续升高而升高，可导致脑水肿和血脑屏障功能的破坏。在慢性高血压患者中，由于CPP长期处于较高水平，保持正常CBF所需的MAP上限和下限都比正常个体要高，故当血压较低时，这些患者更容易出现脑缺血改变，正如临床所见慢性高血压患者往往不能耐受快速降压而发生头晕，甚至晕厥的症状。

（三）卒中急性期血压升高的原因

卒中后高血压的病理生理学和发病机制尚未完全清楚，血压升高是卒中的原因还是结果尚不能确定，其可能的机制为：

（1）非高血压患者卒中后出现短暂血压增高的原因较多，目前认为可能的原因包括中枢机制、颅内压增高、脑血流自动调节功能紊乱、交感神经系统过度激活，儿茶酚胺释放增多，以及其他应激激素如皮质醇分泌增多等通过血压调节机制导致血压升高。

（2）在入院时血压升高的卒中患者，约有半数

患者在发病前已有高血压病史，因而入院初时的血压往往高于非高血压患者。这是因为这些患者基础血压较高，同时因为上述原因使血压进一步升高所致。这些患者常伴有其他器官的高血压损害表现，如眼底动脉硬化、左心室肥大、肾功能损害等。

（3）卒中后血压一过性升高可能是综合因素所致，包括膀胱充盈、持续疼痛、睡眠障碍、缺氧、血容量过多、使用激素或非甾体抗炎药等。

（四）卒中患者的血压管理

我国高血压最主要的并发症是卒中，卒中的发病率是冠心病发病率的5倍，而欧美国家两者比例约为1：1。不同国家地区的社会经济发展状况、医疗保障体系的完善程度及人群疾病流行病学特点等方面的差异决定了我国的高血压防治不能照搬欧洲等其他国家的研究成果，而必须结合我国的国情。

1.缺血性脑卒中急性期的血压管理

当一条动脉闭塞后，梗死的中心区严重缺血，其周围区供血亦减低，这一区域的脑血流主要依赖于一定的脑灌注压下开放的侧支循环来代偿，缺血脑组织的自动调节同时也受到损害。因此，动脉血压小的波动足以使脑血流进一步下降导致缺血半暗带仍存活的神经元死亡。急性期无论有无持续的动脉闭塞，自动调节都可能会受到损害，而且这些损害通常会持续几周甚至更长时间。卒中类型、广泛度和严重程度、药物的剂量和给药途径、治疗开始的时间和持续时间、是否接受过降压治疗、心率快慢、是否有同侧颈动脉狭窄和高血糖等都可影响缺血性卒中的结局。《中国急性缺血性卒中诊治指南》（2010年版）[10]指出，约70%缺血性卒中患者急性期血压升高[11-13]，原因可能与既往高血压病史、神经内分泌系统（交感神经、糖皮质激素和盐皮质激素）激活、疼痛、恶心、呕吐、颅内压增高、意识模糊、焦虑、卒中后应激状态、心排血量增加等因素有关。多数患者在急性缺血性卒中发病24h内可出现血压自发下降，病情稳定而无颅内压增高或其他严重并发症的患者，在发病24h后的血压水平基本可反映其病前血压水平[14]。国内研究显示，卒中患者入院后约1.4%的患者收缩压≥220mmHg，5.6%的患者舒张压≥120mmHg[15]。目前对于缺血性卒中急性期是否需要降压治疗，以及降压目标值、降压药物的选择等问题尚缺乏可靠的研究证据。Castillo

等[15]前瞻性地观察了304名发病24h内入院的缺血性卒中患者，发现入院时血压与预后的关系呈"U"形，预后评价指标采用的是3个月时的神经功能缺损程度、梗死体积与病死率，结果显示入院血压180/100mmHg者结局最佳。该项研究同时发现，急性期使用降压药物和24h内血压下降20mmHg者预后明显差，其中发病24h内血压下降20mmHg与不良预后的相关性更强。这一结果提示血压增高与临床结局之间不是简单的因果关系。脑缺血时，为了挽救缺血半暗带的脑组织，血压反射性升高以保证充分的脑灌注。因此，血压较平时升高可能是缺血性卒中急性期做出的积极反应，而并非导致不良后果的原因。动脉溶栓后血管再通患者血压有显著的自动降低，支持这一观点。但血压过高会引起血脑屏障破坏及其他相关脏器功能损伤。因此，对于缺血性卒中急性期的血压应采用"管理"或称"调控"，而并非简单的"降低"。

《中国急性缺血性卒中诊治指南》（2010年版）推荐意见为：

（1）准备溶栓者，应使收缩压＜180mmHg，舒张压＜100mmHg。

（2）缺血性卒中发病后24h内血压升高的患者应谨慎处理，应先处理患者的紧张焦虑情绪、疼痛、恶心呕吐及颅内压增高等情况。对于血压持续升高，收缩压≥200mmHg或舒张压≥110mmHg，或伴有严重心功能不全、主动脉夹层、高血压脑病的患者，可予谨慎降压治疗，并严密观察血压情况，避免血压降得过低。

（3）有高血压病史且正在服用降压药物、神经科情况稳定的轻或中度卒中患者，除非有特殊的禁忌证，可于急性缺血性卒中发病24h后开始恢复使用之前的降压药物。

（4）低血压患者可能的原因有主动脉夹层、血容量减少以及心排血量减少等，应积极查明原因，给予相应处理，必要时采用扩容升压措施。

缺血性卒中急性期的降压药选择还应考虑血管的诊断分层[16]。所谓的血管诊断分层就是根据卒中患者的临床表现和辅助检查分析受累血管的级别，是哪一级血管病变。可将受累血管分层为：①Willis环上主干动脉或与之相连的主干动脉段狭窄（如颈内动脉、大脑中动脉、大脑前动脉、大脑后动脉或椎-基底动脉狭窄等）；②皮质支动脉闭塞；③穿支动脉闭塞，包括主干穿支闭塞和皮质穿支闭塞；④微小动脉闭塞或阻力增加。对以上不同级别动脉的狭窄或闭塞的急性期缺血性卒中血压升高的处理方式应有所区别。因长效钙通道阻滞药（CCB）不影响机体对血压升高反应的调节系统，不易引起血压骤降，故可用长效 CCB 作为降压基础用药，在此基础上根据血压升高的幅度静脉应用降压药（选用半衰期短的较为合适）。在明确没有主干动脉严重狭窄的情况下，于急性期 1～2 周后重新评估其血压情况，可酌情选用长效血管紧张素受体拮抗药（ARB）或血管紧张素转化酶抑制药（ACEI）。

《欧洲卒中组织（ESO）缺血性卒中及短暂性脑缺血发作（transient cerebral ischemic attacks，TIA）治疗指南》（2008 年版）[17] 指出，在缺血性卒中患者急性期主张只有在血压 > 220/120mmHg 或溶栓前血压 > 185/110mmHg 时才考虑降压治疗。《日本高血压指南》（2009 年版）指出，在卒中超急性期（发病 3h 内）到急性期（发病 1～2 周内），应根据卒中的临床类型不同设定不同的降压目标值。缺血性卒中超急性期接受溶栓的患者，治疗前后的血压应控制在 180/105mmHg 以下；非溶栓治疗的急性期缺血性卒中患者，当收缩压 > 220mmHg、舒张压 > 120mmHg 以上时才开始给予降压治疗，降至治疗前血压的 85%～90% 即可，应避免舌下含服使血压下降过快的药物。卒中恢复期（发病 1 个月以后）在 1～3 个月以内逐渐将血压降至 140/90mmHg。该指南还特别提出缺血性卒中患者缓慢降压非常重要，尤其对双侧颈动脉严重狭窄、脑主干动脉狭窄患者更应注意血压不能降得过低。《美国心脏协会/美国卒中学会缺血性卒中一级预防指南》（2011 年版）[18] 对于急性缺血性卒中患者，也提出只有收缩压 > 220mmHg 或舒张压 > 120mmHg 时，才建议谨慎降低血压，目标值也应个体化，在卒中发生后的第一个 24h 血压下降不宜超过 15%。

对于长期在家中给予抗高血压药物治疗的患者，住院后是否应继续应用降压药物，一直以来观点不一。《中国急性缺血性卒中诊治指南》（2010 年版）指出有高血压病史且正在服用降压药物、神经科情况稳定的轻度或中度卒中患者，除非有特殊的禁忌证，可于急性缺血性卒中发病 24h 后开始恢复使用之前的降压药物。

2. 出血性卒中急性期的血压管理

出血性卒中常有一个血压先升后降的自然过程，早期血压升高常是机体自我调节的表现，有利于脑灌注；如果急于降压，势必影响脑部血供，带来更大的危险，甚至出血性卒中继发缺血性卒中，影响脑、心、肾功能。一般认为，出血性卒中

当血压超过 220/130mmHg 时，应进行紧急降压治疗。但降压不宜太快，应使血压逐步降至安全水平，降低 20%～25% 即可。既往血压正常者降至（160～170）/（95～100）mmHg，既往血压高者降至（180～185）/（105～100）mmHg。

选择降压药时必须考虑全身特别是脑部的情况，既能增加脑血流又不增加颅内压。较理想的药物为钙通道阻滞药和 ACEI 类降压药，禁用利血平等中枢抑制药和 β 受体阻滞药。有脑水肿或颅内压高时可以同时使用脱水剂降低颅内压。

80% 以上存在高血压的出血性卒中患者在 24h 内血压 ≥ 160/95mmHg，理论上[19]，降低血压可减轻脑水肿形成、防止出血量进一步增加。但是，积极的降压治疗也可能使血压过低，导致血肿压迫区域血流量减少而造成低灌注，引发缺血性脑损伤。临床工作中发现随着病程进展，许多患者不用任何降压药物治疗，血压也会下降，如将患者移至安静的病房、排空膀胱、控制疼痛、使患者得到休息，血压通常会自行下降。另外，治疗颅内压增高的同时也可使动脉血压下降。正常情况下，当血压在一定范围内即平均动脉压（MAP）在 60～160mmHg 波动时，脑血管有自动调节能力，使脑血流灌注维持在正常水平。但是当平均动脉压超过 160mmHg 时，脑血流量增加；平均动脉压低于 60mmHg 时，脑血流量则减少。尤其是老年人，本身存在脑血管自动调节功能受限和压力感受器功能紊乱，如血压快速下降，易导致脑组织灌注下降，加重脑组织缺血、缺氧甚至导致死亡。

（1）2010 年美国心脏学会/美国卒中学会（AHA/ASA）脑出血指南推荐，避免过快降压，避免收缩压下降幅度 > 20%；对于连续检测提示颅内压升高的患者，其目标血压应适当提高，以保证足够的脑灌注；降压药应选择起效快且半衰期短的静脉制剂。

（2）《中国高血压防治指南》（2012 年版），指出急性出血性卒中患者，如果收缩压 > 200mmHg 或平均动脉压 > 150mmHg，要考虑用持续静脉滴注积极降低血压，血压的监测频率为每 5min 1 次。如果收缩压 > 180mmHg 或平均动脉压 > 130mmHg，并有疑似颅内压增高的证据者，要考虑监测颅内压，用间断或持续的静脉给药降低血压；如没有疑似颅内压升高的证据，则考虑用间断或持续的静脉给药轻度降低血压，例如平均动脉压 110mmHg 或目标血压为 160/90mmHg，密切观察病情变化。

出血性卒中发病后应严密观察病情，不急于降压治疗，须辨别血压是短暂反应性增高，还是持续性增高，根据年龄、颅内压、既往及卒中后血压水平，再做进一步处理。

3.卒中预防中的血压管理及药物选择

卒中的一级预防是指在出现神经系统症状之前，通过早期改变不健康的生活方式，积极主动地控制各种危险因素，从而达到使卒中不发生或推迟发生的目的。二级预防是指针对发生过一次或多次卒中的患者，通过寻找卒中发生的原因、治疗可逆性病因，纠正所有可干预的危险因素，以预防或降低再次发生卒中的危险，减轻残疾程度，其关键在于卒中病因的诊断及对危险因素的认识。在卒中的一级预防和二级预防中，降压有着基石般的地位。

《中国缺血性卒中和短暂性脑缺血发作二级预防指南》（2010年版）[20]给出的推荐意见为：

（1）对于缺血性卒中和TIA患者建议进行抗高血压治疗，以降低缺血性卒中和其他血管事件复发的风险（A级证据，Ⅰ类推荐）。在参考高龄、基础血压、平时用药、可耐受性的情况下，推荐降压目标一般应达到140/90mmHg或以下，理想血压为≤130/80mmHg（B级证据，Ⅱ类推荐）。

（2）降压治疗预防缺血性卒中和TIA复发的益处主要来自于降压本身（A级证据，Ⅰ类推荐），建议选择单药或联合用药进行抗高血压治疗（B级证据，Ⅱ类推荐），具体药物的选择和联合方案应个体化。

降血压对缺血性卒中的保护，更多的证据指向血压降低的幅度。因此，对于缺血性卒中的一级预防和二级预防，更多的是强调控制血压本身的重要性，在药物选择方面，除推荐对同时合并糖尿病的人群在一级预防中最好选用ACEI或ARB类药物（Ⅰ类证据，A级推荐）以外，对其他患者更提倡个体化治疗。

2008年《欧洲卒中组织（ESO）缺血性卒中及短暂性脑缺血发作治疗指南》中对于缺血性卒中的一级预防给出的建议是对于存在高血压的患者，降血压治疗的目标值是120/80mmHg；对于高血压前期[（120～139）/（80～90）mmHg]患者，如伴有充血性心力衰竭、心肌梗死、糖尿病或慢性肾衰竭，也应给予抗高血压药物治疗（Ⅰ类证据，A级推荐）。指南中二级预防的建议是对于缺血性卒中急性期过后的患者应给予降血压治疗，但未推荐明确的达标值，而是强调个体化，并在背景描述中

指出，对可疑低血液流变学缺血性卒中和双侧颈动脉狭窄的患者，不应强化降压。

《美国心脏协会／美国卒中学会缺血性卒中一级预防指南》（2011年版）明确指出，抗高血压治疗对缺血性卒中的一级预防的益处是非常明显的。该指南强调收缩压治疗的目标值是＜140mmHg，舒张压治疗的目标值是＜90mmHg（A类证据，Ⅰ级推荐）；特别强调患有高血压合并糖尿病或肾病的患者，血压目标值应＜130/80mmHg（A类证据，Ⅰ级推荐）。该指南推荐急性缺血性卒中超过24h或既往有血管病病史的患者可通过降压治疗预防缺血性卒中再发及其他血管事件（A类证据，Ⅰ级推荐）；所有缺血性卒中或TIA患者，无论是否有高血压病史，都将从适度的降压过程中获益（B类证据，Ⅱa级推荐）；改变生活方式可以降低血压，故可作为综合降压治疗的一部分（C类证据，Ⅱa级推荐），这些生活方式改变包括低盐饮食、减轻体重、摄入丰富的水果蔬菜、低脂饮食、规律有氧运动、限量饮酒等。对于合并高血压的缺血性卒中患者的二级预防应根据个体化原则选择降压药物和目标值，应兼顾患者有无脑血管闭塞、肾功能损害、心脏疾病和糖尿病等具体情况。该指南并没有提出具体的降压目标值，但间接提出收缩压和舒张压平均每下降大约10/5mmHg即可降低卒中的发病风险[21-22]。

对于缺血性卒中的预防，除了有效控制血压之外，其他一些预防和解决动脉粥样硬化的治疗同样重要。这些治疗包括：颈内动脉内膜切除术，应用血小板抑制剂、抗凝剂，治疗高脂血症和高同型半胱氨酸血症等。

三、高血压源性认知功能障碍

认知是指人脑接受外界信息，经过加工处理，转换成内在的心理活动，从而获取知识或应用知识的过程。它包括记忆、语言、视空间、执行、计算和理解判断等方面。认知障碍指与上述学习记忆以及思维判断有关的大脑高级智能加工过程出现异常，从而引起严重的学习、记忆障碍，同时伴有失语、失用、失认等改变的病理过程。随着社会老龄化，认知功能障碍的发病率已呈现出快速增长的趋势。

认知的基础是大脑皮质的正常功能，任何引起大脑皮质功能和结构异常的因素均可导致认知障碍。由于大脑的功能复杂，且认知障碍的不同类型互相关联，即某一方面的认知问题可以引起另一方面或多个方面的认知异常，因此，认知障碍是脑疾病诊

断和治疗中最困难的问题之一。

对于存在高血压源性认知功能障碍的患者，Starr 等研究显示长期充分降压治疗对高血压患者的认知功能损害可能有逆转作用。Tzourio 等的研究亦显示，经过规范的抗高血压治疗组，其 4 年后认知功能下降的相对危险度较未治疗组明显下降。SHEP 随机、双盲、多中心研究显示，治疗组收缩压保持下降 11 ～ 14mmHg，与安慰剂组相比，患者在记忆、注意力、计算力方面无明显差异，提示降压治疗对认知功能无负面影响。有研究认为，收缩压控制在一定范围（至少 130mmHg）可以维持充足的脑灌注和保护患者的认知功能。

高血压对脑组织的损害是一个缓慢而持续进展的过程，长期高血压可使脑动脉发生粥样硬化和脑小动脉发生玻璃样变，出现动脉狭窄或闭塞，进而造成脑缺血。随着年龄的增长，动脉弹性和顺应性下降、僵硬度增加，因而老年人具有收缩压升高、舒张压降低、脉压增大的特点。而收缩压升高、脉压增大使得脑血管壁长期持续受高压力冲击致内皮细胞受损、血管平滑肌细胞增殖伴纤维性斑块和非纤维性脂质斑块沉积，血管壁增厚变硬，进一步使血管顺应性降低。这些改变导致脑血流量下降，脑萎缩，白质损害，认知功能受损。脑血流量减少除在额叶前皮质和扣带前回皮质明显外，皮质运动区和海马区也有减少。

治疗首先要给予降压治疗，其次应用改善认知障碍的药物，但到目前为止，还没有美国 FDA 批准的治疗药物。改善认知障碍的药物包括：①促智药，主要促进脑神经细胞对氨基酸、磷脂及葡萄糖的利用，提高神经细胞的反应性和兴奋性，临床应用较为广泛的为吡咯烷酮类药物。②麦角生物碱类药物，具有阻滞 α 受体、增加环磷酸腺苷的作用，扩张脑毛细血管，增加脑供血，改善脑对能量和氧的利用。还可直接兴奋多巴胺和 5- 羟色胺受体，促进相关递质的释放。③钙通道阻滞药，能够消除细胞内 Ca^{2+} 超载，避免 Ca^{2+} 超载造成细胞死亡。还可以抑制脂质过氧化，清除自由基，从而增加脑血流量，改善脑缺血。在改善患者认知功能方面作用较为明显。Pantoni 等[23] 的研究表明，尼莫地平 90 ～ 180mg/d，连续服用 12 ～ 24 周，对皮质下血管性痴呆有效。④银杏叶提取剂：主要成分是从中药银杏中提取的黄酮类和萜类活性成分，具有较强的自由基清除作用和神经保护作用，可抑制细胞膜脂质过氧化反应，并具有扩张血管、增加血流和抗血栓形成作用。⑤胆碱酯酶抑制剂：能够抑制脑内胆碱酯酶对乙酰胆碱的水解，增加脑内乙酰胆碱的水平，改善认知。

高血压与认知功能障碍存在一定的相关性，对于高血压合并认知功能障碍的患者，应给予积极降压治疗以避免认知功能进一步下降，在降压药物的选择方面，钙通道阻滞药对认知功能有保护作用。因此，对于高血压的患者应积极控制血压，使收缩压、舒张压维持在适当水平，以保证脑血流的供应，防止认知功能障碍的发生。

第三节　高颅压综合征继发高血压

一、高颅压综合征

高颅压综合征为临床上常见的一种险恶情况，主要继发于中枢神经系统疾患，如脑出血、脑外伤、颅内肿瘤，及某些神经系统传染病如脑炎、脑膜炎等。其主要的发病原因为脑实质水肿、脑组织重量及容积增大，出现严重的临床表现，且往往引起脑病而造成死亡。脑脊液正常压力为 80 ～ 180mmH₂O， ＞ 200mmH₂O 提示颅内压增高[24]。主要临床表现为"三主征"：头痛，恶心、呕吐，眼底视盘水肿。其他常见表现为意识障碍、视力减退、复视、抽搐及去皮质强直，有些可表现为情绪不稳、易于激怒或哭泣或情绪淡漠、反应迟钝、动作和思维缓慢等精神症状。部分既往无高血压的高颅压患者可出现继发性的血压升高。

1. 高颅压综合征的发病原因

（1）颅脑损伤：如脑挫裂伤、广泛性颅骨骨折、外伤性蛛网膜下腔出血等。

（2）颅内占位性病变：包括各种脑肿瘤、脑脓肿、颅内 / 脑内肉芽肿、脑囊肿、脑寄生虫等，这是颅内压增高最常见的病因。

（3）脑血管疾病：常见疾病为脑梗死、高血压性脑出血、蛛网膜下腔出血、高血压脑病等。

（4）颅内炎症：如各种脑炎、脑膜炎、败血症等。

（5）脑缺氧：如多种疾病造成的呼吸道梗阻窒息、心搏骤停、一氧化碳中毒及缺氧性脑病等。

（6）中毒及代谢失调：如肝性脑病、酸中毒、铅中毒、急性水中毒和低血糖等。

（7）假脑瘤综合征又名良性颅内压增高。

（8）先天性异常：如颅底凹陷和先天性小脑扁桃体下疝畸形等，可以造成脑脊液回流受阻，从而继发脑积水和颅内压增高；狭颅症由于颅腔狭小限制了脑的正常发育也常发生颅内压增高。

2. 引起颅内压增高的机制

（1）脑组织的体积增加或颅腔狭小：脑组织本身体积增加，大多是由于各种脑水肿所致，如脑组织的各种炎症，脑实质内的各种肿瘤，各种脑血管病，均能引起脑水肿，导致颅内压增高。另外，全身性疾病危重期，如全身中毒、败血症、离子紊乱、尿毒症、肝性脑病、酸中毒和心力衰竭等均能引起脑缺血，从而影响脑细胞代谢，出现细胞内或细胞外脑水肿，导致颅内压增高。在儿童，各种颅腔畸形或颅腔发育迟缓，不能适应脑组织的发育速度，虽然没有上述病变，也能出现高颅压。

（2）脑血液循环障碍：颅内血容量增加，各种原因引起血液中的二氧化碳蓄积或碳酸血症可使脑血管扩张脑血流量急剧增加；丘脑下部鞍区或脑干损伤时可导致脑血管调节中枢的功能紊乱，脑血管反应性扩张使脑血流量急剧增加。

（3）脑脊液的生成和吸收障碍：脉络丛乳头状瘤可以使脑脊液大量分泌；各种脑膜炎和脑出血的红细胞，均能使蛛网膜颗粒堵塞，致脑脊液吸收不良；颅内大静脉或静脉窦堵塞，使脑脊液不能进入静脉系统；脑脊液循环通路上的占位性病变或炎症可以使脑脊液循环受阻，均能引起颅内压增高。

颅内新生物引起颅内压增高需要一个过程，而各种外伤引起颅内血肿导致的颅内压增高发生较迅速。

3. 高颅压综合征的病理生理

（1）全身性血管加压反应：当脑血管的自动调节功能丧失后，为了保持需要的脑血流量，机体通过自主神经系统的反射作用使全身周围血管收缩，血压升高，心排血量增加以提高脑灌注压，同时伴有呼吸节律减慢、呼吸深度增加。这种以升高动脉压并伴有心率减慢、心排血量增加和呼吸节律减慢加深的三联反应即称为全身性血管加压反应或库欣（Cushing）三主征。多见于急性颅脑损伤或急性颅内压增高的患者。颅内病变经常伴有高血压，这是交感-肾上腺素系统对突发性事件或损伤做出的普遍反应。在大多数情况下，血压在数小时或数天内逐渐降低到发病前的水平[25]。

（2）脑疝形成：颅内病变尤其是颅内占位和损伤引起颅内压的增高不均匀时，常使脑组织受压移位，部分脑组织通过某些解剖上的裂隙移位到压力较低的部位时即为脑疝（brain herniation），这是颅内压增高最致命的紧急情况。

二、中枢神经系统感染继发高血压

中枢神经系统（CNS）感染是指各种生物性病原体（病毒、细菌、螺旋体、立克次体和朊蛋白）侵犯中枢神经系统实质、被膜及血管等引起的急性或慢性（或非炎症性）疾病。由于个体免疫反应的差异，同一病原体可以引起轻的、反复的甚至致死的疾病，也可不引起疾病。血液中的蛋白质不能轻易地弥散进入 CNS，因此不利于抗体的产生。通常情况下，脑脊液（CSF）中存在 IgG 及 IgA 但无 IgM，因为 IgM 分子量要大些。体液免疫反应，往往形成抗原抗体复合体。这种反应常在血管内进行，导致神经组织内或邻近组织的严重的血管炎性反应。其主要病理改变包括：炎性反应、髓鞘破坏、脑膜炎。

中枢神经系统感染继发血压升高主要为颅内压增高所致，而引起颅内压增高的原因，总结前面所述主要为：颅腔内容物体积增大（炎症致脑水肿）、颅内占位致颅内空间变小、颅腔的容积变小，而高颅压综合征可以导致全身性血管加压反应，从而导致血压升高。

中枢神经系统感染继发血压升高的治疗原则：主要是针对病因、降低颅内压、防止并发症等综合治疗，如无特殊情况不需降压治疗。

三、垂体瘤继发高血压

垂体瘤是一组从垂体前叶和后叶及颅咽管上皮残余细胞发生的肿瘤，占颅内肿瘤的 15%。垂体细胞及分泌的激素主要有：①生长激素细胞瘤分泌生长激素，临床表现为肢端肥大症和巨人症；②催乳激素细胞瘤分泌催乳激素，临床表现为溢乳-闭经综合征；③促肾上腺皮质激素细胞分泌促肾上腺皮质激素，促肾上腺皮质激素腺瘤临床表现为皮质醇增多症，如向心性肥胖、满月脸、痤疮、多毛、紫纹等；④促甲状腺激素细胞分泌促甲状腺激素，促甲状腺激素腺瘤临床表现为甲状腺功能亢进。

生长激素和催乳激素分泌增多时可引起血压升高。

临床上生长激素分泌增多时，成年人可以引起肢端肥大症。约 34% 的肢端肥大症可伴发高血压，其发病机制尚不清楚。除了如前所述，由于肿瘤向颅内伸展，体积较大，发展迅速，可引起颅内压升高，表现为头痛、恶心、呕吐、视野缩小、偏盲或视力丧失。颅内压增高，使延髓缺氧，影响神经通路，颅内血管感受器受刺激，血管运动中枢兴奋性增高，从而引起血压升高。有人认为，可能与合并存在的糖尿病有关，也可能与肾素-血管紧张素作用有关。催乳素瘤分泌大量的催乳素，除有泌乳作用外，还可导致水钠潴留。在精神紧张和各种应激情况下，催乳素可以大量分泌，从而使血压升高。

垂体泌乳素（PRL）瘤的治疗：

1. 内科治疗

PRL 瘤的内科治疗在所有垂体瘤中是最成功的。近 30 年的临床实践表明，多巴胺受体激动剂不仅可以有效控制高 PRL 血症，而且能使瘤体缩小，并消除临床症状。成为该病的首选方法。目前最常用的多巴胺受体激动剂是溴隐亭。起始剂量一般为 2.5mg，顿服（个别敏感患者可从 0.625mg/d 开始），以后逐渐加量至每次 2.5mg，最大剂量至 20～30mg/d。在达到最大疗效后，溴隐亭的剂量可以减少，至最小有效剂量长期维持。

2. 手术治疗

PRL 微腺瘤的患者在经蝶显微手术后有 60%～90% 的患者血 PRL 水平可降至正常；但大腺瘤的疗效则差得多，只有不到 40% 的患者血 PRL 水平可降至正常。一般来说，肿瘤越大，术前 PRL 水平越高，则手术效果越差。手术效果除与肿瘤大小及浸润情况有关外，与术者的经验有很大关系。因此，除非是一些治疗中心，手术不应作为首选。PRL 瘤的手术对象主要是那些多巴胺受体激动剂治疗失败者以及大腺瘤有明显占位效应的患者[26]。

3. 放射治疗

对于多巴胺受体激动剂抵抗且有手术禁忌证者，可采用放射治疗。此外，放射治疗还可与多巴胺受体激动剂及经蝶手术联合应用。近年，γ 刀和 X 刀的发展使放射治疗获得新的活力。这 2 种方法不仅疗效优于常规放射治疗，且垂体功能减退等放射损伤的发生率也明显下降，它们代表了未来放射治疗的方向。

第四节　相关神经系统疾病与高血压

一、神经系统相关的中毒性疾病继发高血压

（一）酒精戒断综合征

1. 酒精戒断综合征的概念

适量饮酒对身体无害，过量则导致全身多器官的损害。对于酒精依赖突然断酒后出现谵妄、幻觉、四肢抖动等一系列神经精神症状，称为酒精戒断综合征（alcohol withdrawal syndrome，AWS）。

2. 酒精戒断综合征的血压升高机制

血压升高的机制：①长期饮酒会导致神经元对 Ca^{2+} 通道敏感性增加，Ca^{2+} 释放的增加使神经元兴奋性增强，促进肾上腺素的释放，这可能是 AWS 时血压增高、心跳加速的原因；②其他影响酒精戒断时血压升高的机制包括血管内皮释放内皮素的增加，肾上腺皮质激素的影响，及同型半胱氨酸的代谢等[27]。

酒精戒断可以引起严重高血压，而且往往有明显精神神经症状，容易被误诊为高血压脑病。因此，对于伴有精神症状的血压增高患者应详细询问既往史，想到酒精戒断综合征的可能，并给予对症治疗。纳洛酮对本病可能有较好疗效，然而究竟效果如何尚有待临床进一步验证。

（二）有机磷农药中毒

有机磷农药仍是当前我国生产和使用最多的农药，品种达百余种，大多属剧毒类或高毒类。由于生产和使用不当，或防护不周，易发生急、慢性中毒；也可因误服、自服或污染食物而引起急性中毒，病死率高达 15%。

1. 有机磷农药的化学特征

有机磷农药易挥发，有酸臭味，通常在酸性环境中稳定，遇碱性则易分解。可经呼吸道、消化道和皮肤吸收，迅速随血流分布到全身各器官组织，可在脂肪组织中储存，脂肪组织中浓度可达血浓度的 20～50 倍。体内许多酶参与代谢转化，其代谢产物能与体内许多基团结合，如羧酸、醇、酚、巯基、葡糖醛酸和谷胱甘肽等，而失去抑制胆碱酯酶（ChE）的能力。主要通过肾排出。

2. 有机磷农药中毒的临床表现和作用机制

有机磷农药主要通过亲电子性的磷与 ChE 结合，形成磷酰化 ChE，抑制 ChE 活性，特别是抑制体内乙酰胆碱酯酶（AchE）活性，使 AchE 失去分解乙酰胆碱的能力，乙酰胆碱在其生理作用部位聚集，产生一系列胆碱能神经过度兴奋的表现。具体而言累及交感、副交感神经节前纤维、副交感神经节后纤维、横纹肌的运动神经肌肉接头、一些控制汗腺分泌和血管收缩的交感神经节后纤维以及中枢神经系统，出现相应的症状和体征。临床上曾有有机磷农药中毒致继发性高血压的病例报道[28-30]。

有机磷农药中毒患者，出现血压异常升高，既往无高血压病史，辅助检查亦无继发性高血压证据，应想到有机磷农药中毒所致继发性血压增高可能。但继发性高血压病因未明，可能与患者使用阿托品药物、交感神经兴奋、身体创伤等因素有关。其确切致病原因、引起高血压的发病机制、如何同其他疾病鉴别、临床如何合理预防及控制都将是我们医学工作者需要进一步探索的问题。

（三）急性一氧化碳中毒迟发性脑病伴发作性自主神经功能障碍综合征

1. 急性一氧化碳中毒迟发脑病的概念

急性一氧化碳中毒可引起全身组织缺氧性损害，但受影响最严重的是脑组织。急性一氧化碳中毒后迟发性脑病（delayed eneephalopathy after acute carbon monoxide poisoning，DEACMP）是指急性一氧化碳中毒急救治疗恢复后，经过数天至数周（2～60天）表现正常或基本正常的间歇期（假愈期），再次出现神经精神异常，症状表现以急性痴呆为主，有精神意识、大脑皮质局部、锥体及锥体外系功能障碍[31]。

2. 急性一氧化碳中毒迟发脑病的诊断

患者近期有明确的一氧化碳中毒史，有完全或不完全的间歇清醒期，临床以急性痴呆为主伴有精神和运动障碍。脑电图持续低波幅 θ 波或高波幅 δ 波。脑 CT 以两侧大脑半球白质区片状低密度，边缘不清，小脑、基底节区均受累，以苍白球为重。MRI 显示脑肿胀，白质区异常信号，基底节区结构不清。

3. 发作性自主神经功能障碍综合征的病理机制

脑损伤后发作性自主神经功能障碍综合征确切的病理机制还不清楚。下丘脑是自主神经高级中枢，与大脑皮质、脑干、脊髓有广泛的纤维投射，参与自主神经功能、神经内分泌及情绪反应的调节。有学者认为[34]其发病机制是下丘脑自主神经功能损伤或与皮质、皮质下、脑干神经核团联系中断；交感、副交感平衡失调；或是脑干和间脑在失去皮质、皮质下结构控制后的释放现象。此外，肌张力障碍是锥体外系的表现，躁动、激惹则是精神症状，这两者与自主神经功能异常间的联系尚不清楚，或为皮质或皮质下、脑干等多部位损害的综合表现。

4. 发作性自主神经功能障碍综合征的临床表现

急性一氧化碳中毒迟发性脑病的临床表现以痴呆最为多见，常合并有震颤麻痹，其次为精神症状。然而近年来国内外文献报道[32-33]，重型颅脑损伤包括各种原因导致的缺氧性脑病可以出现发作性自主神经功能障碍综合征，表现为发作性高热、多汗、呼吸急促、心动过速、血压升高、瞳孔改变、烦躁及全身强直、阵挛等肌张力障碍症候群，严重者可出现癫痫甚至去皮质状态。

5. 发作性自主神经功能障碍综合征的诊断

鉴于此类患者的基本临床症状（躁动、多汗、高热、高血压、心动过速、呼吸急促、肌张力障碍或姿势异常），建议脑损伤后有多汗、呼吸急促（＞20次/分）、心动过速（＞100次/分）、发热（＞37.5℃）、血压升高（＞140/90mmHg）、肌张力障碍中的4项者，应考虑脑损伤后自主神经障碍综合征[44]。

6. 治疗

急性一氧化碳中毒迟发性脑病后发作性自主神经功能障碍综合征的药物治疗尚处于探索中，以对症治疗为主。2004年Blackman等[32]及Baguley等[35]回顾性分析了以往的报道，指出了较常用的几种药物，如作用于多巴胺受体的药物有溴隐停、多巴丝肼（美多芭）、氯丙嗪、氟哌啶醇；作用于γ-氨基丁酸（GABA）受体有苯二氮䓬类药物如咪哒唑仑（速眠安）、地西泮、氯硝西泮；阿片受体激动剂如吗啡；α受体阻滞剂如可乐定、哌唑嗪；β受体阻滞药普萘洛尔（心得安）；肌松药如丹曲林、巴氯芬等。吗啡和咪哒唑仑多用于早期，能迅速控制症状，但增加心率和呼吸频率；溴隐停、普萘洛尔、巴氯芬则多用于后期康复阶段。近来文献[33]报道，普萘洛尔、加巴贲丁、鞘内注射巴氯芬有良好效果，尤其是巴氯芬泵的持续给药可明显改善患者的痉挛状态。

Fernamdez 等[36]认为该综合征具有自限性，患者的自主神经功能障碍在1年内会自行消失；需要进一步的临床观察；明确诊断后及早给予对症治疗有助于改善预后。

二、血管压迫导致的神经源性高血压

1. 概念

血压的升高有许多调节机制，其中交感神经兴奋性增高是重要的调节机制。1973年Jannetta首次提出部分原发性高血压可能与延髓受到血管压迫有关。他对53名脑神经疾患同时伴有高血压的患者进行了手术观察，发现其中51例延髓左侧舌咽神经（Ⅸ）、迷走神经（Ⅹ）的神经根入脑区有血管压迫。之后逐渐形成了神经源性高血压的概念，即微血管压迫发生在左侧延髓头端腹外侧区（rostral ventrolateral medulla，RVLM）可能形成神经源性高血压[46]。

2. 机制

神经系统控制血压主要通过两种反射机制[37]：一是颈动脉压力感受器传入冲动经舌咽神经至孤束核，主动脉压力感受器经迷走神经至孤束核。二是经心脏迷走神经传入冲动，亦到达孤束核。这两个反射系统的传入都汇集到脑干血管运动中枢，即 RVLM 的 C1 肾上腺素细胞群是血压调节的重要区域。孤束核含有 γ-氨基丁酸的神经元投射到 C1 细胞群而抑制其作用，C1 细胞群发出纤维投射到脊髓的中间外侧柱后，又通过交感神经节对肾上腺、心脏和血管进行调节。C1 细胞群位于迷走和舌咽神经出入区，延髓腹外侧表面下方约 1mm 深的位置，易受到血管压迫的影响。当延髓左侧等Ⅸ、Ⅹ脑神经根入脑区受到血管压迫时即可持续刺激 C1 神经元并使其活动增强，交感兴奋性增大。MRI 和 MRA 以其良好的软组织分辨力和可多参数成像、多平面扫描等优点，可高质量地显示后颅窝血管和神经结构，为微血管压迫发生在左侧 RVLM 形成神经源性高血压提供了可靠的帮助。

3. 血管压迫导致的神经源性高血压的临床特点

临床特点有：①血压升高的同时往往合并脑神经病（如三叉神经痛、半侧面神经痉挛或麻痹、舌咽神经痛）；②多表现为顽固性高血压；③血管压迫引起高血压的患者比非血管压迫引起高血压的患者，有交感神经兴奋性增高的现象更多[38]。

4. 治疗

后颅窝血管减压术研究刚刚起步，临床病例很少，治疗高血压成功的病例也不多，基础研究滞后。将来需通过大规模病例研究和基础动物实验的共同发展，有可能进一步揭示神经血管压迫和高血压发病的因果关系，通过合理诊断筛选，行后颅窝神经血管减压术而缓解和治愈神经源性高血压。

参考文献

[1] Seshadri S，Beiser A，Kelly-Hayes M，et al. The lifetime risk of stroke：Estimates from the Framingham study. Stroke，2006，37（2）：345-350.

[2] Dolan E，Sranton A，Thijs L，et al. Superiority of ambulatory over clinic blood pressure measurement in predicting mortality：the Dublin outcome study. Hypertension，2005，46：156-161.

[3] 鲍贤俊，王贵清，叶军强，等. 高血压病患者脉压与脑卒中初发及再发关系的临床研究. 中国综合临床，2004，20（5）：396-397.

[4] Tzeng YC，Willie CK，Atkinson G，et al. Cerebrovascular regulation during transient hypotension and hypertension in humans. Hypertension，2010，56（2）：268-273.

[5] 余振球，赵连友，惠汝太，等. 实用高血压学. 3 版. 北京：科学出版社，2007：926-929.

[6] 刘娟，王琦，毛礼炜，等. 血管性认知障碍的磁共振影像学研究. 中华全科医学，2011，9（3）：434-436.

[7] Rasquin SMC，Verhey FRJ，Lousberg R，et al. Cognitive performance after first ever stroke related to progression of vascular brain damage：A 2 year follow up CT scan study. J Neurol Neurosurg Psychiatry，2005，76：1075-1079.

[8] 黄旭生. 高血压与脑血管病. 中华老年心脑血管病杂志，2010，12（3）：287-288.

[9] Christixnx E Hall，James C，Grotty. 原发性高血压脑出血处理的新时代. 国际脑血管病杂志，2007，15（2）：81-85.

[10] 中国医学会神经病学分会脑血管病学组急性缺血性脑卒中诊治指南撰写组. 中国急性缺血性脑卒中诊治指南 2010. 中华神经科杂志，2010，43（2）：146-153.

[11] Tikhonoff V，Zhang H，Riehart T，et al. Blood pressure as a prognostic factor after acute stroke. Lancet Neurol，2009，8（10）：938-948.

[12] 杨琦，丁宏岩，韩翔，等. 脑梗死患者急性期血压监测与预后的初步研究. 中华老年心血管病杂志，2007. 9（2）：101-104.

[13] 叶祖森，韩钊，郑荣远，等. 三种不同病因缺血性脑卒中急性期血压与预后的关系. 中华神经科杂志，2010，43（1）：51-55.

[14] 谭燕，刘鸣，王清芳，等. 脑卒中急性期血压与预后的关系. 中华神经科杂志，2006，39（1）：10-15.

[15] Castillo J，Leira R，Garcfa MM，et al. Blood pressure decrease during the acute phase of ischemic stroke is associated with brain injury and poor stroke outcome. Stroke，2004，35（2）：520-526.

[16] 吴钢. 关于高血压卒中急性期的血压调控机制与高血压管理思考. Chin J Stroke，2007，2（9）：780-783.

[17] The European Stroke Organisation（ESO）Executive Committee and the ESO Writing Committee. Guidelines for management of ischaemic stroke and transient ischaemic attack 2008. Cerebrovasc Dis，2008，25：450-457.

[18] Furie KL，Kasner SE，Adams RJ，et al. Guidelines for

the prevention of stroke in patients with stroke or transient ischemic attack：a guideline for healthcare professionals from the American heart association/American stroke association. Stroke, 2011, 42（1）：227-276.

［19］Helen Rodgers, Jane Greenaway, Tina Davies, et al. Risk factors for first-ever stroke in older people in the north East of England：a population-based study. Stroke, 2004, 35（1）：7.

［20］中国医学会神经病学分会脑血管病学组缺血性脑卒中二级预防指南撰写组. 中国缺血性脑卒中和短暂性脑缺血发作二级预防指南2010. 中华神经科杂志, 2010, 43（2）：154-160.

［21］Goldstein LB, Bushnell CD, Adams RJ, et al. Guidelines for the primary prevention of stroke：a guideline for healthcare professionals from the American Heart Association/American Stroke Association. Stroke, 2011, 42（2）：517-584.

［22］饶明俐. 中国脑血管病防治指南. 北京：人民卫生出版社, 2007：1-2.

［23］Pantoni L, del Ser T, Soglian AG, et al. Efficacy and safety of nimodipine in subcortical vascular dementia：a randomized placebo-controlled trial. Stroke, 2005, 36：619-624.

［24］贾建平. 神经病学. 6版. 北京：人民卫生出版社, 2008：126-196.

［25］黄楹. 神经危重症监护. 北京：人民卫生出版社, 2009：12-30.

［26］姚勇, 柳夫义, 王任直. 垂体泌乳素瘤研究现状. Nervous Diseases and Mental Health, 2008, 8（6）：480-483.

［27］文锦, 李辉华. 酒精戒断综合征的临床研究进展. 南昌大学学报, 2013, 53（9）：90-93.

［28］李志华, 戴震. 有机磷农药中毒致继发性高血压1例分析. 中国误诊学杂志, 2009, 9（7）：1745-1746.

［29］徐桂绚, 王书籍, 孔令思, 等. 经皮肤吸收致急性有机磷农药中毒诱发高血压危象1例. 中华劳动卫生职业病杂志, 2007, 25（6）：379.

［30］胡晓军, 陈娟, 彭慧, 等. 有机磷中毒诱发高血压危象并中毒性心肌炎1例. 中华急诊医学杂志, 2007, 6（4）：405.

［31］王烨, 李思, 刘青蕊. 急性一氧化碳中毒迟发性脑病发病机制的研究进展. 临床荟萃, 2010, 25（21）：1928-1929.

［32］Blackman JA, Patrick PD, Buck ML, et al. Paroxysmal autonomicinstability with dystonia after brain injury. Arch Neurol, 2004, 61：321.

［33］谢秋幼, 李洵桦, 虞荣豪. 脑损伤后发作性自主神经功能障碍的临床特点. 临床神经病学杂志, 2009, 22（3）：184-186.

［34］Rabinstein AA. Paroxysmal autonomic instability after brain injury. Arch Neurol, 2004, 61：1625.

［35］Baguley IJ, Cameron ID, Green AM, et al. Pharmacological management of Dysautonomia following traumatic brain injury. Brain Inj, 2004, 18：409.

［36］Fernamdez OJF, Prieto PMA, Munoz LA, et al. Prognostic influence and computed tomography findings in dysautonomic crises after traumatic brain injury. J Trauma, 2006, 61：1129.

［37］王庭俊, 陈纯娴, 谢良地, 等. 高血压与桥脑、延髓左侧受压. 中华高血压杂志, 2012, 20（6）：591-594.

［38］编辑部述评. 延髓血管压迫引起的高血压. 中华高血压杂志, 2009, 17（11）：961-963.

（刘业松　马　英　倪立新　袁建新）

第 66 章　透析患者的血压管理

高血压是慢性肾病（chronic kidney disease，CKD）最常见的并发症之一，也是慢性肾病进展的重要危险因素。随着肾病的进展，高血压的发生率会越来越高，在 MDRD 研究中当肾小球滤过率（glomerular filtration rate，GFR）从 85ml/（min·1.73m²）降至 15ml/（min·1.73m²），高血压的发生率从 65% 升至 95%；高血压发生率的增加与 GFR 的下降几乎成线性关系，80%～90% 的终末期肾病（end stage renal disease，ESRD）患者伴有高血压，接受血液透析（血透）治疗的 ESRD 患者有 50%～90% 以上患有高血压，只有少部分患者血压控制在合理的范围内。著名的 HOMO 研究显示维持性血液透析患者，高血压发生率 ＞ 70%，约 22% 患者服用降压药后血压仍不能维持正常[1]。同时高

血压也将促进肾病的进展，形成一种恶性循环。

高血压对透析患者的生存以及心血管并发症有显著的影响[2]。心血管疾病（cardiovascular disease，CVD）是引起 ESRD 患者死亡的首位原因，血透患者中每年因心血管病死亡者占 9%，约是一般人群的 30 倍。对于腹膜透析患者，残余肾功能是影响预后的独立保护因素，而高血压是腹膜透析患者残余肾功能丧失的主要危险因素。高血压是与基础肾病类型无关的促 CKD 进展的危险因素，是 ESRD 中 CVD 发生率和死亡率增高的最重要的危险因素。有效控制血压可以减轻或延缓肾功能恶化，减轻或延缓动脉粥样硬化，可以改善透析患者心血管病发生率和死亡率，有利于患者的长期生存。

第一节　维持性透析高血压定义

维持性透析患者高血压目前尚无被广泛认定的统一标准，一般参考国际 WHO/ISH 的诊断标准，通常是指在透析稳定充分的状态下，收缩压 ≥ 140mmHg 和（或）舒张压 ≥ 90mmHg。血压控制理想水平也有争议，根据 KDIGO 高血压管理指南建议透析患者，透析前血压控制在 140/90mmHg 以内，透析后血压控制在 130/80mmHg[3]。

透析高血压包括透析间期高血压和透析中高血压，目前尚无确定标准，结合目前已有研究结

果，给出以下定义：①透析间期高血压，是指在透析充分状态下，血压 ≥ 140/90mmHg，关于 SBP 和 DBP 的低值建议是 SBP 不低于 100mmHg，DBP 不低于 60～70mmHg。②透析中高血压，通常指透析患者在透析过程中血压不但未有下降，反而升高，并且这一现象不能随着透析超滤增加而改善，大多数学者定义透析中或透析结束后平均动脉压较透析前升高 ≥ 15mmHg，界定为透析中高血压。

第二节　透析患者高血压的病理生理

由于复杂的病理生理状态，影响 ESRD 透析患者高血压的因素较多，这些因素共同作用引起透析患者的高血压。临床上将透析患者高血压分为三类，分别是容量依耐型、肾素依赖型、交感神经兴奋型。透析患者高血压常见原因见表 66-1。

（一）水盐潴留

透析患者中最常见的高血压形式是容量依赖性，

细胞外液过多是 ESRD 高血压患者最常见的原因。容量负荷增加，正常人可通过机体水盐调节机制，特别是通过肾排泄功能和钠的重吸收来维持正常的容量状态。而 ESRD 患者肾水盐调节能力受损或丧失，对盐的摄入和容量增加更加敏感，更易出现高血压，特别是"盐敏感"个体血压影响更大。容量扩张致使血管壁增厚，血管阻力增加，激活肾

表 66-1　透析患者高血压常见原因
水盐潴留（细胞外液容量过多/容量超负荷）
肾素-血管紧张素-醛固酮系统（RAAS）功能紊乱
交感神经系统异常
内皮依赖性血管扩张受损
尿毒症毒素
促红细胞生成素（EPO）
继发性甲状旁腺功能亢进
透析处方
遗传因素
地理/气候因素

素-血管紧张素-醛固酮系统（RAAS）或哇巴因样 Na^+-K^+-ATP 酶抑制物的分泌，使血管平滑肌细胞内钠和钙离子升高，而血管平滑肌细胞内钙离子升高可引起血管收缩、血压升高。

透析患者由于水盐代谢异常，往往患者存在尿量减少，甚至无尿，部分人可表现为水肿、浆膜腔积液或心力衰竭，但很多患者并未表现出明显的水肿。水、钠潴留，增加的血容量超过了血管张力的调节能力，导致透析患者高血压的发生。容量不仅影响透析前的血压，也影响透析后的血压。20世纪60年代 Belding 和 Scribner 开始应用透析治疗慢性肾衰竭患者难治性高血压，在控制血容量后血压得到改善。此后更多研究显示逐渐增加透析超滤脱水能显著改善透析患者高血压，控制血容量维持合适干体重已经成为慢性透析患者血压控制最为重要的手段之一。对透析患者应用非创伤性生物电阻抗分析法，测定血液透析患者体内总液体量与24h血压变化，发现两者成明显负相关，这表明高血压的发生与两次血液透析间体重增加过多有关。同样对持续不卧床腹膜透析（CAPD）患者的研究显示：40%～60%伴高血压的患者在开始透析治疗的12个月内不再需要降压药，这主要与其有效控制容量相关；经过1～2年的 CAPD 治疗血压可能再次升高，并需要应用降压药物，可能与残余肾功能减少和腹膜功能下降导致的容量潴留有关。

（二）肾素-血管紧张素-醛固酮系统（RAAS）

RAAS 不仅包括循环 RAAS，还包括组织中存在 RAAS。ESRD 患者的肾实质虽已严重破坏，但 RAAS 仍然活跃，透析超滤可以导致全身血容量下降、肾动脉灌注压下降，刺激肾小球旁细胞分泌肾素增加，激活 RAAS。RAAS 中血管紧张素Ⅱ是非常重要的成员，它可以使血管平滑肌收缩、促进交

感神经兴奋、长期作用使得血管重构以及血管对降压药的反应性降低、大动脉顺应性降低，从而引起血压增高。此外，RAAS 兴奋性增加，可增加肾小管对钠的重吸收，引起钠水潴留、容量扩张、心排血量增加致血压升高。有研究发现在单纯控制血容量血压控制不理想患者，加用 RAS 抑制药后血压控制显著改善，对于透析患者难治性高血压，在切除肾后血压显著改善[4]。

（三）交感神经系统

交感神经活性增加在透析患者中较为普遍，Converse 等[5]发现维持性血液透析患者交感神经冲动的释放频率比正常人高2.5倍，切除双侧肾的血液透析患者去甲肾上腺素分泌与正常人相似，血压亦明显下降。因此，有人提出这是由于尿毒症代谢产物活化了肾内化学受体起了重要作用。活化这些化学受体导致神经反射，沿传入旁路到中枢神经系统下丘脑、室旁核使交感神经传出张力升高，交感神经兴奋性增加，其末梢释放儿茶酚胺增多，从而引起小动脉和静脉收缩、心排血量增加，使血压升高。但亦有部分学者提出相反意见，报道透析中发生高血压的患者治疗前后血浆儿茶酚胺水平并没有明显升高。

（四）内皮功能异常

生理情况下，血管内皮细胞通过合成和分泌血管内皮收缩、舒张因子而调节和维持血压。血管内皮功能障碍时，其分泌的血管内皮收缩、舒张因子比例失调。研究显示，透析中高血压患者在透析过程中血浆内皮素-1（endothelin-1，ET-1，血管内皮收缩因子）增多而一氧化氮（nitricoxide，NO，血管内皮舒张因子）减少。Marris 等[6]研究发现透析患者血浆 NO 合成酶抑制剂 ADMA 水平比健康人群高6～10倍，明显抑制 NO 的合成和释放，导致血管舒张受限引起高血压。而透析可清除部分 ADMA，提示若透析较充分，体内 ADMA 清除较好，减少对 NO 合成的抑制，可使 NO 合成相对增多，扩张血管使血压下降。其他损害内皮细胞功能的因素包括高同型半胱氨酸血症、高尿酸、高甲状旁腺激素（PTH）血症和尿毒症毒素的影响。血压升高使血管壁剪切力和应力增加，又可损害血管内皮功能，形成恶性循环。

（五）心钠素（ANP）

循环利钠肽，尤其是 α-人心房利钠肽（α-ANP）可调节容量、控制血压和电解质平衡。α-ANP 的基础水平在轻到中度肾功能不全和 ESRD 患者中均增

加。α-ANP 分泌和血容量水平、心房直径间呈正反馈控制环，即随着细胞外液量增加，ANP 浓度增加，在透析超滤后 ANP 浓度下降，但仍显著高于正常人群。透析后血容量正常而心房血流动力学有改变者。α-ANP 水平仍然是升高的。ANP 通过使心肺机械刺激感受器致敏或通过中枢和神经节交感抑制，抑制反射交感活性从而抑制肾素、醛固酮、精氨酸、加压素的释放，并直接松弛平滑肌细胞。ESRD 高血压者常合并血浆前 ANP（pre-ANP）和 α-ANP 浓度的增加；严重或中度高血压患者前 ANP 片段和 α-ANP 要显著高于无高血压和只有轻度高血压的患者。循环中各种前 ANP 片段和 α-ANP 浓度的升高可以对抗高血压时的血管收缩。

（六）甲状旁腺激素（parathyroid hormone，PTH）

ESRD 患者常合并继发性甲状旁腺功能亢进，PTH 分泌增加可引起血压升高，其可能机制有：① PTH 升高可引起钙离子进入血管壁平滑肌细胞，平滑肌细胞内钙离子升高，从而造成平滑肌收缩引起高血压。②升高的内皮细胞内钙离子浓度，可影响内皮细胞功能及生长，造成血管的紧张性和硬度增加。③ PTH 可选择性抑制 Na^+-H^+ 交换，从而升高血压。④针对 PTH 升高不恰当的治疗，造成转移性钙化，血管钙化引起血管僵硬度增加，进一步加重高血压。应用活性维生素 D 治疗后，可观察到血 PTH 水平的下降，血小板内钙水平的降低以及血压的控制。

（七）促红细胞生成素（Erythropoietin，EPO）相关高血压

在应用 EPO 治疗的慢性肾衰竭患者透析过程中，30%～70% 发生高血压或原有高血压加重，其确切机制尚未完全阐明。目前推测，EPO 引起的高血压或高血压的加重，是与血管壁的反应性增加以及与红细胞增加相关的血流动力学变化有关。也有人认为其机制与 EPO 引起血细胞比容上升、血黏度增加、血管内皮 ET-1 释放及对外周血管的直接加压作用等有关。在治疗前即有高血压、有高血压家族史、基础血细胞比容（HCT）水平低、贫血纠正过于迅速、静脉大剂量使用是 EPO 相关高血压的主要危险因子。

（八）透析液成分对血清电解质的影响

钠离子是决定透析液晶体渗透压高低的主要因素，提高透析液钠浓度可维持透析患者血流动力学的稳定性，改善透析时的整体耐受性，但也带来口渴、体重增加、水钠潴留、容量负荷过度及血浆晶体渗透压升高，加重透析相关性高血压。透析患者因透析过程中离子钙浓度升高，可出现心肌收缩力、心排血量和外周血管阻力的增加，而使血压增高。但亦有部分学者认为血清离子钙浓度增加只会增加心肌收缩力和心排血量，而对于血压变化无影响。随着血液透析的进行血清钾逐渐下降，钾可刺激肾素分泌和血管收缩，易出现高血压的反弹，但这一透析过程中的反馈效应尚有待证实。

（九）药物

药物是常被忽视的引起透析高血压的原因。可卡因、非甾体抗炎药、减轻鼻黏膜充血药和促红细胞生成素均可加重高血压。另外，许多降压药物在透析过程中都会有一定程度的清除，这也成为透析过程中发生高血压的一个原因。

第三节　透析患者的血压监测

临床和流行病学资料表明，在 ESRD 中有相当比例的患者表现为单纯收缩压（SBP）升高。收缩压和舒张压（DBP）均升高者只占全部高血压患者的 20%，明显低于原发性高血压患者。经过一些年的透析，表现为 SBP 和 DBP 均升高的高血压类型的比例还会逐渐下降，而临界和单纯收缩期高血压的发生率逐年增加。对 ESRD 患者 48h 动态血压监测（ABPM）显示收缩负荷较舒张负荷高。尽管使用降压药，但 SBP 在透析间期很难控制。健康人的血压有日夜节律的变化，夜间收缩压下降 15%，而舒张压下降 20%。在 ESRD 的高血压患者中还观察到缺乏夜间血压下降，缺少正常的血压双向变化。约 80% 的透析患者及 75% 血肌酐大于 6.8mg/dl 患者有不正常的夜间高血压。血压节律的异常变化和脉压的增大在透析患者心血管预后中有重要意义，这种现象可能与自主神经功能失调或夜间睡眠规律改变有关。

偶测血压由于测量者测量方法的偏差，受环境和时间的影响大，尤其是出现白大衣高血压效应使诊断的准确性受影响，不能正常全面地了解血压的动态变化和昼夜节律，也不能了解降压药物的作用高峰、低谷和持续时间等。动态血压监测

（ABPM）可以获得更多的血压信息，并避免环境紧张因素造成的血压升高。与普通人群相比，透析患者出现的高血压具有多变性（透析间期高血压、透前高血压、透后高血压），所以血液透析患者高血压的诊断，最好通过使用全自动血压监测仪监测透析间隔期的44h血压，每间隔20～30min监测1次[7]。K/DOQI指南中特别强调对CKD患者进行ABPM。ESRD患者昼夜节律减弱或消失，是造成高血压靶器官损害的重要因素，通过积极、有效、合理的血压管理，并强调通过降低血压同时积极调整用药方式，降低血压和调整血压节律，从而降低靶器官损害。

血压波动对患者有重要影响，血压波动指标包括24h内SBP最高值与最低值差值≥50mmHg和（或）DBP最高值和最低值差值≥40mmHg，或24h脉压≥60mmHg，或血压变异性（BPV）异常，包括：①24h SBP变异≥15mmHg；②24h DBP变异≥13mmHg；③白昼SBP变异≥13mmHg；④白昼DBP变异≥12mmHg；⑤夜间SBP变异≥12mmHg；⑥夜间DBP变异≥9mmHg。

透析患者，由于透析所带来的血容量变化、肾素-血管紧张素水平变化、交感神经兴奋性变化等因素，使得对透析患者高血压的评价和疗效的判断带来许多不确定性。ABPM对于透析患者血压监测仍有局限性。Zoccali[8]认为1个月内在12次透析前血压的平均值能较好反映血压水平，ABPM监测值与血液透析前后血压值相关性较差。理想的方法是用48h ABPM周期性地监测血压。此外，家庭血压监测便于实施，且可以避免紧张等情况对血压造成的波动，也是一个切实可行的监测透析患者高血压的方法[9]。

在ESRD高血压中需要指出几种特殊类型的高血压——难治性高血压及假性难治性高血压。应用改善生活方式，包括利尿剂在内合理搭配足量的至少3种降压药仍不能使收缩压和舒张压控制到目标水平时称为难治性高血压。难治性高血压常伴随着亚临床靶器官损害和高发心血管疾病危险，是透析高血压患者面临的严峻挑战。假性难治性高血压是由于不正确的测量血压、不适当的药物选择和剂量、依从性差或白大衣效应等造成的血压不能控制的一种现象。假性难治性高血压中白大衣高血压较为常见，女性和老人较易发生。血压波动和靶器官损害情况是鉴别白大衣高血压和假性难治性高血压的要点。

第四节　透析患者高血压控制目标

高血压的控制不仅仅是为了降低血压，更强调的是靶器官保护和生活治疗的提高。对于CKD患者控制血压重要目标是延缓肾功能恶化，减少CVD发生。对慢性透析患者血压的控制目的主要是减少CVD事件发生，提高患者生存质量和延长寿命。因此，血压目标值的确定主要是依据大型临床研究，但目前前瞻性研究相对较少，因此目标值的确定也存在争议。一些横断面研究认为，透析前血压≥140/80mmHg者较血压正常者1年和2年生存率低；血透后血压与CVD死亡率之间存在"U"形曲线关系，透析后SBP≥180mmHg或＜110mmHg都与CVD死亡率增高有关[10]。此外，血压控制过低，血液透析患者动静脉内瘘闭塞风险随之增加。

关于在ESRD中血压控制的理想水平也存在争议。Charra推荐在ESRD患者中血液透析前血压≤（140～150）/90mmHg。Butt指出，在ESRD接受透析的患者中，理想的血压是135/85mmHg，对于有靶器官损害如左心室肥大或糖尿病患者，血压更低些可能有益。对不能耐受该血压水平或近期有卒中、冠状动脉缺血或心肌梗死发生者血压在145/90mmHg以下也是可以接受的。根据目前多数高血压指南看，透析患者血压控制在≤140/90mmHg以内为多数指南所推荐，但目标血压控制应因人而异，要考虑到患者的心功能、神经系统状态、有无其他并发症、患者的年龄和其他临床因素。K/DOQI推荐对于血液透析患者透析前血压应＜140/90mmHg，透析后血压应＜130/80mmHg[3]。

第五节　透析患者高血压的治疗

透析患者高血压的治疗达标较普通高血压患者更为困难，治疗同样包括非药物治疗和药物治疗。其中，非药物治疗对于透析患者具有更重要的意义。

（一）减轻容量负荷治疗

大多数透析患者的高血压是容量依赖性的，为此维持钠及水的平衡对血液透析患者高血压的控制是十分重要的。透析超滤治疗对消除患者的容量超负荷是非常有效的，80%以上的透析患者通过降低血容量而不用药物可使血压恢复正常。但有一些患者对超滤不耐受或由于进水过多，使血压难以控制，对此选择合适透析方式和超滤程序是非常必要的。

干体重（dry weight）是指透析患者体内既没有多余的水钠潴留，也没有容量不足状态下的理想体重。血液透析患者保持合适的干体重对控制血压非常重要。干体重反映的是适宜于患者的血管血容量，超过此值，易体液潴留和高血压；低于此值，患者会出现乏力、血液透析时低血压、直立时眩晕和严重的痛性痉挛。目前仍无精确的方法来计算干体重，容易高估干体重，这也是透析患者血压控制困难的原因之一。一般临床评价即根据血透耐受性、透析间期体重增加情况、饮食、血压、心率、有无水肿、脑病和呼吸困难等。

透析患者如存在容量负荷过多，控制血压首先需要考虑充分透析和超滤脱水，逐渐清除体内多余的水分，争取在4～6周逐渐达到干体重，而不是仅仅积极调整降压药物。服用3种以上降压药物血压仍不能有效控制，首先需要考虑容量过多，而且这些患者在一次超滤达到干体重后，不一定血压能达标，需要保持干体重数周甚至数月后才能达到血压控制满意，表现为"滞后现象"[11]。加强对患者的健康教育，力争患者透析间期体重增加小于3%～5%。此外干体重是动态变化的，需根据临床状态评估的容量负荷情况，动态调整干体重。

对于透析患者的血容量控制，不单单是依靠透析过程脱水，健康教育和生活方式干预同样非常重要。由于ESRD患者水盐代谢的特殊状态，透析患者通过尿液途径排水、排盐能力下降，因此需要更严格的水盐摄入限制。透析患者盐的摄入量每天以2～3g为宜，液体摄入量视残余肾功能（尿量）而定。多数研究显示严格的饮食控制及合适的超滤对血压的影响往往需要3个月以上才能显示出较好效果。

临床上经常遇到患者超滤脱水不耐受、依从性差、容量不能控制或已达干体重但血压仍高，对于这些患者改变透析模式或策略可能是有效的。常用措施有：延长透析时间或增加透析频率，改变透析模式或不同模式组合，转化为腹膜透析或血液透析联合腹膜透析。

（二）药物治疗

ESRD透析患者在使用降压药物时的选择要比非肾衰竭患者复杂得多，这是由于大多数的患者已存在左心室肥大及动脉硬化等心血管疾病。另外，由于肾衰竭，影响药物通过肾的排泄，不同的药物通过血液透析的清除也很不一致；而不同的血液透析膜对药物清除的能力也有很大差别。因此，药物剂量应根据药物代谢途径和能否透析清除及清除的比例等因素进行调整，用药时间（透析前或透析后）也要根据药物的特性重新进行安排。常用降压药物血液透析清除情况见表66-2。

表66-2　常用降压药物血液透析清除的百分比

药物	清除百分比
血管紧张素转化酶抑制药	
贝那普利（benazepril）	＜30%
依那普利（enalapril）	35%
福辛普利（fosinopril）	2%
赖诺普利（lisinopril）	50%
雷米普利（ramipril）	＜30%
β受体阻滞药	
阿替洛尔（atenolol）	75%
卡维地洛（carvedilol）	0
拉贝洛尔（labetalol）	＜1%
美托洛尔（metoprolol）	高
血管紧张素受体拮抗药	
氯沙坦（losartan）	0
坎地沙坦（candesartan）	0
依普罗沙坦（eprosartan）	0
替米沙坦（telmisartan）	0
缬沙坦（valsartan）	0
厄贝沙坦（irbesartan）	0
钙通道阻滞药	
氨氯地平（amlodipine）	0
地尔硫䓬（diltiazem）	＜30%
硝苯地平（nifedipine）	低
非洛地平（felodipine）	0
维拉帕米（verapamil）	低
其他	
可乐定（clonidine）	5%
肼屈嗪（hydralazine）	0
米诺地尔（minoxidil）	高

来源于K/DOQI 2005年指南

对于多种降压药物来说，在特定人群中应用也受到限制。很多患者对于利尿药反应较差，或无反应；严重的高钾血症时 RAS 阻滞药应用受到限制；由于心血管疾病，部分人心率过慢限制了 β 受体阻滞药的应用。因此，对于透析患者控制高血压的药物也需要个体化选择，药物选择的原则是首先选用一线药物如血管紧张素转化酶抑制药（ACEI）、血管紧张素 Ⅱ 受体拮抗药（ARB）、钙通道阻滞药（CCB）、β 受体阻滞药等单药治疗，但大多数人需要 2 种或 2 种以上药物联合治疗。合理用药原则包括：①联合用药，增加疗效，减少不良反应；②对靶器官保护有利，对减少或减轻并发症有益；③选用长效制剂，提高依从性；④尽量选择不被透析清除药物。鉴于 RAS 阻滞药对心脑肾等全身靶器官的保护作用，推荐作为透析患者首选药物。

1. 血管紧张素转化酶抑制药（ACEI）

ACEI 不仅抑制组织和循环中血管紧张素的转换，也抑制激肽酶 Ⅱ 从而抑制缓激肽降解；后者促进 NO 和前列腺素合成，在重新调节压力反射和缓解交感神经系统活性上有重要作用。ACEI 按照结构不同，可以分为三类：含巯基（如卡托普利），含二羧基，含磷酸基团（如福辛普利）。卡托普利、赖诺普利、依那普利是活性药物，其他此类药物则需在体内转化成活性成分。卡托普利的吸收受食物影响，应在饭前 1h 服用。活性药物和代谢物大部分由肾排泄。福辛普利、贝那普利在肾衰竭时首先在肝代谢以避免引起积累。推荐剂量是常规剂量的 25%～50%，也可延长给药间期。

一般 ACEI 的耐受性较好，大部分患者可长期服用而无严重不良反应。最常见的不良反应包括咳嗽、透析后低血压，特别易发生在透析间期体重增加过多需要大量清除液体的患者。严重的高钾血症虽不常见，但对于少尿或无尿的患者应慎重，控制钾的摄入和定期检查血钾浓度是预防应用 ACEI 引起的高钾血症的重要环节。卡托普利可引起白细胞减少，增加地高辛血药浓度。其他更少见的不良反应包括皮疹、血管神经性水肿、味觉异常、中性粒细胞减少、肝毒性等。有报道服用 ACEI 患者用高流量透析膜 AN69 透析时发生过敏反应，产生低血压，因此应用 ACEI 的患者应避免用这种透析器。此外，对于患者应用 ACEI 类药物治疗，部分人可能出现 EPO 反应差，贫血难以纠正，其具体机制尚未完全明确，这种情况下需更换其他降压药。对于维持性血液透析患者应用 ACEI 剂量调整见表 66-3。

表 66-3　维持性血液透析患者 ACEI 剂量调整

制剂	ESRD 时的剂量	ESRD 时剂量调整	血透清除
卡托普利	12.5～25mg，1 日 1 次	剂量减少 50%，1 日 1 次，血透后加 1 次	可清除
依那普利	2.5～5g，1 日 2 次	剂量减少 50%，血透后加 1 次	可清除
福辛普利	10～40mg，1 日 1 次	血透后加 1 次	可清除
赖诺普利	2.5～10mg，1 日 1 次	剂量减少 50%～70%，血透后加 1 次	可清除
雷米普利	2.5～10mg，1 日 1 次	剂量减少 50%～70%，血透后加 1 次	可清除
培哚普利	2～8mg，1 日 1 次	剂量减少 50%～70%，血透后加 1 次	可清除

2. 血管紧张素 Ⅱ 受体拮抗药（ARB）

ARB 作用在血管紧张素 Ⅱ 和 Ⅰ 型受体的结合部位，可以降低血压、抑制血管紧张素 Ⅱ 对交感神经系统的外周作用、抑制血管紧张素 Ⅱ 的肾内作用和对醛固酮分泌的刺激作用。有关 ARB 的临床试验如 IDNT、IRMA2、RENAAL 等研究均表明了 ARB 对 2 型糖尿病的肾保护作用。Val-HeFT 研究发现 ARB 可以改善心力衰竭的发生率和降低死亡率。目前常用的 ARB 有氯沙坦、厄贝沙坦和缬沙坦。氯沙坦、依贝沙坦和缬沙坦由于血浆白蛋白结合率高，因此不被血透清除。在 ESRD 患者中不需调整剂量。该类药物患者的依从性好，不良反应轻；常见不良反应与 ACEI 类似，包括头痛、眩晕、胃肠道反应，但一般不引起 ACEI 类药物副作用如咳嗽、血管神经性水肿，推荐在不能耐受 ACEI 时换用 ARB 类药物，目前也作为一线降压药物应用。

3. 钙通道阻滞药（CCB）

CCB 能阻断心肌细胞和血管平滑肌细胞上电压依赖的钙通道。临床上常用的 CCB 有二氢吡啶类和非二氢吡啶类。非二氢吡啶类药物如维拉帕米、地尔硫䓬较二氢吡啶类有更大的变时性、变力性、变传导性，对心肌细胞较血管平滑肌细胞有更强的作用，临床上较少用于降压治疗。而二氢吡啶类是外周血管扩张药，对心脏的影响相对较弱，口服后很易吸收，并在肝代谢，有更高的蛋白质结合率，因此不从肾排泄，肾衰竭时不必调整剂量。

二氢吡啶类 CCB 是在 ESRD 中使用最广和研究最多的药物，常用药物有硝苯地平、非洛地平、氨氯地平、尼群地平、拉西地平等，其降压作用在水过多或有继发甲状旁腺功能亢进者效果更为显著。

有研究证实尼群地平在透析患者中可有效控制血压且不良反应最小，尼群地平在有广泛动脉钙化的患者中改善动脉硬度上更有效，但不能缓解ESRD中的LVH。新一代长效的二氢吡啶类药物在肾衰竭患者中的安全性和有效性已被诸多的研究证实。该药不良反应小、疗效可靠、使用简单，每天1次，因而成为透析患者首选的降压药。在伴有缺血性心脏病、心脏扩大、外周血管疾病、雷诺现象和血管性头痛患者应更为适宜。

CCB的不良反应一般与扩血管作用有关，包括透析间低血压、头晕、头痛、水肿和面部发红。不常见的不良反应有恶心、便秘、皮疹、疲倦嗜睡、肝功能一过性异常等。

4. β受体阻滞药

β受体阻滞药的作用机制包括降低肾素释放、调整中枢肾上腺素能活性、改变外周肾上腺素能功能（突触前β受体阻断抑制去甲肾上腺素释放）等。β受体阻滞药具有多种临床治疗作用，包括抗心律失常、抗心绞痛、抗高血压等，所以在透析患者中得到广泛应用。尤其适用于伴有心绞痛、有心肌梗死病史、伴快速性心律失常的透析患者。在降压的同时能改善患者左心功能，改善心律失常，防止发生猝死。

该类药物常按照水溶性或脂溶性分类。水溶性的如纳多洛尔、阿替洛尔是长效的，以原型从肾排泄，并可由透析清除，因此应在透析后给药；脂溶性的如普萘洛尔、美托洛尔在肝代谢，作用时间短，透析后不需要追加剂量；醋丁洛尔由于其具有药理活性的代谢产物可透析清除，透析后需追加剂量。

β受体阻滞药可增加胰岛素抵抗、加重血脂异常，这些都可能对心血管系统产生潜在风险。其他不良反应包括心动过缓及心力衰竭、雷诺现象、乏力、中枢神经系统效应（如失眠多梦、抑郁、幻觉）、阳痿、诱发哮喘或掩盖糖尿病低血糖症状等。新的α、β受体阻滞药（如阿罗洛尔、卡维地洛等）也是较为常用的降压药物，因其具有α、β受体双重阻滞的独特优势，脂溶性高，蛋白质结合率高达90%以上，不被透析清除，因此不需要调整剂量。

5. 利尿药

利尿药对于普通高血压患者可减轻水钠潴留、改善内皮功能等途径而改善血压，特别对于中国人盐敏感型高血压，利尿药作为普通人群一线降压药物。但对于大部分的ESRD患者进入透析后，尿量会进行性下降。利尿药的作用位点在肾小管，ESRD患者往往伴随严重的肾小管损伤，因此利尿药反应

差，利尿药的作用受肌酐清除率的影响。噻嗪类利尿药在GFR降到20～40ml/（min·1.73m²）、袢利尿药在GFR降到5～10ml/（min·1.73m²）时都会失效。对少部分仍有一定尿量的透析患者袢利尿药可以使用，但是需要增加剂量才会有效，但大剂量利尿药，药物的耳毒性会明显增加。对于腹膜透析患者，残余肾功能保存较好，应用袢利尿药部分人尿量增加，容量负荷减轻有利于血压控制。而对于血透患者常使用超滤和维持合适的干体重来取代利尿药的作用。

6. α₁受体阻滞药

α₁受体阻滞药拮抗儿茶酚胺对α₁受体的作用，抑制血管收缩反应，扩张静脉，降低外周血管阻力和平均动脉压，心排血量和心率基本不受影响，无心功能负面影响。这类药物对血糖、血脂和电解质基本没有影响，适用于糖尿病、高血脂、电解质紊乱的透析患者。此外，α₁受体阻滞药可改善男性前列腺增生引起的相关症状，因此更适合合并前列腺增生的透析患者。但对于透析患者，尤其首次服用后，可出现直立性低血压和晕厥，还可出现透析过程中一过性低血压。常用的口服药物中短效的有哌唑嗪，中长效的有特拉唑嗪、多沙唑嗪。短效的α₁受体阻滞药可能带来血压的急剧波动，增加心血管事件的发生率和死亡率，故应用越来越少，而中长效α₁受体阻滞药应用对于透析患者难治性高血压是一种可以选择的治疗手段。但α₁受体阻滞药是否能带来心血管获益或不增加心血管风险尚需更多的临床证据。

7. 其他血管扩张药

临床常用的血管扩张药包括肼屈嗪、米诺地尔、乌拉地尔、硝普钠，其直接作用在血管平滑肌上引起外周阻力降低，因常引起反射性交感活性增加，往往需要联合使用交感神经阻滞剂。这类药物是治疗难治性高血压的二线药物，也常在高血压危象时使用；该类药物也不能减少长期CVD的发生，但能短期迅速降压。

乌拉地尔具有阻断突触后受体的作用和阻断外周α₂受体的作用，但以前者为主；此外，它尚有激活中枢5-羟色胺1A受体的作用，可降低延髓心血管调节中枢的交感反馈而降低血压。对于难以控制高血压，可应用静脉持续泵入的方式控制血压。该药不良反应较少，除低血压外，偶见头痛、头晕、恶心、疲乏、心悸、心律失常、瘙痒、失眠等。

肼屈嗪也是直接血管扩张药，作用机制尚不完全清楚。此药口服易吸收，在肝和肠道通过乙酰化

失活。乙酰化的速度因人而异。药物从肝排泄，但代谢物主要从肾排泄，在 ESRD 中作用时间延长。不良反应包括头痛、皮肤潮红、低血压、心悸、心动过速、头晕、心绞痛。其他重要的不良反应包括药物引起的狼疮、溶血性贫血、血管炎、血清病、反射性激活交感神经引起明显的心动过速。随着新的、更有效的、不良反应更少的药物出现，本药在 ESRD 患者中使用已明显减少。

硝普钠一般用在高血压危象，在平滑肌细胞内转化成 NO，引起平滑肌舒张。本药应静脉使用，开始按体重 $0.5\mu g/(kg\cdot min)$，根据治疗反应递增，逐渐调整剂量，需在避光下应用。本药特点是开始反应敏感，长时间用药需增加浓度。硝普钠代谢产生的硫氰酸盐，仅从肾排出，在 ESRD 患者中使用可造成蓄积，引起严重的不良反应，包括乳酸性酸中毒，中枢神经系统障碍，如谵妄、抽搐、昏迷。

（三）其他治疗手段

1. 继发性甲状旁腺功能亢进的治疗

继发性甲状旁腺功能亢进是透析患者高血压难以控制的原因之一。透析患者往往合并甲状旁腺功能亢进，对于甲状旁腺功能亢进且存在高血钙的患者应该选用低钙透析液，调整含钙制剂及活性维生素 D 的剂量。另外，积极治疗继发性甲状旁腺功能亢进，使甲状旁腺激素水平降至目标值对于血压控制有利。

2. 调整肾性贫血治疗策略

慢性透析患者合并肾性贫血，贫血的治疗需应用促红细胞生长素（EPO），但 EPO 是明确的具有升血压作用的药物，对于与促红细胞生成素相关的高血压问题，除了加强超滤，强化降压治疗外，必要时需调整 EPO 剂量，个别出现高血压脑病者需停用 EPO。

3. 双肾切除

双肾切除也是临床上治疗透析患者恶性和难治性高血压，伴有高血压危象时的手段。双肾切除后能有效抑制体内 RAAS 的过度活化，从而达到控制血压的作用。随着目前多种有效抗高血压药物的应用，双肾切除越来越不常用，在欧洲国家的手术率为 0%～7%，其中还包括因为治疗高血压以外的原因需要行双肾切除者。透析患者双肾切除最大的弊端为难以控制的低血压和严重的贫血。

4. 肾动脉去交感治疗

肾动脉去交感治疗（renal denervation，RDN）是近年来开始应用于临床治疗难治性高血压的一种新方法，通过射频消融介入治疗，切断肾交感神经，可取得显著持久的降压疗效。自从 2007 年首次应用于临床治疗难治性高血压以来，发展迅速。一些小规模的临床试验已证实是一种有效的降压策略，但这些研究时间较短、样本量较少，对于透析人群很少涉及，因此需要更多的研究来证实其对透析患者的有效性及安全性。

总结与要点

- 高血压是慢性肾病最常见的并发症之一，也是慢性肾病进展的重要危险因素。高血压会对透析患者生存及心血管事件的发生产生显著影响。
- 透析患者高血压的病理生理过程复杂，影响因素多；一般将高血压分为容量依耐型、肾素依赖型、交感神经兴奋型，对于透析患者容量因素的特殊变化成为影响其高血压的重要原因。
- 透析患者血压监测建议采用动态血压监测以除外特殊情况高血压，并可观察血压的波动规律。
- 透析患者高血压的目标值尚未达成一致，目前较为认可的是血压 < 140/90mmHg，但对个体血压目标值，需根据患者的具体临床情况适当调整。
- 透析患者的高血压治疗特别需强调血容量控制对血压控制的重要性，降压药物的选择应首选 RAS 阻滞药，药物治疗时需注意药物在透析患者中代谢情况及透析清除情况。

参考文献

[1] Allon M, Depner TA, Radeva M, et al. Impact of dialysis dose and membrane on infection-related hospitalization and death: results of the HEMO study. J Am Soc Nephrol, 2003, 14: 1863-1870.

[2] Ritz E, Koch M. Morbidity and mortality due to hypertension in patients with renal failure. Am J Kidney Dis, 1993, 21: 113-118.

[3] K/DOQI Workgroup. K/DOQI clinical practice guidelines for cardiovascular disease in dialysis patients. Am J Kidney Dis, 2005, 45（Suppl 3）: S1-S153.

[4] Del Greco F, Huang CM, Quintanilla A, et al. The renin-angiotensin-aldosterone system in primary and secondary hypertension. Ann Clin Lab Sci, 1981, 11（6）: 497-505.

[5] Converse RL Jr, Jacobsen TN, Toto RD, et al. Sympathetic over activity in patients with chronic renal failure. N Engl J Med, 1992, 327: 1912-1918.

[6] Morris ST, Jardine AG. The vascular endothelium in

chronic renal failure. Nephrol, 2000, 13（2）: 96-105.

［7］ Agarwal R, Nissenson AR, Batlle D, et al. Prevalence, treatment, and control of hypertension in chronic hemodialysis patients in the United States. Am J Med, 2003, 115（4）: 291-297.

［8］ Zolccali C. hyperternsion in end-stage renal disease: target values, methods of measurement and drug therapy. J Nephrol, 2002, 15: 199-201.

［9］ Agarwa lR, Peixoto AJ, Santos SF, et al. Out-of-office blood pressure monitoring in chronic kidney disease. Blood Press Monit, 2009, 14: 2-11.

［10］ Zager PG, Nikolic J, Brown RH, et al. "U" curve association of blood pressure and mortality in hemodialysis patients. Kidney Int, 1998, 54: 561-569.

［11］ Charra B, Bergstrom J, Scribner BH. Blood pressure control in dialysis patients: importance of the lag phenomenon. Am J Kidney Dis, 1998, 32: 720-724.

［12］ 王质刚. 血液净化学. 3 版. 北京: 北京科学技术出版社, 2010: 789-801.

［13］ KDIGO Blood Pressure Work Group. KDIGO Clinical Practice Guideline for the Management of Blood Pressure in Chronic Kidney Disease. Kidney Inter Suppl, 2012, 2（5）: 337-414.

［14］ Mancia G, Fagard R, Narkiewicz K, et al. 2013 ESH/ESC Guidelines for the management of arterial hypertension. Eur Heart J, 2013, 34（28）: 2159-2219.

［15］ James PA, Oparil S, Carter BL, et al. 2013 ACC/AHA Guideline 2014 Evidence-Based Guideline for the Management of High Blood Pressure in Adults Report From the Panel Members Appointed to the Eighth Joint National Committee（JNC 8）. JAMA, 2014, 311（5）: 507-520.

［16］ 中国高血压防治指南修订委员会. 中国高血压防治指南（第 3 版）. 中华高血压杂志, 2011, 8: 2-80.

（龚　勇　罗　洋）

第 67 章　围术期高血压

在我国，伴随着人口老龄化、城镇化的进程，生活方式和饮食结构的变化，高血压患病率呈增长态势。至 2012 年中国高血压患者估算约有 2.66 亿，且以每年 1000 万的速度增加[1]。高血压与一半以上的心脑血管疾病有关，我国每年约有 350 万人死于心脑血管疾病。因此，较多的外科大夫，特别是麻醉科大夫针对高血压患者会做更详细的术前评估。围术期高血压的风险评估可以说是围术期患者心脑血管风险评估的第一步。因此，如何对围术期高血压患者进行风险评估及抗高血压治疗也必须为临床医师和麻醉医师所熟知。

本章将围术期高血压作为高血压的一个特殊概念，系统地介绍相关的理论，希望通过了解有关的知识使内科医生、外科医生及麻醉科医生能更好为围术期高血压患者做好术前准备。

围术期是外科患者在接受手术治疗过程中的一个特殊阶段，包括术前、术中和术后的全段时间。围术期高血压的概念虽没有一个统一的标准，但多数麻醉科医师及临床医师认为围术期高血压是指从确定手术治疗到与本手术有关的治疗基本结束期间内（包括术前、术中、术后，一般 3～4 天）伴发的血压增高[收缩压、舒张压或平均动脉压超过基线 20% 以上，或收缩压 ≥ 140mmHg 和（或）舒张压 ≥ 90mmHg]。若血压 ≥ 180/110mmHg，根据是否伴有靶器官损害称为围术期的高血压急症和高血压亚急症（即围术期高血压危象），其发生率为 4%～35%[2]。既往有高血压病史，特别是术前未进行过规律治疗的患者或舒张压超过 110mmHg 的患者，发生围术期高血压危象的概率高[3]。麻醉科医生认为过高的血压可以增加围术期心脑血管事件的发生率。Aronson 等提出脉压大（ ≥ 80mmHg）的高血压患者术后脑、肾并发症发生率增加 1 倍，发生肾源性死亡的患者增加 2 倍[4]。Howel 回顾性研究显示围术期血压无论控制在 ≤ 140/90mmHg，还是 ≤ 180/110mmHg，围术期并发症的发生率差异无统计学意义[5]。甚至一直有学者认为高血压不是围术期心脏并发症的预测因子[6]。因此也可以说，围术期高血压是一个比较难界定的概念，其标准可能因人而异。

第一节　围术期高血压发生的原因及对预后的影响

一、原因

围术期患者出现血压增高的原因与普通的高血压患者是有区别的，它可能是原有高血压的延续，也可能是疾病或手术刺激引起的暂时性症状。根据发生机制不同，围术期高血压可分为原发性高血压、继发性高血压、生理性高血压、麻醉期间出现的高血压四类。

（一）原发性高血压

原发性高血压占高血压患者的 90%～95%[7]，高血压发生的原因至今尚未阐明。患者正常血压调节及代偿能力减弱，虽规律用药物控制血压，但围术期的刺激因素仍可引起血压的波动。随病程的长短不同，患者可能合并有基础心排血量和全身血管阻力升高或两者均异常升高，或多数重要脏器如心、脑、肾出现器质性损害。

（二）继发性高血压

只占高血压人群的 5%～10%[7]。血压升高仅是这些疾病的一个临床表现。继发性高血压的临床表现、并发症和后果与原发性高血压相似。常见疾病有肾动脉狭窄，先天性主动脉缩窄，嗜铬细胞瘤，原发性醛固酮增多症，睡眠呼吸暂停综合征等。患者手术的目的多半是为了进一步外科治疗控制血压，如果外科治疗成功患者的高血压可以治愈。该类患者在围术期容易发生血压大幅波动，血流动力学不稳定甚至出现死亡事件，手术前良好控制血压对手术的成功极为关键。

（三）生理性高血压

焦虑、紧张等围术期刺激因素引起的血压增高，也是引起围术期高血压发生的重要原因之一。这类患者既往无高血压病史，仅在入手术室后测量血压时才出现高血压。他们中有些患者回到病房后，或仅在应用镇静剂后，血压即可恢复正常。该类高血压包括 2013 年 ESH/ESC 高血压治疗指南提到的白大衣现象及隐蔽性高血压[11]。对一些平时血压正常，但是在运动时发生高血压的患者进行超声心动图检查时发现，其中有 64% 的患者存在左心室肥大，而对照组仅为 6%[12]。这种生理性高血压常常是一种危险信号。因此，对那些术前血压正常的患者，麻醉科医生和临床医生也要给予足够的重视，他们也可以出现围术期高血压。

（四）麻醉期间出现的高血压

麻醉期间出现的高血压指患者从麻醉诱导开始出现的血压增高。围术期的不良刺激，如陌生的手术环境、疼痛、膀胱膨胀或手术方式的刺激导致大量儿茶酚胺释放，引起血压增高。与年龄相关的动脉管壁僵硬度增加，血管弹性降低加之麻醉期间血流动力学变化也可导致收缩压升高、脉压增大。该类血压增高是麻醉期间首先要解决的问题。

二、围术期高血压对预后的影响

围术期高血压对预后的影响争议较多。1953 年，Smithwick 和 Thompson 研究指出接受交感神经切除术时高血压患者的死亡率是非高血压患者的 6 倍[13]。而 1977 年，Goldman 及研究团队对 1001 名行外科手术患者术后心脏并发症的研究结果显示，急性高血压和术前评估发现的高血压都不是引起围术期心脏并发症的主要因素。1979 Goldman 等又对 676 名 40 岁以上的外科患者重复了以上试验，并且验证了

他们之前的研究结果[14]。随后 Rose 及团队发表了历时 2 年涉及 18 380 名普通外科患者的关于围术期高血压预后的研究成果，即有高血压的患者比那些没有高血压的患者有更高的概率需要急救处理，并且前者的死亡率比后者高出 6 倍[15]。1993 年和 1996 年，Astton 及 Mangano 研究团队分别对 200 名在非心脏手术前随机使用阿替洛尔和安慰剂，都有冠心病（或有冠心病的风险）的患者进行研究并且有 2 年的术后随访，围术期高血压自身并没有影响到心血管事件的发生率和死亡率，反而阿替洛尔提高了 63 名糖尿病患者约 75% 的生存率[16-17]。

围术期高血压对预后的影响由于研究方法可能存在固有的缺陷或限制，使得影响血压的围术期环境无法在随访过程中被复制。如焦虑、疼痛和交感神经系统的兴奋等能增加血压和心率，而临床上这些情况在随访评估中可能不存在。术后高血压可以受到静脉输液给药的影响，特别是慢性肾病患者。或者临床试验中由于用到替代指标，大部分研究不能确切地评价围术期高血压是引起心肌梗死和死亡的始动因素。例如，一些研究使用心电图改变提示缺血作为心肌梗死和死亡的替代指标，而单独心肌缺血不一定与心肌梗死或死亡的发生率降低相关。这些都限制了围术期高血压对预后影响的客观评价。最后，在术前评估中，正确测量血压的条件可能不能满足，如休息 10min 以上、坐着测量血压。目前没有研究证实急诊手术前测定的高血压 [（140～179）/（90～109）mmHg] 和心血管风险相关。另外，没有临床试验确定是否拖延手术直到充分控制高血压，会有更好的效果。因此，本章所提供的指导方针和管理方法主要是基于未控制高血压而进行人手术的患者，不是根据明确的临床试验证据。

第二节　药物及用药途径对高血压的影响

一、抗高血压药物对心血管系统的影响

对已确诊的围术期高血压患者，术前都会服用一种或多种抗高血压药物，了解这些常用的抗高血压药物对手术和麻醉可能存在的影响，对制订围术期管理方案是有利的。

（一）利尿药

利尿药长期应用可能出现低血钾及血容量不足；低血钾增加心律失常和术后肠梗阻的发生风险，可以增强肌松药的作用时间，这不利于手术患者的苏醒。

（二）钙通道阻滞药

可能会加重吸入麻醉药的心血管抑制作用，增强肌松药的肌松效能。其中，维拉帕米和地尔硫䓬对心肌收缩力以及传导系统的抑制作用较强。此外，有报道钙通道阻滞药有抗血小板和抑制正常血管收缩反应，可能增加手术期间的出血量。

（三）血管紧张素转化酶抑制药（ACEI）和血管紧张素 II 受体拮抗药（ARB）

ACEI 和 ARB 类药物对中枢迷走神经张力有影

响，单用或合用可引起低血压和心动过缓，ARB 较 ACEI 类发生概率更高，且应用麻黄碱、去氧肾上腺素（新福林）难以纠正，不推荐用于围术期降压。

（四）β 受体阻断药

可以增加围术期不良事件如发生心动过缓、心肌收缩力减弱、支气管痉挛等的发生；此外还发现，这些患者的局部麻醉药中加入血管收缩剂，麻醉持续时间明显延长[18]。也有随机对照试验显示围术期持续应用 β 受体阻滞药能够预防高血压、心律失常和心肌缺血，减少心血管疾病患者围术期心血管事件的发生。2014 美国高血压指南（JNC8）中该类药已由一线用药降至四线用药[19]。

（五）其他类降压药

中枢性降压药可乐定除有降压与减慢心率作用外，还有镇静与镇痛作用，但长期服用患者如突然停用，可能会使血浆儿茶酚胺增高 1 倍，而出现高血压危象。胆碱能神经末梢阻滞剂利血平是通过消耗神经末梢递质加压，为防止术中出现难以纠正的低血压，择期手术一般建议于停药 1 周后进行。

二、镇静药和麻醉药对血流动力学的影响

（一）镇静药

苯二氮䓬类药物是临床应用最广的镇静药和麻醉诱导药物，通过增强 γ- 氨基丁酸对神经传导的抑制而发挥作用，具有催眠、抗惊厥、肌松、顺性遗忘和抗焦虑的作用。该类药物心血管抑制效应小，即使在诱导剂量也是如此。动脉血压、心排血量和外周阻力下降轻微，而心率有时增加。地西泮和咪达唑仑为其代表药物，具有起效更快、作用时间短、血浆清除率高的特点。咪达唑仑由于其起效迅速、半衰期短、残余作用少更为常用。

（二）麻醉药

1. 吸入麻醉药

临床常用的吸入麻醉药有恩氟烷、七氟烷、地氟烷和 N$_2$O 等。每种吸入药对心血管的作用虽有差别，但除 N$_2$O 外都具有血管扩张作用并可减弱肌肉收缩能力。对人类心肌都有直接的、剂量依赖的负性肌力作用，可降低外周血管阻力，使动脉压轻度下降。故易引起高血压患者出现低血压，临床实际应用时要根据患者的年龄、心脏功能、术前用药及辅助用药来调节吸入药的浓度。

2. 静脉麻醉药

（1）巴比妥类药物：以硫喷妥钠为代表的巴比妥类药物，通过抑制延髓的缩血管中枢引起外周容量血管扩张，但对血压控制欠佳的患者因其有直接的心肌抑制作用可引起心排血量和动脉血压的剧烈波动，使用时应先充分补液。

（2）阿片类：该类药通过抑制延髓血管运动中枢、促进组胺释放和扩张外周血管引起心动过缓、静脉血管扩张和交感反射降低，通常有动脉血压的下降。常用药物有芬太尼、舒芬太尼和瑞芬太尼。该类药使用剂量范围较宽，剂量依患者的年龄、体重而不同。

（3）丙泊酚：通过抑制交感血管收缩活性降低体循环阻力、心肌收缩力、前负荷使动脉血压降低，麻醉诱导剂量即可引起血压降低。

（4）依托咪酯：对循环系统的影响较小，使收缩压略下降，心率稍增快。无组胺释放作用，推荐用于血压调节能力弱的患者。

三、麻醉方法对高血压患者的影响

高血压患者的麻醉选择，首先根据患者的病情和手术部位的要求。选择的原则是对循环功能干扰最小的麻醉方法、麻醉药物、肌松药、镇静剂，同时提供尽可能完善的镇痛、镇静效果，以降低患者的应激反应。此外，对所选择的方法、药物还应较为熟悉，并权衡利弊。

（一）局部麻醉

仅用于体表局部的小手术。高血压及精神紧张的患者不宜单独使用，防止由于阻滞不全、疼痛刺激使血压进一步升高，应适当地给予镇静药如咪达唑仑等。

（二）椎管内麻醉

椎管内麻醉的主要危险是血压骤降，影响重要器官的灌注，应用于高血压患者风险较大，一般不宜选用。其中，膜外麻醉可控性较蛛网膜下腔麻醉好，可用于需行下腹、会阴及下肢手术的高血压患者，但仍需连续观察血压，并根据血压的变化调整术中的用药量，避免血压出现较大的波动。麻醉过程是否满意还取决于操作者的技术和麻醉平面的高低，不如选用全身麻醉。

（三）全身麻醉

全身麻醉具有良好的镇静镇痛和肌松作用，气管插管便于呼吸的管理、充分供氧和防止二氧化碳蓄积。虽然麻醉药本身对血压有影响，诱导和复苏易引起血压波动，但由于麻醉药的更新及麻醉管理的改进，全身麻醉仍是高血压患者手术时最好的选择。

（四）联合麻醉

全身麻醉联合椎管内麻醉既有较好的镇痛、肌松效果，也便于维持良好的通气，避免缺氧与二氧化碳蓄积及过多全身麻醉药对患者的干预，同时也方便于手术后镇痛。老年、伴有肺部疾病患者，或全身情况较差，以及较为复杂的手术，如行上腹部手术，麻醉选择以全身麻醉联合低平面硬膜外腔阻滞较为适宜。

第三节　围术期高血压患者的风险评估

患者出现高血压是推迟手术的一个原因，但推迟手术的血压值是历来争论的焦点，有学者甚至对目前这种推迟手术的必要性也提出了疑问。但对将接受手术的高血压患者进行手术与麻醉耐受性的评价却是临床医师一致的要求。进行手术与麻醉耐受性的评价是正确处理围术期高血压的关键。手术麻醉前对高血压患者的评价主要取决于以下几方面情况。

一、病史及血压控制情况

我国高血压的发生率和知晓率较低，使有些患者虽是首次诊断为高血压，却已有较长的病程。高血压的病程与全身脏器受累的程度密切相关。一般来说，高血压的病程愈长，全身脏器受累的程度愈重。所以，在病史采集时既往出现过视物模糊、头晕、头疼等症状都可以为医生提供有益的帮助。

对于临床医生最直观的评估指标是患者的血压控制程度，高血压患者治疗与否以及进行何种治疗与术中的麻醉管理密切相关。临床实践表明术前停用抗高血压药物的患者进入手术室即表现为高血压或手术期间血压会严重升高，甚至发生心力衰竭或脑血管意外。因此，多数麻醉科医生认为降压药的使用应持续至术前 1 日或手术日晨。也有人担心术前抗高血压药物的应用与术中用药发生协同作用，出现麻醉后低血压，但目前普遍认为，抗高血压药物的应用不是麻醉后低血压发生的主要原因，而应主要加强麻醉管理，服用长效降压药的患者术前宜改用短效制剂，以便于麻醉管理。

二、靶器官损害情况

虽然高血压对于围术期患者术前潜在心血管并发症的风险评估仅是次要因子，但确切的研究表明，术前高血压确实可以增加术中血压变异及心电图的变化。合并有其他心血管危险因素的高血压患者，如糖尿病、冠状动脉疾病却是引起围术期并发症的独立的危险因素[8]。

长期高血压可导致小动脉硬化，靶器官（心、脑、肾）供血不足，同时累及大、中动脉，导致动脉顺应性降低。高血压患者不仅易出现血压增高，同时由于血管壁弹性差也极易发生低血压。高血压患者手术中最大的危险是血压的剧烈波动。血压的过度升高可导致脑出血、脑水肿甚至脑疝形成，也可诱发心肌缺血、急性心肌梗死和急性左心功能不全。但是血压骤降，可引起冠状动脉供血突然减少，若超出调节极限可加重心肌缺血引起心律失常，或心脏停搏。也可使脑灌注压降低，脑血流缓慢，引起或加重脑血栓形成。有报道发生卒中的危险由高至低为单纯收缩期高血压＞双期高血压＞单纯舒张期高血压＞正常血压者，并且血压＞ 180mmHg，脑出血的发生率比血压正常者增加 3 ～ 4 倍。舒张压＞120mmHg 者发生心肌缺血、心力衰竭及脑血管意外的危险性也明显增加。有报道高血压伴有冠心病者，麻醉手术的危险性增加 2 倍，合并心力衰竭者增加 2.8倍。伴有严重的器官损害者，在实施外科手术前，应做好详细的术前检查，包括行眼底检查评价其血管功能，行心电图检查了解是否有心肌缺血或传导异常或陈旧性心肌梗死等，测定血清肌酐和血尿素氮浓度等客观检查对患者的脏器功能做重点评估（图 67-1）。

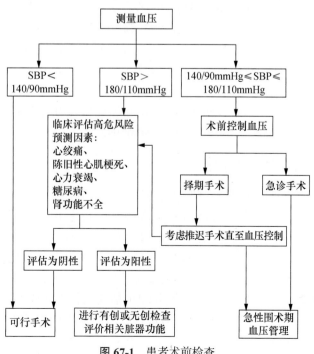

图 67-1　患者术前检查

第四节 高血压患者的围术期管理

一、管理目标

围术期高血压是一个比较难界定的概念，其标准可能是因人而异的，其处理也应该是因人而异的。故在临床中有一个问题在不断重复：择期手术的患者，术前高血压控制到什么程度可以接受？除少数血压控制比较理想的患者外，大部分高血压患者在获知即将进行手术后会出现不同程度的高血压；甚至部分平时血压正常的患者也会出现生理性高血压。目前，大规模、随机、前瞻性研究结果显示推迟术前患有高血压患者的手术，对减少术中心血管事件的发生率没有影响。美国心脏协会/美国心脏病学会指南推荐：Ⅰ～Ⅱ级高血压不是围术期心血管并发症的独立危险因素，未伴有冠状动脉粥样硬化性心脏病或者终末器官损害的轻、中度高血压患者，能安全地耐受手术而无需推迟。但是对于Ⅲ级高血压的手术患者（收缩压 > 180mmHg 或舒张压 > 110mmHg），指南建议制订适当的口服降压方案推迟手术以获得对血压的有效控制。特别是对于合并有靶器官损害的重度高血压患者，手术应延期至血压控制平稳几天后进行。择期手术的患者术前血压管理的目标多以 ≤ 180/110mmHg 为界。对于血压 > 180/110mmHg 的急诊手术患者，若推迟手术将会危及患者的生命，在全面了解患者液体出入量的前提下，可在术前准备的同时在严密的监测下，给予适当的通过静脉途径的药物控制性降压[3]。

总之，高血压的管理原则是在适当的范围内维持血压相对稳定。一般情况下，动脉压维持在较术前低 10%～20% 的水平，如果术前存在明显的高血压（ > 180/110mmHg），动脉压应维持在正常高限 [（150～140）/（90～80mmHg）]。

二、术前高血压

通过适当的口服或静脉途径给药控制血压在管理目标内，选择适合患者的麻醉技术并进行必要的监护。由于患者术前高血压病史不同，其血管的病理变化千差万别。因此，无论将患者的血压控制在何种范围，都不能完全适应每一位患者的需要。确定对患者个性化管理可能是最佳选择，利于维持患者重要脏器有效灌注，有效减少围术期并发症发生。

三、术中高血压

围术期高血压患者术中管理的基本原则在于权衡降压治疗的有效性和安全性。有效性是指适度降压，安全性是指降压的可控性和防止低血压。即合理应用降压药物使术中高血压患者能平稳降压，保持血流动力学稳定，最大限度地提高手术成功率，减少并发症的发生是处理的关键。长期高血压或血压控制欠佳的患者，由于脑血流自主调节发生改变，可能需要维持较高的平均动脉压以保证脑血流。存在一定程度冠心病和心肌肥厚的长期高血压的患者，血压不需要维持过高。高血压，特别是合并心动过速时可引起或加重心肌缺血和（或）心室功能不全。一般情况下，围术期高血压患者术中管理目标为动脉压维持在较术前低 10%～20% 的水平。如果术前存在明显的高血压，动脉压应维持在正常高限。术中能做到对血压精确管理的方法是有创动脉监测，而不是我们常用的无创袖带血压监测。有创动脉监测提供的即时数值和波形可以更好地对血压增高患者进行管理。

（一）诱导期管理

高血压患者麻醉诱导及气管插管期间，血流动力学往往不稳定。无论术前血压控制到什么程度，大部分高血压患者在诱导时会出现低血压，插管后会出现高血压。诱导时的低血压与术前的抗高血压药物及诱导药物的扩容有关，插管后的高血压与喉镜和气管插管的强烈刺激产生的交感神经活性明显增加有关。目前使用较多的环甲膜穿刺表面麻醉及光棒引导插管可以一定程度减轻喉镜插管对循环的影响。诱导时使用依托咪酯或咪唑安定与异丙酚缓慢注射联合诱导，给予依托咪酯或咪唑安定时血流动力学相对稳定，异丙酚起效迅速，并可减少各自用量；必要时在诱导期可应用少量利多卡因（1～2mg）、艾司洛尔（0.5～1.0mg/kg）或乌拉地尔（0.3～0.5mg/kg）等，均利于减轻插管反应。

（二）麻醉维持期管理

保持适度的麻醉深度是全身麻醉预防或控制麻醉期间高血压的较好方法。在静脉麻醉药物中，以咪唑安定、依托咪酯以及麻醉性镇痛药芬太尼对循环功能影响较小。异丙酚有一定的抑制心肌收缩力及扩张血管作用，有利于改善心肌缺氧，也可用于高血压伴心肌缺血患者的麻醉。氯胺酮对交感神经中枢有较强的兴奋作用，高血压患者应禁用。在吸入麻醉药物中，以异氟醚对循环的影响最小，氧化亚氮可增强其他全身麻醉药物的效能，应减少其用量。较强的手术刺激时，如切皮、开胸、开腹或内脏探查，都应加深麻醉，包括应用芬太尼、异丙酚或增加吸入麻醉药浓度等。

（三）全身麻醉复苏期的管理

高血压患者拔气管导管前，可采用乌拉地尔或艾司洛尔（剂量同诱导用量），能够有效减轻拔管时的心血管反应。对于术中血流动力学不稳者或判断快速复苏及拔管不能耐受的患者，进入麻醉复苏室是一个不错的选择。

（四）术中降压药的使用

对于高血压患者手术治疗中关键是控制高血压，保持血流动力学稳定，减少血压升高导致的急性高血压事件。但是在手术中也不能盲目应用血管扩张药，只有在去除血压升高的原因后血压仍然较高者，需及时考虑降压，选用合适的静脉降压药（表67-1）。另外，在采用血管扩张药之前，一定要注意补充血容量，使患者在降低后负荷的同时，维持足够的心排血量和组织灌注，保证组织不会因血压下降而缺氧。在术中对于血压的监测很重要，尤其是收缩压，也是调控血压的主要因素，收缩压应不低于90～100mmHg。根据高血压的严重程度、急性程度和原因、基础心室功能、心率和是否存在支气管肺部疾病等情况选择降压药物。乌拉地尔可阻滞周围 α_1 受体，其较弱的中枢神经

表 67-1	高血压静脉用药		
药物	剂量范围	起效时间	持续时间
硝普钠	0.5～10μg/（kg·min）	30～60s	1～5min
硝酸甘油	0.5～10μg/（kg·min）	1min	3～5min
艾司洛尔	0.5mg/kg	1min	12～20min
拉贝洛尔	5～20mg	1～2min	4～8h
阿替洛尔	1～3mg	1～2min	4～6h
乌拉地尔	10～50mg	15min	2～8h
酚妥拉明	1～5mg	1～10min	20～40min
非诺多泮	0.1～0.6mg/（kg·min）	5min	5min
尼卡地平	0.25～0.5mg， 5～15mg/h	1～5min	3～4h

阻滞作用，可降低肺动脉压但不降低 PaO_2，不升高颅内压，对心率影响较小；特点是作用缓和，血压一般不易降至正常以下，一般作为术中降压的首选药。术中治疗高血压最快、最有效的药物是硝普钠，开始按 0.5～10μg/（kg·min）静脉微量泵入，待血压降到原血压水平的20%左右时，即可减量，维持合理的血压水平（但应注意氰化物中毒）。硝酸甘油的效应虽差，但在治疗和预防心肌缺血方面非常有效。非诺多泮可以改善和维持肾功能，也是不错的选择。酚妥拉明最适用于嗜铬细胞瘤引起的高血压。尼卡地平则较适合用于支气管疾病的患者。

四、术后高血压

术后高血压较常见，一般出现于出手术室后30min。由于切口疼痛、气管插管或膀胱膨胀引起的伤害性刺激是导致高血压的原因。术后高血压可能反映出交感兴奋，这可能是对手术的神经内分泌反应，或是继发于低氧血症、高碳酸血症和代谢性酸中毒的神经内分泌反应。也有患者没有明确的原因，可能与术中的控制降压有关。容量负荷或颅内压增高也可表现为术后高血压。

术后高血压的管理主要是去除原因，去除原因后，轻度的高血压可以恢复正常，中度或术前有高血压的患者需使用抗高血压药治疗，防止术后脏器功能的损伤。

参考文献

［1］《中国高血压患者教育指南》编撰委员会 . 中国高血压患者教育指南 2013. 中国医学前沿杂志，2014，6（3）：78-106.

［2］刘力生 . 中国高血压防治指南修订委员会 . 中国高血压防治指南 2010. 中华高血压杂志，2011，19（8）：701-712.

［3］范振兴，华琦 . 高血压危象的诊疗进展 . 中国卒中杂志，2013，8（8）：648-653.

［4］Aronson S，Fontes ML. Hypertension：a new look at an old problem. Curr Opin Anaesthesiol，2006，19：59-64.

［5］Howell SJ，Sear JW，Foex P. Hypertension，hypertensive heart disease and perioperative cardiac risk. Br J Anaesth，2004，92：570-583.

［6］Eagle KA，Berger PB，Calkins H，et al. ACC/AHA Guideline Update for Perioperative Cardiovascular Evaluation for Noncardiac Surgery-Executive Summary. A report of the American College of Cardiology/American Heart Association Task Force on Practice Guidelines（Committee to update the 1996 guidelines on Perioperative Cardiovascular Evaluation for Noncardiac Surgery）. Anesth Analg, 2002, 94: 1052-1064.

［7］李南方，林丽，王磊. 1999 至 2008 年高血压专科住院患者病因构成的分析. 中华心血管病杂志，2010，38（10）：939-942.

［8］Henry R，Black，William Elliott. Hypertension：A Companion to Braunwald's Heart Disease. NewYork：Saunders, 2012：385-389.

［9］李刚，杜磊，苟大明，等. 对围术期高血压管理的一些看法. 临床麻醉学杂志，2009，25（2）：182-183.

［10］邓硕曾，宋海波，刘进. 麻醉医师如何应对围术期高血压的挑战. 临床麻醉学杂志，2008，24（9）：819-820.

［11］mancia G，Fagard R，Narkiewicz K，et al. 2013 ESH/ESC guidelines for the management of arterial hypertension：The task force for the management of arterial hypertension of the European Society of Hypertension（ESH）and of the European Society of Cardiology（ESC）. J Hypertens, 2013, 31（7）：1281-1357.

［12］Gottdiener JS，Brown J，Zoltick J，et al. Left ventricular hypertrophy in men with normal blood pressure：relation to exaggerated blood pressure response to exercise. Ann Intern Med, 1990, 112：161-166.

［13］Smithwick RH，Thompson JE. Splanchnicectomy for essential hypertension：results in 1，266 cases. J Am Med Assoc, 1953, 152：1501-1504.

［14］Goldman L，Caldera DL，Nussbaum SR，et al. Multifactorial index of cardiac risk in noncardiac surgical procedures. N Engl J Med, 1977, 297：845-850.

［15］Rose DK，Cohen MM，DeBoer DP. Cardiovascular events in the post-anesthesia care unit：contribution of risk factors. Anesthesiology, 1996, 84：772-781.

［16］Ashton CM，Petersen NJ，Wray NP，et al. The incidence of perioperative myocardial infarction in men undergoing noncardiac surgery. Ann Intern Med, 1993, 118：504-510.

［17］Mangano DT，Layug EL，Wallace A，et al. Effect of atenolol on mortality and cardiovascular morbidity after noncardiac surgery. Multicenter Study of Perioperative Ischemia Research Group. N Engl J Med, 1996, 335：1713-1720.

［18］Zhang C，Banti DW，Gelb AW，et al. Effect of beta-adrenoreceptor Blockade with nadolol on the duration of local anesthesia. J Am Dent Asocs, 1999, 130：1773-1780.

［19］James PA，Oparil S，Carter BL，et al. 2014 Evidence-Based Guideline for the Management of High Blood Pressure in Adults. JAMA, 2014, 311（5）：507-520.

（郭平选　席文娟）

第68章　高血压的介入治疗

高血压已经成为世界范围内威胁人类健康的重要疾病之一。随着我国经济的飞速发展，高血压的患病率也在逐年上升。尽管药物治疗高血压已经取得了相当大的成绩，但将血压完全控制达标尚有难度。当传统的药物治疗高血压失败时，人们开始思索新的治疗手段。近些年来，一些继发性高血压的介入技术已日趋成熟，例如球囊扩张和支架置入术治疗肾血管性高血压。另外，新的装置和手术操作治疗原发性高血压的研究也在不断增加。本章着重介绍肾动脉狭窄及顽固性高血压等如何通过介入手段进行治疗。

第一节　肾动脉狭窄的介入治疗

肾动脉狭窄（renal artery stenosis，RAS）既可引起肾血管性高血压，也会导致肾功能不全、伴肺水肿的心力衰竭和不稳定型心绞痛。RAS 相关的高血压通常很严重并对降压药物不敏感且难以控制。RAS 随时间进展很快，最终导致肾动脉闭塞、肾萎缩、肾功能下降甚至终末期肾病。经皮腔内肾血管成形术（percutaneous transluminal renal angioplasty，PTRA）及肾动脉支架置入术（percutaneous transluminal renal angioplasty with stenting，PTRAS）已经被认为是治疗 RAS 的基石，而且目前是首选治疗手段。

一、肾动脉狭窄的流行病学

随着超声、MRA、CT 扫描和血管造影术等诊断技术的进步，人们开始认识到 RAS 的患病率非常之高。有报道称高血压人群中 RAS 的患病率为 3%～5%[1-2]，由于 RAS 患者可以是无症状的，各类报道中因纳入的研究人群不同其患病率有很大差异，因此尚不清楚其真正的流行病学情况。

80%40 岁以上的 RAS 患者的病因是长期动脉粥样硬化。粥样硬化性肾动脉狭窄（atherosclerotic renal artery stenosis，ARAS）的患病率随着年龄的增长而递增。一些尸检研究尝试估计 RAS 的患病率。20 世纪 60 年代，Holley 等的尸检研究显示 70 岁以上死者的患病率高达 74%[3]；另一项尸检研究显示老龄组（55～64 岁）的患病率几乎是年轻组（< 55 岁）的 2 倍（分别为 59% 和 31%），并随着年龄的增长患病率会变得更高（65～74 岁为 73%，75 岁以上为 86%）[4]。最近有更多研究结果支持 ARAS 患病率随着年龄的增长而递增[5-10]。21

世纪初的一项针对患有高血压和（或）尿毒症的中老年人群的研究显示，在 50～59 岁、60～69 岁和 > 70 岁三个年龄组，ARAS 的患病率分别为 11.1%、18% 和 23%[9]；另外一项针对 202 名具有动脉粥样硬化高危因素的日本受试者的研究显示[10]，ARAS 患者（42/202）比非 ARAS 患者（160/202）年龄明显要大［年龄分别为（67.7±10.8）岁与（60.2±10.8）岁，$P < 0.001$］。

Hansen 等[11]针对 834 名既往没有肾疾病病史的 65 岁以上（平均年龄 77.2 岁）独立生存的人群研究显示：经超声证实，6.8% 的患者存在 > 60% 的肾动脉狭窄，男性 ARAS 的患病率比女性高（9.1% vs. 5.5%；$P = 0.053$）。研究还显示 ARAS 与年龄增长、低高密度脂蛋白胆固醇、高收缩压独立相关。受检者中黑种人和白种人并没有显著差异。也有报道[12]称 ARAS 有人种差异，与黑人相比，白种人更容易患 ARAS。

ARAS 的自然病程进展非常迅速，Zierler 和 Caps 等[13-16]记录了随访 3 年期间原本正常的肾动脉进展成 > 60% 狭窄的发生率为 8%，原本狭窄程度 < 60% 的肾动脉进展成 > 60% 狭窄的发生率为 43%，突发肾动脉闭塞的仅见于原本狭窄程度 > 60% 的患者。另一项研究显示[17]，ARAS 的进展率从 36% 至 71% 不等，在平均 52 个月的随访期间，狭窄率在 75% 以上者肾动脉完全闭塞的概率很高（39%）。

纤维肌性发育不良（fibromuscular dysplasia，FMD）是 RAS 的另一较为常见的病因（占 10%）。多见于年轻女性，主要累及中小型动脉。肾动脉最常受累，占到 FMD 的 60% ～ 75%，主要累及肾动脉主干的远段 2/3 及其分支，呈典型的"串珠样"改变。25% ～ 30% 的 FMD 累及颈动脉和颅内动脉，内脏动脉受累的占 10%，四肢动脉受累的占 5%。多发性大动脉炎也多见于年轻女性，国外资料显示该病患病率为 1/20 万。其他与 RAS 相关的少见的病因，如多发性神经纤维瘤则常见于儿童。

二、肾动脉狭窄所致的病理生理改变

许多病理生理机制可以解释 RAS 伴随的各种临床事件，例如高血压、肾功能不全和终末期肾病[18]。动脉狭窄导致肾低灌注、肾血供不良，甚至低于肾血流自身调节的低限。肾灌注压降低会触发恢复肾灌注的机制，包括激活肾素－血管紧张素－醛固酮系统和肾上腺素能激活物，导致血压升高。同时，缺血引起的氧化应激和炎症导致肾动脉和肾实质反复受损，形成了恶性循环。肾动脉进一步的闭塞又进一步降低肾灌注压，并导致全身血压升高、肾缺血性损伤和肾体积缩小，如此重复循环。除非循环被打破，否则终将导致恶性高血压[19]。当 ARAS 合并高胆固醇血症时，氧化应激反应会成倍放大，导致肾内皮功能障碍，上调粥样硬化动脉内血管紧张素转化酶和血管紧张素 II 的活性。

长期肾动脉狭窄的病理生理机制相对来说要复杂一些。随着时间的推移，血浆容量逐渐上升，血浆肾素活性下降。当血液中形成血管紧张素 II 拮抗物或肾动脉狭窄得到缓解时，血压和血浆容量均会有所下降。一些动物模型证实，当解除肾动脉狭窄时血压不会完全降至正常或大幅度下降，这一发现对人类很重要，证实早期进行血运重建在降压方面会有更大的获益。

三、肾动脉狭窄的诊断方法

肾动脉狭窄的诊断方法包括超声多普勒、对比剂增强的 CT 血管造影术（CECTA）、磁共振血管成像（MRA）和介入检查。每种成像方法都有各自的优缺点。

（一）超声多普勒检查

彩色超声多普勒是目前临床上应用最广泛的筛查肾动脉狭窄的方法。检查前要求患者禁食 8h 以上。肾动脉血流动力学改变的指标包括收缩期峰值速度（PSV）、肾动脉 PSV 与肾动脉水平腹主动脉 PSV 比值（RAR）、肾内动脉收缩早期加速时间（AT）和加速指数（AI）。PSV ≥ 180cm/s

或 RAR ≥ 3.0 ～ 3.5，提示肾动脉的狭窄程度大于 60%；AT ≥ 0.08s，AI < 1m/s²，提示肾动脉狭窄程度 ≥ 85% 的敏感性达 89%，特异性为 99%。另外，通过多普勒计算阻力指数（RI），能够预测血管重建术的效果，RI 计算公式是：RI ＝（PSV － EDV）/PSV。其中，EDV 指的是舒张末期流速。RI > 80% 的患者基本不会从介入治疗中获益[20]。

超声多普勒的缺点在于患者存在的肾动脉解剖变异和体型过胖，会对检查结果产生影响；超声医师的技术水平也会影响结果的准确性。

血管内超声（IVUS）是评估肾动脉病理状态的最精确方法，但因其检测费用昂贵、存在与血管造影术相似的介入检查并发症风险，很难成为一个筛查方法。

（二）对比剂增强的 CT 血管造影术（CECTA）

随着多排螺旋 CT 的普及，CECTA 的优势逐渐为大家所认识，在肾动脉狭窄的诊断中有着重要意义。通过快速注入对比剂（总量大约 10ml，速度 4 ～ 6ml/s），延迟 20 ～ 30s 以 2mm 层厚快速扫描，将轴位原始数据重建肾血管的三维结构。它的空间分辨率高于 MRA，能够直接显示出肾动脉的形态、病变和钙化情况。发现肾动脉狭窄的敏感性和特异性均达到 90% 以上。

CECTA 的缺点在于放射剂量和对比剂的肾毒性，在肾功能不全的患者中它的应用受到限制。

（三）磁共振血管成像（MRA）

经静脉注入含钆对比剂（0.1 ～ 0.2mmol/kg，2 ～ 3ml/s）后进行多期扫描的对比剂强化 MRA（CEMRA），可以得到肾动脉期、静脉期、实质期和排泄期成像。图像可以以最大密度投影（MIP）模式显示，可以围绕任何轴线旋转以便评估。与作为金标准的选择性肾动脉造影相比，CEMRA 可以检查出所有血管造影确诊的狭窄[21-23]，而且可以检查出因受血管造影前后位限制而难以检查出的狭窄病变。在 CEMRA 检查中使用的钆对比剂剂量没有显著的肾毒性，但在肾衰竭患者中应慎用。

CEMRA 也有其缺点，它不能像 CECTA 那样显示钙化；因呼吸运动的关系，很难评估分支动脉病变情况，因此在 FMD 患者中应用受到限制；金属伪影可导致 MRA 信号丢失，因此不适用于介入术后再狭窄的患者评估病变。

（四）介入检查

包括非选择性腹主动脉造影和选择性肾动脉造

影，血管造影是诊断肾动脉狭窄的"金标准"。它的适应证包括：当其他辅助检查提示存在肾动脉狭窄，拟行介入治疗之前要常规行肾动脉造影以准确评估病变情况；肾动脉支架术后临床怀疑再狭窄但超声或 CECTA 无法评估，以及外科金属夹干扰 MRA 等情况；对于 FMD 患者，其他检查未发现肾动脉狭窄，但临床上需进一步明确是否有分支病变。禁忌证包括：造影剂过敏；因髂动脉和锁骨下动脉闭塞失去手术入路。入路可选择股动脉、肱动脉或桡动脉，常规使用 5F、6F 导管。肾动脉造影分为动脉期、实质期、静脉期，可以直观显示出肾动脉主干、分支和肾轮廓、大小、形态等。

血管造影的缺点在于对比剂肾病的可能；与穿刺相关的并发症；动脉栓塞的风险；鉴于肾动脉的位置，体位调整比较困难，可能有些病变难以发现。

（五）放射性核素卡托普利肾图

放射性核素定量评估肾功能是一种常用的无创检查方法。在服用卡托普利前和服用之后用放射性核素技术能够更理想地检测单侧肾的缺血情况。存在显著 RAS 侧的肾小球滤过率（GFR）下降大约 30%，而对侧却显示出尿量和 GFR 的增加，这种双侧检查的不对称性成为了该检查方法的基础。该检查的敏感性和特异性可达 90% 以上。

放射性核素卡托普利肾图检查的缺点在于对于检查结果的解读存在许多困难，例如当患者患有双侧 RAS 或已经存在肾功能下降，或在检查前已应用血管紧张素转化酶抑制药（ACEI）。因此，它的作用主要在于排除 RAS。

四、肾动脉狭窄的介入治疗适应证、禁忌证及手术操作

RAS 的治疗包括药物治疗、血管内手术和外科治疗。外科手术治疗存在 2% ～ 7% 的围术期死亡率，17% ～ 31% 的并发症发生率[24]，因此它的适应证是比较局限的：经皮入路失败、肾下主动脉完全闭塞及联合主动脉手术。经皮腔内肾血管成形术和支架术已经成为 RAS 治疗的首选方案。

（一）RAS 介入治疗适应证和禁忌证

RAS 介入治疗的临床适应证还存在争议，目前形成的共识是：存在难以控制的高血压或肾功能进行性下降的肾动脉重度狭窄的患者［≥ 70% 直径狭窄和（或）跨狭窄收缩压差 > 15mmHg］。表 68-1 列出了 PTRA 的其他适应证以及禁忌证。

表 68-1　PTRA 和 PTRAS 的适应证和禁忌证

适应证［≥ 70% 直径狭窄和（或）跨狭窄收缩压差 > 15mmHg］，合并以下至少 1 种情况时）	禁忌证
1. 伴反复发作的急性肺水肿	1. 伴有非心血管疾病而预期寿命很短的患者
2. 伴优化合理的 3 种降压药物联用，血压仍不能达标的高血压患者	2. 因髂动脉和锁骨下动脉闭塞导致的失去手术入路，此时是外科手术的指征
3. 伴 ACEI 或 ARB 治疗后血清肌酐急剧可逆性上升	3. 患者有明确的造影剂过敏或胆固醇栓塞史
4. 伴近期进展到需要血液透析的肾动脉狭窄患者	4. 肾动脉瘤患者存在破裂风险的，此时最好采用外科手术治疗
5. 伴肾内段动脉 RI < 0.8 的患者	5. 支架置入后可能会严重影响其他重要的后续治疗者
6. 伴不稳定型心绞痛	6. 患侧肾明显萎缩，长径 < 7.0cm 和（或）肾内段动脉 RI > 0.8
7. 仅一侧肾有功能	7. 病变肾动脉的解剖结构不适合经皮介入治疗

ACEI：血管紧张素转化酶抑制药；ARB：血管紧张素受体拮抗药；RI：阻力指数

2010 年我国动脉粥样硬化性肾动脉狭窄（atherosclerotic renal artery stenosis，ARAS）诊治专家建议指出，当血管直径狭窄 ≥ 70%，跨狭窄收缩压差 > 20mmHg 时有血运重建指征，尤其是双侧或单侧功能肾肾动脉血管直径狭窄 ≥ 70% 为血运重建的强力指征。但是还需伴有以下一项以上的临床情况才考虑介入治疗：①高血压 3 级；②突发或进行性的肾功能恶化，无法用其他原因解释；③短期内肾出现萎缩；④使用降压药物，尤其是应用 ACEI 或 ARB 类药物后肾功能出现恶化；⑤伴有不稳定型心绞痛；⑥反复发作的急性肺水肿与左心室收缩功能不匹配。

2011 年 ESC（欧洲心脏病学会）外周血管疾病指南中提到：继发于动脉粥样硬化的 RAS，> 60% 即可行血管成形术，更适合行支架置入术，指征更加放宽，并指出对于粥样硬化所致的开口狭窄，也建议行介入治疗。

对于纤维肌性发育不良及多发性大动脉炎所致的肾动脉狭窄患者，经皮介入治疗的指征相对宽松：肾动脉狭窄 > 50%；持续血压升高 ≥ 160/100mmHg。

多发性大动脉炎活动期不宜进行手术。

（二）肾动脉狭窄的介入手术操作

1. 术前准备

（1）药物：术前一天给予阿司匹林、氯吡格雷或噻氯匹定等药物的负荷剂量。之后给予常规剂量阿司匹林（100mg 每日 1 次），氯吡格雷（75mg 每日 1 次）或噻氯匹定（250mg 每日 2 次）持续 3 个月，如有特殊情况，最少持续 1 个月，此后阿司匹林（100mg 每日 1 次）长期维持。术前至少 24h 停用肾毒性药物，例如非甾体抗炎药、大剂量袢利尿药、氨基糖苷类抗生素，常规暂停二甲双胍。

（2）备皮：双侧腹股沟、会阴部、双上肢备皮。

（3）术前水化：静脉水化治疗是目前广为接受的预防造影剂肾病（contrast-induced nephropathy，CIN）的有效措施。至今仍没有水化治疗的最佳时间和输液速度的定论。一般来说，应在造影前 3 ～ 12h 开始静脉输注 0.9% 的氯化钠溶液 1.0 ～ 1.5ml/（kg·h），持续至术后 6 ～ 24h。

2. 手术程序

（1）手术入路：股动脉是首选的入路，可以应用于大多数患者；肱动脉入路在一些特殊情况下也可选用，如腹主动脉闭塞、髂动脉重度狭窄、迂曲、肾动脉与腹主动脉成锐角等；桡动脉入路一般受限于指引导管的长度很少选用。

（2）手术过程：应用 Seldinger 技术穿刺动脉成功后，通过短导丝置入 6 ～ 8F 动脉鞘，一般应用 11cm 长短鞘，肾动脉迂曲时可选用 23cm 长鞘。经鞘管注入 50mg 肝素。导丝引导下将肾双曲（RDC）指引导管送至肾动脉开口部位，特殊情况下也可应用 IMA、Judkins 右心导管。造影剂一般 1:1 进行稀释。使用 0.36mm（0.014 英寸）、0.46mm（0.018 英寸）导丝穿过病变，根据病变情况可以选择单纯球囊扩张或球囊扩张后支架置入术。球囊扩张时，要随时询问患者是否有背部疼痛症状，如果有则停止扩张，并立即复查造影明确有无动脉夹层或破裂的情况。球囊预扩后考虑到支架通过狭窄部位困难，可以在预扩球囊回收之前将指引导管沿排空的球囊导管推送到肾动脉主干内，这种方法可以在随后推送支架时起到保护支架的作用，但也增加了远端栓塞的可能。

肾动脉开口部位狭窄在支架置入时应注意支架要伸入主动脉内 1 ～ 2mm，为防止开口部位支架贴壁不良导致的再狭窄或支架内急性血栓形成；可以

在回收支架球囊时，将其长度的一半拉入主动脉内，在肾动脉开口部位使用更高的压力扩张使支架的主动脉内部分展开。指引导管沿着排空的球囊进入支架腔内进行造影。

PTRA 成功标准：残余狭窄小于 15%，无夹层、穿孔、栓塞等并发症。

穿刺伤口的处理：经股动脉入路的患者，在术后 4h 测定 APTT 或 ACT，缩短至正常值的 1.5 ～ 2 倍可拔除鞘管。徒手压迫 15 ～ 20min 后，用纱布卷加压包扎，沙袋压迫 6h，下肢严格制动 12 ～ 24h。应用 Angioseal 或 Perclose 的即刻拔管患者，术后加压包扎，沙袋压迫 6h，下肢严格制动 6h 即可。

对于多发性大动脉炎所致肾动脉狭窄，多位于肾动脉起始段，狭窄段光滑呈管状，可伴有狭窄后扩张，同时有胸主动脉、腹主动脉或髂总动脉等狭窄与扩张表现。手术选在慢性炎症期和瘢痕狭窄固定期，对于红细胞沉降率和 CRP 升高的活动期患者应行糖皮质激素等药物治疗待炎症指标正常 2 ～ 3 个月后考虑手术。术中因病变纤维化严重，应用普通球囊难以扩张成功，可用双导丝技术、Scoreflex 球囊或切割球囊处理病变。FMD 所致肾动脉狭窄多位于中或远端 1/3 处，呈向心性狭窄，常伴有狭窄后扩张，典型者因多发节段性狭窄呈串珠样改变。上述两类患者一般只用球囊扩张术，支架置入只作为夹层、破裂等并发症发生后的补救措施。原因在于单纯球囊扩张术临床结果较好，优于动脉粥样硬化性病变，并且放置支架的生物学效果及远期结果并不清楚。

（3）并发症：

1）肾功能恶化：造影剂肾病是介入术后肾功能恶化的常见原因，在肾功能正常者发生率 < 5%，而在已有肾功能不全的患者中发生率高达 12% ～ 27%。大多数患者在 2 周之内可恢复，少数患者可发生永久性肾损害。预防造影剂肾病的方法有术前充分水化和术中应用低渗及等渗、低黏滞度的非离子型对比剂，并对造影剂进行稀释，尽量减少造影剂的用量。严重肾衰竭者可用临时透析解决。

2）肾动脉栓塞、破裂、穿孔、夹层：手术操作过程中的并发症包括肾动脉栓塞、破裂、穿孔及夹层。动脉粥样硬化性肾动脉栓塞也可导致肾衰竭，一般在术后 3 ～ 4 周出现，应用保护装置可以减少其发生；肾动脉血栓很少见，一般与术前抗血小板或术中抗凝不足有关；如远端肾动脉血栓形成或远

端栓塞，可造成节段性肾梗死，如果范围不是非常广泛不需要特殊处理。肾动脉破裂、穿孔可以用单纯球囊扩张封闭，但最好是快速置入覆膜支架，一旦失败，必须手术治疗。肾动脉夹层应该使用第二枚支架修补。过度扩张肾动脉开口可造成降主动脉逆行夹层，操作时应谨慎避免。

3）假性动脉瘤：McWilliams[25]报道了肾动脉开口病变球囊扩张术后远端肾动脉假性动脉瘤形成一例，通过外科离体及自体移植术成功处理。现在已有报道，该并发症可应用覆膜支架治疗。

4）支架错位、脱落：在肾动脉开口部位定位支架一定要非常谨慎，避免支架突入主动脉部分大于2mm，否则会造成导管再次插入肾动脉比较困难。

5）肾动脉痉挛：肾动脉一旦痉挛，可应用血管扩张药进行处理。

6）入路部位并发症：①血栓形成或栓塞。手术操作过程中损伤血管内膜或斑块脱落，可引起动脉血栓栓塞；压迫穿刺部位方法不当可导致股动脉血栓形成，因此局部压迫止血时要适度，保持同侧足背动脉可扪及状态。②出血和血肿形成。少量出血或小血肿并且患者无症状时，可不予以处理；出血量过多、血肿大、出现血压下降时应加压止血，并适当补液或输血。应该高度重视的是术后短时内发生低血压，伴或不伴腹痛、局部血肿形成的患者，应即刻超声或CT检查除外腹膜后出血，并及时补充血容量。③假性动脉瘤。术后发现穿刺部位搏动性肿块，并且在肿块部位闻及收缩期吹风样血管杂音，压迫和阻断近段血流时杂音减弱或消失，提示假性动脉瘤形成，超声可进一步证实。发生假性动脉瘤时通常经局部加压包扎、减少下床活动等，动脉瘤可闭合；对于较大不能压迫治愈的假性动脉瘤，可在超声引导下瘤体内注射凝血酶粉针或立止血治疗，少数需外科手术治疗，动脉内覆膜支架术因其微创及疗效肯定，已部分取代了传统的外科手术。④动静脉瘘。动静脉瘘也可表现为穿刺部位搏动性肿块，但其杂音为连续性，超声可明确诊断。动静脉瘘可自行闭合，也可经局部压迫闭合（超声引导下压闭瘘口部位，可提高压闭成功率），也可外科修补或置入覆膜支架治疗。为了防止动静脉瘘的形成，穿刺时应注意避免导管穿透动脉进入静脉。

五、肾动脉狭窄介入治疗术后对血压、肾功能的影响

介入治疗使肾动脉狭窄的治疗步入了新的时代，

术后良好的肾动脉解剖结果、低并发症发生率均是令人鼓舞的，但是肾动脉狭窄介入治疗术后患者血压、肾功能、心功能远期预后及其对生存率的影响各项研究结果仍是有差异的。

（一）对血压的影响

RAS可以引起血压升高，但是介入治疗成功后血压能否恢复正常目前仍有争议。国内蒋雄京等[26-28]统计了1999年4月—2004年12月行PTRAS的患者203例，其中男性128例，女性75例，年龄13～82岁，平均（54±18）岁，血管造影显示狭窄程度65%～100%，平均（84.1±11.8）%，术后随访6个月，血压从基线的（171.2±31.4）/（98.6±18.8）mmHg下降到（139.4±27.8）/（82.4±14.2）mmHg（$P < 0.001$）；在降压药物的使用上，其种类数也从术前的（2.9±1.3）种缩减至术后的（1.7±1.4）种（$P < 0.001$）。另一研究统计了2002年1月—2006年11月，年龄17～79岁的93名PTRAS患者的血压达标率，在口服药物不变的情况下，达标率从28%提高到68%（$P < 0.05$）[29]。

国外Zeller等[30]报道了一个包含340名患者的研究结果，收缩压、舒张压、平均血压测量结果在介入术后明显改善（132/72/93mmHg vs. 144/79/102mmHg，$P < 0.001$），随访期间也保持着好转效果（$P < 0.001$），46%血压改善，43%不变，11%恶化。血压控制不良主要出现在双侧RAS或有短期肾功能恶化的患者。ASTRAL（Angioplasty and Stenting for Renal Artery Lesions）研究从1999年开始至2007年结束，研究人员从57家医学中心入选了806名患者，随机进入单纯药物治疗组与支架置入联合药物治疗组，其中手术组的患者将在分组后4周内完成手术。两组患者的治疗药物包括他汀类、抗血小板类及降血压类药物，共随访5年。研究结束时手术组收缩压的中位数比对照组下降1.6mmHg（$P = 0.06$），而舒张压的下降幅度则小于对照组，两组血压下降幅度无统计学差异[31]。

上述研究结果大部分显示，支架置入术后肾动脉狭窄的患者血压控制较前改善或可减少用药的种类及剂量，或可将顽固性高血压控制在正常范围，但PTRAS术后患者血压下降能否优于单纯药物治疗尚不明确。对严重RAS患者目前尚无行支架治疗与单纯口服药物治疗的随机对照研究，以证明介入治疗的优越性。但是我们要考虑到：首先，ACE抑制药、利尿药和一些其他抗高血压药

物可能导致严重 RAS 患者的急性缺血性肾病[32]；其次，RAS 的进展和肾功能的丧失与药物上控制血压的能力是无关的[33]；对于纤维肌性发育不良或大动脉炎所致的高血压患者，肾血管成形术可以作为一个选择，其高血压的治愈率或改善率可达 60%～92%。因此，RAS 介入治疗术后对血压的控制是有利的。

（二）对肾功能的影响

RAS 患者由于肾血供不足，往往伴随着肾不同程度的损害，导致肾功能不全，介入治疗对 RAS 患者肾功能的改善作用备受争议。美国心脏协会（AHA）2002 年关于 RAS 的指南中指出：肾功能衰退、减缓足以证明肾动脉血管成形术是有益的[34]。Ramos 等[34]在 2003 年入选了 105 名肾动脉狭窄患者，评价 PTRAS 后肾功能的改善情况。患者平均年龄（59±10）岁，其中肾小球滤过率（GFR）≥ 50ml/min 的有 52 例，GFR ＜ 50ml/min 的有 53 例，他们均接受了 PTRAS，术后随访中位数 371 天。结果发现，平均 GFR 从（54±26）ml/min 上升至（62±28）ml/min（$P ＜ 0.007$），而在其 GFR ＜ 50ml/min 的亚组分析中，GFR 也从（33.3±9.6）ml/min 上升至（54±24.1）ml/min（$P ＜ 0.001$）。由此可见，PTRAS 可能对改善肾功能有好处。

尽管有不少研究表明 RAS 介入治疗可以改善部分患者肾功能，但是仍有不少报道发现尽管初期手术是成功的并且远期肾动脉是通畅的，但部分患者肾功能却还是会退。Zeller 等 2004 年[30, 32]报道了对于 340 名高血压患者进行血管成形术及支架置入术的研究结果，在平均随访（34±20）个月后，血清肌酐从（1.45±0.87）mg/dl 明显下降至（1.39±0.37）mg/dl（$P = 0.048$），34% 的患者肾功能改善，39% 不变，27% 恶化。Dorros 等[35]报告 47% 的患者肾功能恶化，患者血肌酐超过 2mg/dl；Guerrero 等[36]报告肾功能恶化者占到 31%。

综合分析发现，在随访中改善肾功能的独立预测因子包括：基础血清肌酐数值、双侧肾动脉干预、直径狭窄百分比、冠状动脉三支病变等。有许多因素可以引起肾功能恶化：对比剂肾毒性、伴随的肾硬化进展、病变复发、高灌注综合征、肾小球损伤及术中动脉粥样硬化栓塞等。

（三）对心功能的影响

RAS 常合并心力衰竭（心衰），心衰患者中 34%～54% 合并 RAS，RAS 将导致心衰患者的病死率增加[37]。那么 PTRAS 能否改善心功能呢？一项回顾

性研究[38]分析了 163 名高血压合并慢性肾功能不全的患者，从中选出 100 名肾动脉狭窄合并心衰的患者，其中 50 例行 PTRAS，另外 50 例单纯使用药物治疗，两组基线肾功能、肾动脉狭窄程度、心衰程度无统计学差异。5 年随访后显示，支架置入组比药物治疗组的收缩压显著降低（平均下降 28mmHg 和 9mmHg），因心衰入院的比例也低于药物组 15%，住院次数药物治疗组是支架置入组的 5 倍（$P ＜ 0.005$）。Kawarada 等[39]发表了他们关于肾动脉支架对心脏功能影响的前瞻性研究。研究共入选了 61 名行肾动脉支架手术的患者，重点评估舒张早期二尖瓣流速峰值与舒张早期二尖瓣环运动峰值之比（peak early diastolic mitral inflow velocity/peak early mitral annular velocity，E/e′ 比值）及舒张早期二尖瓣环运动峰值（peak early mitral annular velocity，e′-velocity）两项指标术前术后的变化。前者受心脏负荷的影响较小，而后者则完全与心脏负荷无关。结果显示，E/e′ 比值在 PTRAS 后 24h，立即由基线的（13.7±5.6）降至（11.9±4.0）（$P ＜ 0.001$），随访 7 个月后仍能维持在（11.2±3.8）（$P ＜ 0.001$）。而 e′-velocity 则可由术前的（5.6±1.4）cm/s 升至术后的（6.1±1.3）cm/s（$P = 0.017$）。对于既往有心衰或心绞痛的患者，E/e′ 比值的改善更为显著（$P = 0.002$）。Kawarada 等认为，PTRAS 能改善患者的左心室舒张功能，尤其是既往有心衰或心绞痛的患者受益更为显著，其机制可能是由于 RAS 导致肾素分泌增加，促进了血管紧张素 Ⅱ 的产生，导致外周血管收缩，外周阻力增加；同时由于醛固酮水平增加而导致水钠潴留，心脏前后负荷增加，从而引起心衰的恶化。此外，RAS 使 ACE 抑制药及 ARB 使用受限，影响了心衰患者的预后。

（四）对生存率的影响

RAS 导致的缺血性肾病是终末期肾病及血液透析的重要病因，肾血管疾病患者的生存率极低，介入治疗后他们的生存率是否也能得到改善呢？Zeller 等[32]等研究在对 241 名患者（27±15）个月的随访中发现有 9 例死亡，死因分别为充血性心力衰竭或心肌梗死（73%）、卒中（13.5%）及恶性疾病（13.5%）。死亡率最高的是血肌酐浓度 ＞ 3mg/dl 的患者（32%）。Dorros 等[40]发现基础血肌酐 ＞ 1.5mg/dl 和双侧病变是死亡率增加的预测因子。上述两个大样本研究均未能证明再血管化对术前严重肾功能不全患者生存率的益处。

第二节　顽固性高血压的介入治疗

尽管人们通过应用各种类型抗高血压药物并通过改善不良生活方式来控制血压，但完全将血压控制达标尚有难度。虽然没有关于顽固性高血压的准确患病率的报道，但是据估计它占高血压人群的5%～30%[41]。排除人们所熟知的因素，如依从性差、白大衣高血压、使用引起血压升高的药物、降压药物选择不当等，真正属于顽固性高血压的患者仍有10%[41-42]。这些患者心血管并发症多，预后差。当传统的降压药物治疗高血压失败时，人们开始思考和研究通过介入手段来简单、安全、有效地控制顽固性高血压。大量研究表明，交感神经过度激活在高血压的发生和维持中起着关键的作用。因此，抑制交感神经的过度激活成为治疗顽固性高血压的重要靶点[43]。基于此原理的经皮肾动脉射频消融肾去交感神经术（renal sympathetic denervation，RDN）已经成为治疗顽固性高血压的一种革命性方法[44-45]；刺激颈动脉压力反射的装置已经被用于治疗高血压患者，并且正在接受临床验证。其他一些装置和操作临床研究均显示出降压疗效，但这些都不是降压首选，如睡眠呼吸暂停低通气综合征者行持续气道正压通气、通过将刺激电极永久性植入大脑来刺激中枢神经系统减压区或抑制加压区等，目前仍存在质疑或其临床相关性有待考证。

一、肾去交感神经术

Grimson 早在1941年就开始尝试外科手术切除腰交感神经节、腹交感神经节来治疗顽固性高血压，但因术后并发症及死亡率较高，并伴有多种功能障碍，终止了研究。近几年，随着经皮血管介入治疗技术的迅猛发展，RDN 已经成为治疗顽固性高血压的一种新兴方法。

（一）RDN 治疗顽固性高血压的理论基础

肾是人体最重要的调节血压的器官之一。肾交感神经分为传出纤维和传入纤维，其中传出纤维过度激活可产生和分泌过多的去甲肾上腺素，使血管收缩、肾血流量减少，进而激活肾素-血管紧张素-醛固酮系统，导致血管收缩、水钠潴留；而传入神经的过度激活可导致中枢交感神经的激活，引起全身交感神经活性亢进，进而引起靶器官结构和功能的改变。高血压时脑皮质、延髓交感神经冲动增强，使肾交感神经冲动增加，引起长期水钠潴留，细胞外液增加使得血压持续在高水平。上述理论基础使得肾去交感神经可降低肾局部和全身的交感神经活性有了依据。肾的传入和传出神经绝大部分分布在肾动脉主干的外膜。猪的动物研究显示[46]，在肾动脉腔内选择释放合适的射频能量可以选择性消融肾神经而对血管壁损伤最小，因为神经较动脉壁其他部分对热更为敏感。这一特点决定了 RDN 可选择性消融肾交感神经纤维。通过插入肾动脉的射频导管释放能量，透过肾动脉的内膜、中膜选择性毁坏外膜的肾交感神经纤维。试验证实 RDN 通过阻断肾交感神经可以减少肾和全身的去甲肾上腺素外溢[47-48]。测量腓神经中的交感神经通路显示 RDN 术后交感活性也同时降低，显示术后全身交感神经活性都降低，最可能的原因是降低了传入中枢神经系统输入导致中枢交感发放脉冲减少。

（二）RDN 的相关研究

1. RDN 对血压的影响

最为著名的 RDN 相关研究就是 Symplicity HTN 系列研究。Krum 等[44-45, 48]在2009年报道了将50名顽固性高血压患者纳入一项 RDN 的非随机队列研究中的结果，入选标准是接受3种或3种以上抗高血压药物治疗（其中包括一种利尿药），诊室收缩压仍大于160mmHg（合并糖尿病者诊室收缩压大于150mmHg）者。其中5例因肾动脉过短等原因被列入对照组，45例入选试验组。术后随访12个月，结果表明与基础血压比较，血压下降了27/17mmHg。Symplicity HTN-1 研究通过多中心的方式扩大样本量，并将随访延长至24个月，术后1个月、3个月、6个月、12个月、18个月及24个月血压分别下降20/10mmHg、24/11mmHg、25/11mmHg、23/11mmHg、26/14mmHg 及32/14mmHg，这说明 RDN 术后血压下降的获益是长期性的。Symplicity HTN-2 研究采用随机对照方法，纳入106名顽固性高血压患者，随机进入 RDN 组（$n = 52$）或对照组（$n = 54$）；RDN 组术后第6个月血压平均下降了32/12mmHg（$p < 0.001$）；84%RDN 治疗后的患者收缩压下降≥10mmHg。2013年 Mahfoud F 等[49]报道了针对 RDN 治疗的高血压患者进行24h

动态血压监测，收缩压和舒张压在术后3个月、6个月、12个月分别下降了10.1/10.2/11.7mmHg、4.8/4.9/7.4mmHg，表明在不同亚组均显示出RDN降压的有效性。但研究中仅有40%的患者进行了动脉血压监测。2011年10月，Symplicity HTN-3试验开始，入选60个中心500名以上患者，不同于前两个临床试验的是，设立了假手术组进行对照，以排除早期试验中可能出现的安慰剂效应。2014年1月9日，美敦力公司宣布，备受期待的Symplicity HTN-3研究未能达到主要疗效终点。这意味着，在顽固性高血压患者中，RDN并不能持续降低收缩压。目前，支持派称理念正确但消融方法不合理；反对派认为技术该被终结。

2012年6月Mahfoud F 等[50]报道了针对纳入的100名顽固性高血压患者的RDN研究，其中88例行RDN治疗，其余12例作为对照组。随访3个月和6个月时，RDN组的收缩压、舒张压和脉压较术前明显下降（22.7/26.6mmHg、7.7/9.7mmHg和15.1/17.5mmHg，$P < 0.001$），而对照组没有明显变化。

以上研究均显示RDN术后在血压下降的基础之上能够减少服用部分降压药物，但该方法不是高血压的治愈方法，而且并非所有患者均对治疗有反应或出现血压降低。因此，对于遵照指南经改变生活方式和优化药物治疗无效的顽固性高血压患者才考虑施行RDN。

2. RDN对其他交感神经兴奋性增高的疾病的影响

许多研究表明，交感神经过度激活不仅是高血压发生和维持的关键因素[43, 51]，而且在代谢综合征、糖尿病、充血性心力衰竭、终末期肾病、心房颤动和阻塞性睡眠呼吸暂停综合征等疾病的发生发展中亦可能起着重要的促进作用。临床研究证实了RDN在降低血压的同时确实可以显著减低肾局部、肌肉乃至整个机体的交感神经活性[44, 52]，从而可以起到降低血糖、减少心衰发作、减少尿蛋白排泄、减少心房颤动发作次数和改善睡眠呼吸暂停的作用。目前，这些研究结果只是在研究RDN治疗顽固性高血压时发现的。

Mahfoud F 等[50]的研究还发现RDN术后患者尿蛋白的排泄减少。Witkowski 等[53]2012年报道了对10名（7名男性，3名女性，平均年龄49.5岁）顽固性高血压合并睡眠呼吸暂停的患者实施RDN，术后监测血压、多导睡眠图、血糖和糖化血红蛋白的变化。6个月随访结束时，血压平均下降了34/13mmHg（$P < 0.01$），血糖浓度（葡萄糖给

药后2h）从平均7.0mmol/L下降至6.4mmol/L（$P = 0.05$），糖化血红蛋白水平从6.1%下降至5.6%（$P < 0.05$），呼吸暂停低通气指数每小时事件数由16.3下降至4.5（$P = 0.059$）。

3. RDN的安全性

根据HTN-1和HTN-2研究的结果，初步认为RDN操作本身是安全有效的，未发现与RDN相关的肾动脉狭窄、明显直立性低血压，未增加死亡风险。仅3%的患者发生动脉内导管操作相关并发症，包括股动脉假性动脉瘤、血肿和肾动脉夹层，前者用体外压迫的办法解决，后者置入支架，均无后遗症。

另外，值得关注的是RDN对肾功能的影响。在Symplicity HTN-1研究中对64名患者随访24个月，随访第1年评估其估算的肾小球滤过率（eGFR）仍然稳定，而目前随访2年的eGFR数据中只有10例是有效的。在这10例患者中，eGFR降低了16ml/（min·1.73m^2），被认为与调整利尿治疗有关。在Symplicity研究中，出于安全性考虑并没有入选eGFR < 45ml/（min·1.73m^2）的患者。近期有关于RDN手术前后肾血液灌注、肾血管阻力（renal vascular resistance，RVR）和肾功能的变化的研究[51]报道，该研究采用eGFR、非侵袭性的MR动脉自旋标记等技术，纳入19名实施RDN的顽固性高血压患者，发现手术前后、术后3个月肾血液灌注和肾功能无明显变化，RVR降低。

4. RDN中国专家共识[54]

2013年5月中国高血压联盟发表了关于RDN治疗顽固性高血压的立场与建议。鉴于目前有关RDN治疗顽固性高血压的疗效和安全性方面的证据仍不充足，因此该方法仍实际处于临床研究阶段，不宜临床广泛推广。研究人群仅限于真性顽固性高血压的患者，目前不适合在药物可控制的高血压患者中进行RDN临床研究。对于其他交感神经激活相关疾病（心力衰竭、阻塞性睡眠呼吸暂停综合征、胰岛素抵抗等）干预研究也应在药物或现有非药物措施治疗无效的人群中进行（表68-2和表68-3）。

2013年6月ESH/ESC发布的高血压指南提出，目前RDN是一种有前景的治疗方法，但需要一些长期的、设计完善的对照性研究数据支持，其持久的疗效与安全性应与最好及最恰当的药物作为对照，同时须评估其与心血管和肾病事件的关系。推荐级别和证据水平为Ⅱb和C。

表 68-2　RDN 的研究对象入选标准

①足量且合理应用 3 种或以上，包括利尿药在内的不同作用机制的降压药物（无临床禁忌时使用醛固酮受体拮抗药），经过数月的治疗，诊室收缩压仍≥ 160mmHg，如合并 2 型糖尿病者收缩压≥ 150mmHg。同时经 24h 动态血压监测或家庭自测血压确定高血压的诊断，排除白大衣高血压

②顽固性高血压的诊断由三级或有高血压专科的医院及有资质的高血压专科医生确定

③通过全面的病史询问和临床检查，评价心、肾、血管的结构与功能，充分排除继发性高血压、假性顽固性高血压（血压测量因素、患者服药依从性差、服用升压药物等）

④ eGFR ≥ 45ml/（min·1.73m²），CT 或 MRA 确定肾动脉主干直径≥ 4mm 并且长度≥ 20mm

以下两种情况经详细评估和专家会诊，必要时也可考虑 RDN：

①患者对于某些降压药物存在真正的不耐受，高血压专科医生确定这种不耐受不是由于患者本身的神经、精神因素或医患沟通不良所致

②合并可逆的高血压危险因素，如肥胖、过量饮酒、睡眠呼吸暂停、高钠摄入等，应先改变这些可控制的危险因素。控制这些危险因素血压仍不能达标，或无法控制这些危险因素

表 68-3　RDN 的研究对象排除标准

①有肾动脉狭窄的证据（狭窄＞ 50%）

②既往已进行过肾动脉介入治疗

③ eGFR ＜ 45ml/（min·1.73m²）

④多条肾动脉或肾动脉主干直径＜ 4mm 或长度＜ 20mm 等

5. RDN 手术的操作要点

（1）入路选择：常规选择经皮股动脉路径。目前设计的 Symplicity Catheter 导管推送杆长度为 100cm，而经桡动脉入路至肾动脉往往需要 100cm 以上的指引导管，因此射频消融的头端无法伸出指引导管。如果以后有更长推送杆的射频导管，桡动脉入路也是好的选择。

（2）指引导管的选择：常规选用 RDC-1 导管，开口向上时也可选用 LIMA 型导管。

（3）术中用药与监护：①抗凝。普通肝素 5000 ～ 7500IU，要求 ACT ＞ 250s。②镇痛。射频前经静脉给予吗啡和（或）芬太尼。③血管扩张药。术中发现肾动脉收缩明显，给予硝酸甘油 100 ～ 200μg 经导管给药。④降压。血压明显升高可给予硝普钠静脉泵入。⑤心动过缓 / 血压下降。阿托品 0.5mg 和（或）多巴胺 2 ～ 3mg 经静脉给药。

（4）肾动脉内射频消融操作：射频导管头端自肾动脉远端至开口，螺旋形后撤，每隔 5mm 选一个点进行消融，射频导管头端充分贴壁，每点传递能量 8W，2min。一般每条肾动脉要消融 5 ～ 6 个点，在 90° 象限内通过阶梯方式对双侧肾动脉进行一圈的射频消融。

（5）术后随访

术后重点观察血压变化、肾功能和微量蛋白尿，及时调整降压药物用量。建议口服阿司匹林 50 ～ 100mg/d，维持 1 个月，预防肾动脉损伤后可能的血栓形成。

二、刺激颈动脉压力感受器

颈动脉窦位于颈内动脉起始处的膨大部分，有压力感受器。当血压升高时刺激此处感受器，可引起心跳减慢、末梢血管舒张、血压降低。基于颈动脉压力感受器在降压方面的特殊作用，早在 40 年前 Schwartz 等[55]首次研发并测试了通过刺激动脉压力感受器来降低血压的植入装置，通过持续电刺激颈动脉窦压力感受器以激活中枢压力反射通路，减少中枢的交感输出从而降低血压。目前，刺激颈动脉压力感受器的装置已经用于治疗高血压患者，但仍处于临床研究阶段。

2009 年 ACC/I2 峰会上公布了 Rheos 植入式脉冲发生器刺激颈动脉窦压力感受器可降低难治性高血压患者的收缩压水平，并逆转左心室重构这一研究成果。CVRxRheos 系统包括一个植入在锁骨下方的小型脉冲发生器和两根连接到颈动脉窦的电极导线。植入过程中，两侧颈动脉窦均被暴露，电极置于双侧颈动脉的外膜表面。该项试验共纳入了 61 名难治性高血压患者，采用前瞻、随机、多中心研究，经外科植入 Rheos 系统并在 1 个月后激活，检验植入脉冲发生器刺激颈动脉窦压力感受器 3 个月、1 年及 2 年后的效能。随访 2 年，53% 的患者收缩压降低超过 20mmHg，26% 的患者收缩压低于 140mmHg。1 年时左心室质量指数也显著改善（ - 25g/m²，$P <$ 0.001）。研究期间未发现严重不良事件。另外一项大型、双盲试验中，共纳入了 256 名患者，均接受了 Rheos 装置植入，并按 2∶1 的比例随机分为两组，一组（181 例）在开始 6 个月接受颈动脉压力刺激，另一组（84 例）则在 6 个月后接受刺激。研究发现，在第 6 个月时，第一组患者收缩压下降到≤ 140mmHg 者为 42%，第二组则为 24%，第一组患者血压虽然下降但未达到主要效应终点；在第 12 个月时，两组患者收缩压下降到≤ 140mmHg 者均

超过 50%[56]。近期在羊和人体内植入装置的长期安全性研究显示并没有引起颈动脉狭窄或损伤[57]。但这种手术的远期效果有待进一步明确。目前的临床研究旨在进一步明确：有无比目前更为简便的电极和刺激单侧颈动脉窦的方法，是否术后降压的获益远大于操作本身的创伤性和费用。

总结与要点

- 当传统的药物治疗高血压失败时，人们开始思索新的治疗手段。近些年来，介入手段治疗高血压的技术已日趋成熟。
- RAS 占高血压人群的 3%～5%，通过介入手段治疗 RAS 有远期血管通畅率高、并发症低的优点。研究证实该技术对于患者血压、肾功能、心功能的控制和改善是有利的。但其风险获益比、远期预后还有待更多的临床研究来探讨。
- 初步研究显示 RDN 可使部分顽固性高血压患者的血压下降，但其有效性需要进一步研究证实。
- 刺激颈动脉压力感受器的装置已经被用于治疗顽固性高血压，目前研究显示其降压的远期效果并不明确。
- 介入手段治疗高血压是心血管领域新的研究方向，对其应持科学、审慎的态度。

参考文献

[1] Derkx FHM, Schalekamp MADH. Renal artery stenosis and hypertension. Lancet, 1994, 344: 237-239.

[2] Eardley KS, Lipkin GW. Atheroscleroticrenal artery stenosis: is it worth diagnosing?. J Hun Hypertens, 1999. 12: 217-220.

[3] Holley KE, Hunt JC, Brown AL, et al. Renal artery stenosis. A clinical-pathologic study in normotensive and hypertensive patients. Am J Med, 1964, 37: 14-22.

[4] Schwartz CJ, White TA. Stenosis of renal artery: An unselected necropsy study. Br Med J, 1964, 2: 1415-1421.

[5] Sawick PT, Kasiser S, Heinemann L, et al. Prevalance of renal artery stenosis in diabetes mellitus-an autopsy study. J Intern Med, 1991, 229: 489-492.

[6] Uzu T, Inoue T, Fujii T, et al. prevalance and predictors of renal artery stenosis in patients with myocardial infraction. Am J Kidney Dis, 1997, 29: 733-738.

[7] Kuroda S, NishidaN, Uzu T, et al. prevalence of renal artery stenosis in autopsy patients with stroke. Stroke, 2000, 31: 61-65.

[8] Fujii H, Nakamura S, Kuroda S, et al. Relationship between renal artery stenosis and intrarenal damage in autopsy subjects with stroke. Nephrol Dial Transplant, 2006, 21: 113-119.

[9] Coen G, Calabria S, Lai S, et al. Atherosclerotic ischemic renal artery disease. Diagnosis and prevalence in an hypertensive and/or uremic elderly population. BMC Nephrol, 2003, 4: 2.

[10] Tanemoto M, Saitoh H, Saitoh H, et al. Predictors of undiagnosed renal artery stenosis among Japanese patients with risk factors of atherosclerosis. Hypertens Res, 2005, 28: 237-242.

[11] Hansen KJ, Edwards MS, Craven TE, et al. Progression of atherosclerotic renovascular disease: A prospective population-based study. J VascSurg, 2001, 36: 443-451.

[12] Fatica RA, Port FK, Young EW. Incidence trends and mortality in end-stage renal disease attributed to renovascular disease in the United States. Am J Kidney Dis, 2001, 37: 1184-1190.

[13] Zierler RE, Bergelin RO, Isaacson JA, et al. Natural history of atherosclerotic renal artery stenosis: a prospective study with duplex ultrasonography. J Vasc Surg, 1994, 19: 250-257.

[14] Zierler RE, Bergelin RO, Davidson RC, et al. A prospective study of disease progression in patiens with atherosclerotic renal artery stenosis. Am J Hypertens, 1996, 9: 1055-1061.

[15] Caps MT, Perissinotto C, Zierler RE, et al. Prospective study of atherosclerotic disease progression in the renal artery. Circulation, 1998, 98: 2866-2872.

[16] Caps MT, Zierler RE, Polissar NL, et al. Risk of atrophy in kidneys with atherosclerotic renal artery stenosis. Kidney lnt, 1998, 53: 735-742.

[17] Schreiber MJ, Pohl MA, Novick AC. The Natural history of atherosclerotic and fibrous renal artery disease. UrolClin North Am, 1984, 11: 383-392.

[18] Textor SC, Smith-Powell L. Pathophysiology of renal failure in ischemic renal disease. ln: Novick A, ScobleJ, Hamilton G, EDS. Renal Vascular Disease. London: HBJ College &School Division, 1996: 289-302.

[19] Dzau VJ, Siwek LG, Rosen S, et al. Sequential renal hemodynamics in experimental benign and malignant hypertension. Hypertension, 1981, 3: 163-168.

[20] Radermacher J, Chavan A, Bleck J, et al. Use of

Doppler ultrasonography to predict the outcome of therapy for renal-artery stenosis. N Eng J Med, 2001, 344: 410-417.

[21] Boudewijn GC, Vasbinder C, Nelemans PJ, et al. Diagnostic tests for renal artery stenosis in patients suspected of having renovascular hypertension: a meta-analysis. Ann Intern Med, 2001, 135: 401-411.

[22] Tan KT, Van Beek EJR, Brown PWG, et al. Magnetic resonance angiography for the diagnosis of renal artery stenosis: a meta-analysis. Clin Radiol, 2002, 57: 617-624.

[23] Schoenberg SO, Reiger J, Weber C, et al. High-spatial-resolution MR angiography of renal arteries with integrated parallel acquisitions: Comparison with digital subtraction angiography and US. Radiology, 2005, 235: 687-698.

[24] Novick AC, Ziegelbaum M, Vidt DG, et al. Trends in surgical revascularization for renal artery disease: Ten years' experience. JAMA, 1987, 257: 498-501.

[25] Mcwilliams RG, Godfrey H, Bakran A, et al. Delayed pseudoaneurysm after renal artery angioplasty. J Endovasc Ther, 2002, 9: 48-53.

[26] 蒋雄京, 明广华, 吴海英, 等. 支架重建血运治疗肾动脉狭窄初步结果. 中华内科杂志, 2002, 41 (2): 82-85.

[27] 蒋雄京, 吴海英, 明广华, 等. 支架置入重建血运治疗肾动脉狭窄中期临床结果. 中华心血管病杂志, 2005, 33 (3): 224-227.

[28] 蒋雄京, 吴海英, 张慧敏, 等. 经皮肾动脉支架术治疗肾血管性高血压的临床结果. 中国循环杂志, 2006, 21 (2): 89-92.

[29] 杨敏, 宋莉, 王健, 等. 肾动脉狭窄支架术围手术期降压药物的应用. 介入放射学杂志, 2007, 16 (7): 461-463.

[30] Zeller T, Frank U, Muller C, et al. Stent supported angioplasty of severe atherosclerotic renal artery stenosis preserves renal function and improves blood pressure control. J EndovascTher, 2004, 11: 95-106.

[31] The ASTRAL Investigators. Revascularization versus medical therapy for renal-artery stenosis. NEngl J Med, 2009, 361: 1953-1962.

[32] Zeller T. Percutaneous endovascular therapy of renal aterystenosis. J EndovascTher, 2004, 11 (suppl. Ⅱ): II96-106.

[33] Dean RH, Kieffer RW, Smith BM, et al. Renovascul-arhypertension: anatomic and renal function changes during drug therapy. Arch Surg, 1981, 116: 1408-1415.

[34] Rundbank JH, Sacks D, Kent KC, et al. Guidelines for the reporting of renal atery revascularization in clinical trials. American Heart Association. Circulation, 2002, 106: 1572-1585.

[35] Dorros G, Jaff M, Jian A, et al. Follow-up of primary palmaz-Schatz stent placement for artherosclerotic renal artery stenosis. Am J Cardiol, 1995, 75: 1051-1055.

[36] Guerrero, KunjmmenB, Khaleel R, et al. Stabilization of renal function after renal artery stenting. Am J Cardiol, 2002, P577: 97.

[37] 郑斌, 颜红兵. 肾动脉狭窄合并心力衰竭: 若真若迷离. 中华医学杂志, 2011, 91 (38): 2668-2669.

[38] Kane GC, Xu Nancy, Mistrik E, et al. Renal artery revascularization improves heart failure control in patients with atherosclerotic renal artery stenosis. Nephrol Dial Transplant, 2010, 25: 813-820.

[39] Kawarada O, Yokoi Y, Morioka N, et al. Cardiac benefits of renal artery stenting. EuroIntervention, 2010, 6: 485-491.

[40] DorrosG, JaffM, Mathiak L, et al. Multicenter Palmaz stent renal artery stenosis revascularization registry report: four-year follow-up of 1058 succesful patient. Catheter CardiovascInterv, 2002, 55: 182-188.

[41] Mancia G, de Backer G, Cifkowa R, et al. Gudielines for the management of arterial hypertension: The Task Force for the Management of Arterial Hypertension of the European Society of Cardiology (ESC) and of the European Society of Hypertension (ESH). J Hypertens, 2007, 25: 1105-1187.

[42] Kaplan NM. Resisitant hypertension. J Hypertens, 2005, 23: 1441-1444.

[43] Smith PA, Graham LN, Mackintosh AF, et al. Relationship between central sympathetic and stages of human hypertension. Am J Hypertens, 2004, 17 (3): 217-222.

[44] Krum H, Schlaich MP, Whitbourn R, et al. Catheter-based renal sympathetic denervation for resistant hypertension: a multicenter safety and proof-of-principle cohort study. Lancet, 2009, 373: 1275-1281.

[45] Esler MD, Krum H, Sobotka PA, et al. Renal sympathetic denervation in patients with treatment-resistant hypertension (The Symplicity HTN-2 Trial): a randomised controlled trial. Lancet, 2010, 376: 1903-1909.

[46] Rippy MK, Zarins D, Barman NC, et al. Catheter-

based renal sympathetic denervation：chronic preclinical evidence for renal artery safety. Clin Res Cardiol，2001，100：1095-1101.

［47］Krum H，Schlaich MP，Whitbourn R，et al. Catheter-based renal sympathetic denervation for resistant hypertension：a multicenter safety and proof-of-principle cohort study. Lancet，2009，373：1275-1281.

［48］Symplicity HTN-1 Investigators. Catheter-Based Renal Sympathetic Denervation for Resistant Hypertension：Durability of Blood Pressure Reduction Out to 24 Months. Hypertension，2011，57：911-917.

［49］Mahfoud F，Ukena C，Schmieder RE，et al. Ambulatory blood pressure changes after renal sympathetic denervation in patients with resistant hypertension. Circulation，2013，128：132-140.

［50］Mahfoud F，Cremers B，Janker J，et al. Renal Hemod-ynamics and Renal Function After Catheter-Based Renal Sympathetic Denervation in Patients With Resistant Hypertension. Hypertension，2012，60（2）：419-424.

［51］Benjielloun H，Aboudrar S，Jroundi I，et al. Sympathetic response in primary hypertension. Ann CardiolAngeiol（Paris），2009，58（3）：139-143.

［52］Schlaich MP，Sobotka PA，Krum H，et al. Renal sympathetic nerve ablation for uncontrolled hypertension. NEngI J Med，2009，361（9）：932-934.

［53］Witkowski A，Prejbisz A，Florczak E，et al. Effects o frenalsympatheticdenervationonblood pressure，sleep apnea course，and glycemic control in patients with resistanthypertension and sleep apnea. Hypertension，2011，58：559-565.

［54］吴兆苏，赵连友，朱鼎良，等. 中国高血压联盟关于经皮经导管射频消融去肾交感神经术治疗难治性高血压的立场与建议. 中华高血压杂志，2013，21（5）：419-422.

［55］Schwartz SI，Griffith LSC，Neistadt A，et al. Chronic carotid sinus nerve stimulation in treatment of essential hypertension. Am J Surg，1967，114：5-15.

［56］JD Bisognano，Bakris G，Nadim MK，et al. Baroreflex Activation Therapy Lowers Blood Pressure in Patients With Resistant Hypertension. J Am CollCardiol，2011，58：765-773.

［57］Sanchez LA，Illig K，Levy M，et al. Implantable carotid sinus stimulator for the treatment of resistanthypertension. AnnVasc Surg，2010，24：178-184.

（王艳秀 李金峰）

第 69 章　中医中药治疗高血压

传统的中医依赖望、闻、问、切四诊对疾病进行诊治。传统的中医书籍中没有关于高血压病名的记载。高血压患者可产生许多症状，尤其是有了心、脑、肾等靶器官损害后，可有头痛、眩晕、心悸、失眠、项强、胸痛、胸闷……乃至口眼㖞斜，半身不遂等，这些症状在中医各时期的书籍中早有记载。在具有这些症状的患者中，有相当一部分属于西医学的高血压范畴。由于现代西医学血压计的应用，尤其是近五十多年来，由于我国兴起的中西医结合热潮，中医师在诊治患者时也应用血压计测量患者的血压，这样就把具有同样症状但并非高血压的患者鉴别开来。后来中医书刊就出现了高血压的名称，并且运用现代科学的方法，对高血压的病机、辨证分型、病理生理改变、治疗，乃至与西医对高血压的认识的关系等都进行了大量的研究工作，从而对高血压的认识和辨证论治都有了较大的发展。

第一节　中医学对高血压的认识与治疗

一、历代认识

高血压属于传统中医的"眩晕""头痛""肝风"等病证，病因病机是由于情志、饮食内伤、体虚久病等，引起风、火、痰、淤上扰清空或精亏血少，清窍失养，涉及肝风、痰浊、本虚标实等。中医学对其认识始于《黄帝内经》，素称为"眩冒""眩"。《内经》对本证的病因病机论述为：①外邪致病，如《灵枢·大感论》云："故邪中于项，因逢其身之虚，……入于脑则脑转。脑转则引目系急，目系急则目眩以转矣"。②因虚致病，如《灵枢·海论》云："髓海不足，则脑转耳鸣，胫痠眩冒"；《灵枢·卫气篇》云："上虚则眩"。③与肝有关，如《素问·至真要大论》云："诸风掉眩，皆属于肝"；相近于肝阳上亢证的论述，后世所论肝阳上亢多为下虚上实的理论实源于此。"诸暴强直，皆属于风"，指出了眩晕、肢体振颤与风有关，病变涉及肝。《灵枢·九宫/又风》亦谓："其有三虚而偏中于邪风，则为击仆偏枯矣"，明确指出了邪风可致人眩晕仆倒，甚至肢体不用。本虚学说在《内经》亦见论述，《灵枢·海论》曰："髓海不足，则脑转耳鸣，胫酸眩冒，目无所见"。

后世继承发展了《内经》肝风、本虚学说，汉代张仲景虽对眩晕一证未有专论，但有"眩""目眩""头眩""身为振振摇""振振欲擗地"等描述，见于《伤寒论》和《金匮要略》中。其病因，或邪袭太阳，阳气郁而不得伸展；或邪郁少阳，上干空窍；或肠中有燥屎，浊气攻冲于上；或胃阳虚，清阳不升；或阳虚水泛，上犯清阳；或阴液已竭，阳亡于上；以及痰饮停积胃中（心下），清阳不升等多个方面，并拟订出相应的治法方药。例如，小柴胡汤治少阳眩晕；刺大椎、肺俞、肝俞治太少并病之眩晕；大承气汤治阳明腑实之眩晕；真武汤治少阴阳虚水泛之眩晕；苓桂木甘汤、小半夏加茯苓汤、泽泻汤等治痰饮眩晕，等等，为后世论治眩晕奠立了基础。

隋、唐、宋时代，诸家基本上是继承了《内经》的观点。《诸病源候论·风头眩候》云："风头眩者，由血气虚，风邪入脑，而引目系故也。"唐代孙思邈在《千金要方》中首先提出了风、热、痰可导致眩晕的观点。在《千金翼方》中云："厥头痛，肝火厥逆，上攻头脑也"，指出了火热邪气可循肝经上扰清空，造成眩晕、头痛、头胀。金元时期各家学说纷繁，李东垣在《兰宝秘藏·头痛》中认识到："眼黑头眩，风虚内作"；明确了风非外风，乃内生之风，属本气自病。金代刘河间从"火"立论，如其在《素问玄机原病式·五运主病》中说："风火皆属阳，多为兼化，阳主乎动，两动相搏，则为之旋转"。朱丹溪也认识到火邪导致本病的重要性，认为"无火不晕"。

明、清时期，各医家对于眩晕的认识日趋完善，且见地颇广，但因风为病之本的观点仍为医家们所重视。明代徐春甫在《古今医统大全·眩晕门》提出虚证眩晕有气虚、血虚、阳虚之不同；张景岳更是特别强调因虚致眩晕之说，认为："无虚不能作眩""眩运一证，虚者居其八九，而兼火兼痰者，不过十中一二耳"（《景岳全书·眩运》）。

元、明、清部分医家还认识到某些眩晕与头痛、头风、肝风、中风诸证之间有一定的内在联系，如朱丹溪云："眩运乃中风之渐"。虞传《医学正传·卷四·眩运》云："眩运者，中风之渐也"。张景岳亦谓："头眩有大小之异，总头眩也……至于中年之外，多见眩仆卒倒等证，亦人所常有之事。但忽运忽止者，人皆谓之头运眼花；卒倒而不醒者，人必谓之中风中痰。"华岫云在《临证指南医案·眩晕门》按语中更明确指出："此证之原，本之肝风、中风、头风门合而参之。"这些论述也是值得注意的。绝大多数医家也都确认了"虚"在发病中的地位及影响。叶天士认为是"风阳上冒"，但有"中虚""下虚"之别；有属"阴虚阳越"而成者；有属"精血衰耗，水不涵木"等，认识到肝肾阴精亏虚，阴阳失却平秘，阳亢化风的病理机制。叶天士结合自己的临证见解，对风的致病机制作了较为深入阐述，首提"肝阳上亢"学术论点，其《临证指南医案》中明确指出："肝为风脏，因精血衰耗，水不涵木，木不滋荣，故肝阳偏亢"。《临证指南医案·眩晕》华岫云按："经云诸风掉眩，皆属于肝，头为六阳之首，耳目口鼻皆系清空之窍，所患眩晕者，非外来之邪，乃肝胆风阳上冒耳，甚有昏厥跌仆之虞"。同时，叶天士阐述中风病机制提出"内风袭络"说，指出中风乃络脉病变。清晚张锡纯深谙阴虚阳亢可致眩晕、中风之真谛，制订了治疗高血压肝阳上亢引起的眩晕、头痛有名的方剂"镇肝熄风汤"和"建瓴汤"应用于临床。

二、病因病机

综合历代医家论述，眩晕病因有内伤、外感、外伤等诸多原因，结合近代认识，高血压眩晕的病因病机多与内伤相关，具体可归纳为以下几方面。

（一）肝阳上亢

肝为风木之脏，体阴而用阳，其性刚劲，主动主升，所以《内经》云："诸风掉眩，皆属于肝。"阳盛体质之人，阴阳平衡失其常度，阴亏于下，阳亢于上，则见眩晕；或忧郁、恼怒太过，肝失条达，肝气郁结，气郁化火伤阴，肝阴耗伤，风阳易动，上扰头目，发为眩晕；或肾阴素亏不能养肝，水不涵木，木少滋荣，阴不维阳，肝阳上亢，肝风内动，发为眩晕。正如《临证指南·眩晕门》华岫云按：

"经云诸风掉眩，皆属于肝，头为六阳之首，耳目口鼻皆系清空之窍，所患眩晕者，非外来之邪，乃肝胆之风阳上冒耳。"《类证治裁·眩晕》也说："良由肝胆乃风木之脏，相火内寄，其性主动主升；或由身心过动，或由情志郁勃，或由地气上腾，或由冬藏不密，或由高年肾液已衰，水不涵木，或由病后精神未复，阴不吸阳，以至目昏耳鸣，震眩不定。"这就进一步指出内风之起，皆由肝之阴阳失调，肝阳上亢所致。

（二）肾精不足

脑为髓之海，髓海有余则轻劲多力，髓海不足则脑转耳鸣、胫痠眩冒。而脑髓的有余不足，取决于肾精的充足与否。肾为先天之本，主藏精生髓，髓聚而成脑。若年老肾精亏虚；或因房事不节，阴精亏耗过甚；或先天不足；或劳役过度，伤骨损髓；或阴虚火旺，扰动精室，遗精频仍；或肾气亏虚，精关不固，滑泄无度，均使肾精不足而致眩晕。

（三）气血亏虚

脾胃为后天之本，气血生化之源，如忧思劳倦或饮食失节，损伤脾胃；或先天禀赋不足，或年老阳气虚衰，而致脾胃虚弱，不能运化水谷，而生气血；或久病不愈，耗伤气血；或失血之后，气随血耗，气虚则清阳不振，清气不升；血虚则肝失所养而虚风内动；皆能发生眩晕。如《景岳全书·眩晕》所说："原病之由有气虚者，乃清气不能上升，或汗多亡阳而致，当升阳补气；有血虚者，乃因亡血过多，阳无所附而然，当益阴补血，此皆不足之证也。"说明气血亏损是造成眩晕的重要原因。

（四）痰浊内阻

饮食不节、肥甘厚味太过，损伤脾胃，或忧思、劳倦伤脾，以致脾阳不振，健运失职，水湿内停，积聚成痰；或肺气不足，宣降失司，水津不得通调输布，津液留聚而生痰；或肾虚不能化气行水，水泛而为痰；或肝气郁结，气郁湿滞而生痰。痰阻经络，清阳不升，清空之窍失其所养，所以头目眩晕。若痰浊中阻更兼内生之风、火作祟，则痰夹风、火，眩晕更甚；若痰湿中阻，更兼内寒，则有眩晕昏仆之虑。

三、诊断与鉴别诊断

（一）诊断

眩晕的诊断，主要依据目眩、头晕等临床表现，患者眼花或眼前发黑，视外界景物旋转动摇不定，或自觉头身动摇，如坐舟车，同时或兼见耳鸣、耳聋、恶心、呕吐、汗出、怠懈、肢体震颤等症状。

（二）鉴别诊断

眩晕应当与下列病证鉴别：

1. 厥证

厥证以突然昏倒，不省人事，或伴有四肢逆冷，发作后一般常在短时内逐渐苏醒，醒后无偏瘫、头语、口眼㖞斜等后遗症。但特别严重的，也可一厥不复而死亡为特点。如《素问·厥论篇》云："厥……或令人暴不知人，或至半日，远至一日乃知人者"。眩发作严重者，有欲仆或晕旋仆倒的现象与厥证相似，但一般无昏迷及不省人事的表现。

2. 中风

以猝然昏仆，不省人事，伴有口眼歪斜，偏瘫，失语；或不经昏仆而仅以㖞僻不遂为特征。本证昏仆与眩晕之甚者似，但其昏仆则必昏迷不省人事，且伴㖞僻不遂，则与眩晕迥然不同。

3. 痫证

痫证以突然仆倒，昏不知人，口吐涎沫，两目上视，四肢抽搐，或口中如作猪羊叫声，移时苏醒，醒后一如常人为特点。本证昏仆与眩晕之甚者似，且其发后一如常人为特点。本证发作前常有眩晕、乏力、胸闷等先兆，痫证发作日久之人，常有神疲乏力、眩晕时作等症状出现，故亦应与眩晕进行鉴别。鉴别要点在于痫证之昏仆，亦必昏迷不省人事，更伴口吐涎沫，两目上视，四肢抽搐，或口中如作猪羊叫声等表现。

四、辨证论治

（一）辨证

1. 要点

（1）辨舌脉、虚实：眩晕病机比较复杂，但要之不过虚实两端。眩晕辨虚实，首先要注意舌象和脉象。如气血虚者多见舌质淡嫩，脉细弱；肾精不足偏阴虚者，多又舌嫩红少苔，脉弦细数；偏阳虚者，多见舌质胖嫩淡暗，脉沉细、尺弱；痰湿重者，多见舌苔厚滑或浊腻，脉滑；内有瘀血者，可见舌质紫黯或舌有瘀斑瘀点，唇黯，脉涩。如能掌握以上舌、脉特点，再将患者症状表现结合起来进行分析，则其病机之虚实，不难判断。

（2）辨标本缓急：眩晕多属本虚标实之证，肝肾段亏，气血不足，为病之本；痰、瘀、风、火，为病之标。痰、瘀、风、火各具特点，如风性主动，火性上炎，痰性黏滞，瘀性留著等等，都需加以辨

识。其中尤以肝风、肝火为病最急，风升火动，两阳相搏，上干清空，证见眩晕、面赤、烦躁、口苦，重者甚至昏仆；脉弦数有力，舌红、苔黄。亟应注意，未免缓不济急，酿成严重后果。

2. 证候

【肝阳上亢】

（1）症状：眩晕，耳鸣，头胀痛，易怒，失眠多梦，脉弦。或兼面红、目赤、口苦、便秘尿赤，舌红苔黄，脉弦数；或兼腰膝酸软，健忘，遗精，舌红少苔，脉弦细数；甚或眩晕欲仆，泛泛欲呕，头痛如掣，肢麻震颤，语言不利，步履不正。

（2）病机分析：肝阳上亢，上冒巅顶，故眩晕、耳鸣、头痛且胀，脉见弦象；肝阳升发太过，故易怒；阳扰心神，故失眠多梦；若肝火偏盛，循经上炎，则兼见面红、目赤、口苦，脉弦且数；火热灼津，故便秘尿赤，舌红苔黄；若属肝肾阴亏，水不涵木，肝阳上亢者，则兼见腰膝酸软，健忘遗精，舌红少苔，脉弦细数。若肝阳亢极化风，则可出现眩晕欲仆，泛泛欲呕，头痛如掣，肢麻震颤，语言不利，步履不正等风动之象。此乃中风之先兆，宜加防范。

【气血亏虚】

（1）症状：眩晕，动则加剧，劳累即发，神疲懒言，气短声低，面白少华或萎黄或面有垢色，心悸失眠，纳减体倦，舌色淡、质胖嫩、边有齿印，苔少或厚，脉细或虚大；或兼食后腹胀，大便溏薄；或兼畏寒肢冷，唇甲淡白；或兼诸失血证。

（2）病机分析：气血不足，脑失所养，故头晕目眩，活动劳累后眩晕加剧，或劳累即发；气血不足，故神疲懒言，面白少华或萎黄；脾肺气虚，故气短声低；营血不足，心神失养，故心悸失眠；气虚脾失健运，故纳减体倦。舌色淡、质胖嫩、边有齿印、苔少或厚，脉细或虚大，均是气虚血少之象。若偏于脾虚气陷，则兼见食后腹胀，大便稀溏。若脾阳虚衰，气血生化不足，则兼见畏寒肢冷，唇甲淡白。

【肾精不足】

（1）症状：眩晕，精神萎靡，腰膝酸软，或遗精、滑泄，耳鸣，发落，齿摇，舌瘦嫩或嫩红，少苔或无苔，脉弦细或弱或细数。或兼见头痛颧红，咽干，形瘦，五心烦热，舌嫩红，苔少或光剥，脉细数，或兼见面色㿠白或黧黑，形寒肢冷，舌淡嫩，苔白或根部有浊苔，脉弱尺甚。

（2）病机分析：肾精不足，无以生髓，脑髓失充，故眩晕，精神萎靡；肾主骨，腰为肾之府，齿

为骨之余，精虚骨骼失养，故腰膝酸软，牙齿动摇；肾虚封藏固摄失职，故遗精滑泄；肾开窍于耳，肾精虚少，故时时耳鸣；肾其华在发，肾精亏虚，故发易脱落；肾精不足，阴不维阳，虚热内生，故颧红、咽干、形瘦、五心烦热，舌嫩红、苔少或光剥，脉细数。精虚无以益气，肾气不足，日久真阳亦衰，故面色洗白或黧黑，形寒肢冷，舌淡嫩，苔白或根部有浊苔，脉弱尺甚。

【痰浊内蕴】

（1）症状：眩晕，倦怠或头重如蒙，胸闷或时吐痰涎，少食多寐，舌胖、苔浊腻或白厚而润，脉滑或弦滑，或兼结代，或兼见心下逆满，心悸怔忡；或兼头目胀痛，心烦而悸，口苦尿赤，舌苔黄腻，脉弦滑而数；或兼头痛耳鸣，面赤易怒，胁痛，脉弦滑。

（2）病机分析：痰浊中阻，上蒙清窍，故眩晕；痰为湿聚，湿性重浊，阻遏清阳，故倦怠头重如蒙；痰浊中阻，气机不利，故胸闷；胃气上逆，故时吐痰涎；脾阳为痰蚀阻遏而不振，故少食多寐；舌胖、苔浊腻或白厚而润，脉滑，或弦滑，或兼结代，均为痰浊内蕴之征。若为阳虚不化水，寒饮内停，上逆凌心，则兼见心下逆满，心悸怔忡；若痰浊久郁化火，痰火上扰则头目胀痛，口苦；痰火扰心，故心烦而悸；痰火劫津，故尿赤；苔黄腻，脉弦滑而数，均为痰火内蕴之象。若痰浊夹肝阳上扰，则兼头痛耳鸣，面赤易怒，胁痛，脉弦滑。

五、辨证治疗

（一）治疗原则

眩晕之治法，以滋肾养肝、益气补血、健脾和胃为主。至若肝阳上亢，化火生风者，则清之、镇之、潜之、降之；痰浊上逆则荡涤之；兼气郁则疏理之；均系急则治标之法。由于眩晕多属本虚标实之证，所以一般常需标本兼顾，或在标证缓解之后，即须考虑治本，如滋养肝肾合平肝潜阳，健脾益气合化痰降逆，益气养阴合活血化瘀，等等，都是常用的标本兼顾之法。

（二）治法方药

【肝阳上亢】

1. 治法　平肝潜阳，清火熄风。

2. 方药　常用天麻钩藤饮。本方以天麻、钩藤平风治风晕为主药，配以石决潜阳，牛膝、益母草下行，使偏亢之阳气复为平衡；加黄芩、山栀以清肝火，使肝风少平熄；再加杜仲、桑寄生养肝肾；

夜交藤、茯神以养心神，固根本。若肝火偏盛，可改用龙胆泻肝汤，可加石决明、钩藤等以清泻肝火；若兼腑热便秘者，可加大黄、芒硝以通腑泄热。若肝阳亢极化风，宜加羚羊角（或羚羊角骨）、牡蛎、代赭石之属以镇肝熄风，或用羚羊角汤加减（羚羊角、钩藤、石决明、龟版、夏枯草，生地黄、黄芩、牛膝、白芍、丹皮）以防中风变证的出现。若伴阴虚者，加滋养肝肾之药，如牡蛎、龟版、鳖甲、首乌、生地。

【气血亏虚】

1. 治法　补益气血，健运脾胃。

2. 方药　首选归脾汤。脾胃为后天之本，乃气血之源，故健运脾胃往往为重要的一环。若偏于脾虚气陷者，用补中益气汤；若为脾阳虚衰，可用理中汤加首乌、当归、川芎、肉桂等以温运中阳。血虚甚者，用当归补血汤。本方以黄芪五倍于当归，在补气的基础上补血，亦可加入枸杞子、山药之属，兼顾脾肾。

【肾精不足】

1. 治法　补益肾精，充养脑髓。

2. 方药　常用左归丸。方中熟地、山萸肉、山药滋阴补肾；枸杞子、菟丝子补益肝肾，鹿角霜助肾气，三者生精补髓，牛膝强肾益精，引药入肾；龟版胶滋阴降火，补肾壮骨。全方共呈滋补肝肾，养阴填精之功效。可选加菟丝子、山萸肉、鹿角胶、女贞子、莲子等以增强填精补髓之力。若眩晕较甚者，可选加龙骨、牡蛎、鳖甲、磁石、珍珠母之类，以潜浮阳。若遗精频频者，可选加莲须、芡实、桑螵蛸、沙苑、复盆子等以固肾涩精。在病情改善后，可根据辨证选用六味丸或八味丸（金匮肾气丸），较长时间服用，以固其根本。

【痰浊内蕴】

1. 治法　燥湿祛痰，健脾和胃为主。

2. 方药　常用半夏白术天麻汤。方中二陈汤理气调中，燥湿祛痰；配白术补脾除湿，天麻养肝熄风；甘草、生姜、大枣健脾和胃，调和诸药。头晕头胀，多寐，苔腻者，加藿香、佩兰、石菖蒲等醒脾化湿开窍；呕吐频繁，加代赭石、竹茹和胃降逆止呕；脘闷、纳呆、腹胀者，加厚朴、白蔻仁、砂仁等理气化湿健脾；耳鸣、重听者，加葱白、郁金、石菖蒲等通阳开窍。若脾虚生痰者可用六君子汤加黄芪、竹茹、胆星、白芥子之属；若为寒饮内停者，可用苓桂术甘汤加干姜、附子、白芥子之属以温阳化寒饮，或用黑锡丹。若为痰郁化火，宜用温胆汤加黄连、黄芩、竺黄等以化痰泄热或合滚痰丸以降火逐痰。若动怒郁勃，痰、火、风交炽者，用二陈汤下当归龙荟丸，并可随证酌加天麻、钩藤、石决明等熄风之药。若兼肝阳上扰者，可参用上述肝阳上亢之法治之。

六、其他治疗

（一）降压中成药

经过一系列基础及临床研究，临床报道具降压疗效的中成药制剂，并目前应用于临床的有：

1. 松龄血脉康　适用于肝阳上亢证，临床表现为头痛、眩晕、耳鸣、急躁易怒等。

2. 珍菊降压片　属于中西药合制制剂，含珍珠粉、野菊花提取物、氢氯噻嗪、可乐定等成分。

3. 山绿茶降压片　具有清热解毒、平肝潜阳功效。

4. 牛黄清心片　清心泻火，镇惊安神。用于心肝火旺之高血压。

5. 牛黄降压丸　清心化痰，镇静降压。用于肝火旺盛之高血压。

6. 复方羚羊降压片　降低血压，预防卒中。用于高血压，充血性头晕胀痛。

7. 天麻钩藤饮　属于经典方药，具有平肝潜阳、镇肝熄风功效。

（二）单验方

1. 五月艾生用45g，黑豆30g，煲鸡蛋服食；或川芎10g，鸡蛋1只，煲水服食；或桑椹子15g，黑豆12g，水煎服。治血虚眩晕。

2. 生明矾、绿豆粉各等分研末，用饭和丸如梧桐子大。每日早晚各服五丸，常服；或明矾七粒（如米粒大），晨起空腹开水送下，治痰饮眩晕。

3. 生芭蕉根60～120g，臭梧桐叶30g，棕树嫩叶15g，向日葵叶30g（鲜60g），杉树枝30g，鲜车前草90g，鲜小蓟根30g，鲜马兜铃30g，任选一种，水煎服，每日一剂。

4. 芹菜根，洗净捣取汁，每次服三四匙，每日服三次，共服七日。

5. 新鲜柳树叶250g/d，浓煎成100ml，分二次服，六日为一疗程。

6. 桑寄生、苦丁茶、钩藤、荷叶、菊花各6g，开水泡代茶；上述均每日一剂。

7. 无花果叶一片剪成数小片热水浸泡代茶饮。

（三）针灸疗法

报道不少，取穴方法也很多。有些是结合辨证分型而取穴，例如肝阳亢型取行间（凉泻），内关透外关（平补平泻）；阴虚阳亢型取三阴交（热补），内关透外关（平补平泻）。有些则不按辨证取穴。如取穴风池、百会、合谷、阳陵泉等，有一定的疗效。艾灸足三里、绝骨、涌泉或石门等穴，也有降压效果。其他如合谷、曲池、足三里、三阴交、内关、太冲行间、阳陵泉、人迎、阳辅、神门、大陵、涌泉、肝俞、中封等穴位，也有降低血压的作用。根据不同症状取穴，对减轻症状效果比较理想。除针刺及艾灸外，尚有用七星针、耳针、电针以及小剂量药物穴位注射等方法，也取得了一定的降压效果。刺血疗法取太阳、曲泽、卫忠等穴位点刺后，挤出血液数滴。

（四）气功疗法

气功疗法历史悠久，是通过自我锻炼来"疏通经络""调和气血"以及增强精、气、神等几方面，使正气充沛，保持身体健康，达到治病、防病、强身的目的。该法治疗高血压也有一定的疗效，是一种很好的非药物治疗措施，可作为高血压的基础治疗。对一般轻型高血压，尤其是老年人，更为适宜。但气功疗法必须持之以恒，方能奏效。

（五）食疗

近年来营养与心血管疾病的关系受到人们的重视，营养与高血压的关系被不少国家进行研究。祖国医学中对饮食治疗早有记载，有些食物甚至当作药物使用，因此近年来颇受国内外学者的关注。具有降压作用或对高血压患者的症状有治疗作用的食物，大致有以下几种：

1. 大蒜　每天早晨空腹吃糖醋大蒜1～2头，同时喝一些糖醋汁。

2. 芹菜　鲜芹菜0.25kg，洗净后沸水烫3～5min，切细后捣汁，每次服一小杯，日服2次。

3. 鲜菠菜　置沸水中烫约3～4min，以麻油拌食。并有治疗头痛、面红、目眩的功效。

4. 木耳　白木耳或黑木耳，清水浸泡12～24h，加适量冰糖，蒸1～2h，于睡前服用。

5. 胡萝卜　洗净后捣汁服用。

6. 豆薯（地瓜）　去皮捣烂绞汁，凉开水和服。并有通便作用。

7. 蕃茄　每日空腹吃鲜蕃茄1～2个。

8. 茄子　紫茄中含维生素P。

9. 豌豆　豌豆苗洗净捣烂取汁，加温后服用。

10. 绿豆　并有清热利水作用。

11. 玉米　玉米油、玉米须（玉米须并有利尿作用）与香蕉皮、黄栀子一起水煎后冷却服用，可治高血压鼻出血。

12. 西瓜 生食。西瓜翠衣加草决明子，煎汤代茶。

13. 苹果 生食或饮苹果汁。

第二节 调 养

（一）调整情绪，避免刺激

各种精神情志刺激因素可影响人体的功能。对高血压患者来说，保持乐观、开朗的情绪，可促进全身的血液循环，有利于调整和稳定血压，减慢心率。而忧郁、烦恼、大怒可加速病情的发展，甚则诱发高血压急症。此外，剧烈的情绪变化，如观看紧张、激烈的体育比赛，惊险的电影、电视节目等，也是高血压患者的大敌，可引起血压骤升，乃至导致卒中。因此，高血压患者应尽可能保持乐观，胸怀要坦荡，克服急躁、惊恐、焦虑的不良情绪，避免精神高度紧张或各种因素的刺激。

（二）生活规律，劳逸结合

1. 起居有常 保持有规律的生活，消除疲劳和紧张因素，对于高血压患者是至关重要的。按时作息，养成良好的、有规律的生活习惯，有利于血压的控制。由于冷暖刺激可影响血压，因此睡眠时应注意保持室内温度适宜，洗澡时水温亦不可过冷过热，时间也不可过长。

2. 劳形有度 适宜的劳动或体育活动可以减肥，治疗失眠，降低血压。高血压患者可根据自己的身体情况和爱好，掌握运动量，适当参加一些体育活动，如慢跑、医疗体操、太极拳、八段锦等，或在他人指导下，练练气功。这对神经、血管、呼吸等功能均有改善作用，有利于控制血压。

3. 合理膳食 高血压患者的饮食，一是要注意饮食有节，勿过量、过饱；二是要注意合理的饮食结构。饮食要淡，一般认为，高血压患者每天食盐摄入量应控制在 6g 以下，食物以清淡、少荤为宜，多吃蔬菜、水果，少吃脂肪及含胆固醇过多的食物，如猪油、肥肉、蛋白及动物内脏等。对糖的摄入也应控制，并应节酒，多饮茶。

第三节 中西医结合研究进展

一、基础研究

有人提出，中医所说的"肝肾"，实际已包括高级神经系统、自主神经系统及内分泌等方面的功能。中医学认为肝肾阴阳失调是高血压产生的内在基础这一理论，与西医学普遍认为的高级神经系统–肾–内分泌功能紊乱的观点是相吻合的。有学者对高血压进行了中医辨证分型，对有关的病理及生化检查做了观察，结果发现：阴虚阳亢患者大脑皮质兴奋过程占优势，抑制过程减弱，而阴阳两虚者兴奋性明显减低；阴虚阳亢者自主神经中枢兴奋性提高，随着虚损程度的加重，兴奋性逐渐减低，交感性反应明显增加，副交感反应则逐渐降低，阴虚重者和阴阳两虚者则明显减低。ACTH 滴注后，阴虚阳亢者 17- 羟类固醇反应值高于正常人，且远远高于阴阳两虚者。还有研究发现阴虚型的糖耐量减低发生率较无阴虚各型明显为多；环腺苷酸 / 环鸟苷酸（cAMP/cGMP）比值在阴虚型升高。阴虚阳亢型的 24h 尿 3- 甲氧 -4 羟基苦杏仁酸（VMA）、尿 -17- 羟皮质类固醇数值显著高于阴阳两虚组，尤其是阳亢型明显高于阳虚型；阴虚阳亢型明显高于阳虚型；阳虚型者，尿中 17- 羟数值较无阳虚者明显为低；阳虚者 cAMP/cGMP 比值减低。

二、实验研究

（一）单味药

1. 丹参 将丹参提取物——丹参酮 II 作用于肾性高血压仓鼠，发现其通过影响内皮型一氧化氮合酶信号系统，增加其表达进而增加一氧化氮，使血管扩张，起到降压作用。

2. 附子 研究发现附子对麻醉犬血压有影响，低剂量时可见降压作用，而高剂量则显现出升压作用。

3. 黄芪 自发性高血压大鼠连续腹腔注射黄芪注射液 8 周，显示出可以控制其血压进一步升高。

4. 杜仲 用杜仲叶提取物给肾性高血压大鼠灌胃，发现有明显的降压作用。

5. 枸杞 宁夏枸杞制成水煎剂，以一定浓度作为饮用水喂交替性寒冷刺激诱导实验性高血压小鼠

20天，经颈动脉插管测量小鼠血压，发现其有降压效果，浓度加大后作用增强。

6.红花　静注红花黄素对麻醉犬和家兔有急性降压作用，灌胃能迅速降低自发性高血压大鼠血压。

（二）复方制剂

1.镇肝熄风合剂（牛膝、龙骨、牡蛎、龟甲、玄参、天冬、白芍、青蒿、川楝子、麦芽等）滋补肝肾，镇肝息风，能降低肾性高血压大鼠收缩压及血中去甲肾上腺素、肾上腺素、多巴胺、5-羟色胺含量，其降压作用可能与降低血浆儿茶酚胺类物质活性，抑制交感神经兴奋有关。

2.益脉降压流浸膏（黄芪、党参、黄精、当归、川芎、生蒲黄、穿山龙等）具有益气活血通络功能，能显著降低自发性高血压鼠（SHR）的血压及内皮素（ET），显著升高降钙素基因相关肽（CGRP），改善 ET/CGRP 比值，提示纠正 ET、CGRP 失调作用，扩张外周血管，降低外周阻力，可能是其降压的重要机制之一。

3.滋补肝肾益气活血方（益母草、丹参、夏枯草、桑寄生、徐长卿、杜仲、山慈菇、何首乌、黄芩和当归等）对高血压大鼠给予治疗，在显著降低高血压大鼠血压的同时，使受试动物的血浆 ET 水平也明显降低，NO 含量则明显升高。并显著抑制高血压大鼠动脉壁 c-myc 和 ET 基因的表达，促进诱导型一氧化氮合酶（iNOS）基因表达，通过调节内皮素和 NO 水平及抑制血管平滑肌细胞增殖而达到降压目的。

三、临床研究

（一）单味药研究

（1）汉防己甲素：汉防己甲素是汉防己中含有的降压生物碱之一。1964年武汉医学院附属医院首先报道对高血压有较好的治疗效果，显效率52.6%，一般有效率31.5%。用静脉注射120mg，每日2次，降压快，但无血压突然下降过快引起的心、脑、肾等主要器官供血不足的副作用。认为是高血压急症的有效而安全的制剂。1971年上海中医学院附属曙光医院对经降压药不能有效降压的高血压Ⅱ、Ⅲ期患者用汉防己甲素片治疗，半数以上的患者可有不同程度的血压下降。其后不少单位进一步发现，汉防己甲素对动物无论口服、肌内注射或静脉注射均有明显的降压作用，降压幅度可能与原始水平有关。降压机制认为是直接的血管扩张，抑制血管运动中枢或交感神经系统和对 M-胆碱反应系统的拟似作

用；但也有报道认为与抗肾上腺素作用和抑制神经反射有关，与 M-胆碱反应系统无关，也无直接扩张血管及神经阻滞作用。目前对此药正在深入研究。

（2）臭梧桐：民间传统用新鲜生药榨汁口服治疗高血压，上海地区应用较广。1972年上海中医学院附属曙光医院用臭梧桐低温浸膏片治疗高血压171例，81.3%有降压作用，未见明显副作用，以后改用片剂3个月，有效率为56.7%，一年后的有效率为74.2%。臭梧桐与同属植物臭牡丹制成膏药，敷于穴位（曲池、血海、足三里）上，有较好的降压及改善症状作用。

（3）旱芹菜：系民间土方。一般用生的旱芹菜捣汁口服。用芹菜制成酊剂治疗高血压，有效率可达71.4%。对实验性肾性高血压也有降压作用，它能对抗肾上腺素和条件反射性兴奋与抑制的冲突而引起的血压升高。

（4）野菊花：用野菊花治疗高血压，临床有效率为68.6%，并有改善症状的作用。降压主要通过降低外周血管阻力。此外，尚有抑制交感神经中枢、血管运动中枢和抗肾上腺素作用。

（5）罗布麻叶：临床观察有利尿消肿及降压作用。各地用红罗布麻及白罗布麻治疗高血压患者，均有一定疗效，总有效率约70%。肾性高血压犬用罗布麻叶煎剂灌胃，显示出明显降压作用。

（6）钩藤：有清热、平肝、息风、镇痉作用，中医治疗高血压的复方多用此药。单用钩藤治疗高血压也有降压功效。从钩藤提取的钩藤总碱治疗Ⅰ、Ⅱ期高血压患者，有效率为74.7%，并能明显改善耳鸣、失眠和心悸等症状。其降压机制可能为抑制血管运动中枢，阻滞交感神经和直接扩张血管。

单味药降压的临床和实验研究亦取得了一定进展，初步证明：汉防己、臭梧桐、旱芹菜、野菊花、罗布麻叶、钩藤、青木香、地龙、猪毛菜、丹皮、黄芩苷、长春花、夏天无、葵花盘、绣毛泡桐、天麻、葛根、莱菔子、杜仲、黄瓜藤、生菜子等等均具有不同程度的降压作用。上海筛选了中药498种，发现有降压作用的单味药136种。上述部分药物已制成针、片、粉等剂型供临床使用。此外，近年国内外对黄芪、人参、刺五加等药物进行研究。认为这些药物具有"适应原"样作用，即这类药物除能增强机体对外界有害因素的抵抗力外，还能使调节紊乱的功能趋于正常化。例如，能使低血压患者的血压升高，又能使高血压患者的血压下降等等。

（二）复方治疗的研究

上海市高血压研究所筛选了 103 个复方，有降压作用的 56 个，占 55.2%。某些复方研究较为深入。例如上海中医学院附属曙光医院用二仙汤治疗高血压 1000 例以上，降压有效率为 73% ~ 80%，对有冲任不调者最适宜；对高血压动物模型也有明显降压作用。拆方研究发现方中黄柏、仙灵脾降压作用较强。天麻钩藤饮治疗高血压也有一定疗效，动物实验也显示有降压作用，并可改善高血压犬的高级神经活动障碍，使已减弱的阳性条件反射加强，分化抑制也有改善。拆方研究显示杜仲、牛膝、桑寄生能明显降低动物血压。安徽医学院用臭梧桐、丹皮、夏枯草合剂治疗高血压，疗效为 76%，对肾性高血压鼠也能降压，上海第二医科大学用六味地黄汤对肾性高血压大鼠进行研究，发现能改善肾功能及降低血压。

参考文献

［1］徐浩，陈可冀．中西医结合防治高血压的进展、难点与对策．世界中医药，2007，2（1）：3-4.

［2］陆广莘．高血压病中西医结合研究中的辨病和辨证问题．中医杂志，1980，5：11-14.

［3］邝安堃．原发性高血压中医分型病人的血浆环核苷酸变化．上海中医药杂志，1980，3：2.

［4］胡志坚：冠心病高血压病中医辨证分型及其生化基础．新医药学杂志，1977，4：17-20.

［5］李震生．高血压病中医辨证分型的病理基础初步探讨．中医杂志，1980，5：26-29.

［6］应一珍．高血压 128 例临床分析．现代中西医结合杂志，2006，15（18）：2528-2529.

［7］丁洪涛，朱梦莉，罗毅．中西医结合分级治疗老年高血压临床观察．浙江中西医结合杂志，2005，15（6）：333-353.

［8］王桂珠，刘强，张海军，等．中西医结合辨证分型治疗高血压 1000 例．实用中医内科杂志，2004，18（4）：322-323.

［9］卢先彬．中西医结合治疗原发性高血压 66 例观察．实用中医药杂志，2005，21（2）：90.

［10］尹春喜．110 例老年高血压中西医结合治疗临床观察．中国现代药物应用，2007，1（3）：42-43.

［11］蒋自强，郭会军，任德启．镇肝熄风合剂对实验性肾性高血压及缩血管物质影响的实验研究．中医研究，2002，15（2）：22-24.

［12］段学忠，孙西庆，李丁友．益脉降压流浸膏降压及调节内皮素与降钙素基因相关肽的实验研究．中国中医药科技，2000，7（3）：143-144.

［13］韩梅，温进坤．滋补肝肾益气活血法治疗肾性高血压的实验研究．中国老年学杂志，2001，21（4）：244-246.

（郑晓明　赵晓红）

第70章　心理行为治疗高血压

随着社会的不断发展，危害人类健康的传染性疾病已基本得到了较好的控制，而心血管疾病构成了对人类健康的极大威胁。在我国，心血管疾病已经构成人口死亡的首要原因，而其中主要是冠心病。而高血压则是心血管疾病的罪魁祸首，原发性高血压是由许多原因综合引起的血压升高，每名患者发病原因不完全相同，疾病常与许多危险因素共存。从20世纪50年代至今，我国高血压患病率上升幅度在逐年增加[1]。传统思想认为原发性高血压通常与遗传因素、饮食、生活方式、生活环境等因素有关。而近些年来，社会心理应激因素、情绪问题等和原发性高血压之间的关系已经引起广泛关注，而原发性高血压是一种心身疾病也越来越被公认。因此，对于高血压的心理行为治疗方法也越来越得到重视。

第一节　高血压与心身疾病

一、心身疾病

心身疾病又称心理生理障碍，是一组躯体疾病，但在其发生、发展、转归和防治方面与心理因素关系密切。1980年美国的心身医学研究所将心身疾病定义为：由环境心理应激引起或加重躯体病变的疾病。20世纪30年代，心身医学研究的先驱者之一亚历山大（F.Aiexander）把十二指肠溃疡、原发性高血压、甲状腺功能亢进症、溃疡性结肠炎、类风湿关节炎和神经性皮炎等七种疾病称为心身疾病[3]。随着医学的发展，20世纪70年代，Engel的生物-心理-社会模式带来了新的概念，这种模式有助于把疾病和心理整合起来。20世纪70年代后，随着医学模式的转变，疾病发展的模式也有了变化，从细胞疾病→组织结构改变→生理障碍发展为心理障碍→功能失调→细胞疾病→结构改变。这一变化使得旧有的心身疾病一词难以包含更广泛的意义，故心身疾病一词也就有了从出现到消失的演变，心身疾病的名词也就有"影响躯体情况的心理因素"的新称呼。特别是20世纪80年代以后，随着行为科学、社会医学、精神医学、心理生理学、神经免疫学、神经内分泌学、精神生理学及实验心理学的发展，心身医学在心理和医学等多个领域的研究者的共同努力下又不断地发展和完善。

二、心理行为因素对血压的影响

人是由大脑统率的，具有生物性和社会性，这种双重特性使其成为完善的有机整体。高度发展和无限创造性的精神活动是人类最基本的生物学特征。高级神经活动整合下的神经系统和内分泌系统，是人体实现心身相关和保持内、外环境平衡的最重要的调节机制。神经系统调节作用的特点是迅速而准确，内分泌系统调节作用的特点是缓慢而广泛。

原发性高血压又叫特发性高血压，系指排除一切已知原因而以高血压为主要特征，伴有血管、心、脑、肾等脏器生理性或病理性改变的全身疾病。它不仅是心血管疾病，而且是最早被公认为与心理、行为、社会因素相关的心身疾病。原发性高血压是常见病、多发病，未经治疗的高血压能明显增加心力衰竭、冠心病、出血性或血栓性卒中、肾衰竭、动脉加层分离的死亡率，即使治疗，患病率仍然随着年龄的增大而增高。因此，采用抗高血压治疗及其心理社会干预预防或纠正高血压并发症便成为一个重大的公众健康问题。

流行病学调查表明，原发性高血压多见于心理应激和冲突明显的社会。社会经济低下和犯罪率高的地区与居住者，血压水平明显升高；而在社会结构稳定，传统比较巩固的社会人群中，血压水平较低，城市居民的血压高于农村居民。职业性质也影响血压水平，在高应激水平下工作的空中交通管理员，其高血压发病率5、6倍于体格条件相仿的领航员；大城市交换台工作的话务员由于接线繁乱，无暇休息，高血压发病较多。凡是需要注意力高度集中、过度紧张的脑力劳动，对视、听觉过度刺激的工作环境，均易使血压升高。生活变故及创伤性生活事件与持久性高血压有关，且与疾病由良性转向恶性有关。

前面已经提到，交感神经活动增强是高血压发病机制中的重要环节。人在长期精神紧张、压力、焦虑或长期环境噪声、视觉刺激下可引起血压增高，这可能与大脑皮质的兴奋、抑制平衡失调，以致交感神经活动增强，儿茶酚胺类介质的释放使小动脉收缩并激发引起血管平滑肌增厚肥大有关，而交感神经的兴奋还可促使肾素释放增多，这些均促使高血压的形成并维持高血压状态。

如前所述，原发性高血压的病因除了遗传因素、饮食习惯和生活方式等方面外，还与社会心理应激因素、个性特点、情绪障碍及行为方式等有关，而社会心理应激因素在高血压的发生中起着重要作用。

1. 社会心理应激因素

不良的家庭环境、工作、学习、生活中的精神刺激因素，都可以引起心理矛盾冲突、精神创伤及情绪紧张。当心理应激出现时，产生的情绪变化会通过神经系统影响机体各系统各器官的功能状态。紧张的情绪可导致交感神经功能亢进，致使心率加快、血压升高、胃肠功能紊乱，有的出现头痛、腰背痛、唾液分泌减少、呼吸加快、尿频等现象。

人体对社会因素的应激可使血浆肾上腺素活性升高，心理因素导致血压升高后躯体的主要病理变化是发生在血管的病变，全身小动脉在初期发生痉挛，而在后期发生硬化。当愤怒情绪被压抑时，会造成心理冲突。经实验表明，经常处于压抑或敌意的人，血液中的去甲肾上腺素水平比正常人高出30%以上，如焦虑、紧张可增加肾上腺素分泌，恐惧、愤怒、挫折均可使血压升高[4]，对有高血压素质（生理基础）者，血压持续增高的倾向性更强。愤怒似乎与收缩压增高有关，如果愤怒被阻抑，或对自己的行为感到内疚，则可引起交感神经功能亢进，延续下去可发展为以血浆肾上腺素和去甲肾上腺素含量增高为特征的原发性高血压。长期反复的精神刺激因素或强烈的负性情绪，通过中枢神经系统而引起大脑皮质、丘脑下部及交感肾上腺系统的激活，逐渐导致血管系统的神经调节功能紊乱，引起心率、心排血量、外周血管阻力、肾上腺皮质、肾上腺髓质等功能变化。开始是在负性情绪的影响下出现阵发性的血压暂时升高，经过数月、数年的血压反复波动，最终形成血压持续性升高的高血压。

经过半个世纪的研究，许多心理学家和医学家

在20世纪初提出的命题反复被证实，人们所患的疾病，有一半同社会心理应激有关。一些经济发达国家的研究提示，在所有影响心身健康的因素中，没有任何一个因素的影响程度超过心理应激。研究表明，急性心理应激可引起血压一过性升高，并且是高血压发病的危险因素，慢性心理应激既可诱发高血压形成，又促进其发展。原发性高血压患者具有明显的心理因素者高达70%以上。

目前，已将常见的应激源分为四大类：第一类为应激性生活事件，即生活中重大变故，如中年丧偶、老年丧子等；第二类为日常生活中的困扰，如来自家庭、工作及人际关系的困扰；第三类为工作相关应激源，如劳动条件、工作负荷、个体在组织中的角色、责任、态度、职业性人际关系等；第四类为环境应激源，即人类生存的自然环境的突然变故，如地震、洪水等。上述心理应激按严重程度划分：①家庭成员的缺失、丧偶、伤残、政治冲击、失业受挫等为重度应激事件；②失恋、离婚、司法纠纷、人际矛盾等为中度；③家庭纠纷、经济拮据、子女失学等为轻度。精神刺激因素的强度越重，其高血压患病的危险就越大。

无论是哪一类应激源，若长时间或过强地刺激人体，而人体又不能根据环境进行自我调节时，均可能诱发心身疾病[5]。

如上所诉，急性心理应激（恐惧刺激、新奇刺激等）在人体能诱发一过性升压反应。例如在1990年海湾战争期间，多国部队对伊拉克的空袭以及伊拉克对以色列的导弹袭击，除造成大量人员伤亡外，也使当地居民的血压水平和高血压发生率呈明显增高趋势。创伤后应激障碍患者在回忆、经历与战争、灾难有关的场面时，会出现交感神经系统的兴奋和血压增高。另外，临床上观察到的"白大衣高血压"也是一个例证，并且其中大约有45%的人最终会发展成为高血压。

长期慢性应激更会严重影响人们的身心健康，例如紧张的工作环境和工作内容本身的压力就是一种慢性应激。研究表明，随着工作压力从低到高，高血压患病危险也有逐渐增加的趋势。而实际上，血压的升高不仅跟暴露在职业紧张这个危险因素中有关，还跟年龄、久坐行为、低社会支持有关。因而凡是需要注意力高度集中、过度紧张、对工作控制不良、工作时间长的劳动者，对视、听觉过度刺激的职业工作环境，均易使血压升高，导致高血压。

2. 情绪因素

有实验表明，个体的情绪变化与血压的高低密

切相关。情绪激动、大喜大悲都可能使血压升高，并诱发高血压。如在痛苦和愤怒时，由于外周动脉阻力增加，舒张压明显上升；而在恐惧时，由于每搏量增加，而导致收缩压升高。因此，焦虑、紧张、恐惧、愤怒情绪等，均可引起血压升高，最终容易发展成为高血压。国内研究发现，在有抑郁和焦虑等心理异常的人群中，高血压的发病率比普通人群要高2倍[6]，国外研究发现，抑郁在高血压患者中的发病率为35.5%，同时指出焦虑和抑郁是预测高血压发生的独立预测因子，并与高血压的治疗相关。这是因为长期反复的精神刺激因素，或强烈的负性情绪，通过中枢神经系统而引起大脑皮质、丘脑下部及交感肾上腺系统的激活现象，逐渐产生血管系统的神经调节功能紊乱，从而引起心率、心排血量、外周血管阻力、肾上腺皮质、肾上腺髓质等功能的变化，促使去甲肾上腺素、肾上腺素及儿茶酚胺分泌增加，以至于全身小动脉出现收缩，心率加快，血压升高[7]。开始是在负性情绪的影响下出现阵发性的血压升高，经过几个月、几年的血压反复波动，最终发生持续的高血压。上述研究资料表明，焦虑、抑郁是高血压的促发因素，高血压也容易使焦虑、抑郁加重。情绪和高血压相互影响，互为因果，形成恶性循环。

3. 行为方式

Friedman将人的行为方式分成A、B两型，并提出A型行为的人容易发生冠状动脉粥样硬化性心脏病。这一观点在1977年国际心肺及血液病学会上得到公认。以后确定A型行为也是引发原发性高血压的危险因素。A型行为的特征是：①过分地努力工作，有雄心和强烈的竞争意识，总是处于时间压力下，从来不满足于工作的进度，总是试图在最短的时间内完成尽可能多的工作；②对过去的成就总不满意，不断地为自己确立新的、更高的奋斗目标，并为此不懈地努力，宁愿牺牲娱乐和家庭生活；③没有耐心，对人常怀有敌意。而不具备这些特点的为B型行为。

美国芝加哥西北大学Frinberg医学院Yan等[8]对A型性格的3个主要特点和其他2个主要社会心理因素（抑郁和焦虑）与长期高血压发病危险的关系进行了研究，结果显示，年轻时的时间紧迫感、急躁和敌视态度与15年后高血压发病危险增加显著相关；而且，年轻时的时间紧迫感、急躁和敌视态度越严重，高血压发病危险也越大。A型者情绪激动时，交感活性增加明显大于B型者，认为A型行为是高血压的危险因素、促发因素。另外，随着高

血压分期的升高及病情的恶化发展，其A型行为分值也会逐渐升高，由此也考虑A型行为可能影响高血压的预后。

4. 其他因素

高血压的发病率在社会变革、工业化和都市化的社会有增高的趋势。高速的交通工具，工厂的流水生产线，精细和高难度的技术操作，都要求人们在工作中保持高度集中的注意力，经受持续的精神紧张状态，逐渐引起血压增高；日趋激烈的竞争环境、人际关系紧张，下岗和失业人数的增多，生活环境中的噪声，街道上拥挤的人群，闹市区汽车司机和高层建筑的人们，易引起精神紧张，使高血压的发生率增高；另外有学者发现，在自然灾害的幸存者中，战斗后的士兵中，繁忙航空中的导航员及飞行员，高血压的发生率较高。另外，高血压可能与高钠饮食、高胆固醇血症、肥胖、饮酒过多、低钾摄入及体内镁减少等因素有关。

三、高血压患者的性格特征

高血压是一类慢性心理生理紊乱的心身疾病，高血压患者常常伴有心情烦躁、敏感、易紧张、易怒、记忆力减退、注意力不集中、认知障碍或多疑敏感、否认、不在乎或拒绝服药等不良心理行为特点[9]。有大量文献对高血压与个性心理特征的相关性进行了研究，Alexander在应用精神分析学说对高血压患者进行观察时发现，高血压患者典型的表现是敌意，但又必须压抑这种情绪而不能表现出攻击性。Harris等对一组高应激状态下发生高血压的妇女调查后认为，她们共同的特点就是敌意、凶狠和好斗。Wolf研究认为，高血压患者往往具有好胜心强和过分拘谨的行为特征。

从个性心理特征看，原发性高血压患者往往具有争强好胜、雄心壮志、易激动、对自己要求过分严格、对自己的现状常常不满足、总想在工作中有所作为等，而常有紧迫感，压力较大；有的则不轻易暴露自己的思想和情绪，表现为固执、保守、过分耿直等；有的个体则表现为内向压抑、多疑敏感、缺乏安全感、自卑胆小等。一般来说，在各种个性特征的群体中，血压和个体的适应能力有关，和个体对生活实践的评价有关。对社会环境的迅速变化，其心理上适应良好并且有确切评价者，血压则不易波动；而适应不良易产生焦虑（负性情绪）和心理冲突的个体，其血压则易随着社会环境变化而变化，久而久之则容易形成原发性高血压。

四、高血压对情绪的影响

原发性高血压患者焦虑、抑郁等情绪问题的发生率较高。高血压属于慢性、终身性疾病，随着患病时间的延长，部分患者对自身病情过度担忧紧张，心理负担加重。如果患者再存有相应的性格缺陷以及不良的社会心理因素等，则会产生抑郁、焦虑等情绪问题，或使原有的抑郁、焦虑等情绪障碍加重。据流行病学调查及相关研究统计，原发性高血压患者中焦虑症的患病率为 10% ～ 12%，抑郁症的患病率为 15% ～ 17%，而正常人群中焦虑症的患病率为 5% ～ 7%，抑郁症的患病率为 9% ～ 11%。

第二节　心理行为治疗概述

心理治疗（psychotherapy）又称精神治疗，是指在心理学原理和有关理论指导下有计划、按步骤地对一定对象的心理活动、个性特征或行为问题施加影响，使之向预期目标变化的过程[2]。目前国内学者普遍认可以下心理治疗的定义：以医学心理学原理和理论体系为指导，以良好的医患关系为桥梁，应用各种心理学技术，包括通过医护人员的言语、表情、行动或通过某些辅助手段如仪器，经过一定的程序，以改善患者的心理条件，增强抗病能力，达到消除心身症状，重新保持个体与环境的平衡。

根据以上定义，心理治疗包括5个方面的基本要素：①治疗者必须具备一定的心理学知识和技能；②使用各种心理学的理论和技术；③治疗要按一定的程序进行；④治疗的对象是具有一定精神、躯体或行为问题的人；⑤治疗的目的是通过改善患者的心理功能，最终消除或缓解其可能存在的各种心身症状，恢复健全的心理、生理和社会功能。而心理治疗必须要依据接受性原则、支持性原则和成长性原则来进行。

心理治疗发展至今，各种疗法已达几百种，面对纷繁众多的疗法，世界上多元文化的交融、各种理论的相互渗透以及相关学科之间的交叉，各学派也在致力于不断完善自己的理论模型。而过去那种各家各派门户紧闭的现象渐渐为门户开放的学风所取代，现在多采用折中心理治疗方法（eclectic psychotherapy），即主张灵活地选择，综合应用对患者最有效的治疗方法。这种现象也反映出了心理治疗科学向纵深方向的发展。

就目前情况，心理治疗的种类繁多，包括支持性心理治疗、认知疗法、精神分析疗法、行为疗法、家庭治疗、合理情绪疗法、认知领悟疗法、森田疗法、催眠疗法、婚姻疗法、疏导疗法、咨客中心疗法、暗示疗法、工娱疗法、气功疗法以及道家认知疗法、集体心理治疗法、冥想疗法、漂浮疗法等其他心理治疗方法[2]。而这些疗法只从一个角度来分类，很难概括全面，现从不同角度来分类，进行简单介绍。

一、根据理论模式分

1. 分析性心理治疗

以"精神分析（psychoanalysis）"的原理为基础，经由探讨患者的深层心理，了解潜意识之动机、欲望及精神动态，协助患者增进对自己心理的了解，进一步改善适应困难的心理机制。其特点是把着眼点放在个人的"内在精神（intrapsychic）"的结构、功能与问题，着重感情与动机的分析，并关心自我对现实的适应方式。

2. 认知性心理治疗

又称"认知治疗（cognitive therapy）"，认为情绪或行为反应，均与其认知有关系。一个人对己、对人、对事的看法、观念或想法，都会直接或间接地影响其情绪与行为。这种治疗的着眼点放在认知修正上。

3. 支持性心理治疗（supportive psychotherapy）

运用治疗者与患者间建立的良好关系，积极地应用治疗者的权威、知识与关心来支持患者，使患者能发挥其潜在的能力。支持性心理治疗并非帮助患者了解自己的潜在心理因素或动机，而在于支持、协助患者去适应目前所面对的现实环境。

4. 行为性心理治疗（behavioral psychotherapy）

一般称之为"行为治疗"，其原理是根据学习心理论，对于患者的任何行为给予适当的奖赏或处罚，以便操作其行为，可消除不适应的行为，也可建立所需的新行为。因此，行为治疗不在乎患者的过去，也不用追究不适应的行为问题来源，而主要把着眼点放在要更改或消除的行为，研究如何策划有系统、按程序、适当给予赏罚，来产生行为上的更改，产生治疗效果。

5. 人际性心理治疗（interpersonal psychotherapy）

包括人本主义治疗、婚姻治疗、家庭治疗或团体治疗等，其主要着眼点在人际关系上，包括人与人之间的沟通、权力和分配、角色的扮演、认同与联盟等。其治疗方式注重目前情况，利用实际的联系与操作，来改善夫妻间、家人间或群体间的人际关系。

二、根据治疗对象分类

1.个别心理治疗

即一个心理治疗者对一名求助者的一对一形式的治疗。

2.夫妻治疗或婚姻治疗

即以配偶双方为对象的心理治疗，也可视为家庭治疗的一种特殊形式。

3.家庭治疗

以家庭为单位所进行的心理治疗。核心家庭是构成家庭的基本形式，所以该类治疗主要是以核心家庭为干预目标，家庭的所有成员在现实家庭关系的背景下，共同接受治疗。

4.集体治疗

以多名有心理问题的求助者群体为心理治疗对象，在同一时间、地点、由 1～2 名心理治疗者对多数的求助者或咨客群体所进行的心理治疗。

三、根据治疗的形式分类

1.言语心理治疗

通过医患之间的言语沟通达到心理治疗目的的一类心理治疗方法。这是最基本的治疗形式，包括分析性心理治疗、求助者中心疗法、支持性心理治疗、暗示与催眠疗法等。

2.非言语心理治疗

通过非言语的信息（旋律、色彩、情境和动作等）影响求助者，从而达到治疗目的的心理治疗方法。如音乐疗法、绘画（书法）疗法、雕塑疗法、游戏治疗等。

3.行为治疗

求助者通过自身的行为实践达到心理治疗目的的疗法。如各种行为矫正技术、各种放松训练技术等。

四、根据实施的时间分类

1.长期心理治疗

指治疗的期间较长久，如超过两三个月，甚至一两年。

2.短期心理治疗

指尽量在短期内完成。可能是五六次或十余次的会谈，也可以是经历两三个月的治疗。

3.限期心理治疗

是指在治疗开始时，就建立一个共同的约定，如 5 次、10 次或 2 个月等，这样定下限期，双方有心理上的准备，并可针对此约定的限期，双方共同努力去实现治疗的目标。

五、根据患者意识范围的大小分类

分为觉醒治疗和催眠治疗。觉醒治疗是指患者的神志处于清醒状态，根据医生表达的信息，患者能自觉进行积极的思考，有意识地调整自己的情绪，这是心理治疗最常采用的。催眠治疗是指患者处于意识极度狭窄的状态下，患者可接受医生的言语指导，可将在意识中已经忘却的心理创伤回忆起来。

以上介绍了一些主要的心理治疗的方法和分类，当然不是所有的方法都能够适合于高血压患者的治疗，后面会再详细介绍较为适合高血压患者的治疗方法。

第三节　高血压的心理治疗

原发性高血压发生原因复杂，具体病因不明。但如前所述，社会心理应激因素与该病的发生有密切关系。在原发性高血压的治疗中，心理治疗占有非常重要的位置，通过心理治疗使高血压患者情绪得到改善，从而能够使其血压水平保持正常[10]。常见的心理治疗方法如下：

一、保持积极、乐观的情绪

实验观察发现，凡是能引起情绪波动的有关的心理社会因素的谈话，如涉及工作、婚姻家庭以及经济上的困难时，都会引起心电图不同程度的变化。不良的心境如悲伤、自责和沮丧、愤怒、高度紧张、急躁好胜、激动等，都是引发高血压的因素。

积极乐观的情绪对人的身体健康非常重要，它可以给人带来生机和希望，给人以排除困难的勇气。可使人的心情开朗，性情平和，对任何事情都考虑积极的因素，不过于计较个人的得失，眼光放得比较长远。当高兴的时候，食欲增加，消化功能增强，有利于食物的消化吸收，可增强抵抗力，改善现有的身体状况。

高血压患者要经常保持乐观豁达的性情，就要树立正确的人生观。加强思想修养，遇到事情能站得高，看得远，不要因患病而烦恼不休。应该时常做这种心理暗示练习，使自己的情绪保持在愉悦状况，使自己从疾病痛苦的缠绕中摆脱出来，而不被疾病所压倒，从而加速身体的康复。以健康的身体，饱满的情绪投入新的生活。要摆脱消极心境对健康的影响，可采用以下几种方法：

1. 弥补法

对突发的外来刺激，可通过努力工作来弥补精神创伤和心理伤害。

2. 转移法

积极参加文体活动，借以转移注意力，松弛紧张情绪。

3. 劝说法

扩大交往，结识良师益友，寻求安慰和疏导，以减轻心理冲突。

二、学会克服不良的心理影响

当患者被确诊为高血压时，往往会有沉重的心理压力，再加上疾病所致的各种痛苦，治疗的麻烦等都会对心理状态产生影响。如果是重病患者，丧失了工作、学习及生活自理的能力，加上家庭经济上的负担及给家人带来的种种麻烦，这样更会使患者产生心理活动的变化。

（一）不同形式的心理变化

1. 第一种是自怨自艾型　这种患者性格内向，不爱言语，与别人沟通少，对自己的病情完全失去了信心，精神上非常沮丧，认为自己是社会和家庭的"包袱"，不愿接受治疗，也不愿接受别人的帮助，拒绝执行各项治疗方案，等待着"最后的归宿"。

2. 第二种是怨天忧人型　这种患者表现为性情急躁，易激动，动辄发怒，责怪家人照料不周，埋怨医务人员未尽心尽责，总觉得别人都对不起自己。从根本上讲，患者还是对疾病的好转缺乏自信心而产生的不良情绪。

3. 第三种是服从依赖型　这是患者对慢性病习惯化的表现。这类患者往往按时诊治，按医嘱服药、检查。但每天的生活内容就是与病床为伴，看病、服药、休息，依赖治疗，一点也没有发挥自己的主观能动性。这些人总觉得自己是患者，因此，心安理得地接受他人照顾，也没有恢复正常的心理准备，

或者害怕重返正常生活，觉得自己已没有正常生活的能力了，思想上完全处于一种依赖状态。

（二）改变患者的不良心理变化

患者自身努力做到：

（1）首先是确定自己的生活目标和良好的人生观、世界观，并为之努力。

（2）培养自己的艺术鉴赏能力，提高自己在这方面的修养，经常去听一些令人轻松愉快的音乐，参加一些体育活动。

（3）要培养宽容的态度，不要在小事上发火，学会制怒。

（4）要充分挖掘自己的潜力和机体的抗病能力，主动与医生配合治疗。

改变患者的不良心理变化，患者周围的人努力做到：

（1）应给予患者心理上的支持，使他们重新认识到自己的价值，建立信心，战胜疾病。

（2）要尽量理解患者的心情，通过友善的交谈与接触来稳定患者的情绪。

（3）要给患者创造条件，鼓励他们主动同疾病做斗争，并督促他们适当进行一些体育锻炼。

三、抵御不良的社会心理压力

不良的社会心理压力对每个人来说都是一个打击，人生活在社会中，遭受到各种各样的社会心理压力是在所难免的。不良的社会因素刺激使人体的生理功能发生紊乱，内分泌失调，血压升高，进而增加心血管疾病的发病率。过大的压力可以导致血压的升高，这是人体的本能反应。长期的压力过大对血压的影响是很严重的。

在高血压的治疗中，除了药物控制外，及时对患者的不良情绪进行疏导，缓解其社会心理压力，也是非常重要的。这样可以提高治疗效果，可以长时期地把血压控制在一个平稳状态。防止因为压力过大致使血压的升高。以下做法可以缓解压力过大：

1. 轻拍手掌可使血压降低 30%。在日常生活中经常拍打手掌，每天坚持 5min，当拍手形成规律和习惯，那就可以控制并保持血压的降低。做法是：手掌并拢从上到下轻轻摩擦，同时屈伸你的手指，然后示指拇指交叉摩擦几次，最后双掌并拢再轻柔几下。性格内向的人，可以尝试用瑜伽来降血压，实践证明非常有效。

2. 阅读一些让人轻松的信息可以降压。每周抽出点时间看看报纸或书刊，阅读一些让人身心愉悦

的信息，来放松自己的大脑缓解紧张和压力。

3. 保证睡眠质量抗血压。充足高质量的睡眠是保证血压正常的基本因素。所以专家建议夜里尽量隔绝噪声来提高睡眠质量。

4. 用"坐椅法"来降血压。其实不断地坐椅子也可以使血压降低16%，这是通过检测脊柱血压得到的数据。要挑选一把结实的椅子，在后背和椅背之间垫一条厚毛巾，这样，就能使后背有足够的休息和足够的放松。

5. 让大自然帮助降低血压。无论是自己欣赏花园，还是在公园里漫步，只要把自己融入大自然中，就能使血压降低11%。研究表明：这样做能立刻平息心中的紧张。每天20min就能奏效。

四、音乐治疗

聆听音乐是治疗高血压的一种疗法。音乐疗法，指通过本人唱歌、演奏乐器或选择性欣赏音乐，以达到治疗的效果[11]。音乐疗法可分为感受式和主动式两种。感受式是让患者静心听一些与其病情相应的音乐，从而使其心身得到调整。主动式是让患者根据自己的爱好，唱歌或演奏乐曲，借以激发患者的情感，使其心身得以调整，生理功能得到恢复。音乐疗法治疗高血压在国内多采用感受式。

有研究表明，对大提琴演奏治疗高血压进行系统观察，经常倾听、欣赏旋律优美、清淡典雅、节奏平稳的大提琴乐曲的患者，约85%的高血压患者，其血压都出现了明显的下降。

放声高歌能降血压。轻缓的音乐是解除疲劳的最好方式，当心情不好或者压力过大的时候可以放开喉咙放声高歌，可以有效缓解压力。这就是为什么现在很多白领人士迷上了到练歌房唱歌的原因。听音乐能让人放松，并使你的心跳变得缓慢。较长的歌曲会使人心跳很平静，同时可以降低血压。

音乐治疗时要注意，节奏疯狂、声音嘈杂的乐曲，如摇滚乐等不宜使用。刺耳的音乐和疯狂的节奏会破坏人体心脏和血液循环，导致卒中及心绞痛发作，甚至猝死。

五、支持性心理治疗

对确诊为原发性高血压的患者，应详细了解患者的生活习惯及生活经历，向患者讲明该病发生的原因，使其对自己所患疾病有正确的认识，消除或减轻患者的烦躁、焦虑情绪，增强其战胜疾病的信心，使其能配合医生积极进行下一步的心理治疗[12]。

六、松弛疗法

针对患者的焦虑烦躁、激动易怒、紧张恐惧的情绪状态，可采用渐进松弛疗法。首先让患者静坐在沙发上或静卧于床上，闭上眼睛，全身自然放松，然后具体实施治疗，从上到下逐渐放松，一般要求每周来医院训练1次，每次练习15～20min；并要求患者回家后按训练程序继续练习，每天练习2次。只要持之以恒，坚持不懈，定会取得较好的疗效。

七、生物反馈疗法

是指利用生物反馈治疗仪，通过人体内生理或病理信息的自身反馈，经过反复训练后使患者能够有意识地控制和消除病理反应，恢复健康。具体操作程序就是利用能够连续显示数据的电子血压仪、皮肤温度计、肌电图仪，指导高血压患者从仪器读数及光、声等可视、听的信号中，反馈判断降压效果，并与肌肉放松训练和缓慢平静呼吸方法相结合。根据仪器提供的体内信息，及时调整练习方法，经过反复有目的的自我训练后，最终不用仪器也能维持正常的血压状态。经临床验证，该疗法对原发性高血压具有较好的临床疗效，值得推广应用。

八、运动疗法

运动疗法是指运用体育运动的各种形式预防和治疗疾病的方法，这种方法又称体育疗法或医疗体育。运动疗法最大的特点就是患者自己积极主动地参与治疗过程，运动充分调动患者自身的主观能动性，发挥内在的积极因素，通过机体局部或全身的运动，以消除或缓解病理状态，恢复或促进正常功能。

运动疗法治疗高血压的作用是综合的，适当的运动有利于体内脂肪的代谢，使脂肪、胆固醇分解增加，降低血脂，使肥胖者体重减轻，血压也会相应降低。同时，运动能增加纤维蛋白溶解素，降低血小板凝聚，促发侧支循环的建立，改善心肌供血，增加心肌收缩力，改善器官血液灌注，扩张外周血管，以达到降压的效果。此外，适当的运动可调节大脑皮质功能，消除高血压的诱发因素，使血浆儿茶酚胺水平降低，前列腺素E水平增高，自主神经功能得到调节，迷走神经兴奋性提高，交感神经兴奋性降低，从而使周围血管阻力减少，血压下降[13]。

通常的运动方式有步行、慢跑、练保健操等，但是不管采用何种方式，都应做到坚持、有序、适度的原则。

运动疗法应在医生指导下进行，注意运动的方式、运动的时间、运动量，做到量力而行，循序渐进。根据病情的不同及个人的具体情况，选择合适的运动项目，同时做好运动强度的评定，重视运动时的监测，并注意所服药物对运动的影响，以求安全、有效地达到最佳运动效果。

九、书画疗法

书画疗法是指通过练习、欣赏书法、绘画来达到治病养生目的的一种治疗方法。通过书画疗法，既可调整身心，养生康复，又可陶冶情操，延年益寿。所以书法疗法是一种比较高雅的古老的自然疗法，对高血压等心脑血管疾病有较好的辅助治疗作用。但在书法疗法的过程中，要注意每次练习时间不宜过长，以 30～60min 为宜，不宜操之过急。

第四节　高血压的心理预防

预防高血压，要有健康的心理状态：在日常生活中，要保持和谐的人际关系，要有正确的自我观念，能客观评价别人，更能正确地认识自己、接受自己，对所发生的事情要有积极、健康的情绪体验，保持愉快、乐观的心境，热爱生活，乐于学习和工作，正视现实，接受现实。同时要能够及时调整心态，正确对待疾病，避免增加心理负担，保持心态平和、情绪乐观，纠正猜疑心理。做到以上几点，可使血压保持相对稳定，并有效预防高血压的发生。

总结与要点

1.心理治疗方法历史悠久，到目前为止，心理治疗方法已达几百种，数个种类，但现在大多是在采用折中心理治疗的方法。

2.在当今社会，心身疾病已经越来越得到专家的重视，并且一直在不断完善和发展。对于高血压来说，社会心理应激因素是造成高血压的一个非常重要的因素，而个性心理特征、情绪因素等也起了一定的作用。

3.高血压的心理治疗包括克服不良的心理影响、抵御不良的社会心理压力、保持乐观的心理状态、支持性心理治疗、松弛疗法、生物反馈疗法、音乐疗法、运动疗法、书画疗法等。

十、心理行为干预的其他作用

研究显示，大部分高血压患者生活方式水平属于中低水平，普遍缺乏高血压的相关知识，更缺乏心理调节、血压监测、饮食控制等健康自我管理手段，这就导致了患者遵医行为的总体水平偏低，而使得患者血压得不到很好的控制。而根据患者的不同需求采取个性化干预措施，使其充分认识到良好的生活方式对健康的重要性，能显著提升高血压患者服药、饮食控制、情绪调节和血压自我监测四个维度的遵医行为[14]，进而使患者的血压保持稳定。

总之，通过对高血压患者实施认知、行为等各种心理干预，能够使其在一定程度上缓解焦虑、抑郁症状，改善睡眠质量，从而提高治疗有效性，并且由此提高患者的遵医行为，进而促进患者规律服药，并提高患者的生活方式水平等，使血压能够得到全面、良好的控制[15]。

参考文献

[1]陆再英，钟南山.内科学.7版.北京：人民卫生出版社，2008：251-264.

[2]王长虹，从中.临床心理治疗学.2版.北京：人民军医出版社，2012：526-537.

[3]吴文源.心身医学基本技能.山东：同济大学出版社，2009：153-166.

[4]段书，肖晶，赵水平，等.心理干预及抗抑郁药物治疗对高血压病伴抑郁情绪的患者血压和生活质量的影响.中南大学学报（医学版），2009，34（3）：313-315.

[5]张本.心理应激与精神医学.内蒙古：内蒙古科学技术出版社，2007：212-222.

[6]杨菊贤.心血管疾病患者伴有焦虑障碍时的诊断与治疗.国外医学：心血管疾病分册，2002，29（2）：67-70.

[7]李建英，郑彩娥，杨令，等.心理干预对老年高血压病患者焦虑抑郁疗效的探讨.心脑血管病防治，2010，10（2）：161-162.

[8]Yan LL, Liu K, Matthews KA, et al. Psychosocial factors and risk of hypertension: The coronary artery risk development in young adults（CARDIA）study. JAMA, 2004, 291（06）：692.

[9]吴建强，孙昊尧，黄华磊，等.认知行为干预高血压患者社区康复的对照研究.健康教育与健康促进，2012，

7（3）：177-179.

［10］白雪歌，胡惠英．高血压患者的行为特征及心理干预疗效观察．中国老年医学杂志，2007，27（4）：693.

［11］赵海燕．认知行为心理干预对高血压病人的康复效果研究．中华现代临床护理学杂志，2010，5（5）：257-260.

［12］赵钦英，冯静，王新芝．健康干预对原发性高血压患者认知及行为的影响．基层医学论坛，2012，12：1562-1564.

［13］雨田．高血压自控自防自疗．内蒙古：内蒙古科学技术出版社，2009：131-146.

［14］洪美．社区高血压遵医行为的调查分析．社区医学杂志，2006，4（1）：9-10.

［15］叶红梅，李庆书．认知行为心理干预对原发性高血压患者治疗效果的影响．现代中西医结合杂志，2012，21（11）：1238-1239.

（马文友　李广强）

第六篇

继发性高血压

第71章　继发性高血压的诊断步骤

继发性高血压是病因明确的高血压，当查出病因并有效去除或控制病因后，作为继发症状的高血压可被治愈或明显缓解[1]。

由于继发性高血压的患病率和发病率受入选人群及检出方法的影响较大，故很难精确统计。2010年《中国高血压防治指南》公布继发性高血压占所有高血压患者的5%～10%[1]。与2005年指南比较，该数值一直未予更新，且均参考了2005年之前的一些研究数据。2005年国内王志华等对2274名上海瑞金医院高血压专科住院患者进行筛查，依据病史、体征、实验室及影像学检查，部分行肾组织活检及术后组织病理学检查，结果显示继发性高血压占原发性高血压的14%[3]。尽管该研究结果未被2010年《中国高血压防治指南》采纳，但也提示继发性高血压通过正规筛查，其在高血压人群中所占比例可能更高。

目前，高血压的患病率世界范围内呈现逐年升高趋势，2013年ESC公布高血压患病率达到30%～45%[4]，国内也达到了24%，也就是说全国约有2.66亿高血压患者[5]。按照继发性高血压占高血压人群的5%～10%计算，目前国内继发性高血压人数达到1330万～2660万。然而，由于一些继发性高血压患者的临床特征不典型常易被误诊或漏诊，因此应掌握继发性高血压特点、规范继发性高血压诊疗流程，尽早发现、尽早治疗继发性高血压病因，从而阻止病情发展，避免因血压升高造成或加重靶器官损害。

第一节　继发性高血压的临床特点

相对原发性高血压而言，继发性高血压除血压升高之外，还有些共同和（或）特异的临床特点。这些特点将成为诊断继发性高血压的主要线索。

（一）继发性高血压的发生率、病因及治疗反应与年龄相关

1. 继发性高血压发生率、病因与年龄相关（见表71-1）

一般儿童人群中高血压检出率为7%～8%，而在肥胖儿童中高血压的检出率甚至达到30%。该人群血压升高的原因除遗传因素、环境因素和膳食因素外，70%～85%的病因可能为继发性因素。主要的继发因素为肾实质性（包括肾小球肾炎、先天性畸形、反流性肾病等）、血管性疾病与主动脉缩窄。美国一项研究对132名高血压儿童进行了病因分析，结果显示肾实质性、血管性疾病占67%[6]，原发性高血压占23%，其他继发性高血压占10%。由于该人群发病年龄小，机体有很好的代偿能力，故往往至成人后才表现出高血压症状而就诊[7]。主动脉缩窄是继发性高血压第二个常见病因，本病多见于男孩，发病率是女孩的2～5倍[8]，多为先天性血管畸形，少数为多发性大动脉炎所致。本病在新生儿期表现为急性左心功能不全，但大多数此病患儿就诊平均年龄为5岁，常以血压升高和查体发现心脏听诊杂音而就诊[9]，此病在成人中罕见。

继发性高血压另一高发人群为老年高血压人群，约占17%。该人群中的继发性高血压往往被漏诊或误诊。原因之一是临床医生的主观臆断、先入为主地将其视为原发性高血压而忽视了继发性高血压筛查，原因之二可能在原发性高血压基础上合并了继

表 71-1	不同年龄组的高血压人群中继发性高血压的发生情况	
年龄组	继发性高血压所占比例（%）	常见病因
儿童（出生～12岁）	70～80	肾实质性、血管性疾病 主动脉缩窄
青少年（12～18岁）	10～15	肾实质性疾病 主动脉缩窄
青年（19～39岁）	5	纤维肌性发育不良 甲状腺疾病 肾实质疾病
中年（40～64岁）	8～12	醛固酮增多症 甲状腺疾病 睡眠呼吸暂停综合征 库欣综合征 嗜铬细胞瘤
老年（65岁以上）	17	动脉硬化导致肾动脉狭窄 肾衰竭 甲状腺功能减退

发性高血压，因此对就诊的老年初发高血压或原来血压平稳而近期血压明显波动的患者应常规进行继发性高血压筛查。老年人群中继发性高血压的常见病因为肾血管疾病，但与儿童人群中肾血管疾病有所不同，老年人群常伴有周身动脉硬化和肾功能不全。

青年高血压人群中继发性高血压发病率最低，仅为5%[10-11]。其常见病因为纤维肌性发育不良。该病为非动脉硬化、非炎症性疾病，常累及肾动脉和颈动脉，其中以肾动脉受累最为常见（65%～70%），肾动脉造影呈"串珠"样改变，右侧多于左侧，约35%的患者双侧肾动脉受累。此病多见于女性患者[12]。甲状腺疾病是第二位导致青年人群产生继发性高血压的病因，包括甲状腺功能减退和甲状腺功能亢进两种疾病。其中，甲状腺功能减退最为常见，而且随年龄增长发病率增加，常表现为舒张压升高[13]。

青少年高血压人群中继发性高血压占10%～15%，其常见病因同儿童继发性高血压。中年高血压人群中继发性高血压占8%～12%，其中原发性醛固酮增多症最为常见，其次为甲状腺功能亢进[14]，常表现为收缩压和脉压水平升高[13]。目前甲状腺功

能测定已列为高血压患者的常规检查项目，且各级医院均能开展此检查项目，故不宜被漏诊。

2.继发性高血压对治疗的反应与年龄相关

继发性高血压患者对常规降压药物治疗反应差，即使治疗后血压有所下降，下降幅度也极不稳定，甚至可能出现严重的并发症。如原发性醛固酮增多症和内源性、外源性盐皮质激素增多症患者采用小剂量利尿药治疗可出现严重的低钾血症，肾动脉狭窄患者采用小剂量血管紧张素转化酶抑制药可导致肾小球滤过率明显下降。继发性高血压一旦确诊，通过药物或手术针对病因进行治疗，血压常能得到控制或治愈，这种治疗效果也与年龄明显相关。有研究观察了原发性醛固酮增多症、肾血管性高血压、库欣综合征和甲状腺功能减退的继发性高血压患者对药物或手术病因治疗的反应，结果发现年龄＜40岁的继发性高血压患者对治疗反应敏感，治疗1～2年后96%的患者舒张压下降至90mmHg以下，而年龄＞40岁的患者，仅有62%的患者血压控制在90mmHg以下[15]。

（二）继发性高血压的血压特点

1.继发性高血压患者的血压呈间断或持续性中、重度升高，甚至发展为高血压急症或亚急症，靶器官损害严重。有研究观察了161名收缩压≥180mmHg和（或）舒张压≥100mmHg于急诊科就诊的高血压患者，其中约15%被确诊为继发性高血压[16]。

2.继发性高血压患者的血压无论是间断还是持续性升高，血压呈非"杓型"，因此对于无创24h动态血压监测提示血压呈非"杓型"的高血压患者，应疑诊继发性高血压。

3.继发性高血压除血压升高之外，常伴有典型的伴随症状和（或）体征，这些特异性症状/体征可能有助于临床医师明确继发性高血压的病因（表71-2）。

总之，掌握继发性高血压的临床特点，并将其逐步梳理、归纳、总结，更有利于在临床工作中做到"有的放矢"，在问诊、查体和选择实验室检查时有所侧重，既能做到尽快明确诊断，也能减少患者的医疗费用。

表 71-2	继发性高血压典型的症状、体征与检查项目	
症状/体征	可疑诊断	明确诊断的检查
上下肢收缩压相差＞20mmHg，股动脉搏动延迟或消失、听诊杂音	主动脉缩窄	磁共振成像（成人） 经胸超声心动图（儿童）
使用ACEI或ARB后血肌酐升高44.2～88.4μmol/L，肾血管杂音	肾动脉狭窄	肾血管造影 肾动脉多普勒超声 钆增强磁共振造影

（续表）

症状 / 体征	可疑诊断	明确诊断的检查
心动过缓或心动过速、畏寒或畏热、无规律性便秘或腹泻、月经周期紊乱	甲状腺疾病	甲状腺功能测定
低钾血症	原发性醛固酮增多症	肾素、醛固酮水平以及醛固酮与肾素比值（ARR）
睡眠呼吸暂停、日间嗜睡、打鼾	睡眠呼吸暂停综合征	多导睡眠监测、夜间血氧饱和度监测进行睡眠呼吸暂停临床评分
面红、头痛、血压不稳、直立性低血压、出汗、晕厥	嗜铬细胞瘤	血浆游离肾上腺素、24h 尿液检测肾上腺素
水牛背、向心性肥胖、满月脸、紫花纹	库欣综合征	24h 血、尿皮质醇测定 小剂量地塞米松试验

第二节　继发性高血压的病因

　　继发性高血压的病因很多，涉及了多学科内容，尤其一些少见、罕见病因容易导致临床医师忽视而导致误诊或漏诊。因此，将继发性高血压病因进行系统、规范分类，更有利于临床医师掌握。继发性高血压分类方法较多，1983 年加拿大学者 Genest 主编的《Hypertension》一书中，Julins 将继发性高血压的病因归纳为 7 类，共 55 种疾病。1986 年日本尾前照雄及河野雄平在 Julins 分类法的基础上，进一步做了完善。2005 年国内郑德裕主编的《继发性高血压诊断治疗》一书对 Julins、尾前照雄的分类法做了部分修改与补充[17]。近年文献也报道了一些少见或罕见的继发性高血压的病因，本文在 Julins、尾前照雄以及郑德裕分类法的基础上进行了补充和归类，更有利于临床医师记忆，拓宽临床医生诊疗思路（见表 71-3）。

表 71-3　继发性高血压病因分类	
1. 肾性	（1）肾实质性疾病：急性肾小球肾炎，慢性肾小球肾炎，肾盂肾炎，遗传性肾炎，放射性肾炎，狼疮性肾炎，间质性肾炎，肾先天性异常，肾淀粉样变，多囊肾，肾盂积水，肾素分泌性肿瘤，糖尿病肾病，痛风性肾病，结缔组织病，肾肿瘤 （2）肾血管性：纤维肌性动脉狭窄，动脉粥样硬化性动脉狭窄，肾梗死，多发性动脉炎，肾新血管生成[18] （3）肾外伤：肾周围血肿，肾动脉血栓形成，肾动脉夹层 （4）输尿管、膀胱疾病：膀胱输尿管反流[19]
2. 内分泌性	（1）甲状腺：甲状腺功能亢进，甲状腺功能减退 （2）肾上腺：库欣综合征，嗜铬细胞瘤，原发性醛固酮增多症，先天性肾上腺增生，类糖皮质激素反应性肾上腺功能亢进，类癌瘤 （3）肾上腺外嗜铬细胞瘤：副神经节瘤，神经纤维瘤 （4）甲状旁腺：甲状旁腺功能亢进 （5）垂体瘤：肢端肥大症
3. 神经源性	（1）脑部肿瘤 （2）脑炎 （3）呼吸性酸中毒 （4）延髓型脊髓灰质炎 （5）家族性自主神经功能异常 （6）急性卟啉症 （7）四肢麻痹（排尿性危象）
4. 机械性血流	（1）动静脉瘘 （2）主动脉瓣关闭不全 （3）主动脉缩窄 （4）动脉粥样硬化性收缩期高血压

（续表）

5. 外源性	（1）中毒：铅，铊 （2）药物：交感神经胺类，单胺氧化酶抑制剂与麻黄碱或胺合用，避孕药，大剂量泼尼松，非甾体抗炎药，含甘草的中药 （3）医源性：围术期高血压，过度输液
6. 妊娠期高血压	
7. 呼吸道疾病	阻塞性睡眠呼吸暂停低通气综合征[20]
8. 精神类疾病	
9. 其他	红细胞增多症，烧伤，类癌综合征

第三节　继发性高血压的筛查

继发性高血压的病因、机制、临床表现均较复杂，涉及了多器官、多系统、多学科的交叉，这将要求临床医师具有非常广泛和跨学科的专业知识，熟悉各种继发性高血压的临床特点，对疑诊继发性高血压的患者进行系统、规范的筛查，争取做到尽早发现，从而使其得到尽早治疗，最大程度地改善患者的预后。为了易于临床医师对继发性高血压进行筛查，本节推荐一种由浅入深的筛查的诊疗思路。

1. 初步筛查

对所有就诊的高血压患者都应将其假想成继发性高血压，通过详细询问病史、认真查体并合理选择常规、补充检查项目（见表71-4）[4]，寻找继发性高血压的"蛛丝马迹"，排除或诊断出继发性高血压。通过初步筛查所列检查项目如血尿、蛋白尿、肾功能异常和（或）肾脏结构异常即可初步诊断为肾实质性高血压。详细的初步筛查路线见图71-1。

2. "细筛"

表71-4中扩展评价即为"细筛"内容，需该领域专家来完成。"细筛"包括两方面内容，一方面是对初步筛查确诊的继发性高血压患者需进行心血管危险因素分析，另一方面是对初步筛查疑诊的继发性高血压患者，仍需专科医师进行确诊的专科检查，以达到明确诊断并将其定位、分型诊断，最终为选择治疗方案提供依据。例如原发性醛固酮增多症是继发性高血压的主要原因之一，通过初步筛查发现低血钾、尿钾和钠的浓度升高疑诊为原发性醛固酮增多症，明确诊断需专科医师对其进行"细筛"，可采用醛固酮测定、醛固酮/血浆肾素活性比值、体位激发试验、肾上腺静脉抽血、肾上腺CT等专科检查明确诊断并对其进行定位和分型。

尽管继发性高血压可能存在典型的临床症状，但明确诊断仍依赖于实验室检查。但实验室检查项目的敏感性和特异性并不相同，表71-5[4]列出筛查继发性高血压的常用实验室检查项目的阳性似然比和阴性似然比情况，有助于临床医师做出合理选择。

表71-4　2013年ESC高血压指南推荐继发性高血压筛查检查项目

常规检查项目

- 血红蛋白和（或）血细胞比容
- 空腹血糖
- 总胆固醇、低密度脂蛋白胆固醇、高密度脂蛋白胆固醇
- 三酰甘油
- 血钾、钠
- 血尿酸
- 血肌酐（计算肾小球滤过率）
- 尿液分析：显微镜检查尿蛋白、微量白蛋白尿测定
- 12导联心电图

补充的检查项目：根据病史、查体和常规检查结果

- 糖化血红蛋白（如果空腹血糖＞5.6mmol/L或诊断糖尿病前期）
- 尿蛋白定量（如果试纸检测阳性）
- 尿钾和钠的浓度及其比值
- 家庭自测血压和24h动态血压监测
- 超声心动图
- 运动试验
- 动态心电监测检查心律失常
- 颈动脉超声
- 外周动脉/腹部超声
- 脉搏波速度
- 踝肱指数
- 眼底检查

扩展评价（该领域专家可选择）

- 对顽固性高血压和高血压并发症患者进一步寻找脑、心、肾、血管损害证据
- 根据病史、体格检查、常规和补充检查结果可疑继发性高血压人群，进一步专科检查

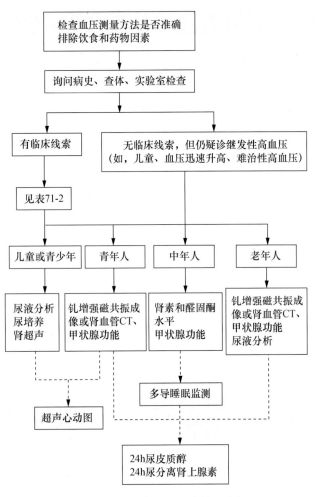

图 71-1 继发性高血压初步筛查路径

流程图内容：

检查血压测量方法是否准确排除饮食和药物因素 → 询问病史、查体、实验室检查 →

- 有临床线索 → 见表71-2
- 无临床线索，但仍疑诊继发性高血压（如，儿童、血压迅速升高、难治性高血压）

分为：儿童或青少年 / 青年人 / 中年人 / 老年人

- 儿童或青少年：尿液分析、尿培养、肾超声 → 超声心动图
- 青年人：钆增强磁共振成像或肾血管CT、甲状腺功能
- 中年人：肾素和醛固酮水平、甲状腺功能 → 多导睡眠监测
- 老年人：钆增强磁共振成像或肾血管CT、甲状腺功能、尿液分析

多导睡眠监测 → 24h尿皮质醇、24h尿分离肾上腺素

表71-5　筛查继发性高血压常用实验室检查的精确度情况		
继发性高血压病因与检查	阳性似然比	阴性似然比
原发性醛固酮增多症		
醛固酮/肾素比＞20	4.6	0.27
醛固酮/肾素比＞30	28.0	0.16
主动脉缩窄		
超声心动图	47.0	0.06
库欣综合征		
24h尿游离皮质醇	10.6	0.16
夜间唾液皮质醇	8.8	0.07
小剂量地塞米松试验	11.6	0.09
睡眠呼吸暂停综合征		
夜间多导睡眠监测	—	—
睡眠暂停临床评分	5.2	0.25
嗜铬细胞瘤		
24h尿肾上腺素	8.0	0.13
血浆游离肾上腺素	5.5	0.01
肾动脉狭窄		
卡托普利肾显像	1.4	0.76
CT血管造影	13.4	0.06
钆增强磁共振成像	13.9	0.03
肾实质疾病		
肾多普勒超声	2.9	0.32

总结与要点

　　继发性高血压是病因明确的症状性高血压，尽管通过正规的初步筛选和"细筛"可明确大多数继发性高血压病因，但由于发病机制复杂，存在一些少见、罕见病因，尤其是有些继发性高血压患者可能与原发性高血压交织在一起，这些因素均给继发性高血压的诊断带来很大难度。如果通过正规筛查不能明确继发性高血压诊断，应重新梳理诊断思路，选择敏感性更高的检查项目，使更多的继发性高血压患者能早期明确诊断，尽早进行病因治疗，避免对靶器官造成不可逆性损害。

参考文献

［1］中国高血压防治指南修订委员会. 中国高血压防治指南2010. 中华高血压杂志, 2011, 19（8）: 701-743.

［2］Omra M, Saito J, Yamaguchi K, et al. Prospective study on the prevalence of secondary hypertension among hypertensive patients visiting a general outpatient clinic in Japan. Hypertens Res, 2004, 27（3）: 193-202.

［3］王志华, 初少莉, 陈绍行, 等. 高血压住院患者病因及危险因素分析. 高血压杂志, 2005, 12（8）: 504-509.

［4］Mancia G, Fagard R, Narkiewicz K, et al. 2013 ESH/ESC Guidelines for the management of arterial hypertension: The Task Force for the management of arterial hypertension of the European Society of Hypertension（ESH）and of the European Society of cardiology（ESC）. Eur Heart J, 2013, 34（28）: 2159-2219.

［5］王文, 朱曼璐, 王拥军, 等.《中国心血管病报告2012》概要. 中国循环杂志, 2013, 28（6）: 408-412.

［6］Arar MY, Hogg RJ, Arant BS, et al. Etiology of sustained hypertension in Children in the southwestern United States. Pediatr Nephrol, 1994, 8（2）: 186-189.

［7］SimoeseSilva AC, Silva JM, Diniz JS, et al. Risk of hypertension in primary vesicoureteral reflux. Pediatr Nephrol, 2007, 22（3）: 459-462.

［8］Brickner ME, Hillis LD, Lange RA. Congenital heart disease in adults. First of two parts. N Engl J Med, 2000, 342（4）: 256-263.

［9］Giuffre M，Ryerson L，Chapple D，et al. Nonductal dependent coarctation：a 20-year study of morbidity and mortality comparing early-to-late surgical repair. J Natl MedAssoc，2005，97（3）：352-356.

［10］National High Blood Pressure Education Program Working Group on High Blood Pressure in Children and Adolescents. The Fourth Report on the Diagnosis，Evaluation，and Treatment of High Blood Pressure in Children and Adolescents. Pediatrics，2004，114（2 Suppl 4th Report）：555-576.

［11］Flynn JT. Evaluation and management of hypertension in childhood. Prog Pediatr Cardiol，2001，12（2）：177-188.

［12］Elliott WJ. Renovascular hypertension：an update. J Clin Hypertens（Greenwich），2008，10（7）：522-533.

［13］Klein I，Danzi S. Thyroid disease and the heart. Circulation，2007，116（15）：1725-1735.

［14］Prisant LM，Gujral JS，Mulloy AL. Hyperthyroidism：a secondary cause of isolated systolic hypertension. J Clin Hypertens（Greenwich），2006，8（8）：596-599.

［15］Streeten DH，Anderson GH，Wagner S. Effect of age on response of secondary hypertension to specific treatment. Am J Hypertens，1990，3（5 Pt 1）：360-365.

［16］Borgel J，Springer S，Ghafoor J，et al. Unrecognized secondary cause of hypertension in patients with hypertensive urgency/emergency：prevalence and co-prevalence. Clin Res Cardiol，2010，99（8）：499-506.

［17］郑德裕. 继发性高血压诊断治疗学. 北京：人民军医出版社，2005.

［18］Hertiq A. Anti-vascular endothelial growth factor（VEGF）therapy：a new cause of secondary hypertension. Rev Prat，2010，60（5）：644-645，647-648.

［19］Sandal S，Khanna A. Vesicoureteral Reflux, a Scarred kidney, and Minimal Proteinuria：An Unusual Cause of Adult Secondary Hypertension. Case Rep Med，2011，Article ID 913839，4 pages.

［20］吴寿岭，张冬艳，刘运秋，等. 睡眠呼吸暂停综合征与隐蔽性高血压. 中华高血压杂志，2008，16（4）：354-357.

（高　明　孙玉艳）

第72章 妊娠期高血压疾病

妊娠期高血压疾病（hypertensive disorders in pregnancy）是女性妊娠期特有并且常见的疾病，主要症状有高血压、蛋白尿、水肿等，是孕产妇死亡的主要原因。在我国妊娠期高血压疾病造成的孕产妇死亡率为 4.2/10 万，占死亡总数的 9.3%[1]。同时它还严重威胁胎儿健康，是早产、宫内胎儿死亡、新生儿窒息和死亡的主要原因[2]。

第一节 妊娠期高血压疾病的概念及诊断标准

早在 20 世纪 30 年代西医进入中国后，我国就有关于妊娠期高血压疾病的定义，当时的定义及诊断标准采用英美分类方法，称该病为急性晚期妊娠中毒症。此病名及分类诊断标准一直沿用至 1983 年，但临床及基础研究均未发现任何内源性和（或）外源性"毒素"与之有关，因此"妊娠中毒症"这一病名被摒弃。

1983 年第二届全国"妊娠高血压综合征防治科研协作组"建议统一命名为"妊娠高血压综合征"（简称"妊高征"），并重新修订了定义和诊断标准，其定义为妊娠 20 周以后发生的高血压、蛋白尿、水肿，严重时出现头痛、眼花、胸闷甚至抽搐者，称为妊娠高血压综合征。我国 1983 年制订的分类诊断方法中，以血压、尿蛋白定量、水肿及自觉症状这些简单、快速、经济的指标来区分轻、中、重度妊高征，在当时实验室条件匮乏的情况下，是非常实用和有效的，在数十年的实践中起到了重要作用。但该标准也存在着一定的局限性，如未将妊娠后加重的慢性高血压患者归入其中，并且与当今国外普遍采用的分类标准有很大的差别，影响了我国在该领域相关研究与国际学术界的交流。

目前关于妊娠期高血压疾病的概念采用《妊娠期高血压疾病诊治指南》（2012 版）。该指南是中华医学会妊娠期高血压疾病组以国际指南为基础，结合我国国情及实际临床经验而制订的与国际通用的名称。妊娠期高血压疾病，简称"妊高病"，包括妊娠高血压（gestational hypertension）、子痫前期（pre-eclampsia）、子痫（eclampsia）、慢性高血压合并妊娠（chronic hypertension complication pregnancy）和慢性高血压并发子痫前期（pre-eclampsia superimposed upon chronic hypertension）五种临床状态[3-5]。见表 72-1。

表 72-1 妊娠期高血压疾病的分类及诊断标准

类别		诊断标准
妊娠高血压		妊娠期首次出现高血压；收缩压≥140mmHg（1mmHg = 0.133kPa）和（或）舒张压≥90mmHg，于产后 12 周恢复正常，尿蛋白阴性，少数患者可伴有上腹部不适或血小板减少；产后方可确诊
子痫前期	轻度	妊娠 20 周后出现收缩压≥140mmHg 和（或）舒张压≥90mmHg 伴尿蛋白≥0.3g/24h 或随机尿蛋白≥（＋）
	重度	血压和尿蛋白持续升高，发生母体脏器功能不全或胎儿并发症。子痫前期患者出现下述任一不良情况可诊断为重度子痫前期： （1）血压持续升高：收缩压≥160mmHg 和（或）舒张压≥110mmHg （2）尿蛋白≥2.0g/24h 或随机尿蛋白≥（＋＋） （3）持续性头痛、视觉障碍或其他脑神经症状 （4）持续性上腹部疼痛等肝包膜下血肿或肝破裂症状 （5）肝酶异常：血谷丙转氨酶（ALT）或谷草转氨酶（AST）水平升高 （6）肾功能异常：少尿（24h 尿量＜400ml 或每小时尿量＜17ml）或血肌酐＞106μmol/L （7）低蛋白血症伴腹水或胸腔积液

（续表）

类别	诊断标准
	（8）血液系统异常：血小板计数呈持续性下降并低于 $100\times10^9/L$，血管内溶血、贫血、黄疸或血乳酸脱氢酶（LDH）水平升高 （9）心力衰竭、肺水肿 （10）胎儿生长受限或羊水过少 （11）孕 34 周前发病
子痫	子痫前期基础上发生不能用其他原因解释的抽搐
慢性高血压合并妊娠	妊娠 20 周前即存在收缩压≥140mmHg 和（或）舒张压≥90mmHg，妊娠期无明显加重；或妊娠 20 周后首次诊断高血压并持续到产后 12 周以后
慢性高血压并发子痫前期	慢性高血压孕妇妊娠 20 周前无蛋白尿，20 周后出现尿蛋白≥0.3g/24h 或随机尿蛋白≥（＋）；或妊娠 20 周前有蛋白尿，20 周后尿蛋白明显增加或血压进一步升高或出现血小板减少＜$100\times10^9/L$

第二节　妊娠期高血压疾病的流行病学

1. 流行病学

妊娠期高血压疾病的发病率在不同国家、地区之间有差别。欧美国家报道妊娠期高血压疾病的发病率为6%～10%[6-7]。1988 年我国进行的 25 个省市流行病学调查显示我国妊娠期高血压疾病的发病率为 9.4%[8]。而上海市妊娠高血压综合征调查协作组记录在 1989—1998 年的 15 879 次分娩中妊娠期高血压疾病发病率为 5.57%，其中轻、中、重度妊娠期高血压疾病各占 55.83%、29.39%及 14.78%，子痫占 1.29%[9]。2005 年浙江嘉兴地区研究者观察了 1995—2000 年间 136 070 名孕产妇，显示妊娠期高血压疾病的发病率为 11.1%，其轻、中、重度妊娠期高血压疾病的构成比依次为 71.4%、22.3% 和 6.3%[10]。广州 4 家医院联合报道 1995—2004 年的 71 020 名孕妇中妊娠期高血压疾病的发病率 5.78%，其中轻、重度子痫前期各占 72.22%、27.78%[11]。

2. 高危因素

妊娠期高血压疾病的高危因素流行病学调查发现：初产妇，孕妇年龄＜18 岁或＞40 岁，胰岛素抵抗，糖尿病及肥胖，多胎妊娠，有妊娠期高血压疾病史及家族史，慢性高血压，慢性肾炎，抗磷脂抗体综合征，营养不良，低社会经济状况均与其发病风险增加相关。

（1）产次因素：一般来说，妊娠期高血压疾病好发于初次妊娠。Skjaerven 等[12]根据挪威医学登记资料发现，子痫前期发生于第 1 次妊娠、第 2 次妊娠及第 3 次妊娠者各为 3.9%、1.7% 及 1.8%，第 1 胎子痫前期发生率明显增高。若初次妊娠患妊娠期高血压疾病，则第 2 次患妊娠期高血压疾病的危险性增加。Sibai[13]研究表明，初产妇妊娠期高血压疾病发生高危因素依次为血压、肥胖、流产次数及吸烟，血压越高或越肥胖，妊娠期高血压疾病的发生危险越高。

（2）产妇因素：主要指产妇的年龄及体重影响。Skaznik 等[14]研究表明，年龄≥35 岁的初孕妇妊娠期高血压疾病的患病风险增高。而 Innes 等[15]研究表明，孕妇自身出生体重与妊娠期高血压疾病风险呈 U 形相关，即过低与过高出生体重者发生妊娠期高血压疾病的风险极高。

（3）胰岛素抵抗、糖尿病及肥胖因素：胰岛素是一种血管舒张因子，外周胰岛素抵抗指胰岛素的葡萄糖调节功能抵抗，导致高胰岛素血症，以维持正常的葡萄糖浓度，这样胰岛素刺激钠的重吸收，并有拟交感活性，使血压升高。Cundy 等[16]发现 1 型糖尿病与 2 型糖尿病患者的妊娠期高血压疾病的总体发生率是相似的，分别为 41% 和 45%，但是所患的高血压亚型是有区别的；2 型糖尿病妇女更易患慢性高血压（孕周＜20 周即诊断），而子痫前期的发生率少于 1 型糖尿病妇女。Hrazdilova[17]报道证实，在排除相关因素后，妊娠妇女的妊娠前体重指数（p-BMI）与妊娠高血压、子痫前期、蛋白尿的风险密切相关。

（4）其他：近期研究显示低社会经济状况及孕妇不良情绪与妊娠期高血压疾病的发生相关。由于经济原因，不能系统检查，忽略了对孕妇的全方位监测，不能及时发现并处理营养不良、缺钙等妊娠并发症，使疾病在早期得不到治疗，增加了患病风险。焦虑、忧郁等负性情绪与妊娠期高血压疾病的发生有相关性。国内外多项调查发现妊娠期高血压疾病患者普遍存在情绪不稳、焦虑、忧郁、睡眠障碍、心悸、生活空虚感等症状，同时认为这些精神因素对妊娠妇女有负面影响而且导致妊娠期高血压疾病的发生。Kurki 等[18]采用焦虑忧郁问卷对 623 名妊娠早期无任何症状的初产妇进行了孕期追踪调查，发现妊娠期高血压疾病患者伴有明显的忧郁焦虑情绪，沮丧抑郁的负性情绪增加了妊娠期高血压疾病的发病率。另外，妊娠期高血压疾病还与多囊卵巢疾病、慢性高血压史、妊娠间隔时间、辅助生殖、高半胱氨酸血症等有关[19-20]。

第三节　妊娠期高血压疾病的发病机制

一、妊娠期母体心血管和肾脏系统的生理性改变

女性妊娠期间，为了保证胎盘和胎儿的正常生长发育，母体的心血管和肾脏系统会发生重要的生理性改变。主要包括：血容量增加、血管阻力降低、系统血压降低、心排血量增加、肾功能改变等。

妊娠早期，母体的血容量就开始增加。妊娠第 6 周左右，血容量开始增多，到妊娠中期则迅速增多，持续增加至 20～32 周，随后血容量的增加速度进入平台期。一般单胎妊娠血容量可增多 1000ml，而双胎妊娠则增多约 1500ml，分娩后 6～8 周又恢复正常。红细胞容量增多较晚，整个妊娠期红细胞容量增加约 30%（见图 72-1）。由于妊娠期红细胞容量的增多不及血浆容量的增多显著，所以存在细胞被稀释。妊娠时母体血液稀释，使血浆蛋白浓度也降低，与妊娠前相比，妊娠末期血浆蛋白浓度约降低 1g/dl（血浆胶体渗透压降低 7mmHg），主要是白蛋白降低。同时，妊娠时母体的雌激素及前列腺素分泌过多，导致小血管扩张，胎盘动静脉短路，导致末梢循环阻力减低，动脉血压降低（尤以舒张压为著）及脉压加大，平均血压降低。

妊娠期间，母体每分钟的氧需增加 30～50ml，为了满足增加的需氧量，母体每分钟心排血量增加 30%～40%。同时，在妊娠开始肾血流量及肾小球滤过率就增加，第 4～6 个月达峰值，较妊娠前增加 30%～50%，之后肾血流量稍降低，而肾小球滤过率继续增加，使滤过分数（FF）增高。由于孕妇肾小球滤过率增加，蛋白质代谢呈正氮平衡（整个妊娠期体内共积聚氮约 500g），所以其血浆尿素氮及肌酐浓度较非孕妇为低。因此，检测肾功能指标时，在非孕妇的正常值，在孕妇则提示肾功能减退。

二、妊娠期高血压疾病的发病机制

目前妊娠期高血压疾病的病因尚未明确，以往研究发现其发生主要与免疫机制、遗传因素、胎源性学说、母体本身因素等相关[18]（见图 72-2）。

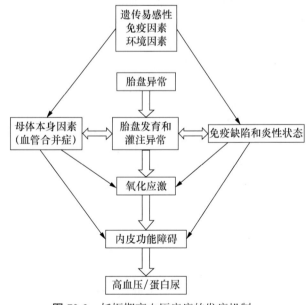

图 72-2　妊娠期高血压疾病的发病机制

（一）免疫机制

免疫机制在妇女的整个妊娠过程中起重要作用。从受精卵着床到胎盘的形成再到胎儿的分娩，免疫机制都贯穿其中。免疫状态的失衡能引起排斥反应，导致妊娠期高血压疾病等一系列的病理性妊娠，严重者可致胚胎流产。Th1 介导的细胞免疫增强，巨

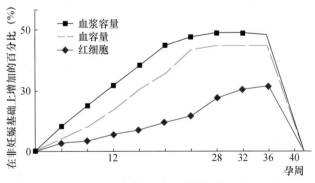

图 72-1　妊娠期血容量等指标的变化

噬细胞活化，自然杀伤细胞活化，患者的免疫耐受不足，均能导致滋养细胞受累且浸润能力下降，胎盘浅着床，造成胎盘缺血缺氧，最终导致妊娠期高血压疾病的发生。妊娠期高血压的发病机制是复杂的，其免疫学发病机制在妊娠期高血压疾病的诊断、治疗及预测方面提供了一个新的视角。未来免疫学尤其是分子免疫学的深入研究有望揭开妊娠期高血压疾病之迷。

（二）遗传因素

近年来许多学者提出一些易感基因与妊娠期高血压疾病的发病有关。目前发现的易感基因有内皮型一氧化氮合酶（eNOS）基因、肾素-血管紧张素-醛固酮系统基因、Fas/FasL 基因、VLeiden 基因、凝血酶原基因、凝血酶原调节蛋白（TM）、亚甲基四氢叶酸还原酶（MTHFR）基因、线粒体 DNA 突变、脂蛋白脂肪酶基因（LPL）、载脂蛋白 E 基因、TNF-α 基因、HLA-G、HLA-DR4、印迹基因等[21-23]。

另外，胎儿/父方基因型在妊娠期高血压疾病发病中有一定的作用。胎儿是带有一半父方遗传基因的半同种移植物，近年来父方因素在妊娠期高血压疾病中的作用受到越来越多的重视。母方蜕膜中的自然杀伤细胞接受侵袭性滋养细胞表达的父方HLA-C、TGF-β 等细胞因子的刺激，如果过度激活母方对这些因子的炎症性反应，父母双方特异性的遗传冲突将会影响到绒毛膜胎盘的正常形成[23]。相关研究表明，血压正常的初产妇在更换伴侣后其第二胎患妊娠期高血压疾病的危险性要比未更换伴侣的妇女高出 30%；与此相比较，患妊娠期高血压疾病的初产妇更换伴侣后她们患病的可能性降低了 30%。

（三）胎源性学说

胎盘是母-胎界面维持胎儿在宫内营养和生长发育的重要器官。目前认为胎盘的存在是妊娠期高血压疾病形成的必要条件。对于母体来说发育正常的胎盘也是一种"炎性负荷"，随着妊娠的进展及胎盘的生长，这种"负荷"会逐渐增加。从这点来说，妊娠期高血压疾病与正常妊娠并无本质区别，其中唯一的不同就是妊娠期高血压疾病时胎盘对于母体的影响更为显著，致使母体失代偿导致临床疾病的出现。

目前研究表明，胎盘缺血缺氧、动脉粥样硬化和血栓形成与母体妊娠期高血压疾病密切相关，其中又以胎盘缺血缺氧学说最为完善。子宫螺旋动脉是一种高流量低阻力的系统，母体的胎盘灌注依赖于此。"螺旋动脉重铸过程"[24]，是绒毛外滋养细胞的侵入以及螺旋动脉血管平滑肌细胞和血管内皮细胞凋亡的整个过程。已有国外学者推测：由一种

或多种因素影响绒毛外滋养细胞的侵入，引起螺旋动脉重塑不足，由于缺乏高流量低阻力的螺旋动脉，使胎盘灌注减少，胎盘发育受阻，当胎盘功能无法满足正常妊娠而导致子宫-胎盘长期处于缺血缺氧状态时，母体血管内皮细胞活化，炎症细胞因子释放，随着胎盘缺血缺氧加剧，最终导致妊娠期高血压疾病的各种临床表现[25-26]。

（四）母体本身因素

如前所述，妊娠期母体的心血管系统产生一系列生理适应性改变，从妊娠早期就有血浆容量增加、心排血量增加、子宫胎盘及肾血流增加，然而在妊娠 20 周以前母体的血压却是降低的。为了适应这种变化，妊娠早期母体内的凝血机制和炎症反应被激活，出现胰岛素抵抗和血脂紊乱等代谢性改变。妊娠 20 周后宫内胎儿生长迅速，为了满足胎儿生长的代谢需求，这些改变会再次出现。正常妊娠的女性，这种改变是暂时的，而存在妊娠期高血压疾病的女性，在妊娠 20 周后这种代谢改变会进一步加剧，甚至可能终身存在。

大量研究表明，妊娠期高血压疾病可能与妊娠期母体心血管系统这些过度的生理性适应导致的代谢紊乱相关。主要包括：内皮功能障碍、系统炎症反应和细胞因子增加、氧化应激、胰岛素抵抗、血脂代谢异常。

1. 内皮功能障碍

血管内皮细胞是介于血流和血管壁组织之间的一层单核细胞。在非妊娠状态下，内皮细胞可通过自分泌、内分泌、旁分泌三种途径分泌一系列 NO、PGI2、ET-1 等血管活性物质，发挥调节血流、血压、血管紧张性、抗血栓形成、抑制平滑肌细胞增殖及血管壁炎症反应等功能。研究发现妊娠期高血压疾病的母体内可溶性血管内皮生长因子（soluble vascular endothelial growth factor, sFLT-1）水平增加，并伴有胎盘生长因子（placental growth factor, PGF）、血管内皮生长因子（vascular endothelial growth factor, VEGF）的下降，当血管内皮细胞受损时，一氧化氮（nitric oxide, NO）、前列环素（prostacyclin, PGI2）等血管内皮源性舒张因子（endothelium derived relaxing factor, EDRF）分泌减少，血栓素 A2（thromboxane-A2, TXA2）等血管内皮收缩因子产生增加，收缩因子和舒张因子比例失调，致使血压升高，从而导致一系列病理变化[27-32]。在正常妊娠状态下，机体的血管舒张功能降低或正常，此时内皮舒张功能十分重要。有研究发现在妊娠期高血压疾病状态下，女

性机体存在内皮依赖性血管舒张功能障碍，而且这种异常在临床症状出现前就已经存在了。

2. 炎症反应和细胞因子增加

与非妊娠状态比较，正常妊娠时母体内存在广泛的炎症反应。妊娠时细胞间黏附因子1（ICAM-1）和血管细胞黏附因子1（VCAM-1）等血管黏附因子、急性期炎症标记物hs-CRP是升高的，同时血浆中肿瘤坏死因子（TNF-α）、白细胞介素（IL-2、IL-6、IL-8）等细胞因子水平是增加的。同样，这些细胞毒性物质和炎性介质的变化在妊娠期高血压疾病时会加剧，且在妇女出现临床症状前就已经存在。

3. 氧化应激

氧化应激是指体内氧化与抗氧化作用失衡，倾向于氧化，导致中性粒细胞炎性浸润，蛋白酶分泌增加，产生大量氧化中间产物，导致细胞损伤。妊娠过程中母体内粒细胞及过氧化脂质等物质增加，存在生理性或病理性缺血再灌注，它们共同作用可诱发氧化应激反应。目前认为妊娠期高血压疾病状态时，胎盘功能异常和脂代谢紊乱导致自由基的释放，特别是超氧化物阴离子和脂质过氧化物的大量释放导致血管内皮功能紊乱，从而产生一系列病理状态。

4. 胰岛素抵抗

正常妊娠时母体处于胰岛素抵抗和空腹血糖受损的状态，这可能与母体内的人胎盘催乳素（human placental lactogen，hPL）、黄体酮和雌激素等胎盘激素相关。值得注意的是，妊娠期高血压疾病的许多临床特点，如高血压、内皮细胞功能紊乱、血脂代谢改变等都是胰岛素抵抗的主要表现，这也支持胰岛素抵抗是导致妊娠期高血压疾病的重要因素。

有研究发现，糖负荷试验中空腹血糖水平升高的妊娠女性，发生妊娠期高血压疾病的风险增加，而且有妊娠期高血压疾病的女性进行口服葡萄糖耐量试验时测定空腹胰岛素水平是升高的[33]。妊娠时，胰岛素抵抗及高胰岛素血症可使细胞激动素介导的氧化作用增强，这与子痫前期的发病机制有关。

5. 血脂代谢异常

正常妊娠时，母体血脂成分发生改变，主要包括：妊娠期母体三酰甘油水平增加300%，总胆固醇水平增加25%～50%，低密度脂蛋白胆固醇水平也有升高。这些改变主要是为了满足胎儿生长需求。子痫患者体内，三酰甘油水平会进一步升高，尤其是在妊娠的第3个月，三酰甘油水平几乎是正常妊娠女性的2倍，同时伴有低密度脂蛋白胆固醇的升高[34]。有人认为，这些变化可能是胎盘缺陷的代偿所致，同时它们导致母体内皮功能紊乱，直接或间接参与母体高血压的发生。

然而目前为止，尚无一种学说能够完全解释妊娠期高血压疾病的病因和发病机制。妊娠期高血压疾病是由多种因素导致的，而各个学说仅仅只能解释其中的一个方面。免疫失衡、易感基因、胎源性学说、母体本身因素与氧化应激之间的联系、相互作用以及与妊娠期高血压疾病的关系还有待于进一步的研究。

第四节　妊娠期高血压疾病的诊断

1. 病史

注意询问妊娠前有无高血压、肾病、糖尿病等病史，了解患者此次妊娠后高血压、蛋白尿等症状出现的时间和严重程度，有无妊娠期高血压疾病家族史。

2. 高血压的诊断

血压的测量方法：测量血压前被测者至少安静休息5min。测量者取坐位或卧位，注意肢体放松，袖带大小合适。通常测量右上肢血压，袖带应与心脏处于同一水平。

妊娠期高血压定义为同一手臂至少2次测量的收缩压≥140mmHg和（或）舒张压≥90mmHg。若血压较基础血压升高≥30/15mmHg，但低于140/90≥mmHg时，不作为诊断依据，但须严密观察。

对首次发现血压升高者，应间隔4h或4h以上重复测量血压，如2次测量均为收缩压≥140mmHg和（或）舒张压≥90mmHg，则诊断为高血压。对严重高血压患者［收缩压≥160mmHg和（或）舒张压≥110mmHg］，应密切监测血压。

3. 尿蛋白检测和蛋白尿的诊断

高危孕妇每次产前检查均应检测尿常规。尿常规检查应选用中段尿。可疑子痫前期孕妇应检测24h尿蛋白定量。

尿蛋白≥0.3g/24h或随机尿蛋白≥300mg/L（即30mg/dl）或尿蛋白定性≥（＋）定义为蛋白尿。

4. 辅助检查

（1）妊娠期高血压患者应定期进行以下常规检查：①血常规；②尿常规；③肝功能；④血脂；⑤肾功能；⑥心电图；⑦超声：包括颈部血管超声，双侧肾、肾上腺超声，心脏超声等。

（2）子痫前期、子痫视病情发展和诊治需要应酌情增加以下有关的检查项目：①眼底检查；②凝血功能；③血电解质；④超声等影像学检查肝、胆、胰、脾、肾等脏器；⑤动脉血气分析；⑥心脏彩超及心功能测定；⑦B超检查胎儿发育、脐动脉、子宫动脉等血流指数；⑧必要时行头颅CT或MRI检查。

第五节　妊娠期高血压疾病的临床治疗建议

妊娠期高血压疾病的治疗目的是预防重度子痫前期和子痫的发生，增加围生儿存活率和减少母儿发病率。治疗基本原则是休息、镇静、解痉，有指征地降压、利尿，密切监测母胎情况，适时终止妊娠。应根据病情轻重分类，进行个体化治疗。根据《妊娠期高血压疾病诊治指南》（2012年版）[3]，参考ESC《妊娠期高血压疾病管理指南》[35]就妊娠期高血压疾病的临床治疗提出以下建议。

一、评估和监测指标

妊娠期高血压疾病在妊娠期病情复杂、变化快，分娩和产后生理变化以及各种不良刺激等均可能导致病情加重。因此，对产前、产时和产后的病情进行密切监测和评估十分重要。监测和评估的目的在于了解病情轻重和进展情况，及时合理干预，早防早治，避免不良临床结局发生。

1. 基本检查　了解头痛、胸闷、眼花、上腹部疼痛等自觉症状，检查血压、血尿常规、体重、尿量、胎心、胎动、胎心监护。

2. 孕妇的特殊检查　包括眼底检查、凝血功能、心/肝/肾功能、血脂、血尿酸和电解质等检查。

3. 胎儿的特殊检查　包括胎儿发育情况、B超和胎心监护监测胎儿宫内状况和脐动脉血流等。

根据病情决定检查频度和内容，以掌握病情变化。

二、临床治疗建议

（一）妊娠高血压

治疗原则：镇静、降压，合理扩容、利尿，适时终止妊娠。根据妊娠高血压患者的病情程度进行处理。

1. 一般治疗

（1）治疗地点选择：妊娠高血压患者可门诊或住院治疗，以门诊治疗为主。

（2）休息和饮食：保证足够休息与睡眠，采取左侧卧位，既纠正了妊娠期右旋的子宫，又能减轻下腔静脉受压，以增加回心血量，改善肾及胎盘血流灌注；饮食宜清淡，避免进食过多食盐，但不建议限制食盐摄入。保证摄入足够的蛋白质、蔬菜、水果。补足铁和钙剂。

（3）镇静：为了缓解孕产妇的精神紧张、焦虑症状，改善睡眠，预防并控制子痫，必要时可适量应用镇静药物。主要药物包括：①地西泮，口服2.5～5.0mg，2～3次/天，或者睡前服用，可缓解患者的精神紧张、失眠等症状，保证患者获得足够的休息；地西泮10mg肌内注射或静脉注射（>2min）有助于控制子痫发作和再次抽搐。②苯巴比妥，镇静时口服剂量为每次30mg，3次/天。控制子痫时肌内注射0.1g。③冬眠合剂，由氯丙嗪（50mg）、哌替啶（100mg）和异丙嗪（50mg）3种药物组成，可抑制中枢神经系统，有助于解痉、降压、控制子痫抽搐。通常以1/3～1/2量肌内注射，或以半量加入5%葡萄糖溶液250ml静脉滴注。由于氯丙嗪可使血压急剧下降，导致肾及胎盘血流量降低，而且对母亲和胎儿的肝有一定损害，故仅应用于硫酸镁治疗效果不佳者。

2. 降压治疗

降压治疗目的是预防子痫、心脑血管意外和胎盘早剥等严重的母婴并发症。收缩压≥160mmHg和（或）舒张压≥110mmHg的高血压孕妇应行降压治疗。

孕妇无并发脏器功能损伤时，收缩压应控制在130～155mmHg，舒张压控制在80～105mmHg；如果孕妇并发脏器功能损伤，则收缩压应控制在130～139mmHg，舒张压控制在80～89mmHg。降压过程力求下降平稳，不可波动过大，且血压不可低于130/80mmHg，以保证子宫胎盘血流灌注。

选择降压药物时建议先选用口服药物，如果口服药物血压控制不理想，可静脉用药。孕期一般不使用利尿药降压，以防血液浓缩、有效循环血量减少和高凝倾向。应注意：不推荐使用阿替洛尔和哌唑嗪降压。硫酸镁不可作为降压药使用。禁止使用血管紧张素转化酶抑制药（ACEI）和血管紧张素Ⅱ受体拮抗药（ARB）。妊娠期常用降压药物的用法及用量见表72-2。

表 72-2　妊娠期常用降压药物的用法及用量

药名		作用机制	用法、用量	副作用
拉贝洛尔		α、β 受体阻滞药	口服：50～150mg，3～4次/天 静脉注射：初始剂量20mg，10min后如未有效降压则剂量加倍，最大单次剂量80mg，直至血压被控制，每天最大总剂量220mg 静脉滴注：50～100mg加入5%葡萄糖溶液250～500ml，根据血压调整滴速；血压稳定后改口服	偶有头晕、胃肠道不适、疲乏、感觉异常、哮喘加重等。个别患者有直立性低血压
二氢吡啶类钙通道阻滞药	硝苯地平	抑制钙通过细胞质膜的钙通道进入周围动脉血管平滑肌细胞以降低外周血管阻力，使血压下降。对心排血量影响不大，可增加肾血流量	口服：5～10mg，3～4次/天，24h总量不超过60mg；紧急时舌下含服5～10mg，起效快，但不推荐常规使用	有面部潮红、头痛、眩晕、胃肠道不适及踝部水肿等 宜在分娩前2～3周停药改用其他降压药物，以免造成分娩时子宫收缩无力和产后出血
	尼莫地平		口服：20～60mg，2～3次/天。静脉滴注：20～40mg加入5%葡萄糖溶液250ml，每天总量不超过360mg	
	尼卡地平		口服：20～40mg，3次/天。静脉滴注：1mg/h起，根据血压变化每10min调整剂量	
酚妥拉明		通过阻断α1受体使动脉系统扩张而达到降压作用	静脉滴注：1～20mg溶入5%葡萄糖溶液100～200ml，以10μg/min的速度持续，必要时根据降压效果调整滴注剂量	眩晕，乏力
甲基多巴		兴奋中枢神经受体，从而减少交感神经的传出冲动，使外周血管阻力下降	口服：250mg，3次/天，以后根据病情酌情增减，最高不超过2g/d	嗜睡，可逆性肝损害，抑郁等。对心排血量和肾血流量无明显影响
硝酸甘油		主要扩张静脉系统减少回心血量，大剂量可扩张动脉系统	静脉滴注：起始剂量5～10μg/min，每5～10min增加滴速至维持剂量20～50μg/min；主要用于合并急性心力衰竭和急性冠状动脉综合征时高血压急症的降压治疗	头痛、心悸
硝普钠		直接扩张动、静脉，降低心脏前后负荷，使血压明显下降	避光静脉滴注：50mg加入5%葡萄糖溶液500ml按0.5～0.8μg/（min·kg）缓慢静脉滴注，停药后作用在3～5min内消失；孕期仅适用于其他降压药物应用无效的高血压危象孕妇，产前应用不超过4h	低血压

（二）子痫前期和子痫

治疗原则为在坚持上述妊娠高血压的治疗措施基础上，进一步加强镇静、解痉，有指征地利尿、扩容，密切监测母胎情况，适时终止妊娠。

1.一般治疗

（1）治疗地点选择：轻度子痫前期患者应由专业医师评估后决定是否院内治疗；重度子痫前期、子痫患者均应住院治疗。

（2）休息和饮食：详见妊娠高血压部分。

（3）镇静：详见妊娠高血压部分。

2.降压治疗

降压治疗原则及血压控制目标及药物选择同妊娠高血压。

3.解痉治疗

硫酸镁是一线药物。该药通过抑制运动神经末梢乙酰胆碱的释放，阻断神经和肌肉的传导，从而使骨骼肌松弛，较好地预防和治疗子痫；镁离子可使血管内皮合成前列环素增多，血管扩张，血压下降，增加子宫内血管平滑肌的解痉作用改善子宫血流量。同时硫酸镁是重度子痫前期预防子痫发作的预防用药，硫酸镁控制子痫再次发作的效果优于地西泮、苯巴比妥和冬眠合剂等镇静药。除非存在硫酸镁应用禁忌证或者硫酸镁治疗效果不佳，否则不推荐将苯巴比妥和苯二氮䓬类（如地西泮）用于子痫的预防或治疗。对于轻度子痫前期患者也可考虑应用硫酸镁。

（1）硫酸镁的用法：①控制子痫。静脉用药时负荷剂量2.5～5g，溶于10%葡萄糖溶液20ml静脉推注（15～20min），或5%葡萄糖溶液100ml快速静脉滴注，继而1～2g/h静脉滴注维持。或者夜间睡眠前停用静脉给药，改用肌内注射，用法为25%硫酸镁20ml＋2%利多卡因2ml臀部肌内注射。24h硫酸镁总量25～30g。②预防子痫发作（适用于子痫前期和子痫发作后）。负荷和维持剂量同控制子痫处理。用药时间长短根据病情需要调整，一般每天静脉滴注 6～12h，24h 总量不超过 25g。用药期间每天评估病情变化，决定是否继续用药。

（2）应用硫酸镁注意事项：血清镁离子有效治疗浓度为 1.8～3.0mmol/L，超过 3.5mmol/L 即可出现中毒症状。使用硫酸镁的必备条件：①膝腱反射存在；②呼吸 ≥16 次／分；③尿量 ≥25ml/h（即 ≥600ml/d）；④备有 10% 葡萄糖酸钙。镁离子中毒时应立即停用硫酸镁并缓慢（5～10min）静脉推注 10% 葡萄糖酸钙 10ml。如患者同时合并肾功能不全、心肌病、重症肌无力等，则硫酸镁应慎用或减量使用。用药期间注意监测血清镁离子浓度。

4. 利尿治疗

子痫前期患者不主张常规应用利尿药，仅当患者出现全身性水肿、肺水肿、脑水肿、肾功能不全、急性心力衰竭时，可酌情使用呋塞米等快速利尿药。甘露醇主要用于脑水肿，甘油果糖适用于肾功能有损害的患者。严重低蛋白血症、有腹水者在补充白蛋白后再应用利尿药效果较好。

5. 分娩时机和方式

（1）终止妊娠时机：①妊娠期高血压、轻度子痫前期的孕妇可期待至孕 37 周以后。②重度子痫前期患者。＜孕 26 周经治疗病情不稳定者建议终止妊娠。孕 26～28 周根据母胎情况及当地母儿诊治能力决定是否可以行期待治疗。孕 28～34 周，如病情不稳定，经积极治疗 24～48h，病情仍加重，应终止妊娠；如病情稳定，可以考虑期待治疗，并建议转至具备早产儿救治能力的医疗机构。＞孕 34 周患者，胎儿成熟后可考虑终止妊娠。孕 37 周后的重度子痫前期患者可考虑终止妊娠。③子痫。控制 2h 后可考虑终止妊娠。

（2）终止妊娠的方式：妊娠期高血压疾病患者，如无产科剖宫产指征，原则上考虑阴道试产。但如果不能短时间内阴道分娩、病情有可能加重，可考虑放宽剖宫产的指征。

（3）分娩期间的注意事项：①严密观察自觉症状变化；②监测血压并继续降压治疗，应将血压控制在＜160/110mmHg；③监测胎心变化；④积极预防产后出血；⑤产时不使用任何麦角新碱类药物。

6. 扩容疗法

扩容疗法可增加血管外液体量，导致一些严重并发症的发生，如肺水肿、脑水肿等，而子痫前期孕妇需要限制补液量以避免肺水肿，因此不推荐扩容治疗。除非有严重的液体丢失（如呕吐、腹泻、

分娩失血）或高凝状态者，可适当扩容。另外，子痫前期患者出现少尿如无肌酐升高不建议常规补液，持续性少尿不推荐使用多巴胺或呋塞米。

（三）慢性高血压合并妊娠

从内科角度出发，对单纯轻度高血压又不伴靶器官损害或其他冠心病危险因素者，可定期随访血压，并做一般治疗，包括适当休息，低盐低脂饮食、控制体重。如舒张压持续在 95mmHg 以上可予药物治疗；对中、重度高血压或已伴有心、脑、肾靶器官损害的轻度高血压孕妇应积极开始降压药物治疗。

1. 低危型慢性高血压合并妊娠

有轻度慢性高血压而没有靶器官损害（心、脑、肾）的妇女为低危型慢性高血压。这些孕妇的妊娠预后与普通高血压人群相同，在妊娠早期不一定使用抗高血压药物，但是妊娠期仔细的观察和处理很重要。

妊娠 28 周之前应每 4 周复诊 1 次，28～36 周应每 2 周复诊 1 次，之后 1 周 1 次。每次复诊都应检查高血压是否加重或出现继发子痫前期，监测胎儿生长。妊娠 16～20 周、26～28 周应各做 1 次超声检查，之后可每月 1 次直至分娩。

当高血压加重时（收缩压高于 150～160mmHg 或舒张压高于 95～100mmHg），则应先用降压药物治疗，原则同妊娠期高血压。

低危型慢性高血压妇女应避免过期妊娠。

2. 高危型慢性高血压合并妊娠

重度高血压（高于 180/110mmHg），孕妇年龄大于 40 岁，高血压病程超过 4 年，有心、脑、肾靶器官损害的孕妇为高危型慢性高血压。

符合高危型慢性高血压标准的妊娠妇女应在全面的临床和实验室检查后定期门诊检查（早、中孕期每 2～3 周 1 次，之后每周 1 次）。妊娠 16～20 周、24～26 周应各做 1 次超声检查，之后每三周 1 次。如果患者发展为高血压急症、高血压危象或子痫前期等合并症，则应住院治疗。

是否终止妊娠及终止时间应个体化考虑。如果上述任何一种合并症出现在妊娠 34 周之后，则建议终止妊娠。高危型慢性高血压但无合并症的孕妇可延迟到妊娠 39 周时分娩。羊水检查胎肺已成熟可考虑提前分娩，特别是在有既往胎死宫内或母亲合并症的病史时。

3. 慢性高血压合并妊娠的产程中和产后的处理

慢性高血压孕妇产程中如血压持续性处于高水平，应静脉应用降压药物，使血压控制在 160/（105～110）mmHg 以下。但血压下降速度每小时应

小于 25%，因为降压过快可能出现胎儿宫内窘迫。

对慢性高血压孕妇进行硬膜外麻醉时要特别小心，因为它可能引起血压下降约 15%。因此，要注意不应在给高压药物后立即进行硬膜外麻醉。相反，有气管内插管的全身麻醉可能引起插管时的急性血压升高，因此要注意在插管前先控制高血压。

慢性高血压合并妊娠者由于产后全身血管阻力迅速增加以及分娩中过多的静脉液体输入，分娩后发生肺水肿的风险最高。所以产后应严格控制血压，减少后负荷可以预防产后肺水肿，血压目标为小于 140/90mmHg，因为不再需要担心胎儿问题，故产后药物治疗应该个体化。

4.慢性高血压合并妊娠的降压药物治疗

慢性高血压合并妊娠的妇女，由于其本身的特点，要考虑到母儿的安全，有些降压药物孕期是禁忌的。例如 ACEI、ARB 类药物，可能导致胎儿头颅异常、胎儿宫内生长迟缓、肾衰竭、羊水过少、胎儿和新生儿死亡，是孕妇禁用药物。利尿药在理论上可使血容量减少影响胎儿生长，孕期应少用。且降压幅度不宜过低，以免影响胎盘血供，对胎儿不利。β 受体阻滞药在妊娠早中期不用（因影响胎儿发育），妊娠后期可选用。常用药物见表 72-2。

产后口服药物治疗应随个体的非妊娠相关危险因素而调整。例如对于心力衰竭、糖尿病或肾病的患者，应把血管紧张素转化酶抑制药或血管紧张素 Ⅱ 受体拮抗药调整为一线药物，并继续门诊随访治疗。

（四）慢性高血压并发子痫前期

治疗原则为兼顾慢性高血压和子痫前期的治疗。

（五）妊娠合并高血压危象

高血压危象定义为伴有急性靶器官损害的持续性高血压。在区分高血压急症和高血压危象方面，高血压的程度并不重要，而急性靶器官损害最为重要。急性靶器官损害通常有急性肺水肿、急性肾衰竭或急性脑病。高血压危象可能发生在产前、产时或产后，要求处理及时、恰当。该类患者应收入院治疗，快速静脉内给药或持续静脉输注抗高血压药物，治疗目标是在 1h 内血压降低 25% ～ 30%。如果胎儿存活并孕龄合适时，建议在病情平稳后终止妊娠。

三、妊娠期高血压疾病的产后管理

产后 6 周内：重度子痫前期患者产后应继续使用硫酸镁 24 ～ 48h 预防产后子痫。子痫前期患者产后 3 ～ 6 天是产褥期血压高峰期，高血压、蛋白尿等症状仍可能反复出现甚至加重，此期间仍应每天

监测血压及尿蛋白。如血压≥ 160/110mmHg 应继续给予降压治疗。哺乳期可继续应用产前使用的降压药物，禁用 ACEI 和 ARB 类（卡托普利、依那普利除外）[36]。注意监测及记录产后出血量。患者在重要脏器功能恢复正常后方可出院。

总结与要点

- 妊娠期高血压疾病包括妊娠期高血压、子痫前期、子痫、慢性高血压合并妊娠和慢性高血压并发子痫前期五种临床状态。
- 妊娠期高血压疾病的病因尚未明确，以往研究发现其发生主要与以下因素相关：免疫机制、遗传因素、胎盘缺陷、母体本身因素等。
- 妊娠期高血压疾病的治疗目的是预防重度子痫前期和子痫的发生，增加围生儿存活率和减少母儿发病率。治疗基本原则是休息、镇静、解痉，有指征地降压、利尿，密切监测母胎情况，适时终止妊娠。应根据病情轻重分类，进行个体化治疗。

参考文献

[1] 梁娟，王艳萍，朱军，等. 中国 2000—2005 年孕产妇死亡趋势分析. 中华流行病学杂志，2009，30（3）：257-260.
[2] Lindheimer MD, Cunningham FG, Roberts JM, et al. "Introduction, history, controversies, and definitions," in Chesley's Hypertensive Disorders in Pregnancy. The Netherlands, 2009, 3: 1-24.
[3] 中华医学会妇产科学分会妊娠期高血压疾病学组. 妊娠期高血压疾病诊治指南（2012 版）. 中华妇产科杂志，2012，47（6）：476-480.
[4] 乐杰. 妇产科学. 7 版. 北京：人民卫生出版社，2008：92-101.
[5] Evans CS, Gooch L, Flotta D, et al. Cardiovascular system during the postpartum state in women with a history of preeclampsia. Hypertension, 2011, 58（1）: 57-62.
[6] Duley L. The Global Impact of Pre-eclampsia and Eclampsia, Seminars in Perinatology. June, 2009, 33（3）: 130-137.
[7] Zareian Z. Hypertensive disorders of pregnancy, International Journal of Gynecology&Obstetrics, 2004, 87: 194-198.
[8] 全国妊高征科研协作组. 全国妊高征的流行病学调查. 中华妇产科杂志，1991，26（2）：67-71.
[9] 上海市妊娠高血压综合征调查协作组. 上海市 10 年妊娠高血压综合征发病的研究. 中华妇产科杂志，2001，3：137-139.
[10] 马蕊，刘建蒙，李松，等. 浙江省嘉兴地区妊娠高血

压综合征发病状况研究．中华流行病学杂志，2005，26（12）：960-963.

[11] 万淑梅，余艳红，黄莺莺，等．妊娠期高血压疾病严重并发症的发生规律及其对母儿的影响．中华妇产科杂志，2007，42（8）：510-514.

[12] Skjaerven R，Wilcox AL，Lie RT．The interval between pregnancies and the risk of preeclampsia．N Engl J Med，2002，346：33-38.

[13] Sibai BM．The HELLP syndrome（hemolysis，elevated liver enzymes，and low platelets）：much ado about nothing．Am J Obsetet Gyneol，1990，162（2）：311-316.

[14] Skaznik WM，Czajkowski K，Kugaudo M，et al. Assessment of pregnancy and labour outcome and the condition of the newborn in primiparous women aged 35 and older．Ginekol Pol，2003，74（8）：607-611.

[15] Innes KE，Byers TE，Marshall JA，et al. Association of a woman's own birth weight with her subsequent risk for pregnancy-induced hypertension．Am J Epidemiol，2003，158（9）：861-870.

[16] Cundy T，Slee F，Gamble G，et al. Hypertensive disorders of pregnancy in women with Type 1 and Type 2 diabetes．Diabet Med，2002，19（6）：482-489.

[17] Kurki T，Hiilesmaa V，Raitasalo R，et al. Depression and anxiety in early pregnancy and risk for preeclampsia．Obstet Gynecol，2002（95）：487-490.

[18] Hrazdilova O，Unzeitig V，Znojil V．Relationship of age and the body mass index to selected hypertensive complications in pregnancy．Int J Gynaecol Obstet，2001，75（2）：165-169.

[19] 沈杨，蒋小青．妊娠期高血压疾病孕前高危因素研究进展．国外医学·妇幼保健分册，2005，16（2）：76-78.

[20] Margaret O'Brien，Dausset J，Edgardo D，et al. Analysis of the role of HLA-G in preeclampsia．Human Immunol，2000，61：1126-1131.

[21] 吴媛媛，乔福元．妊娠期高血压疾病的分子遗传与病因研究最新进展．中国优生与遗传杂志，2005，13（11）：8-9.

[22] 牛建清，李宏芬，沈志霞，等．ACE 基因和 CYP 基因多态性与妊娠期高血压疾病的相关性研究．中国现代医学杂志，2010，2（4）：535-538.

[23] Harris LK．Review：trophoblast-vascular cell interations in early pregnancy：how to remodel a vessel．Placenta，2010，31（Suppl）：S93-S98.

[24] James JL，Whitley GS，Cartwright JE．Pre-eclampsia：fitting together the placental，immune and cardiovascular pieces．J Pathol，2010，221（4）：363-378.

[25] Fiona Lyall，Stephen CR，Judith NB，et al. Spiral Artery Remodeling and Trophoblast Invasion in Preeclampsia and Fetal Growth Restriction：Relationship to Clinical Outcome．Hypertension，2013，62：1046-1054.

[26] Dekker GA，Robillard PY．Preeclampsia：a couple's disease with maternal and fetal manifestations．Curr Pharm Des，2005，11（6）：699-710.

[27] Blum A，Shenhav M，Baruch R，et al. Endothelial dysfunction in preeclampsia and eclampsia：current etiology and future non-invasive assessment．Isr Med Assoc J，2003，5（10）：724-726.

[28] Freeman DJ，McManus F，Brown EA，et al. Short-and long-term changes in plasma inflammatory markers associated with preeclampsia．Hypertension，2004，44（5）：708-714.

[29] Dai B，Liu T，Zhang X，et al. The polymorphism for endothelial nitro oxide synthase gene，the level of nitric oxide and the risk for pre-eclampsia：a meta-analysis．Gene，2013，519：1987-1193.

[30] Grosch KA，Torry RJ，Wilber AC，et al. Nitric oxide generation affects pro-and anti-antigenic growth factor expression in primary human-trophoblast．Placenta，2011，32：926-931.

[31] Staff AC，Benton SJ，von Dadelszen P，et al. Redefining preeclampsia using placenta-derived biomarkers．Hypertension，2013，61：932-942.

[32] Jiang X，Bar HY，Yan J，et al. A higher maternal choline intake among third-trimester pregnant women lowers placental and circulating concentrations of the antiangiogenic factor fms-like tyrosine kinase-1（sFLT1）．FASEB J，2013，27：1245-1253.

[33] Lorentzen B，Birkeland KI，Endresen MJ，et al. Glucose intolerance in women with preeclampsia．Acta Obster Gynecol Scand，1998，77（1）：22-27.

[34] Sattar N，Bendomir A，Berry C，et al. Lipoprotein subfraction concentrations in preeclampsia：pathogenic parallels to atherosclerosis．Obstet Gynecol，1997，89（3）：403-408.

[35] ESC，European Society of Cardiology．2011 ESC Guidelines on the management of cardiovascular diseases during pregnancy．Eur Heart J，2011，32（24）：3147-3197.

[36] Berlin CM，Briggs GG．Drugs and chemicals in human milk．Semin Fetal Neonatal Med，2005，10：149-159.

（赵海燕　范淑英）

第73章 妊娠期高血压疾病的远期影响与管理

妊娠期高血压疾病是女性孕期重要的并发症之一。1984—1997 年美国的孕产妇死亡率为 16.4/10 万，子痫前期和子痫为最常见的死亡原因（占 22.2%）[1]。我国近年来的统计结果表明妊娠期高血压疾病所造成的孕产妇死亡占妊娠相关死亡总数的 9% ~ 16%，是孕产妇死亡的第二大原因[2-4]，围生儿死亡率可高达 150‰ ~ 300‰[5]。无论是产科医师还是孕妇本身对其都极其重视。然而在过

去的很长一段时间内，人们只关注妊娠期高血压疾病对母婴的短期（围生期）影响，却忽略了其对母亲和子代未来健康的影响。随着对女性健康的日益关注，国内外众多学者发现，发生过妊娠期高血压疾病的女性，在将来发生心脑血管等慢性病的风险增加，且其子代未来发生高血压等疾病的风险亦增加。妊娠期高血压疾病可以影响母子一生的健康。

第一节 妊娠期高血压疾病对母体远期心血管疾病的影响

近年来，随着社会经济的快速发展及不健康生活方式的影响，女性心血管疾病死亡率呈增加趋势。心血管疾病是我国女性死亡的首要原因。世界卫生组织报道：20 世纪 90 年代中期，每年全世界中年女性死于心血管疾病者达 220 万人，中国女性占 20%。我国国家卫生和计划生育委员会（原卫生部）统计数据显示：1990 年城市及农村女性心血管疾病死亡分别占总死亡的 39.1% 和 29.5%；2009 年城市及农村女性心血管疾病死亡分别增加至总死亡的 44.1% 和 44.6%。女性心血管疾病的病因、病理生理及防治策略等是有别于男性的。目前，国内外专家认为妊娠过程可能是女性心血管事件链的首要环节，或许将防治重心前移，可以延迟或避免心血管事件链的启动，使更多女性获益。2011 年美国心脏协会（American Heart Association，AHA）更新的《女性心血管疾病预防指南》中，已经将"妊娠并发症（妊娠期高血压、妊娠期糖尿病、早产及低出生体重）"列于女性心血管危险评估的首位[6]。妊娠期高血压疾病对女性远期心血管疾病存在哪些影响？其机制如何？将是本章讨论的重点。

一、对母体远期血压的影响

妊娠期高血压疾病患者分娩后血压的转归有以下 3 种可能：①血压完全恢复正常［收缩压小于 140mmHg 和（或）舒张压小于 90mmHg］，并长期保持在正常水平，也就是说有妊娠期血压升高，于

产后 12 周内血压恢复正常，长期监测无高血压；②血压持续增高而不恢复正常，变成持续性高血压，即高血压残留；③血压在产后 12 周内完全恢复正常，在以后的某一时期再次出现高血压（称为远期高血压发生）。目前关于远期高血压的具体时间尚无定义，但国内外研究均观察到有妊娠期高血压疾病病史的女性，其远期高血压的发病率是增加的。

国外众多研究表明，妇女孕期无论患有单纯的妊娠期血压升高、子痫前期还是子痫，其远期高血压的发病率都是增加的。瑞典的 Nisell 等[7]研究观察了 49 例单纯妊娠期高血压，45 例子痫前期，并以 44 例血压正常妊娠妇女作为对照，随访 7 年，结果表明，前两组的高血压发病率明显增高（37%、20% vs. 2%；P < 0.01），妇女在分娩 7 年后出现高血压的概率比妊娠时正常血压者高 10 倍以上。另外，2003 年发表的一份回顾性研究中[8]，选择 1951—1970 年间 3593 名初次单胎分娩妇女，排除了慢性高血压，研究者通过健康调查表、病历查阅和医学检查结合的方法，得出结论：妊娠期高血压组和子痫组远期高血压的发病率分别为 41.2% 和 48.8%，明显高于妊娠期血压正常组的 26.7%（P < 0.05），且前两组因高血压相关疾患而住院的概率也明显增加。Lykke 等[9]也报道，在妊娠 28 周以前就患重度子痫前期的患者，远期高血压的发病率高达 67%。近期 Leonie 等[10]的研究结果亦证实了该结论。该研

究跟踪随访 2112 名产妇，有妊娠期高血压疾病史者 191 名，妊娠期血压正常者 1921 名，经过 21 年随访发现，有妊娠期高血压疾病史的女性远期高血压的发病率为 32.46%，而血压正常者远期高血压的发病率仅为 14.58%。Bellamy 等的 Meta 分析结果进一步显示，有妊娠期高血压疾病史的女性远期发生高血压的相对危险度为 3.70（95%CI 为 2.70 ~ 5.05）[11]。

国内孙静等[12]采用回顾性队列研究设计，收集 1976—2001 年在当地分娩的 782 例孕妇资料，根据是否患妊娠期高血压疾病分组为妊娠期高血压疾病组与非妊娠期高血压疾病组。平均随访 18 年，结果发现，妊娠期高血压疾病组的血压水平高于非妊娠期高血压疾病组［收缩压为（127.1±17.5）mmHg vs.（120.9±16.5）mmHg，P < 0.05；舒张压为（81.2±9.8）mmHg vs.（77.8±10.3）mmHg，P < 0.05］，妊娠期高血压疾病组远期高血压累积发病率高于非妊娠期高血压疾病组（29.87% vs. 18.87%，P = 0.022）。经多因素分析发现有妊娠期高血压疾病史的女性发生远期高血压的相对危险度为 1.58（95%CI 为 1.09 ~ 2.30）。该研究中将远期高血压规定为妊娠期高血压疾病妇女分娩后血压完全恢复正常，在 5 年后（含 5 年）再次发生高血压。

可见，妊娠期间血压升高的女性，尽管血压数值在产后可恢复正常，但该过程对女性血压的影响是长期的，妇女远期高血压的发病率远远高于无妊娠期高血压疾病史者。因此，产后应密切监测血压水平，更严格地控制可能导致血压升高的危险因素。

二、对母体远期心血管事件的影响

过去人们多关注妊娠期高血压疾病的围产期影响。直到近三四十年，人们才逐渐认识到妊娠期高血压疾病并不是独立的疾病，它可能对女性的心血管健康产生终身的影响。1976 年 Leon Chesley 教授首次报道了妊娠期高血压疾病可能对女性产生长期的影响[13]。他的研究结果显示，在未来的 35 年内，妊娠期发生子痫的女性死亡率是正常妊娠女性的 2 ~ 5 倍，但 Chesley 教授认为这种结果是由于慢性高血压所致。随后关于妊娠期高血压疾病对女性远期影响的研究逐渐增多。众多的研究均证实，妊娠期血压升高的女性，未来发生心血管疾病的风险增加。

2001 年 BMJ 杂志发表了挪威队列研究[14]，该研究入选了 626 000 名研究对象，随访结果提示与正常妊娠比较，发生过子痫的女性，远期心血管疾病死亡率明显增加（RR 为 1.65，95%CI 为 1.01 ~ 2.70），且子痫合并早产与心血管疾病死亡的相关性更强（RR 为 8.12，95%CI 为 4.31 ~ 15.33）。Lykke 等[9]研究结果进一步证实了妊娠期高血压疾病与女性远期心血管疾病的关系。该研究组人员分析了丹麦 1978—2007 年间初次分娩的 78 287 名妇女的资料，结果发现有妊娠期高血压疾病史的妇女远期心血管疾病危险增加 1.64 倍（95%CI 为 1.38 ~ 1.94）。根据妊娠期间并发症的严重程度分为单纯妊娠期血压升高、轻度子痫前期和重度子痫前期三组观察对象，统计分析提示发生缺血性心脏病的 RR 分别为 1.48、1.57 和 1.61，发生心力衰竭的 RR 分别为 1.37、1.67 和 1.71。国外的另一项队列研究[15]结果也证实了妊娠期高血压疾病的影响，该研究显示，平均随访约 39.4 年后，与血压正常的妊娠女性比较，有妊娠期高血压疾病史的女性未来发生缺血性心脏病的相对危险度为 1.44（95%CI 为 1.24 ~ 1.68），发生心肌梗死的相对危险度为 1.75（95%CI 为 1.40 ~ 2.19），发生致死性心肌梗死的相对危险度为 3.0（95%CI 为 1.98 ~ 4.55）。而在国内的一项队列研究中[16]，纳入了 3859 名妇女，根据其病史，分为妊娠期高血压疾病组和对照组，平均随访 15 年，与对照组比较，有妊娠期高血压疾病的妇女发生心肌梗死的风险增加 3.91 倍（95%CI 为 1.71 ~ 8.91）；进一步分析显示有妊娠期高血压疾病的妇女早发心血管事件率（8.93%）高于对照组（0.32%）（P < 0.001）。这也表明，妊娠期高血压疾病可能使女性心血管疾病事件的发病时间前移（见图 73-1）。

三、对母体远期脑血管事件的影响

脑卒中致残率和致死率高，是我国女性人群心血管疾病最常见的类型。WHO-MONICA 研究显示：我国女性脑卒中的复发率高，居于 MONICA 多个协作中心的首位。越来越多的研究表明，妊娠期高血压患者分娩后数年发生缺血性卒中的风险加倍。妊娠期高血压疾病史可能是缺血性脑卒中的预测因子。

Wilson BJ[17]等研究结果证实了有子痫前期病史妇女卒中死亡危险是妊娠期血压正常妇女的 3.6 倍。随后 Lykke[9]等研究人员分析了丹麦 1978—2007 年间初次分娩的 78287 名妇女的资料，结果发现有妊娠期高血压疾病（单纯血压升高、轻度子痫前期、重度子痫前期）的妇女不仅远期心血管疾病危险增加，缺血性卒中的风险也明显增加（RR，1.58；95%CI，1.32～1.89）。近期 I-Kuan Wang[18] 等研究进一步证实了上述观点，该研究观察了 1092 例亚洲妊娠期高血压疾病妇女的远期结局，随访 4～8 年后发现，曾患妊娠期高血压疾病的妇女发生缺血性脑卒中的风险增加 2.04 倍（95%CI 为 1.18～3.51）。而另一项随访约 39.4 年的队列研究结果显示[15]，有妊娠期高血压疾病史的女性未来发生缺血性卒中的 RR 为 1.59（95%CI 为 1.24～2.04）。同时该研究也发现，与正常妊娠的女性相比，有妊娠期高血压疾病史的女性，未来发生糖尿病风险（RR 为 1.52，95%CI 为 1.21～1.89）也增加。同样，国内有研究观察到妊娠期高血压疾病对女性远期心脑血管事件的影响，该研究显示有妊娠期高血压疾病史的女性远期发生脑梗死的风险增加 3.96 倍（95%CI 为 1.95～8.05）[16]（见图 73-1）。

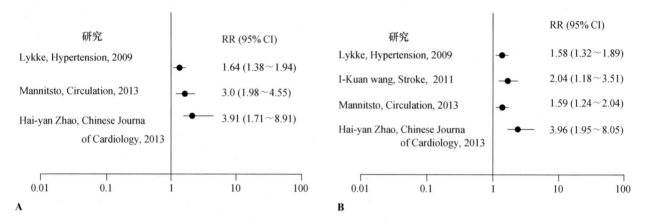

图 73-1　妊娠期高血压疾病与女性远期心脑血管疾病风险
A. 妊娠期高血压疾病与女性远期心肌梗死风险；B. 妊娠期高血压疾病与女性远期卒中风险。上图中所列四个研究均为队列研究

四、对母体远期肾功能的影响

妊娠期高血压疾病还可能与女性未来终末期肾病的进展相关。挪威一项研究观察了 570 433 名妇女[19]，结果发现，首次妊娠患子痫前期者，其远期终末期肾病的发生风险增加（RR 为 4.7；95%CI 为 3.6～6.1），统计分析发现，子痫前期的妊娠次数与终末期肾病的风险是成正相关的。与正常妊娠相比，2 次及 3 次妊娠均有子痫前期者，未来终末期肾病的风险分别增加 6.4 倍（95%CI 为 3.0～13.5）和 15.5 倍（95%CI 为 7.8～30.8）。而 Mannisto 等[15] 的研究亦证实了该观点，该研究中显示有妊娠期高血压疾病史的女性，生产后 39.4 年，其肾病的发病率增加（RR 为 1.91，95%CI 为 1.18～3.09）。

上述的研究结论表明，妊娠期高血压疾病史是女性远期心血管疾病的危险因素，它的存在提示女性未来发生高血压、心血管事件、卒中及肾病的风险增加。Bellamy 及其团队的 Meta 分析[20] 更加有力地证明了这一点。该分析纳入了 350 万名妇女，其中 198 252 例被诊断为子痫前期，分析结果显示：有子痫前期的妇女，远期发生高血压的风险（RR 为 3.70，95%CI 为 2.7～5.05）、缺血性心脏病的风险（RR 为 2.16，95%CI 为 1.86～2.52）及发生卒中的风险（RR 为 1.81，95%CI 为 1.45～2.27）均

增加，同时总死亡率的风险也是增加的，其相对危险度为 1.49（95%CI 为 1.05～2.14）。

这些研究结论均提示妊娠期血压升高与女性远期心血管疾病的风险是密切相关的，可能妊娠期高血压疾病发生得越早、病情越严重，这种相关性就越强。总之，对有妊娠期高血压疾病史的女性，即使产后血压恢复正常，也应严密监测其他心血管危险因素，对于有子痫前期病史的女性，首诊医师更应引起高度重视，争取早筛查、早干预，以降低女性未来心血管疾病的风险。

五、妊娠期高血压疾病对女性心血管疾病影响的机制

妊娠期高血压疾病使女性未来心血管疾病增加的机制目前仍不明确，众多研究认为二者可能"享有"共同的危险因素，如妊娠前具有肥胖、家族史、糖尿病、胰岛素抵抗及吸烟等传统心血管危险因素的女性发生妊娠期高血压疾病的风险增加。同时，这也是心血管疾病的危险因素。而关于妊娠期高血压疾病是如何影响女性远期心血管健康的，尚无明确结论，研究多集中于以下几方面。

1. 应激试验

国外有研究显示与正常妊娠女性比较，患妊娠

期高血压疾病的女性在妊娠前就有较多的传统危险因素[17, 19, 21]聚集的现象。尽管这些"传统的""共同的"危险因素可能起到一定的作用，但目前大多数学者认为，妊娠过程本身可能就是一种"心血管应激试验"。妊娠期间，由于代谢需求增加，母体内存在多种生理应激，包括心排血量增加，肾负担加重，血容量增加，导致血液稀释，同时存在血液黏稠度增加，脂肪堆积，炎症因子表达上调等等，而所有这些生理应激共同作用的结局有两种可能，一是母体正常经历这些应激，产后恢复正常；二是导致母体妊娠期高血压疾病、妊娠期糖尿病等多种并发症的出现。

也就是说，妊娠是一种"心血管应激试验"，而妊娠期高血压疾病是妊娠期间母体多种生理应激后导致病理结果的一种表型，它的出现，证明"心血管应激试验"是阳性的。随着妊娠过程结束，多数妊娠期高血压疾病患者的血压数值降至正常水平，但是母体被启动的"应激"过程并未随血压的正常而终止，心血管疾病的始动机制被提早启动，这种"应激"与年龄、肥胖等心血管危险因素共同作用，导致心血管疾病的发生（见图73-2）。

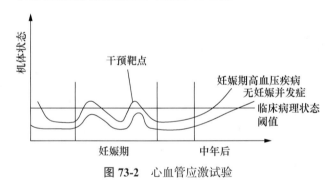

图73-2　心血管应激试验

2. 内皮功能紊乱

血管内皮细胞具有多种重要的生理功能。首先，血管内皮作为一种生理界面，将血细胞与血管壁胶原和平滑肌分开，同时通过复杂的代谢和内分泌功能，允许营养物质、代谢产物、调节分子和吞噬细胞通过血管基底膜；其次，可以防止血小板凝聚和血凝；另外，还可以调节血管平滑肌的收缩反应。当血管内皮细胞受损时包括一氧化氮（NO）和前列环素（PGI2）在内的血管内皮源性舒张因子（EDRF）分泌减少，血管内皮收缩因子——血栓素A2（TXA2）产生增加，导致收缩因子和舒张因子比例失调，致使血压升高，从而导致一系列病理变化[22-24]，引发心血管疾病的发生。

血管内皮细胞功能紊乱，尤其是血管内皮生长因子（VEGF）、胎盘生长因子（PGF）、血管生成因子和可溶性血管内皮生长因子受体1（soluble fms-like tyrosine kinase-1，sFlt-1）等因子功能障碍是子痫前期的基本病理变化。sFlt-1是PGF和VEGF的拮抗物，在子痫前期发病前几周就可以检测到sFlt-1及PGF、VEGF的变化，并且与疾病严重程度相关[25-26]。这一点在妊娠期高血压疾病动物模型实验也得到证实，实验通过子宫缺血诱导高血压，发现了sFlt-1的升高及PGF、VEGF的功能降低[27]。另外许多研究显示，妊娠期高血压疾病妇女体内的内皮功能紊乱不仅存在于围产期[24-28]，而且在生产后相当长时期内，有妊娠期高血压疾病史的妇女仍然存在持续的血管内皮损伤、血管功能异常[29-31]。她们体内血管紧张素Ⅱ-1型受体抗体（AT1AA）等血管活性物质的浓度均明显升高[32-35]。也有研究结果[36]显示与正常妊娠妇女比较，子痫前期妇女的血流介导的内皮依赖性血管舒张功能（FMD）减低，动脉僵硬度增加，致使动脉粥样硬化的风险增加。

然而上述研究对象均处于妊娠期间，尽管目前研究结果表明血管内皮功能紊乱是妊娠期高血压疾病的危险因素，而且可能在产后很长一段时期持续存在，但是目前临床上尚无关于妊娠前血管内皮功能的研究。因此，我们仍不能确定内皮功能紊乱就是直接导致妊娠期血压升高女性远期心血管疾病风险增加的因素。因为内皮功能紊乱可能在孕前就存在，它只是通过"应激"过程参与子痫前期的形成，而在远期再次参与心血管疾病的发生。

3. 代谢综合征和胰岛素抵抗

已经证实，正常妊娠过程时，为了满足代谢需求，母体内存在胰岛素抵抗和高胰岛素血症。在子痫前期时这种正常的生理变化会进一步加剧，从而导致交感神经激活、水钠潴留及胰岛素抵抗的发生，这种变化在妇女产后仍然持续存在，这可能是子痫前期致远期心血管疾病风险增加的另一机制。

Sattar等[37]研究发现，在子痫前期妇女分娩后15～25年，体内仍存在高胰岛素血症和高糖化血红蛋白。另外，与正常妊娠相比，子痫前期者产后血浆胆固醇水平和三酰甘油水平亦升高。国内的一项研究显示，有妊娠期高血压疾病史的女性，远期代谢综合征发病风险增加（RR为1.42，95%CI为1.17～1.73）[38]。子痫前期女性与代谢综合征患者存在多种相同特征，如高血压、高胰岛素血症、糖耐量受损、超重、脂代谢异常、肿瘤坏死因子（TNF-α）浓度增加、组织型纤溶酶原激活物抗原（TPA-Ag）和纤溶酶原激活物抑制剂-1（PAI-1）增加等[39]。正是由于流行病学显示子痫前期和代谢综合征之间有许多共同特征，因此一些学者推测，子痫前期可能是代谢综合征的早期预测因素，而妊娠过程中胰岛素抵抗的进展则可能预测临床子痫前期的发生。

然而遗憾的是，目前国内外几乎没有研究涉及孕前胰岛素水平，导致我们无法确认胰岛素抵抗是否为女性心血管疾病发病的最初机制。

4. 炎症

高敏C反应蛋白（high-sensitivity C-reactive protein, hsCRP）是公认的炎症标记物，其水平升高是心肌梗死、卒中及相关血管事件、胰岛素抵抗和代谢综合征的强预测因子。同时，国外研究显示[40]，子痫前期患者产后的长时间内，血hsCRP的水平是持续升高的；子痫患者产后体内hsCRP水平与胰岛素抵抗密切相关。笔者所在研究团队，依托开滦研究，选择2006—2012年开滦职工健康体检并在体检后住院分娩的育龄妇女531例为观察队列，按健康体检时hsCRP的中位数分为低hsCRP组和高hsCRP组，分析妊娠前hsCRP水平与妊娠期高血压疾病的关系，多因素Logistic回归分析发现，高hsCRP未增加妊娠期高血压疾病的风险。这可能提示高hsCRP并不是妊娠期高血压疾病的危险因素。

因此，目前认为"心血管应激试验阳性"的另一种潜在机制可能是母体启动了"炎症瀑布"，妊娠过程激活炎症反应，导致妊娠期高血压疾病的发生。也有部分研究者认为，体内的慢性炎症是胰岛素抵抗的一部分。"炎症"通过胰岛素抵抗参与妊娠期高血压疾病的发生，影响母体远期心血管疾病的发生、发展。

总之，目前在女性心血管疾病发病机制中，妊娠期高血压疾病所扮演的角色尚不十分清楚，妊娠期高血压疾病本身并不是一种独立疾病，它可能通过多种途径影响女性未来的健康，由于该疾病是妊娠期特有的，加之目前临床研究以及流行病学发现了妊娠期高血压疾病与母体远期心血管健康的密切关系，因此人们想到妊娠是机体"心血管应激试验"的假说，而内皮功能紊乱、代谢综合征与胰岛素抵抗以及炎症反应等因素又是如何同时影响妊娠期高血压疾病的发生与未来女性心血管疾病的发生呢？这些因素对女性的妊娠期及远期是单独影响，还是存在必然联系，抑或是参与"应激试验"呢？这有待于我们进一步深入研究。

第二节　妊娠期高血压疾病对子代心血管健康的影响

妊娠期高血压疾病是威胁新生儿生命安全的主要疾病之一。因胚胎在着床过程中滋养叶细胞浸润能力受累，发生胚胎浅着床，造成宫内营养不良，子宫胎盘血液循环量不足，使胎儿处于不同程度的供血不足、缺血缺氧状态，尤其是严重妊娠期高血压疾病常引起胎儿宫内窒息、胎死宫内等。有研究显示，患妊娠期高血压疾病的女性所生子代早产和低出生体重发生率较正常妊娠组高，且出生体重与疾病严重程度成反比[41]。妊娠期血压升高的女性所孕育的胎儿发生宫内窘迫的风险显著增加[42]。妊娠期高血压疾病对子代的短期影响（围生期）已得到充分重视，而关于其对子代的长期影响研究却较少。目前此方面的研究均认为生命早期所经历的不良因素（子宫胎盘功能不良、营养不良）与成年期疾病的发生是密切相关的。人们对"成人疾病起源于胎儿"的胎源性假说越来越重视。

一、对子代血压的影响

研究显示母体妊娠高血压疾病对子代的血压产生了很大的影响，并且在青春期即已表现出来。挪威一项研究显示，与妊娠期血压正常的孕母所生的子代相比，子痫前期孕母所生的女性后代，在青春期表现出了血压的显著升高[43]。我国儿童高血压的流行病学调查也给予了佐证，儿童血压与母亲妊娠时有无高血压密切相关，而且与出生时体重成负相关关系[44]。另有研究显示，妊娠期高血压疾病孕母所生的子代在9岁时的血压高于正常孕母所生的同龄子代[45]。国内有调查研究显示与正常妊娠孕母所生3岁子代相比，患妊娠期高血压疾病的孕母所生的同龄子代的血压未见升高[46]。上述研究结果提示，子代血压的差异可能在生后的较早时期并未表现出来。

二、对子代心血管疾病的影响

与正常妊娠相比，患妊娠期高血压疾病妇女所生的子代，在青春期就存在多种心血管危险因素。Kvehaugen等[47]研究结果表明，妊娠合并子痫前期母亲所生的5～8岁子代中，肥胖和超重的比例较大，存在心血管危险因素的聚集现象。另外一项研究显示[48]，子痫前期孕母所生的足月儿，在27岁时缺血性心血管事件的风险显著增加，其RR值为1.6（95%CI为1.5～1.7）。同时也有研究证实，低出生体重与后期发生的心血管疾病等存在一定的相关性[35]。

三、对子代脑血管病的影响

发表于《Stroke》杂志的赫尔辛基队列研究表明[49]，子痫前期孕妇的子代发生卒中的风险增加（RR 为 1.9，95%CI 为 1.2 ～ 3.0，$P = 0.01$）；单纯妊娠期高血压孕妇的子代，卒中风险增加（RR 为 1.4，95%CI 为 1.0 ～ 1.8，$P = 0.03$）。该研究进一步分析结果提示孕妇患子痫前期或妊娠期高血压增加其子代成年后患卒中的风险，可能与胎儿在子宫内大脑生长减慢或大脑发育受损导致的脑血管局部发育障碍有关。

四、对子代认知功能的影响

Many A 等[50]研究观察了正常生育和早产及存在胎儿宫内窘迫的 3 岁儿童的认知功能，结果提示早产儿和胎儿宫内窘迫者发生认知功能障碍风险明显增高。国外一项研究显示[51]，妊娠期高血压疾病可以导致子代行为及认知能力障碍。Tuovinen S 等[52]选择 1934—1944 年赫尔辛基队列研究中的 398 名男性，根据他们母亲是否患妊娠期高血压疾病分为两组，对这些男性进行了终身研究，分别在他们 20 岁时及 69 岁时进行两次智商测试（包括语言表达、算数推理及总体认知等）。在排除其他影响因素后，结果显示，母亲患妊娠期高血压疾病的男性在 20 岁测试时其算数推理能力较母亲无妊娠期高血压疾病的男性平均低 4.36 分（95%CI 为 1.17 ～ 7.55）；在他们老年时期，无论是算数推理还是总体认知功能的测试，母亲患妊娠期高血压疾病的男性得分均很低。研究组进一步分析得出结论：母亲妊娠期高血压疾病史与子代老年后认知功能减退相关。妊娠期血压升高改变了母体正常孕育的过程，影响胎儿在子宫里的生存环境，从而影响了胎儿大脑结构和功能的形成，因此子代老年时的认知能力下降也可能来源于胎儿期间。

五、妊娠期高血压疾病对子代心血管健康影响的可能机制

1. 追赶生长现象

流行病学研究已发现，低出生体重儿出现追赶生长现象者易引起肥胖和超重，进而增加了成年期患高血压疾病的风险[53]。韩国进行的一项追踪观察研究也显示，影响子代早期血压的并不直接是出生体重，而是在大部分低出生体重儿中发生的快速追赶生长[54]。Huxley 等[55]的系统综述显示，生后的快速追赶生长与青春期的血压增高成正相关关系。国外 Law 等[56]的研究进一步指出，与成人期高血压相关的快速体重增加是发生在儿童期的早期而不是发生在婴儿期。我国有研究结果亦显示儿童由出生到 3 岁时的体重增加情况与儿童收缩压成正相关[46]。

2. 产妇因素

20 世纪 90 年代，英国 Barker 等首次提出了"成人疾病的胎儿起源"（fetal origins of adult disease，FOAD）假说[57]。该假说认为胎儿宫内不良环境使其自身代谢和器官的组织机构发生适应性调节；在持续的不良环境下，这种适应性调节将导致包括血管、胰腺、肝和肾等机体组织和器官在代谢结构上发生永久性改变，导致成年后代谢性疾病、心血管疾病的发生增加[58]。另外，这种影响不仅仅局限于代谢系统，还可累及神经系统从而影响到子代后天的认知能力。

关于母亲患妊娠期高血压疾病对子代心血管健康影响的机制尚不明确，Davis 等研究认为子痫前期可能通过以下三方面对子代心血管健康产生影响[59]。首先是母亲和子代享有共同的家族非遗传性危险因素，即他们暴露于相似的外环境。其次是母亲和子代享有共同的家族遗传性危险因素。还存在另外一种可能，那就是母体为子代提供的子宫内环境。子痫患者孕期"心血管应激试验阳性"，可能对子代的心脏功能、肾功能及血管结构及功能产生持续影响。

妊娠期高血压疾病不仅是女性远期心血管疾病的重要预测因子，与子代成年期心血管疾病状态也存在密切关系。因此，我们在评估女性心血管危险时，应重视询问妊娠期高血压疾病史及子代成长情况，以便于医师充分评估风险，管理心血管危险因素。

第三节 妊娠期高血压疾病的远期管理

妊娠期高血压疾病特别是重度子痫前期患者，远期罹患心血管疾病的风险增加。产后的远期管理应重点加强女性心血管疾病及相关危险因素的早期预防和控制，这对保持理想健康状态、提高健康女性人群比例、减少心血管疾病的危害有重要意义。结合《中国女性心血管疾病预防专家共识》[60]，对有妊娠期高血压疾病史的女性提出以下远期管理建议。

（一）远期随访

患者产后 6 周血压仍未恢复正常时应于产后 12 周再次复查血压排除慢性高血压。计划再生育者，如距本次妊娠间隔时间＜ 2 年或＞ 10 年，子痫前期复发的风险增加。应充分告知患者上述风险，加强筛查与自我健康管理。

（二）健康饮食和生活习惯

鼓励健康的饮食和生活习惯，如规律体育锻炼、控制食盐摄入（＜ 6g/d）、戒烟等。鼓励超重患者控制体重，体重指数（BMI）控制在 18.5 ～ 25.0kg/m²，腹围＜ 80cm，以减小再次妊娠时的发病风险并利于长期健康。

（三）心血管疾病危险分层及评估

妊娠期高血压的女性分娩后，除监测血压变化外，应进行心血管疾病危险分层及评估，及早发现心血管疾病危险因素，基于个体危险因素及危险分层制订个体化干预措施（见表 73-1 和表 73-2）。

表 73-1　心血管危险因素分层

心血管状态	定义
高危状态	存在如下 1 个或 1 个以上高危条件： 临床诊断冠心病、脑血管疾病、外周动脉疾病、腹主动脉瘤、慢性肾病、糖尿病，或 10 年心血管疾病预测风险≥ 10%
存在危险状态	存在如下 1 个或 1 个以上主要危险因素： 吸烟；SBP ≥ 120mmHg，DBP ≥ 80mmHg，或正在治疗的高血压；总胆固醇≥ 200mg/dl（5.2mmol/L），HDL-C ＜ 50mg/dl（1.3mmol/L），或正在治疗的血脂异常；肥胖；不良饮食习惯；缺乏体力活动；一级亲属存在早发心血管疾病史（男性＜ 55 岁，女性＜ 65 岁）；代谢综合征；有进展性亚临床动脉粥样硬化证据（如冠状动脉钙化、颈动脉斑块或颈动脉内中膜增厚）；运动试验运动耐量差[a]和（或）停止运动后心率恢复异常[b]；系统性自身免疫病（如红斑狼疮或类风湿关节炎）
心血管理想状态	符合以下全部条件： 包括未经治疗的总胆固醇＜ 200mg/dl（5.2mmol/L）、BP ＜ 120/80mmHg、快速血糖＜ 100mg/dl（5.6mmol/L）、BMI ＜ 24kg/m²、不吸烟、体力活动达标［每周至少 150min 中等量体力活动[c]和（或）至少 75min 强体力活动］、健康饮食（DASH 饮食[d]）

[a]：运动耐量差定义为运动过程中出现呼吸困难、面色苍白、头晕、疲劳不能坚持、胸痛及中枢神经系统症状如头痛、视物模糊、晕厥等
[b]：心率恢复异常指运动试验结束后运动时最高心率与恢复期的第 1min 内心率的差值＜ 18 次 / 分
[c]：中等量体力活动指代谢当量为 3 ～ 6MET 的活动量
[d]：DASH 饮食指食物中以多种水果、蔬菜和低脂奶制品为主，限制肉类、饱和脂肪和含糖饮料摄入

表 73-2　心血管疾病风险评估

项目内容
1. 医院就诊史 / 家族史 / 妊娠并发症史
2. 心血管疾病症状
3. 心血管疾病合并抑郁状态
4. 体格检查：血压、体重指数、腰围
5. 实验室检查：血糖和血脂检测
6. 如无心血管疾病和糖尿病，进行 Framingham 风险评估

（四）防治措施建议

对于有妊娠高血压疾病史的女性，应注重生活方式干预，主要心血管危险因素干预，必要时药物预防。

1. 生活方式干预　详见表 73-3。

2. 主要心血管危险因素（血压、血脂、血糖）的干预

（1）血压

1）理想水平：建议通过改变生活方式，如限酒、限盐，及增加水果、蔬菜摄入，限制脂肪摄入，控制体重，增加体力活动；保持血压＜ 120/80mmHg（Ⅰ级推荐，证据级别 B）。

2）降压药物治疗：血压≥ 140/90mmHg 或慢性肾病和糖尿病女性血压≥ 130/80mmHg 时建议使用降压药物治疗。常用的五类降压药物——利尿药、血管紧张素转化酶抑制药（ACEI）、血管紧张素受体拮抗药（ARB）、钙通道阻滞药（CCB）及 β 受体阻滞药，女性患者均可使用。除非存在禁忌证或因特殊血管疾病需要选择其他药物，噻嗪类利尿药适用于多数女性患者。对于急性冠状动脉综合征或心肌梗死的高危女性，建议初始治疗应用 β 受体阻滞药和（或）ACEI/ARB 类药物，并可合用噻嗪类

表 73-3　生活方式干预

干预因素	干预措施	推荐和证据级别
吸烟	建议女性不吸烟并避免吸二手烟。应对吸烟者提供咨询服务，可使用尼古丁替代或戒烟药物治疗	Ⅰ级推荐，证据级别 B
体力活动建议	女性每周至少坚持 150min 的中等强度体力活动，或 75min 的强体力活动，或二者结合的有氧运动；最好每日进行，每次持续 10min 以上	Ⅰ级推荐，证据级别 B
	女性每周至少进行 2 天肌肉张力训练	Ⅰ级推荐，证据级别 B
	需要减重的女性，建议每日进行 60～90min 中等强度的体力活动	Ⅰ级推荐，证据级别 B
康复	推荐急性冠状动脉综合征、行冠状动脉血运重建术、心绞痛、新发脑血管病、外周动脉疾病或有／曾有心力衰竭症状且 LVEF ≤ 35% 的女性患者采取康复措施降低心血管疾病风险，如心血管或卒中的康复，医生指导下的家庭或社区为基础的运动训练	Ⅰ级推荐，证据级别 A Ⅰ级推荐，证据级别 B
饮食	建议女性增加多种水果、蔬菜摄入，选择全谷物或高纤维食物，每周至少吃 2 次鱼，限制饱和脂肪酸、反式不饱和脂肪酸、胆固醇、乙醇、盐（< 6g/d）及糖（包括含糖饮料）的摄入	Ⅰ级推荐，证据级别 B
保持体重／减重	建议女性通过适量运动、限制饮食摄入及行为训练维持或减轻体重，保持 BMI ≤ 24kg/m²、腰围 < 80cm	Ⅰ级推荐，证据级别 B
ω-3 脂肪酸（ω-3 多不饱和脂肪酸，鱼油制剂）	高胆固醇和（或）高三酰甘油血症的女性可使用 ω-3 脂肪酸进行心血管疾病一级或二级预防，但获益尚不确定	Ⅱb 级推荐，证据级别 B

利尿药等其他药物使血压达到目标值（Ⅰ级推荐，证据级别 A）。

（2）血脂

1）理想水平：建议通过改善生活方式达到：LDL-C < 100mg/dl，HDL-C > 50mg/dl，TG < 150mg/dl（Ⅰ级推荐，证据级别 B）。

2）高风险女性：建议冠心病（Ⅰ级推荐，证据级别 A），以及其他动脉粥样硬化性疾病或 10 年绝对风险 > 20% 的女性（Ⅰ级推荐，证据级别 B）在改善生活方式的同时应用调脂药物，使 LDL-C < 100mg/dl。

3）极高危心血管疾病女性：近期出现急性冠状动脉综合征或合并多个心血管危险因素且控制不良者，建议进行调脂治疗，使 LDL-C < 80mg/dl（Ⅱa 级推荐，证据级别 B）。

4）存在其他风险的女性：

a. LDL-C ≥ 130mg/dl、合并多个危险因素及 10 年绝对冠心病风险为 10%～20% 的女性，建议在改善生活方式的同时应用调脂药物降低 LDL-C（Ⅰ级推荐，证据级别 B）。

b. LDL-C ≥ 160mg/dl、合并多个危险因素及 10 年绝对冠心病风险 < 10% 的女性，建议在改善生活方式的同时应用调脂药物降低 LDL-C（Ⅰ级推荐，证据级别 B）。

c. LDL-C ≥ 190mg/dl，无论是否合并其他心血管危险因素的女性，建议在改善生活方式的同时应用调脂药物降低 LDL-C（Ⅰ级推荐，证据级别 B）。

d. 年龄 > 60 岁、预计冠心病风险 > 10%、虽无感染证据但 hsCRP > 2mg/dl 的女性，在改善生活方式的同时可使用他汀类药物，但获益尚不确定（Ⅱb 级推荐，证据级别 B）。

e. LDL-C 达标的高风险女性，如 HDL-C < 50mg/dl 或非 HDL-C（TC 减去 HDL-C）> 130mg/dl，可应用烟酸或贝特类药物，但获益尚不确定（Ⅱb 级推荐，证据级别 B）。

（3）糖尿病

建议女性糖尿病患者通过改善生活方式及药物治疗使 HbA1c < 7%，同时应避免低血糖发生（Ⅱa 级推荐，证据级别 B）。

3. 避孕药应用建议

在我国，自 20 世纪 60 年代初口服避孕药开始广泛使用以来，关于口服雌激素避孕药对妇女健康影响也一直备受关注。众多研究表明长期积累使用避孕药，妇女发生高血压、心血管疾病的风险增加[61]。因此，为安全起见，建议有妊娠期高血压疾病史的女性最好不服避孕药，改用其他避孕方法。

4. 绝经期治疗

（1）雌激素：不推荐激素治疗及选择性雌激素受体调节剂（SERMs）作为心血管疾病的一级或二级预防（Ⅲ级推荐，证据级别 A）。

（2）抗氧化剂：不推荐补充抗氧化剂（如维生素E、C，β胡萝卜素）作为心血管疾病的一级或二级预防（Ⅲ级推荐，证据级别A）。

（3）叶酸：不推荐叶酸（包含或不包含维生素B6及B12）用于心血管疾病的一级或二级预防（Ⅲ级推荐，证据级别A）。

（4）维生素D：不推荐补充维生素D用于心血管疾病的一级或二级预防（Ⅲ级推荐，证据级别A）。

（五）患者及公众教育

生活中女性肩负着照顾家庭的责任，自身精神压力大，睡眠不足，处于疲劳状态，缺乏个人可支配的时间，导致对自身健康状况不重视和对健康的关注度不足。临床医师应为妊娠期高血压疾病患者及公众提供教学、培训及后续支持，系统评估生活方式和医疗措施，促进女性改变不健康行为，并加强随访，使其通过自我评估（如饮食控制、血压/血糖监测）、互助监督等措施改善生活方式并坚持服药。这有助于提高女性对心血管疾病的认识，对促进改善女性自身健康状况及维护家庭成员健康都具有重要意义。

总结与要点

- 妊娠期高血压疾病所造成的孕产妇死亡约占妊娠相关死亡总数的9%～16%，是孕产妇死亡的第二大原因，围生儿死亡率可高达150‰～300‰。
- 妊娠期高血压疾病是女性远期心血管疾病的危险因素，它的存在提示女性未来发生高血压、心血管事件、卒中及肾病的风险增加。妊娠期高血压疾病发生得越早、病情越严重，这种相关性就越强。
- 妊娠期高血压疾病增加子代成年后患高血压、心血管疾病及卒中的风险，并且影响子代后天的认知能力。
- 妊娠期高血压疾病对母体及子代的远期健康存在影响，但其具体机制尚不明确。妊娠是"心血管应激试验"学说为可能的影响机制。

参考文献

［1］Panchal S，Arria AM，Labhsetwar SA. Maternal mortality during hospital admission for delivery：a retrospective analysis using a state Maintained database. Anesth Analg，2001，93（1）：134-141.

［2］梁娟，王艳萍，朱军，等．中国2000—2005年孕产妇死亡趋势分析．中华流行病学杂志，2009，30（3）：257-260.

［3］刘敬涛，熊庆，梁家智，等．四川省2003年孕产妇死亡潜在损失分析．中华妇产科学杂志，2005，40（4）：246-248.

［4］谭晶，秦敏，朱丽萍．上海市2000—2007年孕产妇死亡情况分析．中国妇幼保健，2008，23（28）：3954-3957.

［5］万淑梅，余艳红，黄莺莺，等．妊娠期高血压疾病严重并发症的发生规律及其对母儿的影响．中华妇产科杂志，2007，42（8）：510-514.

［6］Mosca L，Benjamin EJ，Berra K，et al. Effectiveness-based guidelines for the prevention of cardiovascular disease in women—2011 update：a guideline from the American Heart Association. Circulation，2011，123（11）：1243-1262.

［7］Nisell H，Lintu H，Lunell NO，et al. Blood pressure and renal function seven years after pregnancy complicated by hypertension. Br J Obstet Gynaecol，1995，102：876-881.

［8］Wilson BJ，Watson MS，Prescott GJ，et al. Hypertensive diseases of pregnancy and risk of hypertension and stroke in later life：results from cohort study. BMJ，2003，326（19）：845.

［9］Lykke JA，Langhoff-Roos J，Sibai BM，et al. Hypertensive pregnancy disorders and subsequent cardiovascular morbidity and type 2 diabetes mellitus in the mother. Hypertension，2009，53（6）：944-951.

［10］Callaway LK，David McIntyre H，Williams GM，et al. Diagnosis and treatment of hypertension 21 years after a hypertensive disorder of pregnancy. Aust N Z J Obstet Gynaecol，2011，51（5）：437-440.

［11］Bellamy L，Casas JP，Hingorani AD，et al. Pre-eclampsia and risk of cardiovascular disease and cancer in later life：systematic review and meta-analysis. BMJ，2007，335：974-985.

［12］孙静，吴寿岭，黄玉艳，等．妊娠高血压综合征对远期血压水平的影响．中华心血管病杂志，2010，38（1）：11-14.

［13］Chesley SC，Annitto JE，Cosgrove RA. The remote prognosis of eclamptic women. Am J Obster Gynecol，1976，124（5）：446-459.

［14］Irgens HU，Reisater L，Irgens LM，et al. Long term mortality of mothers and fathers pre-eclampsia：population based cohort study. BMJ，2001，323（7323）：2002-

2006.

[15] Mannisto T, Mendola P, Vaarasmaki M, et al. Elevated Blood Pressure in Pregnancy and Subsequent Chronic Disease Risk. Circulation, 2013, 127（6）: 681-690.

[16] 赵海燕，陈兴伟，牛建清，等. 妊娠高血压综合征对远期心脑血管事件的影响. 中华心血管病杂志, 2012, 40（8）: 645-650.

[17] Wilson BJ. Watson MS, Prescott GJ, et al. Hypertensive diseases of pregnancy and risk of hypertension and stroke in later life. BMJ, 2003, 326（19）: 345.

[18] Wang IK, Chang SN, Liao CC, et al. Hypertensive disorders in pregnancy and preterm delivery and subsequent stroke in Asian women: a retrospective cohort study. Stroke, 2011, 42（3）: 716-721.

[19] Vikse BE, Irgens LM, Leivestad T, et al. Preeclampsia and the risk of end-stage renal disease. N Engl J Med, 2008, 359（8）: 800-809.

[20] Bellamy L, Casas JP, Hingorani AD. Pre-eclampsia and risk of cardiovascular disease and cancer in later life: systematic review and meta-analysis. BMJ, 2007, 335（7627）: 974.

[21] Sattar N, Ramsay J, Crawford L, et al. Classic and novel risk factor parameters in women with a history of preeclampsia. Hypertension, 2003, 42（1）: 39-42.

[22] Dekker GA, Robillard PY. Preeclamp sia: a couple's disease with maternal and fetal manifestations. Curr Pharm Des, 2005, 11（6）: 699-710.

[23] Blum A, Shenhav M, Baruch R, et al. Endothelial dysfunction in preeclampsia and eclampsia: current etiology and future non-invasive assessment. Isr Med Assoc J, 2003, 5（10）: 724-726.

[24] Freeman DJ, McManus F, Brown EA, et al. Short- and long-term changes in plasma inflammatory markers associated with preeclampsia. Hypertension, 2004, 44（5）: 708-714.

[25] Maynard SE, Min JY, Merchan J, et al. Excess placental soluble fms-like tyrosine kinase 1（sFlt1）may contribute to endothelial dysfunction, hypertension, and proteinuria in preeclampsia. J Clin Invest, 2003, 111（5）: 649-658.

[26] Vesna D. Garovic. The role of angiogenic factors in prediction and diagnosis of preeclampsia superimposed on chronic hypertension. Hypertension, 2012, 59（3）: 555-557.

[27] Makris A, Thornton C, Thompson J, et al. Uteroplacental ischemia results in proteinuric hypertension and elevated sFLT-1. Kidney International, 2007, 71: 977-984.

[28] Blum A, Shenhav M, Baruch R, et al. Endothelial dysfunction in preeclampsia and eclampsia: current etiology and future non-invasive assessment. Isr Med Assoc J, 2003, 5（10）: 724-726.

[29] Yinon Y, John C. P, Odutayo A, et al. Vascular Dysfunction in Women With a History of Preeclampsia and Intrauterine Growth Restriction Insights Into Future Vascular Risk. Circulation, 2010, 122: 1846-1853.

[30] Germain AM, Romanik MC, Guerra I, et al. Endothelial dysfunction: a link among preeclampsia, recurrent pregnancy loss, and future cardiovascular events?. Hypertension, 2007, 49: 90-95.

[31] Agatisa PK, Ness RB, Roberts JM, et al. Impairment of endothelial function in women with a history of preeclampsia: an indicator of cardiovascular risk. Am J Physiol Heart Circ Physiol, 2004, 286: H1389-H1393.

[32] Saxena AR, Karumanchi SA, Brown NJ, et al. Increased sensitivity to angiotensin II is present postpartum in women with a history of hypertensive pregnancy. Hypertension, 2010, 55（5）: 1239-1245.

[33] Yoav Y, John CP, Kingdom, et al. Vascular Dysfunction in Women With a History of Preeclampsia and Intrauterine Growth Restriction, Insight Into Future Vascular Risk. Circulation, 2010, 122（18）: 1846-1853.

[34] Freeman DJ, McManus F, Brown EA, et al. Short- and long-term changes in plasma inflammatory markers associated with preeclampsia. Hypertension, 2004, 44（5）: 708-714.

[35] Evans CS, Gooch L, Flotta D, et al. Cardiovascular system during the postpartum state in women with a history of preeclampsia. Hypertension, 2011, 58（1）: 57-621.

[36] Blum A, Shenhav M, Baruch R, et al. Endothelial dysfunction in preeclampsia and eclampsia: current etiology and future non-invasive assessment. Isr Med Assoc J, 2003, 5（10）: 724-726.

[37] Sattar N, Ramsay J, Crawford L, et al. Classic and novel risk factor parameters in women with a history of preeclampsia. Hypertension, 2003, 42（1）: 39-42.

[38] 赵海燕，高竞生，安利杰，等. 妊娠高血压综合征对妇女远期代谢综合征的影响. 中华高血压杂志, 2013, 21（10）: 55-60.

[39] Forest JC, Girouard J, Masse' J, et al. Early Occurrence of Metabolic Syndrome After Hypertension in Pregnancy.

Obstet Gynecol，2005，105：1373-1380.

［40］Hubel CA，Powers RW，Snaedal S，et al. C-Reactive Protein Is Elevated 30 Years After Eclamptic Pregnancy. Hypertension，2008，51（6）：1499-1505.

［41］Von Dadelszen P，Ornstein MP，Bull AB，et al. Fall in mean arterial pressure and fetal growth restriction in pregnancy hypertension：a meta analysis. Lancet，2000，355（9198）：87-92.

［42］Withagen MI，Wallenbury HC，Steegers EA，et al. Morbidity and development in childhood of infants born after temporising treatment of early onset pre-eclampsia. BJOG，2005，112：910-914.

［43］Vatten LJ，Romundstad PR，Holmen TL，et al. Intrauterine exposure to preeclampsia and adoles cent blood pressure，body size，and age at menarche in female offspring. Obstet Gynecol，2003，101（3）：529-533.

［44］吴铁吉. 我国儿童高血压的临床流行病学. 中国实用儿科杂志，2004，19（8）：449-451.

［45］Geelhoed JJ，Fraser A，Tillin g K，et al. Preeclampsia and gestational hypertension are associated with childhood blood pressure in dependently of family adiposity measures：the avonlongitudinal study of parents and children. Circulation，2010，122（12）：1192-1199.

［46］花琛，解雅春，韩聪慧，等. 妊娠期高血压及儿童早期体重增加对3岁时血压的影响. 中国儿童保健杂志，2011，19（7）：610-612.

［47］Kvehaugen AS，Andersen LF，Staff AC. Anthropometry and cardiovascular risk factors in women and offspring after pregnancies complicated by pre-eclampsia or diabetes mellitus. Acta Obstet Gynecol Scand，2010，89（11）：1478-1485.

［48］Wu CS，Nohr EA，Bech BH，et al. Health of children born to mothers who had preeclampsia：a population based cohort study. Am J Obstet Gynecol，2009，201（3）：1-10.

［49］Kajantie E，Eriksson JG，Osmond C，et al. Pre-Eclampsia Is Associated With Increased Risk of Stroke in the Adult Offspring The Helsinki Birth Cohort Study. Stroke，2009，40：176-118.

［50］Many A，Fattal A，Leitner Y，et al. Neurodevelopmental and cognitive assessment of children born growth restricted to mothers with and without preeclampsia. Hyperten Pregnancy，2003，22（1）：25-29.

［51］Robinson M，Mattes E，Oddy WH，et al. Hypertensive diseases of pregnancy and the development of behavioural problems in childhood and adolescence：the western Australian pregnancy cohort study. J Pediatr，2009，154：218-224.

［52］Tuovinen S，Raikkonen K，Kajantie E，et al. Hypertensive disorders in pregnancy and cognitive decline in the offspring up to old age. Neurology，2012，79（15）：1578-1582.

［53］Abe Y，Kikuchi T，Nagasaki K，et al. Lower birth weight associated with current overweight status is related with the metabolic syndrome in obese Japanese children. Hypertens Res，2007，30（7）：627-634.

［54］Min JW，Kong KA，Park BH，et al. Effect of postnatal catch-up growth on blood pressure in children at 3 years of age. J Hum Hypertens，2007，21（11）：868-874.

［55］Huxley RR，Shiell AW，Law CM. The role of size at birth and postnatal catch-up growth in determining systolic blood pressure：a systematic review of the literature. J Hypertens，2000，18（7）：815-831.

［56］Law CM，Shiell AW，New some CA，et al. Fetal，infant and childhood growth and adult blood pressure a longitudinal study from birth to 22 years of age. Circulation，2002，105（9）：1088-10921.

［57］Barker D，Jand O，smond C. Infantmortality，ehildhoodnutrition，and Ischaemic heart disease in England and Wales. Lancet，1986，1（8489）：1077-1081.

［58］Barker DJ，Hales CN，Fall CH，et al. Type2（non-insulin-dependent）diabetes mellitus，hypertension and hyperlipidaemia（syndromeX）：relation to reduced fetal growth. Diabetologia，1993，36（1）：62-67.

［59］Davis EF，Lazdam M，Lewandowski AJ，et al. Cardiovascular risk factors in children and young adults born to preeclamptic pregnancies：a systematic review. Pediatrics，2012，129：e1552-e1561.

［60］中国女性心血管疾病预防专家共识组. 中国女性心血管疾病预防专家共识. 中国心血管病研究，2012，10（5）：321-328.

［61］陈诚，李瑛，陈锋，等. 口服避孕药和妇女高血压发病风险的病例对照研究. 中国计划生育学杂志，2009，159（1）：13-17.

（牛建清　王阳阳）

第74章　多囊卵巢综合征与高血压

多囊卵巢综合征（polycystic ovarian syndrome, PCOS）是一种生殖功能障碍与糖代谢异常并存的内分泌紊乱综合征。持续性无排卵或稀发排卵、雄激素过多和胰岛素抵抗是其重要特征，因 Stein 和 Leventhal 于 1935 年首先报道，故又称 Stein-Leventhal 综合征。

第一节　多囊卵巢综合征的流行病学

PCOS 被认为是青春期及育龄妇女最常见的内分泌和代谢紊乱性疾病，是育龄妇女最常见的内分泌紊乱性疾病之一，是引起无排卵性不孕的主要原因。在育龄妇女中患病率已高达 5% ~ 10%，是继发性闭经的主要原因。近年来，伴随着生活环境和方式的转变，PCOS 的患病率呈上升趋势。

一、多囊卵巢综合征诊断标准的演变过程

PCOS 有极大的遗传异质性、发病的多因性及临床表现的多态性。多数患者只突出表现其中几种，对患者个人而言，临床表现亦会出现动态变化。因此，PCOS 的诊断标准一直是本领域专家争论的问题。长期以来，国际上一直没有应用于临床实践的统一的诊断标准，给临床诊断带来许多麻烦，也给统计学造成许多不便，因此需要统一认识，制订一个能够被大多数专家接受的诊断标准。

1. 1990 年 NIH 制订的 PCOS 诊断标准

1990 年，美国国立卫生研究院（NIH）在马里兰召开了关于 PCOS 的会议，制订了 PCOS 的诊断标准：

（1）月经异常和无排卵。

（2）临床或生化显示高雄激素血症。

（3）除外其他引起高雄激素血症的疾病。

这是 PCOS 标准化诊断迈出的重要一步，随后许多重要的随机多中心试验因此得以进行。但此标准未包括多囊性卵巢（PCO）的形态学表现，随着研究的深入、诊断技术的进展、阴道超声的广泛应用，人们逐渐认识到 PCOS 的临床表现比 1990 年 NIH 定义的范围更广泛。因此，1990 年 NIH 的诊断标准一直都存在争议。

2. 2003 年 ESHRE/ASRM 标准

2003 年欧洲人类生殖和胚胎与美国生殖医学学会（ESHRE/ASRM）的专家在荷兰鹿特丹再次召开专家会议，对 PCOS 的诊断标准进行重新修改，此标准已成为目前全球 PCOS 的诊断标准：

（1）稀发排卵或无排卵。

（2）高雄激素的临床表现和（或）高雄激素血症。

（3）超声表现为多囊卵巢［一侧或双侧卵巢有 12 个以上直径为 2 ~ 9mm 的卵泡，和（或）卵巢体积大于 10ml］。

上述 3 条中符合 2 条，并排除其他疾病如先天性肾上腺皮质增生（CAH）、库欣综合征、分泌雄激素的肿瘤。

二、多囊卵巢综合征的患病率

PCOS 的患病率是与这一疾病在不同时期的诊断标准和定义密切相关的。目前可以检索到的文献中，大多数被调查的对象是育龄女性，这就限制了被调查对象的年龄，不同研究显示 PCOS 的患病率与人种不同有关，且大多数研究是在白种人或高加索人群中进行的。

按照 1990 年美国国立卫生研究院（NIH）诊断标准开展的流行病学调查较多。一项美国东南部研究调查了在一所大学就业前体检的 227 名妇女，应用 1990 年 NIH 的诊断标准 PCOS 的患病率为 4.0%，其中黑种人和白种人的患病率差异无统计学意义。Azziz 等对 440 名无选择性的 18 ~ 45 岁妇女（223 名黑种人，166 名白种人，41 名其他人种）调查显示，PCOS 的患病率为 6.6%，白种人和黑种人的患病率仍没有差异。还是采用 1990 年 NIH 诊断标准，Diamanti 等对 192 名希腊妇女的调查显示，PCOS 的患病率为 6.8%。而 Asuncian 进行的另一项

西班牙的 154 名献血的高加索妇女的调查，得到相似的患病率 6.5%。同样，一项名为"女性健康研究项目"招募的两所牛津大学的 230 名志愿者（97% 为白种人）中，患病率为 8%。因此，按照 1990 年 NIH 诊断标准，非选择生育年龄妇女中，PCOS 的患病率为 6.5% ~ 8%。

根据 2003 年鹿特丹诊断标准调查 PCOS 患病率的研究较少，比较两个诊断标准后，可以估计按 2003 年诊断标准，PCOS 患病率可能高于 6.5% ~ 8%。最近的一项研究显示 PCOS 在美国的墨西哥人中的患病率高于白种人或非洲裔美国人[1]。

2005 年我国山东省立医院进行了一项非随机抽样的调查，调查依照 2003 年 PCOS 诊断标准，对千名汉族育龄女性的调查发现调查群体中 PCOS 患病率为 6.46%，检出的 PCOS 中稀发排卵、多囊性卵巢（PCO）、高睾酮血症、临床高雄激素血症（F-G ≥ 6 多毛和痤疮）分别占 89.4%、72.94%、57.65%、38.8%（1.18% 和 38.8%），不孕占 7.06%、肥胖占 8.23%。为了更好地了解 PCOS 在人群中的患病率，我国"十一五"国家科技支持计划开展了大样本、多中心的流行病学研究，调查了 10 个省市的 16 886 名社区育龄妇女，15 924 人完成调查，调查遍布 152 个城市社区和 112 个农村社区，得到我国社区人口 PCOS 患病率为 5.6%，按其高雄激素血症激素血症（H）、排卵障碍（O）和卵巢多囊样改变（P）进行亚型分型诊断，得到 19%H＋O、37%H＋P、15%O＋P 和 29%H＋O＋P 的发病特点[2]。

三、多囊卵巢综合征与心血管疾病危险因素

1. 糖耐量受损和 2 型糖尿病

PCOS 是一个发展为糖耐量受损（IGT）和 2 型糖尿病（T2DM）的主要危险因素。有文献报道 PCOS 患者 T2DM 的发病风险增加 5 ~ 10 倍，同时 IGT 的风险也增加，PCOS 妇女 IGT 的患病率为 31% ~ 35%，T2DM 的患病率为 7.5% ~ 10%，这些都远远高于正常人群。一项初步的研究显示 PCOS 糖耐量正常者只有 10% 在 2 ~ 3 年内发展为 T2DM，而 PCOS 糖耐量受损者患 T2DM 比例有 30%，明显高于一般人群的 5% 左右。IGT 和 T2DM 是 PCOS 肥胖患者的主要并发症，同时，IGT 和 T2DM 均是动脉粥样硬化和心血管疾病的经典风险指标。虽然 PCOS 患者空腹血糖多正常，但服糖后胰岛素释放增加，且糖代谢异常，应进行口服葡萄糖耐量试验，同时测定胰岛素是必要的。特别在下列情况下应进行筛选：高雄激素血症，黑棘皮病，肥胖（BMI > 30kg/m²，或在亚洲人群中 BMI > 25kg/m²）、有 T2DM 或妊娠期糖尿病家族史的妇女。饮食习惯和生活方式，是改善受孕力和预防糖尿病的第一选择；二甲双胍可用于 IGT 和 T2DM。一项英国的流行病学研究显示进行卵巢楔形切除术的 PCOS 妇女，其糖尿病的发病率明显增加。美国和欧洲的研究结果均证实，肥胖的 PCOS 妇女较非 PCOS 妇女从血糖正常到发展为 IGT 或 T2DM 的进程明显加快。我国社区 PCOS 人群调查结果显示 PCOS 患者肥胖患病率为 34.09%，非肥胖型 PCOS 患者与正常人群的代谢综合征患病率相似，而肥胖的 PCOS 患者代谢综合征发生率明显高于非 PCOS 的肥胖人群。因此，要特别重视 PCOS 患者的体重管理。

2. 胰岛素抵抗与代谢综合征

胰岛素抵抗（IR）与 PCOS 患者病情轻重直接相关，目前主流观点认为，胰岛素抵抗在 PCOS 发病中可能承担了早期角色。即使是体重正常的 PCOS 患者也存在一定程度的高胰岛素血症和餐后血糖异常或糖耐量受损。报道有 50% ~ 70% 的 PCOS 患者存在胰岛素抵抗，说明胰岛素抵抗与 PCOS 患者生殖功能异常关系密切。文献报道其患病率与评估胰岛素抵抗方法的敏感性有关，改善生活方式和药物治疗均可以有效改善胰岛素抵抗的状态。代谢综合征是 PCOS 女性的一个重要的临床问题，其诊断标准包括胰岛素抵抗、向心性肥胖、高血压、空腹血糖升高和脂代谢异常，并不是所有的 PCOS 表型均有类似的代谢风险。高雄激素血症联合月经稀发是重要的高危因素。尽管 PCOS 协作组认为 PCOS 患者存在 IGT 和 T2DM 的高患病风险，但目前尚无可靠的胰岛素抵抗的预测值，且胰岛素抵抗在正常人群中也有 20% 以上的存在概率。为了解胰岛素抵抗、代谢综合征和 PCOS 之间关系，治疗结局和健康风险，还需要进行更多的研究。

与以体重相匹配的对照组比较，PCOS 患者中脂代谢紊乱较常见，表现为三酰甘油升高、高密度脂蛋白降低。脂代谢紊乱的发生与体重指数（BMI）没有明确的关系，然而，PCOS 患者中肥胖与胰岛素抵抗相互作用，这一现象与 T2DM 中看到的情况类似。PCOS 中出现脂代谢紊乱是多因素造成的。胰岛素抵抗在脂代谢紊乱中起到了关键的作用，其激活脂解作用，改变了脂蛋白酶的表达。

在 PCOS 患者当中，胰岛素抵抗可导致诸多代谢异常。作为 T2DM 发生的独立危险因子，对比年

龄、BMI 匹配的 PCOS 患者与正常女性组，T2DM 的发生率增加 7.5%，IGT 的发生率增加 31.1%；即使在非肥胖 PCOS 组与其对照相比，T2DM 与 IGT 发生率亦增加 1.5% 和 10.3%。而 PCOS 妇女发生代谢综合征的风险是非 PCOS 妇女的 4 倍，研究显示肥胖及胰岛素敏感指数是 PCOS 患者代谢综合征发生的独立预测因子。胰岛素抵抗同时引起血脂异常、血压升高，从而增加心血管疾病风险，但尚无直接证据提示 PCOS 患者心血管疾病发生率或病死率增加。

3. 高血压

PCOS 年轻女性的血压通常在正常范围，但她们的血压在一天内是不稳定的，这使她们在以后的生活中易患高血压。PCOS 青少年患者的血压通常在晚上升高，这可能是日后发展为高血压的早期危险因素。绝经期的 PCOS 女性患高血压是同龄对照组的 2.5 倍。流行病学调查证实 PCOS 患者发生高脂血症、高血压、缺血性心脏病等风险增加 4～5 倍。主要有以下几方面：

（1）收缩压升高，主要见于肥胖患者，与高胰岛素血症水平成正相关；血浆胰岛素水平升高可促使肾重吸收钠增加，交感神经系统活性增强，增加醛固酮分泌，减少前列腺素的合成，使平滑肌细胞增殖。实验研究证实，产生 IR 后血压升高，阻止 IR 产生可遏制血压升高。

（2）动脉管壁的粥样斑块形成，与高胰岛素血症和血脂异常直接有关。

（3）血纤溶酶原激活抑制因子 -1（PAI-1）浓度升高，此为冠心病（coronary heart disease，CHD）发生的独立危险因子。正常人的血管内皮常释放适量纤溶酶原激活物至血循环，激活纤溶酶原生成纤溶酶促进多余的纤维蛋白分解成降解产物，在血管内有防止凝血的作用。组织型纤溶酶原激活物（tissue plasminogen activator，tPA）对纤维蛋白有很强的亲和力，与纤维蛋白结合后再和纤溶酶原结合，在纤维蛋白上激活纤溶酶原，大大加快了纤溶酶分解纤维蛋白的作用。为了维持血凝和纤溶的平衡，血液中还有多量的纤溶抑制物，tPA 抗原含量升高而活性降低以及 PAI 水平升高时形成血栓的可能性增加。Kelly 等研究发现 PCOS 患者 tPA 抗原含量显著高于正常对照组，在调节 BMI 及胰岛素敏感指数（insulin sensitive index，ISI）的影响后此差异仍有显著性；无论 PCOS 患者还是正常对照组 tPA 抗原含量都与 ISI 成负相关，而与 BMI 成正相关，与睾酮水平无相关性。Sills 等发现无实验室高雄激素或

高胰岛素血症的 PCOS 患者其 PAI-1 抗原、PAI-1 活性及 tPA 抗原水平皆显著高于正常对照组，并与空腹血糖水平成显著负相关。

（4）血管内皮功能及血管功能失调。血管内皮细胞覆盖了整个血管壁的腔面，形成了一种连续性保护层，可产生各种血管活性物质经自分泌、旁分泌机制影响血管功能。内皮功能失调是一个新的心血管疾病危险因素。Paradisi 等以血管超声法检测股动脉内灌输递增剂量的内皮依赖性血管舒张剂乙酰胆碱和正常血糖高胰岛素钳夹实验中下肢血流（lower limb blood flow，LBF）的反应性变化。结果发现 PCOS 患者 LBF 对乙酰胆碱的反应性增加值较正常对照组低 50%，正常血糖高胰岛素实验中 PCOS 组 LBF 较基础值升高 30%，而对照组升高 60%；对于所有观察对象而言灌输乙酰胆碱所引起的最大 LBF 与游离睾酮成负相关，此相关性比其他有关指标都显著。此研究表明 PCOS 患者存在内皮功能失调且抵抗胰岛素的血管舒张效应。就内皮的血管保护作用而言，PCOS 大血管病发病风险升高。PCOS 不但存在血管内皮功能失调也存在血管功能失调，Kelly 等用线路肌动描记法测定离体微血管浓度分别为 100pmol/L 及 1000pmol/L 的胰岛素共同孵育前后去甲肾上腺素（NA）反应的浓度效应曲线，首次以体外实验证明 PCOS 患者在无心血管疾病临床症状出现时，就已经存在一个血管水平的 IR。Lakhani 等以多普勒血管超声技术在一项研究中检测颈总动脉和颈内动脉的顺应性和紧张性指数，发现 PCOS 患者颈动脉弹性降低；在另一项研究中监测颈总动脉、颈内动脉、股动脉内中膜厚度（intima media thickness，IMT），研究发现年轻的 PCOS 患者颈总动脉和股动脉 IMT 皆显著升高，认为超声测量 IMT 可作为 PCOS 心血管并发症的新的检测手段。

研究表明，多囊卵巢综合征与高血压、心血管疾病以及血栓栓塞症存在密切关系[4]。近年来的研究分析显示，PCOS 女性患上高血压等心血管疾病的风险因素主要有肥胖、吸烟、血脂异常、高血压、糖耐量受损，以及心脏病家族史。而且胰岛素抵抗的长期存在对人类健康有很大的影响，特别是可能会增加 PCOS 女性在日常生活中患上心血管疾病的风险，尤其在女性绝经期后脂代谢与糖代谢异常，心血管疾病发病率会有所增加，包括高血压、冠心病等。

一项应用血管造影方法进行检查的流行病学调查发现，PCOS 的年轻女性冠状动脉狭窄的发生率

明显高于同龄女性。在 PCOS 女性超声检查中发现，其他大血管阻塞也发生得较早，被视为患有更广泛的冠状动脉疾病，而高血压疾病也常发生于这些妇女当中[5-8]。

第二节　多囊卵巢综合征的病理生理机制

多囊卵巢综合征（PCOS）是育龄期女性最常见的内分泌疾病之一，以长期持续无排卵和高雄激素血症为主要特征。临床表现有一定的异质性，约50% 的 PCOS 患者超重或肥胖。近年来的研究发现该疾病的功能紊乱远超出生殖轴，由于存在胰岛素抵抗，常发展为代谢综合征。但 PCOS 的病理生理是个复杂的问题，其中也存在很多争议。目前认为 PCOS 病理生理主要涉及以下几个方面。

一、高雄激素血症的病理生理机制

女性循环中的雄激素有雄烯二酮（A）、睾酮（T）、脱氢表雄酮及硫酸脱氢表雄酮（DHEAS），主要来源于卵巢和肾上腺，少部分来源于腺外转化。雄激素中雄烯二酮（A）、脱氢表雄酮及硫酸脱氢表雄酮均呈游离状态；而在正常女性，血循环中的睾酮则 80% 是与性激素结合球蛋白（sex hormone binding globin，SHBG）结合，19% 与白蛋白结合，只有 1% 呈游离状态；游离状态的雄激素才具有生物学活性，其中睾酮的雄激素活性最强。

PCOS 患者不仅卵巢及肾上腺分泌的雄激素均增多，而且由于患者肝合成和输出 SHBG 降低，使循环中生物学活性最强的雄激素——游离睾酮增加；其原因和机制错综复杂。

1. 肾上腺功能初现亢进

早在 1980 年 Yen 就提出了 PCOS 起于青春期的肾上腺功能初现（adrenarche）亢进，即 PCOS 患者肾上腺功能初现时，肾上腺产生的雄激素过多。PCOS 肾上腺功能初现亢进时雄激素分泌过多的机制可能与肾上腺 P450c17α 酶系统活性增加有关。

2. 促性腺激素分泌异常

PCOS 患者垂体黄体生成素（LH）的合成及脉冲分泌的幅度和频率增加，使垂体 LH 分泌增加，而卵泡刺激素（FSH）分泌正常或稍低于正常水平，从而使血中 LH/FSH 比值增加。过高的 LH 可促进卵巢内间质及卵泡膜细胞增生及雄激素（包括睾酮和雄烯二酮）分泌过多。LH 也可促进卵巢内胰岛素样生长因子 -I（IGF-I）的活性，而 IGF-I 与卵巢内卵泡膜 IGF-I 受体结合是促进卵巢雄激素产生的又一条途径。

但关于 PCOS 促性腺激素 LH 分泌异常的机制尚未完全阐明。早期的理论认为，过多的雄烯二酮在外周转化为雌酮，后者能促进 LH 的分泌；有研究显示，过多的雄激素本身能干扰下丘脑-垂体-卵巢轴的正负反馈机制，促进垂体 LH 的释放，从而引起 LH 的异常升高[9]。

因此，LH 是 PCOS 卵巢分泌雄激素的主要促激素之一；而过高的雄激素又可促进 LH 的释放，从而形成 PCOS 雄激素过多的恶性循环之一。

3. 性激素结合球蛋白（SHBG）

循环中的 SHBG 由肝产生，与循环中的两种性激素（睾酮和雌二醇）结合，从而调控这两种性激素的活性；只有不与 SHBG 结合的游离形式的性激素才具有生物活性。PCOS 循环中升高的雄激素可抑制肝产生 SHBG，从而降低循环中 SHBG，继而游离睾酮和游离雌二醇水平增高。PCOS 患者高雄激素血症的体征除了与雄激素产生过多有关，还与其活性形式——游离睾酮增加有关。

4. 胰岛素抵抗-高胰岛素血症

近十余年来许多研究报道 PCOS 普遍存在胰岛素抵抗（IR）。值得注意的是，PCOS 肥胖患者及非肥胖患者均存在胰岛素抵抗。研究证实 PCOS 患者胰岛素抵抗可能与遗传因素、胎儿期宫内因素、后天环境因素及激素内环境，如高雄激素血症及高皮质醇血症有关。

在病情早期 PCOS 患者胰岛 β 细胞通过分泌增多的胰岛素以克服 IR，从而使 PCOS 患者血中胰岛素水平升高，形成高胰岛素血症。胰岛素是糖代谢激素，为机体糖利用的重要调节激素，也是卵巢行使正常功能的重要激素。但在胰岛素过高的情况下，将对卵巢和肾上腺两个内分泌腺的雄激素分泌产生促进作用，其机制是胰岛素对卵巢合成雄激素的酶（P450c17α 酶系统）具有促进作用，并上调卵巢内卵泡膜细胞的 LH 受体，从而增强 LH 促雄激素生成的作用。另外，胰岛素也可抑制肝 SHBG 的合成，从而使循环中 SHBG 进一步降低，导致游离睾酮的生物学活性进一步升高。PCOS 患者青春期肾上腺功能初现时肾上腺分泌雄激素过多很可能与患者存在胰岛素抵抗所致的高胰岛素血症对肾上腺产生雄激素的酶活性具有促进作用有关。

5. 胰岛素样生长因子-I/胰岛素样生长因子结合球蛋白-1（IGF-I/IGFBP-1）系统

PCOS 患者卵巢中 IGF-I 活性的增加不仅与循环中 LH 过度刺激有关，同时也与高胰岛素血症有关。胰岛素可通过上调卵巢 IGF-I 受体数目而放大胰岛素自身及 IGF-I 的效应。胰岛素还可通过抑制卵巢和肝产生 IGFBP-1，从而进一步导致卵巢局部和循环中游离 IGF-I 进一步升高，这样高胰岛素还通过自身及 IGF-I 的作用而促进雄激素分泌。目前的研究显示 IGF-I 促进雄激素产生涉及多种机制。

综上所述，PCOS 高雄激素血症的原因主要是由于 LH 分泌亢进和（或）胰岛素抵抗所致的高胰岛素血症，通过多途径对肾上腺和卵巢两个内分泌腺体的多种雄激素分泌具有促进作用；而高雄激素血症和高胰岛素血症又可抑制肝 SHBG 的合成，从而导致生物学活性最强的雄激素——游离睾酮增多及高雄激素血症的临床表现。

二、胰岛素抵抗的病理生理影响

胰岛素抵抗（IR）是 PCOS 的重要病理生理改变。IR 及高胰岛素血症是 PCOS 患者代谢异常的基本特征，也是 PCOS 患者内分泌代谢紊乱的主要特征之一。肥胖型 PCOS 患者高胰岛素血症发生率高达 75%，非肥胖型 PCOS 患者约为 30%。流行病学调查显示 PCOS 患者发生 2 型糖尿病、高血压、冠心病等疾病的风险明显增加，胰岛素抵抗可能在 PCOS 的发生中起着重要作用。生活方式改变和胰岛素增敏剂是治疗的有效方法。

1. 胰岛素抵抗与高雄激素血症

PCOS 患者常有高胰岛素血症及胰岛素抵抗，可通过多种方式影响卵巢功能，产生高雄激素血症：①胰岛素直接刺激垂体 LH 分泌及促进卵巢的功能，使卵巢卵泡膜细胞增生，雄激素合成增加。②胰岛素可通过胰岛素样生长因子（IGF）系统影响卵巢功能产生雄激素。在卵巢水平，IGF-I 的作用是协同 LH 进一步促进雄激素的合成和分泌，同时 IGF-I 和胰岛素样生长因子-Ⅱ（IGF-Ⅱ）可诱导细胞色素 P450、20、22 裂解酶和羟化酶功能活化，在卵泡膜细胞内增强细胞色素 P450c17 酶的作用，从而导致雄激素水平升高。③卵巢内胰岛素受体后作用机制增强或者细胞内胰岛素信号传递系统异常，或者细胞内酶复合物对胰岛素敏感性增强，使细胞色

素 P450c 17α 酶活性异常，这些作用直接或间接促进促性腺激素的分泌及卵泡膜细胞合成分泌雄激素增加。④高胰岛素对肾上腺合成的脱氢表雄酮（DHEA）抑制作用消失致其水平升高。

2. 胰岛素抵抗与高黄体生成素（LH）血症

多项研究表明胰岛素可以增强 LH 对卵巢激素的合成刺激作用。研究发现脑垂体存在胰岛素及 IGF 受体，胰岛素及 IGF-I 与其受体结合，增强垂体 LH 释放。

3. 胰岛素抵抗与肥胖

IR 及高胰岛素血症是 PCOS 患者糖代谢异常的基本特征，其中肥胖患者高胰岛素血症发生率约 75%，而非肥胖患者也达 30% 以上。有研究探讨 PCOS 妇女血神经肽 Y（NPY）、瘦素与胰岛素的关系，发现 PCOS 组血浆瘦素水平明显高于对照组，且与体重指数（BMI）成正相关；PCOS 患者血浆 NPY 水平增高且与 BMI 的增加无关，而在肥胖的非 PCOS 妇女中血浆 NPY 水平随 BMI 的增加而增加。探究其机制认为，一方面胰岛素可以增加瘦素的 mRNA 表达，血浆瘦素增加，作用于下丘脑受体，抑制下丘脑 NPY 的基因表达和释放，从而导致食欲下降，能量消耗增大和脂肪沉积减少；另一方面瘦素能直接抑制胰岛素的分泌。一旦胰岛素-瘦素-NPY 的负反馈机制破坏，就可以导致肥胖的发生。

4. 胰岛素抵抗与高血压

高血压作为 MS 的重要组成部分，是心血管疾病的重要危险因素，与 IR 关系密切。目前认为 IR 引发高血压可能与下列机制有关：①引起交感神经兴奋，心排血量增加，同时外周血管收缩；②动脉粥样硬化：胰岛素为一血管生长因子，长期作用可导致平滑肌细胞增生，管壁增厚；③影响肾素-血管紧张素-醛固酮系统对血压的调节；④肾效应：促进肾小管对钠的重吸收，导致水、钠潴留，使循环血容量增加；⑤内皮功能障碍：胰岛素可抑制 PI-3 激酶活性并抑制 NO 合成酶表达；⑥胰岛素能刺激主动脉内皮细胞合成与分泌内皮素，且与胰岛素浓度成正相关；⑦胰岛素影响细胞电解质平衡，可导致细胞内钙离子浓度升高，血管收缩，周围血管的阻力增加。

5. 胰岛素抵抗与卵泡成熟障碍

多项研究表明，高水平胰岛素可增强雄激素合成酶——细胞色素 P450c 17α 的活性，使雄激素水平升高。而 PCOS 胰岛素抵抗的患者，芳香化酶所依赖的 FSH 相对不足，不能充分将雄激素芳香化为

雌激素，卵泡局部雄激素较多，干扰卵泡发育成熟，出现持续性无排卵状态。研究发现可以通过降低胰岛素水平来降低芳香化酶对 FSH 的反应活性，推测高胰岛素血症可能增加芳香化酶对 FSH 的反应活性，提高颗粒细胞对 FSH 及 LH 刺激的敏感性，导致卵巢卵泡的募集、选择、优势化以及排卵障碍。

6. 胰岛素抵抗与子代关系

研究表明，PCOS 患者的高同型半胱氨酸血症和胰岛素抵抗会使流产的可能性明显增加[10]；PCOS 患者高胰岛素血症还会导致所生女儿在出生后 2 个月即可测出异常内分泌、高胰岛素血症倾向，并可导致青春期高雄激素血症和 LH 过剩现象[11]。

第三节　多囊卵巢综合征的诊断

诊断标准的判断如下：

1. 稀发排卵或无排卵

（1）判断标准：初潮 2 年不能建立规律月经；闭经（停经时间超过 3 个以往月经周期，或月经周期≥ 6 个月）；月经稀发≥ 35 天及每年≥ 3 个月不排卵者（WHO Ⅱ类无排卵）即为符合此条。

（2）月经规律并不能作为判断有排卵的证据。

（3）基础体温（BBT）、B 超监测排卵、月经后半期孕酮测定等方法明确是否有排卵。

（4）卵泡刺激素（FSH）和雌激素（E2）水平正常，目的在于排除低促性腺激素性性腺功能减退和卵巢早衰。

2. 高雄激素的临床表现和生化指标

（1）高雄激素性痤疮特点：复发性痤疮，常位于额、双颊、鼻及下颌等部位。

（2）高雄激素性多毛特点：上唇、下颌、乳晕周围、下腹正中线等部位出现粗硬毛发。

（3）高雄激素的生物化学指标：总睾酮、游离睾酮指数［游离雄激素指数（FAI）＝总睾酮 /SHBG 浓度 ×100］或游离睾酮高于实验室参考正常值。

3. PCO 诊断标准

一侧或双侧卵巢直径 2 ～ 9mm 的卵泡≥ 12 个和（或）卵巢体积≥ 10ml。

4. PCOS 诊断的排除标准

排除标准是诊断 PCOS 的必需条件：

（1）如泌乳素水平升高明显，应排除垂体瘤。PCOS 可导致 20% ～ 35% 患者泌乳素轻度升高。

（2）如存在稀发排卵或无排卵，应测定卵泡刺激素（FSH）和雌二醇水平，排除卵巢早衰和中枢性闭经等。

（3）测定甲状腺功能，以排除甲状腺功能减退所致的月经稀发。

（4）如高雄激素血症或明显的高雄激素临床表现，应排除非典型肾上腺皮质增生（NCAH）（由于 21- 羟化酶缺乏，测定 17- 羟孕酮水平），库欣综合征，分泌雄激素的卵巢肿瘤等。

第四节　多囊卵巢综合征的治疗

一、PCOS 高雄激素血症的治疗

治疗 PCOS 高雄激素血症的降雄激素药物，包括抑制雄激素产生及其作用的药物，有口服避孕药，抑制产生雄激素的酶活性和对抗雄激素在外周组织作用的药物，及胰岛素增敏剂等；可根据引起高雄激素血症的原因及治疗要求而选择。

1. 口服避孕药（OCPs）

早在 1986 年就已经有了 OCPs 治疗 PCOS 的报道。含环丙孕酮的 OCPs 由于环丙孕酮能抑制雄激素合成酶（细胞色素 P450、P450c 及 17α 羟化酶），并能与外周靶细胞的雄激素受体结合，故可抑制肾上腺和卵巢来源的雄激素的合成及阻断雄激素在外周靶器官的作用，故其抗雄激素作用较强。

OCPs 用药 3 ～ 6 个月，50% ～ 90% 的患者痤疮可减少 30% ～ 60%，对部位深的痤疮尤为有效。服药 6 ～ 9 个月后改善多毛的效果明显，并能降低 LH 及循环中的雄激素，故能使卵巢体积明显减小。因此，长期以来作为治疗 PCOS 高雄激素血症体征的常用药。近年来 OCPs 在 PCOS 治疗的安全性也引起了广泛的重视。2007 年一项关于 OCPs 与 PCOS 患代谢系统疾病风险的 Meta 分析［4 项随机对照试验（RCT），104 名 PCOS 患者］指出，OCPs 不会增加 PCOS 患者患代谢性疾病的风险[12]；而另一项在 16 名 PCOS 患者采用 OCPs 治疗的观察性研究发现，其中有 2 名平均体重为 96kg、BMI 为 36kg/m^2，并存在黑棘皮综合征（严重胰岛素抵抗的表现）的患者发展为糖尿病；表明 OCPs 可能加重伴严重 IR

的 PCOS 患者糖耐量的损害程度。因此，对有严重胰岛素抵抗或已存在糖代谢异常的 PCOS 患者应慎用 OCPs，必须要用时应与胰岛素增敏剂联合使用。

2. 抑制合成雄激素酶活性和对抗雄激素在外周组织作用的药物

（1）螺内酯及氟他胺：螺内酯（安体舒通）为拮抗醛固酮的利尿药，现也作为抗雄激素的制剂。应用剂量在 50～200mg/d，无明显副作用，肾功能正常者一般不会引起钾潴留。开始应用时有多尿可能，数天后多尿症状消失，对血压无影响，用药 2 周后应开始定期监测电解质及肾功能，以免发生高血钾和肾功能损害。氟他胺则是雄激素受体的拮抗剂，单独应用即可有效治疗多毛症，因其肝损作用，故应慎用。

螺内酯及氟他胺用于治疗 PCOS 有不到 20 年的历史，单独使用可使 50% 的 PCOS 患者多毛症状减少 40%。2003 年一项开放随机研究发现，应用螺内酯 3 个月后，明显改善多毛症状，F-G 评分从 12.9±3.2 降至 10.1±3.1，应用 6 个月后 F-G 评分可降至 8.7±1.9，并能增加胰岛素敏感性，可能与其降雄激素作用有关。但这类药物对胎儿有致畸作用，因此育龄妇女应用时应避孕，或与上述的口服避孕药联合应用。

（2）具有抗雄激素作用的孕激素：有环丙孕酮、氯地孕酮、屈螺酮等。这些孕激素均能抑制雄激素合成酶（细胞色素 P450、P450c 及 17α 羟化酶）及与外周靶细胞的雄激素受体结合，故可抑制肾上腺和卵巢来源的雄激素的合成及阻断雄激素在外周靶器官的作用。其中，环丙孕酮的抗雄激素作用最强；这些孕激素与炔雌醇结合的 OCPs 较单独孕激素抗雄激素作用强，故较少采用单独孕激素降雄激素治疗。

（3）促性腺激素释放激素（GnRH）激动剂：通过对垂体促性腺激素细胞上的 GnRH 受体的降调节作用，使 FSH 和 LH 降到青春期前水平；由于卵巢功能明显抑制，睾酮、游离睾酮、雄烯二酮均降至正常水平，男性化体征逐渐改善，但一般需半年至 1 年才见效。但是，由于这种治疗方法价格昂贵，较少用。

二、多囊卵巢综合征胰岛素抵抗的治疗

PCOS 的近期治疗目的是治疗代谢综合征，改善生殖功能；远期目的是防治代谢并发症，治疗手段是改善 IR、降低代偿性高胰岛素血症。

近期的一项 Meta 分析显示多囊卵巢综合征合并存在胰岛素抵抗的患者采用胰岛素增敏剂治疗可

降低胰岛素，从而降低循环中的雄激素，利于排卵功能的建立及恢复，并可阻止 2 型糖尿病等代谢综合征的发生[13]；在 PCOS 患者中常选用二甲双胍，也有选用噻唑烷二酮类药物（TZDs）的报道。

二甲双胍被认为是目前最理想的胰岛素增敏剂。二甲双胍是双胍类降糖药，它能抑制小肠吸收葡萄糖，降低肝葡萄糖合成，增加肌肉等外周组织对胰岛素的敏感性，降低血糖，降低高雄激素血症，改善胰岛素抵抗，提高排卵率及促进月经恢复，并且孕期服用对胎儿是安全的。二甲双胍还可以降低血浆中脂肪因子及炎症因子而改善胰岛素抵抗，但对 BMI、空腹血糖和高脂血症无效；而二甲双胍与他汀类药物短期联用可降低肥胖者的胆固醇、低密度脂蛋白和三酰甘油水平。

二甲双胍的药理机制为：抑制肝糖异生，增加外周胰岛素敏感性而降低胰岛 β 细胞的胰岛素的分泌；并能降低循环中某些炎症因子的生成，从而改善胰岛素抵抗，降低循环中胰岛素水平。随着胰岛素增敏剂的广泛应用，研究还发现，胰岛素增敏剂还能降低 LH 水平，减少卵巢及肾上腺来源的雄激素的合成，增加 SHBG 的合成及促进促性腺激素的分泌，故能有效降低多囊卵巢综合征患者雄激素水平及其活性。故其对 PCOS 的治疗作用是多环节的。

此外，噻唑烷二酮类药物为 PPARγ 受体激动剂，能增强外周靶细胞（肝细胞、骨骼肌细胞、脂肪细胞）对胰岛素的敏感性，改善高胰岛素血症。但吡格列酮改善月经状况的作用较二甲双胍弱，而增加胰岛素敏感性的作用与二甲双胍相同；另外，对改善高雄激素体征的作用较弱，且可使体重增加[14]。对于不能耐受二甲双胍的患者，可考虑噻唑烷二酮类药物。但由于其肝毒性及胚胎毒性，在服用期间应监测肝功能，近期有生育计划的 PCOS 患者不宜服用。

总之，PCOS 患者 IR 的发生机制复杂，临床表现多样，可选用的治疗方法很多，效果各异，应根据患者的临床、生化、内分泌改变及经济条件，选择一个合理的治疗方案，以提高治疗的有效性和安全性，达到改善患者的生殖状况，减少远期代谢并发症的目的。

三、多囊卵巢综合征高血压的治疗

对于 PCOS 合并高血压患者首选血管紧张素转化酶抑制药（ACEI）治疗，不仅能有效降低血压和改善 IR，还能使血清雄激素水平下降。

内分泌失衡、炎症状态、遗传机制、生活方式等因素都对 PCOS 的发病及合并高血压的发生、发

展起一定的作用，PCOS 患者发生高血压的风险明显增高，针对以上因素进行控制可以使 PCOS 患者获得更有效的治疗。

对于年轻的肥胖或超重 PCOS 患者应该进行代谢综合征筛查，若没有发现代谢综合征，也应每 2～3 年进行筛查，以预防心血管疾病的发生。

四、生活方式干预疗法

近年来越来越多的研究和指南推荐，应把生活方式干预疗法作为 PCOS 的一线治疗措施。生活方式干预主要是通过饮食、运动和行为心理等多种途径，一方面实现减重并长期保持，以减少肥胖对于 PCOS 各方面表现的加重及疗效干扰；另一方面直接改善体内代谢异常状态，改善月经紊乱、多毛痤疮等症状，辅助不孕治疗，提高生活质量。因此，生活方式调整治疗多囊卵巢综合征主要针对的是体重超标、胰岛素抵抗等，从而间接改善排卵障碍和各种高雄激素血症的临床表现，应成为所有 PCOS 患者，尤其超重肥胖者的一线治疗方案。

1. 饮食疗法

主要通过对人体摄入食物的总热量加以限制，以减轻体重。根据食物能量进行分类，分为饥饿疗法、半饥饿疗法和减食疗法。国内临床较常采用减食疗法，也称低能量饮食疗法（low calorie diet，LCD）。也可以根据不同营养素含量配伍分类，即碳水化合物、蛋白质与脂肪之比。

需要注意的是，研究发现很多通过节食减重的患者最终多数恢复了节食前的体重。目前已达成共识和推荐[15]，饮食必须结合有计划的锻炼和行为疗法才能维持体重及达到远期减重目标。因为一旦体重恢复，PCOS 的表现和相关的长期代谢病的患病、致死风险也可能增加至原来水平。另外需注意的是，对 PCOS 患者而言，维生素和矿物质在疾病演变中所扮演的角色尚不明了。目前的研究结果看，适量补充 B 族维生素、叶酸、维生素 D 和钙元素，对其整体健康是有利的，而且能够改善某些药物治疗（如二甲双胍）的副作用，对远期并发症的预防也能起到一定效果[16]。而 PCOS 患者本身生活方式有一定缺陷，本身营养就不均衡，减轻体重、控制饮食又是最常采用的方法，这可能进一步加重各种营养元素摄入的不平衡状态。因此，全面的维生素和微量元素补充制剂，也成为 PCOS 患者饮食疗法的推荐内容之一。

2. 运动疗法

通过运动使脂肪组织中储存的三酰甘油分解，释放的脂肪酸作为能量来源被肌肉组织所消耗，使人体对热量的收支呈平衡或负平衡状态，从而达到减少脂肪、控制肥胖的作用。减重效果肯定，又能增强体质，所以运动历来是减重的基本方法。目前推荐肥胖 PCOS 患者每周至少运动 150min，尤其对于肥胖超重者。其中，应保证 90min 有氧运动（形式可包括快走、慢跑、做健身操、游泳、骑自行车和跑步机等使全身 2/3 以上肌肉参与运动），强度达到中高级（评估指标为运动时心率，中级为 125～150 次 / 分，高级 > 151 次 / 分）。可测运动结束后 10s 的脉搏数后乘以 110%，应达到 60%～90% 最高心率[15]。

坚持规律、科学的运动能够改善个体长期的，尤其代谢方面的健康结局，早已成为健康教育的共识：能显著延缓心脑血管疾病与糖尿病等疾病进程，降低事件发生率和致死率；辅助调整个体情绪和心理状态，带来精神心理方面的获益。大量研究显示，运动与饮食治疗相结合所能达到的减重效果优于单独的饮食或运动疗法，提示运动疗法能够帮助维持长期减重成果。坚持规律运动是肥胖 PCOS 患者维持长期减重成果、改善疾病结局的重要因素。在肥胖及超重人群中，有氧运动改善机体成分、改善心脑血管疾病危险因素的作用，并不依赖于减重。而在限制能量的饮食疗法的同时增加抗阻力训练，能够改善组织胰岛素敏感性、增加肌肉成分而减少脂肪，从而增加静止状态基础代谢水平基础上的减重效果。因此，主张有氧运动与抗阻力运动联合，更好地改善胰岛素敏感性与机体成分、减脂减重[17]。

3. 行为疗法

近年来，神经心理因素在 PCOS 发生、发展中的作用逐渐受到关注。Li 等[18]对 423 名 PCOS 患者的生活健康质量进行 Meta 分析得出，PCOS 患者的生理功能、情绪状态、社会功能及心理健康等评分较对照组显著降低，其中情绪问题尤为突出，如长期焦虑、抑郁、紧张、悲伤、自尊心受挫等。这种情绪问题一方面可引发不良行为，如暴饮暴食、酗酒等，从而加重肥胖等；另一方面会造成机体整个内环境的紊乱，如内分泌紊乱、炎症反应、高雄激素血症等，从而加重 PCOS 症状，形成恶性循环。大量的临床实践也证实，女性的月经周期和受孕能力受到心理因素的影响[19]。

行为疗法是患者在心理医生、家属等共同协助下，逐步主动改掉易于引起疾病的心理状态和生活习惯，代之以利于疾病治疗的心理状态和生活习惯。例如正确认识疾病表现、与肥胖关系、各种并发症及后果，了解减重及调整生活方式的重要性与优势，执行并与家属、医生合作完成既定的减重目标，自我鼓励与监督；再如对于肥胖患者要恢复自信，心理健康发展。

这种"饮食控制＋运动＋行为矫正"的综合疗法，贯穿日常生活，家庭成员、患者共同参加，创造一个轻松环境，使之持之以恒。在全面了解肥胖患者饮食、运动行为问题的基础上，从生活方式干预着手，从根本上促使肥胖患者改变与肥胖、PCOS的发生、发展密切相关的不良生活习惯，以防治肥胖，达到减肥目的，并保持减肥效果[16]。这是对患者的全面健康支持和长期管理，着眼于"心理-医学-社会"的新医学模式，应该得到重视和鼓励。

五、多囊卵巢综合征促排卵治疗

（一）药物治疗

1. 氯米芬

氯米芬是 PCOS 的首选药物，排卵率为 60%～80%，妊娠率 30%～50%。氯米芬与下丘脑-垂体水平的内源性雌激素竞争受体，抑制雌激素负反馈，增加 GnRH 分泌的脉冲频率，从而调整 LH 与 FSH 的分泌比例。氯米芬也直接促使卵巢合成和分泌雌激素。于自然月经周期或撤药性子宫出血的第 5 天开始，每天口服 50mg，连续 5 次为 1 疗程。常于服药的 3～10 天（平均 7 天）排卵，多数在 3～4 个疗程内妊娠。若经 3 个治疗周期仍无排卵者，可将剂量递增至每天 100～150mg，体重较轻者可考虑减少起始用量（25mg/d）。服用本药后，卵巢因过度刺激而增大（13.6%），因血管舒张而有阵热感（10.4%）、腹部不适（5.5%）、视物模糊（1.5%）、皮疹和轻度脱发等副作用。

治疗期间需记录月经周期的基础体温，监视排卵，或测定血清孕酮、雌二醇以证实有无排卵，指导下次疗程剂量的调整。若经氯米芬治疗 6～12 个月后仍无排卵或受孕者，可给予氯米芬加人绒毛膜促性腺激素（hCG）或糖皮质激素、溴隐亭治疗，或用人绝经促性腺激素（HMG）、FSH、GnRH 等治疗。

2. 氯米芬与人绒毛膜促性腺激素（hCG）合用

停用氯米芬后第 7 天加用 hCG2000～5000U 肌内注射。

3. 糖皮质激素与氯米芬合用

肾上腺皮质激素的作用是基于抑制来自卵巢或肾上腺分泌的过多雄激素。通常选用地塞米松或泼尼松。泼尼松每天用量为 7.5～10mg，2 个月内有效率为 35.7%，闭经无排卵者的卵巢功能得到一定

恢复。用氯米芬诱发排卵无效时，可在治疗周期中同时加服地塞米松。

4. 人绝经促性腺素（HMG）

主要用于内源性垂体促性腺激素与雌激素分泌减少的患者。HMG 是从绝经期妇女尿中纯化的提取物，内含 FSH 与 LH，两者比例为 1:1，每安瓿含 FSH 和 LH 各 75U。HMG 被视为治疗无排卵不孕的备选诱发排卵药物，因其副作用较多，诱发卵巢过度刺激综合征（OHSS）的危险性较大。一般开始每天肌内注射 HMG 1 安瓿，3～4 天后如血清雌二醇水平逐渐增加则继续用药，若雌二醇水平不上升可再增加 0.5～1 安瓿，3 天后再根据情况调整用量。当尿雌激素水平达 50～100μg/24h，或血清雌二醇在 500～1000pg/ml 时或卵巢增大明显者应停药。HMG 的治疗剂量应因人及治疗周期而异，并备有严密的卵泡成熟监测措施，防止发生 OHSS。

5. 促性腺激素释放激素（GnRH）

GnRH 可促进垂体的 FSH 和 LH 释放，但长期应用使垂体细胞的 GnRH 受体不敏感，导致促性腺激素减少，从而减少卵巢性激素的合成。其作用可逆，开始对垂体的 FSH、LH 和卵巢的性激素起兴奋作用，14 天后下降至正常水平，28 天达去势水平。

临床上，可用丙氨瑞林（GnRH-a）150μg，每天皮下注射 1 次，从卵泡期开始，或从上 1 周期的黄体期（第 21 天）开始，待性激素达到去势水平后，再用 hCG 诱发排卵，剂量同前。这样可以避免月经周期中的 LH 峰出现过早而造成卵泡黄素化。但由于 GnRH-a 价值昂贵，用量大，临床应用受到限制。

6. 卵泡刺激素（FSH）

FSH 有纯化的和重组人 FSH（rhFSH）两种。FSH 是多囊卵巢综合征较理想的治疗制剂，但价格昂贵，并可能引起 OHSS。应用过程中，必须严密监测卵巢变化。剂量以 75U 较安全。FSH 也可与 GnRH-a 联合应用，以提高排卵成功率。

7. 溴隐亭

适用于伴有高催乳素的 PCOS 患者餐后服用。

（二）手术治疗

手术治疗，特别是腹腔镜下卵巢打孔术（LOD）是目前用于氯米芬耐药的多囊卵巢综合征患者促排卵治疗的二线治疗方案。LOD 主要用于氯米芬耐药的患者，BMI 较低、术前高水平的 LH 及不孕年限＜3 年、高雄激素水平的患者更可能从此手术中获益。同时，合并输卵管不孕因素或子宫内膜异位症等手术指征可能是患者选择 LOD 的影响因素[20]。其

他因素是否能反映 LOD 术后效果仍需进一步证实。

LOD 术后的排卵率、妊娠率及妊娠结局与促性腺激素等二线治疗方案相当，并且发生多胎妊娠及卵巢过度刺激综合征的风险较低，无需严密监测。另外，LOD 可明显降低 LH 水平及雄激素水平，并持续较长时间。但是因其可能带来手术风险（如盆腔粘连等）而成为二线治疗方案。虽然目前尚无统一的手术操作标准，也无明显的对卵巢功能损害的报道，但临床医生在实施手术过程中应时刻注意对卵巢的保护。

第五节 多囊卵巢综合征远期并发症的预防

多囊卵巢综合征（PCOS）常伴有肥胖、胰岛素抵抗（IR）、血脂异常等代谢异常，成为 2 型糖尿病、高血压、心脑血管病，甚至是代谢综合征和某些雌激素依赖性恶性肿瘤等远期并发症产生的诱因，严重影响患者的生活质量。其中，肥胖（尤其是中心性肥胖）、IR、高胰岛素血症、高雄激素血症和血脂异常互为因果、相互促进，是导致 PCOS 一系列远期并发症发生的关键因素。正确有效地干预上述因素可以明显改善患者的预后。

1. 重视控制体重和调整生活方式的意义

PCOS 患者 50% ~ 75% 伴有肥胖，肥胖是影响远期健康的一个重要因素，通常被认为是心血管系统发病的独立危险因素。其可能机制为加重 IR 和高胰岛素血症，影响性激素结合球蛋白（SHBG）导致游离睾酮水平的升高。此外，肥胖也是 PCOS 患者发展为子宫内膜癌的危险因素，可能与其持续无排卵及外周脂肪组织中芳香化酶将雄激素转化为雌激素增多，从而导致无对抗雌激素持续作用有关。

研究表明，肥胖患者降低全部体重的 5%，即可调整月经周期、减少月经量、降低子宫内膜癌发生率；降低血浆低密度脂蛋白（LDL）并增加高密度脂蛋白（HDL），改善血脂成分，降低心血管疾病危险；改善 IR，使外周组织对胰岛素敏感性增加，增加胰岛素对肝内葡萄糖输出的抑制能力，糖耐量试验趋向正常，从而改善代谢功能。

此外，还应从生活方式干预着手，从根本上促使肥胖患者改变与肥胖的发生、发展密切相关的不良生活习惯，戒烟、戒酒、限盐，达到减重目的，保持减重效果。临床医师应明确告知患者减轻体重是最好的治疗方法，不但会恢复排卵、促进生育，还可以避免严重的代谢性疾病的发生，其治疗作用甚至优于药物，而且长期坚持，受益终身。

2. 早期干预胰岛素抵抗

IR 和代偿性高胰岛素血症是 PCOS 患者基本的内分泌特征，发生率占 PCOS 患者的 50% ~ 70%，导致其 2 型糖尿病发生风险比正常人群高 5 ~ 10 倍。此外，高胰岛素血症对高雄激素血症的产生有着重要的促进作用，胰岛素可以直接刺激卵巢和肾上腺的雄激素合成导致高雄激素血症，故早期干预 IR 也是预防 PCOS 远期并发症的关键。

3. 纠正高雄激素血症的不良影响，降低远期并发症风险

据统计，65% ~ 85% 的高雄激素血症患者为 PCOS 患者，高雄激素血症在 PCOS 的发病过程中起关键的作用。高雄激素血症与 IR 和血脂异常成正相关，增加心血管疾病及糖尿病的发病率及病死率，同时，导致持续无排卵，使子宫内膜癌的发病风险也增加。故高雄激素血症一经诊断则应立即治疗，及时纠正其不良影响可降低远期并发症的发生风险。

4. 调整血脂代谢紊乱是预防远期并发症的重要环节

血脂代谢紊乱是 PCOS 患者中最常见的代谢异常，发生率高达 70%。主要表现为总胆固醇（TC）、低密度脂蛋白胆固醇（LDL-C）均较高，致动脉粥样硬化脂蛋白谱升高，即三酰甘油（TG）增多、高密度脂蛋白胆固醇（HDL-C）降低以及 LDL 的亚组分——小而致密 LDL（sLDL）升高[21]。所有这些改变与肥胖、IR 及高雄激素血症密切相关，直接促成动脉粥样硬化性心血管疾病，也增加发生 2 型糖尿病的危险。故干预血脂异常是综合防治 PCOS 远期并发症的重要环节。我国人群血脂水平和血脂异常患病率虽低于多数西方国家，但近年人群平均的血清 TC 水平正逐步升高，因此对血脂异常的防治必须及早给予重视。

5. 及时规范化诊治子宫内膜异常增生

研究表明，无不典型增生的子宫内膜增生经 4 年、9 年、19 年后癌变率分别为 1.2%、1.9%、4.6%；而合并细胞不典型增生的子宫内膜增生癌变率分别达 8.2%、12.4%、27.5%。故一旦出现子宫内膜异常增生，应及时规范化治疗，防止癌变。

综上所述，在控制体重和调整生活方式的基础上，改善 IR，纠正高雄激素血症和血脂异常等代谢

异常，正确有效地调整月经周期，规范化处理子宫内膜异常增生，是预防 PCOS 远期并发症的关键策略。此外，严密的实验室指标监测和长期随访对降低远期并发症的发生亦是极其必要的。虽我们不能阻止所有并发症的发生，但是正确有效的干预措施，无疑将改善患者的预后。

参考文献

[1] Goodarzi MO，Quin ones MJ，Azziz R，et al. Polycystic ovary syndrome in Mexican Americans：prevalence and association with the severity of insulin resistance. Fertil Steril，2005，84：766-769.

[2] Rong Li，Qiufang Zhang，Dongzi Yang，et al. Prevalence of polycystic ovary in woman in china：A Large Community-Based Study. Hum Repord，2013，7：1-8.

[3] Cheang KI，Nestler JE，Futterweit W. Risk of cardiovascular events in mothers of women with polycystic ovary syndrome. Endocr Pract，2008，14（9）：1084-1094.

[4] Daskalopoulos GN，Karkanaki A，Karaqiannis A，et al. Is the risk for cardiovascular disease increased in all phenotypes of the poly-cystic ovary syndrome. Anqioloqy，2011，62（4）：285-290.

[5] Dokras A. Cardiovascular disease risk factors in polycystic ovary yndrome. Semin Reprod Med，2008，26（1）：39-44.

[6] Shaw LJ，Bairey-M erz CN，Azziz R，et al. Postmenopausal women with a history of inegular menses an elevated androgen measurement at high risk for worsening cardiovascular event-free survival：Results from the National Institutes of Heath—National Heart，Lung，and Blood Institute sponsored women s ischemia syndrome Evaluation. J Clin Endocrinol Metab，2008，93（4）：1276-1284.

[7] Broekmans FJ，Knauff EA，Valkenburg O，et al. PCOS according to the Rotterdam consensus criteria：Change in prevalence among WHO-Ⅱ anovulation and association with metabolic factor. BJOG，2006，113（10）：1210-1217.

[8] McGo Wan MP. Polycystic ovary syndrome：a common endocrine disorder and risk factor for vascular disease. Curr Treat Options Cardiovasc Med，2011，13（4）：289-301.

[9] Blank SK，McCartney CR，Marshall JC. The origins and sequelae of abnormal neuroendocrine function in polycystic ovary syndrome. Hum Reprod Update，2006，12（4）：351-361.

[10] Chakraborty P，Goswami SK，Rajani S，et al.

Recurrent pregnancy loss in polycystic ovary syndrome：role of hyperhomoeysteinemia and insulin resistance. PLoS One，2013，8（5）：e64446. doi：10. 1371.

[11] Abbott DH，Bacha F. Ontogeny of polycystic ovary syndrome and insulin resistance in utero and early childhood. Fertil Steril，2013，100（1）：2-11.

[12] Costello MF，Shrestha B，Eden J，et al. Metformin versus oral contra-ceptive pill in potycysfic ovary syndrome：a Cochrane review. Hum Reprod，2007，22（5）：1200-1209.

[13] Siebert Tl，Viola Ml，Steyn DW，et al. Is metformin indicated as prinmry ovulation induction agent in women with PCOS A systematic review and meta-analysis. Gynecol Obstet Invest，2012，73：304-313.

[14] Du Q，Yang S，Wang YJ，et al. Effects of thiazolidinediones on polycystic ovary syndrome：a meta-analysis of randomized place bo-controlled trials. Adv Ther，2012，29（9）：763-774.

[15] Teede HJ，Misso ML，Deeks AA，et al. Guideline Development Groups. Assessment and nlanagement of polycystic ovary syndrome：summary Of an evidence-based guideline. Med J Aust，2011，195（6）：S65-112.

[16] 陈子江. 多囊卵巢综合征-基础与临床. 北京：人民卫生出版社，2009：123.

[17] Thomson RL，Buckley JD，Brinkworth GD. Exercise for the treatment and management of overweight women with polycystic ovary syndrome：A review of the literature. Obesity Reviews，2011，12：e202-210.

[18] Li Y，Li Y，Yu Ng EH. Polycystic ovary syndrome is associated with Negatively variable impacts on domains of health-related quality of life：evidence from a meta-analysis. Fertil Steril，2011，96：452-458.

[19] Downey J，Yingling S，McKinney M，et al. Mood disorders，psychiatric symptoms，and distress in women presenting for infertility evaluation. Ferti lSteril，1989，52：425-432.

[20] Perales-Puchalt A，Legro RS. Ovulation induction in women with polycystic ovary syndrome. Steroids，2013，78（8）：767-772.

[21] Kim JJ，Chae SJ，Choi YM，et al. Atherogenic changes in low density lipoprotein particle profiles were not observed in nonobese women with polycystic ovary syndrome. Hum Reprod，2013，28（5）：1354-1360.

（王 健 陈素华）

第75章　肾实质性高血压

第一节　流行病学

一、概述

肾是调节身体血压的重要脏器之一，当肾出现病变时极易出现高血压。由急慢性肾小球肾炎、糖尿病肾病、慢性肾盂肾炎、多囊肾等肾实质性疾病引起的高血压称为肾实质性高血压。与原发性高血压相比，肾性高血压的心脑血管并发症、眼底病变更严重，容易进展为恶性高血压，常因症状隐蔽而被忽略以致延误诊断和治疗。提高对肾性高血压的认识，及时明确病因并积极针对病因治疗将会大大降低因高血压及其并发症造成的高致死率及致残率。

二、肾实质性高血压患病情况

由于诊断技术方法和高血压专科医生对继发性高血压认识程度的提高，继发性高血压的检出率明显提高。近年来国内外研究发现在高血压患者中继发性高血压的患病率在9.1%～14.76%之间[1-2]。其中，肾实质性高血压为继发性高血压的首位病因。国内朱新华等的研究发现肾实质性高血压在高血压患者中占4.1%，且存在性别、年龄及民族差异，表现为男性高于女性（4.9%与3.3%），青年高于中年人及老年人（7.2%、2.9%与2.8%），维吾尔族及哈萨克族高于汉族（6.2%、5.4%与3.4%）。国外有关肾性高血压的报道较多，其中英国的研究发现肾性高血压患病率为5%，包括肾实质性高血压和肾血管性高血压[3]，但有关肾实质性高血压的患病率尚无具体报道。

2002年美国《慢性肾病及透析临床实践指南》（K/DOQI）中，首次提出了慢性肾病（chronic kidney disease，CKD）的定义。CKD是继发性高血压的主要病因，美国的研究发现在确诊的高血压人群中CKD的患病率达27.5%，明显高于正常血压人群（13.4%）[4]。而在CKD中其高血压的患病率明显增加，国内研究发现CKD患者中高血压的患病率为67.7%[5]；而美国的CRIC研究结果发现CKD患者中高血压的患病率为86%[6]，按肾小球滤过率将CKD分成5期，随着CKD分期的增加，其高血压的患病率也在升高。

三、肾实质性高血压的病因学分类

国内肾实质性高血压调查协作组的研究发现1999—2000年我国肾实质性高血压最主要的临床疾病类型为原发性慢性肾小球肾炎或肾病综合征（占63.6%）和继发性肾小球疾病（21.1%）[7]。张倩等的研究显示，CKD患者中有70.5%合并高血压，临床疾病类型主要为原发性肾小球肾炎、糖尿病肾病、缺血性肾病和慢性间质性肾炎，其他还有红斑狼疮肾炎、慢性肾盂肾炎以及肾结核、肾结石等继发性肾病[8]。随着经济发展和人民生活水平的改善，糖尿病和高血压已成为日益关注的公共健康问题，随之糖尿病肾病的患病率也在增加，目前我国与西方国家基本相同，糖尿病肾病已成为CKD的首要病因。易秋艳等最近的一项调查发现在住院的3207名高血压患者中，肾实质性高血压占325例，其中糖尿病肾病134例（40.6%）、慢性肾小球肾炎87例（26.4%）、肾病综合征43例（13%）、慢性肾盂肾炎22例（6.8%）、急性肾小球肾炎19例（5.7%）、狼疮肾炎17例（5.1%）、多囊肾3例（0.9%），与国外的研究结果基本一致。意大利对436名CKD患者做病因分析得出糖尿病肾病占19.7%[9]，英国的研究也发现糖尿病肾病占终末期肾病病因第一位（占25%）[3]。

四、肾实质性高血压的认知率、治疗率和控制率

尽管肾实质性高血压的患病率在增加，但其治疗和控制情况却不容乐观。美国的CRIC研究[6]发现CKD高血压的认知率为98.9%，治疗率为98.3%，控制率分别为67.1%（＜140/90mmHg）和46.1%（＜130/80mmHg）。其中，高龄、黑人、高尿蛋白排泄率者血压不易达标，而高血钙、服多种降

压药物使血压更容易达标，服 β 受体阻滞药、钙通道阻滞药和血管扩张药不易将血压达标，而服 ACEI、ARB、保钾和噻嗪类利尿药更容易使血压达标。Framingham 研究[10]发现 CKD 高血压的患病率为 71%，其中 86% 接受治疗，控制率分别为 37%（< 140/90mmHg）和 27%（< 130/80mmHg）。国内对未透析肾病的研究[5]也发现 CKD 高血压的认知率为 85.8%，治疗率为 81%，但控制率明显低于国外，分别为 33.1%（< 140/90mmHg）和 14.1%（< 130/80mmHg）。

第二节　病因及发病机制

一、病因

1. 原发性肾小球疾病

参照 1992 年原发性肾小球肾炎临床分型标准，可分为急性肾小球肾炎、急进性肾小球肾炎、慢性肾小球肾炎、肾病综合征及隐匿性肾小球肾炎。急性肾小球肾炎常见于儿童，有文献报道[11]其高血压患病率为 72%，呈持续性，随着水肿消退，血压大多恢复正常。其中急进型高血压占 6%，其血压水平在 143/100 ～ 180/127mmHg。高血压的严重程度与年龄和病程无关。急进型高血压通常伴随着神经系统如头痛、癫痫等症状。急进性肾小球肾炎情况紧急，如果不及时治疗，会导致肾小球坏死，在几个月甚至几周造成不可逆转的肾损害。慢性肾小球肾炎表现为肾炎综合征或肾病综合征，如蛋白尿、血尿、高血压和氮质血症。按病理又可以分为：①系膜增生性肾小球肾炎；②慢性弥漫性肾小球肾炎；③膜性肾病；④膜增殖性肾小球肾炎；⑤局灶节段性肾小球肾炎。不同病理类型的肾小球肾炎发生高血压的概率不同，如微小病变和膜性肾病很少发生高血压，而膜增殖性肾炎、局灶性节段性肾小球硬化则容易发生高血压。由于抗生素的广泛应用，该病的患病率明显下降。

2. 继发性肾小球疾病

糖尿病肾病、狼疮肾炎和紫癜肾炎是常见的继发性肾小球疾病。其中糖尿病肾病发病率最高。与普通人群相比，糖尿病人群高血压的患病率呈两倍的增长，高血压通常发生在存在微量白蛋白尿的 1 型糖尿病（T1DM）患者或明显的肾病患者。T1DM 中，微量白蛋白尿先于高血压出现，通常比 T2DM 要早。糖尿病患者中高血压普遍流行，占 T2DM 的 80%，约 40% 合并肾病，随着肾病的进展，高血压更加普遍。糖尿病发病 10 ～ 15 年患者出现微量白蛋白尿（尿白蛋白排泄 20 ～ 250mg/24h）；此后，大部分患者进入"临床肾病"阶段，表现为肾功能下降，伴随着蛋白尿增加。

3. 肾间质肾炎

以肾间质炎症及肾小管损害为主，国外研究[12]报道急性肾小管间质性肾炎（ATIN）与药物、感染和先天性疾病有关，其中药物诱导是其主要病因，可以解释大约 2/3 的病例。其高血压的患病率为 51.1%，老年人高于中青年人（62% 与 39.3%）。其机制为肾小管周围血管网的稀疏和减少，氧化应激和血管紧张素 II 活性增加参与了炎症介导的肾灌注压增加，导致尿钠排泄减少。

4. 多囊肾

为常染色体显性遗传性疾病，多有家族史，60% ～ 75% 的患者可有高血压。有研究报道多囊肾合并高血压患者的尿血管紧张素原/肌酐（UAGT/UCre）水平高于单纯多囊肾和健康者，且 UAGT 能预测舒张压水平[13]。

5. 单纯性肾囊肿

国外的研究发现单纯性肾囊肿是高血压的独立危险因素，囊肿的大小与高血压相关，其数量和位置与血压无关，手术去除囊肿后血压明显下降。

6. 肾盂积水

由于肾结石、肿瘤、炎症、结核等导致尿路梗阻可引起肾盂积水。急性肾盂积水约 30% 伴有高血压，慢性肾盂积水高血压发生较少。双侧肾盂积水较单侧发生高血压的概率增加，有文献报道继发于盆腔恶性肿瘤的急性肾损伤和双侧肾盂积水，可引起周围静脉肾素和醛固酮升高，血压升高，但经过双侧肾造口术后其血压迅速改善。

由于原发性高血压在一定的条件下也会影响肾，出现类似肾实质性疾病的表现，临床上有时很难判断两者的因果关系。控制血压在一定程度上可以预防和延缓肾功能的进行性减退，减轻肾小球的硬化程度，明显降低心血管事件的发生率和死亡率。

二、肾实质性高血压的发病机制

1. 肾素–血管紧张素–醛固酮系统（rennin-angiotensin aldosterone system，RAAS）活化

已有大量资料证实，在肾实质性高血压发生及发展中 RAAS 起着重要作用。肾实质疾病时，病

变广泛导致肾缺血，球旁细胞释放大量肾素，即可导致RAAS活化。血管紧张素Ⅱ（angiotensinⅡ，AⅡ）能直接刺激血管收缩，又能通过中枢增加交感神经活性，及作用于交感神经末梢促进儿茶酚胺释放，进一步使血管收缩；醛固酮能增加远端肾小管及集合管钠重吸收，加重水钠潴留。因此，RAAS活化既能参与阻力性、又能参与容积性高血压发生。有证据表明，继发性肾小球疾病如糖尿病肾病肾内RAAS活性增强。动物实验和人的研究发现T2DM和肾病患者肾小球和肾血管有血管紧张素转化酶（ACE）的表达增强。最近的一个有关RAAS与糖尿病肾病的关系研究发现与ACE类似的ACE2。ACE2将血管紧张素Ⅰ转换为血管紧张素1-9（代替血管紧张素Ⅱ），并转换为血管紧张素1-7（Ang 1-7）。与血管紧张素Ⅱ不同，Ang1-7具有血管舒张、抗纤维化和利钠作用。高血压与非高血压人群肾ACE2水平存在差异。此外，链佐星诱导糖尿病肾病动物模型肾ACE2表达减少。应了解ACE2与高血压和糖尿病肾病的关系，它可能成为识别糖尿病早期肾病变的标志。

2. 水钠失衡

约90%的肾实质性高血压是由于水钠潴留和血容量增加所致，其原因有：①肾小球滤过率减低，水钠滤过减少；②肾小管功能受损，使水钠的转运调节失调；③肾实质受累，肾髓质分泌前列腺素减少，引起水钠排泄障碍；④肾缺血使肾素分泌增加，激活肾素-血管紧张素系统，促进醛固酮分泌增加，导致远端肾小管重吸收钠水增加；⑤其他钠利尿激素作用如心钠素、内源性洋地黄等物质减少。在糖尿病肾病致高血压的患者中，钠平衡无疑也起了主导作用。糖尿病患者即使没有增加全身RAAS活动，但总交换钠增强。肾小管高血糖导致渗透利尿作用，早期糖尿病肾小球滤过率（GFR）的增加防止高钠状态。有研究发现盐敏感性发生在T2DM患者且与蛋白尿有关。钠持久暴露也可以诱导血管平滑肌细胞的变化，使血压持续升高。

3. 交感神经兴奋性增强

许多实验模型证实了肾疾病患者中交感神经系统活性增强。肾不仅是过滤器官也是感觉器官，动物实验发现，持续刺激肾交感神经的传入纤维可以引起血压增高。这一观点在终末期肾病的高血压患者中也得到了证实，当腺苷、尿素等代谢产物刺激肾组织化学感受器后，交感神经系统的活性以及血浆去甲肾上腺素水平增高，血压上升。因此，交感神经在肾实质性高血压发病中也起重要作用。交感神经系统活化能刺激血管收缩增高血管阻力，促进

近端肾小管钠重吸收，增加血容量，故能从阻力及容积两方面参与高血压发生。交感神经系统活化又能使肾血管收缩，肾血流量减少而刺激肾素分泌，进一步活化RAAS加重高血压。

交感神经系统活性增强是糖尿病肾病患者发生高血压的一个重要机制[15]。例如，微量白蛋白尿之前夜间血压增高，被认为是自主神经病变的表现和与高血糖相关的微血管并发症。与升高的夜间血压相关的肾上腺素持久释放也发生在T2DM和肾病患者。在高胰岛素非糖尿病患者出现夜间心率反常，表明胰岛素抵抗可能激活交感神经系统和高血压之间联系。

4. 内皮衍生因子

内皮细胞可释放一氧化氮（NO）、内皮素（ET）、前列环素、内皮衍生极化因子（EDHF）等多种血管活性物质。NO可以扩张血管，调节肾血流量以及肾小管的重吸收功能，并能抑制系膜细胞和基质的增生，对抗血小板聚集，血细胞附壁以及动脉粥样硬化和血栓的形成，维持肾结构和功能的稳定。研究表明，肾性高血压并肾功能不全患者血浆NO的浓度明显下降，说明NO与肾性高血压的发生和发展密切相关。肾小球内皮细胞、系膜细胞和肾小管上皮细胞均具有合成ET的能力。研究表明，小剂量ET可以收缩入球和出球小动脉，以出球小动脉为主；大剂量ET可以收缩肾动脉，导致肾血流量减少，肾小球滤过率降低。ET是迄今发现的体内最强缩血管肽，它可能通过内分泌途径，以及自分泌和旁分泌途径发挥作用。ET除了能刺激血管收缩，还能促进RAAS活化，减少肾血流及GFR，减少尿钠排泄。因此，它可以从阻力及容积两方面参与肾实质性高血压发病。T2DM胰岛素抵抗导致ET-1含量增加，NO降低。CKD患者使用内皮素受体拮抗药（尤其是ET-A）可使血压降低。

5. 氧化应激

活性氧（ROS）对血压和心血管具有副作用。研究表明ROS在高血压的动物和人体模型中明显增加，抗氧化治疗能改善CKD引起的高血压。氧化应激引起血压增加的确切机制尚不明确，ROS可能直接刺激血管收缩或间接抑制血管舒张剂NO的产生。在肾损伤模型中ROS通过调整中枢交感神经的活性引起血压升高。在T2DM早期肾病的动物模型中，尿中氧化应激标志物过氧硝酸盐明显增加。糖尿病患者应用血管紧张素受体阻滞药后其氧化应激标志物明显减少，与蛋白尿的减少是一致的。目前血管紧张素Ⅱ对氧化应激的影响正在积累证据，血管紧张素受体拮抗药可能是减轻氧化应激影响的一

个有前途的药物。

6. 基因与细胞因子也参与肾实质性高血压的发生

有文献报道，NOSTRIN 基因能改变肾小球的滤过屏障，TGFB1 基因序列多态性与肾病发生和进展和高血压的出现相关，国内研究发现 ABCB1 基因与慢性肾病和高血压相关，另外，肝素结合细胞因子在肾性高血压患者中表达增强。

第三节　临床表现及诊断

一、原发病的症状和体征

1. 原发性肾小球肾炎

患者常出现水肿、血尿、蛋白尿及肾功能损害等异常。慢性肾炎与晚期高血压合并肾功能损害者，有时不易鉴别。慢性肾炎通常有急性肾炎史或反复水肿史，蛋白尿出现在高血压之前，可伴有明显的贫血，血浆蛋白降低，氮质血症，但血压增高相对较轻等。

2. 继发性肾小球疾病（糖尿病肾病）

患者有明确的糖尿病病史，蛋白尿出现在早期肾病期，可为间歇性，以后则变为持续性蛋白尿，多数患者在出现持续性蛋白尿后 10 年左右进入肾功能不全期；高血压患病率显著增高，晚期肾病患者多有持续性高血压，在更短时间内发生肾衰竭。约有 10% 的糖尿病肾病患者临床上表现为肾病综合征，尿蛋白排泄率 > 3g/d，血清蛋白降低，可伴水肿。2 年生存率在 50% 左右。

3. 多囊肾

常有家族史，肾区扪及肿大肾，超声检查可明确诊断。

二、血压的特点

1. 血压节律

越来越多的研究表明，人体血压的昼夜节律特征具有重要临床意义。对于高血压患者，夜间血压下降不足 10mmHg（非杓型）或超过 20mmHg（深杓型），其靶器官损害的危险性均明显增高。对于肾实质性高血压患者也不例外，国外做了大量有关 CKD 并高血压的 24h ABPM，CKD 患者通常表现为血压正常节律性消失，表现为非杓型和反杓型的比例增加，并随着肾病的阶段进展而升高。

最近一项大型横断面研究[14]发现与非 CKD 组相比，CKD 组具有较高的收缩压水平（主要是夜间）和较低的舒张压水平（主要是白天），结果导致脉压增大。CKD 组非杓型血压和反杓型血压的比例（60.6% vs. 43.2%）高于非 CKD 组（17.6% vs. 7.1%），CKD 1 期的反杓型血压的比例明显低于 5 期（8.1% vs. 34.9%）。Farmer 等[15]发现与原发性高血压相比，CKD 患者的非杓型血压更加流行（53% vs. 30%）。此外，非杓型血压的患病比例随着肾功能的恶化日益增加，在血液透析、腹膜透析、血肌酐大于 6.8mg/dl 或肾移植的患者中，非杓型血压的患病率分别为 82%、78%、75% 和 74%。对 322 名退伍老兵的研究发现，CKD 与非 CKD 患者表现为类似的非杓型血压的比例（75% vs. 56%）[16]。韩国对 1317 名 CKD 高血压患者的研究发现超杓型占 14.9%，杓型占 33.3%，非杓型为 34.5%，反杓型占 17.1%。非杓型和反杓型与肾功能不全和一定程度的尿蛋白水平增加相关。糖尿病肾病、高龄、稳定型心绞痛 / 心力衰竭、进展性的肾功能不全和高蛋白尿水平与非杓型和反杓型血压密切相关。约半数患者存在非杓型血压[17]。Mizuno 等[18]研究发现 CKD 队列中 51% 出现了血压晨峰现象。

2. 血压类型

西班牙研究[19]提示 CKD 高血压患者进行 ABPM 后发现白大衣高血压占 28.8%（36.8% 诊室血压 ≥ 140/90mmHg），而隐蔽性高血压占 7%（但 32.1% 的诊室血压 < 140/90mmHg），女性、年龄、肥胖和靶器官损害与白大衣高血压相关，年龄和肥胖与隐蔽性高血压相关。一项来自韩国的研究[17]也发现 CKD 高血压患者中白大衣高血压占 4.3%，隐蔽性高血压占 33.9%；隐蔽性和持久性高血压与肾功能不全和尿蛋白增加有关。

3. 血压变异性

血压变异性（blood pressure variability，BPV）近来成为高血压领域的一个焦点话题，引起临床医生的关注。国外研究[20]发现 CKD 高血压患者夜间收缩压变异系数高于晨起血压变异系数（6.1%±2.9% vs. 5.4%±2.4%），女性晨起血压变异系数高于男性（5.9%±2.3% vs. 5.2%±2.4% P < 0.01），糖尿病肾病高于非糖尿病肾病（6.1%±2.8% vs. 5.2%±2.2%，P < 0.05），女性、糖尿病肾病、降压药的种类、快心率和高心率的变异系数与晨起血压变异系数增

加有关。

CKD 高血压儿童的研究发现 BPV 睡眠期间下降了 20%（$P < 0.001$），心率变异性（HRV）在睡眠中降低了 30%（$P < 0.001$）。与正常血压儿童相比，高血压患儿收缩期 BPV 显著增加（6.9%，$P = 0.009$），舒张期 BPV 亦增加（11.5%，$P = 0.008$），且 HRV 有明显降低（-8.2%，$P = 0.006$）[21]。

三、靶器官损害

1. 对心脏的影响

肾实质性高血压患者血压持续性升高，对降压药物不敏感，靶器官损害严重，表现为心室肥大。英国的研究[22]发现与对照组相比，CKD 组左心室质量指数增加[（146.1±40.2）$vs.$（105.3±26.2）g/m，$P < 0.001$]。瑞典 235 名非透析的 CKD 患者中应用心电图诊断左心室肥大（LVH）占 72% ～ 89%，超声诊断占 77% ～ 94%[23]。意大利 CKD 儿童中 LVH 占 38%。随着肾小球滤过率的降低，心脏舒张功能下降，左心室质量指数与 BMI 的标准差成正相关。E 峰 /A 峰与血磷、血钙和钙磷乘积成负相关[24]。日本对 1185 名 CKD 者研究发现，基线时 LVH 的检出率为 21.7%，多因素 Logistic 回归分析结果发现 SBP 水平、BMI 是 LVH 的危险因素，而心血管疾病史、血清钙水平是 LVH 的保护性因素[25]。

中国上海瑞金医院的研究[26]发现 CKD 1 ～ 5 期 CVD 的患病率分别为 1.28%、17.24%、22.86%、33.33% 和 56.2%，透析患者 CVD 的患病率为 78.51%，CKD 患者中冠状动脉疾病（CAD）、LVH 及充血性心力衰竭（CHF）的患病率分别为 8.64%、26% 及 13%。CKD1 ～ 5 期患者中 CAD 的患病率分别为 1.28%、5.75%、7.86%、10.26% 及 12.33%；LVH 的患病率分别为 0%、11.49%、16.43%、29.49% 及 44.75%；CHF 的患病率分别 0%、3.45%、3.57%、8.97% 及 28.77%。CKD 是男性人群 CVD 的独立危险因素（HR = 2.26）。

尿蛋白增加和 GFR 下降是 CVD 的重要预测因素。ARIC 研究[27]纳入了 15 350 名研究对象，发现下降的 GFR 与动脉硬化性 CVD 的风险增加成线性相关，GFR 每降低 10ml/（min·1.73m²），发生动脉粥样硬化性 CVD、初发型 CVD、复发性 CVD 的调整 HR 分别是 1.05、1.07、1.06。美国对 27 998 人随访 5 年，CKD 第 2、3、4 期进行肾替代治疗的比例分别为 1.1%、1.3% 及 19.9%[28]；尿蛋白 / 肌酐比值（ACR）也是 CVD 的预测因素，

随访 4.3 年，ACR > 300mg/g 使 CVD 风险增加 3.2 倍[29]。

2. 对脑血管的影响

我国卒中的发病率居高不下，高血压是卒中的主要危险因素，CKD 与传统的心血管危险因素密切相关，也增加了卒中的发病风险。首先，CKD 者发生心房颤动的比例是一般人群的 2 倍，从而增加了缺血性卒中的风险。最近的 Meta 分析结果提示卒中发生的风险因素中 43% 与 eGFR < 60ml/min 有关。日本的研究[29]发现 CKD 是女性人群缺血性卒中的危险因素（HR = 1.19），蛋白尿和 GFR 降低与卒中的发生明确相关[30]。ACRI 的另一个研究[31]表明 GFR < 60ml/min 和升高的 SBP 是症状性卒中的独立预测因素，其 HR 分别是 1.22 和 1.18。更加有趣的是，CKD 患者卒中和 SBP 具有 J 型关系：SBP < 120mmHg 者比 120 ～ 129mmHg 者具有更高的卒中发病风险。在没有 CKD 的个体未见这种关系。

3. 眼底影响

流行病学调查[32]证实视网膜动脉狭窄与肾功能下降相关。德国的研究发现 CKD 患者的视网膜动静脉比值（AVR）降低，视网膜动脉存在狭窄，GFR、血压、肾素-血管紧张素系统阻滞药独立预测 AVR。美国老年人群中视网膜血管管径的改变与肾功能下降有关。因此，早期的视网膜微血管管径的改变能预测 CKD 的进展。新加坡的研究发现 CKD 患者中视网膜中心动脉（CRAE）狭窄，而中心静脉（CRVE）无明显改变；视网膜病变与蛋白尿和 GFR 降低有关。

4. 对死亡率的影响

美国对 27 998 人随访 5 年，CKD 第 2、3、4 期 5 年的死亡率分别为 19.5%、24.3% 和 45.7%。Framingham 研究[33]发现蛋白尿是全因死亡和 CVD 死亡的危险因素，HR 值分别是 2.9 和 1.7。对糖尿病患者的研究发现高蛋白尿是死亡的危险因素，其 HR 值为 2.94。日本研究[34]发现尿蛋白、降低的 GFR 是 CVD 死亡的独立危险因素，HR 分别为 1.38、1.65（男），2.15、1.81（女），降低的 GFR 也是卒中、心肌梗死、全因死亡的独立危险因素。

在此，还需特别强调肾实质性高血压对基础肾脏病，尤其是慢性肾小球疾病进展的影响。高血压造成肾小球内高压、高灌注及高滤过，加速了残存肾小球硬化；同时，长期高血压又能导致肾小动脉硬化，包括入球小动脉玻璃样变，小叶间动脉及弓状动脉肌内膜增厚，使小动脉壁增厚、管腔变窄，继发肾实质缺血损害（肾小球呈缺血性皱缩至缺血

性硬化，肾小管萎缩及肾间质纤维化）。所以，未能很好控制的肾实质性高血压将明显加速肾实质疾病进展，形成恶性循环。

5. 诊断标准

患有慢性肾病的病史，血压达到高血压的诊断标准（表75-1），并能够排除原发性高血压和其他类型的继发性高血压者可诊断为肾实质性高血压。

（1）肾实质性疾病病史；蛋白尿、血尿及肾功能异常多发生在高血压之前或同时出现。

（2）体格检查往往有贫血貌、肾区肿块等。

（3）实验室检查包括：血、尿常规；血电解质（钠、钾、氯）、肌酐、尿酸、血糖、血脂；24h尿蛋白定量或尿白蛋白/肌酐比值、12h尿沉渣检查，如发现蛋白尿、血尿及尿白细胞增加，则需进一步行中段尿细菌培养、尿蛋白电泳、尿相差显微镜检查，明确尿蛋白、红细胞来源及排除感染。

表75-1 血压水平分类和定义

分类	收缩压（mmHg）	舒张压（mmHg）
正常血压	＜120	和＜80
正常高值血压	120～139	和（或）80～89
高血压	≥140	和（或）≥90
1级高血压（轻度）	140～159	和（或）90～99
2级高血压（中度）	160～179	和（或）100～109
3级高血压（重度）	≥180	和（或）≥110
单纯收缩期高血压	≥140	和＜90

（4）影像学检查：肾B超了解肾大小、形态及有无肿瘤；如发现肾体积及形态异常，或发现肿物，则需进一步做肾CT/MRI以确诊并查病因。

（3）其他：眼底检查；有条件的医院可行肾穿刺及病理学检查。

第四节　鉴别诊断

一、肾血管性高血压

系由各种原因导致单侧或双侧肾动脉主干或分支狭窄引起的高血压，常见的病因有大动脉炎纤维肌性结构不良和动脉粥样硬化。如具有以下临床特征之高血压应疑有本病：发生于30岁以前或50岁以后，患者无高血压家族史；高血压病程短、进展快，多数呈现恶性高血压表现；视网膜可有出血、渗出、视盘水肿等；头颈、上腹和（或）腰背部脊角区可闻及血管杂音；X线及B超检查显示双肾大小、密度有差别；肾静脉血检验患侧肾素活性增高，卡托普利（巯甲丙脯酸）核素肾图检查呈阳性。行腹主动脉或选择性肾动脉造影有血管狭窄，可以确定诊断。

二、高血压性肾病

肾实质性高血压与原发性高血压继发肾损害鉴别时，病史对其鉴别非常重要，是高血压在先还是蛋白尿在先，对鉴别诊断起关键作用。后者诊断要点如下：

①中年以上多见，可有高血压家族史；②出现肾损害以前已有10年以上持续性高血压；③病情进展缓慢，肾小管功能损害（尿浓缩功能减退，出现夜尿增多）早于肾小球功能损害；④尿改变轻微（尿蛋白轻，尿镜检有形成分少）；⑤常伴随高血压视网膜病变、心、脑并发症；⑥诊断本病尚需除外各种原发、继发肾疾病。临床诊断确有困难时可行肾穿刺活检，肾组织病理检查对鉴别诊断有帮助。

三、其他继发性高血压

1. 内分泌性高血压　内分泌疾病中皮质醇增多症、嗜铬细胞瘤、原发性醛固酮增多症、甲状腺功能亢进症和绝经期等均可有高血压发生。一般可根据内分泌的病史、特殊临床表现和内分泌试验检查做出相应诊断。

2. 主动脉缩窄、先天性主动脉缩窄或多发性大动脉炎引起降主动脉和腹主动脉狭窄，都可导致高血压。临床特点常有上肢血压高而下肢血压不高或降低；腹主动脉、股动脉和其他下肢动脉搏动减弱或不能触及；肩胛间区、腋部和中上腹部可有侧支循环动脉的搏动、震颤和杂音；有左心室肥大和扩张征象。

3. 颅脑病变　某些脑炎或肿瘤、颅内压增高等常有高血压出现，本类病变的神经系统表现多具有特征性，诊断一般并不困难。

4. 妊娠高血压综合征　多发于妊娠后期12～14周、分娩期或产后48h内以高血压水肿和蛋白尿为特征，重者有抽搐及昏迷。患肾实质性高血压者多于妊娠20周内出现高血压伴蛋白尿或血尿，易发生子痫前期或子痫，分娩后仍有高血压。

第五节 治疗与预后

一、治疗原则

各种肾病所引起的高血压，治疗原则基本一致：以降低血压，保护肾为目的；减少尿蛋白，延缓肾功能变化，降低心血管事件的发生率；注意恢复血压的正常节律；强调个体化治疗方案。

二、治疗目标

2004年美国《改善肾病预后的初步行动（kidney disease outcome quality initiative，K/DOQI）CKD高血压指南》建议对于无论是否合并糖尿病的肾疾病患者（有无高血压），应将血压控制在＜130/80mmHg；《中国高血压防治指南》（2010年版）也建议高血压伴慢性肾病患者，尤其伴肾功能不全者，饮食及血压控制最为重要，严格控制血压，是延缓肾病进展，预防心血管事件发生风险的关键。目标血压可控制在130/80mmHg以下。但近几年的研究发现血压过低对心、脑、肾低灌注的风险增加。2011年美国的一项Meta分析发现强化降压组（BP＜125/75～130/80mmHg）CKD患者死亡和心血管事件的发生风险并没有改善。因此，目前全世界已有多种临床实践指南建议治疗CKD高血压需结合患者的具体情况，采取最佳的药物治疗方案，力求控制血压达到靶目标值。

总之，对于伴有高血压的CKD患者，目前尚无充分的临床证据证实强化降压治疗能使患者获得更好的预后，更低的血压靶目标值或可降低卒中的风险，但却增加了其他缺血性不良事件的发生率。因此，近期的临床指南将CKD患者血压控制靶目标值回调到140/90mmHg，并且根据是否存在蛋白尿对血压控制目标进行调整。

2011年美国肾脏年会发布的《改善全球性肾病预后（KDIGO）CKD高血压指南（草案）》建议把CKD合并高血压患者（伴或不伴糖尿病）的降压目标"上调"为140/90mmHg，除非患者伴有明显的蛋白尿（≥30mg/d）。美国CKD指南中建议：对于CKD高血压患者，血压应＜140/90mmHg（收缩压的目标值范围为120～139mmHg），合并糖尿病或蛋白尿＞1g/24h的患者则＜130/80mmHg（收缩压的目标值范围为120～129mmHg）。2011年英国肾病指南明确指出，降压治疗需始终坚持个体化原则，并且收缩压不宜低于120mmHg；2012年加拿大血压管理建议也明确指出收缩压不宜低于130mmHg。

三、治疗方案

1. 非药物处理

在初诊的肾性高血压患者中，应进行生活方式的调整，即使在开始药物治疗后也应继续坚持。包括戒烟，节制饮酒，调脂，控制体重和血糖，控制盐的摄入以减少血容量，但应注意过分降低血容量，可使肾功能恶化。控制钠的摄入不仅可有效控制钠、水潴留，还可增加ACEI及钙通道阻滞药的降压效果。加强体育锻炼，保持标准体重。强调摄入富含钾、镁和钙的水果、蔬菜及低脂乳制品，还包括全麦、家禽、鱼类和坚果；减少脂肪、红肉、糖果和含糖碳酸饮料。CKD及有蛋白尿患者，宜选择摄入高生物价蛋白质，并限制在0.3～0.6g/（kg·d），见表75-2。

2. 药物治疗

（1）血管紧张素转化酶抑制药（ACEI）：2012

表75-2 欧洲KDIGO非终末期肾病降低血压的生活方式干预措施[35]

干预措施		干预目标值	分级
一般策略	1	依据年龄、并存的心血管疾病、CKD的分期和是否存在糖尿病视网膜病变、以及对治疗的耐受性选择血压的目标值和代表药物	未分级
	2	询问应用降压药物后是否有直立性眩晕症状和低血压的发生	（未分级）
生活方式干预	1	保持理想体重 BMI 20～25kg/m²	1D
	2	限盐 钠的摄入量＜90mmol/d（＜2g/d）	1C
	3	心血管健康耐受的体育锻炼 ≥30min/d；5次/周	1D
	4	限酒 ≤2杯/天（男）；≤1杯/天（女）	2D

年 9 月发表的美国肾病基金会改善肾病预后组织 CKD 指南十年回顾强调用 eGFR 和尿蛋白量综合评价肾功能进展的危险分级。尿蛋白是加速肾功能下降的重要因素，ACEI 通过阻断 ACE，选择性的扩张出球小动脉，改善肾小球的高跨膜压、高灌注、高滤过，使有效肾血流量增加。另外，ACEI 能改善胰岛素抵抗，改善凝血纤溶状态，具有延缓动脉粥样硬化的作用；在减轻肾小球内压，减少尿蛋白和防止细胞外基质聚集，还可阻止肾小球硬化和肾小管间质纤维化，延缓 CKD 进展，早期使用效果更明显。ACEI 是目前公认的肾保护药物，是肾实质性高血压的首先降压药。特别适用于合并大量蛋白尿的肾病以及糖尿病肾病者，ACEI 应从小剂量开始，选用对肾组织渗透力更强的 ACEI 药物；肾功能损害的患者宜选用肝、肾双通道排泄的 ACEI 制剂，如苯那普利和福辛普利等。ACEI 使用开始过程中可以出现 eGFR 升高，如果血清肌酐上升 25%，则停用，但要除外有无肾前性容量不足或合并利尿药等情况。主要的不良反应有过敏、咳嗽、高钾血症、血管神经性水肿等。当患者为双侧肾动脉狭窄、妊娠妇女或高钾血症时，不建议使用。

（2）血管紧张素 II 受体拮抗药（ARB）：具有高选择性的阻断 AT1 受体和增加 AT2 受体的作用，与 ACEI 有相似的降压、降尿蛋白及保护肾的功能。而且其高血钾和咳嗽的发生率低，不减少肾血流量，临床上前景广阔。对不能耐 ACEI 的患者更适用。已上市的有依贝沙坦、氯沙坦、缬沙坦等，都是肾外（胆汁）排泄为主，在终末肾衰竭［eGFR ＜ 10ml/（min · 1.73m²）］前，临床都不需要减量。目前认为血尿酸是肾功能下降的独立危险因素，ARB 类药不但可以有效地降低血压，而且有减少蛋白尿、降低血尿酸的作用，并延缓肾功能恶化，是治疗伴蛋白尿的 CKD 患者的一线用药。ACEI 与 ARB 合用尚缺乏足够循证依据，对于减少蛋白尿可能有益，但合用和单用无明显降压差别，不推荐联合应用。

（3）利尿药：氢氯噻嗪（HCTZ）是使用最广泛的噻嗪类利尿药，固定复方制剂的常用组合剂量 12.5 ～ 25mg/d。小剂量的噻嗪类利尿药对低肾素性的高血压最有效。然而，英国国家健康和临床研究指南更倾向于使用氯噻酮和吲达帕胺等噻嗪类利尿药，原因可能是 HCTZ ≥ 25mg/d 容易出现代谢副作用，氯噻酮比 HCTZ 作用持久。包括 30 000 名高血压患者的大型随机对照试验（ALLHAT 研究[36]）

发现，在预防致命性冠状动脉疾病或非致命性心肌梗死方面，氯噻酮 12.5 ～ 25.0mg/d 与氨氯地平或赖诺普利具有同样的效果。在 3845 例 ≥ 80 岁老年人高血压试验[37]中，应用吲达帕胺（联合或不联合培哚普利）的抗高血压治疗，使致命性和非致命性卒中发生率下降了 30%，心血管疾病减少 23% 和全因死亡率下降了 21%。与 HCTZ 相比，吲达帕胺对血糖和脂质具有中性作用，但有显著的钾流失的副作用。如果与 ACEI 或 ARB 联用可以减少这种副作用，尤其是 CKD 患者更为适用。

CKD 4 ～ 5 期患者降压药物首选袢利尿药，因为液体潴留是其主要因素。另外，考虑到肾衰竭时肾小球滤过率降低，并且大量蛋白尿造成肾小管药物蛋白结合率的下降，因此使用利尿药应剂量充足。

KDIGO 没有提出螺内酯的使用指南，除了建议一些辅助治疗应该做进一步的探索研究。欧洲肾病降压工作组认为这种观点似乎合理，当前的几个试验正在进行。

（4）钙通道阻滞药：能减少肾小球毛细血管压力，减少大分子物质的沉积和肾小球硬化，显著增加肾小球滤过率和有效肾血浆流量，对肾具有保护作用。在急慢性肾衰竭患者中可以安全使用。包括二氢吡啶类钙通道阻滞药和非二氢吡啶类钙通道阻滞药。提倡选用长效制剂，24h 平稳降压，减少心、脑、肾等重要靶器官损害。

（5）肾素抑制剂：是近年一种新型降压药，降压效果良好，同时有减少尿蛋白及心血管保护作用。目前有许多大型临床研究正在进行，很可能成为高血压治疗的新型理想用药。

（6）α 受体阻滞药：容易引起直立性低血压，患者耐药性差。对脂质和糖代谢未见明显影响，一般不作为高血压治疗的首选。对顽固性高血压可与 ACEI 类联合用药。

（7）β 受体阻滞药：降压作用主要是通过阻滞 β 受体，使心率减慢、心排血量降低以及外周循环顺应性改变，既可降低血压，也可保护靶器官、降低心血管事件风险。β 受体阻滞药尤其适用于伴快速性心律失常、冠心病、慢性心力衰竭、交感神经活性增高以及高动力状态的高血压患者。还可抑制肾素的释放，保护心脏功能。但干扰糖脂代谢，使用时应注意，不作为肾实质性高血压的首选药物。

（8）α、β 受体阻滞药：目前研究表明，α、β 受体阻滞药能促进肾小球的毛细血管内皮细胞释放一氧化氮，促使细胞内 ATP 外流，肾小球微血管扩张，改善微循环。此类药物蛋白结合率较高，透析患者无需调整给药剂量和方式，所以 α、β 受体阻滞药的非血压依赖性肾保护作用正在被大家关注和研究，其在肾性高血压的治疗方面有广阔的应用前景。

（9）联合用药：肾实质性高血压患者通常需要联合用药。联合用药患者的依从性、安全性、有效性更高，降压治疗的达标率更高。ACEI 和利尿药，ARB 和利尿药，利尿药和 β 受体阻滞药，β 受体阻滞药和钙通道阻滞药，ACEI 和钙通道阻滞药为常用的治疗方案。有蛋白尿的患者应首选 ACEI 或 ARB 作为降压药，在此基础上，可以联合钙通道阻滞药或利尿药。如果降压不能达标，患者条件允许，还可以联合 β 受体阻滞药、α 受体阻滞药及 α、β 受体阻滞药等进行三联及多联降压治疗。临床中应该单一用药开始、缓慢加量、加药，个体化治疗，强调低钠饮食，注意监测血压变化，避免血压过低，这些是治疗肾性高血压和保护肾脏的关键。

3. 用药时间

西班牙研究[38]发现至少有一种降压药在睡前服用可控制血压并减少心血管事件的发生。睡前服降压药能降低夜间血压，更大程度地控制动态血压，减少总心血管病死亡、心肌梗死和卒中的风险（HR 为 0.28），结果提示平均夜间血压降低 5mmHg，心血管事件的风险降低 14%。

总结与要点

肾实质性高血压是最常见的一种继发性高血压，其致病原因复杂，多为慢性进展，与肾原发病相互促进，相互影响。目前对该病的知晓率低，血压的控制率更低。因此应加强对肾实质性高血压的认识，尽量做到早诊断、早治疗。根据患者的不同病因，有针对性地做到个体化联合药物治疗。同时要注意尽量减小用药的不良反应。以减少尿蛋白，保护肾功能，减少心血管事件的发生为治疗目的，合理降压，注意保障器官供血，对于改善患者预后，提高患者生存质量都有重大的意义。

参考文献

[1] Omura M，Saito J，Yamaguchi K，et al．Prospective study on the prevalence of secondary hypertension among hypertensive patients visiting a general outpatient clinic in Japan．Hypertens Res，2004，27（3）：193-202.

[2] 李南方，王磊，周克明，等．新疆维吾尔自治区人民医院住院高血压患者病因构成特点．中华心血管病杂志，2007，35（9）：865-868.

[3] Kalra PA．Renal specific secondary hypertension．J Ren Care，2007，33（1）：4-10.

[4] Crews DC，Plantinga LC，Miller ER，et al．Centers for Disease Control and Prevention Chronic Kidney Disease Surveillance Team．Prevalence of chronic kidney disease in persons with undiagnosed or prehypertension in the United States．Hypertension，2010，55：1102-1109.

[5] ZHENG Ying，CAI Guang-yan，CHEN Xiang-mei，et al．Prevalence，awareness，treatment，and control of hypertension in the non-dialysis chronic kidney disease patients．Chin Med J，2013，126（12）：2276-2280.

[6] Muntner P，Anderson A，Charleston J，et al．Hypertension awareness，treatment，and control in adults with CKD：results from the Chronic Renal Insuffciency Cohort（CRIC）Study．Am J Kidney Dis，2010，55：441-451.

[7] 全国肾实质性高血压调查协作组．1999—2000 年在中国部分地区肾实质性高血压的知晓率及治疗和控制状况调查．中华医学杂志，2003，83（2）：137-139.

[8] 张婧，张爱华，陈邵燕，等．慢性肾脏病患者合并高血压情况及相关因素分析．中华高血压杂志，2010，18：855-860.

[9] Minutolo R，Agarwal R，Borrelli S，et al．Prognostic role of ambulatory blood pressure measurement in patients with nondialysis chronic kidney disease．Arch Intern Med，2011，171（12）：1090-1098.

[10] Parikh NI，Hwang SJ，Larson MG，et al．Cardiovascular disease risk factors in chronic kidney disease：overall burden and rates of treatment and control．Arch Intern Med，2006，166：1884-1891.

[11] Wong W，Lennon DR，Crone S，et al．Prospective population-based study on the burden of disease from post-streptococcal glomerulonephritis of hospitalised children in New Zealand：epidemiology，clinical features and complications．J Paediatr Child Health，2013，49（10）：850-855.

[12] Goicoechea M，Rivera F，López-Gómez JM，et al．Increased prevalence of acute tubulointerstitial nephritis．Nephrol Dial Transplant，2013，28（1）：112-115.

[13] KocyigitI，Yilmaz MI，Unal A，et al．A link between the intrarenal renin angiotensin system and hypertension in autosomal dominant polycystic kidney disease．Am J

Nephrol, 2013, 38（3）: 218-225.

［14］ Mojón A, Ayala DE, Piñeiro L, et al. Comparison of ambulatory blood pressure parameters of hypertensive patients with and without chronic kidney disease. Chronobiol Int, 2013, 30（1-2）: 145-158.

［15］ Farmer CK, Goldsmith DJ, Cox J, et al. An investigation of the effect of advancing uraemia, renal replacement therapy and renal transplantation on blood pressurediurnal variability. Nephrol Dial Transplant, 1997, 12（11）: 2301-2307.

［16］ Agarwal R, Kariyanna SS, Light RP. Prognostic value of circadian blood pressure variation in chronic kidney disease. Am J Nephrol, 2009, 30（6）: 547-553.

［17］ Cha RH, Kim S, Ae Yoon S, et al. Association between blood pressure and target organ damage in patients with chronic kidney disease and hypertension: results of the APrODiTe study. Hypertens Res, 2014, 37（2）: 172-178.

［18］ Mizuno M, Fukuda M, Miura T, et al. Morning hypertension in chronic kidney disease is sustained type, but not surge type. Blood Press Monit, 2012, 17（1）: 20-23.

［19］ Gorostidi M, Sarafidis PA, de la Sierra A, et al. Differences between office and 24-hour blood pressure control in hypertensive patients with CKD: A 5, 693-patient cross-sectional analysis from Spain. Am J Kidney Dis, 2013, 62（2）: 285-294.

［20］ Okada T, Nakao T, Matsumoto H, et al. Day-by-day variability of home blood pressure in patients with chronic kidney disease. Nihon Jinzo Gakkai Shi, 2008, 50（5）: 588-596.

［21］ Barletta GM, Flynn J, Mitsnefes M, et al. Heart rate and blood pressure variability in children with chronic kidney disease: a report from the CKiD study. Pediatr Nephrol, 2014, 29（6）: 1059-1065.

［22］ Poulikakos D, Ross L, Recio-Mayoral A, et al. Left ventricular hypertrophy and endothelial dysfunction in chronic kidney disease. Eur Heart J Cardiovasc Imaging, 2014, 15（1）: 56-61.

［23］ Cordeiro AC, Lindholm B, Sousa MG, et al. Reliability of electrocardiographic surrogates of left ventricular mass in patients with chronic kidney disease. J Hypertens, 2014, 32（2）: 439-445.

［24］ Mencarelli F, Fabi M, Corazzi V, et al. Left ventricular mass and cardiac function in a population of children with chronic kidney disease. Pediatr Nephrol, 2014, 29（5）:

893-900.

［25］ Kosaku Nitta, Satoshi Iimuro, Enyu Imai, et al. Risk factors for increased left ventricular hypertrophy in patients with chronic kidney disease. Clin Exp Nephrol, 2013, 17: 730-742.

［26］ Xiao-Nong Chen, Xiao-Xia Pan, Hai-Jin Yu, et al. Analysis of Cardiovascular Disease in Chinese Inpatients with Chronic Kidney Disease. Intern Med, 2011, 50: 1797-1801.

［27］ Manjunath G, Tighiouart H, Ibrahim H, et al. Level of kidney function as a risk factor for atherosclerotic cardiovascular outcomes in the community. J Am Coll Cardiol, 2003, 41（1）: 47-55.

［28］ Keith DS, Nichols GA, Gullion CM, et al. Longitudinal follow-up and outcomes among a population with chronic kidney disease in a large managed care organization. Arch Intern Med, 2004, 164（6）: 659-663.

［29］ Ninomiya T, Perkovic V, de Galan BE, et al. Albuminuria and kidney function independently predict cardiovascular and renal outcomes in diabetes. J Am Soc Nephrol, 2009, 20（8）: 1813-1821.

［30］ Ninomiya T, Perkovic V, Verdon C, et al. Proteinuria and stroke: a meta-analysis of cohort studies. Am J Kidney Dis, 2009, 53: 417-425.

［31］ Weiner DE, Tighiouart H, Levey AS, et al. Lowest systolic blood pressure is associated with stroke in stages 3 to 4 chronic kidney disease. J Am Soc Nephrol, 2007, 18（3）: 960-966.

［32］ Baumann M, Schwarz S, Kotliar K, et al. Non-diabetic chronic kidney disease influences retinal microvasculature. Kidney Blood Press Res, 2009, 32（6）: 428-433.

［33］ Kannel WB, Stampfer MJ, Castelli WP, et al. The prognostic significance of proteinuria: the Framingham study. Am Heart J, 1984, 108（5）: 1347-1352.

［34］ Kokubo Y, Nakamura S, Okamura T, et al. Relationship between blood pressure category and incidence of stroke and myocardial infarction in an urban Japanese population with and without chronic kidney disease: the Suita Study. Stroke, 2009, 40（8）: 2674-2679.

［35］ Verbeke F, Lindley E, Van Bortel L, et al. A European Renal Best Practice（ERBP）position statement on the Kidney Disease: Improving Global Outcomes（KDIGO）Clinical Practice Guideline for the Management of Blood Pressure in Non-dialysis-dependent Chronic Kidney Disease: an endorsement with some caveats for real-life application. Nephrol Dial Transplant, 2014, 29（3）: 490-496.

［36］ALLHAT Officers and Coordinators for the ALLHAT Collaborative Research Group. Major outcomes in high-risk hypertensive patients randomized to angiotensin-converting enzyme inhibitor or calcium channel blocker vs diuretic: the Antihypertensive and Lipid-Lowering Treatment to Prevent Heart Attack Trial（ALLHAT）. JAMA, 2002, 288: 2981-2997.

［37］Beckett NS, Peters R, Fletcher AE, et al. Treatment of hypertension in patients 80 years of age or older. N Engl J Med, 2008, 358: 1887-1898.

［38］Hermida RC, Ayala DE, Mojón A, et al. Bedtime dosing of antihypertensive medications reduces cardiovascular risk in CKD. J Am Soc Nephrol, 2011, 22（12）: 2313-2321.

（宋绍敏　姚　涛）

第76章 肾血管性高血压

第一节 概　述

肾血管性高血压（renovascular hypertension，RVH）是各种原因造成的单侧或双侧肾动脉狭窄（renal artery stenosis，RAS）后产生的继发性高血压，高血压人群中的患病率为 1%～3%。RVH 的临床表现主要为突发进展迅速的恶性高血压或难治性高血压、缺血性肾病（ischemic renal disease，IRD），二者常合并出现也可独立存在，也会出现肾以外的心、脑等多种靶器官损害。1934 年 Goldblatt 发现

钳夹犬肾动脉引起收缩压升高，为 RVH 病生理机制研究奠定了理论基础，此实验目前仍被视为制作 RVH 的经典模型[1]。RVH 的病因主要有肾动脉粥样硬化（atherosclerosis，AS）和纤维肌性发育不良（fibromuscular dysplasia，FMD）。早在 20 世纪 30 年代 Bulter、Leadbetter 和 Burkland 就通过摘除患侧肾治愈 RVH[1]，随着新型降压药物不断上市、介入技术治疗血管病变或切除患肾，RVH 可得以控制[2]。

第二节　流行病学

RVH 居继发性高血压前列，随着 AS 的高患病率，其发病人数不断增加[1-2]。国外的社区及大样本人群高血压患病率调查中，人群 RVH 总体患病率为

1%～3%[3-4]。国内 1 项样本量达 2274 的高血压住院患者病因分析调查中继发性高血压占 14%，而在继发性高血压中，肾血管性高血压占 24.8%[5]。

第三节　病因及病理变化

导致 RVH 的病因包括 AS、FMD、大动脉炎、肾动脉栓塞及血栓形成、移植肾动脉狭窄等。较早的报道认为，在欧美国家导致 RVH 的病因以 AS（约 90%）、FMD（约 10%）最为常见[6]，而在我国乃至东亚地区则依次为大动脉炎、AS 以及先天性原因[7]。进入 21 世纪，AS 已成为我国 RVH 的最常见病因，据估计约为 70%，其次为大动脉炎（约 25%）及 FMD（约 5%）[2]。复旦大学中山医院对 21 世纪初 5 年间（2003—2007 年）在该院收治的 RVH 进行的流行病学调查中，AS、大动脉炎、纤维肌性发育异常、先天性左肾发育不全、病因不明者比例分别为 66.33%、17.00%、12.00%、0.33% 和 4.33%[8]。北京大学第一医院分析了 1979—2003 年间经肾动脉造影证实为 RAS 的 144 名患者，AS 占 RAS 病因的 60.4%，分别占 1979—1990 年和 1991—2003 年间肾动脉狭窄病因构成比的 28.9% 及 71.7%[9]。这显示我国 RVH 病因已发生变化，与欧美国家类似，即

AS 已成为 RVH 的首要病因[10]。

一、肾动脉狭窄（renal artery stenosis，RAS）和动脉粥样硬化性肾动脉狭窄（atherosclerotic renal artery stenosis，ARAS）

RAS 的发病率与年龄、心血管疾病背景有密切关系，多见于男性及老年患者。心血管健康研究项目（Cardiovascular Health Study，CHS）的调查结果显示，65 岁以上无症状老年人群中，肾动脉硬化发生率达 6.8%[11]。而在相当年龄段的具有心血管疾病、动脉闭塞症等背景人群中，RAS 的患病率可达 30%～40%[9-12]。

AS 基本病变为动脉内膜下类脂质沉积、纤维粥样斑块形成、钙化，斑块破裂引起溃疡、出血和血栓形成。其典型的血管影像表现为病变位于肾动脉开口处及近段（近端 5mm 内，CT 血管成像上也可能延伸至 10mm[13]），2/3 病例为偏心斑块[1]。由

AS 导致的 RAS 称为动脉粥样硬化性肾动脉狭窄（ARAS），当局限性管腔狭窄程度 ≥ 50% 时，才具有临床意义[14]。ARAS 与大动脉炎和纤维肌性发育不良引发的肾动脉狭窄不同，其血管狭窄病变多累及肾动脉开口和近段 1/3 部位，较少累及末端动脉及分支[1]。

ARAS 进展性明显，可致肾动脉完全闭塞和肾内动脉弥漫性硬化[14]并出现肾功能进展性下降，当肾动脉狭窄伴有肾小球滤过率（GFR）明显下降和肾缩小时，可诊断为缺血性肾病[15]。文献分析显示[16]，肾动脉狭窄的进展速度为每年 1.5% ～ 7%。一旦出现狭窄，1 年内约 23% 的患者狭窄程度超过 60%（引起显著的血流动力学改变），2 年内高达42%；20% ～ 30% 的动脉粥样硬化患者会有双侧肾动脉狭窄；大约有 15% 的患者会发展至完全阻塞，其中 5% 在 1 年内，11% 在 2 年内发生完全阻塞；当狭窄程度大于 75% 时，39% 的患者在 13 个月内会发生血管完全阻塞。众多危险因素如吸烟、高血压、脂代谢紊乱、糖尿病等都会加速动脉粥样硬化斑块的沉积。

二、肾动脉纤维肌性发育不良（fibromuscular dysplasia，FMD）

FMD 作为一种疾病于 1938 年由 ledbetter 等首次报告，早期对此疾病的术语为"纤维肌性增生或纤维组织增生"（fibromuscular hyperplasia or fibroplasia）。1965 年 Hunt 等提出了该病在组织学上并不都表现为增生，提出了"纤维肌性发育不良"这一术语。

FMD 是一组原发性、节段性的纤维肌性发育异常，多发于儿童及青年阶段[7]，表现为非粥样硬化性、非炎性、累及中型动脉（颈动脉、肾动脉、髂动脉、腋动脉等[18]）的血管病变。FMD 病因不明，可能与供应血管壁的血管发育缺陷[19]、反复损伤[20]、内分泌障碍或 α 抗胰蛋白酶缺乏有关[21]。

FMD 主要累及肾动脉主干的中远段，有时可延伸到肾动脉肾内分支，一般不累及主动脉。发展较缓慢，很少会发展至动脉完全闭塞。其病理变化可分为五种[22]：①内膜纤维增生（intimal fibroplasia）（＜ 10%）。其特点为内膜显著增厚，有胶原累积，可发生局部内膜破坏及内膜弹力纤维消失，有原始纤维母细胞散在，伴发血肿时使动脉狭窄部分变形，有发展倾向。血管造影显示肾动脉中段有灶性狭窄。②纤维肌肉增生（medial hyperplasia）（1% ～ 2%）。

为罕见病变，多发于儿童及青年。病变发生于血管中层，平滑肌与纤维组织同时增生。动脉壁呈同心性增厚，弹力溃破而引起壁间血肿，在血肿周围有大量胶原形成。血管造影示肾动脉或其分支有光滑狭窄。③中层纤维增生（medial fibroplasia）（75% ～ 80%）。为 FMD 的最常见类型，多发于25 ～ 50 岁育龄女性，较少发生在 40 岁以上。病变一般较为广泛，大多蔓延血管远端 2/3 或可累及分支。常累及两侧肾动脉及全身血管，如颈内动脉、肠系膜动脉和髂动脉。主要是纤维组织增生，内弹力膜变薄或消失，肌纤维被胶原所代替，中层稀薄，部分呈球囊性扩张，血管造影显示肾动脉呈串珠状（string of beads）。④外膜下纤维增生（perimedial fibroplasia）（10% ～ 15%）。多发于 15 ～ 30 岁女性，不累及肾动脉以外血管组织，病变位于血管的外弹力层，中层外膜有胶原沉着，形成胶原环（collagenous ring）。由于肾动脉被大量稠密的胶原所环绕使血管变窄。血管造影示有不规则的狭窄，侧支循环丰富。⑤外膜周围纤维增生（adventitial or periarterial fibroplasia）（＜ 1%）。外膜纤维组织被致密胶原组织替代，表现为高度局限的管状狭窄。

单病灶 FMD 与多发病灶 FMD 具有不同的临床特点。1 项 337 名 FMD 患者的回顾性分析结果显示，82% 为多发病灶患者，二者在确诊年龄（30 岁和 49 岁）、高血压发病时间（26 岁和 40 年）、初始血压（157/97mmHg 和 146/88mmHg）、性别比（女性比男性为 2∶1 和 5∶1）、吸烟率（2∶1 和 5∶1）、单侧肾动脉狭窄发生率（79% 和 38%）、肾萎缩（33% 和 10%）、新生血管发生率（90% 和 35%），以及血压控制达标率（54% 和 26%）等均有不同[23]。

三、大动脉炎（takayasu arteritis，TA）

TA 又称为高安病、无脉病、主动脉弓综合征、缩窄性大动脉炎等，是指主动脉及其主要分支的慢性进行性、非特异性炎性疾病。本病多发于年轻女性，男女之比是 1∶8，发病年龄多为 20 ～ 30岁。30 岁以前发病约占 90%，40 岁以后较少发病。流行病学调查显示，TA 患者高血压发生率为33% ～ 83%，肾动脉狭窄发生率为 28% ～ 75%[24]。约 50%TA 的患者出现高血压，常伴发的临床表现有血管杂音、间歇性跛行等[25]。

TA 可分为头臂动脉型、胸腹主动脉型、肾动脉型、肺动脉型和混合型。病变部位依次累及主动脉弓及其分支、降主动脉、腹主动脉和肾动脉。主动脉的二级分支，如肺动脉、冠状动脉也可受累。肾动脉病变主要发生在肾动脉起始部。

TA 受累的血管可为全层动脉炎。可分为 3 期：急性活动期、慢性炎症期和瘢痕狭窄期。急性活动期时以动脉中膜以上的全层动脉炎为特点。基本病理改变为血管外膜增厚，有细胞浸润与周围组织紧密粘连；内膜纤维增生，表面肿胀、粗糙和血栓形成。临床表现往往不明显，易被忽视。慢性炎症期出现动脉壁纤维组织增生、纤维瘢痕形成、中膜弹性纤维变性和不同程度的小圆细胞浸润，但内膜并没有增厚。晚期病变出现动脉管壁增厚，弹性消失和管腔狭窄。多为双侧性，位于开口。由于中膜的弹性纤维被破坏，在血流动力学作用下，动脉局部膨出而形成动脉瘤。TA 典型的血管影像表现为血管壁节段性增厚和交替性狭窄、扩张，呈现多节段性，在两段病变之间的动脉壁可正常。晚期可并发局部狭窄后扩张、动脉瘤形成和钙化。少数患者因炎症破坏动脉壁中层，弹力纤维及平滑肌纤维坏死，而致动脉扩张、假性动脉瘤或夹层动脉瘤[26]。

四、动脉血栓形成和肾动脉栓塞

肾动脉血栓主要继发于 TA、RAS、肾病综合征等，也可见于肾血管外伤后、血管造影操作后、弥散性血管内凝血（DIC）、移植肾以及严重的凝血功能障碍及血液高凝状态等，肾动脉栓塞则多见于心血管疾病附壁血栓或粥样斑块脱落。男女均可发病，男女之比为 2:1，发病率随年龄增加而增加，至 60 岁左右发病率最高。约 60% 的患者在肾动脉堵塞后，因肾缺血，肾素释放而在短期内出现高血压。一般持续 2～3 周，其中约 50% 的患者遗留持续性

高血压，而另一半患者血压可恢复正常。肾动脉主干闭塞可出现高血压危象[27]。当肾动脉或其分支被血栓栓子或凝固物所堵塞，导致肾组织缺血，发生缺血性损害，出现高血压、肾功能减退或急性肾衰竭等一系列临床表现。肾动脉血栓形成和栓塞导致肾缺血或缺血性坏死等病理改变。坏死的严重程度、坏死范围与受累肾动脉的部位有关，如一侧肾动脉主干阻塞，则产生一侧肾广泛性坏死；肾动脉分支阻塞则该分支相应部位发生缺血性坏死，坏死区呈楔状。肾小球毛细血管淤血并扩张和出血，肾小管上皮坏死，最后栓塞坏死区纤维化形成凹陷性瘢痕。肾动脉壁有针样裂缝为粥样硬化栓子所致，在裂缝处可见到针状胆固醇结晶[28]。

五、移植肾动脉硬化（transplant renal artery stenosis，TRAS）

TRAS 是导致受体移植肾功能下降、高血压的重要原因。肾移植术后早期高血压发生率可高达 80%，随着糖皮质激素的逐渐减量，高血压发生率也随之下降，多表现为轻中度高血压，少数可发展至恶性高血压。造成肾移植术后高血压的原因与慢性排斥反应、移植肾动脉硬化、环孢素相关性高血压以及供体高血压等因素有关[29]。钙磷产物、低密度脂蛋白以及尿酸水平可以作为观察 TRAS 的危险标记物[30]。

六、其他原因

在 RVH 病例中，除上述原因外，尚有少数因肾动脉瘤、肾梗死、肾动静脉瘘以及其他少见病因（如表皮痣综合征）而导致 RVH[31]。

第四节　发病机制

RVH 的发生与肾素-血管紧张素-醛固酮系统（RAAS）激活、氧化应激以及交感神经系统激活等有关[10]。

一、RAAS 激活

早在 1874 年，Mohomed 就指出高血压与肾疾病相关。1898 年 Tigerstedt 和 Bergemann 发现在注射肾提取物后兔血压升高，因此推测在提取物中含有某种升压物质，并命名为肾素（renin）。1906 年 Janeway 使犬的一侧肾动脉缩窄后产生高血压持续 105 天，但未做进一步研究；直至 1934 年 Goldblatt 通过钳夹实验动物肾动脉建立肾性高血压动物模型，

以及其后大量研究证实 RAAS 是肾血管性高血压的主要发病机制之一[1]。

RAS 引起肾缺血、缺氧，肾小球旁器释放肾素增多，肾素分解肝产生的血管紧张素原，使之转变为血管紧张素 I（Ang I），经血管紧张素转化酶作用后生成 Ang II，血管 Ang II 通过以下相关机制使血压升高：对全身细动脉具有强烈的收缩作用，外周血管阻力增加；刺激醛固酮分泌增加，导致水钠潴留，心排血量增加，抑制心房利钠肽，增加远端肾小管和集合管对钠、水的重吸收。RAAS 激活还导致血管重塑过程发生，与血管狭窄形成恶性病理循环。两肾一夹型高血压大鼠胸主动脉和肠系膜动脉中膜

厚度增加,细胞层数增加,胶原纤维及弹力纤维含量增加;随着 Ang Ⅱ 的浓度升高,肠系膜动脉、离体胸主动脉环收缩反应增加;并伴随主动脉 Ang Ⅱ 1、Ⅱ 2 型受体 mRNA 表达增多[32]。RAAS 激活在肾动脉狭窄所致高血压中扮演了最主要的角色,发现两肾一夹型高血压大鼠血浆及肾组织局部肾素表达增强,而内皮素、NO 等并未出现相应的表达[33]。

二、氧化应激(oxidative stress,OS)

研究表明,高血压患者 OS 标志物表达增强[34]。体外培养的平滑肌细胞(VSMCs)、高血压大鼠及患者离体血管均出现活性氧簇(reactive oxygen species,ROS)产物表达增强,肾组织局部氧含量增高[35]。ROS 激活引发内皮功能紊乱、血管收缩、内皮平滑肌增生、单核细胞浸润、脂质过氧化、炎症,以及内皮基质蛋白沉积,导致高血压病理过程[36]。

给予超氧化物歧化酶(SOD)及活性氧治疗后,动物模型血管及肾功能得到改善[37]。

三、交感神经系统激活

交感神经对心脏活动具有兴奋作用,能加速心搏频率和加强心搏力量。对血管,主要是促进微动脉收缩,从而增加血流外周阻力,提高动脉血压。有证据表明,肌肉交感神经活性(muscle sympathetic nerve activity,MSNA)在 RVH 患者中增强,经过经皮肾血管成形术后 4 ~ 10 天,MSNA 降至正常水平[38]。

此外,双侧 RAS 或孤立肾 RAS 引起细胞外液增加可能是高血压的主要原因之一。慢性长期单侧 RAS 会导致对侧肾损害,可出现类似双侧肾血管病变。RVH 可加重周围动脉粥样硬化,后者又进一步促进高血压发展,形成恶性循环。

第五节　临床表现

RVH 的临床表现以高血压合并缺血性肾病为多见。严重的肾动脉狭窄既可引起肾血管性高血压,又可导致缺血性肾病。肾血管性高血压与缺血性肾病常并存,但也可各自独立存在。

一、高血压

高血压发病年龄是诊断 RVH 的重要参考。小于 30 岁或大于 55 岁时突发进展迅速的恶性高血压、既往轻度高血压或有效控制的高血压突然加重或难以控制均提示 RVH 可能。RVH 多数表现为起病快、病程短、进行性进展,甚至发展至恶性高血压。

ARAS 引起 RVH 时,高血压常伴有下列 1 个或数个特点[39]:血浆肾素、血管紧张素、醛固酮水平增高,患者可出现低血钾;对血管紧张素转化酶抑制药(ACEI)或血管紧张素 Ⅱ 受体拮抗药(ARB)敏感,服药后血压可陡降和(或)诱发急性肾衰竭;原本稳定的高血压突然恶化,甚至迅速进展成恶性高血压;多种抗高血压药物联合治疗无效,呈难治性高血压表现。

二、缺血性肾病(ischemic renal disease,IRD)

多数学者将肾动脉狭窄引起的缺血性肾损害定义为 IRD[40]。流行病学资料显示,11% ～ 14% 的终末期肾病为 IRD[41]。RVH 时由于肾动脉狭窄,肾灌注不足、肾血管破坏,导致肾小球滤过率下降或肾实质损害,导致 IRD 的发生,直至最后发展至肾间质纤维化。若发生肾间质纤维化后,肾功能很难恢复[10]。肾动脉狭窄程度(直径)与肾小球滤过率(GFR)下降程度成正相关关系,肾动脉直径 < 5.2mm 是发生顽固性高血压的风险因子[42]。Keddis[43] 对 62 名 RAS 患者萎缩肾切除后进行病理学分析发现,肾单位主要病理改变为肾小管及肾间质萎缩(71%)及肾小球硬化(23%),并出现不同程度的血管病变如血栓形成(98%)、血管 AS(39%)及高血压性血管改变(52%),上述肾病理改变与肾萎缩程度及肾功能下降水平有一定相关性。

IRD 常见的临床表现包括[40]:高血压、蛋白尿、肾功能不全、反复发作的急性肺水肿以及血管杂音。24h 尿蛋白定量常在 1g/d 以下,可伴血尿、尿比重及尿渗透压下降。

IRD 可伴有或不伴有高血压。部分患者以肾功能异常为首发症状,有些不典型病例起病隐匿,发病时已进入终末期肾病。其特点如下:①老年人、高血压患者出现原因不明的肾功能不全;②服用 ACEI 或 ARB 后突然发生且迅速进展的肾功能恶化或肾衰竭;③伴有单侧肾萎缩的氮质血症;④全身性动脉粥样硬化患者最近发生不能解释的氮质血症;⑤肾小管-间质受损明显时可出现肾小管浓缩功能障碍,表现为夜尿增多、尿渗透压降低以及表现为难治性高血压的老年患者，出现发展较快的进行性肾功能不全[39]。

三、反复发作性急性肺水肿

文献报道，约 7% 的 RAS 患者的首发症状为急性肺水肿[44]。其原因尚不明确，可能与动脉血压快速上升，左心功能受损有关。表现为反复发作性急性肺水肿，常无任何征兆，能瞬间发生并迅速消退，故又称为"闪现肺水肿"（flash pulmonary edema），发作时血压正常或偏低，严重者可危及生命。

四、腹部血管杂音

血管杂音听诊部位多在上腹部正中或脐两侧，极少数患者在背部第二腰椎水平可闻及高音调、粗糙的收缩期杂音或双期杂音。

第六节　诊断及鉴别诊断

RVH 诊断

RVH 诊断并不困难，30 岁以前或 55 岁后患者，临床出现进展性或难治性高血压、无明确原因肾衰竭、不明原因复发性肺水肿以及腹部血管杂音，要考虑发生 RVH 可能。

（一）诊断路径

卫生部（现国家卫生和计划生育委员会）肾血管性高血压临床路径（2010 年版）诊断依据包括[45]：①肾动脉病变。影像检查显示肾动脉主干和（或）一级分支狭窄（≥50%），狭窄两端收缩压差 > 20mmHg 或平均压差 > 10mmHg。②高血压。持续增高，多数达 Ⅱ 或 Ⅲ 级，< 60 岁的患者多 SBP/DBP 同时升高，但老年患者可仅有 SBP 升高；对 ACEI 或 ARB 的反应敏感，降压幅度大；肾动脉狭窄解除后血压明显下降或治愈。③病变侧肾发生明显血流量下降，GFR 下降，甚至肾萎缩。④病变侧肾因缺血诱发肾素分泌明显增加，可导致继发性高醛固酮血症。⑤病因。主要是动脉粥样硬化，其次是大动脉炎和纤维肌性发育不良等。

《美国成人 RAS 介入指南（2010 版）》推荐以下临床线索应高度怀疑 RAS，包括：① 30 岁以前发生的高血压，尤其无家族史者或 55 岁后发生显著高血压；②腹部杂音，特别是持续舒张期杂音，并向一侧传导；③进展性或难治性高血压；④复发性（闪现）的肺水肿；⑤无明确原因肾衰竭，尤其是伴正常尿沉渣和 24h 尿蛋白 ≤ 1g；⑥广泛发生的动脉粥样硬化疾病，伴肥胖；⑦降压治疗（尤其是应用 ACEI/ARB）后发生的急性肾衰竭[46]。

（二）相关检查

RVH 诊断除依据发病年龄、临床表现，尚需通过相关检查与原发性高血压及其他类型的继发性高血压予以鉴别。主要的检查手段包括无创性影像学检查如多普勒超声、螺旋 CT 血管造影（CTA）、磁共振血管造影（MRA），有创性影像学检查如动脉造影、数字减影血管造影（DSA），以及依据 RVH 病生理机制尤其是 RAAS 激活试验，如卡托普利肾闪烁成像术（captopril renal scintigraphy，CRS）、选择性的肾血管肾素检测、血浆肾素活性及卡托普利试验等。Meta 分析提示，按照敏感度、特异度由高到低排列，依次为 CTA、钆增强 MRA、肾动脉彩色多普勒超声、卡托普利肾闪烁成像术[47]。

由于卡托普利肾闪烁成像术、选择性的肾血管肾素检测、血浆肾素活性及卡托普利试验等方法的可靠性较差，目前已不推荐为诊断 ARAS 的方法[14]，而主要依赖于影像学检查。血管内造影仍是诊断 ARAS 的金标准。

1. 彩色多普勒超声

彩色多普勒超声检查是目前临床广泛应用的 RVH、ARAS 筛查方法。超声检查能准确测定双肾大小以及肾动脉主干及肾内血流变化，其主要根据为肾动脉血流动力学的改变，采用肾动脉收缩期峰值流速（PSV）、肾动脉峰值流速与肾动脉水平腹主动脉峰值流速比值（RAR）及肾内动脉收缩早期加速时间（AT）相结合的方法判断肾动脉狭窄程度，见表 76-1[40]。另外，通过测量肾内动脉的阻力指数，能够预测血管重建术的临床效果。但彩色多普勒超声对副肾动脉和侧支循环的显示较差，检查耗时，诊断准确性受肾动脉狭窄程度、患者肥胖、肠道气体干扰、呼吸配合及操作者的经验、仪器品质等主、客观方面的多种因素影响[14]。近年来，含微泡的半乳糖悬液造影剂（levovist）应用于超声检查，增加了血流信号清晰度，一定程度提高了检查准确性[48]。

表 76-1	肾动脉狭窄的多普勒超声诊断参考标准[40]	
肾动脉狭窄程度	肾动脉 PSV（cm/s）	RAR
正常	＜ 180	＜ 3.5
＜ 60%	≥ 180	＜ 3.5
≥ 60%	≥ 180	≥ 3.5
完全梗阻	无信号	无信号

PSV：峰值流速；RAR：狭窄处峰值流速与邻近腹主动脉峰值流速之比

2. 螺旋 CT 血管成像（CTA）

CTA 是指经静脉注入对比剂后，利用螺旋 CT 对靶血管在内的受检层面进行连续不间断的薄层立体容积扫描，然后运用计算机进行图像后处理，最后使靶血管立体显示的血管成像技术。CTA 是螺旋 CT 的一项特殊应用，临床实践表明，合理应用 CTA 能提供与常规血管造影相近的诊断信息，而且具有扫描时间短、并发症发病率低等优势。

CTA 不受 MRA 的影响因素或禁忌证的限制，拥有较高的时间和空间分辨率，能清晰显示肾动脉的数目、正常解剖及变异、肾动脉主干及分支结构形态、钙化、狭窄及其程度。对肾动脉远端或小分支血管显示良好。此外，借助强大的后台软件处理，CTA 可三维成像，从任意角度旋转观察，有效避开血管影像重叠。多排 CTA 诊断肾动脉狭窄的敏感性和特异性分别为 91% ～ 92% 和 99% ～ 100%[49]。与 DSA 进行比较，CTA 对肾动脉主干及部分分支动脉显示良好，但大部分分支动脉因增强的肾实质遮盖和管径细小显示不清，空间分辨率低于 DSA。CTA 发现狭窄血管符合率为 91%，但在狭窄程度分级上与 DSA 相比，有过高评估狭窄程度的倾向（12/21，56%），并存在假阳性。与 DSA 相比较，CTA 显示副肾动脉的能力较高，并能早期发现 DSA 无法发现的肾动脉和主动脉钙化[50]。

此外针对儿童患者，CTA 还具有快速成像、高分辨率、再现性以及低辐射量的优势，在多数情况下，并不需要使用镇静剂[51]。

3. 磁共振血管造影（MRA）

磁共振成像（MRI）是利用收集磁共振现象所产生的信号而重建图像的成像技术。与 CT 相比，它具有无放射线损害，无骨性伪影，能多方面、多参数成像，有高度的软组织分辨能力，不需使用造影剂即可显示血管结构等独特的优点。

磁共振血管成像（MRA）以其无创性和图像的直观清晰性，越来越多地应用于血管疾病的诊疗。在增强 MRA（CE-MRA）中，还可以采用 DSA 技术，在钆对比剂注射前和注射过程中获得的两组图像之间作对应像素信号强度相减，减影 MRA 相对于非减影 MRA 提高了对比/噪声比，改善了对血管的显示。

MRA 可以检出 RAS 并判断狭窄程度，但部分患者体内有心脏起搏器等金属部件而无法进行此类检查。对植入肾动脉支架患者而言，支架导致的强磁性干扰限制了 MRA 的应用[52]。

4. 血管造影（angiography）及数字减影血管造影（DSA）

血管造影是在透视控制下，把导管插入血管内注射造影剂，以 X 线快速连续摄影，将在血管内流动的造影剂形态、分布及血流动力学情况显示出来。随着造影设备、造影剂和造影技术的不断改进，血管造影检查方法和应用范围迅速发展，尤其是选择性动脉造影及介入放射学领域中诊断性血管造影与治疗相结合的血管造影技术，开拓了血管造影史上新的里程。虽然近年来超声显像、CT 和 MRI 的发展，使许多疾病的影像学检查内容和程序发生了较大变化，但这些无创性检查只能作为筛选性方法，而血管造影仍是医学影像中明确诊断和决定治疗方案的较可靠和最直观的方法（表 76-2）。由于血管造影后图像中的血管影像会与其他组织结构影像重叠，不利于医生阅读，DSA 技术应运而生。

数字减影血管造影（DSA）是通过计算机把血管造影片上的骨与软组织的影像消除，仅在影像片上突出血管的一种摄影技术。DSA 应用计算机程序进行两次成像完成。在注入造影剂之前，首先进行第一次成像，并用计算机将图像转换成数字信号储存起来。注入造影剂后，再次成像并转换成数字信号。两次数字相减，消除相同的信号，得到一个只有造影剂的血管图像。与 DSA 相比较，CTA 和 MRA 检查基本无创伤，但是 CTA 与 MRA 存在层面重建成像的问题，因此 DSA 是包括肾动脉在内的血管成像的金标准。DSA 虽能确诊，但存在一定的创伤危险，而且只能提供管腔，不能显示管壁及相邻血管与组织结构的病理改变，亦不能区分狭窄是钙化还是斑块所致[53]。此外，DSA 检查有赖于患者的配合，容易出现运动性伪影。放射辐射剂量也较大。

5. 放射性核素检查

普通的肾动态显像是利用静脉注射显像剂后即

表 76-2　肾动脉造影术评价肾动脉狭窄的适应证[54]

有肾血管性高血压、缺血性肾病或心脏紊乱综合征的临床表现，并至少具备以下一条：

（1）无创性血管成像提示肾动脉狭窄≥50%

（2）无创性血管成像提示有血流动力学意义的肾动脉狭窄

（3）无创性血管成像在技术上不充分，诊断质量可疑或没有无创性血管成像设备

（4）高血压发病年龄＜30岁

（5）拟诊肾动脉纤维肌性发育不良是引起肾动脉狭窄的原因

（6）年龄≥60岁患者近期发生高血压

（7）在药物控制高血压的过程中肾体积减小或肾功能恶化，尤其是使用ACEI或ARB者

刻行肾显像，诊断肾动脉狭窄阳性的主要特征是患肾摄取核素减少，峰值低于对侧，峰时延长，排泄延迟，患肾与对侧肾的大小及肾血流量存在着用高血压不能解释的差异。阳性者提示肾动脉狭窄。

仅做核素肾显像的意义不大，阳性率极低。需做卡托普利肾闪烁成像术（captopril renal scintigraphy，CRS）。CRS是依据应用卡托普利后肾小球出球小动脉扩张导致肾小球灌注降低的原理，进行肾动态显像的一种肾动脉狭窄的无创诊断方法。肾动脉狭窄时，患侧肾的肾小球血液灌注减少，肾素分泌增加，在血管紧张素转化酶的作用下，血管紧张素Ⅰ转换成血管紧张素Ⅱ，产生的血管紧张素Ⅱ引起肾小球出球小动脉明显收缩，结果造成肾小球毛细血管内灌注压和滤过压升高，以维持一定的肾小球滤过率。此时，基础肾动态显像（basic renal scintigraphy，BRS）变化可以不明显或基本正常。在给予ACEI后，通过阻止血管紧张素Ⅰ转换成血管紧张素Ⅱ，血管紧张素Ⅱ产生减少，肾小球出球小动脉舒张明显，肾小球灌注压下降，滤过率下降。卡托普利介入后的肾动态显像则可以表现出狭窄侧肾显影延迟，排泄缓慢，GFR下降等，出现与BRS及非狭窄侧肾不同的显像变化。

CRS与超声检查一样，只能提供肾动脉狭窄的间接信息，且具有较高的假阳性及假阴性率[55]。对于双侧肾动脉狭窄、孤立肾的患者，CRS诊断RAS的敏感度会降低，主要是由于此时高血压是容量负荷过重导致，而非肾素依赖性高血压，肾素水平低，对卡托普利反应性差。特别值得注意的是，当肾功能不全患者的血清肌酐大于177μmol/L时，此项检查结果无意义，不应采用。另外，在检查前至少应停用β受体阻滞药、ACEI、ARB及利尿药1周，否则试验结果不可靠[56]。鉴于以上原因，在2005年美国心脏病学会的指南中CRS已经不再推荐作为

诊断肾动脉狭窄的筛选试验[57]。

有学者建议，RVH患者准备行血管重建术治疗者，还应检验外周血血浆肾素活性（PRA），并做卡托普利试验（服卡托普利25～50mg，测定服药前及服药1h后外周血PRA，服药后PRA明显增高为阳性），有条件时更应行两肾肾静脉血PRA测定（分别插管至两侧肾静脉取血化验，两侧PRA差别大为阳性），它们在一定程度上能帮助预测血管重建术后降血压效果。由于外周血PRA常受诸多因素影响（如钠入量、血容量、肾功能及药物），因此用其预测术后降压疗效准确性较低（敏感性及特异性均在40%左右）。而插管留取两肾肾静脉血行PRA测定，预测价值较高（两侧PRA差别大者，血管重建术后降血压疗效好，预测准确性可高达90%）[56]。

（三）鉴别诊断

RVH常需与原发性高血压以及其他导致继发性高血压的相关疾病进行鉴别。

1. 肾实质性高血压

肾实质性高血压常继发于多种肾疾病，占高血压总数的2%～3%。主要有慢性肾小球肾炎、高血压肾病、慢性肾盂肾炎、结缔组织病、多囊肾、肾移植术后等，80%～90%终末期肾病患者有高血压。其发生与肾单位大量毁损导致的水钠潴留和细胞外液增加，以及肾RAAS激活有关。

2. 内分泌性高血压

内分泌疾患中皮质醇增多症、嗜铬细胞瘤、原发性醛固酮增多症、甲状腺功能亢进症和绝经期等均有高血压发生。一般可根据内分泌的病史、特殊临床表现及内分泌试验检查做出相应诊断。

3. 原发性高血压

发病年龄较迟，可有家族病史，伴或不伴有心血管危险因素及脏器损害。高血压合并肾损害由于长期高血压导致，出现肾小球内囊压力升高，肾纤维化、萎缩，肾动脉硬化，两侧肾均受累。

4. 主动脉缩窄

主动脉缩窄多数与先天发育不良有关，少数继发于多发性大动脉炎。临床表现为上臂血压增高，而下肢血压不高或降低。在肩胛间区、胸骨旁、腋部有侧支循环的动脉搏动和杂音，腹部听诊有血管杂音。胸部X线检查可见肋骨受侧支动脉侵蚀引起的切迹。主动脉造影可确定诊断。治疗主要采用介入扩张支架置入或血管手术方法。

总之，当临床怀疑RVH和（或）IRD时，即应

做 RAS 相关检查。对高度疑诊患者，可直接行经皮经腔插管主动脉-肾动脉造影及选择性肾动脉造影。而一般疑诊患者，宜先行初筛检查（如超声检查及核素检查）及无创性检查（血清肌酐＞221μmol/L 者行磁共振血管造影，＜221μmol/L 者行螺旋 CT 血管造影检查），如高度疑诊再行经皮经腔插管造影。经皮经腔插管肾动脉造影是诊断"金指标"，并可在造影确诊后，利用插管同时进行血管成形术治疗[56]。

第七节　肾血管性高血压的治疗

RVH 治疗的主要目标是：①控制血压，防止高血压对靶器官的损害；②改善肾缺血状态；③纠正严重的肾动脉狭窄，以防止肾功能减退或使已受损的肾功能得到改善并恢复，其最终目的是提高患者生活质量，减少死亡率。

RVH 的治疗策略见表 76-3。

表 76-3　RVH 治疗策略[10]

高血压药物治疗

　RAAS 阻滞治疗
　　ACEI
　　ARB
　　肾素抑制剂？（阿利吉仑）

　钙通道阻滞药

　利尿药

　盐皮质激素受体拮抗药

　其他类型药物：β 受体阻滞药、α 受体阻滞药、抗交感神经药物、血管扩张药

心血管风险防范

　戒烟

　调脂治疗：他汀类、贝特类药物

　肥胖的治疗：阻塞性睡眠呼吸暂停综合征的治疗

　糖耐量异常及糖尿病的治疗

肾血管重建治疗

　腔内血管重建

　PTRA：主要适用于 FMD

　PTRA 联合支架置入（PTRAS）：主要适用于动脉粥样硬化

　手术治疗：肾动脉旁路移植术/动脉内膜剥脱术现通常应用于复杂的主动脉-肾动脉瘤、血管内支架手术失败等情况

肾切除术：适用于患肾已丧失功能者

一、原发病的治疗

对于 ARAS 的治疗包括控制心血管的危险因素，稳定动脉粥样硬化的斑块及降压治疗；多发性大动脉炎的活动期应用糖皮质激素、免疫抑制剂等药物；FMD 患者无需特殊的处理。

二、肾血管性高血压及缺血性肾病的治疗

1. 药物治疗

RVH 的药物治疗与原发性高血压治疗大体相同。药物治疗的目的是控制血压，稳定肾功能，以及减少因高血压引起的各系统并发症。由于抗 RAAS 药物、尤其 ACEI 及 ARB 类药物大量涌现，控制肾血管性高血压效果已明显改善。但用药必须从小量开始，逐渐加量，以免血压过度下降，并导致血清肌酐异常升高。但是有学者报道两侧肾动脉狭窄患者也可应用抗 RAAS 药物治疗，并能取得良好疗效。RVH 药物治疗主要用于：①外科手术。经皮腔内肾血管成形术术前术后血压的控制。②不愿接受手术和健康状况不能耐受手术治疗者。③手术治疗血压控制不满意者。

对于单侧 ARAS 患者，ACEI、ARB、长效二氢吡啶类钙通道阻滞药、β 受体阻滞药和小剂量利尿药等均可以使用或联合使用。ACEI、ARB 类药物对降低 ARAS 患者病死率有益，可以作为一线治疗药物，但是对于估算肾小球滤过率（eGFR）＜60ml/（min·1.73m）及伴有高钾血症的患者应慎用。在用药过程中，严密监测患者血清钾和血清肌酐水平的变化，有条件时，可行分侧 GFR 测定，并在用药后 3 个月复查。对双侧 ARAS、孤立肾 ARAS 或伴有失代偿性充血性心力衰竭的患者，使用 ACEI 或 ARB 类药物有可能会导致急性肾损伤，此时采用长效二氢吡啶类钙通道阻滞药更为安全、有效[14]。

肾素拮抗剂阿利吉仑（aliskiren）是一种口服有效的、非肽类肾素抑制剂降压药。通过抑制肾素，防止血管紧张素原转化成血管紧张素 I，进而抑制血管紧张素 II 和醛固酮的生成。不同于 ACEI 及 ARB，阿利吉仑不引起血浆肾素活性代偿升高，相反，血浆肾素活性，血管紧张素 I、血管紧张素 II 和醛固酮的浓度均降低。

2. 介入治疗

常用的介入经皮腔内血管成形术包括经皮经腔肾血管成形术（PTRA）和球囊扩张后置入支架术（PTRAS），具有创伤小、安全简便和效果好等优点，是治疗肾血管性高血压的首选方法[57]（表76-4）。

PTRA指经皮穿刺逆行插入囊腔导管至肾动脉，施行狭窄肾动脉扩张术，1978年Grunzig将PTRA应用于RVH的治疗[58]。对尸体动脉观察发现，球囊扩张后，动脉内膜破裂与血管层分离。动脉壁的病理改变为内膜、中膜和外膜的延展，弹力纤维拉长，平滑肌细胞核成螺旋形畸形，进一步导致内膜及中膜破裂而发生动脉永久性扩张。以后新的内膜及瘢痕形成促使动脉愈合，产生类似动脉剥脱术的效果[59]。PTRA具有操作技术简便、安全有效的优点，对不能耐受手术治疗者尤为适宜，但PTRA对ARAS治疗成功率较低，尤其对于位于肾动脉开口的较大斑块病变区域[60]，因弹性回缩导致的再狭窄率甚至高达48%[61]。基于PTRA诸多局限性，尤其是针对病变坚硬或弹性回缩较强的血管，自20世纪90年代，肾动脉支架术（stenting）广泛应用于RVH的临床治疗，弥补了PTRA技术的不足。其手术成功率达98%，1年再狭窄率仅为17%[62]。随着综合二者优势的球囊扩张后置入支架术（PTRAS）的推广，更是克服了单纯PTRA的不足，解决了PTRA后的支架、病变僵硬和弹性回缩的问题，使RAS介入手术的成功率达到94%～100%，残余直径狭窄降低至10%以下，1年的再狭窄发生率仅为10%～15%[63]。

2010美国成人RAS介入指南指出[45]，凡具有血流动力学意义的RAS均是PTRA的适应证。有血流动力学意义的RAS定义为：①肾动脉直径狭窄≥50%或截面积降低≥70%；②测量肾动脉跨狭窄的收缩压下降≥10%或出现依次达10mmHg、15mmHg、20mmHg的下降梯度。相对禁忌证：①肾受损面积≥50%，但不能排除由一处血管狭窄所致；②脓毒败血症；③肾动脉直径≤4mm（排除置入药物洗脱支架）。

目前PTRAS适应证尚未统一，一般认为PTRAS的适应证包括：①APTRA效果不满意者；②因血管壁的弹性回缩等原因，PTRA术后残余狭窄大于30%；③PTRA术后测量肾动脉跨狭窄压差仍有血流动力学意义；④存在肾血流受阻的夹层或急性血栓形成；⑤肾动脉开口处狭窄，其正常直径≥5cm；⑥PTRA术后再狭窄[63]。

介入治疗除了导管介入的一般风险外，操作相

表76-4 介入治疗的方法选择及疗效评定[63]

方法选择

　　FMD所致的RAS首选PTRA；

　　大动脉炎RAS，特别是青少年，首选PTRA；

　　移植性RAS，尤其是局限性病变（＜10mm），PTRA或直架置入；

　　AS及开口部位的RAS，建议采用直接支架术治疗；

　　术中出现夹层或急性闭塞现象或残余狭窄≥30%～50%，PTRAS；

　　AS位于中段时，可首选PTRA，或选择直接支架术

疗效评定：

　1. 技术成功指标：

　　扩张后狭窄＜30%（完全成功），残余狭窄30%～50%（部分成功）；

　　跨狭窄收缩压压差＜20mmHg或跨狭窄平均压压差＜10mmHg；

　　无重要并发症发生

　2. 临床效果指标：

　　治愈：不用药，血压恢复正常（＜140/90mmHg）；

　　显效：仅用少量药，血压恢复正常；

　　好转：用药量减少，血压有所下降（但仍＞140/90mmHg）；

　　无效：血压及用药量无减少

关的肾严重并发症有：①肾动脉栓塞；②肾动脉破裂；③肾动脉穿孔；④肾动脉夹层。肾动脉血运重建成功后，对比剂肾病、胆固醇结晶栓塞及血容量不足等潜在的并发症可能导致肾功能损害加重[14]。

远期并发症主要为肾动脉再狭窄，1年再狭窄率10%～20%。再狭窄的判定标准[14]：①术后血压显著下降，但逐步回升，舒张压上升＞15mmHg，或至术前水平；②肾动脉彩色多普勒或CTA检查提示介入部位管腔直径狭窄大于50%；③肾动脉造影证实介入部位管腔直径狭窄程度大于50%。以上除①项外，后②、③项均为确诊标准。

3. 外科血管重建治疗及肾切除术

自20世纪50年代至介入治疗普及之前，RVH多进行外科治疗。随着药物及介入治疗的推广，目前手术的适应证主要限于以下情况[14]：①肾动脉狭窄病变严重但肾动脉解剖学特征不适合行血管介入治疗者；②介入治疗失败或产生严重并发症者；③肾动脉狭窄伴发的腹主动脉病变需行开放手术治疗者。

治疗RVH的手术方法，概括起来有三类：一类是切除肾动脉病变，重建肾动脉与腹主动脉间的通路；二是未梗阻的肾动脉段与腹主动脉之间的旁路手术（架桥术，bypass）；第三类是全肾切除或肾部分切除术，常用术式包括[64]：

（1）动脉血栓内膜剥脱术（thromboendarterectomy）：首先由 Dos Santos 于 1948 年倡用，主要适用于 ARAS 患者。对于梗阻远端的肾动脉保持正常，实质内的分支无广泛的继发性血栓形成者，都可施行此种方法，更适宜于年老体弱患者。但对于 AS 来说，此术式毕竟是对全身性疾病的局部治疗，复发率高，术后易并发栓塞及血栓形成，而且手术难度较大，不太可能完全暴露出主动脉及肾动脉内的全部硬化斑块，目前已颇少施行。

（2）腹主动脉-肾动脉旁路移植术（aorto-renal artery bypass graft）：因早期受移植物材质所限，此术式再狭窄率颇高。随着自体动脉移植应用于临床，肾动脉重建成功率显著提高。脾动脉很少发生动脉粥样硬化，其管腔与肾动脉相近，并能承受150ml/min 的血流量而无损害，去除足够的长度后，脾供血不受影响，因此常作为首选动脉供体。其他的自体移植血管还有肝动脉、大隐静脉、髂内动脉和肠系膜上动脉。

（3）脾动脉-肾动脉吻合术（spleno-renal artery ana-stomosis）：基于前述脾动脉的诸多优点，对于经腹主动脉-肾动脉造影显示腹腔动脉干及脾动脉无病变，肾动脉近段狭窄远段正常者，即可施行此术式。左侧肾为绝对指征，右侧者可作为参考指征。小儿肾动脉狭窄更适宜用此法。其他的动脉吻合术还包括：肝动脉-肾动脉吻合术（hepato-renal artery anastomosis），是右肾动脉狭窄的首选术式。

（4）离体肾动脉成形及自体肾移植术（extracorporeal renal artery reconstruction and aototransplantation）：肾动脉主干的病变，多可在肾原位施行各种肾动脉成形术。而病变血管范围超出肾动脉主干，血管直径小于 3mm 者，不可能在原位施行肾动脉成形术，此时，可将肾切除，在体外进行离体血管修复和自体肾移植。此术式适用于创伤后肾动脉损伤，或病变延及肾动脉分支，或病肾存在多条动脉供血的情况，也适用于较大的肾动脉瘤、动静脉瘘及动静脉畸形。

（5）肾切除术（nephrectomy）：对于完全性肾动脉阻塞的无功能肾，传统上予以肾切除。自 20 世纪 70 年代早期开始，对此类病例施行了重建手术，结果使肾功能恢复，高血压得以治愈或改善。因此，对于缺血肾施行肾切除的机会日益减少。尤其是因脑病、肺水肿或急性肾衰竭时，为控制血压挽救生命常给患者行"急症肾切除"，目前药物治疗已能控制，故"急症肾切除"现已废止[54]。肾切除的前提条件是对侧肾正常或可以成功重建并维持功能[14]。

参考文献

[1] Novick AC，Fergeny A．Renovascular hypertension and ischemic nephropathy．9th ed．Philadelphia：Sannders，2008：1187-1189.

[2] 刘力生．中国高血压防治指南 2010．中华高血压杂志，2011，08：701-743.

[3] Berglund G．Secondary hypertension in the community．In：Birkenhager WH，Reid JL，eds．Handbook of Hypertension．Amsterdam，Netherlands：Elsevier，1985：249-254.

[4] Anderson GH，Blakemen N，Streeten DH．The effect of age on prevalence of secondary forms of hypertension in 4429 consecutively referred patients．J Hypertens，1994，12：609-615.

[5] 王志华，初少莉，陈绍，等．高血压住院患者病因及危险因素分析．高血压杂志，2005（8）：504-509.

[6] Piecha G，Wiecek A，Januszewicz A．Epidemiology and optimal management in patients with renal artery stenosis．J Nephrol，2012，25（6）：872-878.

[7] 陈庆荣．肾动脉狭窄性高血压诊断与治疗的进展．中华肾脏病杂志，1994，10（1）：43-45.

[8] 王国民，徐磊．近 5 年中山医院住院患者肾血管性高血压病例的相关因素分析 // 中华医学会泌尿外科学分会．第十五届全国泌尿外科学术会议论文集．北京：中华医学会泌尿外科学分会，2008：1.

[9] 王芳，王梅，刘玉春，等．动脉粥样硬化性肾动脉狭窄的发病趋势．中华医学杂志，2005，39：31-35.

[10] Textor SC．Pathophys iology of renovascular hypertension，in：H allett JW，M ills JL，Earnshaw JJ，et al（eds）．Com prehensive Vascular and Endovascular Surgery．Edinburgh：Mosby，2004：303-313.

[11] Hansen KJ，Edwards MS，Craven TE，et al．Prevalence of renovascular disease in the elderly：a population-based study．J Vasc Surg，2002，36（3）：443-451.

[12] Khosla S，Kunjummen B，Manda R，et al．Prevalence of renal artery stenosis requiring revascularization in patients initially referred for coronary angiography．Catheter Cardiovasc Interv，2003，58（3）：400-403.

[13] Kaatee R，Beek FJ，de Lange EE，et al．Renal artery stenosis：detection and quantification with spiral CT angiography versus optimized digital subtraction angiography．Radiology，1997，205（10）：121-127.

[14] 动脉粥样硬化性肾动脉狭窄诊治中国专家建议（2010）写作组，中华医学会老年医学分会，《中华老年医学杂志》编辑委员会．动脉粥样硬化性肾动脉狭窄诊治中国

专家建议（2010）. 中华老年医学杂志，2010，29（4）：265-270.

［15］徐红，李学旺. 动脉粥样硬化性肾动脉狭窄与肾功能. 国外医学（移植与血液净化分册），2005，04：1-4.

［16］李南方. 肾血管性高血压的血运重建治疗：适应证与治疗现状. 心血管网，2012（2012-11-25）［2013-02-16］. http：//www.365heart.com/.

［17］Geavlete O，Călin C，Croitoru M，et al. Fibromuscular dysplasia-a rare cause of renovascular hypertension. Case study and overview of the literature data. J Med Life，2012，5（3）：316-320.

［18］Higashimori A，Yokoi Y. The interventional therapy for axillary stenosis with fibromuscular dysplasia of renal artery. Cardiovasc Interv Ther，2013，28（2）：184-187.

［19］Slovut DP，Olin JW. Fibromuscular dysplasia. N Engl J Med，2004，250（18）：1862-1871.

［20］Yamaguchi R，Yamaguchi A，Isogai M，et al. Fibromuscular dysplasia of the visceral arteries. Am J Gastroenterol，1996，91（8）：1635-1638.

［21］Schievink WI，Meyer FB，Parisi JE，et al. Fibromuscular dysplasia of the internal carotid artery associated with alpha1-antitrypsin deficiency. Neurosurgery，1998，43（2）：229-233.

［22］Begelman SM，Olin JW. Fibromuscular dysplasia. Curr Opin Rheumatol，2000，12：41-47.

［23］Savard S，Steichen O，Azarine A，et al. Association between 2 angiographic subtypes of renal artery fibromuscular dysplasia and clinical characteristics. Circulation，2012，126（25）：3062-3069.

［24］Hall S，Barr W，Lie JT，et al. Takayasu arteritis. A study of 32 North American patients. Medicine，1985，64：89-99.

［25］Castellote E，Romero R，Bonet J，et al. Takayasu's arteritis as a cause of renovascular hypertension in a non-Asian population. J Hum Hypertens，1995，9（10）：841-845.

［26］Johnston SL，Lock RJ，Gompels MM. Takayasu arteritis：a review. J Clin Pathol，2002，55：481-486.

［27］肾动脉血栓形成和肾动脉栓塞，中国知网，医学疾病库［2013-02-16］. http：//pmmp.cnki.net/disease/Details.aspx?id＝3865.

［28］钱桐苏. 肾动脉血栓形成和肾动脉栓塞. 新医学，2006，37（5）：289-290.

［29］Luke RG. Hypertension in renal transplant recipients. Kidney International，1987，31：1024-1037.

［30］Etemadi J，Rahbar K，Haghighi AN，et al. Renal artery stenosis in kidney transplants：assessment of the risk factors. Vasc Health Risk Manag，2011，7：503-507.

［31］Alsohim F，Abou-Jaoude P，Ninet J. Bilateral renal artery stenosis and epidermal nevus syndrome in a child. Pediatr Nephrol，2011，26（11）：2081-2084.

［32］王双，杨永宗，万载阳，等. 二肾一夹型肾血管性高血压大鼠重塑血管对血管紧张素Ⅱ的反应变化及其机制. 中国动脉硬化杂志，2003，6：501-504.

［33］Reinhold SW，Uihlein DC，Böger CA，et al. Renin，endothelial no synthase and endothelin gene expression in the 2Kidney-1clip goldblatt model of long-term renovascular hypertension. Eur J Med Res，2009，14（12）：520-525.

［34］Touyz RM. Reactive oxygen species in vascular biology：role in arterial hypertension. Expert Rev Cardiovasc Ther，2003，1：91-106.

［35］Gloviczki ML，Glockner JF，Lerman LO，et al. Preserved oxygenation despite reduced blood flow in poststenotic kidneys in human atherosclerotic renal artery stenosis. Hypertension，2010，55（4）：961-966.

［36］Taniyama Y，Griendling KK. Reactive oxygen species in the vasculature：molecular and cellular mechanisms. Hypertension，2003，42：1075-1081.

［37］Virdis A，Neves MF，Amiri F，et al. Role of NAD（P）H oxidase on vascular alterations in angiotensin II-infused mice. J Hypertens，2004，22：535-542.

［38］Miyajima E，Yamada Y，Yoshida Y，et al. Muscle sympathetic nerve activity in renovascular hypertension and primary aldosteronism. Hypertension，1991，17：1057-1062.

［39］谌贻璞. 老年人缺血性肾脏病的诊断与治疗. 中华老年医学杂志，2001，20（6）：468-469.

［40］陈香美. 临床诊疗指南肾脏病分册. 北京：人民卫生出版社，2011：101.

［41］Preston RA，Epstein M. Ischemic renal disease：an emerging cause of chronic renal failure and end-stage renal disease. J Hypertens，1997，15（12 Pt 1）：1365-1377.

［42］Zanoli L，Rastelli S，Marcantoni C. Renal artery diameter，renal function and resistant hypertension in patients with low-to-moderate renal artery stenosis. J Hypertens，2012，30（3）：600-607.

［43］Keddis MT，Garovic VD，Bailey KR，et al. Ischaemic nephropathy secondary to atherosclerotic renal artery stenosis：clinical and histopathological correlates. Nephrol

Dial Transplant，2010，25（11）：3615-3622.

［44］Green D，Kalra PA. The heart in atherosclerotic renovascular disease. Front Biosci（Elite Ed），2012，4：856-864.

［45］卫生部印发心血管内科专业9个病种临床路径．中华医学会心血管分会，2013（2013-3-25）［2011-1-17］. http：//www.cscnet.org.cn/news_show.jsp?id＝5.html.

［46］Martin LG，Rundback JH，Wallace MJ，et al. Quality Improvement Guidelines for Angiography，Angioplasty，and Stent Placement for the Diagnosis and Treatment of Renal Artery Stenosis in Adults. J Vasc Interv Radiol，2010，21：421-430.

［47］Vasbinder GB，Nelemans PJ，Kessels AG，et al. Diagnostic tests for renal artery stenosis in patients suspected of having renovascular hypertension：a meta-analysis. Ann Intern Med，2001，135：401-411.

［48］Drelich-Zbroja A，Jargiello T，Szymańska A，et al. Can Levovist-enhanced Doppler ultrasound replace angiography in renal arteries imaging?. Med Sci Monit，2004，10（Suppl 3）：36-41.

［49］Jurgen J，Wildemuth S，P fammatter T，et al. Aortoiliac and renal arteries Prospectiveintraindividual comparison of contrast enhanced three dimensional MR angiography and multi detector row CT angiography. Radiology，2003，226：798-811.

［50］任安，卢廷，张雪哲，等．螺旋CT肾动脉成像与数字减影血管造影的对比分析．中国医学计算机成像杂志，2005，11（6）：388-391.

［51］Kurian J，Epelman M，Darge K，et al. The role of CT angiography in the evaluation of pediatric renovascular hypertension. Pediatr Radiol，2013，43（4）：490-501.

［52］Tello R，Thomason KR，Witte D，et al. Standard dose Gd-DTPA dymamic MR of renal arteries. J Magn Reson Imaging，1998，8（2）：421-426.

［53］王建军，马大庆，高宗辉，等．动脉粥样硬化性肾动脉狭窄的SCTA与DSA对比研究．中国临床医学影像杂志，2008，19（8）：577-590.

［54］颜红兵，王嘉莉，焦媛．美国成人肾动脉狭窄诊断和介入治疗指南解读．中国介入心脏病学杂志，2003，11（6）：326-327.

［55］Abdulsamea S，Anderson P，Biassoni L，et al. Pre- and postcaptopril renal scintigraphy as a screening test for renovascular hypertension in children. Pediatr Nephrol，2010，25（2）：317-322.

［56］谌贻璞．肾动脉狭窄．新医学，2006，37（5）：286.

［57］Hirsch AT，Haskal ZJ，Hertzer NR，et al. ACC/AHA 2005 Practice Guidelines for the management of patients with peripheral arterial disease（lower extremity，renal，mesenteric，and abdominal aortic）/Acollaborativereport from the American Association for Vascular Surgery/ Society for Vascular Surgery，Society for Cardiovascular Angiography and Interventions，Society for Vascular Medicine and Biology，Societyof Interventional Radiology，and the ACC/AHA Task Force on Practice Guidelines. Circulation，2006，113（11）：e463-e654.

［58］Grüntzig A，Kuhlmann U，Vetter W，et al. Treatment of renovascular hypertension with percutaneous transluminal dilatation of a renal-artery stenosis. Lancet，1978，1（8068）：801-802.

［59］Castaneda-Zuniga WR，Formanek A，Tadavarthy M，et al. The mechanism of balloon angioplasty.Radiology，1980，135（3）：565-571.

［60］White CJ. Catheter-Based Therapy for Atherosclerotic Renal Artery Stenosis. Circulation，2006，113：1464-1473.

［61］Dorros G，Prince C，Mathiak L. Stenting of a renal artery stenosis achieves better relief of the obstructive lesion than balloon angioplasty. Cathet Cardiovasc Diagn，1993，29（3）：191-198.

［62］Leertouwer TC，Gussenhoven EJ，Bosch JL，et al. Stent placement for renal arterial stenosis：where do we stand? A meta-analysis. Radiology，2000，216：78-85.

［63］郑宏．肾血管性高血压的介入治疗．心血管网，2009（2009-5-7）［2013-3-15］. http：//xwk.365heart.com/ ziwang_html/html-wz/2009/05/temp_29632.shtml.

［64］俞天麟，张绍增．肾血管性高血压的手术治疗//金锡御，俞天麟．泌尿外科手术学．2版．北京：人民军医出版社，2004：135.

（陈乃耀　刘建军）

第 77 章 大动脉炎与高血压

多发性大动脉炎（Takayasu arteritis，TA）是一种病因不清、慢性病程、反复发作的大血管自身免疫性炎症性疾病。日本眼科医生 Takayasu 在 1908 年日本眼科年会上首次报道了 1 例 22 岁的女性患者视网膜血管病变的病例，故又称为 Takayasu 病[1]。我国学者黄宛和刘力生于 1962 年在国际上首先提出"缩窄性大动脉炎"的概念，取代了无脉病、主动脉弓综合征、不典型主动脉缩窄等含义不清的病名[2]。后发现除了不同部位动脉缩窄外，少数患者也可呈动脉扩张或动脉瘤，故改称为大动脉炎。相对于冠状动脉粥样硬化、原发性高血压以及其他常见的心血管疾病，大动脉炎比较少见，病因和发病机制尚未明了，临床表现多种多样，早期诊断困难。本病主要侵犯主动脉、肺动脉及其分支，受累动脉出现狭窄、闭塞或者形成动脉瘤，使得其供血的脑、肾、心脏、四肢等器官和组织出现缺血，功能降低甚至丧失，严重时可以致残或者死亡。

第一节 流行病学

TA 患者的发病年龄多在 16 ～ 40 岁，最常见于 20 ～ 30 岁的人群，但也可见于儿童甚至婴幼儿[3]。30 岁以前发病者约占 90%，40 岁以后较少发病，多发于年轻女性，男女比例为 1：（2.4 ～ 9.0）。由于缺乏特异性症状使得早期诊断非常困难，部分患者从有症状到确诊需要 2 ～ 11 年的时间，Nooshin D 等调查一组 TA 病例共 15 例，其中 11 例（73.3%）为女性，4 例（26.6%）为男性，确诊时年龄为 19 ～ 51 岁，中位数年龄为 36 岁，从开始出现症状到确诊的时间是 6 个月到 2 年，平均 14 个月[4]。但是，近年来随着医学影像技术的发展，如磁共振血管成像、CT 血管成像、正电子发射体层摄影术（positron emission tomography，PET）等的应用，使得本病在早期阶段可以得到诊断，同时很多针对动脉炎症的生物标志物的发现也有利于本病的诊断[5]。本病自 1908 年 Takayasu 首次报道以来，一直认为其发生仅限在东南亚地区，但以后随着世界各地报告病例不断增加，现在认为 TA 可发生于世界各地[6]，但仍以亚洲人群中多见，其中又以日本、中国、朝鲜等国发病率最高。据临床和流行病学资料显示，大动脉炎在美国的发病率为 0.26/10 万，科威特为 0.22/10 万，日本约 4.0/10 万，英国为 0.47/10 万，英国年发病率为 0.8/100 万[7-8]。目前西方包括各种族，发病率在（1.2 ～ 2.6）/100 万人口，而东南亚、中美洲、南美洲及非洲本病的发病率更高[9]。本病在儿童动脉炎（EULAR/PRES 分类）中发病率占第三位[10]。而我国目前还没有大规模流行病学资料，1988—1989 年我国东北某林区调查显示，TA 患病率为 0.13%（3/2311，男 1 例，女 2 例），东北某医院职工调查，TA 患病率为 0.27%（5/1884，男 1 例，女 4 例）；可见本病在我国北方并非少见，远比欧美及日本高发。原因除遗传素质不同以外，寒冷可能是一个重要的诱发因素[11]。

第二节 病因及发病机制

一、病因

TA 病因未明，感染、遗传和自身免疫在疾病的发生中起重要作用。发病原因呈多因素性。目前已明确 TA 是一种自身免疫病，细胞免疫起主导作用，体液免疫是否参与发病目前尚不清楚。其他如遗传因素、性激素等也可能与本病的发生相关。曾有梅毒、动脉硬化、结核、血栓闭塞性脉管炎（Buerger 病）、先天性异常、巨细胞动脉炎、内分泌异常、代谢异常和自身免疫等各种学说。

（一）自身免疫学说

一般认为 TA 的发生可能与病原微生物感染有关，如链球菌、结核杆菌、病毒、立克次体等，为感染后机体免疫过程异常所致。

1. 可能与自身免疫有关

本病的某些特点提示该病可能与自身免疫有关：①红细胞沉降率（ESR）增快。②血清蛋白电泳常见 γ 球蛋白及 α1、α2 球蛋白增高。血清免疫球蛋白可见 IgG、IgA、IgM 增高，且以 IgA、IgM 增高为特征。③C 反应蛋白异常。④与其他自身免疫病合并存在。⑤血清抗主动脉抗体滴度增高。⑥激素及免疫抑制剂治疗有效。但是这些特点并非本病是自身免疫病的可靠证据。

2. 细胞介导的自身免疫反应

目前的研究已明确细胞介导的自身免疫反应参与了 TA 患者血管壁细胞损伤的病理过程。TA 患者外周血 $CD4^+/CD8^+$ 淋巴细胞比值升高，表达 HLA-DR 的循环淋巴细胞数量增多，细胞内蛋白激酶 C 的活性和 Ca^{2+} 水平也增高，表明这些淋巴细胞处于激活状态。免疫组化显示：TA 患者血管病变处浸润的细胞主要为 γδT 细胞、NK 细胞、细胞毒性 T 淋巴细胞（CTL）、辅助 T 细胞（Th 细胞）和巨噬细胞，提示这些活化的 T 淋巴细胞参与了血管病变的发生发展[12]。

3. 体液免疫与 TA

体液免疫是否参与了 TA 的发病目前仍有争议。TA 患者血清中可检出抗主动脉抗体、抗主动脉内皮细胞抗体（AAECA）、抗磷脂抗体、抗单核细胞抗体及抗膜联蛋白 V 抗体等[12-14]，说明体液免疫可能与 TA 的发病相关联。但是，体液免疫反应是疾病的表现还是直接参与了发病目前仍有争议。

（二）内分泌异常学说

TA 多见于年轻女性，故认为可能与内分泌因素有关。研究显示活动期/稳定期 TA 患者血清雌二醇、孕酮显著高于健康妇女[15]。女性大动脉炎患者在卵泡期及黄体期留 24h 尿标本，发现雌激素的排泄量较健康妇女明显增高。在家兔实验中，长期应用雌激素后可在主动脉及其主要分支产生类似大动脉炎的病理改变。临床上，大剂量应用雌激素易损害血管壁，如前列腺癌患者服用此药可使血管疾病及卒中的发生率增高。长期服用避孕药可发生血栓形成的并发症。上述发现说明雌激素水平增高可能是影响 TA 发病的重要因素。同时由于女性的泌乳素和生长激素水平要高于男性，它们均可增加免疫活性使自身免疫病加重。

所以，雌激素分泌过多与营养不良因素（如结核）相结合可能为本病发病率高的原因。

（三）遗传因素

Numano 曾报道在日本已发现 10 对近亲，如姐妹、母女等患有大动脉炎，特别是孪生姐妹患有此病，为纯合子。对人白细胞抗原（HLA）分析可见 A9、A10、B5、BW40、BW51、BW52 出现率高，故认为有一种先天性遗传因子与本病可能有关。在我国尚未见类似的报道；已发现一对孪生姐妹患有大动脉炎，另有两对孪生姐妹临床上符合大动脉炎的诊断[16]。

二、发病机制

TA 发病机制复杂，目前仍未完全明确。有多种因素参与。目前已明确 TA 是一种主要由细胞免疫介导的自身免疫病，体液免疫是否参与发病目前尚不清楚。

（一）细胞介导的自身免疫反应

（1）HLA-Ⅱ类抗原介导的 T 细胞活化：携带某些 HLA-Ⅱ类抗原等位基因变异体者患 TA 的风险性增高。在不同种族的 TA 患者中均发现 HLA-B52 和 HLA-DR4 抗原分子表达增高，这些抗原可通过激活 $CD4^+$ T 细胞参与 TA 的血管损伤[17-19]。

（2）热休克蛋白（HSP）介导的 T 细胞活化：一般认为某种未知的刺激因子表达于主动脉组织中的 HSP65，后者也可以由其他组织因为应激而产生。这种蛋白与分枝杆菌及许多其他细菌有类似成分，可以诱导血管细胞 MHC-1 链相关蛋白 A 的表达。这些可以被 T 淋巴细胞亚群识别，并与巨噬细胞共同产生前炎症细胞因子，最终导致急性炎症、坏死、新生血管、平滑肌细胞增生、血管内膜细胞增殖和巨细胞形成。进而募集 B 淋巴细胞产生抗内皮细胞、抗心磷脂、抗主动脉等自身抗体。进一步的研究表明，HLA-B52 与 B39 与日本 TA 发病有关，而 HLA-DR 与 B1-1301/1302 与墨西哥人发病有关[20]。HSP65 是 γδT 细胞的主要靶分子，其在病变血管的中膜和小滋养血管的诱导性表达提示 γδT 细胞在 TA 患者血管损伤中的重要作用。Kumar chauhan 等[21] 分析了分枝杆菌的 HSP65（mHSP65）和人的 HSP60（hHSP60）对 TA 患者外周血 T 淋巴细胞亚群的影响以及机体针对 mHSP65 和 hHSP60 产生的抗体血清型发现，mHSP65 和 hHSP60 的刺激均可明显提高 TA 患者 CD4$^+$T 细胞的活化，并且血清 IgG 型抗体水平增高。chauhan 等[22] 研究发现 TA 患者的 γδT 细胞经 hHSP60 处理后对主动脉内皮细胞的毒性效应明显增强。由于 mHSP65 并不是结核分枝杆菌特有的，因此推测 TA 可能是某种病原体感染后，通过诱导血管壁 HsP65 的表达，进而活化 T 淋巴细胞，促进血管病变的发生。

（3）活化淋巴细胞介导血管损伤：TA 患者病变血管处 T 淋巴细胞、CTL 细胞、NK 细胞被激活后胞质颗粒释放出大量穿孔素（perforin）而发挥直接的损伤血管作用。穿孔素又称成孔蛋白（pore-forming protein，PFP），是一种分子量为 67kD，存在于 CTL 和 NK 细胞胞质的细胞毒颗粒中，又称 C9 相关蛋白或溶细胞素（cytolysin）。穿孔素的作用是在靶细胞膜上形成多聚穿孔素管状通道，导致靶细胞溶解破坏。另有研究发现，4-1BB/4-1BBL、Fas/FasL 和人类 MHC Ⅰ类分子链相关基因 A 蛋白（MICA）/NKG2D 途径也参与了活化淋巴细胞对血管壁细胞的损伤，在 TA 血管损伤中发挥了重要作用[23]。

（二）趋化因子和细胞因子的作用

TA 患者血清 IL-6 和 RANTES（regulated upon activation nomal T cell expressed and secreted）浓度升高，并和疾病活动性相关，病变主动脉组织可出现 IL-6 mRNA 表达增高。IL-6 是由巨噬细胞、活化的单核细胞和 T 细胞分泌的前炎症细胞因子，可增强 T 细胞毒性、NK 细胞活性、成纤维细胞增殖能力及诱导急性反应的蛋白合成。RANTES 是对单核细胞具有强化学诱导效能的趋化因子。IL-6 和 RANTES 还能诱导基质金属蛋白酶（MMP）的分泌，MMP 可降解血管壁成分如弹性蛋白和胶原。有报道显示：MMP-2、MMP-3 和 MMP-9 在 TA 患者血清中升高，并且与疾病活动成正相关，应用金属蛋白酶抑制剂治疗可明显降低 TA 患者 C 反应蛋白（CRP）、ESR 和疾病活动积分[24]。因此，高表达的 IL-6 和 RANTES 可能通过诱导病变血管处浸润的单核细胞和（或）平滑肌细胞分泌 MMP 而导致动脉壁弹性纤维的破坏。

（三）体液免疫反应

TA 患者血清中发现多种自身抗体，如抗主动脉抗体、抗主动脉内皮细胞抗体（AAECA）、抗磷脂抗体、抗单核细胞抗体及抗膜联蛋白 V 抗体等，但是，体液免疫反应是疾病的表现还是直接参与了发病目前仍有争议。血清抗体水平和疾病活动的相关性提示其可能参与了血管损伤，但也可能是 B 细胞被刺激后的一种间接反应[12]。

（四）树突细胞（dendritic cells，DC）

DC 是专职抗原呈递细胞（antigen presenting cells，APC），主要生物学功能是抗原呈递和免疫调节，能摄取、加工及呈递抗原；激活初始 T 细胞，启动免疫应答；分泌细胞因子，调节免疫细胞分化发育；分泌趋化性细胞因子，趋化 T/B 细胞。TA 患者血管壁浸润炎症细胞中，部分浸润细胞是 DC，并且在血管外膜的炎症灶处还出现 T 细胞和 DC 共位的现象。DC 在成熟过程中同时发生迁移，迁移至次级淋巴组织的 DC 分泌趋化因子和共刺激分子，参与抗原特异性 T 淋巴细胞的活化。DC 和 T 细胞在病变血管外膜的共位现象提示 DC 可能以相似的机制参与 TA 的发病[12]。

（五）内皮素（endothelin，ET）

ET 是迄今所知最强的缩血管物质，不仅存在于血管内皮，也广泛存在于各种组织和细胞中。TA 活动期分泌大量 ET1，导致血管收缩和血管平滑肌细胞增殖，使受累血管狭窄。炎症和免疫反应导致内皮细胞死亡并从血管壁脱落，说明血管内皮损伤在 TA 发病机制中起重要作用[15]。

TA 高血压发生机制，降主动脉严重狭窄时使大量血液流向上肢，可引起阶段性高血压；肾动脉狭窄可引起肾血管性高血压；主动脉瓣关闭不全可致收缩期高血压。

三、病理

本病主要累及主动脉及其主要分支、肺动脉和冠状动脉等弹性动脉，80% 以上患者病变侵犯 2 支以上动脉，其中以胸腹主动脉、头臂动脉（尤以左锁骨下动脉）、肾动脉及肠系膜上动脉为好发部位。腹主动脉伴肾动脉受累者约占 80%，单纯肾动脉受累者约占 20%，并且双侧较单侧多见。其次为腹腔动脉及髂动脉。肺动脉受累亦较常见，约占 50%，常呈多发性，其病变程度较轻。也可累及冠状动脉（9% ～ 10%）。由于本病常反复发作，有节段受累之特点，病变为多发性，跳跃性，即在两个受累病变区之间可见到正常组织区，呈跳跃性病变（skip lesion），活动性和慢性化病变也可见于同一患者。

TA 的主要病理学特征为以中膜损害为主的非特异性全层动脉炎，早期病变首先侵犯动脉外膜及中膜外层，中膜基质黏液性变，胶原纤维肿胀、变性及纤维素性坏死，可见肉芽肿样炎症改变。急性期可见大量炎症细胞浸润，包括淋巴细胞、浆细胞、组织细胞，偶尔也见多形核白细胞，有时可见巨细胞和凝固性坏死，炎症细胞以淋巴细胞、浆细胞为主，血管周围常见淋巴细胞浸润，随着病程的进展，弹力纤维和平滑肌细胞出现、变性、肿胀、坏死和断裂，在此基础上出现肉芽组织增生。晚期主要为动脉全层的弥漫性或不规则增厚和纤维化。增厚的内膜向腔内膨凸引起动脉狭窄和阻塞，可出现内膜钙化，可合并血栓形成。病变以主动脉分支入口处较严重，有时可使冠状动脉开口处或其他段狭窄。显著的内膜纤维化、硬化可拟似甚至继发动脉粥样硬化，易导致误诊。外膜多为广泛纤维化、粘连，动脉滋养管内膜常呈层板状增厚，内腔狭窄。部分病例，由于中膜平滑肌和弹力纤维组织破坏，动脉壁变薄，管腔扩张，向外膨凸可形成梭形和（或）囊状动脉瘤，多见于胸腹主动脉和右侧头臂动脉。外弹力层增厚、分层，由于弹力层增厚及内、中、外膜纤维化导致动脉管腔狭窄或闭塞，动脉狭窄处常见血栓形成及血管再通，由于炎症导致动脉变薄处则出现动脉扩张并形成动脉瘤或裂开。动脉各层均有炎症细胞浸润，以淋巴细胞和浆细胞为主，中层还可见上皮样细胞和朗格汉斯巨细胞。多数患者急慢性病变同时存在。

电镜所见，动脉壁平滑肌细胞细长，多充满肌丝，细胞器很少。少数肌膜破坏，肌丝分解和消失，线粒体和内质网肿胀，空泡变性，以致细胞变空和解体。胞核不规则，染色质周边性凝集，成纤维细胞少见，胶原纤维丰富，有局部性溶解，网状纤维少，弹力纤维有分布均匀的低电子密度基质以及疏松纵向走行的丝状纤维[16]。

根据病情进展可分为三期。1期为系统疾病或无脉前期，表现为躯体症状，如低热、无力、盗汗、关节痛、食欲差、体重下降等。2期是血管病变阶段，除上述症状，尚有血管损害的表现，如血管僵硬或血管疼痛。3期指晚期、纤维化、阻塞性、无血流信号阶段，以动脉狭窄或闭塞造成的"无脉症"为特征[25]。

肾小球病变主要源于肾动脉狭窄或长期高血压，出现非特异性缺血性的肾组织学改变，严重时可伴肾功能下降。及时外科治疗，血压和肾功能可恢复正常。与 TA 相关的肾小球肾炎罕见，主要表现蛋白尿（非肾病性蛋白尿为主）和镜下血尿，偶伴肉眼血尿，个别患者可出现血肌酐轻度升高。肾组织学检查光镜下以轻度节段性系膜增生性病变最多见，免疫荧光检查肾组织中可见 IgG、IgM、IgA、C3、C4 沉积，约半数病例肾组织中无免疫球蛋白和补体沉积。超微结构特点主要是系膜基质的增多，系膜区增宽，少数病例系膜区可见电子致密物。TA 与原发性 IgA 肾病、膜增生性肾炎、新月体性肾炎同时出现以及继发于 TA 的 AA 型肾淀粉样变性均有过报道。

第三节　临床表现与检查

一、临床表现

大动脉炎发病大多较缓慢，从出现症状到临床诊断平均需要数月甚至数年。偶有自行缓解者。因受累血管的部位、程度和范围不同，症状轻重不一，主要有全身症状和局部症状两方面。

（一）全身症状

发病初期多数患者全身症状不明显甚至缺乏。在局部症状或体征出现前，少数患者可有全身不适、易疲劳、发热、食欲不振、恶心、出汗、体重下降、肌痛、关节炎和结节红斑等症状，可急性发作，也可隐匿起病。当局部症状或体征出现后，全身症状可逐渐减轻或消失，部分患者则无上述症状[26]。据报道体重减轻、颈动脉压痛、关节痛少见，而失明、大动脉杂音、肢体活动不利多见。女性患者首发表现最多见的依次为发热、颈胸背部疼痛和肢体间歇运动障碍，其次为头痛、头晕、心悸、无脉征等，而男性发热较女性少见，首发表现最多见的为头痛、肢体间歇运动障碍、头晕、脑梗死、晕厥等。以发热、颈胸背部疼痛起病的女性患者要多于男性（$P < 0.05$），而以脑梗死起病的男性要多于女性（$P < 0.05$）。结节性红斑的患者可在女性中出现，而男性患者未见有报道发生。由于 TA 的血管损伤在缺乏全身炎症表现的情况下仍会进展，应注意病情相对静止的 TA 的早期诊断。对临床上有低热、盗汗、关节痛及类似感冒样症状时，尤其是青年女性，应仔细进行体格检查，从双侧以及上下肢肢体血压的测定和外周血管的体检中发现线索。多数的文献显示男性患者患病比例低，病初反应轻，出现症状晚，病情活动性及严重程度较女性为轻，发病早期容易误诊或漏诊，因此，更应注意男性患者的早期诊断，对于那些没有高血压、高血脂、糖

尿病等血管粥样硬化危险因素的年轻男性患者应该仔细寻找大动脉炎的证据[15]。

（二）局部症状与体征

根据受累血管不同，出现相应器官缺血的症状与体征，如头痛、头晕、晕厥、卒中、视力减退、四肢间歇性活动疲劳，肱动脉或股动脉搏动减弱或消失，颈部、锁骨上下区、上腹部、肾区出现血管杂音，两上肢收缩压差 > 10mmHg（1mmHg = 0.133kPa）。最初强调本病多起始于锁骨下动脉，但新的研究表明 TA 损伤更多是对称发生于损害的血管区域，并接近主动脉[27]。有报道肺动脉受累发生于 70% 的患者，通常病情比较稳定，但也可以影响到肺动脉分支。此类患者可有肺动脉栓塞及肺动脉高压的类似表现[28]。

（三）临床分型

根据病变部位可分为 4 种类型：头臂动脉型（主动脉弓综合征），胸-腹主动脉型，广泛型和肺动脉型[26]。

1. 头臂动脉型（主动脉弓综合征）

颈动脉和椎动脉狭窄和闭塞，可引起脑部不同程度的缺血，出现眩晕、头痛，记忆力减退，单侧或双侧视物有黑点，视力减退，视野缩小甚至失明，咀嚼肌无力和咀嚼疼痛。少数患者因局部缺血产生鼻中隔穿孔，上腭及耳郭溃疡，牙齿脱落和面肌萎缩。脑缺血严重者可有反复晕厥、抽搐、失语、偏瘫或昏迷。上肢缺血可出现单侧或双侧上肢无力、发凉、酸痛、麻木，甚至肌肉萎缩。颈动脉、桡动脉和肱动脉搏动减弱或消失（无脉征）。约半数患者于颈部或锁骨上部可听到 2 级以上收缩期血管杂音，少数伴有震颤，但杂音响度与狭窄程度之间并非完全成比例，轻度狭窄或完全闭塞的动脉，杂音不明显。血流经过扩大弯曲的侧支循环时，可以产生连续性血管杂音。

2. 胸-腹主动脉型

由于缺血，下肢出现无力、酸痛、皮肤发凉和间歇性跛行等症状，特别是髂动脉受累时症状最明显。肾动脉受累出现高血压，可有头痛、头晕、心悸。高血压为本型的一项重要临床表现，尤以舒张压升高明显，主要是肾动脉狭窄引起的肾血管性高血压；此外，胸降主动脉严重狭窄，使心排出血液大部分流向上肢，可引起上肢血压升高；主动脉瓣关闭不全导致收缩期高血压等。部分患者胸骨旁或背部脊柱两侧可闻及收缩期血管杂音，其杂音部位有助于判定主动脉狭窄的部位及范围，如胸主动脉严重狭窄，于胸壁可见浅表动脉搏动，血压上肢高于下肢。大约 80% 患者于上腹部可闻及 2 级以上高调收缩期血管杂音，在主动脉瓣区可闻及舒张期杂音。

3. 广泛型

具有上述 2 种类型的特征，属多发性病变，多数患者病情较重。

4. 肺动脉型

本病合并肺动脉受累并不少见，约占 50%，上述 3 种类型均可合并肺动脉受累，单纯肺动脉受累者罕见。肺动脉高压大多为一种晚期并发症，约占 1/4，多为轻度或中度，重度则少见。临床上出现心悸、气短，重者心力衰竭，肺动脉瓣区可闻及收缩期杂音和肺动脉瓣第 2 心音亢进。

二、实验室检查

无特异性实验室指标。

1. 红细胞沉降率（ESR）

ESR 是反映本病疾病活动的一项重要指标。疾病活动时 ESR 可增快，病情稳定后 ESR 恢复正常。约 43% 的患者 ESR 快，可快至 130mm/h，其中发病 10 年以内者，多数 ESR 增快，大于 10 年者则病情趋于稳定，ESR 恢复正常。

2. C 反应蛋白（CRP）

其临床意义与 ESR 相同，阳性率与 ESR 相似，均为本病疾病活动的指标。温淑云等对 173 名 TA 患者回顾性研究表明，ESR 与 CRP 与临床症状成正相关，临床症状缓解的患者中 ESR 下降 50% 者可达 97%[29]。

3. 抗结核菌素试验

如发现活动性结核灶应抗结核治疗。对结核菌素强阳性反应的患者，在经过仔细检查后，仍不能除外结核感染者，可试验性抗结核治疗。

4. 抗链球菌溶血素"O"及黏糖酶反应

少数患者出现阳性反应，这类抗体的增加仅说明患者近期曾有溶血性链球菌感染。

5. 血清蛋白电泳

可有 α1、α2 及 γ 球蛋白增加，白蛋白下降。

6. 血象

少数患者在疾病活动期白细胞和（或）血小板增高，也为炎症活动的一种反应。中性粒细胞常无明显改变。约 1/3 患者出现贫血，常为轻度贫血，是长期炎症活动或女性激素增高对造血功能影响所致。

7. 血清抗主动脉抗体测定

本法对大动脉炎的诊断具有一定的价值。血

清抗主动脉抗体滴度≥1：32为阳性，≤1：16为阴性。大动脉炎患者阳性率可达91.5%，其滴度≥1：64者占65%，假阴性占8.5%。

8.最近张卫平等报道TA患者血清IgG、IgM、IgE、C_3、CD_4^+、CD_4^+/CD_8^+水平较对照组明显升高，而C_4、CD_3^+则明显降低[30]。

三、影像学检查

（一）胸部X线检查

主要是心脏及胸主动脉改变。

1.心脏改变

由于高血压引起的后负荷增加以及主动脉瓣关闭不全或冠状动脉病变等可引起心脏扩大，多为轻度左心室扩大，重度扩大较少见。

2.胸主动脉的改变

病变累及胸降主动脉及头臂动脉引起的狭窄性和扩张（含动脉瘤）性病变，胸片上表现为降主动脉，尤其是中下段变细呈普遍内收及搏动减弱，是胸降主动脉广泛狭窄的重要指征。升主动脉和弓降部和（或）降主动脉膨凸、扩张，甚至瘤样扩张，病变部边缘多不规则或可见钙化。为了提高诊断的阳性率，可提高胸片拍摄条件，如高电压摄影、记波摄影等有助于显示这类征象。

3.肺部改变

肺动脉受累，尤其是中-重度广泛病变，患肺可见一侧或区域性肺缺血征象。这些改变，结合临床，尤其肢体脉搏、血压以及相应区域的血管杂音等可提示诊断，属初步或筛选诊断技术。继发于高血压和心功能不全的心脏增大和并发的肺循环异常，对病程和预后的评估有一定意义。

（二）彩色多普勒超声检查

彩色多普勒超声可探查主动脉及其主要分支狭窄或闭塞（颈动脉、锁骨下动脉、肾动脉等），可以清楚地显示血管受累范围、病变程度及血流改变情况，还可测定肢体的动脉压力，是一种有助于早期诊断的无创性检查手段，在临床上因其方便实用而应用广泛，是筛查TA的首选检查。其缺点是对大动脉远端分支探查较困难。

（三）动脉造影

动脉造影一贯被视为确诊本病的"金标准"，受到普遍推崇。其可直接显示受累血管管腔变化、管径大小、管壁是否光滑、受累血管的范围和长度，但不能观察血管壁厚度的改变[26]。因其属有创性检查，尚难为所有患者接受。

（四）数字减影血管造影（digital subtraction angiography，DSA）

DSA是一种数字图像处理系统，为一项较好的筛选方法，是目前诊断TA的金标准。本法由静脉注入造影剂进行造影，操作简便，反差分辨率高，对低反差区域病变也可显示。可代替肾动脉造影，还适用于门诊患者，优点甚多，值得推广。对头颅部动脉、颈动脉、胸腹主动脉、肾动脉、四肢动脉、肺动脉及心腔等均可进行此项检查。可以详细了解病变部位、范围及程度，以及侧支形成情况，为手术和介入治疗提供最有价值的影像学依据。缺点是对脏器内小动脉，如肾内小动脉分支显示不清[26-31]。

（五）CT血管成像（computed tomography angiography，CTA）和磁共振成像（magnetic resonance imaging，MRI）

CTA由于可以显示部分受累血管的病变，发现管壁强化和环状低密度影，从而提示是否为病变活动期，因而得到了广泛应用，逐渐成为TA诊断和随访的首选检查。TA的典型表现为受累血管管壁的增厚，厚度可达数毫米。已有的研究提示血管壁的增厚是本病早期阶段最重要的表现。而增厚血管壁的钙化是另一个重要征象。这种钙化常透过血管壁，可以在27%的患者中发现[32]。

血管腔的狭窄是伴随血管壁增厚最常见的表现，大约见于90%的患者。超过60%的患者可有腹主动脉和胸降主动脉的狭窄。在主动脉分支中，锁骨下动脉和颈动脉的狭窄最常见，其后为肾动脉狭窄[32-34]。

MRI能清晰显示动脉形态、结构，还能在造影发现狭窄前就显示出受累血管壁增厚及周围水肿情况，而这些改变与ESR、CRP的水平成正相关，有助于判断疾病是否活动。因此，MRI对动脉内膜和管壁的早期病变参考价值较大[31-35]。

（六）血管内超声（IVUS）

IVUS可直接观察动脉管壁三层变化，对冠状动脉粥样硬化病变的诊断、指导介入治疗有重要意义。但关于大动脉炎IVUS研究甚少。IVUS可显示本病主动脉中膜有不同程度增厚、回声增强，有时可见钙化；外膜可见增厚、回声增强，动脉周围有广泛的纤维化。有的区域难以看出主动脉壁的分层。主动脉壁的顺应性降低。这些主动壁的改变，与主动脉腔的变化并不一致，提示这些异常可能早于造影所见。IVUS 对本病动脉管壁结构的观察，对本病诊治的实际意义，有待进一步研究[36]。

第四节　诊断与鉴别诊断

一、临床诊断

临床表现典型者诊断并不困难，但是临床表现不典型者需与其他疾病鉴别。凡 40 岁以下女性，具有下列表现 1 项以上者，应怀疑本病：①单侧或双侧肢体出现缺血症状，表现为动脉搏动减弱或消失，血压降低或测不出；②脑动脉缺血症状，表现为单侧或双侧颈动脉搏动减弱或消失，以及颈部血管杂音；③近期出现的高血压或顽固性高血压，伴有上腹部 2 级以上高调血管杂音；④不明原因低热，闻及背部脊柱两侧或胸骨旁、脐旁等部位或肾区的血管杂音，脉搏有异常改变者；⑤无脉及有眼底病变者[26]。

二、诊断标准

目前有关本病的诊断标准很多，但多数诊断标准主要是以血管造影所见为基础，较难在广大基层医院推广，如 1988 年日本 Ishikawa 标准、1994 年东京大动脉炎国际会议制订的诊断标准、1995 年 Sharma 在 Ishikawa 标准基础上提出的修正标准等。而 1990 年美国风湿病协会所制订的本病分类诊断标准虽也提到动脉造影，但仅作为诊断条件之一，而更多的诊断项目却为临床表现，故适合我国国情，为国内医学界普遍接受，也被中华医学会风湿病学分会制订的《大动脉炎诊断及治疗指南》[26]所采用。

1990 年美国风湿病学会的分类标准：①发病年龄 ≤ 40 岁。40 岁前出现症状或体征。②肢体间歇性运动障碍。活动时 1 个或多个肢体出现逐渐加重的乏力和肌肉不适，尤以上肢明显。③肱动脉搏动减弱。一侧或双侧肱动脉搏动减弱。④血压差 > 10mmHg。双侧上肢收缩压差 > 10mmHg。⑤锁骨下动脉或主动脉杂音。一侧或双侧锁骨下动脉或腹主动脉闻及杂音。⑥血管造影异常。主动脉一级分支或上下肢近端的大动脉狭窄或闭塞，病变常为局灶或节段性，且不是由动脉硬化、纤维肌性发育不良或类似原因引起。

但 1990 年美国风湿病学会的分类标准未考虑新的影像技术在疾病早期诊断中的价值，不利于疾病早期诊断，尤其是儿童。2010 年，欧洲风湿病学会发布了新的儿童 TA 诊断标准[37]：①主动脉弓及其主要分支和肺动脉血管影像学异常，包括瘤样扩张、狭窄、阻塞或动脉壁增厚，除外纤维肌性发育不良等原因；②脉搏异常（外周动脉搏动消失、减弱或不对称）或肢体间歇性运动障碍；③四肢血压测量差异：收缩压差 > 10mmHg；④血管杂音；⑤高血压；⑥急性期反应物增高，第 1h ESR > 20mm，CRP 增高。其中，①为必备条件，合并其余五项中的一项即可诊断。

另外，2001 年北京阜外心血管病医院郑德裕和刘力生根据该院 700 例资料并结合国外文献提出了中国人群诊断标准，他们认为该标准较 1990 年美国风湿病协会标准更全面、丰富和完善，有助于减少漏诊率，值得广泛推荐试用。共 7 条：①发病年龄一般在 40 岁以下；②锁骨下动脉（主要是左锁骨下动脉）狭窄或闭塞致脉弱或无脉或血压低或测不出或两上肢收缩压差大于 10mmHg（1.33kPa），或在锁骨上闻及 2 级或更高级别血管杂音；③颈动脉狭窄或阻塞致颈动脉搏动减弱或消失，或颈部闻及 2 级或更高级别血管杂音或有典型 TA 眼底改变；④胸、腹主动脉狭窄致上腹或背部闻及 2 级或更高级别血管杂音或用相同袖带测下肢血压较上肢低 20mmHg（2.67kPa）；⑤肾动脉狭窄致短期血压增高或上腹部闻及 2 级或更高级别血管杂音；⑥病变造成肺动脉分支狭窄或冠状动脉狭窄或主动脉瓣关闭不全；⑦ESR 快伴动脉局部有压痛。在上述 7 条中，除①必须具备外，还必须具备其他 6 条中至少 2 条才可确诊为大动脉炎。对可疑患者，可行 DSA 或三维超高速 CT 或 MRI 以助确诊。若欲具体判定动脉受累的部位、范围和程度，则需行 DSA[38]。

三、活动性评估

TA 一经诊断，评估其活动性及严重程度就显得相当重要。目前比较常用的是 Kerr 等[39]提出的病情活动性指标，具有下列 2 项以上新近出现或加重的临床表现即可表明病情活动：①全身症状，发热、骨骼、肌肉症状；② ESR 加快；③血管缺血或炎症的特点，间歇性跛行、脉搏减弱或无脉、血管杂音、血管疼痛、血压不对称等；④血管造影的异常。

目前尚无统一标准判断疾病活动程度，临床工作中主要根据 ESR、CRP 等非特异性指标进行判断，但约有 20% 患者在 ESR 和 CRP 正常后仍有血管病变进展。因此，要特别注意新出现或加重的血管缺血或炎症表现，这往往提示疾病仍有活动。对于此类患者，可重复进行血管检查，若发现血管狭窄进展，即使 ESR 和 CRP 正常，仍需加强药物治疗。目前对疾病的活动性的评价主要依据某些指标，如躯体症状、新的血管杂音、急性期反应物或新的血管造影特征。但是这些体格检查的异常表现、实验室或影像学结果以及内科医生人为定义的疾病活动指标与本病并没有高度可靠的相关性[40]。

四、鉴别诊断

（一）先天性主动脉缩窄

本病多见于男性，血管杂音位置较高，限于心前区及背部，无全身炎症活动的表现，胸主动脉造影可见特定部位缩窄，婴儿型位于主动脉峡部，成人型位于动脉导管相连接处形成局限性缩窄。

（二）动脉粥样硬化

多见于 40 岁以上中、老年人，男性多于女性，可引起脑供血不足、心肌缺血、主动脉夹层，可致四肢动脉狭窄或闭塞，严重者可引起坏疽，多见于下肢。肾动脉狭窄可引起肾血管性高血压和缺血性肾病，有动脉粥样硬化的其他表现，常伴有脂代谢

紊乱，DSA 有助于鉴别诊断。

（三）肾动脉纤维肌性营养不良

是一种特发性、阶段性、非炎性、非动脉粥样硬化性血管疾病，主要影响中、小动脉，导致动脉狭窄和动脉瘤。本病多见于年轻女性，主要临床表现为突发的难治性高血压。肾动脉造影显示其远端 2/3 及分支狭窄，典型表现为肾动脉中远端呈特征性的"串珠样"改变。无大动脉炎的其他临床表现。

（四）血栓闭塞性脉管炎（Buerger 病）

是血管的炎性、节段性和反复发作的慢性闭塞性疾病。主要侵袭四肢的中小动静脉，以下肢多见，好发于男性青壮年，多有吸烟史。诊断要点：①多数为青壮年男子，多吸烟；②肢体有缺血表现；③有游走性静脉炎病史；④患肢足背或胫后动脉搏动减弱或消失；⑤除吸烟外无其他致动脉硬化的因素。

（五）结节性多动脉炎

本病有发热、ESR 快、CRP 阳性及其他血管炎的表现，但主要侵犯中、小动脉，与大动脉炎不同。肢体可出现类似血栓闭塞性脉管炎的缺血症状，其特点为：①病变广泛，常累及肾、心、肝、胃肠道等动脉；②皮下有循动脉走行而排列的结节、紫斑、缺血或坏死；③常有发热、乏力、ESR 增快及高球蛋白血症等；④确诊常需行活组织检查。

第五节　治疗及预后

一、治疗

本病约 20% 为自限性，在发现时疾病已稳定，对这类患者如无并发症可随访观察[41]。对于活动期患者应该给予激素和免疫抑制剂治疗。如病变已处于静止期但有血管障碍危及脏器血运或有严重主动脉瓣关闭不全时，可考虑介入治疗或外科手术治疗。

（一）药物治疗

在疾病早期、活动期以及配合手术治疗时，必须给予药物治疗，包括激素、免疫抑制剂、生物制剂、抗血小板药物以及降压药物等治疗。

1. 糖皮质激素

糖皮质激素为 TA 活动期治疗的首选药物。2011 年中华医学会风湿病学分会发布的 TA 治疗指南推荐[26]，一般口服泼尼松每日 1mg/kg，维持 3 ～ 4

周后逐渐减量，每 10 ～ 15 天减总量的 5% ～ 10%。通常以 ESR 和 C 反应蛋白下降趋于正常为减量的指标，剂量减至每日 5 ～ 10mg 时，应维持一段时间，一般需维持至少约 12 个月才能考虑停药。活动性重症者可试用大剂量甲泼尼龙静脉冲击治疗。但要注意激素引起的库欣综合征、感染、高血压、糖尿病、精神症状和胃肠道出血等不良反应，长期使用要防治骨质疏松。

2. 免疫抑制剂

激素联合使用免疫抑制剂能增强疗效，是尽早控制疾病活动改善患者预后的关键，常用的免疫抑制剂有环磷酰胺、氨甲蝶呤和硫唑嘌呤等。环磷酰胺可每日口服 2mg/kg 或冲击治疗，每 3 ～ 4 周 0.5 ～ 1.0g/m²，病情稳定后逐渐减量。氨甲蝶呤每周 5 ～ 25mg 静脉注射、肌内注射或口服。硫唑嘌呤每日口服 2mg/kg。新一代免疫抑制剂如环孢素

A、吗替麦考酚酯（霉酚酸酯）、来氟米特等有报道有效。在免疫抑制剂使用中应注意查血、尿常规和肝功能、肾功能，以监测不良反应的发生。

3. 生物制剂

虽然糖皮质激素和免疫抑制剂对控制疾病活动、改善患者预后有着非常重要的作用，但是对于难治性 TA 还是不能取得满意疗效。近年来有报道使用肿瘤坏死因子 - α（tumor necrosis factor- α，TNF- α）抑制剂如英利昔单抗（infliximab）、etenercept、adalimab 等，可使难治性 TA 患者症状改善、炎症指标好转，但缺乏大样本的随机对照临床资料证实[42-46]。甚至有报道显示 33% 的 TA 患者在接受 TNF- α 抑制剂治疗后病情复发，提示 TNF- α 抑制剂对于难治性 TA 的疗效还不能确定[46]。美国国立卫生研究院的一项研究中，7% 的患者经糖皮质激素和免疫抑制剂联合治疗病情仍有进展，对此类患者，可试用单抗类肿瘤坏死因子抑制剂[43]。近年来陆续有报道使用白细胞介素 -6 受体（IL-6R）单克隆抗体托珠单抗（tocilizumab，TCZ）治疗难治性 TA 取得较满意疗效，可以有效缓解临床症状和快速降低急性期蛋白如 CRP、血清淀粉样蛋白 A（serum amyloid A，SAA）。Nishimoto 等在 2008 年 报道以 TCZ 成功治疗 1 例合并有溃疡性结肠炎的难治性 TA 患者[47]。2011 年，Seitz 等报道以 TCZ 8mg/kg 治疗 7 例大血管炎［5 例巨细胞动脉炎（GCA），2 例 TA］患者也取得明显疗效[48]。Nakaoka 等报道以 TCZ 8mg/kg，每 4 周 1 次静脉输注，治疗 4 例对糖皮质激素和免疫抑制剂抵抗的 TA 患者，均取得较好疗效；泼尼松龙平均剂量由使用 TCZ 前的 21.3mg/d 减到 1.5mg/d；所有患者在开始使用 TCZ 后出现暂时性血清 IL-6 水平升高，但在注射 TCZ 几次后血清 IL-6 逐渐恢复至初始水平，且随着血清 IL-6 水平的降低，2 例患者增厚的血管壁也明显减轻。说明 TCZ 可以改善难治性 TA 患者的炎症状态和临床表现[49]。Tombetti E 等回顾性分析了 TCZ 治疗难治性 TA 的效果和安全性，提示 TCZ 治疗 TA 是有效的，即使是对 TNF- α 抑制剂没有反应的 TA 患者[50]。但是到目前为止 TCZ 治疗难治性 TA 缺乏大样本随机对照研究。

4. 其他药物

其他治疗药物包括扩血管、降压、抗凝、改善血循环等药物。使用扩血管、抗凝药物治疗，能部分改善因血管狭窄较明显所致的一些临床症状。例如地巴唑 20mg，每日 3 次；双嘧达莫（潘生丁）50mg，每日 3 次；阿司匹林 75 ～ 100mg，每日 1 次。有研究表明，长期给予小剂量（75 ～ 100ng）阿司匹林可以有效预防 TA 受累血管血栓形成，尤其可以降低心脑血管缺血的风险[51]。对高血压患者应积极控制血压，一般降压药物效果差。单侧肾动脉狭窄者无手术或扩张术指征时可应用 ACEI 或 ARB，但应密切观察肾功能变化[52]。

（二）介入治疗

血管成形术为大动脉炎的治疗开辟了一条新的途径，目前已应用治疗肾动脉、腹主动脉、锁骨下动脉狭窄等，获得较好的疗效。介入治疗由于其微创、简单、易行及可多次反复等特点，现已成为一种很有前景的治疗手段。Tyagi 等[53] 对 36 例 TA 患者行经皮腔内血管成形术（percutaneous transluminal angioplasty，PTA）治疗，34 例（94%）获得成功；在中位期为 43 个月的随访中发现除 1 例（2.7%）再狭窄外，其他患者的症状都获得了长期的缓解。Park 等[54] 随访 42 例共 63 处行 PTA 的 TA 患者术后再狭窄的发生情况，结果在 5 ～ 78 个月的随访中发现介入治疗的 20 处（31.7%）病变出现狭窄；而对各种影响因素进行统计学分析发现，稳定期行手术治疗并在术后进行规律的激素治疗是保持通畅率的独立影响因素。国内陈兵等[55] 为 16 名患者行介入治疗取得较好疗效，提示介入治疗 TA 安全性高，并可反复应用。尤其是在 TA 早期及时发现血管病变，预防性血管介入治疗干预对防止血管完全闭塞具有重要意义。也有研究提示，单纯球囊扩张后容易再发狭窄，而支架置入并不能改善这种结果[56]。陈兵等为 4 名患者实行支架治疗，3 名随访患者中 2 例发生严重的再狭窄，也认为支架治疗并不适合 TA 病变[55]。支架置入主要用于没有连续病变的血管以及旁路移植手术风险较高的患者。据报道称，对于 TA 所致的主动脉缩窄者，支架置入可以改善其早期及长期的预后[57]。

（三）外科手术治疗

手术治疗目的主要是针对 TA 所致狭窄、闭塞和扩张病变的血管，重建动脉，改善远端血液供应。手术时机一般选择患者不存在严重的炎症反应且不再进行糖皮质激素治疗时。然而，对于因严重的症状和体征而需要及时行手术治疗时，必须在糖皮质激素治疗至 ESR ≤ 30mm/h、CRP ≤ 1.0mg/dl 后方可进行手术，且术后应继续药物治疗，以防炎症反复。术后应每年复查 CT 一次，了解正常血管和受累血管的重建情况。目前公认的手术指征为[31]：①肾血管性高血压；②有心脏或脑血管缺血的临床表现，经造影证实病灶；③严重的下肢间歇性跛行；④反复发生的短暂性脑缺血发作和可复性缺血性脑神经功能缺失；⑤影像学提示主动脉及其分支狭窄或闭塞；⑥主动脉缩窄性高血压；⑦主动脉瘤样改变。

TA 的手术方式根据不同的分型而定：①头臂动脉型，常用的术式为胸内途径转流术和胸外途径转流术。胸内途径转流术主要用于主动脉弓分支发生多发性病变，特别是无名动脉、左颈总动脉和左锁骨下动脉均被累及时，为改善脑或上肢的血供，根据病变部位和范围的不同，采取不同术式如升主动脉-颈总动脉或锁骨下动脉旁路转流术、升主动脉-双颈总动脉转流术等；胸外途径转流术因创伤小、并发症少、手术死亡率低及术后效果满意，临床上应用较为广泛，主要有颈-锁转流术、颈-颈转流术、腋-腋动脉旁路术。当有两支以上血管病变时，可以采用锁骨下动脉-颈动脉-颈动脉、锁骨下动脉-锁骨下动脉-颈动脉序贯转流术。②胸腹主动脉型，常用的术式为：胸-腹主动脉旁路术、升主动脉-腹主动脉旁路术、腋-股动脉或股-股旁路术。对于主动脉根部或弓部狭窄或闭塞合并主动脉瓣关闭不全者，可行 Bentall 手术或象鼻术式置换主动脉根部及弓部，累及冠状动脉时，行冠状动脉重建。③广泛型，此型可以采用上面所述术式，当累及肾动脉时，可行肾血运重建术，首选腹-肾动脉转流术，若一侧肾功能已严重受损，动脉重建难以改进肾功能者，应力求保住功能较好一侧的肾脏，切除另一侧；当肾动脉条件不佳时，行自体肾移植。④肺动脉型，由于肺血管常为多发，且远端也常受累及，一般难以行手术治疗。

手术目的主要是解决肾血管性高血压及脑缺血：①单侧或双侧颈动脉狭窄引起的脑部严重缺血或视力明显障碍者，可行主动脉及颈动脉人工血管重建术、内膜血栓摘除术或颈部交感神经切除术；②胸或腹主动脉严重狭窄者，可行人工血管重建术；③单侧或双侧肾动脉狭窄者，可行肾自身移植术、血管重建术和支架置入术；患侧肾明显萎缩者可行肾切除术；④颈动脉窦反射亢进引起反复晕厥发作者，可行颈动脉体摘除术及颈动脉窦神经切除术；⑤冠状动脉狭窄可行冠状动脉旁路移植术或支架置入术[26]。

总之，TA 的治疗往往需要多种治疗方法相结合，先用药物控制病变的活动、改善症状之后，再采用手术或介入治疗，或二者并用[31]。

二、预后

本病为慢性进行性血管病变，如病情稳定，预后好。预后主要取决于高血压的程度及脑供血情况，早期糖皮质激素联合免疫抑制剂积极治疗可改善预后。其并发症有脑出血、脑血栓、心力衰竭、肾衰竭、心肌梗死、主动脉瓣关闭不全、失明等。死亡原因主要为脑出血、肾衰竭[26]。

参考文献

[1] Takayasu M. A case of paradoxical changes in the central retinal arteries. Acta Societatis ophthalmologicae Japonicae, 1908, 12: 554-555.

[2] 刘力生，黄宛. 缩窄性大动脉炎. 中华内科杂志, 1963, 4: 293.

[3] Pískovsky T, Hladík M, Kosňovská L, et al. Takayasu arteritis in a 10-month-old boy. Vasa, 2013, 42 (2): 134-138.

[4] Nooshin D, Neda P, Shahdokht S, et al. Ten-year Investigation of Clinical, Laboratory and Radiologic Manifestations and Complications in Patients with Takayasu's Arteritis in Three University Hospitals. Malays J Med Sci, 2013, 20 (3): 44-50.

[5] Isobe M. The Asia Pacific meeting on vasculitis and ANCA 2012 workshop on Takayasu arteritis: advances in diagnosis and medical treatment. Clin Exp Nephrol, 2013, 17 (5): 686-689.

[6] Désiron Q, Zeaiter R. Takayasu's arteritis. Acta Chir Belg, 2000, 100 (1): 1-6.

[7] Richard Watts, Abdullah Al-Taiar, Janice Mooney. David Scott and Alex MacGregor. Rheumatology, 2009, 48 (8): 1008-1011.

[8] Toshihiko N. Current status of large and small vessel vasculitis in Japan. Int J Cardiol, 1996, 54: S91-98.

[9] Richards BL, March L, Gabriel SE. Epidemiology of large-vessel vasculitides. Best Pract Res Clin Rheumatol, 2010, 24: 871-873.

[10] Weiss PF. Pediatric vasculitis. Pediatr Clin N Am, 2012, 59: 407-423.

[11] 任潞雪，张凤山，杨远航，等. 我国北方林区多发性大动脉炎的患病情况报告. 哈尔滨医科大学学报, 1992, 26 (2): 116-117.

[12] 王梅英，张源潮. 多发性大动脉炎免疫学发病机制的研究进展. 国际免疫学杂志, 2009, 32 (5): 226-

229.

［13］Dhing R，Gona P，Nam BH，et al. C-reactive protein，inflammatory conditions，and cardiovascular disease risk. Am J Med，2007，20（12）：1054-1062.

［14］Chauhan SK，Tripathy NK，Nityanand S. Antigenic targets and pathogenicity of antiaortic endothelial cell antibodies in Takayasu arteritis. Arthritis Rheum，2006，54：2326-2333.

［15］冯天捷，王增武，张澍. 大动脉炎的诊断和治疗. 中华高血压杂志，2008，16（6）：569-572.

［16］张乃峥. 临床风湿病学. 上海：上海科学技术出版社，1999：246-253.

［17］Flores-Dominguez G，Hemandez-Pacheco J，Zuniga R，et al. Alleles of the major histocomp-atibility system associated with susceptibility to the development of Takayasu's arteritis. Gac Med Mex，2002，138（2）：177-183.

［18］Soto ME，Vargas Alarcon G，Cicero Sabido R，et al. Comparison distribution of HLA-B alleles in Mexican patients with takayasu arteritis and tuberculosis. Hum Immunol，2007，68（5）：449-453.

［19］Lee SW，Kwon OJ，Park Mc，et al.HLA alleles in Korean patients with takayasu arteritis. Clin Exp Rheumatol，2007，25（1 suppl 44）：S18-S22.

［20］Arnaud L，Haroche J，Mathian A，et al.Pathogenesis of Takayasu's arteritis：A 2011 update. Autoimmun Rev，2011，11：61-67.

［21］Kumar chauhan S，Kumar tripathy N，Sinha M，et al. cellular and humoral immune responses to mycobacterial heat shock protein-65 and its human homologue in Takayasu arteritis. Clin Exp Immunol，2004，138（3）：547-553.

［22］Chauhan SK，singh M，Nityanand S. Reactivity of gamma/delta T cells to human 60-kd heat-shock protein and their cytotoxicity to aortic endothelial cells in Takayasu arteritis. Arthritis Rheum，2007，56（8）：2798-2802.

［23］Seko K，Sugishita O，Sato A，et al. Expression of costimulatory molecules（4-1BBL and Fas）and major histocompatibility class I chain related A（MICA）in aortic tissue with Takayasu's arteritis. J Vasc Res，2004，41（1）：84-90.

［24］Matsuyama A，Sakai N，Ishigami M，et al. Minocyeline for the treatment of Takayasu arteritis. Ann Interm Med，2005，143（5）：369-374.

［25］Miller DV，Maleszewski JJ. The pathology of large-vessel vasculitides. Clin Exp Rheumatol，2011，29：S92-98.

［26］中华医学会风湿病学分会. 大动脉炎诊断及治疗指南. 中华风湿病学杂志，2011，15（2）：119-120.

［27］Arnaud L，Haroche J，Toledano D，et al. Cluster analysis of arterial involvement in Takayasu arteritis reveals symmetric extension of the lesions in paired arterial beds. Arthritis Rheumat，2011，63：1136-1140.

［28］Toledano K，Guralnik L，Lorber A，et al. Pulmonary arteries involvement in Takayasu's arteritis：Two cases and literature review. Semin Arthritis Rheum，2011，41：461-470.

［29］温淑云，张文，赵岩，等. 大动脉炎临床特征及治疗转归173例分析. 中华风湿病学杂志，2011，15（9）：604-607.

［30］张卫平，牛文彦. 大动脉炎患者体液免疫功能、细胞免疫功能检测及意义. 山东医药，2012，52（15）：34-35.

［31］孔瑞泽，金辉. 大动脉炎的诊治进展. 中国血管外科杂志（电子版），2011，3（4）：248-250.

［32］Khandelwal N，Kalra N，Garg MK，et al. Multidetector CT angiography in Takayasu arteritis. Eur J Radiol，2011，77：369-374.

［33］Mason JC. Takayasu arteritis—advances in diagnosis and management. Nat Rev Rheumatol，2010，6：406-415.

［34］Lee GY，Jang SY，Ko SM，et al. Cardiovascular manifestations of Takayasu arteritis and their relationship to the disease activity：analysis of 204 Korean patients at a single center. Int J Cardiol，2012，159：14-20.

［35］刘晓晟，许建荣，赵辉林，等. 3.0T 高分辨率MR血管壁成像对大动脉炎活动性判断的价值. 中华放射学杂志，2010，44（1）：44-47.

［36］刘玉清，凌坚，宋金松. 大动脉炎及影像学研究进展. 放射学实践，2000，15（5）：311-314.

［37］Jales-Neto LH，Levy-Neto M，Bonfa E，et al. Juvenile-onset Takayasu arteritis：peculiar vascular involvement and more refractory disease. Scand J Rheumatol，2010，39（6）：506-510.

［38］彭兴. 大动脉炎的诊治进展. 新医学，2004，35（5）：264-265.

［39］Kerr GS，Hallahan CW，Giordano J，et al. Takayasu arteritis.Ann Intern Med，1994，120（11）：919-929.

［40］Direskeneli H，Aydin SZ，Merkel PA. Assessment of disease activity and progression in Takayasu's arteritis. Clin Exp Rheumatol，2011，29（1 Suppl 64）：S86-91.

［41］ JCS Joint Working Group. Guideline for management of vasculitis syndrome（JCS 2008）.Circ J, 2011, 75（2）: 474-503.

［42］ Comarmond C, Plaisier E, Dahan K, et al. Anti TNF-α in refractory Takayasu's arteritis: cases series and review of the literature. Autoimmun Rev, 2012, 11: 678-84.

［43］ Hoffman GS, Merkel PA, Brasington RD, et al. Anti-tumor necrosis factor therapy in patients with difficult to treat Takayasu arteritis. Arthritis Rheum, 2004, 50（7）: 2296-2304.

［44］ Mekinian A, Neel A, Sibilia J, et al. Efficacy and tolerance of infliximab in refractory Takayasu arteritis: French multicentre study. Rheumatology, 2012, 51: 882-886.

［45］ Molloy ES, Langford CA, Clark TM, et al. Anti-tumour necrosis factor therapy in patients with refractory Takayasu arteritis: long-term follow-up. Ann Rheum Dis, 2008, 67: 1567-1569.

［46］ Schmidt J, Kermani TA, Bacani AK, et al. Tumor necrosis factor inhibitors in patients with Takayasu arteritis: experience from a referral center with long-term follow-up. Arthritis Care Res, 2012, 64: 1079-1083.

［47］ Nishimoto N, Nakahara H, Yoshio-Hoshino N, et al.Successful treatment of a patient with Takayasu arteritis using a humanized anti-interleukin-6 receptor antibody. Arthritis Rheum, 2008, 58: 1197-1200.

［48］ Seitz M, Reichenbach S, Bonel HM, et al. Rapid induction of remission in large vessel vasculitis by IL-6 blockade. A case series. Swiss Med Wkly, 2011, 141: w13156.

［49］ Yoshikazu Nakaoka, Kaori Higuchi, Yoh Arita, et al. Tocilizumab for the Treatment of Patients With Refractory Takayasu Arteritis. Int Heart J November, 2013, 54（6）: 405-411.

［50］ Tombetti E, Franchini S, Papa M, et al. Treatment of refractory Takayasu arteritis with tocilizumab: 7 Italian patients from a single referral center. J Rheumatol, 2013, 40（12）: 2047-2051.

［51］ de Souza AW, Machado NP, Pereira VM, et al. Antiplatelet therapy for the prevention of arterial ischemic events in Takayasu arteritis. Circ J, 2010, 74（6）: 1236-1241.

［52］ 吴海英, 马文君. 大动脉炎与高血压. 中国实用内科杂志, 2012, 32（1）: 47-48.

［53］ Tyagi S, Kaul UA, Nair M, et al. Balloon angioplasty of the aorta in Takayasu's arteritis: initial and long-term results. Am Heart J, 1992, 124（4）: 876-882.

［54］ Park MC, Lee SW, Park YB, et al. Post -interventional immunosuppressive treatment and vascular restenosis in Takayasu's arteritis. Rheumatology（Oxford）, 2006, 45（5）: 600-605.

［55］ 陈兵, 俞恒锡, 张建, 等. 大动脉炎的介入及外科治疗. 中华普通外科杂志, 2011, 26（8）: 664-667.

［56］ Tyagi S, Verma PK, Gambhir DS, et al. Early and long-term results of subclavian angioplasty in aortoarteritis（Takayasu disease）: comparison with atherosclerosis. Cardiovasc Intervent Radiol, 1998, 21: 219-224.

［57］ Bali HK, Bhargava M, Jain AK, et al. De novo stenting of descending thoracic aorta in Tacayasu arteritis: inter mediate-term follow-up results. J Invasive Cardiol, 2000, 12（12）: 612-617.

（陈乃耀　于明忠）

第78章　原发性醛固酮增多症与高血压

第一节　流行病学

一、定义

原发性醛固酮增多症（primary aldosteronism，PA）是因体内重要的盐皮质激素醛固酮（aldosterone，ALD）分泌增多而使肾素-血管紧张素系统（renin angiotensin system，RAS）受抑制，但不受钠负荷调节的疾病，是一种以高血压、正常血钾或低血钾、低血浆肾素活性（plasma renin activity，PRA）及高血浆醛固酮水平为主要特征的，临床上可控制或可治愈的一种继发性高血压，又称为内分泌性高血压或肾上腺性高血压，简称"原醛症"[1]。该症早在1955年由Conn提出，一度称为Conn综合征。

二、在高血压患者中的比例

在20世纪90年代以前，原醛症一直被认为是一种少见病。Conn于1955年报道首例PA，并依据病理学家Sheiwin等对高血压患者肾上腺病理的研究，估计在高血压人群中PA的患病率可能高达20%，但随后较早的研究结果显示高血压人群中PA的患病率不足1%。自从Gordan在1976年首次提出、Hiramats在1981年推广

应用的血浆醛固酮/肾素活性比值（aldosterone/plasma renin activity ratio，ARR）作为在高血压患者中筛查PA的指标后，PA的检出率有明显提高。1993年Gordan报告了在199名高血压患者中有20%ARR升高，其中2.5%证实为醛固酮腺瘤（aldosterone-producing adenoma，APA）。随着影像学检查（如CT等）的普遍应用，PA的诊出率显著提高。2006年Rossi GP对1125名新确诊为高血压的意大利患者进行了研究，结果发现其中11.2%为原醛症，APA占43%，特发性醛固酮增多症（idiopathic hyperaldosteronism，IHA）占57%。近年来，国外一些研究报道，PA在高血压人群中的患病率为5%～15%，在顽固性高血压（resistant hypertension）患者中占17%～20%。国内研究报道，在817名高血压患者中发现原醛症31例，占3.8%；伴有低钾者占65%，血钾正常者占35%。在125名顽固性高血压患者中24.8%ARR升高，有8例确诊为PA（6.4%），其中APA和IHA各占50%。PA的患病率随着血压分级的增高而升高。Moss L等研究发现PA患病率为6.1%，按照JNC-6标准，1、2、3级高血压患者中原醛症患病率分别为1.99%、8.02%及13.2%。

第二节　发病机制与病因

一、发病机制

（一）遗传因素

原醛症的发病机制涉及相关基因的多态性改变、融合基因的产生、肾上腺异位受体的表达及7p21-22候选基因的改变等。在肾上腺皮质球状带，醛固酮是由醛固酮合成酶（CYP11β2）催化去氧皮质酮合成。CYP11β2基因位于染色体8q22，毗邻皮质醇生物合成所必需的CYP11β1基因。CYP11β1

与CYP11β2具有高度同源性，都含有9个外显子，编码区域相似度达95%，内含子的相似度也达90%[2]。CYP11β2的3种多态性改变可能影响其编码酶的表达或活性：①启动子-344位点上常见的单碱基对的替换（C变为T），发生在与类固醇合成因子（SF）-1相关的位点上；②CYP11β2基因的第2个内含子被同源的CYP11β1基因所替代；③点突变（R173K）。这些多态性改变的患者相对于低肾素性高血压患者，患原醛症的倾向更高，这

些高度的连锁不平衡现象在双侧 IHA 患者中出现得更多。

糖皮质激素可抑制性醛固酮增多症（GRA）是由 11β 羟化酶（CYP11β1）/CYP11β2 嵌合基因所致。对家族性原醛症患者的研究发现，位于 7p22 区域的重要候选基因包括 RBaK、PMS2、GNA12，可能与原醛症的发生有关[3]。在一些非 ACTH 依赖性库欣综合征患者中，异位受体的表达是糖皮质激素过量表达的基础。研究发现，APA 患者黄体生成素（LH）可增强 CYP11β2 基因启动子的活性，增加腺瘤分泌醛固酮的能力[4]。醛固酮的分泌受许多肽类激素的影响，与组织中相应受体的表达，尤其是 GnRH 受体及 TSH 受体，有良好的相关性[4]。畸胎瘤来源生长因子-1（TDGF-1）是一种糖基磷脂酰肌醇锚定糖蛋白膜，作用类似于生长因子，在多种恶性上皮肿瘤中呈高表达，参与了 APA 的发生[5]。

（二）病理生理

1. 心血管作用

醛固酮可通过生长–死亡调节机制，影响血管平滑肌收缩力、心肌收缩力，使心肌纤维变性[6]。通过传统的血管平滑肌细胞盐皮质激素受体（MR）调节血管加压效应，直接调节血压[7]。近两年发现醛固酮快速血管调节作用归因于存在于血管内皮细胞和血管平滑肌细胞的 G 蛋白偶联雌激素受体（G-protein-coupled estrogen receptor，GPER）调节内皮依赖性血管舒张[8-10]。在人类冠状动脉微血管，醛固酮依赖于 GPER 来调节血管紧张素介导的血管收缩[11]。醛固酮也通过 GPER 调节心脏迷走神经的紧张性[12]。

2. 合成机制失调

肾上腺醛固酮合成主要由血管紧张素Ⅱ和血清钾离子浓度调节。钾离子通道在调节醛固酮合成中起到重要作用。合成醛固酮的肾上腺球状带细胞保持钾离子电导静息状态，G 蛋白激活内向流动的钾离子通道。关闭/阻滞这些通道，与血管紧张素Ⅱ的 1 型受体激动和高血钾相关，导致膜去极化，激活压力门控钙离子通道，细胞内钙离子浓度增加，激活 CYP11B2[13]，使醛固酮合成。近年发现，肾上腺微-RNA（Micro-RNA）可被 CYP11B2 和 CYP11B1 调节，故调节醛固酮和皮质醇的合成[14]。基因编码 G 蛋白活性内流钾离子通道 KCNJ5 作用于分散的或家族性 PA。≤41% 非选择性醛固酮腺瘤有 KCNJ5 突变，在女性中更常见

（<50%）[15]。

3. 醛固酮拮抗

在顽固性高血压中约 20% 为 PA。应用醛固酮受体拮抗药螺内酯治疗 175 例顽固性高血压 1 年余，血压平均下降 16/9mmHg（1mmHg = 0.133kPa）。近年发现，醛固酮受体拮抗药阻滞了利尿药诱导的交感神经活性增强，此为抗高血压药物联合应用的基础[16]。醛固酮可增强心血管控制前脑核对血管紧张素Ⅱ致高血压作用的敏感性[17]。醛固酮或血管紧张素Ⅱ影响中枢神经系统血管紧张素Ⅱ的 1 型受体和盐皮质激素表达和作用，从而进展为高血压[18]。

（三）靶器官损害

除去对血压和血清钾浓度的影响，醛固酮也有促炎症、凝血和纤维化作用。靶器官损害机制是由于血管内液体潴留、氧化应激、内皮功能失调、炎症、重构、肥厚、纤维化[19-21]，导致了结构异常，如血管壁僵硬度增加、颈动脉内膜中层增厚、颈动脉斑块形成和心肌纤维化。

1. 左心室肥大

PA 患者醛固酮过多分泌。醛固酮可以通过以下多种途径影响心肌纤维化而致左心室肥大：①增强胶原Ⅰ型和Ⅱ1型基因 mRNA 的表达，增加细胞外基质和胶原沉积；②刺激内皮素产生，降低一氧化氮活性，使血管平滑肌细胞增生、肥大，心肌间质纤维化；③促进去甲肾上腺素摄取，增加纤维蛋白溶解作用；④增加心室、血管紧张素Ⅱ1型受体的密度，使 AngⅡ升压效应增强；⑤促进炎症反应及氧化应激损伤内皮细胞功能。刘岗等[22]选择了 36 名 PA 患者对照同期确诊的年龄、性别、高血压水平及病程相匹配的 39 名原发性高血压（EH）患者研究发现，PA 患者具有更高的左心室质量指数（left ventricular mass index，LVMI），且内皮损伤标志物血浆血管性假血友病因子（von Willebrand factor，vWF）、氧化型低密度脂蛋白（oxidized low density lipoprotein，ox-LDL）、醛固酮和收缩压对左心室肥大有独立预测价值。

2. 心律失常

PA 患者发生心律失常的机制与钾的丢失、左心房容积增加，镁丢失以及醛固酮过多分泌和高血压引起继发左心室质量增加，心肌纤维化或缺血，儿茶酚胺作用增强有关。此外，醛固酮还可间接增强交感神经活性，降低心率变异性，干扰压力感受器功能，使心肌去甲肾上腺素摄入钝化及电解质失衡

从而引起心律失常。

3. 血管损伤

醛固酮可以降低动静脉顺应性，增加外周血管阻力，抑制压力感受器功能从而引起血管损伤。Wang 等通过局部颈动脉窦灌注动物实验，证明了高醛固酮水平可以降低血管顺应性，同时显著抑制压力感受器的功能。Yee 等通过大规模人群试验进一步明确了该结论。PA 患者组内皮损伤标志物 vWF、可溶性细胞间黏附分子 -1（soluble intercellular adhesion molecule 1, sICAM-1）和 ox-LDL 水平均较原发性高血压（EH）组显著增高[22]。

4. 肾损害

PA 患者的肾损害与以下几方面有关：①高醛固酮分泌造成水钠潴留过多，血容量增加，血流动力学改变，造成血管舒缩功能异常、血管重构、内皮功能紊乱；②肾上腺醛固酮合成酶的表达增高，循环及肾醛固酮受体增多，提高了髓质醛固酮与受体结合率；③醛固酮自身及细胞调控因子通过一氧化氮合成、激活环氧化酶 -2 促进氧化应激，导致血管内皮功能障碍，破坏肾小球基底膜屏障，通过上调 Ang Ⅱ 1 型受体表达及下调肾上腺髓质 Ang Ⅱ 2 型受体表达的作用，导致肾小球囊内高压；④高醛固酮分泌刺激纤溶酶原激活物抑制物 -1 合成，促进肾细胞外基质聚集，导致肾纤维化；⑤激活丝裂原活化蛋白激酶及促进细胞周期素 D1 和 A 的活性，造成肾系膜增殖，引起肾血管与组织重构，导致肾小球硬化、肾小管变性；⑥电解质紊乱加重上述病变。PA 患者较 EH 组 24h 尿蛋白、尿白蛋白排泄率（urinary albumin excretion rate, UAER）更高，调整了混杂因素后提示血浆 vWF、sICAM-1 和醛固酮水平对微量蛋白尿有独立预测价值[22]。

5.

醛固酮增多和（或）所致的血钾减少，可抑制胰岛素分泌或致胰岛素抵抗，从而使患者出现糖调节受损，如葡萄糖耐量减低，甚至发生糖尿病，并产生心、脑、肾血管损害。

二、病因

根据原醛症的病因，可分为肾上腺醛固酮腺瘤（aldosterone-producing adenoma, APA）、特发性醛固酮增多症（idiopathic hyperaldosteronism, IHA）、单侧肾上腺增生（unilateral hyperplasia, UAH）、家族性醛固酮增多症（familial hyperaldosteronism, FH）、生成醛固酮的腺癌（aldosterone-producing car-

cinoma）。

（一）醛固酮腺瘤

在使用 ARR 筛查原醛症以前，APA 的比例占原醛症的 70%～80%，但随着 ARR 的普遍应用，腺瘤的检测率降至 30%～40%。腺瘤多为单侧，也可为双侧。腺瘤患者的临床表现往往比较典型，以低血钾多见。肾上腺 CT 检查可以发现一侧肾上腺有等密度或低密度的肿物影。切除患侧肾上腺后预后较好。腺瘤的最终诊断依赖于手术病理检查和预后。

（二）特发性醛固酮增多症

IHA 又可称为双侧肾上腺增生，临床表现没有 APA 典型，低血钾的发生率低。随着 ARR 的使用和肾上腺静脉插管取血（adrenal venous sampling, AVS）方法的应用，诊断为 IHA 的患者逐渐增多，约占原醛症患者的 2/3。手术效果差，以药物治疗为主。

（三）单侧肾上腺增生

UAH 临床表现接近于 APA 患者，AVS 显示一侧醛固酮优势分泌，病理检查显示肾上腺皮质增生。此型临床少见。

（四）家族性醛固酮增多症

可分为 FH-Ⅰ 和 FH-Ⅱ 两型，前者又称为糖皮质激素可抑制性醛固酮增多症（glucocorticoid-remediable aldosteronism, GRA）。此病是常染色体显性遗传疾病，为第 8 号染色体异常复制而产生出 1 个嵌合基因（CYP11B1/CYP11B2），融合了 11β 羟化酶的 5′ 端调节区域和醛固酮合成酶的 3′ 端序列。患者往往在青少年时期发病，血压常重度升高，卒中发生率高（颅内动脉瘤破裂引起脑出血）。半数患者可以有低血钾表现。患者对糖皮质激素治疗敏感，使用小剂量地塞米松治疗后症状可缓解，诊断依赖于基因检测。FH-Ⅱ 型亦为常染色体遗传，较 FH-Ⅰ 型更多见，但不受地塞米松抑制，GRA 的基因检测为阴性。目前连锁分析定位于 7 号染色体（7p22），但尚未分析致病基因。

（五）生成醛固酮的腺癌

生成醛固酮的肾上腺腺癌临床上罕见，多数伴有其他肾上腺激素的分泌增多，也可仅有醛固酮分泌增加，预后差。

第三节 诊 断

一、临床表现

（一）症状

本病女性多于男性，约 2 : 1，多发于 20 ~ 40 岁人群。症状无特异性，可出现头痛、肌肉无力和抽搐、乏力、暂时性麻痹、肢体麻木或针刺感等，还可表现为口渴、多尿、夜尿增多等。主要表现为高血压、肌无力和多饮多尿。

1. 高血压

多数患者有高血压，常在临床低血钾表现之前出现。但血压升高程度较库欣综合征轻，一般不呈恶性进展，病情发展缓慢，因为当血容量增加到一定程度时，醛固酮的水钠潴留作用减弱。原因可能与其他拮抗机制激活有关，例如心钠素水平增高。极少数患者可以无高血压，称为正常血压型原醛症，1976 年由 Snow 等首先报道。患者多为中年女性，多因低血钾导致的症状就诊。血压正常的原因可能有：处于疾病的早期、基础血压低。

2. 肌无力

是最常见的症状之一，常突然出现对称性肌无力和麻痹，行走困难，有的表现为颈部无力，不能抬头。肌无力主要因血钾过低、神经肌肉功能障碍所致。

3. 多尿

部分患者有多饮、多尿症状，每日尿量可达 3000 ~ 4000ml，称为肾源性尿崩症。多尿是由于长期低血钾，造成肾小管重吸收功能障碍。夜尿多可达白天的 2 倍。另外，长期低血钾还可引起：①心电图 QT 间期延长、T 波增宽、ST 段压低，甚至诱发心律失常；②胰岛 β 细胞功能障碍，糖耐量降低；③代谢性碱中毒和细胞内酸中毒；④抑制某些反射，引起直立性低血压和心动过缓。具有上述临床表现多为晚期、重症患者。不应局限于有上述表现者才考虑原醛症诊断。

（二）辅助检查

1. 血钾和尿钾

表现为血钾降低、尿钾增高，如血 K^+ <3.5mmol/L、尿 K^+ > 25mmol/24h；或血 K^+ < 3.0mmol/L、尿 K^+ > 20mmol/24h，则说明肾小管排钾过多。血、尿电解质浓度测定前至少应停服利尿药 2 ~ 4 周。以往认为低血钾是 PA 诊断的必要条件，但研究发现仅有 9% ~ 37% 的 PA、50% 的 APA 和 17% IHA 患者表现低血钾。

2. 皮质醇和促肾上腺皮质激素

Ye F 等[23] 分析了 229 名 PA 患者的皮质醇和促肾上腺皮质激素水平发现，醛固酮腺瘤（APA）患者的促肾上腺皮质激素水平显著低于特发性醛固酮增多症（IHA）和单侧肾上腺结节性增生的患者。IHA 患者的 24h 尿游离皮质醇和肾上腺髓质的激素水平最高，其次是 APA 和单侧肾上腺结节性增生的患者。收缩压水平与早上 8 时的血浆皮质醇水平和促肾上腺皮质激素水平成正相关。由此可见，PA 各亚型皮质醇和肾上腺髓质激素是不同的，可能参与了血压调节。

3. 甲状旁腺激素测定

Rossi GP 等[24] 对 74 名 EH 和 58 名 PA 患者（46 例 APA 和 12 例双侧肾上腺增生）甲状旁腺激素研究发现，虽然血清甲状旁腺激素水平在 PA 的识别准确性方面低于 ARR。但当 PA 患者的 ARR 低于诊断标准时，凭借血清甲状旁腺激素水平升高是 APA 的特性这一点，就可区分 APA 和双侧肾上腺增生。因此，测定血清甲状旁腺激素水平会有助于 PA 患者进行是否需要实施肾上腺静脉插管取血的决策。

4. 血管紧张素 - Ⅱ 受体 1 型自身抗体（AT1AA）效价测定

Rossitto G 等[25] 发现尽管血压水平相似，APA 患者 AT1AA 效价是 IHA 患者的 2 倍（分别为 3.43± 1.20 和 1.64±1.64）。PA 和 EH 患者 AT1AA 效价（分别为 2.65±1.55 和 1.55±1.86）显著高于血压正常志愿者（1.00±0.20）。应用卡托普利治疗后，AT1AA 阳性者较 AT1AA 阴性者的血清醛固酮浓度下降明显 [− 32.4%（21.1% ~ 42.9%）vs. 0.0%（0.0% ~ 22.6%），$P = 0.015$]，证实了这些自身抗体的竞争作用。因此，血清 AT1AA 效价可用来区分 APA 与 IHA 和 EH，有助于 PA 患者的肾上腺静脉插管取血决策。

（三）血压特点

1. 血压水平

一般来说，PA 患者的收缩压与舒张压水平高于 EH 患者，低血钾型 PA 患者的收缩压和舒张压明显高于正常血钾型 PA 患者 [（164±29）mmHg vs.（155±27）mmHg，P＜0.01；（96±18）mmHg vs.（93±15mmHg，P＜0.05]。PA 患者的 24h 平均收缩压和舒张压与肾性高血压患者无差异。张煜等[26] 对 2010—2012 年收治的 20 名 APA 患者与 25 名 EH 患者行 24h 动态血压监测，APA 组夜间平均收缩压显著高于 EH 组 [（140±20）mmHg vs.（126±19）mmHg]，两组平均血压、血压变异性指标、夜间血压下降幅度无显著差异。

2. 血压节律

在血压节律方面，51.5%～76.9% PA 患者表现非构形血压模式（即夜间血压下降水平低于 10%）。其中，IHA 夜间血压下降水平较低甚至缺如，Zacharieva S 等却未发现 APA 与 IHA 间有意义的差异。PA 患者限钠饮食后夜间血压显著降低 [（154±7）/（88±4）mmHg 到（140±6）/（78±4））mmHg]，日间血压无变化。也有研究表明 APA 患者发生昼夜血压节律消失的比例以及高血压特点与 EH 患者之间无明显的差异。

3. 治疗后血压变化

与 EH 患者相比，治疗后 APA 与 IHA 的诊所血压与动态血压水平显著下降。螺内酯治疗后 IHA 的夜间收缩压和舒张压下降显著。除夜间血压外，手术治疗后 APA 的各项血压参数显著下降。Giacchetti G 等对接受肾上腺切除治疗的 42 名肾上腺醛固酮腺瘤患者平均随访 2.7 年，发现 63% 的患者血压恢复正常，腺瘤直径＜20mm 患者的血压昼夜节律完全恢复。回归分析显示腺瘤直径＜20mm、高血压病程≤6 年、术前使用盐皮质激素受体拮抗剂是肾上腺切除术后血压恢复良好的预后因素。

（四）靶器官损害

1. 心脏损伤

近年来，左心室肥大被认为是 PA 的主要并发症，醛固酮过多分泌是左心室肥大的重要危险因素。Nakahara 等认为血浆醛固酮不仅增加循环血容量使血压升高，还作用于心肌组织的盐皮质激素受体，直接介导心肌重构，从而引起左心室肥大。洪维等指出，与原发性高血压患者相比，PA 患者的左心室重量指数（left ventricular mass index，LVMI）明显升高，左心室肥大发生率明显增多，在剔除血压、病程等因素的影响后，LVMI 与 PA 患者醛固酮水平成显著正相关。Muiesan ML 等对 125 名 PA 患者与 125 名年龄、性别、血压相匹配的 EH 患者的左心室肥大发生率进行了比较，结果发现前者的左心室肥大发生率高（70% vs. 44%），认为醛固酮增加左心室质量作用超出了血流动力学的作用。Gaddam K 等[27] 观察 34 名顽固性高血压患者，左心室质量指数增高者血浆醛固酮水平明显升高，但可在螺内酯治疗后快速减小。Matsumura K 等发现在调整年龄、性别、平均 24h 收缩压、平均 24h 脉率、体重指数、高血压病程后，与 EH 比较，PA 患者和肾血管性高血压患者左心室质量指数显著增加（115.2±7.2 vs. 150.2±7.7 和 142.3±7.2）。高血压靶器官损害，如蛋白尿和高血压性视网膜病变多见于肾血管性高血压患者，然而，左心室肥大则更多见于 PA 患者。Savard S 等[28] 对 2001—2006 年确诊的 459 名 PA 患者与 1290 名 EH 患者对照研究发现，校正高血压病程后 PA 患者左心室肥大的患病率是 EA 患者的 2 倍。

2. 血管损伤

Veglio 等对 PA 患者的研究发现，高醛固酮水平不仅与压力感受器损伤相关，还显著降低了动脉血管顺应性，醛固酮水平、年龄、收缩压、舒张压、舒张压变异性等均为动脉顺应性下降的独立危险因素；进一步随访观察醛固酮腺瘤患者术后情况，证实了醛固酮水平是血管内皮损伤的可逆性危险因素。Mark PB 等[29] 观察了 14 名 PA 患者、血压和左心室质量指数相似的 33 名 EH 者和年龄相似的 17 名正常人，进行了心血管磁共振成像检查和脉搏波传播速度测定，发现 PA 患者较后两者的主动脉扩张性低、脉搏波传播速度高。证实 PA 患者发生动脉硬化并非只是血管老化，而与 PA 疾病本身相关。

3. 肾损伤

有报道，40.1% 的 PA 患者蛋白尿增多，9.2% 的 PA 患者肾功能异常。PA 患者蛋白尿的发生率较原发性高血压患者高，主要因为醛固酮会促进肾小球细胞间基质的沉积，导致肾小球纤维化、肾血管纤维化，影响肾小球滤过率。

（五）终点事件

1. 心血管事件

一些横断面研究显示，PA 患者的心血管事件患病率为 14.1%～35%。意大利 Mulatero P 等[30] 回顾性病例对照研究了 270 例 PA 患者与 1：3 匹配 EH 患者，整个研究过程 PA 的心血管事件患病率较高（22.6% vs. 12.7%），在 PA 诊断时心脑血管事件的患病率就高（14.1% vs. 8.4%），在平均 12 年的随访期，PA 心脑血管事件发生率仍高（8.5% vs. 4.3%）。

Born-Frontsberg E 等发现 PA 患者的心血管病事件（心绞痛、心肌梗死、慢性心功能不全、冠状血管成形术）患病率为 16.3%，心房颤动为 7.1%，其他房性或室性心律失常为 5.2%。Catena C 等研究显示，PA 患者心血管事件的患病率为 35%，高于 EH 患者的 11%，54 名 PA 患者与 323 名年龄、性别、BMI、高血压严重程度与病程相似的 EH 患者比较，得出结果为心血管事件（35% vs. 11%）、持续心律失常（15% vs. 3%）、脑血管事件（11% vs. 3%）、冠状动脉性心脏病（20% vs. 8%）的患病率均高于后者。Savard S 等[28] 对 2001—2006 年确诊的 459 名 PA 患者与 1290 名 EH 患者的病例对照研究发现，与相匹配的 EA 患者相比，PA 患者的心血管事件患病率明显增高（冠状动脉疾病调整后 OR 值为 1.9，95%CI 为 1.1 ～ 3.5；非致命性心肌梗死调整后 OR 值为 2.6，95%CI 为 1.3 ～ 5.4；心力衰竭调整后 OR 值为 2.9，95%CI 为 1.4 ～ 6.0；心房颤动调整后 OR 值为 5.0，95%CI 为 2.0 ～ 12.5）。

Catena C 等对 54 名行肾上腺切除术或螺内酯治疗的 PA 患者平均随访 7.4 年后，持续性心律失常、脑血管事件、冠状动脉性心脏病的发生率分别是 EH 患者的 4.93、4.36 及 2.80 倍。PA 患者卒中、心律失常、2 型糖尿病的发生率较高[30]，年龄、高血压病程、肾上腺切除术或螺内酯治疗与 PA 发生心血管事件独立相关。

低血钾 PA 患者心绞痛和慢性心功能不全患病率显著高于血钾正常的 PA 患者（9.0% vs. 2.1%，5.5% vs. 2.1%），脑血管并发症二者患病率相似，正常血钾型 PA 患者卒中往往更为常见。

Reincke M 等[31] 对 300 名 PA 患者、600 名高血压患者、600 名正常血压者进行对照研究，10 年总体存活率分别为 90%、90% 和 95%。多变量分析年龄、心绞痛、糖尿病都与死亡率增加有关。心血管疾病死亡占 PA 患者死因 50%，高于高血压控制者的 34%（P < 0.05）。PA 治疗患者心血管死亡率增加，但全因死亡率与高血压控制者相同。

2. 代谢综合征

PA 与代谢失调的关系存在不同的观点。法国 Matrozova 等回顾性分析了 460 名 PA 与 1363 名 EH 患者的空腹血糖水平、高血糖患病率，认为碳水化合物代谢失衡和代谢综合征患病率相近。而意大利 Sechi LA 等认同前述观点，并且在 APA 和 IPA 间也没有观察到葡萄糖代谢的差异。但是，Fallo F 等研究结果证实了醛固酮过多对葡萄糖代谢有负面影响。在 85 名 PA 和 381 名 EH 患者中，PA 患者代谢综合征的患病率高于 EH（41.1% vs. 29.6%，P < 0.05），PA 患者高血糖患病率高于 EH（27.0% vs. 15.2%，P < 0.05），PA 者的血糖、收缩压、高血压病程也高于 EH。朱翠颜等收集 2000 年 1 月—2011 年 1 月中山大学附属江门医院诊治的 110 名 PA 患者的临床资料并进行回顾性统计分析，PA 患者 MS 患病率为 50.9%；其中，高血压、糖代谢紊乱（糖耐量受损＋糖尿病）、体重超重或肥胖、高三酰甘油血症、低高密度脂蛋白胆固醇检出率分别为 90.1%、34.5%、23.6%、20.1% 和 9.0%。

Vaidya A 等[32] 提出了两个新指标来预测心血管代谢危险因素，即血钠调节醛固酮抑制-刺激指数（sodium-modulated aldosterone suppression-to-stimulation index，SASSI）和尿钠调节醛固酮抑制-刺激指数（sodium-modulated aldosterone urinary suppression-to-stimulation index，SAUSSI）。分别通过测量在自由饮食和限制饮食时的仰卧位醛固酮浓度和 24h 尿醛固酮排泄量，运用公式［自由饮食条件下的血（或尿）醛固酮水平 / 限制饮食条件下的血（或尿）醛固酮水平］而得出的比值。539 名观察对象中有 26% 合并代谢综合征，他们的年龄较大，BMI、空腹血糖、血压较高，醛固酮浓度、自由饮食的血浆肾素活性（PRA）水平较高。比较而言，限制饮食条件的个体血和尿的醛固酮浓度较低。选择了年龄、性别、种族、收缩压、体重指数、高密度脂蛋白胆固醇、三酰甘油和平衡模式评估的胰岛素抵抗这些心血管代谢参数进行不同饮食条件下血（尿）醛固酮浓度比较，并计算出 SASSI（SAUSSI）。发现年龄、男性、血压和体重指数与 SASSI（SAUSSI）的强相关性优于醛固酮浓度水平。伴有代谢综合征的指数水平也较高（SASSI：0.41±0.36 vs. 0.33±0.32，P = 0.01；SAUSSI：0.42±0.59 vs. 0.34±0.48，P = 0.15）。SASSI 和 SAUSSI 与代谢综合征的成分有强相关性，且与已知的醛固酮促分泌素（血管紧张素 II、促肾上腺皮质激素、钾）无关。

二、筛查

（一）筛查对象

2008 年《原发性醛固酮增多症患者的病例检测、诊断和治疗：内分泌学会临床实践指南》推荐[1]，应在相对高度怀疑为原醛症的患者中进行筛查：①血压水平相当于 2010 年《中国高血压指南》中 2 级［血压≥（160 ～ 179）/（100 ～ 109）mmHg］、

3级（血压≥180/110mmHg）的高血压患者；②药物抵抗性高血压；③顽固性高血压，包括使用3种以上降压药物，血压未能控制于140/90mmHg以下者，或者使用4种及4种以上降压药物，血压控制在正常范围的高血压患者；④高血压伴有持续性或利尿药引起的低血钾者；⑤高血压伴有肾上腺瘤；⑥有早发高血压或40岁以前发生脑血管意外家族史的高血压患者；⑦原醛症患者一级亲属中所有高血压患者。

（二）筛查指标

1. 原醛症因醛固酮自主分泌过多，使机体内潴钠而致血钠、血容量增多，并使肾素分泌受抑制而形成盐敏感性高血压，故为高醛固酮、低肾素性高血压。血浆醛固酮与肾素活性比值（ARR）是重要的筛查指标。2008年指南指出大多数医疗中心ARR值的切点介于20～40（ng/dl）/［ng/（ml·h）］，以30（ng/dl）/［ng/（ml·h）］居多。2006年上海交通大学附属瑞金医院高血压科和上海市高血压研究所提出了中国人的ARR切点，为240（pg/ml）/［ng/（ml·h）］，相当于24（ng/dl）/［ng/（ml·h）］，其灵敏度和特异度分别为93.3%和93.8%。

2. ARR筛查注意事项　患者的年龄、性别、月经周期、妊娠期、日内/日间变化、体位、不同的抽血时间、食物钠/钾摄入量等对肾素-血管紧张素-醛固酮系统（RAAS）均有不同的影响。其测定也受到不同种类或剂量的降压、利尿药物的干扰。肾上腺β受体阻滞药和中枢α₁受体阻滞药可乐定等抑制肾素分泌，产生假阳性结果。而血管紧张素转化酶抑制药（ACEI）、血管紧张素受体拮抗药（ARB）、二氢吡啶类钙通道阻滞药（CCB）和利尿药等则升高肾素水平或降低醛固酮水平，产生假阴性结果。因此，通常先在不停药或换药的基础上进行ARR测定，当其检查结果受到现有药物影响而又解释困难时，则停用相关降压药物。通常β受体阻滞药、ACEI、ARB、短效二氢吡啶类CCB和中枢α₁受体阻滞药等应停用2周以上，利尿药为4周以上。醛固酮受体拮抗药如螺内酯，由于其半衰期更长，故应该提前6周停药。但如果患者不适宜停用降压药物时，也应选择对RAS影响较小药物，如非二氢吡啶类CCB，缓释维拉帕米或α受体阻滞药特拉唑嗪、α-甲基多巴（爱道美）等。

进行ARR测定前，患者应保持正常钠盐摄入，纠正低血钾。静脉采血为上午8:00～10:00，在患者非卧位2h后进行。抽血前患者需静坐10min。由

于肾上腺分泌醛固酮存在间歇性，为提高筛查的准确性，应间隔3～4天后再进行类似检查。

3. 如果患者2次ARR值均大于预定切点，则考虑患者为疑似原醛症。研究显示30%～50%高ARR患者的醛固酮能被高钠负荷试验抑制，因此，ARR增高不能用于原醛症的诊断，应进一步行原醛症的确诊试验。

三、确诊试验

2008年指南推荐的原醛症确诊试验有4种，分别是口服钠盐负荷试验、静脉盐水负荷抑制试验、氟氢可的松抑制试验和卡托普利试验。这些确诊检查的具体操作方法不尽相同，但目标都是为了检测出在高钠负荷状态下醛固酮分泌不受抑制而呈自主性分泌的原醛症患者。对于阳性结果的判定，指南根据大多数医疗中心的报道，提供了参考值的范围。

（一）口服钠盐负荷试验（oral saline load）

在高血压和低血钾控制的基础上，患者连续3天每天摄入钠盐>200mmol/L（相对于6g钠盐），从第3天早晨起，患者留取24h尿液至第4天早晨，以测定24h尿钠、尿醛固酮和尿肌酐水平。结果判定：若24h尿醛固酮<10μg/24h（27.7nmol/24h），排除原醛症的诊断；若>12μg/24h（33.3nmol/24h）（Mayo Clinic标准），或>14μg/24h（Cleveland Clinic标准）则提示体内自主分泌醛固酮增加，可确诊原醛症。若患者在试验前已高盐（12g/d）饮食，则没必要进行该试验；此试验不可用于严重心力衰竭、严重且未控制的高血压、肾衰竭、低血钾等患者。

（二）静脉盐水负荷试验（saline infusion test, SIT）

试验一般在早晨8时左右开始。患者在试验开始前先静卧1～2h，然后以500ml/h的速度连续静脉滴注生理盐水4h，共计2L生理盐水。于输液开始和结束时分别采血测定血浆醛固酮、肾素活性、血钾和皮质醇浓度。试验过程中应检测血压和心率。如果滴注后的血皮质醇浓度低于滴注前的浓度，则可进一步判定检查结果。结果判定：若滴注生理盐水结束时的血浆醛固酮水平>10ng/dl，则多可明确有原醛症；若<5ng/dl，则原醛症可能性小；若在5～10ng/dl之间，高度怀疑，但不能确诊，应行其他试验进一步证实。注意此试验不可用于心力衰竭、严重高血压和严重水肿患者。

（三）氟氢可的松抑制试验（fludrocortisone suppression test，FST）

患者连续 4 天每隔 6h 服用 0.1mg 氟氢可的松，同时服用足量缓释氯化钾（每天 4 次测定血钾），血钾浓度需维持在 ≥ 4.0mmol/L。每天三餐食物中各增加 2g 氯化钠，保证尿钠的排出量为 3mmol/kg。用药后第 4 日上午 10 时左右站立 10 ～ 15min 后取血，测定血浆醛固酮、肾素活性和皮质醇水平。如果上午 10 时的血浆皮质醇水平低于 7 时水平，且血浆醛固酮水平 > 6ng/dl，而肾素活性 < 1ng/（ml·h），则确诊试验阳性。

（四）卡托普利试验

患者保持坐位或站立位 1h 后，口服卡托普利 25 ～ 50mg，并于服药前和服药后 1h 和 2h 分别测定血浆醛固酮、肾素活性和皮质醇水平，这期间患者保持坐位。若血浆醛固酮水平抑制程度 ≤ 30%，则试验结果为阳性。由于不需要大量钠盐的摄入，因此更适用于那些存在盐负荷禁忌证的患者。因服用卡托普利有造成低血压的潜在危险，因此在试验过程中需密切监测血压变化。

试验前需注意相关药物的影响（同 ARR 测定注意事项）。由于低血钾可以抑制醛固酮分泌，因此在试验前和试验中需要监测血钾水平，充分补钾，保持血钾在正常范围后方可进行。前 3 种方法均需高钠负荷，因此未控制的重度高血压、肾功能不全、心功能不全、心律失常和严重低血钾的患者不应纳入试验。

四、分型和定位

对于确诊原醛症的患者应进行分型和定位，以决定是予以药物治疗，还是进行一侧肾上腺切除。指南要求首先进行肾上腺 CT 扫描，以除外肾上腺皮质腺癌的巨大肿块。随后应结合 CT 表现以及患者是否有手术意愿和指征决定是否进行 AVS，以判定是一侧还是双侧肾上腺病变。与此同时，对有家族史的年轻原醛症患者或者有早发脑血管疾病的患者进行基因检测，以排除 GRA。

（一）肾上腺 CT 检查

指南推荐肾上腺 CT 扫描为首选的无创性定位方法。因肾上腺腺瘤较小，故应采用高分辨 CT 连续薄层（2.5 ～ 3mm）扫描，若条件允许，行造影剂对比增强扫描并行冠状位及矢状位三维重建显像，可发现数毫米大小的肿瘤并提高肾上腺腺瘤的诊断

阳性率。CT 判别一侧肾上腺优势分泌的灵敏度和特异度分别是 78% 和 75%。CT 与 AVS 的一致率仅为 53%。磁共振成像（MRI）在原醛症亚型中对较小腺瘤的分辨率低于 CT 扫描，故不推荐在原醛症中首选 MRI 检查。必须指出，影像学检查一定要与 AVS 结果相结合，否则易误诊。

（二）肾上腺静脉插管取血（AVS）

目前 AVS 被公认为原醛症分型、定位的"金标准"，其判别一侧肾上腺优势分泌的灵敏度和特异度分别是 95% 和 100%。右侧肾上腺静脉插管较为困难，AVS 的成功率一般在 74% 左右，但有经验的操作者成功率可超过 90%。AVS 作为一项有创性检查，其并发症在有经验的操作者约为 2.5%，主要是肾上腺静脉破裂出血。

1. 操作步骤

患者平卧一夜后，于次日上午进行 AVS 检查。首先从股静脉插管，在导管进入一侧肾上腺静脉并定位后开始取肾上腺静脉血，应多点取血（应让血液自动流出，避免抽吸以损伤肾上腺静脉），并且同步抽取外周静脉（肘或髂静脉）血，然后换对侧，进行同样操作。由于右侧取血困难，故操作多从右侧开始。血样本检测包括血浆醛固酮和血皮质醇水平。国外有报道在操作前 30min 至操作结束予静脉推注或持续滴注促肾上腺皮质激素（ACTH）替可克肽（50μg/h），认为这样可避免操作的时间限制，且增加定位的准确性，但结果显示这样并不增加 AVS 明确一侧肾上腺优势分泌的准确性[33]。目前国内 AVS 操作时不使用 ACTH。

2. 结果判定

首先了解肾上腺静脉插管定位是否准确，如果一侧的肾上腺静脉血的皮质醇浓度是外周静脉血皮质醇浓度的 3 倍以上，则说明定位准确。然后，了解一侧肾上腺有无醛固酮优势分泌，为了避免肾上腺静脉取血时的稀释作用，需先将醛固酮的绝对值用皮质醇校正。校正方法一：如果（醛固酮 / 皮质醇）$_{一侧肾上腺}$/（醛固酮 / 皮质醇）$_{对侧肾上腺}$ ≥ 2（未使用 ACTH），则该侧肾上腺醛固酮有优势分泌；方法二：（醛固酮 / 皮质醇）$_{优势侧肾上腺}$/（醛固酮 / 皮质醇）$_{同侧外周血}$ ≥ 2，且（醛固酮 / 皮质醇）$_{对侧肾上腺}$/（醛固酮 / 皮质醇）$_{同侧外周血}$ ≤ 1，则说明一侧肾上腺有优势分泌。

3. AVS 的进展

Rossi 等[34]于 2014 年 2 月发表《AVS 在 PA 亚型应用专家共识》中指出：

（1）AVS 患者的选择：已确诊 PA 患者考虑肾

上腺切除前应进行 AVS。但以下情况除外：患者确诊为单侧肾上腺腺瘤，年龄 < 40 岁，计算机影像提示对侧肾上腺正常；患者不愿意接受肾上腺手术的高风险（如多种病并存的老年患者）；考虑患者为肾上腺皮质癌；患者证实为 FH- Ⅰ 或 FH- Ⅲ。

（2）AVS 术前准备：实施 AVS 应具备以下条件：由拥有多名专家的中心的多学科小组实施；非促皮质素刺激时，AVS 操作应在仰卧测试 1h 后；低钾血症纠正后；降压药物调整后。

（3）AVS 减压：情绪和疼痛相关压力影响皮质醇和醛固酮的分泌；因此，压力能增加选择性指数（selectivity index，SI），但降低偏侧性指数（lateralization index，LI）；非促皮质素刺激条件进行 AVS 操作前应对情绪和疼痛相关压力做预防和治疗。

（4）双侧同时或相继导管插入：在肾上腺静脉血中的激素浓度，皮质醇和醛固酮的脉冲式分泌可产生时间相关性变异；与不进行促皮质素刺激连续采样比较，促皮质刺激双侧同时取样可缩小时间相关变异性。

（5）药物刺激：AVS 时促皮质素刺激有助于肾上腺静脉导管插入选择评估，但没有结论证明促皮质素刺激较非刺激 AVS 有更好的结果。

（6）导管插入评估：成功 AVS 应由 SI（肾上腺静脉血浆皮质醇浓度与下腔静脉肾上腺前血清皮质醇浓度的比值）计算决定；在非刺激条件下，SI 的切点应 ≥ 2.0；在促皮质素刺激时，SI 切点应 ≥ 3.0。

（7）进程中皮质醇测定：首次导管插入失败病例应在导管重新定位后，抽取重复血样进行快速皮质醇测定。

（8）偏侧性评估：偏侧优势醛固酮分泌，应由 LI（血浆醛固酮浓度 / 血浆皮质醇浓度的优势侧与非优势侧的比值）认定；多数中心非刺激条件下 LI 在 2.0 ～ 4.0，促皮质素刺激条件下为 2.6 ～ 4.0，所有中心把非刺激条件下 LI 值 ≥ 2 定为基线。

第四节　鉴别诊断

临床上还有一些疾病表现为高血压、低血钾，在确诊和治疗 PA 前需要进行鉴别诊断。

一、原发性高血压

部分原发性高血压患者服用利尿药，可以导致低血钾，同时血浆醛固酮水平增高。

二、继发性醛固酮增多症（继醛症）

继醛症是指肾上腺以外的疾病引起醛固酮分泌过多的一组病症。肾素-血管紧张素系统激活增加醛固酮分泌，因此导致肾素增高和血钠、血钾减低的疾病都可引起醛固酮分泌增多，如有效血容量减少、钠摄入过少、应用利尿药、失钠性肾药疾病、水肿；肾血流灌注减少；恶性高血压、慢性肾病伴高血压；肾素分泌瘤；雌激素治疗（包括口服避孕药）和妊娠等。继醛症患者血浆肾素、血管紧张素、醛固酮均增高为其特点，而肌无力及低钾症状较轻。

分泌肾素的肿瘤多为肾小球旁器细胞肿瘤，其他尚有一些神经节细胞瘤或卵巢肿瘤中可能含分泌肾素的细胞。这种肿瘤极少见，由于它分泌肾素，导致血管紧张素 Ⅱ 升高，后者又促进醛固酮分泌增多，临床表现类似原醛症中的醛固酮瘤表现。激素水平检查可以发现在血浆中醛固酮水平增高的同时肾素水平也明显升高，这种激素水平的变化与肾动脉狭窄相类似，需要仔细鉴别。肾素瘤往往很小，多在 0.5 ～ 1cm，B 超、CT、MRI 仍不能明确肿瘤部位者，肾静脉插管采血测定肾素水平，确定分泌肾素的患侧，进行血管造影，再行 CT、MRI 分析。治疗用血管紧张素转化酶抑制药类药物，最终需要手术治疗。

三、假性醛固酮增多症（PHA）

（一）药物性假性醛固酮增多症

最常引起 PHA 的药物是甘草酸类药物，如强力新、强力宁、甘利欣、甘珀酸钠（生胃酮）等。甘草甜素在小肠内转化为甘草次酸，吸收入血的甘草次酸能抑制 11β- 羟类固醇脱氢酶（11β-HSD$_2$）的活性，使皮质醇失活减慢。大量的皮质醇能与盐皮质激素受体结合，引起严重高血压和明显的低血钾性碱中毒，类似于表象性盐皮质激素过多综合征（AME），故又称为药源性 AME。实验室检查可见血、尿醛固酮不高，反而降低。尿 17- 羟基游离皮质醇远较正常为低，但血浆皮质醇正常。治疗首要措施是停用甘草及其制剂，以及含有甘草的食品和保健品。甘草的洗脱期约为 2 周，最长可达 4 个月。可采用低钠饮食、补钾、降压等对症治疗。螺内酯、依普利酮具有良好的降压效果，氨苯蝶啶或阿米洛利也有一定作用。对于严重低钾患者，可考虑给予地塞米松，减少皮质醇对盐皮质激素受体的激活作用。

（二）遗传性假性醛固酮增多症

1. Liddle 综合征（LS）

1963 年由 Liddle 等首次描述这种以严重高血压、低血钾和代谢性碱中毒为表现的家族性疾病，然而患者血液醛固酮水平不高，甚至低下。LS 是一种常染色体显性遗传病。LS 患者的钠通道异常，多为 β 亚基和（或）γ 亚基的突变。表现为错义或移码突变造成 PY 基因的序列改变或缺失，使其不能与某些泛素连接酶蛋白相互结合，最终导致肾小管上皮细胞的钠通道半衰期延长，数目增多，表现为钠通道过度激活，引起钠重吸收增加，细胞外液容量扩张致血压升高，同时抑制肾素及醛固酮分泌，而钾的外流与钠间接偶联，钠过度吸收造成钾丢失导致低血钾。诊断应仔细询问家族史，确诊有赖于基因检测。治疗予以低钠饮食（钠 < 90mmol/d），低血钾者适当补钾；药物应当使用肾小管上皮钠通道抑制剂——氨苯蝶啶和阿米洛利等。

2. 表象性盐皮质激素过多综合征（AME）

AME 是先天性 11β-HSD2 缺陷的常染色体隐性遗传病。11β-HSD2 基因定位于 16q22，多见于儿童和青年。血压升高程度高（通常是致命性的），有的患者还可出现低出生体重、发育停滞、身材矮小等表现。发病机制和治疗同药物性假性醛固酮增多症。

3. 真性盐皮质激素过多综合征（糖皮质激素可治性高血压）

因合成肾上腺皮质激素的酶系缺乏，产生大量具有盐皮质激素活性的类固醇［去氧皮质酮（DOC）］，引起高血压、低血钾。可由 17α-羟化酶和 11β-羟化酶缺陷引起。17α-羟化酶缺陷症（17-HD）是一种常染色体隐性遗传疾病，为 CYP17A1 基因突变所致，位于 10q24.3 上。其典型临床表现为高血压、低血钾，女性性幼稚、原发性闭经及男性假两性畸形。11β-羟化酶缺陷症（11-HD）为一常染色体隐性遗传病。为 CYP11B1 基因突变所致，位于 8q21 上。临床表现为高血压、低血钾，男性不完全性性早熟，伴生殖器增大，女性出现不同程度的男性化，呈假两性畸形。对于青少年发病的高血压伴低血钾的患者，若伴有性发育异常，应考虑到此两种酶缺陷。糖皮质激素替代治疗原则：青春期后患者宜用对垂体 ACTH 抑制作用强、长效的地塞米松；儿童患者主张用氢化可的松，以尽量减少对生长发育的影响。但对于延误诊断者效果可能欠佳，此时加用保钾利尿药和 CCB。

（三）库欣综合征（CS）

CS 为各种原因造成的肾上腺糖皮质激素分泌过多所致的病症的总称。部分 CS 患者具有 PHA 的特点。其中，最多见的是异位肾上腺皮质激素综合征（EAS）。EAS 是由于垂体以外的恶性肿瘤（小细胞性肺癌、支气管类癌等）产生 ACTH，刺激肾上腺皮质增生，分泌过量的皮质类固醇所致。应根据不同病因作相应治疗。EAS 应治疗原发性恶性肿瘤，视具体病情选择手术、放疗和化疗。如不能根治，需要用肾上腺皮质激素合成阻滞药美替拉酮、酮康唑等。

第五节　治疗与预后

一、药物治疗

目前治疗原醛症的药物主要是在醛固酮受体水平进行拮抗，阻断其信号传导路径；经验性地使用 CCB 和 ACEI、ARB 等药物，在临床上也取得了一定疗效。适用于术前准备、特发性肾上腺皮质增生、拒绝和不能手术的患者。糖皮质激素可抑制醛固酮增多症，应终身服用小剂量地塞米松。药物治疗需监测血压、血钾和肾功能。

（一）盐皮质激素受体拮抗剂

1. 螺内酯（spironolactone）

又称安体舒通，为非选择性醛固酮受体拮抗药，推荐首选。此药与醛固酮竞争性地结合盐皮质激素受体，拮抗醛固酮的作用，阻断了病理生理通路和最后环节，使疾病导致的过量醛固酮无法发挥作用，达到病情缓解。如血钾水平较低，初始剂量可为 200～300mg/d，分 3～4 次口服，待血钾恢复正常，血压下降后，可减至维持量 60～120mg/d，长期服用或择期手术，术前至少应服用 4～6 周。此药起效较慢，服药 2～4 周后血压和血钾可恢复正常。螺内酯除与盐皮质激素受体结合外，还与雄激素受体、黄体酮受体结合，干扰其他类固醇激素的作用，故该药最常见的不良反应是男性乳房发育、男性勃起功能障碍、女性月经紊乱等。因此长期服药应使用小剂量，每天 25～50mg，出现不良反应时可改为氨苯蝶啶。研究显示，应用螺内酯治疗可逆转左心室肥大。

2. 依普利酮（eplerenone） 为高选择性醛固酮受体拮抗药，为螺内酯不能耐受时的选择用药。依普利酮和雄激素受体的亲和力为螺内酯的0.1%，与黄体酮受体的亲和力不到螺内酯的1%。因与雄激素、黄体酮和糖皮质激素受体的结合较少，因此性欲降低、月经紊乱、男性女性化等不良反应较少。剂量为50～200mg/d，分2次，初始剂量25mg/d。

3. 坎利酸钾（potassium canrenoate） 又名索体舒通。坎利酸钾在体内转化成坎利酮而发挥作用，而后者也是螺内酯的活性代谢产物。由于该药避免了抗雄激素的中间产物的形成，不会产生由螺内酯引发的男性乳房女性化，可使用该药物进行替代治疗。

（二）保钾利尿药

1. 氨苯蝶啶 在临床上已广泛应用，与阿米洛利的化学结构不同，但是药理作用相同——保钾利尿但不竞争性拮抗醛固酮。

2. 阿米洛利（amiloride），亦名氨氯吡咪（amipromizide） 为目前最强的排钠保钾利尿药，通过阻滞远曲小管和集合管的钠通道，从而促进钠的排出，并抑制钾的分泌，起到排钠、排尿、保钾的作用。阿米洛利不能拮抗醛固酮的有害效应，降压效果逊于螺内酯。若高血压持续存在可加用噻嗪类利尿药等。剂量为5mg，3次/天。但应注意不能与吲哚美辛（消炎痛）等合用。

（三）降压药物的选择

1. 钙通道阻滞药 研究认为钙离子可能参与醛固酮合成过程，钙通道阻滞药不仅抑制醛固酮分泌，而且抑制血管平滑肌收缩，减少血管阻力，从而降低血压。钙通道阻滞药治疗后的血浆醛固酮浓度，不同的药物研究结果差别较大，其中氨氯地平、尼卡地平、硝苯地平等可抑制醛固酮的分泌。

2. 血管紧张素转化酶抑制药（ACEI）和血管紧张素受体拮抗药（ARB） 可以减少醛固酮分泌。IHA表现出对血管紧张素敏感性的增强，而APA则缺乏这种效应。因而，通过对血管紧张素转化酶的抑制，可以减少IHA中醛固酮的产生。有文献对IHA患者给予依那普利80mg/d，发现其中的3例血压、血钾浓度、醛固酮分泌、肾素水平均恢复正常。作用机制相似的ARB，在理论上也存在治疗PA的效果，并有报道显示，使用氯沙坦后，PA患者的血压降低，但是肾素、醛固酮水平未见明显改变。

（四）糖皮质激素

推荐用于GRA。初始剂量，地塞米松0.123～0.25mg/d或泼尼松2.5～5mg/d，睡前服，以维持正常血压、血钾和ACTH水平的最小剂量为佳，血压控制不满意加用依普利酮，儿童患者主张用氢化可的松。

二、手术治疗

（一）手术指征

指南推荐如确诊为单侧肾上腺醛固酮分泌瘤（APA）或单侧肾上腺增生（UAH）者应行手术治疗。

（二）手术方法

1. APA推荐首选微创手术腹腔镜进行肾上腺肿瘤切除术，尽可能保留肾上腺组织。

2. UAH推荐醛固酮优势分泌侧腹腔镜肾上腺全切。

（三）围术期处理

1. 术前准备 注意心、肾、脑和血管系统的评估。应用盐皮质激素受体（MR）拮抗药治疗以纠正高血压和低钾血症。术前应对患者做充分准备，如限钠补钾（每日钠摄入量限制在80mmol/L左右，补充氯化钾4～6g/d），并用螺内酯40～60mg，日服3～4次。

2. 术后则仍应注意补钾、用螺内酯或其他降压药，并据病情渐停药。为防一过性醛固酮减低症，术后可给予一定的生理盐水补充。术后接近100%的患者血钾可恢复正常，35%～60%者血压可恢复正常。

三、预后

由于醛固酮具有独立于血压外的不良反应，因此未经治疗的原醛症患者与原发性高血压患者比较，发生心肌梗死、卒中、糖尿病等的危险明显升高，约20%的患者为顽固性高血压。在原醛症患者中存在胰岛素抵抗、脂联素水平降低；肾上腺增生患者的胰岛素抵抗程度更高，治疗后脂联素水平恢复到正常。研究显示APA患者一侧肾上腺手术后，超过30%的患者高血压治愈，即低血钾纠正，血压降至140/90mmHg以下，可不服用降压药物。超过70%的患者从中受益，包括低血钾纠正，减少降压药物使用数量，血压容易控制等。

总结与要点

　　原醛症所致高血压的实质是因醛固酮自主分泌过多，使机体内潴钠而致血钠、血容量增多，并使肾素分泌受抑制的盐敏感性高血压，故为高醛固酮、低肾素性高血压。在 PA 患病率相对较高的群体中使用 ARR 进行 PA 的病例筛查。在 ARR 增高的患者中，再选择下述 4 种试验之一并根据结果作为确诊或排除原醛症的依据，即口服钠盐负荷试验、静脉盐水负荷试验、氟氢可的松抑制试验或卡托普利试验。肾上腺 CT 扫描为首选的无创性定位方法。原醛症确诊后如选择手术治疗并且患者也希望手术的，应由有经验的放射科医生进行肾上腺静脉插管取血（AVS）分别测定两侧肾上腺血浆醛固酮和皮质醇水平以确诊腺瘤或增生，区分单侧和双侧肾上腺疾病。当 PA 患者首诊年龄小于 20 岁，并有 PA 家族史或年轻人卒中家族史，应进行基因检测以确诊或排除糖皮质激素可抑制性醛固酮增多症（GRA）诊断。单侧 PA 患者，如醛固酮腺瘤（APA）、单侧肾上腺增生（UAH），进行单侧腹腔镜肾上腺切除术；如患者不能或不愿接受手术，或双侧肾上腺疾病的 PA 患者，治疗以螺内酯为首选药物，依普利酮为螺内酯不能耐受者的备选用药。

参考文献

［1］Funder JW, Carey RM, Fardella C, et al. Case detection, diagnosis, and treatment of patients with primary aldosteronism: an endocrine society clinical practice guideline. J Clin Endocrinol Metab, 2008, 93（9）: 3266-3281.

［2］Davies E, Mackenzie SM, Freel EM, et al. Altered corticosteroid biosynthesis in essential hypertension A digenic phenomenon. Mol Cell Endocrinol, 2009, 300: 185-191.

［3］Jeske YW, So A, Kelemen L, et al. Examination of chromosome 7p22 candidate genes RBaK, PMS2 and GNA12 in familial hyperaldosteronism type Ⅱ. Clin Exp Pharmacol Physiol, 2008, 35: 380-385.

［4］Zwermann O, Suttmann Y, Bidilingmaier M, et al. Screening for membrane hormone receptor expression in primary aldosteronism. Eur J Endocrinol, 2009, 160: 443-451.

［5］Williams TA, Monticone S, Morello F, et al. Teratocareinoma-derived grow factor-1 is upregulated in aldosterone-producing adenomas and increases aldosterone secretion and inhibits apoptosis in vitro. Hypertension, 2010, 55: 1468-1475.

［6］Feldman RD, Gros R. Vascular effects of aldosterone: sorting out the receptors and the ligands. Clin Exp Pharmacol Physiol, 2013. doi: 10. 1111/1440-1681. 12157.

［7］McCurley A, Pires PW, Bender SB, et al. Direct regulation of blood pressure by smooth muscle cell mineralocorticoid receptors. Nat Med, 2012, 18: 1429-1433.

［8］Gros R, Ding Q, Liu B, et al. Aldosterone mediates its rapid effects in vascular endothelial cells through GPER activation. Am J Physiol Cell Physiol, 2013, 304: C532-C540.

［9］Gros R, Ding Q, Sklar LA, et al. GPR30 expression is required for the mineralocorticoid receptor-indepentent rapid vascular effects of aldosterone. Hypertension, 2011, 57: 442-451.

［10］Lindsey SH, Carver KA, Prossnitz ER, et al. Vasodilation in response to the GPR30agonist G-1 is not different from estradiol in the mRen 2. Lewis female rat. J Cardiovasc Pharmacol, 2011, 57: 598-603.

［11］Batenburg WW, Jansen PM, van den Bogaerdt AJ, et al. Angiotensin Ⅱ-aldosterone interaction in human coronary microarteries involves GPR30, EGFR, and endothelial NO synthase. Cardiovasc Res, 2012, 94: 136-143.

［12］Brailoiu GC, Benamar K, Arterburn JB, et al. Aldosterone increases cardiac vagal tone via GPER activation. J Physiol, 2013, 591: 4223-4235.

［13］Zennaro MC, Rickard AJ, Boulkroun S. Genetics of mineralocorticoid excess: an update for clinicians. Eur J Endocrinol, 2013, 169: R15-R25.

［14］Robertson S, Mackenzie SM, Alvarez-Madrazo S, et al. MicroRNA-24 is a novelregulator of aldosterone and cortisol production in the human adrenal cortex. Hypertension, 2013, 62: 572-578.

［15］Bouldroun S, Beuschlein F, Rossi GP, et al. Prevalence, clinical, and molecular correlates of KCNJ5 mutations in primary aldosteronism. Hypertension, 2012, 59: 235-240.

［16］Raheja P, Price A, Wang Z, et al. Spironolactone prevents chlorthalidone-induced sympathetic activation and insulin resistance in hypertensive patients. Hypertension, 2012, 60: 319-325.

［17］Xue B, Beltz TG, Yu Y, et al. Aldosterone acting through the central nervous system sensitizes angiotensin Ⅱ-induced hypertension. Hypertension, 2012, 60: 1023-1030.

［18］Xue B，Beltaz TG，Yu Y，et al. Central interactions of aldosterone and angiotensin Ⅱ in aldosterone-and angiotensin Ⅱ-induced hypertension. Am J Physiol Heart Corc Physiol，2011，300：H555-H564.

［19］Catena C，Colussi G，Marzano L，et al. Aldosterone and the heart：from basic research to clinical evidence. Horm Metab Res，2012，44：181-187.

［20］Stehr CB，Mellado R，Ocaranza MP，et al. Increased levels of oxidative stress，subclinical inflammation，and myocardial fibrosis markers in primary aldosteronism patients. J Hypertens，2010，28：2120-2126.

［21］Widimsky J，Strauch B，Petrák O，et al. Vascular disturbances in primary aldosteronism：clinical evidence. Kidney Blood Press Res，2012，35：529-533.

［22］刘岗，张少玲，刘品明，等. 原发性醛固酮增多症和原发性高血压内皮损伤标志物及早期靶器官损害的比较. 中华心血管病杂志，2012，40（8）：640-644.

［23］Ye F，Tang ZY，Wu JC，et al. Hormones other than aldosterone may contribute to hypertension in 3 different subtypes of primary aldosteronism. J Clin Hypertens，2013，15（4）：264-269.

［24］Rossi GP，Ragazzo F，Seccia TM，et al. Hyperparathyroidism can be useful in the identification of primary aldosteronism due to aldosterone-producing denoma. Hypertension，2012，60（2）：431-436.

［25］Rossitto G，Regolisti G，Rossi E，et al. Elevation of angiotensin-Ⅱ type-1-receptor autoantibodies titer in primary aldosteronism as a result of aldosterone-producing adenoma. Hypertension，2013，61（2）：526-533.

［26］张煜，刘建彬，曹晓佩，等. 醛固酮瘤患者动态血压特点及相关因素分析. 中华全科医师杂志，2013，12（09）：734-737.

［27］Gaddam K，Corros C，Pimenta E，et al. Rapid reversal of left ventricular hypertrophy and intracardiac volume overload in patients with resistant hypertension and hyperaldosteronism：a prospective clinical study. Hypertension，2010，55：1137-1142.

［28］Savard S，Amar L，Plouin PF，et al. Cardiovascular complications associated with primary aldosteronism：a controlled cross-sectional study. hypertension，2013，62（2）：331-336.

［29］Mark PB，Boyle S，Zimmerli LU，et al. Alterations in vascular function in primary aldosteronism：a cardiovascular magnetic resonance imaging study. J Hum Hypertens，2014，28（2）：92-97.

［30］Mulatero P，Monticone S，Bertello C，et al. Long-term Cardio-and Cerebro-Vascular Events in Patients with Primary Aldosteronism. J Clin Endocrinol Metab，2013，98（12）：4826-4833.

［31］Reincke M，Fischer E，Gerum S，et al. Observational study mortality in treated primary aldosteronism：the German Conn's registry. Hypertension，2012，60（3）：618-624.

［32］Vaidya A，Underwood PC，Hopkins PH，et al. Abnormal aldosterone physiology and cardiometabolic risk factors. Hypertension，2013，61（4）：886-893.

［33］Bossi GP，Pitter G，Bernante P，et al. Adrenal vein sampling for primary aldosteromism：the assessment of selectivity and lateralization of aldosterone excess baseline and after adrenocorticotropic hormone（ACTH）stimulation. J Hypertens，2008，26（5）：989-997.

［34］Rossi GP，Richard J. An expert consensus statement on use of adrenal vein sampling for the subtyping of primary aldosteronism. Hypertension，2014，63：1351-1160.

（孙 静 董 岩）

第 79 章　库欣综合征与高血压

第一节　肾上腺疾病与高血压

近年来，高血压的患病率呈不断上升趋势。我国高血压患者目前已达 2 亿，居世界之首[1]。其中，继发性高血压占高血压人群 5%～10% 或更高[2-5]，而内分泌性和肾血管性高血压是我国继发性高血压的主要原因。内分泌性高血压是指以原发性内分泌疾病作为病因而导致的高血压，其中肾上腺疾病所引起的高血压是常见内分泌性高血压。

肾上腺是人体内重要的内分泌器官，分泌各种激素，是维持人体正常生命活动所必需。肾上腺实质分为皮质（皮质分为球状带、束状带、网状带）和髓质，主要分泌糖皮质激素、盐皮质激素及儿茶酚胺类激素。心血管系统中存在盐皮质激素及儿茶酚胺类的特异性受体，正常情况下，这些激素与该受体的特异性结合，参与心血管系统的功能调节，血压得以保持在一个稳定的水平。一旦发生肾上腺疾病，尤其是引起激素过度分泌的肾上腺疾病，增加的激素直接或间接作用于心血管系统，导致水钠潴留、血管阻力及血容量增加，机体的心血管系统调节失代偿，极易发展为继发性高血压。长期高血压引起各个靶器官损害，如心室肥大、脑梗死、脑出血、高血压眼病等，降低患者的生活质量，严重者甚至发生各种高血压危象从而危及生命。据统计，每年 300 万心血管死亡患者中至少一半与高血压有关[1]。肾上腺疾病是导致继发性高血压的重要原因，且引起的继发性高血压多为顽固性高血压，对一般的降压药物反应比较差，一般情况下需用药物控制血压在一个合适的范围，然后择期行手术治疗，使高血压得以好转或治愈。库欣（Cushing）综合征作为一种能引起继发性高血压的疾病，在高血压的诊治中很受重视。因此了解库欣综合征中高血压的发生率，明确其发病机制、诊断及对因治疗，有望减轻甚至治愈一部分继发性高血压。

第二节　库欣综合征病因及分类

库欣综合征是由于肾上腺皮质长期过量分泌皮质醇而引起的一系列临床症候群，1912 年由 Harvey Cushing 首先报道。男女患病率之比约为 1∶5。临床上分为促肾上腺皮质激素（ACTH）依赖性和 ACTH 非依赖性两种类型。前者占 80%～85%，主要包括库欣病、异位 ACTH 综合征、下丘脑功能紊乱；后者占 10%～20%，主要包括肾上腺皮质腺瘤、肾上腺皮质癌、双侧肾上腺小结节性增生、双侧肾上腺大结节性增生；此外，长期应用外源性糖皮质激素或大量饮酒等亦可以引起类似库欣综合征的临床表现，此种类型称为药物性（或医源性）库欣综合征或类库欣综合征[6]。近年来将仅有实验室检查异常而无明显临床表现的类型称为亚临床库欣综合征。库欣综合征是一种能够引起继发性高血压的重要疾病，其中 70%～90% 的成人库欣综合征患者伴发高血压[7]，异位 ACTH 分泌的疾病中高血压发生率可高达 95%，而在儿童和青少年中发病率为 50% 左右，药物性库欣综合征高血压发病率为 20%，且呈剂量依赖性[8]。有研究发现，库欣综合征中的高血压极易发展成为顽固性高血压，由于常同时伴发糖尿病、代谢综合征、肥胖、呼吸暂停综合征、血脂异常等心血管疾病的危险因素，此类型高血压对靶器官的损害远远高于原发性高血压[9]。

第三节　库欣综合征临床表现及发病机制

典型的库欣综合征临床表现有满月脸、多血质、向心性肥胖、皮肤紫纹、痤疮等库欣外貌，以及高血压、低血钾、骨质疏松，血尿皮质醇升高，且不被小剂量地塞米松所抑制。但在临床实际中，患者的临床表现具有一定的异质性，部分患者可以没有临床症状、体征，被称为亚临床库欣综合征。据曹筱佩研究[10]认为，典型外貌见于85%左右的患者，其中库欣病的外貌改变在所有病因中最为突出，明显高于肾上腺腺瘤患者（91.8% vs. 74%），满月脸、向心性肥胖是最多见的体征，女性患者发病比例高，尤其肾上腺腺瘤患者85%为育龄女性。库欣综合征中高血压患病率较高，国内研究为89.7%，其中6.4%（67/184）库欣综合征以高血压为首发表现，不同年龄库欣综合征患者高血压有不同特点，在较大样本量的研究中，青少年库欣综合征患者中高血压（主要是收缩压）的患病率为47%，低于成人库欣综合征患者，库欣综合征中诊断年龄25岁以上组与25岁以下组比较高血压的特点：高血压患病率更高，血压水平更高，病程更长，更难以控制，更多合并高血压并发症[11]。所以临床上对诊断年龄偏大者更应注意高血压并发症的检查，库欣综合征患者应尽早诊断，及早针对病因治疗，缩短病程，减少靶器官损害。血糖、血脂异常的发生率与高血压相当，约2/3。低血钾见于50%的患者，重度低血钾主要见于异位ACTH综合征和腺癌患者[7]。

库欣综合征中患者分泌过多的皮质醇作用于心、脑、肾、血管等多器官、多系统，但在导致血压升高的过程中，何者为因，何者为果，目前仍不十分明确，其可能通过多种作用途径直接或间接引起机体发生一系列异常，包括血容量的增加、外周血管阻力增加、心排血量增加等病理生理改变。刘超等认为引起高血压的机制与以下几种因素有关[12]：

1.皮质醇增多　库欣综合征的高血压发病机制与ACTH、皮质醇的高水平分泌有关，皮质醇水平升高导致高血压、低血钾。皮质醇具有潴钠排钾作用，主要表现为肾小管对 Na^+ 的重吸收增加，作为交换，通过肾小管排泄的 K^+ 和 H^+ 就相应增加，其最终结果是体内总钠升高，血容量增加，血压上升同时可伴有轻度水肿。尿钾排泄量增加，导致低血钾和高尿钾，作为交换，伴有氢离子的排泄增多从

而导致代谢性碱中毒。库欣综合征的高血压一般为轻到中度，低血钾性碱中毒程度也较轻。血皮质醇可以与盐皮质激素受体结合，导致肾小管钠重吸收增加、血容量增大。生理条件下，11-羟类固醇脱氢酶（11-HSD）抑制肾中11-羟类固醇激素活性，通过将皮质醇转化为无活性的皮质素，从而防止皮质醇与非选择性盐皮质激素受体结合而产生的保钠排钾作用。因此，11-HSD作为一种保护性机制，可以在一定范围内控制皮质激素与糖皮质激素受体和盐皮质激素受体结合。但对于库欣综合征患者，其体内11-HSD活性明显降低或缺乏限制皮质醇代谢转化为无活性的皮质素，不能有效抑制与盐皮质激素受体的结合，导致结合至盐皮质激素受体的皮质醇增多，出现盐皮质激素样作用，从而引起血压升高[13]。

2.盐皮质激素异常　库欣综合征时，肾上腺皮质不仅分泌过多的皮质醇，还分泌作用较强的盐皮质激素，如去氧皮质酮（DOC）、皮质酮、18-羟去氧皮质酮、醛固酮等，盐皮质激素过多使细胞膜 Na^+/H^+ 交换增强，细胞内外容量增加，加重水、盐代谢紊乱。

3.肾素-血管紧张素-醛固酮系统激活　长期高皮质醇血症导致水、钠潴留，交感肾上腺系统活性增加，激活肾素-血管紧张素-醛固酮系统。此外，大量糖皮质激素可上调外周组织和大脑中血管紧张素受体1（AT1）的浓度；糖皮质激素还具有潜在的对血管平滑肌细胞的缩血管作用；直接作用于肝促进血管紧张素原的合成，提高血管的收缩性。

4.胰岛素抵抗　胰岛素抵抗是库欣综合征所致高血压另一重要因素。高皮质醇血症使细胞对葡萄糖的利用减少，增加糖原异生，血糖升高，导致胰岛素抵抗。高胰岛素血症使肾小管钠重吸收增加；调节离子转运的 Na^+-K^+-ATP 酶和 $Ca^{2+}-ATP$ 酶活性降低；交感神经活性增强；并引起血管发生动脉粥样硬化等，由此诱发高血压。

5.睡眠呼吸暂停　库欣综合征导致脂肪不适当分布于头、颈部、口咽部黏膜下，特别是在软腭水平，引起并加重呼吸道阻塞，使患者出现睡眠呼吸暂停。反复的低氧血症及呼吸暂停，可影响患者全身各脏器功能，出现各种远期并发症，如高血压、肺动脉高压、肺心病、心律失常、心肌梗死等多脏

器损害。因此，睡眠呼吸暂停是库欣综合征高血压发生的重要因素之一。

6.其他　糖皮质激素抑制包括一氧化氮合酶、前列环素和激肽-缓激肽系统等血管舒张系统；糖皮质激素可通过中枢神经系统和盐皮质激素受体调节发挥作用，对心血管调节产生增压效应，其结果是外周血管抵抗、心排血量增加、肾血管抵抗；糖皮质激素增强心血管系统对儿茶酚胺、血管加压素、血管紧张素等血管活性物质的正性肌力和加压反应，导致血管阻力增加和血压升高。

第四节　库欣综合征的诊断和鉴别诊断

一、明确高皮质醇血症（库欣综合征的诊断）

皮质醇的分泌受促肾上腺皮质激素（ACTH）调节。ACTH是垂体前叶分泌的一种肽类激素，以脉冲式释放，故造成血中的皮质醇水平不断波动，并且表现出特定的昼夜节律。因此，测量某一点的血皮质醇浓度对于诊断高皮质醇血症的作用有限。高皮质醇血症的特点不但包括血中的皮质醇水平升高，而且还包括皮质醇分泌的昼夜节律消失。收集并且测量患者24h尿游离皮质醇，小剂量地塞米松抑制试验是目前诊断库欣综合征的一线筛选方法，但是近年来检测午夜唾液皮质醇来筛查库欣综合征的方法越来越受到重视[14]。

1.24h尿游离皮质醇（UFC）

反映24h血循环中游离皮质醇水平，不受皮质醇结合球蛋白水平影响，需同时检测尿肌酐，儿童UFC必须用体表面积/1.72m² 来校正，是确诊库欣综合征的首选实验室检查。由于皮质醇增多可能间歇分泌，如果第1次24h尿游离皮质醇检测正常，而临床高度怀疑时，则应检测3个24h尿游离皮质醇。肾功能正常时，若3次UFC检测结果均正常，则库欣综合征的可能性不大。肾小球滤过率低时，皮质醇分泌增高而UFC检测可能显示正常。另外，UFC受皮质醇各种代谢产物和合成糖皮质激素的影响，高效液相色谱法（HPLC）可区分各种尿的糖皮质激素及代谢产物。HPLC的敏感性和特异性均很高，但某些干扰物质如卡马西平、地高辛会和皮质醇一起洗脱出来，造成尿游离皮质醇的假阳性。近年来质谱和气相色谱或高效液相分析联合应用的引入克服了此法的不足，然而由于价格昂贵而难以普及开展。尿游离皮质醇水平的变化范围很大，高于正常上限的4倍时考虑诊断库欣综合征，有时慢性焦虑症、抑郁、酗酒、正常妊娠及所有假性库欣综合征时会轻度增高。UFC检测也无法证实亚临床和临床前轻度的库欣综合征，需结合其他实验室检查。

2.午夜唾液皮质醇检测

午夜唾液皮质醇检测是筛查库欣综合征的简单方法，并且午夜唾液皮质醇诊断库欣综合征的敏感性可达100%，特异性可达84.2%～100%[15-16]。唾液皮质醇浓度与血游离皮质醇高度相关，而与唾液的分泌量无关。室温下样本可稳定1周。此方法尤其适用于周期性库欣综合征的患者，可随着时间反复夜间检测，而且唾液皮质醇的分泌并不依赖于肾，肾衰竭对检查的结果影响很小。另外，其分泌不受皮质醇结合蛋白的影响。适于儿童患者检测，避免了因为采血或惊恐紧张引起的激素变化，易于反复检查。该方法作为一线筛查试验替代尿游离皮质醇检测和小剂量地塞米松抑制试验。与血皮质醇检测结果一样，一些情况下会出现检查结果假阳性，如口服避孕药或妊娠女性患者，也可见于精神异常、高血压、糖尿病等情况。目前，午夜唾液皮质醇的检查结果因为检测方法及试剂不同而差异很大，各个实验室都定有自己的标准。目前最常用的检测方法为放免法，如果检测结果大于9.66nmol/L则提示库欣综合征诊断，小于4.14nmol/L则基本可排除库欣综合征诊断，如果结果介于二者之间，那么建议重新取样检测或结合其他的检查方法进行分析诊断。

3.过夜小剂量地塞米松抑制试验

过夜小剂量地塞米松抑制试验是夜间24时取血后口服1mg地塞米松，次日早晨8时再取空腹血检测皮质醇。以往健康人血皮质醇被抑制的截断值为低于138nmol/L，近年来确定为50nmol/L，此截断值大大提高了过夜小剂量地塞米松抑制试验的敏感性。然而此检测方法的特异性有限，有时健康的个体也会出现假阳性。如果皮质醇结合球蛋白增高、急慢性疾病或假性皮质醇增多症时准确率会下降。过夜小剂量地塞米松抑制试验的优点在于简单、价廉。

4.经典的2日小剂量地塞米松抑制试验

地塞米松可以通过下丘脑-垂体-肾上腺（HPA）

轴的负反馈环来抑制皮质醇的分泌。小剂量地塞米松抑制试验是库欣综合征最重要的诊断检查之一，用来检测HPA对糖皮质激素的负反馈抑制敏感度。患者每6h口服地塞米松0.5mg连续2天，收集服药前24h尿及服药第2天24h尿，测尿游离皮质醇；或选择测量晨8时和第1剂药后48h血皮质醇。正常反应在服用地塞米松的第2天24h尿游离皮质醇下降低于27nmol/L，或最后1次地塞米松后早晨的血皮质醇低于50nmol/L。该试验特异度和敏感度为95%。正确的尿收集、正常的地塞米松药物代谢是该检测方法的前提。

小剂量地塞米松抑制试验结果的影响因素有地塞米松口服吸收减低、其他药物（巴比妥类、苯妥英钠、卡马西平、利福平、甲丙氨酯、氨鲁米特、甲喹酮）提高地塞米松肝代谢、皮质激素结合蛋白浓度升高（使用雌激素治疗或妊娠时）和假性库欣综合征时。

5. 血皮质醇昼夜节律-午夜血皮质醇

库欣综合征患者凌晨皮质醇浓度常常轻度高于正常范围，但丧失正常的昼夜节律，检测血清皮质醇昼夜节律需要患者住院48h或更长时间，以避免因住院应激而引起假阳性反应。检查时需测定8时、16时和24时的血清皮质醇水平，但午夜行静脉抽血时必须在唤醒患者后1～3min内完成并避免多次穿刺的刺激，或通过静脉内预置保留导管采血，以尽量保持患者于安静睡眠状态。午夜血皮质醇常常高于截断值50nmol/L。这一截断值敏感性很高，但特异性较差。如果采用截断值207nmol/L则对正常个体和假性CS者鉴别特异性达100%。而其他时间点血皮质醇的检测对疾病诊断的帮助不大。

二、明确是否为ACTH依赖性库欣综合征

库欣综合征分为ACTH依赖性和非ACTH依赖性，80%的库欣综合征是ACTH依赖性，而在ACTH依赖性库欣综合征患者中，约80%为依赖于垂体ACTH的库欣病。大部分非ACTH依赖性的库欣综合征是由肾上腺腺瘤引起的，临床上可以用CT或MRI扫描明确占位。测量血中的ACTH是确定库欣综合征病变部位的一种重要方法。非ACTH依赖性库欣综合征患者ACTH下降。典型的ACTH依赖性库欣综合征血浆ACTH升高或正常，几乎没有降低的。在已经明确库欣综合征的前提下，如血浆ACTH<2.2pmol/L则考虑非ACTH依赖性库欣综合征的诊断，如血浆ACTH>4.4pmol/L则考虑

ACTH依赖性。一般来说，当ACTH水平非常高时（>110pmol/L），则支持异位库欣综合征诊断。介于2.2～4.4pmol/L则需要进一步利用其他实验如CRH刺激试验来进行区分。由于ACTH很快被血浆蛋白酶降解，因此测定ACTH要求用预冷的乙二胺四乙酸管，取血后应将标本储存在-20℃，尽快送至实验室低温离心，尽量缩短采血和检测的时间间隔，减少假阴性结果可能。

三、明确ACTH来源

1. 大剂量地塞米松抑制试验

大剂量地塞米松抑制试验可以用来鉴别库欣病和异位肿瘤分泌ACTH造成的库欣综合征。大剂量地塞米松抑制试验可抑制80%～90%的垂体ACTH腺瘤的ACTH分泌，而异位ACTH分泌肿瘤一般对此反馈性抑制不敏感。某些少数分化程度高的良性神经内分泌肿瘤（如支气管、胸腺和胰腺的类癌）也可能像垂体肿瘤一样对反馈性抑制敏感。大剂量地塞米松不能抑制肾上腺性库欣综合征的皮质醇自主性分泌，因为ACTH水平已经很低了，很难再进一步降低。大剂量地塞米松抑制试验有3种方法，包括2天每6h口服地塞米松40μg/kg，共8次；5mg/m² 地塞米松口服过夜；静脉注射4～7mg地塞米松试验。检测给予地塞米松前后的血及尿皮质醇水平，以鉴别垂体性ACTH及异位ACTH，敏感性为60%～80%。

2. 促肾上腺皮质激素释放激素（CRH）刺激试验

大部分垂体肿瘤、少数异位ACTH分泌肿瘤在CRH刺激下血浆ACTH及皮质醇水平增高，而肾上腺性库欣综合征则无或仅稍有皮质醇或ACTH的改变。试验时静脉注射1μg/kg或100μg合成的羊或人CRH。对CRH试验的结果尚无统一的解释标准。结果判断的不同依赖于生化指标标准（CRH峰值比基值提高35%～50%，皮质醇提高14%～20%），提高的时间点（ACTH 15～30min，皮质醇15～45min），以及所用CRH种类的不同。然而，由于异位ACTH肿瘤对CRH也有反应，诊断特异性不能达到100%，单靠此检测也不能完全解决问题。

3. 垂体MRI

ACTH依赖性库欣综合征均经过增强的垂体MRI扫描，可发现约60%的垂体腺瘤。若临床表现、生化检测与垂体性库欣综合征一致，即可确定诊断，无需进一步评估。

4. 双侧岩下窦采样（BIPSS）

国外许多文献[17]报道认为 BIPSS 是诊断库欣综合征的较好方法。吴志远等[18]认为可用 BIPSS 诊断 ACTH 依赖性库欣综合征，对库欣综合征垂体瘤定位的诊断准确率为 84.21%，高于 MRI，与 Gazioglu N 等[19]的报道相吻合。垂体左右两侧的静脉分别回流至同侧海绵窦后向后下进入岩下窦，然后直接进入颈静脉。因为岩下窦是直接接受从垂体进入海绵窦的血，所以此处的血样含垂体分泌的激素水平最高，是监测垂体激素浓度变化最理想的样本。当 ACTH 依赖性库欣综合征患者临床、生化检测、放射影像学结果不一致或不能确诊时，推荐进行 BIPSS。

应该在肿瘤分泌皮质醇水平增高时进行。将导管于双侧岩下窦后，静脉注射羊或人 CRH（$1\mu g$/kg 或 $100\mu g$），分别从双侧取基础状态、注射后 3min、5min 及 10min 的血样本，同时取外周静脉血样本。岩下窦血与外周血基础 ACTH 比值 > 2，CRH 刺激后 > 3 提示库欣综合征。操作时应用数字减影成像来确定导管的位置和岩下窦的解剖形态，然而技术原因或静脉异常引流可能导致垂体 ACTH 瘤患者假阴性结果。若岩下窦血与外周血比值低，提示异位 ACTH 分泌肿瘤，特异性较大（95% ～ 99%），只有极少数库欣综合征患者的比值不高。BIPSS 用于垂体微腺瘤左右侧定位尚有争议。BIPSS 的并发症如深部静脉血栓形成、肺栓塞、脑干血管损伤等十分少见。由于 BIPSS 的结果可靠性及不良事件发生的频率与专业医师的经验密切相关，该项检查建议应该仅在专业中心进行。

5. 找寻隐匿的异位 ACTH 分泌肿瘤

异位 ACTH 肿瘤大多数为神经内分泌新生物，如位于支气管、胸腺、胰腺等类癌，胰岛细胞肿瘤，甲状腺髓样癌和嗜铬细胞瘤。若 BIPSS 检测无垂体 ACTH 分泌梯度，则临床上需进一步做颈、胸、腹的 CT 和（或）MRI，甚至必要时进行生长抑素类似物闪烁扫描或正电子发射断层扫描术（PET）。MRI 较 CT 更容易发现支气管类癌。生长抑素类似物闪烁扫描可能发现含有生长抑素受体的隐匿性 ACTH 肿瘤。PET 在隐匿性 ACTH 分泌肿瘤的寻找中作用尚未确定。异位 ACTH 肿瘤的发现有时十分困难，可能在确诊 ACTH 依赖性库欣综合征后若干年，才能发现肿瘤的位置，给治疗带来困难，也给患者带来痛苦。

第五节 库欣综合征的治疗

去除病因、降低机体皮质醇是纠正库欣综合征患者高血压的最有效方法。

（一）外科手术与放射治疗

库欣病首选外科手术治疗。治疗的目标是完全切除垂体瘤，纠正皮质醇增多症而不出现垂体功能减退。由于近年显微外科技术的不断发展，经蝶窦垂体微腺瘤切除术成为一线治疗方法，手术中及手术后并发症少，病死率低，有效率达 80% ～ 90%，术后复发率约 5%。垂体放疗是库欣病的一种辅助治疗方法，可以减少垂体瘤术后复发率，但可能出现部分性或全部垂体功能低下，其长期疗效有待于进一步观察。目前对库欣病治愈的定义尚无广泛一致意见。术后缓解率依使用的标准和评价的时间而定。2011 年库欣综合征专家共识认为[20]，若以术后血清皮质醇水平正常为标准，即要求 8 时血清皮质醇水平在 2 ～ $5\mu g/dl$，或 UFC 水平 20 ～ $100\mu g$，临床表现消失作为缓解标准，一般缓解率在 70% ～ 80%。据这样的标准，长期随访显示其复发率高，10 年复发率可高达 25%。术后 2 周内早晨血皮质醇水平低于 $2\mu g/dl$，可能是缓解的最好指标。以此为标准，即使对于经验丰富的专家，手术缓解率也只有 40% ～ 65%。由此可知，经蝶窦手术在长期随访中其成功率下降，复发的危险至少在术后 10 年仍存在，也存在术后垂体功能低下的危险，故强调对库欣病患者术后应长期随访。

肾上腺皮质腺瘤、肾上腺皮质癌和异位 ACTH 综合征原则上要求必须手术切除，不能手术治疗者方采用药物治疗。目前，腹腔镜技术应用比较成熟，与传统的手术方式相比具有创伤小、术后恢复快、安全等优点[21]。

手术治疗去除高皮质醇血症后，其继发性高血压常常得到纠正，收缩压和舒张压均有所下降。但仍有 1/3 的患者术后持续高血压，推测其原因可能与长期暴露于高皮质醇水平，以及长期的高血压导致不可逆的血管结构改变等有关。另外，一些患者可能本身同时合并原发性高血压。但库欣综合征患者术后持续性高血压的治疗不像术前那样困难，应用降压药一般可以获得满意的治疗效果。

（二）药物治疗

一部分患者高血压在手术后不能完全治愈或者因为各种原因不能行手术或放射治疗，可用药物控制高血压。由于皮质醇增多导致的高血压多为顽固性高血压，术后持续高血压对药物的治疗反应会比术前要好一些，但如果高皮质醇血症不解除，单用降压药物治疗则效果较差，通常需要2种或2种以上不同类型的降压药联合应用。皮质醇增多导致高血压的药物治疗包括两大类[12, 22-23]，第一类通过阻断皮质醇生物合成从而减少皮质醇的合成，继而达到降压的目的；第二类为抗高血压药物，如钙通道阻滞药、血管紧张素转化酶抑制药（ACEI）和血管紧张素受体拮抗药（ARB）、利尿药等。

1. 皮质醇合成抑制剂

对于库欣综合征性高血压患者来说，皮质醇水平正常是有效控制高血压的前提。对等待手术或不能手术治疗的患者可试用皮质醇合成抑制剂或皮质醇拮抗剂，从而使血压得到缓解。但是，必须说明，抑制皮质醇合成的药物可能会破坏肾上腺组织，干扰细胞色素P450酶的活性，组织选择性较差，存在很多副作用，如水肿、皮肤潮红、胃肠道反应以及肝毒性等，所以服药时需严密监测。

（1）米托坦（O,P′-DDD）：直接破坏肾上腺皮质组织，改变皮质醇的外周代谢，影响皮质醇结合蛋白，并抑制类固醇激素的合成，可以用于治疗几乎所有的高皮质醇血症。但因其作用较强，容易发生肾上腺皮质功能低下，需要糖皮质激素替代治疗，目前临床上较少使用。对于周期性库欣综合征的患者尤其需要监测皮质醇水平，防止发生肾上腺皮质功能低下。副作用包括恶心、呕吐、腹泻、抑郁和嗜睡。

（2）美替拉酮和氨鲁米特：二者皆通过抑制11β-羟化酶活性而减少皮质醇的合成。美替拉酮作用温和，副作用较小，是临床上唯一可以用于治疗妊娠期库欣综合征的药物。但因其对11β羟化酶的抑制，美替拉酮存在可能升高雄激素和盐皮质激素的副作用，加重高血压和低血钾，临床应用不多。氨鲁米特又称氨基导眠能，可以显著抑制胆固醇侧链的水解，拮抗美替拉酮升高雄激素及盐皮质激素副作用，目前较常用于异位ACTH综合征治疗的药物。氨鲁米特单独使用疗效不佳，可以和美替拉酮联合应用。氨鲁米特是较强的肝酶诱导剂，用时应

注意药物的协同及干扰作用。

（3）酮康唑：通过抑制线粒体细胞色素P450依赖酶，包括11β-羟化酶、胆固醇碳链酶，阻断皮质醇及醛固酮的合成。酮康唑耐受性较好，是目前治疗库欣综合征最常用的药物。其主要副作用有消化道症状、恶心、发热、肝功能受损，临床应用时需定期监测肝功能。此外，其具有男性胎儿致畸作用，因此不推荐妊娠期间服用。

（4）米非司酮（RU486）：是临床上使用最早的糖皮质激素受体拮抗剂，其作用机制通过直接抑制皮质醇的外周作用而发挥治疗作用，可以降低库欣综合征患者的血压。每日药物剂量5～30mg/kg，副作用包括肾上腺皮质功能低下和由于阻断皮质醇的中枢抑制而引起ACTH和皮质醇升高。

（5）噻唑烷二酮类药物（TZDs）：作为过氧化物酶体增殖物活化受体γ（PPARγ）配体，调节下丘脑-垂体功能。PPARγ在垂体前叶分泌ACTH的细胞广泛表达，亦在垂体ACTH腺瘤呈高度表达。TZDs可以诱导小鼠和人的ACTH肿瘤细胞G0/G1细胞周期停止和凋亡，抑制ACTH分泌。此外，TZDs与PPARγ受体结合，可以改善胰岛素敏感性。研究证实，罗格列酮和吡格列酮通过改善胰岛素的抵抗症状，可以降低库欣综合征患者高血压，减少心血管疾病的风险性。TZDs作为一种极有潜力的ACTH抑制剂，目前有关TZDs治疗库欣综合征的临床试验结果不一，尚需进一步大量的临床样本来证实其在库欣综合征治疗中的疗效。

2. 抗高血压药物

（1）ACEI和ARB：ACEI降压作用是通过抑制ACE使血管紧张素Ⅱ的生成减少，同时抑制激肽酶减少缓激肽降解，使血管扩张，血压下降。ARB通过阻滞血管紧张素受体，更加充分有效地阻断血管紧张素对血管收缩、水钠潴留以及细胞增生等不良作用。糖皮质激素导致高血压常伴肾素-血管紧张素系统激活，因此ACEI和ARB是治疗该类型高血压的首选。

（2）利尿药：通过利钠作用使血压下降，同时使细胞外液容量减低、心排血量降低。临床常用的有噻嗪类利尿药、保钾利尿药和袢利尿药3类。保钾利尿药螺内酯是非选择性盐皮质激素受体拮抗药，对于伴有盐皮质激素增高的库欣综合征合并高血压患者，是一种非常有效的降压药。最近，一种新型抗高血压药选择性醛固酮阻滞剂依普利酮问

世，其对醛固酮受体具有高度选择性，通过作用于肾上腺盐皮质激素受体，竞争性抑制醛固酮结合，对雄激素和孕酮受体的亲和力低，副作用小，是治疗库欣综合征性高血压的新型降压药物。库欣综合征患者应该避免使用袢利尿药呋塞米，因为其促进尿钙的排泄，高皮质醇血症影响小肠对钙的吸收，且促进骨钙动员，促进钙离子进入血液后从尿中排出。血钙虽在正常低限或低于正常，但尿钙排出量增加，易并发骨质疏松和肾结石。如临床上必须应用呋塞米，则需同时应用双磷酸盐，并注意血钾水平。

（3）钙通道阻滞药（CCB）：CCB通过抑制钙离子L型通道，阻抑血管平滑肌及心肌钙离子的内流，从而使心肌收缩力降低、血管平滑肌松弛，血压下降。单用CCB降压效果一般不佳，但可以联合使用其他降压药物。

总结与要点

- 库欣综合征是一种较为多见的内分泌疾病，可导致高血压，目前有效治疗皮质醇性高血压仍是棘手问题。本病如早期诊断，并实施成功的手术治疗，则能获得满意的疗效，多数患者的高血压可治愈。

- 库欣综合征患者的高血压与原发性高血压比较，特点在于高血压有明确的原因，同时有特殊的库欣综合征的临床表现。不同年龄库欣综合征患者高血压又有不同特点。库欣综合征导致的高血压多为顽固性高血压，即降压药治疗效果差，通常需要2种以上不同类型的降压药联合应用，针对病因的治疗如手术治疗库欣综合征后高血压可以恢复正常，即使术后仍需应用降压药，对药物的治疗反应也会好于术前。

- 术后也不能放松对高血压的治疗。高血压病程与术后血压水平相关。术前高血压病程是术后持续性高血压的预测因素，就诊年龄也与术后持续性高血压独立相关。术后持续性高血压者与术后血压正常者比较，很多患者心电图提示左心室肥大，高血压眼底病变更严重，心脑血管意外事件发生率更高。库欣综合征患者应及早就诊，及早治疗以缩短病程。

参考文献

[1] 中国高血压防治指南修订委员会. 中国高血压防治指南（2010）. 中华高血压杂志，2011，19（8）：701-743.

[2] 王志华，初少莉，陈绍行，等. 高血压住院患者病因及危险因素分析. 高血压杂志 2005，13（8）：504-509.

[3] 易秋艳，张林潮. 柳州市高血压病因流行病学调查. 中华临床医师杂志（电子版），2011，5（20）：6102-6105.

[4] 李南方，林丽，王磊，等. 1999至2008年高血压专科住院患者病因构成的分析. 中华心血管病杂志，2010，38（10）：939-942.

[5] 李南方，王磊，周克明. 新疆维吾尔自治区人民医院住院高血压患者病因构成特点. 中华心血管病杂志，2007，35（9）：865-868.

[6] Newel-lPrice J，Bertagna X，Grossman AB，et al. Cushing syndrome. Lancet，2006，367（9522）：1605-1617.

[7] 钟玫，颜晓东，路文盛，等. Cushing综合征的病因诊断与临床特点分析. 中国临床新医学，2013，6（7）：616-620.

[8] Moneva MH，Gomez-Sanchez CE. Pathophysiology of adrenal hypertension. Semin Nephrol，2002，22：44-53.

[9] 孙宁玲，霍勇，王继光，等. 难治性高血压诊断治疗中国专家共识. 中华高血压杂志，2013，21（4）：321-326.

[10] 曹筱佩，陈松锦，钟玫，等. Cushing综合征的临床特点与诊断分析. 中山大学学报医学科学版，2008，29（2）：211-215.

[11] 张波，陶红，陆召麟，等. 库欣综合征高血压临床特点的研究. 中华内分泌代谢杂志，2002，18（1）：5-8.

[12] 刘超，张梅. 皮质醇增多症所致高血压诊断与治疗. 中国实用内科杂志，2009，29（10）：890-892.

[13] Hammer F，Stewart PM. Cortisolm etabolism in hypertension. Best PractR es C lin EndocrinolM etab，2006，20：337-353.

[14] 宁光，周薇薇，陈家伦. 库欣综合征 // 陈家伦. 临床内分泌学. 上海：上海科学技术出版社，2011：533-542.

[15] 施绍瑞，干伟，邹茜婷，等. 唾液皮质醇对库欣综合征的诊断价值探讨. 四川大学学报（医学版），2009，40（2）：298-301.

[16] Doi M，Sekizawa N，Tani Y，et al. Late night salivary cortisol as a screening test for the diagnosis of Cushing's syndrome in Japan. Endocr J，2008，55（1）：121-126.

[17] Tsagarakis S，Vassiliadi D，Kaskarelis IS，et al. The application of the combined corticotropin-releasing hormone plus desmopressin stimulation during petrosal sinus sampling is both sensitive and specific in differentiating patients with Cushing's disease from patients with the occult ectopic adrenocorticotropin

syndrome. J Clin Endocrinol Metab，2007，92（6）：2080-2086.

［18］吴志远，张华，吴达明，等．双侧岩下窦采样诊断ACTH依赖性库欣综合征的应用研究．介入放射学杂志，2010，19（5）：361-362.

［19］Gazioglu N，Ulu MO，Ozlen F，et al. Management of Cushing's disease using cavernous sinus sampling：effective in tumor lateralization. Clin Neurol Neurosurg，2008，110（4）：333-338.

［20］中华医学会内分泌学分会．库欣综合征专家共识（2011）．中华内分泌代谢杂志，2012，28，（2）：96-102.

［21］郭津津，林毅，朱军．后腹腔镜技术治疗皮质醇增多症81例．中国中西医结合外科杂志，2010，16（1）：29-31.

［22］叶蕾，宁光．Cushing综合征的药物治疗进展．国际内分泌代谢杂志，2006，26（6）：421-423.

［23］卢琳，顾锋，陆召麟．库欣综合征药物治疗．中国实用内科杂志，2013，33（7）：504-508.

（陈乃耀　吴乃君）

第80章　嗜铬细胞瘤与高血压

嗜铬细胞瘤（pheochr- omocytoma）是由神经嵴起源的嗜铬细胞产生的分泌儿茶酚胺的肿瘤，肿瘤细胞合成分泌大量儿茶酚胺（catecholamine，CA）。肿瘤多源于肾上腺髓质，另一部分源于神经嵴的嗜铬组织，分布在颈动脉体、主动脉化学感受器、交感神经节等肾上腺以外部位，这些部位发生的嗜铬细胞瘤为肾上腺外嗜铬细胞瘤，依解剖部位不同称为副神经节瘤、化学感受器瘤、颈动脉体瘤和膀胱嗜铬细胞瘤等。

第一节　流行病学

1886年，Fränkle描述了一名18岁女性出现阵发性心悸、焦虑、头痛、面色苍白及呕吐，然后突然死亡，尸检发现患者双侧肾上腺存在肿物，最初考虑为这种组织命名为嗜铬细胞瘤。1908年，源于副神经节的嗜铬细胞瘤被命名为副神经节瘤。1912年Pick用希腊文phaio（黑色）、chroma（颜色）、kytos（细胞）创造了一个新的单词pheochromocytoma来代替"chromaffin tumors"（嗜铬细胞瘤），但嗜铬细胞瘤的名称却沿用至今[1]。1926年Roux在瑞士洛桑，Charles Mayo在明尼苏达州成功切除肾上腺嗜铬细胞瘤。1936年、1949年肾上腺素及去甲肾上腺素先后从嗜铬细胞瘤组织中被发现。1950年Von Euler和Engel发现嗜铬细胞瘤患者尿中排泄肾上腺素、去甲肾上腺素及多巴胺。1957年Axelrod及其合作者描述甲基化作用是儿茶酚胺代谢的重要途径，并因此在1970年获得诺贝尔生理学奖。

嗜铬细胞瘤的发病率较低，在初诊的高血压患者中所占比例为0.1%～0.6%，在持续存在高血压患者中发病率为0.05%～0.6%。一般人群每年每百万人中有3～8例儿茶酚胺分泌瘤，各年龄段均可发病，其发病高峰为30～50岁，男性和女性的发病率基本上相同，儿童罕见。其大量合成及释放儿茶酚胺引发焦虑、恐惧、濒死感、大汗、呼吸困难、上腹部及胸部疼痛、头痛、高血压、恶心、呕吐、心悸及震颤等一系列临床症状。约半数患者持续存在高血压，1/3的患者呈阵发性高血压，其余的患者血压正常。所以，部分患者查体时意外发现，而另有部分患者在尸解时才被发现。血压波动归因于儿茶酚胺的间断释放、血容量不足以及交感神经作用受损。嗜铬细胞瘤造成心、脑、肾等重要脏器血管的严重损害，甚至危及生命。如能早期诊断，手术切除后大多数可治愈。

近年研究发现15%～24%嗜铬细胞瘤患者存在基因突变，包括RET、VHL、SDHx等[2]，基因检查及生化检测有利于其较早发现，散发的嗜铬细胞瘤常因出现症状或查体时意外被发现。

第二节　病因、相关病理及遗传状态

一、病因

多数嗜铬细胞瘤为散发，但有部分嗜铬细胞瘤的体细胞突变类似于导致家族异常的种系突变。20%～30%的嗜铬细胞瘤呈遗传性。目前研究有9种基因（RET、VHL、NF1、SDHA、SDHB、SDHC、SDHD、SDHF2、TMEM127）的种系突变与家族性嗜铬细胞瘤的发生相关[3]。肿瘤的发生是一个多因素、多阶段、多步骤遗传学和表观遗传学异常共同参与的复杂过程[4]。人类基因组存在两类信息方式，一类为遗传信息，提供产生生命所必需的蛋白质模板；另一类为表观遗传学信息，非基因序列改变导致基因表达水平改变，即何时、何地以何种方式应用遗传信息指令，确保基因表达在时间和空间上的有序性。文献报道[3]嗜铬细胞瘤组织中DCR2、

RASSF1A、NORE1A、p16、CDH1、CASP8 等基因存在异常高甲基化，其中包括肿瘤转移相关基因、抑癌基因、DNA 修复基因、细胞周期调控基因等，参与嗜铬细胞瘤发生、发展、转移等分子机制。

家族型嗜铬细胞瘤与遗传有关。多发性内分泌腺瘤病 MEN 2a 及 MEN 2b 存在 10 号染色体 RET 原癌基因的活性胚系突变，其活化利于肿瘤的发生。SDHB 基因突变主要倾向于腹部的副神经节瘤，且体积较大，存在恶性潜能。VHL 基因主要导致肾上腺的嗜铬细胞瘤，并且多为双侧发病[5]。嗜铬细胞瘤只与多发性神经纤维瘤Ⅰ型相关，其基本的基因损害为 17 号染色体的 RF1 基因失活。人类嗜铬细胞瘤及副神经节瘤中 p16 基因纯合缺失和突变并不常见，但 p16 基因启动子区甲基化是其失活的主要形式[6]。

二、相关肿瘤病理

散发的嗜铬细胞瘤常为单个，大部分有包膜，亦有由肾上腺包膜构成的假包膜，瘤体实性，常有钙化。瘤体内出血表面可呈斑点样或深红色。可有出血、坏死、囊性变或钙化，光镜下可见肿瘤由较大的、多角形的嗜铬细胞组成，电子显微镜下可见细胞核周围有密集的富含肾上腺素和去甲肾上腺素的嗜铬颗粒。良、恶性之间无明显差异，恶性嗜铬细胞瘤可有包膜的浸润，血管内可有瘤栓形成，显微镜下很难鉴别，主要是观察有无局部浸润或远处转移。转移的主要部位常为肝、骨骼、淋巴结和肺部。

副神经节瘤为源于肾上腺外交感神经节的嗜铬细胞瘤，占散发嗜铬细胞瘤的 15%～20%。85% 的肿瘤在腹腔内，多在肾旁和主动脉两侧，肿瘤可在交感神经节内或节外，与肾上腺外嗜铬组织的解剖分布相一致；可见于颈动脉体、颈静脉窦、肾上极、肾门、肝门、肝及下腔静脉之间、腹腔神经丛、近胰头处、髂窝或近髂窝血管处、卵巢内、膀胱内、直肠后等；亦可位于纵隔或心脏，中枢神经系统常位于蝶鞍、岩骨脊和垂体区。马尾部的副神经节瘤可引起颅内压的增高。源于神经外胚层化学受体的非嗜铬的神经节瘤被称为非嗜铬性副神经节瘤或血管球肿瘤。常出现于头颈部，分泌儿茶酚胺罕见。神经母细胞瘤、神经节母细胞瘤及神经节瘤均为交感神经系统肿瘤，与嗜铬细胞瘤相关。

三、相关遗传状态

（一）多发性内分泌腺瘤综合征 2 型（MEN2）

MEN2 是一种常染色体显性遗传的疾病，由 ret

基因突变引起。有报道 50% 的 MEN2 相关嗜铬细胞瘤患者 RASSF1A 基因甲基化。MEN2a（Sipple 综合征）可能会出现嗜铬细胞瘤、甲状腺髓样癌和甲状旁腺瘤；MEN2a 患者甲状腺髓样癌的最终发病率接近 100%，大约 40% 可能发生嗜铬细胞瘤，常见于中年，血压增高不明显，肾上腺外嗜铬细胞瘤罕见；肿瘤分泌的激素主要为肾上腺素，早期临床症状可不典型，仅有血、尿生化改变。MEN2a 家族成员应于 6 岁前进行 ret 原癌基因突变的检测，决定是否需要进行预防性的治疗及定期检测相关部位的肿瘤发生。MEN2b 常有神经节神经瘤表现型（类马方综合征体型，多发性黏膜神经瘤）、侵袭性甲状腺髓样癌及嗜铬细胞瘤，比 MEN2a 发病年龄更早，所有家族成员均应检测 ret 原癌基因。

（二）von Hippel-Lindau 综合征（VHL 综合征）

VHL 综合征是由肿瘤抑制基因突变引发的一种常染色体显性遗传病，可出现视网膜血管瘤、中枢神经血管母细胞瘤、肾癌、肾和胰腺囊肿及多发囊腺瘤。10%～20% 的 VHL 综合征患者发现存在嗜铬细胞瘤。Margetts 等[7]研究发现散发性嗜铬细胞瘤和 VHL 相关嗜铬细胞瘤中存在 11p15.5 等位基因的缺失，该位点的甲基化与母系而非父系染色体缺失一致，11p15.5 印记基因可能在家族性和散在嗜铬细胞瘤发生中发挥作用。同时发现，HIC1 基因在嗜铬细胞瘤中甲基化常见，在 VHL 相关嗜铬细胞瘤患者中显著高于散发性嗜铬细胞瘤患者。VHL 相关嗜铬细胞瘤发生年龄较早，一些患者为双侧，有些仅有嗜铬细胞瘤的临床表现，甲氧基去甲肾上腺素水平增高，应定期检查血浆甲氧基去甲肾上腺素的水平。

（三）多发性神经纤维瘤（Von Recklinghausen）

嗜铬细胞瘤只与多发性神经纤维瘤Ⅰ型有关，多发性神经纤维瘤呈常染色体显性遗传。出现嗜铬细胞瘤患者的瘤体可以很大，患者可出现高血压。多发性神经纤维瘤患者易患血管畸形，亦可引发高血压。

（四）家族性嗜铬细胞瘤

肿瘤多为双侧发生，肾上腺髓质增生较常见。存在遗传倾向的个体需定期检测嗜铬细胞瘤的生化指标。

（五）家族性副神经节瘤

考虑为 SDHB、SDHC、SDHD 基因突变所致。SDHB、SDHD 基因遗传学失活是嗜铬细胞瘤发

（六）Carney 三联征

易见于 40 岁以下的女性，有副神经节瘤、惰性平滑肌肉瘤和肺软骨瘤。

第三节　临床表现

所有嗜铬细胞瘤均产生儿茶酚胺，但分泌儿茶酚胺的种类及数量差异很大，主要取决于生物合成酶的表达以及分泌量和分泌方式[8]。肾上腺嗜铬细胞瘤可产生肾上腺素及去甲肾上腺素，肾上腺以外的嗜铬细胞瘤主要产生去甲肾上腺素，2 型多发性内分泌腺病及 1 型神经纤维瘤病合并嗜铬细胞瘤主要产生肾上腺素。儿茶酚胺分泌肿瘤患者血循环中儿茶酚胺的种类、分泌量及分泌方式决定患者的不同临床表现。肾上腺外嗜铬细胞瘤，中枢神经系统、周围神经中的交感神经可大量分泌去甲肾上腺素，出现以高去甲肾上腺素血症和高神经肽类激素血症为主的临床表现。肾上腺素或多巴胺分泌为主的肿瘤则可出现直立性低血压为主的临床表现。

一、心血管系统表现

（一）高血压

有阵发性和持续性高血压两种类型，持续性高血压患者可有阵发性加剧，甚至发生高血压危象。血压骤升与低血压可交替发作，血压大幅度波动，时而急剧升高，时而突然下降，甚至出现低血压休克。发作时多伴有全身大汗、四肢厥冷、肢体抽搐、神志障碍及意识丧失。在高血压危象时存在脑出血或急性心肌梗死风险。

1. 持续性高血压

高血压患者存在以下情况要考虑嗜铬细胞瘤可能：常规抗高血压药物治疗无效，但对钙通道阻滞药和硝酸酯类降压药有反应，对 α 受体阻滞药反应良好。伴交感神经过度兴奋，低热及体重下降等高代谢症状，头痛，烦躁，焦虑，直立性低血压。特别是青年或儿童出现上述症状应进一步筛查嗜铬细胞瘤的可能。部分患者病情发展迅速，甚至出现恶性高血压，可伴视网膜血管病变、出血、渗出、视盘水肿、大量蛋白尿和继发性醛固酮增多症，严重时可有心力衰竭、肾衰竭，甚至危及生命。嗜铬细胞瘤患者的交感神经系统敏感性增加，可能与肿瘤释放的一些引起血管收缩的神经肽类有关。手术时挤压、牵拉肿瘤组织，使去甲肾上腺素（NE）及神经肽 Y 等大量释放入血，可致严重高血压。

2. 阵发性高血压

25%～40% 患者的高血压是发作性的，间歇期血压可以完全正常，发作持续时间短则数秒、数分或数小时，长则可达十几小时甚至数天。发作期血压骤升，收缩压可达 300mmHg，舒张压亦明显增高，可波动在 130～180mmHg 左右，剧烈头痛、面色苍白、大汗、恐惧、焦虑、心前区疼痛、心律失常、恶心呕吐、视物模糊等。诱发因素多为情绪激动，精神刺激，剧烈运动，体位变换，大、小便，肿瘤被挤压、按摩。早期发作较少，随病程的延长越来越频繁，由数月或数周发作一次逐渐缩短为每天发作数次或十余次，最后可转化为持续性高血压伴阵发性加剧。有些患者病情进展较快。

（二）直立性低血压和休克

未经治疗的高血压患者出现直立性低血压应注意嗜铬细胞瘤的可能。此类患者偶有急性腹痛，容易被误诊为急腹症。如果患者发生低血压及休克应注意以下因素：肿瘤出血坏死，儿茶酚胺释放减少血管扩张；儿茶酚胺引发的心律失常导致心力衰竭；分泌肾上腺素的肿瘤，兴奋 β 肾上腺素受体，周围血管扩张。此外，嗜铬细胞还可贮存和释放引起血管舒张的神经肽和肾上腺髓质素。

（三）心脏改变

可出现胸痛、心绞痛，严重者甚至出现急性心肌梗死。可伴多种心律失常，如窦性心动过速、窦性心动过缓、室上性心动过速、室性期前收缩等。也可有充血性或肥厚型心肌病，充血性心力衰竭。肺毛细血管内皮损害、肺动脉压力增加及细胞内液渗出可引起非心源性肺水肿。

二、发作性头痛、心悸、多汗三联征

头痛、心悸、多汗为嗜铬细胞瘤高血压发作最常见症状，80% 以上的患者有头痛，多为高血压引发，表现为严重的前额或枕部疼痛，常较剧烈，呈炸裂样；心悸常伴有胸闷、胸痛、心前区压榨感或濒死感；有些患者平时即怕热多汗，发作时表现为大汗淋漓、面色苍白、四肢发冷，也有面色潮红伴有潮热感，可能为肿瘤分泌肾上腺素所致。高血压患者出现发作性头痛、心悸、多汗三联征应注意筛查嗜铬细胞瘤。

三、代谢紊乱

儿茶酚胺使体内耗 O_2 量增加，基础代谢率上升，出现多汗、体重减轻、体温增高等症状；肝糖原和肌糖原加速分解，并可促进糖原异生。α_2-受体激活可抑制胰岛素释放，对抗外源性或内源性胰岛素降血糖的作用因而嗜铬细胞瘤患者血糖升高，糖耐量减低，肿瘤切除后血糖可恢复正常。亦有患者血糖增高可能与嗜铬细胞瘤分泌释放的 ACTH、CRH、GHRH 等激素升高血糖有关；促进脂肪分解，使血中游离脂肪酸增多，患者出现体重减轻，皮下脂肪减少。少数患者出现低钾血症，也可出现高钙血症，但较少见，可能与肿瘤分泌甲状旁腺激素相关蛋白有关，肿瘤切除后，血钙可恢复正常。

四、其他临床表现

（一）消化系统症状

肠蠕动减弱，易引发腹胀、腹痛、便秘，甚至结肠扩张。儿茶酚胺可引起胃肠壁血管增殖性及闭塞性动脉内膜炎，以致肠梗死、溃疡出血、穿孔等，出现剧烈腹痛、休克、出血等急腹症表现。儿茶酚胺还可使胆囊收缩减弱，Oddi 括约肌张力增高，引起胆汁潴留。

（二）泌尿系统症状

长期持续性高血压可使肾血管受损，引起大量蛋白尿，甚至肾功能不全。嗜铬细胞瘤位于膀胱壁，可出现排尿诱发的高血压发作，甚至出现高血压危象。可有无痛性血尿。膀胱镜检查可明确诊断。

（三）神经系统

可出现精神紧张、焦虑、烦躁，甚至出现恐惧感或濒死感。有的患者可出现晕厥、抽搐、症状性癫痫发作等精神、神经症状。

（四）腹部肿块

少数嗜铬细胞瘤的患者可扪及腹部肿块，扪诊时可诱发高血压的发作，如瘤体内出现出血和坏死时，相应部位可出现疼痛或压痛。恶性嗜铬细胞瘤可转移至肝，致肝大。

（五）伴发疾病

可伴发一些基因种系突变的遗传性疾病，如斑痣错构瘤等。遗传性嗜铬细胞瘤多为多发性，手术治疗后易复发。

（六）静息型嗜铬细胞瘤

15%～20% 的嗜铬细胞瘤患者没有任何临床症状，基础血尿儿茶酚胺水平在正常范围，常在其他疾病检查或健康体检时才意外发现，在特殊情况下可诱发嗜铬细胞瘤性高血压，大多数静息型嗜铬细胞瘤患者只有在阵发性发作时血儿茶酚胺水平才上升，与其他嗜铬细胞瘤患者的风险相似。

第四节　实验室检查

一、生化检查

嗜铬细胞瘤持续产生并释放甲氧基肾上腺素类似物，基本不依赖于儿茶酚胺的释放，所以甲氧基肾上腺素类似物成为最佳的生化指标。

1. 儿茶酚胺及甲氧基肾上腺素类似物

最佳测定儿茶酚胺和甲氧基肾上腺素的方法是电化学检测的高压液相色谱法。24h 尿儿茶酚胺及尿 3-氧-甲基肾上腺素测定诊断儿茶酚胺分泌肿瘤的敏感度为 95%，特异度 98%，国际推荐使用血、尿间羟肾上腺素类似物（MNS）主要包括甲氧基肾上腺素（MN）及甲氧基去甲肾上腺素（NMN），作为诊断嗜铬细胞瘤的首选生化指标[1]。嗜铬细胞瘤内含有儿茶酚-O-甲基转移酶，在肿瘤内将肾上腺素和去甲肾上腺素转换成 MN 和 NMN，不受外周血循环中儿茶酚胺激素的影响。测定血浆 MN 和 NMN 诊断嗜铬细胞瘤的敏感性为 97%～99%，特异性为 82%～96%[9]。血浆间羟肾上腺素类似物能反映肿瘤细胞产生的游离代谢产物，且测定方便，不受肾功能影响。如其增高正常值的 4 倍以上几乎可以确诊嗜铬细胞瘤。进行的采血过程患者应处于平卧位，避免假阳性结果出现。测定尿甲氧基肾上腺素及甲氧基去甲肾上腺素诊断嗜铬细胞瘤的敏感性为 96%～97%，特异性为 45%～82%，与儿茶酚胺比较 MNS 具有明显的诊断优势：血 MNS 主要源于肿瘤细胞中的儿茶酚胺，不受外周血儿茶酚胺影响；血 MNS 与嗜铬细胞瘤的体积相关。且半衰期较长可在任何时间采血。正常参考值：尿 MN 和 NMN 总量 1.5～4.6μmol/d，血浆 NMN90～570pmol/L，血浆 MN60～310pmol/L。正常人尿排泄 MN 和 NMN 总量小于 7μmol/d，其中 MN 小于 2.2μmol/d，NMN 小于 5μmol/d。嗜铬细胞瘤时患者排出量在正常上限的 3 倍或更高。影响尿 MN＋NMN 排出量的药物主要有：儿茶酚胺类、对乙酰氨基酚（扑热息痛）、氯丙嗪、氨苯蝶啶、四环素、单胺氧化酶抑制剂、普萘洛尔（心得安）、放射造影剂等。

检测尿 CA 收集 24h 尿液同时应测定肌酐清除率，可以用来估计收集的量是否足够。应在患者休息、没有使用药物、近期内没有进行放射介入和治疗的情况下收集尿液；应停用的药物包括三环类抗抑郁药、左旋多巴、含肾上腺素能受体激动药的药物、安非他明、丁螺环酮、丙氯拉嗪（氯吡嗪）、利舍平、可乐定、乙醇、对乙酰氨基酚，其中三环类抗抑郁药物至少应停用 2 周。收集尿液时和尿液收集后样本必须在酸性环境下，并且需冷藏。

正常人血、尿儿茶酚胺检测受影响因素较多，但是在检测 MN 和 NMN 同时检测血尿儿茶酚胺对诊断有帮助。甲基多巴、左旋多巴等药物对尿儿茶酚胺浓度的影响持续时间可达 2 周，低血糖、激烈运动、颅内压增高等也可增加儿茶酚胺排泄。四环素、红霉素、地美环素、奎尼丁、尼古丁、咖啡因、水合氯醛、氯丙嗪、阿司匹林、对乙酰氨基酚、拉贝洛尔、大剂量维生素 B_2、左旋多巴、甲基多巴、茶碱、乙醇、硝酸甘油、硝普钠、钙通道阻滞药等药物可以增加尿中儿茶酚胺的排泄。减少尿儿茶酚胺浓度的有可乐定（可乐宁）、胍乙啶、利血平、溴隐亭、放射造影剂、血管紧张素转化酶抑制药等。尿 CA 正常值为 519～890nmol/d，其中 80% 为 NE，20% 为肾上腺素（E）；超过 1500nmol/d 有诊断意义，提示嗜铬细胞瘤的存在。E 超过 270nmol/d 可提示肿瘤位于肾上腺内。

2. 尿 VMA 和 HVA 测定

3-甲氧-4-羟基-扁桃酸（VMA）是肾上腺素和去甲肾上腺素的代谢终产物，正常值为 5～44μmol/d。HVA（高香草酸），是多巴的代谢终产物，其正常值＜45μmol/d。VMA 和 HVA 受外源性儿茶酚胺的影响相对较小，但很多药物可以影响其检测浓度。敏感性和特异性均不如尿 MNS。

3. 血浆 CA 测定

受影响因素较多，对诊断嗜铬细胞瘤价值有限。

4. 血浆神经肽类及酶类测定

血浆嗜铬粒蛋白质 A（chromogranin-A）对本病的诊断敏感性为 83%，特异性为 96%，但在肾衰竭患者中诊断价值降低。

二、药理试验

分为激发试验和抑制试验。由于测定儿茶酚胺及 3-氧-甲基肾上腺素方法的进步，激发试验已趋淘汰。仅以可乐定试验为例介绍抑制试验原理，不再过多介绍。

可乐定为 $α_2$-肾上腺能激动剂，抑制神经源性 CA 的释放，并不影响儿茶酚胺从嗜铬细胞瘤的释放。能区分嗜铬细胞瘤和儿茶酚胺、3-氧-甲基肾上腺素的假阳性升高。患者安静平卧，口服可乐定 0.3mg，服药前及服药 3h 后分别采血测定血浆儿茶酚胺或 MNS 水平。大多数高血压患者于服药后血压可下降，正常人及原发性高血压患者的血浆儿茶酚胺浓度降低，去甲肾上腺素与肾上腺素之和低于 500pg/ml；或去甲肾上腺素水平至少降低 50%，嗜铬细胞瘤患者血浆儿茶酚胺及 MNS 水平不被抑制。

三、影像学检查

1. B 型超声波检查

B 超敏感性低于 CT、MRI，对直径 1cm 以上肾上腺肿瘤检查的阳性率较高。对肾上腺外如腹腔、盆腔等部位的嗜铬细胞瘤进行初步筛查有较大的实用价值。高分辨 B 超肾上腺皮质腺瘤呈实性低回声，分布欠均匀，类圆形影，与周围相邻脏器无粘连表现；肾上腺皮质弥漫性增生时表现为肾上腺体积增大，内部以低回声为主；肾上腺血肿表现为液性无回声暗区，类圆形，边界清。过大的肿瘤应警惕肾上腺皮质癌可能。

2. CT

CT 可清楚地区分肾上腺内的病灶及正常的腺体组织。对 90% 以上的肿瘤准确定位。使用螺旋 CT 可以发现直径小于 0.5cm 的肿块。如瘤体直径大于 2cm，合并出血、坏死，CT 显示常呈不均质性，不需要增强对照扫描。如必须使用增强对照剂时，应先使用 α 和 β 受体阻滞药，以免诱发 CA 释放而导致危象发生。一般使用增强剂后诊断更可靠。由于肠袢和肿瘤都是透 X 线的，对于腹膜后主动脉旁的肿瘤可以使用口服不透 X 线的造影剂。嗜铬细胞瘤瘤体呈圆形或类圆形软组织块影，密度常不均匀（图 80-1）。恶性肿瘤一般瘤体较大，外形不规则且密度不均匀，可有周围组织浸润及远处转移。CT 定位诊断的敏感性为 77%～98%，特异性为 29%～92%。

3. 磁共振显像（MRI）

优点为不需要注射造影剂，不用暴露在放射

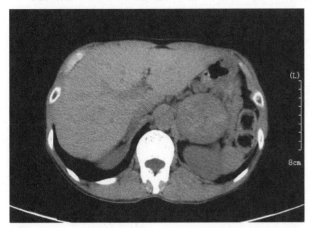

图 80-1　一名嗜铬细胞瘤患者 CT 强化，左侧肾上腺区一类圆形软组织肿块影，大小约 7.4cm×6.3cm×8.5cm。其内可见点状致密影及片状高密度影。CT 值 39～122Hu，邻近结构受压、变形、移位。外科手术后免疫组化结果：AE_1/AE_3（－），CEA（－），Inhibin（－），CD_{15}（－），CgA（2＋），SYN（＋），S-100（＋），CK8/18（－），EMA（－），Ki-67＜1%，NSE（＋），Melan-A（－）

线下，可用于孕妇，可显示肿瘤的解剖部位、与周围组织的关系以及某些组织学特征。嗜铬细胞瘤在 T1 加权像中呈低强度或等强度，在 T2 加权像中呈高密度。MRI 敏感性为 85%～100%，特异性约 67%。

4. ^{123}I 标记的邻碘苯甲基胍（^{123}I-MIBG）

MIBG 可被肾上腺素能囊泡浓集，能被存在功能的肿瘤组织的小囊泡摄取并储存，做闪烁扫描可以显示儿茶酚胺的肿瘤，所以适用于转移、复发及肾上腺外肿瘤，并可显示其他神经内分泌肿瘤。尽管有报道 MIBG 诊断嗜铬细胞瘤、副神经节瘤及甲状腺髓样癌的敏感性下降，但其仍可广泛应用，因为其对肾上腺外肿瘤及恶性嗜铬细胞瘤的转移灶的发现有重要价值，并且可以用于手术后消除残余肿瘤组织和预防转移[10]。

5. 下腔静脉插管分段取血测血浆 CA 水平

当定性诊断确诊为嗜铬细胞瘤而定位检查未能发现肿瘤时，可采用此方法。

6. 其他

近年来有文献报道在明确定位诊断及排除多发灶、转移灶时应进行奥曲肽及 ^{18}F- 脱氧葡萄糖标记的 PET 检查[11]。

第五节　诊断及鉴别诊断

一、诊断

临床上高血压患者常见，但很难常规筛查嗜铬细胞瘤的存在。本病多为良性肿瘤，切除肿瘤后大多数能治愈，延误诊断有可能出现巨大风险，早期发现至关重要。嗜铬细胞瘤的常规诊断步骤可依图 80-2[1]。

（一）生化诊断

卧位采血检测血浆 MNS 高于正常参考值 4 倍以上，几乎百分之百考虑诊断。血尿儿茶酚胺水平可以作为辅助参考。

（二）定位诊断

如果临床表现及生化检查支持嗜铬细胞瘤或存在相关遗传疾病，则行进一步影像学检查。CT 及 MRI 均可作为首选检查手段。^{123}I 标记的邻碘苯甲基胍（^{123}I-MIBG）在定位方面特异性高于前者。奥曲肽及 ^{18}F- 脱氧葡萄糖标记的 PET 检查可用于 ^{123}I-MIBG 检查后仍存异议的患者。

（三）基因检测

目前发现至少有 5 种基因突变与家族性嗜铬细胞瘤相关[12]，但检测价格昂贵，可对患儿及有家族史患者进行筛查。

二、恶性嗜铬细胞瘤的诊断

肿瘤侵犯邻近组织器官或发生远处转移才能诊断恶性嗜铬细胞瘤，内分泌检查及肿瘤细胞分化程度均无法作为诊断恶性嗜铬细胞瘤的确切依据。但一些患者在确诊嗜铬细胞瘤后 5～20 年才发现转移灶，所以即便考虑为良性嗜铬细胞瘤仍应进行较长时间随访。如果出现肿瘤边界不清，肿瘤浸润生长复发的嗜铬细胞瘤，则考虑恶性嗜铬细胞瘤的可能。

三、鉴别诊断

1. 高血压

原发性高血压患者如果出现心悸、多汗、焦虑以及难以解释的腹部或胸部疼痛，应考虑进一步化

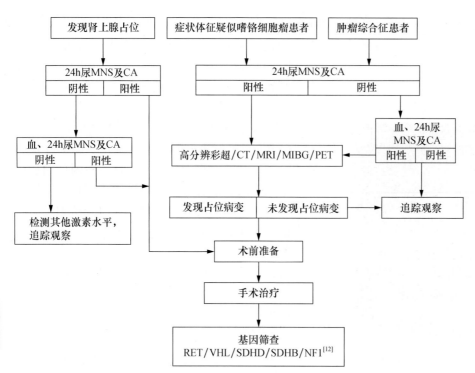

图 80-2　嗜铬细胞瘤诊断流程

验室筛查。肾实质性疾病引起肾素分泌增多致高血压，可存在蛋白尿、血尿等肾功能损害证据，但检测肾素水平增高不能完全排除嗜铬细胞瘤，因儿茶酚胺增多可刺激肾素分泌，嗜铬细胞瘤亦可异位分泌肾素。肾血管性高血压动脉多普勒检查和肾动脉造影可助于鉴别。皮质醇增多症及原发性醛固酮增多症引发的高血压，均可在肾上腺发现肿块，需检查 24h 尿游离皮质醇及肾素、血管紧张素、醛固酮等与嗜铬细胞瘤进行鉴别。典型皮质醇增多症患者可存在向心性肥胖、满月脸、水牛背、皮肤紫纹及痤疮等，原发性醛固酮增多症有低血钾、高血压，但此两种病患者症状亦可以不典型。颅内压改变所致恶性高血压通常可见头颅 CT 及脑电图改变，但嗜铬细胞瘤所致恶性高血压亦可导致蛛网膜下腔出血和颅内出血，需注意鉴别。弥漫性毒性甲状腺肿亦可引发脉压增宽的收缩期高血压。

2. 更年期综合征

妇女绝经前后常有焦虑、心悸、多汗、血压波动等症状，类似嗜铬细胞瘤的临床表现。分析月经史，检查血和尿 MNS 水平，以及影像学检查可以鉴别。

3. 冠心病

冠心病患者心绞痛发作时，可伴有心悸、胸痛、大汗淋漓，甚至血压增高。嗜铬细胞瘤患者高血压发作时也可发生心悸、胸痛，心电图可以表现为心肌缺血改变。检查血、尿 MNS，冠状动脉造影可明确诊断。

4. 糖尿病

有些糖尿病患者可同时伴有高血压及自主神经病变，某些嗜铬细胞瘤也可并发高血糖，检查患者胰岛功能及糖耐量试验有助于明确诊断。

5. 精神性疾病

精神病患者疾病发作时可存在多种不确定临床表现，伴有高血压者与嗜铬细胞瘤混淆，需多次测定 CA 及其代谢产物 MNS 水平以明确诊断。

6. 肾上腺髓质增生

肾上腺髓质增生与嗜铬细胞瘤在临床症状上相似，发作时血、尿儿茶酚胺及代谢产物水平均升高，影像学检查有助于鉴别。

7. 弥漫性毒性甲状腺肿

甲状腺功能亢进（甲亢）患者基础代谢率上升，可出现怕热、多汗、体重下降等高代谢症候群，可以出现以脉压增宽、收缩压增高为主的高血压。但血压往往轻度增高。少数嗜铬细胞瘤患者在高血压发作时亦可出现高代谢症状。测定甲状腺激素、促甲状腺素水平以及血与尿的 CA 与代谢产物可以鉴别。

8. 药物作用

四环素、红霉素、地美环素、奎尼丁、尼古丁、咖啡因、水合氯醛、氯丙嗪、阿司匹林、对乙酰氨基酚、拉贝洛尔、大剂量维生素 B_2、左旋多巴、甲基多巴、茶碱、乙醇等均可能导致尿儿茶酚胺水平增高。

第六节 治 疗

为避免因高血压危象反复发作而危及生命，应选择手术切除嗜铬细胞瘤，手术成活率在 80%～100%。内分泌科医生、泌尿外科医生、麻醉科医生的协作是手术成功的基础。手术前必须进行一段时间的药物准备，抑制交感神经系统，恢复有效血容量，提高患者的手术耐受力。

一、术前准备

手术成功的关键是充分的术前准备，术前联合应用 α 和 β 肾上腺素能受体阻滞药物控制血压，避免术中的高血压危象。α 受体阻滞药在手术前 7～10 天应用，控制血压。在新近发生心肌梗死、儿茶酚胺性心肌病及儿茶酚胺诱导的血管炎患者，需要在术前较长时间应用 α 受体阻滞药。注意监测患者坐立位血压的变化，目标的血压值为坐位不高于 120/80mmHg，立位收缩压高于 90mmHg。α 受体阻滞药发挥作用后开始应用 β 受体阻滞药，一般在术前 2～3 天。

1. α 受体阻滞药

酚苄明是首选的 α 受体阻滞药，为长效的、非选择性的、不可逆的 α 受体阻滞药，常用于术前准备。起始剂量为 10mg 每日 1～2 次，根据血压控制情况，每 2～3 天增加 10～20mg，直至血压有效控制。大部分患者用量 20～100mg/d 才能有效控制血压，少数患者需要 200mg/d 或更大剂量。服药期间应每天观察立、卧位血压。本药的不良反应包括直立性低血压、鼻塞、心动过速、嗜睡、射精障碍、腹泻、乏力等。哌唑嗪、特拉唑嗪、多沙唑嗪均为选择性 $α_1$ 受体阻滞药，也可用于嗜铬细胞瘤的术前准备。但是由于这些药物为 α 肾上腺素能非完全性阻滞剂，不作为手术前常规用药，而是在需要长期应用 α 受体阻滞药药物治疗时使用。乌拉地尔是一种 α 受体阻滞药，不仅阻断突触后 $α_1$ 受体，还阻断外周 $α_2$ 受体，而且可以降低延髓心血管中枢的交感反馈作用，对心率无明显影响，也可用于术前准备。

2. β 受体阻滞药

β 受体阻滞药必须在 α 受体阻滞药起作用以后使用，一般在术前的 2～3 天，β 受体阻滞药主要用于控制血循环中高浓度的儿茶酚胺及 α 受体阻滞药所致的心动过速。如果未经 α 受体阻滞药有效治疗即使用 β 受体阻滞药，则会阻断 β 受体所介导的骨骼肌血管舒张作用，使患者血压升高，甚至出现高血压危象。使用 β 受体阻滞药应从小剂量开始，然后根据心率调整剂量。目标心率在 60～80 次/分，用 β 受体阻滞药应警惕患者哮喘、充血性心力衰竭、喘息型慢性支气管炎。常用的 β 受体阻滞药有普萘洛尔（心得安）、阿替洛尔（氨酰心安）、美托洛尔（美多心安）等。

3. CA 合成抑制剂

甲酪氨酸为酪氨酸羟化酶的竞争性抑制剂，只有当其他药物治疗无效或对肿瘤进行物理治疗或破坏时才考虑应用。可降低嗜铬细胞瘤患者术前及术中血压，减少术中血量丢失和输血量。推荐起始剂量为第 1 天 0.25g，1 次/6h，第 2 天 0.50g，1 次/6h，第三天 0.75g，1 次/6h。于肿瘤破坏治疗前每 6h 给予 1000mg，治疗当天给予最后 1 次。根据血压及血、尿儿茶酚胺、MNS 的水平来调整剂量。主要副作用为嗜睡、焦虑、腹泻、做噩梦、锥体外系症状，停药或减量可消失。

4. 钙通道阻滞药

尼卡地平是术前准备中常用的钙通道阻滞药，常用剂量为尼卡地平缓释剂 30mg 每日 2 次，可以通过阻断钙离子内流而抑制肿瘤细胞儿茶酚胺释放；可预防儿茶酚胺引起的冠状动脉痉挛和心肌损伤，适用于伴有冠心病和儿茶酚胺心肌病的嗜铬细胞瘤患者。

5. 补充血容量

血压基本控制后，患者可食用高钠饮食，必要时在手术前静脉输注血浆或其他胶体溶液，血容量恢复正常后，发生直立性低血压的概率减少。

6. 高血压危象的治疗

高血压危象可发生于手术前或手术中，可以使用硝普钠、酚妥拉明或尼卡地平治疗。硝普钠通过扩张周围血管、降低外周阻力使血压下降，可用于嗜铬细胞瘤高血压危象发作时或手术中持续高血压的抢救。剂量为 0.5～5.0μg/（kg·min）静脉输注，根据血压调整剂量。酚妥拉明是短效的非选择性 α 受体阻滞药，对 $α_1$ 和 $α_2$ 受体均有阻滞作用，作用迅速，半衰期短，可反复静脉注射或静脉滴注，用于高血压危象发作时，手术中控制血压，不适用长期治疗和术前准备。尼卡地平的起始剂量为 5mg/h，根据血压情况调整速度，最高不超过 15mg/h。

二、手术

（一）术式选择

1.腹腔镜下肿瘤切除术

一般适合于治疗直径小于 6cm 的肾上腺肿瘤，肾上腺腹腔镜手术一般通过直径 10～12mm 的小孔进行。术中气腹的腹内压应控制在 8～10mmHg，以减少儿茶酚胺的释放。

（1）经腹的腹腔镜肾上腺嗜铬细胞瘤切除术：优势在于标识清楚，视野开阔，操作空间大，缺点在于经腹腔途径穿刺过程中容易损伤肠道、血管。

（2）经腹膜后腹腔镜肾上腺嗜铬细胞瘤切除术：优点在于能快速进入手术视野，途径直接，损伤少，对腹腔脏器干扰少，通常只需要三个套管即可完成手术。缺点为操作空间下术野暴露不充分，解剖标志不明确。

（3）针眼内窥镜肾上腺肿瘤切除术：该技术较传统手术减少了手术时间和肿瘤切除时间，通过 2～5cm 小孔，用较大的脐孔用于肿瘤切除。

（4）开放性腹腔镜切除术：适用于瘤体巨大的嗜铬细胞瘤，或存在腹腔内转移需行清扫术的患者。

（5）机器人辅助腹腔镜技术：与腹腔镜肾上腺切除术一样安全，出血量少，患者恢复快，住院时间短，围术期并发症也与腹腔镜肾上腺切除术相似[12-13]，术中血流动力学波动很小[14]。

2.经腹肿瘤切除术

直径大于 6cm 肿瘤或侵袭性嗜铬细胞瘤腹腔镜手术困难，需开放手术。近年来很多报道在腹腔镜下成功切除直径大于 6cm 肿瘤，但对于肿瘤巨大、直径超过 10cm 肿瘤尚不推荐腹腔镜手术。

（二）麻醉注意事项

麻醉前应避免使用芬太尼、氯胺酮、吗啡，它们会促使嗜铬细胞瘤中的儿茶酚胺释放。阿托品等副交感神经阻滞剂可引发心动过速也应避免使用。麻醉前用药可使用东莨菪碱和苯巴比妥，肌肉松弛药可用琥珀胆碱。在未用 α 受体阻滞药前，很多麻醉药可诱发嗜铬细胞瘤高血压危象，但肾上腺素能被阻滞后，麻醉药的选择与常规手术相同。麻醉可采用丙泊酚、依托咪酯或巴比妥酸盐结合阿片样麻醉药进行诱导麻醉。除氟烷、地氟烷避免使用外，多数麻醉气体均可使用。术中增加麻醉深度或血管舒张药物控制高血压，结扎肾上腺静脉后有可能出现低血压，因此在结扎肾上腺静脉前要停用血管扩张药。随着现代麻醉学科的进步，脑电双频谱指数（BIS）等早期预警患者生命体征变化的检测手段出现；"滴定式给药"等给药系统和方式出现；在快速监测-控制反馈系统基础上，将患者各项指标控制在理想状态内成为可能，应用在嗜铬细胞瘤手术中，使其麻醉变得更加安全有效。有研究认为使用 BIS 监测麻醉深度的平衡麻醉，能有效避免术中应激反应及术后低血压等。由 BIS 等引导的闭环反馈给药系统可使嗜铬细胞瘤手术麻醉更安全、有效，更有效率[15]。

（三）手术注意事项

术中常规监测指标包括有创动脉压、中心静脉压、心电图、血氧饱和度、呼气末二氧化碳、气道压、体温、尿量、出血量、电解质、血糖等。有心脏病的患者应监测肺动脉楔压，记录失血情况，控制输液速度，输入量一般应等于失血量。手术中如果出现血压增高可以应用尼卡地平或硝普钠，但硝普钠浓度在 $2\mu g/(kg \cdot min)$ 以上，超过 6h 存在导致氰化物中毒可能，应注意剂量及浓度。嗜铬细胞瘤周围血管丰富，直径大于 6cm 的肿瘤中央静脉多为 2 支，以往认为嗜铬细胞瘤切除术时应尽早切除肾上腺中央静脉，防止儿茶酚胺等激素过多进入血液循环，减少术中血压波动，但结扎肾上腺静脉后可能发生休克及心功能衰竭。近年来一些学者提出[16]腹腔镜肾上腺嗜铬细胞瘤切除术先游离肿瘤，最后处理肾上腺中央静脉安全可行。术中出现低血压时迅速补充血容量，如血容量已补足，中心静脉压正常而血压仍低于正常，可用 0.1～0.5mg 去甲肾上腺素静脉推注或滴注。术中如果出现高血压发作，可静脉注射 1～5mg 酚妥拉明或持续静滴酚妥拉明；如出现心率显著加快和心律失常，可静脉注射 0.5～1mg 普萘洛尔，如效果不佳可加用利多卡因。硫酸镁能抑制肾上腺髓质及周围交感神经末梢释放儿茶酚胺，直接阻滞 CA 受体，扩张血管壁，可用于术中控制血压。肿瘤切除后可能会发生低血糖，需密切监测血糖；若为双侧肾上腺嗜铬细胞瘤，切除肾上腺后应补充类固醇激素，以防止出现急性肾上腺皮质功能减退甚至肾上腺危象。

三、手术后治疗

手术后一周内，应避免使用促使儿茶酚胺释放的药物。监测血浆和尿儿茶酚胺及 MNS 水平，以确定所有有功能的嗜铬细胞瘤是否被全部切除。如手术后仍有血压增高，尿、血儿茶酚胺水平偏高，可能是手术后的应激状态，亦可能为输液过量和自主神经系统调节功能不稳定引起。在手术后 14 天根据血压及血、尿儿茶酚胺及 MNS 判断治疗效果。

四、嗜铬细胞瘤高血压危象的治疗

嗜铬细胞瘤高血压危象发作时应进行紧急治疗，患者取半卧位，立即建立静脉通道，迅速静脉注射酚妥拉明，首剂用 1mg，然后每 5min 静脉注射 2～5mg，直到血压控制，再静滴酚妥拉明维持血压；也可在注射首剂酚妥拉明后持续静脉滴注以控制血压，必要时可以加用硝普钠静滴；如用酚妥拉明后心率加快，可静脉注射 1～2mg 普萘洛尔；用肾上腺素能阻滞药的同时应补充血容量，以免发生低血压休克。高血压危象被控制后，改为口服 α 受体阻滞药直到手术前。硝普钠及硝酸甘油可直接作用于血管平滑肌，使血管扩张、血压下降，而不影响其他平滑肌及心肌，可在嗜铬细胞瘤手术中用于控制血压，用量可根据手术中血压情况调整。酚妥拉明常用量为 0.5～2.0mg/h 持续静脉泵注，硝酸甘油 0.3～2.5μg/（kg·min），硝普钠 0.5～8μg/min。另有报道术中增加瑞芬太尼输注速度，能防止术中肿瘤操作时儿茶酚胺释放引起的血流动力学变化，减少扩血管药物使用。

五、复发性或恶性嗜铬细胞瘤的治疗

恶性嗜铬细胞瘤在临床上虽然少见，但确证困难，唯一标准为非嗜铬细胞瘤区域恶性转移灶形成。首先考虑尽量手术切除。最好手术切除原发肿瘤以及大的转移灶，术前如存在 131I-MIBG 扫描发现的腹腔内小转移灶未被 CT 显影，可在术前注入 131I-MIBG，手术医生术中用便携式 γ 探测器给予定位。降压治疗，防止危象发作。化学治疗用于治疗存在转移的恶性嗜铬细胞瘤及副神经节瘤，但停用后患者肿瘤常常复发。放射治疗用于脊髓、长骨及中枢神经系统转移的患者，可以缓解疼痛，但肿瘤对放疗不敏感。1983 年 131I-MIBG 首次用于治疗恶性嗜铬细胞瘤，肿瘤摄取这种药物治疗有效。但治疗之前需要一定的防范措施，包括骨髓活检，确定骨髓中无肿瘤侵犯，用粒细胞集落刺激因子刺激提取干细胞，冷冻保存以备骨髓抑制时使用。

六、妊娠合并嗜铬细胞瘤的治疗

妊娠合并嗜铬细胞瘤对于孕妇、胎儿、医生都是极度危险的。尽管其发生率在所有孕妇中仅占 0.002%[17]，但一旦出现对胎儿及孕妇危害大。对胎儿可以引起胎盘缺血、胎盘早剥、胎儿宫内发育迟缓、胎儿缺氧，甚至胎死宫内；孕妇容易发生高血压危象。基因筛查应在所有妊娠合并嗜铬细胞瘤患者中进行。如果妊娠妇女在前 6 个月发现嗜铬细胞瘤，应使用 α 受体阻滞药，酚苄明可以透过胎盘到达胎儿体内。在母体接受酚苄明治疗后的 26 天，脐带血中酚苄明的浓度比母体高 60%。接受此项治疗孕妇的新生儿存在低血糖及抑郁的风险。

妊娠期间直至分娩前未能得到诊断和治疗，则孕妇和胎儿的死亡率均很高；及时确诊则可明显降低危险。因此，妊娠高血压即应考虑本病可能，MRI 是肿瘤定位诊断的首选方法，一旦诊断明确，即应使用 α 受体阻滞药。在妊娠早期或中期，做好充分的术前准备后应手术切除肿瘤，不必终止妊娠。在妊娠晚期，如果胎儿已足月，可在肿瘤切除后行剖宫取胎术。

七、预后

国外嗜铬细胞瘤患者死亡率在 3% 以下，良性嗜铬细胞瘤患者的 5 年存活率在 96% 以上。肿瘤直径大于 5cm，有转移及肿瘤的局部浸润是导致患者死亡的危险因素。有转移的嗜铬细胞瘤患者 5 年存活率只有 44%，存在肝、肺部转移的患者预后更差，术后转移或复发一般发生在 2～5 年内[18]。肿瘤切除后约 75% 患者的血压能恢复正常，约 25% 的患者仍保持高血压状态，但血压较手术前低且波动减小。

参考文献

[1] 袁文祺，苏颐为，王卫庆，等 . 嗜铬细胞瘤的诊治 . 中华内分泌代谢杂志，2011，27（9）：778-781.

[2] Kasperlik-Zalska AA，Otto M，Cichocki A，et al. Incidentally discovered adrenal tumors：a lesson from observation of 1, 444 patients. Horm Metab Res，2008，40：338-341.

[3] 付春莉，曾正陪 . 嗜铬细胞瘤表观遗传学现状 . 中华内分泌代谢杂志，2012，2（28）：91-95.

[4] Estellr M. Epigenetic in cancer. N Engl J Med，2008，358（11）：1148-1159.

[5] Srirangalingam U，Khoo B，Walker L，et al. Contrasting clinical manifestations of SDHB and VHL associated chmmaffin tumours. EndocrR elatC ancer，2009，16：515-525.

[6] 付春莉，曾正陪，李汉忠，等 . p16 基因启动子区甲基

化在人嗜铬细胞瘤和副神经节瘤中的变化. 中华内分泌代谢杂志, 2010, 26（11）: 954-958.

［7］Margetts CD, Morris M, Astuti D, et al. Evaluation of a functional epigenetic approach to identify promoter region methylation in phaeochromocytoma and neuroblastoma. Endocr Relat Cancer, 2008, 15（3）: 777-786.

［8］Eisenhofer G, Huynh TT, Elkahloun A, et al. Differential expression of the regulated catecholamine secretory pathway in different hereditary forms of pheochromocytoma. Am J Physiol Endocrinol Metab, 2008, 295: E1223-1233.

［9］Barron J. Phaeochromocytoma: diagnostic challenges for biochemical screening and diagnosis. Clin Pathol, 2010, 63（8）: 669-674.

［10］Ilias I, Divgi C, Pacak K. Current role of metaiodobenzylguanidine in the diagnosis of pheochromocytoma and medullary thyroid cancer. Semin Nucl Med,2011,41(5): 364-368.

［11］Dullaart RP, van der Horst-Schrivers AN, Koopmans KP. New imaging approaches to phaeochromocytomas and paragangliomas. Clin Endocrinol（Oxf）, 2010, 72 （4）: 568-569.

［12］Brunaud L, Bresler L, Ayav A, et al. Robotic-assisted adrenalectomy: what advantages compared to lateral transperitoneal laparoscopic adrenalectomy?. Am J Surg, 2008, 195: 433-438.

［13］Brunaud L, Germain A, Zarnegar R, et al. Robot-assisted adrenalectomy. Surg Laparosc Endosc Percutan Tech, 2011, 21（4）: 248-254.

［14］Gupta NP, Nayyar R, Singh P, et al. Robot-assisted adrenal-sparing surgery for pheochromocytoma: initial experience. J Endourol, 2010, 24（6）: 981-985.

［15］Hegde HV, Puri GD, Kumar B, et al. Bi-spectral index guid-ed closed-loop anaesthesia delivery system(CLADS) in pheochro-mocytoma. J Clin Monit Comput, 2009, 23 （4）: 189-196.

［16］Vassiliou MC, Laycock WS. Laparoscopic adrenalectomy for pheochromocytoma: take the vein last?. Surg Endosc, 2009, 23（5）: 965-968.

［17］Lenders JW. Pheochromocytoma and pregnancy: a deceptive connection. Eur J Endocrinol, 2012, 166（2）: 143-150.

［18］Gimm O, DeMicco C, Perren A, et al. Malignant pheochromocytomas and paragangliomas: a diagnostic challenge. Langenbecks Arch Surg, 2012, 397（2）: 155-177.

（陈乃耀 陈 冬）

第81章 应激性高血压

第一节 概 述

一、高血压

原发性高血压（primary hypertension）是以体循环动脉压升高为主要临床表现的心血管综合征，通常简称为高血压。高血压常与其他心血管危险因素共存，是重要的心脑血管疾病危险因素，可损伤重要脏器，如心、脑、肾的结构和功能，最终导致这些器官的功能衰竭[1]。

众所周知，高血压是危害人类健康的重要疾病，是目前发病率、致残率和死亡率较高的疾病之一，多伴有血管、心脏、肾等器官组织的生理或病理性异常，同时又是引起冠心病、脑血管病、肾病及心、肾功能衰竭的主要危险因素，已严重危害人类健康，影响人类生活质量。在全世界范围约有10亿人患有原发性高血压，有文献报道称，收缩压每升高20mmHg，心血管相关疾病的危险度将成倍增加[2]。2012年中国心血管病报告显示，高血压的发病率呈上升趋势，估算我国15岁以上高血压患病率为24%，估算2012年高血压患者为2.66亿[3]。我国人群监测数据显示，心脑血管死亡占总死亡人数的40%以上，其中高血压是首位危险因素，每年300万心血管死亡中至少一半与高血压有关[4]。

（一）高血压的流行病学特点

高血压患病率和发病率在不同国家、地区或种族之间有差别，工业化国家较发展中国家高，美国黑人约为白人的2倍。高血压患病率、发病率及血压水平随年龄增加而升高。高血压在老年人较为常见，尤以单纯收缩期高血压为多。

我国高血压患病率和流行存在区域、城乡和民族差别，无论男性及女性，随年龄增长而升高，40岁以上年龄组增速加快。北方高于南方，华北和东北属于高发区；沿海高于内地；城市高于农村；高原少数民族地区患病率较高[1]。

（二）高血压的发病因素

原发性高血压的病因为多因素，是遗传和环境因素相互作用的结果。遗传与环境因素具体通过何种途径升高血压，至今尚无完整统一的认识。

1. 遗传因素

高血压具有明显的家族聚集性。父母均有高血压，子女发病概率高达46%。约60%高血压患者有高血压家族史，高血压的遗传可能存在主要基因显性遗传和多基因关联遗传两种方式。

2. 环境因素

（1）饮食：不同地区人群血压水平和高血压患病率与钠盐平均摄入量成显著正相关，但同一地区人群中个体间血压水平与摄盐量并不相关。摄盐过多导致血压升高主要见于对盐敏感的人群。钾摄入量与血压成负相关。高蛋白质摄入属于升压因素。饮食中饱和脂肪酸或饱和脂肪酸/多不饱和脂肪酸比值较高也属于升压因素。饮酒量与血压水平线性相关，尤其与收缩压相关性更强。

（2）精神应激：城市脑力劳动者高血压患病率超过体力劳动者，从事精神高度紧张职业者发生高血压的可能性较大，长期生活在噪声环境中听力敏感性减退者患高血压也较多。

（3）吸烟：吸烟可使交感神经末梢释放去甲肾上腺素增加而使血压增高，同时可以通过氧化应激损害一氧化氮（NO）介导的血管舒张引起血压增高。

（三）医学模式的转变

20世纪以来，随着社会经济的发展、人口的老龄化，人类疾病谱已转为以非传染性的慢性病为主，单一的生物-医学模式已不适应现代医学的发展，心理因素和社会因素与人类健康的关系越来越受到重视。大量循证医学证据表明：焦虑、抑郁、紧张、心理应激等不良心理因素与许多疾病的发生、发展和转归存在非常密切的关系[5]。

随着传统的生物医学模式已经转向生物-心理-社会模式，应激作为诱发高血压的重要因素已得到了社会各界的广泛关注。

二、应激

（一）定义

应激（stress）又称为紧张状态，1956 年由汉斯·席尔耶（Hans Selye）首次提出。他认为应激是"当外界环境因素超过了个体能力所及并对个体生存构成威胁时，个体对外界环境因素所做出的非特异性反应"。他将这些与刺激源关系不大的非特异性变化称为全身适应综合征（GAS），后来改为应激。GAS 可分为三期：①警觉期（alarm stage）；②抵抗期（resistance stage）；③衰竭期（exhaustion stage）。一般的情况下，应激只引起第一、第二期的变化，只有严重应激反应才进入第三期。

现代应激理论认为："应激是个体察觉到环境刺激时对生理、心理及社会系统造成过重负担时作出的反应，所引起的反应可以是适应或者适应不良。"凡能引起应激反应的各种刺激因素称为"应激源"，可以分为外环境物质的因素（如射线、强光、噪声、电击、中毒、低氧、感染、创伤等），机体的内环境因素（内环境失衡或疾病，如器官功能紊乱、心功能不全、心律失常、血液成分的改变、性压抑等），心理-社会环境因素（如生活紧张、职业竞争、工作压力、人际关系复杂、孤独、突发的生活事件等）三大类。根据应激源的性质不同，应激反应可分为躯体应激（physical stress）和心理应激（psychological stress）两大类。躯体应激为理化、生物因素引起，又可分为伤害性躯体应激刺激和非伤害性躯体应激刺激；心理应激为心理、社会因素引起，又可以分为良性应激（eustress）和劣性应激

（distress）。心理应激刺激有各种各样的形式，例如与情绪有关的心理应激刺激（抑郁、焦虑、愤怒、恐惧），与环境有关的心理应激刺激（环境的改变、噪声），与行为有关的心理应激刺激（工作、生活模式）等[6]。

应激的重要意义是抗损伤，是机体的非特异性适应性保护机制，有助于机体抵抗各种突发的有害事件，有利于机体在紧急状态下的战斗或逃避（fight or flist），称为良性应激；如果应激源过于强烈，则也可以引起病理变化，甚至死亡，称为劣性应激（distress）。多数应激反应在应激源作用消除后可很快平静和恢复自稳。但是，有的应激反应表现为一个动态的连续过程，引起疾病，甚至死亡。

（二）各个时期的应激特点

1. 胎儿时期应激　若在妊娠期间母亲受到强烈地震的惊吓、恐惧等重大负性情绪的影响，可使应激激素水平增高，如儿茶酚胺增高，导致宫内血管的强烈收缩，而诱发胎儿的缺氧。特别是在 4～6 个月的胎儿时期，更易影响大脑神经元迁移异常而产生认知功能损害，使正在宫内的胎儿神经发育受到影响。持续性的应激反应，导致妊娠母亲神经内分泌系统失调，也会影响到宫内胎儿心身的正常发育。

2. 儿童时期应激　当儿童受到与情绪有关或与环境有关的心理应激后，容易产生过度恐惧、焦虑，由于儿童心理特征为心理发育不成熟，过度恐惧对神经内分泌免疫系统的影响可导致儿童的心理发育障碍，影响儿童的身心健康。

3. 成人时期应激　当成年人机体遭遇各种强烈的有害刺激时，可引起许多疾病的发生和发展。

第二节　应激与高血压

人类原发性高血压是由于环境和遗传因素相互作用而发病的多因子遗传性疾病，据报道 75% 高血压患者的疾病发生与应激有关。急性心理应激可引起血压一过性升高，慢性心理应激则既可诱发高血压又促进其发展并显著影响疗效和预后。慢性心理应激可有很多种形式，并且可能由于个体与环境间的相互作用而原发于外部环境，又或者是发自于个体自身。心理应激源包括自然灾害、工作压力、负性情绪等，而负性情绪又可以表现为抑郁、焦虑、愤怒、敌意等。实验室及流行病学研究表明心理应激可能会促进高血压的发展，对急性应激源的反应可预测高血压的发病危险。而且，工作相关应激、

源自较低社会经济地位及受到歧视的应激与血压的持续升高、冠心病风险增加有关[7]。

此外，作为环境因素之一的社会和心理因素所引发的应激反应，可在多个环节引起高血压多基因遗传易感性的激活。创伤后应激障碍（PTSD）患者在经历、回忆与灾难、战争等有关的场面时，也会出现交感神经系统的兴奋和血压升高[8]。

在日常生活中应激也在高血压发病中有极其重要的作用。Ohlin 等[9]研究发现，心理应激因子如工作紧张能够预测正常血压者数年后血压的显著升高。高强度紧张工作能够导致血压升高，而这种血压升高不仅在工作时出现，即使在家中甚至睡眠中

也持续存在。Deter 等[10] 通过对比正常血压、肾性高血压和原发性高血压受试者对心理应激引起的不同交感神经反应水平，证实了应激可通过增强交感神经系统作用而引起血压升高；肾性高血压比原发性高血压对应激的交感反应更强烈，而原发性高血压比血压正常者对交感反应更强烈。Markovitz 等[11] 对 3200 名正常血压者随访研究 8 年，发现调整了基线收缩压水平、体重指数、教育及年龄等因素后，职业紧张（工作要求高并且决策能力低）与高血压事件显著相关（$P \leqslant 0.05$）。Emmanuel Wiernik 等[12] 测量了年龄 ≥ 30 岁（平均 46.8 岁 ±9.9 岁），没有心血管和肾疾病，也没有服用过抗精神或高血压药物的 122 816 名（其中男性 84 994 名）成人休息时的血压，以探讨职业地位在可感知压力和高血压之间的关系。结论是：可感知压力与高职业地位者的血压增高成负相关，与低职业地位或者无业者的血压增高成正相关。因此，可感知压力与血压升高之间的关系受职业地位的影响。

一、急性心理应激与血压的变化

心理应激因素与原发性高血压有密切的联系。在地震或激烈战争之后的幸存者中，可见到许多人有急性血压升高的现象。前苏联卫国战争时期，前线士兵血压普遍较高，被医学界称为"围城高血压"。在 1990 年海湾战争期间，多国部队对伊拉克的空袭以及伊拉克对以色列的导弹袭击，除造成大量人员伤亡外，也使当地居民的血压水平和原发性高血压发生率呈明显增高趋势。Gerin 等[13] 发现 2001 年作为急性应激源的纽约"911"事件后，人群的血压升高呈持续性，较之前同时期、同地区有明显差异。临床上观察到的"白大衣现象"也是一个例证。Ugajin 等[14] 随访 128 名"白大衣高血压"患者和 649 名血压正常者 8 年，发现 60 名（46.9%）"白大衣高血压"患者和 144 例（22.2%）血压正常者最终发展成为了原发性高血压。Helvaci 等[15] 报道，438 名原发性高血压患者经过 10 天 24h 动态血压监测证实，有 43% 是"白大衣高血压"。在 2008 年 5 月 12 日汶川大地震发生后，我国采取了一系列心理干预措施，就是为了预防心理应激对人们身心健康的影响。心理应激既可诱发原发性高血压的形成又促进其发展。

二、慢性心理应激与血压的变化

长期慢性应激严重影响人们的身心健康，乃至发生应激性高血压、应激性溃疡、糖尿病和抑郁症等。紧张的工作环境和工作内容本身的压力，就是一种慢性应激。

职业紧张与血压之间的关系在国外研究较多，多数研究认为，工作紧张与高血压之间显著关联。美国每年用于职业紧张有关的心血管疾病的费用高达 2 亿美元。Tsutsumi 等[16] 在一项对日本产业工人 25 年的前瞻性研究中发现，高职业紧张水平与低紧张水平的工人相比，高血压的危险增加了 3 倍。动态血压监测表明最高血压值多出现在工作时间。可见，随着工作压力从低到高，高血压患病危险也有逐渐增加的趋势。Yang 等[17] 观察到，在加利福尼亚的健康体检数据中，每周工作 40h 以内的人群高血压发生率是 14%，41～50h 者是 17%，> 50h 的是 29%，得出引起高血压发生的跟工作相关的因素还有工作时间。Guimont 等[18] 进行了 8395 名白领工作者 7.5 年的前瞻性研究，报道血压的升高不仅跟暴露在职业紧张这个危险因素中有关，还跟年龄、久坐行为、低社会支持有关。由此凡是需要注意力高度集中、过度紧张、对工作控制不良、工作时间长的劳动者，对视、听觉过度刺激的工作环境中工作的职业，均易使血压升高，导致高血压。

大量文献表明，职业应激是职业人群发生原发性高血压的重要危险因素[19-21]，而慢性长期职业应激源对原发性高血压产生作用的同时，也容易诱发应激心理反应、焦虑等情绪障碍，并受到 A 型行为等中介因素的影响。有关研究显示，应激反应中的焦虑、心理反应等因素同样也是原发性高血压的危险因素[22-23]。A 型行为作为应激反应的重要中介心理因素也影响着原发性高血压的发生、发展[24]，表明职业应激诱发的应激性高血压是应激源作用下在中介因素以及应激反应多种因素交织作用下引起的。

第三节　应激在高血压发病机制中的作用

急性心理应激引起自主神经功能紊乱，破坏内环境稳定性，导致代谢异常、炎症反应、胰岛素抵抗和内皮系统功能障碍[25]，引起血压一过性升高；慢性心理应激可诱发高血压的形成并促进其发展。所以，二者的发病机制也是有所不同的。

一、急性应激在高血压发病机制中的作用

心理因素作用于人体时，经中枢神经系统接受、整合，产生紧张、恐惧、忧郁、愤怒等情绪，并将这种信息传至下丘脑，引起一系列自主神经-内分泌反应。其方式主要有：①下丘脑功能失调，血管收缩运动神经活动亢进，交感神经兴奋，肾上腺髓质内分泌增加，心排血量增加，全身细小动脉痉挛，管腔变小，血流阻力增加，出现血压增高；②下丘脑功能失调，垂体-肾上腺皮质轴活动增加，类固醇激素增多，导致水钠潴留，小动脉收缩，血压升高[26]。

二、慢性应激在高血压发病机制中的作用

如果心理应激、情绪应激强烈而持久存在，就会使神经、体液、内分泌等系统血压调节机制遭受破坏，最终形成持久性的血压升高。

1. 下丘脑-腺垂体-肾上腺皮质激素（HPA）轴

心理应激刺激下丘脑神经内分泌细胞分泌促肾上腺皮质激素释放激素（CRF）和血管加压素（AVP），CRF通过HPA轴，使腺垂体促肾上腺皮质激素（ACTH）分泌增加，AVP可以协同CRF促进ACTH分泌，随即糖皮质激素分泌也增加。

HPA系统以室旁核为中枢位点，上行主要与杏仁复合体、海马结构等有广泛联系，中枢效应与CRH（可能是应激最核心的神经内分泌效应）和ACTH密切相关；下行主要通过CRH和肾上腺皮质（通过ACTH）进行密切往返联系，外周效应表现为糖皮质激素（GC）分泌的增加。HPA轴兴奋时，使CRH分泌进入腺垂体使ACTH分泌增多，进而增加GC的分泌。糖皮质激素升高血压的机制是多方面的，糖皮质激素可以增加苯乙醇胺-N-甲基转移酶（PNMT）的活性，抑制儿茶酚胺-O-甲基转移酶（COMT）的活性，使血浆中肾上腺素含量增加。糖皮质激素还能影响肾上腺素α受体的表达，提高心血管对儿茶酚胺的敏感性，增强儿茶酚胺类作用效果，对血压的维持起允许作用。糖皮质激素能通过对中枢神经的影响，反向调节CRF、AVP的分泌。糖皮质激素还可以抑制前列腺素、缓激肽、5-HT、组织胺的合成，引起血管收缩效应。另外，糖皮质激素分泌增加可促进肾小管的重吸收，增加血容量，从而升高血压。

关于下丘脑在应激性高血压中的作用，Gianaros[27]在新近动物研究中得出结论，在正常情况下，下丘脑的防御反应区被杏仁核控制着，情绪反应是适度

的；而在持续应激下，杏仁核通过反向通路与脑干心血管中枢一起参与应激所激发的血管反应，在高血压的发生发展中起作用。

2. 肾素-血管紧张素-醛固酮系统（RAAS）

心理应激时，交感神经兴奋，直接和间接激活RAAS。肾素可将血管紧张素原转变为血管紧张素Ⅰ，再经肺循环中血管紧张素转化酶的作用，转变为血管紧张素Ⅱ，刺激肾上腺分泌醛固酮，使肾滤过分数增加，引起水钠重吸收增加，水钠潴留，血容量增加。血管紧张素Ⅱ也可作用于中枢，增加交感神经冲动发放或直接收缩血管；也可直接促进肾上腺髓质释放儿茶酚胺，升高血压。血管紧张素Ⅱ还可促进血管增生肥厚，并上调血管的血管紧张素受体，使其对交感神经的反应性增大。高血压患者在受到心理应激刺激后RAAS激活程度较正常人更大，但RAAS的升压作用可以被ACEI所拮抗。这些均表明RAAS在心理应激导致高血压机制中起着重要的作用。

3. 交感神经-肾上腺髓质系统（SAM）

大脑皮质在各种心理应激因素长期作用下，兴奋交感神经，通过SAM，使儿茶酚胺释放增多。Cannon（1929）观察到许多心理应激刺激如恐惧、焦虑等，能兴奋交感神经，并能刺激SAM释放大量升高血压的体液因子。后来Von Euler（1954）证实这些体液因子即为肾上腺素和去甲肾上腺素。

交感神经活动增加是SAM参与原发性高血压发病机制的重要环节，已有许多事实证明，原发性高血压时交感系统的活动加强，如临界高血压患者中枢和外周交感神经活动性都较血压正常者高；自发性高血压鼠（SHR）内脏大神经放电率较正常鼠高；应用交感神经或α受体阻滞药可使血压下降[28]。交感神经引起血压升高的机制是多方面的：使小动脉收缩，增大外周血管阻力，舒张压升高；使静脉收缩，增加回心血量，收缩压升高；通过兴奋心脏的β受体使心脏收缩加快、加强，从而增加心排血量；直接或间接激活RAAS。

儿茶酚胺是SAM参与原发性高血压发病机制中的重要体液因素。某些高血压患者，尤其是青年患者血浆儿茶酚胺含量显著高于正常人，去甲肾上腺素的升高较肾上腺素更明显。儿茶酚胺可使心率加快，心肌收缩力增强，心排血量增加，外周血管收缩，从而升高血压。

4. 其他

1990年，日本京都大学的研究人员发现下丘脑

等处存在 IL-1β 免疫阳性细胞及神经纤维投射，应激时还可出现中枢下丘脑等部位的 IL-1β mRNA 和 IL-1 受体拮抗蛋白质（IL-1Ra）mRNA 表达增加以及 IL-1β 活性增强[29-30]。

应激可以引发中枢神经、内分泌的变化，还可以引起一系列的行为、精神的改变，称为应激反应。IL-1β 作用于中枢，引起的变化与应激反应类似，大量的在体试验表明 IL-1β 可使脑内，特别是下丘脑的单胺类物质如去甲肾上腺素、多巴胺、5-HT 以及 CRH 的释放增加，并激活 HPA 轴，刺激腺垂体 ACTH 及肾上腺 GC 分泌。下丘脑局部给予 IL-1Ra，可以抑制应激引起的单胺类物质释放和 HPA 轴的激活。提示 IL-1β 在应激反应中有着重要的作用[31]。

第四节　应激性高血压的诊断

高血压的诊断必须以 2 次或 2 次以上非同日多次血压测定所得的平均值为依据。高血压的定义为收缩压 ≥ 140mmHg 和（或）舒张压 ≥ 90mmHg。它的危害性除与患者的血压水平相关外，还取决于同时存在的其他心血管病危险因素、靶器官损伤以及合并的其他疾病的情况。同时，还根据危险因素、靶器官损伤和合并的其他疾病进行危险分层[32]。

一、诊断性评估原发性高血压

诊断性评估原发性高血压的内容包括三方面[33]：①确定血压水平及其他心血管危险因素；②判断高血压的原因，明确有无继发性高血压；③寻找靶器官损害以及相关临床情况。从而做出高血压病因的鉴别诊断和评估患者的心血管风险程度，以指导诊断与治疗。

二、全面详细了解患者病史

（1）家族史：询问患者有无高血压、糖尿病、血脂异常、冠心病、卒中或肾病的家族史。

（2）病程：患高血压的时间，血压最高水平，是否接受过降压治疗及其疗效与副作用。

（3）症状及既往史：目前及既往有无冠心病、心力衰竭、外周血管病、脑血管病、糖尿病、血脂异常、痛风、支气管哮喘、睡眠呼吸暂停综合征、性功能异常和肾病等及治疗情况。

（4）有无提示继发性高血压的症状：例如肾炎史或贫血史，提示肾实质性高血压；肌无力、发作性软瘫等低血钾表现，提示原发性醛固酮增多症；阵发性头痛、多汗、心悸，提示嗜铬细胞瘤。

（5）生活方式：膳食脂肪、盐、酒摄入量，吸烟支数，体力活动量以及体重变化等情况。

（6）药物引起高血压：是否服用使血压升高的药物，例如口服避孕药、甘珀酸钠（生胃酮）、滴鼻药、可卡因、安非他明、类固醇、非甾体抗炎药、促红细胞生成素、环孢素以及中药甘草等。

三、应激性高血压的诊断

高血压的发生发展和应激之间也存在着密切关系，尤其是抑郁、焦虑、敌意、过度紧张、工作环境、文化程度及有无精神创伤史等是高血压重要的危险因素，二者之间可互为因果，恶化预后。

（1）对既往有高血压的患者，规律药物治疗血压控制不理想时应除外应激对血压的影响。

（2）当现有的客观检查不足以用躯体疾病解释高血压时，应注意患者的情感，是否表现为情感悲伤，是否存在不安、压抑或是惊恐甚至激越的情况。

急性心理应激临床可表现为烦躁不安、过敏、震颤、呼吸困难、心悸、出汗、厌食、恶心、呕吐、腹部不适等。

慢性心理应激临床可表现为疲劳、紧张性头痛、失眠、消瘦、"神经血管性虚弱"、背痛、便秘、焦虑反应、强迫行为、神经衰弱、抑郁、恐惧等。

（3）相关的量表可以帮助诊断应激性高血压。

1）生活事件量表（LES），是对精神刺激进行定性和定量的量表，内容包括家庭生活方面（28 条）、工作学习方面（13 条）、社交及其他方面（7 条）。总分越高，反映个体承受的精神压力越大（见表 81-1）。

2）状态-特质焦虑量表：测患者状态特质和焦虑特质，量表各 20 题，按存在频率分 1～4 级，得分越高状态-焦虑特质越明显（见表 81-2）。

3）卡式身心应激量表：测患者所承受的应激程度，其中生理和心理应激各 10 题，回答"是"记 1 分，"否"记 0 分，得分越高表明承受应激量越多。

4）应付方式应对问卷：测患者应付方式，包括问题定性应付（PO-CS）和情绪缓冲性应付（AP-CS）。PO-CS包括自信心、压抑、理性加工、控制力4个因子，AP-CS包括支持倾向、敏感化、情绪加工、顺从回避4个因子。量表两部分具有相对性，其中之一得分越高，表明采用该种应付方式的倾向性越大，概率越高。

表 81-1　生活事件量表（LES）

下面是每个人都有可能遇到的一些日常生活事件，究竟是好事还是坏事，可根据个人情况自行判断。这些事件可能对个人有精神上的影响（体验为紧张、压力、兴奋或苦恼等），影响的轻重程度是各不相同的。影响持续的时间也不一样。请你根据自己的情况，实事求是地回答下列问题，填表不记姓名，完全保密，请在最适合的答案上打钩。

生活事件名称	事件发生时间				性质		精神影响程度					影响持续时间				备注
	未发生	一年前	一年内	长期性	好事	坏事	无影响	轻度	中度	重度	极重	三个月内	半年内	一年内	一年以上	
举例：房屋拆迁			√			√							√			
家庭有关问题																
1. 恋爱或订婚																
2. 恋爱失败、破裂																
3. 结婚																
4. 自己（爱人）怀孕																
5. 自己（爱人）流产																
6. 家庭增添新成员																
7. 与爱人父母不和																
8. 夫妻感情不好																
9. 夫妻分居（因不和）																
10. 性生活不满意或独身																
11. 夫妻两地分居（工作需要）																
12. 配偶一方有外遇																
13，夫妻重归于好																
14. 超指标生育																
15. 本人（爱人）做绝育手术																
16. 配偶死亡																
17. 离婚																
18. 子女升学（就业）失败																
19. 子女管教困难																
20. 子女长期离家																
21. 父母不和																
22. 家庭经济困难																
23. 欠债500元以上																
24. 经济情况显著改善																
25. 家庭成员重病或重伤																
26. 家庭成员死亡																
27. 本人重病或重伤																
28. 住房紧张																
工作、学习中的问题																
29. 待业、无业																
30. 开始就业																
31. 高考失败																
32. 扣发奖金或罚款																

生活事件名称	事件发生时间				性质		精神影响程度				影响持续时间				备注
	未发生	一年前	一年内	长期性	好事	坏事	无影响	轻度	中度	重度	极重	三个月内	半年内	一年内	一年以上
33. 突出的个人成就															
34. 晋升、提级															
35. 对现职工作不满意															
36. 工作、学习中压力大（如成绩不好）															
37. 与上级关系紧张															
38. 与同事邻居不和															
39. 第一次远走他乡															
40. 生活规律重大变动（饮食、睡眠规律改变）															
41. 本人退休、离休或未安排具体工作															
社交与其他问题															
42. 好友重病或重伤															
43. 好友死亡															
44. 被人误会、错怪、诬告、议论															
45. 介入民事法律纠纷															
46. 被拘留、受审															
47. 失窃、财产损失															
48. 意外惊吓、发生事故、自然灾害															
如果你还经历过其他的生活事件，请依次填写															
49															
50															
正性事件值：															
负性事件值：															
总值：															
家庭有关问题：															
工作、学习中的问题：															
社交及其他问题：															

LES 的使用方法和计算方法

　　LES 是自评量表，含有 48 条我国较常见的生活事件包括三个方面的问题。一是家庭生活方面（有 28 条），二是工作、学习方面（有 13 条），三是社交及其他方面（7 条）。另设有 2 条空白项目，供填写当事者自己经历而表中并未列出的某些事件。

　　填写者须仔细阅读和领会指导语，然后将某一时间范围内（通常为一年内）的事件记录下来。有的事件虽然发生在该时间范围之前，如果影响深远并延续至今，可作为长期性事件记录。对于表上已列出但未经历的事件应一一注明"未经历"，不留空白，以防遗漏。然后，由填写者根据自身的实际感受而不是按常理或伦理道德观念去判断那些经历过的事件对本人来说是好事或是坏事。影响程度如何。影响的持续时间有多久。

　　一次性的事件如流产、失窃，要记录发生次数；长期性事件，如住房拥挤、夫妻分居等不到半年记为 1 次，超过半年记为 2 次。影响程度分为 5 级，从毫无影响到影响极重分别记 0、1、2、3、4 分；影响持续时间分为三个月内、半年内、一年内、一年以上共 4 个等级，分别记 1、2、3、4 分。

　　生活事件刺激量的计算方法：

1. 某事件刺激量＝该事件影响程度分 × 该事件持续时间 × 该事件发生次数
2. 正性事件刺激量＝全部好事刺激量之和
3. 负性事件刺激量＝全部坏事刺激量之和
4. 生活事件总刺激量＝正性事件刺激量＋负性事件刺激量

　　另外，还可以根据研究或诊断治疗需要，按家庭问题、工作学习问题和社交等问题进行分类统计。

LES 结果解释及应用价值

　　LES 总分越高反映个体承受的精神压力越大。95% 的正常人一年内的 LES 总分不超过 10 分，99% 的人不超过 32 分。负性事件的分值越高对心身健康的影响越大，正性事件分值的意义尚待进一步的研究

表81-2 状态-特质焦虑量表

采用1～4级评定：1-几乎没有；2-有些；3-中等程度或是经常有；4-非常明显或几乎总是如此。请将答案写在题号后（）内。

状态焦虑量表（S-AI）

1（ ）感到心情平静。

2（ ）我感到安全。

3（ ）我是紧张的。

4（ ）我感到紧张束缚。

5（ ）我感到安逸。

6（ ）我感到烦乱。

7（ ）我现在正烦恼，感到这种烦恼超过了可能的不幸。

8（ ）我感到满意。

9（ ）我感到害怕。

10（ ）我感到舒适。

11（ ）我有自信心。

12（ ）我觉得神经过敏。

13（ ）我极度紧张不安。

14（ ）我优柔寡断。

15（ ）我是轻松的。

16（ ）我感到心满意足。

17（ ）我是烦恼的。

18（ ）我感到慌乱。

19（ ）我感到镇定。

20（ ）我感到愉快。

特质焦虑量表（T-AI）

21（ ）我感到愉快。

22（ ）我感到神经过敏和不安。

23（ ）我感到自我满足。

24（ ）我希望能像别人那样高兴。

25（ ）我感到我像衰竭一样。

26（ ）我感到很宁静。

27（ ）我是平静的、冷静的和泰然自若的。

28（ ）我感到困难一一堆积起来，因此无法克服。

29（ ）我过分忧虑一些事，实际这些事无关紧要。

30（ ）我是高兴的。

31（ ）我的思想处于混乱状态。

32（ ）我缺乏自信心。

33（ ）我感到安全。

34（ ）我容易做出决断。

35（ ）我感到不合适。

36（ ）我是满足的。

| 37（　）一些不重要的思想总缠绕着我，并打扰我。 |
| 38（　）我产生的沮丧是如此强烈，以致我不能从思想上排除它们。 |
| 39（　）我是一个镇定的人。 |
| 40（　）当我考虑我目前的事情和利益时就陷入紧张状态。 |

状态-特质焦虑问卷（State-Trait Anxiety Inventory，STAI）由 Charles Spielberger 于 1977 年编制（X 版本），并于 1983 年修订（Y 版本）。其特点是简便，效度高，易于分析，能相当直观地反映焦虑患者的主观感受，尤其是能将当前（状态焦虑）和一贯（特质焦虑）区分开来。前者描述一种不愉快的短期的情绪体验，如紧张、恐惧、忧虑等，常伴有自主神经系统功能亢进。后者则用来描述相对稳定的，作为一种人格特征且具有个体差异的焦虑倾向。通过分别评定状态焦虑和特质焦虑问卷，可区别短暂的情绪焦虑状态和人格特质性焦虑倾向，为不同的研究目的和临床实践服务

第五节　应激性高血压的治疗

一、生活方式干预治疗

1. 行为治疗

行为疗法的基本思想是异常行为像正常行为一样都是习得的，这意味着非器质性精神障碍以及心身疾病，都是人们在学习如何应付生活和环境变化而产生的负面结果，纠正不合理的行为能够产生积极的防治作用。常见的行为疗法有：系统脱敏疗法、暴露或冲击疗法、厌恶疗法、标记奖励法、示范疗法、理性情绪疗法、行为认知疗法等，均可通过消除心理应激的负面影响，最终达到高血压防治目标。Kniazeva 等[34] 将 38 名老年高血压女性随机分入试验组和对照组，试验组接受 2 个月的认知行为干预，结果收缩压和舒张压均有显著下降，分别从（134±9）mmHg 降到（123±8）mmHg 和从（87±5）mmHg 降到（73±6）mmHg，表明行为认知疗法对高血压防治有重要的作用。

2. 生物反馈疗法

生物反馈疗法是利用生物反馈治疗仪把体内在正常情况下意识不到或感觉不到的生理活动加以放大，使之变成人们能察觉到的视觉或听觉信号，人们通过紧张、放松训练就可以控制、改变这种信号，从而达到控制、改变原先察觉不到的、不受意识支配的生理活动。Nakao 等[35] 用 Meta 分析法分析了 1966—2001 年的共 22 项与生物反馈相关的研究后得出，生物反馈法能使收缩压和舒张压均下降，对比无干预组，有显著差异，其作为高血压患者的辅助方法，有明显的降压作用。Yucha 等[36] 发现，生物反馈松弛训练，协同热、肌电描记和呼吸性窦性心律不齐生物反馈，能使 1、2 级高血压患者收缩压和舒张压均较前下降。理论研究表明，生物反馈疗法利用负反馈机制，将应激所致的血压升高通过视觉、听觉等及时反馈到大脑皮质，经过有意识地整合调控，发送指令到皮质下中枢，调节延髓心血管中枢的功能状态，从而使血压恢复稳定。常用的仪器有肌电反馈仪、温度反馈仪、皮肤电反馈仪及脑电反馈仪。

3. 松弛疗法

松弛疗法是由行为医学领域发展而来的一种治疗方法，是通过一些固定的程式使人达到身体放松的状态，从而达到心理上的松弛。包括排除杂念、全身放松、深慢呼吸、反复训练等，都是直接针对高血压的发病原因。Stone 等[37] 较早提出松弛疗法能使血压下降，通过 6 个月的放松训练后，高血压患者体内肾上腺素活力下降，一部分患者的肾素-血管紧张素-醛固酮系统作用减弱，使患者的交感神经紧张减弱而血压下降。Olney[38] 报道，将已确诊＞1 年的高血压患者分为试验组和对照组，试验组每周 3 次，共 10 个疗程推拿、按摩治疗，较在同样环境下休息的对照组血压有明显的下降。可见，松弛疗法能成为一种有效的辅助降压治疗手段并非直接放松效应所致。行为学习或内脏学习过程是不容忽视的因素。患者通过长期反复训练，掌握了全身主动放松时的个体体验，并逐渐做到很容易地再呈现这种心身状态，结果血压成为一种能被患者"随意"操作的内脏行为，从而达到降压目的。临床试验也证明，长期的松弛训练可降低外周交感神经活动的张力。

4. 心理咨询

包括个别心理咨询、集体心理咨询和催眠疗法。个别心理咨询是采取个别谈话方式，详细了解患者发病前后的精神因素、个性特点，帮助患者树立战

胜疾病的信心和决心，以更好地适应社会与家庭生活，消除不良的情绪反应，减少心理应激引起神经-内分泌紊乱，从而防治高血压。集体心理咨询是把若干患有同种疾病或类似疾病的患者集合在一起，通过讲座、讨论、问题解答等方式，共同讨论了解高血压致病因素，掌握预防和治疗措施，以达到防治目的。催眠治疗是在言语暗示下，调节患者的生理功能，减缓中枢神经及交感神经兴奋性，从而使血压的异常升高得到控制。

5. 环境治疗

人对环境适应是心理健康的重要标志。环境改变导致应激，可诱发和促进高血压。因此，在高血压防治中要考虑适当调整外界及内部环境。如果是家庭因素致病者，例如家庭内部关系紧张等，可对家庭成员进行心理辅导，通过缓和家庭矛盾消除心理应激，清除高血压发病的心理基础。若是工作原因，通过职业培训和心理辅导，增强患者对职业应激的处理能力，减轻或者消除持续应激所致的神经-内分泌紊乱，从病理生理方面改进高血压的防治。

6. 运动疗法

耐力性运动训练或有氧运动训练均有中度降压作用。轻型高血压特别是缺乏运动的患者，可通过耐力性运动训练如快走、跑步、骑自行车、游泳、滑雪等既达到降压又可减肥和减少心脏并发症的作用。有人还指出运动可提高 HDL，防止粥样斑块形成。但患有中、重型高血压者应避免竞争性体育项目。

7. 其他非药物疗法

包括减轻体重、限制食盐、戒烟限酒等，均是防治高血压的有效措施，是常用的行为矫正疗法。心理应激与摄入多量食盐具有协同作用，是高血压发生发展的强力促进因子，其在防治上的重要性应该得到同等重视。

二、药物治疗

目前，临床上常用的降压药物有 5 大类，即利尿药、β 受体阻滞药、钙通道阻滞药（CCB）、血管紧张素转化酶抑制药（ACEI）、血管紧张素 II 受体拮抗药（ARB）。应激性高血压患者药物的选择：

1. 卡维地洛联合阿魏酸钠（川芎素）

β 受体阻滞药是通过降低心血管并发症和死亡率来降低血压和心率的，又是特殊心动过缓或窦房结抑制药。β 受体阻滞药可对抗交感神经过度激活，

抑制肾素释放，具有一定的降压作用。李云海[39]选择 190 名应激性高血压患者，分别采用卡维地洛联合川芎素、倍他乐克联合川芎素治疗方法。对比研究卡维地洛与倍他乐克的治疗效果，结果发现国产卡维地洛治疗应激性高血压效果优于进口倍他乐克，与川芎素联用，治疗效果更佳，不良反应更低，耐受性能更好，而且价格低廉、性价比更高，特别值得在基础医院推广与应用。

2. 传统降压药的基础上加用抗抑郁焦虑药物

在动物和人体内的新近研究发现，在使用传统降压药的基础上加用抗抑郁焦虑药物，如选择性 5-羟色胺再摄取抑制剂（SSRI）类药物，可以改善患者的抑郁焦虑情绪，并且达到更好的降压效果。殷莉等[40]报道苯那普利合并使用帕罗西汀，其降压效果和汉密尔顿焦虑量表（HAMA）、汉密尔顿抑郁症等级量表（HAMD）评分下降的程度更优于单独使用苯那普利，且评分变化与血压变化成正相关。俄罗斯的 Nedostup 等[41]对 55 名 2 级高血压患者的研究中发现，这些患者表现出高于正常的抑郁和无助，且具有焦虑的人格特征，合并使用西酞普兰共同降压效果更佳。因此有研究提出，当老年高血压患者合并有抑郁或焦虑时，应将抗抑郁焦虑药作为常规用药[42]。

3. 应用长效药物，尽快达标，平稳达标

优先应用长效制剂，尽可能使用 1 次 / 天给药且可持续 24h 降压作用的长效药物，以有效控制夜间血压与晨峰血压，更有效预防心脑血管并发症；应及时将血压降低到目标血压的水平，但并非越快越好，应在数周至数月将血压降至目标水平；规范治疗，改善治疗依从性，坚持长期平稳有效地控制血压。

三、社会支持

当某人遭遇应激或不幸时，家庭、亲友、同事及社会各方面的关心、支持和理解可以有效地降低或缓解应激的强度，平稳度过应激期，摆脱困境。

总结与要点

- 2012 年中国心血管病报告显示，高血压的发病率呈上升趋势，估算我国 15 岁以上高血压患病率为 24%，估算 2012 年高血压患者为 2.66 亿。高血压在我国的发生、发展是不容忽视的问题。

- 75%高血压患者的疾病发生与应激有关，急性心理应激可引起血压一过性升高，慢性心理应激则既可诱发高血压形成，又促进其发展并显著影响疗效和预后。
- 应激主要通过神经-内分泌机制在高血压发生发展中起作用。
- 应激性高血压可通过临床表现和一些相关量表进行诊断。
- 生活方式干预治疗、药物治疗和社会支持在应激性高血压中应用。生活方式干预治疗主要包括心理疗法、行为治疗、生物反馈疗法、松弛疗法、运动疗法、环境治疗等。药物治疗主要包括临床上常用的降压药物，即利尿药、β受体阻滞药、钙通道阻滞药（CCB）、血管紧张素转化酶抑制药（ACEI）、血管紧张素Ⅱ受体拮抗药（ARB）。传统药物治疗的基础上可以加用抗焦虑药物，提高降压的疗效。

参考文献

［1］葛均波，徐永健. 高血压//霍勇. 内科学. 8版. 北京：人民卫生出版社，2013：257-259.

［2］Ostir GV，Berges IM，Markides KS，et al. Hypertension in older adults and the role of positive emotions. Psychosom Med，2006，68（5）：727-733.

［3］国家心血管病中心. 中国心血管病报告2012. 北京：中国大百科全书出版社，2013.

［4］中国高血压防治指南修订委员会. 中国高血压防治指南2010. 中华高血压杂志，2011，19（8）：701-743.

［5］李庆辉，杨大伦，周环. 从现代医学模式转变看心理因素与高血压病发生的关系. 疾病的心理治疗，2008，29（12）：64-69.

［6］安志波，邹长江. 心理应激在高血压病形成和发展中的作用及机制. 高血压杂志，2003，11（2）：102-105.

［7］Paul J. Marvar，Antony Vinh，Salim Thabet，et al. Tlymphocytes and Vascular Inflammation Contribute to Stress-Dependent Hypertension. Biol Psychiatry，2012，71（9）：774-782.

［8］耿庆山，郑伊颖. 应激与高血压病研究近况. 当代心脏病学最新进展，2008：595-602.

［9］Ohlin B，Berglund G，Rosvall M，et al. Job strain in men，but not in women，predicts a significant rise in blood pressure after 6. 5 years of follow-up. J Hypertens，2007，25（3）：525-531.

［10］Deter HC，Wolf C，Blecher A，et al. Cardiovascular reactivity in patients with essential or renal hypertension under standardized mental stress. Clin Exp Hypertens，2007，29（5）：301-310.

［11］Markovitz JH，Matthews KA，Whooley M，et al. Increases in job strain are associated with incident hypertension in the CARDIA Study. Ann Behav Med，2004，28（1）：4-9.

［12］Emmanuel Wiernik，Bruno Pannier，Sébastien Czernichow，et al. Occupational Status Moderates the Association Between Current Perceived Stress and High Blood Pressure：Evidence From the IPC Cohort Study. Hypertension，2013，61（3）：571-577.

［13］Gerin W，Chapln W，Schwartz JE，et al. Sustained blood pressure Increase after an acute stressor：the effects of the 11 September 2001 attack on the New York city Word Trade Center. Hypertension，2005，23（2）：279-284.

［14］Ugajin T，Hozawa A. Ohkubo T，et al. Whitecoat hypertension as a risk factor for the development of home hypertension：the Ohasamastudy. Arch Inter Med，2005，165（13）：1541-1546.

［15］Helvaci MR，Seyhanli M. What a high prevalence of white coat in society. Inter Med，2006，45（10）：671-674.

［16］Tsutsumi A，Kayaba K，Tsutsumi K，et al. Association between job strain and prevalence of hypertension：a cross sectional analysis in a Japanese working population with a wide range of occupations：the Jichi Medical School cohort study. Occup Environ Med，2001，58（6）：367-373.

［17］Yang H，Schnall PL，Jauregui M，et al. Work Hours and Self-Reported Hypertension Among Working in California. Hypertension，2006，48（4）：744-750.

［18］Guimont C，Brisson C，Dagenais GR，et al. Effects of job strain on blood pressure：a prospective study of male and female white-collar works. Am J Public Health，2006，96（8）：1436-1443.

［19］Eliasson K，Hjemdahi P，Kahan T. Circulatory and Symphoadrenal responses to stress in borderline and Established hypertension. Hypertension，1999，1（2）：131.

［20］Matthews KA，Katholi CR，Whooley MA，et al. Blood pressure reactivity to psychological stress predicts hypertension in the CARDIA study. Circulation，2004，110（1）：74-78.

［21］刘宝英，张文昌，杨华，等．职业紧张与高血压发病及其与血压值关系的研究．中华劳动卫生职业病杂志，2002，20（5）：376-380.

［22］Shep DS，Sheffield D．Depression，anxiety and the cardiovascular system：the cardiologist's perspective．J Clin Psychiatry，2001，62（8）：12-16.

［23］李凌江．精神应激的生物学致病机制研究．中国行为医学科学，2005，14（1）：4-6.

［24］Thomas M，Begl EY，Cynthia LEE．The relational of type a behavior and optimism with job performance and blood pressure．J of Business Psychol，2000，15（2）：215-227.

［25］Das S，O'Keefe JH．Behavioral cardiology：recognizing and addressing the profound impact of psychosocial stress on cardiovascular health．Curr Atheroscler Rep，2006，8（2）：111-118.

［26］李庆辉．心理因素在原发性高血压防治中的作用探讨．中国误诊学杂志，2009，9（2）：341-342.

［27］Gianaros PJ，Sheu LK，Matthews KA，et al．Individual differences in stressor—evoked blood pressure reactivity vary with activation，volume，and functional connectivity of the amygdala．J Neurosci，2008，28（4）：990-999.

［28］Knust U，Homuth V，Richter-He inrich E，et al．A pilot study on the long-term effects of combined drug therapy and psychophysiologically-oriented therapy in patients with severe essential hypertension．Wien Klin Wochenschr，1991，103（6）：163-168.

［29］Minami M，Kuraishi Y，Yamaguchi T，et al．Immobilization stress induced interleukin-1 β mRNA in the rat hypothalamus．Neurosci Lett，1991，123：254-256.

［30］Suzuki E，Shintani F，Kanba S，et al．Immobilization stress increases mRNA levels of interleukin-1 receptor antagonist in various rat brain regions．Cell Mol Neurobiol，1997，17（5）：557-562.

［31］Shintani F，Nakaki T，Kanba S，et al．Role of interleukin-1 in stress responses．A putative neurotransmitter Mol Neurobiol，1995，10（1）：47-71.

［32］刘力生．中国高血压防治指南．中华高血压杂志，2011（8）：701-743.

［33］Kario K．Morning surge in blood pressure and cardiovascular risk：evidence and perspectives．Hypertension，2010，56（5）：765-773.

［34］Kniazeva TA，Kuznetsova LN，Otto MP，et al．Efficacy of chromotherpy in patients with hypertension．Vopr Kurortol Fizioter Lech Fiz Kult，2006，1：11-13.

［35］Nakao M，Yano E，Nomura S，et al．Blood pressure-lowering effects of biofeedback treatment in hypertension：a meta-analysis of randomized controlled trials．Hypertens Res，2003，26（1）：37-46.

［36］Yucha CB，Tsai PS，Calderon KS，et al．Biofeedback—assisted relaxation training for essential hypertension：who is most likely tO benefit？．J Cardiovasc Nurs，2005，20（3）：198-205.

［37］Stone RA，Deleo J．Psychotherapeutic control of hypertension．N Engl J Med，1976，294（2）：80-84.

［38］Olnev CM．The effect of therapeutic back massage in hypertensive persons：a preliminary study．Biol Res Nurs，2005，7（2）：98-105.

［39］李云海．卡维地洛与倍他乐克治疗应激性高血压的临床对比研究．中国医药指南，2012，10（36）：500-501.

［40］殷莉，李京亮，张岚，等．原发性高血压患者的个性、情绪因素的研究．华西医学，2004，19（4）：542-543.

［41］Nedostup AV，Fedorova VI，Linevich AIu，et al．Anxiondepressive and neuromediatory disorders in hypertensive patients．Effects of cypramil therapy．Ter Arkh，2005，77（11）：55-62.

［42］Cai XJ，Bi XP，Zhao Z，et al．The effects of antidepressant treatment on efficacy of antihypertensive therapy in elderly hypertension．Chin J Inter Med，2006，45（8）：639-641.

（王志军　陈　旭）

第 82 章　阻塞性睡眠呼吸暂停低通气综合征与高血压

阻塞性睡眠呼吸暂停低通气综合征（obstructive sleep apnea hypopnea syndrome，OSAHS）是由于上呼吸道阻塞性病变引起的以睡眠中响亮的鼾声、反复的睡眠呼吸暂停、频繁觉醒、呼吸表浅、夜间低氧血症、日间嗜睡等为特征的一种临床综合征[1]。它具有潜在的危害性，常导致患者的生活质量明显降低，并可引起包括心血管系统、内分泌系统、消化系统、神经系统等多系统病变，严重者，甚至可导致猝死。目前，多项临床、流行病学和基础研究均证实 OSAHS 可以导致和（或）加重高血压，与高血压的发生密切相关，是继发性高血压的重要原因，也是独立于年龄、肥胖、吸烟等因素之外的引起高血压的危险因素之一[2]。

第一节　定义与流行病学特点

阻塞性睡眠呼吸暂停低通气综合征（OSAHS）是指每夜 7h 睡眠过程中呼吸暂停及低通气反复发作 30 次以上，每次呼吸暂停或低通气持续时间超过 10s，或呼吸暂停低通气指数（apnea hypopnea index，AHI）即平均每小时呼吸暂停与低通气的次数之和 ≥ 5 次。呼吸暂停事件以阻塞性为主，表现为睡眠时口鼻气流停止或减低，但胸腹式呼吸仍存在，同时伴有打鼾、白天嗜睡、低氧血症、高碳酸血症、睡眠结构紊乱等症状。其中，睡眠呼吸暂停（sleep apnea，SA）是指睡眠过程中口鼻呼吸气流消失或明显减弱（较基线幅度下降 ≥ 90%），持续时间 ≥ 10s。低通气（hypopnea）是指睡眠过程中口鼻气流较基线水平降低 ≥ 30% 并伴 SaO_2 下降 ≥ 4%，持续时间 ≥ 10s；或者是口鼻气流较基线水平降低 ≥ 50% 并伴 SaO_2 下降 ≥ 3%，持续时间 ≥ 10s[3]。

阻塞性睡眠呼吸暂停低通气综合征在全球很常见，6 ～ 90 岁均可发病，中年发病率较高，40 岁以上人群中，患病率欧美国家为 2% ～ 4%，日本为 1.3% ～ 4.2%[4]，印度为 8.4%。国内多省市流行病学调查结果显示成人患病率在 4% 左右[5]。香港地区 30 ～ 60 岁男性患病率为 4.1%，女性患病率为 2.1%；上海地区大于 30 岁人群中患病率约为 3.6%；河北承德市区大于 30 岁人群中患病率为 4.6%；山西太原市大于 30 岁人群中患病率为 3.5%。成年人中大约有 4% 的男性和 2% 的女性患有 OSAHS。

阻塞性睡眠呼吸暂停综合征（obstructive sleep apnea syndrome，OSAS）的发生与体重相关，西方国家中约有 40% 的肥胖男性存在 OSAS，而 70% 的 OSAS 患者存在着肥胖现象。OSAS 不仅见于成人，在儿童中的发病率也不容忽视，2 ～ 8 岁的儿童中 OSAS 的患病率约为 2%。

阻塞性睡眠呼吸暂停低通气综合征于 1965 年首先被认识。1972 年发现 OSAHS 患者并发血压增高的现象。1976 年 Guilleminault 报告 OSAHS 患者中高血压是常见现象，提出 OSAHS 与高血压相关的概念。1997 年 Hla 报告呼吸暂停和高血压具有量效关系，而且独立于肥胖、年龄等已知危险因素。现已证实，OSAHS 不但与夜间血压升高有关，也会引起白天血压增高。OSAHS 是引起高血压的独立危险因素。调查显示，50% ～ 92% 的 OSAHS 患者合并有高血压，而 30% ～ 50% 的高血压患者同时伴有 OSAHS。2006 年我国 OSAHS 人群的高血压患病率为 56.2%[2]。2008 年 AHA/ACCF 等共同发表的《睡眠呼吸暂停与心血管疾病专家共识》中明确指出约有 50% 的阻塞性睡眠呼吸暂停（obstructive sleep apnea，OSA）患者患有高血压，至少 30% 的高血压患者伴有 OSA[6]。另有随机对照研究结果显示，在校正基础血压、体重指数、年龄、性别、吸烟和饮酒等因素后，AHI ≥ 15 次 / 小时的患者 4 年中发生高血压的危险系数是无睡眠呼吸暂停人群的 3 倍。AHI 每增加 1 次 / 小时，高血压患病率增加 1%，AHI 每增加 10 次 / 小时，日间血压增加 1.2mmHg。研究结果显示，顽固性高血压患者中有 83% 为 OSA 患者[5]。

第二节　病因、发病机制及病理生理

阻塞性睡眠呼吸暂停低通气综合征的病因复杂，主要的危险因素包括：①肥胖。体重超过标准体重的 20% 或以上，体重指数 ≥ 25kg/m²。②年龄。成年后随年龄增长患病率增加；女性绝经期后患病者增多，70 岁以后患病率趋于稳定。③性别。生育期内男性患病率明显高于女性。④上气道解剖异常，如鼻中隔偏曲，鼻甲肥大，鼻息肉，鼻部肿瘤，Ⅱ度以上扁桃体肥大，软腭松弛，悬雍垂过长、过粗，咽腔狭窄，咽部肿瘤，咽部黏膜肥厚，舌体肥大，扁桃腺肥大，舌根后坠，下颌后缩，以及小颌畸形等。⑤ OSAHS 的家族史。⑥长期大量饮酒和（或）服用镇静催眠类或肌肉松弛类药物。⑦长期吸烟。⑧其他相关疾病，包括甲状腺功能减退、肢端肥大症、心功能不全、卒中、胃食管反流及神经肌肉疾病等[2]。临床上主要以上气道解剖异常及肥胖为常见病因。

人入睡后神经系统张力降低，对腭肌、翼状肌、颌舌肌、咽肌、舌骨肌、腭帆张肌等引起咽腔开放的上气道肌肉的控制作用减弱，导致舌咽部肌群松弛，使咽部狭窄、舌根后坠，吸气时在胸腔负压的作用下，软腭、舌坠入咽腔紧贴咽后壁，造成上气道闭塞、呼吸暂停。呼吸停止后体内氧分压降低并出现二氧化碳潴留，它们刺激呼吸感受器，使中枢呼吸驱动增加，同时大脑出现唤醒反应，咽舌部肌群收缩，气道压力增加，当气道压力足以冲破上气道机械性阻塞时，上气道重新开放，呼吸恢复，体内二氧化碳排除，氧分压上升，患者再度入睡。此后进入下一次呼吸暂停[6]。

睡眠呼吸暂停低通气综合征患者由于睡眠中反复出现呼吸暂停及低通气，会导致低氧血症、高碳酸血症、体内 pH 值改变及睡眠质量低下等一系列病理生理改变，进而引发呼吸、心血管、精神神经、血液、内分泌等全身多系统病变。如缺氧使交感神经兴奋性增强，儿茶酚胺、肾素-血管紧张素和内皮素分泌增加，从而导致血管收缩并引起高血压及肺动脉高压，持久的肺动脉高压可引起肺心病；由于缺氧使冠状动脉内皮损伤，脂质易于沉积在内膜下，且反复长期缺氧产生继发性红细胞增多及血液黏稠度增加，血流缓慢，血小板容易在受损内膜表面聚集产生血栓，引起冠状动脉狭窄和闭塞；心肌缺血、缺氧和兴奋性增强导致心律失常甚至猝死，其中心律失常在呼吸暂停时多以窦性心动过缓、窦性停搏、房室传导阻滞等副交感神经兴奋的表现为主，而在呼吸恢复时则出现心率增快等交感神经兴奋性增高的表现；缺氧引起的代谢紊乱易诱发糖尿病；肾缺氧影响其重吸收功能，导致夜尿增加；反复憋醒，使睡眠成片段，尤其是深睡眠明显减少或缺乏，导致精神神经行为异常；反复发生的缺氧-复氧引起氧化应激，导致各种细胞受损，进而引起相应组织器官的功能损害。

第三节　与高血压的相互关系

OSAHS 患者中普遍存在着血压增高的现象。OSAHS 引起高血压是多机制参与的[2]。反复发作的间歇性低氧、高碳酸血症、神经及体液调节障碍与交感神经系统过度兴奋相互作用，可引起心率增加，心肌收缩力增加，心排血量增加，全身血管阻力增加，这些均是导致高血压的重要机制。其中，交感神经活性增强最为关键。交感神经活性增强，使血浆儿茶酚胺水平增加，阻力小动脉收缩增强，外周血管阻力升高而导致高血压，同时交感活性的过度增高会启动炎症因子、氧化应激过程并促发动脉硬化和动脉粥样硬化的发生和进展，加重了血管

结构和功能的异常，进一步导致血压增高并难以控制[7]。其他引起高血压的机制还有睡眠结构紊乱、胸内负压增高致机械效应等。

OSAHS 相关性高血压常有如下特点：①夜间及晨起血压升高，日间高血压或日间血压正常，夜间睡前血压较低。有部分患者表现为隐蔽性高血压。②血压节律紊乱，24h 动态血压监测显示血压曲线为"非杓形"或"反杓形"。③难治性高血压，以白天和夜间难治性高收缩压及白天难治性高舒张压发生为多，单纯药物治疗降压效果较差，虽经多种药物联合、多次调整降压方案，仍很难将血压维持

在正常范围内。血压的控制依赖于 OSAHS 的有效治疗，一定程度上可减少降压药的使用量，少数患者甚至可以停服降压药物。④伴随着呼吸暂停的血压周期性升高，结合 24h 动态血压监测和多导睡眠图监测，可见夜间随呼吸暂停的反复发生，血压表现为反复发作的一过性升高。血压高峰值一般出现在呼吸暂停事件的末期、刚恢复通气时[2]。

阻塞性睡眠呼吸暂停相关性高血压的高危人群往往具有一定特征，临床上要注意识别，在高血压患者中，如有以下情况应警惕是否存在睡眠呼吸暂停：①肥胖；②伴鼻咽及颌面部解剖结构异常；③睡眠过程中打鼾，白天嗜睡明显，晨起头痛、口干；④顽固性高血压或隐蔽性高血压，晨起高血压，或血压节律呈"非杓形"或"反杓形"改变的高血压；⑤夜间反复发作难以控制的心绞痛；⑥夜间难以纠正的心律失常；⑦顽固性充血性心力衰竭；⑧顽固性难治性糖尿病及胰岛素抵抗；⑨不明原因的肺动脉高压；⑩不明原因的夜间憋醒或夜间发作性疾病。

第四节　临床表现

OSAHS 患者的临床表现主要包括疾病本身常见症状、体征及由于缺氧和二氧化碳潴留导致的全身各系统继发性病变所引起的临床表现[8]。

患者常有夜间睡眠过程中打鼾，鼾声不规律，呈间断性，音调高低不一，呼吸及睡眠节律紊乱，夜间睡眠质量差，有效睡眠时间不足，晨起头痛、头晕、乏力、口干，白天嗜睡明显，记忆力下降，严重者可出现心理、智力、行为异常，如反应迟钝、性格急躁、记忆力差、性格改变等，部分患者可出现性欲减退，如阳痿。常见体征主要有肥胖、面色深红、眼睛充血、口唇发绀、颈部短粗、小下颌、鼻甲、扁桃体及舌体肥大、声音嘶哑等。

全身各系统继发性病变所引起的临床表现主要包含[9]：

（1）呼吸系统表现：OSAHS 患者因存在不同程度的肺通气功能不足，可有呼吸困难、发绀、抽搐、低氧血症和高碳酸血症等临床表现，若呼吸暂停或低通气反复发作或单次发作持续时间过长，可引发急性呼吸衰竭。长期的缺氧可导致肺血管痉挛，从而引发肺动脉高压，久之可出现右心室肥厚并最终引发肺心病。OSAHS 患者可并发夜间哮喘，考虑哮喘发作可能与呼吸暂停刺激喉、声门处的神经受体导致反射性支气管收缩和高反应性有关，该种夜间哮喘发作前常有严重打鼾和呼吸暂停。此外，还应注意重叠综合征（over-lap syndrome），重叠综合征是指 OSAHS 和慢性阻塞性肺疾病（COPD）同时存在，患者因同时存在外周气道阻塞和上气道阻塞，可产生更为严重的低氧血症，患者常表现为夜间睡眠频繁憋醒，仰卧位加重，半卧位或侧位减轻。患者常有入睡困难，且常频繁觉醒，觉醒时伴有焦虑和紧张。晨起感到头痛，白天嗜睡。夜间快速动眼睡眠期有明显的动脉血氧饱和度降低，低氧血症可持续 1 ～ 2min，甚至 1h 以上[10]。

（2）心血管系统表现：临床上，较多 OSAHS 患者以心血管系统异常表现作为首发症状和体征就诊，常有高血压、冠心病、心力衰竭、心律失常等临床表现，而近年越来越多的研究表明，OSAHS 是高血压的独立危险因素。OSAHS 患者发生高血压时，服用常规降压药物疗效较差，早期有效治疗OSAHS 却可使血压恢复正常。

（3）神经系统表现：OSAHS 易引起脑动脉硬化、血液黏滞度增高和血流缓慢，此外夜间反复发生的低氧使血小板聚集性增强，而上述因素相互作用，容易诱发夜间缺血性卒中。呼吸暂停引起的严重低氧血症，导致大脑半球特别是皮质和皮质下功能损害可能与痴呆症有关。而部分老年 OSAHS 患者可出现脑出血。

（4）肾及内分泌表现：OSAHS 患者可有夜尿增多，糖代谢紊乱，糖耐量减低，2 型糖尿病发病率增高，性功能障碍等临床症状。

第五节　体检项目及辅助检查

（一）体检项目

OSAHS 患者的体检项目包括如下：①身高、体重，并计算体重指数，体重指数＝体重（kg）/ 身高² （m²）。②体格检查：主要有血压的测量（睡前和醒后血压），颈围，评定颌面形态，重点观察有无下颌后缩、下颌畸形，鼻腔、咽喉部的检查，特别注意有无悬雍垂肥大、扁桃体肿大及程度、舌体肥大及腺样体肥大，心、肺、脑及神经系统常规检查等。

（二）辅助检查

辅助检查主要包括实验室相关项目的检查及心电图、心脏超声、肺功能等各项检查，详述如下：

1. 实验室检查

血常规中可出现红细胞和血红蛋白增高。凝血常规中血浆纤维蛋白原可增高。D-二聚体可呈现阳性表现。动脉血气分析可有不同程度的低氧血症和二氧化碳分压增高。部分患者可出现血糖增高。由于长期慢性缺氧可引起肝细胞损害，可有肝功能酶学轻度异常。甲状腺功能检查有助于明确患者的OSAHS发生是否与甲状腺功能减退相关。

2. 心电图

可出现多种心律失常，较为常见的有窦性心动过速、窦性心动过缓、室性期前收缩、房室传导阻滞、右束支传导阻滞等。合并高血压时可出现左心室肥大及继发性ST-T改变等心电图表现。

3. 心脏超声

部分患者可正常，但在出现肺心病的OSAHS患者，可出现肺动脉高压征象，右心房增大，右心室肥厚、增大。

4. 肺功能

部分患者可出现限制性通气功能障碍。重叠综合征患者可合并阻塞性通气功能障碍。

5. 头部影像学检查

可了解上、下颌及上气道的解剖情况，有助于诊断及治疗。

6. 多导睡眠图

多导睡眠图（polysomnography，PSG）是诊断阻塞性睡眠呼吸暂停低通气综合征的金标准，并能确定类型及病情的轻重。该项检查同步记录患者睡眠时多个生理参数，主要有：脑电图、肌电图、口鼻气流、胸腹呼吸运动、动脉血氧饱和度、心电图等多项指标，可准确地了解患者睡眠时呼吸暂停及低通气的情况，并能确定疾病程度和类型。对于怀疑有阻塞性睡眠呼吸障碍的患者都应进行PSG监测，监测方法包括整夜PSG监测、夜间分段PSG

监测、午间小睡的PSG监测，以下逐一加以细述：

（1）整夜PSG监测：是诊断OSAHS的标准手段，正规监测一般需要整夜不少于7h的睡眠。其适应证为①临床上怀疑为OSAHS者；②临床上其他症状、体征支持患有OSAHS，如难以解释的白天嗜睡或疲劳；③难以解释的白天低氧血症或红细胞增多症；④疑有肥胖低通气综合征；⑤高血压尤其是难治性高血压；⑥原因不明的心律失常、夜间心绞痛；⑦慢性心功能不全；⑧顽固性难治性糖尿病及胰岛素抵抗；⑨卒中、癫痫、老年痴呆及认知功能障碍；⑩性功能障碍；⑪晨起口干或顽固性慢性干咳；⑫监测患者夜间睡眠时低氧程度，为氧疗提供客观依据；⑬评价各种治疗手段对OSAHS的治疗效果；⑭诊断其他睡眠障碍性疾患。

（2）夜间分段PSG监测：在同一天晚上的前2～4h进行PSG监测，之后进行2～4h的持续气道正压通气（continuous positive airway pressure，CPAP）压力调定。其优点在于可以减少检查和治疗费用，只推荐在以下情况采用：①中度以上OSAHS，反复出现持续时间较长的睡眠呼吸暂停或低通气，伴有严重的低氧血症；②因睡眠后期快速眼动相（rapid eye movement，REM）睡眠增多，CPAP压力调定的时间应>3h；③当患者处于平卧位时，CPAP压力可完全消除REM及非REM睡眠期的所有呼吸暂停、低通气及鼾声。如果不能满足以上条件，应进行整夜PSG监测并另选整夜时间进行CPAP压力测定。

（3）午间小睡的PSG监测：对于白天嗜睡明显的患者可以使用，通常需要保证有2～4h的睡眠时间［包括REM和非快速眼动相（NREM）睡眠］才能满足诊断OSAHS的需要，存在一定的失败率和假阴性结果[3]。

7. 24h动态血压监测

24h动态血压监测（ambulatory blood pressure monitoring，ABPM）可应用于患有高血压、血压节律明显紊乱，同时伴有睡眠打鼾的患者，可与PSG同时进行ABPM，以了解血压随呼吸暂停、缺氧程度的变化情况。

第六节　诊断与鉴别诊断

（一）诊断

OSAHS的诊断主要包括病史、症状、体征、实验室及辅助检查结果。典型患者常表现为夜间

睡眠打鼾伴呼吸暂停，白天嗜睡，夜尿增多，易怒，记忆力差，性格改变，性欲减退；查体可见肥胖，颈围粗，小颌畸形，鼻甲、扁桃体及舌体

肥大，鼻中隔偏曲等易引起上气道狭窄或阻塞的体征。PSG 监测结果显示 AHI ≥ 5 次 / 小时者可诊断 OSAHS；对于日间嗜睡不明显者［埃尔沃尔斯嗜睡量表（ESS）评分＜ 9 分］者，AHI ≥ 10 次 / 小时或 AHI ≥ 5 次 / 小时，存在认知功能障碍、高血压、冠心病、脑血管疾病、糖尿病和失眠等 1 项或 1 项以上 OSAHS 合并症也可确立诊断。注意，在诊断 OSAHS 之前，需除外其他原因导致的嗜睡。

OSAHS 的病情分度：依据中华医学会呼吸病学分会睡眠呼吸障碍学组 2011 年版《阻塞性睡眠呼吸暂停低通气综合征诊治指南》的标准，根据患者 AHI 和夜间 SaO_2 将 OSAHS 分为轻、中、重度，其中以 AHI 作为主要诊断标准，夜间最低 SaO_2 作为参考。具体病情分度标准见表 82-1。在临床中，如出现 OSAHS 患者的 AHI 增高和最低 SaO_2 降低程度不平行的情况，目前指南推荐以 AHI 为标准进行病情判断，同时注明低氧血症情况。

表 82-1　2011 年版《阻塞性睡眠呼吸暂停低通气综合征诊治指南》的标准

分度	AHI	最低 SaO_2
轻度	5 ～ 15	85% ～ 90%
中度	＞ 15 ～ 30	80% ～＜ 85%
重度	＞ 30	＜ 80%

对于无法进行 PSG 监测的单位，当患者符合以下 6 条诊断标准时可做出初步临床诊断，具体标准如下[11]：①至少具有 2 项主要危险因素，尤其是表现为肥胖、颈粗短或有小颌或下颌后缩，咽腔狭窄或有扁桃体Ⅱ度肥大，悬雍垂肥大，或甲状腺功能减退、肢端肥大症或神经系统明显异常；②中重度打鼾、夜间呼吸不规律，或有屏气和憋醒（观察时间应不少于 15min）；③夜间睡眠节律紊乱，特别是频繁觉醒；④白天嗜睡（ESS 评分＞ 9 分）；⑤ SaO_2 监测趋势图可见典型变化，AHI ＞ 10 次 / 小时；⑥引发 1 个或 1 个以上重要器官损害。

当高血压同时合并有 OSAHS 时，可以做出阻塞性睡眠呼吸暂停相关性高血压的诊断。高血压的诊断可依据 2010 年中国高血压防治指南的诊断标准：诊室血压 ≥ 140/90mmHg（1mmHg ＝ 0.133kPa），家庭血压 ≥ 135/85mmHg，24h 动态血压值 ≥ 130/80mmHg[12]。血压可以表现为持续的血压升高、清晨高血压或夜间高血压，或血压伴随呼吸暂停呈周期性的升高，或睡眠时血压的水平与呼吸暂停的发生、睡眠时相、低氧程度、呼吸暂停持续时间以及针对 OSAHS 的治疗效果有明显的相关性。

（二）鉴别诊断

OSAHS 主要应与打鼾及引起白天嗜睡的其他疾病进行鉴别。

1. 单纯鼾症

夜间有不同程度鼾症，AHI ＜ 5 次 / 小时，没有睡眠片段或日间功能受损。临床表现及 PSG 有助鉴别。

2. 中枢性睡眠呼吸暂停低通气综合征

是指睡眠期间出现口鼻气流停止或幅度降低 10s 而无用力呼吸存在的呼吸紊乱事件，患者没有上气道阻塞，食管气囊测压或膈肌肌电图有助于鉴别。

3. 肥胖低通气综合征

以肥胖和高碳酸血症为特征，临床常表现为 BMI ≥ 30kg/m² 的病态肥胖，清醒时 CO_2 潴留，$PaCO_2$ ＞ 45mmHg，伴有低氧血症、重度嗜睡、肺动脉高压及肺心病，多数患者合并 OSAHS。

4. 发作性睡病

主要临床表现为难以控制的白天嗜睡、发作性猝倒、睡眠瘫痪和睡眠幻觉，多在青少年起病，主要诊断依据为 MSLT 时异常的 REM 睡眠。鉴别时应注意询问发病年龄、主要症状及 PSG 监测的结果，同时应注意该病与 OSAHS 合并的可能性很大，临床上不可漏诊。

5. 不宁腿综合征和睡眠中周期性腿动

不宁腿综合征患者日间犯困，晚间强烈需求腿动，常伴异样不适感，安静或卧位时严重，活动时缓解，夜间入睡前加重，PSG 监测有典型的周期性腿动，应和睡眠呼吸事件相关的腿动鉴别。后者经 CPAP 治疗后常可消失。通过向患者及同室睡眠者详细询问患者睡眠病史，结合查体和 PSG 监测结果可以鉴别。

6. 上气道阻力综合征

夜间可出现不同频度、程度鼾症，虽上气道阻力增高，但 AHI ＜ 5 次 / 小时，白天嗜睡或疲劳，试验性无创通气治疗有效支持诊断。

第七节 治 疗

OSAHS 的治疗目的是：①消除呼吸暂停，恢复夜间正常呼吸节律；②改善临床表现，提高生活质量，降低死亡率；③预防和治疗并发症，减少靶器官损害。主要治疗手段包括病因治疗、一般治疗、呼吸机辅助治疗、口腔矫治器、手术治疗、医疗装置、药物治疗等[13]。临床上应根据患者的疾病具体情况，选择相应的治疗方法。

（一）病因治疗

积极寻找可能导致或加重 OSAHS 的潜在病因，通过药物或其他方法对基础疾病进行纠正，从而间接治疗 OSAHS。例如，临床上对于有甲状腺功能减退（甲减）的患者出现的 OSAHS，在应用甲状腺素治疗甲减后，部分患者的睡眠呼吸暂停和低通气症状可自行好转。

（二）一般性治疗

主要是从生活方式和生活行为上对患者进行干预，减少导致 OSAHS 发生的危险因素，主要包括以下方面。①减肥、控制饮食和体重、适当运动：肥胖患者由于咽部脂肪沉积增多，导致咽腔横断面积减少，故可使 OSAHS 进一步加重，而有效的体重控制能明显减少呼吸暂停次数，提高血氧饱和度，改善临床症状。建议把体重指数控制在 $\leqslant 25kg/m^2$。②戒酒、戒烟、慎用镇静催眠药及其他可引起或加重 OSAHS 的药物：大量饮酒抑制呼吸中枢对低氧和高二氧化碳的敏感性，同时使咽腔肌肉松弛和舌根后坠，引起或加重上气道阻塞，加重呼吸暂停。吸烟时烟雾中气体可刺激上气道、引起呼吸道黏膜水肿，加重打鼾。而镇静类安眠药可抑制呼吸中枢的功能，降低气道肌肉张力，故应积极避免。③侧卧位睡眠，患者可使用睡球或穿"网球衣"的方式而保持侧卧睡眠。④适当抬高床头。⑤白天避免过度劳累。

（三）呼吸机辅助治疗

主要包括经鼻持续气道正压通气（CPAP）、双相气道正压通气、自动调压智能化呼吸机治疗。该种治疗手段是成人 OSAHS 患者的首选治疗方案，其中 CPAP 能逆转 OSAHS，所以最为常用，而 CO_2 潴留明显者建议使用双相气道正压通气。

1. 经鼻持续气道正压通气（CPAP）

治疗是由呼吸机输送出设定好的持续正压气流，通过鼻腔进入咽部至患者的上呼吸道，由于一定正压的空气进入呼吸道。患者的功能残气量增加，上气道张力增加，上气道阻力降低，从而防止睡眠时上气道塌陷，使患者保持觉醒状态时一样的上气道开放口径，维持呼吸道通畅。而 CPAP 压力水平的合理设定是保证疗效的关键。理想的压力水平是指能够消除在各睡眠期及各种体位睡眠时出现的呼吸暂停及打鼾所需的最低压力水平，并保持整夜睡眠中的 SaO_2 在正常水平（＞90%），且无明显不适感，能为患者所接受。临床上主要采取以下两种方法进行压力设定：①初始压力的设定。可以从较低压力开始，如 $4 \sim 6cmH_2O$，多数患者可以耐受。② CPAP 压力人工设定。临床观察有鼾声或呼吸不规律，或血氧监测有 SaO_2 下降、睡眠监测中发现呼吸暂停时，将 CPAP 压力上调 $0.5 \sim 1.0cmH_2O$；鼾声或呼吸暂停消失，SaO_2 平稳后，保持 CPAP 压力或下调 $0.5 \sim 1.0cmH_2O$ 观察临床情况及血氧监测。重复此过程以获得最佳 CPAP 压力。

2. 双相气道正压（BiPAP）通气

在 CPAP 机的基础上发展起来的一种更为小巧、简便且可携带的人工呼吸机，能供给患者两个不同水平的压力。吸气时提供一个较高的正压，帮助患者顺利吸气；呼气时提供患者一个较低水平正压，避免上气道完全塌陷。同时，由于阻力的减少，患者的舒适性增加，一定程度上顺应了气道阻力的变化，提高了患者的依从性。

3. 自动调压智能化（auto-CPAP）呼吸机治疗

它是根据患者夜间睡眠时呼吸道阻力的变化自动进行治疗压力的调节，同步性能好，使患者平均治疗压力下降，舒适性增加，更易于被患者所接收，但价格过于昂贵，所以目前临床上应用较少。

适应证包括：①中、重度 OSAHS 患者（AHI＞15次/小时）；②轻度 OSAHS（AHI5 ～ 15次/小时）患者但症状明显（如白天嗜睡、认知障碍、抑郁等），同时合并心脑血管疾病和糖尿病等；③经过其他治疗（如口腔矫治器等）后仍存在的阻塞性睡眠呼吸暂停；④重叠综合征患者，即 OSAHS 合并COPD 者；⑤ OSAHS 患者的围术期治疗。

以下情况应慎用：①胸部 X 线或 CT 检查发现肺大疱；②气胸或纵隔气肿；③血压明显降低（血压低于 90/60mmHg），或休克时；④急性心肌梗死血流动力学指标不稳定者；⑤脑脊液漏、颅脑外伤或颅内积气；⑥急性中耳炎、鼻炎、鼻窦炎感染未控制时；⑦青光眼。

经气道正压治疗后，患者睡眠期鼾声、憋气消退，无间歇性缺氧，SaO₂正常。白天嗜睡明显改善或消失，其他伴随症状如抑郁症显著好转或消失。高血压、冠心病、心律失常、糖尿病和卒中等相关并发症得到改善，说明气道正压治疗有效。

（四）口腔矫治器

是近年来新发展起来治疗 OSAHS 的新技术，适用于单纯鼾症及轻中度的 OSAHS 患者[14]，特别是下颌后缩者。患者通过手术或佩戴舌型或下颌型牙假体将下颌拉向前，保持舌回位，使下咽腔开放，以此减轻阻塞程度。口咽矫治器还能改变上气道的顺应性和软腭的位置和功能。对于不能耐受 CPAP、不能手术或手术效果不佳者可以试用，也可作为 CPAP 治疗的辅助治疗。禁忌证包括：重度颞下颌关节炎或功能障碍，严重牙周病，严重牙列缺失者不宜使用。

（五）外科治疗

手术是治疗 OSAHS 的有效方法，手术效果与适应证的选择及手术方式有直接关系。上气道有局限性阻塞者，手术治疗的效果明显。常用手术方法包括：悬雍垂软腭咽成形术及其改良术、下颌骨前移及颌面部前移加舌骨肌切断悬吊术、鼻腔手术、气管切开术等。下面选取主要手术方式做简要介绍。

1. 悬雍垂软腭咽成形术

是目前临床上较为常用的方法。此手术过程包括经口摘除扁桃体，切除部分扁桃体的前后弓、部分软腭和悬雍垂。

2. 下颌骨前移及颌面部前移加舌骨肌切断悬吊术

对于存在下颌畸形或颌面部畸形的患者可使用此术式，但因手术复杂，患者多难以接受。

3. 鼻腔手术

鼻中隔矫正术、鼻甲切除和鼻息肉摘除术等。

4. 气管切开造口术

对于伴有严重低氧血症，甚至出现昏迷、肺心病心力衰竭或心律失常的 OSAHS 患者，实行气管切开保留导管术，可防止上气道阻塞，解除窒息。适用于临床上病情较重，危及生命的患者。

外科手术的适应证为上气道口咽部阻塞（包括咽部黏膜组织肥厚、咽腔狭小、悬雍垂肥大、软腭过低、扁桃体肥大）并且 AHI < 20 次/小时者。

5. 射频消融术

射频消融术是最新的以电化学为基础的软组织微创手术，其主要方法是通过穿刺入肥厚组织的射频针头发射射频能量，对靶组织进行减容，从而达到组织体积缩小，上气道扩张的目的。等离子射频消融术具有简便、省时、术后并发症少、痛苦小、不影响吞咽和讲话且康复快、手术安全性高等优点，是中重度 OSAHS 患者补充治疗的有效方法[8]。

（六）药物治疗

目前药物对 OSAHS 的疗效尚不明确，主要是通过改变睡眠结构和呼吸的神经控制功能发挥治疗作用。常用的有血管收缩药如麻黄碱等，可增加上气道开放、减低上气道阻力；呼吸兴奋药如醋酸甲羟孕酮（安宫黄体酮），支气管扩张药如氨茶碱等，可增加通气，减少睡眠呼吸暂停次数；抗抑郁药物如普罗替林和氯丙嗪，可减少快速动眼睡眠，减轻此期引起的低氧和呼吸暂停。

对于阻塞性睡眠呼吸暂停相关性高血压患者，抗高血压治疗是有益的。但目前尚无证据表明有任何特殊的抗高血压药物能够直接减轻睡眠呼吸暂停的严重程度。OSAHS 相关高血压的理想控制目标是使 24h 昼夜血压均得到平稳控制，尤其对于那些有夜间血压增高的患者，降低其夜间血压更为重要。有些降压药物可以对抗睡眠呼吸暂停产生高血压的机制。例如针对交感神经的激活，或是肾素-血管紧张素-醛固酮系统活性的增强，采用抑制药物治疗，降压的同时可在一定程度上改善患者睡眠呼吸障碍的水平。理想的降压药物是在有效降低血压的同时，又能减轻睡眠期间呼吸暂停程度的药物。目前可选用的药物包括如下几种：①首先推荐肾素血管紧张素系统阻滞剂类降压药物 [ACEI 和（或）ARB]。ACEI 能明显降低患者 24h 收缩压和舒张压，对睡眠各阶段（NREM 和 REM）均有降压作用，且有改善患者呼吸暂停及睡眠结构的作用，可降低 AHI，对纠正患者血压昼夜节律紊乱具有良好的影响。另有研究提示，缬沙坦、氯沙坦与氢氯噻嗪的复合制剂海捷亚能有效地降低夜间高血压（尤其是呼吸暂停后血压的升高），同时减少呼吸睡眠紊乱指数，降低迷走神经和交感神经张力。②钙通道阻滞药（CCB）虽有一定的治疗作用，但对 REM 期的血压无明显降低作用[2]。

阻塞性睡眠呼吸暂停合并高血压的患者，有些降压药是不宜选用的，包括：① β 受体阻滞药。OSAHS 患者夜间缺氧可造成心动过缓，β 受体阻滞药可使支气管收缩而增加呼吸道阻力致夜间缺氧更加严重，进一步加重心动过缓甚至导致心脏停搏，故应慎用可导致心率减慢和心脏传导阻滞作用的 β 受体阻断药。②可乐定。这一类中枢性降压药物可加重睡眠呼吸紊乱，以及具有镇静作用的药物可加重 OSAHS，不宜选用。但也有报道，可乐定可以抑制 REM，从而降低了来自 REM 期的呼吸暂停事件进而减轻夜间低氧血症。

睡眠呼吸暂停相关性高血压患者血液黏稠度增高，应给予抗血小板治疗。对于高血压患者，已证明阿司匹林或其他抗血小板药物可显著降低心脑血管疾病相关的致死率和致残率，显著改善患者预后。

（七）中医治疗

根据中医辨证理论，中医认为本病病机为虚实交杂，并将 OSAHS 分为 4 型：①脾虚湿阻型；②脾肾两虚型；③肝郁气滞型；④胃热湿阻型。并依此分型进行辨证治疗。治疗手段多样，包括中药、针灸、推拿、耳朵贴穴、气功等方法，取得了一定的治疗效果，但还需进一步的研究发展。

第八节　治疗后随访及健康教育

（一）治疗后随访

经治疗后的 OSAHS 患者，出院后应给予密切随访，并进行相应治疗指导，以增加患者依从性，提高治疗效果。随访内容主要包括病情总体随访、血压的随访、CPAP 治疗随访、口腔矫治器及外科手术治疗随访。

1. 病情总体随访

主要是针对未接受积极治疗的 OSAHS 患者进行随访，随访内容包括：夜间鼾声的变化、有无憋气及白天嗜睡的情况等，如出现鼾声时断时续或白天嗜睡加重，考虑患者可能存在病情进展，应及时就诊复查多导睡眠图，必要时采取积极治疗手段，控制疾病发展。

2. 血压的随访

治疗 OSAHS（包括 CPAP 和手术治疗）后，要密切观察患者的血压变化，对血压达标的患者应及时减少或停用降压药物，并鼓励患者坚持治疗，增强对 CPAP 治疗的依从性。对手术患者的血压要长时间随访和监测，避免患者术后血压下降，而呼吸暂停复发后血压再度升高。

3. CPAP 治疗随访

对于使用呼吸机回家进行治疗的患者，治疗早期应密切随访，了解患者应用的依从性及不良反应，协助其解决使用时出现的各种问题，并帮助进行 CPAP 压力的调定，以保证患者长期治疗的依从性。

4. 口腔矫治器及外科治疗随访

应于治疗后的 3 个月、6 个月复查多导睡眠图，以观察治疗效果。

（二）健康教育

健康教育是指对 OSAHS 患者及其家属进行疾病相关知识教育，可采用漫画、讲座、宣传册等多种方式进行，主要内容包括如何识别疾病，了解 OSAHS 的主要临床表现及其对全身各脏器的影响，坚持治疗的必要性、益处以及 CPAP 的正确使用等。通过教育加深患者及相关医护人员对疾病的认识，提高治疗的依从性。

总结与要点

- OSAHS 主要是指 7h 睡眠过程中呼吸暂停及低通气反复发作在 30 次以上，或 AHI ≥ 5 次 / 小时，同时伴有打鼾、白天嗜睡、睡眠结构紊乱的一组综合征。多见于肥胖或存在气道解剖异常的患者。
- OSAHS 与高血压之间有紧密联系。高血压患者中 OSAHS 发病率高，特别是顽固性高血压患者；OSAHS 患者中高血压发病率也高。
- OSAHS 是高血压发生的独立危险因素。
- OSAHS 的确诊需行多导睡眠图监测。
- OSAHS 治疗方法中目前最主要的是 CPAP 治疗，且使用 CPAP 治疗 OSAHS 可以有效降低血压。

参考文献

[1] Mannarino MR, Di FF, Pirro M. Obstructive sleep apnea syndrome. Eur J Intern Med, 2012, 23（7）: 586-593.

[2] 中华医师协会高血压专业委员会, 中华医学会呼吸病学分会睡眠呼吸障碍学组. 阻塞性睡眠呼吸暂停相关性高血压临床诊断和治疗专家共识. 中国呼吸与危重监护杂志, 2013, 9, 12（5）: 435-441.

[3] 中华医学会呼吸病学分会睡眠呼吸障碍学组. 阻塞性睡眠呼吸暂停低通气综合征诊治指南（2011 年修订版）. 中华结核和呼吸杂志, 2012, 35（1）: 9-12.

[4] 李源, 龚卫琴, 王晓明, 等. 老年病学. 2 版. 西安: 第四军医大学出版社, 2008: 107-112.

［5］睡眠呼吸暂停与心血管疾病专家共识写作组．睡眠呼吸暂停与心血管疾病专家共识．中华结核和呼吸杂志，2009，11，32（11）：812-820.

［6］Somers VK，White DP，Amin R，et al. Sleep apnea and cardiovascular disease：an American heart association/American college of cardiology foundation scientific statement from the American heart association council for high blood pressure research professional education committee，council on clinical cardiology，stroke council，and council on cardiovascular nursing in collaboration with the national heart，lung，and blood institute，national center on sleep disorders research. J Am Coil Cardiol，2008，52：686-717.

［6］王吉耀．内科学．2版．北京：人民卫生出版社，2011：153-157.

［7］孙宁玲，霍勇，王继光，等．难治性高血压诊断治疗中国专家共识．中华高血压杂志，2013，4，21（4）：321-326.

［8］Sunitha C，Aravindkumar S. Obstructive sleep apnea：clinical and diagnostic features. Indian J Den Res，2009，20（4）：487-491.

［9］Berg S. Obstructive sleep apnea syndrome：current status. Clin Respir J，2008，2：197-201.

［10］北京协和医院．呼吸内科诊疗常规．2版．北京：人民卫生出版社，2012：456-458.

［11］Moser D，Anderer P，Gruber G，et al. Sleep classification according to AASM and Rechtschaffen&Kales：effects on sleep scoring parameters. Sleep，2009，32：139-149.

［12］《中国高血压防治指南修订》委员会．2010年中国高血压防治指南（实用本）．高血压杂志，2011，19：701-709.

［13］Epstein LJ，Kristo D，Strollo PJ Jr，et al. Clinical guideline for the evaluation，management and long-term care of obstructive sleep apnea in adults. I Clin Sleep Med，2009，5（3）：263-276.

［14］Pliska BT, Almeida F. Effectiveness and outcome of oral appliance therapy. Dent Clin North Am，2012，56（2）：433-444.

（程　燕　郑明慧）

第83章 肾素瘤与高血压

肾素瘤（reninoma），又称球旁细胞瘤（juxtaglomerular cell tumor，JGCT）、原发性肾素增多症、肾素分泌瘤、肾素分泌型近球细胞肿瘤，绝大多数起源于肾小球旁复合器的肾球旁细胞，实际上是血管外皮细胞瘤的一个特殊类型。球旁细胞可合成、储存肾素并通过胞吐作用使肾素进入血液循环，通过肾素-血管紧张素-醛固酮系统（renin-angiotensin-aldosterone system，RAAS）的作用，调节机体的血压、血容量和电解质平衡。球旁细胞瘤释放大量肾素，刺激醛固酮分泌增加，从而导致高血压、低血钾、碱中毒，称之为继发性醛固酮增多症[1]，是高血压的重要鉴别诊断之一。

肾素瘤在临床上十分罕见，于1967年由Robertson等首先报道，3个月后Kihara等报道了第2例，因此又称Robertson Kihara综合征。本病的发病年龄为6～69岁，但多发生于青年，发病高峰在20～40岁，男女发病比率为1:2，以年轻女性为好发人群。由于该病诊断困难，实际病例数可能远高于此。法国Corvol等对3万例新发高血压患者的筛查发现肾素瘤在高血压患者中的患病率为0.023%[2]。目前国外报道一百余例[3]，国内报道不到100例[4]。涂响安等报道自1997—2006年共收治3例肾素瘤患者，均表现有高血压、高肾素和高醛固酮血症，2例临床表现有低血钾[5]。

第一节 发病机制及病理

一、发病机制

肾球旁细胞合成、储存肾素后，通过胞吐作用使肾素进入血液循环，通过RAAS的作用，调节机体的血压、血容量和电解质平衡。肾素瘤释放大量肾素，刺激醛固酮分泌增加，从而导致高血压、低血钾、碱中毒。

肾素是由肾素原转化而来，肾素是肾素原在激活酶作用下生成的一种天冬氨酰基蛋白酶，呈二叶体结构，每个叶上有1个天冬氨酰基活性部位。肾素的活性位点在两叶间的裂隙内，此裂隙能结合底物（血管紧张素原）的7～8个氨基酸。分子量为37 000～41 000，在pH中性条件下肾素活性最高，并对底物血管紧张素原有较高的专一性[6]。

肾素原是肾素的前体，呈低活性，较肾素多43个氨基酸，分子量为56 000～57 000，在内肽酶作用下，肾素原被降解为肾素。目前认为，肾素原在组织中活化可能涉及蛋白质水解和非蛋白质水解2种机制。蛋白质水解机制是指肾素原的前片段在酶的作用下与其分离，体内实验表明该机制在肾出现[7]。

肾素的产生部位相对局限，肾近球细胞是产生肾素的主要部位，其他如心、脑、血管等组织则少见。而肾素原的产生部位则相对广泛，除肾外，在许多肾外组织如肾上腺、卵巢、睾丸、胎盘及视网膜等部位均可产生肾素原。双肾切除患者的血浆肾素原水平约为正常者的50%，提示肾外组织可产生较多的肾素原。

RAAS是人体内重要的体液调节系统。RAAS既存在于循环系统中，也存在于血管壁、心脏、中枢、肾和肾上腺等组织中，共同参与对靶器官的调节。在正常情况下，它对心血管系统的正常发育，心血管功能稳态、电解质和体液平衡的维持，以及血压的调节均有重要作用。

肾素-血管紧张素系统（renin-angiotensin system，RAS）或肾素-血管紧张素-醛固酮系统（RAAS）是一个激素系统。当大量失血或血压下降时，这个系统会被启动，用以协助调节体内的长期血压与细胞外液量（体液平衡）。

当血压降低时，肾球旁细胞合成和分泌肾素。血浆中的肾素底物（即血管紧张素原），在肾素的作用下水解，产生血管紧张素 I（Ang I）。血管紧张素 I 基本没有生物学活性，在血浆和组织中，特别是在肺循环血管内皮表面，存在有血管紧张素转化酶（angiotensin converting enzyme，ACE），在后者的作用下，血管紧张素 I 水解，剪切 C- 末端 2 个氨基酸残基，产生一个八肽，为血管紧张素 II（Ang II）。

血管紧张素 II 的主要生理作用如下：①使全身微动脉收缩，外周阻力增大，血压升高；可使静脉收缩，回心血量增多，其缩血管作用是去甲肾上腺素的 40 倍；促进心肌肥大，纤维化。②作用于交感神经末梢上的血管紧张素受体，使交感神经末梢释放去甲肾上腺素增多；还可作用于中枢神经系统内一些神经元的血管紧张素受体，使交感缩血管紧张作用加强，并促进神经垂体释放血管升压素和缩宫素；增强肾上腺皮质激素释放激素（CRH）的作用。因此，Ang II 可通过中枢和外周机制，使外周血管阻力增大，血压升高。③可强烈刺激肾上腺皮质球状带细胞合成和释放醛固酮，后者可促进肾小管和集合管对 Na$^+$ 和水的重吸收，并使细胞外液量增加，升高血压。血管紧张素 II 还可引起或增强渴觉，并导致饮水行为。

醛固酮分泌增加，使肾重吸收钠增加，进而引起水重吸收增加，细胞外液容量增多，继而引起潴钠、排钾、细胞外液扩张，血容量增多，血管壁内及血循环钠离子浓度增加，血管对去甲肾上腺素的反应加强等原因引起高血压。细胞外液扩张，引起体内排钠系统的反应，肾近曲小管重吸收钠减少，心钠肽分泌增多，从而使钠代谢达到近于平衡的状态。大量失钾引起一系列神经、肌肉、心脏及肾的功能障碍。细胞内钾离子丢失后，钠、氢离子增加，细胞内 pH 值下降，细胞外液氢离子减少，pH 值上升。碱中毒时细胞外液游离钙减少，加上醛固酮促进尿镁排出，故可出现肢端麻木和手足搐搦。醛固酮还可直接作用于心血管系统，对心脏结构和功能有不良影响。

二、病理

肾素瘤发生于肾皮质部，体积较小，直径 0.2～4.0cm 大小，一般都 < 3cm，有完整的纤维性包膜，切面灰白，质地均匀。多为局限单发的良性肿瘤，内含大量肾素，可有灶性出血和小囊腔形成。HE 染色瘤细胞和正常球旁细胞相似。显微镜下肿瘤细胞呈梭形或多角形，胞质丰富，内含嗜酸性颗粒，胞核圆形或椭圆形，空泡状，胞界不清，大小一致，呈血管外皮瘤样，肿瘤组织中可见腺管样及乳头样结构形成。电镜下瘤细胞中可见多量电子密度不均的圆形分泌颗粒和菱形或梯形的结晶样物质，圆形颗粒是成熟颗粒，基质均匀，直径 0.2～0.8μm，部分或完全被单层膜所包绕；而菱形或梯形结晶被认为是成熟颗粒的前身，大小（2～3）μm×0.2μm，均质性，有界膜。两种颗粒可同时出现于同一细胞内环绕于高尔基体及邻近的囊泡。

用 Harada 染色、甲紫染色、过碘酸希夫染色（PAS 染色）等可见胞质中有分泌颗粒，用免疫荧光法可证明分泌颗粒含有肾素。免疫组化对明确诊断有重要的价值，免疫组化 CD34 和 Vimentin 呈阳性反应，支持来源于平滑肌细胞的观点。

第二节　临床表现

大部分患者在 20～40 岁发病，女性多发，本病典型的临床表现为"三高一低"：不易控制的高血压、血浆肾素活性及醛固酮水平增高和低血钾。主要临床表现如下：

（一）高血压

高血压为最常出现的症状。随着病情进展，血压渐高，多数较严重，大于 200/120mmHg，对常用降血压药效果不及一般原发性高血压，部分患者可呈难治性高血压，以血管紧张素转化酶抑制药为主的多种降压药联合应用降压效果较好。常伴有头痛、头胀及头晕等症状，出现心血管病变、卒中，可有恶心、呕吐，甚至抽搐等高血压脑病的表现[8]。

（二）神经肌肉功能障碍

1.肌无力。约有 2/3 的患者有低血钾，可出现疲劳无力、口渴、多饮和多尿等症状。血钾愈低，肌肉受累愈重。常见诱因为劳累，或服用氢氯噻嗪、呋塞米等促进排钾的利尿药。麻痹多累及下肢，严重时累及四肢，甚而出现呼吸、吞咽困难。

2.肢端麻木，手足搐搦。在低钾严重时，可出现低血钾性碱中毒，由于神经肌肉应激性降低，四肢无力、软瘫或手足搐搦可较轻或不出现，而在补钾后，手足搐搦变得明显。

（三）肾表现

1.慢性失钾致肾小管上皮细胞呈空泡变性，浓缩功能减退，伴多尿，尤其夜尿多，继发口渴、多饮。

2. 常易并发尿路感染。

3. 尿中可有轻度蛋白质，尿蛋白增多，少数发生肾功能减退。

（四）心脏表现

1. 心电图呈低血钾图形。QT 间期延长，T 波增宽、降低或倒置，U 波明显，T、U 波相连成驼峰状。

2. 心律失常。较常见者为阵发性室上性心动过速，最严重时可发生心室颤动。

（五）其他表现

部分患者因低血钾可出现肠蠕动减慢，还可出现肾上腺皮质功能亢进的表现如多毛、肥胖等。肾素瘤患者高血压所致的靶器官损害十分常见，视网膜病变、视盘水肿、肾功能不全和左心室肥大，而脑血管意外[9]和缺血性肠病则十分罕见。

第三节　诊断与鉴别诊断

（一）实验室检查

1. 尿液检查　有蛋白尿，无细胞成分。

2. 生化检查　可有低血钾，高尿钾，高血钠。

（1）低血钾：一般在 2 ～ 3mmol/L，严重者更低。低血钾往往呈持续性，也可为间歇性。早期患者血钾正常。在平衡钠钾饮食且停用影响钾代谢药物的情况下，血钾低于 3.5mmol/L 而 24h 尿钾大于 25mmol 或血钾低于 3.0mmol/L 而 24h 尿钾大于 20mmol，均可判断为肾性失钾所致低钾血症。

（2）高血钠：血钠一般在正常高限或略高于正常。

（3）碱血症：血 pH 值为正常高限或略高于正常。

3. 血浆肾素活性、血管紧张素有明显升高，大多数血管紧张素 I 为 27.4 ～ 45.0pg/（ml·h），最高达 430pg/（ml·h）。由于立位后可激活肿瘤内的交感神经末梢，使其释放肾素，故肾素和血管紧张素可进一步升高。

4. 血、尿醛固酮测定往往增高　血浆醛固酮浓度及尿醛固酮排出量受体位及钠摄入量的影响，立位及低钠时升高。正常成人参考值：血浆醛固酮卧位时 50 ～ 250pmol/L，立位时 80 ～ 970pmol/L；尿醛固酮于钠摄入量正常时 6.4 ～ 86nmol/d，低钠摄入时 47 ～ 122nmol/d，高钠摄入时 0 ～ 13.9nmol/d。肾素瘤患者伴严重低血钾者，醛固酮分泌受抑制，血、尿醛固酮增高可不太严重，而在补钾后，醛固酮增多更为明显。

5. 低钠激发试验　肾素瘤患者肿瘤外的球旁细胞功能受到异常增高的肾素的抑制，对入球小动脉内血流量的变化反应下降，故在低钠（成人每日摄钠 20mmol）激发时呈低反应性。而原发性和肾血管性高肾素型高血压低钠激发后能引起大量肾素释放。周围血浆高肾素而对低钠激发呈低反应性是肾素瘤的特征性表现。

6. 卡托普利试验　服用卡托普利后血压下降、血管紧张素 II 和醛固酮下降，而肾素无明显增加。

7. 分侧肾静脉取血测定肾素活性　患侧肾静脉与健侧肾静脉血肾素的比值以 1.5 作为诊断界值时的敏感性和特异性分别 56% 和 94%。因而以 1.5 作为诊断的界值有较高的特异性，但降低了相应的敏感性。两侧其比值相差可高达 4.6。

（二）特殊检查

肿瘤直径 3.0cm 左右，多靠近肾包膜，向肾外生长多见。B 超、CT 是常用的检查手段，而血管介入手段亦有帮助。

1. 超声　检查并不能发现所有的肾素瘤，大多数表现为圆形或卵圆形强回声，但也有一些是等回声或低回声，边界清楚，形态多不规则，内部回声区多不均匀。

2. CT 扫描　肿瘤为等密度或低密度，CT 值平均为 27Hu，增强后在动脉早期无明显强化，在静脉期和延迟期可轻度强化。

3. 核素扫描　肿瘤在 T1WI 为等信号软组织肿块，在 T2WI 上为高信号软组织肿块。可与原发性醛固酮增多症鉴别。

4. 选择性肾动造影　可发现肾皮质区局限性肾小动脉走行异常，局限血管稀疏，形成相对无血管透明区，并可排除肾动脉狭窄及肾梗死。

（三）诊断标准

1. 顽固性高血压。

2. 低血钾，高尿钾。

3. 血浆肾素含量增高。

4. 双侧肾静脉肾素测定和选择性肾动脉造影异常改变。

5. 排除原发性醛固酮增多症。

（四）鉴别诊断

主要与肾实质肿瘤、分泌肾素的疾病及其他引起高血压的疾病相鉴别。

1. 肾癌

少部分肾癌也可分泌肾素，但肾癌主要发生于中老年，30岁以下少见，腰痛、肿块和血尿为最常见症状。CT增强后在动脉早期有明显强化，在静脉期和延迟期强化明显减弱，表现为快进快出的特点，肿瘤内可见出血、坏死、囊变或钙化，大多数边界不清。

2. 肾母细胞瘤（Wilms'tumor）

多发生于年龄偏大的幼儿，主要表现为腹部肿块，CT表现与肾癌相仿，可见肾内密度不等的占位病变。病理常有完整包膜，但瘤细胞异型明显，上皮成分常形成肾小管及肾小球样结构，而间叶成分形成肉瘤样结构。在做本瘤诊断时应密切结合临床，必要时做组织化学染色或电镜检查协助诊断。

3. 肾腺瘤

由肾小管上皮细胞发生的良性肿瘤，体积较小，镜下由分化好的透明细胞、嗜酸性粒细胞或嗜碱性粒细胞排列成腺管状或乳头状等。

4. 原发性醛固酮增多症

原发性醛固酮增多症为引起高血压、低血钾（肾性失钾）最常见的病因，临床上应与肾素瘤进行鉴别。两者最主要的区别为血浆肾素活性，肾素瘤为高血浆肾素活性（继发性醛固酮增多症），而原发性醛固酮增多症则表现为肾素活性明显受抑制。此外，影像学上，肾素瘤位于肾实质，而原发性醛固酮增多症由肾上腺病变所致。从治疗反应上看，肾素瘤的高血压使用血管紧张素转化酶抑制药或钙通道阻滞药治疗有效，原发性醛固酮增多症仅对醛固酮受体拮抗药螺内酯治疗反应良好。

5. 肾动脉狭窄

该病由于患侧肾缺血、肾小球内压下降导致肾素释放增多，出现继发性醛固酮增多症，亦表现为难治性高血压、低血钾。肾素瘤与肾动脉狭窄的鉴别要点为：肾素瘤腹部无血管杂音，肾大小多无变化，而肾动脉狭窄腹部多可闻及血管杂音，患肾体积明显缩小；肾动脉狭窄患者脱氧皮质酮试验可抑制醛固酮分泌，而肾素瘤则无反应；肾动脉狭窄时血浆肾素活性不升高或略升高，同时血醛固酮升高和血钾降低都比较轻。肾动脉狭窄时行肾动脉造影可明确肾动脉狭窄部位、程度及范围。

6. 恶性或急进型高血压

不论何种原因所致高血压表现为恶性高血压时（舒张压持续130mmHg），由于肾小动脉的纤维素样坏死，肾相对缺血，亦可导致肾素分泌增多，表现为高肾素性高血压。该病进展快、预后差，常死于严重的靶器官损害，但在有效的降压治疗后高肾素会缓解。

此外，肾胚胎瘤、肾透明细胞癌、肾内肿瘤压迫肾动脉及其分支亦可引起类似表现，则要根据患者的临床表现及手术结果分辨。肾外肿瘤如肺未分化癌也可分泌肾素从而出现高血压、低钾血症及碱中毒。

第四节　治　疗

目前肾素瘤最有效的治疗方法是手术治疗。血压过高者术前应当使用钙通道阻滞药、血管紧张素转化酶抑制药及螺内酯等控制血压，同时应补充氯化钾，纠正低血钾，降低手术风险。手术方式包括肾切除、肾部分切除和肿瘤切除，文献报道不论肾全切或者部分切除术均有良好的效果。术式的选择根据肿瘤的大小以及部位：较表浅的肿瘤通过分离术可以较为容易地切除；而对于比较深在、处于肾中心部位的肿瘤，可能需要进行肾全切术。腹腔镜下手术与开放手术相比，具有减少术后镇痛药用量、减少术后并发症，同时缩短住院时间和恢复时间等优点，对相当一部分肾素瘤患者是很好的选择。

术后多数患者血压、血钾、血浆肾素均恢复正常，术后肿瘤复发及远处转移较少。总之，肾素瘤表现为由高肾素继发性醛固酮增多症所致的高血压、低血钾，病情相对较重，但为可治愈性高血压，虽然相对少见，亦应引起重视。

总结与要点

- 本病在临床上十分罕见，其发病年龄为6~69岁，以年轻女性为好发人群。
- 肾素瘤是肾球旁细胞释放大量肾素，刺激醛固酮分泌增加，从而导致的高血压、低血钾、碱中毒。
- 本病典型的临床表现为"三高一低"：不易控制的高血压、血浆肾素活性及醛固酮水平增高和低血钾。
- 本病的诊断标准为：①顽固性高血压；②低血钾，高尿钾；③血浆肾素含量增高；④双侧肾静脉肾素测定和选择性肾动造影异常改变；⑤排除原发性醛固酮增多症。
- 目前肾素瘤最有效的治疗方法是手术治疗，术后多数患者血压、血钾、血浆肾素均恢复正常，术后肿瘤复发及远处转移较少。

参考文献

[1] DongD, Li H, Yan W, et al. Juxtaglomerular cell tumor of the kidney—a new classification scheme. Urol Oncol, 2010, 28: 34-38.

[2] Corvol P, Menard J. Renin inhibition: immunological procedures and renin inhibitor peptides. Kidney Int Suppl, 1988, 26: S73-79.

[3] Wong L, Hsu TH, Perlroth MG, et al. Reninoma: case report and literature review. Hypertension, 2008, 26: 368-373.

[4] Xu B, Zhang Q, Jin J. Hypertension secondary to reninoma treated with laparoscopic nephron-sparing surgery in a child. Urology, 2012, 80 (1): 210-203.

[5] 涂响安, 赵亮, 梁辉, 等. 肾素瘤的诊断和治疗 (附3例报告). 现代泌尿外科杂志, 2010, 15 (2): 93-95.

[6] Danser AH, Deinum J, Renin. prorenin and the putative (pro) reninreceptor. Hypertension, 2005, 46 (5): 1069-1076.

[7] 杨晓慧, 卢新政. 肾素原及其受体的研究进展. 中国病理生理杂志, 2010, 26 (2): 405-408.

[8] Mao J, Wang Z, Wu X, et al. Recurrent hypertensive cerebral hemorrhages in a boy caused by a reninoma: rare manifestations and distinctive electron microscopy findings. Clin Hypertens, 2012, 14 (11): 802-805.

[9] WU Hong-hua, WANG GY, MA XW, et al. A clinical analysis of reninoma-induced hypertensive crisis associated with reversible posteriorencephalopathy syndrome. Zhonghua Nei Ke Za Zhi, 2012, 51 (1): 24-27.

（孙　尧　于晓龙）

第84章　真性红细胞增多症与高血压

真性红细胞增多症（polycythemia vera，PV）是一种获得性造血干细胞的克隆性慢性骨髓增殖性疾病。临床上可出现红系、粒系和巨核细胞不同程度的增生，但常以红细胞数量和全血容量绝对增多为突出表现。临床表现有皮肤黏膜红紫、脾大、高血压，易并发血栓、栓塞及出血，病程进展缓慢，终末期常因骨髓纤维化、全身衰竭或转化为急性白血病等原因死亡。其中，出血与血栓形成是PV两个最常见的临床表现。

PV首先于1892年由Vaquez报道。2001年WHO制订了PV的诊断标准。2005年发现的特异的Janus激酶2（Janus kinase 2，JAK2）基因突变开创了PV的"JAK2时代"。美国梅奥诊所（Mayo Clinic）的数据显示[1]，男性和女性PV发病率约分别为2.8/10万和1.3/10万。真正的发病率可能更高，因为许多病例可能因为没有表现出明显的临床症状而漏诊。PV可以发生在任何年龄人群，其中以老年人多见，男性略高于女性。

第一节　病因与发病机制

PV的病因与发病机制尚不甚明了，其诊断也缺乏特异性和敏感性均高的指标，并需排除继发性红细胞增多症。近年来，随着细胞分子生物学、遗传学方面的研究日益深入，特别是发现JAK2酪氨酸激酶突变（JAK2V617F）后，PV的发病机制和诊断标准有了较大进展。

一、红细胞生成素与内源性红细胞集落

在正常生理条件下，红细胞生成、分化、成熟受红细胞生成素（erythropoietin，EPO）的调控，EPO与红系祖细胞上的红细胞生成素受体（EPO-R）结合后，受体亚单位发生偶联重组，可激活细胞内激酶，进行信号传导，调节核内DNA的转录和翻译，促进红系祖细胞的增殖和分化。

PV患者骨髓或血液衍生的体外红细胞集落来源于具有正常促红细胞生成素敏感性的红细胞爆裂型集落生成单位（BFU-E）和不依赖于促红细胞生成素生长的BFU-E。PV患者的骨髓和外周血的BFU-E或红细胞集落生成单位（CFU-E）的生成不依赖外源性的血清EPO水平，这种现象称为"内源性红细胞集落（endogenous erythroid colonies，EEC）生成"。体外培养显示，PV患者的红系祖细胞、粒单系和巨核祖细胞对包括EPO在内的多种造血生长因子表现出高度敏感性[2]。研究表明，EEC是PV的特征之一；而具有正常促红细胞生成素敏

感性的BFU-E祖细胞大多数也是PV克隆的一部分[3]。患者的红系祖细胞在体内和体外均可在低EPO水平下进行大量增殖，从而产生体内和体外红细胞增多及体外EEC形成的现象。

二、细胞增殖与凋亡异常

体外研究发现[4]，PV患者红系祖细胞在无EPO情况下培养，其分化的各个阶段仍高表达bcl-xl，甚至在通常不表达bcl-xl的成熟有核红细胞仍高表达bcl-xl。PV的bcl-xl过表达，其红系祖细胞表现出过度增殖的特性。白洁等[5-6]研究亦发现PV骨髓CD34+细胞bcl-2及其mRNA的表达增加，而促凋亡蛋白Bax及凋亡受体CD95的表达并不随之增高，凋亡指数Bax/bcl-2减低。认为PV患者骨髓CD34+细胞低凋亡的机制之一是抗凋亡蛋白bcl-2高表达。同时发现CD34+细胞Ki67表达率明显高于正常对照组；CD34+细胞凋亡与血红蛋白、白细胞计数、EEC成负相关。因此，认为PV患者骨髓CD34+细胞有低凋亡及高增殖特点，低凋亡与疾病严重度相关。以上说明造血干/祖细胞不仅增殖亢进，且凋亡减低。这反映了PV恶性造血克隆的功能性异常。

三、细胞遗传学异常

PV是一种克隆性疾病，Kralovics等[7]通过荧光原位杂交（FISH）和同位基因杂交（CGH）技术可

以发现 PV 患者染色体异常中 9p 杂合子丢失（loss of heterozygosity；LOH）大约占 33%，这是迄今为止发现的最常见的 PV 染色体异常之一。而且随着 PV 疾病的进展，出现骨髓纤维化及急性白血病转化，可出现新的异常染色体核型，染色体核型异常的检出率增高至 90% 以上，这提示随疾病的进展其恶性克隆发生了质和量的改变。初诊时最常见的染色体核型异常包括 20 号染色体长臂缺失 del（20q）［del（20）(q11q12) 或 del（20）(q11q13)］。del（20q）是髓系恶性克隆性疾病中较为常见的染色体核型改变，占 PV 染色体核型异常的 25% ~ 30%。9 号染色体短臂（9P）异常发生在 30% 的 PV 合并骨髓纤维化患者及 36%PV 患者中。

四、JAK2 基因突变

自 2005 年以来，PV 发病机制的研究有了重大进展，多个不同的研究小组均在 PV 患者中发现了同样的 JAK2 基因突变，目前该突变被认为与 PV 的发病有密切关系。

JAKs（Janus kinases）家族是一类非受体型酪氨酸激酶，其特点是羧基端有两个结构相似、功能相反的催化亚基。JAK 家族包括 JAK1、JAK2、JAK3 和 TYK2。JAK 作为胞浆激酶作用于多种细胞因子受体，在血液形成的通路及免疫应答中发挥作用。JAK2 是 JAK 家族中的一种，其编码基因位于染色体 9p24。JAK2 有 4 个组成部分（图 84-1）：①C 端激酶区（KD），即 JHl 蛋白 PTK 区；②与之相连的 JH2 激酶相关区（KRD）；③JH3 ~ JH4 为假性 SH2 区；④N 端 JH5 ~ JH7 为 FERM 区，也称为受体结合区域，FERM 区可与细胞因子受体相互作用。JAKs 通过 FERM 区与细胞因子受体偶联后，JHl（激酶区）自身磷酸化使 JAK2 活化，JH2（KRD）与下游的转录激活子（STATs）结合，将细胞因子信号传导至核内，从而调节着 DNA 的转录。JAK2 可以介导包括 EPO、血小板生成素（TPO）、粒细胞-巨噬细胞集落刺激因子（GM-CSF）、IL-3、生长因子（GH）在内的多种细胞因子的信号转导，促进或调节细胞的增殖。

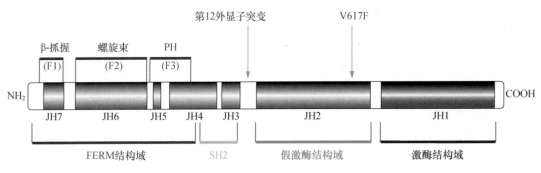

图 84-1　JAK2 的结构组成

2005 年 James 等发现 PV 患者的 JAK2 基因中存在一个高频点突变——JAK2V617F，即第 617 位密码子（GTC）第 1 位碱基由 G 突变为 T，导致其编码的缬氨酸变为苯丙氨酸。正常情况下，JAK2 活化是通过 JAK2 结构中的 JH1 自身磷酸化来实现的，JH2 阻断 JH1，进而抑制 JAK2 的激酶活性。而 V617F 突变点就位于 JH2 结构域 N 端的上方，当该点的缬氨酸被相对分子量较大的苯丙氨酸替代后，JH2 空间结构不稳定，不能维持 JH2 区蛋白的正常折叠状态，失去对 JH1 的阻断抑制作用，可能导致 JAK2 的持续活化[8]。在细胞因子非依赖性的 JAK2 V617F 细胞系中，JAK2 构成持续激活的磷酸化的位点，并进一步激活 STAT5、ERK/MAP 激酶及 P13 激酶途径，使细胞增殖活性明显增强。

活化的 JAK2 基因将使一些下游转导通路激活

失调，包括可以上调抗凋亡蛋白 bcl-xl 的表达，而抑制细胞的凋亡；激活 P13K-AKT 和 MAPK-ERK 信号转导通路，使红系干 / 祖细胞死亡受体下降，红系干 / 祖细胞获得强增殖和抗凋亡能力，最后造成红细胞过度增殖[9]；JAK2V617F 突变也可以促进细胞由静止期（G1 期）向 DNA 合成期（S 期）转换[10]；最终导致 PV 的发生。

Baxter 等[11] 研究发现，采用 JAK2 外显子双向测序和等位基因特异性 PCR 法检测 140 名骨髓增殖性疾病（myeloproliferative disorder, MPD）患者，其结果显示：采用测序方法 JAK2 V617F 突变在 PV 的阳性率为 74.6%，原发性血小板增多症（essential thrombocythemia, ET）的阳性率为 11.8% 以及原发性骨髓纤维化（primary myelofibrosis, PMF）的阳性率为 43.8%；而采用等位基因特异性 PCR 法显示 PV 中

JAK2 V617F 突变阳性率为 97%，ET 中阳性率为 57%，PMF 中阳性率为 50%。说明 PV、ET、PMF 患者中存在着 JAK2V617F 突变；有意义的是所有的 EEC 均存在该突变，证明了该突变对生长因子的高度敏感性。由于采用的检测方法灵敏度不同，检出率的差异很大。

五、高血压发生机制

从基本的血压升高机制来看，血压水平的高低，主要取决于心排血量、血容量和外周阻力三大因素。而外周阻力系血管阻抗和全血黏度的乘积，因此，血压升高不仅与心排血量和血管阻抗有关，还与血液黏度有关。在 PV 合并高血压发生机制中，血红蛋白与一氧化氮代谢、白细胞数量增多与活化等因素参与 PV 合并高血压的病理生理过程。

（一）红细胞与血液黏度

人体循环中血细胞总数中约 99% 都是红细胞，红细胞数目的增多，必然会影响血液流变学。PV 以红细胞数量和全血容量绝对增多为突出表现，其红细胞计数、血细胞比容、血红蛋白浓度均有明显升高。研究表明，由于 PV 患者的血细胞比容的显著升高从而导致全血黏度、全血还原黏度都明显增高，同时红细胞聚集能力也增强，但是红细胞变形能力下降[12]。短期红细胞聚集性异常不仅可通过增加全血黏度使循环阻力升高而升高血压；还可通过损伤血管内皮细胞、降低舒张血管活性物质含量使血压升高。长期流变学异常可能使小动脉壁结构重构、管腔狭窄，进而增加外周血管阻力而致高血压形成[13]。Bertinieri G 等[14] 应用等容血液稀释治疗红细胞增多症，结果发现：①等容血液稀释治疗显著减少血细胞比容和血红蛋白水平；②显著降低血液黏度和高剪切率；③血浆肾素活性和右心房直径没有改变，血液稀释前后血浆内皮素 -1 水平并没有改变；④临床收缩压和舒张压值血液稀释后显著降低，24h 平均收缩压和舒张压值也发生同样变化，整个 24h 内动态血压（ABP）值减少明显。此外，血液黏度增高使肾血管扩张，还可刺激肾素分泌，通过肾素-血管紧张素-醛固酮系统升高血压[15]。Narayna 等[16] 研究发现血红蛋白升高导致血黏度升高从而促进血压水平升高；认为血红蛋白可能是高血压发病的独立危险因素之一，其在高血压发生发展中的作用应引起重视。

（二）血红蛋白与一氧化氮

Atsma F 等[17] 对 10 377 名献血者进行血红蛋白（Hb）水平与收缩压和舒张压相关关系调查，结果发现，血红蛋白水平与收缩期和舒张期血压成正相关，但未能说明原因。近几年研究发现，非细胞 Hb 通过两个反应清除一氧化氮：一氧化氮与氧合 Hb（一氧化氮双加氧酶）发生氧化反应和一氧化氮绑定在去氧 Hb[18]；游离 Hb 可清除 NO，导致血管收缩。无基质血红蛋白作为一种 Hb 源性的血液替代品，其明显的副作用是导致高血压。动物实验的结果表明，输入聚合牛血红蛋白（polymerized bovine Hb，PBH）可增加血压和诱导血管收缩，给予一氧化氮释放纳米颗粒（NO-np），可扭转 PBH 清除一氧化氮引起的血管收缩和高血压[19]。Rusak T 等[20] 对 73 名 PV 患者和 38 名健康者进行病例对照研究，结果发现，与健康对照组相比，PV 患者血细胞比容、血黏度、血压、血浆游离血红蛋白（free hemoglobin，fHb）水平和氮氧化物水平显著升高；PV 患者的平均动脉压与血细胞比容无相关性，而与氮氧化物改变相关；故认为 fHb 清除一氧化氮可能是决定红细胞增多症致高血压的一个主要因素。

（三）白细胞计数及活化

在正常的生理状态下，白细胞构成循环血细胞总数的 1%。但值得注意的是，白细胞的体积要比红细胞大，黏滞系数更是比红细胞高，且变形能力又比红细胞差。动物实验表明，白细胞刚性相对较高可以导致毛细血管阻塞，生理条件下白细胞阻塞毛细血管对血流阻力影响不大，但白细胞数量增多，特别是活化的白细胞增多时，血流阻力将明显增加[21-22]。毛细血管内皮伪足的出现，捕获毛细血管内的白细胞对血流阻力产生重要影响[23]。进一步研究表明，白细胞和红细胞之间的交互作用可干扰红细胞正常的流动特征，造成血流动力学阻力升高[24]。此外，吸附于血管壁的白细胞还会与血管内皮相互作用，影响血管的收缩[25]。同时，被激活的中性粒细胞、单核细胞及淋巴细胞会释放许多血管活性物质，如氧自由基、前列腺素、血小板激活因子等，这些活性物质可进一步增加血管阻力[26]。一项 2459 例无高血压人群为基础的前瞻性研究发现，白细胞水平与高血压病发病危险显著正相关，证实白细胞计数升高是高血压事件的独立危险因素[27]。Diehl K 等[28] 发现，在中年和老年人中，白细胞计数的升高，与增强 ET-1 介导血管收缩作用相关；认为高白细胞水平可能是通过增加 ET-1 活性导致心血管疾病的风险增加。Landolfi R 等[29] 对 1638 名红细胞增多症患者的研究发现，白细胞计数高于 $15 \times 10^9/L$ 与白细胞计数低于 $10 \times 10^9/L$ 两组患者比较，血栓形成的风险显著增加（HR 为 1.71，95% 可信区间为 1.71 ～ 1.10，$P = 0.017$），认为白细胞增多是真性红细胞增多症患者血栓形成的主要危险因素。

（四）其他因素

国内外研究结果表明，高血压患者的血小板计数和平均血小板体积（mean platelet volume，MPV）均高于血压正常的对照组，且有血小板活化的证据[30-31]。在 PV 中，常伴有血小板数量的增加，血小板体积有明显的异质性和功能缺陷[32]，是否参与了高血压的形成尚不能确定。

第二节　临床表现

根据临床表现及骨髓病理检查，将 PV 分为三期：①红细胞增生期。此期骨髓造血功能活跃，红系细胞过度增生并伴有白细胞及血小板增多。②稳定期。此期全血细胞维持在正常范围，这种变化并非由于病变的骨髓造血功能转变正常，而是骨髓被异常增生的纤维组织所替代，而剩余的骨髓造血功能较前减低的结果。③骨髓衰竭期。此期骨髓纤维组织增生加剧，使髓内造血组织减少并产生髓外造血。

一、症状

PV 与其他几种骨髓增殖性肿瘤一样，起病隐袭，疾病早期多无症状，常在健康体检或其他疾病就诊时发现血象异常或脾大而进一步得到确诊。早期有头痛、头晕、疲乏、多汗、肢体麻木等因红细胞数量增加、血流缓慢淤滞和组织缺氧引起的症状。栓塞和血栓形成可发生在脑动脉和冠状动脉，引起偏瘫和心肌梗死等严重后果。深静脉血栓主要发生在肺部，但肠系膜、肝、脾和门静脉也可发生，并引起相应器官的症状。欧洲低剂量阿司匹林协作组（ECLAP）[33] 对 1638 名 PV 患者进行的流行病学调查结果提示，血栓的发生率为 38.6%，其中动脉和静脉血栓分别约占 3/4 和 1/4；动脉血栓中，缺血性卒中和短暂性脑缺血发作占 2/3。严重的静脉血栓包括巴德-基亚里（Budd-chiari）综合征、门静脉血栓、肠系膜静脉血栓、脾静脉血栓。总体死亡率为 3.7%/ 人年。出血发生率为 8.1%，表现为鼻出血、齿龈出血和皮肤黏膜瘀点、瘀斑等。因高代谢和组胺增高，易发生高尿酸血症、痛风及皮肤瘙痒。

二、体征

典型的体征是多血引起的面部、口唇、眼结膜、口腔黏膜及手足末端充血，呈暗紫红色。约3/4 以上的患者脾大，巨大脾可达盆腔；1/3 肝大，肝脾肿大随疾病进展而加剧。约 50% 左右的患者合并高血压。

三、真性红细胞增多症的骨髓纤维化和白血病异常转化

临床发现，发病后 10 年患者骨髓纤维化的发生率为 5% ～ 15%。少部分 PV 患者不可避免地转化为急性白血病。欧洲多中心观察性研究发现，PV 转化为急性白血病的发生率为 1.34%（22/1638）；发生的中位时间为确诊后 8.4 年；多因素分析发现，高龄（＞ 70 岁）、接受 ^{32}P 治疗的患者，发生白血病的风险增加[34]。

四、实验室检查

（一）血象

1. 红细胞

红细胞（RBC）计数 ≥ $6.0×10^{12}$/L，血红蛋白浓度（Hb）≥ 180g/L，血细胞比容（HCT）≥ 50%。经历过放血疗法或是胃肠道出血的患者的红细胞形态可表现小细胞低色素。在晚期可以出现贫血以及外周血泪滴样红细胞。

2. 白细胞

2/3 以上患者外周血白细胞增高。其中，活化的中性粒细胞比例上升，可能在 PV 相关的血栓形成中起重要作用[35]。晚期还可见幼稚粒细胞。在未治疗的患者中，约有 2/3 的患者有嗜碱性粒细胞的增多。

3. 血小板

早期 40% 以上患者出现血小板升高，部分高达 $1000×10^9$/L。血小板计数超过 $1000×10^9$/L 与血管性血友病因子水平进行性下降及出血风险增加相关，但与血栓形成的风险无关[36]。在晚期可出现血小板减少。

（二）骨髓象

骨髓增生极度活跃，表现为红系及粒系前体细胞、巨核细胞过度增生，多数 PV 患者骨髓铁染色可见细胞内、外铁均减少，甚至消失。

（三）血浆检查

粒细胞数量增多，释放转钴蛋白增多，导致血清维生素 B_{12} 水平增高；PV 患者血清铁蛋白降低更为常见；EPO 水平一般偏低。

（四）红细胞总量测定

红细胞总量（red cell mass，RCM）的测定，是确定 PV 最可靠的检查手段。国际血液学标准委员会（ICSH）放射性核素工作小组制订的 RCM 测定方法已被广泛采用，方法内精确度在 2% ～ 3%，测定值和正常值范围一般采用 ml/kg 体重表示。PV 患者男性＞ 36ml/kg，女性＞ 32ml/kg 为增高。为了避免肥胖对于红细胞总量的影响，目前 ICSH 建议应用基于体表面积的表示方法[37]。因费用昂贵和条件限制，目前国内开展较少。

（五）BFU-E 的培养

PV 患者外周血或骨髓单个核非附壁细胞在含血清但不添加 EPO 培养基中培养，可形成 BFU-E，即所谓"内源性红系集落"。这是 PV 的一个良好标志，在正常人和继发性红细胞增多症患者中不常见。由于费用昂贵，且培养方法未标准化，内源性红系集落形成一般仅作为诊断 PV 的次要标准之一。

（六）JAK2 基因突变

研究显示，95% 以上 PV 患者都具有 JAK2V617F 突变，而正常人或者继发性红细胞增多症者都不具有此突变。该突变有助于区分 PV 和继发性红细胞增多症。

第三节 诊断与鉴别诊断

一、真性红细胞增多症的诊断

真性红细胞增多症的诊断标准在将其与继发性红细胞增多症的鉴别中十分重要。国内诊断标准由于要求繁琐且缺乏 JAK2 基因突变检查，已逐渐被淘汰。目前，临床多使用 WHO2008 年 PV 诊断标准（见表 84-1）。

表 84-1 WHO 关于 PV 的诊断标准

主要诊断标准：
1. 血红蛋白＞ 18.5g/dl（男），＞ 16.5g/dl（女）或存在其他红细胞容量增加的证据 *
2. 有 JAK2V617F 或其他功能相似的突变，如 JAK2 12 号外显子突变

次要诊断标准：
1. 骨髓活检显示骨髓成熟细胞增多并伴有三系增生（全骨髓象增生），伴有明显红细胞、粒细胞和巨核细胞增殖
2. 血浆 EPO 低于正常参考值范围
3. 体外培养有自发性红系集落形成

诊断要求：满足 2 条主要诊断标准和 1 条次要标准或 1 条主要标准和 2 条次要标准可诊断

值得注意的是，由于部分 ET 和 PMF 患者中也存在有 JAK2 基因突变，因此在诊断时必须对这些疾病进行鉴别和排除，另外还需排除继发性红细胞增多症。推荐在 PV 的诊断过程中应密切结合临床资料和实验室检查：①根据临床表现、外周血象和骨髓检查可区别 PV 与 ET、PMF；②根据血清 EPO 水平测定：EPO 升高，多为继发性红细胞增多症；骨髓活检和 JAK2 基因突变检测，二者之一阳性则可诊断为 PV；如无 PV 临床和实验室表现，无基因突变则不能诊断为 PV。

二、高血压的诊断

PV 作为一种慢性骨髓增殖性疾病，起病隐匿，部分 PV 患者由于血液黏性增高引起的自发症状与高血压及脑血管病症状有相同之处。由于 PV 易合并血栓形成，患者常常以脑血管病的症状为首发就诊。PV 合并高血压发生情况临床报告不一，一般在 50% 左右。部分 PV 合并高血压患者可有头晕、头痛、耳鸣、视物模糊等与原发性高血压相似的表现。对于怀疑 PV 的患者，应常规监测血压。24h 动态血压监测更有助于高血压的诊断。

第四节 治 疗

一、真性红细胞增多症的治疗

PV 病情进展缓慢，如无严重并发症可存活 10 年以上，但不治疗者平均生存时间仅 18 个月。PV 的治疗目的，一是减少血栓形成和出血的危险；二

是降低骨髓纤维化和白血病转化的风险；三是处理可能发生的并发症如血栓形成、出血、瘙痒等；以改善和提高患者的生存质量和生存时间。目前多主张按预后因素及血栓并发症的风险进行分层治疗。

（一）PV 患者血栓并发症风险分级及治疗

PV 患者的风险因素主要是指具有血栓形成倾向的因素，包括高龄（＞60 岁）、既往血栓形成病史、白细胞数量增高（WBC ＞15×10⁹/L），以及高血压、高血脂、糖尿病、吸烟、充血性心力衰竭等具有相对危险性的因素[38]。根据上述危险因素，PV 患者可分为低危、中危和高危三组（表 84-2）。

表 84-2　PV 患者血栓并发症的风险分级

危险分级	年龄 > 60 岁或既往有血栓史或 WBC > 10⁹/L	心血管危险因素（高血压、高血脂、糖尿病、吸烟、充血性心力衰竭）
低危	无	有
中危	无	无
高危	有	—

（二）低危 PV 患者的治疗选择

1. 静脉放血

在 PVSG-0l 随机临床试验中[39]，有 431 名患者被随机分组为静脉放血组、³²P＋静脉放血组、苯丁酸氮芥＋静脉放血组。持续追踪中位时间超过 6.5 年。结果显示：三组的生存时间无显著差别，但 ³²P 和苯丁酸氮芥组患者具有较高的急性白血病发病率。因此，静脉放血被推荐用于所有 PV 患者，并且可以作为具有低危患者的唯一的减少细胞疗法。一般每次放血 200～300ml，每周两次，推荐放血疗法的目标值 HCT ＜45%，放血量应与患者体表面积和病况相适应[37]。最近的一项前瞻性研究提供了支持证据，无论使用放血治疗或细胞减少性治疗，维护 HCT 低于 45% 可使 PV 患者的血栓形成的风险减少[40]。然而，单纯的放血疗法有一定局限性，因其无法控制系统性症状（如瘙痒）和脾大症状的进展。当使用重复治疗性放血时，缺铁的情况常见，应加以注意。

2. 阿司匹林

ECLAP 对 518 名 PV 患者应用小剂量阿司匹林（100mg/d）和安慰剂进行了随机对照研究[41]。结果表明，阿司匹林显著降低了血栓形成的发生率，仅轻度增加严重出血的发生率。鉴于以上结果，小剂量阿司匹林（75～100mg/d）被推荐用于所有无严重出血史或无胃肠禁忌证的 PV 患者。血小板计数超过 1000×10⁹/L 与血管性血友病因子水平进行性下降及出血风险增加相关，故血小板计数＞1500×10⁹/L 者禁用。

（三）中危 PV 患者的治疗选择

此期 PV 患者的治疗尚无确定的治疗方案。除静脉放血和应用阿司匹林外，是否应用减细胞药物应从个体化原则出发、结合患者的整体情况，权衡利弊。如存在下述情况，可考虑采用细胞减少性治疗：难以耐受静脉放血；症状性或进行性脾大；存在疾病进展的其他证据，如体重减轻、盗汗；血小板增多[37]。

（四）高危 PV 患者的治疗选择

对这类患者主张静脉放血＋小剂量阿司匹林＋减细胞治疗。关于细胞减少性治疗的选择目前推荐[37]：对于年龄＜40 岁患者，一线药物干扰素，二线药物羟基脲或阿那格雷；40～75 岁的患者，一线药物羟基脲，二线药物干扰素或阿那格雷；年龄＞75 岁的患者，一线药物羟基脲，二线药物 ³²P 或间歇性低剂量白消安。

过去 30 年，羟基脲（HU）被采纳为 ET/PV 高危患者的首选骨髓抑制剂，它选择性地抑制 DNA 合成和影响 DNA 修复的过程。羟基脲的 PVSG 二期试验结果表明[42]，羟基脲是治疗 PV 有效药物；与单独用放血治疗历史对照比较，HU 被发现有效减少血栓事件的发生率，指出使用 HU 治疗的患者的白血病转化率无显著增高；经长期随访，骨髓纤维化发生率也无统计学差异。最近，由七个中心组成的国际工作小组，对 1545 名 PV 患者的研究结果表明[43]，高龄、异常核型和白细胞计数 15×10⁹/L 或以上，以及接触哌泊溴烷（胍血生）、放射性磷或苯丁酸氮芥，与更高的白血病转换的风险相关，而与 HU 或白消安无关。HU 治疗需持续给药，而有些患者难以长期坚持。HU 有骨髓抑制、小腿溃疡、色素过度沉着、发热、脱发等药物不良反应。

干扰素的作用机制为抑制造血祖细胞的增殖，抑制骨髓成纤维祖细胞的增殖，拮抗血小板源生长因子（PDGF）、转化生长因子 B（TGF-B）及其他能够使疾病向骨髓纤维化发展的细胞因子的作用。在过去的二十余年，多项研究报道认为干扰素 α（IFN-α）是一种治疗 ET/PV 患者的有效药物，能控制血细胞计数，减少或避免静脉放血，缩小肿大的脾，部分缓解瘙痒症状，有效率 29%～86%。但由于长期治疗的不良反应，许多患者不能很好耐受该药，即便是使用低剂量的 IFN-α，仍有约 15% 的患者中断治疗。最近，二期研究评估聚乙二醇的 IFN-α 治疗 ET/PV 的疗效和毒性，展示了强有力的临床作用，完全的血液学反应率为 75% ～ 95% 不等，完全的分子学反应率在 15% 左右；并可能减少毒性[44-45]。对于 ET/PV 患者，IFN-α 能有效地消除患血栓性发作的风险，降低了 MF 的转换率，白血病转化减少。由于 ET/PV 可能与附加的细胞遗传学异常和获得突变相关联，使用 IFN-α 后可以持续甚至消除 JAK2V617 突变，JAK2V617F 等位基因负荷量作为疾病活动的生物标志物的代表需要进一步仔细研究和验证。

目前，临床应用 ^{32}P 或烷化剂治疗 PV 相对较少，主要原因为有较高的致白血病作用。PVSG 进行的前瞻性随机对照试验，对三种治疗方案放血、苯丁酸氮芥辅以放血或放射性磷辅以放血进行评估。分析的主要目的是比较三个治疗组白血病的发病率，持续追踪中位时间超过 6.5 年。结果发现，给予苯丁酸氮芥者患急性白血病的风险是仅用放血治疗的患者的 2.3 倍；接受放射性磷者患急性白血病的风险是仅用放血治疗的患者的 13 倍以上[39]。这项研究对于大多数临床医生治疗实践产生巨大的影响，为了减少患急性白血病（AL）的风险，应尽量避免使用放射性磷和苯丁酸氮芥。因此，^{32}P 与烷化剂不推荐作为治疗 PV 患者的首选药物，必要时可考虑用于老年患者（＞ 70 岁）。目前不推荐使用苯丁酸氮芥治疗 PV。

阿那格雷为喹唑啉酮衍生物，可抑制环核苷酸磷酸二酯酶，并抑制磷脂酶 A2 阻碍花生四烯酸的产生。它可有效控制包括 PV 在内的骨髓增殖性疾病患者的血小板计数。副作用主要有头痛、心悸、水钠潴留、腹泻等。目前尚无证据表明其有致 PV 向白血病转化作用。随访 5 年，有 16% 患者因副作用终止了治疗。阿那格雷对巨核细胞具有特异性，能有效地控制血小板计数，但或许不能阻止 PV 进展。部分患者难以耐受其副作用。

造血干细胞移植是目前根治 PV 的唯一方法，适用于高危伴有继发性骨髓纤维化的 PV 患者。Deeg HJ 等[46]报道，58 名原发性及继发性骨髓纤维化（继发于 ET 和 PV）患者经异基因造血干细胞移植 3 年存活率为 58%，3 年非复发病死率 32%。新近欧洲慢性恶性肿瘤工作组[47]报道 250 例 ET 和 PV 患者发展为骨髓纤维化（$n = 193$）或急性髓系白血病（$n = 57$），移植的 3 年总生存率和复发率

分别为 55% 和 32%；3 年非复发病死率为 28%。直至目前，复发和非复发死亡仍是尚未解决的问题。对于预后良好的 PV 患者，由于预期寿命长，移植风险大，选择移植宜慎重。

二、高血压的治疗

目前认为，PV 合并高血压是由于 PV 患者的 HCT 的显著升高从而导致全血黏度、全血还原黏度都明显增高，同时红细胞聚集能力也增强，外周血管阻力增高所致。其中，与血液成分，特别是白细胞数量增加、血红蛋白增高关系密切。研究表明，白细胞数量增加故 PV 活化不但与高血压的形成有关，而且与血栓形成关系密切。ECLAP 对 1638 例 PV 患者临床资料进行分析后发现，39.5% 的患者合并高血压；当白细胞计数高于 10×10^9/L 时，血栓形成的风险明显增加，而血小板数量和血栓形成缺乏相关性[48]。故无论是治疗高血压，还是预防血栓形成，应首先去除血细胞，降低血液黏度，降低外周血管阻力，达到降低血压和防止血栓形成的目的。当 HCT、白细胞数降至正常时，仍有高血压的持续状态，可选择适当剂量的血管紧张素转化酶抑制药，或血管紧张素受体拮抗药，或钙通道阻滞药。利尿药或含利尿药的复合降压药物原则上禁止使用。

参考文献

[1] Anía BJ, Suman VJ, Sobell JL, et al. Trends in the incidence of polycythemia vera among Olmsted County, Minnesota residents, 1935-1989. Am J Hematol, 1994, 47（2）: 89-93.

[2] Dai CH1, Krantz SB, Dessypris EN, et al. Polycythemia vera. II. Hypersensitivity of bone marrow erythroid, granulocyte-macrophage, and megakaryocyte progenitor cells to interleukin-3 and granulocyte-macrophage colony-stimulating factor. Blood, 1992, 80（4）: 891-899.

[3] 陈竺, 陈赛娟. 威廉姆斯血液学. 8 版. 北京: 人民卫生出版社, 2011: 1136-1149.

[4] Silva M, Richard C, Benito A, et al. Expression of Bcl-x in erythroid precursors from patients with polycythemia vera. N Engl J Med, 1998, 338（9）: 564-571.

[5] 白洁, 邵宗鸿, 刘鸿, 等. 真性红细胞增多症患者骨髓 CD34 阳性细胞凋亡相关蛋白的表达. 中华血液学杂志, 2004, 25（10）: 617-620.

[6] 白洁, 邵宗鸿, 刘鸿, 等. 真性红细胞增多症患者骨髓 CD34 阳性细胞凋亡及增殖特征研究. 中华血液学杂

志，2004，25（4）：195-197.

［7］ Kralovics R，Guan Y，Prchal JT. Acquired uniparental disomy of chromosome 9p is a frequent stem cell defect in polycythemia vera. Exp Hematol，2002，30（3）：229-236.

［8］ Zhao R，Xing S，Li Z，et al. Identification of an acquired JAK2 mutation in polycythemia vera. J Biol Chem，2005，280（24）：22788-22792.

［9］ Campbell PJ，Green AR. Mechanisms of Disease：The Myeloproliferative Disorders. N Eng J Med，2006，355：2452-2466.

［10］ Walz C，Crow ley BJ，Hudon HE，et al. A ctivated JAK2 with the V617F muta-tion promotes G1-S2phase transition. J Bio l Chem，2006，281（26）：18172-18183.

［11］ Baxter EJ，Scott LM，Campbell PJ，et al. Acquired mutation of the tyrosine kinase JAK2 in human myeloproliferative disorders. Lancet，2005，365（9464）：1054-1061.

［12］ 苏海洪，王天佑. 真性红细胞增多症患者的血液流变学特性及口服长效阿司匹林的影响. 中国血液流变学杂志，2009，19（4）：538-538.

［13］ 冯兵，何作云，哀林贵，等. 红细胞流变性异常在高血压病程中的作用. 生物医学工程学杂志，1996，13（2）：165-166.

［14］ Bertinieri G，Parati G，Ulian L，et al. Hemodilution reduces clinic and ambulatory blood pressure in polycythemic patients. Hypertension，1998，31（3）：848-853.

［15］ 王圣巍，梁延宏，贺秀莉. 高血压与血液流变学关系的探讨. 临床荟萃，2003，18（7）：379-380.

［16］ Narayan P，Papademetriou V，Wachtell K，et al. Association of hemoglobin delivery with left ventricular structure and function in hypertensive patients：Losartan Intervention for End Point Reduction in Hypertension Study. Hypertension，2006，47（5）：868-873.

［17］ Atsma F，Veldhuizen I，de Kort W，et al. Hemoglobin level is positively associated with blood pressure in a large cohort of healthy individuals. Hypertens，2012，60（4）：936-941.

［18］ Patel RP. Biochemical aspects of the reaction of hemoglobin and NO：implications for Hb-based blood substitutes. Free Radic Biol Med，2000，28：1518-1525.

［19］ Cabrales P，Han G，Nacharaju P，et al. Reversal of hemoglobin-induced vasoconstriction with sustained release of nitric oxide. Am J Physiol Heart Circ Physiol，2011，300（1）：H49-56.

［20］ Rusak T，Misztal T，Piszcz J，et al. Nitric oxide scavenging by cell-free hemoglobin may be a primary factor determining hypertension in polycythemic patients. Free Radic Res，2014，48（2）：230-238.

［21］ Warnke KC，Skalak TC. Leukocyte plugging in vivo in skeletal muscle arteriolar trees. Am J Physiol，1992，262（4 Pt 2）：H1149-1155.

［22］ Eppihimer MJ，Lipowsky HH. Effects of leukocyte-capillary plugging on the resistance to flow in the microvasculature of cremaster muscle for normal and activated leukocytes. Microvasc Res，1996，51（2）：187-201.

［23］ Lee J，Schmid-Schönbein GW. Biomechanics of skeletal muscle capillaries：hemodynamic resistance，endothelial distensibility，and pseudopod formation. Ann Biomed Eng，1995，23（3）：226-246.

［24］ Helmke BP，Bremner SN，Zweifach BW，et al. Mechanisms for increased blood flow resistance due to leukocytes. Am J Physiol，1997，273（6 Pt 2）：H2884-2890.

［25］ Shen K，DeLano FA，Zweifach BW，et al. Circulating leukocyte counts，activation，and degranulation in Dahl hypertensive rats. Circ Res，1995，76（2）：276-283.

［26］ Schmid-Schönbein GW，Seiffge D，DeLano FA. Leukocyte counts and activation in spontaneously hypertensive and normotensive rats. Hypertension，1991，17（3）：323-330.

［27］ Shankar A，Klein BE，Klein R. Relationship between white blood cell count and incident hypertension. Am J Hypertens，2004，17：233-239.

［28］ Diehl KJ，Weil BR，Greiner JJ，et al. White blood cell count and endothelin-1 vasoconstrictor tone in middle-aged and older adults. Artery Res，2012，6（2）：65-70.

［29］ Landolfi R，Di Gennaro L，Barbui T，et al. Leukocytosis as a major thrombotic risk factor in patients with polycythemia vera. Blood，2007，109（6）：2446-2452.

［30］ Varol E，Akcay S，Icli A，et al. Mean platelet volume in patients with prehypertension and hypertension. Clin Hemorheol Microcirc，2010，45（1）：67-72.

［31］ 刘玮，王玉，汪小波，等. 甘肃省朝鲜人群高血压患病情况及与血细胞参数的关系. 中华疾病控制杂志，2013，17（2）：118-121.

［32］ Landolfi R，Rocca B，Patrono C. Bleeding and thrombosis in myeloproliferative disorders：mechanisms and treatment. Crit Rev Oncol Hematol，1995，20（3）：203-222.

［33］ Marchioli R，Finazzi G，Landolfi R，et al. Vascular and neoplastic risk in a large cohort of patients with polycythemia vera. J Clin Oncol, 2005, 23（10）：2224-2232.

[34] Finazzi G, Caruso V, Marchioli R, et al. Acute leukemia in polycythemia vera：an analysis of 1638 patients enrolled in a prospective observational study. Blood, 2005, 105（7）：2664-2670.

[35] Falanga A, Marchetti M, Evangelista V, et al. Polymorphonuclear leukocyte activation and hemostasis in patients with essential thrombocythemia and polycythemia vera. Blood, 2000, 96（13）：4261-4266.

[36] Landolfi R, Cipriani MC, Novarese L. Thrombosis and bleeding in polycythemia vera and essential thrombocythemia：pathogenetic mechanisms and prevention. Best Pract Res Clin Haematol, 2006, 19（3）：617-633.

[37] McMullin MF, Bareford D, Campbell P, et al. Guidelines for the diagnosis, investigation and management of polycythaemia/erythrocytosis. Br J Haematol, 2005, 130（2）：174-195.

[38] John Mascarenhas, Ruben Mesa, Josef Prchal, et al. Optimal therapy for polycythemia vera and essential thrombocythemia can only be determined by the completion of randomized clinical trials. Haematologica, 2014, 99（6）：945-949.

[39] Berk PD, Goldberg JD, Silverstein MN, et al. Increased incidence of acute leukemia in polycythemia vera associated with chlorambucil therapy. N Engl J Med, 1981, 304（8）：441-447.

[40] Marchioli R, Finazzi G, Specchia G, et al. Cardiovascular events and intensity of treatment in polycythemia vera. N Engl J Med, 2013, 368（1）：22-33.

[41] Landolfi R, Marchioli R, Kutti J, et al. Efficacy and safety of low-dose aspirin in polycythemia vera. N Engl J Med, 2004, 350（2）：114-124.

[42] Fruchtman SM, Mack K, Kaplan ME, et al. From efficacy to safety：a Polycythemia Vera Study group report on hydroxyurea in patients with polycythemia vera. Semin Hematol, 1997, 34（1）：17-23.

[43] Tefferi A, Rumi E, Finazzi G, et al. Survival and prognosis among 1545 patients with contemporary polycythemia vera：an international study. Leukemia, 2013, 27（9）：1874-1881.

[44] Kiladjian JJ, Cassinat B, Chevret S, et al. Pegylated interferon-alfa-2a induces complete hematologic and molecular responses with low toxicity in polycythemia vera. Blood, 2008, 112（8）：3065-3072.

[45] Quintas-Cardama A, Kantarjian H, Manshouri T, et al. Pegylated interferon alfa-2a yields high rates of hematologic and molecular response in patients with advanced essential thrombocythemia and polycythemia vera. J Clin Oncol, 2009, 27（32）：5418-5424.

[46] Deeg HJ, Gooley TA, Flowers ME, et al. Allogeneic hematopoietic stem cell transplantation for myelofibrosis. Blood, 2003, 102（12）：3912-3918.

[47] Lussana F, Rambaldi A, Finazzi MC, et al. Allogeneic hematopoietic stem cell transplantation in patients with polycythemia vera or essential thrombocythemia transformed to myelofibrosis or acute myeloid leukemia：a report from the MPN Subcommittee of the Chronic Malignancies Working Party of the European Group for Blood and Marrow Transplantation. Haematologica, 2014, 99（5）：916-921.

[48] Landolfi R, Di Gennaro L, Barbui T. Leukocytosis as a major thrombotic risk factor in patients with polycythemia vera. Blood, 2007, 109（6）：2446-2452.

（陈乃耀　张海霞）

第 85 章　药物与高血压

高血压病是指以血压升高为主要临床表现伴或不伴多种心血管危险因素的综合征，其中，原发性高血压者占 90% 以上，由某些疾病或病因引起的继发性高血压约占所有高血压的 5% ～ 10%，继发因素包括肾实质性疾病、肾血管病、心脏瓣膜疾病、主动脉夹层动脉瘤、先天性主动脉狭窄、内分泌疾病、颅脑病变、大动脉炎、妊娠、红细胞增多症以及各种药物等。药源性高血压（drug-related hypertension）也称医源性高血压，是指由药物自身药理或毒副作用以及联合用药的相互作用或用药方法不当引起，是继发性高血压病因之一。多种治疗剂或化学物质均可能一过性或持续性地使血压升高，或者拮抗降压药物的降压作用。一般而言，药物引起的血压升高具有增幅小和一过性两个特点。大多病情较轻，停药后可逆转，偶可出现高血压脑病、脑血管意外和肾功能不全等严重并发症。原有高血压的患者，尤其是患有肾衰竭或者老年人，在服用某些治疗药物后，其毒性作用和不良效果会使得这些患者血压升高得更加明显。

目前，药物性高血压尚无系统分类，引起血压升高的药物种类也很多，机制各异。JNC 7 指出非甾体抗炎药，可卡因、苯丙胺和其他违禁毒品，拟交感神经药（减轻充血剂，抑制食欲药物），口服避孕药，肾上腺类固醇类，环孢素和免疫抑制剂，红细胞生成素，甘草（包括一些咀嚼烟草）等是造成抗药性高血压的重要因素。文献记载许多药物有良好的升压效果，能导致提高血压和（或）表现为对高血压治疗的抵抗（见表 85-1）。

药源性高血压的诊断尚无金标准，一般来讲，依据以下几点可作出药源性高血压的诊断：①血压升至正常值范围 ［（120 ～ 130）/（80 ～ 90）mmHg］ 以上；②有头痛、头晕、心悸、失眠、乏力甚至伴有水肿等临床表现；③血压升高和临床症状与所用药物有合理时序性；④从该药药理作用推测可致血压升高；⑤国内、外有使用该药或该药与其他药物合用致高血压的报道；⑥撤药后血压恢复至用药前水平，高血压临床症状消失；⑦进行药物激发试验，

血压再次升高。当满足以上任意 3 项或具备⑥、⑦项中任意一项、同时满足其他任意一项时，可以高度怀疑为药源性高血压。

药源性高血压早期症状不易被发现，如不及时控制可能会进展为致命的高血压危象。临床上在使用可能引起高血压的药物时，应首先进行风险评估，用药期间密切监测患者血压变化。一旦出现高血压的相关症状，并考虑或诊断为药源性高血压，应立即停用或减少致病药物剂量，并给予相应治疗，将患者受到的损害降至最低。

药源性高血压的预防应包括两个方面：①患者方面，干预不良生活方式包括增加运动量、减轻和控制体重；合理膳食；戒烟、戒酒；减轻精神压力、保持心态平衡。②用药方面，严格控制高危药品的使用品种、给药方式、剂量和疗程。具体有以下几点：A. 仔细询问患者既往用药情况，尽可能避免使用曾使患者产生高血压的药物。B. 在降压治疗中避免使用可引起医源性高血压的药物，以免影响降压效果以及撤药时引起低血压和反跳性血压升高。C. 对冠心病、心功能不全、肾功能不全的患者，要慎用或禁用各类易引起高血压的药物。一旦出现高血压，应立即停药。D. 口服避孕药引起高血压时，除停用该类药物外，可用钙通道阻滞剂或血管紧张素转化酶抑制药治疗。E. 降压药物引起的高血压，尽管发生概率较小，但应高度重视。严格控制药物剂量和使用时间，从小剂量开始用药，逐渐调整剂量。撤药时缓慢，同时严密观察血压变化情况。如出现反跳现象，立即服用所停用药物，以缓解症状。F. 服用单胺氧化酶抑制剂期间，忌用具有内在拟交感活性的药物如去甲肾上腺素、肾上腺素、麻黄碱等。如果出现高血压，可用血管紧张素转化酶抑制药或钙通道阻滞药治疗。

一旦发生了药源性高血压，最基本的治疗原则：①立即停用可疑药物。②根据不同的药物所致的高血压选用合适的药物进行治疗。③如果是由于撤药导致的高血压则应立即恢复原用的抗高血压药物（剂量同前或略高）。④对于抗高血压药物引起的反常性高血压要仔细查找基础疾病并积极

表85-1 可能导致高血压的药物和基于对应机制的解救药物治疗

药物	引发升压的机制	基于对应机制的解救药物治疗
非甾体抗炎药（NSAID）	抑制前列腺素 E（PGE2）和前列环素（PGI2）的合成从而导致肾血管收缩，水钠潴留	停药。如不能停药，加用钙通道阻滞药或中枢肾上腺素能激动剂，可使用利尿剂
口服避孕药和激素替代治疗	促进血管紧张素原的合成，RAS 活化，醛固酮分泌，增加血容量、可交换钠的量	对于育龄妇女可使用长效钙通道阻滞药，β 受体阻滞药和甲基多巴；慎重使用利尿药。对于绝经后的妇女，也可以考虑 RAS 阻滞药和阿利吉仑
11-β-羟基类固醇脱氢酶（HSD11β2）抑制剂 甘珀酸、甘草酸、甘草	抑制 HSD11β2 致假性盐皮质激素增多症	停药。如不能停药，加用盐皮质激素受体（MR）阻滞药
类固醇	促进血管紧张素原的合成，活化交感神经，盐皮质激素作用	停药。如不能停药，启用 RAS 和 MR 阻滞药，加用适当剂量的利尿药对抗水钠潴留
钙调磷酸酶抑制剂 环孢素　他克莫司	血管收缩，交感神经激活和水钠潴留，内皮素-1（ET-1）清除率减弱伴随内皮素 A（ETA）的效应提高	钙通道阻滞药和 RAS 阻滞药
促红细胞生成素	提高血管平滑肌细胞内 Ca^{2+} 的含量，活化局部 RAS，增加 ET-1，降低一氧化氮（NO），增强儿茶酚胺对血管收缩的反应	减小剂量，如作用不明显，启用钙通道阻断药和 α 肾上腺素能受体阻滞药。利尿药和血管紧张素转化酶（ACE）抑制药可能效果不明显
拟交感胺类	可卡因和安非他明：抑制外周重吸收去甲肾上腺素（NE）并抑制压力感受器的功能，从而激活交感神经	停药，如不能停药，加用 β 受体阻滞药
可卡因 安非他明 麻黄碱 鼻血管收缩药	刺激 α 肾上腺素能受体	
酒精	刺激交感神经活性，活化 RAS 以及钙介导的异常血管收缩	限制摄入
咖啡因	过度激活交感神经，拮抗腺苷受体，促进 RAS 系统的去甲肾上腺素释放、活化	限制摄入
抗血管生成药和激酶抑制剂 贝伐单抗 受体酪氨酸激酶抑制剂	血管舒张因子释放迟缓，刺激 ET-1，释放 PGI2，内皮细胞凋亡，毛细血管稀疏，营养血管生成受损以及随后发生的大动脉僵硬	促进 NO 生物利用度的药物，如 ACE 和奈必洛尔
抗抑郁药 单胺氧化酶抑制剂 三环类抗抑郁药 选择性 5-羟色胺重吸收抑制剂（SSRI）	单胺氧化酶抑制剂提高单胺和 NE 的半衰期，从而促进单胺和 NE 在交感神经末梢起作用	停药不可行，联合应用 α 受体阻滞药和 β 受体阻滞药
高密度脂蛋白胆固醇升高剂 托彻普	醛固酮分泌增加	MR 阻滞药

NE，去甲肾上腺素；RAS，肾素–血管紧张素系统

治疗，同时可换用其他抗高血压药物。⑤对于有并发症的药源性高血压患者，应积极处理并发症（如脑出血、脑水肿、心力衰竭等）。⑥促进药物及时排泄。

第一节　非甾体抗炎药与高血压

非甾体抗炎药（non steroidal antiinflammatory drug，NSAID）是指一类具有解热、镇痛和消炎作用而非类固醇结构的药物，目前已有百余个品种上市，临床上广泛用于骨关节炎、类风湿关节炎和多种免疫功能紊乱的炎症性疾病及各种疼痛（如牙痛、头痛、痛经等）症状的缓解。NSAID 是临床上最常使用的药物之一。在美国，18 岁以上的成年人 23% 使用布洛芬，3.5% 使用萘普生[2]。在我国，约占门诊总人数的 1/5～1/4 的患者应用此类药物减轻各种原因引起的急慢性疼痛。许多高血压患者很可能会在某一时间或可长期服用 NSAID。因此，非甾体抗炎药对血压的影响越来越受到医师、患者及社会的关注。

一、NSAID 的分类及作用机制

NSAID 是化学结构不属于甾体糖皮质激素的一大类抗感染、解热、镇痛药，是临床处方中最常见的药物之一。NSAID 类药物的化学结构虽然不同，但它们的作用机制及药理作用基本相同，大体可分为 3 大类：①非选择性环氧化酶（COX）抑制剂，通过抑制前列腺素（PGs）环氧化酶，阻止花生四烯酸代谢转化为 PGs，使体内 PGs 减少，从而产生解热镇痛、抗炎作用。代表药物有奈普生、吲哚美辛、吡罗昔康、双氯芬酸钠、布洛芬等。②选择性 COX-1 抑制剂。环氧酶分为 COX 1 和 COX 2 二个亚型。COX 1 是在正常组织中表达的一种结构蛋白质，是机体固有的酶，正常情况下保持着稳定的水平。COX 2 为诱导酶，主要存在于炎症细胞，其功能是调节炎症和细胞损伤。选择性 COX-1 抑制剂代表药物为低剂量阿司匹林，低浓度阿司匹林能抑制 COX-1 的活性，减少血小板中血栓烷 A2（TXA2）的生成，有抗血小板聚集和抗血栓形成的作用。③选择性 COX-2 抑制剂，代表药物有尼美舒利、美洛昔康、塞来昔布、罗非昔布等，高度选择性抑制 COX-2 的活性，强烈对抗组织炎症。

NSAID 一个常见的不良效应是胃肠道（GI）黏膜破坏，其原因是由于胃肠道黏膜内抑制 COX-1，导致前列腺素的产生减少。避免胃肠道溃疡是创新研制 COX-2 选择性非甾体抗炎药的原始动力。COX-2 选择性非甾体抗炎药确实已经被证明能够减少胃肠道的影响。

二、NSAID 引起血压增高的机制

（一）水钠潴留

非甾体抗炎药可能通过 COX 酶抑制前列腺素的产生影响血压。非甾体抗炎药通过抑制 COX-2 的活性减少 PGI2 的产生，密集上行的髓袢和集合管中的 PGE2 介导尿钠排泄而减少，造成水钠潴留。多达 25% 的患者服用 NSAID 引起钠潴留并可能导致血压增加[3]。

（二）PGI2 和 PGE2 减少

前列腺素 E2 和 I2 有很强的平滑肌血管扩张作用。NSAID 通过抑制 COX-2 的活性减少 PGI2 的产生。减少 PGI2 能使内皮素产生更大的缩血管活性作用，导致外周血管阻力的增加，血压升高。

（三）肾损害

其主要机制在于：NSAID 抑制肾前列腺素合成，使肾血流量减少，肾小球滤过率降低，进而导致肾功能出现异常。

（四）其他因素

由于 COX 酶的阻断，花生四烯酸被分流到细胞色素 P450 酶通路。通过这些途径生成一些代谢物，包括各种环氧二十碳三烯酸和羟二十碳四烯酸，已被确认为拥有血管收缩性能[4]。

NSAID 亦可拮抗 β 受体阻滞药、利尿药和血管紧张素转化酶抑制药的降压作用，但不影响钙通道阻滞药及中枢降压药的药理作用[5]。

三、临床表现与诊断

（一）原发疾病及 NSAID 不良反应的表现

有原发病及 NSAID 用药史。有资料表明，大约有 30% 长期服用 NSAID 患者有消化道症状，表现为上腹疼痛、恶心、消化不良、食管炎等症状。约有 10% 长期服药者发生胃溃疡，其发生率高于不用药者 5～10 倍，其中有 3% 患者发展为胃出血和胃穿孔。其次是变态反应，主要表现为皮疹、荨麻疹、剥脱性皮炎、瘙痒、光敏反应及哮喘等。再次是水钠潴留和水肿，发生率为 3%～5%。如吲哚美辛和保

泰松易引起水肿，尤其是四肢，一般停药后可迅速恢复。部分患者可出现血液系统的损害，可表现为血细胞减少和凝血功能障碍。

（二）血压升高

NSAID 对血压的影响相差很大。Armstrong 和 Malone 发现[6]，非选择性 NSAID 中，吲哚美辛、萘普生、吡罗昔康引起高血压患者血压升高幅度最大。罗非昔布（目前已撤出市场）更可能比塞来昔布升高收缩压。塞来昔布对血压的影响存在剂量依赖关系，塞来昔布 400mg 每日两次服用，3 年后收缩压增加了 5.2mmHg；同时观察发现，接受每天服药一次或一般剂量在 100～200mg/d 者血压没有变化。Meta 分析表明[7]，选择性环氧合酶 -2（COX-2）抑制剂比非选择性制剂增加血压更多。NSAID 引起血压明显升高主要见于服用 NSAID 的高血压患者，其对正常血压患者血压的影响非常有限。我国于 2012 年 3 月启动 ATTENTION 研究，分析 1645 例使用 NSAID 药物的骨关节炎患者，研究提示，高血压所占比例为 34.51%[8]。

随机对照研究 18 790 例高血压患者（平均年龄 61.5 岁），平均血压 169/105mmHg，接受每日服用阿司匹林 75mg 或安慰剂，随访时间为 3.8 年，两组接受相同强度的降压治疗。与安慰剂比较，低剂量阿司匹林引起 SBP 和 DBP 的增加幅度很小（＋0.6/＋0.3mmHg），作者认为没有临床意义[9]。

在高血压患者中，对乙酰氨基酚是常用的镇痛药物。然而，研究发现对乙酰氨基酚伴有更高的高血压发生率。最近的一项研究显示[10]，在冠心病患者，对乙酰氨基酚引起明显动态血压的增加。虽然对乙酰氨基酚增加动脉血压的机制还不清楚，但应引起注意。

Krum 等[5]对使用依托考昔或双氯芬酸治疗的患者相关 BP 增加风险因素进行调查，认为 SBP 增加的危险因素是高血压病史；≥65 岁；体重指数 ≥30kg/m²；男性；糖尿病史。对于上述情况，医生必须保持警惕和监控患者服用非甾体抗炎药的情况。

四、治疗

一般不需要特殊处理，停药后血压会逐渐恢复正常。对老年人、原有高血压病史、糖尿病史、心功能不全、肾功能不全以及有明显水肿的患者应慎用此类药物。钙通道阻滞药在 NSAID 相关高血压的处理中优于其他种类降压药，可作为首选。

第二节　血管内皮生长因子信号通路抑制剂与高血压

抗血管内皮生长因子（vascular endothelial growth factor，VEGF）药物被用于治疗各种恶性肿瘤，这类药物主要包括单克隆抗体，如贝伐单抗类（bevacizumab）；或抑制酪氨酸激酶刺激血管内皮生长因子的口服小分子药物，索拉非尼（sorafenib）、舒尼替尼（sunitinib）、帕唑帕尼（pazopanib）和凡地他尼（vandetanib）等。这些药物的最常见的副作用之一是引起高血压。由于化疗可以使患者的癌症发病率和致死率降低，并且使其预期寿命延长，因此对于患有恶性肿瘤的患者来说，辨别这些患者是否患有由于这些化疗药物所引起的药物性高血压变得越来越重要。换句话说，这些化疗药物的副作用引起的血压升高并增加心血管系统的发病率和致死率已成为一个主要问题。

一、抗血管内皮生长因子作用机制及分类

（一）VEGF 及其受体的生物学活性

研究证明，肿瘤的发生、发展及侵袭转移伴随血管形成是必需条件。干预肿瘤血管形成的环节或条件均可抑制肿瘤血管的形成。在所有血管生长因子中，研究最多的是 VEGF 家族，它们结合并激活内皮细胞表面的酪氨酸激酶受体，通过一系列信号通路诱导内皮细胞增生、迁移、细胞间质蛋白水解等，从而参与血管和淋巴管的生成。VEGF 家族包括 5 种类型：VEGF-A、B、C、D 和胎盘生长因子（PIGF），主要由肿瘤细胞和巨噬细胞分泌。共同作用是调节血管生成。血管内皮细胞生长因子受体（vascular endothelial growth factor receptors，VEGFRs）包括五种：VEGFR1（Flt-1）、VEGFR2（KDR/Flk-1）、VEGFR3（Flt-4）、NRP-1、NRP-2，前三者属于酪氨酸蛋白激酶家族成员。VEGFR 通过胞外区与 VEGF 结合后构象改变形成同源二聚体，激活胞内的酪氨酸激酶。其中，VEGF 介导的内源性肿瘤血管生成及血管通透性增加都是通过与 VEGFR2 结合，使其磷酸化，调控下游基因表达实现的。阻断 VEGF 通路的任一环节，均可有效地抑制肿瘤血管生成，从而阻断肿瘤生长所需的血液、

氧气和其他营养供应，抑制肿瘤的生长，发挥抗肿瘤作用。

（二）靶向 VEGF 及其受体的肿瘤治疗药物的分类

新血管生成的过程涉及许多信号通路，其中 VEGF/VEGFR 途径是临床试验中的主要靶点。目前已上市的 VEGF 及其受体抑制剂，主要分为 2 类：①与 VEGF 结合以阻断其与受体的相互作用，代表性药物为贝伐单抗（bevacizumab），贝伐单抗是一种人源化的抗 VEGF 单克隆抗体，通过阻断 VEGF 与内皮受体结合，抑制肿瘤微血管生长；②直接靶向于 VEGFR，代表性药物如受体酪氨酸激酶抑制剂（receptor tyrosine kinase inhibitors，RTKI），索拉非尼、舒尼替尼等。其中 5 种药物获得美国 FDA 批准，用于临床抗肿瘤治疗，包括贝伐单抗及 4 种小分子 VEGFR 酪氨酸激酶抑制剂——索拉非尼、舒尼替尼、帕唑帕尼和凡地他尼。

二、引起血压增高的机制

贝伐单抗引起高血压的机制尚不明确，可能与外周循环阻力的增加有关，其作用机制可能为降低内皮细胞一氧化氮（NO）含量、降低外周微血管密度和促进肾微小动脉血栓形成。

1. NO 的合成减少，外周血管舒张功能障碍

血管内皮细胞合成和释放的 NO 是血管舒张因子，可作用于血管平滑肌细胞，使平滑肌松弛，血管扩张，从而起到调节血压的作用。VEGF-A 可作用于内皮细胞，促进 NO 的合成。而贝伐单抗作为 VEGF-A 抗体，阻碍了 NO 的合成，导致外周血管舒张功能障碍，外周循环阻力相应增加，进而引起血压升高。另外，NO 在肾小球动脉血管张力、水钠平衡和球管反射中也发挥重要作用，因此，抑制 NO 的合成可导致水钠潴留，进一步促进高血压的发生。

2. 内皮细胞凋亡增加，毛细血管密度降低

VEGF 是维持血管内皮细胞生长血管和血管内稳态的重要因子，阻断 VEGF 信号通路后可导致内皮细胞凋亡，进一步导致毛细血管密度减少、毛细血管血流减少，心脏后负荷增加，引起高血压的发生。Mourad 等[11]也证实，贝伐单抗可引起血管内皮系统功能障碍，导致微血管密度降低，从而增加外周血管阻力，使血压升高。

3. 内皮素 -1 的活化

内皮素 -1 是内皮素家族的主要成员，具有强烈的收缩血管的作用。Kappers 等[12]发现，肿瘤患者在服用舒尼替尼 4～10 周后内皮素 -1 的血清浓度升高了一倍；动物实验显示，应用内皮素受体阻滞剂阿曲生坦可逆转舒尼替尼诱导的高血压。这些研究提示内皮素通路的异常可能是血管靶向药物相关性高血压的发生原因之一。

此外，贝伐单抗还可引起肾小球微血管血栓的形成，使肾小球入球和出球小动脉的血管张力失去平衡，通过肾素-血管紧张素系统增加外周循环阻力，从而导致血压的升高。

三、临床表现与诊断

（一）原发病及血管内皮生长因子抑制剂不良反应的表现

血管内皮生长因子抑制剂常见不良反应包括皮肤发红、皮疹、瘙痒，脱发或斑片性脱发，频繁的腹泻和（或）肠蠕动增加，恶心或呕吐，口腔溃疡，疲劳，食欲缺乏，手足麻木、麻刺感或疼痛等。舒尼替尼服药后副作用多表现为疲劳和腹泻，其他治疗相关的副作用包括手足综合征、贫血、白细胞减少等。

（二）血压升高

与安慰剂组比较，贝伐单抗组重度高血压的发病率增加 3～5 倍。高血压的总发生率达 32%，11%～16% 的患者需要多种药物治疗，仅 1% 的患者存在危及生命的高血压危象[13]。BRiTE 研究中，22% 的患者新发高血压需要药物治疗，18.7% 的患者经历了高血压的恶化过程[14]。高血压的发生率与药物剂量相关，有高血压病史且用贝伐单抗的患者一半以上发展成高血压。

索拉非尼，一种批准用于晚期肾细胞癌和肝细胞癌的药物，也可使血压增高。肾癌治疗方法全球评价试验（TARGET）报告，17% 的患者发生了治疗相关性高血压，4% 索拉非尼治疗的患者发生 II 期高血压[15]。与 TARGET 研究结果不同，索拉非尼肝癌评估随机协作组（SHARP）中，晚期肝癌患者在接受索拉非尼 400mg，一天两次治疗时，高血压的发生并不多于对照组[16]。最近的一项 Meta 分析，应用索拉非尼治疗的患者的高血压总发病率为 23.4%，重度高血压的发生率为 5.7%。Maitland 等[17]应用 24h 动态血压监测显示，应用索拉非尼 400mg，一天两次治疗的 24h 内，收缩压增加了 8.2mmHg，舒张压增加了 6.5mmHg。

舒尼替尼也与高血压相关。Meta 分析发现，在接受舒尼替尼治疗的患者中，总的高血压和重度高血压的发生率分别为 21.6% 和 6.8%，与对照组比较，舒尼替尼与重度高血压风险增加显著相关（RR22.7；95%CI4.48～115.29，P ＜ 0.001）。

高血压应该被认为是抗血管新生疗法不良反应的一种类型，而且这类药物致高血压的风险似乎是类似的。VEGF 信号抑制剂的应用通常与轻度的血压增加有关。然而，它也可能与严重的高血压相关。可逆性后部白质脑病综合征（reversible posterior leukoencephalopathy syndrome）为一个严重的事件，可能继发于高血压，大约 1% 的患者在抗血管新生治疗中发展成危及生命的高血压危象。

四、治疗原则

由于高血压可能导致严重的心脏和肾脏事件，有效地预防和控制血压至关重要。有研究认为，所有应用血管靶向药物的患者均有血压的升高，而大部分患者因未达到高血压的临床诊断标准而被忽视血压的变化。因此，应对所有患者进行血压主动监测。另外，一项回顾性的研究发现，既往有高血压病史的患者在应用血管靶向药物后几乎全部发生了高血压，提示有高血压病史的患者应更加警惕血压变化。根据美国国家癌症研究所的推荐，患者在接受靶向药物治疗时必须进行心血管事件发生风险的评估，包括患者的基础血压，心脏病、糖尿病、肾

脏疾病史，患者的年龄，吸烟史和血脂紊乱等情况；如果患者在治疗之前有高血压病史，则要在用药之前将血压降至正常范围；在治疗期间应多次主动监测血压（每周至少一次），尤其是在用药第一个周期内应提高血压监测频率（每周至少 2～3 次）；在治疗期间患者血压大于 140/90mmHg 或舒张压升高 20mmHg 时应开始降压治疗，降压的目标值是 140/90mmHg；但如果患者合并心脏和肾脏不良事件的危险因素，如糖尿病和慢性肾病，则目标血压应该为 130/80mmHg。

研究表明，高血压可能是预测抗血管新生的一个有益反应，抗 VEGF 治疗相关性高血压通常是一过性的，且典型表现为随诱发药物的停用而消失。升高的血压通常容易控制，高血压靶器官损害的直接风险在大多数患者中较低。然而，每个人都应记住，高血压危象可能发生，因此，要密切监测血压，必要时建议及早采用抗高血压治疗。

肾素-血管紧张素系统阻滞药、利尿药、β 受体阻滞药、钙通道阻滞药可用于降血压，非二氢吡啶类钙通道阻滞药如维拉帕米和地尔硫䓬是 CYP3A4 抑制剂。钙通道阻滞药硝苯地平已被证实诱导 VEGF 的分泌，因此，在与口服血管生成抑制剂联合应用时应慎重。硝酸盐类能增加内源性 NO 的产生，从而促进血压的控制。一种良好的血压反应——试验剂量的 5mg 舌下硝酸异山梨酯被用来预测对长效硝酸盐的反应。

第三节　糖皮质激素与高血压

糖皮质激素（glucocorticoids，GC）是肾上腺皮质束状带分泌的一类甾体激素，具有包括调节物质代谢、水盐代谢、抗休克、抗炎、免疫抑制等很多重要的作用。自 1949 年 Hench 应用可的松治疗类风湿关节炎取得很好疗效后，其治疗的范围迅速扩展到很多疾病。目前在临床上不仅用于各种肾上腺功能异常性疾病的替代治疗，而且也广泛用其抗炎、抗过敏、免疫抑制作用。特别在感染性休克、过敏性疾病、器官移植、风湿性疾病等的治疗中，糖皮质激素发挥着重要的治疗作用。然而，由于糖皮质激素药物本身的广泛活性和副作用，再加上医生对适应证和治疗方案把握不当，会给患者的健康造成重大影响。特别对于长期给药的患者，糖皮质激素相关的副作用和并发症的防治，是临床医生值得关注和需要解决的问题。

尽管临床应用的糖皮质激素品种多样，应用的糖皮质激素由于化学结构不同使得药理特性、血液及生物半衰期也各不相同，但这类药物均有不同程度的升高血压的作用。

一、糖皮质激素的生物学作用及分类

糖皮质激素的生物学作用是通过与各种细胞内的皮质激素受体（GR）相结合，使糖皮质激素受体激活，发生变构后暴露出一个 DNA 结合域，GR 复合物与人细胞核与靶基因的启动子相作用，结合到 DNA 的类固醇反应元件上，通过基因调控途径、非基因水平调控途径与膜受体（mGR）依赖途径发挥效应。糖皮质激素的生物学作用包括：①抗炎作用。抑制磷脂酶 A2（phospholipase A2，PLA2）；稳定溶酶体膜；抑制炎性细胞向炎症区域

的聚集及反应；抑制炎症后期肉芽组织的增生；抑制某些细胞因子及黏附分子的产生；减少一氧化氮（NO）生成。②免疫抑制作用。抑制巨噬细胞对抗原的吞噬和处理；阻碍淋巴母细胞的增殖，加速致敏淋巴细胞的破坏和解体；使血中淋巴细胞迅速降低；抑制B淋巴细胞转化为浆细胞，而使抗体生成减少。③抑制抗原-抗体反应所致的肥大细胞脱颗粒现象，从而减少过敏介质的释放，减轻过敏性症状。④抗休克作用。降低血管对某些缩血管活性物质（如肾上腺素、去甲肾上腺素）的敏感性，解除小血管痉挛，改善微循环；稳定溶酶体膜，阻止或减少心肌抑制因子（MDF）的产生。⑤其他。退热；中枢兴奋；刺激胃产生胃酸和胃蛋白酶的分泌等。

糖皮质激素根据半衰期不同分成短效、中效和长效三种。短效：生物半衰期 6～12h，如可的松、氢化可的松；中效：生物半衰期 12～36h，如泼尼松、泼尼松龙、甲泼尼龙；长效：生物半衰期 48～72h，如地塞米松、倍他米松。在临床治疗上最为常用的是中效糖皮质激素制剂，即泼尼松、泼尼松龙、甲泼尼龙。

二、引起血压增高的机制

一般认为，常规免疫维持剂量的糖皮质激素如泼尼松 10～20mg/d，对血压的影响很小；当低于 10mg/d，则对血压无影响。尽管糖皮质激素引起的高血压特点是水钠潴留，但人们认为其中外周血管阻力的增加仍起关键作用。

（一）糖皮质激素引起的水钠潴留

糖皮质激素的作用若通过糖皮质激素受体（GR）介导则可产生暂时或轻度的潴钠、排钾及使肾小球滤过率增加。若糖皮质激素的作用通过盐皮质激素受体（MR）介导，则可出现明显、持续的水钠潴留。因此，糖皮质激素引起的水钠潴留与其盐皮质激素活性有关。如把氢化可的松的盐皮质激素活性定为 1.0，泼尼松（龙）则为 0.8，甲泼尼龙为 0.5，而长效制剂地塞米松则较低。此外，大剂量糖皮质激素与 11β-羟类固醇脱氢酶的结合能力达到饱和后，可与 MR 结合，造成水钠潴留，血容量增加，最终导致平均动脉压升高。

（二）糖皮质激素对内皮细胞的作用

糖皮质激素可通过调节局部和循环中的血管活性物质改变血管的张力。研究表明，NO 的表达降低在糖皮质激素引起的血压升高中发挥重要的作用。

体内外的研究发现，抑制内皮 NO 合酶（eNOS）能够增高血压。同时，糖皮质激素能够抑制内皮细胞产生的前列环素的合成，导致外周血管阻力的增加，使血压升高。

（三）糖皮质激素对血管平滑肌细胞的作用

经典理论认为糖皮质激素是通过与其受体结合并激活该受体进而增加血管平滑肌细胞上包括肾上腺素受体、加压素受体、血管紧张素受体等在内的缩血管物质受体而发挥作用的。在糖皮质激素存在的情况下，平滑肌对缩血管物质的高反应性是引起血压升高的机制之一。

同时，糖皮质激素对心血管系统的作用存在非基因组机制。认为高浓度糖皮质激素的快速升压作用，不依赖于受体，而是通过抑制儿茶酚胺氧位甲基异位酶（COMT）的形成，减少肾上腺素的灭活而起到升压作用。

糖皮质激素还能下调血管平滑肌细胞上的钠-钙转换体而使胞内钙增多，引起细胞收缩而使血压升高，糖皮质激素暴露还能下调钙依赖性钾通道，导致钾外流减少，细胞去极化而增加对缩血管物质的反应性。

三、临床表现与诊断

（一）原发病及糖皮质激素不良反应的表现

有原发病和糖皮质激素用药史。随着激素使用时间的延长可表现为类肾上腺皮质功能亢进症的症状和体征。

（二）血压升高的表现

用合成糖皮质激素治疗的患者至少 20% 发生高血压，且呈剂量依赖方式。口服氢化可的松剂量的 80～200mg/d，在 24h 内可以增加收缩压约 15mmHg，多见于老年人或有原发性高血压家族史者，具有剂量相关性。低剂量的氢化可的松很少影响血压。停止类固醇治疗，血压则恢复正常。

四、治疗原则

皮质类固醇类药物引起的高血压一般不需要特殊治疗，停药后血压可逐渐恢复正常。如果血压升高明显，或停药后仍有血压持续升高则以利尿药为首选治疗，因为这种血压升高通常与水钠潴留有关；血管紧张素转化酶抑制药及血管紧张素 II 1 型受体阻滞药也可以应用，但应注意监测血钾。

第四节　甘草制剂与高血压

甘草为豆科植物甘草（glyeyrrhiza uralensis fisch.）、胀果甘草（glycyrrhiza inflate bat.）或光果甘草（glycyrrhiza glabra l.）的干燥根及根茎。其主要成分为甘草甜素（甘草酸）、甘草次酸及黄酮类化合物。具有抗菌、抗病毒、保肝、祛痰、解毒和类激素样作用。近年来，甘草及甘草酸制剂［强力新、复方甘草酸单铵注射液（强力宁）、复方甘草甜素片、复方甘草甜素注射液、甘草酸二铵胶囊（甘利欣）、复方甘草合剂、复方甘草片等］在临床上广泛用于治疗各种疾病。甘草酸及其盐或酯［如甘珀酸（carbenoxolone）］作为药品、药用辅料和食品添加剂被广泛应用。甘草和甘草酸制剂引起的不良反应包括过敏反应，假性醛固酮增多症，高血压，消化系统、神经精神系统、内分泌系统、生殖系统等不良反应，其中假性醛固酮增多症和高血压是其常见的不良反应，受到人们的密切关注。

一、引起血压增高的机制

由于甘草次酸的化学结构与甾体激素颇为相似，因此也可作为配体与甾体激素的受体及其代谢酶结合，演变出复杂多样的生物学效应。

（一）抑制糖皮质激素的生物转化

11β-羟基类固醇脱氢酶（11β-hydroxysteroid dehydrogenase，11-βHSD）为糖皮质激素的代谢酶，它催化糖皮质激素 C11 位的酮基与羟基之间的氧化还原反应，使有生物活性的皮质醇与无活性的 17-羟-11-脱氢皮质酮（可的松）相互转化（人类）。该酶分为 11β-HSD1 和 11-βHSD2 两型。11-βHSD2 分布于肾的皮质部，其功能是将流经肾皮质血液中的皮质醇转化生成非活性可的松，使皮质醇浓度大为降低，防止过多的皮质醇和 MR 结合。甘草的有效成分甘草次酸能抑制 11-βHSD2 活性，11-βHSD2 的活性被抑制，可导致肾组织内皮质醇浓度上升，皮质醇和 MR 结合后表现出醛固酮样作用，即钠水潴留和低钾。敏感个体应用小剂量甘草或甘草酸类药物会产生假性醛固酮增多症，主要是因为甘草酸和甘草次酸的中间代谢物 3-单葡萄糖醛酸-甘草次酸（3MGA）在敏感者体内水平持续升高，而 3-单葡萄糖醛酸-甘草次酸对 11-βHSD2 的抑制作用较甘

草次酸和甘草酸强[18]。

（二）抑制前列腺素的生物合成与释放

甘草甜素及其衍生物可明显抑制 5-脂氧合酶和 12-脂氧合酶以及环氧化酶活性，从而抑制前列腺素的合成。此外，还可抑制组胺的合成与释放。由于舒张血管的活性物质减少，血管阻力增加，因而血压升高。

（三）直接发挥其盐皮质激素样活性

甘草甜素及甘草次酸的化学结构与皮质激素很相似，其本身也可与盐皮质激素受体结合，直接发挥其盐皮质激素样活性。体外实验表明，甘草甜素与盐皮质激素受体结合，可直接使受体活化，增强其 Na^+-K^+-ATP 酶活性，促进 Na^+ 的重吸收。此外，甘草甜素还协同增强其他糖皮质激素的生物活性，加强肾小管对 Na^+ 和水的重吸收。

二、临床表现与诊断

临床多表现为甘草酸和甘草次酸引起的假性醛固酮增多症、高血压，头痛，低血钾引起的代谢性碱中毒、肌无力，肾小管因缺钾变性而使浓缩功能降低，产生多尿和烦渴症状，严重时可表现出肌麻痹、横纹肌溶解、代谢性碱中毒、肾衰竭、心力衰竭和心律失常。

文献报道，给志愿者口服甘草 50～200g/d（相当于甘草次酸 75～540mg/d），2～4 周，发现甘草引起的血压升高呈线性量效关系，即使低剂量 50g/d，2 周后也能引起血压升高，升压与服药时间无关，但最大升压作用出现在服药 2 周后[19]。给健康受试者和原发性高血压患者口服 4 周甘草 100g/d（相当于甘草次酸 150mg/d），平均收缩压都有升高，其中健康受试者组升高 3.5mmHg，高血压组升高 15.3mmHg，两组差异明显；两组平均舒张压升高差异明显，健康受试者组升高 3.6mmHg，高血压组升高 9.3mmHg（$P < 0.001$）；研究证实高血压患者对甘草的敏感性较正常血压者更高；尽管甘草的升压作用两性差异不明显，但女性的高血压症状较男性更显著。目前，国内临床常用的保肝药物如强力宁、甘利欣、复方甘草甜素等甘草类药物均有引起血压增高的病例报告。

对高血压伴低钾的患者，应注意询问甘草及其

制剂的使用情况，尤其是降压药物效果不佳的患者，应考虑甘草及其制剂引起的高血压。临床上需与原发性醛固酮增多症相鉴别，原发性醛固酮增多症是以高血压、低钾血症、低肾素活性和高醛固酮分泌为特点的综合征。而假性醛固酮增多症实验室检查可见血、尿醛固酮不高，反而降低。这是由于盐皮质激素受体持续受到激素作用后反馈性抑制肾素-血管紧张素-醛固酮系统，使血浆肾素活性减弱，醛固酮浓度降低。

三、治疗原则

首要措施是停用甘草及其制剂，以及含有甘草的食品和保健品。甘草的洗脱期约为2周，一般患者在停用甘草后2周内各项指标常可恢复正常。对于甘草使用量大、时间长、临床症状重者，可能需要更长时间才能恢复。此时，可以采用低钠饮食、补钾、降压等对症治疗。醛固酮受体拮抗药螺内酯、依普利酮具有良好的降压效果。对于严重低钾患者，可考虑给予地塞米松，抑制内源性皮质醇的产生，减少皮质醇对盐皮质激素受体的激活作用。

关于甘草的安全剂量，目前还没有统一标准。荷兰营养信息局建议甘草甜素摄入不应大于200mg/d[20]。

第五节　免疫抑制剂与高血压

免疫抑制剂（immunosuppressant）是一类通过抑制细胞及体液免疫反应而使组织损伤得以减轻的化学或生物物质，可抑制机体异常的免疫反应，主要应用于器官移植排斥反应和自身免疫病。目前免疫抑制剂可分为肾上腺皮质激素、烷化剂、抗代谢物、核苷酸还原酶或酪氨酸激酶抑制剂、钙调神经磷酸酶抑制剂、雷帕霉素靶分子抑制剂、生物药品和单克隆抗体等。

环孢素A（cyclosporine A，CsA）和他克莫司（tacrolimus，又名FK506）是目前器官移植领域中广泛应用的主要免疫抑制剂，虽然二者分子结构完全不同，但是都属于钙调神经磷酸酶抑制剂（calcineurin inhibitor，CNI）。当CsA和FK506分别与细胞内的CsA或FK506结合蛋白结合，形成了具有相似生物活性的复合物。CsA和FK506作为一种分子胶与细胞内的神经钙蛋白黏合在一起，从而阻断神经钙蛋白的生物活性，使细胞内钙依赖性信息通道传导受阻，导致白细胞介素2合成减少，最终抑制了由白细胞介素2介导的T细胞活化过程。与CsA不同的是，FK506还可以抑制TGF-β1的表达，可以阻断TGF-β1受体，TGF-β1可促进平滑肌细胞增生及细胞纤维蛋白的表达，与慢性排斥反应相关，因此FK506一直广泛应用于抗移植排斥反应的治疗。然而，长期服用CNI类免疫抑制剂的患者常常出现肺炎、肝毒性、肾毒性、高血压、高血脂及高血糖等不良反应。

一、环孢素A和他克莫司升压作用机制

1. CsA和FK506是移植患者基本的免疫抑制药物，其升压作用机制与其抑制钙调神经磷酸酶的活性有关。CsA和FK506通过抑制分布于肾、血管平滑肌以及神经系统等组织的钙调神经磷酸酶，收缩入球动脉引起GFR降低，增加近端肾小管的水钠重吸收能力造成水钠潴留。而其他因素如交感神经活性增强，局部肾素-血管紧张素系统（RAS）活性改变、细胞内钙离子浓度升高、内皮素的合成和释放、一氧化氮水平降低等等也可能导致类似的入球动脉变化。

2. 前列腺素产生受抑　血栓素（TXA2、TXB2）为血管收缩剂，前列腺素PGE2为血管舒张剂，应用CsA后，前列腺素合成受到抑制，PGE2产生减少，对血管舒张作用减弱，引起血压升高。

3. CsA和FK506有明确的肾毒性，在肾移植中会导致慢性移植物肾病；在肝移植中亦能导致肾衰竭。其对肾的直接作用发生在近曲小管细胞，近曲小管受损，肾小球滤过率减少，肾功能损害直接导致高血压的发生。

二、临床表现与诊断

研究表明，肾、肝、心脏和骨髓移植患者应用环孢素后均可出现高血压。肾移植术后高血压的发病率已从CsA广泛使用前的30%～40%升高至目前的75%～80%。肝移植术后高血压发病率达45%～82%。Loughran等[21]报告骨髓移植接受CsA治疗的患者高血压的发病率57%，相比之下，接受氨甲蝶呤治疗患者的发病率为4%。在CsA治疗组发生高血压患者中84%患者舒张压为90～110mmHg，1%患者在120mmHg以上。CsA相关

性高血压的发病率在心脏移植受者接近100%。几乎所有患者移植后不久出现高血压。在自身免疫病或银屑病患者应用环孢素后相关性高血压也常见[22]。

CsA相关性高血压特征主要是血压的昼夜节律紊乱，正常夜间血压降低的规律消失或反转（非杓形高血压）；在CsA免疫抑制替代或取消后血压下降，但不一定达到完全缓解。

在既往的临床观察中，发现CsA比FK506有着更大的心血管副作用和高血压发病率。因此，环孢素相关的高血压患者可考虑换用FK506。欧洲进行的多中心对照研究证实CsA治疗的患者高血压发生率更高，而肾功能正常的患者将CsA切换为FK506治疗后，高血压有所改善[23]。而雷帕霉素（rapamycin，RAPA）和吗替麦考酚酯（mycophenolate mofetil，MMF）对血压影响较小，不抑制磷酸酶且很少出现肾毒性和高血压。

有使用免疫抑制剂相关的原发疾病，有长期使用免疫抑制剂史，数周或数月出现轻、中度高血压，常伴有肾功能的恶化、神经症状和高脂血症时，应考虑免疫抑制剂相关性高血压。原有高血压的患者使用免疫抑制剂后，可表现为血压的进展。少数患者可发展成为严重的高血压。

引起高血压的概率及严重程度依所应用的患者情况而异，一般认为患者的疾病状态，免疫抑制剂的种类、用量、血清浓度、治疗时间，皮质激素应用，肾毒性发生，既往高血压史并非完全有关。但通常呈剂量相关性，血压可随药物的减量或停用而下降，但大多数不能完全缓解。

三、治疗原则

免疫抑制剂相关性高血压的大部分患者随着免疫抑制剂停用或减量后血压可逐渐下降。然而，器官移植的患者常常需要长期的免疫抑制剂治疗。故为了减少不良反应，免疫抑制剂宜用最小的剂量或选用对血压影响较小的药物，如MMF。有研究显示，CsA减量或因肾毒性采用MMF替代CsA，肾功能均有改善，血脂和血压可明显降低。同时，适

当控制钠盐的摄入。即便如此，部分患者仍需给予一种或多种抗高血压药物治疗。目前，推荐使用的降压药物有钙通道阻滞药（CCB）和血管紧张素转化酶抑制药（ACEI）以及血管紧张素受体拮抗药（ARB）。

CCB被很多器官移植中心作为首选降压药。CCB能够减轻CsA引起的血管收缩，降低周围血管阻力和肾血管阻力，使肾小球滤过率和有效肾血浆流量升高。临床和实验研究显示，CCB在降低循环血压的同时可以拮抗CsA或FK506引起的肾小球入球动脉收缩，增加尿钠排除；移植术后使用CCB可以降低肾小球功能降低（DGF）和急性排斥反应的发生率，改善移植肾长期预后；CCB有独立于降压之外的移植肾保护作用。由于器官移植患者长期使用免疫抑制剂可影响正常血压变化的规律，临床上常选用副作用较小的长效制剂如硝苯地平、氨氯地平控释片，每天只需服药一次，降压平稳。值得注意的是，CsA和FK506在体内主要由细胞色素P450（cytochrome P450，CYP）3A代谢。CYP3A是药物代谢反应中最主要的限速酶。二氢吡啶类CCB，也由CYP3A代谢，故与CsA（或FK506）同时服用后，由于竞争代谢作用会导致两者的血药浓度升高。非二氢吡啶类CCB可以显著抑制细胞CYP3A酶的活性，与CsA（或FK506）同时服用后会导致CsA（或FK506）的血药浓度显著升高。

ACEI和ARB可通过包括降低毛细血管压力、减小毛细血管通透性、改善系膜细胞功能和限制血管紧张素参与自由基合成延缓慢性肾病的进展。TGF-β是参与慢性移植肾功能不全的重要细胞因子。尿液和血液中升高的TGF-β水平和慢性移植肾肾病的发生相关。而ACEI和ARB拮抗CsA激活TGF-β的合成作用，导致应用ACEI和ARB治疗的患者尿液和血液TGF-β的水平有不同程度的降低。ACEI和ARB的治疗作用不仅仅限于降低血压，更可改善血管功能和高血压性心脏病相关的左心室肥大。值得注意的是，ACEI类药物与CsA（或FK506）可导致高钾血症，应注意评估和监测。

第六节　避孕药与高血压

口服避孕药（oral contraceptive，OC）于20世纪60年代初在发达国家上市，因其高效、安全、使用方便而成为广泛应用的女用避孕方法之一。目前全球范围内约1亿妇女在使用避孕药，占育龄女性

的8.8%。在我国，根据1999—2012年的人口和计划生育常用数据手册中全国范围内的统计数据显示，在已婚育龄妇女使用的避孕方法中口服和注射避孕药所占比例从1992年的4.1%不断下降，到

2011 年所占比例不足 1%。但由于人口基数大，绝对使用人数仍然很庞大。几十年来，OC 为育龄妇女提供了一种可靠安全的选择，但其安全性问题越来越受到学者们的关注。特别是由 OC 导致的高血压、心肌梗死、卒中的防治已成为备受学者关注的问题。

常用女性避孕药为甾体类，由人工合成的复方口服避孕药。短效口服避孕药由小剂量孕激素辅以雌激素配伍构成复方避孕药，代表性药物如口服避孕片 1 号（含炔诺酮 0.625mg，炔雌醇或乙炔雌二醇 0.035mg），口服避孕片 2 号（含甲地孕酮 1mg，炔雌醇 0.035mg），口服避孕片 0 号（含炔诺酮 0.3mg，甲地孕酮 0.5mg，炔雌醇 0.035mg），妈富隆（含去氧孕烯 150μg，炔雌醇 30μg），优思明（含屈螺酮 3mg，炔雌醇 30μg）。短效口服避孕药避孕成功率按国际妇女年计算可达 99.95%。因为服用方便，剂量小，不良反应少，故使用较为广泛。

长效口服避孕药的抗生育作用，主要是抑制卵泡发育与排卵。其主要成分是炔雌醚（炔雌醇环戊醚），配伍人工合成的短效孕激素制成。代表性药物如长效复方 18- 甲基炔诺酮、复方左旋 18- 甲基炔诺酮、长效复方炔雌醚氯地孕酮等。由于长效口服避孕药一次摄入激素量较大，对机体可能有不利影响，故临床应用较少。

一、发病情况

早期的流行病学研究表明，服用含高剂量雌激素的 OC（雌激素含量 ≥ 50μg）能引起妇女血压升高。女性服用大剂量 OC（50μg 雌激素和孕激素 1 ~ 4mg）后，有 5% 的人出现轻度的高血压[24]。据 1977 年我国女性长效口服避孕药科研总结会报告，服药前血压正常的 19 569 例中有 814 例于服药后血压升高，发病率为 4.16%；高血压多发生于服药 2 年以内；在发生高血压后停药的对象中，随访 325 例，仍有 180 例血压偏高，占 55.39%，其余已恢复正常。WHO 多中心研究显示：妇女使用 OC 1 年后，SBP 和 DBP 均有显著增加；降低雌激素剂量，OC 仍然能引起服药妇女的血压增高[24]。美国 Chasan-Taber 等[25]针对护士进行的一项队列研究发现，OC 显著增加使用者患高血压的风险（RR = 1.8，95%CI 为 1.5 ~ 2.3）；既往使用者仅轻微增加妇女患高血压的风险（RR = 1.2，95%CI 为 1.0 ~ 1.4）。新近韩国一项横断面研究结果显示，长时间使用 OC 与收缩压和舒张压水平的增加成正相关；协变量调整后，与从未使用 OC 者比较，长时

间（> 24 个月）使用 OC 者发生高血压的概率明显增加（OR = 1.96，95% CI 为 1.03 ~ 3.73）；此外，高血压前期的概率也明显增加（调整 OR = 2.23，95% CI 为 1.28 ~ 3.90）[26]。我国的研究也表明：妇女长期服用低剂量 OC 有升高血压的作用，且连续使用 OC15 年以上者患高血压的风险增加[27]。

2005 年，丁永刚等对我国短效、长效口服避孕药分别进行了安全性系统评估[28]，评估的短效口服药的雌激素剂量每片 ≤ 35μg。结果发现，国产 1、2 号片和复方左炔诺孕酮单相片对使用者的脂代谢和血压改变有影响，会轻度升高使用者的血压；0、1 号片可能增加脑血管意外风险。对于长效口服避孕药，服用复方炔诺孕酮后约 7.5% 使用者发生高血压。停药后，大部分研究对象的血压在 6 ~ 12 个月内恢复到正常水平，少数研究对象 1 年后仍未恢复正常。

有高血压家族史、吸烟、妊娠高血压史、肾病、肥胖、糖尿病、年龄超过 35 岁是应用 OC 治疗导致高血压的易患因素。

二、高血压的发病机制

大部分研究发现由雌激素、孕激素混合制剂构成的 OC 可使血压升高，但 OC 引起血压增高的机制尚未完全阐明，目前认为，OC 引起血压增高的主要机制与肾素–血管紧张素–醛固酮系统参与调节血压有关。

1. 雌激素使肝血管紧张素原的合成增加，进而血管紧张素 Ⅱ 的生成增加。血管紧张素 Ⅱ 不仅具有收缩血管、促进交感神经兴奋的功能，也刺激肾上腺分泌醛固酮增加，肾水钠重吸收增加，血容量增加，血压升高。

2. 研究表明，孕激素因制剂不同可能对血压产生不同影响。孕酮可增加 HepG2 细胞氨肽酶 P（aminopeptidase P，AP-P）蛋白质和 mRNA 表达。孕激素通过引起 AP-P 的增加，使血管舒缓激肽降解，导致血压升高。孕酮诱导的 AP-P 的增加可能导致对口服避孕药易感的女性发生高血压。同时，也可能通过减少内皮细胞 NO 合成使血压升高。

三、临床表现与诊断

部分有口服避孕药物使用史的患者可出现避孕药物主要的副作用，表现为头晕、恶心等类早孕反应和白带多。类早孕反应多见于开始服药的 2 ~ 3 个月，白带多则往往在服药 3 个月以后加重。

目前使用的口服避孕药物多为低剂量雌激素与孕激素的复合物，不良反应少见，部分使用者出现

血压增高，且多为轻度血压上升，产生严重高血压者少见。查体可发现血压升高，部分患者伴有轻度水肿、血脂升高。中断口服避孕药，血压通常在3个月后逐渐恢复正常。因此，持久性高血压应该警惕原发性或继发性高血压的可能性。

四、治疗原则

口服避孕药不但是导致高血压的危险因素之一，同时也增加卒中和心肌梗死的风险。新近研究表明，OC使用与高血压的联合作用使女性出血性卒中的风险增加18.51倍（OR＝19.51，95%CI为9.70～39.23），梗死型卒中的风险增加14.49倍（OR＝15.49，95%CI为8.87～27.67）[29]，因此，应注意避孕药引起的高血压的防治。

1. WHO的避孕方法选用的医学标准　循证指南中用数字说明了妇女在已知的特定情况下能否使用某种避孕方法的匹配表[30]。当临床判断能力有限时，1级、2级都定为可以使用，3级、4级都定为不能使用。WHO报告，无论妇女的年龄多大，若她们不吸烟，检查血压后未发现合并高血压，也不合并糖尿病，服用OC后并不增加其心肌梗死的发生率，可以服用含低剂量雌、孕激素配方的OC。对OC使用者应进行定期随访和医学监护；对达到高血压标准者，即收缩压≥140mmHg和（或）舒张压≥90mmHg者应停药密切观察，或改用单纯孕激素OC，或改用其他避孕措施。对停服OC者，即使超过育龄期，其血压变化亦不可忽视，需长期追踪。有高血压、肥胖、高血脂、糖尿病、偏头痛、吸烟及凝血功能异常的高危因素的女性应慎重选择OC。屈螺酮炔雌醇的避孕药（如优思明）可对抗因雌二醇对肾素－血管紧张素－醛固酮系统的刺激所引起的水钠潴留、血压升高等，可使体重、收缩压和舒张压轻度下降，减少血管系统的不良反应[31]。血压升高明显或停药3个月后血压仍未降至正常者，应考虑应用降压药物治疗。

2. 降压治疗

水钠潴留是OC导致高血压的主要机制，限制钠盐摄入有助于减少水钠潴留，降低血压。可选用螺内酯或噻嗪类利尿药。OC导致的高血压与原发性高血压都表现为血浆肾素活性的升高，对血压和肾血流动力学产生类似的影响，故可选用ACEI或ARB类药物治疗。

第七节　其他药物与高血压

一、促红细胞生成素与高血压

促红细胞生成素（erythropoietin，EPO）是一种相对分子质量（3～3.9）×10^9的糖蛋白，其基本生理功能是刺激骨髓红细胞的生成和释放，并且对红细胞生成起决定性作用。1985年，Jacobs等利用基因重组技术表达了重组人促红细胞生成素（recombinant human erythropoietin，rHuEPO）。目前主要用于肾性贫血、慢性病性贫血的治疗。其常见不良反应有高血压及高血压脑病、血栓、癌性钙质沉着、虹膜炎样反应、过敏等。严重的不良反应为纯红细胞再生障碍性贫血。

rHuEPO有效用于治疗终末期肾衰竭、恶性肿瘤患者的贫血。有报道，在20%～30% rHuEPO治疗的患者出现高血压发展或恶化，较早可能会出现在开始治疗后2周，晚的出现在开始治疗后4个月。高血压主要表现为白天收缩压和夜间舒张压升高。对于rHuEPO治疗的患者，高血压通常不是一个严重的问题，但有导致高血压危象与脑病的报道，应引起注意。目前，多数学者认为EPO通过增加细胞内钙离子浓度，增加血管内皮分泌内皮素、肾素及减少前列环素而导致的血管收缩，可能是发生高血压不良反应的原因。

通常用透析疗法排出液体和常规抗高血压治疗相结合的方法控制血压。如果这些措施都不成功，在治疗保留数周的同时，rHuEPO的剂量应该降低。在难治的患者，放血500ml可以迅速降低血压。

二、乙醇与高血压

澳大利亚的一项流行病学调查研究显示，7%的高血压患者与乙醇摄入有关；Yoshita等[32]发现，在那些消耗大于300克/周或更多乙醇［对应于13杯葡萄酒（240ml），13瓶啤酒（每瓶633ml），或26杯威士忌（每杯35ml）］的人群比不饮酒者收缩压增加。Taylor等[33]Meta分析的结果显示，男性的乙醇摄入剂量和高血压间有线性剂量－反应关系。乙醇摄入量在50g/d和100g/d的RR值分别为1.57和2.57。对于女性，有J形曲线，乙醇摄入量≤15g/d时有保护作用，但100g/d时，RR为2.81。国内一项对20～80岁3675例人群调查[34]也发现，在调整年龄、体重指数、有无吸烟史及文化程度的差异后男性饮酒组收缩压和舒张压均高于不饮酒组和戒酒组；男性饮酒量与收缩压和舒张压呈正相关，收缩压及舒张压随饮酒量的增加成线性增加。研究发现，长期饮酒的男性高血压患者夜间血压水平显著增高，非杓形血压昼夜节律发生率增加，戒酒者夜间血压有所下降，昼夜节律有所恢复。

目前，乙醇引起血压增高的机制尚不清楚，可能与下列机制有关：①激活肾素－血管紧张素－醛固酮系统；②皮质醇分泌；③胰岛素抵抗；④心率改变；⑤使血管平滑肌细胞内钙离子或钠增加；⑥内皮功能障碍，抑制血管舒张物质如一氧化氮的合成[34]。饮酒升高血压存在个体差异，遗传因素可能起了主要作用，该人群可能对乙醇比较敏感。高血压患者负荷量饮酒（≥90g）后当日血压轻度下降，次日血压升高，增加了血压波动的幅度，血压24h波动曲线呈"驼峰"状改变。认为饮酒后出现的血压曲线振荡可能明显增加高血压患者心脑血管事件发生的危险[35]。因此，合理的方法就是限制每日饮酒少于30g。

三、抗人类免疫缺陷病毒治疗

高效联合抗逆转录病毒治疗（highly active antiretroviral therapy，HAART）能显著抑制人类免疫缺陷病毒（human immunodeficiency virus，HIV）感染患者体内的病毒复制，明显延长患者生存时间。丹麦一项随访时间长达10年、随访人数超过30万的队列研究[36]显示，25岁的HIV感染患者在接受HAART后平均生存年龄可延长至60岁。随着抗逆转录病毒药物在HIV感染人群中的长期应用，其相关不良反应越来越引起关注。

Grandominico观察了短期鸡尾酒疗法对血压的影响，结果发现，HAART前6个月的使用通常不会提高血压，先前报道HAART引发血压增高可能与其使用时间长以及存在其他风险因素有关。研究报道，高血压的发生率在感染HIV的白人为36.5%，而没有明显异于一般人群。发现高血压发生率最高的是那些接受HAART 5年以上（44.4%）者。在那些基线收缩压高、高胆固醇、低CD4数量的老年人更加明显[37]。

在444名接受"鸡尾酒"疗法治疗的患者中，83例表现为收缩压增加10mmHg以上，33例舒张压增加10mmHg以上，11例患者新诊断为高血压；与依非韦伦为基础的方案比较，患者使用洛匹那韦和利托那韦发生高血压的风险最高（OR＝2.5，$P=0.03$），而接受阿扎那韦发生高血压的风险最

低；这种升高血压的风险似乎是通过BMI的增加介导的。抗逆转录病毒药物对心血管疾病风险因素的影响将越来越多地影响治疗决策。已有蛋白酶抑制剂茚地那韦相关性重型高血压和肾萎缩的病例报告。

需要注意的是，所有HIV蛋白酶抑制剂会对细胞色素P450（CYP3A4）产生抑制作用，如利托那韦是CYP3A4的最有效的抑制剂，非核苷逆转录酶抑制剂地拉韦啶强有力地抑制CYP3A4。而奈韦拉平和依非韦伦是CYP3A4的诱导物，特别是蛋白酶抑制剂和CCB存在着潜在的药物之间相互作用。

总结与要点

药源性高血压是继发性高血压的一种，是引起抗药性高血压的重要原因。引起药源性高血压的药物很多，临床上应慎用或禁用这些药物，避免药源性高血压的发生。一旦发生了药源性高血压，应立即给予相应的治疗，以防出现严重的并发症。药源性高血压应引起临床医务人员和患者的高度重视。

参考文献

[1] Elliott WJ. Drug interactions and drugs that affect blood pressure. J Clin Hypertens, 2006, 8（10）: 731-737.

[2] Kaufman DW, Kelly JP, Rosenberg L, et al. Recent patterns of medication use in the ambulatory adult population of the United States: the Slone survey. JAMA, 2002, 287: 337-344.

[3] Palmer BF. Renal complications associated with use of non-steroidal anti-inflammatory agents. J Investig Med, 1995, 43: 516-533.

[4] Rahman M, Wright JT, Douglas JG. The role of the cytochrome P450-dependent metabolites of arachidonic acid in blood pressure regulation and renal function: a review. Am J Hypertens, 1997, 10: 356-365.

[5] Krum H, Swergold G, Curtis SP, et al. Factors associated with bloat pressure changes in patients receiving dielofenac or etoricoxib: results from the MEDAL study. J Hypertens, 2009, 27（4）: 886-893.

[6] Armstrong EP, Malone DC. The impact of nonsteroidal anti-inflammatory drugs on blood pressure, with an emphasis on newer agents. Clin Ther, 2003, 25（1）: 1-18.

[7] Chan CC, Reid CM, Aw TJ, et al. Do COX-2 inhibitors

raise blood pressure more than nonselective NSAIDs and placebo? An updated meta-analysis. J Hypertens, 2009, 27 (12): 2332-2341.

[8] 苏金梅，张奉春．我国骨关节炎胃肠道和心血管危险因素调查．中华临床免疫和变态反应杂志，2013，7（4）：364-368.

[9] Zanchetti A, Hansson L, Leonetti G, et al. Low-dose aspirin does not interfere with the blood pressure-lowering effects of antihypertensive therapy. J Hypertens, 2002, 20: 1015-1022.

[10] Sudano I, Flammer AJ, Periat D, et al. Acetaminophen increases blood pressure in patients with coronary artery disease. Circulation, 2010, 122 (18): 1789-1796.

[11] Mourad JJ, des Guetz G, Debbabi H, et al. Blood pressure rise following angiogenesis inhibition by bevacizumab. A crucial role for microcirculation. Ann Oncol, 2008, 19 (5): 927-934.

[12] Kappers MH, van Esch JH, Sluiter W, et al. Hypertension induced by the tyrosine kinase inhibitor sunitinib is associated with increased circulating endothelin-1levels. Hypertension, 2010, 56 (4): 675-681.

[13] Izzedine H, Ederhy S, Goldwasser F, et al. Management of hypertension in angiogenesis inhibitor-treated patients. Ann Oncol, 2009, 20 (5): 807-815.

[14] Kozloff M, Yood MU, Berlin J, et al. Clinical outcomes associated with bevacizumab-containing treatment of metastatic colorectal cancer: the BRiTE observational cohort study. Oncologist, 2009, 14 (9): 862-870.

[15] Escudier B, Eisen T, Stadler WM, et al. Sorafenib in advanced clearcell renal-cell carcinoma. N Engl J Med, 2007, 356 (2): 125-134.

[16] Llovet JM, Ricci S, Mazzaferro V, et al. Sorafenib in advanced hepatocellular carcinoma. N Engl J Med, 2008, 359 (4): 378-390.

[17] Maitland ML, Kasza KE, Karrison T, et al. Ambulatory monitoring detects sorafenib-induced blood pressure elevations on the first day of treatment. Clin Cancer Res, 2009, 15 (19): 6250-6257.

[18] 张明发，张军．甘草酸药动学研究进展．临床药物治疗杂志，2009，7（2）：44-49.

[19] Sigurjonsdottir HA, Franzson L, Manhem K, et al. Liquorice-induced rise in blood pressure: a linear dose-response relationship. J Hum Hypertens, 2001, 15 (8): 549-552.

[20] Fenwick GR, Lutomski J, Nieman C. Liquorice, glycyrrhiza glabra L-composit-ion, uses and analysis. Food Chem, 1990, 38: 119-143.

[21] Loughran TP, Deeg HJ, Dahlberg S, et al. Incidence of hypertension after marrow transplantation among 112 patients randomized to either cyclosporine or methotrexate as graft-versus-host disease prophylaxis. Br J Haematol, 1985, 59 (3): 547-553.

[22] Elliott WJ. Drug interactions and drugs that affect blood pressure. J Clin Hypertens, 2006, 8 (10): 731-737.

[23] Ligtenberg G, Hen RJ, Blankestijn PJ. Cardiovascular risk factors in renal transplanted patient: cyclosporine versus tacrolimus. J Am Soe Nephrol, 2001, 12: 368-373.

[24] The WHO multicentre trial of the vasopressor effects of combined oral contraceptives: 1. Comparisons with IUD. Task Force on Oral Contraceptives. WHO Special Programme of Research, Development and Research Training in Human Reproduction, 1989, 40: 129-145.

[25] Chasan-Taber L, Willett WC, Manson JE, et al. Prospective study of oral contraceptives and hypertension among women in the United States. Circulation, 1996, 94 (3): 483-489.

[26] Park H, Kim K. Associations between oral contraceptive use and risks of hypertension and prehypertension in a cross-sectional study of Korean women. BMC Womens Health, 2013, 13: 39-44.

[27] 陈诚，李瑛，陈峰，等．口服避孕药和妇女高血压发病风险的病例对照研究．中国计划生育学杂志，2009，159：13-16.

[28] 丁永刚，车焱，方可娟，等．我国短效口服避孕药安全性系统评估．中国计划生育学杂志，2005，5：278-283.

[24] 陈同，李瑛，王春，等．低剂量口服避孕药、高血压及其联合作用对女性脑卒中发病危险性的影响．中华疾病控制杂志，2014，18（2）：135-138.

[30] 世界卫生组织生殖健康与研究部，国家人口计生委科学技术研究所．避孕方法选用的医学标准．4版．北京：中国人口出版社，2011.

[31] Giribela CR, Melo NR, Silva RC, et al. A combined oral contraceptive containing drospirenone changes neither endothelial function nor hemodynamic parameters in healthy young women: a prospective clinical trial. Contraception, 2011, 86: 35-41.

[32] Yoshita K, Miura K, Morikawa Y, et al. Relationship of alcohol consumption to 7-year blood pressure change in Japanese men. J Hypertens, 2005, 23 (8): 1485-

1490.

[33] Taylor B，Irving HM，Baliunas D，et al. Alcohol and hypertension：gender differences in dose-response relationships determined through systematic review and meta-analysis. Addiction，2009，104（12）：1981-1990.

[34] 张艳敏，吴寿岭，许继波. 饮酒对血压的影响. 实用医学杂志，2008，24（15）：2707-2709.

[35] 杨华志，王东方，苗云江. 大量饮酒对高血压病人血压的影响. 海南医学，2004，15（9）：9-10.

[36] Lohse N，Hansen AB，Pedersen G，et al. Survival of persons with and without HIV infection in Denmark，1995-2005. Ann Intern Med，2007，146（2）：87-95.

[37] Baekken M，Os I，Sandvik L，et al. Hypertension in an urban HIV-positive population compared with the general population：influence of combination antiretroviral therapy. J Hypertens，2008，26（11）：2126-2133.

（陈乃耀　闫振宇）

第86章 单基因突变引起的高血压

遗传机制是目前公认的高血压发病基础之一。对于高血压的遗传模式，现在普遍认为有2种，即单基因遗传模式和多基因遗传模式。原发性高血压是一种多基因疾病，即在多个"微效基因"联合缺陷和外源环境因素共同作用下导致血压异常升高；而单基因遗传高血压是指由一个基因突变引起的高血压。单基因高血压是继发性高血压重要病因之一，其表型亦受环境因素的影响。单基因遗传高血压一般符合孟德尔遗传规律，这类高血压一般发病早，多在青少年发病，伴有家族史，常表现为重度高血压或难治性高血压，有激素和生化水平的异常，其治疗有特异性，因此明确诊断对患者及其家属具有很大意义。对于有家族史的青少年，年龄 < 30岁、不明原因中-重度高血压者常规检测血肾素活性、血醛固酮、血钾、尿钾及尿醛固酮和皮质醇、性激素等激素水平，根据病史、体征和检测结果，必要时可筛查突变基因，确定单基因高血压的类型，有助于靶向降压治疗。

人类单基因性高血压的遗传突变大部分与肾单位离子转运蛋白或肾素-血管紧张素-醛固酮系统（renin-angiotensin-aldosterone system，RAAS）组分发生基因突变所致功能增强相关，依据突变导致作用方向变化（见图86-1），主要分为以下几类：①盐皮质激素生成增多，包括家族性醛固酮增多症（familial hyperaldosteronism）等；②盐皮质激素活性增强，包括类盐皮质激素增多症（apparent mineralocorticoid excess，AME）、Liddle综合征、Gordon综合征（亦称假性低醛固酮血症Ⅱ型）等；③交感调节性疾病和嗜铬细胞瘤综合征等。还有一部分继发性高血压已明确为基因突变疾病。随着研究的深入，可能会发现越来越多的单基因遗传性高血压，由于其发病机制各不相同，其治疗各有特点，并且可为原发性高血压的基因研究提供参考和思路。表86-1总结了部分常见单基因高血压的诊断特征和突变基因。

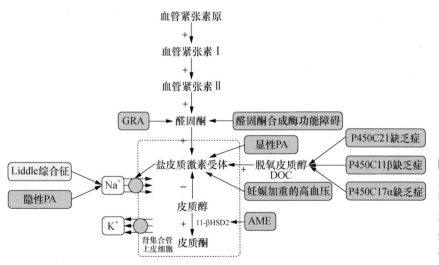

图86-1 部分单基因突变引起的高血压发病机制。框内为常见疾病名称及作用部位。"+"表示有促进作用，"−"表示有抑制作用。PA：原发性醛固酮增多症；GRA：糖皮质激素可治疗性醛固酮增多症

表86-1 常见单基因高血压的诊断特征和突变基因

单基因高血压	发病年龄	诊断标准			遗传	肾或 RAAS 病变部位	突变基因
		PRA	ALD	K⁺			
FH-Ⅰ	20～30岁	↓	↑	↓	AD	肾上腺（醛固酮）	CYP11B1/2
Liddle 综合征	< 30岁	↓	↓	↓	AD	肾脏上皮 Na⁺通道（ENaC）	SCNN1B, SCNN1G

单基因高血压	发病年龄	诊断标准			遗传	肾或 RAAS 病变部位	突变基因
		PRA	ALD	K⁺			
AME	儿童	↓	↓	↓	AR	肾（MR）	*11βHSD2*
MR 突变	＜20 或 30 岁	↓	↓	↓	AD	肾（MR）	*MR S810L*
Gordon 综合征	＜20 或 30 岁	↓	↓ / －	↑	AD	肾（远端肾小管）	*WNK1, WNK4*
Bilginturan	儿童或青春期	↓	↓ / －	↓ / －	AR	肾上腺（盐皮质激素）	*CYP11B1, CYP17*

注：PRA，血浆肾素活性；ALD，醛固酮；MR，盐皮质激素受体；ENaC，阿米洛利敏感性上皮钠离子通道；WNK，赖氨酸缺陷型蛋白激酶；AD，常染色体显性遗传；AR，常染色体隐性遗传；11-β HSD2，11β - 羟基类固醇脱氢酶 2

第一节　盐皮质激素生成增多的高血压

一、家族性醛固酮增多症 I 型

1966 年，Sutherland 描述了一类同时伴有低钾血症和高血压的遗传疾病。此后，有多名研究者报道了多个伴有原发性醛固酮增多症（PA）临床和生化特征、常染色体显性遗传的家族疾病，被称为家族性高醛固酮血症 I 型（familial hyperaldosteronism type I，FH-I）。典型病例具有盐皮质激素过多的典型特征，包括高血压，低血钾，血浆肾素活性抑制，而外源性糖皮质激素（如地塞米松）能抑制上述过程。因此，这种疾病又被称为地塞米松抑制性醛固酮增多症，后改称为糖皮质激素可治疗性醛固酮增多症（glucocorticoid-remediable aldosteronism，GRA）[1]。

（一）临床特征

FH-I 是最常见的人类单基因性高血压，大约占到 PA 的 1%。本病患者通常有家族性早发重度高血压史，表现为中、重度高血压，多数为盐敏感性、高容量性高血压。通常情况下，FH-I 患者血浆肾素活性低，血浆醛固酮水平可明显升高也可正常，可合并低血钾伴代谢性碱中毒，临床上常被疑诊为原发性醛固酮增多症。但患者之间血钾浓度变异较大。早期的病例观察中，自发型低钾血症少见，少数女性家族成员发病较晚，表现为血钾正常的高血压，因此血清钾水平不是本疾病筛查的敏感检查。但 FH-I 患者自发性低血钾发生率与其他亚型 PA 相比较低的原因目前仍没有很好的解释，目前研究表明患者肾钾代谢没有明确的损伤，当患者使用排钾利尿药时容易诱发低钾血症。对于症状类似原发性醛固酮增多症而地塞米松抑制试验阳性，CT 等影像检查并未发现肾上腺皮质增生或占位的患者，应考虑

FH-I。大多数 FH-I 患者表现为严重高血压，但也有部分患者表现为中度高血压，甚至血压正常，因此缺乏一级亲属严重高血压的家族史并不能完全排除 FH-I 的可能性。FH-I 患者的血压变异可能与调节血压的遗传性因素多态性相关，并且环境因素如饮食中钠摄入量的不同，也可能导致表型差异。但是，即使血压正常的 FH-I 患者与匹配的对照组相比，其心脏左心室结构存在改变，因此这些患者尽管血压正常，仍可能增加心血管疾病风险，这可能与醛固酮过多对心血管系统的直接不利影响相关。

此病另一特征是 FH-I 家族成员容易早期发生血管瘤破裂的出血性卒中（初次脑血管事件的平均年龄为 31.7 岁）。据报道高达 48% 的 FH-I 家族成员和 18% 的 FH-I 患者发生脑血管意外。因此，一旦基因筛查明确诊断，患者从青春期开始应行 MRI 检查了解脑血管情况，建议以后每 5 年复查 1 次。

（二）发病机制

醛固酮合成酶（CYP11B2）特异表达于肾上腺皮质，故醛固酮正常情况下在肾上腺球状带合成，其合成受 RAAS 及钾离子代谢平衡等因素调节。皮质醇只在肾上腺皮质束状带产生，皮质醇合成的最后一步取决于 11β - 羟化酶，后者能羟化 11- 脱氧皮质醇。正常情况下，促肾上腺皮质激素（ACTH）调节着 11β - 羟化酶和皮质醇的生成。醛固酮合成酶基因和 11β - 羟化酶基因都位于人类第 8 号染色体。FH-I 在减数分裂期间，由于第 8 号染色体两种同源基因发生不平等交换，造成第 8 号染色体不仅含有正常的 11β - 羟化酶基因和醛固酮合成酶基因，此外还有一拷贝新基因，杂合 / 嵌合的基因，该基因 5′ 端调节序列控制着 11β - 羟化酶对 ACTH

的反应性，远端是醛固酮合成酶的编码序列。上述嵌合基因使 FH-I 患者的醛固酮于束状带合成，其合成仅受 ACTH 调控，而不依赖于血管紧张素 II（A II）或钾离子浓度，其合成的蛋白质具有类醛固酮作用，同时还可以引起 18- 羟皮质醇及 18- 酮皮质醇合成增多（见图 86-2）。从生化学上讲，FH-I 是一种盐皮质激素过多状态，ACTH 调节下的醛固酮分泌，对钾离子变化不敏感，从而导致醛固酮增多症和血容量增加，其结果是 RAAS 受到抑制及 A II 不能发挥正常调节醛固酮表达的作用。例

如，直立的姿势下或使用 A II 后，醛固酮分泌不增加。由于醛固酮合成酶基因仅受到 ACTH 启动子序列的异常调节，ACTH 调节下的醛固酮表现出与皮质醇一样的昼夜节律模式，也可以解释 FH-I 时为何只有 ACTH 能够控制醛固酮分泌，而糖皮质激素对此具有抑制作用。外源性糖皮质激素抑制 ACTH，导致 FH-I 患者醛固酮水平下降，从而进一步抑制了醛固酮增多症所致的临床和生化特征，也可以恢复 A II 对醛固酮的调节作用，激活先前受到抑制的 RAS 途径和球状带功能。

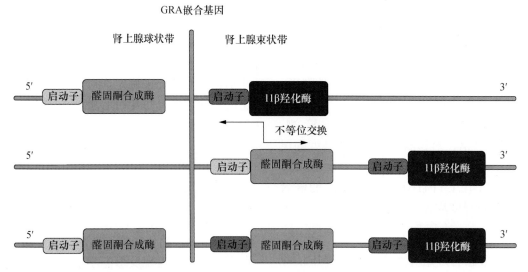

图 86-2 家族性醛固酮增多症 -I 基因突变机制，深色启动子受 ACTH 调控，浅色启动子受血管紧张素 II 调控

FH-I 还有个特点就是产生大量皮质醇 C-18 氧化途径的产物，如 18- 氧代皮质醇（18-OXO-F）和 18- 羟化皮质醇（18-OH-F）。测定 24h 尿和血浆中这些化合物的水平对诊断 FH-I 具有高度的灵敏度和特异度。肾上腺腺瘤患者也可以表现为中度 18-OXO-F 和 18-OH-F 水平升高，但是 FH-I 患者的表达水平显著增加。

（三）诊断

对于影像学检查没有腺瘤或明显肾上腺皮质增生的原发性醛固酮增多症患者、血浆肾素活性减低的年轻高血压患者（尤其是儿童）以及有 FH-I 家族史的个体，建议进行筛查工作（见图 86-3）。

（1）推荐对有早发高血压家族史（年龄＜ 30岁）或早发出血性卒中家族史者，注意监测是否患有 FH-I。如该患者确诊为 FH-I，其所有一级亲属均应接受监测[2]。

（2）疑诊为原发性醛固酮增多症，未发现腺瘤或明显肾上腺皮质增生者。

（3）血浆酸固酮/肾素活性值（ARR）＞ 30，

血浆醛固酮≥ 0.42nmol/L（15ng/dl）。

（4）合并低血钾或应用利尿药后容易发生低血钾。

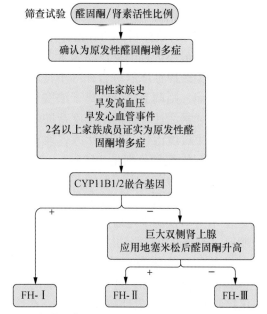

图 86-3 家族性高醛固酮血症筛查流程。"＋"表示结果为阳性，"－"表示结果为阴性

（5）难治性高血压（包括利尿药3种药物足量治疗仍不能控制到目标水平）。

上述5项中具备前2项中任何1项者，即可直接做地塞米松抑制试验、测24h尿18-羟皮质醇、18-酮皮质醇浓度及基因诊断筛查（正常人尿中一般检测不到）。

具备其他3项中1项或更多者，建议排除其他继发性高血压后做地塞米松抑制试验、测24h尿18-羟皮质酮及基因诊断筛查。

（1）地塞米松抑制试验：地塞米松0.5mg，每6h 1次，连续2天，第3天早8点测血浆醛固酮水平，如果＜4ng/dl即为阳性。注意：①地塞米松抑制试验敏感性高，但特异性较差，不能完全鉴别产生醛固酮的腺瘤与FH-I；②地塞米松负荷时间过长（＞1周）会导致FH-I患者肾素-血管紧张素-醛固酮系统被激活，出现假阴性结果。

（2）24h尿18-OXO-F和18-OH-F水平检测：超过正常上限的2倍，对诊断FH-I具有高度的灵敏度和特异度。

（3）筛查基因：CYP11B1和CYP11B2的嵌合基因，敏感度和特异度均为100%。

（四）治疗

FH-I患者常患有严重高血压且标准降压治疗难以控制，为了减少钾的排泄以及降低血压，所有FH-I患者应该遵循小于2g/d的低钠饮食，因为FH-I患者的高醛固酮与高血压均是ACTH调控的醛固酮过度分泌所致，糖皮质类固醇可以反馈性抑制ACTH分泌而控制血压，因此作为FH-I的一线治疗。长效外源性糖皮质激素（如地塞米松或泼尼松）能长时间保持有效抑制ACTH的作用。FH-I的治疗目标是使用最小剂量的糖皮质激素控制血压至正常水平，避免医源性库欣综合征等不良后果，如果存在低钾血症，则调节血清钾离子浓度至正常水平。测量血浆肾素活性和醛固酮浓度帮助确定治疗的有效性，避免过度治疗。在成年人，地塞米松和泼尼松的推荐起始剂量分别是0.125～0.25mg/d和2.5～5.0mg/d，药物应该夜间使用，这样能抑制清晨生理性的ACTH峰值（有时需要8周才能见效）。低剂量地塞米松不仅能维持血压正常，同时也能减轻左室肥厚，改善心脏舒张功能。

一部分使用糖皮质激素治疗的FH-I患者总是不能达到控制血压的目标，这可能与长期的器官损害、血压控制差或伴发原发性高血压相关。在这种情况下可以考虑使用盐皮质激素受体（mineralocorticoid

receptor，MR）拮抗剂。要特别注意慎重使用排钾利尿药，因为其可诱发低钾血症，目前MR拮抗剂主要有螺内酯和依普利酮。螺内酯虽然便宜，但具有抗雄激素作用，通常会导致男性乳房发育和勃起功能障碍，其抗黄体酮作用可能会导致女性月经不调。依普利酮是第二代MR拮抗剂，具有更高的MR拮抗特异性，因此副作用较少。其他治疗方法还包括阿米洛利或氨苯蝶啶，他们通过作用于远端肾单位的醛固酮调节上皮钠通道来抑制钠的重吸收，这两种药物对治疗FH-I都有效，但通常与其他降压药一起联用。

在FH-I儿童患者，尤其是在男孩青春期发育期间，应用螺内酯会产生抗雄激素的作用。因此，依普利酮可能是首选的一线治疗，但治疗的费用是其限制因素。儿童患者的血压治疗目标应从年龄和性别特定的情况来确定。对血压正常的FH-I患者，建议低盐饮食，每年行心脏超声检查，并维持血压于正常水平。

二、家族性醛固酮增多症II型

（一）临床表现

家族性醛固酮增多症II型（FH-II）为家族性常染色体显性遗传疾病，通常于成年期发病。FH-II在生化、临床表现及形态学上与非家族性原发性醛固酮增多症（nonfamilial primary aldosteronism）、双侧肾上腺增生性原发性醛固酮增多症或腺瘤型原发性醛固酮增多症相鉴别，部分病例与原发性高血压相重叠。很多FH-II患者有肾上腺增生或腺瘤家族史，血钾可低也可正常，但对糖皮质激素无反应，较FH-I更常见，可能是成年人最常见的遗传性高血压。

（二）诊断

FH-II确诊主要靠家族史，当家族中超过1人出现原发性醛固酮增多症症状，应考虑诊断FH-II。

（1）需要明确家族2～3名成员（两代人更理想）存在原发性醛固酮增多症。

（2）除外存在CYP11B1/2基因。

（3）FH-II目前仍无法确定是单基因或多基因疾病，多个研究认为致病基因定位在7p22，普遍这一区域基因的变化与醛固酮/肾素活性比值改变相关，但并不是所有病例均有上述致病基因。

（三）治疗

FH-II对糖皮质激素无反应。通过肾上腺静脉取血证明为单侧肾上腺病变，可行手术切除治疗。

无法手术切除的患者可给予螺内酯、依那普利。阿米洛利可作为三线治疗药物。

三、家族性醛固酮增多症Ⅲ型

（一）发病机制及临床表现

最近 Geller 等人描述了一种双侧肾上腺显著增生的家族性醛固酮增多的疾病。家族性醛固酮增多症Ⅲ型（FH-Ⅲ）常于儿童时期起病，因显著的醛固酮分泌导致严重的器官损害。同其他类型的 FH 患者不同的是，FH-Ⅲ 患者双侧肾上腺组织较正常肾上腺增粗 3～6 倍。其肾上腺组织的增生主要是由于束状带增生同时伴有球状带萎缩引起的。尽管 FH-Ⅲ 患者缺乏 CYP11B1/2 基因变异，但 24h 尿 18-OXO-F 和 18-OH-F 水平显著升高（可达到正常上限 10 000 倍）。地塞米松不仅不能抑制醛固酮分泌，而且应用糖皮质激素后醛固酮水平反而可上升大约 2 倍水平。目前对 FH-Ⅲ 考虑可能致病基因包括：编码钾通道 Kir3.4、Somatic KCNJ5 突变以及引起产生醛固酮的腺瘤（aldosterone producing adenoma，APA），其他点突变、遗传重排伴杂合性缺失尚待证实。

（二）诊断

早期发病，伴有严重的器官功能损害，对糖皮质激素的异常反应及醛固酮受体拮抗药治疗无效的患者可考虑存在 FH-Ⅲ 可能。CT 或 MRI 检查发现双侧肾上腺显著增生是 FH-Ⅲ 的主要表现。

（三）治疗

由于药物治疗无效，双侧肾上腺切除术是目前唯一已知的治疗方法。

四、类固醇 21- 羟化酶缺乏症

（一）发病机制

类固醇 21- 羟化酶缺乏症（congenital adrenal hyperplasia，CAH）是一组由于肾上腺皮质激素合成过程中酶缺陷所引起的疾病，属常染色体隐性遗传病。现已发现此类疾病 P450 家族中的许多羟化酶，包括 C21、C17 和 C11 羟化酶存在异常，而这些羟化酶多处于类固醇合成的关键步骤（图 86-4）。大部分 CAH 患者没有容量调节障碍和高血压，更典型的临床表现为女性患者雄性激素过多和男性患者性腺功能减退。临床上可出现肾上腺皮质功能减退症状，受累女性新生儿可有外生殖器

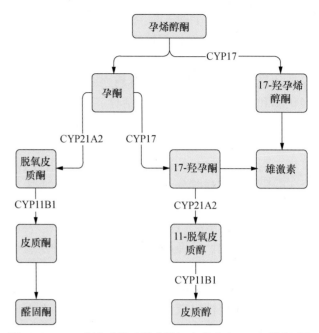

图 86-4 11-β 羟化酶缺陷导致脱氧皮质醇（DOC）增多诱发高血压，同时雄激素合成增加；11-β 羟化酶缺陷导致 DOC 增多诱发高血压，性激素合成减少导致性器官发育延迟

男性化体征，男性则出现假性性早熟，并发醛固酮缺失可引起以发育停滞、血容量减少及休克为特征的失盐症状[3]。

（1）P450C21 缺乏症：21- 羟化酶缺陷症是 CAH 中最常见的一种，系 P450C21 编码基因突变所致，占 CAH 典型病例的 90% 以上。患者由于 21-羟化酶缺乏或活性降低，孕酮和 17- 羟孕酮不能转化为脱氧皮质酮（deoxycorticosterone，DOC）和 11- 脱氧皮质醇，皮质醇合成减少，ACTH 反馈性增加，刺激肾上腺束状带增生，孕酮和 17- 羟孕酮等中间代谢产物增加，部分进入雄激素合成途径导致雄激素增加。严重者也可有盐皮质激素不足，引起失盐症群。主要表现为不同程度的肾上腺皮质功能减退症状、性分化发育异常。由于疾病谱很广，出现症状的年龄和程度并不相同。依据 21- 羟化酶缺失程度，可分为失盐型（salt-wasting phenotype）、单纯男性化型（simple virlizing type）以及非经典型（nonclassical type）。

（2）P450C11β 缺乏症：11-β 羟化酶缺乏症占 CAH 的 5%～8%，P450C11β 缺乏将会导致高血压型 CAH，表现为程度不等的高血压和低钾血症。此类疾病是由于盐皮质激素 11- 脱氧皮质酮无法转化为皮质酮而过度积聚所致。另外，由于进入雄性激素合成通路的底物增多，因此女婴出生时可见外生殖器发育不全（女性假两性畸形）或者女孩出生后多毛症、男性化。

（3）P450C17α 缺乏症：17-α 羟化酶 /17，20-裂解酶缺乏症是编码该酶的基因 CYP17 发生突变所致。细胞色素 P450 17α- 羟化酶是肾上腺皮质、性腺甾体激素合成所必需的关键酶之一，兼有 17-α 羟化酶和 17，20- 裂解酶两种活性。前者催化孕烯醇酮和孕酮转变为 17-α 羟孕烯醇酮和 17α- 羟孕酮；后者催化形成雌激素的前体，即去氢表雄酮和雄烯二酮。由于该酶的缺乏，导致皮质醇和性激素合成受阻，而皮质酮分泌增加，反馈性增加垂体前叶和下丘脑生成 ACTH，刺激肾上腺皮质增生，皮质醇-前体生成增多，进一步导致 DOC 蓄积，表现为性腺功能减退、低钾血症和高血压。这种疾病十分罕见。由于肾上腺和性腺中睾酮和雌激素生物合成必须经过 P450C17α 羟化，因此该酶缺乏将会导致性幼稚、尿促性腺激素水平升高，女性患者出现原发性闭经和缺乏第二性征，男性患者雄激素生成障碍，外生殖器发育不全或呈女性表型（男性假两性畸形）。许多随机突变都可引起 17α- 羟化酶缺乏，所以遗传学诊断比较困难。外源性糖皮质激素能够纠正高血压，给予适当性激素治疗可以促进性成熟。

（二）临床特征

11-β 羟化酶或 17-α 羟化酶基因突变的患者均表现为早发高血压、低 PRA、低血钾。两者之间最大的差异是 11-β 羟化酶缺陷症有雄激素过多的表现。11-β 羟化酶缺陷时女性早期出现假两性畸形和月经紊乱，两性均可出现假性性早熟，多毛、痤疮及身材矮小。17-α 羟化酶缺陷时导致醛固酮、DOC 分泌增多，性激素分泌不足，青春期第二性征不发育，原发闭经，没有阴毛和腋毛，骨龄落后等，血浆皮质醇水平下降，促性腺激素分泌增加。

21- 羟化酶缺陷症的诊断依据实验室检查血浆 17- 羟孕酮（17-OHP）增高，尿 17- 酮类固醇（17-KS）或 17-OHP 增高也有助于诊断。非经典型 21- 羟化酶缺陷症患者可仅表现睾酮轻度升高，ACTH 的升高和皮质醇降低均不明显，血清 17-OHP 也多在正常范围。清晨测定 17-OHP 常有所升高，可以用于筛查；快速 ACTH 兴奋试验在临床上诊断非经典型 21-OHD 有重要意义。

（三）诊断

1. 11-β 羟化酶缺陷症

①早发高血压，婴幼儿期即出现轻至中度高血压；②雄激素过多表现；③血浆 DOC 水平增高；④低 PRA，低血浆醛固酮。

筛查基因：CYP11B1 基因，集中在外显子 2、外显子 6～8。

2. 17-α 羟化酶缺陷症

①青春期或 20 岁早发高血压；②血浆 DOC 水平增高；③低 PRA，血浆醛固酮变化不一；④低血钾；⑤雄激素和雌激素分泌下降的症状；⑥ ACTH 兴奋试验测定前体物：17- 去氧类固醇激素黄体酮、DOC 升高 5～10 倍，18- 羟皮质酮和 18- 羟脱氧皮质酮也显著升高。

筛查基因：CYP17 基因，目前已知有四十余种突变类型。

应注意与获得性 DOC 增多症鉴别，如分泌 DOC 的肿瘤，但多见于年龄较大患者，DOC 增多的症状发病较晚。

（四）治疗

外源性糖皮质激素通过抑制过多的 ACTH 和 DOC 形成可有效治疗这两种疾病。治疗包括：

①限盐。②糖皮质激素。氢化可的松 10～20mg/（m^2·d），2/3 量睡前服，1/3 量早晨服；地塞米松 20～30μg/（kg·d），最大量 2mg/d，青春期糖皮质激素的剂量应比平时增加 1.5～2.0 倍，避免出现并发症。③小剂量螺内酯可纠正低钾。④ CCB 降压有效，ACEI 无效。⑤ 17-α 羟化酶缺乏症患者在青春发育期可用性激素替代治疗。

第二节　盐皮质激素活性增高的高血压

一、类盐皮质激素增多症

（一）发病机制

类盐皮质激素增多症（apparent mineralocorticoid excess，AME）首先是由 New 等于 1977 年报道，发现的患者是一名患有严重高血压的美国原住民女孩。AME 是一种 11β- 羟基类固醇脱氢酶 II 型（11β-HSD 2）活性先天性缺陷导致的低肾素性高血压。本病为家族性常染色体隐性遗传病。

人体内盐皮质激素受体和糖皮质激素受体同源性高达 94%。在体外，皮质醇和醛固酮是肾盐皮质激素受体的强激动剂。生理情况下体内循环中皮质醇浓度比醛固酮高 1000 倍，但肾内 11β-HSD 2 可将皮质醇转化生成皮质酮，而皮质酮不能结合盐皮质激素受体，因此体内存在的这种皮质醇灭活机制可以保护盐皮质激素受体不会被循环中的糖皮质激素激活，而几乎全部与醛固酮特异性结合（见图 86-5）。11β-HSD 有两种异构体：第一种 11β-HSD 1 以还原型烟酰胺腺嘌呤二核苷酸磷酸（NADPH）为辅酶，主要在关键代谢组织高表达：肝、脂肪组织、中枢神经系统，把皮质酮还原成皮质醇，后者激活糖皮质类固醇受体；第二种 11β-HSD II 以还原型烟酰胺腺嘌呤二核苷酸（NADH）为辅酶，主要在醛固酮选择性组织表达：肾、结肠、唾液腺、胎盘，发挥脱氢酶作用把皮质醇氧化成皮质酮，阻滞其激活盐皮质类固醇受体（见图 86-6）。

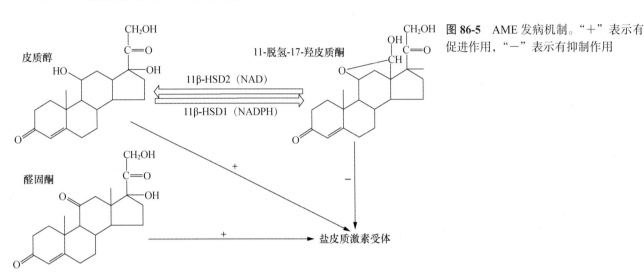

图 86-5　AME 发病机制。"＋"表示有促进作用，"－"表示有抑制作用

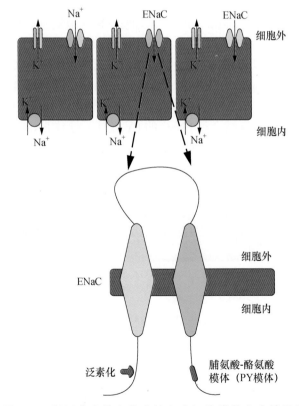

图 86-6　肾远曲小管和集合管上皮细胞膜的上皮钠通道（ENaC）结构及位置

AME 是由于 11β-HSD 2 基因发生突变，11β-HSD 2 酶无活性或者活性降低，使大量皮质醇不能被转化成皮质酮[4]，体内大量蓄积的皮质醇占据远端肾小管的盐皮质激素受体，激活转录因子及血清糖皮质类固醇激酶，后者使泛素连接酶 Nedd4-2 磷酸化，磷酸化的 Nedd4-2 不能与上皮钠通道（epithelial sodium channel，ENaC）结合进而灭活 ENaC，导致 ENaC 活性升高，钠重吸收增加，出现类似醛固酮增高的临床表现——高血压和低血钾。11β-HSD 2 基因突变不仅导致基因表达降低或对底物的亲和力降低，也可导致 11β-HSD 2 蛋白酶的稳定性降低，半衰期显著缩短[5]。

（二）临床特征

先天性或获得性（如服用甘草制剂）AME 综合征患者的典型表现是尿中皮质醇与皮质酮代谢产物的比值增高，同时皮质醇的血浆半衰期延长。11β-HSD 2 基因突变对 11β-HSD 2 酶活性的影响程度与临床表现的轻重程度密切相关，临床上分为 I 和 II 型。

1. AME-I 型（儿童型）

多数 11β-HSD 2 基因纯合突变导致先天性 11β-HSD 2 酶无活性。患儿出生时低体重、多尿、多饮，严重高血压，低肾素和醛固酮水平，严重低钾血症，代谢性碱中毒，而尿中或血浆中皮质醇/11-脱氢-17-羟皮质酮（可的松）或者皮质醇和 11- 脱氢 -17- 羟皮质酮代谢产物的比值显著升高（10 ～ 100），正常比值为 1。几乎所有患者都有左心室肥大和肾钙沉积，多数患者出现至少 1 种高血压性靶器官损害（心、中枢神经系统、肾和眼底），未给予治疗的患儿在 10 岁前即可发生卒中。

2. AME- Ⅱ型（成人型）

11β -HSD 2 基因杂合突变造成 11β -HSD 2 酶活性低，可表现为中度高血压，低 PRA，低血浆醛固酮水平，血钾正常。

（三）诊断与鉴别诊断

1. 诊断

（1）儿童严重高血压。

（2）低血浆肾素活性，低血浆醛固酮，低血钾。

（3）代谢产物比例计算，包括三种：

①［四氢皮质醇（tetrahydrocortisol，THF）+ allo-THF］/ 四氢可的松（tetrahydrocortisone，THE），反映 HSD 的全面功能；② allo-THF/THF，反映 5β - 还原酶活性缺陷；③尿游离皮质醇（urinary-free cortisol，UFF）/ 尿游离可的松（urinary-free cortisone，UFC），反映肾 HSD 功能。

（4）有重度高血压家族史或高血压靶器官损害家族史。

更准确的诊断性检验：静脉注射［11-^{3}H］作为示踪剂标记皮质醇，观察体内皮质醇转化为皮质酮的转化率。健康人转化率为 90% ～ 95%，而 AME 患者转化率为 0% ～ 6%。

筛查基因：染色体 16q22 上 11β -HSD 2，已发现四十多种 11β -HSD 2 基因无功能突变。

2. 鉴别诊断

（1）获得性假性醛固酮增多症（获得性 AME）：甘草酸和水果中的类黄酮均可抑制 11β -HSD 2 酶活性，使皮质醇不能被转化成皮质酮而蓄积，与盐皮质激素受体结合，出现类似醛固酮增高的临床表现。尿中无皮质醇代谢产物，通过询问病史可有助于明确诊断。

（2）异位 ACTH 综合征：如神经内分泌癌，ACTH 持续分泌过多造成皮质醇生成过多，超出 11β -HSD 2 酶的转化能力，导致体内皮质醇水平升高，出现类似 AME 症状，高血压、低肾素、低醛固酮、低血钾等，同时由于恶病质没有皮质醇增多的体征，但同时合并其他严重疾病的体征。地塞米松抑制试验显示不能抑制 ACTH 和皮质醇高分泌现象。

（四）治疗

已经确诊患有此综合征的家族，可进行产前检查明确胎儿有无患病。对于患病儿童，早期的诊断和及时的治疗对预防靶器官损害（中枢神经系统、肾、心脏和视网膜）非常重要。盐皮质激素受体阻滞药（如螺内酯）可有效阻断皮质醇或醛固酮与盐皮质激素受体的有效结合，联合使用噻嗪类利尿药有助于控制血压，并减少高钙尿症和肾钙质沉着。补钾和限盐是必要的辅助治疗。其次，可以使用地塞米松反馈性抑制 ACTH，从而抑制皮质醇的形成，纠正低血钾，但地塞米松治疗无抗高血压作用。

三、利德尔（Liddle）综合征

（一）发病机制

本病 1963 年由 Liddle 首次报道，是一种比较罕见的家族性常染色体显性遗传病，表现为高血压、Na$^+$潴留、低钾血症以及血浆肾素活性减低，醛固酮水平检测不到，螺内酯阻断 MR 无效。

肾远曲小管和集合管上皮细胞膜有由基因 SCNN1B 或 SCNN1G 编码的上皮钠通道（epithelial Na$^+$ channel，ENaC）调控 Na$^+$的重吸收。ENaC 由 α、β 和 γ 3 个亚基组成，每个亚基都有 2 个跨膜区，每个亚基的 N- 和 C- 末端均位于细胞质内。β 和 γ 亚基细胞质内的 C- 末端有一富含脯氨酸（Pro）的特异序列，被称为 Pro-Pro-x-Tyr（PY）模体，该序列可以和 ENaC 的负性调节蛋白泛素连接酶 HECT（homologous to E6AP carboxyl-terminus）的 Nedd4-1 及 Nedd4-2 结合（见图 86-6）。正常情况下，醛固酮调节 Nedd4 结合到 ENaC 的 PY 模体，导致 ENaC 分解，从而减少细胞膜上激活通道的数目，使其失去重吸收 Na$^+$的功能。Liddle 综合征患者位于 16 号染色体上编码 ENaC 的 β 与 γ 亚基的基因发生错

表 86-2 Liddle 综合征 ENaC 基因的致病突变

亚单位	密码子	碱基改变	蛋白改变
β	564	CGA-TGA	Arg- 终止密码子
β	582	缺失	终止密码子
β	589	CAG-TGA	Gln- 终止密码子
β	592	ACG-ACCG	Thr- 移码
β	594	CCC-CCCC	Pro- 移码
β	615	CCC-TCC	Pro-Ser
β	616	CCC-CTC	Pro-Leu
β	616	CCC-TCC	Pro-Ser
β	618	CTA-TTA	Tyr-His
γ	574	TGG-TGA	Trp- 终止密码子

义突变、无义突变或移码突变（见表 86-2），由于 ENaC 的 PY 模体后与 Nedd4-2 无法结合导致 ENaC 无法降解，造成细胞表面激活通道处于持续激活状态，或使 ENaC 半衰期延长，数目增多，使水、钠重吸收及钾丢失增加，容量扩张，血压升高，并且反射性抑制 PRA 和醛固酮分泌[6]。

（二）临床特征

Liddle 综合征的典型临床表现包括早发中至重度高血压、低血钾（少部分血钾正常）、代谢性碱中毒、低 PRA，临床症状疑似原发性醛固酮增多症，但血浆醛固酮低至难以测到，尿醛固酮排泄率也很低，有早发高血压家族史。未接受治疗的患者心血管并发症较为常见，少部分患者可发生肾衰竭。

（三）诊断

（1）早发严重高血压，未治疗患者易发生心血管并发症。

（2）低钾血症，代谢性碱中毒（血钾也可正常，无明显降低）。

（3）低血浆肾素活性，低血浆醛固酮。

（4）有早发重度高血压家族史或高血压靶器官损害家族史。

（5）24h 尿醛固酮极低或测不到。

（6）螺内酯治疗无效。

综合上述几条，考虑 Liddle 综合征，但是明确诊断依赖于基因筛查结果。

筛查基因：SCNN1B 和 SCNN1G 基因。

（四）治疗

Liddle 综合征使用 ENaC 拮抗药如氨苯蝶啶、阿米洛利，可有效控制血压和纠正低血钾。限盐可增强药物作用，在治疗中非常重要。钠通道阻断药噻嗪类利尿药也可控制血压，但可能加重低血钾。血管扩张药、β 受体阻滞药有益于控制高血压和减少心血管事件，但螺内酯治疗无效。肾移植是可选的根治方案。

三、Gordon 综合征

（一）发病机制

Gordon 于 1964 年首次报道 1 例严重高血压伴高钾血症（血钾水平 7.0 ～ 8.2mmol/L）的病例，1986 年发现其为常染色体显性遗传病，这一类疾病被称为 Gordon 综合征，亦称为家族型高钾血症性高血压综合征（familial hyperkalemic hypertension syndrome）或者假性醛固酮减少症 II 型（pseudohypoaldosteronism type-II），表现为高血压、高血钾，部分患者还有高氯血症和远端性肾小管酸中毒，多为家族性发病。

本病是一种异质性的单基因遗传病，多个基因位点的突变都可以致病。Wilson 等 2001 年发现 Gordon 综合征是由 WNK 家族（with-no-lysine kinase，即丝氨酸苏氨酸激酶家族，有 WNK 1 ～ 4 共 4 个成员构成）中位于 12 号染色体上的 WNK1 和 17 号染色体上的 WNK4 基因突变所致。研究发现 WNK1 基因第一内含子的大片段缺失和 WNK4 基因激酶结构域下游一段高度保守区域的错义突变，可导致 Gordon 综合征。WNK4 能抑制肾远曲小管上皮细胞上钠氯共转运子（Na and Cl cotransporter，NCCT）功能，调控钾-氢交换，以及钠、氯吸收。正常生理状态下 WNK1 抑制 WNK4，而 WNK4 抑制位于远曲肾小管上皮细胞膜的噻嗪敏感性钠-氯共转运体（TSC），即 WNK1 阻止 WNK4 对 TSC 的抑制作用（见图 86-7）。WNK1 基因的第 1 内含子发生缺失突变使 WNK 1 蛋白表达增加，功能增强，导致 TSC 的活性增强，同时增加 ENaC 活性，从而造成噻嗪类敏感性 Na^+-Cl^- 共转运蛋白活性增高，这一类突变所导致者命名为 PHA2C；WNK4 基因发生错义突变可使 WNK4 功能丧失，同样增强 TSC 活性，远曲小管钠、氯重吸收增加，同时增加跨细胞氯离子内流量，容量扩张，血压升高，这一类变异导致者称为 PHA2B。还有少数患者是由 1 号染色体 q31 ～ q42 区域的突变所致，命名为 PHA2A。染色体 1（PHA2A）、17（PHA2B）和 12（PHA2C）三

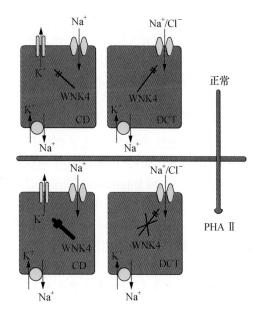

图 86-7　部分 Gordon 综合征发病机制。PHA II 时 WNK4 对钠-氯共转运子功能抑制作用减弱或消失，而增强 K⁺ 通道功能

个位点已被确认。此外，最近发现 WNK1 在肾存在两种异构体，这两种异构体对肾髓质外层钾离子通道（ROMK）具有相反的作用，使 WNK1 突变时 K$^+$ 代谢调节更加复杂。另外，至少两种单基因型的 Gordon 综合征与 WNK 激酶无关[7]。

Gordon 综合征引起高血钾的机制包括两方面：①在集合管 ENaC 重吸收钠为排钾的肾髓质外层钾离子通道蛋白（renal outer medulla K channel，ROMK）提供动力，当远曲小管 TSC 活性增强，钠、氯重吸收增加，集合管的 ENaC 只能重吸收很少量的钠离子，ROMK 排钾动力下降；② WNK4 和 WNK1 基因突变增强抑制 ROMK 的功能，导致排钾减少。

（二）临床特征

Gordon 综合征患者呈常染色体显性遗传，临床表现包括家族性高血压、血浆肾素活性减低、肾功能正常、轻度代谢性酸中毒，以及 K$^+$ 和 H$^+$ 排泌障碍。本病患者身材矮小，可伴有智力障碍、门齿缺失、肌无力症状，30 岁后出现严重的高血压，肾功能正常，尿钠排泄减少，高氯代谢性酸中毒，低血浆肾素活性，血浆和尿醛固酮一般为正常水平或稍低，血肌酐一般为正常水平。高血钾是本病的另一主要特征，该类患者有因钾离子明显升高引起心律失常的可能性，但如果不是新发的进展，一般不用紧急降钾治疗。

儿童 Spitzer-Weinstein 综合征是 Gordon 综合征的早期表现，表现为高血钾，代谢性酸中毒，生长迟缓，但没有高血压，类似IV型肾小管酸中毒。

（三）诊断

（1）儿童发病高血压。

（2）身材矮小，可伴有智力障碍、门齿缺失、肌无力症状。

（3）肾小球滤过率正常，尿钠排泄减少。

（4）高血钾是发现本病的线索和诊断的基本条件，宜多次检查血钾。

（5）高血氯性酸中毒，多数病例血浆碳酸盐浓度降低，动脉血 pH 值也有下降。

（6）血浆肾素活性明显降低，血浆醛固酮水平多为正常水平。心房利钠肽正常或轻度升高。

（7）血肌酐、尿素氮、内生肌酐清除率常在正常范围，尿浓缩功能正常。

筛查基因：WNK1 和 WNK4。

四、治疗

噻嗪类利尿药治疗 Gordon 综合征非常有效，提倡小剂量利尿药开始，根据血压变化和血钾、血氯变化而调整治疗剂量。限钠饮食同样取得很好的治疗效果，可使高血钾、高血氯得到改善。WNK4 基因突变所致 Gordon 综合征对小剂量噻嗪类利尿药的敏感性明显超过原发性高血压，而 WNK1 基因突变者对噻嗪类利尿药则并不特别敏感。噻嗪类利尿药可使血压下降至正常水平，高血钾、高血氯、酸中毒得以纠正，甚至小剂量利尿药可出现低血钾、低血氯性碱中毒。长期应用可能产生高尿酸血症、高血糖和高血钙，但并不常见。

第三节　交感调节性疾病和嗜铬细胞瘤综合征

一、高血压伴短指畸形

（一）发病机制

Bilgintura 于 1973 年最早描述了高血压伴短指畸形（brachydactyly，BD）这种家族性常染色体显性遗传性高血压。亦称 Bilginturan 综合征，表现为短指/趾，是指/趾骨和（或）掌/跖骨短小、缺失或融合导致的手/足先天畸形，一般手畸形的严重程度高于足。目前 BD 分类主要依据解剖学基础，最常用的为 Bell 分类（见图 86-8）。"Bell 分类"根据畸形发生部位和受累程度不同分为 5 类（A～E），但相同类型 BD 表型差异可能很大，且解剖学分型与分子遗传学类型不甚相符，根据表型诊断不易确定

类型。BD 患者特征是 E 型短指畸形伴有高血压。大多数 E 型短指畸形伴随综合征出现，例如特纳（Turner）综合征、I 型 Biemond 综合征、骨营养不良等，该类患者血压随年龄增加幅度大，通常在 50 岁前死于卒中。有研究显示高血压伴短指畸形与左侧延髓腹外侧神经血管压迫密切相关，神经血管压迫可能导致神经性高血压。该综合征致病基因定位于 12p11.2～12.2，PDE3A 基因，这类患者肾素-血管紧张素-醛固酮系统和交感系统反应正常。到目前为止，BD 是和原发性高血压相似的单基因高血压，但对其发病机制目前尚不完全了解[8]。

（二）临床特征及诊断

这种高血压的临床特征与其他单基因高血压

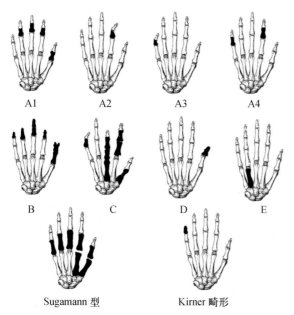

A1　　A2　　A3　　A4

B　　C　　D　　E

Sugamann 型　　Kirner 畸形

图 86-8　短指畸形 Bell 分类。图中黑色掌骨或指骨为病变部位

显著不同，临床表现包括严重的压力反射障碍和脑部后循环血管呈环状，据推测这可能会导致延髓腹外侧的交感神经控制中枢神经血管受压。这类患者并不存在肾素抑制，也不属于盐敏感型，肾素、血管紧张素、醛固酮和儿茶酚胺水平正常。除高血压外，均合并有短指畸形和脑血管异常，常表现为椎动脉分支血管的迂曲。该病患者 RAAS 正常，通过测定 PRA、血浆醛固酮水平，即可排除其他诊断。

（三）治疗

本病对降压药物反应一般。β 受体阻滞药、CCB、α 受体阻滞药和 ACEI 均可能改善血压情况而无明显差异，联合治疗可能更为有效。

二、孟德尔型嗜铬细胞瘤综合征

（一）发病机制

大约 30% 的嗜铬细胞瘤患者存在孟德尔综合征（mendelian syndrome），目前已知有多种孟德尔型嗜铬细胞瘤，常见的遗传性嗜铬细胞瘤综合征包括：多发性内分泌肿瘤（multiple endocrine neoplasms，MEN）、Von-Hippel-Lindau（VHL）综合征、嗜铬细胞瘤-副神经节瘤综合征（PGL），以及神经纤维瘤病 I 型（NF1）等（见表 86-3）。

1. MEN-2 型　对于伴有 2 个或 2 个以上内分泌腺体肿瘤或增生的高血压患者，应考虑 MEN 并嗜铬细胞瘤，是由位于 10 号染色体的 RET 原癌基因突变所致，可分为 A 型和 B 型。① MEN-2A，表现

表 86-3　合并嗜铬细胞瘤与副神经节病的 5 种主要家族综合征

综合征	MEN-2	VHL	NF1	PGL1	PGL4
致病基因	RET	VHL	NF1	SDHD	SDHB
平均诊断年龄（岁）	30～40	20～40	40～50	30～40	20～40
肾上腺嗜铬细胞瘤	+++	++	+++	-/+	++
两侧嗜铬细胞瘤	+++	+++	+	-/+	-/+
肾上腺外交感神经副神经节瘤（sPGLs）	-/+	+	-/+	+	+++
头颈副交感副神经节瘤病（pPGLs）	-	-/+		+++	+
恶性	-/+	-/+	-/+	-/+	+++

为甲状腺髓癌，甲状旁腺功能亢进，40% 发生嗜铬细胞瘤。为避免漏诊，所有嗜铬细胞瘤患者都要测血清降钙素。② MEN-2B，临床表现为嗜铬细胞瘤，甲状腺髓癌，多发黏膜神经瘤。

2. VHL 综合征　14% 的 VHL 患者合并嗜铬细胞瘤。临床特征是小脑或其他中枢神经系统存在成血管细胞瘤，视网膜血管瘤，肾、胰腺囊肿，肾癌，附睾囊性肾上腺瘤，合并嗜铬细胞瘤。VHL 基因是抑癌基因，位于 3p 染色体，属常染色体显性遗传。嗜铬细胞瘤可发生在肾上腺、神经节或胸腔。虽然肿瘤多为良性，但由于常累及多个脏器，因此所有嗜铬细胞瘤都应检查眼底，可手术治疗。

3. 嗜铬细胞瘤-副神经节瘤综合征　基因突变发生在染色体 11q1-1，与线粒体琥珀酸脱氢酶亚基基因多个点突变有关。

4. 大约 1% 的神经纤维瘤病 I 型（NF1）患者合并嗜铬细胞瘤。NF1 基因位于 17 号染色体，是常染色体显性遗传疾病。由于神经鞘细胞和神经间叶组织等结缔组织发育异常所致，其特点是多系统、多器官受累而以中枢神经系统最为明显。本病皮肤症状常有皮肤色素沉着，典型者呈牛奶咖啡斑，并多发皮肤纤维瘤；有多发性颅内纤维瘤包括胶质细胞瘤、星形细胞瘤、脑脊髓神经膜细胞瘤、嗜铬细胞瘤等；眼科检查可见眼睑、虹膜、视网膜均可受累。伴嗜铬细胞瘤者，除分泌儿茶酚胺外，还可分泌其他血管活性物质。

5. 家族性副神经节瘤（paraganglioma，PGL）：

致病基因为琥珀酸脱氢酶复合体亚单位基因突变灭活琥珀酸脱氢酶（SDH），导致琥珀酸（succinate）蓄积，增加氧自由基产生，稳定 1α 缺氧诱导因子（HIF-1α），SDH 功能缺失类似慢性缺氧，导致细胞增生。

（1）PGL 1 综合征：SDHD（11q23）灭活突变，常染色体显性，家族性头颈部副交感副神经节瘤病，其次，引起肾上腺外交感 PGL，极少引起单或双侧嗜铬细胞瘤，平均诊断年龄 35 岁，很少恶性。由于母系基因组印迹，家族史没有肯定价值。

（2）PGL 4 综合征：SDHB（1p35 ～ p36）灭活突变所致，常染色体显性，平均诊断年龄大约 30 岁，肾上腺外大的实体瘤多见，易转移，由于临床表现不典型，诊断常延迟，症状常常由于大的肿瘤体积而不是儿茶酚胺释放。38% SDHB 相关 PGLs 为恶性，所有转移嗜铬细胞瘤或 PGLs 都应进行 SDHB 突变基因检查。

（二）诊断与治疗

先前认为约 10% 的嗜铬细胞瘤是基因突变诱发的。事实上孟德尔型嗜铬细胞瘤综合征并不少见，有报道显示约 30% 嗜铬细胞瘤为家族性、常染色体显性遗传单基因病。所有的嗜铬细胞瘤患者都应作为基因筛查对象。一旦家族性嗜铬细胞瘤确诊，其直系家属应全部到医院进行体检。找出受累者及早采取措施。临床、生化、组织病理学检查不能鉴别良、恶性，局部转移或转移到没有嗜铬细胞的细胞（如淋巴结、骨、肺、肝）提示恶性嗜铬细胞瘤的诊断。可手术切除肿瘤治疗高血压。

三、S810L 突变妊娠加重的高血压

（一）发病机制

本病为常染色体显性遗传病，占妊娠妇女的 6%。2000 年 Geller 等首次报道盐皮质激素受体的配体结合域发生突变，在第 810 位丝氨酸被亮氨酸取代（S810L），使受体的第 5 螺旋和第 3 螺旋间发生分子交互作用，构象发生改变，导致该突变受体在无配体结合时也处于半激活状态。除醛固酮可激活突变受体外，一些仅与受体结合而不能激活正常受体的物质与突变受体结合后，也能够激活突变受体。生理状态下盐皮质激素受体拮抗药如螺内酯和黄体酮，与突变受体结合后，非但不能拮抗反而可激活突变受体。妊娠后体内黄体酮升高 100 倍，孕酮与突变的盐皮质类固醇受体结合并激活该受体，因此妊娠后盐皮质类固醇受体 S810L 突变携带者产生严

重的盐敏感性高血压，血浆肾素活性抑制，但血浆醛固酮不高。

（二）临床特征

高血压发病较早，所有突变携带者 20 岁以前均发生高血压，为低血浆肾素活性和低血浆醛固酮水平，多数携带者血钾正常。对于妊娠和螺内酯可加重的低肾素不伴血浆醛固酮升高的高血压患者，应考虑盐皮质类固醇受体突变导致的妊娠加重的高血压。而妊娠可使女性患者高血压和低血钾加重恶化。但是，妊娠患者很少发生蛋白尿、水肿和神经系统症状，可区别于子痫前期、子痫。

（三）诊断

（1）早发高血压，年龄 < 20 岁。

（2）女性携带该突变者妊娠高血压和低血钾加重恶化。

（3）低血浆肾素活性、低血浆醛固酮，血钾可正常。

（4）有早发高血压家族史（年龄 < 20 岁）。

（5）螺内酯可加重高血压和低血钾。

（6）无蛋白尿、水肿、神经系统症状，可与子痫前期、子痫鉴别。

（7）筛查基因：NR3C2（nuclear receptor subfamily 3, group C, member 2），位于 4q31.1 ～ 31.2。

（四）治疗

女性妊娠患者可终止妊娠，男性患者或非妊娠女性无特效治疗方法，限制盐摄入、噻嗪利尿药、ENaC 拮抗剂（阿米洛利）有效。醛固酮、皮质激素反而可激动变异的受体，导致血压升高。

总结与要点

- 单基因遗传性高血压由单个基因突变致病，符合孟德尔遗传定律。
- 大部分单基因遗传性高血压影响远端肾单位水、电解质转运和盐皮质激素的合成或功能，诱发高血压的病理机制较为相似，主要是增加远端肾单位钠、氯重吸收，容量扩张，导致血压升高。
- 一部分继发性高血压已明确为基因突变疾病，基因突变筛查联合生化检测不仅有助于及时正确诊断，而且可依据不同发病机制指导治疗，有效控制高血压。
- 单基因遗传性高血压发病机制和分子机制的研究拓展了对原发性高血压病理分子机制的认识。

参考文献

[1] Quack I，O Vonend，LC Rump. Familial hyperaldosteronism Ⅰ～Ⅲ. Horm Metab Res，2010，42（6）：424-428.

[2] Arlt W. A detour guide to the Endocrine Society Clinical Practice Guideline on case detection，diagnosis and treatment of patients with primary aldosteronism. Eur J Endocrinol，2010，162（3）：435-438.

[3] Wilmott RW. Hydrocortisone and adult height in congenital adrenal hyperplasia. J Pediatr，2014，164（5）：949-951.

[4] Bauman DR，Whitehead A，Contino LC，et al. Evaluation of selective inhibitors of 11beta-HSD1 for the treatment of hypertension. Bioorg Med Chem Lett，2013，23（12）：3650-3653.

[5] Parvez Y，OE Sayed. Apparent mineralocorticoid excess（AME）syndrome. Indian Pediatr，2013，50（4）：416-418.

[6] Noda Y. Liddle's syndrome. Nihon Jinzo Gakkai Shi，2011，53（2）：160-162.

[7] Stowasser M，E Pimenta，RD Gordon. Familial or genetic primary aldosteronism and Gordon syndrome. Endocrinol Metab Clin North Am，2011，40（2）：343-368，viii.

[8] Temtamy SA，MS Aglan. Brachydactyly. Orphanet J Rare Dis，2008，3：15.

（蔡　军　王洪江）

第87章 高血压相关微小RNA的研究进展

第一节 微小RNA概述

微小RNA（microRNA，miRNA）是在真核生物中发现的一类内源性具有调控功能的非编码RNA，其长度为19～30个核苷酸，由具70～90nt的发夹结构单链RNA前体经Dicer酶加工后生成[1]。它们不具有开放阅读框（ORF），不编码蛋白质，但却参与机体的各种重要的生理和病理过程，它们能够与靶mRNA的3′-非翻译区（untranslated region，UTR）的碱基互补配对而起作用，使其降解或抑制其表达，从而导致特定基因的沉默，对机体生长、发育及各种疾病尤其是肿瘤的发生和发展具有重要的调节功能。近年来，miRNA已成为分子生物学、遗传学和临床医学等领域的研究热点，据推测人类约有1/3的基因编码的mRNA受microRNA的负调控。

（一）miRNA的产生及其作用机制

miRNA由基因组DNA编码，通过RNA聚合酶Ⅱ协助转录产生初始的miRNA，即pri-miRNA。pri-miRNA具有一个或多个茎环结构，在RNA酶Ⅲ-Drosha和Pasha/DGCR8的切割下产生一个60～110nt的pre-miRNA，即miRNA的前体。pre-miRNA通过输出因子exportin-5转至胞浆，在RNA酶Ⅲ-Dicer的切割下产生约22nt的成熟miRNA。miRNA结合至RNA诱导沉默复合物（RNA-induced silencing complex，RISC）上，与目标mRNA的3′-UTR区互补配对，导致翻译的抑制或mRNA的降解。当它与mRNA不完全互补配对时，会抑制翻译的过程，而当它与mRNA完全互补配对时，则切割或降解mRNA，其结果是导致相应蛋白质合成的缺失或者减少，导致疾病的发生。

（二）miRNA的发现、生物功能及其与疾病的关系

第一个被发现的miRNA lin-4，是1993年Lee在研究线虫发育时发现的。他发现lin-4并不编码蛋白质，能以不完全互补的方式与其靶mRNA的3′端的特定区域相互作用来抑制靶mRNA lin-14的表达，最终导致lin-14蛋白质合成的减少，调控着线虫的发育。直到2000年才发现了第二个miRNA let-7，也是在线虫中发现的。研究发现它在线虫、果蝇和人类的高度保守区间，且表达具有时空特异性。此后对miRNA的研究才逐渐增多起来。

越来越多的研究证实，这种小分子RNA在动植物中广泛存在，具有很广泛的调控作用，是高等植物、动物生长发育的重要调节因子。对动物机体中miRNA的研究更是数不胜数。一系列的研究表明，miRNA在胚胎干细胞和多种成体干细胞的发育、胚胎后期发育、细胞生长和凋亡、血细胞分化、神经元的极性、胰岛素分泌、大脑形态形成、心脏发生及免疫系统的调控等过程中发挥着重要作用。

其中，miRNA与人类肿瘤的关系更成为研究的热点。大部分的miRNA在基因组上定位于与肿瘤相关的脆性位点（fragile site），说明miRNA在肿瘤发生过程中起着至关重要的作用。越来越多的研究表明，miRNA参与了包括神经母细胞瘤、垂体腺瘤、甲状腺癌、乳腺癌、肺癌、肝癌、胰腺癌、结肠直肠癌、宫颈癌及白血病等在内的多种肿瘤的发生、发展过程。这些肿瘤组织中存在不同miRNA表达量的上调或者下调，类似于抑癌基因和癌基因的功能。由于不同肿瘤组织中存在特定的miRNA的表达谱，这就极易令人联想到它在肿瘤的诊断及治疗方面的潜在作用。据证实miRNA与人类病毒感染性疾病也有关[2]。EB病毒感染过的B细胞被观察到miR-155表达增高。Lecellier等研究表明内源性miRNA也可介导抗病毒防御，如miR-32是由宿主产生的内源性miRNA，可阻断逆转录酶病毒PFV-1（primary foamy type 1）在人体细胞内的积累。近年研究表明，miRNA可以参与多种生理病理过程，如细胞分化和增殖，炎症和免疫反应，肿瘤，神经系统疾病，自身免疫病，内分泌代谢病，皮肤病，眼部疾病，以及心律失常、心肌肥厚和心力衰竭等心

血管疾病[4-5]。最近研究发现，miRNA 在高血压的发生发展中也发挥着重要的作用，可作为将来高血压治疗的候选靶标。

miRNA 参与了生命过程中的一系列重要进程，包括早期发育、细胞增殖、细胞凋亡、细胞分化及细胞死亡[3]，在哺乳动物心血管系统中发挥重要的生物学功能。Arroyo 等[4]发现，miRNA 在血液中非常稳定并非由于其能抵抗血浆核糖核酸酶（RNase），而是因为大多数 miRNA 与蛋白复合体结合，其中主要是 Argonaute2 蛋白复合体，这些蛋白复合体对 miRNA 具有保护作用。miRNA 与疾病发生间有密切关系，在不同类型疾病过程中，miRNA 的水平及其调节作用不同。

（三）miRNA 的检测方法

要了解 miRNA 在机体中时间、空间的表达情况，及其在机体生理、病理过程中所起的作用，必须有合适的方法对其进行检测和分析。对于新发现的 miRNA，一般采用克隆测序的方法。而对于已知的 miRNA，现阶段主要有基于核苷酸杂交基础上的方法和基于聚合酶链反应（PCR）基础上的 miRNA 检测方法。基于核苷酸杂交基础上的方法有 RNA 印迹技术（Northern blot）、原位杂交技术、微阵列技术和基于微球的流式细胞术等 4 种。

1. RNA 印迹技术

RNA 印迹技术是检测 RNA 的经典方法，常用来评价其他 miRNA 检测方法的可靠性。但成熟 miRNA 分子片段太短且含量较低，用传统的 Northern blot 方法检测敏感性相对较低，且要求的标本量相对较大，不适用于临床样本的高通量检测。有报道用锁定核酸（locked nucleic acid，LNA）探针代替传统的 DNA 寡核苷酸探针，提高了检测 miRNA 的敏感性和特异性。

2. 原位杂交技术

原位杂交技术的优点是能够显示 miRNA 表达的位置，甚至达到细胞定位的水平，尤其适用于石蜡包埋或甲醛（福尔马林）固定后的标本。

3. 微阵列技术

微阵列技术（microarray）也称生物芯片、DNA 芯片或者基因芯片技术，它的特点是高通量，可以一次分析人的整个基因组，在 10min 内定量获得 3 万多个基因的表达。但该方法的重现性和准确性相对较差，一般多用于初筛。

4. 微球的流式细胞术

微球的流式细胞术（bead-based flow-cytometry）即液相芯片技术，将流式细胞检测与芯片技术有机地结合在一起，通量大、检测速度较快、灵敏度高、特异性好，但是必须防止可能的交叉污染。

5. 其他

基于 PCR 基础上的 miRNA 检测方法主要有茎环引物逆转录聚合酶链反应（stem-loop RT-PCR）法和 RNA 加尾和引物延伸 RT-PCR 法等。miRNA 仅为 22nt 左右，只相当于一个引物的长度，不能直接用 PCR 进行检测。上述两种方法都意在增加 miRNA 的长度使其适于检测，目前都已有相应的试剂盒问世。此外，还有小靶点定量聚合酶链反应，Kato 建立的运用 DNA 探针检测的方法及 Drikell 等建立的表面增强拉曼光谱法（SERS）等。相信随着技术的不断进步，将会有更多、更先进的检测方法问世，为 miRNA 的深入研究并应用于临床检测和治疗创造条件。

第二节　微小 RNA 与原发性高血压

高血压是由环境和基因共同作用导致的一种复杂性疾病。大量研究表明，代谢酶和受体基因的单核苷酸多态性（single nucleotide polymorphism，SNP）以及 DNA 甲基化是影响高血压发生的重要因素。近来发现，miRNA 如 miR-155、miR-124、miR-143 和 miR-130a 等，通过调控血管紧张素 II 1 型受体（angiotensin II 1type receptor，AT1R）、盐皮质激素受体以及改变血管内皮功能等途径参与高血压的发生发展。

然而，目前关于原发性高血压相关 miRNA 的研究较少。最近 Li 等[5]首次发现，人巨细胞病毒（human cytomegalovirus，HCMV）编码的 miRNA hcmv-miR-UL112 与原发性高血压间有着密切关系，同时，高血压患者的 hcmv-miR-UL112 较健康对照者上调 3 倍。研究表明，miR-296-5p 和 miR-133b 在原发性高血压患者中表达下调，而 let-7e 和 hcmv-miR-UL112 的表达上调（图 87-1）。MHC I 类多肽相关序列 B 和干扰素调节因子 1（IRF-1）是 hcmv-miR-UL112 的下游靶基因（图 87-2）。干扰素调节因子 1 可通过作用于一氧化氮合酶和血管紧张素 II 受体参与血压调节，从而参与血压的调节。进一步研究显示，hcmv-miR-UL112 不仅是 HCMV 感染导致血管损伤和高血压的节点分子，也是 HCMV

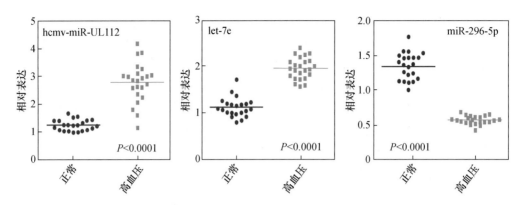

图 87-1　miRNA 在原发性高血压患者中的表达

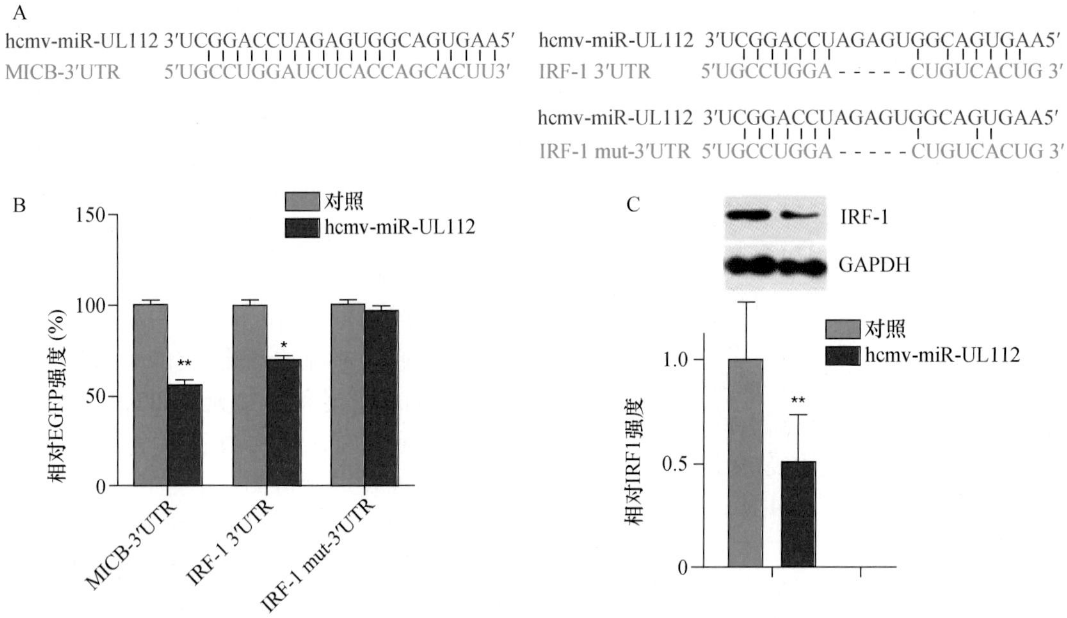

A

hcmv-miR-UL112 3′UCGGACCUAGAGUGGCAGUGAA5′
　　　　　　　　｜｜｜｜｜｜｜｜｜｜｜｜
MICB-3′UTR　　 5′UGCCUGGAUCUCACCAGCACUU3′

hcmv-miR-UL112　3′UCGGACCUAGAGUGGCAGUGAA5′
　　　　　　　　　｜｜｜｜｜｜｜｜　　　　 ｜｜
IRF-1 3′UTR　　　5′UGCCUGGA - - - - - CUGUCACUG 3′

hcmv-miR-UL112　3′UCGGACCUAGAGUGGCAGUGAA5′
　　　　　　　　　｜｜｜｜｜｜｜｜　　　　 ｜｜
IRF-1 mut-3′UTR　5′UGCCUGGA - - - - - CUGUCACUG 3′

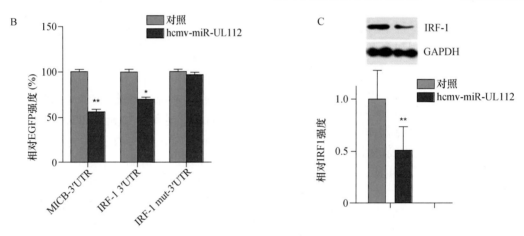

图 87-2　MHC Ⅰ类多肽相关序列 B 和干扰素调节因子 1 是 hcmv-miR-UL112 的下游靶基因
EGFR：增强绿色荧光蛋白；GAPDH：磷酸甘油醛脱氢酶

病毒免疫逃逸在体内长期存活的关键。该课题第一次系统研究了高血压患者的 miRNA 表达，同时也是第一次将病毒 miRNA 与心血管疾病联系起来。这些证据表明，控制病原微生物感染可能为高血压的预防和治疗提供一种新策略。

有另一研究表明，rs5186 即人血管紧张素Ⅱ1型受体 mRNA 的 SNP 可通过影响 miR-155 的表达，从而影响人血管紧张素Ⅱ1型受体水平（图 87-3）。miR-155 位于人的染色体 21q21.3，在各种组织中均有表达，是一类多功能的 miRNA，参与多种生理病理过程。Sethupathy 等研究发现，唐氏综合征患者的成纤维细胞中 miR-155 的表达水平偏高，而人血管紧张素Ⅱ1型受体的表达水平显著降低，miR-155 与人血管紧张素Ⅱ1型受体的表达水平成负相关。在机体中，人血管紧张素Ⅱ1型受体能与血管紧张素结合，引起相应的生理效应，产生强烈的收缩血管作用，而且可

miR-155　　 3′　GGGGAUAGUGCUAAUCGUAAUU　5′
　　　　　　　　　｜　｜｜　　 ｜｜｜｜｜｜｜｜｜｜
hAT1R mRNA 5′..UUCACUACCAAAUGAGCAUUAG..3′
(70-90 bp)

图 87-3　miR-155 与 hAT1R 3′-UTR 互补结合
hAT1R：人类血管紧张素Ⅱ1型受体；3′-UTR：3′-非翻译区

通过刺激肾上腺皮质球状带，促使醛固酮分泌，水钠潴留，刺激交感神经节增加去甲肾上腺素分泌，增加交感神经递质和提高特异性受体的活性等，使动脉血压升高。miR-155 正是通过下调人血管紧张素Ⅱ1型受体的表达使血管紧张素Ⅱ的升压功能得到抑制，从而达到降压的功能，最终参与调节人体血压[6]。许婵[7]对 4、8、16 和 24 周龄雄性自发性高血压大鼠（spontaneously hypertensive rat，SHR）及 WKY 大鼠进行检测，结果发现，miR-155 在 SHR 主动脉表达明显降低，随着大鼠年龄的增加和高血压严重程度的增大，miR-155 的表达水

平明显下降，提示 miR-155 的表达水平与血压成负相关。Martin 等应用 miR-15 体外转染中国仓鼠卵巢（Chinese hamster ovary，CHO）细胞后，发现人血管紧张素 Ⅱ 1 型受体的表达水平下降，且由血管紧张素 Ⅱ 介导的细胞外信号调节激酶 1/2（extracellular signal-regulated protein kinases 1and 2，ERK1/2）的活性也明显降低。而转染 miR-155 的反义核苷酸时，人血管紧张素 Ⅱ 1 型受体的表达水平和 ERK1/2 的活性都明显提高。随后，将人血管紧张素 Ⅱ 1 型受体基因的 3′-UTR 构建到荧光素酶报告系统中，分别与 miR-155 和对照 RNA 共转染 CHO 细胞，结果发现对照组的荧光强度没有改变，而 miR-155 组由于 miR-155 能够结合到人血管紧张素 Ⅱ 1 型受体基因 mRNA 的 3′-UTR[8]，导致荧光素酶的荧光强度明显降低；当用 miR-155 以 1 ~ 50nmol/L 递增转染细胞时，随着剂量增大，荧光强度越来越弱。以上实验结果表明，miR-155 通过与人血管紧张素 Ⅱ 1 型受体基因 mRNA 的 3′-UTR 结合，抑制人血管紧张素 Ⅱ 1 型受体基因的翻译过程，从而使人血管紧张素 Ⅱ 1 型受体的表达水平下降[9-10]。研究结果提示编码 miRNA 的基因及其靶基因结合位点均存在 SNP[11]，而这些 SNP 将最终影响到高血压相关 miRNA 的表达。这对原发性高血压发病机制的研究有重大意义，且为原发性高血压遗传易感性的研究提供了新思路。

NO 生物利用度降低所致的内皮功能障碍是原发性高血压的重要特征。研究发现，L-精氨酸转运体 1 基因 3′-UTR 的 SNP 可能参与了内皮功能紊乱、L-精氨酸和 NO 代谢改变及原发性高血压的发生。L-精氨酸转运体 1 基因 3′-UTR 因变异长短分别有 3 ~ 4 个内皮特异性 miR-122 潜在结合位点[12]。miR-122 可能是原发性高血压患者内皮功能障碍的重要机制，可能成为原发性高血压的治疗靶点。

肾素-血管紧张素-醛固酮系统（RAAS）的激活在高血压的发生和维持中具有重要作用。Xu 等[13] 发现，自发性高血压大鼠主动脉 miR-155 的表达比对照组显著降低，进而推测 miR-155 可能通过调控 AT1R 的表达，参与了高血压的发生。调控 miR-155 的表达可抑制 RAAS 激活，这项研究为治疗肾素依赖性高血压提供了新思路。Marques 等[10] 首次选用人类肾为标本，并证实肾皮质中基因 AIFM1、AMBP、APOE、CD36、EFNB1、NDUFAF1、PRDX5、REN、RENBP、SLC13A1、STX4 和 TNNT2 转录的 mRNA 表达异常，同时

hsa-miR-21、hsa-miR-126、hsa-miR-181a、hsa-miR-196a、hsa-miR-451、hsa-miR-638 和 hsa-miR-663 表达异常；在 HEK293 细胞中进行的功能试验证实，hsa-miR-663 可与 REN 和 POE 3′-UTR 结合，调节 REN 和 APOE mRNA 表达，hsa-miR-181a 调节 REN 和 AIFM1 mRNA 表达。结果提示，通过调节肾 miRNA 表达可影响 RAAS，从而影响血压。对高血压病因学研究有重要意义。

miR-143 和 miR-145 是两种共转录的 miRNA，两者构成 miR-143/145 基因簇，在血管中有丰富的表达。最近研究发现，miR-143/145 基因簇能参与血管表型的转变和维持血管的收缩性，在高血压的发生发展中发挥重要的作用。Boettger 等[14] 利用基因阵列分析和 RNA 印迹技术等分析小鼠各种组织器官中 miRNA 的表达情况，发现 miR-143 和 miR-145 在小鼠猪动脉血管中高度表达。研究者还将小鼠的 miR-143 和 miR-145 基因敲除构建成基因敲除型（knock out，KO）小鼠模型，以野生型（wild type，WT）小鼠作为对照进行体内实验研究，分别在 KO 和 WT 小鼠中注射 α 肾上腺素受体激动药后，发现 KO 小鼠的血管收缩能力明显减弱；采用电子显微技术观察发现，在 miR-143 和 miR-145 缺失的 KO 小鼠体内，血管平滑肌细胞（vascular smooth muscle cell，VSMC）由收缩表型向合成表型转变，使 VSMC 对肾上腺素和血管紧张素等缩血管物质的反应性降低。血管紧张素 Ⅱ 和肾上腺素刺激两种小鼠模型，发现 KO 小鼠的主动脉血管收缩力明显减弱，收缩压和舒张压也较 WT 小鼠明显降低。Xin 等[15] 也证明 miR-143 和 miR-145 能调控多种细胞骨架元件和血清响应因子（serum response factor，SRF）的表达，在 VSMC 收缩表型和合成表型的转换过程中发挥着至关重要的作用。由此可见 miR-143 和 miR-145 在维持 VSMC 正常功能和血管收缩方面发挥着极其重要的作用，它们表达水平的高低影响血管的收缩性，从而参与动脉血压的变化[16]。

另一项研究表明[17]，miR-130a 位于人染色体 11q12.1，它与血管平滑肌细胞增殖和凋亡的调控基因 GAX（the growth arrest-specific homeobox）的表达有关。Wu 等[18] 将 miR-130a 类似物（mimic）和抑制剂（inhibitor）分别对血管平滑肌细胞进行体外干预实验，结果发现 miR-130a 类似物组血管平滑肌细胞的凋亡率增高，细胞凋亡抑制基因 GAX 的表达水平明显下调；在 SHR 胸主动脉和肠系膜上动脉转染 miR-130a 类似物后，同样发现 GAX 基因的表

达水平下调。该研究提示 miR-130a 能抑制 GAX 基因的表达，是一个新的血管平滑肌细胞凋亡调控因子，对血管重塑引起的高血压的发生和发展有着非常重要的作用。

miRNA 调控盐皮质激素受体基因表达 miR-124 和 miR-135a，在大多数组织器官中都能表达，尤其在肾中的表达水平最高。miR-124 有 3 个亚型（miR124-1、miR124-2 和 miR124-3），其基因分别位于人染色体 8p23.1、8q12.3 和 20q13.33；miR-135a 位于人染色体 3p21.1。最近研究发现，miR-124 和 miR-135a 参与调控盐皮质激素受体基因 NR3C2（nuclear receptor subfamily 3，group C，member 2）的表达。Sober 等利用 PicTar、Targetscan 和 miRanda 等 miRNA 靶点预测软件对可能作用于 NR3C2 基因的 miRNA 进行了筛选，发现 miR-124、miR-135a、miR-30e、miR-19b 和 miR-130a 等可能与 NR3C2 基因的 3′-UTR 结合有关。将 NR3C2 基因的 3′-UTR 构建到荧光素酶报告系统中，分别与插入了 miRNA（pMir124、pMir135a、pMir19b、pMir30e、pMir130a）的 pMir135a、pMir19b、pMir30e、pMir130a、pQM-NtagA-miRNA 重组质粒共转染 HeLa 细胞，结果发现，pMir124 和 pMir135a 组 NR3C2 基因的表达水平明显降低，盐皮质激素受体的生成受到有效抑制。对照组 NR3C2 mRNA 的水平并没有发生变化，即 miRNA 不参与调控 NR3C2 的转录过程，而是抑制其 mRNA 的翻译过程，使 mRNA 翻译成蛋白质的过程受阻，完成对靶基因的沉默作用。以上研究表明，miR-124 和 miR-135a 能有效抑制 NR3C2 基因的表达，阻断其 mRNA 的翻译过程，降低盐皮质激素受体水平，从而使盐皮质激素的作用受到抑制。在机体中，盐皮质激素能有效调节水盐平衡，引起水钠潴留，进而引发高血压的发生。因此，miR-124 和 miR-135a 是通过调控盐皮质激素受体基因的表达调节水钠潴留，减弱 RAAS 的信号，从而引起血压下降。

盐敏感性高血压为相对高盐摄入所导致的血压升高，而在减盐后已升高血压能很快下降。而原发性高血压的发生则与遗传、盐和应激等因素相关。盐的摄入量多少是高血压的一个重要环境因素，但在个体之间对盐负荷或减少盐的摄入呈现不同的血压反应，存在盐敏感性问题。所谓血压的盐敏感性是指相对高盐摄入所引起的血压升高。1960 年 Dahl 用含不同盐浓度食物饲养大鼠，成功地建立了盐敏感性高血压遗传性大鼠动物模型；Kawasaki（1978）和 Luft（1979）先后依据高血压患者和血压正常个体对饮食高盐摄入的血压反应提出了"血压的盐敏感性"概念。具有这种特性的高血压称为盐敏感性高血压。单一人群横断面的流行病学调查发现，当钠摄入低时，人群的平均血压也低，血压随年龄的增长幅度小；几乎在绝大多数盐摄入量高的人群中平均血压水平比较高血压水平亦随年龄而升高，并发现随着不同人群钠摄入水平的差异，钠的摄入量与血压水平间成线性关系。依据推算，如果每天钠的摄入量减少 100mmol，25～55 岁收缩压随年龄的增长也将会减少 9mmHg。从这个意义上说，钠的平均摄入量低会对血压随年龄的改变产生良性影响，从而有利减少心血管患病率。文献资料表明，盐敏感者在血压正常人群中的检出率从 15% 到 42% 不等；高血压人群为 28%～74%。不同种族和人群盐敏感性个体的检出率不同，而且，血压的盐敏感性随年龄增长而增加，特别是高血压患者。多年来围绕着盐与高血压相关性的深入研究，已基本上肯定了不同人群之间钠的摄入量与平均血压之间成线性关系。关于 miRNA 与盐敏感性高血压间相关性的研究较少。Naraba 等[19]对 miRNA 系统在盐敏感性高血压中的作用进行研究。其分别给予 Dahl 和 Lewis 大鼠正常和高盐饮食，观察大鼠肾和心室肌中 118 种 miRNA 的表达情况。结果发现，实验组与对照组大鼠中的这些 miRNA 表达无统计学差异，故认为 miRNA 系统在盐敏感性高血压中可能并不发挥作用。尽管如此，但也有研究者认为这并不能证实 miRNA 在盐敏感性高血压中不起作用。因为实验方法的灵敏度可能受到限制，可能检测不出某些低表达的 miRNA。因此，miRNA 是否参与盐敏感性高血压的发生，尚待进一步深入研究以了解。

第三节　miR-210 与妊娠期高血压疾病

妊娠期高血压疾病，是妊娠期特有的疾病，也是引起孕产妇及围生儿死亡的严重疾患。本病多发生在妊娠 20 周以后，收缩期血压 ≥ 140mmHg 和（或）舒张期血压 > 90mmHg，伴或不伴有蛋白尿（蛋白尿指尿蛋白 > 300mg/24h 尿）及全身多脏器损害，严重者可出现抽搐、昏迷、脑出血、心力衰竭、胎盘早剥，甚至死亡。目前，有很多涉及妊娠期高血压疾病检测标志物的研究，这些研究认为肾上腺髓质素（adrenomedullin）、妊娠相关血浆蛋白A（PAPP-A）、胎盘蛋白13（PP-13）等生物标志物可以预测女性在妊娠的过程中能否发展为妊娠期高血压疾病。但是，上述生物标志物的预测特异性及灵敏度不高，误诊率及漏诊率导致它们难以在临床的常规检查中使用。至今妊娠期高血压疾病仍是全球孕、产妇和胎、婴儿死亡的重要原因之一，其中子痫迄今仍是孕产妇死亡的首要因素。母亲安全、儿童优生是围生医学永恒的主题。该主题的初级目标是降低孕产妇和围生儿的死亡率，中级目标是降低母婴发病率和残疾率，终级目标是提高人口素质。

妊娠期高血压疾病目前仍然是全球性的产科难题，其发病原因及机制仍不清楚。因而至今仍缺乏有效的预防措施，其病因和发病机制的探讨始终是产科学领域的重要课题。由该病引起的孕产妇和围生儿的高死亡率及高并发症发生率一直威胁着人类的健康。多年来国内、外许多学者进行了多方面的观察、研究和探索，但仅能说明其中的部分发病机制，故有人认为妊娠期高血压疾病是多因素综合作用的结果。妊娠期高血压疾病目前的检测方法主要依靠临床上已出现的症状同时结合一些生化指标进行。然而，PIH 的一些病因早在女性妊娠初期即存在，遗憾的是目前临床上仍缺少通用的早期检测标志物来早期检测和干预该病。近年来无创性产前诊断技术发展迅速，随着新技术的应用，特别是分子生物学技术和医学遗传学的发展，产前诊断技术不断地朝着早期、快速、准确、无创伤的方向发展，越来越多的疾病已能够在胚胎发育的较早期，安全、准确地诊断出来。目前，妊娠期高血压疾病的发病机制仍不清楚，学者们普遍认识到胎盘可能是引起妊娠期高血压疾病发生的重要因素，因为当胎盘排出体外后，妊娠期高血压疾病的临床症状会逐渐消失，因此终止妊娠是目前治疗妊娠期高血压疾病的最好手段。

近年来，Ishibashi O 等[20]研究显示，胎盘中存在许多 miRNA，并大量表达。同时指出，miRNA-210 在正常孕妇与患有妊娠期高血压疾病孕妇的胎盘中表达量差异显著，提示妊娠期高血压疾病的发生与胎盘中 mRNA 表达量的变化具有一定的相关性。

miR-210 是一种在人胎盘组织中大量表达的 miRNA，在缺氧的情况下，其含量急剧升高。有研究显示，妊娠期高血压疾病发生的重要原因之一正是胎盘缺氧，胎儿与母体的物质交换发生障碍，从而导致滋养层细胞凋亡明显增加，引发下游一系列的调控机制改变。鉴于研究者在人体外周血中检测到 miRNA 并证实它能够保持稳定，费明钰等通过辨析健康孕妇与妊娠期高血压疾病孕妇外周血 miR-210 的表达差异，从而在 PIH 早期发现并诊断，以期提早进行干预性治疗，尽早缓解患者及胎儿可能存在的危险。

miRNA 通过与靶基因 mRNA 的 3′ 非翻译区的特定互补部位结合而引起翻译抑制或 mRNA 降解。miR-210 的含量随着妊娠期高血压疾病孕妇病情的进展而持续上升，且妊娠期高血压疾病患者的 miR-210 表达量较正常孕妇升高了 2 倍，而轻度子痫前期患者则升高了 3.7 倍，重度子痫前期患者的 miR-210 表达量升高更为显著，较正常孕妇增加了近 10 倍[21]。miR-210 是一种在人胎盘组织中大量表达的 miRNA，在缺氧环境下，其含量急剧升高[22]（图 87-4），而胎盘缺氧是导致妊娠期高血压疾病发生的关键因素[23]。由于妊娠期高血压疾病发生时，它的缺血来自于胎盘，不易识别又无法处理，并一开始就以对母体的全身影响为基础，尽管最初并无明显的临床表现，但在伴有或不伴有蛋白尿的高血压过程中，缓慢或迅速发展成为以多脏器衰竭为特征的恶性综合征。

由于妊娠早期胎盘需氧量较大，供氧量对于胚胎和胎盘的发育相当重要，因此胎盘在形成的过程中即处于一个相对低氧的环境中，而胎盘的缺血缺氧可能是子痫前期的关键因素，因此，氧分压在滋养细胞分化过程中是一个关键的调节因素。妊娠早期滋养层细胞分化形成游离绒毛和固定绒毛，前者直接浸泡在绒毛间隙中，与母血进行营养物质及气体交换，后者增生并突破子宫内膜的基底层，成为间质滋养细胞并浸润蜕膜、肌层和血管。间质滋养细胞沿螺旋小动脉逆行浸润逐步取代血管内皮细胞深入血管壁，降解血管平滑肌及弹力纤维，使血管腔扩大，血流阻力下降，血流量增大，这一过程称为血管重铸。然而由于妊娠期滋养细胞浸润能力不足而导致子宫螺旋小动脉生理重铸的过程发生障碍，则称为胎盘"浅着床"，导致滋养层细胞分化浸润能力受损，使胎盘血管网络生长发育不良，从而造成滋养细胞缺血缺氧的病理性改变。有研究曾通过体外功能实验对它调节细胞凋亡和细胞侵袭的能力进行了检测，结果显示，升高的 miRNA 促进细胞凋亡，并且显著抑制细胞的侵袭和迁移。随后，

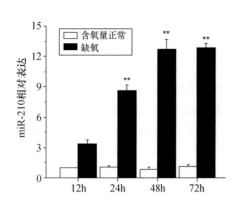
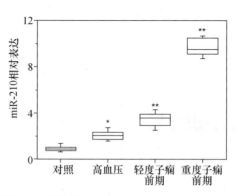

图 87-4 miR-210 在孕妇中的表达量

通过生物信息学和实验手段进一步证实 HOXA9 及 EFNA3 是 miR-210 的靶基因，不仅如此，这两个靶基因的表达水平在妊娠期高血压疾病患者病例样本及缺氧的绒毛膜癌细胞中均呈现降低的趋势。miR-210/EFNA3 及 miR-210/HOXA9 通路在妊娠期高血压疾病发生发展中起到重要作用。

妊娠期高血压疾病的重要引发因素——滋养层细胞异常浸润和血管减少，早在妊娠 20 ~ 22 周就已近完成。这种胎盘形态学上的改变而引起的血流动力学上的改变，一方面使胎儿生长发育受到影响，另一方面则引起胎盘合体滋养细胞因缺氧而增生，由于胎盘绒毛血管发育障碍，胎盘缺血情况随孕周进展及胎儿需求增加而日趋明显，这种异常情况的发生，导致了妊娠期高血压疾病的进一步发展。因此，如何尽早发现胎盘缺血，早期干预，从而保证胎儿有尽可能的器官成熟时间，减少母婴死亡和不可逆损伤的产生，是我们研究的根本目的。尽管 miR-210 在妊娠早期孕妇体内及血浆内的表达情况

尚不清楚，但实验证实妊娠早期胎盘的低氧环境激活了 NF-κB/miR-210 通路，从而进一步激活 miR-210/HOXA9 及 miR-210/EFNA3 通路，影响滋养层细胞的正常分化发育和血管重构。综上所述，研究结果提示：胎盘绒毛血管的异常与外界因素共同作用，导致胎盘胎儿循环缺血，miR-210 可以作为一个新型的血浆中生物标志物用于预测妊娠期高血压疾病的发生。同时，有关 miR-210 的功能机制研究也为阐明妊娠期高血压疾病发生发展的分子机制提供许多有意义的新思路，对妊娠期高血压疾病的发生、发展起到了重要的作用。

近年来，miRNA 在高血压中的作用越来越受重视。除了上述一些抑制调控机制的 miRNA 外，还有许多 miRNA 能够参与高血压的调控。例如与原发性高血压有关的 miR-296-5p、let-7e、miR-15b 和 miR-185 等，与继发性高血压有关的 miR-30e、miR-19b 等。它们对高血压的调控机制还有待进一步探索。

第四节　微小 RNA 作为高血压治疗靶点的新思路

miRNA 之所以能够调控高血压的发生发展，主要是由于其表达可以直接影响高血压调控相关基因表达水平的高低，因此在以 miRNA 为靶点的高血压药物设计中，就必须充分考虑 miRNA 在体内的表达问题。对于 miRNA 表达异常导致的心血管疾病，可以通过抑制或增强 miRNA 的生物合成的某些环节，使 miRNA 的表达水平朝着期望的方向发展。

大量研究证实 miRNA 的生物合成过程如下（图 87-5）：编码 miRNA 的基因在 RNA 聚合酶 Ⅱ / Ⅲ 的作用下转录，形成初级 miRNA；然后，初级 miRNA 在 RNase Ⅲ 家族酶 Drosha-DGCR8 复

合体的作用下形成前体 miRNA；后在转运蛋白 Exprotin-5 复合物的作用下转运到细胞质，在胞质 Dicer 酶的作用下前体 miRNA 被剪切成功能复合体 miRNA；最后成熟的 miRNA 的一条链被降解，另一条链形成 miRNA 沉默复合体（miRNA-induced silencing complex，miRISC），其中 AGO2 蛋白是 miRISC 的主要元件，在作用于靶基因和影响靶点功能的过程中都起着非常重要的作用。所以，在药物设计时，或可采用以下策略：①药物作用于 RNA 聚合酶 Ⅱ，抑制或增强初级 miRNA 的生成；②改变 Drosha-DGCR8 酶复合体活性，阻断或增加前体 miRNA 合成；③设计药物抑制或升高转运蛋白

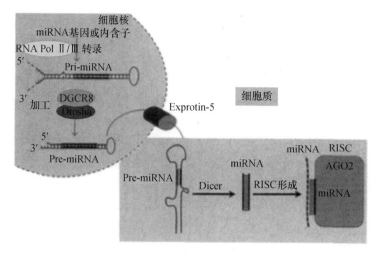

图 87-5 成熟 miRNA 的生成过程及其与靶基因 mRNA 的相互作用

Pri/Pre-miRNA：初级／前体 -miRNA；RNA Pol Ⅱ / Ⅲ：RNA 聚合酶Ⅱ / Ⅲ；RISC：RNA 沉默复合物；Drosha-DGCR8：核糖核酸家族酶复合体；Dicer：核糖核酸切割酶；Exportin-5：转运蛋白 5

Exprotin-5 的表达水平；④药物特异性竞争 Dicer 酶，使最终的功能 miRNA 的形成受阻；⑤药物抑制或激活 miRISC 或其重要组成元件 AGO2 蛋白的功能。

以 miRNA 为基础的高血压药物的设计可以涉及 miRNA 生物合成的每个环节，抑制或增强其中的任何环节都会使体内 miRNA 的表达受到影响，从而调控高血压相关基因的表达，从基因水平达到个体化治疗高血压的目的。

近年来的研究发现，miRNA 与高血压的发生发展有着密切的关系，如 miR-122 通过 SNP 的变化影响靶基因 SLCTAI（氨基酸转运体）的表达，使血管内一氧化氮代谢紊乱，影响血管内皮功能，从而引起原发性高血压的发生。

miR-126 是一种内皮特异性 miRNA，分布于心、肺、肝等多种组织，可促进血管发生、维持血管完整性，还可抑制动脉粥样硬化的发生，同时也参与了黏附分子的表达和血管炎性反应过程[24]，而高血压患者的血清炎性因子表达通常显著上调[25]。王艺璇等[26] 运用 Exiqon 公司的 miRCURYTM miRNA 芯片检测 miRNA 表达谱，发现多种 miRNA 表达间有差异，其中 miR-126 在高血压患者中呈高表达，在健康人中呈低表达，因而推测 miR126 与高血压的发生、发展间可能存在密切联系，并尝试应用 RNA 干扰技术下调 miR-126 表达，探讨高血压基因治疗的可行性（图 87-6）。遗憾的是，该实验并未观测到 miR-126 作为基因治疗靶点治疗原发性高血压的疗效，结果显示其对靶器官无明显保护作用，提示 miR-126 在高血压时升高可能为一种代偿机制。miRNA 表达水平的高低在一定程度上可作为高血压发展阶段和预后的生物标志物。随着基因治疗技术日益成熟，miRNA 将作为药物靶点在高血压的治疗中发挥重要的作用，以 miRNA 为基础的高血压治疗药物的设计也受到了越来越高的重视。

图 87-6 miR-126 在对照组及实验组表达量

A. Wang 等基因芯片结果：前 6 列为高血压患者，后 4 列为健康对照；B. Linsen 等发现自发性高血压大鼠 miR-126 呈高表达

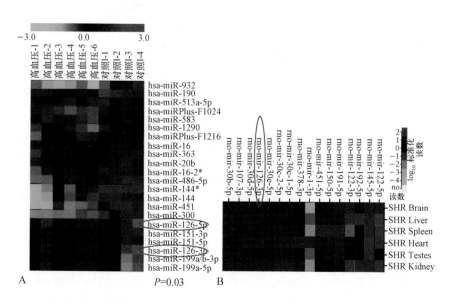

第五节 展 望

自 1993 年首次发现 miRNA 之后，越来越多的证据表明一些主要的 miRNA 对基因的调控起到了非常重要的作用。miRNA 适用于研究基因-基因和基因-环境相互作用的机制，而人类许多的生理自体调节都可以用类似的方法进行研究。因此，miRNA 的基因效应可能会带来更特异的治疗，或提供更合适、有效的疾病治疗方案。

高血压相关 RNA 的研究仍是一门新的研究领域。首先，miRNA 可作为高血压疾病诊断中的一种辅助指标，一旦其与疾病间的相关性确定，就可能成为诊断该疾病的特异性生物标志物，对预测疾病发生风险及早期干预有重要价值。其次，miRNA 在疾病中的表达异常可被相应的反义寡核苷酸纠正，从而达到治疗疾病的目的，这为高血压在发病机制学角度进行治疗提供了理论依据。最后，miRNA 有可能成为高血压是否发生、是否顽固性持续的预测指标。

总结与要点

miRNA 是近年来发现的调控高血压的一种新机制，对这些机制的研究将有助于深入了解高血压的发生和发展，为临床开展高血压的个体化治疗提供新的候选靶标。miRNA 在探讨原发性高血压的发生机制及作为临床诊疗方法的应用方面，具有重大的价值和深远的意义，需要我们不断地研究和探索。

参考文献

[1] Kelly EJ, Hadac EM, Greiner S, et al. Engineering micro-RNA responsiveness to decrease virus pathogenicity. Nat Med, 2008, 14（11）：1278-1283.

[2] 刘媛圆，杨新春，蔡军. microRNA 在心血管系统中的表达和功能. 国际心血管病杂志，2010，37（2）：101-105.

[3] Zhang Y, Lu YJ, Yang BF. Potential role of microRNAs in human diseases and the exploration on design of small molecule agents. Yao Xue Xue Bao, 2007, 42（11）：1115-1121.

[4] Arroyo JD, Chevillet JR, Kroh EM, et al. Argonaute2 complexes carry a population of circulating microRNAs independent of vesicles in human plasma. Proc Batl Acad Sci USA, 2011, 108（12）：5003-5008.

[5] Li S, Zhu J, Zhang W, et al. Signature microRNA expression profile of essential hypertension and Its Novel Link to Human Cytomegalovirus Infection. Circulation, 2011, 124（2）：175-84.

[6] Sethupathy P, Borel C, Gagnebin M, et al. Human microRNA-155 on chromosome 21 differentially interacts with its polymorphic target in the AGTR1 3′ untranslated region：a mechanism for functional single-nucleotide polymorphisms related to phenotypes. Am J Hum Genet, 2007, 81（2）：405-413.

[7] 许婵婵，韩卫青，肖冰，等. 微小 RN 在自发性高血压大鼠主动脉的差异表达. 生理学报，2008，60（4）：553-560.

[8] Martin MM, Le EJ, Buckenberger JA, et al. MicroRNA-155 regulates human angiotensin Ⅱ type 1receptor expresion in fi-broblasts. J Biol Chem, 2007, 281（27）：18277-18284.

[9] Elton TS, Sansom SE, Martin MM, et al. Cardiovascular disease, single nucleotide polymorphisms；and the renin angiotensin system：is there a microRNA connection. Int J Hypertens, 2010. pii：281692. doi：10. 4061/2010/281692.

[10] Zheng L, Xu CC, Chen WD, et al. MicroRNA-155regulates an-giotensin IItype 1receptor expression and phenotypic diferentia-tion in vascular adventitial fibroblasts. Biochem Biophys Res Commun, 2010, 400（4）：483-488.

[11] Contu R, Condorelli G. ATP6V0A1 Polymorphism and MicroRNA-637：A Pathogenetic Role for microRNAs in Essential Hypertension at Last？. Circ Cardiovasc Genet. Cardiovascular genetics, 2011, 4（4）：337-338.

[12] Yang Z, Kaye DM. Mechanistic insights into the link between a polymorphism of the 3′ UTR of the SLC7A1 gene and hypertension. Hum Mutat, 2009, 30（3）：328-333.

[13] Xu CC, Han WQ, Xiao B, et al. Differential expression of microRNAs in the aorta of spontaneously hypertensive rats. Sheng Li Xue Bao, 2008, 60（4）：553-560.

[14] Boetger T, Betz N, Kostin S, et al. Acquisition of the contractile phenotype by murine arterial smooth muscle cels depends on the Mi143/145 gene cluster. J Clin Invest,

2009，119（9）：2634-2647.

［15］Xin M，Smal EM，Sutherland LB，et al. MicroRNAs miR-143 and miR-145 modulate cytoskeletal dynamics and responsivenes of smooth muscle cels to injury. Genes Dev，2009，23（18）：2166-2178.

［16］Qin S，Zhang C. MicroRNAs in vascular disease. J Cardiovasc Pharmacol，2011，57（1）：8-12.

［17］Marques FZ，Campain AE，Tomaszewski M，et al. Gene expression profiling reveals renin mRNA overexpression in human hypertensive kidneys and a role for microRNAs. Hypertension，2011，58（6）：1093-1098.

［18］Wu WH，Hu CP，Chen XP，et al. MicroRNA-130a mediates proliferation of vascular smooth muscle cels in hypertension. Am J Hypertens，2011，24（10）：1087-1093.

［19］Naraba H，Iwai N. Assessment of the microRNA system in salt—sensitive hypertension. Hypertens Res，2005，28（10）：819-826.

［20］Ishibashi O，Ohkuchi A，Ali MM，et al. Hydroxysteroid （17-β）dehydrogenase 1 is dysregulated by miR-210 and miR-518c that are aberrantly expressed in preeclamptic placentas：a novel marker for predicting preeclampsia. Hypertension，2012，59（2）：265-273.

［21］Faber R，Baumert M，Stepan H，et al. Baroreflex sensitivity，heart rate，and blood pressure variability in hypertensive pregnancu disorders. J Hum Hypertens，2004，18（10）：707-712.

［22］Corn PG. Hypoxic regulation of miR-210：shrinking targets expand HIF-1's influence. Cancer Biol Ther，2008，7（2）：265-267.

［23］Pouliot SH，Xiong X，Harville E，et al. Maternal dengue and pregnancy outcomes：a systematic review. Obstet Gynecol Surv，2010，65（2）：107-118.

［24］Hall ER，Chen YC，Ho T，et al. The reduction of platelet thrombi on damaged vessel wall by a thromboxane synthetase inhibitor in rabbits. Thromb Res，1982，27（5）：501-511.

［25］Stumpf C，John S，Jukic J，et al. Enhanced levels of platelet P-selectin and circulating cytokines in young patients with mild arterial hypertension. J Hypertens，2005，23（5）：995-1000.

［26］王艺璇，刘媛圆，李明瑛，等. microRNA 作为高血压病治疗靶点的初步试验研究. 山东医药，2012，52（4）：11-13.

（蔡　军　刘佳佳）